P.M. Hermanns, G. Filler (Hrsg.)

EBM

Weitere Titel in dieser Reihe:

GOÄ 2016 Kommentar, Hermanns, Filler (Hrsg.) 10. A., ISBN 978-3-437-15211-5

UV-GOÄ 2016 Kommentar, Hermanns, Schwartz (Hrsg.) Tiling, Hoffmann, 15. A. ISBN 978-3-437-15241-2

Abrechnung IGeL-Leistungen, Hermanns (Hrsg.) 7. A., ISBN 978-3-437-15251-1

Abrechnung Alternative Medizin, Hermanns, Heimer-Lang (Hrsg.) 6. A., ISBN 978-3-437-15221-4

Peter M. Hermanns, Gert Filler (Hrsg.)

EBM
Aktueller Einheitlicher Bewertungsmaßstab

Kommentierter EBM mit Punktangaben, Eurobeträgen, Ausschlüssen und GOÄ-Hinweisen

6. Auflage

ELSEVIER
URBAN & FISCHER

URBAN & FISCHER München

Zuschriften an:
Elsevier GmbH, Urban & Fischer Verlag, Hackerbrücke 6, 80335 München
E-Mail medizin@elsevier.de

Wichtiger Hinweis für den Benutzer
Die Erkenntnisse in der Medizin unterliegen laufendem Wandel durch Forschung und klinische Erfahrungen. Herausgeber und Autoren dieses Werkes haben große Sorgfalt darauf verwendet, dass die in diesem Werk gemachten Angaben dem derzeitigen Wissensstand entsprechen. Das entbindet den Nutzer dieses Werkes aber nicht von der Verpflichtung, anhand weiterer schriftlicher Informationsquellen zu überprüfen, ob die dort gemachten Angaben von denen in diesem Werk abweichen, und seine Verordnung in eigener Verantwortung zu treffen.
Für die Vollständigkeit und Richtigkeit der im Werk gemachten Angaben übernimmt der Verlag keine Gewähr.
Geschützte Warennamen (Warenzeichen) werden in der Regel besonders kenntlich gemacht (®). Aus dem Fehlen eines solchen Hinweises kann jedoch nicht automatisch geschlossen werden, dass es sich um einen freien Warennamen handelt.

Bibliografische Information der Deutschen Nationalbibliothek
Die Deutsche Nationalbibliothek verzeichnet diese Publikation in der Deutschen Nationalbibliografie; detaillierte bibliografische Daten sind im Internet über http://www.d-nb.de/ abrufbar.

1.-4. Auflage: ecomed-Storck GmbH, Landsberg am Lech
5. Auflage: Springer-Verlag GmbH, Heidelberg
6. Auflage 2016

Der Urban & Fischer Verlag ist ein Imprint der Elsevier GmbH.

16 17 18 19 20 5 4 3 2 1

Um den Textfluss nicht zu stören, wurde bei Patienten und Berufsbezeichnungen die grammatikalisch maskuline Form gewählt. Selbstverständlich sind in diesen Fällen immer Frauen und Männer gemeint.

Planung: Dr. Andreas Dubitzky, München
Projektmanagement: Martha Kürzl-Harrison, München
Satz: FotoSatz Pfeifer GmbH, Gräfelfing
Druck und Bindung: Dimograf, Bielsko-Biała, Polen
Umschlaggestaltung: SpieszDesign, Neu-Ulm

ISBN 978-3-437-15231-3

Aktuelle Informationen finden Sie im Internet unter **www.elsevier.de** und **www.elsevier.com**.

Seite

Inhalt

Seite

Die Leistungen der Gebührenpositionen für ambulantes Operieren, Anästhesie, praeoperative und fachärztliche postoperative Gebührenpositionen der Kapitel 31.2.2 bis 31.2.13 und 31.4.3 bis 31.5.3 wurden wegen des großen Umfangs nicht mit Kommentaren aufgenommen. Sie sind aber kommentiert und mit den OPS-Codierungen im Internet unter www.medical-text.de/inhalte/abrechnung_ratiopharm/ schnell zu erreichen

Seite

Die Leistungen der belegärztlichen Operationen, Anästhesien, postoperative Überwachung der Kapitel 36.2.2 bis 36.6.3 wurden wegen des großen Umfangs nicht mit Kommentaren aufgenommen. Sie sind aber kommentiert und mit den OPS-Codierungen im Internet unter www.medical-text.de/inhalte/abrechnung_ratiopharm/ schnell zu erreichen

Herausgeber und Autoren

Dr. med. Peter M. Hermanns [Hrsg.]

Geboren 1945 in Neumünster. Studium der Medizin in Hamburg. 1981 Niederlassung als Allgemeinmediziner in Hamburg. 1986/87 Lehrauftrag für Allgemeinmedizin an der Medizinischen Fakultät der Universität Marburg. Langjährige Tätigkeit als Medizinjournalist für Printmedien mit zahlreichen Buchveröffentlichungen zum Gesundheitswesen und psychologischen Angeboten und Methoden. Mitarbeit bei Rundfunk- und Fernsehanstalten.

Seit 1985 Geschäftsführer der Agentur medical text Dr. Hermanns in München und des medizinischen Online-Dienstes www.medical-text.de, der sich mit speziellen Inhalten an Ärzte in Praxis und Klinik wendet. Der Arzt findet im Internet u.a. neben Kurzkommentaren zu den Gebührenordnungen zahlreiche Informationen zu den Bereichen Marketing, Praxisorganisation, Recht und Finanzen.

Die Agentur medical text hat zahlreiche Bücher im Bereich Abrechnung, Praxis-Organisation, Diagnostik/Therapie, Praxis- und Klinik-Marketing für Verlage und Pharmafirmen konzipiert und herausgegeben.

Zu einigen medizinischen Themen wurden Kurzfilme gedreht. Technisch und inhaltlich setzt die Agentur Internetauftritte für einzelne Ärzte, Kliniken und Pharmakonzerne um.

Gert Filler [Hrsg.]

Geboren 1948. Jurastudium in Frankfurt und Hamburg. Seit 1976 bis 2013 als Jurist bei der Kassenärztlichen Vereinigung Hamburg (KVH) tätig, zunächst bis 1985 im Rahmen der Wirtschaftlichkeitsprüfung im Bereich der KVH; 1981–1998 Datenschutzbeauftragter der KVH; 1985–1998 stellvertretender Justitiar und stellvertretender Geschäftsführer der KVH; seit 1998 bis 2013 Justitiar der KVH.

Diverse Veröffentlichungen und Seminare zu den Themen „Vertragsarztrecht"; „Aufgabe der KVen"; „Wirtschaftlichkeitsprüfung, Honorarkürzung und Verordnungsregress"; „Heilmittelrichtlinien"; „Verwaltungsverfahren in den Kassenärztlichen Vereinigungen".

Godehard Diep

ist Rechtsanwalt und Partner der „Kanzlei Diep Rechtsanwälte" in München. Die Kanzlei ist spezialisiert auf das Wirtschafts- und Medizinrecht.

Er berät und vertritt seit vielen Jahren erfolgreich Ärzte bei Auseinandersetzungen mit Krankenversicherungen, kassenärztlichen Vereinigungen und berufsrechtlichen Zusammenschlüssen von Ärzten. Dies umfasst auch die Prozessvertretung oder Begleitung von anderen Streitbeilegungsverfahren.

Labor Enders – Prof. Dr. med. Gisela Enders und Kollegen

MVZ GbR, Rosenbergstraße 85, 70193 Stuttgart

Dr. med. Thomas Rasenack

Facharzt für Transfusions- und Laboratoriumsmedizin

Ärztlicher Leiter: Institut für Medizinische Diagnostik Berlin – Potsdam MVZ GbR, Nicolaistraße 22, 12247 Berlin

Claudia Wiesner

Jahrgang 1970, nach erfolgreicher Ausbildung zur Arzthelferin wechselte sie 1994 zur Privatärztlichen Verrechnungsstelle Rhein Ruhr und war bis zum Jahr 2000 stellvertretende Geschäftsstellenleiterin der Zweigstelle Aachen.

Von 2000 bis 2006 arbeitete sie im Universitätsklinikum Aachen zunächst in der stationären Abrechnung und später dann im Team der ambulanten Abrechnung, Schwerpunkt „Ambulantes Operieren".

Seit 2006 ist sie als selbstständige Abrechnungsfachkraft für niedergelassene Ärzte Ratgeberin und sitzt vor Ort in den Praxen und schult u.a. auch Mitarbeiterinnen. Seit 2015 ist Frau Wiesner außerdem als Dozentin für das ifu-Wirtschaftsinstitut tätig.

Abkürzungsverzeichnis

Abs.	Absatz
Ärzte-ZV	Zulassungsverordnung für Vertragsärzte
AEV	Verband der Arbeiter-Ersatzkassen
AG	Amtsgericht
Allg. Best.	Allgemeine Bestimmungen des EBM
Anm.	Anmerkung
AOK	Allgemeine Ortskrankenkasse
Art.	Artikel
ASV	ambulanten spezialfachärztlichen Versorgung
Az.	Aktenzeichen
BAanz	Bundesanzeiger
BÄK	Bundesärztekammer
BÄO	Bundesärzteordnung
BAnz.	Bundesanzeiger
BASDAI	Bath Ankylosing Spondylitis Disease Activity Index – Morbus Bechterew-Index
BASFI	Bath Ankylosing Spondylitis Functional Index
BEG	Bundesentschädigungsgesetz
BG	Berufsgenossenschaften
BGBl.	Bundesgesetzblatt
BGH	Bundesgerichtshof
BIVAS	Birmingham Vasculitis Activity Score
BKK	Betriebskrankenkassen
BMÄ	Bewertungsmaßstab – Ärzte
BMA	Bundesministerium für Arbeit und Sozialordnung (jetzt BMGS)
BMG	Bundesministerium für Gesundheit
BMV, BMV-Ä	Bundesmantelvertrag-Ärzte, vereinbart zwischen KBV und Bundesverbänden der Primärkassen
BSG	Bundessozialgericht bzw. Entscheidungssammlung des BSG mit Angabe des Bandes und der Seite
Buku	Bundesknappschaft
BVerfG	Bundesverfassungsgericht
DÄ	Deutsches Ärzteblatt, erscheint im Deutschen Ärzteverlag, Köln
dB	Dezibel
DGUV	Deutsche Gesetzliche Unfallversicherung
EBM	Einheitlicher Bewertungsmaßstab gem. § 87 SGB V
ECLAM	Funktions-Fragebogen
E-GO	Ersatzkassen-Gebührenordnung
EK	Ersatzkassen
EKV	Arzt-/Ersatzkassenvertrag
FA	Facharzt
FFdH	European Consensus Lupus Activity Measurement score
G-BA	Gemeinsamer Bundesausschuss
GKV	Gesetzliche Krankenversicherung
GMG	GKV-Modernisierungsgesetz
GOA-BÄK	Gebührenordnungsausschuss der Bundesärztekammer
GOÄ	Gebührenordnung für Ärzte (amtliche Gebührenordnung)
GOP	Gebührenordnung für Psychologische Psychotherapeuten und Kinder- und Jugendlichentherapeuten (amtliche Gebührenordnung)

GOP	in der Regel auch: Gebührenordnungsposition
GOZ	Gebührenordnung für Zahnärzte (amtliche Gebührenordnung)
HA	Hausarzt
HAQ	Health Assessment Questionnaire (Fragebogen)
HSET	Heidelberger Sprachentwicklungstest
HVM	Honorarverteilungsmaßstab
i.d.R.	in der Regel
IADL	Instrumentelle Aktivitäten des täglichen Lebens nach Lawton M.P., Brody E.M.
ICD	Internationale Klassifikation der Krankheiten
ICF	Internationale Klassifikation der Funktionsfähigkeit, Behinderung und Gesundheit
ICSI	intrazytoplasmatische Spermieninjektion
IGeL	Individuelle Gesundheitsleistungen
IKK	Innungskrankenkassen
IVF	In-vitro-Fertilisation
JAS	Jugendarbeitsschutz
JVEG	Justizvergütungs- und entschädigungsgesetz
KA	für diese Leistung hat der Bewertungsausschuss keine Kalkulationszeitvorgaben
KBV	Kassenärztliche Bundesvereinigung, Berlin
KK	Krankenkasse
Komm.	Kommentar
KV	Kassenärztliche Vereinigung
LG	Landgericht
LK	Landwirtschaftliche Krankenkasse
LSG	Landessozialgericht
MDK	Medizinischer Dienst der Krankenversicherung
MMST	Mini-Mental-Status-Test
n.n. Nr.	nicht neben Nummer, meistens bezogen auf Leistungsziffern einer Gebührenordnung
Nr.	Nummer
Nrn.	Nummern
NUB	Richtlinien über neue Untersuchungs- und Behandlungsmethoden (inzwischen durch BUB-Richtlinien ersetzt)
OLG	Oberlandesgericht
OPS	Operationen- und Prozedurenschlüssel
OVG	Oberverwaltungsgericht
PET	Psycholinguistischer Entwicklungstest
PGBA	Pflegegesetzadaptiertes Geriatrisches Basisassessment
PK	Primärkassen, dazu zählen: • Betriebs-KK • BundeskappschaftInnungs-kk • Landwirtschaftliche KK • Primärkassen • Orts-KK • See-KK
PKV	Private Krankenversicherung
PPVT	Peabody Picture Vocabulary Test

Primärkassen	Orts-, Betriebs-, Innungskrankenkassen, landwirtschaftliche Krankenkassen, Seekasse, Bundesknappschaft
PTB	Physikalisch-Technische Bundesanstalt
RVL	Regelleistungsvolumen
s.	siehe
SGB I	Sozialgesetzbuch – Erstes Buch (I), Allgemeiner Teil
SGB IV	Sozialgesetzbuch – Viertes Buch (V), enthält die Vorschriften zur Sozialversicherung
SGB V	Sozialgesetzbuch – Fünftes Buch (V), enthält das Krankenversicherungs- und auch das Kassenarztrecht
SG	Sozialgericht
SKT	Syndrom-Kurztest, Demenztest
SLEDA I	Disease Activity Index
StGB	Strafgesetzbuch
STIKO	Ständige Impfkommission am Robert-Koch-Institut
TFDD	Test zur Früherkennung von Demenzen mit Depressionsabgrenzung
VdAK	Verband der Angestellten-Krankenkassen
ZPO	Zivilprozessordnung
z.T.	zum Teil

Vorwort

Mit dieser 6. kommentierten Auflage zur Abrechnung des Einheitlichen Bewertungsmaßstabes (EBM) haben Herausgeber und Autoren zum Elsevier Verlag in München gewechselt. Im Elsevier Verlag werden im Frühjahr 2016 auch die weiteren Kommentarwerke der Herausgeber zu GOÄ, UV-GOÄ, IGeL-Leistungen und zur Abrechnung der Alternativen Medizin erscheinen.

Diese Auflage für niedergelassene Vertragsärzte und Kliniken mit zunehmender ambulanter Abrechnung und Notfallambulanzen, die auch nach EBM abrechnen, wurde um zahlreiche Kommentare, Abrechnungstipps, Urteile zu den Allgemeinen Bestimmungen, Paragraphen sowie einzelnen Leistungspositionen ergänzt.

Erhöhung des Orientierungspunktwerts ab 1. Januar 2016

Der Erweiterte Bewertungsausschuss hat mit Wirkung zum 01.01.2016 im EBM (ausgenommen das Laborkapitel) einen **erhöhter Orientierungspunktwert von 10,4361 Cent festgesetzt**. Der Orientierungspunktwert gilt in allen KVen für alle Leistungen – es sei denn, regional wurde mit den Krankenkassen ein „Zuschlag" vereinbart.

Dieser Zustand hat dazu geführt, dass es fast in jeder Kassenärztliche Vereinigung einen eigenen Euro-EBM gibt, in dem die Punktzahlen mit dem Orientierungspunktwert sowie den gegebenenfalls regional mit den Kassen für bestimmte Leistungen oder Leistungsbereiche vereinbarten modifizierten Punktwerten multipliziert werden.

Daher ist es für Vertragsärzte und -psychotherapeuten wichtig, sich bei ihrer zuständigen KV die dort gültige EBM-Fassung hinsichtlich der „tatsächlichen" Vergütung zu besorgen

EBM Nrn. mit Stern *

EBM-Leistungspositionen, die nicht der fachärztlichen Grundversorgung entsprechen und zum Ausschluss der Berechnungsfähigkeit der Pauschale für die fachärztliche Grundversorgung (PFG) führen, sind in diesem Buch mit einem Stern * gekennzeichnet.

OPS-Codierungen zu den operativen EBM Leistungen schnell gefunden

Das tabellarische Auflisten aller OPS-Codierungen für ambulante oder belegärztliche Operationen hätte über 800 weitere Buchseiten umfasst. Die Autoren haben darauf verzichten, da in der Regel die Praxisverwaltungssysteme die OPS-Codes anbieten.

Über das Internetportal der www.medical-text.de (speziell: http://medical-text.net/off/ebm.php) finden Sie in den Kapiteln

- 31 Gebührenordnungspositionen für ambulantes Operieren, Anästhesie, prä- sowie postoperative und orthopädisch-chirurgisch konservative Gebührenordnungspositionen

  und
- 36 Belegärztliche Operationen, Anästhesien, postoperative Überwachung und konservativ belegärztlicher Bereich

die entsprechenden EBM-Leistungen dieser Kapitel mit allen OPS-Codes und den zugeordneten OP-Leistungen, die OP-Kategorien, die in diesem Zusammenhang berechnungsfähigen Überwachungskomplexe, die postoperativen Behandlungskomplexe bei Durchführung auf Überweisung und bei Durchführung durch den Operateur sowie die zugeordneten Narkoseleistungen.

Hinweise auf weitere Gebührenordnungskommentare

Für Ärzte, die mehr über Diagnostik, Therapie und Abrechnung von IGeL-Leistungen und/ oder Alternativer Medizin erfahren möchten, erscheinen im Frühjahr 2016 aktualisierte Auflagen im Elsevier Verlag, München. Besonders interessant ist die kommentierte GOÄ, da diese Gebührenordnung die Grundlage der Abrechnung für die Alternative Medizin und den IGeL ist:

Hermanns – Filler (Hrsg.): GOÄ 2016 – 10. Auflage mit Kommentaren – Gerichtsurteilen – Analoge Bewertungen – Abrechnungstipps – Anmerkungen und Beschlüsse der BÄK
Elsevier Verlag, München 2016

Hermanns, P.M.
Abrechnung IGeL Leistungen – Für Arztpraxis und Klinik
Elsevier Verlag, München 2016

Hermanns, P.M. – Heimer – Lang, D.
Abrechnung Alternative Medizin
Methoden, Indikationen, Abrechnungsbeispiele
Elsevier Verlag, München 2016

München, im Dezember 2015
Dr. Peter M. Hermanns – Gert Filler

Etwaige Änderungen/Ergänzungen der KBV, die nach Redaktionsschluss veröffentlicht wurden und alle folgenden Änderungen zu den Quartalen in 2016 finden Sie unter www.abrechnungswelt.de.

Neuer Zeitplan zur EBM-Weiterentwicklung beschlossen

Die KBV informiert: (14. Oktober 2015) in einem Rundschreiben an die Kassenärztlichen Vereinigungen...

„... der Zeitplan zur Weiterentwicklung des Einheitlichen Bewertungsmaßstabes (EBM) wurde angepasst. Der überarbeitete EBM soll nunmehr zum 1. Juli 2017 in Kraft treten. Einen entsprechenden Beschluss hat der Bewertungsausschuss im schriftlichen Verfahren (364. Sitzung) gefasst. Er enthält auch einen Passus zur Überprüfung der Datengrundlage. Über den Inhalt des Beschlusses möchten wir Sie kurz informieren.

Zeitplan: Inkrafttreten erst zum 1. Juli 2017
Der neue Zeitplan sieht vor, dass die Beratungen zur Weiterentwicklung des EBM – sowohl im hausärztlichen als auch im fachärztlichen Bereich – bis 31. März 2017 abgeschlossen werden. Der Bewertungsausschuss soll bis dahin den neuen EBM beschließen, so dass dieser ab 1. Juli 2017 gelten kann. Der bisherige Zeitplan sah ein Inkrafttreten zum 1. Januar 2016 vor (BA-Beschluss 328. Sitzung am 25. Juni 2014). Grund für die Verschiebung ist die Komplexität der Überprüfung des EBM sowie der Änderungen im Standardbewertungssystem...“

Praxisassistenten und PFG-Zuschlag ab 2015

Die KBV informierte in einem Rundschreiben (**Fragen und Antworten zum nichtärztlichen Praxisassistenten** – hier nur Ausschnitte) zu den Bereichen im Internet):

... „Hausärzte können ab 1. Januar 2015 einen nichtärztlichen Praxisassistenten beschäftigen, der sie bei der Betreuung ihrer Patienten unterstützt. Ergänzend zu unseren Informationen im Internet unter www.kbv.de/html/12491.php haben wir dazu einige häufig gestellte Fragen und Antworten zusammengestellt.

Hausärzte, die ab Januar 2015 die neuen Leistungen abrechnen wollen, müssen bestimmte Fallzahlen „in den letzten vier Quartalen“ nachweisen. Auf welchen Zeitraum bezieht sich diese Formulierung?

Damit sind das Quartal, für das gerade die Abrechnung erfolgt, sowie die drei vorherigen Quartale gemeint. Ein Beispiel dazu: Stellt der Arzt im Februar 2015 einen Antrag auf Abrechnungsgenehmigung, dann werden seine Behandlungsfälle des laufenden Abrechnungsquartals 4/2014 und die Quartale 1/2014 bis 3/2014 gezählt.

Welche Behandlungsfälle werden gezählt, um eine Abrechnungsgenehmigung für die neuen Gebührenordnungspositionen zu erhalten?

Praxisassistenten sollen vor allem in Hausarztpraxen zum Einsatz kommen, die viele Patienten betreuen. Hausärzte, die die neuen Leistungen abrechnen wollen, müssen deshalb eine bestimmte Fallzahl im Quartal erfüllen. Gezählt werden dafür:

- alle Behandlungsfälle (gemäß Paragraf 21 Abs. 1 und Abs. 2 Bundesmantelvertrag-Ärzte (BMV-Ä)) mit Ausnahme von
  - Notfällen im organisierten Not(-fall)dienst (Muster 19)
  - Überweisungsfällen zur Durchführung ausschließlich von Probenuntersuchungen oder zur Befundung von dokumentierten Untersuchungsergebnissen (Fällen ohne Arzt-Patienten-Kontakt)
  - Behandlungsfällen, in denen ausschließlich Kostenerstattungen des Kapitels 40 berechnet werden
  - stationären (belegärztlichen) Behandlungsfällen
- alle Behandlungsfälle aus sogenannten „add-on“-Selektivverträgen, in denen zusätzlich zu den EBM-Leistungen auch einzelne Selektivvertragsleistungen abgerechnet werden
- alle Behandlungsfälle aus Selektivverträgen (HzV-Vertrag nach Paragraf 73b SGB V) und aus Verträgen zur knappschaftlichen Versorgung, bei denen der Arzt keine oder nur solche kollektivvertraglichen Leistungen gegenüber der Kassenärztliche Vereinigung abrechnet, die nicht Bestandteil des Selektivvertrags sind – darunter fallen zum Beispiel Leistungen der Substitution und Notfallleistungen

Geregelt ist das in der neuen Nr. 10 und der neuen Nr. 11 der Präambel 3.1 des EBM, der ab 1. Januar 2015 gilt.

Wo ist geregelt, welche Zusatzqualifikation Praxisassistenten erwerben müssen?

Die Zusatzqualifikation ist im Paragraf 7 der Delegations-Vereinbarung (Anlage 8 zum BMV-A) geregelt. Dort ist aufgeführt, welche Kenntnisse, Erfahrungen und Fähigkeiten nichtärztliche Praxisassistenten im Rahmen einer Fortbildung erwerben müssen. Dazu gehört unter anderen der Erwerb „medizinischer Kompetenzen“, die für die Betreuung von Patienten im hausärztlichen Versorgungsspektrum erforderlich sind.

Die in der Delegations-Vereinbarung aufgeführten Fortbildungsinhalte sind nicht neu. Sie gelten heute schon, wenn Hausärzte in unterversorgten oder von Unterversorgung bedrohten Gebieten einen Praxisassistenten beschäftigen und die dafür im EBM vorgesehen Leistungen (Kostenpauschalen EBM Nrn. 40870 und 40872) abrechnen.

Müssen Praxisassistenten, die bereits eine Ausbildung absolviert haben, noch mal auf die Schulbank?

Das ist nur erforderlich, wenn die Ausbildung nicht all das beinhaltet hat, was zum Erwerb der Zusatzqualifikation laut Delegations-Vereinbarung notwendig ist. In diesem Fall muss der Mitarbeiter aber keine komplett neue Fortbildung absolvieren. Es reichen Ergänzungsmodule beziehungsweise einzelne Ausbildungsstunden, um die Zusatzqualifikation zu erwerben.

Abrechnung der Leistungen

Für die Abrechnung ist eine Genehmigung der KV erforderlich. Sie ist an folgende Voraussetzungen gebunden:

- Anzeige der Anstellung einer nichtärztlichen Praxisassistentin für mindestens 20 Wochenstunden.
- In Einzelpraxen: In den letzten vier Quartalen vor Antragstellung müssen je vollem Hausarztsitz durchschnittlich mindestens 860 Behandlungsfälle je Quartal vorliegen oder 160 Patienten, die älter als 75 Jahre sind, behandelt worden sein.
- In Praxen mit mehreren Hausärzten: Je vollem Hausarztsitz erhöhen sich die o. g. 860 Behandlungsfälle um 640 bzw. die 160 Patienten um 120.
- Verbindliche Anmeldung bzw. Nachweis der Ausbildung zur nichtärztlichen Praxisassistentin.

Vergütung von nichtärztlichen Praxisassistenten

Leistung	EBM Nr.	Pkte.	Bemerkungen
Zuschlag zur Strukturpauschale	**03060**	**22**	– max. für 600 Behandlungsfälle, d. h. 1.350 Euro
Hausbesuch der Assistentin einschl. Wegekosten	**03062**	**166**	– Information des Arztes durch den Assistenten über Befunde u. Maßnahmen des Besuchs spätestens am nächsten Werktag.
Mit-/Heimbesuch der Assistentin einschl. Wegekosten	**03063**	**122**	– Extrabudgetäre Vergütung ohne Mengenbegrenzung – Allgemeinlabor und die GOP 31600 zusätzlich berechnungsfähig – Kostenpauschalen 40870, 40872 entfallen

Immer wieder die Frage: Was dürfen die Fachgruppen abrechnen?

Die Gliederung des EBMs in Fachärztliche Kapitel beschreibt die erlaubten Leistungen (teilweise genehmigungspflichtig durch die KV). Trotzdem ist vielen Vertragsärzten nicht ganz klar, welche Leistungen sie – über die in dem Kapitel ihrer Fachgruppe aufgeführten Leistungen hinaus – abrechnen dürfen aus den Kapitel.

- II Arztübergreifende allgemeine Gebührenpositionen
- IV Fachübergreifende spezielle Gebührenpositionen

Einige Verwirrung hat der „Anhang 1 Verzeichnis der nicht gesondert berechnungsfähigen Leistungen“ gebracht, weil hier Leistungen ohne und mit EBM-Nrn. aufgeführt sind. Aber die Erläuterung im Tabellenkopf zum Anhang 1, zu den Leistungen mit und ohne EBM-Leistungsposition

- Leistung ist in der Versichertenpauschale Kapitel 3 bzw. 4 enthalten (VP =Versichertenpauschale),
- Leistung ist möglicher Bestandteil der Grundpauschale(n) (GP = Grund-/Konsiliarpauschale),
- Leistung ist in sonstigen GOP enthalten (SG = sonstige Gebührenordnungspositionen)

helfen zu erkennen, ob die gesuchte Leistung einzeln abrechenbar ist oder nicht, da sie Bestandteil einer Versicherten – oder Grundpauschale ist.

Die Frage, darf eine Leistung abgerechnet werden, obwohl sie im Anhang 1 aufgelistet ist, lässt sich mit einem Blick in die fachgruppenbezogene Präambel und dann auf die Anmerkungen zur jeweiligen EBM-Leistung klären.

Beispiel:

Einige Leistungen, z.B. die Nrn. 01600 (Ärztlicher Bericht), 01601 (Ärztlicher Brief) oder Nrn. 01430 (z.B. Wiederholungsrezept) oder 01435 (Tel. Kontaktaufnahme durch Patient) sind nach der Präambel einiger Arztgruppen abrechenbar, obwohl sie im Anhang 1 aufgelistet sind.

In nur 3 Schritten können Sie prüfen und eindeutig erkennen, ob eine Leistung für Ihre Fachgruppe abrechnungsfähig ist.

1. Abrechnung der Leistungen Ihres Fachgebietes ohne Qualifikationsnachweis oder KV-Genehmigung:

Sie dürfen alle Leistungen Ihres Fachgebietes abrechnen, bei denen keine zusätzlichen Qualifikationsvoraussetzungen und/oder KV-Genehmigung in der Präambel oder in der Anmerkung zu den EBM-Leistung gefordert sind

2. Abrechnung von Leistungen Ihres Fachgebietes mit Qualifikationsnachweis oder KV-Genehmigung:

Sind für Leistungen Qualifikationsnachweise und/oder die Genehmigung Ihrer KV erforderlich und besitzen Sie diese, können Sie diese Leistungen erbringen und abrechnen.

3. Lesen Sie die Präambel zu Ihrer Fachgruppe:

Die Präambel listet die Leistungen auf, die Sie zusätzlich zu den Leistungen Ihres Fachgebietes erbringen dürfen.

Wichtig ist, dass auch für die nach der obigen Regelung zusätzlich abrechnungsfähigen Leistungen immer auch die Abrechnungsvoraussetzungen und -ausschlüsse beachtet werden müssen, die im EBM für die Abrechnung der jeweiligen Einzel-Leistung genannt sind.

Unterschiedliche Fachgruppen haben unterschiedliche Präambeln, d. h. eine Fachgruppe kann z.B. eine Leistung aus Kapitel II abrechnen, da die Leistung in der Präambel aufgeführt ist und eine andere Fachgruppe wiederum darf dies nicht, da diese Leistung in ihrer Präambel nicht aufgeführt ist.

I Allgemeine Bestimmungen

1 Berechnungsfähige Leistungen, Gliederung und Struktur

Der Einheitliche Bewertungsmaßstab bestimmt den Inhalt der berechnungsfähigen Leistungen und ihr wertmäßiges, in Punkten ausgedrücktes Verhältnis zueinander. Die Begriffe Einzelleistung, Leistungskomplex, Versichertenpauschale, Grund-, Konsiliar- oder Zusatzpauschale, Strukturpauschale sowie Qualitätszuschlag beziehen sich auf berechnungsfähige Gebührenordnungspositionen. Mit Bezug auf diese Abrechnungsbestimmungen werden die Begriffe Pauschale, Versichertenpauschale, Grund-, Konsiliar- oder Zusatzpauschale mit dem Begriff Pauschale zusammengefasst. Der Katalog der berechnungsfähigen Gebührenordnungspositionen ist abschließend und einer analogen Berechnung nicht zugänglich. In Gebührenordnungspositionen enthaltene – aus der Leistungsbeschreibung ggf. nicht erkennbare – Teilleistungen sind im Verzeichnis nicht gesondert berechnungsfähiger Leistungen in Anhang VI-1 aufgeführt. Leistungen, die durch den Bewertungsausschuss als nicht berechnungsfähig bestimmt werden, sind im Anhang 4 zum EBM aufgeführt.

Kommentar:

Diese Einleitung stellt klar, dass nur die im EBM verzeichneten Leistungen zu Lasten der gesetzlichen Krankenkassen abgerechnet werden können. Analoge Heranziehung einzelner Leistungen, wie sie nach der GOÄ möglich sind, sind im System der vertragsärztlichen/psychotherapeutischen Abrechnung nicht zulässig. Wird eine Leistung erbracht, die im EBM nicht beschrieben ist, sollte im Zweifel die zuständige Kassenärztliche Vereinigung über eine Abrechnungsfähigkeit befragt werden.

Teilleistungen, die – wenn auch nicht immer aus der Beschreibung erkennbar – in Gebührenordnungspositionen enthalten sind, werden mit der Vergütung für diese Positionen abgegolten und sind nicht gesondert abrechnungsfähig. Eine Auflistung dieser nicht gesondert abrechnungsfähigen Teilleistungen findet sich in Anhang 1. Diese Teilleistungen dürfen, da sie Inhalt einzelner Gebührenordnungspositionen sind, dem Patienten auch nicht privat – z.B. als **I**ndividuelle **Ge**sundheits**l**eistung (IGeL-Leistungen) – in Rechnung gestellt werden. In der Anlage 4 sind diejenigen Leistungen aufgelistet, die vom Bewertungsausschuss als nicht berechnungsfähig bestimmt wurden.

1.1 Bezug der Allgemeinen Bestimmungen

Die Inhalte dieser Allgemeinen Bestimmungen nehmen ebenso wie die Beschreibungen der Leistungsinhalte von Gebührenordnungspositionen aus Vereinfachungsgründen nur Bezug auf den Vertragsarzt. Sie gelten gleichermaßen für Vertragsärztinnen, Psychologische Psychotherapeutinnen, Psychologische Psychotherapeuten, Kinder- und Jugendlichenpsychotherapeutinnen sowie Kinder- und Jugendlichenpsychotherapeuten, angestellte Ärzte, angestellte Ärztinnen, Medizinische Versorgungszentren sowie für weitere Leistungserbringer, die an der vertragsärztlichen Versorgung teilnehmen, es sei denn, die Berechnungsfähigkeit einzelner Gebührenordnungspositionen ist ausschließlich dem Vertragsarzt vorbehalten.

Kommentar:

Die im Laufe der Zeit über den eigentlichen „Adressatenkreis“ des ehemaligen „Kassenarztrechts“ deutlich hinausgewachsene Zahl der im System zulassungsfähigen „Leistungserbringer“ hat diese Klarstellung notwendig gemacht. Gesondert erwähnt werden gegenüber dem EBM 2000plus angestellte Ärztinnen und Ärzte sowie medizinische Versorgungszentren.

1.2 Zuordnung der Gebührenordnungspositionen in Bereiche

Die berechnungsfähigen Gebührenordnungspositionen sind 3 Bereichen zugeordnet:
- II. Arztgruppenübergreifende allgemeine Gebührenordnungspositionen,
- III. Arztgruppenspezifische Gebührenordnungspositionen,
- IV. Arztgruppenübergreifende bei spezifischen Voraussetzungen berechnungsfähige Gebührenordnungspositionen.

Kostenpauschalen stellen einen eigenständigen Bereich V dar.

Kommentar:

Hier wird die übergeordnete Struktur des EBM aufgezeigt, der neben – grundsätzlich für alle Ärzte abrechnungsfähigen – arztgruppenübergreifenden allgemeinen Gebührenordnungspositionen auch arztgruppenübergreifende spezielle Gebührenordnungspositionen sowie Kostenpauschalen vorsieht und daneben – grundsätzlich nur für die jeweilige Arztgruppe abrechnungsfähige – arztgruppenspezifische Gebührenordnungspositionen beinhaltet.

Im arztgruppenübergreifenden Bereich sind natürlich nach wie vor die durch das Berufsrecht vorgegebenen Fachgebietsgrenzen zu beachten, die durch den EBM nicht aufgehoben werden. Im Wesentlichen gehören hierzu Notfallleistungen, Visiten und Besuche, Berichte, Gutachten usw., Gesundheits- und Früherkennungsleistungen, die „Kleine Chirurgie", physikalisch-therapeutische Leistungen und Infusionen.

In den arztgruppenübergreifenden speziellen Leistungen ist in der Regel eine Genehmigung der Kassenärztlichen Vereinigung erforderlich, deren Erteilung Fachkundenachweise, Nachweise apparativer Ausstattung sowie Teilnahme an Qualitätssicherungsmaßnahmen erfordern kann.

Rechtsprechung

▶ Vergütung von Notfallbehandlungen

Die punktzahlmäßige Bewertung des Ordinationskomplexes für Notfallbehandlungen im EBM-Ä darf nicht danach differenzieren, ob die Behandlung im organisierten vertragsärztlichen Notfalldienst oder in einem Krankenhaus durchgeführt worden ist. Für eine unterschiedliche Bewertung gibt es keinen sachlichen Grund; das Gleichheitsgebot des Art. 3 Abs.1 GG wäre verletzt.
Aktenzeichen: BSG, 17.09.2008, AZ: B 6 KA 46/07 R
Entscheidungsjahr: 2008

1.2.1 Zuordnung von Gebührenordnungspositionen zu Versorgungsbereichen

Die arztgruppenspezifischen Gebührenordnungspositionen werden in Gebührenordnungspositionen des hausärztlichen und des fachärztlichen Versorgungsbereichs unterteilt.

Kommentar:

Im hausärztlichen Bereich finden sich die Leistungen des eigentlichen hausärztlichen Versorgungsbereichs sowie die Leistungen der Kinder- und Jugendmedizin. Im fachärztlichen Bereich finden sich die Leistungen der Fachgebiete von der Anästhesiologie bis zur Physikalischen und Rehabilitiven Medizin.

1.2.2 Berechnungsfähige Gebührenordnungspositionen einer Arztgruppe

In den arztgruppenspezifischen Kapiteln bzw. Abschnitten sind entweder durch Aufzählung der Gebührenordnungspositionen in den jeweiligen Präambeln oder Auflistung im Kapitel bzw. Abschnitt alle von einer Arztgruppe berechnungsfähigen Gebührenordnungspositionen angegeben.

1.3 Qualifikationsvoraussetzungen

Gebührenordnungspositionen, deren Berechnung an ein Gebiet, eine Schwerpunktkompetenz (Teilgebiet), eine Zusatzweiterbildung oder sonstige Kriterien gebunden ist, setzen das Führen der Bezeichnung, die darauf basierende Zulassung oder eine genehmigte Anstellung und/oder die Erfüllung der Kriterien voraus. Die Berechnung von Leistungen, für die es vertragliche Vereinbarungen gemäß § 135 Abs. 1 oder Abs. 2 SGB V gibt, setzen die für die Berechnung der Leistungen notwendige Genehmigung durch die Kassenärztliche Vereinigung voraus. Beschäftigt der Vertragsarzt einen angestellten Arzt, kann der Vertragsarzt die erbrachten Leistungen seines angestellten Arztes auf der Basis des Beschlusses des Zulassungsausschusses berechnen. Satz 1 und Satz 2 gelten entsprechend.

Kommentar:

Wird im EBM die Abrechnungsfähigkeit an ein Gebiet, ein Teilgebiet (Schwerpunkt) oder eine Zusatzbezeichnung geknüpft, ist auf jeden Fall die berufsrechtliche Befugnis zum Führen der Gebiets-, Teilgebiets- oder Zusatzbezeichnung erforderlich. Z.T. wird weiter auch eine entsprechend erteilte Zulassung gefordert, was zumindest bei Teilgebietsbezeichnungen problematisch sein kann.

Hier wurde aber bereits zum EBM 2000+ durch eine als Anlage zu den Gesamtverträgen beschlossene „Ergänzende Vereinbarung zur Reform des Einheitlichen Bewertungsmaßstabes (EBM) zum 1. April

2005“ durch die Partner der Bundesmantelverträge (Spitzenverbände der Krankenkassen und Kassenärztliche Bundesvereinigung) zumindest für den Bereich der Inneren Medizin – in dem die Mehrzahl der Probleme hätte auftreten können – hinsichtlich der Schwerpunktbezeichnungen eine „Entschärfung“ der EBM-Bestimmungen vorgenommen. Dort heißt es unter (4):

„Vertragsärzte, die mit dem Gebiet Innere Medizin ohne Schwerpunkt am 31.03.2005 zugelassen sind, können im Rahmen ihrer Weiterbildung auf Antrag solche Leistungen des EBM abrechnen, die im EBM ausschließlich einem der Schwerpunkte der Inneren Medizin zugeordnet sind (Hinweis der Autoren: z.B. Gastroskopie, Bronchoskopie). Die Kassenärztliche Vereinigung genehmigt einen Antrag, wenn der Vertragsarzt nachweist, dass er über die erforderlichen persönlichen und strukturellen Voraussetzungen zur Erbringung dieser Leistungen, die einem Schwerpunkt der Inneren Medizin im EBM zugeordnet sind und die ggf. ergänzend in Richtlinien des Bundesausschusses oder in Maßnahmen der Qualitätssicherung gemäß § 135 Abs. 2 SGB V niedergelegt sind, erfüllt und im Zeitraum vom 1. Januar 2003 bis 30. Juni 2004 schwerpunktmäßig diese Leistungen erbracht hat. Die Genehmigung ist unbefristet zu erteilen. In diesem Fall gelten für den Vertragsarzt auch die Abrechnungsbestimmungen, wie sie für einen Vertragsarzt gelten, der mit dem Gebiet Innere Medizin mit Schwerpunktbezeichnung im fachärztlichen Versorgungsbereich zur vertragsärztlichen Versorgung zugelassen ist.“

SGB V: § 135 Abs. 2

(2) Für ärztliche und zahnärztliche Leistungen, welche wegen der Anforderungen an ihre Ausführung oder wegen der Neuheit des Verfahrens besonderer Kenntnisse und Erfahrungen (Fachkundenachweis), einer besonderen Praxisausstattung oder anderer Anforderungen an die Versorgungsqualität bedürfen, können die Partner der Bundesmantelverträge einheitlich entsprechende Voraussetzungen für die Ausführung und Abrechnung dieser Leistungen vereinbaren. Soweit für die notwendigen Kenntnisse und Erfahrungen, welche als Qualifikation vorausgesetzt werden müssen, in landesrechtlichen Regelungen zur ärztlichen Berufsausübung, insbesondere solchen des Facharztrechts, bundesweit inhaltsgleich und hinsichtlich der Qualitätsvoraussetzungen nach Satz 1 gleichwertige Qualifikationen eingeführt sind, sind diese notwendige und ausreichende Voraussetzung. Wird die Erbringung ärztlicher Leistungen erstmalig von einer Qualifikation abhängig gemacht, so können die Vertragspartner für Ärzte, welche entsprechende Qualifikationen nicht während einer Weiterbildung erworben haben, übergangsweise Qualifikationen einführen, welche dem Kenntnis- und Erfahrungsstand der facharztrechtlichen Regelungen entsprechen müssen. Abweichend von Satz 2 können die Vertragspartner nach Satz 1 zur Sicherung der Qualität und der Wirtschaftlichkeit der Leistungserbringung Regelungen treffen, nach denen die Erbringung bestimmter medizinisch-technischer Leistungen den Fachärzten vorbehalten ist, für die diese Leistungen zum Kern ihres Fachgebietes gehören. Die nach der Rechtsverordnung nach § 140g anerkannten Organisationen sind vor dem Abschluss von Vereinbarungen nach Satz 1 in die Beratungen der Vertragspartner einzubeziehen; die Organisationen benennen hierzu sachkundige Personen. § 140f Absatz 5 gilt entsprechend. Das Nähere zum Verfahren vereinbaren die Vertragspartner nach Satz 1. Für die Vereinbarungen nach diesem Absatz gilt § 87 Absatz 6 Satz 9 entsprechend.

Bei Leistungen, für die entweder Richtlinien des Gemeinsamen Bundesausschusses oder Vereinbarungen der Partner des Bundesmantelvertrages für die Durchführung und Abrechnung bestehen, müssen vor Leistungserbringung und Abrechnung die erforderlichen Genehmigungen erworben werden.

Wichtig ist die Regelung für angestellte Ärzte. Die von diesen erbrachten Leistungen können dann, wenn die sonst für den Vertragsarzt geltenden Voraussetzungen nur in der Person des Angestellten vorliegen, auch vom Vertragsarzt abgerechnet werden

1.4 Arztgruppenübergreifende allgemeine Gebührenordnungspositionen

Arztgruppenübergreifende allgemeine Gebührenordnungspositionen können, sofern diese in den Präambeln zu den Kapiteln für die einzelnen Arztgruppen (III Arztgruppenspezifische Gebührenordnungspositionen) aufgeführt sind, von jedem Vertragsarzt unter Berücksichtigung der berufsrechtlichen Verpflichtung zur grundsätzlichen Beschränkung der ärztlichen Tätigkeit auf das jeweilige Gebiet oder das Gebiet eines angestellten Arztes sowie unter Beachtung entsprechender vertraglicher Bestimmungen (z.B. Kinder-Richtlinien, Früherkennungs-Richtlinien) berechnet werden.

Kommentar:

Im übrigen gelten für arztgruppenübergreifende allgemeine Gebührenordnungspositionen die berufsrechtlichen Fachgebietsbeschränkungen. Zusätzlich müssen diese Positionen jeweils in der Präambel zu dem Kapitel für die betreffende Arztgruppe (Abschnitt III) aufgeführt sein. Liegen beide Voraussetzungen vor, ist eine Leistung aus dem Bereich der arztgruppenübergreifenden allgemeinen Gebührenordnungspositionen berechnungsfähig.

1.5 Arztgruppenspezifische Gebührenordnungspositionen

Arztgruppenspezifische Gebührenordnungspositionen können nur von den in der Präambel des entsprechenden Kapitels bzw. Abschnitts genannten Vertragsärzten berechnet werden, sofern sie die dort aufgeführten Kriterien erfüllen oder einen Arzt angestellt haben, der die dort aufgeführten Kriterien erfüllt.

Kommentar:

In den 23 Unterabschnitten der arztgruppenspezifischen Leistungen ist jeweils am Anfang in den Präambeln abschließend bestimmt, wer die Leistungen des jeweiligen Abschnitts bzw. Kapitels abrechnen darf.

Nach einer bereits zum EBM 2000+ als Anlage zu den Gesamtverträgen beschlossenen „Ergänzende Vereinbarung zur Reform des Einheitlichen Bewertungsmaßstabes (EBM) zum 1. April 2005" durch die Partner der Bundesmantelverträge (Spitzenverbände der Krankenkassen und Kassenärztliche Bundesvereinigung) ist das aber nur als Grundsatz zu verstehen, von dem aus Sicherstellungsgründen seitens einer Kassenärztlichen Vereinigung auch Ausnahmen zulässig sind. Dort wird unter (3) auf die Verpflichtung zur Sicherstellung der vertragsärztlichen Versorgung durch die Kassenärztlichen Vereinigungen gemäß § 72 SGB V verwiesen, „wonach aus Sicherstellungsgründen allen Vertragsärzten durch die Kassenärztliche Vereinigung sowohl eine Erweiterung des abrechnungsfähigen Leistungsspektrums als auch die Abrechnung einzelner ärztlicher Leistungen auf Antrag des Vertragsarztes genehmigt werden kann".

SGB V: § 72

(1) Ärzte, Zahnärzte, Psychotherapeuten, medizinische Versorgungszentren und Krankenkassen wirken zur Sicherstellung der vertragsärztlichen Versorgung der Versicherten zusammen. Soweit sich die Vorschriften dieses Kapitels auf Ärzte beziehen, gelten sie entsprechend für Zahnärzte, Psychotherapeuten und medizinische Versorgungszentren, sofern nichts Abweichendes bestimmt ist.

(2) Die vertragsärztliche Versorgung ist im Rahmen der gesetzlichen Vorschriften und der Richtlinien des Gemeinsamen Bundesausschusses durch schriftliche Verträge der Kassenärztlichen Vereinigungen mit den Verbänden der Krankenkassen so zu regeln, dass eine ausreichende, zweckmäßige und wirtschaftliche Versorgung der Versicherten unter Berücksichtigung des allgemein anerkannten Standes der medizinischen Erkenntnisse gewährleistet ist und die ärztlichen Leistungen angemessen vergütet werden.

(3) Für die Knappschaftliche Krankenversicherung gelten die Absätze 1 und 2 entsprechend, soweit das Verhältnis zu den Ärzten nicht durch die Deutsche Rentenversicherung Knappschaft-Bahn-See nach den örtlichen Verhältnissen geregelt ist.

Auch hier reicht es für die Berechnungsfähigkeit aus, wenn ein angestellter Arzt die Voraussetzung der jeweiligen Präambel erfüllt.

1.6 Arztgruppenübergreifende bei speziellen Voraussetzungen berechnungsfähige Gebührenordnungspositionen (Arztgruppenübergreifende spezielle Gebührenordnungspositionen)

Arztgruppenübergreifende spezielle Gebührenordnungspositionen setzen bei der Berechnung besondere Fachkundenachweise, apparative Anforderungen, die Teilnahme an Maßnahmen zur Qualitätssicherung gemäß § 135 Abs. 2 SGB V und die in den entsprechenden Kapiteln bzw. Abschnitten und Präambeln zur Voraussetzung der Berechnung aufgeführten Kriterien voraus.
Die Berechnung von arztgruppenübergreifenden speziellen Gebührenordnungspositionen setzt weiterhin voraus, dass diese in den Präambeln zu den Kapiteln für die einzelnen Arztgruppen (III Arztgruppenspezifische Gebührenordnungspositionen) aufgeführt sind.

Kommentar:

Hier gilt der gleiche Kommentar wie zu 1.3. (s.o.).

1.7 Zeitbezogene Plausibilitätsprüfung

Die im Anhang 3 aufgeführten Kalkulationszeiten werden unter Berücksichtigung des Komplexierungs- und Pauschalisierungsgrades als Basis gemäß § 46 Bundesmantelvertrag-Ärzte (BMV-Ä) für die Plausibilitätsprüfungen vertragsärztlicher Leistungen verwendet.
Bei Gebührenordnungspositionen, bei denen eine Auf- oder Abschlagsregelung vorgesehen ist, wird die Prüfzeit gemäß Anhang 3 des EBM ebenfalls entsprechend angepasst.

Kommentar:

Im Rahmen der nach § 106a SGB V durchzuführenden Abrechnungsprüfungen (welche nicht mit den Wirtschaftlichkeitsprüfungen nach § 106 SGB V verwechselt werden dürfen) wird u.a. die Plausibilität der Abrechnung anhand der für die Erbringung der abgerechneten Leistungen aufgewendeten Zeit überprüft. Das setzt voraus, dass den einzelnen Leistungen des EBM Zeiten als (untere) Schwellenwerte zugeordnet werden, deren Unterschreitung gegen eine ordnungsgemäße Leistungserbringung spricht.

SGB V: § 106 a

(1) Die Kassenärztlichen Vereinigungen und die Krankenkassen prüfen die Rechtmäßigkeit und Plausibilität der Abrechnungen in der vertragsärztlichen Versorgung.

(2) Die Kassenärztliche Vereinigung stellt die sachliche und rechnerische Richtigkeit der Abrechnungen der Vertragsärzte fest; dazu gehört auch die arztbezogene Prüfung der Abrechnungen auf Plausibilität sowie die Prüfung der abgerechneten Sachkosten. Gegenstand der arztbezogenen Plausibilitätsprüfung ist insbesondere der Umfang der je Tag abgerechneten Leistungen im Hinblick auf den damit verbundenen Zeitaufwand des Vertragsarztes. Bei der Prüfung nach Satz 2 ist ein Zeitrahmen für das pro Tag höchstens abrechenbare Leistungsvolumen zu Grunde zu legen; zusätzlich können Zeitrahmen für die in längeren Zeitperioden höchstens abrechenbaren Leistungsvolumina zu Grunde gelegt werden. Soweit Angaben zum Zeitaufwand nach § 87 Abs. 2 Satz 1 zweiter Halbsatz bestimmt sind, sind diese bei den Prüfungen nach Satz 2 zu Grunde zu legen. Satz 2 bis 4 gilt nicht für die vertragszahnärztliche Versorgung. Bei den Prüfungen ist von dem durch den Vertragsarzt angeforderten Punktzahlvolumen unabhängig von honorarwirksamen Begrenzungsregelungen auszugehen. Soweit es für den jeweiligen Prüfungsgegenstand erforderlich ist, sind die Abrechnungen vorangegangener Abrechnungszeiträume in die Prüfung einzubeziehen. Die Kassenärztliche Vereinigung unterrichtet die in Absatz 5 genannten Verbände der Krankenkassen sowie die Ersatzkassen unverzüglich über die Durchführung der Prüfungen und deren Ergebnisse.

(3) Die Krankenkassen prüfen die Abrechnungen der Vertragsärzte insbesondere hinsichtlich

1. des Bestehens und des Umfangs ihrer Leistungspflicht,

2. der Plausibilität von Art und Umfang der für die Behandlung eines Versicherten abgerechneten Leistungen in Bezug auf die angegebene Diagnose, bei zahnärztlichen Leistungen in Bezug auf die angegebenen Befunde,

3. der Plausibilität der Zahl der vom Versicherten in Anspruch genommenen Vertragsärzte, unter Berücksichtigung ihrer Fachgruppenzugehörigkeit,

(4) Die Krankenkassen oder ihre Verbände können, sofern dazu Veranlassung besteht, gezielte Prüfungen durch die Kassenärztliche Vereinigung nach Absatz 2 beantragen. Die Kassenärztliche Vereinigung kann, sofern dazu Veranlassung besteht, Prüfungen durch die Krankenkassen nach Absatz 3 beantragen. Bei festgestellter Unplausibilität nach Absatz 3 Satz 1 Nr. 2 oder 3 kann die Krankenkasse oder ihr Verband eine Wirtschaftlichkeitsprüfung nach § 106 beantragen; dies gilt für die Kassenärztliche Vereinigung bei festgestellter Unplausibilität nach Absatz 2 entsprechend.

(5) Die Kassenärztlichen Vereinigungen und die Landesverbände der Krankenkassen und die Ersatzkassen gemeinsam und einheitlich vereinbaren Inhalt und Durchführung der Prüfungen nach den Absätzen 2 bis 4. In den Vereinbarungen sind auch Maßnahmen für den Fall von Verstößen gegen Abrechnungsbestimmungen, einer Überschreitung der Zeitrahmen nach Absatz 2 Satz 3 sowie des Nichtbestehens einer Leistungspflicht der Krankenkassen, soweit dies dem Leistungserbringer bekannt sein musste, vorzusehen. Der Inhalt der Richtlinien nach Absatz 6 ist Bestandteil der Vereinbarungen.

(6) Die Kassenärztlichen Bundesvereinigungen und der Spitzenverband Bund vereinbaren erstmalig bis zum 30. Juni 2004 Richtlinien zum Inhalt und zur Durchführung der Prüfungen nach den Absätzen 2 und 3; die Richtlinien enthalten insbesondere Vorgaben zu den Kriterien nach Absatz 2 Satz 2 und 3.

Die Richtlinien sind dem Bundesministerium für Gesundheit vorzulegen. Es kann sie innerhalb von zwei Monaten beanstanden. Kommen die Richtlinien nicht zu Stande oder werden die Beanstandungen des Bundesministeriums für Gesundheit nicht innerhalb einer von ihm gesetzten Frist behoben, kann das Bundesministerium für Gesundheit die Richtlinien erlassen.

(7) § 106 Abs. 4b gilt entsprechend.

In besonderen Richtlinien zur Durchführung der Prüfungen nach § 106a SGB V wird das Nähere zur Ausgestaltung derartiger Prüfungen auch unter Heranziehung der Kalkulationszeiten des EBM geregelt. Beträgt z.B. unter Nichtberücksichtigung bestimmter Leistungen (wie im organisierten Notfalldienst u.ä.) die ermittelte Arbeitszeit an mindestens drei Tagen des Quartals mehr als 12 Stunden oder im Quartal insgesamt mehr als 780 Stunden, ist das Anlass für weitere Prüfungen.

1.8 Berechnungsfähige Kostenpauschalen bei Versendung von Berichten und Briefen

Für die Versendung bzw. den Transport der in den Versicherten-, Grund- oder Konsiliarpauschalen enthaltenen ärztlichen Untersuchungs-Berichte entsprechend der Gebührenordnungsposition 01600 oder individuellen Arztbriefe entsprechend der Gebührenordnungsposition 01601 sind die Kostenpauschalen nach den Nrn. 40120, 40122, 40124 und 40126 berechnungsfähig.

Kommentar:

Diese Bestimmung regelt klarstellend, dass für die Versendung bzw. den Transport der genannten Untersuchungsberichte bzw. individuellen Arztbriefe entsprechende Kostenpauschalen berechnungsfähig sind.

2 Erbringung der Leistungen

2.1 Vollständigkeit der Leistungserbringung

Eine Gebührenordnungsposition ist nur berechnungsfähig, wenn der Leistungsinhalt vollständig erbracht worden ist. Bei arztpraxisübergreifender Behandlung durch denselben Arzt ist eine Gebührenordnungsposition von derjenigen Arztpraxis zu berechnen, in der die Vollständigkeit des Leistungsinhalts erreicht worden ist. Wirken an der Behandlung mehrere Ärzte zusammen, erfolgt die Berechnung durch denjenigen Vertragsarzt (Arztnummer), von dem die Vollständigkeit des Leistungsinhalts erreicht worden ist. Haben an der Leistungserbringung in dem selben Arztfall mehrere Arztpraxen mitgewirkt, so hat die die Gebührenordnungsposition berechnende Arztpraxis in einer der Quartalsabrechnung beizufügenden und zu unterzeichnenden Erklärung zu bestätigen, dass die Arztpraxis mit den anderen Arztpraxen eine Vereinbarung getroffen hat, wonach nur sie in den jeweiligen Fällen diese Gebührenordnungsposition berechnet.

Die Vollständigkeit der Leistungserbringung ist gegeben, wenn die obligaten Leistungsinhalte erbracht worden sind und die in den Präambeln, Leistungslegenden und Anmerkungen aufgeführten Dokumentationspflichten – auch die der Patienten- bzw. Prozedurenklassifikation (z.B. OPS, ICD 10 GM) – erfüllt, sowie die erbrachten Leistungen dokumentiert sind.

Die in der Überschrift zu einer Gebührenordnungsposition aufgeführten Leistungsinhalte sind immer Bestandteil der obligaten Leistungsinhalte.

Eine Gebührenordnungsposition ist auch dann berechnungsfähig, wenn eine als Bestandteil des Leistungsinhaltes vorausgesetzte Berichterstattung oder Übermittlung einer Befundkopie bei Überschreitung der Quartalsgrenze bis zum 14. Tag im Anschluss an die vollständige Leistungserbringung erfolgt.

Kommentar:

Wie schon bisher gilt, dass nur vollständig erbrachte Leistungen abgerechnet werden dürfen. Vollständig ist eine Leistung dann erbracht, wenn alle im EBM aufgeführten obligaten Leistungsanteile erbracht worden sind, die in der Leistungsbeschreibung genannten Dokumentationspflichten erfüllt und fakultativ erbrachte Leistungen dokumentiert sind.

Neu sind die wegen der flexibleren Tätigkeitsmöglichkeiten erforderlich gewordenen Regelungen:

a) Wird ein Arzt arztpraxisübergreifend tätig, kann die Leistung von der Praxis abgerechnet werden, in der die Vollständigkeit der Leistung erreicht wurde, wenn also der letzte der obligaten Bestandteile erbracht wurde.

b) Wirken an der Leistungserbringung mehrere Ärzte zusammen, rechnet derjenige unter Angabe seiner Arztnummer die Leistung ab, der die Vollständigkeit erreicht. Besonderheiten gelten allerdings dann, wenn einzelne Bestandteile einer Pauschale per Überweisung von einem anderen Arzt angefordert werden. Hier ist die Regelung in Abschnitt 2.1.6 (s.u.) zu beachten.

Für den Fall einer quartalsübergreifenden Erbringung der einzelnen Leistungsbestandteile wurde eine Abrechnungsfähigkeit nur dann angenommen, wenn eine obligate Berichterstattung oder Befundübermittlung innerhalb von 14 Tagen nach Abschluss der vollständigen Leistungserbringung stattfindet.

2.1.1 Fakultative Leistungsinhalte

Fakultative Leistungsinhalte sind Bestandteil des Leistungskataloges in der Gesetzlichen Krankenversicherung; deren Erbringung ist vom Einzelfall abhängig.

Kommentar:

Wird ein als fakultativ bezeichneter Leistungsbestandteil erbracht, kann dieser dann nicht mehr gesondert abgerechnet werden, da er mit der eigentlichen Leistung abgegolten ist.

Genauso wenig kann ein als fakultativ bezeichneter Leistungsbestandteil, der erbracht wurde, dem Patienten privat in Rechnung gestellt werden.

2.1.2 Unvollständige Leistungserbringung

Eine Gebührenordnungsposition, deren Leistungsinhalt nicht vollständig erbracht wurde, kann nicht berechnet werden.

Kommentar:

Das ist die logische Folgerung aus dem Grundsatz nach 2.1. Wurde die nicht vollständig erbrachte Leistung aber berechnet, kann die Kassenärztliche Vereinigung eine Rückerstattung der Beträge verlangen.

2.1.3 Inhaltsgleiche Gebührenordnungspositionen

Für die Nebeneinanderberechnung von Gebührenordnungspositionen gilt: Inhaltsgleiche Gebührenordnungspositionen, die in mehreren Abschnitten/Kapiteln des EBM aufgeführt sind, sind nicht nebeneinander berechnungsfähig. Sämtliche Abrechnungsbestimmungen und Ausschlüsse sind entsprechend zu berücksichtigen.
Eine Gebührenordnungsposition ist nicht berechnungsfähig, wenn deren obligate und – sofern vorhanden – fakultative Leistungsinhalte vollständig Bestandteil einer anderen berechneten Gebührenordnungsposition sind. Sämtliche Abrechnungsbestimmungen und Ausschlüsse sind zu berücksichtigen.
Diese Regelung ist auch anzuwenden, wenn die Gebührenordnungsposition in verschiedenen Abschnitten/Kapiteln des EBM aufgeführt sind. Dies gilt für Gebührenordnungspositionen mit Gesprächs- und Beratungsinhalten auch dann, wenn das Gespräch mit unterschiedlicher Zielsetzung (Diagnose/Therapie) geführt wird. Erfüllen erbrachte ärztliche Leistungen die Voraussetzungen sowohl zur Berechnung von Einzelleistungen, Komplexen oder Pauschalen, so ist statt der Einzelleistung entweder der zutreffendere Komplex bzw. die Pauschale bzw. statt des Komplexes die zutreffendere Pauschale zu berechnen. Dies gilt auch für den Arztfall, jedoch nicht für Auftragsleistungen.

Kommentar:

Die in diesem Abschnitt genannten sogenannten „unselbständigen Teilleistungen“ finden sich vor allem – aber nicht nur – unter den in Anhang 1 genannten Leistungen, die obligate oder fakultative Teile von Gebührenordnungspositionen, insbesondere von Pauschalen und Komplexen sind. Diese sind nicht gesondert abrechnungsfähig. Das gilt auch dann, wenn die Gebührenordnungspositionen in verschiedenen Abschnitten oder Kapiteln des EBM stehen. Ferner sind in einem solchen Fall sämtliche Abrechnungsbestimmungen und – ausschlüsse zu berücksichtigen.

Aber auch weitere unselbständige Teilleistungen sind denkbar – obwohl die Leistung nicht im Anhang 1 genannt ist –, wie z.B.

- die Aufklärung eines Patienten vor der Leistungserbingung
- das Absaugen von Schleim aus der Luftröhre
- eine Blasenspülung bei der Zystoskopie

- Dehnung der Cervix uteri vor Abrasio
- Einläufe zur Reinigung vor Koloskopie u.ä.

Besonders hervorgehoben wird, dass mehrere Gesprächs- oder Beratungsleistungen während eines Arzt-Patienten-Kontaktes auch dann nicht nebeneinander abgerechnet werden können, wenn sie unterschiedliche Zielrichtungen haben.

Explizit geregelt ist, dass inhaltsgleiche Gebührenordnungspositionen nicht nebeneinander abgerechnet werden können, auch wenn sie in unterschiedlichen Abschnitten oder Kapiteln des EBM stehen und der Arzt berechtigt ist, Leistungen dieser unterschiedlichen Kapitel auch zu berechnen. Ferner sind in einem solchen Fall sämtliche Abrechnungsbestimmungen und -ausschlüsse zu berücksichtigen.

Ist eine Tätigkeit sowohl als Einzelleistung als auch als Komplex oder als Pauschale im EBM abgebildet, so kann nicht die Einzelleistung, sondern nur der Komplex bzw. die Pauschale, bzw. nicht der Komplex, sondern nur die zutreffende Pauschale berechnet werden.

2.1.4 Berichtspflicht

Unbeschadet der grundsätzlichen Verpflichtung zur Übermittlung von Behandlungsdaten sind die nachfolgenden Gebührenordnungspositionen insbesondere nur dann vollständig erbracht und können nur berechnet werden, wenn mindestens ein Bericht im Behandlungsfall entsprechend der Gebührenordnungsposition 01600 bzw. ein Brief entsprechend der Gebührenordnungsposition 01601 an den Hausarzt erfolgt ist, sofern sie nicht vom Hausarzt selbst erbracht worden sind, es sei denn die Leistungen werden auf Überweisung zur Durchführung von Auftragsleistungen (Indikations- oder Definitionsauftrag) gemäß § 24 Abs. 3 Bundesmantelvertrag-Ärzte (BMV-Ä) erbracht: 02311, 02312, 02313, 07310, 07311, 07320, 07330, 08310, 13250, 13300, 13350, 13500, 13501, 13502, 13545, 13550, 13561, 13600, 13601, 13602, 13650, 13700, 13701, 14313, 14314, 16230, 16231, 16232, 16233, 18310, 18311, 18320, 18330, 18331, 21230, 21231, 21233, 30110, 30111, 30702, 30704 und 30901. Für Gebührenordnungspositionen des Abschnittes 01600 bzw. ein Brief entsprechend der Gebührenordnungsposition 01601 erstellt und versendet wird.
Bei der Leistungserbringung durch einen Arzt des fachärztlichen Versorgungsbereichs auf Überweisung durch einen anderen Arzt des fachärztlichen Versorgungsbereichs ist die Erstellung und Versendung
entweder

- eines Berichtes entsprechend der Gebührenordnungsposition 01600 bzw. eines Briefes entsprechend der Gebührenordnungsposition 01601 an den Hausarzt

oder

- einer Kopie des an den überweisenden Facharzt gerichteten Berichts bzw. Briefes an den Hausarzt entsprechend der Gebührenordnungsposition 01602

zusätzliche Voraussetzung zur Berechnung dieser Gebührenordnungspositionen.
Bei Berechnung der nachfolgenden Gebührenordnungspositionen ist die Übermittlung mindestens einer Befundkopie an den Hausarzt Abrechnungsvoraussetzung:
01722, 01741, 01743, 01772, 01773, 01774, 01775, 01781, 01782, 01787, 01790, 01791, 01792, 01793, 01830, 01831, 01835, 01836, 01837, 01838, 01839, 01854, 01855, 01904, 01905, 01906, 02341, 02343, 06320, 06321, 06331, 06332, 06343, 08311, 08541, 08570, 08571, 08572, 08573, 09315, 09317, 09326, 09332, 13251, 13252, 13253, 13254, 13255, 13256, 13257, 13258, 13400, 13410, 13411, 13412, 13421, 13422, 13430, 13431, 13552, 13662, 13670, 14320, 14321, 14331, 16310, 16311, 16321, 16322, 16371, 20326, 20332, 20371, 21310, 21311, 21321, 26310, 26311, 26313, 26325, 26341, 27323, 27324, 30500, 30501, 30600, 30610, 30611, 30710, 30720, 30721, 30722, 30723, 30724, 30730, 30731, 30740, 30750, 30810, 30811 und 30900 sowie der Gebührenordnungsposition der Kapitel III.b-11, III.b-17, III.b-25, IV-33 und IV-34.
Gibt der Versicherte keinen Hausarzt an bzw. ist eine Genehmigung zur Information des Hausarztes gemäß § 73 Abs. 1b SGB V nicht erteilt, sind die oben aufgeführten Gebührenordnungspositionen auch ohne schriftliche Mitteilung an den Hausarzt berechnungsfähig.

Kommentar:

Hinweis der Autoren:
Ob Berichte, Briefe oder Befundkopien erforderlich sind, damit die jeweilige EBM-Leistung korrekt erbracht ist, wurde bei den betreffenden EBM-Nrn. vermerkt!

An dieser Stelle wird in sehr komplexer Weise die Berichtspflicht geregelt, die im Übrigen in den Leistungsbeschreibungen der hier genannten Leistungen noch einmal gesondert Erwähnung findet.

Bereits im Gesetz (§ 73 SGB V) sowie in den Bundesmantelverträgen (§ 24 Abs. 6 BMV-Ärzte,) ist die Verpflichtung der Ärzte zur gegenseitigen Information bei der Behandlung eines GKV-Versicherten normiert.

BMV-Ä: § 24 Abs. 6, Überweisungen

Der Vertragsarzt hat dem auf Überweisung tätig werdenden Vertragsarzt, soweit es für die Durchführung der Überweisung erforderlich ist, von den bisher erhobenen Befunden und/oder getroffenen Behandlungsmaßnahmen Kenntnis zu geben. Der auf Grund der Überweisung tätig gewordene Vertragsarzt hat seinerseits den erstbehandelnden Vertragsarzt über die von ihm erhobenen Befunde und Behandlungsmaßnahmen zu unterrichten, soweit es für die Weiterbehandlung durch den überweisenden Arzt erforderlich ist. Nimmt der Versicherte einen an der fachärztlichen Versorgung teilnehmenden Facharzt unmittelbar in Anspruch, übermittelt dieser Facharzt mit Einverständnis des Versicherten die relevanten medizinischen Informationen an den vom Versicherten benannten Hausarzt.

Als Grundsatz gilt: Der Hausarzt ist immer zu informieren, auch wenn die Leistung nicht aufgrund einer von ihm ausgestellten Überweisung erbracht wurde. Voraussetzung ist natürlich, dass der Patient einen Hausarzt benannt und die Einwilligung zur Weitergabe der Information erteilt hat.

Im Zusammenhang mit Leistungen des Abschnitts 35.2 des EBM (antragspflichtige psychotherapeutische Leistungen) ist der Berichtspflicht genüge getan, wenn zum Beginn und nach Ende der Therapie und bei Therapien, die länger als ein Jahr dauern, mindestens einmal im Krankheitsfall ein Bericht an den Hausarzt geht.

Die Erstellung des Berichtes selbst ist berechnungsfähig, soweit er nicht obligatorischer oder fakultativer Bestandteil der Leistung ist oder die Berechnung durch sonstige Bestimmungen ausgeschlossen ist. Nähere Hinweise finden sich jeweils bei den einzelnen Leistungen.

2.1.5 Ausnahme von der Berichtspflicht

Ausschließlich auf Überweisung tätige Ärzte gemäß § 13 Abs. 4 Bundesmantelvertrag-Ärzte (BMV-Ä) sind von der Regelung in Nr. 2.1.4 entbunden.

Kommentar:

Die in Abschnitt 2.1.4 beschriebene Berichtspflicht gilt nicht für ausschließlich auftragnehmende Ärzte nach den Bestimmungen der Bundesmantelverträge. Das sind zur Zeit Ärzte für:

- Laboratoriumsmedizin
- Mikrobiologie und Infektionsepidemiologie
- Nuklearmedizin
- Pathologie
- Radiologische Diagnostik bzw. Radiologie
- Strahlentherapie und Transfusionsmedizin.

2.1.6 Beauftragung zur Erbringung von in berechnungsfähigen Versicherten-, Grund- oder Konsiliarpauschalen enthaltenen Teilleistungen

Wird ein Vertragsarzt ausschließlich zur Durchführung von Leistungen beauftragt, die im „Verzeichnis der nicht gesondert berechnungsfähigen Leistungen" (Anhang II-1) des EBM aufgeführt und die einer Versicherten-, Grund- oder Konsiliarpauschale zugeordnet sind, ist anstelle der einzelnen Leistungen die Versicherten-, Grund- oder Konsiliarpauschale der Fachgruppe einmal im Behandlungsfall mit 50 % der Punktzahl zu berechnen. Auch bei Durchführung von mehreren Auftragsleistungen (Indikations- oder Definitionsaufträge gemäß § 24 Abs. 7 Nr. 1 Bundesmantelvertrag-Ärzte (BMV-Ä) in einem Behandlungsfall ist die mit 50 % der Punktzahl zu berechnende Versicherten-, Grund- oder Konsiliarpauschale nur einmalig berechnungsfähig.
Neben den o.g. mit 50 % der Punktzahl zu berechnenden Pauschalen ist für die Berechnung der jeweiligen arztgruppenspezifischen Versicherten-, Grund- oder Konsiliarpauschale anstelle der mit 50 % der Punktzahl zu berechnenden Pauschale in demselben Behandlungsfall mindestens ein weiterer persönlicher Arzt-Patienten-Kontakt außerhalb der Durchführung der Auftragsleistungen (Indikations- oder Definitionsauftrag) notwendig.

Kommentar:

Der Umstand, wonach eine Vielzahl von Leistungen wegen der umfangreichen Pauschalgebühren nicht mehr einzeln abrechnungsfähig ist, hat zu einer Regelung in den Fällen führen müssen, in denen eine derartige Leistung per Überweisung von einem anderen Arzt angefordert wird. Dieser kann die Versicherten-, Grund- oder Konsiliarpauschale der Fachgruppe einmal im Behandlungsfall zu 50 % der Punktzahlen berechnen, auch wenn er mehrere Aufträge im selben Behandlungsfall erhält. Wird er allerdings darüber hinaus außerhalb der Aufträge in mindestens einem weiteren persönlichen Arzt-Patienten-Kontakt bei dem Patienten tätig, ist anstelle der hälftigen Pauschale die jeweilige arztgruppenspezifische Versicherten- oder Grundpauschale berechnungsfähig.

Für den Auftraggeber gilt dann im übrigen: Ist die überwiesene Leistung obligatorischer Bestandteil einer Pauschale, kann diese von ihm nicht abgerechnet werden, da dann der Leistungsumfang von ihm nicht voll erbracht wurde. Abschnitt 2.1 (s.o.) ist nicht anwendbar, da es sich hier um eine Spezialregelung für Auftragsüberweisungen handelt. Ist die überwiesene Leistung allerdings fakultativer Bestandteil der Pauschale, kann diese vom Überweiser in Rechnung gestellt werden.

2.2 Persönliche Leistungserbringung

Eine Gebührenordnungsposition ist nur berechnungsfähig, wenn der an der vertragsärztlichen Versorgung teilnehmende Arzt die für die Abrechnung relevanten Inhalte gemäß §§ 14a, 15 und § 25 BMV-Ä persönlich erbringt.

Kommentar:

Für die Verpflichtung zur persönlichen Leistungserbringung gilt nach wie vor der Grundsatz, wonach jeder an der vertragsärztlichen Versorgung teilnehmende Arzt verpflichtet ist, die vertragsärztliche Tätigkeit persönlich auszuüben.

Als persönliche Leistungserbringung gilt auch die Erbringung durch genehmigte Assistenten, angestellte Ärzte und Vertreter sowie die Hilfeleistung durch nichtärztliche Mitarbeiter unter den berufsrechtlich zu beachtenden Grundsätzen (Anordnung und fachliche Überwachung durch Arzt, entsprechende Qualifizierung des Mitarbeiters). Die Regelungen des Vertragsarztrechtsänderungsgesetzes haben insbesondere hinsichtlich der Beschäftigung von angestellten Ärzten die Möglichkeiten deutlich ausgeweitet.

Zur Vermeidung von Problemen empfiehlt es sich dennoch, insbesondere wenn genehmigungspflichtige Leistungen betroffen sind, eine fachkundige Stellungnahme der zuständigen Kassenärztlichen Vereinigung einzuholen.

Hier ist es erforderlich, angesichts der durch das Vertragsarztänderungsgesetz erleichterten Beschäftigung von angestellten Ärzten sowie die flexibleren Möglichkeiten der vertragsärztlichen Tätigkeit z.B. an mehreren Stellen die genannten Bestimmungen der Bundesmantelverträge im Wortlaut abzudrucken:

§ 14a BMV-Ä: Persönliche Leitung der Vertragsarztpraxis bei angestellten Ärzten

(1) In Fällen, in denen nach § 95 Abs. 9 SGB V i.V.m. § 32b Abs. 1 Ärzte-ZV der Vertragsarzt einen angestellten Arzt oder angestellte Ärzte beschäftigen darf, ist sicherzustellen, dass der Vertragsarzt die Arztpraxis persönlich leitet. Die persönliche Leitung ist anzunehmen, wenn je Vertragsarzt nicht mehr als drei vollzeitbeschäftigte oder teilzeitbeschäftigte Ärzte in einer Anzahl, welche im zeitlichen Umfang ihrer Arbeitszeit drei vollzeitbeschäftigten Ärzten entspricht, angestellt werden. Bei Vertragsärzten, welche überwiegend medizinisch-technische Leistungen erbringen, wird die persönliche Leitung auch bei der Beschäftigung von bis zu vier vollzeitbeschäftigten Ärzten vermutet; Satz 2 2. Halbsatz gilt entsprechend. Bei Vertragsärzten, welche eine Zulassung nach § 19a Ärzte-ZV für einen hälftigen Versorgungsauftrag haben, vermindert sich die Beschäftigungsmöglichkeit auf einen vollzeitbeschäftigten oder zwei teilzeitbeschäftigte Ärzte je Vertragsarzt. Die Beschäftigung eines Weiterbildungsassistenten wird insoweit nicht angerechnet. Will der Vertragsarzt über den Umfang nach Sätzen 2 bis 4 hinaus weitere Ärzte beschäftigen, hat er dem Zulassungsausschuss vor der Erteilung der Genehmigung nachzuweisen, durch welche Vorkehrungen die persönliche Leitung der Praxis gewährleistet ist.

(2) Die Beschäftigung eines angestellten Arztes eines anderen Fachgebiets oder einer anderen Facharztkompetenz als desjenigen Fachgebiets oder derjenigen Facharztkompetenz, für die der Vertragsarzt zugelassen ist, ist zulässig. Dies gilt auch für eine Anstellung nach § 15a Abs. 6 Satz 2.

Beschäftigt der Vertragsarzt einen angestellten Arzt eines anderen Fachgebiets oder einer anderen Facharztkompetenz, der in diesem Fachgebiet oder unter dieser Facharztkompetenz tätig wird, so ist die gleichzeitige Teilnahme dieser Arztpraxis an der hausärztlichen und fachärztlichen Versorgung zulässig. Im übrigen gelten Absatz 1 und § 15 Abs. 1 Satz 1 mit der Maßgabe, dass der Vertragsarzt bei der Erbringung der fachärztlichen Leistungen des angestellten Arztes die Notwendigkeit der Leistung mit zu verantworten hat.

§ 15 BMV-Ä: Persönliche Leistungserbringung

(1) Jeder an der vertragsärztlichen Versorgung teilnehmende Arzt ist verpflichtet, die vertragsärztliche Tätigkeit persönlich auszuüben. Persönliche Leistungen sind auch ärztliche Leistungen durch genehmigte Assistenten und angestellte Ärzte gemäß § 32 b Ärzte-ZV, soweit sie dem Praxisinhaber als Eigenleistung zugerechnet werden können. Dem Praxisinhaber werden die ärztlichen selbständigen Leistungen des angestellten Arztes zugerechnet, auch wenn sie in der Betriebsstätte oder Nebenbetriebsstätte der Praxis in Abwesenheit des Vertragsarztes erbracht werden. Dasselbe gilt für fachärztliche Leistungen eines angestellten Arztes eines anderen Fachgebiets (§ 14a Abs. 2), auch wenn der Praxisinhaber sie nicht selbst miterbracht oder beaufsichtigt hat. Persönliche Leistungen sind ferner Hilfeleistungen nichtärztlicher Mitarbeiter, die der an der vertragsärztlichen Versorgung teilnehmende Arzt, der genehmigte Assistent oder ein angestellter Arzt anordnet und fachlich überwacht, wenn der nichtärztliche Mitarbeiter zur Erbringung der jeweiligen Hilfeleistung qualifiziert ist. Das Nähere zur Erbringung von ärztlich angeordneten Hilfeleistungen durch nichtärztliche Mitarbeiter in der Häuslichkeit der Patienten, in Alten- oder Pflegeheimen oder in anderen beschützenden Einrichtungen ist in Anlage 8 zu diesem Vertrag geregelt.

(2) Verordnungen dürfen vom Vertragsarzt nur ausgestellt werden, wenn er sich persönlich von dem Krankheitszustand des Patienten überzeugt hat oder wenn ihm der Zustand aus der laufenden Behandlung bekannt ist. Hiervon darf nur in begründeten Ausnahmefällen abgewichen werden.

(3) Vertragsärzte können sich bei gerätebezogenen Untersuchungsleistungen zur gemeinschaftlichen Leistungserbringung mit der Maßgabe zusammenschließen, dass die ärztlichen Untersuchungsleistungen nach fachlicher Weisung durch einen der beteiligten Ärzte persönlich in seiner Praxis oder in einer gemeinsamen Einrichtung durch einen gemeinschaftlich beschäftigten angestellten Arzt nach § 32 b Ärzte-ZV erbracht werden. Die Leistungen sind persönliche Leistungen des jeweils anweisenden Arztes, der an der Leistungsgemeinschaft beteiligt ist. Sind Qualifikationsvoraussetzungen gemäß § 11 dieses Vertrages vorgeschrieben, so müssen alle Gemeinschaftspartner und ein angestellter Arzt nach § 32 b Ärzte-ZV, sofern er mit der Ausführung der Untersuchungsmaßnahmen beauftragt ist, diese Voraussetzungen erfüllen.

(4) Ein Zusammenschluss von Vertragsärzten bei gerätebezogenen Untersuchungsleistungen zur gemeinschaftlichen Leistungserbringung von Laboratoriumsleistungen des Abschnittes 32.2 des Einheitlichen Bewertungsmaßstabes ist mit Wirkung ab 1. Januar 2009 ausgeschlossen. Bestehende Leistungserbringergemeinschaften (Gründung vor dem 1. Januar 2009) dürfen bis zum 31.12.2009 fortgeführt werden.

§ 25 BMV-Ä: Erbringung und Abrechnung von Laborleistungen

(1) Ziel der laboratoriumsmedizinischen Untersuchung ist die Erhebung eines ärztlichen Befundes. Die Befunderhebung ist in vier Teile gegliedert:

1. Ärztliche Untersuchungsentscheidung,

2. Präanalytik,

3. Laboratoriumsmedizinische Analyse unter Bedingungen der Qualitätssicherung,

4. ärztliche Beurteilung der Ergebnisse.

(2) Für die Erbringung von laboratoriumsmedizinischen Untersuchungen gilt § 15 mit folgender Maßgabe:

1. Bei Untersuchungen des Abschnitts 32.2 EBM und bei entsprechenden laboratoriumsmedizinischen Leistungen des Abschnitts 1.7 des EBM ist der Teil 3 der Befunderhebung einschließlich ggf. verbliebener Anteile von Teil 2 beziehbar. Überweisungen zur Erbringung der Untersuchungen des Abschnitts 32.2 und entsprechender laboratoriumsmedizinischer Leistungen des Abschnitts 1.7 des EBM sind zulässig.

2. Bei Untersuchungen des Abschnitts 32.3 und entsprechenden laboratoriumsmedizinischen Leistungen der Abschnitte 1.7, 11.3 und 11.4 des EBM kann der Teil 3 der Befunderhebung nicht bezogen werden, sondern muss entweder nach den Regeln der persönlichen Leistungserbringung selbst erbracht oder an einen anderen zur Erbringung dieser Untersuchung qualifizierten und zur Abrechnung berechtigten Vertragsarzt überwiesen werden.

(3) Der Teil 3 der Befunderhebung kann nach Maßgabe von Abs. 2 aus Laborgemeinschaften bezogen werden, deren Mitglied der Arzt ist. Der den Teil 3 der Befunderhebung beziehende Vertragsarzt rechnet die Analysekosten gemäß dem Anhang zum Abschnitt 32.2 durch seine Laborgemeinschaft gegenüber der Kassenärztlichen Vereinigung an deren Sitz ab. Der Arzt, der die Befunderhebung anweist, ist durch Angabe der Arztnummer und der (Neben-) Betriebsstättennummer der veranlassenden Arztpraxis kenntlich zu machen. Die Abrechnung erfolgt auf der Basis der bei der Abrechnung nachzuweisenden Kosten der Laborgemeinschaft, höchstens jedoch nach den Höchstpreisen gemäß der Präambel Nr. 1 des Abschnitts 32.2. Die Kassenärztliche Vereinigung meldet der Kassenärztlichen Bundesvereinigung die kurativ-ambulanten Fälle mit angewiesenen Befunderhebungen des Anhang zum Abschnitt 32.2, die von den Vertragsärzten außerhalb ihre Zuständigkeitsbereichs angewiesen und von der Laborgemeinschaft mit Sitz in ihrem Zuständigkeitsbereich abgerechnet worden sind. Die Kassenärztliche Bundesvereinigung übermittelt die Daten anweiserbezogen an die für den anweisenden Arzt zuständige Kassenärztliche Vereinigung. Laborgemeinschaften sind Gemeinschaftseinrichtungen von Vertragsärzten, welche dem Zweck dienen, laboratoriumsmedizinische Analysen des Abschnitts 32.2 regelmäßig in derselben gemeinschaftlich benutzten Betriebsstätte zu erbringen.

(4) Der Vertragsarzt, der den Teil 3 der Befunderhebung bezieht, ist ebenso wie der Vertragsarzt, der Laborleistungen persönlich erbringt, für die Qualität der erbrachten Leistungen verantwortlich, indem er sich insbesondere zu vergewissern hat, dass die „Richtlinien der Bundesärztekammer zur Qualitätssicherung in medizinischen Laboratorien" von dem Erbringer der Analysen eingehalten worden sind.

(4a) Laboratoriumsmedizinische Untersuchungen des Kapitels 32 EBM und entsprechende laboratoriumsmedizinische Leistungen des Abschnitts 1.7 des EBM dürfen nur an Fachärzte überwiesen werden, bei denen diese Leistungen zum Kern ihres Fachgebietes gehören. Bei laboratoriumsmedizinischen Untersuchungen des Abschnitts 32.3 EBM und entsprechenden laboratoriumsmedizinischen Leistungen des Abschnitts 1.7 des EBM dürfen Teil 3 und 4 der Befunderhebung nur von Vertragsärzten erbracht und abgerechnet werden, für die diese Leistungen zum Kern ihres Fachgebietes gehören. Die Zugehörigkeit laboratoriumsmedizinischer Untersuchungen zum Kern eines Fachgebietes bestimmt sich nach der Anlage zu § 25 Abs. 4 a BMV-Ä.

(Gültig ab 1.1.2015)

(5) Für die Abrechnung überwiesener kurativ-ambulanter Auftragsleistungen des Kapitels 32 EBM gelten folgende ergänzende Bestimmungen:

Die vom Vertragsarzt eingereichte Abrechnung überwiesener kurativ-ambulanter Auftragsleistungen des Kapitels 32 muss die Arzt- und Betriebsstättennummer des überweisenden Arztes der Praxis (Veranlasser) und ggf. die Kennummer der Präambel Nr. 6 des Abschnitts 32.2 EBM enthalten. Die Kennummer teilt der Veranlasser auf dem Überweisungsauftrag mit. Im Falle der Weiterüberweisung eines Auftrags hat die abrechnende Arztpraxis die Arzt- und Betriebsstättennummer desjenigen Arztes und der Praxis anzugeben, die den ersten Überweisungsauftrag erteilt hat (Erstveranlasser). Die Kassenärztliche Vereinigung meldet der Kassenärztlichen Bundesvereinigung die kurativ-ambulanten Fälle mit überwiesenen Auftragsleistungen die Kapitels 32, die von Vertragsärzten außerhalb ihres Zuständigkeitsbereichs veranlasst und von Vertragsärzten ihres Zuständigkeitsbereichs durchgeführt worden sind. Die Kassenärztliche Bundesvereinigung übermittelt die Daten veranlasserbezogen an die für die überweisende Arztpraxis zuständige Kassenärztliche Vereinigung.

(6) Die Arztpraxis, die auf Überweisung kurativ-ambulante Auftragsleistungen durchführt, teilt der überweisenden Arztpraxis zum Zeitpunkt der abgeschlossenen Untersuchung die Gebührenordnungspositionen dieser Leistungen und die Höhe der Kosten in Euro mit. Leistungen, für die diese Regelung gilt, werden im EBM bestimmt. Im Falle der Weiterüberweisung eines Auftrags oder eines Teilauftrags hat jede weiter überweisende Arztpraxis dem vorhergehenden Überweiser die Angaben nach Satz 1 sowohl über die selbst erbrachten Leistungen als auch über die Leistungen mitzuteilen, die ihr von der Praxis gemeldet wurden, an die sie weiter überwiesen hatte.

(7) Die Abrechnung von Laborleistungen setzt die Erfüllung der Richtlinien der Bundesärztekammer zur Qualitätssicherung laboratoriumsmedizinischer Untersuchungen gemäß Teil A und B1 sowie ggf. ergänzender Regelungen der Partner der Bundesmantelverträge zur externen Qualitätssicherung von Laborleistungen und den quartalsweisen Nachweis der erfolgreichen Teilnahme an der externen Qualitätssicherung durch die Betriebsstätte voraus.

Sofern für eine Gebührenordnungsposition der Nachweis aus verschiedenen Materialien (z. B. Serum, Urin, Liquor) möglich ist und für diese Materialien unterschiedliche Ringversuche durchgeführt werden, wird in einer Erklärung bestätigt, dass die Gebührenordnungsposition nur für das Material berechnet wird, für das ein gültiger Nachweis einer erfolgreichen Ringversuchsteilnahme vorliegt.

Der Nachweis ist elektronisch an die zuständige Kassenärztliche Vereinigung zu übermitteln.

2.3 Ausübung der vertragsärztlichen Tätigkeit durch ermächtigte Ärzte, ermächtigte Krankenhäuser bzw. ermächtigte Institute

Die Berechnung einer Gebührenordnungsposition durch einen ermächtigten Arzt bzw. durch ermächtigte Krankenhäuser oder ermächtigte Institute ist an das Fachgebiet und den Ermächtigungsumfang gebunden. Entspricht der Ermächtigungsumfang dem eines zugelassenen Vertragsarztes, kann anstelle der Gebührenordnungspositionen 01320 und 01321 die Berechnung einer in den arztgruppenspezifischen Kapiteln genannten Pauschale durch den Zulassungsausschuss ermöglicht werden.
Ärzte mit einer Ermächtigung nach § 24 Abs. 3 Ärzte-ZV berechnen anstelle der Gebührenordnungspositionen 01320 und 01321 die Pauschalen der arztgruppenspezifischen Kapitel.

Kommentar:

Besondere Erwähnung findet die Abrechnungsbeschränkung aufgrund der Teilnahme an der vertragsärztlichen Versorgung in Form einer eingeschränkten Ermächtigung. Primär bestimmt der Umfang der erteilten Ermächtigung die abrechnungsfähigen Leistungen.

Für die Berechnung der Grundpauschalen sieht der EBM besonders für Ermächtigungen spezielle Nummern vor (Nrn. 01320 und 01321). Davon kann aber abgewichen werden, wenn die Ermächtigung ihrem Umfange nach der Zulassung eines Vertragsarztes entspricht.

Bei Ermächtigungen zur vertragsärztlichen **Tätigkeit an einem weiteren Ort im Bereich einer anderen Kassenärztlichen Vereinigung** sind immer anstelle der Nrn. 01320 und 01321 EBM die Pauschalen des jeweiligen arztgruppenspezifischen Kapitels abrechnungsfähig.

3 Behandlungs-, Krankheits-, Betriebsstätten- und Arztfall

3.1 Behandlungsfall

Der Behandlungsfall ist definiert in § 21 Abs. 1 BMV-Ä als Behandlung desselben Versicherten durch dieselbe Arztpraxis in einem Kalendervierteljahr zu Lasten derselben Krankenkasse.

Kommentar:

Der EBM benutzt den Begriff „Behandlungsfall" an verschiedenen Stellen in Leistungslegende bzw. Anmerkungen, in aller Regel als Abrechnungseinschränkung.

Die Definition des Bundesmantelvertrages, auf die ausdrücklich abgestellt wird, lautet wie folgt:

§ 21 Abs. 1 BMV-Ä: Behandlungsfall/ Krankheitsfall/Betriebsstättenfall/Arztfall

1) Die gesamte von derselben Arztpraxis (Vertragsarzt, Vertragspsychotherapeut, Berufsausübungsgemeinschaft, Medizinisches Versorgungszentrum) innerhalb desselben Kalendervierteljahres an demselben Versicherten ambulant zu Lasten derselben Krankenkasse vorgenommene Behandlung gilt jeweils als Behandlungsfall. Ein einheitlicher Behandlungsfall liegt auch dann vor, wenn sich aus der zuerst behandelten Krankheit eine andere Krankheit entwickelt oder während der Behandlung hinzutritt oder wenn der Versicherte, nachdem er eine Zeitlang einer Behandlung nicht bedurfte, innerhalb desselben Kalendervierteljahres wegen derselben oder einer anderen Krankheit in derselben Arztpraxis behandelt wird. Ein einheitlicher Behandlungsfall liegt auch dann vor, wenn sich der Versichertenstatus

während des Quartals ändert. Es wird der Versichertenstatus bei der Abrechnung zugrunde gelegt, der bei Quartalsbeginn besteht. Stationäre belegärztliche Behandlung ist ein eigenständiger Behandlungsfall auch dann, wenn in demselben Quartal ambulante Behandlung durch denselben Belegarzt erfolgt. Unterliegt die Häufigkeit der Abrechnung bestimmter Leistungen besonderen Begrenzungen durch entsprechende Regelungen im Einheitlichen Bewertungsmaßstab (EBM), die auf den Behandlungsfall bezogen sind, können sie nur in diesem Umfang abgerechnet werden, auch wenn sie durch denselben Arzt in demselben Kalendervierteljahr bei demselben Versicherten sowohl im ambulanten als auch stationären Behandlungsfall durchgeführt werden.

Alle Leistungen, die in einer Einrichtung nach § 311 SGB V oder einem medizinischen Versorgungszentrum bei einem Versicherten pro Quartal erbracht werden, gelten als ein Behandlungsfall. Die Abrechnung der Leistungen, ihre Vergütung sowie die Verpflichtung zur Erfassung der erbrachten Leistungen werden durch die Gesamtvertragspartner geregelt.

Ein Krankheitsfall umfasst das aktuelle sowie die nachfolgenden drei Kalendervierteljahre, die der Berechnung der krankheitsfallbezogenen Leistungsposition folgen.

Diese Definition entspricht im wesentlichen der bisher gültigen. Am Beginn ist lediglich der „Vertragsarzt“ durch die „Arztpraxis“ ersetzt worden, um den zunehmenden Kooperationsformen Rechnung zu tragen.

Alle Leistungen, die in einer Einrichtung nach § 311 SGB V bei einem Versicherten pro Quartal erbracht werden, gelten als ein Behandlungsfall. Die Abrechnung der Leistungen, ihre Vergütung sowie die Verpflichtung zur Erfassung der erbrachten Leistungen werden durch die Gesamtvertragspartner geregelt.

Wichtig ist, dass auch für den Fall, dass der Patient innerhalb eines Quartals seine gesetzliche Krankenkasse wechselt, **kein neuer Behandlungsfall** entsteht. Die Abrechnung muss zu Lasten der ersten angegeben Krankenkasse erfolgen. Anders ist der Fall, wenn der Patient innerhalb des Quartals von einer gesetzlichen zu einer privaten Krankenversicherung wechselt. In diesem Fall sind vom Datum der Mitgliedschaft des Patienten in der privaten Kasse alle Leistungen zu Lasten dieser privaten Kasse nach GOÄ abzurechnen.

3.2 Krankheitsfall

Der Krankheitsfall ist definiert in § 21 Abs. 1 BMV-Ä und umfasst das aktuelle sowie die drei nachfolgenden Kalendervierteljahre, die der Berechnung der krankheitsfallbezogenen Gebührenordnungsposition folgen.

Kommentar:

Auch der Begriff „Krankheitsfall“ wird an verschiedenen Stellen im EBM verwendet. Die Definition der Bundesmantelverträge, auf die ausdrücklich abgestellt wird, findet sich in § 21 Abs. 1 BMV-Ärzte.

Die Definition des Bundesmantelvertrages, auf die ausdrücklich abgestellt wird, lautet in § 21 Abs. 1 BMV-Ärzte:

Ein Krankheitsfall umfasst das aktuelle sowie die nachfolgenden drei Kalendervierteljahre, die der Berechnung der krankheitsfallbezogenen Leistungsposition folgen.

Krankheitsfall = Erkrankungsfall im aktuellen Quartal sowie in den darauf folgenden 3 Quartalen

Dieser Definition unterliegen damit zahlreiche langwierige oder chron. Erkrankungen z.B. Diabetes, Fettstoffwechselstörungen, Hypertonie, Asthma bronchiale.

Beispiel:

Eine Patientin wird innerhalb des **3. Quartals 2009** am 10.7.09, 18.08.09 und 28.9.09 wegen **chron. Hauterkrankung** behandelt. Der Krankheitsfall **„chron. Hauterkrankung“** endet am 31.06.2010. Ein neuer Krankheitsfall mit der unverändert vorhandenen Erkrankung **„chron. Hauterkrankung“** beginnt mit dem 01.07.2010.

Von dieser Frist ist eine andere, neu z.B. am 28.10.2009 aufgetretene Erkrankung, z.B. „Herzrhythmusstörungen“ nicht betroffen. Für sie gilt – wenn sich keine Änderung einstellt – eine neue eigene Frist des Krankheitsfalles bis zum 31.09.2010.

3.3 Betriebsstättenfall

Der Betriebsstättenfall ist definiert in § 21 Abs. 1a BMV-Ä und umfasst die Behandlung desselben Versicherten in einem Kalendervierteljahr durch einen oder mehrere Ärzte derselben Betriebsstätte oder derselben Nebenbetriebsstätte zu Lasten derselben Krankenkasse unabhängig vom behandelnden Arzt.

Kommentar:

Der Begriff „Betriebsstättenfall" wird an verschiedenen Stellen im EBM verwendet. Die Definition des Bundesmantelvertrages, auf die ausdrücklich abgestellt wird, lautet:

Beim Betriebsstättenfall kommt es nicht mehr auf die Person des behandelnden Arzte an, sondern auf den Ort der Behandlung. Wird derselbe Versicherte in einem Quartal in derselben Betriebsstätte oder derselben Nebenbetriebsstätte zu Lasten derselben Krankenkasse behandelt, handelt es sich um einen Betriebsstättenfall, unabhängig von Person oder Status (zugelassen, angestellt) des behandelnden Arztes oder dem „Abrechnungssubjekt" (Arzt, Berufsausübungsgemeinschaft, MVZ).

Siehe auch Kommentar zu 3.1 Behandlungsfall.

3.4 Arztfall

Der Arztfall ist definiert in § 21 Abs. 1b Bundesmantelvertrag-Ärzte (BMV-Ä) und umfasst die Behandlung desselben Versicherten durch denselben an der vertragsärztlichen Versorgung teilnehmenden Arzt in einem Kalendervierteljahr zu Lasten derselben Krankenkasse unabhängig von der Betriebs- oder Nebenbetriebsstätte.

Kommentar:

Auch der Begriff „Arztfall" wird an verschiedenen Stellen im EBM verwendet. Die Definition der Bundesmantelverträge, auf die ausdrücklich abgestellt wird, findet sich in § 21 Abs. 1b BMV-Ärzte bzw. § 25 Abs. 1b BMV-Ärzte/Ersatzkassen.

Beim Arztfall kommt es nun nur auf die Person des behandelnden Arztes an. Wird derselbe Versicherte in einem Quartal von demselben an der vertragsärztlichen Versorgung teilnehmenden Arzt behandelt, handelt es sich um einen Arztfall, unabhängig davon, in welcher Betriebs- oder Nebenbetriebsstätte die Behandlung stattgefunden hat.

4 Berechnung der Gebührenordnungspositionen

4.1 Versicherten-, Grund- oder Konsiliarpauschale

Die Versicherten-, Grund- oder Konsiliarpauschalen sind von den in der Präambel der entsprechenden arztgruppenspezifischen oder arztgruppenübergreifenden Kapitel genannten Leistungserbringern beim ersten kurativ-ambulanten persönlichen Arzt-Patienten-Kontakt im Behandlungsfall zu berechnen. Sie sind nur einmal im Behandlungsfall bzw. bei arztpraxisübergreifender Behandlung nur einmal im Arztfall (s. Allgemeine Bestimmung VI-1 aufgeführten Leistungen entsprechend der tabellarischen Gliederung.

Bei einer kurativ-ambulanten und kurativ-stationären (belegärztlichen) Behandlung in demselben Quartal sind die Versicherten-, Grund- oder Konsiliarpauschalen je einmal berechnungsfähig (jeweils kurativ-ambulanter Arzt-/Behandlungsfall und kurativ-stationärer Arzt-/Behandlungsfall); hierbei ist von der Punktzahl der jeweils zweiten zur Berechnung gelangenden Versicherten-, Grund- oder Konsiliarpauschale ein Abschlag in Höhe von 50 % vorzunehmen.

Neben der Gebührenordnungsposition 01436 ist für die Berechnung der jeweiligen arztgruppenspezifischen Versicherten-, Grund- und/oder Konsiliarpauschale in demselben Behandlungsfall mindestens ein weiterer persönlicher Arzt-Patienten-Kontakt notwendig.

Bei Überweisungen zur Durchführung von Auftragsleistungen (Indikations- oder Definitionsauftrag gemäß § 24 Abs. 7 Nr. 1 Bundesmantelvertrag-Ärzte (BMV-Ä), die nicht im Anhang 1 (Spalten VP und/oder GP) aufgeführt sind (s. Allgemeine Bestimmung 2.1.6) an nicht ausschließlich auf Überweisung tätige Ärzte gemäß § 13 Abs. 4 Bundesmantelvertrag-Ärzte (BMV-Ä), ist nicht die Versicherten- oder Grundpauschale sondern die Konsultationspauschale entsprechend der Gebührenordnungsposition 01436 zu berechnen.

Bei einer in demselben Behandlungsfall erfolgten Berechnung den Gebührenordnungspositionen 01210 bzw. 01212 (Not(-fall)pauschale im organisierten Not(-fall)dienst) ist für die Berechnung einer Versicherten-, Grund- oder Konsiliarpauschale mindestens ein weiterer persönlicher kurativer Arzt-Patienten-Kontakt außerhalb des organisierten Not(-fall)dienstes notwendig.

Kommentar:

Diese Pauschalen haben die früheren Ordinations- und Konsultationskomplexe abgelöst und setzen die bereits im EBM 2000plus begonnene Tendenz zur Pauschalierung der Vergütung ärztlicher Leistungen weiter fort.

Diese in den jetzigen Pauschalen „aufgegangenen" Leistungen sind im Anhang 1 enthalten. Da sie Bestandteil der Pauschalen sind, sind sie nicht etwa entfallen, sondern weiterhin zu erbringen, nur werden sie nicht gesondert vergütet. Sie können deshalb weder privat in Rechnung gestellt noch durch andere Leistungen „ersetzt" werden. Letzteres wäre eine Umgehung der Pauschalierung.

Die Versicherten- und Grundpauschalen werden ab dem 1.10.2013 nach fünf (zuvor drei) Altersklasse unterschiedlich hoch bewertet

- für Versicherte bis zum vollendeten 4. Lebensjahr,
- für Versicherte vom 5. Lebensjahr bis zum vollendeten 18 Lebensjahr,
- für Versicherte vom 19. Lebensjahr bis zum vollendeten 54. Lebensjahr,
- für Versicherte vom 55. Lebensjahr bis zum vollendeten 75 Lebensjahr,
- für Versicherte ab dem 76. Lebensjahr.

Voraussetzung für die Berechnung ist ein kurativer Arzt-Patienten-Kontakt. Beim ersten solchen Kontakt können die Pauschalen von den jeweils in der Präambel des entsprechenden arztgruppenspezifischen oder arztgruppenübergreifenden Kapitels genannten Ärzten berechnet werden. Ein rein präventiver Kontakt, wenn er denn wirklich so stattfindet, reicht nicht aus. berechnungsfähig sind sie einmal im Behandlungsfall bzw. wenn die Behandlung arztpraxisübergreifend stattfindet, einmal im Arztfall (s.o. unter 3.4 und unten unter 4.3.4).

Findet neben einer kurativ-ambulanten im selben Quartal auch eine belegärztliche Behandlung des gleichen Patienten statt, können die Pauschalen bei Vorliegen den Voraussetzungen zweimal berechnet werden, allerdings die zweite Pauschale nur noch zu 50 % der Punktzahl.

Wird eine Konsultationspauschale (Nr. 01436) berechnet, ist für die Berechnung der Versicherten-, Grund- oder Konsiliarpauschale im selben Behandlungsfall mindestens ein weiterer Arzt-Patienten-Kontakt erforderlich..

Bei Auftragsüberweisungen zu Leistungen, die nicht als Bestandteil der Grund- oder Versichertenpauschale in der Anlage 1 aufgeführt sind, kann, wenn der Überweisungsempfänger nicht ein Arzt ist, der nach den Bestimmungen der Bundesmantelverträge nur auf Überweisung tätig werden darf, von diesem anstelle der Versicherten- oder Grundpauschale nur die Konsultationspauschale nach Nr. 01436 berechnet werden.

Für den organisierten Notfalldienst ist eine eigene Notfallpauschale (Nr. 01210) vorgesehen. Daneben können im Falle eines weiteren persönlichen kurativen Arzt-Patienten-Kontaktes außerhalb des organisierten Notfalldienstes die Versicherten-, Grund- oder Konsiliarpauschale berechnet werden.

4.2 Diagnostische bzw. therapeutische Gebührenordnungspositionen

Gebührenordnungspositionen mit diagnostisch und therapeutischem Leistungsinhalt sind als Einzelleistungen, Leistungskomplexe oder Zusatzpauschalen beschrieben. Mit Zusatzpauschalen wird der besondere Leistungsaufwand vergütet, der sich aus den Leistungs-, Struktur- und Qualitätsmerkmalen des Leistungserbringers und, soweit dazu Veranlassung besteht, in bestimmten Behandlungsfällen ergibt.

Kommentar:

Hier wird noch einmal das Nebeneinander von Einzel- und Pauschalleistungen im neuen EBM betont. Wobei die Zahl der abrechnungsfähigen Einzelleistungen insbesondere im hausärztlichen Kapitel gegenüber dem EBM 2000plus deutlich abgenommen hat. Allerdings wurden ab dem 1.10.2013 durch den sog. Hausarzt-EBM ausführliche Gespräche für Haus-, Kinder- und Jugendärzte aus den Pauschalen ausgegliedert und können seitdem als Einzelleistungen berechnet werden.

4.3 Spezifische Voraussetzungen zur Berechnung

4.3.1 Arzt-Patienten-Kontakt

Ein persönlicher Arzt-Patienten-Kontakt setzt die räumliche und zeitgleiche Anwesenheit von Arzt und Patient und die direkte Interaktion derselben voraus.
Andere Arzt-Patienten-Kontakte setzen mindestens einen telefonischen und/oder mittelbaren Kontakt voraus, soweit dies berufsrechtlich zulässig ist. Ein mittelbarer anderer Arzt-Patienten-Kontakt setzt nicht die unmittelbare Anwesenheit von Arzt und Patient an demselben Ort voraus.
Telefonische oder andere mittelbare Arzt-Patienten-Kontakte sind Inhalt der Pauschalen und nicht gesondert berechnungsfähig. Finden im Behandlungsfall ausschließlich telefonische oder andere mittelbare Arzt-Patienten-Kontakte statt, sind diese nach der Gebührenordnungsposition 01435 berechnungsfähig. Bei mehr als einer Inanspruchnahme derselben Betriebsstätte an demselben Tag sind die Uhrzeitangaben erforderlich, sofern berechnungsfähige Leistungen erbracht werden.
Bei Neugeborenen, Säuglingen und Kleinkindern gemäß I-4.3.5 sowie bei krankheitsbedingt erheblich kommunikationsgestörten Kranken (z.B. Taubheit, Sprachverlust) ist ein persönlicher Arzt-Patienten-Kontakt auch dann gegeben, wenn die Interaktion des Vertragsarztes indirekt über die Bezugsperson(en) erfolgt, wobei sich Arzt, Patient und Bezugsperson(en) gleichzeitig an demselben Ort befinden müssen.

Kommentar:

Hier wird definiert, was erfüllt sein muss, um den Begriff „Arzt-Patienten-Kontakt" des EBM zu erfüllen. Hierfür gibt es zwei Möglichkeiten:

- Zunächst der persönliche Kontakt. Hierfür ist eine Kommunikation „von Angesicht zu Angesicht" erforderlich mit allen dazugehörigen Aspekten (Worte, Gesten, Mimik).
- Der ebenfalls denkbare nicht persönliche Kontakt kann telefonisch direkt (mit dem Patienten) oder indirekt (mit vom Patienten legitimierter Person) erfolgen. Dieser nicht persönliche Kontakt berechtigt nur zur Abrechnung der Nr. 01435 und auch nur dann, wenn ausschließlich ein telefonischer Kontakt stattfand.

Werden an einer Betriebsstätte an einem Tag zu unterschiedlichen Zeiten berechnungsfähige Leistungen erbracht, müssen die Uhrzeiten angegeben werden.

Ferner ist in besonderen Fällen auch von einem „persönlichen" Arzt-Patienten.-Kontakt auszugehen, wenn die Interaktion indirekt über eine Bezugsperson erfolgt. Allerdings ist das nur unmittelbar, bei gleichzeitiger Anwesenheit von Arzt, Patient und Bezugsperson, möglich. Die Begriffe „Neugeborene", Säuglinge" und „Kleinkinder" werden nachfolgend unter 4.3.5 erläutert.

Von einer Kommunikationsstörung im Sinne dieser Bestimmung kann nur gesprochen werden, wenn diese auf einer Erkrankung des Patienten beruht, die eine dauerhafte Störung

- der Sprache, z.B. Aphasie nach Schlaganfall oder Hirntumor
- oder des Gehörs, z.B. angeboren Taubheit, erworbene Taubheit durch Meningitis

bedingt.

Eine nur vorübergehende Kommunikationsbeeinträchtigung ist ebenso wenig eine Kommunikationsstörung im Sinne des Abschnittes 4.3.1 wie Verständigungsschwierigkeiten aufgrund sprachlicher Probleme

4.3.2 Räumliche und persönliche Voraussetzungen

Die Berechnung von Komplexen und Zusatzpauschalen ist nur möglich, wenn die apparativen, räumlichen und persönlichen Voraussetzungen – in Berufsausübungsgemeinschaften, Medizinischen Versorgungszentren bzw. Arztpraxen mit angestellten Ärzten unbeschadet der Regelung gemäß § 11 Abs. 1 Bundesmantelvertrag-Ärzte (BMV-Ä) und § 41 der Bedarfsplanungs-Richtlinie zumindest von einem an der vertragsärztlichen Versorgung teilnehmenden Arzt – zur Erbringung mindestens eines obligaten sowie aller fakultativen Leistungsinhalte im Gebiet und/oder im Schwerpunkt gegeben sind. Die apparative Ausstattung zur Erbringung fakultativer Leistungsinhalte ist beim Vertragsarzt erfüllt, wenn er über die Möglichkeit der Erbringung der fakultativen Leistungsinhalte verfügt und diese der zuständigen Kassenärztlichen Vereinigung auf Anforderung nachweisen kann. Für Ärzte, die ausschließlich im Status eines angestellten Arztes tätig sind, gilt diese Regelung nur für die Betriebsstätten derselben Arztpraxis. Für die in den Versicherten-, Grund- bzw. Konsiliarpauschalen und die in Anhang VI-1 (Spalte VP / GP) genannten Leistungen findet diese Bestimmung keine Anwendung.

Kommentar:

Aus dem Wesen der Komplexe und Pauschalen folgt, dass diese nur abgerechnet werden können, wenn die Voraussetzungen vorliegen, um alle im Komplex enthaltenen Leistungen zu erbringen und abzurechnen. Es genügt, wenn die persönlichen Voraussetzungen zumindest von einem an der vertragsärztlichen Versorgung teilnehmenden Arzt erfüllt werden und zwar für mindest einen obligatorischen sowie alle fakultativen Leistungsinhalte im Gebiet bzw. Schwerpunkt. Für die apparative Ausstattung für fakultative Leistungsinhalte reicht es, wenn der Arzt über die Möglichkeit der Erbringung verfügt.

4.3.3 Mindestkontakte

Gebührenordnungspositionen, die eine Mindestzahl an Arzt-Patienten-Kontakten im Behandlungsfall voraussetzen, sind auch berechnungsfähig, wenn die Mindestzahl an Arzt-Patienten-Kontakten im Arztfall stattfindet.
Behandlungs-, krankheits- oder arztfallbezogene Leistungskomplexe und Pauschalen sind nur mit mindestens einem persönlichen Arzt-Patienten-Kontakt berechnungsfähig.

Kommentar:

Fordert der EBM für die Abrechenbarkeit einer Leistung eine Mindestzahl von Arzt-Patienten-Kontakten, muss diese nicht zwingend in derselben Betriebsstätte stattfinden. Es reicht, wenn die Mindestzahl im Arztfall erreicht wird.

Ist eine Pauschale bzw. ein Leistungskomplex je Behandlungsfall, Krankheitsfall oder Arztfall berechnungsfähig, ist mindestens eine persönliche Arzt-Patienten-Begegnung erforderlich.

4.3.4 Arztpraxisübergreifende Tätigkeit

Sämtliche auf den Behandlungsfall bezogenen Abrechnungsbestimmungen und Berechnungsausschlüsse gelten bei Erbringung von Gebührenordnungspositionen in arztpraxisübergreifender Tätigkeit bezogen auf den Arztfall. Krankheitsfallbezogene Abrechnungsbestimmungen und Berechnungsausschlüsse gelten auch bei der Erbringung von Gebührenordnungspositionen bei arztpraxisübergreifender Tätigkeit.

Kommentar:

Wird ein Arzt infolge der flexiblen Möglichkeiten nach dem Vertragsarztrechtsänderungsgesetz arztpraxisübergreifend tätig, d.h. in mehreren Betriebsstätten, gilt folgendes:

- Stellt der EBM für die Abrechnungsfähigkeit einer Leistung auf den Behandlungsfall ab, gilt in diesem Fall die Voraussetzung als erfüllt, wenn der Arztfall herangezogen wird, es kommt also nicht auf die Identität der Betriebsstätten an.
- Stellt der EBM für die Abrechnungsfähigkeit einer Leistung auf den Krankheitsfall ab, ist dieser auch gegeben, wenn die Behandlung in verschiedenen Betriebsstätten (arztpraxisübergreifend) stattfindet.

4.3.5 Altersgruppen

Die Verwendung der Begriffe Neugeborenes, Säugling, Kleinkind, Kind, Jugendlicher und Erwachsener ist an nachfolgende Zeiträume gebunden:
- Neugeborenes bis zum vollendeten 28. Lebenstag
- Säugling ab Beginn des 29. Lebenstages bis zum vollendeten 12. Lebensmonat
- Kleinkind ab Beginn des 2. bis zum vollendeten 3. Lebensjahr
- Kind ab Beginn des 4. bis zum vollendeten 12. Lebensjahr
- Jugendlicher ab Beginn des 13. bis zum vollendeten 18. Lebensjahr
- Erwachsener ab Beginn des 19. Lebensjahres

Maßgeblich für die Zuordnung zu einer Altersklasse bzw. einem Zeitraum ist das Alter des Patienten bei der ersten Inanspruchnahme bzw. am Tag der ersten Leistungsabrechnung im Kalendervierteljahr.

Kommentar:

Diese Bestimmung ist gegenüber dem EBM 2000plus unverändert. Hier finden sich eindeutige – nicht interpretationsfähige – Definitionen der Begriffe „Neugeborenes“, „Säugling“, „Kleinkind“, „Kind“, „Jugendlicher“ und „Erwachsener“, die keine Ausnahmen zulassen.

Auch wenn ein „Aufstieg" in die nächste „Altersklasse" am Tage nach der ersten Inanspruchnahme bzw. Leistungsabrechnung im Quartal erfolgt, bleibt die bisherige Zuordnung das gesamte restliche Quartal bestehen.

Beispiel: Wird ein Kleinkind im 3. Quartal z.B. am 13.Juli behandelt und vollendet am 6.8. das 3. Lebensjahr – feiert also den 4. Geburtstag – und wird damit nach der Definition zum „Kind", bleibt die bisherige Zuordnung als „Kleinkind" das gesamte restliche 3. Quartal bestehen.

4.3.6 Labor

Die Gebührenordnungspositionen 01700, 01701, 12220, 12225 und 32001 sind bei arztpraxisübergreifender Behandlung nur einmal im Arztfall berechnungsfähig.

Kommentar:

Die genannten Gebührenordnungspositionen beinhalten die Laborgrundpauschalen sowie den Wirtschaftlichkeitsbonus. Diese sind auch bei der Tätigkeit in mehreren Betriebsstätten (arztpraxisübergreifender Behandlung) nur einmal je Arztfall berechnungsfähig.

4.3.7 Operative Eingriffe

1. Die Verwendung der Begriffe klein/groß, kleinflächig/großflächig, lokal/radikal und ausgedehnt bei operativen Eingriffen entspricht den Definitionen nach dem vom Deutschen Institut für medizinische Dokumentation und Information herausgegebenen Schlüssel für Operationen und sonstige Prozeduren gemäß § 295 Abs. 1 Satz 4 SGB V: Länge: kleiner/größer 3 cm, Fläche: kleiner/größer 4 cm^2, lokal: bis 4 cm^2 oder bis zu 1 cm^3, radikal und ausgedehnt: größer 4 cm^2 oder größer 1 cm^3. Nicht anzuwenden ist der Begriff „klein" bei Eingriffen am Kopf und an den Händen.
2. Operative Eingriffe setzen die Eröffnung von Haut und/oder Schleimhaut bzw. eine primäre Wundversorgung voraus, soweit in den Leistungsbeschreibungen nicht anders angegeben. Punktionen mit Nadeln, Kanülen und Biopsienadeln fallen nicht unter die Definition eines operativen Eingriffs.
3. Lokalanästhesien und Leitungsanästhesien sind, soweit erforderlich, Bestandteil der berechnungsfähigen Gebührenordnungspositionen.

Kommentar:

Mit dieser Bestimmung zu 1. sollte offensichtlich die Diskussion über sonst gelegentlich subjektiv eingeschätzte Größenverhältnisse beendet und die Begriffsdefinitionen durch klare objektive Größen geklärt werden.

Weiterer offensichtlich aus der Praxis sich ergebender Klärungsbedarf hat zu den Regelungen unter 1. und 2. geführt.

- Danach wird der Begriff „operativer Eingriff" näher definiert durch Eröffnung vom Haut und/oder Schleimhaut bzw. eine primäre Wundversorgung, es sei denn, die Leistungsbeschreibung besagt etwas anderes. Ausdrücklich ausgenommen von der Definition werden Punktionen mit Nadeln, Kanülen oder Biopsienadeln.
- Eine weitere Klarstellung erfolgte bezüglich der Lokal- und Leitungsanästhesien, diese sind, soweit sie erforderlich sind, Bestandteil der berechnungsfähigen operativen Leistung.

4.3.8 Fachärztliche Grundversorgung

In Behandlungsfällen, in denen ausschließlich Leistungen erbracht werden, die gemäß der Kennzeichnung des Anhangs 3 des EBM der fachärztlichen Grundversorgung zugerechnet werden, können als Zuschlag zu den entsprechenden Grundpauschalen die arztgruppenspezifischen Leistungen für die fachärztliche Grundversorgung der einzelnen Kapitel berechnet werden. Dies gilt im Behandlungsfall entsprechend für die versorgungsbereichs-, schwerpunkt- oder fachgebietsübergreifende Behandlung in Berufsausübungsgemeinschaften und Praxen mit angestellten Ärzten, sofern keine von der fachärztlichen Grundversorgung ausgeschlossene(n) Leistung(en) erbracht wird (werden). Die Zuschläge können ausschließlich von an der vertragsärztlichen Versorgung teilnehmenden zugelassenen Vertragsärzten und zugelassenen medizinischen Versorgungszentren berechnet werden. Entspricht der Ermächtigungsumfang eines ermächtigten Arztes bzw. eines ermächtigten Krankenhauses oder eines ermächtigten Instituts dem eines zugelassenen Vertragsarztes, kann die Berechnung der Zuschläge durch den Zulassungsausschuss ermöglicht werden.

Kommentar:

Mit der Einführung der Pauschalen für die fachärztlichen Grundversorgung zum 1.10.2013 wurde der erste Schritt zur Überarbeitung des EBM getan. Folgen sollen Pauschalen zur hausärztlichen Grundversorgung.

Geplant ist eine Anpassung des EBM, um die wirtschaftliche Situation der grundversorgenden, konservativen Fächer zu verbessern und damit die Grundversorgung zu stärken. Die Pauschale zur fachärztlichen Grundversorgung ist hierzu ein erster Schritt.

Die Pauschale wird einmal im Quartal für jeden Behandlungsfall gezahlt, bei dem der Arzt ausschließlich konservativ tätig ist und keine spezialisierten Leistungen durchführt. Sie wird nur neben der Grundpauschale sowie anderen Grund- und wenigen Beratungsleistungen möglich. Im Anhang 3 zum EBM sind die Leistungen gekennzeichnet, deren Abrechnung zum Ausschluss der Pauschale führt. Auch die Kostenpauschalen des Abschnitts 32.3 gehören zu den „Ausschlussleistungen". Denn Fachärzte der Grundversorgung erhalten die fachärztliche Grundpauschale nur in den Behandlungsfällen, in denen sie ausschließlich Leistungen der Grundversorgung erbringen.

Nach einem Beschluss des Bewertungsausschusses gehören folgende Arztgruppen zu den Fachärzten der Grundversorgung:

- Anästesiologie
- Augenheilkunde
- Chirurgie
- Dermatologie
- Gynäkologie
- Hals-Nasen-Ohrenheilkunde
- Innere Medizin ohne Schwerpunkt
- Kinder- und Jugendpsychiatrie
- Neurologie
- Nervenheilkunde und Psychiatrie
- Orthopädie
- Phoniatrie und Pädaudiologie
- Physikalische und Rehabilitative Medizin
- Psychosomatische Medizin und Psychotherapie
- Psychotherapie (ärztliche und psychologische) sowie Kinder- und Jugendpsychotherapie
- Urologie.

5 Berufsausübungsgemeinschaften, Medizinische Versorgungszentren und angestellte Ärzte

5.1 Berechnungsfähige Gebührenordnungspositionen

Die Berechnung der arztgruppenspezifischen Gebührenordnungspositionen von (Teil-)Berufsausübungsgemeinschaften, Arztpraxen mit angestellten Ärzten oder Medizinischen Versorgungszentren richtet sich unter Berücksichtigung von I-1.3 der Allgemeinen Bestimmungen zum EBM nach den Arztgruppen, die in einer (Teil-)Berufsausübungsgemeinschaft, Arztpraxis mit angestellten Ärzten oder einem Medizinischen Versorgungszentrum vertreten sind.

In internistischen schwerpunktübergreifenden Berufsausübungsgemeinschaften sind, entgegen der Präambel III.b-13.1 Nrn. 3 und 4 und den Anmerkungen unter den Leistungen, unter Beachtung von I-2.1.3 und I-5.2 der Allgemeinen Bestimmungen, Leistungen aus unterschiedlichen schwerpunktorientierten Abschnitten und/oder dem Abschnitt III.b-13.2.1 nebeneinander berechnungsfähig. In pädiatrischen schwerpunktübergreifenden Berufsausübungsgemeinschaften sind, entgegen den Anmerkungen unter den Leistungen, unter Beachtung von I-2.1.3 und I-5.2 der Allgemeinen Bestimmungen, Leistungen aus unterschiedlichen schwerpunktorientierten Abschnitten nebeneinander berechnungsfähig.

In arztgruppen- und schwerpunktgleichen (Teil-)Berufsausübungsgemeinschaften oder Arztpraxen mit angestellten Ärzten derselben Arztgruppe/desselben Schwerpunktes erfolgt ein Aufschlag in Höhe von 10 % auf die jeweiligen Versicherten-, Grund- oder Konsiliarpauschalen.

Kommentar:

Für Kooperationen der verschiedensten Art gibt es eine Reihe von Sonderregelungen. Dabei ist hervorzuheben, dass ausdrücklich auch ein angestellter Arzt den Grund für die Berechnungsfähigkeit von Leistungen liefern kann, auch wenn der Arbeitgeber die Voraussetzungen nicht erfüllt.

Als Grundsatz gilt: arztgruppenspezifische Gebührenordnungspositionen können – immer unter der Voraussetzung der Qualifikationsregelungen (s.u. 1.3) von einer Berufsausübungsgemeinschaft, von Arztpraxen mit angestellten Ärzten oder von Medizinischen Versorgungszentren immer dann berechnet werden, wenn eine der erforderlichen Arztgruppen vertreten ist.

Für internistische Berufsausübungsgemeinschaften mit verschiedenen Schwerpunkten werden Abrechnungsausschlüsse des EBM aus der Präambel zu Kapitel 13 sowie den Anmerkungen einzelner Leistungen unter bestimmten Voraussetzungen (keine Inhaltsidentität, Kennzeichnung) wieder aufgehoben.

Ähnliches gilt für pädiatrische Berufsausübungsgemeinschaften mit verschiedenen Schwerpunkten.

Ab 2009 wurde ein Aufschlag auf die jeweiligen Versicherten-, Grund- oder Konsiliarpauschalen von 10 % eingeführt bei Arztgruppen- oder Schwerpunktgleichheit in Berufsausübungsgemeinschaften bzw. bei Anstellung von Ärzten.

5.2 Kennzeichnungspflicht

Bei der Berechnung sind die Gebührenordnungspositionen nach Maßgabe der Kassenärztlichen Vereinigungen unter Angabe der Arztnummer sowie aufgeschlüsselt nach Betriebs- und Nebenbetriebsstätten gemäß § 44 Abs. 6 Bundesmantelvertrag-Ärzte (BMV-Ä) zu kennzeichnen.

Kommentar:

Die Trennung der Gesamtvergütungen in einen hausärztlichen und einen fachärztlichen Teil, aber insbesondere auch die erleichterten Kooperationsmöglichkeiten und die Möglichkeiten, an verschiedenen Orten tätig zu sein, machen es unverzichtbar, dass in der Abrechnung gekennzeichnet wird, wer welche Leistungen erbracht hat. Die Regelung des Bundesmantelvertrages lautet wie folgt:

§ 44 Abs. 7 BMV-Ä:

„Bei der Abrechnung sind die vertragsärztlichen Leistungen nach Maßgabe der von der Kassenärztlichen Vereinigung vorgeschriebenen Regelungen unter Angabe der Arztnummer sowie aufgeschlüsselt nach Betriebsstätten und Nebenbetriebsstätten zu kennzeichnen."

5.3 Aufhebung von Nebeneinanderberechnungsausschlüssen

Die Nebeneinanderberechnungsausschlüsse der Gebührenordnungspositionen 02300 bis 02302 neben den Gebührenordnungspositionen 05330 und 05331 sowie der Gebührenordnungspositionen des Abschnitts IV-31.2 neben den Gebührenordnungspositionen des Abschnitts IV-31.5.3 bzw. der Gebührenordnungspositionen des Abschnitts IV-36.2 neben den Gebührenordnungspositionen des Abschnitts IV-36.5.3 beziehen sich nur auf die Erbringung der operativen Leistungen und der Anästhesie durch denselben an der vertragsärztlichen Versorgung teilnehmenden Arzt. Bei Erbringung der Gebührenordnungsposition durch Vertragsärzte verschiedener Fachgruppen findet dieser Ausschluss, auch in (Teil-)Berufsausübungsgemeinschaften, Arztpraxen mit angestellten Ärzten und Medizinischen Versorgungszentren von Anästhesiologen mit operativ tätigen Vertragsärzten, keine Anwendung.

Kommentar:

Auch hier werden – wie bereits oben unter Abschnitt 5.1 – Abrechnungsausschlüsse des EBM (bei Operationen und Anästhesien) relativiert. Die genannten Abrechnungsausschlüsse gelten nicht, wenn die Leistungen von Ärzten verschiedener Fachgruppen erbracht werden, auch wenn die „Fachgruppenvielfalt" durch Kooperationen oder angestellte Ärzte bedingt ist.

Hier gilt das bereits zu Abschnitt 5.1 Gesagte, dass es für die Zukunft dringend angeraten wäre, diese Ausnahmen (auch) direkt an den entsprechenden Stellen im EBM deutlich zu vermerken.

6 Vertragsärzte, die ihre Tätigkeit unter mehreren Gebietsbezeichnungen ausüben oder auch als Vertragszahnärzte zugelassen sind

6.1 Höhe der Versicherten-, Grund- bzw. Konsiliarpauschale

Für einen Vertragsarzt, der seine Tätigkeit unter mehreren Gebietsbezeichnungen bzw. mit mehreren Schwerpunktkompetenzen ausübt, richtet sich die Höhe der Versicherten-, Grund- bzw. Konsiliarpauschale nach dem Versorgungsauftrag, mit dem er zur vertragsärztlichen Versorgung zugelassen ist, sofern in den Präambeln der arztgruppenspezifischen Kapitel nichts anderes bestimmt ist.

Kommentar:

Nimmt ein Vertragsarzt mit mehreren Gebietsbezeichnungen an der vertragsärztlichen Versorgung teil, wird die Höhe Versicherten-, Grund- oder Konsiliarpauschale an dem Versorgungsauftrag ausgerichtet. Die noch im alten EBM vorgesehene Orientierung anhand der Abrechnungsnummer wird dann, wenn die neue Nummernsystematik mit Arzt- und Betriebsstättennummer eingeführt wird, nicht mehr zwingend funktionieren, da die neue Arztnummer dann „lebenslang" gültig ist und damit die Fachgruppe oder den Versorgungsauftrag bei der Teilnahme an der vertragsärztlichen Versorgung nicht mehr abbilden kann. Hier werden die Kassenärztlichen Vereinigungen neue interne Kriterien schaffen müssen, um die richtige Zuordnung eines Arztes zu den für ihn gültigen Pauschalen zu gewährleisten. Dies gilt um so mehr, als die Zulassungen durch die Zulassungsausschüsse in der Vergangenheit in der Regel nicht den Versorgungsaustrag, für den die Zulassung erteilt wurde, expressis verbis benannt haben. Auch wird u.U. eine Änderung notwendig werden.

6.2 Berechnungsfähige Gebührenordnungspositionen

Die Berechnung der arztgruppenspezifischen Gebührenordnungspositionen eines Vertragsarztes, der seine Tätigkeit unter mehreren Gebietsbezeichnungen ausübt, richtet sich – mit Ausnahme der Versicherten- bzw. Grundpauschale (s. I-6.1) – unter Berücksichtigung von I-1.3 dieser Bestimmungen nach den berechnungsfähigen Leistungen der Gebiete, in denen er seine vertragsärztliche Tätigkeit ausübt. Dies gilt gemäß I-2.1.3 nicht für inhaltsgleiche Gebührenordnungspositionen.

Kommentar:

Die Berechnungsfähigkeit der übrigen Leistungen eines Vertragsarztes, der mit mehreren Gebietsbezeichnungen an der vertragsärztlichen Versorgung teilnimmt, orientiert sich an den für das jeweilige Gebiet abrechnungsfähigen Leistungen. Das gilt nicht für inhaltsgleiche Gebührenordnungsnummern (s.o. zu 2.1.3).

Das bedeutet, dass ein Arzt, der mit den Gebietsbezeichnungen Gynäkologie und Chirurgie zugelassen ist, Leistungen aus den Bereichen Orthopädie und Chirurgie erbringen und abrechnen darf.

6.2.1 Nebeneinanderberechnung von Gebührenordnungspositionen der Abschnitte 4.4, 4.5 und/oder 13.3

Abweichend von den Allgemeinen Bestimmungen zum EBM ist die Nebeneinanderberechnung von Gebührenordnungspositionen der schwerpunktorientierten pädiatrischen Versorgung der Abschnitte III.a-4.4 und/oder III.a-4.5 und/oder der schwerpunktorientierten internistischen Versorgung des Abschnitts III.b-13.3 – mit Ausnahme der Grundpauschalen – durch einen Vertragsarzt, der seine Tätigkeit unter mehreren Schwerpunktbezeichnungen ausübt, bei schwerpunktübergreifender Behandlung des Patienten unter Vornahme eines Abschlags in Höhe von 10 % von der Punktzahl der jeweiligen im selben Arztfall berechneten Gebührenordnungsposition der Abschnitte III.a-4.4, III.a-4.5 und/oder III.b-13.3 möglich.
Bei den Gebührenordnungspositionen der Abschnitte III.a-4.4, III.a-4.5 und/oder III.b-13.3, auf die diese Abschlagsregelung angewendet wird, wird die Prüfzeit gemäß Anhang VI-3 des EBM ebenfalls um 10 % vermindert.

Kommentar:

Diese nicht leicht verständliche Regelung hat das Ziel, bei Behandlungen von Ärzten, die mit mehreren pädiatrischen und/oder internistischen Schwerpunktbezeichnungen an der vertragsärztlichen Versorgung teilnehmen, bei einer schwerpunktübergreifenden Behandlung eines Patienten ansonsten bestehende Abrechnungsausschlüsse im Interesse eines solchen Behandlung zu beseitigen.

Konkret heißt das: Die Gebührenordnungspositionen der Abschnitte 4.4 (schwerpunktorientierte Kinder- und Jugendmedizin) und/oder 4.5 (Pädiatrische Leistungen mit Zusatzweiterbildung) und/oder des Abschnitts 13.3 (schwerpunktorientierte internistische Versorgung) können in einem solchen Fall nebeneinander berechnet werden. **Aber:** Die Punktzahlen werden jeweils um 10 % abgesenkt und die Ausnahme gilt nicht für die Grundpauschale. Konsequenterweise wird dann in diesen Fällen auch die Prüfzeit nach Anhang 3 des EBM bei diesen Leistungen um 10 % gemindert.

6.3 Gleichzeitige Teilnahme an der vertragszahnärztlichen Versorgung

Vertragsärzte, die auch als Vertragszahnärzte gemäß § 95 Abs. 1 SGB V an der Versorgung teilnehmen, dürfen die in einem einheitlichen Behandlungsfall durchgeführten Leistungen entweder nur über die Kassenärztliche Vereinigung oder nur über die Kassenzahnärztliche Vereinigung abrechnen. Die Berechnung einzelner Leistungen über die Kassenzahnärztliche Vereinigung schließt die Berechnung weiterer Leistungen in einem einheitlichen Behandlungsfall über die Kassenärztliche Vereinigung aus. Die Aufteilung eines einheitlichen Behandlungsfalls in zwei Abrechnungsfälle ist nicht zulässig.

Kommentar:

Nimmt ein Vertragsarzt gleichzeitig aufgrund einer weiteren Zulassung an der vertragszahnärztlichen Versorgung teil, können die Leistungen eines Behandlungsfalls entweder nur über die Kassenärztliche Vereinigung oder nur über die Kassenzahnärztliche Vereinigung abgerechnet werden. Die Bildung von zwei Abrechnungsfällen aus einem Behandlungsfall ist unzulässig. Mangels geeigneter Prüfungsmöglichkeiten der Kassenärztlichen Vereinigungen kann eine Überprüfung der Einhaltung dieser Bestimmung nur durch die Krankenkassen erfolgen, bei der die Daten von KV und KZV vorliegen.

7 Kosten

7.1 In den Gebührenordnungspositionen enthaltene Kosten

In den Gebührenordnungspositionen sind – soweit nichts anderes bestimmt ist – enthalten:

- Allgemeine Praxiskosten,
- Kosten, die durch die Anwendung von ärztlichen Instrumenten und Apparaturen entstanden sind,
- Kosten für Einmalspritzen, Einmalkanülen, Einmaltrachealtuben, Einmalabsaugkatheter, Einmalhandschuhe, Einmalrasierer, Einmalharnblasenkatheter, Einmalskalpelle, Einmalproktoskope, Einmaldarmrohre, Einmalspekula, Einmalküretten, Einmal-Abdecksets,
- Kosten für Reagenzien, Substanzen und Materialien für Laboratoriumsuntersuchungen,
- Kosten für Filmmaterial,
- Versand- und Transportkosten, ausgenommen jene, die bei Versendungen von Arztbriefen (z.B. Befundmitteilungen, ärztliche Berichte nach der Gebührenordnungsposition 01600, Arztbriefe nach der Gebührenordnungsposition 01601, Kopien eines Berichtes oder eines Briefes an den Hausarzt nach der Gebührenordnungsposition 01602) und im Zusammenhang mit Versendungen im Rahmen der Langzeit-EKG-Diagnostik, Laboratoriumsuntersuchungen, Zytologie, Histologie, Zytogenetik und Molekulargenetik, Strahlendiagnostik, Anwendung radioaktiver Substanzen sowie der Strahlentherapie entstehen.

Kommentar:

In diesem Abschnitt ist geregelt, welche Kosten Bestandteil der jeweiligen Gebührenordnungspositionen sind. So hat der Arzt aus dem Honorar für erbrachte Leistungen die allgemeinen Praxiskosten zu finanzieren. Hierzu gehören alle Aufwendungen, die für die freiberufliche ärztliche Tätigkeit als niedergelassener Vertragsarzt in eigener Praxis anfallen. Solche allgemeinen Praxiskosten sind Raum- und Raumnebenkosten, Abschreibungen auf Geräte und Einrichtungen, Löhne und Gehälter für die Angestellten, Fortbildungskosten, Mitgliedsbeiträge, Verwaltungskosten für die KV, Wartezimmerliteratur, Bürobedarf, Telefonkosten usw.

Nicht besonders berechnungsfähig sind auch Kosten, die durch die Anwendung von ärztlichen Instrumenten und Apparaturen entstanden sind. Hierzu gehören beispielsweise Röntgenfilme und Entwickler, Stromkosten, Desinfektion, Elektroden für das EKG, Reparaturkosten usw.

Im nächsten Spiegelstrich sind bestimmte Kosten für Einmalartikel als in den Leistungen enthalten beschrieben. Dieser Katalog ist abschließend. Alle anderen Einmalartikel sind nach Abschnitt 7.3 gesondert berechnungsfähig.

Schließlich ist hier geregelt, welche Porto- und Versandkosten gesondert berechnet werden können. Diese Kosten sind pauschaliert und nach den entsprechenden EBM Nrn. abrechnungsfähig.

Die Abrechnungspositionen des EBM sind in der Regel so bewertet, dass die üblichen Vorhaltekosten der Praxis bereits enthalten sind (Raummiete, Heizung, Strom, Telefon, Reinigung, Gehälter, fiktiver „Arzt-Lohn“, Anschaffungs- und Betriebs- sowie Wartungskosten für Geräte, Bürobedarf, Wartezimmerlektüre, Fortbildung usw.).

7.2 Nicht berechnungsfähige Kosten

Kosten für Versandmaterial, für die Versendung bzw. den Transport des Untersuchungsmaterials und die Übermittlung des Untersuchungsergebnisses innerhalb des Medizinischen Versorgungszentrums, einer (Teil-)Berufsausübungsgemeinschaft, zwischen Betriebsstätten derselben Arztpraxis, innerhalb einer Apparate- bzw. Laborgemeinschaft oder innerhalb eines Krankenhausgeländes sind nicht berechnungsfähig.

Kommentar:

Die Versandkostenpauschalen für Laborleistungen können z.B. nicht berechnet werden, wenn eine Laborgemeinschaft die Transportwege organisiert hat und ein Laborarzt auf diesen Transportwegen ebenfalls sein Material erhält. Organisiert der Laborarzt den Transportweg für seine Praxis und wird dieser Transportweg auch von der Laborgemeinschaft benutzt, so können Versandkostenpauschalen nicht in Anrechnung gebracht werden, wenn aus demselben Körpermaterial (z.B. einer Blutentnahme) sowohl beim Laborarzt als auch in der Laborgemeinschaft Laborleistungen ausgeführt werden.

Die bereits früher bestehende Regelung für den Transport innerhalb einer Apparate- bzw. Laborgemeinschaft oder innerhalb eines Krankenhausgeländes wurde, der Weiterentwicklung der Versorgungsrealität folgend, ausgedehnt auf Transporte innerhalb eines Medizinischen Versorgungszentrums, einer (Teil-) Berufsausübungsgemeinschaft und zwischen verschiedenen Betriebsstätten derselben Arztpraxis.

7.3 Nicht in den Gebührenordnungspositionen enthaltene Kosten

In den Gebührenordnungspositionen sind – soweit nichts anderes bestimmt ist – nicht enthalten:

- Kosten für Arzneimittel, Verbandmittel, Materialien, Instrumente, Gegenstände und Stoffe, die nach der Anwendung verbraucht sind oder die der Kranke zur weiteren Verwendung behält,
- Kosten für Einmalinfusionsbestecke, Einmalinfusionskatheter, Einmalinfusionsnadeln und Einmalbiopsienadeln,
- Telefonkosten, die entstehen, wenn der behandelnde Arzt mit dem Krankenhaus zu einer erforderlichen stationären Behandlung Rücksprache nehmen muss.

Kommentar:

Der Abschnitt 7.3 regelt, welche Kosten nicht in den abrechnungsfähigen Leistungen enthalten sind und deshalb gesondert abgerechnet bzw. auch über Sprechstundenbedarf oder Einzelverordnung angefordert werden können.

Der erste Spiegelstrich dieses Abschnitts ist eine generelle Auffangklausel und besagt, dass alle am Patienten verbrauchten Materialien nicht in den Leistungsansätzen enthalten sind, sofern dies nicht ausdrücklich in der Leistung oder aber in Abschnitt 7.1 festgestellt wird.

Der zweite Spiegelstrich verdeutlicht für einige Einmalartikel diese Regelung.

Im dritten Spiegelstrich ist der einzige Fall der Abrechnungsfähigkeit von Telefonkosten aufgeführt. Telefonkosten – und zwar der Preis je Gebühreneinheit – sind nur dann abrechnungsfähig, wenn ein niedergelassener Arzt mit einem Krankenhaus zu einer erforderlichen stationären Behandlung Rücksprache nehmen muss. Grundgebühren können als Telefonkosten auch in diesem Fall nicht mit in Ansatz gebracht werden.

7.4 Berechnung von nicht in den Gebührenordnungspositionen enthaltenen Kosten

Die Berechnung und Abgeltung der Kosten nach I-7.3 erfolgt nach Maßgabe der Gesamtverträge.

Kommentar:

Der Inhalt des Kapitels 40 (Kostenpauschalen) ist nach wie vor streng genommen nicht Teil des EBM, sondern Inhalt gesamtvertraglicher Regelungen der Vertragspartner. Da diese aber für Gesamtverträge und EBM dieselben sind, kann über diese Unebenheit hinweggesehen werden.

II Arztgruppenübergreifende allgemeine Gebührenordnungspositionen

Die Gebührenordnungspositionen dieses Bereiches sind zusätzlich in den arztgruppenspezifischen Kapiteln aufgeführt. Die Möglichkeit der Berechnung von Gebührenordnungspositionen dieses Bereiches ist für die in den Präambeln zu einem arztgruppenspezifischen Kapitel genannten Vertragsärzte grundsätzlich nur gegeben, wenn sie in der Präambel des arztgruppenspezifischen Kapitels auch aufgeführt sind.

Kommentar:

Die in diesem Kapitel aufgeführten als Einzelleistungen abrechnungsfähigen Gebührenordnungspositionen können nur unter bestimmten Voraussetzungen abgerechnet werden. Sie müssen in der Präambel eines arztgruppenspezifischen Kapitels ausdrücklich für die dort genannten Vertragsärzte als abrechnungsfähig verzeichnet sein! Die alleinige Aufnahme in den Abschnitt II des EBM sagt daher noch nichts darüber aus, wer diese Leistungen tatsächlich abrechnen darf.

Beispiel: Nr. 01420 (Überprüfung der Notwendigkeit und Koordination der verordneten häuslichen Krankenpflege)

Diese Leistung ist zwar als Einzelleistung im Abschnitt II des EBM verzeichnet, kann aber trotzdem z.B. von Hausärzten nicht abgerechnet werden, da sie im Katalog der Leistungen, die nach der Präambel Nr. 3 zu Kapitel III. a, 3 (Hausärztlicher Versorgungsbereich) zusätzlich zu den in diesem Kapitel genannten Gebührenordnungspositionen berechnungsfähig sind, nicht enthalten ist. Dagegen kann sie z.B. von einem HNO-Arzt abgerechnet werden, da in Nr. 3 der Präambel zu Kapitel III. b, 9 (Hals-Nasen-Ohrenärztliche Gebührenpositionen) diese Gebührenordnungsposition ausdrücklich als zusätzlich berechnungsfähig genannt ist.

Das heißt, zum einen kann aus der Aufnahme einer Leistung in den Anhang 1 (Verzeichnis der nicht gesondert berechnungsfähigen Leistungen) nicht automatisch geschlossen werden, dass alle dort genannten Leistungen in keinem Fall als Einzelleistungen berechnungsfähig sind. Andererseits läßt aber auch eine Aufnahme einer Leistung in den Abschnitt II nicht den Schluss zu, dass sie dann regelmäßig abrechnungsfähig ist.

Es ist also in jedem Fall sehr sorgfältig zu prüfen, welche Inhalte die einzelnen arztgruppenspezifischen Kapitel des Abschnittes III (Arztgruppenspezifische Gebührenordnungspositionen) haben. Nur die dort genannten Leistungen sind für die jeweils in der Präambel genannten Arztgruppen berechnungsfähig.

Siehe aber auch die auf Antrag möglichen Ausnahmen (Kommentar zu Kapitel I, Abschnitt 1.3 und 1.5). So kann z. B. ein Internist ohne Schwerpunkt, wenn er bereits am 31.03.2005 zugelassen war, bei seiner KV einen Antrag stellen gastroenterologische Leistungen nach Abschnitt 13.3.3 zu erbringen und abzurechnen, obwohl diese nach Nr. 1 der Präambel zu diesem Abschnitt nur von Fachärzten für innere Medizin mit Schwerpunkt Gastroenterologie berechnet werden dürfen. Voraussetzung ist der Nachweis der erforderlichen persönlichen und strukturellen Voraussetzungen für diese Leistungen, sofern solche Voraussetzungen z. B. in Richtlinien des Gemeinsamen Bundesausschusses niedergelegt sind, und der Umstand, dass er zwischen Januar 2003 und 30.6.2004 diese Leistungen schwerpunktmäßig erbracht hat.

1 Allgemeine Gebührenordnungspositionen

1.1 Aufwandserstattung für die besondere Inanspruchnahme des Vertragsarztes durch einen Patienten

01100 Unvorhergesehene Inanspruchnahme des Vertragsarztes durch einen Patienten **196** **20,45**

- zwischen 19:00 und 22:00 Uhr
- an Samstagen, Sonntagen und gesetzlichen Feiertagen, am 24.12. und 31.12. zwischen 07:00 und 19:00 Uhr

Anmerkung Die Gebührenordnungsposition 01100 ist nicht berechnungsfähig, wenn Sprechstunden vor 07:00 Uhr oder nach 19:00 Uhr stattfinden oder Patienten zu diesen Zeiten bestellt werden.
Im Rahmen der unvorhergesehenen Inanspruchnahme des Vertragsarztes ist die Gebührenordnungsposition 01100 auch dann nur einmal berechnungsfähig, wenn es sich um eine Gruppenbehandlung handelt.
Die Gebührenordnungsposition 01100 ist ausschließlich bei kurativer Behandlung berechnungsfähig.

Abrechnungsausschluss
am Behandlungstag 01955, 01956
in derselben Sitzung 01101, 01102, 01210, 01212, 01214, 01216, 01218, 01410, 01411 bis 01413, 01415, 01418, 01950, 01951, 03373, 04373

Aufwand in Min. **Kalkulationszeit:** KA **Prüfzeit:** ./. **Eignung d. Prüfzeit:** Keine Eignung

GOÄ entsprechend oder ähnlich: Erbrachte Leistung(en) nach GOÄ + Zuschlag A, B, D

Kommentar: Die EBM-Nrn. 01100, 01101 und 01102 für Inanspruchnahme zu „Unzeiten" sind nur für den Vertragsarzt oder seinen persönlichen Vertreter – auch für die telefonische Inanspruchnahme – abrechenbar.

Eine Abrechnung der Nrn. 01100, 01101 und 01103 nebeneinander ist ausgeschlossen.

Ferner ausgeschlossen ist die Abrechnung der Nrn. Nrn. 01100 und 01101 neben:

- **01210** Notfallpauschale im organisierten Not(-fall)dienst und für nicht an der vertragsärztlichen Versorgung teilnehmenden Ärzte, Institute und Krankenhäuser- Persönlicher Arzt-Patienten-Kontakt
- **01214 Notfallkonsultationspauschale I** im organisierten Not(-fall)dienst und für nicht an der vertragsärztlichen Versorgung teilnehmende Ärzte, Institute und Krankenhäuser – Weiterer persönlicher oder anderer Arzt-Patienten-Kontakt
- **01216 Notfallkonsultationspauschale II im organisierten Not(-fall)dienst und für nicht an der vertragsärztlichen Versorgung teilnehmende Ärzte, Institute und Krankenhäuser**bei Inanspruchnahme zwischen 19:00 und 22:00 Uhr, an Samstagen, Sonntagen und gesetzlichen Feiertagen, am 24.12. und 31.12. zwischen 07:00 und 19:00 Uhr
- **01218 Notfallkonsultationspauschale III im organisierten Not(-fall)dienst und für nicht an der vertragsärztlichen Versorgung teilnehmende Ärzte, Institute und Krankenhäuser** bei Inanspruchnahme zwischen 22:00 und 7:00 Uhr, an Samstagen, Sonntagen und gesetzlichen Feiertagen, am 24.12. und 31.12. zwischen 19:00 und 7:00 Uhr
- **01410 Besuch eines Kranken,** wegen der Erkrankung ausgeführt
- **01411 Dringender Besuch** wegen der Erkrankung, unverzüglich nach Bestellung ausgeführt, zwischen 19:00 und 22:00 Uhr, oder an Samstagen, Sonntagen und gesetzlichen Feiertagen, am 24.12. und 31.12. zwischen 07:00 und 19:00 Uhr und/oder Besuch im organisierten Not(-fall)dienst und/oder Besuch im Rahmen der Notfallversorgung durch nicht an der vertragsärztlichen Versorgung teilnehmende Ärzte, Institute und Krankenhäuser
- **01412 Dringender Besuch / dringende Visite auf der Belegstation** wegen der Erkrankung, unverzüglich nach Bestellung ausgeführt – Dringender Besuch zwischen 22:00 und 07:00 Uhr oder Dringender Besuch an Samstagen, Sonntagen und gesetzlichen Feiertagen, am 24.12. und 31.12. zwischen 19:00 und 07:00 Uhr oder Dringender Besuch bei Unterbrechen der Sprechstundentätigkeit mit Verlassen der Praxisräume oder Dringende Visite auf der Belegstation bei Unterbrechen der Sprechstundentätigkeit mit Verlassen der Praxisräume

- **01413 Besuch eines weiteren Kranken** in derselben sozialen Gemeinschaft (z. B. Familie) und/oder in beschützenden Wohnheimen bzw. Einrichtungen bzw. Pflege- oder Altenheimen mit Pflegepersonal
  - **01950** Substitutionsgestützte Behandlung Opiatabhängiger
  - **01951** Zuschlag zu der **Gebührenordnungsposition** 01950 für die Behandlung an Samstagen, an Sonn- und gesetzlichen Feiertagen, am 24. und 31. Dezember
  - **präventiven Leistungen**
  - **wenn während der Zeit eine regelmäßige Sprechstundentätigkeit ausgeübt wird.** Die gilt auch für Fälle, in denen ein Patient noch rechtzeitig während der normalen Sprechstunde die Praxis aufsucht und wegen einer längere Wartezeit erst zur „Unzeit" nach Nrn. 01100 bis 01102 behandelt wird. Ebenso ist die im Rahmen einer ambulanten Operation erforderliche Nachkontrolle, die in dem angegebenen Zeitraum der EBM-Nrn. 01100 und 01101 fällt, nicht abrechenbar.
  - wenn der Arzt z.B. einen Patienten samstags zwischen 7 und 19 Uhr einbestellt.

Im Rahmen einer Gruppenbehandlung (2 Patienten sind schon eine Gruppe) kann nur für den ersten Patienten die Leistung nach 01100 oder 11001 berechnet werden.

Die „Unzeitziffern" EBM-Nrn. 01100 bis 01102 sind jedoch neben der Visite auf Belegstation nach Nr. 01414 abrechenbar.

Die nachfolgende Tabelle zeigt die gesetzlichen Feiertage im gesamten Bundesgebiet

- Neujahr
- Karfreitag
- Ostermontag
- 01.05. Maifeiertag
- Christi Himmelfahrt
- Pfingstmontag
- 03.10.Tag der Deutschen Einheit
- 25.12. und 26.12. 1. und 2. Weihnachtstag

und in den verschiedenen Bundesländern.

- 06.01. Heilige drei Könige in Baden-Württemberg, Bayern, Sachsen-Anhalt
- Fronleichnam in Baden-Württemberg, Bayern, Hessen, Nordrhein-Westfalen, Rheinland-Pfalz, Saarland, in Sachsen und Thüringen in Gemeinden mit überwiegende katholischer Bevölkerung
- 08.08. Friedensfest in Augsburg
- 15.08 Mariä Himmelfahrt in Bayern (nur in Gemeinden mit überwiegend katholischer Bevölkerung), Saarland
- 31.10 Reformationstag in Brandenburg, Mecklenburg-Vorpommern, Sachsen,Sachsen-Anhalt nur in Gemeinden mit überwiegend evangelischer Bevölkerung,
- 01.11 Allerheiligen in Baden-Württemberg, Bayern, Nordrhein-Westfalen,Rheinland-Pfalz, Saarland
- Buß- und Bettag im Saarland

Neben Nrn. 01100 und 01101 abrechenbar sind z. B.

- die arztgruppenspezifische Versichertenpauschale im Hausärztlichen Versorgungsbereich nach Kapiteln III.a und III.b (Hausärzte und Ärzte im Bereich der allgemeinen Kinder- und Jugendmedizin),
- sowie die Grundpauschale bei Ärzten aus dem fachärztlichen Versorgungsbereich Kapitel III.B 5 bis 27

bei persönlichem Arzt-Patienten-Kontakt.

Für eine erforderliche und vereinbarte „vorgesehene" Inanspruchnahme z. B.

eines Verbandswechsels am Sonntag ist im EBM keine Gebührenordnungs-Nr. vorhanden, so dass nur die erbrachte Leistung abgerechnet werdenkann.

Lediglich bei unvorhergesehener Inanspruchnahme können je nach der Tageszeit die entsprechenden EBM-Nrn. nach 01100 oder 01101 auch am Wochenende abgerechnet werden.

Tipp: Auf einen Blick: Alle möglichen unvorhergesehenen Inanspruchnahmen und die EBM Nrn.

- Mo.–Fr. 19–22 Uhr = **EBM Nr.01100**
- Mo.–Fr. 22–07 Uhr = **EBM Nr.01101**
- Sa. bei reguläre Sprechstunde 07–14 Uhr = **EBM Nr.01102**

- Sa. So, feiertags 24./31.12., 07–19 Uhr = **EBM Nr.01100**
- Sa., So., feiertags, 24./31.12. 19–07 Uhr = **EBM Nr.01101**

01101 **Unvorhergesehene Inanspruchnahme des Vertragsarztes durch einen Patienten** **313** **32,66**
- zwischen 22:00 und 07:00 Uhr
- an Samstagen, Sonntagen und gesetzlichen Feiertagen, am 24.12. und 31.12. zwischen 19:00 und 07:00 Uhr

Anmerkung Die Gebührenordnungsposition 01101 ist nicht berechnungsfähig, wenn Sprechstunden vor 07:00 Uhr oder nach 19:00 Uhr stattfinden oder Patienten zu diesen Zeiten bestellt werden.
Im Rahmen der unvorhergesehenen Inanspruchnahme des Vertragsarztes ist die Gebührenordnungsposition 01101 auch dann nur einmal berechnungsfähig, wenn es sich um eine Gruppenbehandlung handelt.
Die Gebührenordnungsposition 01101 ist ausschließlich bei kurativer Behandlung berechnungsfähig.

Abrechnungsausschluss
am Behandlungstag 01955, 01956
in derselben Sitzung 01100, 01102, 01210, 01212, 01214, 01216, 01218, 01410, 01411 bis 01413, 01415, 01418, 01950, 01951, 03373, 04373

Aufwand in Min. **Kalkulationszeit:** KA **Prüfzeit:** ./. **Eignung d. Prüfzeit:** Keine Eignung

GOÄ entsprechend oder ähnlich: Erbrachte Leistung(en) nach GOÄ + Zuschlag C, D

Kommentar: Siehe Kommentar zu Nr. 01100

Die EBM-Nrn. 01100, 01101 und 01102 für Inanspruchnahme zu „Unzeiten“ sind nur für den Vertragsarzt oder seinen persönlichen Vertreter – auch für die telefonische Inanspruchnahme – abrechenbar.

Eine Abrechnung der Nrn. 01100, 01101 und 01103 nebeneinander ist ausgeschlossen.

Ferner ausgeschlossen ist die Abrechnung der Nrn. 01100 und 01101 neben einer Reihe weiterer Leistungen – siehe Legende der Leistung.

Im Rahmen einer Gruppenbehandlung (2 Patienten sind schon eine Gruppe) kann nur für den ersten Patienten die Leistung nach 01100 oder 01101 berechnet werden. Die „Unzeitziffern“ EBM-Nrn. 01100 bis 01102 sind jedoch neben der Visite auf Belegstation nach Nr. 01414 abrechenbar.
- die arztgruppenspezifische Versichertenpauschale im Hausärztlichen Versorgungsbereich nach Kapiteln III.a und III.b (Hausärzte und Ärzte im Bereich der allgemeinen Kinder- und Jugendmedizin),
- sowie die Grundpauschale bei Ärzten aus dem fachärztlichen Versorgungsbereich Kapitel III.B 5 bis 27.

Tipp: Auf einen Blick: Alle möglichen unvorhergesehenen Inanspruchnahmen und die EBM Nrn.
- Mo.–Fr. 19–22 Uhr = **EBM Nr.01100**
- Mo.–Fr. 22–07 Uhr = **EBM Nr.01101**
- Sa. bei reguläre Sprechstunde 07–14 Uhr = **EBM Nr.01102**
- Sa. So, feiertags 24./31.12., 07–19 Uhr = **EBM Nr.01100**
- Sa., So., feiertags, 24./31.12. 19–07 Uhr = **EBM Nr.01101**

01102 **Inanspruchnahme des Vertragsarztes an Samstagen zwischen 07:00 und 14:00 Uhr** **101** **10,54**

Anmerkung Im Rahmen der Inanspruchnahme des Vertragsarztes ist die Gebührenordnungsposition 01102 auch dann nur einmal berechnungsfähig, wenn es sich um eine Gruppenbehandlung handelt.
Die Gebührenordnungsposition 01102 ist nur dann neben der Gebührenordnungsposition 01413 berechnungsfähig, wenn die Inanspruchnahme nach der Nr. 01413 in beschützenden Wohnheimen bzw. Einrichtungen bzw. Pflege- oder Altenheimen mit Pflegepersonal auf besondere Anforderung erfolgt.

Abrechnungsausschluss
in derselben Sitzung 01100, 01101, 01210, 01212, 01214, 01216, 01218, 01410, 01411 bis 01415, 01418, 01950, 01951, 03373, 04373, 04564, 04565, 04566, 04572, 04573, 13610, 13611, 13612, 13620, 13621, 13622

am Behandlungstag 01955, 01956

Aufwand in Min. **Kalkulationszeit:** KA **Prüfzeit:** ./. **Eignung d. Prüfzeit:** Keine Eignung

GOÄ entsprechend oder ähnlich: Erbrachte Leistung(en)nach GOÄ + Zuschlag D

Kommentar: Diese Leistung kann nur vom Vertragsarzt oder seinem persönlichen Vertreter abgerechnet werden. Die Leistung kann abgerechnet werden

- am Samstag, wenn generell eine Sprechstunde stattfindet, aber auch wenn Patienten entsprechend zu diesem Termin einbestellt wurden
- bei telefonischer Beratung

1.2 Gebührenordnungspositionen für die Versorgung im Notfall und im organisierten ärztlichen Not(-fall)dienst

1. Neben den Gebührenordnungspositionen dieses Abschnittes sind nur Gebührenordnungspositionen berechnungsfähig, die in unmittelbarem diagnostischen oder therapeutischen Zusammenhang mit der Notfallversorgung stehen. Die Nr. I-1.5 der Allgemeinen Bestimmungen gilt für die Berechnung von im Rahmen der Notfallversorgung erbrachten Gebührenordnungspositionen nicht.
2. Bei der ersten Inanspruchnahme im Notfall oder im organisierten Not(-fall)dienst ist die Gebührenordnungsposition 01210 oder 01212 entsprechend der in der Leistungslegende vorgegebenen Zeiten im Behandlungsfall zu berechnen. Für jede weitere Inanspruchnahme im Notfall oder im organisierten Not(-fall)dienst im Behandlungsfall ist die Gebührenordnungsposition 01214, 01216 bzw. 01218 zu berechnen.
3. Neben den Gebührenordnungspositionen 01210, 01212, 01214, 01216 und 01218 sind Beratungs-, Gesprächs- und Erörterungsleistungen nicht berechnungsfähig.
4. Nicht an der vertragsärztlichen Versorgung teilnehmende Ärzte, Institute und Krankenhäuser dürfen die Gebührenordnungspositionen 01210, 01212, 01214, 01216 und 01218 nur berechnen, wenn die Erkrankung des Patienten auf Grund ihrer Beschaffenheit einer sofortigen Maßnahme bedarf und die Versorgung durch einen Vertragsarzt entsprechend § 76 SGB V nicht möglich und/oder auf Grund der Umstände nicht vertretbar ist.
5. Die Berechnung der Gebührenordnungspositionen 01210, 01212, 01214, 01216 und 01218 setzt die Angabe der Uhrzeitder Inanspruchnahme voraus.

Kommentar:

Im Rahmen des organisierten ärztlichen Notfalldienstes sind neben den Leistungen nach diesem Abschnitt alle die Leistungen von der Abrechnung ausgeschlossen, die nicht in unmittelbarem diagnostischen oder therapeutischen Zusammenhang mit der Notfallversorgung stehen. Die in Abschnitt 1.5. der allgemeinen Bestimmungen enthaltene Abrechnungsbeschränkung für arztgruppenspezifische Leistungen auf die jeweils in der einschlägigen Präambel genannten Arztgruppen gilt hingegen im Notfalldienst nicht.

Die erforderliche Gabe von Infusionen nach EBM Nr. 02100 ist im Notdienst abrechenbar.

Die Abrechnung der Pauschalen nach den Nrn. 01210, 01212, 01214, 01216 und 01218 durch Ärzte oder Einrichtungen, die nicht an der vertragsärztlichen Versorgung teilnehmen ist beschränkt auf die Fälle, die als Notfall einer sofortigen Behandlung bedürfen, diese aber im Rahmen des der Kassenärztlichen Vereinigung obliegenden Sicherstellung einen an der vertragsärztlichen Versorgung teilnehmenden Arzt bzw. eine entsprechende Einrichtung nicht oder nicht unter vertretbaren Umständen in Anspruch nehmen können.

Aufgrund einer Entscheidung des Bundessozialgerichts vom 12. Dezember 2012 (B6 KA 3/12 R) war eine Neuregelung zur Höhe der Vergütung für im Krankenhaus erfolgte Notfallbehandlungen erforderlich geworden. Diese wurden vom Bewertungsausschuss am 17. Dezember 2014 beschlossen – und zwar rückwirkend zum 1. Januar 2008. In diesem Zusammenhang wurde unter anderem das Erfordernis eingeführt, bei der Abrechnung der Nrn. 01210, 01212, 01214, 01216 und 01218 8 die Uhrzeit der Inanspruchnahme anzugeben.

Vergütung ambulanter Notfallbehandlungen: Hintergrundinformationen zum Beschluss und der vom BMG beanstandeten rückwirkenden Regelung – Information der KBV an die Kassenärztlichen Vereinigungen – 13.03.2015 – hier in Ausschnitten übernommen

… „**1. Hintergrundinformationen zu den Beschlüssen**
Der BA hat Ende Dezember 2014 beschlossen, den EBM im Bereich der Notfallleistungen anzupassen (341. Sitzung). Ein weiterer Beschluss wurde Anfang Januar gefasst (344. Sitzung). Alle Änderungen sollen rückwirkend zum 1. Januar 2008 in Kraft treten (vgl. KBV-Informationen 222/2014 und 7/2015).
Seite 2 von 5

BSG-Urteil als Anlass des Beschlusses
Die Anpassungen des EBM waren aufgrund eines Urteils des Bundessozialgerichts (BSG) vom 12. Dezember 2012 (B 6 KA 4/12 R) erforderlich, bei dem es um die Höhe der Vergütung für im Krankenhaus erfolgte Notfallbehandlungen ging. Ein Krankenhausträger und Betreiber einer Notfallambulanz im Bezirk der Kassenärztlichen Vereinigung (KV) Bayerns hatte gegen einen Honorarbescheid geklagt. Der Grund war, dass die KV die Zusatzpauschalen für die Besuchsbereitschaft in der Abrechnung gestrichen hatte.

Die Besuchsbereitschaft war zum 1. Januar 2008 in den EBM aufgenommen worden, um die besonderen Aufwendungen für Versicherung, PKW, Vertretung etc. während eines Notfallbesuchs abzudecken.

Begründung des BSG
Das Bundessozialgericht war zu dem Urteil gelangt, dass die bisherigen EBM-Regelungen zur Vergütung der Notfallversorgung im Krankenhaus teilweise gegen höherrangiges Recht verstoßen. Dies wurde folgendermaßen begründet:

- Die Zusatzpauschalen für die Vorhaltung der Besuchsbereitschaft (GOP 01211, 01215, 01217 und 01219) gelten seit ihrer Einführung auch für an der vertragsärztlichen Versorgung teilnehmende Ärzte, Institute und Krankenhäuser, sofern die KV die Besuchsbereitschaft festgestellt hat (siehe bisherige Bestimmung Nr. 3 zum Abschnitt 1.2 EBM).
- Tatsächlich sind die Zusatzpauschalen jedoch für Krankenhäuser nicht berechnungsfähig, da diese keine Besuche durchführen. Entsprechend § 17 Absatz 6 Satz 1 Bundesmantelvertrag-Ärzte ist ein Hausbesuch grundsätzlich Aufgabe des behandelnden Hausarztes. Ärzte, die lediglich im Ausnahmefall an der ambulanten vertragsärztlichen Versorgung beteiligt sind, dürfen Hausbesuche allenfalls dann ausführen, wenn eine eindeutige Ermächtigung hierzu vorliegt. Hieran fehle es in Bezug auf Krankenhausambulanzen.
- Die Möglichkeit, Zusatzpauschalen für die Vorhaltung der Besuchsbereitschaft zu berechnen, führt dazu, dass Notfallkonsultationen von Vertragsärzten zwischen 50 und 63 Prozent höher vergütet werden, als die Notfallkonsultationen von nicht an der vertragsärztlichen Versorgung teilnehmenden Ärzten, Instituten und Krankenhäusern.
- Nach Auffassung des BSG werden mit den Zusatzpauschalen auch keine eigen-ständigen ärztlichen „Leistungen" abgegolten, sondern nur die „aktive" Besuchsbereitschaft, da insbesondere dringende Besuche und Wegepauschalen separat vergütet werden.
- Obwohl dem Normgeber eine Differenzierung der pauschalierten Vergütung grundsätzlich zusteht, beurteilt das BSG die ungleiche Vergütung als einen Verstoß gegen den Gleichbehandlungsgrundsatz des Art. 3 Abs. 1 Grundgesetz, weil sachliche Gründe für die Ungleichbehandlung nicht erkennbar seien.

Das BSG hatte zusammenfassend in seinem Urteil festgestellt, dass ambulante Notfallbehandlungen im Krankenhaus so zu vergüten sind, als ob sie von Vertragsärzten geleistet worden wären (Seite 3 von 5).
Der Bewertungsausschuss wurde mit dem Urteil verpflichtet, den EBM anzupassen und insbesondere die Bindung einer Vergütung an eine Besuchsbereitschaft aufzuheben. Durch die aktuellen Beschlüsse (341. und 344. BA-Sitzung) wurde der im BSG-Urteil gerügte Grundrechtsverstoß rückwirkend zum 1. Januar 2008 beseitigt.

Änderungen sollen rückwirkend in Kraft treten
Aufgrund der BSG-Rechtsprechung ist das rückwirkende Inkrafttreten der Neuregelung zum 1. Januar 2008 unumgänglich. Allen an der Beschlussfassung Beteiligten war bewusst, dass dies problematisch ist. Sowohl für die Kommunikation einer Neuregelung, als auch für die Umsetzung des Beschlusses durch die Kassenärztlichen Vereinigungen und PVS-Hersteller werden immer entsprechende Vorlaufzeiten benötigt.

Aus juristischer Sicht waren jedoch alle Vertragsärzte (und Krankenhäuser) mit dem Tag der Beschlussfassung berechtigt, die Leistungen nach der neuen Systematik abzurechnen. An diesem Umstand hätte auch eine Beschlussfassung zu einem anderen Zeitpunkt nichts geändert. Gerade die rückwirkende Regelung hat das BMG jetzt beanstandet (s. Punkt 2)

Auch wenn in diesem Fall die für alle Beteiligten erforderlichen Vorlaufzeiten nicht umsetzbar waren, sind wir bei allen „normalen" Beschlussfassungen darauf bedacht, die entsprechenden Vorlaufzeiten zu berücksichtigen und lassen nur wesentliche Gründe für eine Verkürzung der Zeiten zu.

Auswirkungen der Änderungen auf Bereitschaftspraxen
Der Wegfall der Zusatzpauschalen für die Vorhaltung der Besuchsbereitschaft (GOP 01211, 01215, 01217 und 01219) führt dazu, dass Praxen, die überwiegend die Besuchsbereitschaft vorhalten und nur wenig Besuche durchführen, in Summe eine geringere Vergütung als nach der bisherigen Regelung erhalten. Im Gegenzug werden die Besuche im organisierten Not(-fall)dienst zur Deckung des erhöhten Aufwand nunmehr adäquat vergütet: Die neue Gebührenordnungsposition 01418 ist mit 778 Punkten bewertet (alte GOP 01411: 469 Punkte).

Gründe für die verpflichtende Uhrzeitangabe
Für die Berechnung folgender Leistungen ist künftig die Uhrzeit der Inanspruchnahme anzugeben:

- Notfallpauschale (GOP 01210 „Tagpauschale" und 01212 „Nacht- bzw. Wochenendpauschale")
- Notfallkonsultationspauschale für den weiteren Arzt-Patienten-Kontakt im Notfalldienst (GOP 01214, 01216, 01218)
- Besuch im organisierten Not(-fall)dienst bzw. Besuch im Rahmen der Notfallversorgung durch nicht an der vertragsärztlichen Versorgung teilnehmende Ärzte, Institute und Krankenhäuser (GOP 01418)

2. BMG beanstandet rückwirkende Regelung
Das BMG hat jetzt mitgeteilt, dass die Beschlüsse der 341. und 344. BA-Sitzung gegen das grundsätzliche Verbot echter Rückwirkung verstoßen und diese beanstandet, soweit sie für die Vergangenheit gelten. Die für die Zukunft geltenden Regelungen werden hingegen nicht beanstandet. Mit den Beschlüssen und der Streichung der Zusatzpauschalen trage der BA dem Grundsatz der gleichen Vergütung von Vertragsärzten und Krankenhäusern beziehungsweise Nichtvertragsärzten für die Zukunft **wieder Rechnung.**

BMG fordert Nachbesserung
Das BMG begründet seine Entscheidung damit, dass die Abrechnung der Notfallpauschalen (GOP 012010 / 01212) die Angabe der Uhrzeit voraussetze, eine nachträgliche Uhrzeitangabe jedoch nicht für alle Krankenhäuser möglich sei. Somit könnten die betroffenen Krankenhäuser nicht nachweisen, dass sie die Voraussetzungen für die Abrechnung der höher bewerteten „Nachtpauschale" (GOP 01212) erfüllen und nur die geringer bewertete „Tagespauschale" (GOP 01210) beanspruchen. Das BMG sieht hierin eine rückwirkende Benachteiligung der Krankenhäuser und fordert den BA auf, auch für die Vergangenheit dem Grundsatz gleicher Vergütung in geeigneter Weise nachzukommen..."

Weitere Ausführungen unter: Information der KBV 43/2015

01210 **Notfallpauschale im organisierten Not(-fall)dienst und für nicht an der vertragsärztlichen Versorgung teilnehmenden Ärzte, Institute und Krankenhäuser bei Inanspruchnahme zwischen 07:00 Uhr und 19:00 Uhr (außer an Samstagen, Sonntagen, gesetzlichen Feiertagen und am 24.12. und 31.12.)** **127** **13,25**

Obligater Leistungsinhalt

- Persönlicher Arzt-Patienten-Kontakt im organisierten Not(-fall)dienst und für nicht an der vertragsärztlichen Versorgung teilnehmende Ärzte, Institute und Krankenhäuser.

Fakultativer Leistungsinhalt

- In Anhang VI-1, Spalte GP, aufgeführte Leistungen,
- Funktioneller Ganzkörperstatus (27310),

Abrechnungsbestimmung einmal im Behandlungsfall

Anmerkung Neben der Gebührenordnungsposition. 01210 ist für die Berechnung der jeweiligen arztgruppenspezifischen Versicherten-, Grund- oder Konsiliarpauschale in demselben Behandlungsfall mindestens ein weiterer persönlicher Arzt-Patienten-Kontakt außerhalb des organisierten ärztlichen Not(-fall)dienstes notwendig.

Abrechnungsausschluss
am Behandlungstag 01955, 01956
im Behandlungsfall nicht neben 01212
in derselben Sitzung 01100, 01101, 01102, 01212, 01214, 01216, 01218, 01411, 01412, 01414, 01415, 01950, 01951, 03030, 03373, 04030, 04355, 04356, 04373, 14220, 14221, 16220, 21220, 21221, 22220, 22221, 22222, 23220, 27310, 30930, 30931, 30932, 30933 und Kapitel 35

Aufwand in Min. **Kalkulationszeit:** KA **Prüfzeit:** ./. **Eignung d. Prüfzeit:** Keine Eignung

GOÄ entsprechend oder ähnlich: Erbrachte Leistung(en) nach GOÄ + Zuschläge A, B, C, D

Kommentar: Nach der Legende kann die Leistung nur berechnet werden, wenn ein persönlicher Arzt-Patienten-Kontakt stattgefunden hat.

In der Notfallpauschale sind die Leistungen des EBM, die **im Anhang 1 (Verzeichnis der nicht gesondert abrechnungsfähigen Leistungen ...)** verzeichnet sind, integriert (somit auch als Kassenleistungen honoriert) und können damit nicht mehr gesondert abgerechnet werden, es sei denn, sie finden sich in den arztgruppenspezifischen Kapiteln als Leistung angegeben.

Es ist dem Vertragsarzt nicht gestattet, die in der Anlage 1 aufgeführten Leistungen einem GKV-Versicherten als individuelle Gesundheitsleistung (IGel) anzubieten und entsprechend privat über GOÄ z. B. als IGeL-Leistungen abzurechnen.

Auch Beratungs-, Gesprächs- und Erörterungsleistungen sind nicht neben Nr. 01211 berechnungsfähig.

01212 **Notfallpauschale im organisierten Not(-fall)dienst und für nicht an der vertragsärztlichen Versorgung teilnehmende Ärzte, Institute und Krankenhäuser bei Inanspruchnahme**
– zwischen 19:00 und 07:00 Uhr des Folgetages
– ganztägig an Samstagen, Sonntagen, gesetzlichen Feiertagen und am 24.12. und 31.12. **195** **20,35**

Obligater Leistungsinhalt
- Persönlicher Arzt-Patienten-Kontakt im organisierten Not(-fall)dienst und für nicht an der vertragsärztlichen Versorgung teilnehmende Ärzte, Institute und Krankenhäuser,

Fakultativer Leistungsinhalt
- In Anhang 1, Spalte GP, aufgeführte Leistungen,
- Funktioneller Ganzkörperstatus (27310),

Abrechnungsbestimmung einmal im Behandlungsfall

Anmerkung Neben der Gebührenordnungsposition 01212 ist für die Berechnung der jeweiligen arztgruppenspezifischen Versicherten-, Grund- oder Konsiliarpauschale in demselben Behandlungsfall mindestens ein weiterer persönlicher Arzt-Patienten-Kontakt außerhalb des organisierten ärztlichen Not(-fall)dienstes notwendig.
Die Gebührenordnungsposition 01212 ist nicht neben den Gebührenordnungspositionen 01100 bis 01102, 01210, 01214, 01216, 01218, 01411, 01412, 01414, 01415, 01950, 01951, 03030, 03373, 04030, 04355, 04356, 04373, 14220, 14221, 16220, 21220, 21221, 22220 bis 22222, 23220, 27310 und 30930 bis 30933 und nicht neben den Gebührenordnungspositionen des Kapitels 35 berechnungsfähig.
Die Gebührenordnungsposition 01212 ist am Behandlungstag nicht neben den Gebührenordnungspositionen 01955 und 01956 berechnungsfähig.
Die Gebührenordnungsposition 01212 ist im Behandlungsfall nicht neben der Gebührenordnungsposition 01210 berechnungsfähig.
Neben der Gebührenordnungsposition 01212 ist für die Berechnung der jeweiligen arztgruppenspezifischen Versicherten-, Grund- oder Konsiliarpauschale in demselben Behandlungsfall mindestens ein weiterer persönlicher Arzt-Patienten-Kontakt außerhalb des organisierten ärztlichen Not(-fall)dienstes notwendig.

EBM-Nr. EBM-Punkte/Euro

01214 **Notfallkonsultationspauschale I im organisierten Not(-fall)dienst und für nicht an der vertragsärztlichen Versorgung teilnehmende Ärzte, Institute und Krankenhäuser** **50** **5,22**

Obligater Leistungsinhalt
- Weiterer persönlicher oder anderer Arzt-Patienten-Kontakt gemäß I-4.3.1 der Allgemeinen Bestimmungen im organisierten Not(-fall)dienst oder für nicht an der vertragsärztlichen Versorgung teilnehmende Ärzte, Institute und Krankenhäuser bei Inanspruchnahme außerhalb der in den Gebührenordnungspositionen 01216 und 01218 angegebenen Zeiten,

Fakultativer Leistungsinhalt
- In Anhang VI-1, Spalte GP, aufgeführte Leistungen,
- Funktioneller Ganzkörperstatus (27310),

Abrechnungsbestimmung je Arzt-Patienten-Kontakt

Abrechnungsausschluss
am Behandlungstag 01955, 01956
in derselben Sitzung 01100, 01101, 01102, 01210, 01211, 01212, 01216, 01218, 01412, 01414, 01415, 01950, 01951, 03030, 03373, 04030, 04355, 04373, 14220, 14221, 16220, 21220, 21221, 22220, 22221, 22222, 23220, 27310, 30930, 30931, 30932, 30933 und Kapitel 35

Aufwand in Min. **Kalkulationszeit:** KA **Prüfzeit:** ./. **Eignung d. Prüfzeit:** Keine Eignung

GOÄ entsprechend oder ähnlich: Erbrachte Leistung(en) nach GOÄ.

Kommentar: Für die Abrechnung der Notfallkonsultationspauschale I ist auch ein telefonischer Kontakt zwischen Arzt und Patient ausreichend. Die Notfallkonsultationspauschale kann – wenn erforderlich – am selben Tag auch mehrmals abgerechnet werden, nur sollte dann die jeweilige Uhrzeit mit angegeben werden, obwohl eine Begründungspflicht nach Leistungslegende nicht vorgesehen ist.

Neben dieser Leistung sind diagnostische und therapeutische Leistungen abrechenbar, die in Zusammenhang mit der Notfallversorgung des Patienten erforderlich sind. Zu beachten ist aber, ob diese Leistungen durch die Präambel oder durch die Leistungslegenden selber ausgeschlossen sind.

Auch Beratungs-, Gesprächs-, und Erörterungsleistungen sind nicht neben Nr. 01211 berechnungsfähig.

01216 **Notfallkonsultationspauschale II im organisierten Not(-fall)dienst und für nicht an der vertragsärztlichen Versorgung teilnehmende Ärzte, Institute und Krankenhäuser bei Inanspruchnahme** **140** **14,61**
- **zwischen 19:00 und 22:00 Uhr**
- **an Samstagen, Sonntagen und gesetzlichen Feiertagen, am 24.12. und 31.12. zwischen 07:00 und 19:00 Uhr**

Obligater Leistungsinhalt
- Weiterer persönlicher oder anderer Arzt-Patienten-Kontakt gemäß 4.3.1 der Allgemeinen Bestimmungen im organisierten Not(-fall)dienst oder für nicht an der vertragsärztlichen Versorgung teilnehmende Ärzte, Institute und Krankenhäuser,

Fakultativer Leistungsinhalt
- In Anhang VI-1, Spalte GP, aufgeführte Leistungen,
- Funktioneller Ganzkörperstatus (27310),

Anmerkung Die Gebührenordnungsposition 01211, 01216 ist nicht neben den Gebührenordnungspositionen 01100 bis 01102, 01210, 01212, 01214, 01218, 01412, 01414, 01415, 01950, 01951, 03030, 03373, 04030, 04355, 04356, 04373, 14220, 14221, 16220, 21220, 21221, 22220 bis 22222, 23220, 27310 und 30930 bis 30933 und nicht neben den Gebührenordnungspositionen des Kapitels 35 berechnungsfähig. Die Gebührenordnungsposition 01216 ist am Behandlungstag nicht neben den Gebührenordnungspositionen 01955 und 01956 berechnungsfähig.

Abrechnungsbestimmung je Arzt-Patienten-Kontakt

Abrechnungsausschluss am Behandlungstag 01955, 01956

Aufwand in Min. **Kalkulationszeit:** KA **Prüfzeit:** ./. **Eignung d. Prüfzeit:** Keine Eignung

GOÄ entsprechend oder ähnlich: Erbrachte Leistung(en) nach GOÄ.

Kommentar: Für die Abrechnung der Notfallkonsultationspauschale II ist auch ein telefonischer Kontakt zwischen Arzt und Patient ausreichend. Die Notfallkonsultationspauschale kann – wenn erforderlich – am selben Tag auch mehrmals abgerechnet werden, nur sollte dann die jeweilige Uhrzeit mit angegeben werden, obwohl eine Begründungspflicht nach Leistungslegende nicht vorgesehen ist.

Neben dieser Leistung sind diagnostische und therapeutische Leistungen abrechenbar, die in Zusammenhang mit der Notfallversorgung des Patienten erforderlich sind. Zu beachten ist aber, ob diese Leistungen durch die Präambel oder durch die Leistungslegenden selber ausgeschlossen sind.

Auch Beratungs-, Gesprächs-, und Erörterungsleistungen sind nicht neben Nr. 01211 berechnungsfähig.

01218 **Notfallkonsultationspauschale III im organisierten Not(-fall)dienst und für nicht an der vertragsärztlichen Versorgung teilnehmende Ärzte, Institute und Krankenhäuser bei Inanspruchnahme** **170** **17,74**

- **zwischen 22:00 und 7:00 Uhr**
- **an Samstagen, Sonntagen und gesetzlichen Feiertagen, am 24.12. und 31.12. zwischen 19:00 und 7:00 Uhr**

Obligater Leistungsinhalt

- Weiterer persönlicher oder anderer Arzt-Patienten-Kontakt gemäß I-4.3.1 der Allgemeinen Bestimmungen im organisierten Not(fall)dienst oder für nicht an der vertragsärztlichen Versorgung teilnehmende Ärzte, Institute und Krankenhäuser,

Fakultativer Leistungsinhalt

- In Anhang VI-1, Spalte GP, aufgeführte Leistungen,
- Funktioneller Ganzkörperstatus (27310),

Abrechnungsbestimmung je Arzt-Patienten-Kontakt

Abrechnungsausschluss

am Behandlungstag 01955, 01956

in derselben Sitzung 01100, 01101, 01102, 01210, 01211, 01212, 01214, 01216, 01412, 01414, 01415, 01950, 01951, 03030, 03373, 04030, 04355, 04373, 14220, 14221, 16220, 21220, 21221, 22220, 22221, 22222, 23220, 27310, 30930, 30931, 30932, 30933 und Kapitel 35

Aufwand in Min. **Kalkulationszeit:** KA **Prüfzeit:** ./. **Eignung d. Prüfzeit:** Keine Eignung

GOÄ entsprechend oder ähnlich: Leistung in der GOÄ nicht vorhanden. Abrechnung der einzelnen erbrachten GOÄ-Leistung(en).

Kommentar: Für die Abrechnung der Notfallkonsultationspauschale III ist auch ein telefonischer Kontakt zwischen Arzt und Patient ausreichend. Die Notfallkonsultationspauschale kann – wenn erforderlich – am selben Tag auch mehrmals abgerechnet werden, nur sollte dann die jeweilige Uhrzeit mit angegeben werden, obwohl eine Begründungspflicht nach Leistungslegende nicht vorgesehen ist.

Siehe auch Kommentar zu EBM-Nr. 01210.

01220 **Reanimationskomplex** **1027** **107,18**

Obligater Leistungsinhalt

- Künstliche Beatmung und/oder extrathorakale Herzmassage

Fakultativer Leistungsinhalt

- Infusion(en) (Nr. 02100),
- Einführung einer Magenverweilsonde (Nr. 02320),
- Legen und/oder Wechsel eines transurethralen Dauerkatheters(Nr. 02323),
- Blutentnahme durch Arterienpunktion (Nr. 02330),
- Intraarterielle Injektion(en) (Nr. 02331),
- Punktion(en) I (Nr. 02340),

- Punktion(en) II (Nr. 02341),
- Ausspülungen des Magens

Anmerkung Die Gebührenordnungsposition 01220 kann für die Reanimation eines Neugeborenen unmittelbar nach der Geburt nur in Verbindung mit dem Zuschlag nach der Nr. 01221 berechnet werden.

Abrechnungsausschluss in derselben Sitzung 01856, 01913, 02100, 02101, 02320, 02321, 02322, 02323, 02330, 02331, 02340, 02341, 05372 und Kapitel 5.3, 31.5, 36.5

Aufwand in Min. **Kalkulationszeit:** KA **Prüfzeit:** ./. **Eignung d. Prüfzeit:** Keine Eignung

GOÄ entsprechend oder ähnlich: Erbrachte Leistung(en) nach z.B. GOÄ-Nrn. 429, 430, 431, 433

Kommentar: Neben den obligaten Leistungen einer künstlichen Beatmung und/oder extrathorakalen Herzmassage sind die fakultativen Leistungsinhalte der Notfallversorgung wie

- Infusion EBM-Nr. 02100
- Einführung Magensonde EBM-Nr. 02320 und Ausspülen des Magens
- transurethraler Blasenkatheter EBM-Nr. 02323
- Blutentnahme aus Arterien EBM-Nr. 02330
- interarterielle Injektion EBM-Nr. 02331
- Punktionen nach EBM-Nrn. 02340 und 02341

in der Leistung nach EBM-Nr. 01220 integriert und nicht gesondert abrechenbar.

Die EBM-Nr. 01220 kann für die Reanimation eines Neugeborenen unmittelbar nach der Geburt nur in Verbindung mit dem Zuschlag 01221 (Koniotomie und/oder endotracheale Intubation(en)) abgerechnet werden.

01221 Zuschlag zu der Gebührenordnungsposition 01220 — 203 / 21,19

Obligater Leistungsinhalt

- Koniotomie

und/oder

- Endotracheale Intubation(en)

Abrechnungsausschluss in derselben Sitzung 01856, 01913, 02100, 02101, 02320, 02321, 02322, 02323, 02330, 02331, 02340, 02341, 05372 und Kapitel 5.3, 31.5, 36.5

Aufwand in Min. **Kalkulationszeit:** KA **Prüfzeit:** ./. **Eignung d. Prüfzeit:** Keine Eignung

GOÄ entsprechend oder ähnlich: Erbrachte Leistung(en) z.B. nach GOÄ-Nrn. 429, 430, 431, 433

Kommentar: Diese Leistung einer Koniotomie und/oder endotrachealer Intubation(en) kann **nur als Zuschlag** zur Reanimation nach EBM-Nr. 01220 berechnet werden.

01222 Zuschlag zu der Gebührenordnungsposition 01220 — 288 / 30,06

Obligater Leistungsinhalt

- Elektrodefibrillation(en)

und/oder

- Elektrostimulation(en) des Herzens

Abrechnungsausschluss in derselben Sitzung 01856, 01913, 02100, 02101, 02320, 02321, 02322, 02323, 02330, 02331, 02340, 02341, 05372, 13551 und Kapitel 5.3, 31.5, 36.5

Aufwand in Min. **Kalkulationszeit:** KA **Prüfzeit:** ./. **Eignung d. Prüfzeit:** Keine Eignung

GOÄ entsprechend oder ähnlich: Erbrachte Leistung(en) nach GOÄ z.B. Nrn. 429, 430, 431, 433

Kommentar: Diese Leistung einer Elektrodefibrillation(en) und/oder Elektrostimulation(en) des Herzens kann **nur als Zuschlag** zur Reanimation nach EBM-Nr. 01220 berechnet werden.

1.3 Grundpauschalen für ermächtigte Ärzte, Krankenhäuser bzw. Institute

01320* **Grundpauschale für Ärzte, Institute und Krankenhäuser, die zur Erbringung von Leistungen innerhalb mindestens eines der Fachgebiete Anästhesiologie, Frauenheilkunde und Geburtshilfe, Haut- und Geschlechtskrankheiten, Mund-, Kiefer- und Gesichtschirurgie und Humangenetik ermächtigt sind** **92** **9,6**

Obligater Leistungsinhalt
- Persönlicher Arzt-Patienten-Kontakt,

Fakultativer Leistungsinhalt
- Weitere persönliche oder andere Arzt-Patienten-Kontakte gemäß I-4.3.1 der Allgemeinen Bestimmungen,
- Beratung und Behandlung,
- Ärztlicher Bericht entsprechend der Gebührenordnungsposition 01600,
- Individueller Arztbrief entsprechend der Gebührenordnungsposition 01601,
- In Anhang VI-1 Spalte GP aufgeführte Leistungen,

Abrechnungsbestimmung einmal im Behandlungsfall

Anmerkung Die Berechnung der Gebührenordnungsposition 01320 richtet sich nach den Allgemeinen Bestimmungen.
Entspricht der Ermächtigungsumfang dem eines zugelassenen Vertragsarztes, kann anstelle der Gebührenordnungsposition 01320 die Berechnung einer in den arztgruppenspezifischen Kapiteln genannten Versicherten-, Grund- oder Konsiliarpauschalen genehmigt werden.
Ärzte der in der Gebührenordnungsposition 01320 aufgeführten Fachgebiete mit einer Ermächtigung nach § 24 Abs. 3 Ärzte-ZV berechnen anstelle der Gebührenordnungsposition 01320 die in den arztgruppenspezifischen Kapiteln genannten Versicherten-, Grund- oder Konsiliarpauschalen.
Umfasst der Ermächtigungsumfang sowohl Leistungen innerhalb eines Fachgebietes der Gebührenordnungsposition 01320 als auch der Gebührenordnungsposition 01321 ist die Gebührenordnungsposition 01321 berechnungsfähig.

Abrechnungsausschluss
im Behandlungsfall 01321, 01600, 01601
in derselben Sitzung 01436

Aufwand in Min. **Kalkulationszeit:** KA **Prüfzeit:** 8 **Eignung d. Prüfzeit:** Nur Quartalsprofil

GOÄ entsprechend oder ähnlich: Diese Pauschale kennt die GOÄ nicht. Abzurechnen sind die erbrachten Einzelleistungen.

Kommentar: Die Grundpauschalen EBM-Nr. 01320 und EBM-Nr. 01321 für ermächtigte Ärzte, Krankenhäusern bzw. Institute ersetzen die bisher vorhandenen Grundpauschalen nach den EBM-Nrn. 01310 bis 01312, die nach dem Alter der Versicherten eingeteilt waren. Die neuen Pauschalen sind nach ärztlichen Fachgebieten geordnet und Nr. 01320 gilt für Ermächtigte der Fachgebiete:
- Laboratoriumsmedizin,
- Mikrobiologie und Infektionsepidemiologie,
- Nuklearmedizin,
- Pathologie,
- Radiologische Diagnostik bzw. Radiologie,
- Strahlentherapie,
- Transfusionsmedizin,
- Anästhesiologie,
- Frauenheilkunde und Geburtshilfe,
- Haut- und Geschlechtskrankheiten,
- Mund-, Kiefer- und Gesichtschirurgie
- Humangenetik

In der Regel können jetzt ermächtigte Ärzte und Institute und Krankenhäuser nicht mehr die in den jeweiligen Arzt-Fachgruppen-Kapiteln aufgeführten Versicherten-, Grund- oder Konsiliarpauschalen abrechnen, sondern die neuen Nummern 01320 oder 01321.

Allerdings können (s. Nrn. 01320 und 01321 Allgemeine Bestimmungen) Ärzte der in Nr. 01320 aufgeführten Fachgebiete mit einer Ermächtigung nach § 24 Abs. 3 Ärzte-ZV anstelle der EBM Nr. 01320 die in den arztgruppenspezifischen Kapiteln genannten Versicherten-, Grund- oder Konsiliarpauschalen abrechnen.

01321* **Grundpauschale für Ärzte, Institute und Krankenhäuser, die zur Erbringung von Leistungen innerhalb mindestens eines der nicht in der Gebührenordnungsposition 01320 aufgeführten Fachgebiete ermächtigt sind, mit Ausnahme der Ärzte, die nach § 13 Abs. 4 Bundesmantelvertrag-Ärzte (BMV-Ä) nur auf Überweisung in Anspruch genommen werden können** **159** **16,59**

Obligater Leistungsinhalt
- Persönlicher Arzt-Patienten-Kontakt,

Fakultativer Leistungsinhalt
- Weitere persönliche oder andere Arzt-Patienten-Kontakte gemäß 4.3.1 der Allgemeinen Bestimmungen,
- Beratung und Behandlung,
- Ärztlicher Bericht entsprechend der Gebührenordnungsposition 01600,
- Individueller Arztbrief entsprechend der Gebührenordnungsposition 01601,
- In Anhang VI-1 Spalte GP aufgeführte Leistungen,

Abrechnungsbestimmung einmal im Behandlungsfall

Anmerkung Die Berechnung der Gebührenordnungsposition 01321 richtet sich nach den Allgemeinen Bestimmungen.
Entspricht der Ermächtigungsumfang dem eines zugelassenen Vertragsarztes, kann anstelle der Gebührenordnungsposition 01321 die Berechnung einer in den arztgruppenspezifischen Kapiteln genannten Versicherten-, Grund- oder Konsiliarpauschalen genehmigt werden.
Ärzte der nicht in der Gebührenordnungsposition 01320 aufgeführten Fachgebiete mit einer Ermächtigung nach § 24 Abs. 3 Ärzte-ZV berechnen anstelle der Gebührenordnungsposition 01321 die in den arztgruppenspezifischen Kapiteln genannten Versicherten-, Grund- oder Konsiliarpauschalen.
Umfasst der Ermächtigungsumfang sowohl Leistungen innerhalb eines Fachgebietes der Gebührenordnungsposition 01320 als auch der Gebührenordnungsposition 01321 ist die Gebührenordnungsposition 01321 berechnungsfähig.

Abrechnungsausschluss im Behandlungsfall 01320, 01600, 01601

Anmerkung Die Nr. 01321 ist nicht neben Nr. 01436 berechnungsfähig.

Aufwand in Min. **Kalkulationszeit:** KA **Prüfzeit:** 14 **Eignung d. Prüfzeit:** Nur Quartalsprofil

GOÄ entsprechend oder ähnlich: Diese Pauschale kennt die GOÄ nicht. Abzurechnen sind die erbrachten Einzelleistungen.

Kommentar: Die Grundpauschalen EBM-Nr. 01320 und EBM-Nr. 01321 für ermächtigte Ärzte, Krankenhäusern bzw. Institute ersetzen die bisher vorhandenen Grundpauschalen nach den EBM-Nrn. 01310 bis 01312, die nach dem Alter der Versicherten eingeteilt waren. In der Leistungslegende zur Nr. 01320 sind die entsprechenden Fachgebiete aufgeführt. Die Nr. 01321 gilt für mind. eines der Fachgebiete, die nicht in Nr. 01320 aufgeführt sind.

Allerdings können (s. Nrn. 01320 und 01321 Allgemeine Bestimmungen) Ärzte der in Nr. 01320 aufgeführten Fachgebiete mit einer Ermächtigung nach § 24 Abs. 3 Ärzte-ZV anstelle der EBM Nr. 01321 die in den arztgruppenspezifischen Kapiteln genannten Versicherten-, Grund- oder Konsiliarpauschalen abrechnen.

Seit Oktober 2013 stellt der Bundesmanteltarif fest, dass der Zulassungsausschuss in der Ermächtigung vorgibt, ob und welche Art von Überweisung durch den Ermächtigten erfolgen darf.

1.4 Besuche, Visiten, Prüfung der häuslichen Krankenpflege, Verordnung besonderer Behandlungsmaßnahmen, Verwaltungskomplex, telefonische Beratung, Konsultationspauschale, Verweilen

1. Ein Besuch/eine Visite ist eine ärztliche Inanspruchnahme, zu der der Arzt seine Praxis, Wohnung oder einen anderen Ort verlassen muss, um sich an eine andere Stelle zur Behandlung eines Erkrankten zu begeben. Ein Besuch liegt somit auch vor, wenn der Arzt zur Notversorgung eines Unfallverletzten auf der Straße gerufen wird. Sucht der Arzt seine eigene Arztpraxis oder eine andere Betriebs- oder Nebenbetriebsstätte auf, an denen er selbst vertragsärztlich oder angestellt tätig ist, ist kein Besuch berechnungsfähig.

2. Der Vertragsarzt erhält für jeden Besuch nach den Gebührenordnungspositionen. 01410, 01411, 01412, 01415 oder 01418 sowie für die erste Visite nach der Gebührenordnungsposition 01414 einmal je Visitentag eine Wegepauschale entsprechend der vertraglichen Regelungen zu den Pauschalerstattungen. Bei Berechnung von mehr als einem Besuch und/oder mehr als einer Visite pro Tag bei demselben Patienten ist eine Begründung (Uhrzeitangabe) erforderlich. Dies gilt nicht für Visiten am Operationstag und/oder an dem auf die Operation folgenden Tag.

3. Die Gebührenordnungspositionen 01425 und 01426 sind nur von Ärzten berechnungsfähig, die berechtigt sind, Gebührenordnungspositionen der Kapitel 3, 4, 5, 7, 8, 9, 10, 13, 14, 15, 16, 18, 21, 25, 26 und/oder 27 abzurechnen.

4. Bei durchgängiger Behandlung im Sinne der spezialisierten ambulanten Palliativversorgung sind gemäß der Richtlinien des Gemeinsamen Bundesausschusses nach § 37b SGB V nach Ablauf des Versorgungszeitraumes der Erstverordnung nur noch Folgeverordnungen auszustellen, auch wenn ein neues Quartal begonnen hat. Wird die Behandlung unterbrochen und zu einem späteren Zeitpunkt eine erneute Behandlungsbedürftigkeit festgestellt, ist erneut eine Erstverordnung auszustellen.

5. Die Berechnung der Gebührenordnungsposition 01418 setzt die Angabe der Uhrzeit der Inanspruchnahme voraus.

Kommentar:

zu Pkt. 1–2

Neben den Besuchsgebühren nach diesem Kapitel sind die anlässlich des Besuches durchgeführten Leistungen – unter Beachtung der sonstigen Bestimmungen des EBM – abrechnungsfähig, da die Besuchsgebühr eine Abgeltung des Zeitaufwandes und der Mühen aufgrund des Aufsuchens des Patienten darstellen soll.

Nicht um Besuche im Sinne dieser Vorschrift handelt es sich, wenn ein Arzt einen Ort aufsucht, an dem er zulässigerweise regelmäßig oder auch nur zeitweise seine vertragsärztliche Tätigkeit – auch z.B. als angestellter Arzt – ausübt (wie z. B. Praxis oder eine andere Betriebs- oder Nebenbetriebsstätte). Bei Besuchen am Krankenbett in der Belegklinik, aber auch in sonstigen Einrichtungen (beschützten Wohnheimen, Kranken-, Pflegeheimen) ist statt eines Besuches u. U. die Abrechnung einer Visite möglich.

Auch wenn es sich nicht im eigentlichen Sinne um einen „Besuch“ handelt, ist die Tätigkeit des Arztes auch dann abrechnungsfähig, wenn er einen Kranken beim Transport zur unmittelbar notwendigen stationären Behandlung begleitet (Nr. 01416 EBM).

Wie bei allen Leistungen gilt auch hier, dass eine Abrechnung nur dann möglich ist, wenn der Besuch oder die Visite wirtschaftlich, das heißt, notwendig, zweckmäßig und ausreichend im Sinne des Wirtschaftlichkeitsgebotes ist. Reine Gefälligkeitsbesuche ohne medizinische Notwendigkeit sind demgemäß natürlich nicht zu Lasten der gesetzlichen Krankenversicherung abrechnungsfähig.

Kann ein Besuch nicht vollendet werden, weil z. B. der Arzt den Patienten nicht antrifft (wurde bereits in ein Krankenhaus gebracht, niemand öffnet die Wohnungstür o. ä.), so kann zwar die Besuchsgebühr sowie die dazugehörige Wegepauschale abgerechnet werden, weitere Leistungen – auch Ordinations- oder Konsultationskomplexe – können aus diesem Anlass nicht abgerechnet werden.

zu Pkt. 3

Die Verordnung von Palliativversorgung (Nrn. 01425 und 01426) können von denjenigen Ärzten abgerechnet werden, die auch berechtigt sind, Leistungen folgender Kapitel zu berechnen:

- Kapitel 3: Hausärztlicher Versorgungsbereich,
- Kapitel 4: Kinder- und Jugendmedizin,

- Kapitel 5: Anästhesiologie,
- Kapitel 7: Chirurgie,
- Kapitel 8: Gynäkologie,
- Kapitel 9: HNO,
- Kapitel 10: Dermatologie,
- Kapitel 13: Innere Medizin,
- Kapitel 14: Kinder- und Jugendpsychiatrie /-psychotherapie,
- Kapitel 15: Mund-, Kiefer-, Gesichtschirurgie,
- Kapitel 16: Neurologie / Neurochirurgie,
- Kapitel 18: Orthopädie,
- Kapitel 21: Psychiatrie,
- Kapitel 25: Strahlentherapie,
- Kapitel 26: Urologie,
- Kapitel 27: Physikalische und Rehabilitative Medizin.

zu Pkt. 4

Die Nr.01425 für die Erstverordnung kann nicht jedes Quartal erneut, sondern nur einmal zum Beginn abgerechnet werden, auch wenn es sich um eine durchgängige mehrere Quartale dauernde Palliativversorgung handelt.

zu Pkt. 5

Aufgrund einer Entscheidung des Bundessozialgerichts vom 12. Dezember 2012 (B6 KA 3/12 R) war eine Neuregelung zur Höhe der Vergütung für im Krankenhaus erfolgte Notfallbehandlungen erforderlich geworden. Diese wurden vom Bewertungsausschuss am 17. Dezember 2014 beschlossen – und zwar rückwirkend zum 1. Januar 2008. In diesem Zusammenhang wurde unter anderem das Erfordernis eingeführt, bei der Abrechnung der Nr. 01418 die Uhrzeit der Inanspruchnahme anzugeben.

01410 Besuch eines Kranken, wegen der Erkrankung ausgeführt — 212 / 22,12

Abrechnungsausschluss in derselben Sitzung 01100, 01101, 01102, 01411, 01412, 01413, 01414, 01415, 01721, 05230

Aufwand in Min. **Kalkulationszeit:** KA **Prüfzeit:** 20 **Eignung d. Prüfzeit:** Tages- und Quartalsprofil

GOÄ entsprechend oder ähnlich: Nr. 50

Kommentar: Die Leistungslegende beschreibt den normalen vom Patienten bestellten Hausbesuch, der nicht sofort, sondern z. B. erst nach der Sprechstunde ausgeführt werden muss.

Nach der Rechtsprechung liegt ein Besuch nur dann vor, wenn sich der Arzt aus seinem Wirkungskreis oder seinem Aufenthaltsort heraus zum Patienten begibt und nicht der Patient sich bereits im Wirkungsbereich des Arztes aufhält. Der Arzt muss also seine Wohnung, Praxis oder einen anderen Ort verlassen, um sich an anderer Stelle zur Behandlung eines Kranken bereitzufinden.

Ein Besuch im Sinne dieser Definition liegt auch dann vor, wenn der Arzt zur Behandlung von Unfallverletzten z.B. auf die Straße gerufen wird.

Ein Besuch im Sinne des EBM liegt nicht vor, wenn der Arzt sich von seiner Wohnung zu einer zweiten (genehmigten) Zweitpraxis begibt, um dort Patienten zu behandeln.

Die Besuchsgebühren nach den Nrn. 01410 bis 01413 setzen einen direkten Arzt-Patienten-Kontakt voraus; ein Aufsuchen des Patienten durch die Arzthelferinnen ist daher nicht nach den Besuchsnummern abrechenbar. Für den Besuch der Helferin kann aber eine Wegegeldpauschale berechnet werden.

Gefälligkeitsbesuch

Besuchsnummern sind nur dann abrechenbar, wenn der Patient krankheitsbedingt nicht die Praxis des Arztes aufsuchen kann; sogenannte „Gefälligkeitsbesuche" sind daher grundsätzlich nicht nach den Besuchsnummern abrechenbar.

Hausbesuch auch bei diagnostischen Maßnahmen

Einem Urteil des Sozialgerichtes München zufolge (vom 29.10.1991 – S 131 Ka 1097/91) setzt die Abrechenbarkeit der Besuchsgebühren nicht voraus, dass ausschließlich **therapeutische Maßnahmen** erfolgen. Vielmehr kann die Besuchsgebühr auch im Zusammenhang mit der Erbringung **diagnostischer Leistungen**, (z.B. Blutentnahmen für Labor) abgerechnet werden, wenn die übrigen Leistungsvoraussetzungen gegeben sind.

Dringender Besuch in beschützenden Einrichtungen, Wohnheimen, Pflege- und Altenheimen

Für diese Besuche wurde im EBM 2008 neu die EBM Nr. 01415 eingeführt.

Vergeblicher Besuch

Wenn der Arzt zum Patienten gerufen wird, die ärztlichen Leistungen dort aber nicht mehr ausgeführt werden können, z.B. weil der Patient zwischenzeitlich keiner weiteren ärztlichen Hilfe bedarf oder z.B. vom Rettungswagen ins Krankenhaus gebracht worden ist, handelt es sich um einen vergeblichen Besuch. In der Regel hat der Vertragsarzt die Unmöglichkeit der weiteren Leistungserbringung nicht zu vertreten, so dass in diesem Fall die Besuchsgebühr sowie das Wegegeld ansetzbar sind. Nicht abgerechnet werden könnten in diesem Fall Ordinations- oder Konsultationskomplex.

Besuch durch nichtärztliche Hilfskraft

Für**das Aufsuchen eines Kranken durch einen vom behandelnden Arzt beauftragten angestellten Mitarbeiter der Arztpraxis** mit abgeschlossener Ausbildung in einem nichtärztlichen Heilberuf zur Verrichtung medizinisch notwendiger delegierbarer Leistungen kann eine Kostenpauschale einschl. Wegekosten -entfernungsunabhängig – nach den Nrn. 40240 oder 40260 berechnet werden.

Hausbesuch bei einem Sterbenden oder Verstorbenen

Wird ein Arzt zu einem Moribunden gerufen, der bei seinem Eintreffen bereits verstorben ist, kann der Arzt die entsprechende Besuchsgebühr und die Wegegebühr abrechnen, nicht aber die weiteren mit der Leichenschau verbundenen Leistungen. Untersuchungen zur Todesursache oder Todeszeit sowie die Ausstellung des Totenscheines müssen nach den Bestimmungen der GOÄ Nr. 100 abgerechnet werden. Nach dem jeweiligen Bestattungsgesetz hat die Kosten der Leichenschau nämlich der sogenannte ‚Veranlasser' der Leichenschau (Angehörige, Verwandte, ggf. Polizei) zu tragen.

Verweilen beim Patienten außerhalb der Praxis

Wenn ein Verweilen bei dem Patienten erforderlich ist und wenn während dieser Zeit keine ärztliche Tätigkeit erfolgt, kann eine Verweilgebühr nach EBM-Nr. 01410 berechnet werden.

Wegepauschale

Neben jedem Hausbesuch – bis auf Nr. 01413 – ist eine Wegepauschale abrechenbar.

Siehe auch die Kommentierungen von Abschnitt 1.4 und Kommentare zu den EBM-Nummern 01411, 01412 und 01415.

01411 Dringender Besuch wegen der Erkrankung, unverzüglich nach Bestellung ausgeführt **469** **48,95**

- zwischen 19:00 und 22:00 Uhr, oder an Samstagen, Sonntagen und gesetzlichen Feiertagen, am 24.12. und 31.12. zwischen 07:00 und 19:00 Uhr

Abrechnungsausschluss in derselben Sitzung 01100, 01101, 01102, 01212, 01214, 01216, 01218, 01410, 01412, 01413, 01414, 01415, 01721, 05230

Aufwand in Min. **Kalkulationszeit:** KA **Prüfzeit:** ./. **Eignung d. Prüfzeit:** Keine Eignung

GOÄ entsprechend oder ähnlich: Nr. 50 mit Zuschlägen nach ggf. E, F, G, H, K2*

Kommentar: In der Legende zur EBM-Nr. 01411 sind die Tage und Zeiten für den dringenden Besuch vorgeschrieben.

Der „unverzüglich nach Bestellung" ausgeführte Besuch setzt nicht voraus, dass der Arzt sofort alles stehen und liegen lässt, um zum Patienten zu eilen. Unverzüglich bedeutet, ohne schuldhaftes Zögern, so dass der Arzt seinen bereits bei ihm im Sprechzimmer anwesenden Patienten zu Ende behandeln kann. Die EBM-Nr. 01411 kann allerdings nicht angesetzt werden, wenn der Arzt nach einer gewissen Zeit der Behandlung von mehren Patienten in seiner Praxis eine ‚Besuchstour' fährt.

Wird ein Vertragsarzt in dringenden Fällen (z.B. zu einem Verkehrsunfall) gerufen und wird der Patient nicht angetroffen, so kann der Vertragsarzt unter Angabe von Gründen die Nrn. 01411 oder 01412 berechnen.

Wenn ein Verweilen bei dem ggf. Patienten erforderlich ist und während dieser Zeit keine ärztliche Tätigkeit erfolgt, kann eine Verweilgebühr nach EBM-Nr. 01440 berechnet werden. Siehe Präambel Ihrer Fachgruppe, ob 01440 abgerechnet werden darf. Werden Besuche zwischen 19 und 7 Uhr (z.B. um 20 Uhr nach oder um 6.45 Uhr vor der Sprechstunde) vereinbart, so gelten diese nicht als dringende Besuche und müssen mit der Nummer für den normalen Hausbesuch EBM-Nr. 01410 abgerechnet werden.

Neben dem Hausbesuch können alle erforderlichen Leistungen abgerechnet werden, auch ein Versicherten- oder Grundpauschalen. Neben jedem Hausbesuch – bis auf Nr. 01413 – ist eine Wegpauschale abrechenbar. Siehe Kommentar zu Nr. 01410.

Der dringende Besuch im Altenheim auf besondere Anforderungen wird mit der neu eingeführten EBM-Nr. 01415 abgerechnet.

01412 **Dringender Besuch / dringende Visite auf der Belegstation wegen der Erkrankung, unverzüglich nach Bestellung ausgeführt** **626** **65,33**

- Dringender Besuch zwischen 22:00 und 07:00 Uhr

oder

- Dringender Besuch an Samstagen, Sonntagen und gesetzlichen Feiertagen, am 24.12. und 31.12. zwischen 19:00 und 07:00 Uhr

oder

- Dringender Besuch bei Unterbrechen der Sprechstundentätigkeit mit Verlassen der Praxisräume

oder

- Dringende Visite auf der Belegstation bei Unterbrechen der Sprechstundentätigkeit mit Verlassen der Praxisräume

Anmerkung Die Gebührenordnungsposition 01412 ist für Besuche im Rahmen des organisierten Not(-fall)dienstes bzw. für Besuche im Rahmen der Notfallversorgung durch nicht an der vertragsärztlichen Versorgung teilnehmende Ärzte, Institute und Krankenhäuser nicht berechnungsfähig.
Sofern die Partner der Gesamtverträge eigene Regelungen zur Vergütung der dringenden Visite auf der Belegstation bei Unterbrechen der Sprechstundentätigkeit mit Verlassen der Praxisräume getroffen haben, ist die Gebührenordnungsposition 01412 für die dringende Visite auf der Belegstation bei Unterbrechen der Sprechstundentätigkeit mit Verlassen der Praxisräume nicht berechnungsfähig.

Abrechnungsausschluss in derselben Sitzung 01100, 01101, 01102, 01210, 01214, 01216, 01218, 01410, 01411, 01413, 01414, 01415, 01721, 05230

Aufwand in Min. **Kalkulationszeit:** KA **Prüfzeit:** ./. **Eignung d. Prüfzeit:** Keine Eignung

GOÄ entsprechend oder ähnlich: Nr. 50 mit Zuschlägen nach ggf. F, G, H, K2

Kommentar: In der Legende zur EBM-Nr. 01412 sind die Tage und Zeiten für den dringenden Besuch oder die Visite auf Belagstation vorgeschrieben.

Dringende Besuche/Visiten sind immer Besuche/Visiten, die sofort ausgeführt werden. In der Regel spiegelt sich diese Notwendigkeit auch in der angegebenen Diagnose wieder. Wenn der Arzt zum dringenden Besuch/Visite gerufen wird, ist dieser auch abrechenbar und es ist für die Abrechnungsfähigkeit ohne Bedeutung, wenn es sich beim Hausbesuch/der Visite selbst erst herausstellt, dass ein dringender Besuch/eine Visite nicht erforderlich gewesen wäre.

Ansetzen des Wegegeldes nicht vergessen.

Der dringende Besuch im Altenheim wird nach der neu eingeführten Nr. 01415 abgerechnet.

Wenn ein Verweilen bei dem Patienten erforderlich ist und während dieser Zeit keine ärztliche Tätigkeit erfolgt, kann eine Verweilgebühr nach EBM-Nr. 01440 berechnet werden. Neben dem Hausbesuch können alle erforderlichen Leistungen abgerechnet werden, auch ein Ordinations- oder Konsultationskomplex. Allerdings können die beiden Komplexe nicht bei ein und demselben Arzt-Patienten-Kontakt nebeneinander berechnet werden.

Neben jedem Hausbesuch – bis auf Nr. 01413 – ist eine Wegpauschale abrechenbar.

01413 Besuch eines weiteren Kranken in derselben sozialen Gemeinschaft (z.B. Familie) und/oder in beschützenden Wohnheimen bzw. Einrichtungen bzw. Pflege- oder Altenheimen mit Pflegepersonal **106** **11,06**

Obligater Leistungsinhalt

- Besuch eines weiteren Kranken in derselben sozialen Gemeinschaft (z.B. Familie) und/oder in beschützenden Wohnheimen bzw. Einrichtungen bzw. Pflege- oder Altenheimen mit Pflegepersonal in unmittelbarem zeitlichen Zusammenhang mit einem Besuch nach den Nrn. 01410, 01411, 01412, 01415 oder 01418.

Anmerkung Die Gebührenordnungsposition 01413 ist nur dann neben der Gebührenordnungsposition 01102 berechnungsfähig, wenn die Inanspruchnahme nach der Nr. 01413 in beschützenden Wohnheimen bzw. Einrichtungen bzw. Pflege- oder Altenheimen mit Pflegepersonal auf besondere Anforderung erfolgt.

Abrechnungsausschluss in derselben Sitzung 01100, 01101, 01410, 01411, 01412, 01414, 01415, 01418, 01721, 05230

Aufwand in Min. **Kalkulationszeit:** KA **Prüfzeit:** 7 **Eignung d. Prüfzeit:** Tages- und Quartalsprofil

GOÄ entsprechend oder ähnlich: Nr. 51, ggf. Zuschläge für „Unzeiten". Bei Kleinkindern ferner Zuschlag nach K2

Kommentar: Für Mit-Besuche nach Ansatz der Nrn. 01410, 01411 oder 01412 kann nur die reduzierte Gebühr nach Nr. 01413 angesetzt werden.

‚Dieselbe soziale Gemeinschaft' liegt nicht vor, wenn ein Patient beispielsweise in Seniorenresidenz, Schwesternheim oder Studentenheim in seiner abgeschlossenen, eigenen Wohnung besucht wird.

Zu den EBM-Nrn. 01410, 01411, 01412, 01415, 01418 und 01721 und auch für die erste Visite je Tag nach EBM-Nr. 01414 ist die Abrechnung einer Wegepauschale möglich. Eine Wegepauschale kann aber nicht neben der Nummer 01413 berechnet werden.

Merke: eigener Schlüssel, eigener Briefkasten, eigener Eingang = nicht dieselbe soziale Gemeinschaft.

Gemeinsamer Eingang, gemeinsame Post, gemeinsames Essen, kein eigener Haushalt = dieselbe soziale Gemeinschaft.

Ein „eigener Hausstand" liegt auch dann vor, wenn der Altenheimbewohner sein Essen über eine Zentralküche erhält, die zuvor genannten Kriterien aber erfüllt sind.

Ordinations- und Konsultationskomplexe (nur nicht nebeneinander bei demselben Arzt-Patienten-Kontakt) können abgerechnet werden. Die Wegepauschale kann nur für den ersten Patienten in der sozialen Gemeinschaft berechnet werden. Beim zweiten ggf. dritten Patienten ist diese Pauschale nicht mehr ansetzbar.

Wenn ein Verweilen bei dem Patienten erforderlich ist und wenn während dieser Zeit keine ärztliche Tätigkeit erfolgt, kann eine Verweilgebühr nach EBM-Nr. 01440 berechnet werden.

Auch wenn die besuchten Patienten Mitglieder unterschiedlicher Krankenkassen sind, ist die ermäßigte Besuchsgebühr abzurechnen. Bei Patienten, die nach GOÄ versichert sind, ist dies nicht erforderlich, sondern hier ist eine normale Abrechnung wie bei einem Einzelbesuch möglich.

Palliativmedizinische Betreuung

Wird der Hausbesuch bei einem der Kranken im Rahmen einer palliativmedizinischen Betreuung erbracht, kann bei diesem Patienten zusatzlich die Nr. 03372 berechnet werden.

01414* Visite auf der Belegstation, je Patient **87** **9,08**

Abrechnungsbestimmung je Patient

Abrechnungsausschluss in derselben Sitzung 01210, 01212, 01214, 01216, 01218, 01410, 01411, 01412, 01413, 01415, 01418, 01721

Aufwand in Min. **Kalkulationszeit:** KA **Prüfzeit:** ./. **Eignung d. Prüfzeit:** Keine Eignung

GOÄ entsprechend oder ähnlich: Visiten im Krankenhaus Nrn. 45, 46 ggf. mit Zuschlag E.-In Pflegeheimen: Nr. 50 ggf. mit Zuschlägen nach ggf. E, F, G, H. Bei Kleinkindern ist zusätzlich ein Zuschlag nach K2 ansetzbar.

EBM-Nr. EBM-Punkte/Euro

Kommentar: Neben der Visite können auch Versicherten- und Grundpauschalen abgerechnet werden. Die Behandlung des Patienten in einem Belegkrankenhaus ist ein eigener Behandlungsfall unabhängig davon, ob vorher eine ambulante kurative Behandlung durchgeführt wurde. Dies bedeutet, dass ein Gynäkologe, der eine Patientin zu einem stationären Eingriff ins Belegkrankenhaus bestellt und im Rahmen seiner ambulanten Behandlung die Grundpauschale schon abgerechnet hat, innerhalb seiner belegärztlichen Tätigkeit noch einmal die Grundpauschale abrechnen kann.

Neben der Visite nach der EBM-Nr. 01414 sind die „Unzeitziffern" EBM-Nrn. 01100 bis 01102 abrechenbar.

01415 **Dringender Besuch eines Patienten in beschützenden Wohnheimen bzw. Einrichtungen bzw. Pflege- oder Altenheimen mit Pflegepersonal wegen der Erkrankung, noch am Tag der Bestellung ausgeführt** **546** **56,98**

Anmerkung Die Gebührenordnungsposition 01415 ist im Rahmen des organisierten Not(-fall)dienstes nicht berechnungsfähig.

Abrechnungsausschluss in derselben Sitzung 01100, 01101, 01102, 01210, 01212, 01214, 01216, 01218, 01410, 01411, 01412, 01413, 01414, 01721, 05230

Aufwand in Min. **Kalkulationszeit:** KA **Prüfzeit:** ./. **Eignung d. Prüfzeit:** Keine Eignung

GOÄ: entsprechend oder ähnlich: Ansatz der Nr. 50 mit entsprechenden Zuschlägen E oder ggf. F, G, H. Bei Kleinkindern ist zusätzlich ein Zuschlag nach K2 ansetzbar.

Kommentar: Ein Besuch nach 01415 ist nur dann möglich, wenn der Patient eine Dringlichkeit schildert oder das Pflegepersonal auf die Dringlichkeit hinweist. Nach einer Empfehlung von **Wezel/ Liebold** sollte zur Begründung die ärztliche Dokumentation folgende Angaben enthalten:

- Zeitpunkt der Bestellung des Besuches
- geschildertes Krankheitsbild, aus denen diese Dringlichkeit abgeleitet wurde
- beim Patienten erhobenen Befunde sowie
- veranlasste therapeutischen Maßnahmen.

01416 **Begleitung eines Kranken durch den behandelnden Arzt beim Transport zur unmittelbar notwendigen stationären Behandlung,** **90** **9,39**

Abrechnungsbestimmung je vollendete 10 Minuten

Abrechnungsausschluss in derselben Sitzung 01440

Aufwand in Min. **Kalkulationszeit:** 10 **Prüfzeit:** 10 **Eignung d. Prüfzeit:** Tages- und Quartalsprofil

GOÄ entsprechend oder ähnlich: Nr. 55

Kommentar: Nach 01416 ist die Begleitung eines Kranken zur stationären Versorgung im Krankenhaus ansetzbar. Die Aufwendung von Zeit zur Organisation der Krankenhausauflage, Anforderung eines Rettungswagens, etc. ist nicht abrechenbar, da durch die Leistung 01416 abgegolten. Allerdings wären erforderliche Telefonkosten berechnungsfähig.

Für die Rückfahrt vom Krankenhaus zurück zur Praxis kann der Arzt die Kosten z.B. eines Taxis mit entsprechender Quittung in Rechnung stellen.

Werden vom Arzt während der Begleitung im Krankenwagen Versorgungsleistungen erforderlich (Injektionen, Infusionen, Anlage-EKG und Deutung), so sind diese Leistungen auch berechnungsfähig.

Nach einem Urteil des Bundessozialgerichtes (BSG, B 6 KA 35/05 R vom 11. Okt. 2006) sind Verweilgebühren für die Transportzeit nicht ansetzbar. Die Leistung nach 01416 kann auch nur dann berechnet werden, wenn z.B. der Arzt mit einem eigenen Fahrzeug direkt hinter dem Krankentransporter hinterherfährt, so dass ein ständiger Kontakt bei Verschlechterung des Patienten möglich ist. Fährt der Arzt auf einem vom Krankentransport unabhängigem Weg ins Krankenhaus, so ist die Legende nach 01416 nicht erfüllt und kann auch die Leistung nicht berechnet werden. Auch durch einen Eigentransport des Patienten durch einen Arzt in seinem PKW wird die Leistung nach 01416 nicht erfüllt, da nicht jederzeit eine Notfallversorgung gewährleistet ist. In diesen Fällen dürfte der Arzt aber für die Fahrten im eigenen PKW Wegegebühr ansetzen.

EBM-Nr. EBM-Punkte / Euro

01418 **Besuch im organisierten Not(-fall)dienst** **778** **81,19**

Abrechnungsausschlüsse: Die Gebührenordnungsposition 01418 ist in der selben Sitzung nicht neben den Gebührenordnungspositionen 01100 bis 01102, 01410 bis 01415, 01721, 01950, 01955 und 05230 berechnungsfähig.

Aufwand in Min. **Kalkulationszeit:** KA **Prüfzeit:** 3 **Eignung d. Prüfzeit:** Keine Eignung

01420 **Überprüfung der Notwendigkeit und Koordination der verordneten häuslichen Krankenpflege gemäß den Richtlinien des Gemeinsamen Bundesausschusses** **94** **9,81**

Obligater Leistungsinhalt

- Anleitung der Bezugs- und Betreuungsperson(en),
- Überprüfung von Maßnahmen der häuslichen Krankenpflege,

Fakultativer Leistungsinhalt

- Koordinierende Gespräche mit einbezogenen Pflegefachkräften bzw. Pflegekräften,

Abrechnungsbestimmung einmal im Behandlungsfall

Anmerkung Die Berechnung der Gebührenordnungsposition 01420 setzt die Verordnung häuslicher Krankenpflege nach Muster 12 der Vordruckvereinbarung und die Genehmigung durch die zuständigen Krankenkassen voraus.

Aufwand in Min. **Kalkulationszeit:** KA **Prüfzeit:** 3 **Eignung d. Prüfzeit:** Nur Quartalsprofil

GOÄ entsprechend oder ähnlich: Leistungskomplex in der GOÄ nicht vorhanden. Abrechnung der einzelnen erbrachten GOÄ-Leistung(en).

Kommentar: Die Verordnung häuslicher Krankenpflege kann erfolgen

- zur Vermeidung oder Abkürzung eines stationären Krankenhausaufenthaltes
- zur Sicherung der ärztlichen Behandlung.

Während die häusliche Krankenpflege zur Vermeidung oder Abkürzung eines Krankenhausaufenthaltes nur für einen Zeitraum von 4 Wochen (mit medizinischer Begründung ist eine Ausnahme und damit ein längerer Zeitraum möglich) verordnet werden darf, ist bei der häuslichen Krankenpflege zur Sicherung der ärztlichen Behandlung keine Zeitgrenze vorgeschrieben. Sie ist also unbegrenzt abhängig von der Notwendigkeit verordnungsfähig.

Die Leistung nach der EBM-Nr. 01420 kann nur einmal im Quartal abgerechnet werden. Dies gilt auch für den Fall, dass am Anfang eines Quartals eine Verordnung erforderlich ist und dann nach einer gewissen Zeit keine Notwendigkeit mehr dafür besteht, aber z. B. gegen Ende des Quartals wieder eine Verordnung erforderlich ist.

Richtlinien des gemeinsamen Bundesausschusses (G-BA):

Verordnung häuslicher Krankenpflege (Muster 12)

Erläuterung zum Vordruck

1. Die Verordnung häuslicher Krankenpflege ist nur zulässig, wenn der Versicherte wegen einer Krankheit der ärztlichen Behandlung bedarf und die häusliche Krankenpflege Bestandteil des ärztlichen Behandlungsplans ist.
   In der Verordnung ist anzugeben, ob häusliche Krankenpflege zur Vermeidung der
   – Krankenhausbehandlung (Krankenhausvermeidungspflege)
   oder
   – zur Sicherung der ambulanten ärztlichen Behandlung (Sicherungspflege) erfolgt.
   Im Rahmen der häuslichen Krankenpflege können Grundpflege und hauswirtschaftliche Versorgung nur im Zusammenhang mit der Behandlungspflege verordnet werden; dies setzt bei der Sicherungspflege ferner voraus, dass die Satzung der Krankenkasse diese Leistungen vorsieht und der Versicherte keine Leistungen der Pflegeversicherung bezieht.
2. Voraussetzung für die Verordnung häuslicher Krankenpflege ist, dass sich der Vertragsarzt von dem Zustand des Kranken und der Notwendigkeit häuslicher Krankenpflege persönlich überzeugt hat oder dass ihm beides aus der laufenden Behandlung bekannt ist.

3. Die Verordnung häuslicher Krankenpflege hat zu unterbleiben, wenn dem Vertragsarzt bekannt ist, dass der Versicherte oder eine im Haushalt des Versicherten lebende Person die erforderliche(n) Maßnahme(n) durchführen kann. Ist dies nur für Teilbereiche möglich, so hat die Verordnung für diese Teilbereiche zu unterbleiben. Kann der Vertragsarzt nicht eindeutig beurteilen, ob eine im Haushalt des Versicherten lebende Person die erforderliche(n) Maßnahme(n) oder Teilbereiche erbringen kann, so hat er das entsprechende Kästchen rechts neben dem Personalienfeld anzukreuzen.
4. Insbesondere bei der Erstversorgung soll ein Zeitraum von 14 Tagen nicht überschritten werden. Ist eine längere Verordnungsdauer erforderlich, ist sie vom Vertragsarzt zu begründen (Kästchen unterhalb des Personalienfeldes) und es kann eine Folgeverordnung ausgestellt werden. Folgeverordnungen sind innerhalb der letzten 3 Werktage vor Ablauf des verordneten Zeitraums auszustellen. Rückwirkende Verordnungen sind grundsätzlich nicht zulässig; Ausnahmefälle sind besonders zu begründen.
Der Anspruch des Versicherten auf Krankenhausvermeidungspflege ist auf 4 Wochen begrenzt. Eine Verordnung über diesen Zeitraum ist nur in begründeten Ausnahmefällen zulässig und kann von der Krankenkasse nur nach entsprechender Feststellung durch den Medizinischen Dienst genehmigt werden.
5. Der Arzt hat auf dem Verordnungsvordruck insbesondere
   - **die verordnungsrelevante(n) Diagnose(n) als medizinische Begründung für die häusliche Krankenpflege,**
   - **die zu erbringenden Leistungen sowie**
   - **deren Beginn, Häufigkeit und Dauer**

   anzugeben.
   Es sind nur Maßnahmen verordnungsfähig, die in dem in der Anlage der Richtlinie angeführten Leistungsverzeichnis aufgeführt sind. Dabei sind die in dem Verzeichnis enthaltenen Hinweise (Bemerkungsspalte) zur Verordnungsfähigkeit zu beachten und ggf. Besonderheiten (z. B. Beeinträchtigung der Sehfähigkeit) in der Verordnung anzugeben. Soweit darüber hinaus derzeit spezifische Leistungen der häuslichen Krankenpflege für psychisch Kranke zwischen den Krankenkassen und den Pflegediensten vertraglich vereinbart sind, sind diese spezifischen Leistungen ebenfalls verordnungsfähig.
   In dem Verzeichnis sind zu einigen behandlungspflegerischen Leistungen Aussagen zur Dauer der Verordnung und zur Häufigkeit der Verrichtungen angegeben; weicht der Vertragsarzt von diesen Empfehlungen ab, hat er dies in der Verordnung zu begründen.
   Änderungen und Ergänzungen der Verordnung bedürfen der erneuten Unterschrift des Arztes mit Stempel und Datumsangabe.
6. Die vom Versicherten durch Vorlage der vertragsärztlichen Verordnung beantragten Leistungen (Rückseite Muster 12a) bedürfen der Genehmigung durch die Krankenkasse (Rückseite Muster 12b, c). Bis zu ihrer Entscheidung über die Genehmigung übernimmt die Krankenkasse die Kosten für die vom Vertragsarzt verordneten und vom Pflegedienst erbrachten Leistungen, wenn die Verordnung spätestens am zweiten der Ausstellung folgenden Arbeitstag der Krankenkasse vorgelegt wird. Das Nähere regeln die Partner der Rahmenempfehlungen nach § 132 a Abs. 1 SGB V.
   Werden verordnete Maßnahmen nicht oder nicht in vollem Umfang genehmigt, hat die Krankenkasse den Vertragsarzt über die Gründe zu informieren.
   Quelle: Kassenärztliche Vereinigung Hessen

Weitere Informationen erhalten Sie unter:

G-BA: https://www.g-ba.de/downloads/62-492-924/HKP-RL_2014-07-17.pdf **in** Kraft getreten Oktober 2014

KBV: http://www.kbv.de/html/haeusliche_krankenpflege.php

Tipp: Prüfen Sie in der Präambel zum Kapitel Ihrer Fachgruppe, ob diese Leistung, die auch im Anhang 1 (Verzeichnis der nicht gesondert berechnungsfähigen Leistungen) aufgelistet ist, von Ihrer Fachgruppe gesondert abgerechnet werden kann.

Finden Sie diese Leistung **nicht** in einem der Präambel-Absätze als abrechenbar aufgeführt, ist sie nicht berechnungsfähig. Die Leistung ist in der Regel dann bei Ihrer Fachgruppe

Bestandteil der Versicherten- oder Grundpauschale und damit nicht gesondert berechnungsfähig.

01422 **Erstverordnung von Behandlungsmaßnahmen zur psychiatrischen häuslichen Krankenpflege gemäß den Richtlinien des Gemeinsamen Bundesausschusses über die Verordnung von häuslicher Krankenpflege** **134** **13,98**

Obligater Leistungsinhalt
- Erstverordnung über einen Zeitraum von bis zu 14 Tagen zur Erarbeitung der Pflegeakzeptanz und zum Beziehungsaufbau,
- Ärztlicher Behandlungsplan mit Angaben zur Indikation, zu den Fähigkeitsstörungen, zur Zielsetzung der Behandlung und zu den Behandlungsschritten,
- Überprüfung von Maßnahmen der psychiatrischen häuslichen Krankenpflege,

Fakultativer Leistungsinhalt
- Anleitung der Angehörigen des Patienten im Umgang mit dessen Erkrankung,
- Koordinierende Gespräche mit den einbezogenen Pflegefachkräften bzw. Pflegekräften,

Abrechnungsbestimmung einmal im Behandlungsfall

Anmerkung Die Erstverordnung von Behandlungsmaßnahmen zur psychiatrischen häuslichen Krankenpflege ist nur verordnungs- und berechnungsfähig bei Vorliegen und Angabe der in Nr. 27 a des Verzeichnisses der verordnungsfähigen Maßnahmen genannten ICD-10-Diagnosen sowie bei Vorliegen der dort genannten Störungen und Einbußen.
Die Berechnung der Gebührenordnungsposition 01422 setzt die Erstverordnung von Behandlungsmaßnahmen zur psychiatrischen häuslichen Krankenpflege nach Muster 12 P der Vordruckvereinbarung und die Genehmigung durch die zuständige Krankenkasse voraus.
Steht bereits zum Zeitpunkt der Erstverordnung die Behandlungsfähigkeit des Patienten fest, kann der Zeitraum der Erstverordnung länger als 14 Tage betragen. Die Begründung ist in der Verordnung anzugeben.

Abrechnungsausschluss am Behandlungstag 01424

Aufwand in Min. **Kalkulationszeit:** KA **Prüfzeit:** ./. **Eignung d. Prüfzeit:** Keine Eignung

GOÄ entsprechend oder ähnlich: Leistungskomplex in der GOÄ nicht vorhanden. Abrechnung der einzelnen erbrachten GOÄ-Leistung(en).

Kommentar: Siehe Kommentar zu EBM Nr. 04124.

01424 **Folgeverordnung von Behandlungsmaßnahmen zur psychiatrischen häuslichen Krankenpflege gemäß den Richtlinien des Gemeinsamen Bundesausschusses über die Verordnung von häuslicher Krankenpflege** **134** **13,98**

Obligater Leistungsinhalt
- Folgeverordnung von Behandlungsmaßnahmen zur psychiatrischen häuslichen Krankenpflege,
- Ärztlicher Behandlungsplan mit Angaben zur Indikation, zu den Fähigkeitsstörungen, zur Zielsetzung der Behandlung und zu den Behandlungsschritten,
- Überprüfung von Maßnahmen der psychiatrischen häuslichen Krankenpflege,

Fakultativer Leistungsinhalt
- Anleitung der Angehörigen des Patienten im Umgang mit dessen Erkrankung,
- Koordinierende Gespräche mit den einbezogenen Pflegefachkräften bzw. Pflegekräften,

Abrechnungsbestimmung zweimal im Behandlungsfall

Anmerkung Die Folgeverordnung von Behandlungsmaßnahmen zur psychiatrischen häuslichen Krankenpflege ist nur verordnungs- und berechnungsfähig bei Vorliegen und Angabe der in Nr. 27 a des Verzeichnisses der verordnungsfähigen Maßnahmen genannten ICD-10-Diagnosen sowie bei Vorliegen der dort genannten Störungen und Einbußen.
Die Berechnung der Gebührenordnungsposition 01424 setzt die Folgeverordnung von Behandlungsmaßnahmen zur psychiatrischen häuslichen Krankenpflege nach Muster 12 P der Vordruckvereinbarung und die Genehmigung durch die zuständige Krankenkasse voraus.

Abrechnungsausschluss am Behandlungstag 01422

Aufwand in Min. **Kalkulationszeit:** KA **Prüfzeit:** ./. **Eignung d. Prüfzeit:** Keine Eignung

GOÄ entsprechend oder ähnlich: Leistungskomplex in der GOÄ nicht vorhanden. Abrechnung der einzelnen erbrachten GOÄ-Leistung(en).

Kommentar: Psychiatrische Krankenpflege kann nur durch Ärzte für Nervenheilkunde, Neurologie, Psychiatrie, psychotherapeutische Medizin oder Ärzte mit der Zusatzbezeichnung Psychotherapie verordnet werden. Auch Hausärzte können dies verordnen, wenn vorher eine Diagnosesicherung durch einen Arzt der genannten Fachgebiete durchgeführt wurde.

Siehe auch Kommentar zu Nr. 01422.

01425 **Erstverordnung der spezialisierten ambulanten Palliativversorgung gemäß der Richtlinie des Gemeinsamen Bundesausschusses nach § 37 b SGB V** **253** **26,4**

Aufwand in Min. **Kalkulationszeit:** KA **Prüfzeit:** 19 **Eignung d. Prüfzeit:** Tages- und Quartalsprofil

Kommentar: Der § 37b SGB V lautet wie folgt:

§ 37b Spezialisierte ambulante Palliativversorgung

(1) Versicherte mit einer nicht heilbaren, fortschreitenden und weit fortgeschrittenen Erkrankung bei einer zugleich begrenzten Lebenserwartung, die eine besonders aufwändige Versorgung benötigen, haben Anspruch auf spezialisierte ambulante Palliativversorgung. Die Leistung ist von einem Vertragsarzt oder Krankenhausarzt zu verordnen. Die spezialisierte ambulante Palliativversorgung umfasst ärztliche und pflegerische Leistungen einschließlich ihrer Koordination insbesondere zur Schmerztherapie und Symptomkontrolle und zielt darauf ab, die Betreuung der Versicherten nach Satz 1 in der vertrauten Umgebung des häuslichen oder familiären Bereichs zu ermöglichen; hierzu zählen beispielsweise Einrichtungen der Eingliederungshilfe für behinderte Menschen und der Kinder- und Jugendhilfe. Versicherte in stationären Hospizen haben einen Anspruch auf die Teilleistung der erforderlichen ärztlichen Versorgung im Rahmen der spezialisierten ambulanten Palliativversorgung. Dies gilt nur, wenn und soweit nicht andere Leistungsträger zur Leistung verpflichtet sind. Dabei sind die besonderen Belange von Kindern zu berücksichtigen.

(2) Versicherte in stationären Pflegeeinrichtungen im Sinne von § 72 Abs. 1 des Elften Buches haben in entsprechender Anwendung des Absatzes 1 einen Anspruch auf spezialisierte Palliativversorgung. Die Verträge nach § 132d Abs. 1 regeln, ob die Leistung nach Absatz 1 durch Vertragspartner der Krankenkassen in der Pflegeeinrichtung oder durch Personal der Pflegeeinrichtung erbracht wird; § 132d Abs. 2 gilt entsprechend.

(3) Der Gemeinsame Bundesausschuss bestimmt in den Richtlinien nach § 92 das Nähere über die Leistungen, insbesondere

- die Anforderungen an die Erkrankungen nach Absatz 1 Satz 1 sowie an den besonderen Versorgungsbedarf der Versicherten,
- Inhalt und Umfang der spezialisierten ambulanten Palliativversorgung einschließlich von deren Verhältnis zur ambulanten Versorgung und der Zusammenarbeit der Leistungserbringer mit den bestehenden ambulanten Hospizdiensten und stationären Hospizen (integrativer Ansatz); die gewachsenen Versorgungsstrukturen sind zu berücksichtigen,
- Inhalt und Umfang der Zusammenarbeit des verordnenden Arztes mit dem Leistungserbringer.

01426 **Folgeverordnung zur Fortführung der spezialisierten ambulanten Palliativversorgung gemäß der Richtlinie des Gemeinsamen Bundesausschusses nach § 37 b SGB V** **152** **15,86**

Abrechnungsbestimmung höchstens zweimal im Behandlungsfall

Aufwand in Min. **Kalkulationszeit:** KA **Prüfzeit:** 11 **Eignung d. Prüfzeit:** Tages- und Quartalsprofil

Kommentar: Siehe § 37b SGB V Spezialisierte ambulante Palliativversorgung – siehe in Kommentar zu EBM Nummer 01425.

01430 **Verwaltungskomplex** **12** **1,25**

Obligater Leistungsinhalt

- Ausstellung von Wiederholungsrezepten ohne persönlichen Arzt-Patienten-Kontakt und/oder
- Ausstellung von Überweisungsscheinen ohne persönlichen Arzt-Patienten-Kontakt

und/oder
- Übermittlung von Befunden oder ärztlichen Anordnungen an den Patienten im Auftrag des Arztes durch das Praxispersonal

Fakultativer Leistungsinhalt
- Übermittlung mittels technischer Kommunikationseinrichtungen

Anmerkung Die Gebührenordnungsposition 01430 ist im Arztfall nicht neben anderen Gebührenordnungspositionen und nicht mehrfach an demselben Tag berechnungsfähig. Kommt in demselben Arztfall eine Versicherten-, Grund- und/oder Konsiliarpauschale zur Abrechnung, ist die Gebührenordnungsposition 01430 nicht berechnungsfähig.

Aufwand in Min. **Kalkulationszeit:** KA **Prüfzeit:** ./. **Eignung d. Prüfzeit:** Keine Eignung

GOÄ entsprechend oder ähnlich: Nr. 2*

Kommentar: Die Leistung nach EBM Nr. 01430 kann nicht neben anderen Leistungen -Ausnahme sind Pauschalkosten für Porto nach Nr. 40120 ff. –, sondern nur alleine angesetzt werden.

Werden Leistungen entsprechend der Nr. 01430 im Rahmen der Empfängnisregelung, einer Sterilisation oder eines Schwangerschaftsabbruches erbracht, ist die EBM-Nr. 01820 abzurechnen.

Werden ärztliche Anordnungen, Überweisungsscheine und Befunde nicht persönlich dem Patienten oder seinem Angehörigen übergeben, sondern per Post oder per E-mail geschickt, so kann die Leistung nach EBM-Nr. 01430 berechnet werden, aber Portokosten sind nicht berechnungsfähig.

Für die alleinige Übermittlung von Laborwerten auf Vordrucken des Arztes oder einer Laborgemeinschaft ohne weitere Erklärungen kann die Leistung nach EBM-Nr. 01430 nicht angesetzt werden. Nur wenn von der Arzthelferin auf Anweisung des Arztes dem Patienten ein Ergebnis einer Laboruntersuchung erläutert wird, kann die Nr. 01430 berechnet werden.

Wir halten den Vorschlag von Wezel/Liebold in seinem Kommentar, z. B. den Buchstaben „A" zur Dokumentation bei Auskunftserteilung in die Patientenakte aufzunehmen, für sinnvoll.

01435 Haus-/Fachärztliche Bereitschaftspauschale **88** 9,18

Obligater Leistungsinhalt
- Telefonische Beratung des Patienten im Zusammenhang mit einer Erkrankung durch den Arzt bei Kontaktaufnahme durch den Patienten

und/oder
- Anderer mittelbarer Arzt-Patienten-Kontakt gemäß I-4.3.1 der Allgemeinen Bestimmungen

Abrechnungsbestimmung einmal im Behandlungsfall

Anmerkung Die Gebührenordnungsposition 01435 ist im organisierten Not(-fall)dienst nicht berechnungsfähig.
Kommt in demselben Arztfall eine Versicherten-, Grund- und/oder Konsilarpauschale zur Abrechnung, ist die Gebührenordnungsposition 01435 nicht berechnungsfähig.
Die Gebührenordnungsposition 01435 ist nicht neben anderen Gebührenordnungspositionen berechnungsfähig.
Die Gebührenordnungsposition 01435 ist bei Neugeborenen, Säuglingen, Kleinkindern und Kindern bis zum vollendeten 12. Lebensjahr zweimal im Behandlungsfall berechnungsfähig.

Aufwand in Min. **Kalkulationszeit:** KA **Prüfzeit:** ./. **Eignung d. Prüfzeit:** Keine Eignung

GOÄ entsprechend oder ähnlich: Nrn. 1 oder 3 (mind. 10 Minuten)

Kommentar: Die Leistung gilt nicht nur für tel. Inanspruchnahme, sondern auch für andere mittelbare Arzt-Patienten-Kontakte wie z. B. Kontakte ausschließlich über die Eltern oder über Pflegepersonal im Quartal.

Bei Kindern bis zum vollendeten 12. Lebensjahr kann diese Leistung bis zu 2x im Behandlungsfall (Quartal) berechnet werden. Die KV Westfalen-Lippe informiert dazu in ihren Internet-Infos für Vertragsärzte: „...Mit dieser Änderung der GOP 01435 EBM ist das Problem der Berechnung mittelbarer Arzt-Patienten-Kontakte gelöst. Hintergrund: Mit Einführung des EBM 2008 und dadurch Wegfall der Konsultationsziffer erhielt der Arzt für mittelbare telefonische Arzt-Patienten-Kontakte keine Vergütung, sofern nicht mindestens ein persönlicher Kontakt im Quartal mit dem Patienten stattfand. Erfolgt beispielsweise bei Kindern der einzige Arztkontakt im Quartal telefonisch über die Erziehungsberechtigten oder findet ausschließlich im Quartal ein Kontakt über eine Pflegeperson statt, ist seit Anfang des Jahres (gemeint ist 2008 – die Autoren) keine Leistung abzurechnen. Ab 2009 kann in solchen Fällen nun die neugestaltete EBM-Nr. 01435 berechnet werden ..."

Nr. 01435 ab 01.01.2009 auf einen Blick:

- **Haus- bzw. fachärztliche Bereitschaftspauschale.**
- **Ausschließlich für eine telefonische Beratung** des Patienten im Zusammenhang mit einer Erkrankung bei Kontaktaufnahme durch den Patienten oder andere mittelbare Arzt-Patienten-Kontakte.
- **Nicht neben einer Versicherten-, Grund- oder Konsiliarpauschale in demselben Arztfall berechnungsfähig.**
- **Abrechnung neben anderen EBM-Nrn. nicht möglich.**
- Einmal mit Behandlungsfall berechnungsfähig. **Ausnahme:** Bei Kindern bis zum vollendeten 12. Lebensjahr zweimal im Behandlungsfall berechnungsfähig.
- **Abrechnung im organisierten Notfall nicht möglich. Tipp:** In diesem Falle wären die Nrn. 01214, 01216 oder 01218 zzgl. Zuschlag berechenbar.

01436 Konsultationspauschale **18** 1,88

Obligater Leistungsinhalt

- Persönlicher Arzt-Patienten-Kontakt,
- Diagnostik und/oder Behandlung einer/von Erkrankung(en) eines Patienten im Rahmen einer Überweisung zur Durchführung von Auftragsleistungen (Indikations- oder Definitionsauftrag gemäß § 24 Abs. 7 Nr. 1 Bundesmantelvertrag-Ärzte (BMV-Ä) bzw. § 27 Abs. 7 Nr. 1 Bundesmantelvertrag-Ärzte (BMV-Ä)) an nicht ausschließlich auf Überweisung tätige Ärzte gemäß § 13 Abs. 4 Bundesmantelvertrag-Ärzte (BMV-Ä)

und/oder

- Diagnostik einer/von Erkrankungen eines Patienten im Rahmen einer Überweisung zur Konsiliaruntersuchung, Mitbehandlung oder Weiterbehandlung gemäß § 24 Abs. 7 Nrn. 2, 3 oder 4 Bundesmantelvertrag-Ärzte (BMV-Ä) zur Erbringung von Leistungen entsprechend der Gebührenordnungspositionen des Abschnitts 31.1, ggf. in mehreren Sitzungen

und/oder

- Diagnostik und/oder Behandlung einer/von Erkrankung(en) eines Patienten im Rahmen einer Überweisung zur Konsiliaruntersuchung, Mitbehandlung oder Weiterbehandlung gemäß § 24 Abs. 7 Nrn. 2, 3 oder 4 Bundesmantelvertrag-Ärzte (BMV-Ä) innerhalb derselben Arztgruppe gemäß § 24 Abs. 4 Bundesmantelvertrag-Ärzte (BMV-Ä), zur Durchführung von Leistungen entsprechend der Gebührenordnungspositionen der Abschnitte 31.2 und/oder 31.5, ggf in mehreren Sitzungen

und/oder

- Diagnostik und/oder Behandlung einer/von Erkrankung(en) eines Patienten im Rahmen einer Überweisung zur Konsiliaruntersuchung, Mitbehandlung oder Weiterbehandlung gemäß § 24 Abs. 7 Nrn. 2, 3 oder 4 Bundesmantelvertrag-Ärzte (BMV-Ä) innerhalb derselben Arztgruppe gemäß § 24 Abs. 4 Bundesmantelvertrag-Ärzte (BMV-Ä), zur Durchführung von Leistungen entsprechend der Gebührenordnungspositionen des Abschnitts 31.4

Anmerkung Die Gebührenordnungsposition 01436 kann nicht neben Versicherten-, Grund- und/oder Konsiliarpauschalen berechnet werden.

Neben der Gebührenordnungsposition 01436 ist für die Berechnung der jeweiligen arztgruppenspezifischen Versicherten-, Grund- und/oder Konsiliarpauschale in demselben Behandlungsfall mindestens ein weiterer persönlicher Arzt-Patienten-Kontakt notwendig.

Abrechnungsausschluss in derselben Sitzung 03000, 03010, 03030, 04000, 04010, 04030 und 30700

Aufwand in Min. **Kalkulationszeit:** KA **Prüfzeit:** ./. **Eignung d. Prüfzeit:** Keine Eignung

GOÄ entsprechend oder ähnlich: Die GOÄ kennt keine entsprechende Pauschalleistung. Es sind die einzelnen erbrachten Leistungen abzurechnen.

Kommentar: Versicherten- oder Grundpauschalen dürfen nach § 13 Abs. 4 des Bundesmantelvertrages Ärzte nicht von Ärzten für Laboratoriumsmedizin, Mikrobiologie und Infektionsepidemiologie, Nuklearmedizin, Pathologie, Radiologische Diagnostik bzw. Radiologie, Strahlentherapie und Transfusionsmedizin abgerechnet werden.

Diese Arztgruppen dürfen nur auf Überweisung Patienten behandeln und neben den erbrachten angeforderten Leistungen ggf. die für ihre Arztgruppe ausgewiesenen Konsiliarpauschalen berechnen.

01440 **Verweilen außerhalb der Praxis ohne Erbringung weiterer berechnungsfähiger Gebührenordnungspositionen, wegen der Erkrankung erforderlich,** **246** **25,67**

Abrechnungsbestimmung je vollendete 30 Minuten

Anmerkung Die Gebührenordnungsposition 01440 ist im Zusammenhang mit der Erbringung von Leistungen in der Praxis nicht berechnungsfähig.

Abrechnungsausschluss in derselben Sitzung 01416, 05210, 05211, 05212, 05230, 05310, 05320, 05330, 05331, 05340, 05341, 05350, 05372, 08410, 30708, 31820, 31821, 31822, 31823, 31824, 31825, 31826, 31827, 31828, 31830, 31831, 36820, 36821, 36822, 36823, 36824, 36825, 36826, 36827, 36828, 36830, 36831

Aufwand in Min. **Kalkulationszeit:** 30 **Prüfzeit:** 30 **Eignung d. Prüfzeit:** Tages- und Quartalsprofil

GOÄ entsprechend oder ähnlich: Nr. 56*

Kommentar: Die Verweildauer ist gestaffelt und kann für je vollendete 30 Minuten berechnet werden. Der Ansatz der Verweilgebühr nach Nr.01440 setzt voraus, dass der Arzt im Wesentlichen untätig beim Patienten verweilt.

Tipp: **Prüfen Sie in der Präambel zum Kapitel Ihrer Fachgruppe, ob diese Leistung, die auch im Anhang 1 (Verzeichnis der nicht gesondert berechnungsfähigen Leistungen) aufgelistet ist, von Ihrer Fachgruppe gesondert abgerechnet werden kann.**

Finden Sie diese Leistung **nicht** in einem der Präambel-Absätze als abrechenbar aufgeführt, ist sie nicht berechnungsfähig. Die Leistung ist in der Regel dann bei Ihrer Fachgruppe Bestandteil der Versicherten- oder Grundpauschale und damit nicht gesondert berechnungsfähig.

1.5 Ambulante praxisklinische Betreuung und Nachsorge

1. Haben an der Erbringung von Leistungen entsprechend der Gebührenordnungspositionen dieses Abschnitts mehrere Ärzte mitgewirkt, hat der die Gebührenordnungspositionen dieses Abschnitts abrechnende Vertragsarzt in einer der Quartalsabrechnung beizufügenden und von ihm zu unterzeichnenden Erklärung zu bestätigen, dass er mit den anderen Ärzten eine Vereinbarung darüber getroffen hat, wonach nur er allein in den jeweiligen Fällen diese Gebührenordnungspositionen abrechnet.

2. Die Gebührenordnungspositionen des Abschnitts II-1.5 sind bei kurativ-stationärer (belegärztlicher) Behandlung nicht berechnungsfähig.

Kommentar:

Durch diese Regelung soll gewährleistet werden, dass die gleichzeitige Abrechnung von Beobachtungs- und Betreuungsmaßnahmen durch mehrere Ärzte, die tatsächlich beteiligt waren, ausgeschlossen ist.

Sinnvoll wird diese Regelung jedoch nur dann, wenn die vorgeschriebene schriftliche Erklärung auch die Namen der „anderen Ärzte" enthält, da sonst eine Prüfung z. B. im Rahmen einer Plausibilitätsprüfung nicht möglich wäre.

Zusatzpauschalen für Beobachtung und Betreuung

01510* Dauer mehr als 2 Stunden **502** **52,39**

Obligater Leistungsinhalt

- Beobachtung und Betreuung eines Kranken mit konsumierender Erkrankung (fortgeschrittenes Malignom, HIV-Erkrankung im Stadium AIDS) in einer Arztpraxis oder praxisklinischen Einrichtung gemäß § 115 Abs. 2 SGB V unter parenteraler intravasaler Behandlung mittels Kathetersystem

und/oder

- Beobachtung und Betreuung eines Kranken in einer Arztpraxis oder praxisklinischen Einrichtung gemäß § 115 Abs. 2 SGB V unter parenteraler intravasaler Behandlung mit Zytostatika und/oder monoklonalen Antikörpern

und/oder

- Beobachtung und Betreuung eines kachektischen Patienten mit konsumierender Erkrankung während enteraler Ernährung über eine Magensonde oder Gastrostomie (PEG) in einer Praxis oder praxisklinischen Einrichtung gemäß § 115 Abs. 2 SGB V

und/oder

- Beobachtung und Betreuung einer Patientin, bei der ein i.v.-Zugang angelegt ist, am Tag der Eizellentnahme, entsprechend der Gebührenordnungsposition 08541

und/oder

- Beobachtung und Betreuung eines Patienten nach einer Punktion an Niere, Leber, Milz oder Pankreas

Fakultativer Leistungsinhalt

- Infusion(en)

Anmerkung Für die Behandlung mit monoklonalen Antikörpern ist nur die Gebührenordnungsposition 01510 ; in begründeten Ausnahmefällen unter Angabe des Präparates und der Infusionsdauer die Gebührenordnungsposition 01511 berechnungsfähig.

Abrechnungsausschluss in derselben Sitzung 01511, 01512, 01520, 01521, 01530, 01531, 01857, 01910, 01911, 02100, 02101, 04564, 04565, 04566, 04572, 04573, 13610, 13611, 13612, 13620, 13621, 13622, 30708, 32247, 34502, 34503 und Kapitel 31.5.3, 5

Aufwand in Min. **Kalkulationszeit:** 10 **Prüfzeit:** 10 **Eignung d. Prüfzeit:** Tages- und Quartalsprofil

GOÄ entsprechend oder ähnlich: Leistungskomplex in der GOÄ nicht vorhanden. Abrechnung der einzelnen erbrachten GOÄ-Leistung(en).

Kommentar: Die Leistung nach den EBM-Nrn. 01510 bis 01512 sind abhängig von der geleisteten Zeit dann anzusetzen, wenn ein Patient mehr als

- 2 Stunden (EBM-Nr. 01510),
- mehr als 4 Stunden (EBM-Nr. 01511)
- oder mehr als 6 Stunden (EBM-Nr. 01512)

in einer Praxis oder praxisklinischen Einrichtung unter Beobachtung oder Betreuung ist. Diese Nrn. sind nicht abzurechnen für ähnliche Leistungen im Rahmen einer Behandlung durch einen Belegarzt.

Die Leistung kann immer dann erst abgerechnet werden, wenn die Behandlung beendet ist und die Zeit der Betreuung entsprechend den Leistungen voll abgeleistet wurde, also in der Regel immer in der 121., 241. oder 361 Minute.

Während der Betreuungszeit muss sich nicht der Arzt ausschließlich um diesen Patienten kümmern, sondern er kann die Betreuung durch seine Arzthelferin oder entsprechend andere Fachkräfte wie z. B. Krankenschwestern sicherstellen. Er muss sich aber in unmittelbarer Nähe befinden. Sollten in einer Praxis oder praxisklinischen Einrichtung mehrere Patienten zur Beobachtung und Betreuung liegen, so sind bei jedem Patienten einzeln – entsprechend der betreuten Zeit – die Leistungen nach den Nrn. 01510 bis 01512 abzurechnen.

Sind während der Beobachtungs- und Betreuungszeit Infusionen erforderlich, so können diese nicht gesondert abgerechnet werden, sondern sie sind Bestandteil der Leistungen nach den Nrn. 01510 bis 01512.

Im Rahmen belegärztlicher Behandlungen sind die Leistungen nach 01510–01512 nicht abrechenbar.

01511* Dauer mehr als 4 Stunden — 955 / 99,66

Aufwand in Min. **Kalkulationszeit:** 10 **Prüfzeit:** 10 **Eignung d. Prüfzeit:** Tages- und Quartalsprofil

GOÄ entsprechend oder ähnlich: Leistungskomplex in der GOÄ nicht vorhanden. Abrechnung der einzelnen erbrachten GOÄ-Leistung(en).

EBM-Nr. | EBM-Punkte/Euro

01512* Dauer mehr als 6 Stunden **1404** **146,52**

Aufwand in Min. **Kalkulationszeit:** 10 **Prüfzeit:** 10 **Eignung d. Prüfzeit:** Tages- und Quartalsprofil

GOÄ entsprechend oder ähnlich: Leistungskomplex in der GOÄ nicht vorhanden. Abrechnung der einzelnen erbrachten GOÄ-Leistung(en).

01520* Zusatzpauschale für Beobachtung und Betreuung eines Kranken, entsprechend den Inhalten der Vereinbarung zur invasiven Kardiologie gemäß § 135 Abs. 2 SGB V zur Ausführung und Abrechnung invasiver kardiologischer Leistungen **962** **100,4**

Obligater Leistungsinhalt

- Im unmittelbaren Anschluss an eine diagnostische Herzkatheteruntersuchung entsprechend der Gebührenordnungsposition 34291,
- Dauer mehr als 4 Stunden,

Abrechnungsbestimmung einmal im Behandlungsfall

Abrechnungsausschluss
im Behandlungsfall 13310, 13311
in derselben Sitzung 01510, 01511, 01512, 01521, 01530, 01531, 01857, 01910, 01911, 02100, 02101, 04564, 04565, 04566, 04572, 04573, 13610, 13611, 13612, 13620, 13621, 13622, 30708, 32247, 34502, 34503, 34504, 34505 und Kapitel 31.5.3, 5

Aufwand in Min. **Kalkulationszeit:** 10 **Prüfzeit:** 10 **Eignung d. Prüfzeit:** Tages- und Quartalsprofil

GOÄ entsprechend oder ähnlich: Nrn. 448, 449

Kommentar: Die Leistungen nach Nr. 01520 und 01521 betreffen ausschließlich die Beobachtung und Betreuung eines Patienten im unmittelbaren Anschluss an eine diagnostische oder therapeutische Herzkatheteruntersuchung

- 01520 im Zusammenhang mit der EBM-Nr. 34291: **Herzkatheteruntersuchung mit Koronarangiographie**
- 01521 im Zusammenhang mit der EBM-Nrn. 34292: **Zuschlag zu der Leistung nach der Nr. 34291 bei Durchführung einer interventionellen Maßnahme (PTCA, Stent),**

wenn diese sich über einen Zeitraum von mehr als 4 bzw. 12 Stunden hinziehen. Die Leistung der Beobachtung und Betreuung nach EBM-Nr. 01520 oder 01521 ist an demselben Tag nicht neben zahlreichen anderen Betreuungsleistungen, wie sie in den Bestimmungen zur EBM-Nr. 01510 aufgeführt sind, abrechenbar.

01521* Zusatzpauschale für Beobachtung und Betreuung eines Kranken, entsprechend den Inhalten der Vereinbarung zur invasiven Kardiologie gemäß § 135 Abs. 2 SGB V zur Ausführung und Abrechnung invasiver kardiologischer Leistungen **1667** **173,97**

Obligater Leistungsinhalt

- Im unmittelbaren Anschluss an eine therapeutische Herzkatheteruntersuchung entsprechend der Gebührenordnungsposition 34292,
- Dauer mehr als 12 Stunden,

Abrechnungsbestimmung einmal im Behandlungsfall

Abrechnungsausschluss
im Behandlungsfall 13310, 13311
in derselben Sitzung 01510, 01511, 01512, 01520, 01530, 01531, 01857, 01910, 01911, 02100, 02101, 04564, 04565, 04566, 04572, 04573, 13610, 13611, 13612, 13620, 13621, 13622, 30708, 32247, 34503, 34504, 34505 und Kapitel 31.5.3, 5

Aufwand in Min. **Kalkulationszeit:** 15 **Prüfzeit:** 15 **Eignung d. Prüfzeit:** Tages- und Quartalsprofil

GOÄ entsprechend oder ähnlich: Nrn. 448, 449

Kommentar: Die Leistungen nach Nr. 01520 und 01521 betreffen ausschließlich die Beobachtung und Betreuung eines Patienten im unmittelbaren Anschluss an eine diagnostische oder therapeutische Herzkatheteruntersuchung

- 01520 im Zusammenhang mit der EBM-Nr. 34291: **Herzkatheteruntersuchung mit Koronarangiographie**

- 01521 im Zusammenhang mit der EBM-Nrn. 34292: **Zuschlag zu der Leistung nach der Nr. 34291 bei Durchführung einer interventionellen Maßnahme (PTCA, Stent),**

wenn diese sich über einen Zeitraum von mehr als 4 bzw. 12 Stunden hinziehen. Die Leistung der Beobachtung und Betreuung nach EBM-Nr. 01520 oder 01521 ist an demselben Tag nicht neben zahlreichen anderen Betreuungsleistungen, wie sie in den Bestimmungen zur EBM-Nr. 01510 aufgeführt sind, abrechenbar.

01530* **Zusatzpauschale für Beobachtung und Betreuung eines Kranken, entsprechend den Inhalten der Vereinbarung zur interventionellen Radiologie gemäß § 135 Abs. 2 SGB V zur Ausführung und Abrechnung diagnostischer angiologischer Leistungen** **962** **100,4**

Obligater Leistungsinhalt
- Im unmittelbaren Anschluss an eine diagnostische angiologische Untersuchung entsprechend der Gebührenordnungsposition 34283,
- Dauer mehr als 4 Stunden,

Abrechnungsbestimmung einmal im Behandlungsfall

Abrechnungsausschluss
im Behandlungsfall 13311, 34291
in derselben Sitzung 01510, 01511, 01512, 01520, 01521, 01531, 01857, 01910, 01911, 02100, 02101, 04564, 04565, 04566, 04572, 04573, 13310, 13610, 13611, 13612, 13620, 13621, 30708, 32247, 34502, 34503, 34504, 34505 und Kapitel 31.5.3, 5

Aufwand in Min. **Kalkulationszeit:** 10 **Prüfzeit:** 10 **Eignung d. Prüfzeit:** Tages- und Quartalsprofil

GOÄ entsprechend oder ähnlich: Nrn. 448, 449

Kommentar: Die Leistung nach Nr. 01530 und 01531 betreffen ausschließlich die Beobachtung und Betreuung eines Patienten im unmittelbaren Anschluss an eine angiologisch diagnostische (EBM-Nr. 34283 Serienangiographie) oder therapeutische Maßnahme (Selektiver Darstellung hirnversorgender Gefäße EBM-Nrn. 34284, 34285), wenn sie sich in den entsprechenden Zeitabständen
- Nr. 01530 = mehr als 4 Stunden,
- Nr. 01531 = mehr als 6 Stunden

befinden.

01531* **Zusatzpauschale für Beobachtung und Betreuung eines Kranken, entsprechend den Inhalten der Vereinbarung zur interventionellen Radiologie gemäß § 135 Abs. 2 SGB V zur Ausführung und Abrechnung therapeutischer angiologischer Leistungen** **1667** **173,97**

Obligater Leistungsinhalt
- Im unmittelbaren Anschluss an eine therapeutische angiologische Leistung entsprechend der Gebührenordnungspositionen 34284 und/oder 34285 und/oder 34286,
- Dauer mehr als 6 Stunden,

Abrechnungsbestimmung einmal im Behandlungsfall

Anmerkung Die Gebührenordnungsposition 01531 ist nicht neben den Gebührenordnungspositionen 01510 bis 01512, 01520, 01521, 01530, 01857, 01910, 01911, 02100, 02101, 04564 bis 04566, 04572, 04573, 13610 bis 13612, 13620 bis 13622, 30708, 32247, 34502 und 34503 und nicht neben den Gebührenordnungspositionen des Abschnitts 31.5.3 sowie den Gebührenordnungspositionen des Kapitels 5 berechnungsfähig.
Die Gebührenordnungsposition 01531 ist am Behandlungstag nicht neben der Gebührenordnungsposition 13310 berechnungsfähig.
Die Gebührenordnungsposition 01531 ist im Behandlungsfall nicht neben den Gebührenordnungspositionen 13311 und 34291 berechnungsfähig.

Abrechnungsausschluss
am Behandlungstag 13310
im Behandlungsfall 13311, 34291
in derselben Sitzung 01510, 01511, 01512, 01520, 01521, 01530, 01857, 01910, 01911, 02100, 02101, 04564, 04565, 04566, 04572, 04573, 13610, 13611, 13612, 13620, 13621, 30708, 32247, 34502, 34503, 34504, 34505 und Kapitel 31.5.3, 5

Aufwand in Min. **Kalkulationszeit:** 15 **Prüfzeit:** 15 **Eignung d. Prüfzeit:** Tages- und Quartalsprofil

GOÄ entsprechend oder ähnlich: Nrn. 448, 449

Kommentar: Die Leistung nach Nr. 01530 und 01531 betreffen ausschließlich die Beobachtung und Betreuung eines Patienten im unmittelbaren Anschluss an eine angiologisch diagnostische (EBM-Nr. 34283 Serienangiographie) oder therapeutische Maßnahme (Selektiver Darstellung hirnversorgender Gefäße EBM-Nrn. 34284, 34285), wenn sie sich in den entsprechenden Zeitabständen

- Nr. 01530 = mehr als 4 Stunden,
- Nr. 01531 = mehr als 6 Stunden

befinden.

1.6 Schriftliche Mitteilungen, Gutachten

1. Für das Ausstellen von Auskünften, Bescheinigungen, Zeugnissen, Berichten und Gutachten auf besonderes Verlangen der Krankenkassen bzw. des Medizinischen Dienstes gelten die Regelungen gemäß § 36 Bundesmantelvertrag-Ärzte (BMV-Ä).

2. Zweitschriften und alle weiteren als der erste Ausdruck EDV-gespeicherter Dokumentationen von Berichten und Arztbriefen mit Ausnahme der Gebührenordnungsposition 01602 sind nicht nach den Gebührenordnungspositionen dieses Abschnitts berechnungsfähig.

3. Die für Reproduktion und Versendung entstandenen Kosten können nach den vertraglichen Regelungen zu den Pauschalerstattungen geltend gemacht werden.

4. Bei Probenuntersuchungen ohne Arzt-Patienten-Kontakt sind die Gebührenordnungspositionen 01600 und 01601 nicht berechnungsfähig.

Kommentar:

Die Bundesmantelverträge regeln in den genannten Vorschriften, wann und unter welchen Voraussetzungen der Vertragsarzt verpflichtet ist, Auskünfte und sonstige Informationen an die Krankenkasse zu geben. Beispielhaft wird hier § 36 BMV-Ä:

„§ 36 Schriftliche Informationen

(1) Der Vertragsarzt ist befugt und verpflichtet, die zur Durchführung der Aufgaben der Krankenkassen erforderlichen schriftlichen Informationen (Auskünfte, Bescheinigungen, Zeugnisse, Berichte und Gutachten) auf Verlangen an die Krankenkasse zu übermitteln. Wird kein vereinbarter Vordruck verwendet, gibt die Krankenkasse an, gemäß welcher Bestimmungen des Sozialgesetzbuches oder anderer Rechtsvorschriften die Übermittlung der Information zulässig ist.

(2) Für schriftliche Informationen werden Vordrucke vereinbart. Vereinbarte Vordrucke, kurz. B.scheinigungen und Auskünfte sind vom Vertragsarzt ohne besonderes Honorar gegen Erstattung von Auslagen auszustellen, es sei denn, dass eine andere Vergütungsregelung vereinbart wurde. Der Vordruck enthält einen Hinweis darüber, ob die Abgabe der Information gesondert vergütet wird oder nicht. Gutachten und Bescheinigungen mit gutachtlichen Fragestellungen, für die keine Vordrucke vereinbart wurden, sind nach den Leistungspositionen des BMÄ zu vergüten.

(3) Soweit Krankenkassen Versicherte bei der Verfolgung von Schadensersatzansprüchen, die bei der Inanspruchnahme von Versicherungsleistungen aus Behandlungsfehlern entstanden sind, unterstützen, sind die Vertragsärzte bei Vorliegen einer aktuellen Schweigepflichtsentbindung berechtigt, die erforderlichen Auskünfte zu erteilen.“

Da die Übermittlungsart der schriftlichen Mitteilung nicht vorgeschrieben ist, kann diese per normaler Post, aber auch per Fax oder per E-Mail erfolgen. Bei den beiden letztgenannten Übermittlungsarten sind aber hohe Anforderungen an die datenschutzrechtlichen Belange zu stellen. So muss der Arzt sicherstellen, dass Fax bzw. E-Mail nur an den befugten Empfänger gelangen. Kann er das nicht hundertprozentig, sollte er auf diese Art der Übermittlung verzichten. Aus dem Wortlaut der Präambel, insbesondere der Nr. 1.4, ist zu schließen, dass Anlass des Berichts eine vorausgegangene Patientenuntersuchung gewesen sein muss. Entsprechend können reine Befundmitteilungen oder die Mitteilung über das Ergebnis von Probenuntersuchungen keine nach Nrn. 01600 und 01601 abrechnungsfähige Leistung darstellen. Allerdings können in solchen Fällen u. U. Versand- oder Kostenpauschalen nach Kapitel 40 anfallen.

EBM-Nr. | EBM-Punkte / Euro

01600 **Ärztlicher Bericht über das Ergebnis einer Patientenuntersuchung** **39** **4,07**

Anmerkung Der Höchstwert für die Gebührenordnungsposition 01600 und 01601 beträgt 180 Punkte je Behandlungsfall. Der Höchstwert ist auch auf den Arztfall anzuwenden.
Die Gebührenordnungsposition 01600 ist in den berechnungsfähigen Gebührenordnungspositionen der Abschnitte III.b-8.5, IV-31.2, IV-32.2, IV-32.3, IV-36.2 und der Kapitel III.b-11, III.b-12, III.b-17, III.b-19, III.b-24, III.b-25 und IV-34 enthalten.
Die Gebührenordnungsposition 01600 ist im Behandlungsfall nicht neben den Versicherten-, Grund- oder Konsiliarpauschalen berechnungsfähig.

Abrechnungsausschluss
im Krankheitsfall 01838
am Behandlungstag 31010, 31011, 31012, 31013
im Behandlungsfall 01790, 01791, 01792, 01793, 01835, 01836, 01837, 03000, 03010, 03030, 04000, 04010, 04030, 25213, 30700

Aufwand in Min. **Kalkulationszeit:** 4 **Prüfzeit:** 1 **Eignung d. Prüfzeit:** Tages- und Quartalsprofil

GOÄ entsprechend oder ähnlich: Nr. 70

Kommentar: Wenn ein Patient, bei dem eine berichtspflichtige Leistung erbracht wurde, nicht die Weitergabe eines Befundes an den Hausarzt wünscht oder wenn er gar keinen hat, so ist nach den Allgemeinen Bestimmungen 2.1.4 die berichtspflichtige Leistung trotzdem vollständig erfüllt und damit auch abrechnungsfähig.

Gemäß den Allgemeinen Bestimmungen 2.1.4 muss der Bericht immer schriftlich abgefasst werden und kann nicht – auch nicht im Rahmen einer Praxisgemeinschaft – mündlich, d. h. telefonisch übermittelt werden.

Nach den allgemeinen Bestimmungen 7.1 können Versand- bzw. Kostenpauschale nach den EBM-Nrn. 40120 ff. abgerechnet werden. Nicht abrechnungsfähig sind Schreibgebühren. Bei Übermittlung des ärztlichen Berichtes per Fax kann die EBM-Nr. 40120 zusätzlich berechnet werden.

01601 **Ärztlicher Brief in Form einer individuellen schriftlichen Information des Arztes an einen anderen Arzt über den Gesundheits- bzw. Krankheitszustand des Patienten** **74** **7,72**

Obligater Leistungsinhalt
- Schriftliche Informationen zu
  - Anamnese,
  - Befund(e),
  - Epikritische Bewertung,
  - Schriftliche Informationen zur Therapieempfehlung

Anmerkung Der Höchstwert für die Gebührenordnungspositionen 01600 und 01601 beträgt 180 Punkte je Behandlungsfall. Der Höchstwert ist auch auf den Arztfall anzuwenden.
Die Gebührenordnungsposition 01601 ist in den berechnungsfähigen Gebührenordnungspositionen der Abschnitte III.b-8.5, IV-31.2, IV-32.2, IV-32.3, IV-36.2 und der Kapitel III.b-11, III.b-12, III.b-17, III.b-19, III.b-24, III.b-25 und IV-34 enthalten.
Die Gebührenordnungsposition 01601 ist im Behandlungsfall nicht neben den Versicherten-, Grund- oder Konsiliarpauschalen berechnungsfähig.

Abrechnungsausschluss
im Krankheitsfall 01838
am Behandlungstag 31010, 31011, 31012, 31013
im Behandlungsfall 01790, 01791, 01792, 01793, 01835, 01836, 01837, 03000, 03030, 04000, 04010, 04030, 25213, 25214, 30700

Aufwand in Min. **Kalkulationszeit:** 8 **Prüfzeit:** 2 **Eignung d. Prüfzeit:** Tages- und Quartalsprofil

GOÄ entsprechend oder ähnlich: Nrn. 75, 80 (Gutachten)

Kommentar: Nach der Leistungslegende wird eine abschließende Beurteilung (epikritische Bewertung) gefordert, so dass ein allgemeiner Bericht über die Patientenuntersuchung und die entsprechenden Befunde nicht dieser Leistungslegende entspricht, sondern nur der EBM-Nr. 01600.

Alle Kopien für den Hausarzt sind nach der festgelegten EBM-Nr. 01602 berechnungsfähig. Wezel/Liebold weist in seinem Kommentar nochmals darauf hin, dass die zum Zeitpunkt der Untersuchung festgestellten Symptome und Befunde relativ zeitnah am Untersuchungstermin versendet werden sollten, und gibt ein Urteil des Sozialgerichtes Stuttgart AZ.: S11Ka2267/02 vom 14. Mai 2003 an, dass nur in Ausnahmefällen der Zeitraum von 4 Wochen tolerabel ist.

01602 **Gebührenordnungsposition für die Mehrfertigung (z.B. Kopie) eines Berichtes oder Briefes nach den Nrn. 01600, 01601, 01790, 01791, 01792, 01835, 01836, 01837, 08570, 08571, 08572, 11230, 11231 oder 11232 an den Hausarzt gemäß § 73 Abs. 1b SGB V** **12** 1,25

Anmerkung Bei der Berechnung der Gebührenordnungsposition 01602 ist auf dem Behandlungsausweis die Arztabrechnungsnummer oder der Name des Hausarztes gemäß § 73 Abs. 1b SGB V anzugeben.
Die Gebührenordnungsposition 01602 für die Kopie eines Berichtes oder Briefes an den Hausarzt ist nur berechnungsfähig, wenn bereits ein Bericht oder Brief an einen anderen Arzt erfolgt ist.

Abrechnungsausschluss im Behandlungsfall 17210, 19210, 24210, 24211, 24212, 25210, 25211, 25213, 25214

Aufwand in Min. **Kalkulationszeit:** KA **Prüfzeit:** ./. **Eignung d. Prüfzeit:** Keine Eignung

GOÄ entsprechend oder ähnlich: Berechnung entstandener Kopie-Kosten nach § 10 Abs.1 GOÄ

Kommentar: Seit dem neuen EBM2000plus wird fast für jeden „Spezialisten", der diagnostische Leistungen an Patienten vollbringt, der Brief an den Hausarzt bzw. an einen anderen überweisenden Spezialisten zur Grundvoraussetzung für die Abrechnung. Erst mit Versendung dieses Briefes ist die Leistung abgeschlossen.

Erfolgt eine Überweisung von einem Spezialisten zu einem anderen, so ist sowohl ein Arztbrief an den überweisenden Spezialisten und eine Befundkopie an den Hausarzt zu senden.

Hausärzte sollten bei Überweisung ihre Patienten darauf hinweisen, dass der Gebietsarzt unverzüglich eine Befundkopie zusenden muss.

Für die Mehrfertigung kann neben Nr 01602 die Kostenpauschale nach Nr. 40144 zusätzlich berechnet werden

01610 **Bescheinigung zur Feststellung der Belastungsgrenze (Muster 55)** **14** 1,46

Aufwand in Min. **Kalkulationszeit:** KA **Prüfzeit:** ./. **Eignung d. Prüfzeit:** Keine Eignung

GOÄ entsprechend oder ähnlich: Nr. 70

Kommentar: Erwachsene müssen nicht mehr als 2 % ihrer jährlichen Bruttoeinnahmen aus eigener Tasche für Heil- und Hilfsmittel, Fahrtkosten, Vorsorge- und Rehabilitationsleistungen hinzuzahlen. Für chronisch Kranke, die wegen derselben schwerwiegenden Krankheit in Dauerbehandlung sind, liegt die Belastungsgrenze bei 1 % der jährlichen Bruttoeinnahmen.

Eine „Dauerbehandlung" liegt vor, wenn der Versicherte mindestens ein Jahr lang vor Ausstellung dieser Bescheinigung jeweils wenigstens einmal im Quartal wegen derselben Krankheit in ärztlicher Behandlung war.

Der Begriff der „schwerwiegenden chronischen Krankheit" wurde vom gemeinsamen Bundesausschuss in der „Richtlinie zur Definition schwerwiegender chronischer Krankheiten" im Sinne des § 62 SGB V" wie folgt definiert (§ 2 der Richtlinie):

Schwerwiegende chronische Krankheit

Eine Krankheit i. S. d. § 62 Abs. 1 Satz 2 SGB V ist ein regelwidriger körperlicher oder geistiger Zustand, der Behandlungsbedürftigkeit zur Folge hat. Gleiches gilt für die Erkrankung nach § 62 Abs. 1 Satz 4 SGB V.

Eine Krankheit ist schwerwiegend chronisch, wenn sie wenigstens ein Jahr lang, mindestens einmal pro Quartal ärztlich behandelt wurde (Dauerbehandlung) und eines der folgenden Merkmale vorhanden ist:

a) Es liegt eine Pflegebedürftigkeit der Pflegestufe 2 oder 3 nach dem zweiten Kapitel SGB XI vor.
b) Es liegt ein Grad der Behinderung (GdB) von mindestens 60 oder eine Minderung der Erwerbsfähigkeit (MdE) von mindestens 60 % vor, wobei der GdB oder die MdE nach den Maßstäben des § 30 Abs. 1 BVG oder des § 56 Abs. 2 SGB VII festgestellt und zumindest auch durch die Krankheit nach Satz 1 begründet sein muss.
c) Es ist eine kontinuierliche medizinische Versorgung (ärztliche oder psychotherapeutische Behandlung, Arzneimitteltherapie, Behandlungspflege, Versorgung mit Heil- und Hilfsmitteln) erforderlich, ohne die nach ärztlicher Einschätzung eine lebensbedrohliche Verschlimmerung, eine Verminderung der Lebenserwartung oder eine dauerhafte Beeinträchtigung der Lebensqualität durch die aufgrund der Krankheit nach Satz 1 verursachte Gesundheitsstörung zu erwarten ist.

Ist eine Person nach zumindest einem dieser Kriterien chronisch erkrankt, beträgt die Belastungsgrenze 1 % des maßgeblichen Jahreseinkommens.

Den betroffenen Patienten ist auf jeden Fall zu empfehlen, alle Quittungen von Zuzahlungen und auch die Quittungen der Praxisgebühr zu sammeln. Wenn im Laufe des Jahres die Belastungsgrenze erreicht wird, dann sollten diese Patienten ihre Einkommensnachweise mit den aufgebrachten Aufwendungen für Zuzahlungen und Praxisgebühren bei der Krankenkasse einreichen. Sie werden dann für den Rest des Jahres von den Zuzahlungen befreit.

Zur Abrechnung der Leistung nach Nr. 01610 muss das Muster 55 ausgefüllt sein.

Tipp: **Ausstellung von vereinbarten Vordruckmustern mit den Krankenkassen nach EBM-Nrn. – Stand: 01.07.2009**

Vordruck/ Muster	Bezeichnung	EBM-Ziffer
11	Bericht für den Medizinischen Dienst	01621
20	Wiedereingliederungsplan	01622
22	Konsiliarbericht vor Aufnahme einer Psychotherapie durch einen Psychologischen Psychotherapeuten oder Kinder- und Jugendlichentherapeuten	01612
25	Kurvorschlag des Arztes	01623
41	Arztanfrage	01620
50	Anfrage zur Zuständigkeit einer anderen Krankenkasse	01620
51	Anfrage zur Zuständigkeit eines sonstigen Kostenträgers	01622
52	Anfrage Fortbestehen der Arbeitsunfähigkeit	01622
53	Anfrage Arbeitsunfähigkeitszeiten	01621
55	Bescheinigung zur Feststellung des Erreichens der Belastungsgrenze	01610
56	Antrag auf Kostenübernahme für Rehabilitationssport	01621
61	Verordnung von medizinischer Rehabilitation	01611
63	Verordnung spezialisierte ambulante Palliativversorgung	–

Prüfen Sie in der Präambel zum Kapitel Ihrer Fachgruppe, ob diese Leistung, die auch im Anhang 1 (Verzeichnis der nicht gesondert berechnungsfähigen Leistungen) aufgelistet ist, von Ihrer Fachgruppe gesondert abgerechnet werden kann.

Finden Sie diese Leistung **nicht** in einem der Präambel-Absätze als abrechenbar aufgeführt, ist sie nicht berechnungsfähig. Die Leistung ist in der Regel dann bei Ihrer Fachgruppe Bestandteil der Versicherten- oder Grundpauschale und damit nicht gesondert berechnungsfähig.

01611 **Verordnung von medizinischer Rehabilitation unter Verwendung des Vordrucks Muster 61 gemäß Anlage 2 der Richtlinie des Gemeinsamen Bundesausschusses über Leistungen zur medizinischen Rehabilitation (Rehabilitations-Richtlinie) nach § 92 Abs. 1 SGB V** **302** **31,52**

Aufwand in Min. **Kalkulationszeit:** KA **Prüfzeit:** 25 **Eignung d. Prüfzeit:** Tages- und Quartalsprofil

GOÄ entsprechend oder ähnlich: Nrn. 80, 85 (aufwendiges Gutachten)

Kommentar: Der folgende Ausschnitt aus den Rehabilitations-Richtlinien zeigt die Voraussetzungen der Verordnung, Angaben zu Rehabilitationsbedürftigkeit und Rehabilitationsfähigkeit sowie die erforderliche Qualifikation des Vertragsarztes:

Richtlinien des Gemeinsamen Bundesausschusses über Leistungen zur medizinischen Rehabilitation (Rehabilitations-Richtlinien) nach § 92 Abs. 1 Satz 2 Nr. 8 SGB V in der Fassung vom 16. März 2004 veröffentlicht im Bundesanzeiger Nr. 63 (S. 6769) vom 31. März 2004, zuletzt geändert am 21. Februar 2006 veröffentlicht im Bundesanzeiger 2006; S. 2 219) in Kraft getreten am 30. März 2006 § 7 Voraussetzungen der Verordnung durch den Vertragsarzt (im Internet unter: https://www.g-ba.de/downloads/62-492-882/RL-Reha_2014-04-17.pdf)

§ 7 Voraussetzungen der Verordnung durch den Vertragsarzt

(1) • Voraussetzung für die Verordnung von Leistungen zur medizinischen Rehabilitation ist das Vorliegen der medizinischen Indikation. Hierzu sind im Sinne eines vorläufigen rehabilitationsmedizinischen Assessments abzuklären:die Rehabilitationsbedürftigkeit,
- die Rehabilitationsfähigkeit und
- eine positive Rehabilitationsprognose auf der Grundlage realistischer, für den Versicherten alltagsrelevanter Rehabilitationsziele.

(2) • Leistungen zur medizinischen Rehabilitation können nur verordnet werden, wenn das innerhalb der Krankenbehandlung angestrebte Rehabilitationsziel voraussichtlich nicht durchLeistungen der kurativen Versorgung oder deren Kombination,
- die Leistungen der medizinischen Vorsorge nach §§ 23 und 24 SGB V

erreicht werden kann, die Leistung zur medizinischen Rehabilitation dafür jedoch eine hinreichende Aussicht auf Erfolg bietet.

§ 8 Rehabilitationsbedürftigkeit

Rehabilitationsbedürftigkeit besteht, wenn aufgrund einer körperlichen, geistigen oder seelischen Schädigung

- voraussichtlich nicht nur vorübergehende alltagsrelevante Beeinträchtigungen der Aktivität vorliegen, durch die in absehbarer Zeit eine Beeinträchtigung der Teilhabe droht oder
- Beeinträchtigungen der Teilhabe bereits bestehen und
- über die kurative Versorgung hinaus der mehrdimensionale und interdisziplinäre Ansatz der medizinischen Rehabilitation erforderlich ist.

Zu den Beeinträchtigungen der Teilhabe gehört auch der Zustand der Pflegebedürftigkeit.

§ 9 Rehabilitationsfähigkeit

Rehabilitationsfähig ist ein Versicherter, wenn er aufgrund seiner somatischen und psychischen Verfassung die für die Durchführung und Mitwirkung bei der Leistung zur medizinischen Rehabilitation notwendige Belastbarkeit und Motivation oder Motivierbarkeit besitzt.

§ 11 Qualifikation des Vertragsarztes (1) Die Beratung über und die Verordnung von Leistungen zur medizinischen Rehabilitation erfordern unter anderem spezielle Kenntnisse in der Anwendung der ICF. Aus diesem Grunde sind nur solche Vertragsärzte verordnungsberechtigt, die über eine entsprechende rehabilitationsmedizinische Qualifikation verfügen und eine entsprechende Genehmigung besitzen. Die Kassenärztliche Vereinigung prüft die Qualifikation des Vertragsarztes zur Verordnung von Leistungen zur medizinischen Rehabilitation. Die Genehmigung ist zu erteilen, wenn die Voraussetzungen des Absatz 2 vorliegen. Die Kassenärztliche Vereinigung unterrichtet die Landesverbände der Krankenkassen und die Verbände der Ersatzkassen auf Landesebene über die verordnungsberechtigten Ärzte. (2) Genehmigung wird erteilt, wenn der Vertragsarzt: die Gebietsbezeichnung „Physikalische und Rehabilitative Medizin“ besitzt oder über die Zusatzbezeichnungen „Sozialmedizin“ oder „Rehabilitationswesen“ oder über die fakultative Weiterbildung „Klinische Geriatrie“ verfügt oder eine mindestens 1-jährige Tätigkeit in einer stationären oder ambulanten Rehabilitationseinrichtung nachweist oder im Jahr vor Erteilung der Genehmigung mind. 20 Rehabilitationsgutachten auch für andere Sozialleistungsträger (insbesondere Rentenversicherung) erstellt hat oder an einer Fortbildung von 16 Stunden mit Erfolg teilgenommen hat, die von der Kassenärztlichen Bundesvereinigung (KBV) und den Spitzenverbänden der Krankenkassen anerkannt ist. Gegenstand dieser Fortbildung sind die Handhabung dieser Richtlinien, insbesondere Grundlagen der ICF und Inhalte der verordnungsfähigen Leistungen der Rehabilitation. Die Inhalte der Fortbildung sind in einem Curriculum vorzugeben, auf das sich die Partner dieser Richtlinien verständigen. (3) Vertragsärzte, die nicht über eine dieser Zusatzqualifikationen verfügen, dürfen Leistungen zur medizinischen Rehabilitation zu Lasten der Gesetzlichen Krankenversicherung bis zum 31. März 2007 verordnen.

Zur Abrechnung der Leistung nach Nr. 01611 muss das Muster 61 ausgefüllt sein.

01612 **Konsiliarbericht eines Vertragsarztes vor Aufnahme einer Psychotherapie durch den Psychologischen Psychotherapeuten oder Kinder- und Jugendlichenpsychotherapeuten (Muster 22) gemäß den Psychotherapie-Richtlinien** **37** **3,86**

Aufwand in Min. **Kalkulationszeit:** KA **Prüfzeit:** 1 **Eignung d. Prüfzeit:** Tages- und Quartalsprofil

GOÄ entsprechend oder ähnlich: Nr. 75

Kommentar: Patienten können psychologische Psychotherapeuten und Kinder- und Jugendlichenpsychotherapeuten, die an der vertragsärztlichen Versorgung teilnehmen, unmittelbar aufsuchen, doch ist der Aufgesuchte verpflichtet, den Patienten zur Einholung des Konsiliarberichtes spätestens nach Beendigung der probatorischen Sitzungen und vor Beginn der Psychotherapie den Patienten an einen Konsiliararzt zu überweisen.

Auf der Überweisung hat er dem Konsiliararzt eine kurze Information über die von ihm erhobenen Befunde und die Indikation zur Durchführung einer Psychotherapie zukommen zu lassen.

Der Konsiliararzt hat den Konsiliarbericht nach persönlicher Untersuchung des Patienten zu erstellen. Der Bericht ist dem Psychologischen Psychotherapeuten oder Kinder- und Jugendlichenpsychotherapeuten möglichst zeitnah, spätestens aber drei Wochen nach der Untersuchung zu übermitteln.

Der Konsiliarbericht ist vom Konsiliararzt insbesondere zum Ausschluss somatischer Ursachen und gegebenenfalls psychiatrischer oder kinder- und jugendpsychiatrischer Ursachen abzugeben.

Die Angaben sind nur zur Einsicht für den Therapeuten (Muster 22a), den Konsiliararzt (Muster 22c) und gegebenenfalls den Gutachter oder Obergutachter (Muster 22b) selbst bestimmt, die Krankenkasse (Muster 22d) erhält keine Einsicht.

Ist eine psychotherapeutische Behandlung nach Ansicht des Arztes kontraindiziert und wird trotzdem ein Antrag auf therapeutische Behandlung bei der Vertragskasse gestellt, so veranlasst die Krankenkasse eine Begutachtung durch den Medizinischen Dienst der Krankenkassen.

01620 **Kurze Bescheinigung oder kurzes Zeugnis, nur auf besonderes Verlangen der Krankenkasse oder Ausstellung des vereinbarten Vordrucks nach dem Muster 50** **30** **3,13**

Abrechnungsausschluss in derselben Sitzung 01735

Aufwand in Min. **Kalkulationszeit:** KA **Prüfzeit:** ./. **Eignung d. Prüfzeit:** Keine Eignung

GOÄ entsprechend oder ähnlich: Nr. 70

Kommentar: Unter dieser Leistungsziffer sind folgende Anfragen der Krankenkasssen abzurechnen:
Muster 41 – Bericht des behandelnden Arztes – Arztanfrage
Muster 50 – Anfrage zur Zuständigkeit einer anderen Krankenkasse
Muster 58 – Bescheinigung zur Folgevereinbarung von Rehabilitationssport oder Funktionstraining

Tipp: Kostenpauschale Nr. 40142 für Leistung Nr.01620 bei Abfassung in freier Form, wenn vereinbarte Vordrucke nicht verwendet werden können, je Seite, ggf. für den Versand Porto nach Nrn. 40120 ff. berechnen. Kostenpauschale Nr. 40142 für Leistung Nr.01620 bei Abfassung in freier Form, wenn vereinbarte Vordrucke nicht verwendet werden können, je Seite, ggf. für den Versand Porto nach Nrn. 40120 ff. berechnen.

EBM-Nr. | EBM-Punkte/Euro

01621 **Krankheitsbericht, nur auf besonderes Verlangen der Krankenkasse oder Ausstellung der vereinbarten Vordrucke nach den Mustern 11, 53 oder 56** **44** **4,59**

Abrechnungsausschluss in derselben Sitzung 01735

Aufwand in Min. **Kalkulationszeit:** KA **Prüfzeit:** ./. **Eignung d. Prüfzeit:** Keine Eignung

GOÄ entsprechend oder ähnlich: Nr. 75

Kommentar: Unter dieser Leistungsziffer sind folgende Anfragen der Krankenkasssen abzurechnen:
Muster 11 – Bericht für den Medizinischen Dienst
Muster 53 – Anfrage Arbeitsunfähigkeitszeiten
Muster 56 – Antrag auf Kostenübernahme für Rehabilitationssport
Muster 57 – Antrag auf Kostenübernahme für Funktionstraining

Tipp: Kostenpauschale Nr. 40142 für Leistung Nr.01621 bei Abfassung in freier Form, wenn vereinbarte Vordrucke nicht verwendet werden können, je Seite, ggf. für den Versand Porto nach Nrn. 40120 ff. berechnen.

01622 **Ausführlicher schriftlicher Kurplan oder begründetes schriftliches Gutachten oder schriftliche gutachterliche Stellungnahme, nur auf besonderes Verlangen der Krankenkasse oder Ausstellung der vereinbarten Vordrucke nach den Mustern 20 a-d, 51 oder 52** **83** **8,66**

Aufwand in Min. **Kalkulationszeit:** KA **Prüfzeit:** ./. **Eignung d. Prüfzeit:** Keine Eignung

GOÄ entsprechend oder ähnlich: Nr. 77

Kommentar: Unter dieser Leistungsziffer sind folgende Anfragen der Krankenkasssen abzurechnen:
Muster 20 – Wiedereingliederungsplan
Muster 51 – Anfrage zur Zuständigkeit eines sonstigen Kostenträgers
Muster 52 – Anfrage Fortbestehen der Arbeitsunfähigkeit

Tipp: Kostenpauschale Nr. 40142 für Leistung Nr.01622 bei Abfassung in freier Form, wenn vereinbarte Vordrucke nicht verwendet werden können, je Seite, ggf. für den Versand Porto nach Nrn. 40120 ff. berechnen.

01623 **Kurvorschlag des Arztes zum Antrag auf ambulante Kur, Ausstellung des vereinbarten Vordrucks nach Muster 25** **53** **5,53**

Aufwand in Min. **Kalkulationszeit:** KA **Prüfzeit:** ./. **Eignung d. Prüfzeit:** Keine Eignung

GOÄ entsprechend oder ähnlich: Nr. 77

Kommentar: Der Vordruck Muster 25 (Kurantrag zu Lasten der GKV) besteht aus drei Teilen:
- Selbstauskunftsbogen, in dem der Patient die persönlichen Daten einträgt und ggf. seine Wunschklinik
- Bogen für die Krankenkasse
- Bogen für den Arzt

Den Unterlagen sollten noch weitere Schriftstücke beigefügt werden:
- Kopien der vorausgegangenen Operationen
- Kopien der pathologischen Befunde
- sofern vorhanden – eine Kopie des Schwerbehindertenausweises.

Neben der Leistung nach Nr. 01622 kann der Arzt für den Versand Porto nach Nrn. 40120 ff. berechnen.

Vom Patienten erwartete Befundberichte, Anträge und Empfehlungen zu Heilverfahren an die Kostenträger der Rentenversicherung, der Unfallversicherung oder der privaten Versicherungen sind keine GKV-Leistungen und nicht mit der EBM-Nr. 01623 berechnungsfähig. Diese Leistungen müssen nach GOÄ-Nr. 77 (Planung und Leitung einer Kur) berechnet werden.

Siehe auch Abrechnungstipp zu Nr. 01610.

1.7 Gesundheits- und Früherkennungsuntersuchungen, Mutterschaftsvorsorge, Empfängnisregelung und Schwangerschaftsabbruch (vormals Sonstige Hilfen)

1. Für die Berechnung der in diesem Abschnitt genannten Gebührenordnungspositionen sind die entsprechenden Richtlinien des Gemeinsamen Bundesausschusses maßgeblich.

2. Die gemäß diesen Richtlinien vorgeschriebenen (Bild-) Dokumentationen, notwendigen Bescheinigungen und Ultraschalluntersuchungen sind – soweit sie nicht gesondert in diesem Abschnitt aufgeführt sind – Bestandteil der Gebührenordnungspositionen.

3. Die Gebührenordnungspositionen der Abschnitte 1.7.4, 1.7.5 und 1.7.7 – mit Ausnahme der Gebührenordnungspositionen 01776, 01777, 01783, 01790, 01791, 01792, 01793, 01800, 01802 bis 01812, 01816, 01820, 01821, 01822, 01826, 01828, 01833, 01835, 01836, 01837, 01838, 01839, 01840, 01900, 01903, 01913, 01915 – sind vorbehaltlich der Regelung in Nummer 4 nur von Fachärzten für Frauenheilkunde berechnungsfähig. Die Gebührenordnungspositionen 01852, 01856, 01903 und 01913 sind nicht von Fachärzten für Frauenheilkunde berechnungsfähig. Die Gebührenordnungspositionen 01910 und 01911 können von allen Vertragsärzten – soweit dies berufsrechtlich zulässig ist – berechnet werden. Haben an der Erbringung der Gebührenordnungspositionen 01910 und 01911 mehrere Ärzte mitgewirkt, so hat der die Gebührenordnungsposition 01910 oder 01911 abrechnende Arzt in einer der Quartalsabrechnung beizufügenden und von ihm zu unterzeichnenden Erklärung zu bestätigen, dass er mit den anderen Ärzten eine Vereinbarung darüber getroffen hat, wonach nur er allein in den jeweiligen Fällen diese Gebührenordnungsposition abrechnet.

4. Die Gebührenordnungspositionen 01790 bis 01793 und 01835 bis 01839 sind nur von Ärzten berechnungsfähig, die berechtigt sind, Gebührenordnungspositionen des Kapitels III.b-11 abzurechnen.

5. Für die Berechnung der Gebührenordnungspositionen 01852, 01856, 01857, 01903 und 01913 sind die Bestimmungen des Kapitels III.b-5 maßgeblich.

6. Sind neben den Gebührenordnungspositionen dieses Abschnitts weitere ärztliche Leistungen gemäß den Richtlinien des Gemeinsamen Bundesausschusses notwendig, so sind diese nach den übrigen Gebührenordnungspositionen anzusetzen.

Kommentar:

Maßgeblich für die Abrechnung von Leistungen aus diesem Abschnitt sind die jeweiligen Richtlinien des Gemeinsamen Bundesausschusses, in denen Näheres zu Art, Umfang, Häufigkeit der Leistung bzw. Berechtigung zur Erbringung der Leistung usw. geregelt ist. Das gilt auch für die (Bild-)Dokumentationen, die Bescheinigungen sowie Ultraschalluntersuchungen, die nach Maßgabe der Richtlinien Bestandteil der Leistungen sind, auch wenn sie in diesem Abschnitt nicht gesondert aufgeführt werden.

Die Abrechnung bestimmter Leistungen ist zusätzlich an eine Fachgebietsbezeichnung geknüpft oder – umgekehrt – von bestimmten Fachärzten nicht berechnungsfähig. Siehe aber hierzu auch die in der Kommentierung zu Kapitel I, Abschnitt 1.3 und 1.5 beschriebenen Ausnahmemöglichkeiten. Anderer Leistungen können nur unter zusätzlichen – an anderen Stellen des EBM definierten – Voraussetzungen abgerechnet werden.

Sind an der Erbringung der Gebührenordnungsposition 01910 oder 01911 (Beobachtung und Betreuung nach Durchführung eines Schwangerschaftsabbruchs – Dauer mehr als 2 bzw. 4 Stunden) mehrere Ärzte beteiligt, so kann die Nr. nur von einem Arzt abgerechnet werden, der der Quartalsabrechnung eine Erklärung über eine Vereinbarung über seine exklusive Abrechnung mit aller beteiligten Ärzten beifügen muss.

Weitere hier nicht genannte Leistungen, die nach den Richtlinien des Gemeinsamen Bundesausschusses notwendig sind, können nach den für sie geltenden übrigen Bestimmungen des EBM abgerechnet werden.

Es empfiehlt sich, für den einzelnen Arzt anhand dieser Bestimmungen ein persönliches Abrechnungsprofil zu erstellen.

01700 **Grundpauschale für Fachärzte für Laboratoriumsmedizin, Mikrobiologie und Infektionsepidemiologie, Transfusionsmedizin und ermächtigte Fachwissenschaftler der Medizin für die Erbringung von Laborleistungen gemäß den Richtlinien des Gemeinsamen Bundesausschusses über die ärztliche Betreuung während der Schwangerschaft und nach der Entbindung (Mutterschafts-Richtlinien) und/oder der Richtlinien des Gemeinsamen Bundesausschusses zur Empfängnisregelung und zum Schwangerschaftsabbruch bei Probeneinsendung,** **23** **2,4**

Abrechnungsbestimmung je Behandlungsfall mit Auftragsleistung(en) der Abschnitte 1.7.4 und/oder 1.7.5

Abrechnungsausschluss im Behandlungsfall 12220, 12225

Aufwand in Min. **Kalkulationszeit:** KA **Prüfzeit:** 1 **Eignung d. Prüfzeit:** Tages- und Quartalsprofil

GOÄ entsprechend oder ähnlich: Leistungskomplex in der GOÄ nicht vorhanden.

Kommentar: Die EBM-Nr. 01700 beschreibt die Grundpauschale für die angegebenen Ärztegruppen im Falle der Betreuung während der Schwangerschaft und nach der Entbindung und/oder im Rahmen der Richtlinien zur Empfängnisregelung und zum Schwangerschaftsabbruch, während die EBM-Nr.12220 die Grundpauschale je kurativ-ambulanten Behandlungsfall mit Auftragsleistung beschreibt. Beide Leistungen sind hinsichtlich der Punktzahl gleich gewichtet.

01701 **Grundpauschale fürVertragsärzte aus nicht in der Gebührenordnungsposition 01700 aufgeführten Arztgruppen für die Erbringung von Laborleistungen gemäß der Richtlinien des Gemeinsamen Bundesausschusses über die ärztliche Betreuung während der Schwangerschaft und nach der Entbindung (Mutterschafts-Richtlinien) und/oder der Richtlinien des Gemeinsamen Bundesausschusses zur Empfängnisregelung und zum Schwangerschaftsabbruch,** **5** **0,52**

Abrechnungsbestimmung je Behandlungsfall bei Erbringung von Laboratoriumsuntersuchungen der Abschnitte 1.7.4 und/oder 1.7.5

Abrechnungsausschluss im Behandlungsfall 12220, 12225

Aufwand in Min. **Kalkulationszeit:** KA **Prüfzeit:** 1 **Eignung d. Prüfzeit:** Tages- und Quartalsprofil

GOÄ entsprechend oder ähnlich: Leistungskomplex in der GOÄ nicht vorhanden.

Kommentar: Für die nicht unter EBM-Nr. 01700 genannten Vertragsärzte gilt im Rahmen der Erbringung von Laborleistungen während der Schwangerschaft und nach der Entbindung und/oder zur Empfängnisregelung und zum Schwangerschaftsabbruch eine geringere Pauschale nach EBM-Nr. 01701.

1.7.1 Früherkennung von Krankheiten bei Kindern

1. Die erste Untersuchung nach den Richtlinien über die Früherkennung von Krankheiten bei Kindern wird ebenso wie die zweite Untersuchung auf einem nach Vorlage der Krankenversichertenkarte eines Elternteils ausgestellten Abrechnungsschein nach Muster 5 der Vordruckvereinbarung abgerechnet.

Kommentar:

Siehe Tabelle der Früherkennungsuntersuchungen ausserhalb des RVL bei 1.7.2 Früherkennung von Krankheiten bei Erwachsenen. Maßgeblich für diesen Abschnitt sind die Richtlinien des Gemeinsamen Bundesauschusses über die Früherkennung von Krankheiten bei Kindern bis zur Vollendung des 6. Lebensjahres („Kinder-Richtlinien") in der jeweiligen Fassung.

Die Kinder-Richtlinien legen fest: Die Früherkennungsmaßnahmen bei Kindern in den ersten sechs Lebensjahren umfassen insgesamt neun Untersuchungen gemäß den im Untersuchungsheft für Kinder gegebenen Hinweisen. Die Untersuchungen können nur in den jeweils angegebenen Zeiträumen unter Berücksichtigung folgender Toleranzgrenzen in Anspruch genommen werden:

Untersuchungsstufe		Toleranzgrenze	
U 2	3. – 10. Lebenstag	U 2	3. – 14. Lebenstag
U 3	5. Lebenswoche	U 3	3. – 8. Lebenswoche
U 4	3. – 4. Lebensmonat	U 4	2. – 4 ½. Lebensmonat
U 5	6. – 7. Lebensmonat	U 5	5. – 8. Lebensmonat
U 6	10. – 12. Lebensmonat	U 6	14. Lebensmonat
U 7	21. – 24. Lebensmonat	U 7	20. – 27. Lebensmonat
U 7a	34. – 36. Lebensmonat	U 7a	33. – 38. Lebensmonat
U 8	46. – 48. Lebensmonat	U 8	43. – 50. Lebensmonat
U 9	60. – 64. Lebensmonat	U 9	58. – 66. Lebensmonat

Neugeborene haben zusätzlich Anspruch auf ein erweitertes Neugeborenen-Screening nach Anlage 2 der Richtlinien.

Auf einen Blick: Früherkennungsuntersuchungen bei Kindern nach G-BA

(www.g-ba.de/institution/themenschwerpunkte/frueherkennung/kinder/ und https://www.g-ba.de/informationen/richtlinien/15/)

	Zeitraum	Maßnahmen
U1	Neugeborenen-Erstuntersuchung	Kontrolle von Hautfarbe, Atmung, Muskeltätigkeit, Herzschlag und Reflexen. Screening zur Früherkennung angeborener Stoffwechseldefekte und endokriner Störungen. Hörscreening zur Erkennung beidseitiger Hörstörungen ab einem Hörverlust von 35 dB.
U2	3.-10. Lebenstag	Untersuchung von Organen, Sinnesorganen und Reflexen
U3	5. Lebenswoche	Prüfung der altersgemäßen Entwicklung der Reflexe, der Motorik, des Gewichts und der Reaktionen. Untersuchung der Organe und der Hüften. Abfrage des Trinkverhaltens.
U4	3.-4. Lebensmonat	Untersuchung der Organe, Sinnesorgane, Geschlechtsorgane und der Haut, von Wachstum, Motorik und Nervensystem.
U5	6.-7. Lebensmonat	Untersuchung der Organe, Sinnesorgane, Geschlechtsorgane und der Haut, von Wachstum, Motorik und Nervensystem.
U6	14. Lebensmonat	Kontrolle der geistigen Entwicklung, der Sinnesorgane und der Bewegungsfähigkeit
U7	21.-24. Lebensmonat	Test der sprachlichen Entwicklung, Feinmotorik und Körperbeherrschung
U7a	34.-36. Lebensmonat	Frühzeitige Erkennung von Sehstörungen und sonstigen Auffälligkeiten
U8	46.-48. Lebensmonat	Intensive Prüfung der Entwicklung von Sprache, Aussprache und Verhalten, um eventuelle Krankheiten und Fehlentwicklungen im Vorschulalter gezielt behandeln zu können.
U9	60.-64. Lebensmonat	Prüfung der Motorik und Sprachentwicklung, um eventuelle Krankheiten und Fehlentwicklungen vor dem Schuleintritt zu erkennen und zu heilen.
	0–6 Jahre	Früherkennungsuntersuchungen auf Zahn, Mund und Kieferkrankheiten: drei Untersuchungen; die erste davon findet grundsätzlich im dritten Lebensjahr statt
	6–18 Jahre	Maßnahmen zur Verhütung von Zahnerkrankungen: Ab dem 12. Lebensjahr werden die jährlichen Untersuchungen in ein Bonusheft eingetragen. Diese Eintragungen dienen später als Nachweis für den Anspruch auf erhöhte Zuschüsse zum Zahnersatz.

Auszug aus den **Richtlinien des Bundesausschusses der Ärzte und Krankenkassen über die Früherkennung von Krankheiten bei Kindern bis zur Vollendung des 6. Lebensjahres („Kinder-Richtlinien")**

A Allgemeines

1. Die nach diesen Richtlinien durchzuführenden ärztlichen Maßnahmen bei Kindern bis zur Vollendung des 6. Lebensjahres dienen der Früherkennung von Krankheiten, die eine normale körperliche oder geistige Entwicklung des Kindes in nicht geringfügigem Maße gefährden. Ärztliche Maßnahmen haben sich daher zu richten auf:

Störungen in der Neugeborenenperiode

01 Früh-, Mangelgeburt, Übertragung

02 Asphyxie

03 Schwere Hyperbilirubinämie

04 Andere, die Entwicklung in nicht geringfügigem Maße gefährdende Störungen in der Neugeborenenperiode (z. B. Krämpfe, Sepsis, andere intrauterin/perinatal erworbene Infektionen)

Angeborene Stoffwechsel-Störungen

05 Mucoviscidose

06 Phenylketonurie

07 Andere, die Entwicklung in nicht geringfügigem Maße gefährdende angeborene Stoffwechselstörungen (z. B. Galaktosämie)

Endokrine Störungen, Vitaminosen

08 Hypo- oder Hypervitaminosen (z. B. Rachitis, D-Hypervitaminose)

09 Diabetes mellitus des Kindes

10 Hypothyreose

11 Andere, die Entwicklung in nicht geringfügigem Maße gefährdende endokrine Störungen (z. B. AGS)

12 Blutkrankheiten (z. B. Hämophilien, Antikörpermangelsyndrome)

Entwicklungs- und Verhaltensstörungen

13 Somatische Entwicklungsstörungen (z. B. Dystrophie, Minderwuchs, Fettsucht)

14 Kognitiver Entwicklungsrückstand

15 Störungen der emotionellen oder sozialen Entwicklung (z. B. Verhaltensstörungen)

16 Störungen der motorischen Entwicklung oder andere, die Entwicklung in nicht geringfügigem Maße gefährdende funktionelle Störungen

Nervensystem

17 Cerebrale Bewegungsstörungen (zentrale Tonus- und Koordinationsstörungen, Cerebralparesen)

18 Fehlbildungen des Zentralnervensystems (z. B. Spina bifida und Hydrocephalus)

19 Anfallsleiden

20 Andere, die Entwicklung in nicht geringfügigem Maße gefährdende Erkrankungen des Nervensystems (z. B. neuromuskuläre Erkrankungen, periphere Lähmungen)

Sinnesorgane

21 Hochgradige Sehbehinderung, Blindheit

22 Schielkrankheit

23 Andere, die Entwicklung in nicht geringfügigem Maße gefährdende Fehlbildungen oder Erkrankungen der Augen

24 Hochgradige Hörbehinderung, Gehörlosigkeit

25 Andere, die Entwicklung in nicht geringfügigem Maße gefährdende Fehlbildungen oder Erkrankungen der Ohren

26 **Sprachstörungen oder Sprechstörungen** z.B. verzögerte Sprachentwicklung, Artikulationsstörungen, Stottern

27 **Zähne, Kiefer, Mundhöhle** Fehlbildungen oder Erkrankungen

28 **Herz/Kreislauf** Fehlbildungen oder Erkrankungen des Herzens oder der herznahen Gefäße

29 **Atmungsorgane** Fehlbildungen oder Erkrankungen

30 **Verdauungsorgane** Fehlbildungen oder Erkrankungen

31 **Nieren und Harnwege** Fehlbildungen oder Erkrankungen

32 **Geschlechtsorgane** Fehlbildungen oder Erkrankungen

Skelett und Muskulatur

33 Hüftgelenksanomalien

34 Andere, die Entwicklung in nicht geringfügigem Maße gefährdende Fehlbildungen oder Erkrankungen des Skelettsystems

35 Myopathien (z. B. progressive Muskeldystrophie)

36 **Haut** Fehlbildungen oder Erkrankungen

37 **Multiple Fehlbildungen**, einschließlich **chromosomaler Aberrationen** (z. B. Down-Syndrom)

EBM-Nr. EBM-Punkte / Euro

01704 **Zuschlag für die Beratung im Rahmen des Neugeborenen-Hörscreening gemäß Anlage 6 der Kinder-Richtlinien des Gemeinsamen Bundesausschusses im Zusammenhang mit der Erbringung der Gebührenordnungsposition 01711** **28** 2,92

Obligater Leistungsinhalt
- Aufklärung der Eltern (mindestens eines Personensorgeberechtigten) des Neugeborenen zu Sinn, Zweck und Ziel des Neugeborenen-Hörscreenings,
- Aushändigung des Informationsblattes gemäß Anlage 7 der Kinder-Richtlinien (Merkblatt des G-BA zum Neugeborenen-Hörscreening)

Anmerkung Die Beratung zum Neugeborenen-Hörscreening soll möglichst vor dem 2. Lebenstag des Neugeborenen erfolgen.

Abrechnungsausschluss im Krankheitsfall 01705, 01706

Aufwand in Min. **Kalkulationszeit:** KA **Prüfzeit:** 2 **Eignung d. Prüfzeit:** Tages- und Quartalsprofil

GOÄ entsprechend oder ähnlich: Die Leistung fehlt in der GOÄ, abrechenbar wäre ggf. die GOÄ-Nr. 1

Kommentar: Weitere Informationen s. Kinder-Richtlinien bei G-BA im Internet:
https://www.g-ba.de/institution/themenschwerpunkte/frueherkennung/kinder/ ,
www.g-ba.de/informationen/richtlinien/15

01705 **Neugeborenen-Hörscreening gemäß Anlage 6 der Kinder-Richtlinien des Gemeinsamen Bundesausschusses** **157** 16,38

Obligater Leistungsinhalt
- Durchführung der Erstuntersuchung des Neugeborenen mittels TEOAE (transitorisch evozierte otoakustische Emissionen) oder AABR (auditorisch evozierte Hirnstammpotenziale),
- Dokumentation zur Früherkennungsuntersuchung von Hörstörungen bei Neugeborenen im (gelben) Kinder-Untersuchungsheft,
- Veranlassung der Kontroll-AABR bei auffälliger Erstuntersuchung,
- Persönlicher Arzt-Patienten-Kontakt,
- beidseitig

Fakultativer Leistungsinhalt
- Aufklärung und Beratung der Eltern (mindestens eines Personensorgeberechtigten) des Neugeborenen zu Sinn, Zweck und Ziel des Neugeborenen-Hörscreenings,
- Aushändigung des Informationsblattes gemäß Anlage 7 der Kinder-Richtlinien (Merkblatt des G-BA zum Neugeborenen-Hörscreening)

Abrechnungsbestimmung einmal im Krankheitsfall

Abrechnungsausschluss
im Krankheitsfall 01704
in derselben Sitzung 01706
am Behandlungstag 04436, 09324, 14331, 16321, 20324

Aufwand in Min. **Kalkulationszeit:** KA **Prüfzeit:** 3 **Eignung d. Prüfzeit:** Tages- und Quartalsprofil

Kommentar: Weitere Informationen s. Kinder-Richtlinien bei G-BA im Internet:
https://www.g-ba.de/institution/themenschwerpunkte/frueherkennung/kinder/ ,
www.g-ba.de/informationen/richtlinien/15

01706 **Kontroll-AABR gemäß Anlage 6 der Kinder-Richtlinien des Gemeinsamen Bundesausschusses nach auffälliger Erstuntersuchung entsprechend der Leistung nach der Gebührenordnungsposition 01705** **249** 25,99

Obligater Leistungsinhalt
- Durchführung einer Kontroll-AABR nach auffälligem Testergebnis der Erstuntersuchung mittels TEOAE oder AABR möglichst am selben Tag, spätestens bis zur U2,
- Dokumentation der Kontroll-AABR im Kinder-Untersuchungsheft,
- Persönlicher Arzt-Patienten-Kontakt,
- beidseitig,

Fakultativer Leistungsinhalt
- Aufklärung und Beratung der Eltern (mindestens eines Personensorgeberechtigten),
- Organisation und Einleitung einer pädaudiologischen Konfirmationsdiagnostik bis zur zwölften Lebenswoche bei auffälligem Befund in der Kontroll-AABR,

Abrechnungsbestimmung einmal im Krankheitsfall

Anmerkung Die Untersuchung kann in begründeten Ausnahmefällen auch spätestens bis zur U3 durchgeführt werden.

Abrechnungsausschluss
in derselben Sitzung 01705
im Krankheitsfall 01704
am Behandlungstag 04436, 09324, 14331, 16321, 20324

Aufwand in Min. **Kalkulationszeit:** KA **Prüfzeit:** 5 **Eignung d. Prüfzeit:** Tages- und Quartalsprofil

GOÄ entsprechend oder ähnlich: GOÄ- Nummer 1408

01707 Erweitertes Neugeborenen-Screening gemäß der Kinder-Richtlinien des Gemeinsamen Bundesausschusses — 103 / 10,75

Obligater Leistungsinhalt
- Eingehende Aufklärung der Eltern bzw. der (des) Personenberechtigten des Neugeborenen zu Sinn, Zweck und Ziel des erweiterten Neugeborenen-Screenings,
- Aushändigung des Informationsblattes entsprechend Anlage 3 der Kinder-Richtlinien

Fakultativer Leistungsinhalt
- Probenentnahme von nativem Venen- oder Fersenblut als erste Blutprobe oder Kontrollblutprobe mit Probenaufbereitung im Rahmen des erweiterten Neugeborenen-Screenings gemäß der Kinder-Richtlinien,
- Versendung an das Screening-Labor

Anmerkung Neben der Gebührenordnungsposition 01707 können Kostenpauschalen für die Versendung von Untersuchungsmaterial des Kapitels V-40 berechnet werden.

Aufwand in Min. **Kalkulationszeit:** 9 **Prüfzeit:** 7 **Eignung d. Prüfzeit:** Tages- und Quartalsprofil

GOÄ entsprechend oder ähnlich: Leistungskomplex in der GOÄ nicht vorhanden. Abrechnung der einzelnen erbrachten GOÄ-Leistung(en) z.B. analoger Ansatz der Nr. 26

Kommentar: Die Richtlinien des Bundesausschusses der Ärzte und Krankenkassen über die Früherkennung von Krankheiten bei Kindern bis zur Vollendung des 6. Lebensjahres („Kinder-Richtlinien“) in der Fassung vom 26. April 1976 zuletzt geändert am 21. Dezember 2004 veröffentlicht im Bundesanzeiger 2005; Nr. 60: S. 4 833 in Kraft getreten am 01. April 2005 (im Internet unter: www.g-ba.de/informationen/richtlinien/15 informieren in den Anlagen 2 und 3 zum erweiterten Neugeborenen Screening:

Anlage 2: Erweitertes Neugeborenen-Screening

§5 Zielkrankheiten und deren Untersuchung

(1) Im erweiterten Neugeborenen-Screening wird ausschließlich auf die nachfolgenden Zielkrankheiten gescreent:

2. Hypothyreose
3. Adrenogenitales Syndrom (AGS)
4. Biotinidasemangel
5. Galaktosämie
6. Phenylketonurie (PKU) und Hyperphenylalaninämie (HPA)
7. Ahornsirupkrankheit (MSUD)
8. Medium-Chain-Acyl-CoA-Dehydrogenase-Mangel (MCAD)
9. Long-Chain-3-OH-Acyl-CoA-Dehydrogenase-Mangel (LCHAD)
10. Very-Long-Chain-Acyl-CoA-Dehydrogenase-Mangel (VLCAD)
    1. CarnitinzyklusdefekteCarnitin-Palmitoyl-Transferase-I-Mangel (CPT-I)
    2. Carnitin-Palmitoyl-Transferase-II-Mangel (CPT-II)
    3. Carnitin-Acylcarnitin-Translocase-Mangel

11. Glutaracidurie Typ I (GA I)
12. Isovalerianacidämie (IVA)

(2) Das Screening auf die Zielkrankheiten Nummern 1 – 4 erfolgt mit konventionellen Laboruntersuchungsverfahren (Nr. 1 und Nr. 2 mittels immunometrischer Teste [Radioimmunoassays/Fluoroimmunoassays], Nr. 3 mittels eines photometrischen Tests, Nr. 4 mittels eines photometrischen und fluorometrischen Tests). Das Screening auf die Zielkrankheiten Nummern 5 – 12 wird mittels der Tandemmassenspektrometrie durchgeführt.

(3) Die Untersuchung weiterer, nicht in Absatz 1 genannter Krankheiten ist nicht Teil des Screenings. Daten zu solchen Krankheiten sind, soweit technisch ihre Erhebung nicht unterdrückt werden kann, unverzüglich zu vernichten. Deren Nutzung, Speicherung oder Weitergabe ist nicht zulässig. Die im Rahmen des Screenings erhobenen Daten dürfen ausschließlich zu dem Zweck verwendet werden, die vorgenannten Zielkrankheiten zu erkennen und zu behandeln.

Der gemeinsame Bundesausschuss (G-BA) informiert im Internet http://www.g-ba.de/informationen/richtlinien/anlage/33/ zum ERWEITERTES NEUGEBORENEN-SCREENING über die Elterninformation zur Früherkennung von angeborenen

Stoffwechseldefekten und endokrinen Störungen bei Neugeborenen

Anlage 3: Elterninformation (zum erweiterten Neugeborenen-Screening)

Liebe Eltern,

die meisten Kinder kommen gesund zur Welt und bleiben es auch. Es gibt jedoch seltene angeborene Erkrankungen, die bei Neugeborenen noch nicht durch äußere Zeichen erkennbar sind. Diese Erkrankungen können bei ca. einem von 1.000 Neugeborenen auftreten. Unbehandelt können diese Erkrankungen zu Organschäden, körperlicher oder geistiger Behinderung führen. Um diese Erkrankungen zu erkennen, wird eine Früherkennungsuntersuchung für alle Neugeborenen angeboten (erweitertes Neugeborenen-Screening).

Warum werden Früherkennungsuntersuchungen durchgeführt?

Seltene angeborene Störungen des Stoffwechsels und der Organfunktion sollen rechtzeitig erkannt werden. Durch eine frühzeitige Behandlung möglichst bald nach der Geburt können die Folgen einer angeborenen Erkrankung dieser Kinder meist vermieden werden. Deshalb finden seit über 30 Jahren bei allen Neugeborenen Blutuntersuchungen statt. Diese Stoffwechseluntersuchung wurde nun wesentlich verbessert, weitere behandelbare Erkrankungen sind in die Untersuchung eingeschlossen worden.

Wann und wie wird untersucht?

Im Laufe des zweiten bis dritten Lebenstages (36 bis 72 Stunden nach der Geburt), ggf. zusammen mit der zweiten Vorsorgeuntersuchung Ihres Kindes, der U2, werden wenige Blutstropfen (aus der Vene oder Ferse) entnommen, auf die dafür vorgesehene Filterpapierkarte getropft und nach dem Trocknen sofort zu einem Screeninglabor geschickt. Dort werden die Proben unverzüglich mit speziellen, sehr empfindlichen Untersuchungsmethoden untersucht.

Auf welche Krankheiten wird untersucht?

Hypothyreose, Adrenogenitales Syndrom (AGS), Biotinidasemangel, Galaktosämie, Phenylketonurie (PKU) und Hyperphenylalaninämie (HPA), Ahornsirupkrankheit (MSUD), Fettsäurestoffwechseldefekte (MCADMangel, LCHAD-Mangel, VLCAD-Mangel), Carnitinzyklusdefekte, Glutaracidurie Typ I, Isovalerianacidämie (Krankheiten nachfolgend beschrieben).

In der Summe findet man bei ungefähr einem von 1.000 Neugeborenen eine angeborene Erkrankung. In den meisten der betroffenen Familien gab es vorher noch nie derartige Erkrankungen. Da die betroffenen Kinder bei der Geburt noch völlig gesund erscheinen können, ist das Neugeborenenscreening wichtig, um die Kinder rechtzeitig vor schweren Erkrankungen und deren Folgen, wie z. B. Störungen der geistigen und körperlichen Entwicklung zu bewahren.

Aus dieser Untersuchung allein lassen sich keine Aussagen über familiäre Risiken ableiten.

Wer erfährt das Testergebnis?

In jedem Falle erhält der Einsender der Blutprobe innerhalb weniger Tage einen schriftlichen Befund vom Screeninglabor. In dringenden Fällen wird unverzüglich zusätzlich direkt mit Ihnen Kontakt aufgenommen. Geben Sie deshalb für die Testkarte Ihre Telefonnummer und Ihre Anschrift an, unter der Sie in den ersten Tagen nach der Geburt erreichbar sein werden.

Früherkennung und Frühbehandlung für betroffene Neugeborene sind nur möglich, wenn alle Beteiligten – Eltern, Klinik bzw. Kinderarzt und Screeninglabor – ohne Zeitverlust zusammenarbeiten, damit die Untersuchungsergebnisse rechtzeitig erhoben und kontrolliert werden.

Unauffällige Untersuchungsergebnisse werden Ihnen nur auf Ihre persönliche Nachfrage hin mitgeteilt.

Was bedeutet das Testergebnis?

Das Ergebnis eines Screening-Testes ist noch keine ärztliche Diagnose. Mit dem Testergebnis können entweder die betreffenden untersuchten Störungen weitgehend ausgeschlossen werden, oder eine weitere diagnostische Untersuchung bei Verdacht auf eine Erkrankung erforderlich machen, z. B. durch eine Wiederholung des Testes. Eine Wiederholung eines Testes kann aber auch notwendig sein, wenn z. B. der Zeitpunkt der Blutabnahme nicht optimal war.

Können diese Krankheiten geheilt werden?

Alle genannten Stoffwechseldefekte und endokrinen Störungen sind angeboren und können deshalb nicht geheilt werden. Jedoch können die Auswirkungen dieser angeborenen Störungen mit einer entsprechend frühzeitigen Behandlung vermieden oder zumindest vermindert werden. Die Behandlung besteht in einer Spezialdiät und/oder in der Einnahme von bestimmten Medikamenten. Stoffwechselspezialisten stehen für die Beratung und Betreuung im Verdachts- oder Krankheitsfall zur Verfügung.

Die Teilnahme am Neugeborenenscreening ist freiwillig. Die Kosten der Untersuchung werden von den gesetzlichen Krankenkassen übernommen. Das Ergebnis der Untersuchung unterliegt der ärztlichen Schweigepflicht und darf nicht ohne Ihre Einwilligung an Dritte weitergegeben werden.

Ihr Einverständnis umfasst nur die oben genannten Zielerkrankungen sowie die Weitergabe der personenbezogenen Angaben zur Durchführung des Erweiterten Neugeborenen-Screenings.

Wir sind mit der Durchführung der Untersuchung und der Übermittlung der hierfür vorgesehenen Angaben einverstanden.

Datum, Unterschrift mindestens eines/r Personensorgeberechtigten

Datum, Unterschrift aufklärende Person

Weitere Informationen des G-BAauf der genannten Internetseite direkt im Anschluß an die Elterninformation:

Adrenogenitales Syndrom

Hormonstörung durch Defekt der Nebennierenrinde: Vermännlichung bei Mädchen, möglicher tödlicher Verlauf bei Salzverlustkrisen. Behandlung durch Hormongaben (Häufigkeit ca. 1/10.000 Neugeborene).

Ahornsirupkrankheit

Defekt im Abbau von Aminosäuren: geistige Behinderung, Koma, möglicher tödlicher Verlauf. Behandlung durch Spezialdiät (Häufigkeit ca. 1/200.000 Neugeborene).

Biotinidasemangel

Defekt im Stoffwechsel des Vitamins Biotin: Hautveränderungen, Stoffwechselkrisen, geistige Behinderung, möglicher tödlicher Verlauf. Behandlung durch Biotingabe (Häufigkeit ca. 1/80.000 Neugeborene).

Carnitinstoffwechseldefekte

Defekt im Stoffwechsel der Fettsäuren: Stoffwechselkrisen, Koma, möglicher tödlicher Verlauf. Behandlung durch Spezialdiät (Häufigkeit ca. 1/100.000 Neugeborene).

Galaktosämie

Defekt im Verstoffwechseln von Milchzucker: Erblindung, körperliche und geistige Behinderung, Leberversagen, möglicher tödlicher Verlauf. Behandlung durch Spezialdiät (Häufigkeit ca. 1/40.000 Neugeborene).

Glutaracidurie Typ I

Defekt im Abbau von Aminosäuren: bleibende Bewegungsstörungen, plötzliche Stoffwechselkrisen. Behandlung durch Spezialdiät und Aminosäuregabe (Häufigkeit ca. 1/80.000 Neugeborene).

Hypothyreose

Angeborene Unterfunktion der Schilddrüse: schwere Störung der geistigen und körperlichen Entwicklung. Behandlung durch Hormongabe (Häufigkeit ca. 1/4.000 Neugeborene).

Isovalerianacidämie

Defekt im Abbau von Aminosäuren: geistige Behinderung, Koma. Behandlung durch Spezialdiät und Aminosäuregabe (Häufigkeit ca. 1/50.000 Neugeborene).

LCHAD-, VLCAD-Mangel

Defekt im Stoffwechsel von langkettigen Fettsäuren: Stoffwechselkrisen, Koma, Muskel- und Herzmuskelschwäche, möglicher tödlicher Verlauf. Behandlung durch Spezialdiät, Vermeiden von Hungerphasen (Häufigkeit ca. 1/80.000 Neugeborene).

MCAD-Mangel

Defekt bei der Energiegewinnung aus Fettsäuren: Stoffwechselkrisen, Koma, möglicher tödlicher Verlauf. Behandlung durch Carnitingabe, Vermeiden von Hungerphasen (Häufigkeit ca. 1/10.000 Neugeborene).

Phenylketonurie

Defekt im Stoffwechsel der Aminosäure Phenylalanin: Krampfanfälle, Spastik, geistige Behinderung. Behandlung durch Spezialdiät (Häufigkeit ca. 1/10.000 Neugeborene).

Hinweis:

Nicht bei allen oben genannten Erkrankungen kann die rechtzeitige Behandlung Krankheitsfolgen vollständig verhindern. Eine umgehende Behandlung ermöglicht dem betroffenen Kind in den meisten Fällen eine normale Entwicklung.

01708 Laboruntersuchungen im Rahmen des Neugeborenen-Screenings gemäß Anlage 2 der Kinder-Richtlinien des Gemeinsamen Bundesausschusses — 117 / 12,21

Obligater Leistungsinhalt

- Screeninguntersuchungen der Zielkrankheiten mittels Laboruntersuchungsverfahren bzw. mittels der Tandemmassenspektrometrie durch den berechtigten Laborarzt gemäß Anlage 2 der Kinder-Richtlinien,
- Befundübermittlung an den verantwortlichen Einsender

Anmerkung Die Berechnung der Gebührenordnungsposition 01708 setzt eine Genehmigung der Kassenärztlichen Vereinigung gemäß der Anlage 2 der Richtlinien des Gemeinsamen Bundesausschusses über die Früherkennung von Krankheiten bei Kindern bis zur Vollendung des 6. Lebensjahres (Kinder-Richtlinien) voraus.

Aufwand in Min. **Kalkulationszeit:** 1 **Prüfzeit:** 1 **Eignung d. Prüfzeit:** Tages- und Quartalsprofil

GOÄ entsprechend oder ähnlich: Leistungskomplex in der GOÄ nicht vorhanden. Abrechnung der einzelnen erbrachten GOÄ-Leistung(en), z.B. Nrn. 4078*, 4079*

Kommentar: Die allgemeinen Bestimmungen legen fest, dass die Leistungen nach 01708 nur von dem Labor erbracht werden können, das eine entsprechende Genehmigung der kassenärztlichen Vereinigung besitzt. Nach **Wezel/Liebold** sind die Leistungen, die von einem Krankenhaus bei einem Labor, das die Qualifikationsvoraussetzung der Kinderrichtlinien erfüllt, unmittelbar zu vergüten.

Komplexe für ärztliche Maßnahmen bei Kindern zur Früherkennung von Krankheiten, die ihre körperliche oder geistige Entwicklung in nicht geringfügigem Maße gefährden, entsprechend der Richtlinien des Gemeinsamen Bundesausschusses über die Früherkennung von Krankheiten bei Kindern (Kinder-Richtlinien) bzw. Jugendlichen (Richtlinien zur Jugendgesundheitsuntersuchung)

01711 Neugeborenen-Erstuntersuchung (U1) **126** **13,15**

Abrechnungsausschluss
im Behandlungsfall 04431
in derselben Sitzung 03335, 03350, 03351, 04335, 04350, 04351, 04352, 04353, 22230, 27310, 27311

Aufwand in Min. **Kalkulationszeit:** 11 **Prüfzeit:** 8 **Eignung d. Prüfzeit:** Tages- und Quartalsprofil

GOÄ entsprechend oder ähnlich: Nr. 25

Kommentar: Die Neugeborenen-Erstuntersuchung erfolgt direkt nach der Geburt. Die Beurteilung des AGPAR-Tests

A	Atmung
B	Plus (Herzschlag)
G	Grundhaltung
A	Aussehen (Hautkolorit)
R	Reflexe

erfolgt nach 1 Minute, nach 5 Minuten und 10 Minuten. Desweiteren wird überprüft, ob es irgendeinen Anhalt für Ödeme, Gelbsucht oder eine äußerlich sichtbare Fehlbildung gibt. Wird diese Untersuchung im Krankenhaus ausgeführt, ist sie Bestandteil der stationären Behandlung und kann nicht im Rahmen der vertragsärztlichen Leistungen abgerechnet werden.

Die **Richtlinien des Bundesausschusses der Ärzte und Krankenkassen über die Früherkennung von Krankheiten bei Kindern bis zur Vollendung des 6. Lebensjahres („Kinder-Richtlinien")** in der Fassung vom 26. April 1976 zuletzt geändert am 21. Dezember 2004 veröffentlicht im Bundesanzeiger 2005; Nr. 60: S. 4 833 in Kraft getreten am 01. April 2005 (im Internet unter www.g-ba.de/informationen/richtlinien/15) informieren zur **U1:**

1. Neugeborenen-Erstuntersuchung

Die erste Untersuchung soll unmittelbar nach der Geburt vorgenommen werden. Ist ein Arzt nicht anwesend, soll die Hebamme diese Untersuchung durchführen. Diese Untersuchung hat im wesentlichen zum Ziel, lebensbedrohliche Zustände zu erkennen und augenfällige Schäden festzustellen, ggf. notwendige Sofortmaßnahmen einzuleiten. Dabei ist auf Kolorit, Atmung, Tonus, Reflexe beim Absaugen, Herzschläge, den Asphyxielndex, auf Gelbsucht, Ödeme, die Reife sowie auf sofort behandlungsbedürftige Missbildungen des Neugeborenen zu achten, insbesondere nach Risikoschwangerschaft (Risikokinder).

Früherkennungsuntersuchungen nach den Nrn. 01711 bis 01719 können nur abgerechnet werden, wenn sie in dem vorgeschriebenen Zeitraum (einschl. der in den Richtlinien angegebenen Toleranzgrenzen – siehe unter 200107010000 Früherkennung von Krankheiten bei Kindern) erbracht werden.

Die einzelnen Untersuchungen (U1 bis U9) können im Verlauf der Zeit von verschiedenen Ärzten erbracht werden.

01712 Neugeborenen-Basisuntersuchung am 3. bis 10. Lebenstag (U2), einschließlich der Überprüfung der erfolgten Blutentnahme zum erweiterten Neugeborenen-Screening **308** **32,14**

Abrechnungsausschluss
im Behandlungsfall 04431
in derselben Sitzung 03335, 03350, 03351, 04335, 04350, 04351, 04352, 04353, 22230, 27310, 27311

Aufwand in Min. **Kalkulationszeit:** 27 **Prüfzeit:** 19 **Eignung d. Prüfzeit:** Tages- und Quartalsprofil

GOÄ entsprechend oder ähnlich: Nr. 26

Kommentar: Die **Richtlinien des Bundesausschusses der Ärzte und Krankenkassen über die Früherkennung von Krankheiten bei Kindern bis zur Vollendung des 6. Lebensjahres („Kinder-Richtlinien")** in der Fassung vom 26. April 1976 zuletzt geändert am 21. Dezember 2004 veröffentlicht im Bundesanzeiger 2005; Nr. 60: S. 4 833 in Kraft getreten am 01. April 2005 (im Internet unter

www.g-ba.de/informationen/richtlinien/15) informieren zur **U2:**

2. Neugeborenen-Basisuntersuchung vom 3. bis 10. Lebenstag

Erhebung der Vorgeschichte
- Atemstillstand oder Krämpfe
- Schwierigkeiten beim Trinken, Schluckstörungen
- Guthrie-Test durchgeführt
- Rachitis/Fluoridprophylaxe besprochen

Verdachtsdiagnosen der letzten Früherkennungsuntersuchung

Eingehende Untersuchungen
- Körpermaße
- Reifezeichen
- Haut
- Brustorgane
- Bauchorgane
- Geschlechtsorgane
- Skelettsystem
- Sinnesorgane
- Motorik und Nervensystem

Früherkennungsuntersuchungen nach den Nrn. 01711 bis 01719 können nur abgerechnet werden, wenn sie in dem vorgeschriebenen Zeitraum (einschl. der in den Richtlinien angegebenen Toleranzgrenzen – siehe unter 200107010000 Früherkennung von Krankheiten bei Kindern) erbracht werden.

Die einzelnen Untersuchungen (U1 bis U9) können im Verlauf der Zeit von verschiedenen Ärzten erbracht werden.

01713 Untersuchung in der 4. bis 5. Lebenswoche (U3) **308** 32,14

Abrechnungsausschluss

im Behandlungsfall 04431

in derselben Sitzung 03335, 03350, 03351, 04335, 04350, 04351, 04352, 04353, 22230, 27310, 27311

Aufwand in Min. **Kalkulationszeit:** 27 **Prüfzeit:** 19 **Eignung d. Prüfzeit:** Tages- und Quartalsprofil

GOÄ entsprechend oder ähnlich: Nr. 26

Kommentar: Die **Richtlinien des Bundesausschusses der Ärzte und Krankenkassen über die Früherkennung von Krankheiten bei Kindern bis zur Vollendung des 6. Lebensjahres („Kinder-Richtlinien")** in der Fassung vom 26. April 1976 zuletzt geändert am 21. Februar 2008, veröffentlicht im Bundesanzeiger 2008; Nr. 57: S. 1344 in Kraft getreten am 16. April 2008 (im Internet unter www.g-ba.de/informationen/richtlinien/15) informieren zur **U3:**

3. Untersuchung in der 4. bis 6. Lebenswoche (in der Richtlinie im Internet findet sich noch nicht der Hinweis auf 4. bis 6. Lebenswoche)
- Krampfanfälle
- Schwierigkeiten beim Trinken, Schluckstörungen
- abnorme Stühle
- schreit schrill oder kraftlos
- Reaktion auf laute Geräusche fehlt
- keine altersgemäße Ernährung

- Rachitis/Fluoridprophylaxe nicht eingeleitet
- Eltern unzufrieden mit Entwicklung und Verhalten des Kindes

Verdachtsdiagnosen der letzten Früherkennungsuntersuchung

- Eingehende Untersuchungen
- Körpermaße
- Haut
- Brustorgane
- Bauchorgane
- Geschlechtsorgane
- Skelettsystem
- Sinnesorgane
- Motorik und Nervensystem

Screening auf Hüftgelenksdysplasie und -luxation (Sonographische Untersuchung der Hüftgelenke nach Maßgabe der in der Anlage 3 dieser Richtlinien angegebenen Durchführungsempfehlungen)

Ernährungshinweise im Hinblick auf Mundgesundheit

Früherkennungsuntersuchungen nach den Nrn. 01711 bis 01719 können nur abgerechnet werden, wenn sie in dem vorgeschriebenen Zeitraum (einschl. der in den Richtlinien angegebenen Toleranzgrenzen – siehe unter 200107010000 Früherkennung von Krankheiten bei Kindern) erbracht werden.

Die einzelnen Untersuchungen (U1 bis U9) können im Verlauf der Zeit von verschiedenen Ärzten erbracht werden.

01714 Untersuchung im 3. bis 4. Lebensmonat (U4) **308** 32,14

Abrechnungsausschluss
im Behandlungsfall 04431
in derselben Sitzung 03335, 03350, 03351, 04335, 04350, 04351, 04352, 04353, 22230, 27310, 27311

Aufwand in Min. **Kalkulationszeit:** 27 **Prüfzeit:** 19 **Eignung d. Prüfzeit:** Tages- und Quartalsprofil

GOÄ entsprechend oder ähnlich: Nr. 26

Kommentar: Die **Richtlinien des Bundesausschusses der Ärzte und Krankenkassen über die Früherkennung von Krankheiten bei Kindern bis zur Vollendung des 6. Lebensjahres („Kinder-Richtlinien")** in der Fassung vom 26. April 1976 zuletzt geändert am 21. Dezember 2004 veröffentlicht im Bundesanzeiger 2005; Nr. 60: S. 4 833, in Kraft getreten am 01. April 2005 (im Internet unter www.g-ba.de/informationen/richtlinien/15) informieren zur **U4:**

4. Untersuchung im 3. bis 4. Lebensmonat

Erhebung der Vorgeschichte

- Krampfanfälle
- Schwierigkeiten beim Trinken und Füttern
- Erbrechen, Schluckstörungen
- abnorme Stühle
- reaktives Lächeln fehlt
- Kopfbewegung zur Schallquelle fehlt
- Zusammenführen der Hände in der Mittellinie fehlt
- keine altersgemäße Ernährung
- Rachitis/Fluoridprophylaxe nicht fortgeführt
- Eltern unzufrieden mit Entwicklung und Verhalten des Kindes
- seit der letzten Früherkennungsuntersuchung entwicklungsgefährdende Erkrankung oder Operation

Verdachtsdiagnose der letzten Früherkennungsuntersuchung

Eingehende Untersuchungen

- Körpermaße
- Haut
- Brustorgane
- Bauchorgane
- Geschlechtsorgane
- Skelettsystem
- Sinnesorgane
- Motorik und Nervensystem

Früherkennungsuntersuchungen nach den Nrn. 01711 bis 01719 können nur abgerechnet werden, wenn sie in dem vorgeschriebenen Zeitraum (einschl. der in den Richtlinien angegebenen Toleranzgrenzen – siehe unter 200107010000 Früherkennung von Krankheiten bei Kindern) erbracht werden.

Die einzelnen Untersuchungen (U1 bis U9) können im Verlauf der Zeit von verschiedenen Ärzten erbracht werden.

01715 Untersuchung im 6. bis 7. Lebensmonat (U5) **308** **32,14**

Abrechnungsausschluss
in derselben Sitzung 03335, 03350, 03351, 04335, 04350, 04351, 04352, 04353, 22230, 27310, 27311
im Behandlungsfall 04431

Aufwand in Min. **Kalkulationszeit:** 27 **Prüfzeit:** 19 **Eignung d. Prüfzeit:** Tages- und Quartalsprofil

GOÄ entsprechend oder ähnlich: Nr. 26

Kommentar: Die **Richtlinien des Bundesausschusses der Ärzte und Krankenkassen über die Früherkennung von Krankheiten bei Kindern bis zur Vollendung des 6. Lebensjahres („Kinder-Richtlinien")** in der Fassung vom 26. April 1976, zuletzt geändert am 21. Dezember 2004, veröffentlicht im Bundesanzeiger 2005; Nr. 60: S. 4 833, in Kraft getreten am 01. April 2005 (im Internet unter www.g-ba.de/informationen/richtlinien/15) informieren zur **U5:**

5. Untersuchung im 6. bis 7 Lebensmonat

Erhebung der Vorgeschichte

- Krampfanfälle
- Schwierigkeiten beim Trinken und Füttern
- Erbrechen, Schluckstörungen
- abnorme Stühle
- Blickkontakt fehlt
- stimmhaftes Lachen fehlt
- Reaktion auf Klingel/Telefon/Zuruf der Eltern fehlt
- Interesse für angebotenes Spielzeug fehlt
- aktives Drehen von Rücken- in Seiten- oder Bauchlage
- fehlt
- keine altersgemäße Ernährung
- Rachitis/Fluoridprophylaxe nicht fortgeführt
- Eltern unzufrieden mit Entwicklung und Verhalten des Kindes
- seit der letzten Früherkennungsuntersuchung entwicklungsgefährdende Erkrankung oder Operation

Verdachtsdiagnosen der letzten Früherkennungsuntersuchung

Eingehende Untersuchungen

- Körpermaße
- Haut
- Brustorgane
- Bauchorgane

- Geschlechtsorgane
- Skelettsystem
- Sinnesorgane
- Motorik und Nervensystem

Hinweise zu Mundhygiene und zahnschonender Ernährung

Früherkennungsuntersuchungen nach den Nrn. 01711 bis 01719 können nur abgerechnet werden, wenn sie in dem vorgeschriebenen Zeitraum (einschl. der in den Richtlinien angegebenen Toleranzgrenzen – siehe unter 200107010000 Früherkennung von Krankheiten bei Kindern) erbracht werden.

Die einzelnen Untersuchungen (U1 bis U9) können im Verlauf der Zeit von verschiedenen Ärzten erbracht werden.

01716 Untersuchung im 10. bis 12. Lebensmonat (U6) **308** **32,14**

Abrechnungsausschluss
im Behandlungsfall 04431
in derselben Sitzung 03335, 03350, 03351, 04335, 04350, 04351, 04352, 04353, 22230, 27310, 27311

Aufwand in Min. **Kalkulationszeit:** 27 **Prüfzeit:** 19 **Eignung d. Prüfzeit:** Tages- und Quartalsprofil

GOÄ entsprechend oder ähnlich: Nr. 26

Kommentar: Die **Richtlinien des Bundesausschusses der Ärzte und Krankenkassen über die Früherkennung von Krankheiten bei Kindern bis zur Vollendung des 6. Lebensjahres („Kinder-Richtlinien")** in der Fassung vom 26. April 1976 zuletzt geändert am 21. Dezember 2004 veröffentlicht im Bundesanzeiger 2005; Nr. 60: S. 4 833, in Kraft getreten am 01. April 2005 (im Internet unter www.g-ba.de/informationen/richtlinien/15) informieren zur **U6:**

6. Untersuchung im 10. bis 12. Lebensmonat

Erhebung der Vorgeschichte
- Krampfanfälle
- Schwierigkeiten beim Trinken und Essen
- Erbrechen, Schluckstörungen
- abnorme Stühle
- Miktionsstörungen
- gehäufte Infektionen
- Blickkontakt fehlt
- verzögerte Sprachentwicklung (keine Silbenverdoppelung wie „dada")
- Reaktion auf leise Geräusche fehlt
- Stereotypien (z. B. rhythmisches Kopfwackeln)
- keine altersgemäße Ernährung
- Rachitis/Fluoridprophylaxe nicht fortgeführt
- Eltern unzufrieden mit Entwicklung und Verhalten des Kindes
- seit der letzten Früherkennungsuntersuchung entwicklungsgefährdende Erkrankung oder Operation

Verdachtsdiagnosen der letzten Früherkennungsuntersuchung

Eingehende Untersuchungen
- Körpermaße
- Haut
- Brustorgane
- Bauchorgane
- Geschlechtsorgane
- Skelettsystem
- Sinnesorgane
- Motorik und Nervensystem

Hinweise zur Zahnpflege

Früherkennungsuntersuchungen nach den Nrn. 01711 bis 01719 können nur abgerechnet werden, wenn sie in dem vorgeschriebenen Zeitraum (einschl. der in den Richtlinien angegebenen Toleranzgrenzen – siehe unter 200107010000 Früherkennung von Krankheiten bei Kindern) erbracht werden.

Die einzelnen Untersuchungen (U1 bis U9) können im Verlauf der Zeit von verschiedenen Ärzten erbracht werden.

01717 Untersuchung im 21. bis 24. Lebensmonat (U7) **308** **32,14**

Abrechnungsausschluss
im Behandlungsfall 04431
in derselben Sitzung 03335, 03350, 03351, 04335, 04350, 04351, 04352, 04353, 22230, 27310, 27311

Aufwand in Min. **Kalkulationszeit:** 27 **Prüfzeit:** 19 **Eignung d. Prüfzeit:** Tages- und Quartalsprofil

GOÄ entsprechend oder ähnlich: Nr. 26

Kommentar: Die **Richtlinien des Bundesausschusses der Ärzte und Krankenkassen über die Früherkennung von Krankheiten bei Kindern bis zur Vollendung des 6. Lebensjahres („Kinder-Richtlinien")** in der Fassung vom 26. April 1976 zuletzt geändert am 21. Dezember 2004 veröffentlicht im Bundesanzeiger 2005; Nr. 60: S. 4 833, in Kraft getreten am 01. April 2005 (im Internet unter www.g-ba.de/informationen/richtlinien/15) informieren zur **U7:**

7. Untersuchung im 21. bis 24. Lebensmonat

Erhebung der Vorgeschichte
- Krampfanfälle
- Schwierigkeiten beim Trinken und Essen
- Erbrechen, Schluckstörungen
- abnorme Stühle
- Miktionsstörungen
- gehäufte Infektionen
- altersgemäße Sprache fehlt (z.B. keine Zweiwortsätze, kein Sprechen in der 3. Person wie „Peter essen")
- altersgemäßes Sprachverständnis fehlt (z.B. kein Zeigen auf Körperteile nach Befragen, kein Befolgen einfacher Aufforderung)
- Verhaltensauffälligkeiten (z. B. Schlafstörungen)
- erste freie Schritte nach 15. Lebensmonat
- Treppensteigen mit Festhalten am Geländer fehlt
- Fluoridprophylaxe nicht fortgeführt
- Schutzimpfungen nicht durchgeführt
- Eltern unzufrieden mit Entwicklung und Verhalten des Kindes
- seit der letzten Früherkennungsuntersuchung entwicklungsgefährdende Erkrankung oder Operation

Verdachtsdiagnosen der letzten Früherkennungsuntersuchung

Eingehende Untersuchungen
- Körpermaße
- Haut
- Brustorgane
- Bauchorgane
- Geschlechtsorgane
- Skelettsystem
- Sinnesorgane

Motorik und Nervensystem

Früherkennungsuntersuchungen nach den Nrn. 01711 bis 01719 können nur abgerechnet werden, wenn sie in dem vorgeschriebenen Zeitraum (einschl. der in den Richtlinien angegebenen Toleranzgrenzen – siehe unter 200107010000 Früherkennung von Krankheiten bei Kindern) erbracht werden.

Die einzelnen Untersuchungen (U1 bis U9) können im Verlauf der Zeit von verschiedenen Ärzten erbracht werden.

EBM-Nr. | EBM-Punkte / Euro

01718 Untersuchung im 46. bis 48. Lebensmonat (U8) **308** **32,14**

Abrechnungsausschluss
im Behandlungsfall 04431
in derselben Sitzung 03335, 03350, 03351, 04335, 04350, 04351, 04352, 04353, 22230, 27310, 27311

Aufwand in Min. **Kalkulationszeit:** 27 **Prüfzeit:** 19 **Eignung d. Prüfzeit:** Tages- und Quartalsprofil

GOÄ entsprechend oder ähnlich: Nr. 26

Kommentar: Die **Richtlinien des Bundesausschusses der Ärzte und Krankenkassen über die Früherkennung von Krankheiten bei Kindern bis zur Vollendung des 6. Lebensjahres („Kinder-Richtlinien")** in der Fassung vom 26. April 1976 zuletzt geändert am 21. Februar 2008, veröffentlicht im Bundesanzeiger 2008; Nr. 57: S. 1344 in Kraft getreten am 16. April 2008 (im Internet unter www.g-ba.de/informationen/richtlinien/15) informieren zur **U8:**

8. Untersuchung im 43. bis 48. Lebensmonat (3 1/2 Jahre)(in der Richtlinie im Internet findet sich noch nicht der Hinweis auf 46. bis 48. Lebensmonat)

Erhebung der Vorgeschichte
- Krampfanfälle
- Miktionsstörungen
- gehäufte Infektionen
- altersgemäße Sprache fehlt (z. B. kein Sprechen in Sätzen in der „Ich-Form")
- Aussprachestörungen (z. B. Stottern, schwere Stammelfehler, unverständliche Sprache)
- Verhaltensauffälligkeiten (z. B. Einnässen, ausgeprägte nächtliche Durchschlafstörungen, Störungen des sozialen Kontaktes, Stereotypien, unkonzentriertes Spielen)
- auffällige motorische Ungeschicklichkeit
- Fluoridprophylaxe nicht fortgeführt
- Schutzimpfungen unvollständig
- Tuberkulinprobe durchgeführt
- Eltern unzufrieden mit Entwicklung und Verhalten des Kindes
- seit der letzten Früherkennungsuntersuchung entwicklungsgefährdende Erkrankung oder Operation

Verdachtsdiagnosen der letzten Früherkennungsuntersuchung

Eingehende Untersuchungen
- Körpermaße
- Haut
- Brustorgane
- Bauchorgane
- Geschlechtsorgane
- auffälliger Harnbefund
- Skelettsystem
- Sinnesorgane
- Motorik und Nervensystem

Früherkennungsuntersuchungen nach den Nrn. 01711 bis 01719 können nur abgerechnet werden, wenn sie in dem vorgeschriebenen Zeitraum (einschl. der in den Richtlinien angegebenen Toleranzgrenzen – siehe unter 200107010000 Früherkennung von Krankheiten bei Kindern) erbracht werden.

Die einzelnen Untersuchungen (U1 bis U9) können im Verlauf der Zeit von verschiedenen Ärzten erbracht werden.

01719 Untersuchung im 60. bis 64. Lebensmonat (U9) **308** **32,14**

Abrechnungsausschluss
im Behandlungsfall 04431
in derselben Sitzung 03335, 03350, 03351, 04335, 04350, 04351, 04352, 04353, 22230, 27310, 27311

Aufwand in Min. **Kalkulationszeit:** 27 **Prüfzeit:** 19 **Eignung d. Prüfzeit:** Tages- und Quartalsprofil

GOÄ entsprechend oder ähnlich: Nr. 26

Kommentar: Die **Richtlinien des Bundesausschusses der Ärzte und Krankenkassen über die Früherkennung von Krankheiten bei Kindern bis zur Vollendung des 6. Lebensjahres („Kinder-Richtlinien")** in der Fassung vom 26. April 1976 zuletzt geändert am 21. Dezember 2004 veröffentlicht im Bundesanzeiger 2005; Nr. 60: S. 4 833, in Kraft getreten am 01. April 2005 (im Internet unter www.g-ba.de/informationen/richtlinien/15) informieren zur **U9:**

9. Untersuchung im 60. bis 64. Lebensmonat (5 Jahre)
- Erhebung der Vorgeschichte
- Eltern besorgt über die Entwicklung des Kindes
- Krampfanfälle
- gehäufte Infektionen
- Sprachstörungen
- Aussprachestörungen
- Sprachverständnis
- Verhaltensauffälligkeiten
- auffällige motorische Ungeschicklichkeit
- Atemnot in Ruhe und/oder bei Belastung
- Fluoridprophylaxe nicht fortgeführt
- Schutzimpfungen unvollständig
- Tuberkulinprobe durchgeführt
- Mitarbeit und/oder Verständnis bei der Untersuchung auffällig
- seit der letzten Früherkennungsuntersuchung entwicklungsgefährdende Erkrankung oder Operation

Verdachtsdiagnose der letzten Früherkennungsuntersuchung

Eingehende Untersuchung:
- Körpermaße
- Haut
- Brustorgane
- Bauchorgane
- Geschlechtsorgane
- auffälliger Harnbefund
- Skelettsystem
- Sinnesorgane
- Motorik und Nervensystem

Früherkennungsuntersuchungen nach den Nrn. 01711 bis 01719 können nur abgerechnet werden, wenn sie in dem vorgeschriebenen Zeitraum (einschl. der in den Richtlinien angegebenen Toleranzgrenzen – siehe unter 200107010000 Früherkennung von Krankheiten bei Kindern) erbracht werden.

Die einzelnen Untersuchungen (U1 bis U9) können im Verlauf der Zeit von verschiedenen Ärzten erbracht werden.

01720 Jugendgesundheitsuntersuchung (J1) — 355 / 37,05

Abrechnungsausschluss
in derselben Sitzung 03351, 04352, 04353, 27310; im Behandlungsfall 04431

Aufwand in Min. **Kalkulationszeit:** 31 **Prüfzeit:** 22 **Eignung d. Prüfzeit:** Tages- und Quartalsprofil

GOÄ entsprechend oder ähnlich: Analoger Ansatz der Nr. 26

Kommentar: Die **Richtlinien des Gemeinsamen Bundesausschusses zur Jugendgesundheitsuntersuchung** (im Internet unter http://www.g-ba.de/downloads/62-492-281/RL_Jugend_2008-06-19.pdf) informieren über die wichtigen Details für den Vertragarzt.

1. Zielsetzung

Ziel der vorliegenden Richtlinien zur Jugendgesundheitsuntersuchung ist die Früherkennung von Erkrankungen, die die körperliche, geistige und soziale Entwicklung in nicht geringfügigem Maße gefährden. Insbesondere wird auch beabsichtigt, durch Früherkennung psychischer und psychosozialer Risikofaktoren eine Fehlentwicklung in der Pubertät zu verhindern. Darüber hinaus sind individuell auftretende gesundheitsgefährdende Verhaltensweisen frühzeitig zu erkennen. Über die hierdurch vermittelte gesundheitliche Gefährdung ist der Jugendliche frühzeitig aufzuklären.

Durch die Jugendgesundheitsuntersuchung sollen mögliche Gefahren für die Gesundheit der Anspruchsberechtigten dadurch abgewendet werden, dass bei aufgefundenen Verdachtsfällen eine eingehende Diagnostik, Beratung und erforderlichenfalls eine rechtzeitige Behandlung erfolgt.

Anamnese und körperliche Untersuchung beschränken sich dabei auf diejenigen Störungen und Verhaltensauffälligkeiten, die schon in einem frühen Stadium einer Behandlung und Beratung zugeführt werden können bzw. von Bedeutung sind für die soziale Integration des Jugendlichen.

3. Zielkrankheiten und Vorgehen

Die Jugendgesundheitsuntersuchung umfasst eine differenzierte Anamneseerhebung und eine klinisch-körperliche Untersuchung. Nur bei Verdacht auf eine familiäre Hypercholesterinämie ist eine Laboruntersuchung des Gesamtcholesterins vorzusehen.

Die ärztlichen Maßnahmen der Jugendgesundheitsuntersuchung richten sich im Rahmen der **Anamnese** auf:

- Auffällige seelische Entwicklung/Verhaltensstörungen
- Auffällige schulische Entwicklung (z. B. Schulleistungsprobleme)
- Gesundheitsgefährdendes Verhalten (z. B. Rauchen, Alkohol- und Drogenkonsum)
- Vorliegen chronischer Erkrankungen.
- Im Zentrum der klinisch-körperlichen Untersuchungen stehen:
- Erhebung der Körpermaße (Körperhöhe und -gewicht)
- Verfrühte oder verzögerte Pubertätsentwicklung
- Störungen des Wachstums und der körperlichen Entwicklung (z. B. Klein-/Großwuchs, Unter- und Übergewicht)
- Arterielle Hypertonie
- Erkrankungen der Hals-/Brust-, Bauchorgane (z. B. Struma)
- Auffälligkeiten des Skelettsystems (z. B. Skoliose).

Schließlich ist bei jedem Jugendlichen der Impfstatus zu erheben und dieser gegebenenfalls zur Nachimpfung zu motivieren. Ferner ist auf eine ausreichende Jodzufuhr zu achten.

Nach Abschluss der Maßnahmen hat der Arzt den Jugendlichen über das Ergebnis der durchgeführten Untersuchung zu informieren und mit ihm die möglichen Auswirkungen im Hinblick auf die weitere Lebensgestaltung zu erörtern. Dabei soll der Arzt insbesondere das individuelle Risikoprofil des Jugendlichen ansprechen und diesen auf die Möglichkeiten und Hilfen zur Vermeidung und zum Abbau gesundheitsschädigender Verhaltensweisen hinweisen.

Wird im Verlauf der aufgeführten Untersuchungen das Vorliegen einer Erkrankung entdeckt oder ein Krankheitsverdacht erhoben, so soll der Arzt dafür Sorge tragen, dass die betroffenen Jugendlichen im Rahmen der Krankenbehandlung einer weitergehenden gezielten Diagnostik oder Therapie zugeführt werden.

01721 Besuch im Rahmen einer Kinderfrüherkennungsuntersuchung nach den Gebührenordnungspositionen 01711 und 01712 — 198 / 20,66

Anmerkung: Die Gebührenordnunsposition 01721 kann im Rahmen einer Kinderfrüherkennungsuntersuchung nach der Gebührenordnungsposition 01712 im Belegkrankenhaus durch einen Facharzt für Kinder- und Jugendmedizin an demselben Tag nur einmal berechnet werden, auch wenn bei mehreren Kindern eine Früherkennungsuntersuchung durchgeführt wird.

Abrechnungsausschluss in derselben Sitzung 01410, 01411, 01412, 01413, 01414, 01415 und 01421.

Aufwand in Min. **Kalkulationszeit:** KA **Prüfzeit:** 15 **Eignung d. Prüfzeit:** Tages- und Quartalsprofil

GOÄ entsprechend oder ähnlich: Nr. 50

Kommentar: Der Besuch im Rahmen der Kinderfrüherkennung kann nur für die Neugeborenen-Erstuntersuchung nach EBM-Nr. 01711 (U1) oder die Neugeborenen-Basisuntersuchung nach EBM-Nr. 01712 (U2) abgerechnet werden. Auch wenn die Untersuchung nach EBM-Nr. 01711 oder EBM-Nr. 01712 per Hausbesuch am Samstag oder an Sonn- oder Feiertagen erfolgt, ist nur die EBM-Nr. 01721 abrechenbar.

Wenn die Untersuchung der U1 oder U2 von einem Arzt in einem Belegkrankenhaus durchgeführt wird, so kann auch nur die EBM-Nr. 01721 abgerechnet werden.

EBM-Nr.		EBM-Punkte / Euro
01722	**Sonographische Untersuchung der Säuglingshüften entsprechend der Durchführungsempfehlung nach Anlage 5 der Kinder-Richtlinien**	**170** **17,74**

Anmerkung Die Berechnung der Gebührenordnungsposition 01722 setzt eine Genehmigung der Kassenärztlichen Vereinigung nach der Ultraschall-Vereinbarung gemäß § 135 Abs. 2 SGB V voraus.

Abrechnungsausschluss in derselben Sitzung 33050, 33051

Bericht: mind. Befundkopie (Nr. 01602) an Hausarzt

Aufwand in Min. **Kalkulationszeit:** 12 **Prüfzeit:** 9 **Eignung d. Prüfzeit:** Tages- und Quartalsprofil

GOÄ entsprechend oder ähnlich: Nr. 413

Kommentar: Die sonographische Untersuchung der Säuglingshüfte soll nach den Kinder-Richtlinien im zeitlichen Zusammenhang mit der 3. Früherkennungsuntersuchung, also im Zeitraum zwischen der 4. und 6. Lebenswoche (Toleranzgrenze 3. – 8. Lebenswoche) durchgeführt werden. Ergeben sich bei dieser Untersuchung Anhaltspunkte, dass weitere Kontrolluntersuchungen erforderlich sind, so können diese nur nach der EBM-Nr. 33051 abgerechnet werden. Für die Untersuchung beider Säuglingshüften sind sowohl die EBM-Nrn. 01722 als auch 33051 nur 1x berechnungsfähig. Muss für die Untersuchung ein anderer Arzt beauftragt werden, so kann dies im Rahmen der Überweisung erfolgen; auf dem Überweisungsschein sind Präventiv und Zielauftrag zu markieren.

Für Ärzte mit Genehmigung zur Sonographie von Säuglingshüften sind die geänderten Bestimmungen der Anlage V der Ultraschallvereinbarung wichtig:

Anlage V: Regelmäßige Überprüfung der ärztlichen Dokumentation bei der sonographischen Untersuchung der Säuglingshüfte nach § 12, Auflage zur Aufrechterhaltung der fachlichen Befähigung sowie Anforderungen an die Dokumentation – Die Änderungen treten am 01.04.2012 in Kraft.

„§ 1 Inhalt und Ziel

Diese Vereinbarung regelt die zusätzlichen Voraussetzungen für die Ausführung und Abrechnung der sonographischen Untersuchung der Säuglingshüften in der vertragsärztlichen Versorgung (Leistungen nach den Gebührenordnungspositionen 01722 und 33051 des Einheitlichen Bewertungsmaßstabes). Mit dieser kontinuierlichen Qualitätssicherungsmaßnahme soll eine stets gleichbleibende Untersuchungsqualität derjenigen Ärzte gewährleistet werden, die die hüftsonographische Untersuchung bei Säuglingen durchführen. Dies betrifft neben der Qualität der Bild- und Schriftdokumentation auch die vom untersuchenden Arzt veranlassten diagnostischen und/oder therapeutischen Konsequenzen.

§ 2 Überprüfung der ärztlichen Dokumentation

Ärzte, die eine Genehmigung zur sonographischen Untersuchung der Säuglingshüfte in der vertragsärztlichen Versorgung gemäß § 4 oder § 5 i. V. m. Anlage I Anwendungsbereich AB 10.2 oder § 6 i. V. m. den Anlagen I und II Anwendungsbereich AB 10.2 der UltraschallVereinbarung erhalten haben, sind zur Aufrechterhaltung ihrer fachlichen Befähigung verpflichtet, unmittelbar nach Abrechnung der ersten 12 Leistungen nach Genehmigungserteilung an einer Initialprüfung und anschließend an regelmäßigen Stichprobenprüfungen der ärztlichen Dokumentation (Bild- und Schriftdokumentation) jeweils innerhalb von 2 bzw. 5 Jahren teilzunehmen.

§ 3 Umfang

(1) Die Überprüfung der ärztlichen Dokumentation umfasst die Qualität der selbständig durchgeführten sonographischen Untersuchung der Säuglingshüfte mit ihren diagnostischen Informationen sowie die Nachvollziehbarkeit und Schlüssigkeit der medizinischen Fragestellung, Befundung und Indikationsstellung für mögliche Folgemaßnahmen.

(2) Die sich aus der jeweiligen Anamnese, dem klinischen oder sonographischen Befund ergebenden Konsequenzen für das vom Arzt veranlasste weitere diagnostische und/oder therapeutische Vorgehen sind ebenfalls im Umfang der Überprüfung enthalten.

§ 4 Anforderung und Auswahl der Dokumentationen durch die Kassenärztliche Vereinigung

Die Kassenärztliche Vereinigung fordert von jedem Arzt die Dokumentationen (Bild- und Schriftdokumentationen) über durchgeführte Hüftsonographien bei Säuglingen von mindestens 12 Patienten (Fälle) an. Die Auswahl der anzufordernden Dokumentationen erfolgt, abgesehen von der Initialprüfung, nach dem Zufallsprinzip. Die Stichprobenziehung erfolgt aus den Fällen des gesamten Zeitraums seit der letzten Prüfung.

§ 5 Anforderungen an die Bilddokumentation

Folgende Anforderungen an die Bilddokumentation sind zu erfüllen:

1. Die Identifikation der Patienten muss eindeutig sein (Name, Geburtsdatum, Untersuchungsdatum).
2. Die Ultraschallbilder müssen vom untersuchenden Arzt unterschrieben sein oder es muss der Name des untersuchenden Arztes eindeutig aus der Bilddokumentation hervorgehen.
3. Es sind zwei Ultraschallbilder von jeder Hüfte vorzulegen.
4. Die Seitenbezeichnungen müssen auf jedem Ultraschallbild vorhanden sein.
5. Die Messlinien müssen auf einem der beiden Ultraschallbilder eingezeichnet sein.
6. Erfolgt das Einzeichnen der Messlinien auf einem Papierbildausdruck, so muss das Abbildungsverhältnis mindestens 1,7 : 1 betragen.
7. Alternativ zu einem Papierbildausdruck können die Bilddokumente auch digital eingereicht werden.
8. Folgende Bildmerkmale (anatomische Strukturen) müssen dargestellt und eindeutig erkennbar sein:
   - Knorpel-Knochen-Grenze
   - Hüftkopf
   - Umschlagfalte der Gelenkkapsel
   - Gelenkkapsel
   - Labrum acetabulare
   - knorpeliges Pfannendach
   - Os ilium einschließlich Unterrand
   - knöcherner Erker (Umschlagpunkt)
9. Die Ultraschallbilder müssen kippfehlerfrei in der Standardschnittebene nach Graf (Unterrand des Os ilium, mittlerer Pfannendachbereich, Labrum acetabulare) angefertigt sein.
10. Die Winkelbefunde (Alpha- und Beta-Winkel) sowie die Typisierung nach Graf sind auf der Grundlage der Auswertung eines Bildes pro Gelenkseite zu ermitteln.
11. Bei dezentrierten Gelenken kann von der Standardschnittebene nach Graf abgewichen werden.

§ 6 Anforderung an die schriftliche Dokumentation

(1) Die schriftliche Dokumentation der sonographischen Früherkennungs-Untersuchung der Säuglingshüfte hat gemäß Anlage 5 zu Abschnitt B Nr. 3 der Richtlinien des Bundesausschusses der Ärzte und Krankenkassen über die Früherkennung von Krankheiten bei Kindern bis zur Vollendung des 6. Lebensjahres („Kinder-Richtlinien") zu erfolgen. Die schriftliche Dokumentation der sonographischen Untersuchung der Säuglingshüfte muss neben anamnestischen Angaben – für jede Hüfte getrennt – klinische Angaben wie Stabilität des Hüftgelenks und Abspreizhemmung sowie den Hüfttyp nach Graf einschließlich Alpha- und Beta-Winkel enthalten.

(2) Weiterhin sind die diagnostischen und ggf. die therapeutischen Konsequenzen zu dokumentieren:

- keine Therapie
- Kontrolluntersuchung
- Nachreifungstherapie
- Retentionstherapie
- Repositionstherapie
- andere Empfehlungen

Es ist anzugeben, ob für die empfohlenen diagnostischen und/oder therapeutischen Konsequenzen eine Überweisung erfolgte.

§ 7 Durchführung der Überprüfung durch die Sonographie-Kommission und Auswertung der durchgeführten Qualitätssicherungsmaßnahmen

(1) Die Durchführung der Überprüfung einschließlich der Beurteilung der ärztlichen Dokumentation (Bild- und Schriftdokumentation) erfolgt durch die Sonographie-Kommission der Kassenärztlichen Vereinigung.

(2) Die Beratung des Arztes nach § 10 Abs. 2 kann im Rahmen eines Kolloquiums stattfinden. Die Durchführung der Kolloquien richtet sich nach den Qualitätssicherungs-Richtlinien der Kassenärztlichen Bundesvereinigung gemäß § 75 Abs. 7 SGB V.

(3) Die Kassenärztliche Bundesvereinigung führt gemeinsam mit den Kassenärztlichen Vereinigungen geeignete Maßnahmen durch, die eine Vergleichbarkeit der Ergebnisse der Initial- und Stichprobenprüfungen durch Angleichung relevanter Aspekte der Beurteilungs- und Bewertungspraxis ermöglichen.

(4) Damit die Partner der Bundesmantelverträge entscheiden können, ob und in welcher Weise die nach dieser Vereinbarung durchgeführten Qualitätssicherungsmaßnahmen weitergeführt werden, sind deren Ergebnisse von den Kassenärztlichen Vereinigungen zu sammeln, zusammenzufassen und jährlich auszuwerten. Eine Zusammenstellung ist den Vertragspartnern auf Anforderung zur Verfügung zu stellen.

(5) In die jährliche Auswertung gemäß Absatz 4 werden mindestens folgende Angaben (aufgeschlüsselt nach Kassenärztlichen Vereinigungen) einbezogen:

- Anzahl geprüfter Ärzte gemäß § 2, differenziert nach Initial- und Stichprobenprüfung
- Anzahl der Ärzte mit Genehmigung
- Anzahl neu beschiedener Anträge
- Anzahl abrechnender Ärzte
- Anzahl und Ergebnisse (gemäß § 8) der Beurteilungen der Dokumentationen bei Initialprüfungen und Stichprobenprüfungen gemäß § 11 Abs. 2 und 3, wobei bei den Beurteilungen der Stufe III nach Mängeln der Bild- und Schriftdokumentation zu differenzieren ist.
- Anzahl durchgeführter Kolloquien gemäß § 7 Abs. 2 und § 11 Abs. 4
- Anzahl Genehmigungsaussetzungen und -entzüge gemäß § 11 Abs. 3 und 4
- Anzahl nachgewiesener Kurse nach Anhang 1 und nach § 6 der Ultraschall-Vereinbarung
- Durchgeführte Maßnahmen und Ergebnisse gemäß § 7 Abs. 3
- Erfolgte Empfehlungen an den Arzt gemäß § 10 Abs. 3
- Erfolgte Beratungen gemäß § 10 Abs. 2

§ 8 Beurteilungsstufen

(1) Je Arzt werden insgesamt folgende Unterlagen in die Beurteilung durch die Sonographie-Kommission einbezogen:

- 48 Bilddokumentationen gemäß § 5
- 12 schriftliche Dokumentationen gemäß § 6

(2) Die Beurteilung der bildlichen und schriftlichen Dokumentationen erfolgt je Patient nach folgenden Stufen:

Stufe I: regelgerecht (keine oder geringfügige Mängel)

Stufe II: eingeschränkt (geringe Mängel)

Patientendokumentationen sind der Stufe II insbesondere dann zuzuordnen, wenn

- in der Papierbilddokumentation mit manuell eingezeichneten Messlinien das Abbildungsverhältnis von mindestens 1,7 : 1 nicht eingehalten wurde,
- in der Bilddokumentation die Bildmerkmale (anatomischen Strukturen gemäß § 5 Nr. 8) im Einzelnen nur eingeschränkt dargestellt sind,
- die Messlinien nicht ausreichend korrekt eingezeichnet wurden,
- die schriftliche Dokumentation unvollständig oder nur eingeschränkt nachvollziehbar ist.

Stufe III: unzureichend (schwerwiegende Mängel)

Patientendokumentationen sind der Stufe III insbesondere dann zuzuordnen, wenn

- in der Bilddokumentation die Bildmerkmale (anatomischen Strukturen gemäß § 5 Nr. 8) im Einzelnen unzureichend dargestellt sind,
- die Schnittebene in der Bilddokumentationen nicht der Standardschnittebene entspricht,
- wenn die Messlinien zur Bestimmung des Alpha- und Betawinkels nicht korrekt eingezeichnet sind mit der Folge einer fehlerhaften Typisierung,

- die schriftliche Dokumentation unzureichend nachvollziehbar ist (z.B. behandlungsbedürftiger Befund nicht erkannt).

§ 9 Anforderungskriterien

(1) Die Anforderungen an eine sachgerechte Dokumentation werden erfüllt, wenn höchstens 2 Patientendokumentationen der Stufe II und keine der Stufe III zugeordnet wurde.

(2) Die Anforderungen an eine sachgerechte Dokumentation werden nicht erfüllt, wenn

a) mehr als 2 und höchstens 5 Patientendokumentationen der Stufe II oder eine Patientendokumentation der Stufe III zugeordnet werden mussten oder wenn

b) mehr als eine Patientendokumentation der Stufe III oder mehr als 5 Patientendokumentationen der Stufe II zugeordnet werden mussten.

01723 **Komplexe für ärztliche Maßnahmen bei Kindern zur Früherkennung von Krankheiten, die ihre körperliche oder geistige Entwicklung in nicht geringfügigem Maße gefährden, entsprechend der Richtlinien des Gemeinsamen Bundesausschusses über die Früherkennung von Krankheiten bei Kindern (Kinder-Richtlinien) bzw. Jugendlichen (Richtlinien zur Jugendgesundheitsuntersuchung)** **355** **37,05**

Untersuchung im 34. bis 36. Lebensmonat (U7a)

Abrechnungsausschluss
im Behandlungsfall 04431
in derselben Sitzung 03335, 03350, 03351, 04335, 04350, 04351, 04353, 22230, 27310, 27311

Aufwand in Min. **Kalkulationszeit:** 31 **Prüfzeit:** 22 **Eignung d. Prüfzeit:** Tages- und Quartalsprofil

GOÄ entsprechend oder ähnlich: Nr. 26

Kommentar: Mit der U7a wurde die Möglichkeit geschaffen, Kinder jährlich beim Hausarzt oder Kinderarzt vorzustellen, denn die Untersuchung reiht sich zwischen U7 (im 21. bis 24. Lebensmonat und der U9 (im 46. bis 48. Lebensmonat ein.

Die **Richtlinien des Bundesausschusses der Ärzte und Krankenkassen über die Früherkennung von Krankheiten bei Kindern bis zur Vollendung des 6. Lebensjahres („Kinder-Richtlinien“** https://www.g-ba.de/downloads/62-492-506/RL_Kinder_2010-12-16.pdf**)**

informieren zu den Untersuchungsleistungen der U7a:

U7a Untersuchung im 34. bis 36. Lebensmonat
- Erhebung der Vorgeschichte
- Krampfanfälle
- Miktionsstörungen
- Gehäufte Infektionen
- Altersgemäße Sprache fehlt (z. B. keine Drei- bis Fünfwortsätze, eigener Vor- oder Rufname wird nicht verwendet)
- Altersgemäßes Sprachverständnis fehlt (z. B. kein Zeigen auf Körperteile auf Befragen)
- Verhaltensauffälligkeiten (z. B. Stereotypien, ausgeprägte nächtliche Schlafstörungen)
- Fluoridprophylaxe nicht fortgeführt
- Schutzimpfungen unvollständig
- Eltern unzufrieden mit Entwicklung und Verhalten des Kindes
- seit letzter Früherkennungsuntersuchung entwicklungsgefährdende Erkrankung oder Operation
- Verdachtsdiagnosen der letzten Früherkennungsuntersuchung

Eingehende Untersuchungen
- Körpermaße
- Haut
- Brustorgane
- Bauchorgane
- Geschlechtsorgane
- Skelettsystem
- Sinnesorgane
- Motorik und Nervensystem

1.7.2 Früherkennung von Krankheiten bei Erwachsenen

1. Die Gebührenordnungspositionen 01745 und 01746 können berechnet werden von
   - Fachärzten für Allgemeinmedizin,
   - Fachärzten für Innere und Allgemeinmedizin,
   - Praktischen Ärzten,
   - Ärzten ohne Gebietsbezeichnung,
   - Fachärzten für Innere Medizin ohne Schwerpunktbezeichnung, die gegenüber dem Zulassungsausschuss ihre Teilnahme an der hausärztlichen Versorgung gemäß § 73 Abs. 1a SGB V erklärt haben und über eine Genehmigung der Kassenärztlichen Vereinigung gemäß Abschnitt D II der Krebsfrüherkennungs-Richtlinie verfügen.
2. Die Gebührenordnungsposition 01745 kann nur von
   - Fachärzten für Haut- und Geschlechtskrankheiten
   - mit einer Genehmigung der Kassenärztlichen Vereinigung gemäß Abschnitt D II der Krebsfrüherkennungs-Richtlinie berechnet werden.
3. Abweichend zu den Anmerkungen hinter den Gebührenordnungspositionen 01732, 01745 und 01746 sind die Gebührenordnungspositionen 01732, 01745 und 01746 für Beteiligte derselben fachübergreifenden Berufsausübungsgemeinschaft nebeneinander berechnungsfähig.

Kommentar:

Die Hautkrebs-Früherkennungsuntersuchungen (Nrn. 01745 und 01746) können nur von
- Fachärzten für Allgemeinmedizin,
- Fachärzten für Innere und Allgemeinmedizin,
- Praktischen Ärzten,
- Ärzten ohne Gebietsbezeichnung und
- Fachärzten für Innere Medizin ohne Schwerpunktbezeichnung, die gegenüber dem Zulassungsausschuss ihre Teilnahme an der hausärztlichen Versorgung gemäß § 73 Abs. 1a SGB V erklärt haben

berechnet werden, wenn sie über eine entsprechende Genehmigung der KV verfügen.

Die Leistung nach Nr. 01745 kann darüber hinaus von Fachärzten für Haut- und Geschlechtskrankheiten mit entsprechender Genehmigung der KV berechnet werden.

In fachübergreifenden Berufsausübungsgemeinschaften sind die Leistungen nach den Nrn. 01732, 01745 und 01746 entgegen den Anmerkungen doch nebeneinander berechnungsfähig.

Früherkennungsuntersuchungen ausserhalb des RVL
Leistungen nach EBM-Kapitel 1.7.2 und 1.7.1 (Auswahl):

Früherkennungsuntersuchung	EBM-Nr.
Gesundheitsuntersuchung Check-up für Frau und Mann *ab 35. Geburtstag jedes zweite Kalenderjahr*	**01732**
Früherkennung von Krebserkrankungen bei der Frau	**01730**
Zytologische Untersuchung (Krebsvorsorge) bei der Frau	**01733**
Beratung gemäß § 4 der Chroniker-Richtlinie zu Früherkennungs-untersuchungen für nach dem 1. April 1987 geborene Frauen	**01735**
Früherkennung von Krebserkrankungen beim Mann *ab 45. Geburtstag 1x jedes Kalenderjahr*	**01731**
Untersuchung auf Blut im Stuhl bei Frau und Mann *ab 50. Lebensjahr 1x jährlich*	**01734**
Beratung zur Früherkennung des kolorektalen Karzioms bei Frau und Mann *nach Vollendung des 55. Lebensjahrs*	**01740**
Koloskopischer Komplex (Koloskopie) für Frau und Mann **ggf. Zuschlag zu Nr. 01741 bei durchgeführter Polypektomie**	**01741** **01742**
Histologie bei Früherkennungskoloskopie	**01743**
Hautkrebs-Screening bei Frau und Mann *ab dem 35. Lebensjahr – jedes 2. Kalenderjahr*	**01745**
Hautkrebs-Screening - Zuschlag für Leistung 01732	**01746**

Früherkennung von Krankheiten bei Kindern: U 2 bis U 9 (außer U 7a)	**01712–01719**
Hörscreening bei Neugeborenen	**01705**
Zuschlag für die Beratung im Rahmen des Neugeborenen-Hörscreenings	**01704**
Kontroll-AABR gemäß Anlage 6 der Kinder-Richtlinien	**01706**
Erweitertes Neugeborenen-Screening gemäß der Kinder-Richtlinien des G-BA	**01707**
Laboruntersuchungen im Rahmen des Neugeborenen-Screenings gemäß Anlage 2 der Kinder-Richtlinien des G-BA	**01708**
Neugeborenen-Erstuntersuchung (U1)	**01711**
Sonographie der Säuglingshüften bei U3	**01722**
Früherkennungsuntersuchung U 7a	**01723**
Früherkennungsuntersuchung U 10	**Nur im Rahmen von Sonderverträgen**
Jugendgesundheitsuntersuchung J 1	**01720**
Jugendgesundheitsuntersuchung J 2	**Nur im Rahmen von Sonderverträgen**

Quelle: KV Berlin https://www.kvberlin.de/20praxis/70themen/vorsorge_frueherkennung/verguetung_frueherkennung.pdf

01730 Untersuchung zur Früherkennung von Krebserkrankungen bei der Frau gemäß Abschnitt B II § 6 und § 8 der Krebsfrüherkennungs-Richtlinien — 180 / 18,78

Anmerkung Die unter der Nr. 1 der Präambel zu Kapitel III.a-3.1 genannten Vertragsärzte des hausärztlichen Versorgungsbereichs können die Gebührenordnungsposition 01730 berechnen, wenn sie nachweisen, dass sie diese Leistung bereits vor dem 31.12.2002 abgerechnet haben oder über eine mindestens einjährige gynäkologische Weiterbildung verfügen.
Die Gebührenordnungsposition 01730 umfasst die entsprechend der Änderung der Krebsfrüherkennungs-Richtlinien durch den Gemeinsamen Bundesausschuss vom 19. Juli 2005 entstehenden Zusatzkosten durch die Abnahme des Bürstenabstrichs.
Im Quartal der Berechnung der Gebührenordnungsposition 01730 und im Folgequartal ist die Gebührenordnungsposition 01735 nicht berechnungsfähig.

Abrechnungsausschluss in derselben Sitzung 01825

Aufwand in Min. **Kalkulationszeit:** 14 **Prüfzeit:** 11 **Eignung d. Prüfzeit:** Tages- und Quartalsprofil

GOÄ entsprechend oder ähnlich: Nr. 27

Kommentar: Seit dem EBM2000plus sind Krebsvorsorge und Gesundheitsuntersuchung nicht mehr miteinander in einer Nr. kombiniert, sondern die beiden Untersuchungen sind getrennt voneinander – aber durchaus nebeneinander- abrechenbar. Dies gilt auch für die Stuhltestung nach Nr. 01734, die nicht mehr in der Krebsvorsorge integriert ist, sondern allein abzurechnen ist. Nach dem EBM2000plus ergibt sich ein höheres Honorar für die Kombination beider Früherkennungsuntersuchungen als im alten EBM.

Abrechnungsbeispiel: 58jährige Patientin

EBM-Nr.	Leistung	Pkte.
01730	Krebsvorsorge (Frau)	**400**
01732	Gesundheitsuntersuchung	**695**
01734	Untersuchung auf Blut im Stuhl	**55**
01740	Ggf. Beratung zur Früherkennung des colorektalen Carcinoms	**230**
Gesamtpunktzahl		**1380**

Ergeben sich bei Krebsvorsorge und Gesundheitsuntersuchung pathologische Befunde, so kann die erforderliche weiterführende Diagnostk zusätzlich abgerechnet werden.

Auszug aus den **Richtlinien des Gemeinsamen Bundesausschusses über die Früherkennung von Krebserkrankungen („Krebsfrüherkennungs-Richtlinien")** (im Internet unter http://www.g-ba.de/downloads/62-492-141/RL_KFU_2007-06-21.pdf) hier speziell **für die Frau**.

A. Allgemeines

- Die nach diesen Richtlinien durchzuführenden ärztlichen Maßnahmen dienen bei Frauen der Früherkennung von Krebserkrankungen des Genitales ab dem Alter von 20 Jahren sowie zusätzlich der Brust und der Haut ab dem Alter von 30 Jahren sowie zusätzlich des Rektums und des übrigen Dickdarms ab dem Alter von 50 Jahren sowie zusätzlich der Früherkennung von Krebserkrankungen der Brust (Mammographie-Screening) ab dem Alter von 50 Jahren bis zum Ende des 70. Lebensjahres.
- Sie sollen mögliche Gefahren für die Gesundheit der Anspruchsberechtigten dadurch abwenden, dass aufgefundene Verdachtsfälle eingehend diagnostiziert und erforderlichenfalls rechtzeitig behandelt werden können.

B. Früherkennungsmaßnahmen bei Frauen

Die Maßnahmen zur Früherkennung von Krebserkrankungen des Genitales, der Brust, der Haut, des Rektums und des übrigen Dickdarms bei Frauen umfassen folgende Leistungen:

1. Klinische Untersuchungen

ab dem Alter von 20 Jahren:

- gezielte Anamnese
- Spiegeleinstellung der Portio
- Entnahme von Untersuchungsmaterial von der Portio-Oberfläche und aus dem Zervikalkanal
- Fixierung des Untersuchungsmaterials für die zytologische Untersuchung
- bimanuelle gynäkologische Untersuchung

zusätzlich ab dem Alter von 30 Jahren:

- Abtasten der Brustdrüsen und der regionären Lymphknoten einschließlich der Anleitung zur regelmäßigen Selbstuntersuchung

zusätzlich ab dem Alter von 50 Jahren:

- Adigitale Untersuchung des Rektums

2. Zytologische Untersuchung

Die zytologische Untersuchung umfasst die Auswertung des zur zytologischen Untersuchung entnommenen Materials. Sofern der untersuchende Arzt die zytologische Untersuchung nicht selbst ausführt, sendet er das Material an einen Zytologen, der den einsendenden Arzt unterrichtet.

3. Früherkennungsuntersuchungen auf kolorektales Karzinom

a) Anspruchsumfang

Frauen haben ab dem Alter von 50 Jahren Anspruch auf vertragsärztliche Maßnahmen zur Früherkennung von kolorektalen Karzinomen nach Maßgabe der folgenden Bestimmungen. Frauen haben ab dem Alter von 50 Jahren bis zur Vollendung des 55. Lebensjahres Anspruch auf die jährliche Durchführung eines Schnelltests auf occultes Blut im Stuhl.

Ab dem Alter von 55 Jahren haben Frauen Anspruch auf insgesamt zwei Koloskopien zur Früherkennung des kolorektalen Karzinoms:

- auf die erste Koloskopie ab dem Alter von 55 Jahren und
- auf die zweite Koloskopie frühestens zehn Jahre nach Durchführung der ersten Koloskopie.

Für eine optimierte Früherkennung ist die Durchführung der ersten Koloskopie im Alter von 55 Jahren anzustreben. Jede ab dem Alter von 65 Jahren durchgeführte Koloskopie zählt als zweite Koloskopie.

Frauen ab dem Alter von 55 Jahren, bei denen keine Koloskopie oder keine zweite Koloskopie nach Ablauf von zehn Jahren nach der ersten Koloskopie durchgeführt worden ist, haben Anspruch auf die zweijährliche Durchführung eines Schnelltests auf occultes Blut im Stuhl. Bei einem positiven Befund des Schnelltests besteht ein Anspruch zur Abklärung durch eine Koloskopie.

b) Beratung

Die Beratungen können von jedem an Krebsfrüherkennungsprogrammen teilnehmenden Arzt durchgeführt werden.

Der Arzt hat die Versicherte möglichst frühzeitig ab dem Alter von 50 Jahren einmalig über das Gesamtprogramm eingehend zu informieren. Er hat die Patientin dabei über Ziel und Zweck des Programms zur Früherkennung des kolorektalen Karzinoms zu beraten. Möglichst bald ab dem Alter von 55 Jahren soll die Versicherte eine weitere Beratung (zweite Beratung) erhalten, die insbesondere folgende Inhalte umfasst:

- Häufigkeit und Krankheitsbild
- Ziele und zugrunde liegende Konzeption der Früherkennungsuntersuchungen
- Effektivität (Sensitivität, Spezifität) und Wirksamkeit der jeweiligen Früherkennungsuntersuchungen
- Nachteile (Belastungen, Risiken) der jeweiligen Früherkennungsuntersuchungen
- Vorgehensweise bei einem positiven Befund.

Bei der zweiten Beratung händigt der Arzt der Versicherten das Merkblatt des Bundesausschusses der Ärzte und Krankenkassen zur Darmkrebsfrüherkennung aus. Der Arbeitsausschuss „Prävention“ des Bundesausschusses der Ärzte und Krankenkassen ist berechtigt, Änderungen am Merkblatt vorzunehmen, deren Notwendigkeit sich aus der praktischen Anwendung ergibt, soweit dadurch das Merkblatt nicht in seinem wesentlichen Inhalt verändert wird.

c) Der Schnelltest

Der Schnelltest auf occultes Blut im Stuhl darf nur mit solchen Testprodukten durchgeführt werden, die nach ihrer Empfindlichkeit einheitliche und untereinander vergleichbare Untersuchungsergebnisse gewährleisten. Die dafür nach dem jeweiligen Stand der medizinischen Wissenschaft maßgebenden Kriterien stellt die Kassenärztliche Bundesvereinigung nach Anhörung von Sachverständigen fest. Der Test kann von jedem auch sonst an Krebsfrüherkennungsprogrammen teilnehmenden Arzt durchgeführt werden.

Der Test auf occultes Blut im Stuhl kann unabhängig von den übrigen Krebsfrüherkennungsuntersuchungen gemäß den Abschnitten A und B der Richtlinien durchgeführt werden.

d) Die Koloskopie

Koloskopische Leistungen zur Früherkennung des kolorektalen Karzinoms dürfen nur von Ärzten erbracht werden, welche zum Führen der Gebietsbezeichnung „Facharzt für Innere Medizin“ berechtigt sind und über die Fachkunde „Sigmoido-Koloskopie in der Inneren Medizin“ verfügen oder zum Führen der Schwerpunktbezeichnung „Gastroenterologie“ berechtigt sind sowie von Ärzten, die zum Führen der Gebietsbezeichnung „Facharzt für Chirurgie“ und nach dem für sie maßgeblichen Weiterbildungsrecht zur Durchführung von Koloskopien und koloskopischen Polypektomien berechtigt sind.

01731 Untersuchung zur Früherkennung von Krebserkrankungen beim Mann gemäß Abschnitt C. § 25 der Krebsfrüherkennungs-Richtlinien — 143 / 14,92

Aufwand in Min. **Kalkulationszeit:** 12 **Prüfzeit:** 10 **Eignung d. Prüfzeit:** Tages- und Quartalsprofil

GOÄ entsprechend oder ähnlich: Nr. 28

Kommentar: Siehe auch Kommentar zur Nr. 01730.

Auszug aus den **Richtlinien des Gemeinsamen Bundesausschusses über die Früherkennung von Krebserkrankungen („Krebsfrüherkennungs-Richtlinien“)** (im Internet unter http://www.g-ba.de/downloads/62-492-141/RL_KFU_2007-06-21.pdf) hier speziell **für den Mann**.

C. Früherkennungsmaßnahmen bei Männern Die Maßnahmen zur Früherkennung von Krebserkrankungen des Rektums und des übrigen Dickdarms, der Prostata, des äußeren Genitales und der Haut beim Mann umfassen folgende Leistungen:

1. Klinische Untersuchungen

- Gezielte Anamnese
- Inspektion und Palpation des äußeren Genitales
- Betasten der Prostata vom After aus
- Palpation regionärer Lymphknoten

2. Früherkennungsuntersuchungen auf kolorektales Karzinom

a) Anspruchsumfang

Männer haben ab dem Alter von 50 Jahren Anspruch auf vertragsärztliche Maßnahmen zur Früherkennung von kolorektalen Karzinomen nach Maßgabe der folgenden Bestimmungen.

A. Allgemeines (von den Autoren zum besseren Verständnis aus dem allgmeinen Text der Richtlinie eingefügt)

1. Die nach diesen Richtlinien durchzuführenden ärztlichen Maßnahmen dienen

b) bei Männern der Früherkennung von Krebserkrankungen der Prostata, des äußeren Genitales und der Haut ab dem Alter von 45 Jahren sowie des Rektums und des übrigen Dickdarms ab dem Alter von 50 Jahren.

2. Sie sollen mögliche Gefahren für die Gesundheit der Anspruchsberechtigten dadurch abwenden, dass aufgefundene Verdachtsfälle eingehend diagnostiziert und erforderlichenfalls rechtzeitig behandelt werden können.

In den Richtlinien zur Krebsfrüherkennung beim Mann wird nicht mehr von der digitalen Untersuchung gesprochen. Innerhalb der letzten 2 Jahre ist aber dafür ab dem 50. Lebensjahr bei Männern zur Früherkennung des colorektalen Carcinoms eine digitale Austastung des Rektums bei der Abtastung der Prostata aufgeführt. Ab 55. Lebensjahr besteht die Möglichkeit zur Beratung (EBM-Nr. 01740) und Früherkennung des colorektalen Carcinoms und entsprechend auch die coloskopische Untersuchung.

Werden bei der Früherkennungsuntersuchung Befunde erhoben, die eine weitere Untersuchung erforderlich machen, z. B. Laborentnahme, Ultraschalluntersuchung, so sind diese ohne Probleme möglich und abrechenbar. In diesem Zusammenhang besteht dann auch die Möglichkeit, Ordinations- bzw. Konsultationskomplex abzurechnen.

Männer haben ab dem Alter von 50 Jahren bis zur Vollendung des 55. Lebensjahres Anspruch auf die jährliche Durchführung eines Schnelltests auf occultes Blut im Stuhl. Ab dem Alter von 55 Jahren haben Männer Anspruch auf insgesamt zwei Koloskopien zur Früherkennung des kolorektalen Karzinoms:

- auf die erste Koloskopie ab dem Alter von 55 Jahren und
- auf die zweite Koloskopie frühestens zehn Jahre nach Durchführung der ersten Koloskopie.

Für eine optimierte Früherkennung ist die Durchführung der ersten Koloskopie im Alter von 55 Jahren anzustreben. Jede ab dem Alter von 65 Jahren durchgeführte Koloskopie zählt als zweite Koloskopie.

Männer ab dem Alter von 55 Jahren, bei denen keine Koloskopie oder keine zweite Koloskopie nach Ablauf von zehn Jahren nach der ersten Koloskopie durchgeführt worden ist, haben Anspruch auf die zweijährliche Durchführung eines Schnelltests auf occultes Blut im Stuhl. Bei einem positiven Befund des Schnelltests besteht ein Anspruch auf Abklärung durch eine Koloskopie.

b) Beratung

Die Beratungen können von jedem an Krebsfrüherkennungsprogrammen teilnehmenden Arzt durchgeführt werden.

Der Arzt hat den Versicherten möglichst frühzeitig ab dem Alter von 50 Jahren einmalig über das Gesamtprogramm eingehend zu informieren. Er hat den Patienten dabei über Ziel und Zweck des Programms zur Früherkennung des kolorektalen Karzinoms zu beraten. Möglichst bald ab dem Alter von 55 Jahren soll der Versicherte eine weitere Beratung (zweite Beratung) erhalten, die insbesondere folgende Inhalte umfasst:

- Häufigkeit und Krankheitsbild
- Ziele und zu Grunde liegende Konzeption der Früherkennungsuntersuchungen
- Effektivität (Sensitivität, Spezifität) und Wirksamkeit der jeweiligen Früher-kennungs-untersuchungen
- Nachteile (Belastungen, Risiken) der jeweiligen Früherkennungsuntersuchungen
- Vorgehensweise bei einem positiven Befund.

Bei der zweiten Beratung händigt der Arzt dem Versicherten das Merkblatt des Bundesausschusses der Ärzte und Krankenkassen zur Darmkrebsfrüherkennung aus. Der Arbeitsausschuss „Prävention" des Bundesausschusses der Ärzte und Krankenkassen ist berechtigt, Änderungen am Merkblatt vorzunehmen, deren Notwendigkeit sich aus der praktischen Anwendung ergibt, soweit dadurch das Merkblatt nicht in seinem wesentlichen Inhalt verändert wird.

c) Der Schnelltest

Der Schnelltest auf occultes Blut im Stuhl darf nur mit solchen Testprodukten durchgeführt werden, die nach ihrer Empfindlichkeit einheitliche und untereinander vergleichbare Untersuchungsergebnisse gewährleisten. Die dafür nach dem jeweiligen Stand der medizinischen Wissenschaft maßgebenden Kriterien stellt die Kassenärztliche Bundesvereinigung nach Anhörung von Sachverständigen fest. Der Test kann von jedem auch sonst an Krebsfrüherkennungsprogrammen teilnehmenden Arzt durchgeführt werden.

Der Test auf occultes Blut im Stuhl kann unabhängig von den übrigen Krebsfrüherkennungsuntersuchungen gemäß den Abschnitten A und B der Richtlinien durchgeführt werden.

d) Die Koloskopie

Koloskopische Leistungen zur Früherkennung des kolorektalen Karzinoms dürfen nur von Ärzten erbracht werden, welche zum Führen der Gebietsbezeichnung „Facharzt für Innere Medizin" berechtigt sind und über die Fachkunde „Sigmoido-Koloskopie in der Inneren Medizin" verfügen oder zum Führen der Schwerpunktbezeichnung „Gastroenterologie" berechtigt sind sowie von Ärzten, die zum Führen der Gebietsbezeichnung „Facharzt für Chirurgie" und nach dem für sie maßgeblichen Weiterbildungsrecht zur Durchführung von Koloskopien und koloskopischen Polypektomien berechtigt sind.

Es erscheint sinnvoll, alle 2 Jahre die Krebsvorsorgeuntersuchung mit der dann möglichen Gesundheitsuntersuchung zu verbinden.

01732 Untersuchung zur Früherkennung von Krankheiten gemäß den Gesundheitsuntersuchungs-Richtlinien — 302 / 31,52

Anmerkung Im Zusammenhang mit der Gebührenordnungsposition 01732 sind die Gebührenordnungspositionen 32880 bis 32882 für die in den Gesundheitsuntersuchungsrichtlinien geforderten Laboruntersuchungen berechnungsfähig.

Abrechnungsausschluss
im Behandlungsfall 01745
in derselben Sitzung 27310, 32025, 32030, 32057, 32060

Aufwand in Min. **Kalkulationszeit:** 26 **Prüfzeit:** 21 **Eignung d. Prüfzeit:** Tages- und Quartalsprofil

GOÄ entsprechend oder ähnlich: Nr. 29

Kommentar: Die Gesundheitsuntersuchung kann von Allgemeinärzten, Internisten, Ärzten ohne Gebietsbezeichnung (praktische Ärzte) durchgeführt werden. **Alle anderen hier nicht genannten Ärzte sind nicht berechtigt, die Untersuchung durchzuführen**.

EKG und auch Kreatinin-Bestimmung sind schon länger nicht mehr Bestandteil der Gesundheitsuntersuchung. Wenn diese Leistungen aber erforderlich sind, können sie zusätzlich erbracht und abgerechnet werden. Dies gilt ebenfalls für erhobene Befunde bei der Gesundheitsuntersuchung, die einer weiteren Diagnostik oder Therapie zugeführt werden müssen. All die erforderlichen Leistungen, z. B. Labor, Ultraschall, Lungenfunktionsprüfung, Glukosebelastungstest, Belastungs-EKG sind entsprechend zusätzlich abrechnungsfähig.

Es erscheint sinnvoll, die Gesundheitsuntersuchung mit der Krebsfrüherkennungsuntersuchung zu verbinden.

Im Laborkapitel siehe Abschnitt **32.2.8 Laborpauschalen im Zusammenhang mit präventiven Leistungen** mit den 3 Leistungen:

32880 Laborpauschale für Untersuchungen im Zusammenhang mit der Nr. 01732 Obligater Leistungsinhalt

- Orientierende Untersuchung auf Eiweiß, Glukose, Erythrozyten, Leukozyten und Nitrit im Urin (Nr. 32030)

32881 Laborpauschale für Untersuchungen im Zusammenhang mit der Nr. 01732

Fakultativer Leistungsinhalt

- Quantitative Bestimmung von Glukose (Nr. 32057)

32882 Laborpauschale für Untersuchungen im Zusammenhang mit der Nr. 01732 Obligater Leistungsinhalt

- Quantitative Bestimmung von Cholesterin gesamt (Nr. 32060)

Die KBV informiert dazu (http://www.kbv.de/24621.html):

... „Bereinigung der in Komplexleistungen enthaltenen Laborparameterhier: Anpassung der Beschlüsse der Partner der Bundesmantelverträge und des Beschlusses des Bewertungsausschusses in seiner 191. Sitzung (schriftliche Beschlussfassungen) zum 1. Oktober 2009, Veröffentlichung im Deutschen Ärzteblatt, Heft 30, vom 24. Juli 2009

Die Unterschriftsverfahren zum Beschluss des Bewertungsausschusses in seiner 191. Sitzung am 2. Juni 2009 sowie zu den Beschlüssen der Partner der Bundesmantelverträge wurden nicht beendet. Die Vertragspartner verständigten sich auf eine Neufassung der Beschlüsse (gültig ab dem 1. Oktober 2009).

Folgende Anpassungen wurden vorgenommen:

- Auf die Aufnahme eines Abschnitts 32.4 wird verzichtet. Die neu geschaffenen Laborpauschalen der Laborparameter aus Komplexleistungen werden in einem Abschnitt 32.2.8 zusammengeführt.
- Die Laborpauschale 32890 wurde in ihre Einzelparameter aufgelöst, sodass nunmehr die Gebührenordnungspositionen 32880 für die Urinuntersuchung, 32881 für die quantitative Bestimmung von Glukose und 32882 für die quantitative Bestimmung von Cholesterin berechnet werden können.
- Die Untersuchung auf Blut im Stuhl (GOP 01734) wird nicht um die Laborparameter bereinigt, da die Diagnostik ausschließlich in der Arztpraxis erfolgt, welche auch die Testbriefchen an den Patienten ausgibt. Somit ist die GOP 32892 entbehrlich geworden. In diesem Zusammenhang wurde der obligate Leistungsinhalt der GOP 01734 um die „Ausgabe der Testbriefchen“ erweitert.
- Die Vergütung der Gebührenordnungspositionen 32880 bis 32882 des Abschnitts 32.2.8 erfolgt außerhalb der gemäß den Beschlüssen des Erweiterten Bewertungsausschusses vom 27./28. August bzw. 23. Oktober 2008 ermittelten morbiditätsorientierten Gesamtvergütung.

Wie erfolgt nunmehr die Anforderung der Laborparameter zur Gebührenordnungsposition 01732 und die die Abrechnung durch die Laborgemeinschaft gegenüber der KV?

1. Anforderung in der Laborgemeinschaft

Unter Nutzung des Musters 10A, dem Ankreuzfeld Präventiv und dem Anstreichen der Parameter Cholesterin (Feld 19) für die GOP 32882, Glukose (Feld 28) für die GOP 32881 und Urinstatus (Feld 55) für die GOP 32880, kann der Arzt die Parameter in der Laborgemeinschaft anfordern.

Die Anforderung von sowohl kurativen als auch präventiven Parametern erfolgt gemeinsam auf einem und demselben als präventiv gekennzeichneten Muster 10A-Schein (sog. Mischfall). In diesem Fall ist das Ankreuzfeld Kurativ nicht zu nutzen.

2. Anforderung in der Laborpraxis

Die neuen Gebührenordnungspositionen 32880, 32881 und 32882 sind selbstverständlich als Bestandteil des Abschnitts 32.2 auch bei Laborarztpraxen mit dem Muster 10 anzufordern. Bei der Anforderung ist die Angabe der Gebührenordnungsposition zwingend.

3. Abrechnung durch die Laborgemeinschaft

Für die Abrechnung durch die Laborgemeinschaft mit der Kassenärztliche Vereinigung erfolgt eine Umschlüsselung der angeforderten Laborparameter der Gesundheitsuntersuchung im Zusammenhang mit der Kennzeichnung im Feld Präventiv in die neu geschaffenen Laborpauschalen 32880, 32881 und 32882.

Alle evtl. kurativ angeforderten Parameter werden wie bisher abgerechnet.

Die Gesundheitsuntersuchung kann von Allgemeinärzten, Internisten, Ärzten ohne Gebietsbezeichnung (praktische Ärzte) durchgeführt werden.

Alle anderen hier nicht genannten Ärzte sind nicht berechtigt, die Untersuchung durchzuführen.

EKG und auch Kreatinin-Bestimmung sind schon länger nicht mehr Bestandteil der Gesundheitsuntersuchung. Wenn diese Leistungen aber erforderlich sind, können sie zusätzlich erbracht und abgerechnet werden. Dies gilt ebenfalls für erhobene Befunde bei der Gesundheitsuntersuchung, die einer weiteren Diagnostik oder Therapie zugeführt werden müssen. All die erforderlichen Leistungen, z. B. Labor, Ultraschall, Lungenfunktionsprüfung, Glukosebelastungstest, Belastungs-EKG sind entsprechend zusätzlich abrechnungsfähig.

Es erscheint sinnvoll, die Gesundheitsuntersuchung mit der Krebsfrüherkennungsuntersuchung zu verbinden…"

Urinuntersuchungen in der Praxis im Rahmen der Leistung nach Nr. 01732 sind dieser Nr. zusätzlich nach Nr. 32880 abrechenbar.

Auszug aus den **Richtlinien des Gemeinsamen Bundesausschusses über die Gesundheitsuntersuchung zur Früherkennung von Krankheiten („Gesundheitsuntersuchungs-Richtlinien")** – (im Internet unter http://www.g-ba.de/downloads/62-492-63/RL-Gesundheit-2004-12-21.pdf).

A. Allgemeines

- Die nach diesen Richtlinien durchzuführenden ärztlichen Maßnahmen bei Frauen und Männern vom 36. Lebensjahr an dienen der Früherkennung solcher häufig auftretenden Krankheiten, die wirksam behandelt werden können und deren Vor- oder Frühstadium durch diagnostische Maßnahmen erfassbar ist.
- Die durchzuführenden ärztlichen Maßnahmen sollen sich insbesondere auf die Früherkennung von Herz-Kreislauf-Erkrankungen und Nierenerkrankungen sowie des Diabetes mellitus erstrecken. Sie sollen zur Früherkennung der betreffenden Krankheiten die jeweils relevanten Risikofaktoren einbeziehen.
- Die ärztlichen Maßnahmen sollen mögliche Gefahren für die Gesundheit der Anspruchsberechtigten dadurch abwenden, dass aufgefundene Verdachtsfälle eingehend diagnostiziert, erkannte Krankheiten rechtzeitig einer Behandlung zugeführt und Änderungen gesundheitsschädigender Verhaltensweisen frühzeitig bewirkt werden.
- Es werden diejenigen Maßnahmen durchgeführt, die in Abschnitt B festgelegt sind. Dabei sind die in Abschnitt C aufgeführten Vorgaben für die Dokumentation zu beachten.
- Untersuchungen nach diesen Richtlinien sollen diejenigen Ärzte durchführen, welche die vorgesehenen Leistungen aufgrund ihrer Kenntnisse und Erfahrungen erbringen können und nach der ärztlichen Berufsordnung dazu berechtigt sind (Allgemeinärzte, Internisten, Ärzte ohne Gebietsbezeichnung).

- Die Gesundheitsuntersuchung zur Früherkennung von Krankheiten soll – soweit möglich – im Zusammenhang mit einer Untersuchung zur Früherkennung von Krebserkrankungen angeboten werden.
- Die Versicherten haben jedes zweite Jahr Anspruch auf eine ärztliche Gesundheitsuntersuchung. Eine erneute Gesundheitsuntersuchung ist daher jeweils erst nach Ablauf des auf die vorangegangene Gesundheitsuntersuchung folgenden Kalenderjahres möglich.

B. Inhalt der Gesundheitsuntersuchung

Die ärztlichen Maßnahmen zur Früherkennung von Krankheiten (Gesundheitsuntersuchung) umfassen folgende Leistungen:

- **Anamnese**
- Erhebung der Eigen-, Familien- und Sozialanamnese, insbesondere Erfassung des Risikoprofils
- **Klinische Untersuchung**
- Untersuchung zur Erhebung des vollständigen Status (Ganzkörperstatus)
- **Laboratoriumsuntersuchungen**
- Untersuchungen aus dem Blut (einschl. Blutentnahme):
  - Gesamtcholesterin
  - Glukose
- Untersuchungen aus dem Urin:
  - Eiweiß, Glukose, Erythrozyten, Leukozyten und Nitrit (Harnstreifentest)
- **Beratung**

Beratung

Nach Abschluss der in den Punkten 1–3 genannten Maßnahmen hat der Arzt den Versicherten über das Ergebnis der durchgeführten Gesundheitsuntersuchung zu informieren und mit ihm die möglichen Auswirkungen im Hinblick auf die weitere Lebensgestaltung zu erörtern. Dabei soll der Arzt insbesondere das individuelle Risikoprofil des Versicherten ansprechen und diesen auf Möglichkeiten und Hilfen zur Vermeidung und zum Abbau gesundheitsschädigender Verhaltensweisen (z. B. auf entsprechende Gesundheitsförderungsangebote der Krankenkassen) hinweisen.

Der Versicherte soll ferner auf die Notwendigkeit einer regelmäßigen Inanspruchnahme der Krebsfrüherkennungs-Untersuchung hingewiesen und entsprechend motiviert werden.

Ein Glaukom-Screening kann auf Grundlage des gegenwärtigen Standes der wissenschaftlichen Erkenntnisse nicht zur Früherkennung von Krankheiten gemäß §25 Abs. 3 SGB V empfohlen werden.

01733 Zytologische Untersuchung gemäß Abschnitt B II §§ 7 und 8 der Krebsfrüherkennungs-Richtlinien — 74 / 7,72

Obligater Leistungsinhalt

- Zytologische Untersuchung eines oder mehrerer Abstriche, auch Bürstenabstriche, von Ekto- und/oder Endozervix

Fakultativer Leistungsinhalt

- Abstrichentnahme von Ekto- und/oder Endozervix, einschl. Kosten

Anmerkung Die Berechnung der Gebührenordnungsposition 01733 setzt eine Genehmigung der Kassenärztlichen Vereinigung nach der Zytologie-Vereinbarung gemäß § 135 Abs. 2 SGB V voraus.

Abrechnungsausschluss bei demselben Material 01826, 19310, 19311

Aufwand in Min. **Kalkulationszeit:** KA **Prüfzeit:** 1 **Eignung d. Prüfzeit:** Tages- und Quartalsprofil

GOÄ entsprechend oder ähnlich: Nr. 4851*

Kommentar: Hat der Arzt, der die weibliche Krebsvorsorgeuntersuchung durchführt, die Genehmigung auch zur zytologischen Untersuchung, so kann er neben der EBM-Nr. 01730 auch die

EBM-Nr. 01733 berechnen. Der Arzt, der ausschließlich die zytologische Bestimmung durchführt, kann nur diese Nr. berechnen.

Ist wegen eines unklaren Befundes der zytologischen Untersuchung eine Kontrolluntersuchung erforderlich, so kann diese nur nach den EBM-Nr. 19311 abgerechnet werden.

01734 **Untersuchung auf Blut im Stuhl gemäß Abschnitt D III der Krebsfrüherkennungs-Richtlinien, einschl. Kosten** **25** **2,61**

Obligater Leistungsinhalt

- Ausgabe der Testbriefchen,
- Untersuchung auf Blut im Stuhl in drei Proben

Abrechnungsausschluss im Behandlungsfall 32040, 40150

Aufwand in Min. **Kalkulationszeit:** KA **Prüfzeit:** ./. **Eignung d. Prüfzeit:** Keine Eignung

GOÄ entsprechend oder ähnlich: Nr. 3500* oder Nr. 3650*

Kommentar: Ab dem 50. Lebensjahr wird nach Früherkennungs-Richtlinien ein Schnelltest auf okkultes Blut im Stuhl festgelegt. Die Kosten für die Testbriefe sind Bestandteil der Leistung und müssen daher vom Arzt selber getragen werden. Erstattungsfähig sind diese Kosten dann, wenn z. B. das Briefchen nicht zurückgegeben wird oder wenn die Auswertung aus Gründen, die der Arzt nicht zu vertreten hat, unterbleibt. Dann ist nur die EBM-Nr. 40150 abzurechnen, denn die Leistung nach EBM-Nr. 01734 wurde nicht erbracht.

01735 **Beratung gemäß § 4 der Richtlinie des Gemeinsamen Bundesausschusses zur Umsetzung der Regelungen in § 62 SGB V für schwerwiegend chronisch Erkrankte („Chroniker-Richtlinie") zu Früherkennungsuntersuchungen für nach dem 1. April 1987 geborene Frauen** **103** **10,75**

Obligater Leistungsinhalt

- Beratung gemäß § 4 der Richtlinie des Gemeinsamen Bundesausschusses zur Umsetzung der Regelungen in § 62 SGB V für schwerwiegend chronisch Erkrankte („Chroniker-Richtlinie") über die Teilnahme und Motivation zur Teilnahme am Programm zur Früherkennung von Krebserkrankungen bei der Frau gemäß Abschnitt B II § 6 der Krebsfrüherkennungs-Richtlinien,
- Information über Inhalt, Ziel und Zweck des Programms, Häufigkeit und Krankheitsbild, Effektivität und Wirksamkeit der Früherkennungsmaßnahme,
- Information über Nachteile, Risiken und Vorgehensweise bei einem positiven Befund,
- Ausgabe des krankheitsbezogenen Merkblattes des Gemeinsamen Bundesausschusses,
- Ausstellung der Bescheinigung

Anmerkung Die Gebührenordnungsposition 01735 kann gemäß Richtlinie nur von Ärzten berechnet werden, die berechtigt sind, die entsprechenden Untersuchungen durchzuführen.
Die Gebührenordnungsposition 01735 kann gemäß Richtlinie nur einmalig im Zeitraum von 2 Jahren nach Erreichen der Anspruchsberechtigung berechnet werden.
Bis zur Vereinbarung des Dokumentationsvordrucks für die Dokumentation gemäß § 4 der Chronikerrichtlinie kann die Bescheinigung auf Muster 16 erfolgen.
Im Quartal der Berechnung der Gebührenordnungsposition 01735 und im Folgequartal ist die Gebührenordnungsposition 01730 nicht berechnungsfähig.

Abrechnungsausschluss in derselben Sitzung 01620, 01621

Aufwand in Min. **Kalkulationszeit:** 9 **Prüfzeit:** 7 **Eignung d. Prüfzeit:** Tages- und Quartalsprofil

Kommentar: Diese Leistung wurde erst nach der Einführung des EBM 2008 in der 149 Sitzung des Bewertungsausschusses mit nachträglicher Wirkung zum 1. Januar 2008 eingeführt.Die Abrechnung dieser Leistung ist bei Frauen, die nach dem 1. April 1987 geboren sind, abrechenbar, wenn die obligaten Beratungs- und Informationsleistung vollständig erfüllt wurden und die entsprechenden Merkblätter übergeben wurden.

Im § 4 **Richtlinie des Gemeinsamen Bundesausschusses zur Umsetzung der Regelungen in § 62 für schwerwiegend chronisch Erkrankte („Chroniker-Richtlinie")** zuletzt geändert am 19. Juli 2007 – in Kraft getreten am 1. Januar 2008 heißt es:

§ 4 **Ausnahmen von der Pflicht zur Teilnahme an Gesundheits- und Krebsfrüherkennungsuntersuchungen**

(1) Untersuchungen gelten gemäß § 62 Abs. 1 Satz 3 SGB V als regelmäßig in Anspruch genommen, wenn die nach dem 1. April 1987 geborenen weiblichen und nach dem 1. April 1962 geborenen männlichen Versicherten in einem Präventionspass jeweils eine auf die nachfolgenden Früherkennungsuntersuchungen bezogene und auf Merkblätter des Gemeinsamen Bundesausschusses gestützte Beratung über Chancen und Risiken der jeweiligen Untersuchungen nachweisen. Die Beratung ist von einem Arzt zu erbringen, der berechtigt ist, die entsprechende Untersuchung durchzuführen. Die Beratung ist zeitnah nach Erreichen des Anspruchsalters, längstens jedoch in einem Zeitraum von zwei Jahren nach Beginn der jeweiligen Anspruchsberechtigung wahrzunehmen, soweit in den Richtlinien des Gemeinsamen Bundesausschusses zu § 25 Abs. 1 oder 2 SGB V nichts Abweichendes geregelt ist.

(2) Die Regelung nach Absatz 1 umfasst zunächst die Untersuchungen zur Früherkennung

1. des Brustkrebses (Mammographie-Screening),
2. des Darmkrebses (Schnelltest auf occultes Blut oder Früherkennungskoloskopie) und
3. des Zervix-Karzinoms

entsprechend der Richtlinien über die Früherkennung von Krebserkrankungen und kann durch Beschlussfassungen des Gemeinsamen Bundesausschusses um weitere Vorsorgeuntersuchungen ergänzt werden. Im Übrigen muss für die sonstigen Gesundheits- und Früherkennungsuntersuchungen nach § 25 SGB V zur Bestimmung der Belastungsgrenze nach § 62 Abs. 1 Satz 3 SGB V weder eine Untersuchung noch eine Beratung durchgeführt werden.

(3) Ausgenommen von der Pflicht zur Beratung gemäß § 62 Abs. 1 Satz 5 SGB V sind Versicherte mit schweren psychischen Erkrankungen nach Nummer 9 der Richtlinien über die Durchführung von Soziotherapie in der vertragsärztlichen Versorgung gemäß § 37a in Verbindung mit § 92 Abs. 1 Satz 2 Nr. 6 SGB V (Soziotherapie-Richtlinien) oder schweren geistigen Behinderungen, denen die Teilnahme an den Vorsorgeuntersuchungen nicht zugemutet werden kann, sowie Versicherte, die bereits an der zu untersuchenden Erkrankung leiden.

(4) Die Auswirkungen dieser Beratung werden am Beispiel der Früherkennung des Zervixkarzinoms wissenschaftlich evaluiert.

01740 Beratung zur Früherkennung des kolorektalen Karzinoms — 103 / 10,75

Obligater Leistungsinhalt

- Beratung über die Teilnahme und Motivation zur Teilnahme am Programm zur Früherkennung des kolorektalen Karzinoms,
- Information über Inhalt, Ziel und Zweck des Programms, Häufigkeit und Krankheitsbild, Effektivität und Wirksamkeit der Früherkennungsmaßnahme,
- Information über Nachteile, Risiken und Vorgehensweise bei einem positivem Befund,
- Ausgabe des Merkblatts nach Anlage III der Krebsfrüherkennungs-Richtlinien,
- Möglichst frühzeitig nach Vollendung des 55. Lebensjahres

Aufwand in Min. **Kalkulationszeit:** 9 **Prüfzeit:** 7 **Eignung d. Prüfzeit:** Tages- und Quartalsprofil

GOÄ entsprechend oder ähnlich: Leistungskomplex in der GOÄ nicht vorhanden, ggf. Beratung abrechnen.

Kommentar: Die Krebsfrüherkennungs-Richtlinien empfehlen dem Arzt, seine Patienten nach deren vollendeten 50. Lebensjahr einmalig über das Programm zur Früherkennung des colorektalen Carcinoms zu informieren und zu beraten. Gesonderte Gebühren können dafür nicht erhoben werden, sie sind mit Versicherten- oder Grundpauschale abgegolten.

Ab dem 55. Lebensjahr sollte eine erneute Beratung der Patienten stattfinden, die entsprechend der Richtlinien spezielle Inhalte umfasst. Im Rahmen dieser Beratung erhält der Patient ein Merkblatt des Bundesausschusses der Ärzte und Krankenkassen über die Darmkrebsfrüherkennung, und der Arzt kann diese Leistung nach der EBM-Nr. 01740 –

allerdings nur einmal bei diesem Patienten – über den gesamten Zeitraum, in dem der Patient sich noch bei dem Arzt in Behandlung begibt – abrechnen.

Der koloskopische Komplex kann nur ausgeführt werden von

- Ärzten mit der Gebietsbezeichnung „Facharzt für Innere Medizin" mit entsprechender Fachkunde oder von Fachärzten für Innere Medizin mit der Schwerpunktbezeichnung „Gastroenterologie".
- Fachärzten für Chirurgie, die die entsprechende Weiterbildung und Genehmigung durch die KV zur Koloskopie und zur Polypabtragung besitzen, können dies entsprechend abrechnen.

Vorgeschrieben ist eine entsprechende apparative Ausstattung.

Wird eine Polypektomie (Polypengröße > 5 mm), eine Schlingenbiopsie oder eine Blutstillung erforderlich, so kann dafür der Zuschlag nach EBM-Nr. 01742 berechnet werden. Die Leistung nach EBM-Nr. 01741 kann nur für die totale Koloskopie abgerechnet werden. Eine Ausnahme liegt dann vor, wenn die totale Koloskopie z.B. wegen einer Kolonstenose (entzündlich oder tumorös) nicht möglich ist. In diesen Fällen kann die Leistung trotzdem abgerechnet werden. Die Leistung nach EBM-Nr. 01741 beinhaltet die Leistung Biopsie und Entfernung von Polypen mittels Zange, so dass diese nicht extra berechnet werden können.

01741 Koloskopischer Komplex gemäß den Krebsfrüherkennungs-Richtlinien — 1945 / 202,98

Obligater Leistungsinhalt

- Totale Koloskopie gemäß den Krebsfrüherkennungsrichtlinien mit Darstellung des Zökums,
- Patientenaufklärung zur Koloskopie und zur Prämedikation in angemessenem Zeitabstand vor dem Eingriff,
- Aufklärung zum Vorgehen und zu einer möglichen Polypenabtragung und anderer therapeutischer Maßnahmen in derselben Sitzung,
- Information zu Ablauf und Dauer der Darmreinigung,
- Foto-/Videodokumentation,
- Nachbeobachtung und -betreuung,
- Einhaltung der Maßnahmen der Überprüfung der Hygienequalität entsprechend der Qualitätssicherungsvereinbarung zur Koloskopie gemäß § 135 Abs. 2 SGB V,
- Vorhaltung der geeigneten Notfallausstattung entsprechend der Qualitätssicherungsvereinbarung zur Koloskopie gemäß § 135 Abs. 2 SGB V

Fakultativer Leistungsinhalt

- Lagekontrolle durch ein bildgebendes Verfahren,
- Aushändigung aller Substanzen zur Darmreinigung,
- Probeexzision(en),
- Gerinnungsuntersuchungen und kleines Blutbild,
- Prämedikation/Sedierung

Anmerkung Die Berechnung der Gebührenordnungsposition 01741 setzt eine Genehmigung der Kassenärztlichen Vereinigung gemäß § 135 Abs. 2 SGB V voraus.

Abrechnungsausschluss

am Behandlungstag 32110, 32111, 32112, 32113, 32114, 32115, 32116, 32117, 32120
in derselben Sitzung 02300, 02301, 02302, 02401, 04514, 04518, 10340, 10341, 10342, 13421, 13422

Bericht: mind. Befundkopie (Nr. 01602) an Hausarzt

Aufwand in Min. **Kalkulationszeit:** KA **Prüfzeit:** 30 **Eignung d. Prüfzeit:** Tages- und Quartalsprofil

GOÄ entsprechend oder ähnlich: Nr. 687

Tipp: Ggf. Kostenpauschale Nr. 40160 bei Durchführung einer interventionellen endoskopischen Untersuchung des Gastrointestinaltraktes für die beim Eingriff eingesetze(n) Einmalsklerosierungsnadel(n) (15.00 Euro)

EBM-Nr. EBM-Punkte/Euro

01742 **Zuschlag zu der Gebührenordnungsposition 01741** **288** **30,06**

- Polypektomie(n) von Polypen mit einer Größe > 5 mm mittels Hochfrequenzdiathermieschlinge

und/oder

- Schlingenbiopsie(n) mittels Hochfrequenzdiathermieschlinge

und/oder

- Blutstillung(en)

Abrechnungsausschluss in derselben Sitzung 04515, 04520, 13423

Aufwand in Min. **Kalkulationszeit:** 10 **Prüfzeit:** 7 **Eignung d. Prüfzeit:** Tages- und Quartalsprofil

GOÄ entsprechend oder ähnlich: Nr. 695 oder Nr. 696

01743* **Histologie bei Früherkennungskoloskopie** **131** **13,67**

Obligater Leistungsinhalt

- Histologische Untersuchung eines im Rahmen einer Früherkennungskoloskopie gewonnenen Polypen mit mindestens 8 Schnitten

Abrechnungsausschluss bei demselben Material 19310

Bericht: mind. Befundkopie (Nr. 01602) an Hausarzt

Aufwand in Min. **Kalkulationszeit:** KA **Prüfzeit:** 3 **Eignung d. Prüfzeit:** Tages- und Quartalsprofil

GOÄ entsprechend oder ähnlich: Nrn. 4800, 4801

01745 **Früherkennungsuntersuchung auf Hautkrebs gemäß Abschnitt D II der Krebsfrüherkennungs-Richtlinie** **214** **22,33**

Obligater Leistungsinhalt

- Anamnese,
- Visuelle Ganzkörperinspektion der gesamten Haut einschließlich des behaarten Kopfes sowie aller Intertrigines,
- Befundmitteilung einschließlich diesbezüglicher Beratung,
- Dokumentation gemäß Abschnitt D II der Krebsfrüherkennungs-Richtlinie

Fakultativer Leistungsinhalt

- Beratung über weitergehende Maßnahmen

Anmerkung Erfolgt die Erstuntersuchung nicht durch einen Facharzt für Haut- und Geschlechtskrankheiten, so muss der Patient im Falle eines auffälligen Befundes zur Zweituntersuchung an einen entsprechenden Facharzt weitergeleitet werden.
Die visuelle Untersuchung mittels vergrößernden Sehhilfen, mit Ausnahme der Auflichtmikroskopie/Dermatoskopie, ist Bestandteil der Gebührenordnungsposition 01745.

Abrechnungsausschluss im Behandlungsfall 01732, 01746

Aufwand in Min. **Kalkulationszeit:** 20 **Prüfzeit:** 16 **Eignung d. Prüfzeit:** Tages- und Quartalsprofil

GOÄ entsprechend oder ähnlich: Nr. 7 (Vollständige Untersuchung der Hautorgane) mit höherem Steigerungssatz

Kommentar: Die Bekanntmachung eines Beschlusses des Gemeinsamen Bundesausschusses über eine Änderung der Krebsfrüherkennungs-Richtlinien: Hautkrebs-Screening – vom 15. November 2007 findet sich im Internet: www.g-ba.de/downloads/39-261-516/2007-11-15-KFU-Hautkrebsscreening_BAnz.pdf – Die Änderungen der Richtlinien traten am 1. Juli 2008 in Kraft.

(Nachfolgend nur Ausschnitte aus der Richtlinie und zusammengefasst von den Autoren)

Ziel der Früherkennungsuntersuchung auf Hautkrebs ist die frühzeitige Entdeckung des Malignen Melanoms, des Basalzellkarzinoms sowie des Spinozellulären Karzinoms. Die Untersuchung soll wenn möglich in Verbindung mit der Gesundheitsuntersuchung durchgeführt werden.

Anspruchsumfang

Frauen und Männer haben ab dem Alter von 35 Jahren jedes zweite Jahr Anspruch auf vertragsärztliche Maßnahmen zur Früherkennung von Hautkrebs nach Maßgabe der folgenden Bestimmungen. Eine erneute Früherkennungsuntersuchung auf Hautkrebs ist jeweils erst nach Ablauf des auf die vorangegangene Untersuchung folgenden Kalenderjahres möglich.

Bestandteile der Früherkennungsuntersuchung

Zur Untersuchung gehören:
- gezielte Anamnese
- visuelles, gemäß Absatz d zertifiziertes Fortbildungsprogramm
- standardisierte Ganzkörperinspektion der gesamten Haut einschließlich des behaarten Kopfes sowie aller Intertrigines
- Befundmitteilung mit diesbezüglicher Beratung
- Dokumentation

Ergibt sich aus der visuellen Inspektion der Haut durch einen Arzt gemäß Absatz c Nummer 1 der Verdacht auf das Vorliegen einer der Zielerkrankungen, so erfolgt die weitere Abklärung bei einem Facharzt für Haut- und Geschlechtskrankheiten gemäß Absatz c Nr. 2. Dieser führt – sofern es sich nicht um den Erstuntersucher handelt – erneut eine visuelle Ganzkörperinspektion durch, überprüft insbesondere die auffälligen Befunde des Voruntersuchers und veranlasst ggf. die histopathologische Untersuchung zur Diagnosesicherung.

Die histopathologische Beurteilung kann nur durch Pathologen sowie durch Dermatologen mit Zusatzweiterbildung in Dermatohistologie entsprechend der Vorgaben der jeweiligen Weiterbildungsordnung erfolgen; ab Inkrafttreten der diesbezüglichen Qualitätssicherungsvereinbarungen gemäß § 135 Abs. 2 SGB V müssen die dort festgelegten Anforderungen erfüllt sein.

Berechtigte Ärzte

Die Leistung „Früherkennungsuntersuchung auf Hautkrebs" darf nur von im Rahmen der in der vertragsärztlichen Versorgung tätigen Ärzten erbracht werden, welche eine entsprechende Genehmigung der zuständigen Kassenärztlichen Vereinigung (KV) vorweisen können. Unter Voraussetzung der Qualifikation nach Absatz d kann dies genehmigt werden für:

1. hausärztlich tätige Fachärzte für Allgemeinmedizin, Internisten, Praktische Ärzte und Ärzte ohne Gebietsbezeichnung
2. Fachärzte für Haut- und Geschlechtskrankheiten.

01746 Zuschlag zur Gebührenordnungsposition 01732 für die Früherkennungsuntersuchung auf Hautkrebs gemäß Abschnitt D II der Krebsfrüherkennungs-Richtlinie

170
17,74

Obligater Leistungsinhalt
- Anamnese,
- Visuelle Ganzkörperinspektion der gesamten Haut einschließlich des behaarten Kopfes sowie aller Intertrigines,
- Befundmitteilung einschließlich diesbezüglicher Beratung,
- Dokumentation gemäß Abschnitt D II der Krebsfrüherkennungs-Richtlinie

Fakultativer Leistungsinhalt
- Beratung über weitergehende Maßnahmen

Anmerkung Die visuelle Untersuchung mittels vergrößernden Sehhilfen, mit Ausnahme der Auflichtmikroskopie/Dermatoskopie, ist Bestandteil der Gebührenordnungsposition 01746.

Abrechnungsausschluss im Behandlungsfall 01745

Aufwand in Min. **Kalkulationszeit:** 16 **Prüfzeit:** 13 **Eignung d. Prüfzeit:** Tages- und Quartalsprofil

GOÄ entsprechend oder ähnlich: Nr. 29 mit höherem Steigerungssatz

Kommentar: Wird die Untersuchung auf Hautkrebs im Zusammenhang mit der Gesundheitsuntersuchung nach Nr. 01732 durchgeführt, kann der Zuschlag nach 01746 zusätzlich abgerechnet werden.

1.7.3 Früherkennung von Brustkrebs durch Mammographie-Screening

gemäß den Richtlinien des Gemeinsamen Bundesausschusses über die Früherkennung von Krebserkrankungen („Krebsfrüherkennungs-Richtlinie") und den Regelungen des Bundesmantelvertrages-Ärzte (BMV-Ä)

1. Die Gebührenordnungspositionen dieses Abschnitts sind nur dann berechnungsfähig, wenn alle in den Richtlinien des Gemeinsamen Bundesausschusses über die Früherkennung von Krebserkrankungen gemäß § 25 Abs. 4 i. V. m. § 92 Abs. 1 und 4 SGB V und im Bundesmantelvertrag-Ärzte (BMV-Ä) (Anlage 9.2) sowie in der Ultraschallvereinbarung gemäß § 135 Abs. 2 SGB V bzw. in der Mammographie-Vereinbarung nach § 135 Abs. 2 SGB V aufgeführten Voraussetzungen erfüllt sind und – mit Ausnahme der Gebührenordnungsposition 01758 für behandelnde Frauen- und Hausärzte – eine Genehmigung der zuständigen Kassenärztlichen Vereinigung gemäß Anlage 9.2 Bundesmantelvertrag-Ärzte (BMV-Ä) vorliegt.

2. Die Berechnung der Gebührenordnungsposition 01759 setzt zusätzlich eine Genehmigung der Kassenärztlichen Vereinigung nach der Qualitätssicherungsvereinbarung zur Vakuumbiopsie der Brust gemäß § 135 Abs. 2 SGB V voraus.

Kommentar:

zu 1.

Maßgeblich für diesen Abschnitt sind

- die Richtlinien des Gemeinsamen Bundesauschusses über die Früherkennung von Krebserkrankungen („Krebsfrüherkennungs-Richtlinien") in der jeweiligen Fassung,
- die Anlage 9.2 zum BMV-Ärzte (Versorgung im Rahmen des Programms zur Früherkennung von Brustkrebs durch Mammographie- Sreening),
- die Ultraschallvereinbarung gemäß § 135 Abs. 2 SGB V
- sowie die Mammographie-Vereinbarung gemäß § 135 Abs. 2 SGB V.

Die Abrechnung der Nr. 01758 durch behandelnde Frauen- und Hausärzte ist ohne Genehmigung nach der Anlage 9.2 des BMV-Ä möglich.

Die Abrechnung der Nr. 01759 bedarf einer zusätzlichen Genehmigung der KV nach der Qualitätssicherungsvereinbarung zur Vakuumbiopsie der Brust gemäß § 135 Abs. 2 SGB V.

Auszug aus den **Richtlinien des Gemeinsamen Bundesausschusses über die Früherkennung von Krebserkrankungen („Krebsfrüherkennungs-Richtlinien")** hier speziell **für die Frau.**

4. Früherkennung von Brustkrebs durch Mammographie-Screening

§ 9 (1) Ziel der Früherkennung von Brustkrebs durch Mammographie-Screening ist die deutliche Senkung der Brustkrebssterblichkeit in der anspruchsberechtigten Bevölkerungsgruppe. Gleichzeitig ist eine Minimierung der Belastungen, die mit einem Mammographie-Screening verbunden sein können, zu gewährleisten

§ 10 (1) Frauen haben grundsätzlich alle 24 Monate, erstmalig ab dem Alter von 50 Jahren und in der Folge frühestens 22 Monate nach der jeweils vorab gegangenen Teilnahme und höchsten bis zum Ende des 70. Lebensjahres, Anspruch auf Leistungen im Rahmen des Früherkennungsprogramms zur Früherkennung von Krebserkrankungen der Brust. Der Anspruch auf Leistungen nach § 6 Abs. 1 Buchstabe b (klinische Untersuchungen) bleibt unberührt.

(2) Der Anspruch auf Leistungen zur Früherkennung von Brustkrebs besteht nur, wenn sie innerhalb des Früherkennungsprogramms nach diesem Abschnitt (B III) erbracht werden.

(3) Frauen, die sich aufgrund einer Brustkrebserkrankung in ärztlicher Behandlung oder Nachbehandlung befinden oder bei denen aufgrund von vorliegenden typischen Symptomen ein begründeter Verdacht auf eine Brustkrebserkrankung besteht, haben Anspruch auf die notwendige ärztliche Betreuung und Behandlung innerhalb der kurativen Versorgung.

(4) Wurde nach Angabe der Frau innerhalb der letzten 12 Monate vor dem Zeitpunkt des Leistungsanspruchs nach Abs. 1 bereits aus anderen Gründen eine Mammographie durchgeführt, besteht der Anspruch auf Leistungen nach diesem Abschnitt (B III) frühestens 12 Monate nach Durchführung dieser Mammographie.

§ 12 Die Früherkennung von Brustkrebs im Rahmen des Früherkennungsprogramms umfasst folgende in den §§ 13 bis 17 näher geregelte Leistungen:

- Einladung (§ 13)
- Information und Motivation (§ 14)
- Anamnese und Erstellung der Screening-Mammographieaufnahmen (§ 15)
- Befundung der Screening-Mammographieaufnahmen (§ 16) und
- Abklärungsdiagnostik (§ 17).

01750 **Röntgenuntersuchung beider Mammae in zwei Ebenen (Cranio-caudal, Medio-lateral-oblique) im Rahmen des Programms zur Früherkennung von Brustkrebs durch Mammographie-Screening** **553** **57,71**

Obligater Leistungsinhalt
- Röntgenuntersuchung beider Mammae in zwei Ebenen (Cranio-caudal, Medio-lateral-oblique),
- Überprüfungen vor Erstellung der Screening-Mammographieaufnahmen,
- Erstellung der Screening-Mammographieaufnahmen,
- Organisation der Beurteilung der Screening-Mammographieaufnahmen,
- Ergänzende ärztliche Aufklärung,
- Organisation und Durchführung der Qualitätssicherungsmaßnahmen

Fakultativer Leistungsinhalt
- Durchführung der Konsensuskonferenz,
- Durchführung der multidisziplinären Fallkonferenzen,
- Eintragung(en) in ein Röntgennachweisheft

Anmerkung Die Gebührenordnungsposition 01750 ist nur durch den Programmverantwortlichen Arzt gemäß § 3 Abs. 2 der Anlage 9.2 des Bundesmantelvertrags-Ärzte (BMV-Ä) berechnungsfähig.

Abrechnungsausschluss in derselben Sitzung und Kapitel 34.2.7

Aufwand in Min. **Kalkulationszeit:** KA **Prüfzeit:** ./. **Eignung d. Prüfzeit:** Keine Eignung

GOÄ entsprechend oder ähnlich: Leistungskomplex in der GOÄ nicht vorhanden. Abrechnung der einzelnen erbrachten GOÄ-Leistung(en).

01752 **Konsiliarische Beurteilung von Mammographieaufnahmen je Frau im Rahmen des Programms zur Früherkennung von Brustkrebs gemäß den Richtlinien über die Früherkennung von Krebserkrankungen** **41** **4,28**

Obligater Leistungsinhalt
- Konsiliarische Beurteilung von Mammographieaufnahmen je Frau

Fakultativer Leistungsinhalt
- Teilnahme an Konsensuskonferenzen

Abrechnungsausschluss in derselben Sitzung und Kapitel 34.2.7

Aufwand in Min. **Kalkulationszeit:** KA **Prüfzeit:** 1 **Eignung d. Prüfzeit:** Tages- und Quartalsprofil

GOÄ entsprechend oder ähnlich: Leistungskomplex in der GOÄ nicht vorhanden.

Kommentar: Ist über die konsiliarische Beurteilung hinaus noch eine Teilnahme an einer Fallkonferenz erforderlich, so kann diese Leistung nach der Kostenpauschale EBM-Nr. 40852 berechnet werden.

01753 **Abklärungsdiagnostik I gemäß § 12 der Anlage 9.2 des Bundesmantelvertrags-Ärzte (BMV-Ä)** **897** **93,61**

Obligater Leistungsinhalt
- Abklärungsdiagnostik gemäß § 12 der Anlage 9.2 des Bundesmantelvertrags-Ärzte (BMV-Ä)

Fakultativer Leistungsinhalt
- Durchführung einer Stanzbiopsie unter Ultraschallkontrolle,
- Durchführung einer Stanzbiopsie unter Röntgenkontrolle

Anmerkung Entgegen der Nr. 01753 auch dann berechnet werden, wenn die Arztpraxis nicht über die Möglichkeit zur Erbringung von MRT-Untersuchungen verfügt.
Der Vertragsarzt, der gegenüber seiner Kassenärztlichen Vereinigung erklärt hat, die Gebührenordnungsposition 01753 zu berechnen, kann die Gebührenordnungsposition 01755 nicht veranlassen.
Die Berechnung der Gebührenordnungsposition 01753 setzt eine Genehmigung der Kassenärztlichen Vereinigung gemäß Anlage 9.2 des Bundesmantelvertrags-Ärzte (BMV-Ä) voraus, welche nicht gleichzeitig für die Gebührenordnungsposition 01754 erteilt werden kann.
Die Gebührenordnungsposition 01753 ist nur durch den programmverantwortlichen Arzt berechnungsfähig.

Abrechnungsausschluss in derselben Sitzung 01754, 01755 und Kapitel 34.2.7

Aufwand in Min. **Kalkulationszeit:** KA **Prüfzeit:** 25 **Eignung d. Prüfzeit:** Tages- und Quartalsprofil

GOÄ entsprechend oder ähnlich: Leistungskomplex in der GOÄ nicht vorhanden. Abrechnung der einzelnen erbrachten GOÄ-Leistung(en).

Kommentar: Die Stanzbiopsie nach EBM-Nr. 01753 kann entweder unter Ultraschallsicht oder unter Röntgenkontrolle durchgeführt werden. Die entsprechende Sonographie oder Röntgenkontrolle sind fakultativer Bestandteil der Leistung und können nicht zusätzlich berechnet werden.

Wichtig ist die Angabe in den Allgemeinen Bestimmungen zur Leistung: ... „Entgegen Nr. 4.3.2 der Allgemeinen Bestimmungen kann die Gebührenordnungsposition 01754 auch dann berechnet werden, wenn die Arztpraxis nicht über die Möglichkeit zur Erbringung von MRT-Untersuchungen und Stanzbiopsien verfügt..."

Nicht mit der Gebühr abgegolten sind die Kosten für Einmalbiopsienadeln. Entsprechend der regional geltenden Verträge sind die Biopsienadeln zu Lasten der Krankenkasse beziehbar.

01754 **Abklärungsdiagnostik II gemäß § 12 der Anlage 9.2 der Bundesmantelverträge** **630** **65,75**

Obligater Leistungsinhalt
- Abklärungsdiagnostik gemäß § 12 der Anlage 9.2 der Bundesmantelverträge

Fakultativer Leistungsinhalt
- Durchführung einer Stanzbiopsie unter Ultraschallkontrolle

Anmerkung Entgegen Nr. I-4.3.2 der Allgemeinen Bestimmungen kann die Gebührenordnungsposition 01754 auch dann berechnet werden, wenn die Arztpraxis nicht über die Möglichkeit zur Erbringung von MRT-Untersuchungen und Stanzbiopsien verfügt.
Die Berechnung der Gebührenordnungsposition 01754 setzt eine Genehmigung der Kassenärztlichen Vereinigung gemäß Anlage 9.2 der Bundesmantelverträge voraus, welche nicht gleichzeitig für die Gebührenordnungsposition 01753 erteilt werden kann.
Die Gebührenordnungsposition 01754 ist nur durch den programmverantwortlichen Arzt berechnungsfähig.

Abrechnungsausschluss in derselben Sitzung 01753, 01755 und Kapitel 34.2.7

Aufwand in Min. **Kalkulationszeit:** KA **Prüfzeit:** 20 **Eignung d. Prüfzeit:** Tages- und Quartalsprofil

GOÄ entsprechend oder ähnlich: Leistungskomplex in der GOÄ nicht vorhanden. Abrechnung der einzelnen erbrachten GOÄ-Leistung(en), z.B. Punktion/Biopsie und Ultraschall.

Kommentar: Wichtig ist die Angabe in den Allgemeinen Bestimmungen zur Leistung: ... „Entgegen Nr. 4.3.2 der Allgemeinen Bestimmungen kann die Gebührenordnungsposition 01754 auch dann berechnet werden, wenn die Arztpraxis nicht über die Möglichkeit zur Erbringung von MRT-Untersuchungen und Stanzbiopsien verfügt..."

Nicht mit der Gebühr abgegolten sind die Kosten für Einmalbiopsienadeln. Entsprechend der regional geltenden Verträge sind die Biopsienadeln zu Lasten der Krankenkasse beziehbar.

EBM-Nr. EBM-Punkte/Euro

01755 Stanzbiopsie(n) unter Röntgenkontrolle im Rahmen der Abklärungsdiagnostik gemäß § 19 der Anlage 9.2 des Bundesmantelvertrags-Ärzte (BMV-Ä) durch den Arzt, der nicht die Abklärungsdiagnostik nach der Gebührenordnungsposition 01753 oder 01754 durchführt **1124** **117,30**

Obligater Leistungsinhalt
- Stanzbiopsie(n) unter Röntgenkontrolle

Abrechnungsbestimmung je Seite

Anmerkung Die Gebührenordnungsposition 01755 ist nur einmal je Seite berechnungsfähig.

Abrechnungsausschluss in derselben Sitzung 01753, 01754 und Kapitel 34.2.7

Aufwand in Min. **Kalkulationszeit:** KA **Prüfzeit:** 15 **Eignung d. Prüfzeit:** Tages- und Quartalsprofil

GOÄ entsprechend oder ähnlich: Leistungskomplex in der GOÄ nicht vorhanden. Abrechnung der einzelnen erbrachten GOÄ-Leistung(en), z.B. Punktion/Biopsie und Röntgen.

01756* Histologische Untersuchung eines durch eine Biopsie gewonnenen Materials gemäß § 20 der Anlage 9.2 des Bundesmantelvertrags-Ärzte (BMV-Ä) **97** **10,12**

Obligater Leistungsinhalt
- Histologische Untersuchung eines durch eine Biopsie gewonnenen Materials

Abrechnungsbestimmung je 3 Stanzen

Abrechnungsausschluss in derselben Sitzung 01753, 01754 und Kapitel 34.2.7

Aufwand in Min. **Kalkulationszeit:** KA **Prüfzeit:** 6 **Eignung d. Prüfzeit:** Tages- und Quartalsprofil

GOÄ entsprechend oder ähnlich: Nr. 4900

01757* Zuschlag zu der Gebührenordnungsposition 01756 für die Aufarbeitung eines durch eine Biopsie gewonnenen Materials der weiblichen Brust im Rahmen des Programms zur Früherkennung von Brustkrebs **106** **11,06**

Obligater Leistungsinhalt
- Aufarbeitung eines durch eine Biopsie gewonnenen Materials der weiblichen Brust

Abrechnungsbestimmung je 3 Stanzen

Aufwand in Min. **Kalkulationszeit:** KA **Prüfzeit:** ./. **Eignung d. Prüfzeit:** Keine Eignung

GOÄ entsprechend oder ähnlich: Leistung in der GOÄ nicht vorhanden. Abrechnung der einzelnen erbrachten GOÄ-Leistung(en).

01758 Teilnahme an einer multidisziplinären Fallkonferenz gemäß § 13 der Anlage 9.2 der Bundesmantelverträge, ggf. auch Teilnahme des behandelnden Frauen- und Hausarztes **64** **6,68**

Obligater Leistungsinhalt
- Teilnahme an einer multidisziplinären Fallkonferenz

Anmerkung Behandelnde Frauen- und Hausärzte dürfen die Gebührenordnungsposition 01758 unter Angabe des programmverantwortlichen Arztes auch ohne Genehmigung durch die Kassenärztliche Vereinigung gemäß den Richtlinien des Gemeinsamen Bundesausschusses über die Früherkennung von Krebserkrankungen berechnen.
Die Teilnahme der Frauen- und Hausärzte kann auch durch telefonische Zuschaltung erfolgen

Aufwand in Min. **Kalkulationszeit:** KA **Prüfzeit:** 10 **Eignung d. Prüfzeit:** Tages- und Quartalsprofil

GOÄ entsprechend oder ähnlich: Analoger Ansatz Nr. 60

Kommentar: Die Leistung nach Nr. 01758 kann nach **Wezel/Liebold** für jeden in der Konferenz besprochenen (eigenen) Fall berechnet werden.

01759* Zuschlag zu der Gebührenordnungsposition 01753 oder 01755 für Vakuumbiopsie(n) der Mamma gemäß § 19 der Anlage 9.2 des Bundesmantelvertrags-Ärzte (BMV-Ä) und gemäß der Qualitätssicherungsvereinbarung zur Vakuumbiopsie der Brust nach § 135 Abs. 2 SGB V **289** **30,16**

Obligater Leistungsinhalt

- Vakuumbiopsie(n) unter Röntgenkontrolle mittels geeignetem Zielgerät,

Abrechnungsbestimmung je Seite

Abrechnungsausschluss in derselben Sitzung 34270, 34271, 34273, 34275

Aufwand in Min. **Kalkulationszeit:** KA **Prüfzeit:** 4 **Eignung d. Prüfzeit:** Tages- und Quartalsprofil

GOÄ entsprechend oder ähnlich: Leistungskomplex in der GOÄ nicht vorhanden. Abrechnung der einzelnen erbrachten GOÄ-Leistung(en) z.B. Punktion und Röntgen.

Kommentar: Nicht mit der Gebühr abgegolten sind die Kosten für Einmalbiopsienadeln. Entsprechend der regional geltenden Verträge sind die Biopsienadeln zu Lasten der Krankenkasse beziehbar.

Tipp: Kostenpauschale Nr. 40854 für sämtliche Sachkosten im Zusammenhang mit der Erbringung der Leistung entsprechend der Gebührenordnungsposition Nr. 01759 mit Ausnahme der im Zuschlag nach der Nr. 40855 enthaltenen Markierungsclips. Ggf. Zuschlag Nr. 40855 zu der Kostenpauschale nach der Nr. 40854 für die Verwendung von Markierungsclips.

1.7.4 Mutterschaftsvorsorge

1. Leistungen der Mutterschaftsvorsorge, die bei Vertretung, im Notfall oder bei Mit- bzw. Weiterbehandlung erbracht werden, sind nach den kurativen Gebührenordnungspositionen berechnungsfähig, wobei die nach Maßgabe der Kassenärztlichen Vereinigung für präventive Leistungen vorgegebene Kennzeichnung zu beachten ist.

Kommentar:

Maßgeblich für diesen Abschnitt sind die Richtlinien des Gemeinsamen Bundesausschusses über ärztliche Betreuung während der Schwangerschaft und nach der Entbindung („**Mutterschafts-Richtlinien**") in der jeweiligen Fassung.

Siehe: http://www.g-ba.de/downloads/62-492-591/Mu-RL_2011-12-15.pdf

Neu ist: (Ausschnitt):

... „8. Jeder Schwangeren, die nicht bereits einen manifesten Diabetes hat, soll ein Screening auf Schwangerschaftsdiabetes mit nachfolgend beschriebenem Ablauf angeboten werden. Als Hilfestellung für die Information der Frau zu diesem Screening ist das Merkblatt mit dem Titel „Ich bin schwanger. Warum wird allen Schwangeren ein Test auf Schwangerschaftsdiabetes angeboten?" zur Verfügung zu stellen. Dieses wird der Schwangeren frühzeitig ausgehändigt, um eine informierte Entscheidung auch angesichts möglicher Therapieoptionen treffen zu können.

Screeningablauf:

Im Zeitraum zwischen 24 +0 und 27 +6 Schwangerschaftswochen Bestimmung der Plasmaglukosekonzentration eine Stunde nach oraler Gabe von 50g Glucoselösung (unabhängig vom Zeitpunkt der letzten Mahlzeit, nicht nüchtern).

Schwangere mit Blutzuckerwerten größer oder gleich ≥ 7,5 mmol/l (≥ 135 mg/dl) und kleiner oder gleich ≤ 11,1 mmol/l (≤ 200 mg/dl) erhalten zeitnah einen oralen Glukosetoleranztest (oGTT) mit 75g Glukoselösung nach Einhaltung von mindestens 8 Stunden Nahrungskarenz. B.i Erreichen bzw. Überschreiten eines oder mehrerer der nachfolgend genannten Werte soll die weitere Betreuung der Schwan-geren in enger Zusammenarbeit mit einer diabetologisch qualifizierten Ärztin bzw. einem diabetologisch qualifizierten Arzt erfolgen. In die Entscheidung über eine nachfolgende Behandlung sind Möglichkeiten zur Risikosenkung durch vermehrte körperliche Betätigung und einer Anpassung der Ernährung einzubeziehen.

Grenzwerte:
Nüchtern: ≥ 5,1 mmol/l (92 mg/dl)
nach 1 Stunde: ≥ 10,0 mmol/l (180 mg/dl)
nach 2 Stunden: ≥ 8,5 mmol/l (153 mg/dl)

Empfehlungen zur Qualitätssicherung gemäß § 135 Absatz 1 Satz 1 Nummer 2 SGB V :

Die Blutzucker-Bestimmung erfolgt im Venenblut mittels standardge-rechter und qualitätsgesicherter Glukosemessmethodik. Das Messer-gebnis wird als Glukosekonzentration im venösen Plasma angegeben. Dabei sind geeignete Maßnahmen zur Vermeidung von Verfälschungen der Messwerte durch Glykolyse vorzusehen.

Werden zum Screening und zur Erstdiagnostik des Gestationsdiabetes Unit-use-Reagenzien und die entsprechenden Messsysteme in der patientennahen Sofortdiagnostik angewendet, müssen diese nach Herstellerempfehlungen für die ärztliche Anwendung in Diagnose und Screening vorgesehen sein.

Geräte, die lediglich zur Eigenanwendung durch den Patienten bestimmt sind, sind damit ausgeschlossen.

Neben diesen Regelungen zur Qualitätssicherung gelten unverändert die Regelungen der Richtlinie der Bundesärztekammer zur Qualitätssicherung laboratoriumsmedizinischer Untersuchungen. Dabei ist insbesondere auf die Vorgaben zur regelmäßigen Qualitätskontrolle der Messsysteme Teil B1, Abschnitte 2.1.5 und 2.1.6 der genannten Richtlinie der Bundesärztekammer hinzuweisen.

9. Der betreuende Arzt soll die Schwangere in der von ihr gewählten Entbindungsklinik rechtzeitig vor der zu erwartenden Geburt vorstellen. Dabei soll die Planung der Geburtsleitung durch den betreuenden Arzt der Entbindungsklinik erfolgen. Dies schließt eine geburtshilfliche Untersuchung, eine Besprechung mit der Schwangeren sowie gegebenenfalls eine sonographische Untersuchung ein…"

Werden Leistungen im Vertretungs- oder Notfall bzw. aufgrund einer Überweisung zur Mit- oder Weiterbehandlung erforderlich, sind diese als kurative Leistungen, aber nach einer KV-spezifischen Kennzeichnung abzurechnen.

01770 **Betreuung einer Schwangeren gemäß den Richtlinien des Gemeinsamen Bundesausschusses über die ärztliche Betreuung während der Schwangerschaft und nach der Entbindung (Mutterschafts-Richtlinien)** **1093** **114,07**

Obligater Leistungsinhalt

- Beratungen und Untersuchungen gemäß den Mutterschafts-Richtlinien,
- Ultraschall-Untersuchungen nach Anlage 1a ggf. mit Biometrie ohne systematische Untersuchung der fetalen Morphologie und Anlage 1b der Mutterschafts-Richtlinien,
- Bilddokumentation(en),

Abrechnungsbestimmung einmal im Behandlungsfall

Anmerkung Die Berechnung der Gebührenordnungsposition 01770 setzt eine Genehmigung der Kassenärztlichen Vereinigung nach der Ultraschall-Vereinbarung gemäß § 135 Abs. 2 SGB V voraus.
Die Gebührenordnungsposition 01770 kann für die Betreuung einer Schwangeren im Laufe eines Quartals nur von einem Vertragsarzt abgerechnet werden. Dies gilt auch, wenn mehrere Vertragsärzte in die Betreuung der Schwangeren eingebunden sind (z.B. bei Vertretung, im Notfall oder bei Mit- bzw. Weiterbehandlung).
Macht die Schwangere nach Aufklärung gemäß den Mutterschafts-Richtlinien Gebrauch von ihrem Recht auf Nichtwissen und verzichtet auf die Ultraschalluntersuchung(en) nach Abschnitt A Nr. 5 der Richtlinie, hat dieses keine Auswirkung auf die Berechnungsfähigkeit der Gebührenordnungsposition 01770.

Abrechnungsausschluss im Behandlungsfall 33043, 33044

Aufwand in Min. **Kalkulationszeit:** 60 **Prüfzeit:** 45 **Eignung d. Prüfzeit:** Nur Quartalsprofil

GOÄ entsprechend oder ähnlich: Leistungskomplex in der GOÄ nicht vorhanden. Abrechnung der einzelnen erbrachten GOÄ-Leistung(en) z.B. Nrn. 23, 24, 415, 3517*.

Kommentar: In der Präambel I zu Kapitel 1.7 wird festgelegt, dass die Leistung nach Nr. 01770 aus dem Kapitel 1.7.4 (Mutterschaftsvorsorge) nur von Fachärzten für Frauenheilkunde abgerechnet werden darf. Die Mutterschaftsvorsorge war nach dem alten EBM (alte EBM-Nr. 100) auch von praktischen Ärzten und Allgemeinmedizinern abrechenbar.

Die Richtlinien des Gemeinsamen Bundesausschusses über die ärztliche Betreuung während der Schwangerschaft und nach der Entbindung („Mutterschafts-Richtlinien"im Internet unter https://www.g-ba.de/downloads/62-492-883/Mu-RL_2014-04-24.pdf) –

zuletzt geändert am 24. April 2014 veröffentlicht im Bundesanzeiger AT 27.06.2014B3 in Kraft getreten am 28. Juni 2014 erläutern:

...2. Die erste Untersuchung nach Feststellung der Schwangerschaft sollte möglichst frühzeitig erfolgen. Sie umfaßt:

a) Die Familienanamnese,
- die Eigenanamnese,
- die Schwangerschaftsanamnese,
- die Arbeits- und Sozialanamnese;

b) Die Allgemeinuntersuchung,

die gynäkologische Untersuchung einschließlich einer Untersuchung auf genitale Chlamydia trachomatis-Infektion. Die Untersuchung wird an einer Urinprobe mittels eines Nukleinsäure-amplifizierenden Tests (NAT) durchgeführt. Zur Wahrung des Wirtschaftlichkeitsgebotes kann der Test in einem Poolingverfahren durchgeführt werden, bei dem Proben von bis zu fünf Patientinnen gemeinsam getestet werden. Dabei dürfen nur Testkits verwendet werden, die für die Anwendung im Poolingverfahren geeignet sind. Die Zuverlässigkeit der Tests im Poolingverfahren ist in den Laboren durch geeignete Qualitätssicherungsmaßnahmen sicherzustellen.

Schnelltests (sogenannte „bed-side-Tests", Tests auf vorgefertigtem Reagenzträger) sind für diese Untersuchung nicht geeignet.

Umfasst sind zudem weitere diagnostische Maßnahmen. Zu diesen gehören:
- Blutdruckmessung,
- Feststellung des Körpergewichts,
- Untersuchung des Mittelstrahlurins auf Eiweiß, Zucker und Sediment, gegebenenfalls bakteriologische Untersuchungen (z.B. bei auffälliger Anamnese, Blutdruckerhöhung, Sedimentbefund),
- Hämoglobinbestimmung und – je nach dem Ergebnis dieser Bestimmung (bei weniger als 11,2 g pro 100 ml = 70 % Hb) – Zählung der Erythrozyten...

In den Mutterschaftsrichtlinien (https://www.g-ba.de/downloads/62-492-883/Mu-RL_2014-04-24.pdf) werden die erforderlichen Untersuchungen im Verlauf der Schwangerschaft in Abstand von etwa alle Wochen aufgeführt:

...4. Die nachfolgenden Untersuchungen sollen – unabhängig von der Behandlung von Beschwerden und Krankheitserscheinungen- im Allgemeinen im Abstand von vier Wochen stattfinden und umfassen:
- Gewichtskontrolle,
- Blutdruckmessung,
- Untersuchung des Mittelstrahlurins auf Eiweiß, Zucker und Sediment, gegebenenfalls bakteriologische Untersuchungen (z.B. bei auffälliger Anamnese, Blutdruckerhöhung, Sedimentbefund),Hämoglobinbestimmung – im Regelfall ab 6. Monat, falls bei Erstuntersuchung normal -; je nach dem Ergebnis dieser Bestimmung (bei weniger als 11,2g je 100 ml =70 % Hb) Zählung der Erythrozyten,
- Kontrolle des Standes der Gebärmutter,
- Kontrolle der kindlichen Herzaktionen,
- Feststellung der Lage des Kindes...

Ergänzt wurden die Mutterschafts-Richtlinien um ein Gestationsdiabetes – Screeningprogramm:

....8. Jeder Schwangeren, die nicht bereits einen manifesten Diabetes hat, soll ein Screening auf Schwangerschaftsdiabetes mit nachfolgend beschriebenem Ablauf angeboten werden.

Als Hilfestellung für die Information der Frau zu diesem Screening ist das Merkblatt mit dem Titel „Ich bin schwanger. Warum wird allen Schwangeren einTest auf Schwangerschaftsdiabetes angeboten?" zur Verfügung zu stellen. Dieses wird der Schwangeren frühzeitig ausgehändigt, um eine informierte

Entscheidung auch angesichts möglicher Therapieoptionen treffen zu können...

Es ist den betroffenen Ärzten anzuraten, sich die Mutterschafsrichtlinien (pdf-Format) herunterzuladen, da die Richtlinien noch weitere Hinweise und Vorschriften beinhalten.

EBM-Nr. | EBM-Punkte / Euro

01771 Zuschlag im Zusammenhang mit der Gebührenordnungsposition 01770 bei der Ultraschalluntersuchung mit Biometrie und systematischer Untersuchung der fetalen Morphologie im 2. Trimenon gemäß Anlage 1a der Mutterschafts-Richtlinien **440** **45,92**

Obligater Leistungsinhalt
- Ultraschalluntersuchung(en) im 2. Trimenon nach Anlage 1a der Mutterschafts-Richtlinien mit Biometrie und systematischer Untersuchung der fetalen Morphologie,
- Bilddokumentation(en),
- Beratungen,

Abrechnungsbestimmung einmal im Behandlungsfall

Anmerkung Die Berechnung der Gebührenordnungsposition 01771 setzt eine Genehmigung der Kassenärztlichen Vereinigung nach der Ultraschall-Vereinbarung gemäß § 135 Abs. 2 SGB V voraus.
Die Gebührenordnungsposition 01771 ist einmal je Schwangerschaft berechnungsfähig. Bei Mehrlingen ist die Gebührenordnungsposition 01771 entsprechend der Zahl der Mehrlinge mehrfach berechnungsfähig.

Abrechnungsausschluss im Behandlungsfall 33043, 33044

Aufwand in Min. **Kalkulationszeit:** 20 **Prüfzeit:** 16 **Eignung d. Prüfzeit:** Nur Quartalsprofil

GOÄ entsprechend oder ähnlich: Leistung in der GOÄ nicht vorhanden. Ansetzbar analog GOÄ Nr. 415.

Kommentar: Für die Sonografie der im obligaten Leistungsinhalt der Nr. 01771 im 2. Trimenon genannten Untersuchungen wurde die Leistung als Zuschlag zur EBM Nr. 01770 aufgenommen.

In einer Information an die Kassenärztliche Vereinigung schreibt die KBV: **„GOP 01771 kann auch ohne GOP 01770 abgerechnet werden** ...Verfügt ein Facharzt für Gynäkologie und Geburtshilfe über die Genehmigung zur Berechnung sowohl der Schwangeren-Betreuung als auch für das erweiterte Ultraschallscreening, wird er in der Regel beides bei seinen Patientinnen durchführen. Grundsätzlich besteht jedoch die Möglichkeit das erweiterte Ultraschallscreening nach GOP 01771 auch einzeln durchzuführen, wenn die Schwangerschaftsbetreuung nach GOP 01770 durch einen anderen Vertragsarzt erfolgt. Dies kann beispielsweise im Rahmen eines Überweisungsauftrages der Fall sein und ist erforderlich, wenn der Vertragsarzt, der die Schwangerenbetreuung übernimmt, keine Genehmigung für die Abrechnung der GOP 01771 hat..."

01772 Weiterführende sonographische Diagnostik I **382** **39,87**

Obligater Leistungsinhalt
- Sonographische Untersuchungen zur differentialdiagnostischen Abklärung und/oder Überwachung von pathologischen Befunden bei Vorliegen der Indikationen gemäß Anlage 1c I. der Mutterschafts-Richtlinien,
- Bilddokumentation,

Fakultativer Leistungsinhalt
- In mehreren Sitzungen,

Abrechnungsbestimmung einmal im Behandlungsfall

Anmerkung Die Berechnung der Gebührenordnungsposition 01772 setzt eine Genehmigung der Kassenärztlichen Vereinigung nach der Ultraschall-Vereinbarung gemäß § 135 Abs. 2 SGB V voraus.
Bei Mehrlingen ist die Gebührenordnungsposition 01772 entsprechend der Zahl der Mehrlinge mehrfach berechnungsfähig.

Abrechnungsausschluss im Behandlungsfall 33040, 33042, 33043, 33044, 33050, 33081

Bericht: mind. Befundkopie (Nr. 01602) an Hausarzt

Aufwand in Min. **Kalkulationszeit:** 17 **Prüfzeit:** 12 **Eignung d. Prüfzeit:** Nur Quartalsprofil

GOÄ entsprechend oder ähnlich: Nr. 415, bei Erschwernis mit höherem Steigerungsfaktor.

Kommentar: Eine weiterführende Sonographie-Diagnostik I nach der EBM-Nr. 01772 wird dann durchgeführt, wenn Befunde gemäß Anlage 1c I der Mutterschafts-Richtlinien einer differentialdiagnostischen Klärung oder einer Kontrolle bedürfen. Handelt es sich um eine

Mehrlingsschwangerschaft, so ist die Leistung nach der EBM-Nr. 01772 entsprechend der Zahl der Mehrlinge auch mehrfach abrechenbar. Die Leistung nach EBM-Nr. 01772 kann unabhängig von der Notwendigkeit mehrerer Untersuchungen nur einmal im Quartal berechnet werden. Sie kann aber jedes Quartal – wenn Kontrollbedarf besteht – neu abgerechnet werden.

In **Anlage 1 c zu Abschnitt B. Nr. 4 der Mutterschafts-Richtlinien**

(im Internet unter https://www.g-ba.de/informationen/richtlinien/19/) wird informiert:

Über die in Anlage 1 a und 1 b genannten Untersuchungen hinaus können weitere Ultraschall-Untersuchungen mittels B-Mode oder auch mit anderen sonographischen Verfahren angezeigt sein, wenn sie der Abklärung und/oder Überwachung von pathologischen Befunden dienen und eine der nachfolgend aufgeführten Indikationen vorliegt. Diese Untersuchungen gehören zwar zum Programm der Mutterschaftsvorsorge, sind aber nicht mehr Bestandteil des Screening.

I.

1. Rezidivierende oder persistierende uterine Blutung
2. Gestörte intrauterine Frühschwangerschaft
3. Frühschwangerschaft bei liegendem IUP, Uterus myomatosus, Adnextumor
4. Nachkontrolle intrauteriner Eingriffe
5. Cervixmessung mittels Ultraschall bei Cervixinsuffizienz oder Verdacht
6. Bestätigter vorzeitiger Blasensprung und/oder vorzeitige Wehentätigkeit
7. Kontrolle und gegebenenfalls Verlaufsbeobachtung nach Bestätigung einer bestehenden Anomalie oder Erkrankung des Fetus
8. Verdacht auf vorzeitige Plazentalösung
9. Ultraschall-Kontrollen bei gestörtem Geburtsverlauf z. B. vor, während und nach äußerer Wendung aus Beckenend- oder Querlage in Schädellage.

01773 Weiterführende sonographische Diagnostik II — 596 / 62,2

Obligater Leistungsinhalt

- Sonographische Untersuchungen zur differentialdiagnostischen Abklärung und/oder Überwachung von pathologischen Befunden bei Vorliegen der Indikationen gemäß Anlage 1c II.2 der Mutterschafts-Richtlinien,
- Bilddokumentation,

Fakultativer Leistungsinhalt

- In mehreren Sitzungen,

Abrechnungsbestimmung einmal im Behandlungsfall

Anmerkung Die Berechnung der Gebührenordnungsposition 01773 setzt eine Genehmigung der Kassenärztlichen Vereinigung nach der Ultraschall-Vereinbarung gemäß § 135 Abs. 2 SGB V voraus.

Bei Mehrlingen ist die Gebührenordnungsposition 01773 entsprechend der Zahl der Mehrlinge mehrfach berechnungsfähig.

Abrechnungsausschluss

im Behandlungsfall 33040, 33042, 33043, 33044, 33050, 33081

in derselben Sitzung 33042

Bericht: mind. Befundkopie (Nr. 01602) an Hausarzt

Aufwand in Min. **Kalkulationszeit:** 35 **Prüfzeit:** 28 **Eignung d. Prüfzeit:** Nur Quartalsprofil

GOÄ entsprechend oder ähnlich: Analoge Bewertung Nr. A 1006*.

Kommentar: Eine weiterführende Sonographie-Diagnostik I nach EBM-Nr. 01772 wird dann durchgeführt, wenn Befunde gemäß Anlage 1c I der Mutterschafts-Richtlinien einer differentialdiagnostischen Klärung oder einer Kontrolle bedürfen. Handelt es sich um eine Mehrlingsschwangerschaft, so ist die Leistung nach der EBM-Nr. 01772 entsprechend der Zahl der Mehrlinge auch mehrfach abrechenbar. Die Leistung nach EBM-Nr. 01772 kann unabhängig von der Notwendigkeit mehrerer Untersuchungen nur einmal im Quartal berechnet werden. Sie kann aber jedes Quartal – wenn Kontrollbedarf besteht – neu abgerechnet werden.

In **Anlage 1 c zu Abschnitt B. Nr. 4 der Mutterschafts-Richtlinien**

(im Internet unter https://www.g-ba.de/informationen/richtlinien/19/) wird informiert:

Über die in Anlage 1 a und 1 b genannten Untersuchungen hinaus können weitere Ultraschall-Untersuchungen mittels B-Mode oder auch mit anderen sonographischen Verfahren angezeigt sein, wenn sie der Abklärung und/oder Überwachung von pathologischen Befunden dienen und eine der nachfolgend aufgeführten Indikationen vorliegt. Diese Untersuchungen gehören zwar zum Programm der Mutterschaftsvorsorge, sind aber nicht mehr Bestandteil des Screening.

I.

1. Rezidivierende oder persistierende uterine Blutung
2. Gestörte intrauterine Frühschwangerschaft
3. Frühschwangerschaft bei liegendem IUP, Uterus myomatosus, Adnextumor
4. Nachkontrolle intrauteriner Eingriffe
5. Cervixmessung mittels Ultraschall bei Cervixinsuffizienz oder Verdacht
6. Bestätigter vorzeitiger Blasensprung und/oder vorzeitige Wehentätigkeit
7. Kontrolle und gegebenenfalls Verlaufsbeobachtung nach Bestätigung einer bestehenden Anomalie oder Erkrankung des Fetus
8. Verdacht auf vorzeitige Plazentalösung
9. Ultraschall-Kontrollen bei gestörtem Geburtsverlauf z. B. vor, während und nach äußerer Wendung aus Beckenend- oder Querlage in Schädellage.

01774 Weiterführende sonographische Diagnostik des fetalen kardiovaskulären Systems bei Verdacht auf Fehlbildung oder Erkrankung des Föten gemäß Anlage 1d der Mutterschafts-Richtlinien — 792 / 82,65

Obligater Leistungsinhalt
- Farbcodierte duplexsonographische Echokardiographie(n),
- Bilddokumentation,

Fakultativer Leistungsinhalt
- Dopplersonographische Untersuchung einschließlich Frequenzspektrumanalyse,
- In mehreren Sitzungen,

Abrechnungsbestimmung einmal im Behandlungsfall

Anmerkung Die Berechnung der Gebührenordnungsposition 01774 setzt eine Genehmigung der Kassenärztlichen Vereinigung nach der Ultraschall-Vereinbarung gemäß § 135 Abs. 2 SGB V voraus.
Bei Mehrlingen ist die Gebührenordnungsposition 01774 entsprechend der Zahl der Mehrlinge mehrfach berechnungsfähig.
Entgegen Nr. I-4.3.2 der Allgemeinen Bestimmungen kann die Gebührenordnungsposition 01774 auch dann berechnet werden, wenn die Arztpraxis nicht über die Möglichkeit zur Durchführung einer Frequenzspektrumanalyse verfügt.

Abrechnungsausschluss im Behandlungsfall 33021, 33022, 33043, 33060, 33061, 33062, 33063, 33070, 33071, 33072, 33073, 33074, 33075

Bericht: mind. Befundkopie (Nr. 01602) an Hausarzt

Aufwand in Min. **Kalkulationszeit:** 35 **Prüfzeit:** 28 **Eignung d. Prüfzeit:** Nur Quartalsprofil

GOÄ entsprechend oder ähnlich: Analoge Bewertung Nr. A 1007

Kommentar: Auch wenn mehrere Untersuchungen erforderlich sind, kann die Leistung nach EBM-Nr. 01774 jeweils nur einmal im Behandlungsfall = Quartalsfall berechnet werden. Abhängig von der Zahl kann im Rahmen einer Mehrlingsschwangerschaft entsprechend mehrfach abgerechnet werden.

Ist eine Duplex-sonographische Untersuchung des fetomaternalen Gefäßsystems bei Verdacht auf Gefährdung oder Schädigung des Feten erforderlich, dann kann diese nach EBM-Nr. 01775 zusätzlich berechnet werden.

Anlage 1 d zu Abschnitt B. Nr. 4 der Mutterschafts-Richtlinien
(im Internet unterhttps://www.g-ba.de/informationen/richtlinien/19/) wird informiert:

Dopplersonographische Untersuchungen

Die Anwendung der Dopplersonographie als Maßnahme der Mutterschaftsvorsorge ist nur bei einer oder mehreren der nachfolgend aufgeführten Indikationen und – mit Ausnahme der Fehlbildungsdiagnostik – nur in der zweiten Schwangerschaftshälfte zulässig.

2. Verdacht auf intrauterine Wachstumsretardierung
3. Schwangerschaftsinduzierte Hypertonie/Präeklampsie/Eklampsie
4. Zustand nach Mangelgeburt/intrauterinem Fruchttod
5. Zustand nach Präeklampsie/Eklampsie
6. Auffälligkeiten der fetalen Herzfrequenzregistrierung
7. Begründeter Verdacht auf Fehlbildung/fetale Erkrankung
8. Mehrlingsschwangerschaft bei diskordantem Wachstum
9. Abklärung bei Verdacht auf Herzfehler/Herzerkrankungen.

01775 Weiterführende sonographische Diagnostik des fetomaternalen Gefäßsystems bei Verdacht auf Gefährdung oder Schädigung des Föten durch die in Anlage 1d der Mutterschafts-Richtlinien aufgeführten Indikationen — 472 / 49,26

Obligater Leistungsinhalt
- Farbcodierte duplexsonographische Untersuchung(en) des fetomaternalen Gefäßsystems,
- Bilddokumentation,

Fakultativer Leistungsinhalt
- Dopplersonographische Untersuchung einschließlich Frequenzspektrumanalyse,
- In mehreren Sitzungen,

Abrechnungsbestimmung je Sitzung

Anmerkung Die Gebührenordnungsposition 01775 ist im Behandlungsfall höchstens zweimal berechnungsfähig.
Die Berechnung der Gebührenordnungsposition 01775 setzt eine Genehmigung der Kassenärztlichen Vereinigung nach der Ultraschall-Vereinbarung gemäß § 135 Abs. 2 SGB V voraus.
Bei Mehrlingen ist die Gebührenordnungsposition 01775 entsprechend der Zahl der Mehrlinge mehrfach berechnungsfähig.
Entgegen Nr. I-4.3.2 der Allgemeinen Bestimmungen kann die Gebührenordnungsposition 01775 auch dann berechnet werden, wenn die Arztpraxis nicht über die Möglichkeit zur Durchführung einer Frequenzspektrumanalyse verfügt.

Abrechnungsausschluss im Behandlungsfall 33021, 33022, 33043, 33060, 33061, 33062, 33063, 33070, 33071, 33072, 33073, 33074, 33075

Bericht: mind. Befundkopie (Nr. 01602) an Hausarzt

Aufwand in Min. **Kalkulationszeit:** 25 **Prüfzeit:** 20 **Eignung d. Prüfzeit:** Nur Quartalsprofil

GOÄ entsprechend oder ähnlich: Analoge Bewertung Nr. A 1008

Kommentar: **Anlage 1 d zu Abschnitt B. Nr. 4 der Mutterschafts-Richtlinien**
(im Internet unter https://www.g-ba.de/informationen/richtlinien/19/)
Siehe Kommentar zu Nr. 01774.

01776 Vortest auf Gestationsdiabetes gemäß Abschnitt A Nr. 8 der Richtlinien des Gemeinsamen Bundesausschusses (G-BA) über die ärztliche Betreuung während der Schwangerschaft und nach der Entbindung (Mutterschafts-Richtlinien) — 106 / 11,06

Obligater Leistungsinhalt
- Orale Gabe von 50g Glukoselösung (unabhängig vom Zeitpunkt der letzten Mahlzeit),
- Entnahme von Venenblut 1h nach Gabe von 50g Glukoselösung,
- Veranlassung der Bestimmung der Plasmaglukosekonzentration,

- Beratung zum Gestationsdiabetes,
- Dokumentation im Mutterpass,

Fakultativer Leistungsinhalt
- Veranlassung eines zeitnah durchzuführenden oralen Glukosetoleranztests (oGTT) einschließlich diesbezüglicher Beratung der Schwangeren bei Überschreitung des dafür in den o.g. Richtlinien des G-BA aufgeführten unteren Grenzwerts,
- Veranlassung der weiteren Betreuung der Schwangeren in enger Zusammenarbeit mit einem diabetologisch qualifizierten Arzt bei Überschreitung des in den o.g. Richtlinien des G-BA aufgeführten oberen Grenzwerts,

Abrechnungsbestimmung höchstens zweimal im Krankheitsfall

Anmerkung Die Gebührenordnungsposition 01776 ist nur einmal je Schwangerschaft berechnungsfähig.
In der Gebührenordnungsposition 01776 sind die Kosten für die Glukoselösung nicht enthalten.

Aufwand in Min. **Kalkulationszeit:** 8 **Prüfzeit:** 6 **Eignung d. Prüfzeit:** Tages- und Quartalsprofil

01777 Oraler Glukosetoleranztest (oGTT) zum Ausschluss/Nachweis eines Gestationsdiabetes gemäß Abschnitt A Nr. 8 der Richtlinien des Gemeinsamen Bundesausschusses (G-BA) über die ärztliche Betreuung während der Schwangerschaft und nach der Entbindung (Mutterschafts-Richtlinien) — 129 / 13,46

Obligater Leistungsinhalt
- Orale Gabe von 75g Glukoselösung nach Einhaltung von mindestens 8h Nahrungskarenz,
- Dreimalige Entnahme von Venenblut (nüchtern, 1h sowie 2h nach Gabe der Glukoselösung),
- Veranlassung der Bestimmung der Plasmaglukosekonzentration,
- Beratung zum Gestationsdiabetes,
- Dokumentation im Mutterpass,

Fakultativer Leistungsinhalt
- Veranlassung der weiteren Betreuung der Schwangeren in enger Zusammenarbeit mit einem diabetologisch qualifizierten Arzt bei Überschreiten der in den o.g. Richtlinien des G-BA aufgeführten Grenzwerte,

Abrechnungsbestimmung höchstens zweimal im Krankheitsfall

Anmerkung Die Gebührenordnungsposition 01777 ist nur einmal je Schwangerschaft berechnungsfähig.
In der Gebührenordnungsposition 01777 sind die Kosten für die Glukoselösung nicht enthalten.
Die Gebührenordnungsposition 01777 ist nur berechnungsfähig bei Schwangeren, deren Plasmaglukosekonzentration im Venenblut im Vortest auf Gestationsdiabetes nach der Gebührenordnungsposition 01776 in dem in den o.g. Richtlinien des G-BA für die Durchführung eines oGTT vorgesehenen Bereich lag.

Aufwand in Min. **Kalkulationszeit:** 7 **Prüfzeit:** 6 **Eignung d. Prüfzeit:** Tages- und Quartalsprofil

01780 Planung der Geburtsleitung durch den betreuenden Arzt der Entbindungsklinik gemäß der Mutterschafts-Richtlinien — 348 / 36,32

Obligater Leistungsinhalt
- Untersuchung(en),
- Besprechung mit der Schwangeren

Fakultativer Leistungsinhalt
- Externe kardiotokographische Untersuchung (CTG) gemäß Abschnitt B 4c und Anlage 2 der Mutterschafts-Richtlinien (Nr. 01786),
- Sonographische Untersuchung eines oder mehrerer weiblicher Genitalorgane, ggf. einschließlich Harnblase, mittels B-Mode-Verfahren (Nr. 33044)

Anmerkung Die Gebührenordnungsposition 01780 ist nicht durch den Arzt berechnungsfähig, der die Schwangere während der Schwangerschaft betreut.

EBM-Nr. EBM-Punkte / Euro

Die Berechnung der Gebührenordnungsposition 01780 setzt eine Genehmigung der Kassenärztlichen Vereinigung nach der Ultraschall-Vereinbarung gemäß § 135 Abs. 2 SGB V voraus.
Die Gebührenordnungsposition 01780 ist nicht neben weiteren Leistungen berechnungsfähig.

Abrechnungsausschluss im Behandlungsfall 01786, 33042, 33043, 33044

Aufwand in Min. **Kalkulationszeit:** 20 **Prüfzeit:** 14 **Eignung d. Prüfzeit:** Tages- und Quartalsprofil

GOÄ entsprechend oder ähnlich: Leistungskomplex ist in der GOÄ nicht vorhanden. Abrechnung der einzelnen erbrachten GOÄ-Leistung(en) z.B. Nrn. 24, 1001* ff.

Kommentar: Diese Leistung wird in der Regel auf Überweisungsschein von einem ermächtigten Gynäkologen im Krankenhaus erbracht.

Wird die Patientin wegen Erkrankungen in der Schwangerschaft von einem ermächtigten Gynäkologen behandelt, so kann dieser die Leistung nach Nr. 01780 ebenso wie ein Belegarzt, der die Patientin in der Schwangerschaft betreut nicht abrechnen.

01781 Fruchtwasserentnahme durch Amniozentese unter Ultraschallsicht **523** 54,58

Anmerkung Die Berechnung der Gebührenordnungsposition 01781 setzt eine Genehmigung der Kassenärztlichen Vereinigung nach der Ultraschall-Vereinbarung gemäß § 135 Abs. 2 SGB V voraus.

Abrechnungsausschluss in derselben Sitzung 01782, 02340, 02341, 02343, 33042, 33043, 33044, 33090, 33091, 33092

Bericht: mind. Befundkopie (Nr. 01602) an Hausarzt

Aufwand in Min. **Kalkulationszeit:** 10 **Prüfzeit:** 8 **Eignung d. Prüfzeit:** Tages- und Quartalsprofil

GOÄ entsprechend oder ähnlich: Nr. 1011 + Ultraschall: Nrn. 410 oder 420

Kommentar: Die Leistung kann nach den Mutterschafts-Richtlinien nur bei einer Risikoschwangerschaft erbracht und abgerechnet werden.

01782 Transabdominale Blutentnahme aus der Nabelschnur unter Ultraschallsicht **728** 75,97

Obligater Leistungsinhalt

- Transabdominale Blutentnahme aus der Nabelschnur unter Ultraschallsicht

Fakultativer Leistungsinhalt

- Fruchtwasserentnahme durch Amniozentese unter Ultraschallsicht (Nr. 01781)

Anmerkung Die Berechnung der Gebührenordnungsposition 01782 setzt eine Genehmigung der Kassenärztlichen Vereinigung nach der Ultraschall-Vereinbarung gemäß § 135 Abs. 2 SGB V voraus.

Abrechnungsausschluss in derselben Sitzung 01781, 02340, 02341, 02343, 33042, 33043, 33044, 33090, 33091, 33092

Bericht: mind. Befundkopie (Nr. 01602) an Hausarzt

Aufwand in Min. **Kalkulationszeit:** 19 **Prüfzeit:** 15 **Eignung d. Prüfzeit:** Tages- und Quartalsprofil

GOÄ entsprechend oder ähnlich: Leistung in der GOÄ nicht vorhanden, ggf. Nrn. 307 + 1012 + Ultraschall nach Nrn. 410 ggf. und 420

01783* Quantitative Bestimmung von Alpha-1-Feto-Protein (AFP) im Fruchtwasser oder im Serum im Rahmen der Mutterschaftsvorsorge **60** 6,26

Abrechnungsausschluss in derselben Sitzung 32350

Aufwand in Min. **Kalkulationszeit:** KA **Prüfzeit:** ./. **Eignung d. Prüfzeit:** Keine Eignung

GOÄ entsprechend oder ähnlich: Nr. 3743*

01784 Amnioskopie **62** 6,47

Aufwand in Min. **Kalkulationszeit:** 3 **Prüfzeit:** 3 **Eignung d. Prüfzeit:** Tages- und Quartalsprofil

GOÄ entsprechend oder ähnlich: Nr. 1010

EBM-Nr. EBM-Punkte/Euro

01785 Tokographische Untersuchung vor der 28. Schwangerschaftswoche bei Verdacht auf vorzeitige Wehentätigkeit oder bei medikamentöser Wehenhemmung gemäß Abschnitt B 4b der Mutterschafts-Richtlinien **94** 9,81

Abrechnungsausschluss in derselben Sitzung 01786

Aufwand in Min. **Kalkulationszeit:** 2 **Prüfzeit:** 2 **Eignung d. Prüfzeit:** Tages- und Quartalsprofil

GOÄ entsprechend oder ähnlich: Nr. 1001*

01786 Externe kardiotokographische Untersuchung (CTG) gemäß Abschnitt B 4c und Anlage 2 der Mutterschafts-Richtlinien **117** 12,21

Anmerkung Die Gebührenordnungsposition 01786 ist je Tag – auch bei Mehrlingsschwangerschaften – höchstens zweimal berechnungsfähig.

Abrechnungsausschluss
im Behandlungsfall 01780
in derselben Sitzung 01785

Aufwand in Min. **Kalkulationszeit:** 2 **Prüfzeit:** 2 **Eignung d. Prüfzeit:** Tages- und Quartalsprofil

GOÄ entsprechend oder ähnlich: Nr. 1002*

Kommentar: Routinemäßige Untersuchungen sind nicht abrechenbar. In den Mutterschafts-Richtlinien (im Internet unter http://www.g-ba.de/downloads/62-492-70/RL_Mutter-2003-03-24.pdf) sind Indikationen zur kardiotogographischen Untersuchung festgelegt:

Anlage 2 Indikationen zur Kardiotokographie (CTG) während der Schwangerschaft

Die Kardiotokographie ist im Rahmen der Schwangerenvorsorge nur angezeigt, wenn eine der nachfolgend aufgeführten Indikationen vorliegt:

A. Indikationen zur erstmaligen CTG

- in der 26. und 27. Schwangerschaftswoche drohende Frühgeburt
- ab der 28. Schwangerschaftswoche

a) Auskultatorisch festgestellte Herztonalterationen

b) Verdacht auf vorzeitige Wehentätigkeit.

B. Indikationen zur CTG-Wiederholung

CTG-Alterationen

a) Anhaltende Tachykardie (> 160/Minute)

b) Bradykardie (100/Minute)

c) Dezeleration(en) (auch wiederholter Dip null)

d) Hypooszillation, Anoszillation

e) Unklarer Kardiotokogramm-Befund bei Verdacht auf vorzeitige Wehentätigkeit

f) Mehrlinge

g) Intrauteriner Fruchttod bei früherer Schwangerschaft

h) Verdacht auf Placenta-Insuffizienz nach klinischem oder biochemischem Befund

i) Verdacht auf Übertragung

j) Uterine Blutung

Medikamentöse Wehenhemmung

01787 Transzervikale Gewinnung von Chorionzottengewebe oder transabdominale Gewinnung von Plazentagewebe unter Ultraschallsicht **753** 78,58

Anmerkung Die Berechnung der Gebührenordnungsposition 01787 setzt eine Genehmigung der Kassenärztlichen Vereinigung nach der Ultraschall-Vereinbarung gemäß § 135 Abs. 2 SGB V voraus.

Abrechnungsausschluss in derselben Sitzung 02340, 02341, 02343, 33042, 33043, 33044, 33090, 33091, 33092

Bericht: mind. Befundkopie (Nr. 01602) an Hausarzt

Aufwand in Min. **Kalkulationszeit:** 14 **Prüfzeit:** 11 **Eignung d. Prüfzeit:** Tages- und Quartalsprofil

GOÄ entsprechend oder ähnlich: Nr. 1014 + Ultraschall: Nr. 410 und 420

01790 Wissenschaftlich begründete humangenetische Beurteilung **182** 18,99

Obligater Leistungsinhalt
- Wissenschaftlich begründete humangenetische Beurteilung,

Fakultativer Leistungsinhalt
- Schriftliche Zusammenfassung für die oder den Begutachtete(n),

Abrechnungsbestimmung einmal im Krankheitsfall

Anmerkung Die ausschließliche Befundmitteilung über die Inhalte der Untersuchungen der Gebührenordnungspositionen 01793, 01838, 08573, 11310 bis 11312 sowie 11320 bis 11322 ist nicht nach der Gebührenordnungsposition 01790 berechnungsfähig.

Abrechnungsausschluss
im Behandlungsfall 01600, 01601, 01791, 01792, 01835, 01836, 01837, 08570, 08571, 08572
im Krankheitsfall 11230, 11231, 11232

Bericht: mind. Befundkopie (Nr. 01602) an Hausarzt

Aufwand in Min. **Kalkulationszeit:** 9 **Prüfzeit:** 9 **Eignung d. Prüfzeit:** Nur Quartalsprofil

GOÄ entsprechend oder ähnlich: Analoger Ansatz der Nr. 21 ggf. mit höherem Steigerungsfaktor.

Kommentar: Nur die im Kapitel 11 (Humangenetische Leistungen) aufgeführten Arztgruppen
- Fachärzten für Humangenetik,
- Vertragsärzten mit der Zusatzbezeichnung Medizinische Genetik,
- Vertragsärzten, die Auftragsleistungen des Kapitels 11 erbringen und über eine Genehmigung zur Abrechnung der Leistungen dieses Kapitels verfügen,

dürfen die Leistung berechnen

01791 Wissenschaftlich begründete humangenetische Beurteilung auf der Grundlage zugesandter Befunde **366** 38,2

Obligater Leistungsinhalt
- Wissenschaftlich begründete humangenetische Beurteilung auf der Grundlage zugesandter schriftlicher Befundunterlagen und ggf. zugesandter Bilddokumente,

Fakultativer Leistungsinhalt
- Schriftliche Zusammenfassung für die/den Begutachtete(n),

Abrechnungsbestimmung einmal im Krankheitsfall

Abrechnungsausschluss
im Krankheitsfall 11230, 11231, 11232, 11310, 11311, 11312, 11320, 11321, 11322
im Behandlungsfall 01600, 01601, 01790, 01792, 01793, 01835, 01836, 01837, 01838, 08570, 08571, 08572, 08573

Bericht: mind. Befundkopie (Nr. 01602) an Hausarzt

Aufwand in Min. **Kalkulationszeit:** 17 **Prüfzeit:** 17 **Eignung d. Prüfzeit:** Nur Quartalsprofil

GOÄ entsprechend oder ähnlich: Analoger Ansatz der Nr. 21 ggf. mit höherem Steigerungsfaktor.

Kommentar: Siehe Kommentar zu Nr. 01790.

01792* Ausführliche humangenetische Beurteilung wegen evidentem genetischen und/oder teratogenem Risiko **1499** 156,44

Obligater Leistungsinhalt
- Ausführliche schriftliche wissenschaftlich begründete humangenetische Beurteilung bei Vorliegen eines evidenten genetischen und/oder teratogenen Risikos,
- Erhebung aller relevanten anamnestischen Daten,
- Detaillierte Analyse des Stammbaums über mindestens 3 Generationen,
- Quantifizierung des Risikos durch
  - Einbeziehung weitergehender Untersuchungen

und/oder
  - Berechnung individueller Wahrscheinlichkeiten

und/oder

– Ermittlung genetisch bedingter Wiederholungsrisiken,

Fakultativer Leistungsinhalt
- Körperliche Untersuchung,
- Zusätzliche schriftliche Zusammenfassung für den oder die Begutachtete(n),
- In mehreren Sitzungen,

Abrechnungsbestimmung einmal im Krankheitsfall

Anmerkung Die Gebührenordnungsposition 01792 ist im Fall der Partnerberatung nur einmal berechnungsfähig.

Abrechnungsausschluss
im Krankheitsfall 11230, 11231, 11232
im Behandlungsfall 01600, 01601, 01790, 01791, 01835, 01836, 01837, 08570, 08571, 08572

Bericht: mind. Befundkopie (Nr. 01602) an Hausarzt

Aufwand in Min. **Kalkulationszeit:** 71 **Prüfzeit:** 71 **Eignung d. Prüfzeit:** Nur Quartalsprofil

GOÄ entsprechend oder ähnlich: Nr. 21 ggf. mit höherem Steigerungsfaktor und 85 (Gutachten)

Kommentar: Siehe Kommentar zu Nr. 01790.

01793* Pränatale zytogenetische Untersuchung(en) im Rahmen der Mutterschaftsvorsorge **5266** 549,57

Obligater Leistungsinhalt
- Chromosomenanalyse aus den Amnionzellen oder Chorionzotten, mit Anlage von mindestens 2 und Auswertung von mindestens einer Kultur,

Fakultativer Leistungsinhalt
- Chromosomenbandenanalyse aus unterschiedlichen Langzeit-Kultivierungen,
- Untersuchung von Chromosomenaberrationen an Metaphasechromosomen oder Interphasekernen mittels DNA-Hybridisierung,
- Fluoreszenz-in-situ-Hybridisierung (FISH),
- Fotografische Dokumentation,
- X-Chromatin-Bestimmung und/oder Y-Chromatin-Bestimmung,

Abrechnungsbestimmung je Fötus, einmal im Krankheitsfall

Abrechnungsausschluss
im Behandlungsfall 01600, 01601, 01791, 01836, 08571, 08573
im Krankheitsfall 11231, 11320, 11321, 11322

Bericht: mind. Befundkopie (Nr. 01602) an Hausarzt

Aufwand in Min. **Kalkulationszeit:** 12 **Prüfzeit:** 8 **Eignung d. Prüfzeit:** Tages- und Quartalsprofil

GOÄ entsprechend oder ähnlich: Nr. 4873*

Kommentar: Eine transzervikale Gewinnung von Chorionzottengewebe oder Amnionzellen ist nach Nr. 01787 zu berechnen.

01800* Treponemenantikörper-Nachweis mittels TPHA/TPPA-Test (Lues-Suchreaktion) und/oder Immunoassay im Rahmen der Mutterschaftsvorsorge **44** 4,59

Abrechnungsausschluss in derselben Sitzung 32566

Aufwand in Min. **Kalkulationszeit:** KA **Prüfzeit:** ./. **Eignung d. Prüfzeit:** Keine Eignung

GOÄ entsprechend oder ähnlich: Nrn. 4232*, 4247*

Kommentar: Nach den **Mutterschafts-Richtlinien** (im Internet unter https://www.g-ba.de/informationen/richtlinien/19/) **sollte ...** „bei jeder Schwangeren zu einem möglichst frühen Zeitpunkt aus einer Blutprobe der TPHA (Treponema-pallidum-Hämagglutinationstest) als Lues-Suchreaktion durchgeführt werden...“

Bei positiver Lues-Suchreaktion sind weitere (kurative) Untersuchungen nach den Nrn. 32565 f. erforderlich und abrechenbar.

Wird die Untersuchung nicht im Rahmen der Mutterschaftsvorsorge ausgeführt, ist (kurativ) die Nr. 32566 zu berechnen.

EBM-Nr. EBM-Punkte / Euro

01802* Rötelnantikörper-Bestimmung mittels Immunoassay im Rahmen der Mutterschaftsvorsorge **97** **10,12**

Abrechnungsausschluss in derselben Sitzung 32574

Aufwand in Min. **Kalkulationszeit:** KA **Prüfzeit:** ./. **Eignung d. Prüfzeit:** Keine Eignung

GOÄ entsprechend oder ähnlich: Nrn. 4306*, 4387*, 4398*

Kommentar: Wird die Untersuchung nicht im Rahmen der Mutterschaftsvorsorge ausgeführt, ist (kurativ) die Nr. 32574 zu berechnen.

01803* Untersuchung auf Rötelnantikörper der Klasse IgM mittels Immunoassay bei auffälliger Rötelnanamnese im Rahmen der Mutterschaftsvorsorge **97** **10,12**

Fakultativer Leistungsinhalt

- Antikörperisolierung

Abrechnungsausschluss in derselben Sitzung 32574

Aufwand in Min. **Kalkulationszeit:** KA **Prüfzeit:** ./. **Eignung d. Prüfzeit:** Keine Eignung

GOÄ entsprechend oder ähnlich: Nrn. 3768*, 4387*, 4398*

Kommentar: Wird die Untersuchung nicht im Rahmen der Mutterschaftsvorsorge ausgeführt, ist (kurativ) die Nr. 32574 zu berechnen.

01804* Bestimmung der Blutgruppe (A, B, 0) und des Rh-Faktors D einschl. der Serumeigenschaften im Rahmen der Mutterschaftsvorsorge **83** **8,66**

Abrechnungsausschluss in derselben Sitzung 32540

Aufwand in Min. **Kalkulationszeit:** KA **Prüfzeit:** ./. **Eignung d. Prüfzeit:** Keine Eignung

GOÄ entsprechend oder ähnlich: Nr. 3982*

Kommentar: Wird die Untersuchung nicht im Rahmen der Mutterschaftsvorsorge ausgeführt, ist (kurativ) die Nr. 32540 zu berechnen.

Die **Mutterschafts-Richtlinien** (im Internet unter https://www.g-ba.de/informationen/richtlinien/19/) informieren:

C. Serologische Untersuchungen und Maßnahmen während der Schwangerschaft

1 d): Die Untersuchung des Rh-Merkmals D erfolgt mit mindestens zwei verschiedenen Testreagenzien. Für die Untersuchung wird die Anwendung zweier monoklonaler Antikörper (IgM-Typ), die die Kategorie D^{VI} nicht erfassen, empfohlen. Bei negativem Ergebnis beider Testansätze gilt die Schwangere als Rh negativ (D negativ). Bei übereinstimmend positivem Ergebnis der beiden Testansätze ist die Schwangere Rh positiv. Bei Diskrepanzen oder schwach positiven Ergebnissen der Testansätze ist eine Klärung z. B. im indirekten Antiglobulintest mit geeigneten Test-reagenzien notwendig. Fällt dieser Test positiv aus, so ist die Schwangere Rh positiv (D^{weak} positiv).

Die Bestimmung der Blutgruppe und des Rh-Faktors entfällt, wenn entsprechende Untersuchungsergenisse bereits vorliegen und von einem Arzt bescheinigt wurden.

01805* Untersuchung auf Dweak im Rahmen der Mutterschaftsvorsorge **65** **6,78**

Abrechnungsausschluss in derselben Sitzung 32542

Aufwand in Min. **Kalkulationszeit:** KA **Prüfzeit:** ./. **Eignung d. Prüfzeit:** Keine Eignung

GOÄ entsprechend oder ähnlich: Nr. 3985*

Kommentar: Wird die Untersuchung nicht im Rahmen der Mutterschaftsvorsorge ausgeführt, ist (kurativ) die Nr. 32542 zu berechnen.

01806* Bestimmung der Blutgruppenmerkmale C, c, E und e im Rahmen der Mutterschaftsvorsorge **41** **4,28**

Abrechnungsausschluss in derselben Sitzung 32541

Aufwand in Min. **Kalkulationszeit:** KA **Prüfzeit:** ./. **Eignung d. Prüfzeit:** Keine Eignung

GOÄ entsprechend oder ähnlich: Nr. 3984*

Kommentar: Wird die Untersuchung nicht im Rahmen der Mutterschaftsvorsorge ausgeführt, ist kurativ pro Blutgrppenmerkmal die Nr. 32541 zu berechnen.

01807* **Antikörper-Nachweis mittels indirekter Antiglobulintests gegen mindestens 2 Testerythrozyten-Präparationen (Antikörper-Suchtest) im Rahmen der Mutterschaftsvorsorge** **65** **6,78**

Abrechnungsausschluss in derselben Sitzung 32545

Aufwand in Min. **Kalkulationszeit:** KA **Prüfzeit:** ./. **Eignung d. Prüfzeit:** Keine Eignung

GOÄ entsprechend oder ähnlich: Nr. 3990*

Kommentar: Wird die Untersuchung nicht im Rahmen der Mutterschaftsvorsorge ausgeführt, ist (kurativ) die Nr. 32545 zu berechnen.

01808* **Antikörper-Differenzierung mittels indirekter Antiglobulintests gegen mindestens 8 Testerythrozyten-Präparationen bei positivem Ausfall des Antikörper-Suchtests im Rahmen der Mutterschaftsvorsorge** **138** **14,4**

Abrechnungsausschluss in derselben Sitzung 32546

Aufwand in Min. **Kalkulationszeit:** KA **Prüfzeit:** ./. **Eignung d. Prüfzeit:** Keine Eignung

GOÄ entsprechend oder ähnlich: Nrn. 3989*, 3992*

Kommentar: Wird die Untersuchung nicht im Rahmen der Mutterschaftsvorsorge (im Internet unter https://www.g-ba.de/informationen/richtlinien/19/) ausgeführt, ist (kurativ) die Nr. 32546 zu berechnen.

01809* **Quantitativer Antikörpernachweis mittels indirektem Coombstest im Rahmen der Mutterschaftsvorsorge** **80** **8,35**

Abrechnungsausschluss in derselben Sitzung 32554

Aufwand in Min. **Kalkulationszeit:** KA **Prüfzeit:** ./. **Eignung d. Prüfzeit:** Keine Eignung

GOÄ entsprechend oder ähnlich: Nr. 3986*

Kommentar: Wird die Untersuchung nicht im Rahmen der Mutterschaftsvorsorge ausgeführt, ist (kurativ) die Nr. 32554 zu berechnen.

01810* **Untersuchung auf Hepatitis B-Virus-Antigen (HBs-Ag) bei einer Schwangeren im Rahmen der Mutterschaftsvorsorge** **55** **5,74**

Abrechnungsausschluss in derselben Sitzung 32781

Aufwand in Min. **Kalkulationszeit:** KA **Prüfzeit:** ./. **Eignung d. Prüfzeit:** Keine Eignung

GOÄ entsprechend oder ähnlich: Nr. 4643*

Kommentar: Wird die Untersuchung nicht im Rahmen der Mutterschaftsvorsorge ausgeführt, ist (kurativ) die Nr. 32781 zu berechnen.

01811* **Untersuchung auf HIV-Antikörper bei einer Schwangeren mittels Immunoassay im Rahmen der Mutterschaftsvorsorge** **41** **4,28**

Abrechnungsausschluss in derselben Sitzung 32575

Aufwand in Min. **Kalkulationszeit:** KA **Prüfzeit:** ./. **Eignung d. Prüfzeit:** Keine Eignung

GOÄ entsprechend oder ähnlich: Nr. 4395*

Kommentar: Wird die Untersuchung nicht im Rahmen der Mutterschaftsvorsorge ausgeführt, sind (kurativ) die Nrn. 32575 oder 32576 zu berechnen.

01812 **Glukosebestimmung im venösen Plasma im Rahmen des Screenings auf Gestationsdiabetes nach den Gebührenordnungspositionen 01776 und 01777 zum Ausschluss/Nachweis eines Gestationsdiabetes gemäß Abschnitt A Nr. 8 der Richtlinien des Gemeinsamen Bundesausschusses (G-BA) über die ärztliche Betreuung während der Schwangerschaft und nach der Entbindung (Mutterschafts-Richtlinien)** **16** **1,67**

Obligater Leistungsinhalt
- Bestimmung der Plasmaglukosekonzentration im Venenblut mittels standardgerechter und qualitätsgesicherter Glukosemessmethodik,
- Angabe des Messergebnisses als Glukosekonzentration im venösen Plasma,

Abrechnungsbestimmung je Untersuchung

Abrechnungsausschluss am Behandlungstag 32025, 32057

Aufwand in Min. **Kalkulationszeit:** KA **Prüfzeit:** ./. **Eignung d. Prüfzeit:** Keine Eignung

01815 **Untersuchung und Beratung der Wöchnerin gemäß Abschnitt F.1. oder F.2. der Mutterschafts-Richtlinien** **134** **13,98**

Aufwand in Min. **Kalkulationszeit:** 11 **Prüfzeit:** 9 **Eignung d. Prüfzeit:** Tages- und Quartalsprofil

GOÄ entsprechend oder ähnlich: Nrn. 1, 3, 7 + 3517*

Kommentar: Versicherten- oder Grundpauschale können nicht neben Nr. 01815 abgerechnet werden. Siehe Mutterschafts-Richtlinien.

01816* **Chlamydia trachomatis – Nachweis im Urin gemäß Abschnitt A, Nr. 2 b der Mutterschaftsrichtlinie** **85** **8,87**

Obligater Leistungsinhalt
- Nachweis von Chlamydia trachomatis im Urin mittels Nukleinsäure-amplifizierendem Test (NAT),

Fakultativer Leistungsinhalt
- Pooling entsprechend der Richtlinie,

Abrechnungsbestimmung einmal im Krankheitsfall

Abrechnungsausschluss im Krankheitsfall 01840, 01915

Aufwand in Min. **Kalkulationszeit:** KA **Prüfzeit:** ./. **Eignung d. Prüfzeit:** Keine Eignung

GOÄ entsprechend oder ähnlich: Nrn. 4780*, 4781*, 4782*, 4783*, 4784*, 4785*, 4786*, 4787*

Kommentar: Die Leistung wurde – wie auch die Leistungen nach Nrn. 01817, 01818, 01840, 01842, 01843, 01915, 01917, 01918 zum **Screening auf Chlamydia trachomatis-Infektionen bei Frauen (**https://www.g-ba.de/informationen/richtlinien/anlage/110 /) **–** neu zum 1.4.2008 aufgenommen. Der Gemeinsame Bundesausschusses (G-BA) informiert in diesem Zusammenhang über eine Änderungen der Richtlinien zur Empfängnisregelung und zum Schwangerschaftsabbruch sowie der Mutterschafts-Richtlinien u.a.:

... „b) Hintergrund: Die genitale Chlamydia trachomatis-Infektion ist weltweit die häufigste sexuell übertragbare bakterielle Erkrankung. Die Infektion verläuft überwiegend asymptomatisch und birgt bei der Frau die Gefahr entzündlicher Erkrankungen des kleinen Beckens (Pelvic Inflammatory Disease, PID). Als schwere Folgeerkrankungen können insbesondere Sterilität, chron. Unterbauchschmerzen und ektopische Schwangerschaften resultieren. Neugeborene infizierter Mütter entwickeln in einem erheblichen Anteil Bindehautentzündungen (Konjunktivitiden) und Lungenentzündungen (Pneumonien), darüber hinaus gibt es Hinweise für ein erhöhtes Risiko von Frühgeburtlichkeit, vorzeitigem Blasensprung, kindlichem Untergewicht („small for gestational age“ = SGA) und anderen Schwangerschaftskomplikationen...“

1.7.5 Empfängnisregelung

01820 **Ausstellung von Wiederholungsrezepten, Überweisungsscheinen oder Übermittlung von Befunden oder ärztlichen Anordnungen an den Patienten im Auftrag des Arztes durch das Praxispersonal, auch mittels technischer Kommunikationseinrichtungen, im Zusammenhang mit Empfängnisregelung, Sterilisation oder Schwangerschaftsabbruch** **11** **1,15**

Anmerkung Die Gebührenordnungsposition 01820 ist nicht neben anderen Gebührenordnungspositionen und nicht mehrfach an demselben Tag berechnungsfähig.

Aufwand in Min. **Kalkulationszeit:** KA **Prüfzeit:** ./. **Eignung d. Prüfzeit:** Keine Eignung

GOÄ entsprechend oder ähnlich: Nr. 2*

Kommentar: Nach den **Richtlinien zur Empfängnisregelung und zum Schwangerschaftsabbruch [vormals: Sonstige Hilfen-Richtlinien]** (https://www.g-ba.de/informationen/richtlinien/9/) soll die Verordnung von Arzneimitteln zur Empfängnisverhütung möglichst für einen Zeitraum von 6 Monaten erfolgen.

Die Kosten für im Rahmen dieser Richtlinien verordnete Mittel zur Empfängnisverhütung sowie deren Applikation fallen nicht unter die Leistungspflicht der gesetzlichen Krankenversicherung.

Ausgenommen hiervon sind verordnungspflichtige Mittel zur Empfängnisverhütung [hormonelle Antikonzeptiva und Interzeptiva (postkoitale Antikonzeptiva, „Pille danach"), Intrauterinpessare] bei Versicherten bis zum vollendeten 20. Lebensjahr.

01821 Beratung im Rahmen der Empfängnisregelung — 71 / 7,41

Obligater Leistungsinhalt

- Leistungen gemäß den Richtlinien zur Empfängnisregelung und zum Schwangerschaftsabbruch des Gemeinsamen Bundesausschusses,

Abrechnungsbestimmung einmal im Krankheitsfall

Anmerkung Vertragsärzte im hausärztlichen Versorgungsbereich können die Gebührenordnungsposition 01821 berechnen, wenn sie nachweisen, dass sie diese Leistung bereits vor dem 31.12.2002 abgerechnet haben oder über eine mindestens einjährige gynäkologische Weiterbildung verfügen.

Abrechnungsausschluss
im Behandlungsfall 01822
in derselben Sitzung 01850, 01900

Aufwand in Min. **Kalkulationszeit:** 8 **Prüfzeit:** 8 **Eignung d. Prüfzeit:** Nur Quartalsprofil

GOÄ entsprechend oder ähnlich: Nr. 3

Kommentar: Zur Beratung im Rahmen der Empfängnisregelung führen die **Richtlinien zur Empfängnisregelung und zum Schwangerschaftsabbruch [vormals: Sonstige Hilfen-Richtlinien]** (https://www.g-ba.de/informationen/richtlinien/9/) u.a. aus

> **B. Empfängnisregelung**
>
> 1. Die ärztliche Beratung über Fragen der Empfängnisregelung umfasst sowohl die Beratung über Hilfen, die geeignet sind, eine Schwangerschaft zu ermöglichen als auch eine Schwangerschaft zu verhüten. Eine allgemeine Sexualaufklärung oder Sexualberatung fällt nicht unter die Leistungspflicht der gesetzlichen Krankenversicherung. ...
>
> 2. Die ärztliche Beratung soll die wissenschaftlich anerkannten Methoden der Empfängnisregelung berücksichtigen, individuell erfolgen und sich – wenn erforderlich – auch auf den Partner beziehen.
>
> 3. Zur ärztlichen Beratung gehören auch die in diesen Richtlinien aufgeführten Untersuchungen und die Verordnung von empfängnisregelnden Mitteln. Dabei ist zu beachten, dass nicht jede Beratung über Maßnahmen zur Empfängnisregelung eine Untersuchung erfordert.

01822 Beratung ggf. einschließlich Untersuchung im Rahmen der Empfängnisregelung — 113 / 11,79

Obligater Leistungsinhalt

- Leistungen gemäß den Richtlinien zur Empfängnisregelung und zum Schwangerschaftsabbruch des Gemeinsamen Bundesausschusses,
- Beratung im Rahmen der Empfängnisregelung (Nr. 01821),

Fakultativer Leistungsinhalt

- Untersuchung gemäß den Richtlinien zur Empfängnisregelung und zum Schwangerschaftsabbruch des Gemeinsamen Bundesausschusses,

Abrechnungsbestimmung einmal im Behandlungsfall

Anmerkung Vertragsärzte im hausärztlichen Versorgungsbereich können die Gebührenordnungsposition 01822 berechnen, wenn sie nachweisen, dass sie diese Leistung bereits vor dem 31.12.2002 abgerechnet haben oder über eine mindestens einjährige gynäkologische Weiterbildung verfügen.

Abrechnungsausschluss
im Behandlungsfall 01821
in derselben Sitzung 01850

Aufwand in Min. **Kalkulationszeit:** 12 **Prüfzeit:** 12 **Eignung d. Prüfzeit:** Nur Quartalsprofil

GOÄ entsprechend oder ähnlich: Nrn. 3, 7, ggf. 8

Kommentar: Zur Beratung und ggf. Untersuchung im Rahmen der Empfängnisregelung führen die **Richtlinien zur Empfängnisregelung und zum Schwangerschaftsabbruch [vormals: Sonstige Hilfen-Richtlinien]** u.a. aus:

B. Empfängnisregelung

8. Vor der erstmaligen Verordnung eines Mittels zur Empfängnisverhütung sollen neben der Erhebung der Anamnese die gynäkologische Untersuchung einschließlich Blutdruckmessung und die zytologische Untersuchung des Portio-Abstrichs durchgeführt werden. Ergeben sich hieraus Hinweise auf eine Krankheit, die eine Kontraindikation zur Verordnung des Mittels zur Empfängnisverhütung sein kann, sind die dazu erforderlichen diagnostischen Maßnahmen nicht Gegenstand dieser Richtlinien, sondern Bestandteil der kurativen Versorgung.

9. Kontrolluntersuchungen während der Dauer der Anwendung eines Mittels zur Empfängnisverhütung richten sich hinsichtlich Art und Umfang nach den einzelnen Methoden. Im Einzelfall können folgende Untersuchungen notwendig sein:

a) bei hormoneller Antikonzeption
- gynäkologische Untersuchung einschl. Blutdruckmessung
- zytologische Untersuchung des Portio-Abstrichs
- mikroskopische Untersuchung des Nativabstrichs des Scheidensekrets

b) bei Anwendung des Intrauterinpessars
- zusätzlich zu den Maßnahmen nach a) eine Ultraschalluntersuchung frühestens acht, jedoch spätestens vierzehn Tage nach Applikation

Eine mikroskopische Untersuchung des Nativabstrichs des Scheidensekrets ist nach Nr. 01827 abzurechnen und eine Ultraschalluntersuchung nach Applikation eines Intrauterinpessars nach Nr. 01831.

01825 Entnahme von Zellmaterial von der Ektozervix und aus der Endozervix im Rahmen der Empfängnisregelung, einschl. Kosten — 19 / 1,98

Obligater Leistungsinhalt
- Entnahme von Zellmaterial von der Ektozervix und aus der Endozervix,
- Fixierung des Ausstriches

Fakultativer Leistungsinhalt
- Entnahme mittels Bürste

Abrechnungsausschluss in derselben Sitzung 01730

Aufwand in Min. **Kalkulationszeit:** KA **Prüfzeit:** 1 **Eignung d. Prüfzeit:** Tages- und Quartalsprofil

GOÄ entsprechend oder ähnlich: Nr. 297

Kommentar: Eine folgende zytologische Untersuchung ist nach Nr. 01826 abzurechnen.

01826 Zytologische Untersuchung im Rahmen der Empfängnisregelung — 58 / 6,05

Obligater Leistungsinhalt
- Zytologische Untersuchung eines oder mehrerer Abstriche(s), auch Bürstenabstriche, von Ekto- und/oder Endozervix

Fakultativer Leistungsinhalt
- Abstrichentnahme von Ekto- und/oder Endozervix, einschl. Kosten

Anmerkung Die Berechnung der Gebührenordnungsposition 01826 setzt eine Genehmigung der Kassenärztlichen Vereinigung nach der Zytologie-Vereinbarung gemäß § 135 Abs. 2 SGB V voraus.

Abrechnungsausschluss bei demselben Material 01733, 19310, 19311

Aufwand in Min. **Kalkulationszeit:** 1 **Prüfzeit:** 1 **Eignung d. Prüfzeit:** Tages- und Quartalsprofil

GOÄ entsprechend oder ähnlich: Analoger Ansatz der Nr. 4851*, da diese Untersuchung eigentlich für Krebsdiagnostik

Kommentar: Wird die Untersuchung nicht im Rahmen der Empfängnisregelung ausgeführt, ist (kurativ) die Nr. 19311 zu berechnen.

01827 Mikroskopische Untersuchung des Nativabstrichs des Scheidensekrets im Rahmen der Empfängnisregelung — 27 / 2,82

Obligater Leistungsinhalt

- Mikroskopische Untersuchung des Nativabstrichs des Scheidensekrets als Nativpräparat und/oder nach einfacher Färbung (z.B. mit Methylen-Blau, Fuchsin, Laktophenol-Blau, Lugolscher Lösung)

Fakultativer Leistungsinhalt

- Phasenkontrastdarstellung,
- Dunkelfeld

Abrechnungsausschluss in derselben Sitzung 32045

Aufwand in Min. **Kalkulationszeit:** KA **Prüfzeit:** 1 **Eignung d. Prüfzeit:** Tages- und Quartalsprofil

GOÄ entsprechend oder ähnlich: Nrn. 3508*, 3509* (nach Färbung)

Kommentar: Wird die Untersuchung nicht im Rahmen der Empfängnisregelung ausgeführt, ist (kurativ) die Nr. 32045 zu berechnen.

01828 Entnahme von Venenblut für den Varicella-Zoster-Virus-Antikörper-Nachweis im Rahmen der Empfängnisregelung — 19 / 1,98

Abrechnungsbestimmung einmal im Behandlungsfall

Anmerkung Vertragsärzte im hausärztlichen Versorgungsbereich können die Gebührenordnungsposition 01828 berechnen, wenn sie nachweisen, dass sie diese Leistung bereits vor dem 31.12.2002 abgerechnet haben oder über eine mindestens einjährige gynäkologische Weiterbildung verfügen.

Die Gebührenordnungsposition 01828 ist nur einmal im Behandlungsfall berechnungsfähig.

Abrechnungsausschluss am Behandlungstag 08210, 08211, 08212

Aufwand in Min. **Kalkulationszeit:** KA **Prüfzeit:** ./. **Eignung d. Prüfzeit:** Keine Eignung

GOÄ entsprechend oder ähnlich: Nr. 250*

Kommentar: Die Richtlinien zur Empfängnisregelung und zum Schwangerschaftsabbruch [vormals: Sonstige Hilfen-Richtlinien] führen u.a. aus:

B. Empfängnisregelung

5. Die Beratung soll sich auch auf die Risiken einer Röteln-Infektion in einer späteren Schwangerschaft erstrecken. Ergibt sich in dem Beratungsgespräch, dass die Immunitätslage gegen Röteln ungeklärt ist, so soll eine Antikörper-Bestimmung (Röteln HAH-Test) durchgeführt werden. Das Ergebnis ist in einer besonderen Bescheinigung zu dokumentieren oder im Impfbuch einzutragen. Die Immunitätslage ist als geklärt anzusehen, wenn das Ergebnis einer früheren Röteln-Antikörper-Bestimmung den Nachweis spezifischer Antikörper erbracht hat; eine entsprechende Bescheinigung ist von der Versicherten anzufordern. Wird diese vorgelegt, ist eine Antikörper-Bestimmung nicht mehr erforderlich.

Ist keine Immunität vorhanden, soll eine Röteln-Schutzimpfung empfohlen werden. Die Impfung ist nicht Gegenstand dieser Richtlinien.

EBM-Nr. EBM-Punkte / Euro

01830 **Einlegen, Wechseln oder Entfernung eines Intrauterinpessars (IUP) im Rahmen der Empfängnisregelung bei Frauen bis zum vollendeten 20. Lebensjahr** **203** **21,19**

Obligater Leistungsinhalt

- Einlegen, Wechseln oder Entfernung eines Intrauterinpessars (IUP) im Rahmen der Empfängnisregelung bei Frauen bis zum vollendeten 20. Lebensjahr

Fakultativer Leistungsinhalt

- Sonographische Untersuchung eines oder mehrerer weiblicher Genitalorgane, ggf. einschließlich Harnblase, mittels B-Mode-Verfahren (Nr. 33044),
- Transkavitäre Untersuchung

Anmerkung Die Berechnung der Gebührenordnungsposition 01830 setzt eine Genehmigung der Kassenärztlichen Vereinigung nach der Ultraschall-Vereinbarung gemäß § 135 Abs. 2 SGB V voraus.

Abrechnungsausschluss in derselben Sitzung 08330, 08331, 33044, 33090

Bericht: mind. Befundkopie (Nr. 01602) an Hausarzt

Aufwand in Min. **Kalkulationszeit:** 14 **Prüfzeit:** 9 **Eignung d. Prüfzeit:** Tages- und Quartalsprofil

GOÄ entsprechend oder ähnlich: Nr. 1091

Kommentar: Eine ggf. erforderliche Sonographie kann nicht gesondert berechnet werden, da sie nach der Leistungslegende von Nr. 01830 fakultativer Bestandteil der Leistung ist. Wird die Leistung nicht im Rahmen der Empfängnisregelung ausgeführt, ist (kurativ) die Nr. 08330 (Fachkapitel: Gynäkologie) zu berechnen.

Für Versicherte bis zum 20. Lebensjahr übernehmen die GKV-Kassen für einen Intrauterinpessar und das Einlegen die Kosten und bei älteren Patientinnen nur, wenn ein Intrauterinpessar wegen einer bestehenden Erkrankung dringend erforderlich ist.

01831 **Ultraschallkontrolle nach Applikation eines Intrauterinpessars (IUP) gemäß der Richtlinie des Gemeinsamen Bundesausschusses zur Empfängnisregelung und zum Schwangerschaftabbruch** **149** **15,55**

Fakultativer Leistungsinhalt

- Transkavitäre Untersuchung

Anmerkung Die Berechnung der Gebührenordnungsposition 01831 setzt eine Genehmigung der Kassenärztlichen Vereinigung nach der Ultraschall-Vereinbarung gemäß § 135 Abs. 2 SGB V voraus.

Abrechnungsausschluss in derselben Sitzung 08331, 33042, 33044, 33090, 33091, 33092

Bericht: mind. Befundkopie (Nr. 01602) an Hausarzt

Aufwand in Min. **Kalkulationszeit:** 9 **Prüfzeit:** 6 **Eignung d. Prüfzeit:** Tages- und Quartalsprofil

GOÄ entsprechend oder ähnlich: Nr. 410, ggf. Nr. 420

Kommentar: Nach **Wetzel/Liebold** kann eine sonographische Kontrolle nach Applikation unabhängig vom Alter der Patientin gegenüber der GKV berechnet werden – allerdings nur einmal. S. auch Kommentar zu Nr. 01830.

01832 **Subkutane Applikation eines Depot-Kontrazeptivums im Rahmen der Empfängnisregelung bei Frauen bis zum vollendeten 20. Lebensjahr** **65** **6,78**

Obligater Leistungsinhalt

- Subkutane Applikation eines Depot-Kontrazeptivums im Rahmen der Empfängnisregelung bei Frauen bis zum vollendeten 20. Lebensjahr

Fakultativer Leistungsinhalt

- Lokalanästhesie

Abrechnungsausschluss in derselben Sitzung 02360, 08331

Aufwand in Min. **Kalkulationszeit:** 5 **Prüfzeit:** 4 **Eignung d. Prüfzeit:** Tages- und Quartalsprofil

GOÄ entsprechend oder ähnlich: Nr. 252 ggf. mit höherem Steigerungsfaktor, Nr. 490 (Lokalanästhesie)

Kommentar: Wird die Applikation nicht im Rahmen der Empfängnisregelung ausgeführt, ist (kurativ) die Nr. 08331 (Fachkapitel: Gynäkologie) zu berechnen.

01833* Varicella-Zoster-Virus-Antikörper-Nachweis bei ungeklärter Immunitätslage im Rahmen der Empfängnisregelung (mindestens IgGNachweis) 106 11,06

Abrechnungsbestimmung einmal im Krankheitsfall

Abrechnungsausschluss in derselben Sitzung 32629

Aufwand in Min. **Kalkulationszeit:** KA **Prüfzeit:** ./. **Eignung d. Prüfzeit:** Keine Eignung

01835* Wissenschaftlich begründete humangenetische Beurteilung 143 14,92

Obligater Leistungsinhalt
- Wissenschaftlich begründete humangenetische Beurteilung,

Fakultativer Leistungsinhalt
- Schriftliche Zusammenfassung für den/die Begutachtete(n),

Abrechnungsbestimmung einmal im Krankheitsfall

Anmerkung Die ausschließliche Befundmitteilung über die Inhalte der Untersuchungen der Gebührenordnungspositionen 01793, 01838, 08573, 11310 bis 11312 sowie 11320 bis 11322 ist nicht nach der Gebührenordnungsposition 01835 berechnungsfähig.

Abrechnungsausschluss
im Krankheitsfall 11230, 11231, 11232
im Behandlungsfall 01600, 01601, 01790, 01791, 01792, 01836, 01837, 08570, 08571, 08572

Bericht: mind. Befundkopie (Nr. 01602) an Hausarzt

Aufwand in Min. **Kalkulationszeit:** 9 **Prüfzeit:** 9 **Eignung d. Prüfzeit:** Nur Quartalsprofil

GOÄ entsprechend oder ähnlich: Nr. 21

Kommentar: Nur die im Kapitel 11 (Humangenetische Leistungen) aufgeführten Arztgruppen dürfen die Leistung berechnen

01836* Wissenschaftlich begründete humangenetische Beurteilung auf der Grundlage zugesandter Befunde 288 30,06

Obligater Leistungsinhalt
- Wissenschaftlich begründete humangenetische Beurteilung auf der Grundlage zugesandter schriftlicher Befundunterlagen und ggf. zugesandter Bilddokumente,

Fakultativer Leistungsinhalt
- Schriftliche Zusammenfassung für die oder den Begutachtete(n),

Abrechnungsbestimmung einmal im Krankheitsfall

Abrechnungsausschluss
im Krankheitsfall 11230, 11231, 11232, 11310, 11311, 11312, 11320, 11321, 11322
im Behandlungsfall 01600, 01601, 01790, 01791, 01792, 01793, 01835, 01837, 01838, 08570, 08571, 08572, 08573

Bericht: mind. Befundkopie (Nr. 01602) an Hausarzt

Aufwand in Min. **Kalkulationszeit:** 17 **Prüfzeit:** 17 **Eignung d. Prüfzeit:** Nur Quartalsprofil

GOÄ entsprechend oder ähnlich: Nr. 21

Kommentar: Nur die im Kapitel 11 (Humangenetische Leistungen) aufgeführten Arztgruppen dürfen die Leistung berechnen

01837* Ausführliche humangenetische Beurteilung wegen evidentem genetischen und/oder teratogenem Risiko 1179 123,04

Obligater Leistungsinhalt
- Ausführliche schriftliche wissenschaftlich begründete humangenetische Beurteilung bei Vorliegen eines evidenten genetischen und/oder teratogenen Risikos,
- Erhebung aller relevanten anamnestischen Daten,
- Detaillierte Analyse des Stammbaums über mindestens 3 Generationen,

- Quantifizierung des Risikos durch
  - Einbeziehung weitergehender Untersuchungen
- und/oder
  - Berechnung individueller Wahrscheinlichkeiten
- und/oder
  - Ermittlung genetisch bedingter Wiederholungsrisiken,

Fakultativer Leistungsinhalt
- Körperliche Untersuchung,
- Zusätzliche schriftliche Zusammenfassung für die oder den Begutachtete(n),
- In mehreren Sitzungen,

Abrechnungsbestimmung einmal im Krankheitsfall

Anmerkung Die Gebührenordnungsposition 01837 ist im Fall der Partnerberatung nur einmal berechnungsfähig.

Abrechnungsausschluss
im Behandlungsfall 01600, 01601, 01790, 01791, 01792, 01835, 01836, 08570, 08571, 08572
im Krankheitsfall 11230, 11231, 11232

Bericht: mind. Befundkopie (Nr. 01602) an Hausarzt

Aufwand in Min. **Kalkulationszeit:** 71 **Prüfzeit:** 71 **Eignung d. Prüfzeit:** Nur Quartalsprofil

GOÄ entsprechend oder ähnlich: Nrn. 21 und 85 ggf. mit höherem Steigerungsfaktor, eventuell auch Nr. 8

Kommentar: Nur die im Kapitel 11 (Humangenetische Leistungen) aufgeführten Arztgruppen dürfen die Leistung berechnen

01838* Postnatale zytogenetische Untersuchung(en) im Rahmen der Empfängnisregelung, 1393 145,37

Abrechnungsbestimmung einmal im Krankheitsfall

Abrechnungsausschluss
im Behandlungsfall 01791, 01836, 08571, 08573
im Krankheitsfall 01600, 01601, 11231

Bericht: mind. Befundkopie (Nr. 01602) an Hausarzt

Aufwand in Min. **Kalkulationszeit:** 9 **Prüfzeit:** 6 **Eignung d. Prüfzeit:** Nur Quartalsprofil

GOÄ entsprechend oder ähnlich: Nr. 4872*

Kommentar: Wird die gentische Untersuchung nicht im Rahmen der Empfängnisregelung ausgeführt, ist (kurativ) eine Leistung aus Kapitel 11.3 (Humangenetik Diagnostische Leistungen) zu berechnen.

01839* Zuschlag zu der Gebührenordnungsposition 01838 für die spezielle Darstellung der Strukturen einzelner Chromosomen durch Anwendung besonderer Techniken 447 46,65

Obligater Leistungsinhalt
- Chromosomenbandenanalyse aus unterschiedlichen Langzeit-Kultivierungen

und/oder
- Untersuchung von Chromosomenaberrationen an Metaphasechromosomen oder Interphasekernen mittels DNA-Hybridisierung

und/oder
- Fluoreszenz-in-situ-Hybridisierung (FISH),

Fakultativer Leistungsinhalt
- Fotografische Dokumentation,

Abrechnungsbestimmung je angewendetes Färbeverfahren oder je untersuchter Zielsequenz (je Sonde)

Abrechnungsausschluss in derselben Sitzung 11312

Bericht: mind. Befundkopie (Nr. 01602) an Hausarzt

Aufwand in Min. **Kalkulationszeit:** 1 **Prüfzeit:** 1 **Eignung d. Prüfzeit:** Tages- und Quartalsprofil

GOÄ entsprechend oder ähnlich: Nr. 4872*

01840* Chlamydia trachomatis – Nachweis im Urin gemäß Abschnitt B, Nr. 6 der Richtlinien des Gemeinsamen Bundesausschusses zur Empfängnisregelung und zum Schwangerschaftsabbruch **67** **6,99**

Obligater Leistungsinhalt
- Nachweis von Chlamydia trachomatis im Urin mittels Nukleinsäure-amplifizierendem Test (NAT),

Fakultativer Leistungsinhalt
- Pooling entsprechend der Richtlinie,

Abrechnungsbestimmung einmal im Krankheitsfall

Abrechnungsausschluss im Krankheitsfall 01816, 01915

Aufwand in Min. **Kalkulationszeit:** KA **Prüfzeit:** ./. **Eignung d. Prüfzeit:** Keine Eignung

GOÄ entsprechend oder ähnlich: 4780* – 4787*

Kommentar: Die Leistung wurde – wie auch die Leistungen nach Nrn. 01816, 01817, 01818, 01842, 01843, 01915, 01917, 01918 zum **Screening auf Chlamydia trachomatis-Infektionen bei Frauen –** zum 1.4.2008 aufgenommen. Der Gemeinsame Bundesausschusses (G-BA) informiert in diesem Zusammenhang über eine Änderungen der Richtlinien zur Empfängnisregelung und zum Schwangerschaftsabbruch sowie der Mutterschafts-Richtlinien u.a.:

... „b) Hintergrund: Die genitale Chlamydia trachomatis-Infektion ist weltweit die häufigste sexuell übertragbare bakterielle Erkrankung. Die Infektion verläuft überwiegend asymptomatisch und birgt bei der Frau die Gefahr entzündlicher Erkrankungen des kleinen Beckens (Pelvic Inflammatory Disease, PID). Als schwere Folgeerkrankungen können insbesondere Sterilität, chron. Unterbauchschmerzen und ektopische Schwangerschaften resultieren. Neugeborene infizierter Mütter entwickeln in einem erheblichen Anteil Bindehautentzündungen (Konjunktivitiden) und Lungenentzündungen (Pneumonien), darüber hinaus gibt es Hinweise für ein erhöhtes Risiko von Frühgeburtlichkeit, vorzeitigem Blasensprung, kindlichem Untergewicht („small for gestational age"=SGA) und anderen Schwangerschaftskomplikationen..."

1.7.6 Sterilisation

01850 Beratung über Methoden, Risiken und Folgen einer Sterilisation sowie über alternative Maßnahmen zur Empfängnisverhütung **71** **7,41**

Obligater Leistungsinhalt
- Leistungen gemäß der Richtlinien zur Empfängnisregelung und zum Schwangerschaftsabbruch des Gemeinsamen Bundesausschusses,

Fakultativer Leistungsinhalt
- Untersuchung zur Empfehlung einer geeigneten Operationsmethode,

Abrechnungsbestimmung einmal im Behandlungsfall

Abrechnungsausschluss in derselben Sitzung 01821, 01822, 01900

Aufwand in Min. **Kalkulationszeit:** 8 **Prüfzeit:** 6 **Eignung d. Prüfzeit:** Nur Quartalsprofil

GOÄ entsprechend oder ähnlich: Beratung: Nr. 3 und Untersuchung: Nr. 7, ggf. auch Nr. 8

Kommentar: Die Beratung über Methoden, Risiken und Folgen einer Sterilisation sowie über alternative Maßnahmen zur Empfängnisverhütung kann auch, wenn sie in mehreren Arzt-Patienten-Kontakten ausgeführt wird, nur einmal im Quartal abgerechnet werden.

01851* Untersuchung zur Durchführung des operativen Eingriffs bei Sterilisation, **69** **7,2**

Abrechnungsbestimmung einmal im Behandlungsfall

Aufwand in Min. **Kalkulationszeit:** 6 **Prüfzeit:** 5 **Eignung d. Prüfzeit:** Nur Quartalsprofil

GOÄ entsprechend oder ähnlich: Nr. 7, ggf. auch Nr. 8

01852* Präanästhesiologische Untersuchung einer Patientin im Zusammenhang mit der Durchführung einer Narkose nach der Gebührenordnungsposition 01856 **179** **18,68**

Obligater Leistungsinhalt
- Überprüfung der Narkosefähigkeit der Patientin,
- Aufklärungsgespräch mit Dokumentation

Fakultativer Leistungsinhalt
- Auswertung ggf. vorhandener Befunde,
- In mehreren Sitzungen

Abrechnungsbestimmung einmal im Behandlungsfall

Abrechnungsausschluss in derselben Sitzung 05310

Aufwand in Min. **Kalkulationszeit:** 17 **Prüfzeit:** 14 **Eignung d. Prüfzeit:** Tages- und Quartalsprofil

GOÄ entsprechend oder ähnlich: Nr. 7, ggf. auch Nr. 8, + Beratungsleistung

01853* Infiltrationsanästhesie zur Durchführung der Sterilisation beim Mann — 53 / 5,53

Aufwand in Min. **Kalkulationszeit:** 3 **Prüfzeit:** 2 **Eignung d. Prüfzeit:** Tages- und Quartalsprofil

GOÄ entsprechend oder ähnlich: Nr. 490

01854* Sterilisation des Mannes bei einer Indikation gemäß der Richtlinen des Gemeinsamen Bundesausschusses — 801 / 83,59

Anmerkung Der operative Eingriff ist nach OPS-301 zu codieren und auf dem Behandlungsschein anzugeben.

Bericht: mind. Befundkopie (Nr. 01602) an Hausarzt

Aufwand in Min. **Kalkulationszeit:** 29 **Prüfzeit:** 25 **Eignung d. Prüfzeit:** Tages- und Quartalsprofil

GOÄ entsprechend oder ähnlich: Nr. 1756

Kommentar: Eine erforderliche Infiltrationsanästhesie ist nach Nr. 01853 zu berechnen.

01855* Sterilisation der Frau bei einer Indikation gemäß der Richtlinien des Gemeinsamen Bundesausschusses — 1303 / 135,98

Anmerkung Der operative Eingriff ist nach OPS-301 zu codieren und auf dem Behandlungsschein anzugeben.

Bericht: mind. Befundkopie (Nr. 01602) an Hausarzt

Aufwand in Min. **Kalkulationszeit:** 48 **Prüfzeit:** 38 **Eignung d. Prüfzeit:** Tages- und Quartalsprofil

GOÄ entsprechend oder ähnlich: Abrechnung der einzelnen erbrachten GOÄ-Leistung(en), z.B. Nr. 1156

01856* Narkose im Zusammenhang mit einer Sterilisation — 1298 / 135,46

Obligater Leistungsinhalt
- Anästhesie und/oder Narkose (Nr. 05330)

Fakultativer Leistungsinhalt
- Zuschlag zu der Gebührenordnungsposition 05330 bei Fortsetzung einer Anästhesie und/oder Narkose (Nr. 05331)

Abrechnungsausschluss in derselben Sitzung 01220, 01221, 01222, 01913, 02100, 02101, 02320, 02321, 02322, 02323, 02330, 02331, 02342, 05372, 30708 und Kapitel 31.5.3, 36.5.3, 5.3

Aufwand in Min. **Kalkulationszeit:** 75 **Prüfzeit:** 68 **Eignung d. Prüfzeit:** Nur Quartalsprofil

GOÄ entsprechend oder ähnlich: Nr. 462

01857* Beobachtung und Betreuung nach Sterilisation im Anschluss an die Leistung entsprechend der Gebührenordnungsposition 01856 — 502 / 52,39

Obligater Leistungsinhalt
- Beobachtung und Betreuung für mindestens zwei Stunden,
- Stabilisierung und Kontrolle der Vitalfunktionen,
- Steuerung der postoperativen Analgesie,
- Abschlussuntersuchung,

Fakultativer Leistungsinhalt
- Infusion(en),
- Bestimmung der Blutgase und des Säure-Basen-Status,
- Postoperative Analgesie,

Abrechnungsbestimmung einmal im Behandlungsfall

Anmerkung Der Vertragsarzt hat mit der Quartalsabrechnung zu dokumentieren, dass an der Beobachtung und Betreuung kein weiterer Vertragsarzt mitgewirkt hat.
Entgegen Nr. I-4.3.2 der Allgemeinen Bestimmung kann die Gebührenordnungsposition 01857 auch dann berechnet werden, wenn die Arztpraxis nicht über die Möglichkeit zur Bestimmung der Blutgase und des Säure-Basen-Status verfügt.

Abrechnungsausschluss in derselben Sitzung 01510, 01511, 01512, 01520, 01521, 01530, 01531, 01910, 01911, 02100, 02101, 02320, 02321, 02322, 02330, 02331, 05320, 05330, 05331, 05340, 05350, 05372, 13256, 31828, 32247, 36884 und Kapitel 36.3

Aufwand in Min. **Kalkulationszeit:** 10 **Prüfzeit:** 10 **Eignung d. Prüfzeit:** Nur Quartalsprofil

GOÄ entsprechend oder ähnlich: Leistungskomplex in der GOÄ so nicht vorhanden. Abrechnung der einzelnen erbrachten GOÄ-Leistung(en), ggf. Verweilgebühr Nr. 56*

1.7.7 Schwangerschaftsabbruch

01900 **Beratung über die Erhaltung einer Schwangerschaft und über die ärztlich bedeutsamen Gesichtspunkte bei einem Schwangerschaftsabbruch** **81** **8,45**

Obligater Leistungsinhalt
- Leistungen gemäß den Richtlinien zur Empfängnisregelung und zum Schwangerschaftsabbruch des Gemeinsamen Bundesausschusses,

Fakultativer Leistungsinhalt
- Schriftliche Feststellung der Indikation für den Schwangerschaftsabbruch,
- Klinische Untersuchung,
- Immunologische Schwangerschaftstests,

Abrechnungsbestimmung einmal im Behandlungsfall

Abrechnungsausschluss in derselben Sitzung 01821, 01850

Aufwand in Min. **Kalkulationszeit:** 9 **Prüfzeit:** 9 **Eignung d. Prüfzeit:** Nur Quartalsprofil

GOÄ entsprechend oder ähnlich: Nrn. 7, 22, 90, ggf. Schwangerschaftstests nach Nrn. 3528*, 3529*

Kommentar: Die Beratung kann auch, wenn sie in mehreren Arzt-Patienten-Kontakten ausgeführt wird, nur einmal im Quartal abgerechnet werden.

Die Richtlinien zur Empfängnisregelung und zum Schwangerschaftsabbruch [vormals: Sonstige Hilfen-Richtlinien] führen u.a. aus:

D. Schwangerschaftsabbruch

Allgemeines

Der Schwangerschaftsabbruch ist keine Methode zur Geburtenregelung. Daher hat jeder Arzt im Rahmen der von ihm durchzuführenden ärztlichen Beratung der Schwangeren darauf hinzuwirken, dass die Schwangerschaft ausgetragen wird, soweit nicht schwerwiegende Gründe entgegenstehen.

Erwägt die Schwangere gleichwohl einen Schwangerschaftsabbruch, ist auf die Möglichkeit öffentlicher und privater sozialer Hilfen für Schwangere, Mütter und Kinder hinzuweisen. Zusätzlich ist die Schwangere über die gesundheitlichen Risiken eines Schwangerschaftsabbruchs zu beraten.

Der Arzt, der einen Schwangerschaftsabbruch vornimmt, muß unabhängig von der Art des Schwangerschaftsabbruchs

- der Schwangeren Gelegenheit geben, ihm die Gründe für ihr Verlangen nach Abbruch der Schwangerschaft darzulegen (§ 218 c Strafgesetzbuch – StGB),

- die Schwangere über die Bedeutung des Eingriffs, insbesondere über Ablauf, Folgen, Risiken, mögliche physische und psychi-sche Auswirkungen ärztlich beraten (§ 218 c StGB),
- die notwendige Nachbehandlung gewährleisten (§ 13 Abs. 1 Schwangerschaftskonfliktgesetz – SchKG).

01901 Untersuchung zur Durchführung des operativen Eingriffs bei Schwangerschaftsabbruch **95** **9,91**

Obligater Leistungsinhalt
- Beratung über die Bedeutung des Eingriffs sowie über Ablauf, Folgen und Risiken möglicher physischer und psychischer Auswirkungen nach § 218c des StGB,
- Klinische Untersuchung,

Abrechnungsbestimmung einmal im Behandlungsfall

Aufwand in Min. **Kalkulationszeit:** 10 **Prüfzeit:** 10 **Eignung d. Prüfzeit:** Nur Quartalsprofil

GOÄ entsprechend oder ähnlich: Nr. 7

Kommentar: **Die Richtlinien zur Empfängnisregelung und zum Schwangerschaftsabbruch [vormals: Sonstige Hilfen-Richtlinien] führen u.a. aus:**

D. Schwangerschaftsabbruch

3.3 Kostenregelung

a) Leistungspflicht der gesetzlichen Krankenversicherung (§ 24 b Abs. 3 SGB V)

Im Falle eines unter den Voraussetzungen des § 218 a Abs. 1 StGB vorgenommenen Abbruchs der Schwangerschaft haben gesetzlich krankenversicherte Frauen Anspruch auf Leistungen, die der Gesund-heit der Frau oder, wenn es nicht zum Abbruch kommt, dem Schutz des Kindes sowie dem Kindesschutz bei weiteren Schwangerschaften die-nen. Hierzu gehören die nachfolgenden Leistungen, für die die Kosten von der gesetzlichen Krankenversicherung übernommen werden:

(aa) bei allen Schwangerschaftsabbrüchen:
- Die ärztliche Beratung über die Erhaltung und den Abbruch der Schwangerschaft,
- die ärztliche Behandlung für die Dauer der Schwangerschaft,
- die Feststellung des Schwangerschaftsalters durch eine Ultraschall-Untersuchung vor dem Abbruch,
- die Bestimmung von Blutgruppe und Rhesusfaktor,
- die bei Rhesus-negativen Frauen nach erfolgtem Abbruch durch-zuführende Rhesus-Desensibilisierung durch Injektion von Anti-D-Immunglobulin (Anti-D-Prophylaxe),
- die ärztliche Behandlung, Versorgung mit Arznei-, Verband- und Heilmitteln, wenn diese Maßnahmen erforderlich werden, um Komplikationen des Abbruchs zu behandeln,
- die Ausstellung der Arbeitsunfähigkeitsbescheinigung;

(bb) beim operativen Abbruch:
- Präoperative Beratungen und Aufklärungsgespräche im Hinblick auf Risiken und Nebenwirkungen des operativen Eingriffs,
- die prophylaktische Gabe eines Uterotonikums postoperativ,
- die histologische Untersuchung des Abradates (Schwangerschaftsgewebes),
- perioperativ und/oder intraoperativ zusätzlich erforderliche Maß-nahmen zur Vermeidung von Komplikationen;

Die Verordnung und Abrechnung erfolgt nach den sonst für die vertragsärztliche Versorgung üblichen Verfahren.

b) Zahlungspflicht der Frau (§ 24 b Abs. 4 SGB V)

Folgende Leistungen, die sich auf den Abbruch der Schwangerschaft unmittelbar erstrecken und zu seiner Durchführung im Regelfall not-wendig sind, werden nicht von der gesetzlichen Krankenversicherung übernommen:

(aa) beim operativen Schwangerschaftsabbruch:

- Kombinationsnarkose mit Maske, gegebenenfalls mit endotra-chealer Intubation bzw. Spinalanästhesie oder Lokalanästhesie des Gebärmutterhalses, einschließlich der gegebenenfalls intra-operativ erforderlichen Überwachungsmaßnahmen und folgender Laboruntersuchungen der präoperativen Diagnostik, sofern sie im Einzelfall notwendig sind:
- Kleines Blutbild: Hämoglobin, Hämatokrit,
- Glucose und Eiweiß im Urin mittels Teststreifen,
- zusätzlich bei Intubationsnarkose: Kalium,
- bei rückenmarksnaher Leitungsanästhesie: Partielle Thromboplastinzeit (PTT), Thromboplastinzeit nach Quick (TPZ), Thrombozyten,
- der operative Eingriff,
- gegebenenfalls eine vaginale Behandlung einschließlich der Ein-bringung von Arzneimitteln in die Gebärmutter,
- die Katheterisierung der Harnblase,
- die Injektion von Medikamenten,
- gegebenenfalls die Gabe eines wehenfördernden Medikamentes,
- gegebenenfalls die Assistenz durch einen anderen Arzt,
- die körperliche Untersuchung im Rahmen der unmittelbaren Operationsvorbereitung und der Überwachung im direkten An-schluss an die Operation (Aufwachphase);

(bb) beim medikamentösen Schwangerschaftsabbruch:

- Durchführung des medikamentös ausgelösten Abbruchs bis zum 49. Tag p.m. einschließlich Überwachung und Betreuung während der Austreibungsphase,
- gegebenenfalls mit Erweiterung des Gebärmutterhalskanals,
- gegebenenfalls einschließlich der Gabe von Medikamenten zur Behandlung von Nebenwirkungen der zur Auslösung des Abbruchs verabreichten Medikamente,
- gegebenenfalls sonographische Untersuchung(en) zur Überprüfung des Behandlungserfolgs.

01902 Ultraschalluntersuchung zur Feststellung des Schwangerschaftsalters vor einem geplanten Schwangerschaftsabbruch **149** **15,55**

Obligater Leistungsinhalt

- Sonographische Untersuchung eines oder mehrerer weiblicher Genitalorgane, ggf. einschließlich Harnblase, mittels B-Mode-Verfahren (Nr. 33044),
- Bilddokumentation,

Abrechnungsbestimmung einmal im Behandlungsfall

Anmerkung Die Berechnung der Gebührenordnungsposition 01902 setzt eine Genehmigung der Kassenärztlichen Vereinigung nach der Ultraschall-Vereinbarung gemäß § 135 Abs. 2 SGB V voraus.

Abrechnungsausschluss in derselben Sitzung 33042, 33043, 33044, 33081

Aufwand in Min. **Kalkulationszeit:** 9 **Prüfzeit:** 8 **Eignung d. Prüfzeit:** Nur Quartalsprofil

GOÄ entsprechend oder ähnlich: Nr. 410, 420

01903* Präanästhesiologische Untersuchung einer Patientin im Zusammenhang mit der Durchführung einer Narkose nach der Gebührenordnungsposition 01913 **179** **18,68**

Obligater Leistungsinhalt

- Überprüfung der Narkosefähigkeit der Patientin,
- Aufklärungsgespräch mit Dokumentation,

Fakultativer Leistungsinhalt

- Auswertung ggf. vorhandener Befunde,
- In mehreren Sitzungen,

Abrechnungsbestimmung einmal im Behandlungsfall

Abrechnungsausschluss in derselben Sitzung 05310

Aufwand in Min. **Kalkulationszeit:** 17 **Prüfzeit:** 14 **Eignung d. Prüfzeit:** Nur Quartalsprofil

GOÄ entsprechend oder ähnlich: Analoger Ansatz der Nr. 7, ggf. Beratungsleistungen

01904* **Durchführung eines Schwangerschaftsabbruchs unter medizinischer oder kriminologischer Indikation bis zur vollendeten 12. Schwangerschaftswoche p. c. bzw. bis zur vollendeten 14. Schwangerschaftswoche p. m.** **964** **100,6**

Obligater Leistungsinhalt

- Überprüfung der Indikation,
- Durchführung des operativen Schwangerschaftsabbruchs

Fakultativer Leistungsinhalt

- Erweiterung des Gebärmutterhalskanals,
- Intrazervikale oder vaginale Prostaglandinapplikation,
- Ultraschalluntersuchung(en)

Anmerkung Die Berechnung der Gebührenordnungsposition 01904 setzt eine Genehmigung der Kassenärztlichen Vereinigung nach der Ultraschall-Vereinbarung gemäß § 135 Abs. 2 SGB V voraus.

Der zur Berechnung der Gebührenordnungsposition 01904 erforderliche Leistungsinhalt beinhaltet im Rahmen der Überprüfung der Indikation auch die Beratung über die Bedeutung des Eingriffs sowie über Ablauffolgen und Risiken möglicher physischer und psychischer Auswirkungen nach § 218 c StGB.

Abrechnungsausschluss in derselben Sitzung 33042, 33043, 33044, 33081

Bericht: mind. Befundkopie (Nr. 01602) an Hausarzt

Aufwand in Min. **Kalkulationszeit:** 30 **Prüfzeit:** 24 **Eignung d. Prüfzeit:** Tages- und Quartalsprofil

GOÄ entsprechend oder ähnlich: Nr. 1055

Kommentar: Siehe Kommentar zu 01900 und 01901 (Auszüge aus den Richtlinien zur Empfängnisregelung und zum Schwangerschaftsabbruch [vormals: Sonstige Hilfen-Richtlinien]).

Erforderliche Sonographien im Rahmen des Schwangerschaftsabbruchs sind Bestandteil der Leistung und können nicht zusätzlich abgerechnet werden.

01905* **Durchführung eines Schwangerschaftsabbruchs unter medizinischer Indikation ab der 13. Schwangerschaftswoche p. c. bzw. ab der 15. Schwangerschaftswoche p. m.** **1102** **115,01**

Obligater Leistungsinhalt

- Überprüfung der Indikation,
- Durchführung des Schwangerschaftsabbruchs

Fakultativer Leistungsinhalt

- Erweiterung des Gebärmutterhalskanals,
- Intrazervikale oder vaginale Prostaglandinapplikation,
- Ultraschalluntersuchung(en)

Anmerkung Die Berechnung der Gebührenordnungsposition 01905 setzt eine Genehmigung der Kassenärztlichen Vereinigung nach der Ultraschall-Vereinbarung gemäß § 135 Abs. 2 SGB V voraus.

Der zur Berechnung der Gebührenordnungsposition 01905 erforderliche Leistungsinhalt beinhaltet im Rahmen der Überprüfung der Indikation auch die Beratung über die Bedeutung des Eingriffs sowie über Ablauffolgen und Risiken möglicher physischer und psychischer Auswirkungen nach § 218 c StGB.

Abrechnungsausschluss in derselben Sitzung 33044

Bericht: mind. Befundkopie (Nr. 01602) an Hausarzt

Aufwand in Min. **Kalkulationszeit:** 38 **Prüfzeit:** 30 **Eignung d. Prüfzeit:** Tages- und Quartalsprofil

GOÄ entsprechend oder ähnlich: Nr. 1056

01906* **Durchführung eines medikamentösen Schwangerschaftsabbruchs unter medizinischer oder kriminologischer Indikation bis zum 63. Tag p.m.** **561** **58,55**

Obligater Leistungsinhalt

- Überprüfung der Indikation,

- Durchführung des medikamentösen Schwangerschaftsabbruchs

Fakultativer Leistungsinhalt
- Erweiterung des Gebärmutterhalskanals,
- Applikation wehenfördernder Mittel,
- Ultraschalluntersuchung(en)

Anmerkung Die Berechnung der Gebührenordnungsposition 01906 setzt eine Genehmigung der Kassenärztlichen Vereinigung nach der Ultraschall-Vereinbarung gemäß § 135 Abs. 2 SGB V voraus.
Der zur Berechnung der Gebührenordnungsposition 01906 erforderliche Leistungsinhalt beinhaltet im Rahmen der Überprüfung der Indikation auch die Beratung über die Bedeutung des Eingriffs sowie über Ablauffolgen und Risiken möglicher physischer und psychischer Auswirkungen nach § 218 c StGB.

Bericht: mind. Befundkopie (Nr. 01602) an Hausarzt

Aufwand in Min. **Kalkulationszeit:** 32 **Prüfzeit:** 25 **Eignung d. Prüfzeit:** Tages- und Quartalsprofil

GOÄ entsprechend oder ähnlich: Nr. 1055

Kommentar: Kostenpauschale Nr. 40156 bei Durchführung eines medikamentös ausgelösten Schwangerschaftsabbruchs entsprechend der Leistung nach Nr. 01906 für den Bezug von Mifepriston.

Erforderliche Kontrolluntersuchungen sind nach Nr. 01912 abzurechnen.

Beobachtung und Betreuung nach Durchführung eines Schwangerschaftsabbruch

Obligater Leistungsinhalt
- Kontrolle von Atmung, Kreislauf, Vigilanz,
- Abschlussuntersuchung(en)

Fakultativer Leistungsinhalt
- Infusionstherapie,
- akute Schmerztherapie, mit Ausnahme der Gebührenordnungsposition des Anschnitts IV-30.7
- EKG-Monitoring

Abrechnungsbestimmung einmal im Behandlungsfall

Anmerkung Die Gebührenordnungsposition 01911 ist nur nach Durchführung eines medikamentös ausgelösten Schwangerschaftsabbruchs entsprechend der Gebührenordnungsposition 01906 berechnungsfähig.

01910* Dauer mehr als 2 Stunden — 502 / 52,39

Obligater Leistungsinhalt
- Kontrolle von Atmung, Kreislauf, Vigilanz,
- Abschlussuntersuchung(en)

Fakultativer Leistungsinhalt
- Infusionstherapie,
- akute Schmerztherapie, mit Ausnahme der Gebührenordnungsposition des Anschnitts IV-30.7
- EKG-Monitoring

Abrechnungsbestimmung einmal im Behandlungsfall

Anmerkung Die Gebührenordnungsposition 01911 ist nur nach Durchführung eines medikamentös ausgelösten Schwangerschaftsabbruchs entsprechend der Gebührenordnungsposition 01906 berechnungsfähig.

Abrechnungsausschluss in derselben Sitzung 01857, 02100, 02101, 30710 und Kapitel 1.5, 31.3, 36.3

Aufwand in Min. **Kalkulationszeit:** 10 **Prüfzeit:** 10 **Eignung d. Prüfzeit:** Tages- und Quartalsprofil

GOÄ entsprechend oder ähnlich: Nr. 56*

01911* Dauer mehr als 4 Stunden — 1010 / 105,4

Obligater Leistungsinhalt
- Kontrolle von Atmung, Kreislauf, Vigilanz,
- Abschlussuntersuchung(en)

Fakultativer Leistungsinhalt
- Infusionstherapie,
- akute Schmerztherapie, mit Ausnahme der Gebührenordnungsposition des Anschnitts IV-30.7
- EKG-Monitoring

Abrechnungsbestimmung einmal im Behandlungsfall

Anmerkung Die Gebührenordnungsposition 01911 ist nur nach Durchführung eines medikamentös ausgelösten Schwangerschaftsabbruchs entsprechend der Gebührenordnungsposition 01906 berechnungsfähig.

Abrechnungsausschluss in derselben Sitzung 01857, 02100, 02101, 30710 und Kapitel 1.5, 31.3, 36.3

Aufwand in Min. **Kalkulationszeit:** 20 **Prüfzeit:** 20 **Eignung d. Prüfzeit:** Tages- und Quartalsprofil

GOÄ entsprechend oder ähnlich: Nr. 56*

01912 Kontrolluntersuchung(en) nach einem durchgeführten Schwangerschaftsabbruch nach den Gebührenordnungspositionen 01904, 01905 oder 01906 zwischen dem 7. und 14. Tag nach Abbruch — 207 / 21,6

Obligater Leistungsinhalt
- Beratung(en),
- Gynäkologische Untersuchung,
- Sonographische Untersuchung eines oder mehrerer weiblicher Genitalorgane, ggf. einschließlich Harnblase, mittels B-Mode-Verfahren (Nr. 33044),

Abrechnungsbestimmung einmal im Behandlungsfall

Anmerkung Die Berechnung der Gebührenordnungsposition 01912 setzt eine Genehmigung der Kassenärztlichen Vereinigung nach der Ultraschall-Vereinbarung gemäß § 135 Abs. 2 SGB V voraus.

Abrechnungsausschluss in derselben Sitzung 33044

Aufwand in Min. **Kalkulationszeit:** 15 **Prüfzeit:** 10 **Eignung d. Prüfzeit:** Nur Quartalsprofil

GOÄ entsprechend oder ähnlich: Nrn. 5, 410, 420, 403*

Kommentar: Die Leistung muß nicht zwingend von dem Arzt, der den Abbruch durchgeführt hat, erbracht werden.

01913* Narkose im Zusammenhang mit einem Schwangerschaftsabbruch — 1298 / 135,46

Obligater Leistungsinhalt
- Anästhesie und/oder Narkose (Nr. 05330)

Fakultativer Leistungsinhalt
- Zuschlag zu der Gebührenordnungsposition 05330 bei Fortsetzung einer Anästhesie und/oder Narkose (Nr. 05331)

Abrechnungsausschluss in derselben Sitzung 01220, 01221, 01222, 01856, 02100, 02101, 02320, 02321, 02322, 02323, 02330, 02331, 02342, 05372 und Kapitel 31.5.3, 36.5.3, 5.3

Aufwand in Min. **Kalkulationszeit:** 75 **Prüfzeit:** 68 **Eignung d. Prüfzeit:** Nur Quartalsprofil

GOÄ entsprechend oder ähnlich: Nr. 460

01915* Chlamydia trachomatis – Nachweis im Urin gemäß Abschnitt D, Nr. 3.3, a, (aa) der Richtlinien des Gemeinsamen Bundesausschusses zur Empfängnisregelung und zum Schwangerschaftsabbruch — 67 / 6,99

Obligater Leistungsinhalt
- Nachweis von Chlamydia trachomatis im Urin mittels Nukleinsäure-amplifizierendem Test (NAT),

Fakultativer Leistungsinhalt
- Pooling entsprechend der Richtlinie,

Abrechnungsbestimmung einmal im Krankheitsfall

Abrechnungsausschluss im Krankheitsfall 01816, 01840

Aufwand in Min. **Kalkulationszeit:** KA **Prüfzeit:** ./. **Eignung d. Prüfzeit:** Keine Eignung

GOÄ entsprechend oder ähnlich: Nrn. 4780*, 4781*, 4782*, 4783*, 4784*, 4785*, 4786*, 4787*

Kommentar: Die Leistung wurde – wie auch die Leistungen nach Nrn. 01816, 01817, 01818, 01840, 01842, 01843, 01917, 01918 zum **Screening auf Chlamydia trachomatis-Infektionen bei Frauen** – zum 1.4.2008 aufgenommen. Der Gemeinsame Bundesausschusses (G-BA) informiert in diesem Zusammenhang über eine Änderungen der Richtlinien zur Empfängnisregelung und zum Schwangerschaftsabbruch sowie der Mutterschafts-Richtlinien u.a.:

... „b) Hintergrund: Die genitale Chlamydia trachomatis-Infektion ist weltweit die häufigste sexuell übertragbare bakterielle Erkrankung. Die Infektion verläuft überwiegend asymptomatisch und birgt bei der Frau die Gefahr entzündlicher Erkrankungen des kleinen Beckens (Pelvic Inflammatory Disease, PID). Als schwere Folgeerkrankungen können insbesondere Sterilität, chron. Unterbauchschmerzen und ektopische Schwangerschaften resultieren. Neugeborene infizierter Mütter entwickeln in einem erheblichen Anteil Bindehautentzündungen (Konjunktivitiden) und Lungenentzündungen (Pneumonien), darüber hinaus gibt es Hinweise für ein erhöhtes Risiko von Frühgeburtlichkeit, vorzeitigem Blasensprung, kindlichem Untergewicht („small for gestational age"=SGA) und anderen Schwangerschaftskomplikationen..."

Im kurativen Bereich ist diese Leistung nach der Nr. 32839 abzurechnen – ggf. mit Zuschlag nach Nr. 32859.

1.8 Gebührenordnungspositionen bei Substitutionsbehandlung und diamorphingestützter Behandlung der Drogenabhängigkeit

1. Die Berechnung der Gebührenordnungspositionen dieses Abschnittes setzt eine Genehmigung der Kassenärztlichen Vereinigung nach den Richtlinien des Gemeinsamen Bundesausschusses zur substitutionsgestützten Behandlung Opiatabhängiger voraus.

2. Sofern nur die Leistungen entsprechend den Gebührenordnungspositionen 01950 bis 01952 erbracht werden, sind die spezifischen, auf die diamorphingestützte Behandlung bezogenen Anforderungen des § 2 Abs. 1 Satz 2, des § 2 Abs. 2 sowie des § 10 der Richtlinie des Gemeinsamen Bundesausschusses zur substitutionsgestützten Behandlung Opiatabhängiger nicht zu erfüllen.

3. Die Berechnung der Gebührenordnungspositionen 01955 und 01956 setzt voraus, dass die Einrichtung zusätzlich über eine Genehmigung der zuständigen Landesbehörde gemäß § 5 Abs. 9b Betäubungsmittel-Verschreibungsverordnung (BtMVV) verfügt.

4. Der Leistungsbedarf, welcher der Substitutionsbehandlung und/oder der diamorphingestützten Behandlung zuzuordnen ist, umfasst ausschließlich die Gebührenordnungspositionen 01950 bis 01952 sowie 01955 und 01956. Werden darüber hinaus bei demselben Patienten weitere Leistungen notwendig, sind diese dem übrigen kurativen Leistungsbereich zuzurechnen.

Kommentar:

Maßgeblich für die Abrechnung von Leistungen aus diesem Abschnitt ist die Richtlinie „Methoden der vertragsärztlichen Versorgung, 2. Substitutionsgestützte Behandlung Opiatabhängiger" des Gemeinsamen Bundesausschusses in der jeweiligen Fassung, in denen Näheres zu Art, Umfang, Häufigkeit der Leistung bzw. Berechtigung zur Erbringung der Leistung usw. geregelt ist.

Dabei sind die dort genannten besonderen Bestimmungen für die diamorphingestützte Behandlung nicht für die „normale" Substitutionsbehandlung anzuwenden. Bei der diampophingestützten Behandlung ist zudem eine behördliche Genehmigung nach der BtMVV erforderlich.

Es wird klargestellt, dass Leistungen der Substitutions- oder der diamorphingestützten Behandlung nur die Nrn. 01950 bis 01952 sowie 01955 und 01956 EBM sind. Dies ist u.a. für etwaige vertragliche Regelungen mit den Kostenträgern wichtig.

01950 **Substitutionsgestützte Behandlung Opiatabhängiger nach den Richtlinien des Gemeinsamen Bundesausschusses,** **39** **4,07**

Abrechnungsbestimmung je Behandlungstag

Anmerkung Neben der Gebührenordnungsposition 01950 sind arztgruppenspezifische Versicherten-, Grund- und Konsiliarpauschalen sowie die Gebührenordnungspositionen 01320 und 01321 nicht berechnungsfähig.
Die Gebührenordnungsposition 01950 ist nur bei persönlichem Arzt-Patienten-Kontakt berechnungsfähig.
Die Gebührenordnungspositionen 01410 bis 01415, 01420, 01430 und 01440 sind in demselben Behandlungsfall nur dann neben der Gebührenordnungsposition 01950 berechnungsfähig, wenn der Kranke aufgrund nicht in Zusammenhang mit der Substitutionsbehandlung stehenden Krankheitsbildern im Rahmen von Besuchen oder Visiten behandelt werden muss, weil er die Arztpraxis nicht aufsuchen kann.

Abrechnungsausschluss
am Behandlungstag 01955, 01956
in derselben Sitzung 01100, 01101, 01102, 01210, 01214, 01216, 01218

Aufwand in Min. **Kalkulationszeit:** 4 **Prüfzeit:** 4 **Eignung d. Prüfzeit:** Tages- und Quartalsprofil

GOÄ entsprechend oder ähnlich: Leistungskomplex in der GOÄ so nicht vorhanden. Abrechnung der einzelnen erbrachten GOÄ-Leistung(en)

Kommentar: Diese Leistung kann – wenn erforderlich – mehrmals im Quartal abgerechnet werden und ist nicht nur für Verabreichung eines Substitutionsmittels angesetzt worden. Nicht vergessen werden sollte die Abrechnung der Fachgruppe Versichertenpauschale und ggf. die Beratungsleistung nach Chroniker-Richtlinie EBM Nr. 01735.

Weitere Information zum Leistungsinhalt der EBM Nr. 01950 finden sich in der Anlage I Nr. 2 unter § 3 der Richtlinie Methoden vertragsärztliche Versorgung in der Fassung vom 17. Januar 2006, – zuletzt geändert am 24. November 2011, veröffentlicht im Bundesanzeiger 2012, Nr. 31 (S. 747), in Kraft getreten am 24. Februar 2012

https://www.g-ba.de/downloads/62-492-960/MVV-RL_2014-11-20.pdf

Nachfolgend Auszüge aus der Richtlinie:

2. Substitutionsgestützte Behandlung Opiatabhängiger

Präambel

Krankenbehandlung im Sinne des § 27 SGB V umfasst auch die Behandlung von Suchterkrankungen. Das alleinige Auswechseln des Opiats durch ein Substitutionsmittel stellt jedoch keine geeignete Behandlungsmethode dar und ist von der Leistungspflicht der Gesetzlichen Krankenversicherung (GKV) nicht umfasst.

Oberstes Ziel der Behandlung ist die Suchtmittelfreiheit. Ist dieses Ziel nicht unmittelbar und zeitnah erreichbar, so ist im Rahmen eines umfassenden Therapiekonzeptes, das auch, soweit erforderlich, begleitende psychiatrische und/oder psychotherapeutische Behandlungs- oder psychosoziale Betreuungs-Maßnahmen mit einbezieht, eine Substitution zulässig. Eine Leistungspflicht der Krankenkassen für die begleitende psychiatrische und/oder psychotherapeutische Betreuung besteht nur insoweit, als diese zur Krankenbehandlung erforderlich ist. Die nach der Betäubungsmittel-Verschreibungsverordnung (BtMVV) vorgesehene psychosoziale Betreuung fällt nicht unter die Leistungspflicht der GKV.

§ 1 Inhalt

Die Richtlinie regelt die Voraussetzungen zur Durchführung der substitutionsgestützten Behandlung (im folgenden „Substitution“) bei manifest Opiatabhängigen in der vertragsärztlichen Versorgung. Die Richtlinie gilt für alle Substitutionen, unabhängig davon, mit welchen nach der BtMVV zugelassenen Substitutionsmitteln sie durchgeführt werden. Als manifest opiatabhängig im Sinne dieser Richtlinie gelten auch solche Abhängige, die bereits mit einem Drogenersatzstoff substituiert werden. Neben den Vorgaben dieser Richtlinie sind die einschlägigen gesetzlichen Bestimmungen, insbesondere des Betäubungsmittelgesetzes (BtMG) und der Betäubungsmittel-Verschreibungsverordnung (BtMVV) zu beachten.

§ 2 Genehmigungspflicht für Ärzte und Einrichtungen

(1) In der vertragsärztlichen Versorgung dürfen Substitutionen nur von solchen Ärzten durchgeführt werden, die gegenüber der Kassenärztlichen Vereinigung (KV) ihre fachliche Befähigung gemäß § 5 Abs. 2 Satz 1 Nr. 6 BtMVV oder die Erfüllung der Voraussetzungen gemäß § 5 Abs. 3 BtMVV nachgewiesen haben und denen die KV eine Genehmigung zur Substitution erteilt hat. Für die Substitution mit Diamorphin gilt Satz 1 mit der Maßgabe, dass sich die Befähigung nach § 5 Abs. 2 Nr. 6 BtMVV auf die Behandlung mit Diamorphin erstrecken muss und diese nur durch eine mindestens sechsmonatige Tätigkeit im Rahmen des Modellprojekts „Heroingestützte Behandlung Opiatabhängiger" ersetzt werden kann.

(2) Substitutionen mit Diamorphin dürfen nur in Einrichtungen durchgeführt werden, in denen eine Behandlung nach den Anforderungen dieser Richtlinie gewährleistet ist, denen die zuständige KV nach diesen Kriterien eine Genehmigung erteilt hat und die von der zuständigen Landesbehörde eine Erlaubnis gemäß § 5 Abs. 9b BtMVV erhalten haben.

§ 3 Indikation

(1) Die Substitution kann nur als Bestandteil eines umfassenden Therapiekonzeptes durchgeführt werden zur

- Behandlung einer manifesten Opiatabhängigkeit mit dem Ziel der schrittweisen Wiederherstellung der Betäubungsmittelabstinenz einschließlich der Besserung und Stabilisierung des Gesundheitszustandes,
- Unterstützung der Behandlung einer neben der Opiatabhängigkeit bestehenden schweren Erkrankung oder
- Verringerung der Risiken einer Opiatabhängigkeit während einer Schwangerschaft und nach der Geburt.

(2) Bei Vorliegen einer manifesten Opiatabhängigkeit ist eine Substitution dann indiziert, wenn die Abhängigkeit seit längerer Zeit besteht und

- wenn Abstinenzversuche unter ärztlicher Kontrolle keinen Erfolg erbracht haben oder
- wenn eine drogenfreie Therapie derzeit nicht durchgeführt werden kann oder
- wenn die substitutionsgestützte Behandlung im Vergleich mit anderen Therapiemöglichkeiten die größte Chance zur Heilung oder Besserung bietet.

Für die Substitution mit Diamorphin gelten zusätzlich die Voraussetzungen nach Absatz 3a.

(3) Bei einer erst kürzer als zwei Jahre bestehenden Opiatabhängigkeit sowie bei Opiatabhängigen, die das 18. Lebensjahr noch nicht vollendet haben, erfolgt eine Überprüfung nach § 9 Abs.4. In diesen Fällen ist die Substitution in der Regel nur als zeitlich begrenzte Maßnahme zum Übergang in eine drogenfreie Therapie zulässig.

(3a) Für die Substitution mit Diamorphin gelten folgende Voraussetzungen (§ 5 Abs. 9a Satz 2 Nr. 2 bis 4 BtMVV):

- Bei dem Patienten liegt eine seit mindestens fünf Jahren bestehende Opiatabhängigkeit, verbunden mit schwerwiegenden somatischen und psychischen Störungen bei derzeit überwiegend intravenösem Konsum vor.
- Es liegt ein Nachweis über zwei erfolglos beendete Behandlungen der Opiatabhängigkeit vor, davon eine mindestens sechsmonatige Behandlung gemäß § 5 Abs. 2, 6 und 7 BtMVV einschließlich psychosozialer Betreuungsmaßnahmen.
- Der Patient hat das 23. Lebensjahr vollendet.

(4) Das umfassende Therapiekonzept beinhaltet:

- eine ausführliche Anamnese (insbesondere Suchtanamnese) mit Erhebung relevanter Vorbefunde, insbesondere über bereits erfolgte Suchttherapien, sowie über parallel laufende Mitbehandlungen bei anderen Therapeuten,
- eine körperliche Untersuchung (einschließlich Urinanalyse) zur Sicherung der Diagnose der manifesten Opiatabhängigkeit und zur Diagnostik des Beigeb-rauchs,
- die einleitende und begleitende Abklärung ggf. vorliegender Suchtbegleit- und Suchtfolgeerkrankungen,
- eine sorgfältige Abwägung, ob für den individuellen Patienten eine drogenfreie oder eine substitutionsgestützte Behandlung angezeigt ist,

- die Ermittlung des Hilfebedarfs im Rahmen der psychosozialen Betreuung durch eine psychosoziale Drogenberatungsstelle,
- bei einer Substitution mit Diamorphin während der ersten 6 Monate der Substitution zwingend Maßnahmen der psychosozialen Betreuung. Nach Ablauf der ersten 6 Monate ist die psychosoziale Betreuung am individuellen Krankheitsverlauf des Patienten auszurichten. Ist nach den ersten 6 Monaten in begründeten Fällen keine psychosoziale Betreuung mehr erforderlich, ist dies durch den Arzt in Zusammenarbeit mit der psychosozialen Beratungsstelle schriftlich zu bestätigen,
- die Erstellung eines individuellen Therapieplans, der enthält
  a) die zeitliche und qualitative Festlegung der Therapieziele,
  b) die Auswahl und die Dosierung des Substitutionsmittels,
  c) ein Dosierungsschema, das ggf. auch die Art der Reduktion und den Zeit-raum des allmählichen Absetzens des Substitutionsmittels festlegt,
  d) sowie die im Einzelfall erforderlichen psychosozialen Betreuungsmaßnahmen und/oder ggf. psychiatrische und psychotherapeutische Behandlungsmaßnahmen,
- Verlaufs- und Ergebniskontrollen einschließlich unangekündigter Beigebrauchskontrollen,
- den Abschluss einer Behandlungsvereinbarung mit dem Patienten.

(5) Der substituierende Arzt überprüft und dokumentiert regelmäßig die Fortschritte des Patienten hinsichtlich der Ziele der Substitutionsbehandlung sowie der weiteren medizinischen Maßnahmen des vorgesehenen Therapiekonzeptes und nimmt ggf. erforderliche Anpassungen vor. Insbesondere ist kritisch zwischen den Vor- und Nachteilen einer Fortführung der Substitution gegenüber dem Übergang in eine drogenfreie Behandlung abzuwägen. Bei Beigebrauch ist wegen der damit möglicherweise verbundenen lebensbedrohlichen Gefährdung eine sorgfältige individuelle Risikoabwägung zwischen Fortführung und Beendigung der Substitution vorzunehmen.

(6) Die Substitution mit Diamorphin ist nach jeweils spätestens zwei Jahren Behandlungsdauer daraufhin zu überprüfen, ob die Voraussetzungen für die Behandlung noch gegeben sind und ob die Behandlung fortzusetzen ist. Die Überprüfung erfolgt durch Einholung einer Zweitmeinung durch einen Arzt, der die Qualifikation gemäß § 5 Abs. 2 Satz 1 Nr. 6 BtMVV besitzt und der nicht der Einrichtung angehört. Ergibt diese Überprüfung, dass die Voraussetzungen für die Behandlung nicht mehr gegeben sind, ist die diamorphingestützte Behandlung zu beenden.

§ 4 Ausschlussgründe

Eine Substitution darf nicht durchgeführt werden, wenn und solange

- der Substitution medizinisch allgemein anerkannte Ausschlussgründe entgegenstehen, wie z.B. eine primäre/hauptsächliche Abhängigkeit von anderen psychotropen Substanzen (Alkohol, Kokain, Benzodiazepine etc.) oder
- der Patient Stoffe gebraucht, deren Konsum nach Art und Menge den Zweck der Substitution gefährdet.

§ 5 Meldeverfahren zur Vermeidung von Mehrfachsubstitutionen

Der substituierende Arzt hat gemäß § 5a BtMVV zur Vermeidung von Mehrfachsubstitutionen dem Bundesinstitut für Arzneimittel und Medizinprodukte nach einem dazu von diesem festgelegten Verfahren unverzüglich Meldung über Substitutionen zu erstatten.

§ 6 Zugelassene Substitutionsmittel

Zur Substitution in der vertragsärztlichen Versorgung darf der Arzt nur solche Substitutionsmittel verwenden, die gemäß BtMVV für diesen Bestimmungszweck zugelassen sind. Zur Wahrung des Wirtschaftlichkeitsgebotes hat der Arzt gemäß den Arzneimittel-Richtlinien grundsätzlich das kostengünstigste Substitutionsmittel in der preisgünstigsten Darreichungsform zu verwenden. In den von der BtMVV vorgesehenen anders nicht behandelbaren Ausnahmefällen kann von diesem Grundsatz abgewichen werden.....

01951 Zuschlag zu der Gebührenordnungsposition 01950 für die Behandlung an Samstagen, an Sonn- und gesetzlichen Feiertagen, am 24. und 31. Dezember **83** **8,66**

Abrechnungsausschluss
am Behandlungstag 01956
in derselben Sitzung 01100, 01101, 01102, 01210, 01214, 01216, 01218

Aufwand in Min. **Kalkulationszeit:** KA **Prüfzeit:** ./. **Eignung d. Prüfzeit:** Keine Eignung
GOÄ entsprechend oder ähnlich: Nr. 1 mit Zuschlag D

01952 **Zuschlag zu den Gebührenordnungspositionen 01950 oder 01955 für das therapeutische Gespräch** **120** **12,52**

Obligater Leistungsinhalt
- Dauer mindestens 10 Minuten,

Fakultativer Leistungsinhalt
- Beratung und Instruktion der Bezugsperson(en),

Abrechnungsbestimmung höchstens viermal im Behandlungsfall

Aufwand in Min. **Kalkulationszeit:** 12 **Prüfzeit:** 10 **Eignung d. Prüfzeit:** Tages- und Quartalsprofil
GOÄ entsprechend oder ähnlich: Leistungskomplex in der GOÄ so nicht vorhanden. Abrechnung der einzelnen erbrachten GOÄ-Leistung(en), z.B. Nr. 1 oder 3 ggf. mit erhöhtem Steigerungssatz

Kommentar: Diese Leistung ist auf höchstens 4x im Behandlungsfall = Quartalsfall begrenzt. Im Gegensatz dazu kann die Leistung nach Nr. 01950 (unbegrenzt) mehrmals pro Quartal erbracht werden und ist damit nicht nur auf die Verabreichung der Substitutionsmittel beschränkt.

01955 **Diamorphingestützte Behandlung Opiatabhängiger nach den Richtlinien des Gemeinsamen Bundesausschusses und der Betäubungsmittelverschreibungsverordnung (BtMVV), einschl. Kosten** **271** **28,28**

Obligater Leistungsinhalt
- Parenterale Diamorphinabgabe(n),
- Alkoholatemtest (Nr. 32148) vor jeder Diamorphinabgabe,
- Postexpositionelle Überwachung nach jeder Diamorphinabgabe,
- Persönlicher Arzt-Patienten-Kontakt bei jeder Diamorphinabgabe,

Fakultativer Leistungsinhalt
- zusätzliche Methadonsubstitution (Nr. 01950)

Abrechnungsbestimmung je Behandlungstag

Anmerkung Neben der Gebührenordnungsposition 01955 sind arztgruppenspezifische Versicherten-, Grund- und Konsiliarpauschalen sowie die Gebührenordnungspositionen 01320 und 01321 nicht berechnungsfähig.
Die Gebührenordnungspositionen 01410 bis 01415, 01420, 01430 und 01440 sind in demselben Behandlungsfall nur dann neben der Gebührenordnungsposition 01955 berechnungsfähig, wenn der Kranke aufgrund nicht in Zusammenhang mit der diamorphingestützten Behandlung stehenden Krankheitsbildern im Rahmen von Besuchen oder Visiten behandelt werden muss, weil er die Arztpraxis/Einrichtung nicht aufsuchen kann.

Abrechnungsausschluss am Behandlungstag 01100, 01101, 01102, 01210, 01214, 01216, 01218, 01950, 32148

Aufwand in Min. **Kalkulationszeit:** KA **Prüfzeit:** 8 **Eignung d. Prüfzeit:** Tages- und Quartalsprofil
GOÄ entsprechend oder ähnlich: Leistungskomplex in der GOÄ so nicht vorhanden. Abrechnung der einzelnen erbrachten GOÄ-Leistung(en), z.B. Nr. 1 oder 3 ggf. mit erhöhtem Steigerungssatz

01956 **Zuschlag zu der Gebührenordnungsposition 01955 für die Behandlung an Samstagen, an Sonn- und gesetzlichen Feiertagen, am 24. und 31. Dezember** **166** **17,32**

Abrechnungsbestimmung je Behandlungstag

Abrechnungsausschluss am Behandlungstag 01100, 01101, 01102, 01210, 01214, 01216, 01218, 01950, 01951

Aufwand in Min. **Kalkulationszeit:** KA **Prüfzeit:** ./. **Eignung d. Prüfzeit:** Keine Eignung
GOÄ entsprechend oder ähnlich: Leistungskomplex in der GOÄ so nicht vorhanden. Abrechnung der einzelnen erbrachten GOÄ-Leistung(en), z.B. Nr. 1 oder 3 ggf. mit erhöhtem Steigerungssatz

2 Allgemeine diagnostische und therapeutische Gebührenordnungspositionen

2.1 Infusionen, Transfusionen, Reinfusionen, Programmierung von Medikamentenpumpen

02100 Infusion — 57 / 5,95

Obligater Leistungsinhalt

- Infusion
  - intravenös

  und/oder
  - in das Knochenmark

  und/oder
  - mittels Portsystem

  und/oder
  - intraarteriell
- Dauer mindestens 10 Minuten

Anmerkung Erfolgt über denselben liegenden Zugang (z.B. Kanüle, Katheter) mehr als eine Infusion nach der Gebührenordnungsposition 02100 und/oder der Gebührenordnungsposition 02101 und/oder der Gebührenordnungsposition 30710, so sind die Gebührenordnungspositionen 02100 und/oder 02101 und/oder 30710 je Behandlungstag nur einmal berechnungsfähig.

Abrechnungsausschluss
am Behandlungstag 31800, 31801, 36800, 36801
im Behandlungsfall 04410, 13545, 13550, 26330, 34291
in derselben Sitzung 01220, 01221, 01222, 01510, 01511, 01512, 01520, 01521, 01530, 01531, 01856, 01857, 01910, 01911, 01913, 02120, 02330, 02331, 06331, 06332, 13310, 13311, 30708, 30710, 31501, 31502, 31503, 31504, 31505, 31506, 31507, 31820, 31821, 31822, 31823, 31824, 31825, 31826, 31827, 31828, 31830, 31831, 36501, 36502, 36503, 36504, 36505, 36506, 36507, 36820, 36821, 36822, 36823, 36824, 36825, 36826, 36827, 36828, 36830, 36831, 36882 und Kapitel 5, 34

Aufwand in Min. **Kalkulationszeit:** 2 **Prüfzeit:** 2 **Eignung d. Prüfzeit:** Tages- und Quartalsprofil

GOÄ entsprechend oder ähnlich: Nrn. 271, 272, 273, 274, 277, 278, 279

Kommentar: Werden im Rahmen des organisierten Notfalldienstes Reanimationen durchgeführt, so sind Infusionen nicht gesondert abrechenbar. Sie befinden sich im Leistungskomplex der Reanimation.

02101 Infusionstherapie — 157 / 16,38

Obligater Leistungsinhalt

- Intravasale Infusionstherapie mit Zytostatika, Virustatika, Antimykotika und/oder Antibiotika bei einem Kranken mit konsumierender Erkrankung (fortgeschrittenes Malignom, HIV-Erkrankung im Stadium AIDS)

und/oder
- Intraperitoneale bzw. intrapleurale Infusionstherapie bei einem Kranken mit konsumierender Erkrankung (z.B. fortgeschrittenes Malignom),

und/oder
- Intravasale Infusionstherapie mit monoklonalen Antikörperpräparaten,
- Dauer mind. 60 Minuten

Anmerkung Erfolgt über denselben liegenden Zugang (z.B. Kanüle, Katheter) mehr als eine Infusion nach der Gebührenordnungsposition 02100, der Gebührenordnungsposition 02101 und/oder der Gebührenordnungsposition 30710, so sind die Gebührenordnungspositionen 02100, 02101 und/oder 30710 je Behandlungstag nur einmal berechnungsfähig.

Abrechnungsausschluss
im Behandlungsfall 13545, 13550, 26330, 34291
am Behandlungstag 31800, 31801, 36800, 36801
in derselben Sitzung 01220, 01221, 01222, 01856, 01857, 01910, 01911, 01913, 02120, 02330, 02331, 06331, 06332, 13310, 13311, 30708, 30712, 30720, 30721, 30722, 30723,

30724, 30730, 30731, 30740, 30750, 30751, 30760, 36882 und Kapitel 31.5.3, 36.5.3, 1.5, 5, 34

Aufwand in Min. **Kalkulationszeit:** 8 **Prüfzeit:** 8 **Eignung d. Prüfzeit:** Tages- und Quartalsprofil

GOÄ entsprechend oder ähnlich: Nrn. 275, 276

02110* Erste Transfusion — 212 / 22,12

Obligater Leistungsinhalt
- Transfusion der ersten Blutkonserve

und/oder
- Transfusion der ersten Blutpräparation

und/oder
- Transfusion von Frischblut

Fakultativer Leistungsinhalt
- ABO-Identitätstest (Bedside-Test)

Anmerkung Die Gabe von Humanalbumin ist nicht nach der Gebührenordnungsposition 02110 berechnungsfähig.

Abrechnungsausschluss im Behandlungsfall 34291

Aufwand in Min. **Kalkulationszeit:** 8 **Prüfzeit:** 8 **Eignung d. Prüfzeit:** Tages- und Quartalsprofil

GOÄ entsprechend oder ähnlich: Nr. 280

Kommentar: Die erforderliche Kreuzprobe ist für jede einzelne Blutkonserve o.ä. nach Nr. 32531 abzurechnen. Die Konserven können über Rezept zu Lasten des Patienten bezogen werden oder es werden die Kosten auf dem Behandlungsschein aufgeführt.

02111* Jede weitere Transfusion im Anschluss an die Gebührenordnungsposition 02110 — 85 / 8,87

Obligater Leistungsinhalt
- Weitere Transfusion im Anschluss an die Gebührenordnungsposition 02110,

Fakultativer Leistungsinhalt
- ABO-Identitätstest (Bedside-Test),

Abrechnungsbestimmung je Konserve bzw. Blutpräparation (auch Frischblut)

Anmerkung Die Gabe von Humanalbumin ist nicht nach der Gebührenordnungsposition 02111 berechnungsfähig.

Abrechnungsausschluss im Behandlungsfall 34291

Aufwand in Min. **Kalkulationszeit:** 5 **Prüfzeit:** 5 **Eignung d. Prüfzeit:** Tages- und Quartalsprofil

GOÄ entsprechend oder ähnlich: Nr. 282

Kommentar: Die Leistung bezieht sich auf die zeitlich fortlaufenden Transfusion : eine erste Transfusion (nach Nr. 02110) und unmittelbar danach über liegendes System eine oder mehrere weitere Transfusionen. Bei längerem Zeitraum zwischen den Transfusionen (z.B. morgens und dann abends) und dem Legen eines **neuen** Zuganges kann die Nr. 2110 erneut berechnet werden. Auf dem Behandlungsschein sollten – um Nachfragen zu vermeiden – die verschiedenen Uhrzeiten aufgeführt werden.

02112* Reinfusion — 67 / 6,99

Obligater Leistungsinhalt
- Mindestens 200 ml Eigenblut oder Eigenplasma,
- ABO-Identitätstest (Bedside-Test)

Abrechnungsausschluss im Behandlungsfall 34291

Aufwand in Min. **Kalkulationszeit:** 2 **Prüfzeit:** 2 **Eignung d. Prüfzeit:** Tages- und Quartalsprofil

GOÄ entsprechend oder ähnlich: Nrn. 286, 286a

Tipp: Prüfen Sie in der Präambel zum Kapitel Ihrer Fachgruppe, ob diese Leistung, die auch im Anhang 1 (Verzeichnis der nicht gesondert berechnungsfähigen Leistungen) aufgelistet ist, von Ihrer Fachgruppe gesondert abgerechnet werden kann.

Finden Sie diese Leistung **nicht** in einem der Präambel-Absätze als abrechenbar aufgeführt, ist sie nicht berechnungsfähig. Die Leistung ist in der Regel dann bei Ihrer Fachgruppe

Bestandteil der Versicherten- oder Grundpauschale und damit nicht gesondert berechnungsfähig.

02120* **Erstprogrammierung einer externen elektronisch programmierbaren Medikamentenpumpe zur Applikation von Zytostatika** **117** **12,21**

Abrechnungsausschluss
in derselben Sitzung 02100, 02101, 30750
im Behandlungsfall 34291

Aufwand in Min. **Kalkulationszeit:** 12 **Prüfzeit:** 12 **Eignung d. Prüfzeit:** Tages- und Quartalsprofil

GOÄ entsprechend oder ähnlich: Nr. 784

2.2 Tuberkulintestung

02200 Tuberkulintestung **9** **0,94**

Obligater Leistungsinhalt
- Intrakutane Testung nach Mendel-Mantoux

oder
- Intrakutaner TINE-Test

oder
- Testung
  - kutan nach von Pirquet
- oder
  - perkutan nach Moro
- oder
  - mittels Pflaster (Hamburger-Test),

Abrechnungsbestimmung je Test

Aufwand in Min. **Kalkulationszeit:** 1 **Prüfzeit:** ./. **Eignung d. Prüfzeit:** Keine Eignung

GOÄ entsprechend oder ähnlich: Nrn. 383, 384

Kommentar: Entsprechende Testsubstanzen können auf Rezept zu Lasten des Patienten oder eventuell über Sprechstundenbedarf verordnet werden.

Sind mehrere der in der Legende aufgeführten Tests medizinisch erforderlich, so können diese auch abgerechnet werden.

2.3 Kleinchirurgische Eingriffe, Allgemeine therapeutische Leistungen

1. Die Vereinbarung von Qualitätssicherungsmaßnahmen beim ambulanten Operieren und bei stationsersetzenden Eingriffen gemäß § 15 des Vertrages nach § 115 b Abs. 1 SGB V gilt nicht für Leistungen dieses Abschnitts, sofern die Eingriffe nicht im Katalog zum Vertrag nach § 115 b SGB V genannt sind.

2. Operative Eingriffe setzen die Eröffnung von Haut und/oder Schleimhaut bzw. eine primäre Wundversorgung voraus.

3. Lokalanästhesien und Leitungsanästhesien sind, soweit erforderlich, Bestandteil der berechnungsfähigen Gebührenordnungspositionen.

4. Die Gebührenordnungspositionen 02300 bis 02302 sind bei Patienten mit den Diagnosen Nävuszellnävussyndrom (ICD-10-GM: D22.-) und/oder mehreren offenen Wunden (ICD-10-GM: T01.-) mehrfach in einer Sitzung – auch nebeneinander, jedoch insgesamt höchstens fünfmal am Behandlungstag – berechnungsfähig.

Kommentar:

Die Vereinbarung zwischen den Spitzenverbänden der Krankenkassen, der Deutschen Krankenhausgesellschaft und der Kassenärztlichen Bundesvereinigung ist für die Leistungen dieses Abschnitts nicht anwendbar. Inhalt dieser Vereinbarung ist die Qualitätssicherung für ambulante Operationen und stationsersetzende Eingriffe einschließlich der notwendigen Anästhesien. Sie regelt insbesondere die erforderliche fachliche Befähigung sowie die organisatorischen, baulichen, apparativ-technischen und hygienischen Anforderungen. Diese Vereinbarung ist übrigens, wie alle Regelungen der Bundesebene (Bundesmantelverträge, Richtlinien des Gemeinsamen Bundesausschusses u.ä.) im Internet einsehbar unter http://daris.kbv.de.

Die hier genannten Eingriffe der sog. „Kleinen Chirurgie“ setzen die Eröffnung von Haut und/oder Schleimhaut bzw. eine primäre Wundversorgung voraus. Eventuell erforderliche Lokal- und Leitungsanästhesien sind Bestandteil der Leistungen und somit nicht gesondert berechnungsfähig.

In den Kapiteln des Fachärztlichen Versorgungsbereiches finden sich bei einzelnen Fachgruppen auch Leistungen der „Kleinen Chirurgie“. Dies ist auch der Grund dafür, dass die Liste der Leistungsausschlüsse für die EBM Nrn. 02300 und 02301 so ausgedehnt ist.

Wenn z. B. ein Allgemeinarzt oder ein Internist eine Wundversorgung am Auge vornimmt, so kann er diese Leistung nur nach den Nrn. 02300 oder 02301 abrechnen, da die Leistungen nach den Nrn. 06350 bis 06352 entsprechend Nr. 1 der Präambel zu Kapitel 6 nur von Fachärzten für Augenheilkunde berechnet werden dürfen.

02300 Kleinchirurgischer Eingriff I und/oder primäre Wundversorgung und/oder Epilation — 57 / 5,95

Obligater Leistungsinhalt

- Operativer Eingriff mit einer Dauer von bis zu 5 Minuten

und/oder

- Primäre Wundversorgung

und/oder

- Epilation durch Elektrokoagulation im Gesicht und/oder an den Händen bei krankhaftem und entstellendem Haarwuchs,

Abrechnungsbestimmung einmal am Behandlungstag

Anmerkung Die Gebührenordnungsposition 02300 ist bei Neugeborenen, Säuglingen, Kleinkindern und Kindern bis zum vollendeten 12. Lebensjahr nach der Gebührenordnungsposition 31101 oder nach der Gebührenordnungsposition 36101 berechnungsfähig, sofern der Eingriff in Narkose erfolgt. Die Voraussetzungen gemäß § 115b SGB V müssen dabei nicht erfüllt sein, sofern die Eingriffe nicht im Katalog zum Vertrag nach § 115b SGB V genannt sind. In diesen Fällen ist die postoperative Behandlung nach den Gebührenordnungspositionen des Abschnitts IV-31.4 nicht berechnungsfähig. Die in der Präambel IV-31.2.1 Nr. 8 bzw. Präambel IV-36.2.1 Nr. 4 benannten Einschränkungen entfallen in diesen Fällen, es gelten die Abrechnungsausschlüsse der Gebührenordnungsposition 02300 entsprechend.

Abrechnungsausschluss

Die Gebührenordnungsposition 02300 ist nicht neben den Gebührenordnungspositionen 01741, 02301, 02302, 02311, 02321 bis 02323, 02330, 02331, 02340 bis 02343, 02350, 02360, 03331, 04331, 04410, 04511 bis 04514, 04516, 04518, 04520, 04521, 05320, 05330, 05331, 05340, 05341, 06331, 06332, 06340, 06350 bis 06352, 07310, 07311, 07330, 07340, 08311, 08320, 08330 bis 08334, 08340, 08341, 09310, 09315 bis 09317, 09350, 09351, 09360 bis 09362, 10320, 10322, 10324, 10340 bis 10342, 13257, 13260, 13400 bis 13402, 13410 bis 13412, 13420 bis 13424, 13430, 13431, 13435, 13545, 13550, 13551, 13662, 13663, 13670, 15310, 15321 bis 15323, 16232, 20334, 26320 bis 26325, 26330, 26340, 26341, 26350 bis 26352, 30601, 30610, 30611 und 36882 und nicht neben den Gebührenordnungspositionen der Abschnitte 18.3, 30.5, 31.5.3, 34.5 und 36.5.3 berechnungsfähig.

Die Gebührenordnungsposition 02300 ist am Behandlungstag nicht neben den Gebührenordnungspositionen 09329, 10343 und 10344 berechnungsfähig.

Die Gebührenordnungsposition 02300 ist im Behandlungsfall nicht neben den Gebührenordnungspositionen 02310, 02312, 10330 und 34291 berechnungsfähig.

Die Gebührenordnungsposition 02300 ist im Zeitraum von 21 Tagen nach Erbringung einer Leistung des Abschnitts 31.2 nicht neben den Gebührenordnungspositionen des Abschnitts 31.4 berechnungsfähig.

Aufwand in Min. **Kalkulationszeit:** 4 **Prüfzeit:** 3 **Eignung d. Prüfzeit:** Tages- und Quartalsprofil

GOÄ entsprechend oder ähnlich: Leistungskomplex in der GOÄ so nicht vorhanden, aber ggf. Wundversorgung nach Nrn. 2000 – 2006

Kommentar: Ist eine tägliche Wundversorgung nötig, so hörten wir von Ärzten, dass die KV Nordrhein ab dem 3. Behandlungstag den Ansatz der EBM Nr. 02310 empfiehlt.

EBM-Nr. EBM-Punkte / Euro

02301 **Kleinchirurgischer Eingriff II und/oder primäre Wundversorgung mittels Naht** **129** **13,46**

Obligater Leistungsinhalt

- Primäre Wundversorgung bei Säuglingen, Kleinkindern und Kindern

und/oder

- Primäre Wundversorgung mittels Naht und/oder Gewebekleber

und/oder

- Koagulation und/oder Kauterisation krankhafter Haut- und/oder Schleimhautveränderungen

und/oder

- Operative Entfernung einer oder mehrerer Geschwülste an der Harnröhrenmündung

und/oder

- Operative Entfernung eines unter der Oberfläche von Haut oder Schleimhaut gelegenen Fremdkörpers nach Aufsuchen durch Schnitt

und/oder

- Öffnung eines Körperkanalverschlusses an der Körperoberfläche oder Eröffnung eines Abszesses oder Exzision eines Furunkels

und/oder

- Verschiebeplastik zur Deckung eines Hautdefektes

und/oder

- Eröffnung eines subcutanen Panaritiums oder einer Paronychie,

Abrechnungsbestimmung einmal am Behandlungstag

Anmerkung Die Gebührenordnungsposition 02301 ist bei Neugeborenen, Säuglingen, Kleinkindern und Kindern bis zum vollendeten 12. Lebensjahr nach der Gebührenordnungsposition 31101 oder nach der Gebührenordnungsposition 36101 berechnungsfähig, sofern der Eingriff in Narkose erfolgt. Die Voraussetzungen gemäß § 115b SGB V müssen dabei nicht erfüllt sein, sofern die Eingriffe nicht im Katalog zum Vertrag nach § 115b SGB V genannt sind. In diesen Fällen ist die postoperative Behandlung nach den Gebührenordnungspositionen des Abschnitts IV-31.4 nicht berechnungsfähig. Die in der Präambel IV-31.2.1 Nr. 8 bzw. Präambel IV-36.2.1 Nr. 4 benannten Einschränkungen entfallen in diesen Fällen, es gelten die Abrechnungsausschlüsse der Gebührenordnungsposition 02301 entsprechend.

Abrechnungsausschluss

Die Gebührenordnungsposition 02301 ist nicht neben den Gebührenordnungspositionen 01741, 02300, 02302, 02311, 02321, 02322, 02331, 02340 bis 02343, 02350, 02360, 03331, 04331, 04410, 04511 bis 04514, 04516, 04518, 04520, 04521, 05320, 05330, 05331, 05340, 05341, 06331, 06332, 06340, 06350 bis 06352, 07310, 07311, 07330, 07340, 08311, 08320, 08330 bis 08334, 08340, 08341, 09310, 09315 bis 09317, 09350, 09351, 09360 bis 09362, 10320, 10322, 10324, 10340 bis 10342, 13257, 13260, 13400 bis 13402, 13410 bis 13412, 13420 bis 13424, 13430, 13431, 13545, 13550, 13551, 13662, 13663, 13670, 15310, 15321 bis 15323, 16232, 18310, 18311, 18320, 18330, 18331, 18340, 18700, 20334, 26320 bis 26325, 26330, 26340, 26341, 26350 bis 26352, 30601, 30610, 30611, 31820 bis 31828, 31830, 31831, 34500, 34501, 34503 bis 34505, 36820 bis 36828, 36830, 36831 und 36882 und nicht neben den Gebührenordnungspositionen des Abschnitts 30.5 berechnungsfähig.

Die Gebührenordnungsposition 02301 ist am Behandlungstag nicht neben den Gebührenordnungspositionen 09329, 10343 und 10344 berechnungsfähig.

Die Gebührenordnungsposition 02301 ist im Behandlungsfall nicht neben den Gebührenordnungspositionen 02310, 02312, 10330 und 34291 berechnungsfähig.

Die Gebührenordnungsposition 02301 ist im Zeitraum von 21 Tagen nach Erbringung einer Leistung des Abschnitts 31.2 nicht neben den Gebührenordnungspositionen des Abschnitts 31.4 berechnungsfähig.

Aufwand in Min. **Kalkulationszeit:** 7 **Prüfzeit:** 6 **Eignung d. Prüfzeit:** Tages- und Quartalsprofil

GOÄ entsprechend oder ähnlich: Leistungskomplex in der GOÄ so nicht vorhanden, aber ggf. Wundversorgung nach Nrn. 2000 – 2006.

Kommentar: Unter diese Nr. fallen sowohl die primäre Wundversorgung mit einfachen Materialien bei Säuglingen und Kindern als auch die Wundversorgung mittels Naht oder Kleber.

02302 **Kleinchirurgischer Eingriff III und/oder primäre Wundversorgung bei Säuglingen, Kleinkindern und Kindern** **239** **24,94**

Obligater Leistungsinhalt
- Primäre Wundversorgung mittels Naht bei Säuglingen, Kleinkindern und Kindern

und/oder
- Exzision eines Bezirkes oder einer intradermalen Geschwulst aus der Haut des Gesichts mit Wundverschluss

und/oder
- Hochtouriges Schleifen von Bezirken der Haut bei schweren Entstellungen durch Naevi oder Narben

und/oder
- Exzision eines großen Bezirkes aus Haut und/oder Schleimhaut oder einer kleinen unter der Haut und/oder Schleimhaut gelegenen Geschwulst

und/oder
- Exzision und/oder Probeexzision von tiefliegendem Körpergewebe (z.B. Fettgewebe) und/oder aus einem Organ ohne Eröffnung einer Körperhöhle

und/oder
- Emmert-Plastik

und/oder
- Venae sectio,

Abrechnungsbestimmung einmal am Behandlungstag

Anmerkung Die Gebührenordnungsposition 02302 ist bei Neugeborenen, Säuglingen, Kleinkindern und Kindern bis zum vollendeten 12. Lebensjahr nach der Gebührenordnungsposition 31101 oder nach der Gebührenordnungsposition 36101 berechnungsfähig, sofern der Eingriff in Narkose erfolgt. Die Voraussetzungen gemäß § 115b SGB V müssen dabei nicht erfüllt sein, sofern die Eingriffe nicht im Katalog zum Vertrag nach § 115b SGB V genannt sind. In diesen Fällen ist die postoperative Behandlung nach den Gebührenordnungspositionen des Abschnitts IV-31.4 nicht berechnungsfähig. Die in der Präambel IV-31.2.1 Nr. 8 bzw. Präambel IV-36.2.1 Nr. 4 benannten Einschränkungen entfallen in diesen Fällen, es gelten die Abrechnungsausschlüsse der Gebührenordnungsposition 02302 entsprechend.

Abrechnungsausschluss
Die Gebührenordnungsposition 02300 ist nicht neben den Gebührenordnungspositionen 01741, 02301, 02302, 02311, 02321 bis 02323, 02330, 02331, 02340 bis 02343, 02350, 02360, 03331, 04331, 04410, 04511 bis 04514, 04516, 04518, 04520, 04521, 05320, 05330, 05331, 05340, 05341, 06331, 06332, 06340, 06350 bis 06352, 07310, 07311, 07330, 07340, 08311, 08320, 08330 bis 08334, 08340, 08341, 09310, 09315 bis 09317, 09350, 09351, 09360 bis 09362, 10320, 10322, 10324, 10340 bis 10342, 13257, 13260, 13400 bis 13402, 13410 bis 13412, 13420 bis 13424, 13430, 13431, 13435, 13545, 13550, 13551, 13662, 13663, 13670, 15310, 15321 bis 15323, 16232, 20334, 26320 bis 26325, 26330, 26340, 26341, 26350 bis 26352, 30601, 30610, 30611 und 36882 und nicht neben den Gebührenordnungspositionen der Abschnitte 18.3, 30.5, 31.5.3, 34.5 und 36.5.3 berechnungsfähig.
Die Gebührenordnungsposition 02300 ist am Behandlungstag nicht neben den Gebührenordnungspositionen 09329, 10343 und 10344 berechnungsfähig.
Die Gebührenordnungsposition 02300 ist im Behandlungsfall nicht neben den Gebührenordnungspositionen 02310, 02312, 10330 und 34291 berechnungsfähig.
Die Gebührenordnungsposition 02300 ist im Zeitraum von 21 Tagen nach Erbringung einer Leistung des Abschnitts 31.2 nicht neben den Gebührenordnungspositionen des Abschnitts 31.4 berechnungsfähig.

Aufwand in Min. **Kalkulationszeit:** 13 **Prüfzeit:** 10 **Eignung d. Prüfzeit:** Tages- und Quartalsprofil

GOÄ entsprechend oder ähnlich: Leistungskomplex in der GOÄ nicht vorhanden. Abrechnung der einzelnen erbrachten GOÄ-Leistung(en).

Kommentar: Nach **Wezel/Liebold** soll ein Wundverschluss mittels Hautkleber auch nach Nr. 02302 abgerechnet können. Wir halten den Ansatz der Nr. 02301 für sinnvoller, weil hier in der Legende im Gegensatz zur Nr. 02302 auch direkt von „Gewebekleber“ gesprochen wird.

EBM-Nr. EBM-Punkte/Euro

02310 Behandlung einer/eines/von sekundär heilenden Wunde(n) und/oder Decubitalulcus (-ulcera) **205** 21,39

Obligater Leistungsinhalt

- Abtragung von Nekrosen

und/oder

- Wunddebridement

und/oder

- Anlage und/oder Wechsel eines Kompressionsverbandes

und/oder

- Einbringung und/oder Wechsel einer Wundtamponade,
- Mindestens 3 persönliche Arzt-Patienten-Kontakte im Behandlungsfall,

Fakultativer Leistungsinhalt

- Einbringung, Wechsel oder Entfernung von Antibiotikaketten,
- Anlage/Wechsel von Schienenverbänden,

Abrechnungsbestimmung einmal im Behandlungsfall

Anmerkung Die Gebührenordnungsposition 02310 kann nicht berechnet werden beim diabetischen Fuß, beim chronisch venösen Ulcus cruris, bei der chronisch venösen Insuffizienz, beim postthrombotischen Syndrom, beim Lymphödem und bei oberflächlichen sowie tiefen Beinvenenthrombosen.

Abrechnungsausschluss
in derselben Sitzung 02312, 02313, 02350, 15323
im Zeitraum von 21 Tagen nach Erbringung einer Leistung des Abschnitts 31.2 und Kapitel 31.4
im Behandlungsfall 02300, 02301, 02302, 02311, 02340, 02341, 02360, 07340, 10330, 10340, 10341, 10342, 18340, 34291

Aufwand in Min. **Kalkulationszeit:** 12 **Prüfzeit:** 9 **Eignung d. Prüfzeit:** Nur Quartalsprofil

GOÄ entsprechend oder ähnlich: Nr. 2006

Kommentar: Die drei Arzt-Patienten-Kontakte müssen in demselben Abrechnungsquartal liegen. Eine Abrechnung ist nicht möglich, wenn z. B. zwei Kontakte im Juni und der 3. Kontakt im neuen Quartal im Juli liegt. Unabhängig von der Anzahl der behandelten Wunden oder Ulcera kann die Leistung nur einmal im Quartal abgerechnet werden.

02311 Behandlung des diabetischen Fußes **140** 14,61

Obligater Leistungsinhalt

- Abtragung ausgedehnter Nekrosen der unteren Extremität beim diabetischen Fuß,
- Überprüfung und/oder Verordnung von geeignetem Schuhwerk,

Fakultativer Leistungsinhalt

- Verband,

Abrechnungsbestimmung je Bein, je Sitzung

Anmerkung Die Gebührenordnungsposition 02311 kann nur dann berechnet werden, wenn der Vertragsarzt – im Durchschnitt der letzten 4 Quartale vor Antragstellung – je Quartal die Behandlung von mindestens 100 Patienten mit Diabetes mellitus durchgeführt hat und die Qualifikation zur Durchführung von programmierten Schulungen für Diabetiker nachweisen kann. Fachärzte für Chirurgie, Orthopädie und Dermatologie können diese Leistung auch dann berechnen, wenn sie die Qualifikation zur Durchführung von programmierten Schulungen für Diabetiker nicht nachweisen können.

Abrechnungsausschluss
in derselben Sitzung 02300, 02301, 02302, 02313, 02350, 02360, 10340, 10341, 10342, 30500, 30501
im Behandlungsfall 02310, 02312, 07310, 07311, 07340, 10330, 18310, 18311, 18340

Bericht: Bericht (Nr. 01600) oder Brief (Nr. 01601) an Hausarzt (HA) – ggf. Porto nach Nrn. 40120, 40122, 40124 und 40126 – bei Überweisung von Facharzt an Facharzt – Bericht/Brief oder Befundkopie (Nr. 01602) an HA – Ausnahmen s. I. Allg. Bestimmungen 2.1.5

Aufwand in Min. **Kalkulationszeit:** 7 **Prüfzeit:** 5 **Eignung d. Prüfzeit:** Tages- und Quartalsprofil

GOÄ entsprechend oder ähnlich: Nr. 2006

Kommentar: Anders als beim Dekubitalulcus, bei dem die Behandlung nur einmal im Behandlungsfall = Quartalsfall abgerechnet werden kann, kann beim Diabetischen Fuß jede Behandlung/Sitzung – und dies auch je Bein – abgerechnet werden. Zur Abrechnung ist eine Genehmigung der KV erforderlich.

02312 Behandlungskomplex eines oder mehrerer chronisch venöser Ulcera cruris — 55 / 5,74

Obligater Leistungsinhalt
- Abtragung von Nekrosen,
- Lokaltherapie unter Anwendung von Verbänden,
- Entstauende phlebologische Funktionsverbände,
- Fotodokumentation zu Beginn der Behandlung, danach alle 4 Wochen,

Fakultativer Leistungsinhalt
- Thromboseprophylaxe,
- Teilbäder,

Abrechnungsbestimmung je Bein, je Sitzung

Anmerkung Die Gebührenordnungsposition 02312 unterliegt einer Höchstpunktzahl im Behandlungsfall von 4.224 Punkten. Der Höchstwert ist auch auf den Arztfall anzuwenden.

Abrechnungsausschluss
in derselben Sitzung 02310, 02350, 02360, 07340, 10330, 18340
im Behandlungsfall 02300, 02301, 02302, 02311, 07310, 07311, 10340, 10341, 10342, 18310, 18311

Bericht: Bericht (Nr. 01600) oder Brief (Nr. 01601) an Hausarzt (HA) – ggf. Porto nach Nrn. 40120, 40122, 40124 und 40126 – bei Überweisung von Facharzt an Facharzt – Bericht/Brief oder Befundkopie (Nr. 01602) an HA

Aufwand in Min. **Kalkulationszeit:** 4 **Prüfzeit:** 3 **Eignung d. Prüfzeit:** Tages- und Quartalsprofil

GOÄ entsprechend oder ähnlich: Nr. 2006

Kommentar: Werden z.B. an einem Bein mehrere Ulcera behandelt, so kann Nr. 02312 nur 1x abgerechnet werden. Müssen an beiden Beinen Ulcera behandelt werden, kann die Nr. 02312 auch 2x abgerechnet werden. Zur Abrechnung ist eine Fotodokumentation (analog oder digital) vorgeschrieben!
Die Teilung der Höchstpunktzahl (s. Allgemeine Bestimmungen zur Leistung) pro Quartal von 12.000 Punkten durch die Punktzahl 155 der einzelnen Leistung nach 02312 ergibt, dass die Leistung im Quartal maximal 77x erbracht werden darf.

02313 Kompressionstherapie bei der chronisch venösen Insuffizienz, beim postthrombotischen Syndrom, bei oberflächlichen und tiefen Beinvenenthrombosen und/oder beim Lymphödem — 57 / 5,95

Obligater Leistungsinhalt
- Kompressionstherapie,
- Dokumentation des Beinumfangs an mindestens drei Messpunkten zu Beginn der Behandlung, danach alle vier Wochen,

Abrechnungsbestimmung je Bein, je Sitzung

Anmerkung Die Gebührenordnungsposition 02313unterliegt einer Höchstpunktzahl im Behandlungsfall von 4.244 Punkten. Der Höchstwert ist auch auf den Arztfall anzuwenden.

Abrechnungsausschluss in derselben Sitzung 02310, 02311, 02350, 07340, 10330, 18340, 30501

Bericht: Bericht (Nr. 01600) oder Brief (Nr. 01601) an Hausarzt (HA) – ggf. Porto nach Nrn. 40120, 40122, 40124 und 40126 – bei Überweisung von Facharzt an Facharzt – Bericht/Brief oder Befundkopie (Nr. 01602) an HA

Aufwand in Min. **Kalkulationszeit:** 5 **Prüfzeit:** 3 **Eignung d. Prüfzeit:** Tages- und Quartalsprofil

GOÄ entsprechend oder ähnlich: Leistungskomplex in der GOÄ so nicht vorhanden. Abrechnung der einzelnen erbrachten GOÄ-Leistung(en).

Kommentar: Nach Nr. 30401 ist eine intermittierende apparative Kompressionstherapie abzurechnen. Auch das **tägliche** Anlegen eines speziellen Kompressionsstrumpfs führt zur Berechtigung der Abrechenbarkeit der EBM Nr. 02314.

EBM-Nr. EBM-Punkte/Euro

02320* **Einführung einer Magenverweilsonde** **44** **4,59**

Abrechnungsausschluss
im Behandlungsfall 34291
in derselben Sitzung 01220, 01221, 01222, 01856, 01857, 01913, 04513, 04521, 05330, 05331, 05340, 05370, 05371, 13412, 13420, 31821, 31822, 31823, 31824, 31825, 31826, 31827, 31828, 36821, 36822, 36823, 36824, 36825, 36826, 36827, 36828

Aufwand in Min. **Kalkulationszeit:** 4 **Prüfzeit:** 3 **Eignung d. Prüfzeit:** Tages- und Quartalsprofil

GOÄ entsprechend oder ähnlich: Nr. 670

Kommentar: Wird die Verweilsonde aus diagnostischen Gründen sowie im Rahmen einer Anästhesie oder Narkose gelegt, kann dies nicht nach Nr. 02330 berechnet werden.

02321 **Legen eines suprapubischen Harnblasenkatheters** **126** **13,15**

Abrechnungsausschluss
im Behandlungsfall 34291
in derselben Sitzung 01220, 01221, 01222, 01856, 01857, 01913, 02300, 02301, 02302, 02322, 02340, 02341, 05330, 05331, 05340, 05370, 05371, 10340, 10341, 10342, 31821, 31822, 31823, 31824, 31825, 31826, 31827, 31828, 36821, 36822, 36823, 36824, 36825, 36826, 36827, 36828

Aufwand in Min. **Kalkulationszeit:** 12 **Prüfzeit:** 9 **Eignung d. Prüfzeit:** Tages- und Quartalsprofil

GOÄ entsprechend oder ähnlich: Nr. 1795

Kommentar: Nach unterschiedliche Regelungen in den einzelnen KV-Bezirken kann der Katheter per Rezept auf den Namen des/der Patient(en)in verordnet werden oder über Sprechstundenbedarf. Katheter-Wechsel oder -Entfernung können nach Nr. 02322 berechnet werden.

02322 **Wechsel oder Entfernung eines suprapubischen Harnblasenkatheters** **51** **5,32**

Abrechnungsausschluss
im Behandlungsfall 34291
in derselben Sitzung 01220, 01221, 01222, 01856, 01857, 01913, 02300, 02301, 02302, 02321, 02323, 02340, 02341, 05330, 05331, 05340, 05370, 05371, 10340, 10341, 10342, 31821, 31822, 31823, 31824, 31825, 31826, 31827, 31828, 36821, 36822, 36823, 36824, 36825, 36826, 36827, 36828

Aufwand in Min. **Kalkulationszeit:** 4 **Prüfzeit:** 3 **Eignung d. Prüfzeit:** Tages- und Quartalsprofil

GOÄ entsprechend oder ähnlich: Nr. A 1833

02323 **Legen und/oder Wechsel eines transurethralen Dauerkatheters** **69** **7,2**

Abrechnungsausschluss
im Behandlungsfall 34291
in derselben Sitzung 01220, 01221, 01222, 01856, 01913, 02300, 02322, 05330, 05331, 05340, 05370, 05371, 10340, 31821, 31822, 31823, 31824, 31825, 31826, 31827, 31828, 36821, 36822, 36823, 36824, 36825, 36826, 36827, 36828 und Kapitel 36.3

Aufwand in Min. **Kalkulationszeit:** 6 **Prüfzeit:** 4 **Eignung d. Prüfzeit:** Tages- und Quartalsprofil

GOÄ entsprechend oder ähnlich: Nrn. 1728, 1730 + Nr. 1732

Kommentar: Die Entfernung eines transurethralen Katheters ist Bestandteil einer Versicherten- oder Grundpauschale und gesondert berechnungsfähig.

02330* **Blutentnahme durch Arterienpunktion** **55** **5,74**

Abrechnungsausschluss
im Behandlungsfall 04410, 13545, 13550, 34291
in derselben Sitzung 01220, 01221, 01222, 01856, 01857, 01913, 02100, 02101, 02300, 02331, 02340, 02341, 04530, 04536, 05330, 05331, 05340, 05370, 05371, 10340, 13311, 13650, 13661, 31821, 31822, 31823, 31824, 31825, 31826, 31827, 31828, 34283, 34284, 34285, 34286, 34287, 34290, 34291, 34292, 36821, 36822, 36823, 36824, 36825, 36826, 36827, 36828, 36881, 36882

Aufwand in Min. **Kalkulationszeit:** 3 **Prüfzeit:** 2 **Eignung d. Prüfzeit:** Tages- und Quartalsprofil

GOÄ entsprechend oder ähnlich: Nr. 251

EBM-Nr. EBM-Punkte / Euro

02331* Intraarterielle Injektion **74** 7,72

Abrechnungsausschluss
im Behandlungsfall 04410, 13545, 13550, 34291
in derselben Sitzung 01220, 01221, 01222, 01856, 01857, 01913, 02100, 02101, 02300, 02301, 02302, 02330, 02340, 02341, 05330, 05331, 05340, 10340, 10341, 10342, 13311, 31821, 31822, 31823, 31824, 31825, 31826, 31827, 31828, 34283, 34284, 34285, 34286, 34287, 34290, 34291, 34292, 34502, 36821, 36822, 36823, 36824, 36825, 36826, 36827, 36828, 36882

Aufwand in Min. **Kalkulationszeit:** 5 **Prüfzeit:** 3 **Eignung d. Prüfzeit:** Tages- und Quartalsprofil

GOÄ entsprechend oder ähnlich: Nr. 254

02340 Punktion I **46** 4,8

Obligater Leistungsinhalt
- Punktion der/des
  - Lymphknoten

und/oder
  - Schleimbeutel

und/oder
  - Ganglien

und/oder
  - Serome

und/oder
  - Hygrome

und/oder
  - Hämatome

und/oder
  - Wasserbrüche (Hydrocelen)

und/oder
  - Ascites

und/oder
  - Harnblase

und/oder
  - Pleura-/Lunge

und/oder
  - Schilddrüse

und/oder
  - Prostata

und/oder
  - Speicheldrüse

Abrechnungsausschluss
im Zeitraum von 21 Tagen nach Erbringung einer Leistung des Abschnitts 31.2 und Kapitel 31.4
im Behandlungsfall 02310, 07310, 07311, 07320, 07330, 07340, 10330, 18310, 18311, 18320, 18330, 18340, 34291
in derselben Sitzung 01220, 01221, 01222, 01781, 01782, 01787, 02300, 02301, 02302, 02321, 02322, 02330, 02331, 02342, 02343, 04513, 05330, 05331, 05341, 05350, 05372, 08320, 08331, 09315, 09316, 09317, 10340, 10341, 10342, 13412, 13662, 13663, 13670, 26341, 31821, 31822, 31823, 31824, 31825, 31826, 31827, 31828, 31830, 31831, 34235, 34236, 34500, 34501, 34502, 34503, 36821, 36822, 36823, 36824, 36825, 36826, 36827, 36828, 36830, 36831

Aufwand in Min. **Kalkulationszeit:** 3 **Prüfzeit:** 2 **Eignung d. Prüfzeit:** Tages- und Quartalsprofil

GOÄ entsprechend oder ähnlich: Nrn. 303, 306, 307, 308, 318, 319

Kommentar: Die Punktion einer Schrittmachertasche ist nach Nr. 02340 zu berechnen. Mehrfache Punktionen eines Organs nach Nr. 02340 oder 02341 sind nur abrechenbar, wenn es sich um 2 unterschiedliche Punktionsarten z.B. Stanzbiopsie und Feinnadelbiopsie handelt. Ist eine Punktion unter Sonographie erforderlich sind zusätzlich die entsprechenden Sonographieleistungen nach den EBM-Nrn. 33012 ff. sowie ggf. die Zuschläge für optische

Führungshilfen nach den Nrn. 33091 (zu den Nrn. 33012, 33040, 33041, 33081)oder 33092 (zu den Nrn. 33042, 33043) abrechenbar.

Auf einen Blick: Punktionen nach den Nrn. 02340 und 02341 von A-Z

Punktion von	EBM-Nr.
Adnextumoren, ggf. einschl. Douglasraum	**02341**
Ascites	**02340**
Ascites (Entlastungspunktion)	**02341**
Ganglien	**02340**
Gelenke	**02341**
Hämatome	**02340**
Harnblase	**02340**
Hoden	**02341**
Hydrocelen	**02340**
Hygrome	**02340**
Knochenmark	**02341**
Leber	**02341**
Lymphknoten	**02340**
Mammae	**02341**
Nieren	**02341**
Pankreas	**02341**
Pleura-/Lunge	**02340**
Prostata	**02340**
Schilddrüse	**02340**
Schleimbeutel	**02340**
Serome	**02340**

02341 Punktion II **117** **12,21**

Obligater Leistungsinhalt

- Punktion der/des
  - Mammae

und/oder
  - Knochenmarks

und/oder
  - Leber

und/oder
  - Nieren

und/oder
  - Pankreas

und/oder
  - Gelenke

und/oder
  - Adnextumoren, ggf. einschl. Douglasraum

und/oder
  - Hodens

und/oder
  - Ascites als Entlastungspunktion unter Gewinnung von mindestens 250 ml Ascites-Flüssigkeit

und/oder
  - Milz

Abrechnungsausschluss
im Behandlungsfall 02310, 07310, 07311, 07320, 07330, 07340, 10330, 18310, 18311, 18320, 18330, 18340, 34291
in derselben Sitzung 01220, 01221, 01222, 01781, 01782, 01787, 02300, 02301, 02302, 02321, 02322, 02330, 02331, 02342, 02343, 04513, 05330, 05331, 05341, 05350, 05372, 08320, 08331, 09315, 09316, 09317, 10340, 10341, 10342, 13412, 13662, 13663, 13670, 17371, 17373, 26341, 31821, 31822, 31823, 31824, 31825, 31826, 31827, 31828, 31830, 31831, 34235, 34236, 34500, 34501, 34502, 34503, 36821, 36822, 36823, 36824, 36825, 36826, 36827, 36828, 36830, 36831
Die Gebührenordnungsposition 02341 ist im Zeitraum von 21 Tagen nach Erbringung einer Leistung des Abschnitts 31.2 nicht neben den Gebührenordnungspositionen des Abschnitts 31.4 berechnungsfähig.

Bericht: mind. Befundkopie (Nr. 01602) an Hausarzt

Aufwand in Min. **Kalkulationszeit:** 10 **Prüfzeit:** 7 **Eignung d. Prüfzeit:** Tages- und Quartalsprofil

GOÄ entsprechend oder ähnlich: Nrn. 300, 301, 302, 311, 314, 315, 317

Kommentar: Mehrfache Punktionen eines Organs nach Nr. 02340 oder 02341 sind nur abrechenbar, wenn es sich um 2 unterschiedliche Punktionsarten z.B. Stanzbiopsie und Feinnadelbiopsie handelt. Ist eine optische Führungshilfe unter Sonographie erforderlich sind zusätzlich die entsprechenden Sonographieleistungen nach den EBM-Nrn. 33012 ff. sowie ggf. die Zuschläge für optische Führungshilfen nach den Nrn. 33091 (zu den Nrn. 33012, 33040, 33041, 33081)oder 33092 (zu den Nrn. 33042, 33043) abrechenbar. Siehe auch Tabelle in Kommentar zu Nr. 02340.

02342* Lumbalpunktion — 393 / 41,01

Obligater Leistungsinhalt
- Abklärung einer Hirn- oder Rückenmarkserkrankung mittels Lumbalpunktion,
- Mindestens zweistündige Nachbetreuung mit ärztlicher Abschlussuntersuchung

Fakultativer Leistungsinhalt
- Lokalanästhesie,
- Messung des Liquordrucks

Anmerkung Die Gebührenordnungsposition 02342 kann nur von Fachärzten für Neurologie, Nervenheilkunde, Neurochirurgie, Innere Medizin, Fachärzten für Kinder- und Jugendmedizin oder von Fachärzten für Anästhesiologie berechnet werden.

Abrechnungsausschluss
im Behandlungsfall 34291
in derselben Sitzung 01856, 01913, 02300, 02301, 02302, 02340, 02341, 10340, 10341, 10342, 34223, 34502, 34503, 36820, 36821, 36822, 36823, 36824, 36825, 36826, 36827, 36828, 36830, 36831 und Kapitel 5.3, 5.4

Aufwand in Min. **Kalkulationszeit:** 14 **Prüfzeit:** 11 **Eignung d. Prüfzeit:** Tages- und Quartalsprofil

GOÄ entsprechend oder ähnlich: Nr. 305

02343* Entlastungspunktion des Pleuraraums und/oder nichtoperative Pleuradrainage — 256 / 26,72

Obligater Leistungsinhalt
- Entlastungspunktion des Pleuraraums und Gewinnung von mindestens 250 ml Ergußflüssigkeit

und/oder
- Nichtoperative Anlage einer Pleuradrainage

Fakultativer Leistungsinhalt
- Lokalanästhesie

Abrechnungsausschluss
im Behandlungsfall 34291
in derselben Sitzung 01781, 01782, 01787, 02300, 02301, 02302, 02340, 02341, 05330, 05331, 09315, 09316, 10340, 10341, 10342, 13662, 13663, 13670, 31821, 31822, 31823, 31824, 31825, 31826, 31827, 31828, 34502, 34503, 36821, 36822, 36823, 36824, 36825, 36826, 36827, 36828

Bericht: mind. Befundkopie (Nr. 01602) an Hausarzt

Aufwand in Min. **Kalkulationszeit:** 15 **Prüfzeit:** 12 **Eignung d. Prüfzeit:** Nur Quartalsprofil

GOÄ entsprechend oder ähnlich: Nr. 307

02350 Fixierender Verband mit Einschluss mindestens eines großen Gelenkes unter Verwendung unelastischer, individuell anmodellierbarer, nicht weiter verwendbarer Materialien — 106 / 11,06

Abrechnungsausschluss
in derselben Sitzung 02300, 02301, 02302, 02310, 02311, 02312, 02313, 10340, 10341, 10342, 27332
am Behandlungstag 31614, 31615, 31616, 31617, 31618, 31619, 31620, 31621
im Zeitraum von 21 Tagen nach Erbringung einer Leistung des Abschnitts 31.2 31600, 31614, 31615, 31616, 31617, 31618, 31619, 31620, 31621
im Behandlungsfall 07310, 07311, 07330, 07340, 10330, 18310, 18311, 18330, 18340, 34291
Die Gebührenordnungsposition 02350 ist im Zeitraum von 21 Tagen nach Erbringung einer Leistung des Abschnitts 31.2 nicht neben den Gebührenordnungspositionen 31600 und 31614 bis 31621 berechnungsfähig.

Aufwand in Min. **Kalkulationszeit:** 5 **Prüfzeit:** 4 **Eignung d. Prüfzeit:** Nur Quartalsprofil

GOÄ entsprechend oder ähnlich: Nrn. 204, 207 (Tape- aber kein Zinkleimverband), 208, 214, 227, 230 ff.

Kommentar: Nach dieser Nr. kann auch die Wiederanlage eines Gipsverbandes – mit Einschluss mind. eines großen Gelenkes – berechnet werden. Zinkleimverbände – da nicht fixierend- können nicht nach dieser Nr. berechnet werden.

02360 Behandlung mit Lokalanästhetika — 94 / 9,81

Obligater Leistungsinhalt
- Mindestens 3 persönliche Arzt-Patienten-Kontakte im Behandlungsfall,
- Anwendung von Lokalanästhetika
  - zur Behandlung funktioneller Störungen
- und/oder
  - zur Schmerzbehandlung,

Abrechnungsbestimmung einmal im Behandlungsfall

Abrechnungsausschluss
im Behandlungsfall 02310, 07310, 07311, 07320, 07330, 07340, 10330, 16232, 18310, 18311, 18320, 18330, 18331, 18340, 34291
in derselben Sitzung 01832, 02300, 02301, 02302, 02311, 02312, 06350, 06351, 06352, 09315, 09316, 09317, 09351, 09360, 09361, 09362, 10340, 10341, 10342, 15321, 15322, 15323, 26350, 26351, 26352, 34503
im Zeitraum von 21 Tagen nach Erbringung einer Leistung des Abschnitts 31.2 und Kapitel 31.4
Die Gebührenordnungsposition 02360 ist im Zeitraum von 21 Tagen nach Erbringung einer Leistung des Abschnitts 31.2 nicht neben den Gebührenordnungspositionen des Abschnitts 31.4 berechnungsfähig.

Aufwand in Min. **Kalkulationszeit:** KA **Prüfzeit:** 4 **Eignung d. Prüfzeit:** Nur Quartalsprofil

GOÄ entsprechend oder ähnlich: Nrn. 483 bis 494

Kommentar: Mit dieser Leistungsziffer kann auch die Neuraltherapie – einmal im Behandlungsfall = Quartalsfall – berechnet werden.

2.4 Diagnostische Verfahren, Tests

02400* Durchführung des 13C-Harnstoff-Atemtests ohne Analyse nach der Gebührenordnungsposition 32315 — 23 / 2,4

Anmerkung Die Gebührenordnungsposition 02400 ist grundsätzlich nur berechnungsfähig zur Erfolgskontrolle nach Eradikationstherapie einer Helicobacter pylori-Infektion (frühestens

4 Wochen nach Ende der Therapie) oder bei Kindern mit begründetem Verdacht auf eine Ulcuserkrankung.

Abrechnungsausschluss in derselben Sitzung 04511, 13400, 32706

Aufwand in Min. **Kalkulationszeit:** 1 **Prüfzeit:** 1 **Eignung d. Prüfzeit:** Tages- und Quartalsprofil

GOÄ entsprechend oder ähnlich: Analoger Ansatz der Nr. A 619*

Kommentar: Nach der Leistungsbeschreibung ist hier nur die Durchführung des Testes ohne entsprechende Analyse nach Nr. 32315 abzurechnen. Die Analyse wird nach EBM-Nr 32315 berechnet.

02401* H2-Atemtest, einschl. Kosten **108** **11,27**

Obligater Leistungsinhalt

- Mehrere Probenentnahmen,
- Mehrere Messungen der H2-Konzentration,
- Zeitbezogene Dokumentation der Messergebnisse

Abrechnungsausschluss in derselben Sitzung 01741, 04514, 13421

Aufwand in Min. **Kalkulationszeit:** 6 **Prüfzeit:** 3 **Eignung d. Prüfzeit:** Tages- und Quartalsprofil

GOÄ entsprechend oder ähnlich: Nr. A 618*

Kommentar: Werden mit verschiedenen Kohlehydraten mehrere Atemtests durchgeführt, so kann EBM Nr. 02401 entsprechend der Testsubstanzen mehrmals berechnet werden.

Die Kosten der Testsubstanz sind nicht extra berechnungsfähig, da diese mit der Gebühr abgegolten sind.

2.5 Physikalisch-therapeutische Gebührenordnungspositionen

1. In den Gebührenordnungspositionen dieses Abschnitts sind alle Kosten enthalten mit Ausnahme der Arzneimittel und wirksamen Substanzen, die für Inhalationen, für die Thermotherapie, für die Iontophorese sowie für die Photochemotherapie erforderlich sind.

Kommentar:

Zu den nach dieser Bestimmung nicht in den Leistungsbewertungen enthaltenen Kosten gehören z. B. die bei der Inhalationsbehandlung benutzten Arzneimittel, aber auch die Kosten für wirksame Substanzen in der Thermotherapie wie Moor, Fango usw. Die hierbei verwendeten Arzneimittel sind in der Regel auf den Namen des Patienten zu verordnen, die Kosten der Substanzen für die Thermotherapie können in der Regel gesondert auf dem Behandlungsausweis geltend gemacht werden. Es ist aber in jedem Fall bei der zuständigen KV zu erfragen, ob im Rahmen der Sprechstundenbedarfsregelungen oder sonstiger Abmachungen mit den Kostenträgern abweichende Berechnungsmöglichkeiten vorgesehen sind.

02500 Einzelinhalationstherapie **14** **1,46**

Obligater Leistungsinhalt

- Intermittierende Überdruckbeatmung

und/oder

- Inhalation mittels alveolengängiger Teilchen (z.B. Ultraschallvernebelung),

Abrechnungsbestimmung je Sitzung

Abrechnungsausschluss in derselben Sitzung 02501

Aufwand in Min. **Kalkulationszeit:** 0 **Prüfzeit:** ./. **Eignung d. Prüfzeit:** Keine Eignung

GOÄ entsprechend oder ähnlich: Nr. 501*

02501 Einzelinhalationstherapie mit speziellem Verneblersystem zur Pneumocystis carinii Prophylaxe **44** **4,59**

Obligater Leistungsinhalt

- Einzelinhalationstherapie mit speziellem Verneblersystem zur Pneumocystis carinii Prophylaxe

Abrechnungsausschluss in derselben Sitzung 02500

EBM-Nr. EBM-Punkte / Euro

Aufwand in Min. **Kalkulationszeit:** KA **Prüfzeit:** ./. **Eignung d. Prüfzeit:** Keine Eignung

GOÄ entsprechend oder ähnlich: Nr. 500*

Kommentar: Entsprechende Materialkosten für die zur Inhalation erforderlichen Medikamente können auf Rezept oder eventuell über Sprechstundenbedarf verordnet oder in Rechnung gestellt werden.

02510 Wärmetherapie — 19 / 1,98

Obligater Leistungsinhalt
- Mittels Packungen mit Paraffinen

und/oder
- Mittels Peloiden

und/oder
- Mittels Heißluft

und/oder
- Mittels Kurz-, Dezimeterwelle

und/oder
- Mittels Mikrowelle

und/oder
- Mittels Hochfrequenzstrom

und/oder
- Mittels Infrarotbestrahlung

und/oder
- Mittels Ultraschall mit einer Leistungsdichte von weniger als 3 Watt pro cm^2,

Abrechnungsbestimmung je Sitzung

Aufwand in Min. **Kalkulationszeit:** 0 **Prüfzeit:** ./. **Eignung d. Prüfzeit:** Keine Eignung

GOÄ entsprechend oder ähnlich: Nrn. 530*, 535*, 536*, 538*, 539*, 548*, 549*, 551*

02511 Elektrotherapie unter Anwendung niederfrequenter und/oder mittelfrequenter Ströme — 11 / 1,15

Obligater Leistungsinhalt
- Galvanisation

und/oder
- Reizstrom

und/oder
- Neofaradischer Schwellstrom

und/oder
- Iontophorese

und/oder
- Amplituden-modulierte Mittelfrequenztherapie

und/oder
- Schwellstromtherapie

und/oder
- Interferenzstromtherapie,

Abrechnungsbestimmung je Sitzung

Anmerkung Die Gebührenordnungsposition 02511 ist im Behandlungsfall höchstens achtmal berechnungsfähig.

Abrechnungsausschluss in derselben Sitzung 07310, 07311, 16232, 18310, 18311

Aufwand in Min. **Kalkulationszeit:** 0 **Prüfzeit:** ./. **Eignung d. Prüfzeit:** Keine Eignung

GOÄ entsprechend oder ähnlich: Nrn. 551*, 552*

Kommentar: Im Behandlungsfall = Quartalsfall kann die Leistung insgesamt 8x berechnet werden – unabhängig von der Zahl der behandelten Erkrankungen (Diagnosen). Für eine neue Erkrankung (zweite Diagnose) ist die Leistung nicht erneut 8x berechenbar. Die für eine Iontophorese ggf. erforderlichen Medikamente können zu Lasten des Patienten verordnet oder über Sprechstundenbedarf bezogen werden.

EBM-Nr. EBM-Punkte / Euro

02512 Gezielte Elektrostimulation bei spastischen und/oder schlaffen Lähmungen **19** **1,98**

Obligater Leistungsinhalt

- Elektrostimulation,
- Festlegung der Reizparameter,

Abrechnungsbestimmung je Sitzung

Aufwand in Min. **Kalkulationszeit:** 0 **Prüfzeit:** ./. **Eignung d. Prüfzeit:** Keine Eignung

GOÄ entsprechend oder ähnlich: Nr. 555*

02520* Phototherapie eines Neugeborenen, **99** **10,33**

Abrechnungsbestimmung je Tag

Aufwand in Min. **Kalkulationszeit:** 0 **Prüfzeit:** ./. **Eignung d. Prüfzeit:** Keine Eignung

GOÄ entsprechend oder ähnlich: Nr. 566*

III Arztgruppenspezifische Gebührenordnungspositionen

III.a Hausärztlicher Versorgungsbereich

3 Hausärztlicher Versorgungsbereich

Kommentar:

Die Auflistung im Anhang 3 wurde gegenüber der bisherigen Fassung um eine Spalte ergänzt, in der zu den jeweiligen Gebührenordnungspositionen eine Kurzlegende angegeben wird.

3.1 Präambel

1. Die in diesem Kapitel aufgeführten Gebührenordnungspositionen können – unbeschadet der Regelung gemäß 6.2 der Allgemeinen Bestimmungen – ausschließlich von
   - Fachärzten für Allgemeinmedizin,
   - Fachärzten für Innere und Allgemeinmedizin,
   - Praktischen Ärzten,
   - Ärzten ohne Gebietsbezeichnung,
   - Fachärzten für Innere Medizin ohne Schwerpunktbezeichnung, die gegenüber dem Zulassungsausschuss ihre Teilnahme an der hausärztlichen Versorgung gemäß § 73 Abs. 1a SGB V erklärt haben,

   berechnet werden.
   Sofern sich Regelungen im Kapitel 3 auf die Anzahl der Ärzte gemäß Präambel 3.1 Nr. 1 in einer Praxis beziehen, ist für die Bestimmung der Anzahl der Ärzte der Umfang der Tätigkeit laut Zulassungs- bzw. Genehmigungsbescheid zu berücksichtigen.
2. Fachärzte für Allgemeinmedizin, Fachärzte für Innere und Allgemeinmedizin, Praktische Ärzte und Ärzte ohne Gebietsbezeichnung können – wenn sie im Wesentlichen spezielle Leistungen erbringen – gemäß § 73 Abs. 1a SGB V auf deren Antrag die Genehmigung zur ausschließlichen Teilnahme an der fachärztlichen Versorgung erhalten. Nach Erhalt der Genehmigung können sie Gebührenordnungspositionen dieses Kapitels nicht mehr berechnen.
3. Ausser den in diesem Kapitel genannten Gebührenordnungspositionen sind von den in der Präambel genannten Vertragsärzten – unbeschadet der Regelungen gemäß I-5 und I-6.2 der Allgemeinen Bestimmungen – zusätzlich nachfolgende Gebührenordnungspositionen berechnungsfähig: 01100 bis 01102, 01210, 01212, 01214 bis 01222, 01320, 01321, 01410 bis 01416, 01418, 01425, 01426, 01430, 01435, 01436, 01600 bis 01602, 01611, 01620 bis 01623, 01704, 01707, 01711 bis 01723, 01730 bis 01732, 01734, 01735, 01740, 01745, 01746, 01758, 01776, 01777, 01812, 01816, 01820 bis 01822, 01828, 01840, 01915, 01950 bis 01952, 01955, 01956, 02300 bis 02302, 02310 bis 02313, 02500, 02501, 02510 bis 02512 und 02520.
4. Die Gebührenordnungspositionen 01730, 01735, 01816, 01821, 01822, 01828, 01840 und 01915, sind von den unter Nr. 1 genannten Vertragsärzten berechnungsfähig, wenn sie eine mindestens einjährige Weiterbildung im Gebiet Frauenheilkunde und Geburtshilfe nachweisen können oder wenn entsprechende Leistungen bereits vor dem 31.12.2002 durchgeführt und abgerechnet wurden.
5. Ausser den in diesem Kapitel genannten Gebührenordnungspositionen sind bei Vorliegen der entsprechenden Qualifikationsvoraussetzungen von den in der Präambel genannten Vertragsärzten – unbeschadet der Regelungen gemäß I-5 und I-6.2 der Allgemeinen Bestimmungen – zusätzlich nachfolgende Gebührenordnungspositionen berechnungsfähig: 30400 bis 30402, 30410, 30411, 30420, 30421, 30430, 30800, 30900, 31912, 33000 bis 33002, 33010 bis 33012, 33040 bis 33044, 33050 bis 33052, 33060 bis 33062, 33076, 33080, 33081 und 33090 bis 33092, Gebührenordnungspositionen der Abschnitte IV-30.1, IV-30.2, IV-30.3, IV-30.5, IV-30.6, IV-30.7, IV-30.10, IV-30.12, IV-31.1, IV-31.4.2, IV-32.1, IV-32.2 und IV-36.6.2 sowie Gebührenordnungspositionen des Kapitels IV-35.
6. Bei der Berechnung der zusätzlich berechnungsfähigen Gebührenordnungspositionen in den Absätzen 3, 4 und 5 sind die Maßnahmen zur Qualitätssicherung gemäß § 135 Abs. 2 SGB V, die berufsrechtliche Verpflichtung zur grundsätzlichen Beschränkung auf das jeweilige Gebiet sowie die Richtlinien des Gemeinsamen Bundesausschusses zu beachten.
7. Werden die in den Versichertenpauschalen enthaltenen Leistungen entsprechend den Gebührenordnungspositionen 01600, 01601, 01610 und 01612 erbracht, sind für die Versendung bzw. den Transport die Kostenpauschalen nach den Nrn. 40120, 40122, 40124 und 40126 berechnungsfähig. Wird die in den Versichertenpauschalen enthaltene Leistung entsprechend der Gebührenordnungsposition 02400 erbracht, ist für die Erbringung der Leistung die Kostenpauschale nach der Nr. 40154 berechnungsfähig.

8. Abweichend von 5.1 der Allgemeinen Bestimmungen erfolgt in fachgleichen (Teil-)Berufsausübungsgemeinschaften zwischen Ärzten gemäß Nr. 1 dieser Präambel und in fachgleichen Praxen von Ärzten gemäß Nr. 1 dieser Präambel mit angestelltem/n Arzt/Ärzten gemäß Nr. 1 dieser Präambel ein Aufschlag in Höhe von 22,5 % auf die Versichertenpauschalen nach den Gebührenordnungspositionen 03000 und 03030.

9. Für die Gebührenordnungsposition 03230 wird ein Punktzahlvolumen für die gemäß der Gebührenordnungsposition 03230 erbrachten und berechneten Gespräche gebildet. Das Punktzahlvolumen beträgt 45 Punkte multipliziert mit der Anzahl der Behandlungsfälle gemäß Nr. 10 dieser Präambel. In Berufsausübungsgemeinschaften, Medizinischen Versorgungszentren und Praxen mit angestellten Ärzten beträgt das Punktzahlvolumen 45 Punkte für jeden Behandlungsfall gemäß Nr. 10 dieser Präambel, bei dem ein Arzt gemäß Nr. 1 dieser Präambel vertragsärztliche Leistungen durchführt und berechnet. Über das Punktzahlvolumen hinausgehende Gespräche gemäß der Gebührenordnungsposition 03230 werden nicht vergütet.

10. Relevant für die Fallzählung
- der Vergütung der Gebührenordnungsposition 03230,
- gemäß Nr. 1 der Präambel zum Abschnitt 3.2.1.2,
- der Vergütung der Gebührenordnungsposition 03060

sind alle Behandlungsfälle im Quartal gemäß § 21 Abs. 1 und Abs. 2 Bundesmantelvertrag-Ärzte (BMV-Ä) bzw. § 25 Abs. 1 und Abs. 2 Arzt-/Ersatzkassenvertrag (EKV), ausgenommen Notfälle im organisierten Notfalldienst (Muster 19 der Vordruck-Vereinbarung) und Überweisungsfälle zur Durchführung ausschließlich von Probenuntersuchungen oder zur Befundung von dokumentierten Untersuchungsergebnissen und Behandlungsfälle, in denen ausschließlich Kostenerstattungen des Kapitels 40 berechnet werden, sowie stationäre (belegärztliche) Behandlungsfälle. In Berufsausübungsgemeinschaften, Medizinischen Versorgungszentren und Praxen mit angestellten Ärzten werden nur die o. g. Behandlungsfälle berücksichtigt, in denen ein Arzt gemäß Präambel 3.1 Nr. 1 vertragsärztliche Leistungen durchführt und berechnet. Über das Punktzahlvolumen hinausgehende Gespräche gemäß der GOP 03230 werden nicht vergütet.

11. Zusätzlich relevant für die Fallzählung gemäß Nr. 1 der Präambel 3.2.1.2 sowie zur Bemessung der Vergütung der Gebührenordnungsposition 03060 ist die Anzahl der selektivvertraglichen Behandlungsfälle im Quartal bei Ärzten, die an einem Selektivvertrag gemäß § 73b SGB V (HzV-Verträge) und/oder an einem Vertrag zur knappschaftsärztlichen Versorgung teilnehmen. Als Behandlungsfall werden ausschließlich selektivvertraglich eingeschriebene und/oder an der knappschaftsärztlichen Versorgung teilnehmende Versicherte mit tatsächlicher Inanspruchnahme von Leistungen eines Selektivvertrags gemäß § 73b SGB V / der knappschaftsärztlichen Versorgung gemäß Satz 1 Nr. 11 der Präambel 3.1 im jeweiligen Quartal gezählt. Dabei sind die selektivvertraglichen Behandlungsfälle von Versicherten zu zählen, bei denen im jeweiligen Quartal keine kollektivvertraglichen Leistungen gemäß § 73 SGB V von Ärzten gemäß § 73 Absatz 1a Nrn. 1, 3, 4 und 5 SGB V in derselben Praxis zusätzlich über die Kassenärztliche Vereinigung abgerechnet werden. Sofern bei diesen selektivvertraglichen Behandlungsfällen zusätzlich einzelne Leistungen des Einheitlichen Bewertungsmaßstabs erbracht werden, die nicht Bestandteil des Selektivvertrages gemäß § 73b SGB V / des Vertrages zur knappschaftsärztlichen Versorgung sind und somit grundsätzlich im Rahmen der kollektivvertraglichen Versorgung berechnet werden, sind diese nicht als kollektivvertragliche Behandlungsfälle gemäß Nr. 10 der Präambel 3.1 mitzuzählen.

Kommentar:

Alle Gebührenordnungspositionen des Kapitels 3 – das sind die Nrn. 03110 bis 03335 – können grundsätzlich (s. Kommyentierung zu Kapitel I, Abschnitt 1.5) nur von folgenden Ärzten abgerechnet werden:

- Fachärzte für Allgemeinmedizin
- Fachärzte für Innere und Allgemeinmedizin
- Praktische Ärzte
- Ärzte ohne Gebietsbezeichnung
- Internisten ohne Schwerpunkt, die die Teilnahme an der hausärztlichen Versorgung gegenüber dem Zulassungsausschuss erklärt haben.

Spielt die Anzahl der Ärzte in einer Regelung eine Rolle, ist den geänderten Teilnahmemöglichkeiten an der vertragsärztlichen Versorgung dadurch Rechnung getragen worden, dass sich die Bestimmung der Anzahl nicht „stur“ an der Zahl der Personen orientiert, sondern der Umfang der Tätigkeit zu berücksichtigen ist.

Kinderärzte, die an der hausärztlichen Versorgung teilnehmen, berechnen ihre Leistungen nach III Kapitel 4 und den EBM Nrn. 04110 bis 04580.

Hat ein Arzt der oben genannten Gruppen (bis auf Internisten ohne Schwerpunkt) allerdings eine Genehmigung des Zulassungsausschusses zur ausschließlichen Teilnahme an der fachärztlichen Versorgung, so kann er Gebührenordnungspositionen dieses Kapitels nicht abrechnen. Für ihn gelten die entsprechenden Abschnitte aus dem fachärztlichen Versorgungsbereich.

Zusätzlich zu den Gebührenordnungspositionen dieses Kapitels sind für die hier genannten Ärzte abrechnungsfähig, sofern die übrigen Abrechnungsvoraussetzungen des EBM gegeben sind:

- die nachfolgenden Gebührenordnungspositionen des Abschnitts II (arztgruppenübergreifende allgemeine Leistungen):
  - Nrn. 01100 bis 01102 Unvorhergesehene Inanspruchnahme,
  - Nr. 01210 Notfallpauschale im organisierten Not(fall)dienst,
  - Nr. 01211 Zusatzpauschale für die Besuchsbereitschaft im Notfall bez. organisierten Not(fall)dienst,
  - Nr. 01212 Notfallpauschale im organisierten Not(fall)dienst
  - Nr. 01214 bis 01222 Notfallkonsultationspauschale im organisierten Not(fall)dienst, Zusatzpauschale für die Besuchsbereitschaft im Notfall bez. organisierten Not(fall)dienst, Reanimationskomplex
  - Nrn. 01320, 01321 Grundpauschale für ermächtigte Ärzte, Krankenhäuser bzw. Institute,
  - Nrn. 01410 bis 01416 Besuche, Visite, Begleitung eines Kranken beim Transport
  - Nr. 01418 Besuch im organisierten Not(fall)dienst
  - Nrn. 01425, 01426 Verordnung spezialisierter ambulanter Palliativversorgung,
  - Nr. 01430 Verwaltungskomplex,
  - Nr. 01435 Telefonische Beratung,
  - Nr. 01436 Konsultationspauschale,
  - Nrn. 01600 bis 01602 Ärztlicher Bericht/Brief,
  - Nrn. 01620 bis 01623 Bescheinigung, Krankheitsbericht, Kurplan, Kurvorschlag,
  - Nr. 01704 Neugeborenen-Hörscreening
  - Nr. 01707 Erweitertes Neugeborenen-Screening
  - Nrn. 01711 bis 01723 Neugeborenen-Untersuchungen Jugendgesundheitsuntersuchung, Besuch zur Früherkennung, Sonographie Säuglingshüfte,
  - Nrn. 01730 bis 01732 Früherkennung Krebskrankheiten Erwachsener,
  - Nr. 01734 Untersuchung auf Blut im Stuhl,
  - Nr. 01735 Beratung zur Früherkennung nach der Chroniker-Richtlinie
  - Nr. 01740 Beratung zur Früherkennung des kolorektalen Karzinoms,
  - Nrn. 01745, 01746 Hautkrebsfrüherkennung
  - Nr. 01758 Teilnahme an multidiziplinärer Fallkonferenz,
  - Nr. 01776 bis 01777 Gestationsdiabetessceening
  - Nr. 01812 Gestationsdiabetesscreening
  - Nr. 01816 bis 01818 Clamydienscreening
  - Nrn. 01820 bis 01822 Empfängnisregelung,
  - Nr. 01828 Entnahme von Venenblut
  - Nrn. 01840, 01842, 01843 Clamydienscreening
  - Nrn. 01915, 01917, 01918 Clamydienscreening
  - Nrn. 01950 bis 01952 Substitutionsbehandlung,
  - Nrn. 01955, 01956 Diamorphingestützte Behandlung Opiatabhängiger,
  - Nrn. 02300 bis 02302 Kleinchirurgischer Eingriff,
  - Nr. 02310 Behandlung sek. heilender Wunden, Dekubitalulcus,
  - Nr. 02311 Diabetischer Fuß
  - Nrn. 02500, 02501 Einzelinhalationen,
  - Nrn. 02510 bis 02512 Wärme- u. Elektrotherapie, Elektrostimulation und
  - Nr. 02520 Phototherapie eines Neugeborenen

Wichtig ist, dass auch für die nach der obigen Regelung zusätzlich abrechnungsfähigen Leistungen immer auch die Abrechnungsvoraussetzungen und -ausschlüsse beachtet werden müssen, die im EBM für die Abrechnung der jeweiligen Leistung genannt sind.

- sowie die folgenden Gebührenordnungspositionen des Abschnitts IV (arztgruppenübergreifende spezielle Leistungen):
  - Nrn. 30400 bis 30402 Massage-, Kompressions- oder Unterwassertherapie,

  - Nrn. 30410, 30411 Atemgymnastik,
  - Nrn. 30420, 30421 Krankengymnastik,
  - Nr. 30430 Selektive Phototherapie,
  - Nr. 30800 Soziotherapie – Hinzuziehen eines Leistungserbringers,
  - Nr. 30900 Kardiorespiratorische Polygraphie
  - Nr. 31912 Einrichtung von Fraktur / Luxationen des Ellenbogen- / Kniegelenks
  - Nrn. 33000 bis 33002 – 33010 bis 33012 – 33040 bis 33044 – 33050 bis 33052 – 33060 bis 33062 – 33076 – 33080 – 33081 – 33090 bis 33092 Sonographische Leistungen,
- sowie die folgenden Gebührenordnungspositionen des Abschnitts V (Kostenpauschalen):
  - Nrn. 40870, 40872 Kostenpauschale für ärztlich angeordnete Hilfeleistungen anderer Personen
- Gebührenordnungspositionen der Abschnitte
  - 30.1 Allergologie
  - 30.2 Chirotherapie
  - 30.3 Neurophysiologische Übungsbehandlung
  - 30.5 Phlebologie
  - 30.6 Proktologie
  - 30.7 Schmerztherapie
  - 30.10 spezialisierte Versorgung HIV-infizierter Patienten
  - 30.12 Diagnostik und Therapie bei MRSA
  - 31.1 Präoperative Gebührenordnungspositionen
  - 31.4.2 Postoperativer Behandlungskomplex im Hausärztlichen Versorgungsbereich
  - 32.1 Labor-Grundleistungen
  - 32.2 Allgemeine Laboruntersuchungen,
  - 36.6.2 Konservativ-belegärztliche Strukturpauschalen
- Gebührenordnungspositionen des Kapitels
  - 35 Psychotherapie

Hat einer der oben genannten Ärzte eine mindestens einjährige Weiterbildung im Gebiet der Frauenheilkunde und Geburtshilfe nachgewiesen, kann er ferner aus dem Bereich des Abschnitts II (arztgruppenübergreifende allgemeine Leistungen) die Gebührenordnungspositionen 01730, 01735, 01816 bis 01818, 01821, 01822, 01828, 01840, 01842, 01843, 01915, 01917 und 01918 (Krebsfrüherkennung Frauen, Beratung und Blutentnahme bei Empfängnisregelung, Clamydienscreening) abrechnen, wenn er sie bereits vor dem 31.12.2002 erbracht und abgerechnet hatte.

Wichtig ist, dass auch für die nach der obigen Regelung zusätzlich abrechnungsfähigen Leistungen immer auch die Abrechnungsvoraussetzungen und -ausschlüsse beachtet werden müssen, die im EBM für die Abrechnung der jeweiligen Leistung genannt sind.

Generell gilt, dass die übrigen Bestimmungen des EBM sowie die Maßnahmen zur Qualitätssicherung sowie die berufsrechtlichen Fachgebietsbeschränkungen zu beachten sind. Insbesondere sollte geprüft werden, ob zur Erbringung und Abrechnung bestimmter Leistungen eine Genehmigung erforderlich ist und welche Voraussetzungen hierfür nachgewiesen werden müssen.

Werden Leistungen nach den Gebührenordnungspositionen 01600, 01601, 01610 und 01612 (Bericht, Brief, Bescheinigung) erbracht, können auch dann, wenn die Leistung nicht gesondert berechnungsfähig sein sollte, da sie in der Versichertenpauschale enthalten ist, für Versendung und Transport die Kostenpauschalen nach den Nrn. 40120, 40122, 40124 oder 40126 abgerechnet werden. Ähnliches gilt für den 13C-Harnstoff-Atemtest (Nr. 02400). Hier ist für den Bezug des 13C-Harnstoffs die Kostenpauschale nach Nr. 40154 berechnungsfähig.

Für die zum 1.10.3013 im Zuge der Neuordnung eines Hausarzt-EBMs neu eingeführten hausärztlichen Versichertenpauschalen wurden Zuschlagsregelungen für fachgleiche Kooperationen eingeführt sowie ein Punktzahlvolumen für die Leistung nach Nr. 03230 (Problemorientiertes ärztliches Gespräch im Zusammenhang mit einer lebensverändernden Erkrankung).

Kommt es auf eine Fallzahl an, so sind in der Nr. 11 dezidierte Vorgaben gemacht worden, wie mit Fällen der selektivvertraglichen bzw. der knappschaftlichen Versorgung umzugehen ist.

Struktur des hausärztlichen Versorgungsbereiches ab 1.10. 2013

Das **Regelleistungsvolumen** (RLV) ermittelt sich ab Okt 2013 neu aus:

- Versichertenpauschale, hausärztlicher Zusatzpauschale, Gesprächsleistung
- Chronikerpauschale 1 und 2
- Geriatrischem Basisassessment

Zusätzlich werden folgende **Freie Leistungen** vergütet:

- Geriatrischer Betreuungskomplex
- Sozialpädiatrie
- Palliativmedizin

3.2 Gebührenordnungspositionen der allgemeinen hausärztlichen Versorgung

3.2.1 Hausärztliche Versichertenpauschalen, Versorgungsbereichsspezifische Vorhaltung

3.2.1.1 Hausärtzliche Versichertenpauschale

3 Hausärztlicher Versorgungsbereich

EBM-Nr. EBM-Punkte/Euro

03000 Versichertenpauschale

Obligater Leistungsinhalt

- Persönlicher Arzt-Patienten-Kontakt,

Fakultativer Leistungsinhalt

- Allgemeine und fortgesetzte ärztliche Betreuung eines Patienten in Diagnostik und Therapie bei Kenntnis seines häuslichen und familiären Umfeldes,
- Koordination diagnostischer, therapeutischer und pflegerischer Maßnahmen, insbesondere auch mit anderen behandelnden Ärzten, nichtärztlichen Hilfen und flankierenden Diensten,
- Einleitung präventiver und rehabilitativer Maßnahmen sowie die Integration nichtärztlicher Hilfen und flankierender Dienste in die Behandlungsmaßnahmen,
- Erhebung von Behandlungsdaten und Befunden bei anderen Leistungserbringern und Übermittlung erforderlicher Behandlungsdaten und Befunde an andere Leistungserbringer, sofern eine schriftliche Einwilligung des Versicherten, die widerrufen werden kann, vorliegt,
- Dokumentation, insbesondere Zusammenführung, Bewertung und Aufbewahrung der wesentlichen Behandlungsdaten,
- Weitere persönliche oder andere Arzt-Patienten-Kontakte gemäß I-4.3.1 und der Allgemeinen Bestimmungen,
- In Anhang VI-1 aufgeführte Leistungen,

Abrechnungsbestimmung einmal im Behandlungsfall

Anmerkung Die Dokumentation der ggf. erfolgten schriftlichen, widerrufbaren Einwilligung des Versicherten zur Erhebung, Dokumentation und Übermittlung von Behandlungsdaten und Befunden an andere Leistungserbringer erfolgt nach Maßgabe der zuständigen Kassenärztlichen Vereinigung auf der Grundlage des § 73 SGB V und verbleibt beim Hausarzt.
Bei einer Behandlung im Vertretungsfall oder bei Überweisung zur Mit-, Weiterbehandlung oder Konsiliaruntersuchung durch einen in der Präambel 3.1 Nr. 1 genannten Vertragsarzt ist anstelle der Versichertenpauschale nach der Gebührenordnungsposition 03000 die Versichertenpauschale nach der Gebührenordnungsposition 03010 zu berechnen.
Bei einer Behandlung im Rahmen einer nach Art und Umfang definierten Überweisung (Definitionsauftrag) ist die Versichertenpauschale nach der Gebührenordnungsposition 03000 nicht berechnungsfähig.
Erfolgt im Behandlungsfall lediglich eine Inanspruchnahme durch den Patienten unvorhergesehen im Zusammenhang mit der Erbringung der Leistungen entsprechend den Gebührenordnungspositionen 01100, 01101, 01411, 01412 oder 01415, so ist anstelle der Versichertenpauschale 03000 die Versichertenpauschale 03030 zu berechnen.

Abrechnungsausschluss
in derselben Sitzung 01436
im Behandlungsfall 01600, 01601, 03010, 03030

GOÄ entsprechend oder ähnlich: Eine vergleichbare Leistung ist in der GOÄ nicht aufgeführt, daher einzelne erbrachte Leistungen ansetzen.

Kommentar: Der Arzt setzt die Versichertenpauschale nach 03000 an. Die zuständige KV (oder das Praxisverwaltungssystem) setzt die entsprechend dem Alter vorgesehene Leistung und Punktzahl an.

Es werden folgende Pseudoziffern (auch in EBM-Kommentaren) verwendet, wegen der besseren Übersicht haben wir die Pseudoziffern übernommen:

03001 **bis zum vollendeten 4. Lebensjahr** **236** **24,63**

Aufwand in Min. **Kalkulationszeit:** KA **Prüfzeit:** 23 **Eignung d. Prüfzeit:** Nur Quartalsprofil

03002 **ab Beginn des 5. bis zum vollendeten 18. Lebensjahr** **150** **15,65**

Aufwand in Min. **Kalkulationszeit:** KA **Prüfzeit:** 14 **Eignung d. Prüfzeit:** Nur Quartalsprofil

03003 **ab Beginn des 19. bis zum vollendeten 54. Lebensjahr** **122** **12,73**

Aufwand in Min. **Kalkulationszeit:** KA **Prüfzeit:** 11 **Eignung d. Prüfzeit:** Nur Quartalsprofil

03004 **ab Beginn des 55. bis zum vollendeten 75. Lebensjahr** **157** **16,38**

Aufwand in Min. **Kalkulationszeit:** KA **Prüfzeit:** 13 **Eignung d. Prüfzeit:** Nur Quartalsprofil

03005 **ab Beginn des 76. Lebensjahres** **210** **21,92**

Aufwand in Min. **Kalkulationszeit:** KA **Prüfzeit:** 18 **Eignung d. Prüfzeit:** Nur Quartalsprofil

03030 **Versichertenpauschale bei unvorhergesehener Inanspruchnahme zwischen 19:00 und 7:00 Uhr, an Samstagen, Sonntagen, gesetzlichen Feiertagen, am 24.12. und 31.12. bei persönlichem Arzt-Patienten-Kontakt** **77** **8,04**

Obligater Leistungsinhalt

- Persönlicher Arzt-Patienten-Kontakt im Zusammenhang mit der Erbringung der Leistungen entsprechend den Gebührenordnungspositionen 01100, 01101, 01411, 01412, 01415 oder 01418.

Fakultativer Leistungsinhalt

- In Anhang 1 aufgeführte Leistungen,

Abrechnungsbestimmung höchstens zweimal im Behandlungsfall

Anmerkung Die Versichertenpauschale nach der Nr. 03030 ist im belegärztlich-stationären Behandlungsfall nicht berechnungsfähig.
Erfolgt im Behandlungsfall lediglich eine Inanspruchnahme durch den Patienten unvorhergesehen im Zusammenhang mit der Erbringung der Leistungen entsprechend den Gebührenordnungspositionen 01100, 01101, 01411, 01412, 01415 oder 01418 so ist anstelle der Versichertenpauschale 03000 die Versichertenpauschale 03030 zu berechnen.

Abrechnungsausschluss
in derselben Sitzung 01210, 01214, 01216, 01218, 01436, 30702
im Behandlungsfall 01600, 01601, 03000, 03010

Aufwand in Min. **Kalkulationszeit:** KA **Prüfzeit:** ./. **Eignung d. Prüfzeit:** Keine Eignung

GOÄ entsprechend oder ähnlich: Eine vergleichbare Leistung ist in der GOÄ nicht aufgeführt, daher einzelne erbrachte Leistungen ansetzen.

Kommentar: Die Nr. 03030 wird für Behandlungen außerhalb des organisierten Notdienstes zu den in der Legende angegeben Zeiten abgerechnet. Wird in der Praxis behandelt, können zusätzlich die Nrn. 01100 oder 01101 angesetzt werden.

3.2.1.2 Versorgungsbereichsspezifische Vorhaltung, ärztlich angeordnete Hilfeleistungen

1. Voraussetzung für die Berechnung der Gebührenordnungspositionen 03060, 03062 und 03063 ist die Genehmigung der Kassenärztlichen Vereinigung gemäß Anlage 8 zum Bundesmantelvertrag-Ärzte (BMV-Ä). Die Genehmigung wird erteilt, wenn der Kassenärztlichen Vereinigung jährlich durch eine Erklärung der Praxis die Anstellung eines/von nicht-ärztlichen Praxisassistenten gemäß Anlage 8 zum Bundesmantelvertrag-Ärzte (BMV-Ä) mit mindestens 20 Wochenstunden angezeigt wurde. Weitere Voraussetzung für die Berechnung der Gebührenordnungspositionen 03060, 03062 und 03063 ist die Erfüllung einer der folgenden Bedingungen:

- Die Praxis hat in den letzten vier Quartalen durchschnittlich eine Mindestzahl von Behandlungsfällen gemäß Präambel 3.1 Nr. 10 und Nr. 11 je Quartal versorgt. Für die Bestimmung der Mindestzahl ist
  - die Anzahl der Ärzte gemäß Nr. 1 der Präambel 3.1 der Praxis unter Berücksichtigung des Tätigkeitsumfangs laut Zulassungs- bzw. Genehmigungsbescheid zu ermitteln

und
  - je Quartal bis zu einer Anzahl von 1 (entsprechend einem Arzt gemäß Präambel 3.1 Nr. 1 mit vollem Tätigkeitsumfang) mit 860 Behandlungsfällen

und
  - bei einer Anzahl größer 1 mit 640 Behandlungsfällen für jeden weiteren Arzt (entsprechend einem Arzt gemäß Präambel 3.1 Nr. 1 mit vollem Tätigkeitsumfang) zu multiplizieren.

oder
  - Die Praxis hat in den letzten vier Quartalen durchschnittlich eine Mindestzahl von Behandlungsfällen gemäß Präambel 3.1 Nr. 10 und Nr. 11 je Quartal, die mindestens das 75. Lebensjahr vollendet haben, versorgt. Für die Bestimmung der Mindestzahl ist
  - die Anzahl der Ärzte gemäß Nr. 1 der Präambel 3.1 der Praxis unter Berücksichtigung des Tätigkeitsumfangs laut Zulassungs- bzw. Genehmigungsbescheid zu ermitteln

und
  - je Quartal bis zu einer Anzahl von 1 (entsprechend einem Arzt gemäß Präambel 3.1 Nr. 1 mit vollem Tätigkeitsumfang) mit 160 und bei einer Anzahl größer 1 mit 120 Behandlungsfällen für jeden weiteren Arzt (entsprechend einem Arzt gemäß Präambel 3.1 Nr. 1 mit vollem Tätigkeitsumfang) zu multiplizieren.

Sofern bei einem Arzt gemäß Präambel 3.1 Nr. 1 kein voller Tätigkeitsumfang laut Zulassungs- bzw. Genehmigungsbescheid vorliegt, ist die Mindestzahl von Behandlungsfällen gemäß Präambel 3.1 Nr. 10 und Nr. 11 entsprechend dem Tätigkeitsumfang anteilig zu ermitteln. **Neu oder kürzer als 18 Monate zugelassene Ärzte gemäß Präambel 3.1 Nr. 1 werden in den auf die Zulassung folgenden sechs Quartalen mit einem Tätigkeitsumfang von null berücksichtigt.**
Die Auflösung des Beschäftigungsverhältnisses mit dem angestellten nicht-ärztlichen Praxisassistenten ist gemäß § 8 Abs. 5 der Anlage 8 zum BMV-Ä der Kassenärztlichen Vereinigung anzuzeigen.

2. Voraussetzung für die Berechnung der Gebührenordnungspositionen 03060, 03062 und 03063 durch Ärzte, die an einem Selektivvertrag gemäß § 73b SGB V (HzV-Verträge) und/oder einem Vertrag zur knappschaftsärztlichen Versorgung teilnehmen, ist der Nachweis aller selektivvertraglichen/knappschaftsärztlichen Behandlungsfälle gemäß Nr. 11 der Präambel 3.1 im Quartal gegenüber der Kassenärztlichen Vereinigung anhand der Gebührenordnungsposition 88194.

3. Erstmals zwei Jahre nach Erteilung der Genehmigung wird durch die Kassenärztliche Vereinigung geprüft, ob die Kriterien der Voraussetzung für die Berechnung der Gebührenordnungspositionen 03060, 03062 und 03063 weiterhin erfüllt sind. Anschließend daran erfolgt eine jährliche Prüfung durch die Kassenärztliche Vereinigung.

4. Die Gebührenordnungspositionen 03060, 03062 und 03063 können nur von delegierenden Vertragsärzten unter Berücksichtigung
   - der berufsrechtlichen Bestimmungen,
   - der Anlage 8 zu § 15 Abs. 1 BMV-Ä und
   - der Voraussetzungen dieser Präambel

berechnet werden, sofern die in diesen Gebührenordnungspositionen erbrachten Leistungen von entsprechend qualifizierten nicht-ärztlichen Praxisassistenten erbracht werden.

5. Die Gebührenordnungspositionen 03060, 03062 und 03063 können vom delegierenden Vertragsarzt nur unter der Voraussetzung berechnet werden, dass die Tätigkeit des nicht-ärztlichen Praxisassistenten in ausreichender Form vom Arzt überwacht wird und dieser jederzeit erreichbar ist. Der Arzt ist im Falle des Hausbesuches regelmäßig, spätestens an dem auf den Besuch folgenden Werktag (außer Samstag), über die von dem nicht-ärztlichen Praxisassistenten erhobenen Befunde und Anweisungen zu informieren. Die von dem nicht-ärztlichen Praxisassistenten erhobenen Befunde, gegebenen Anweisungen bzw. durchgeführten Maßnahmen sind zu dokumentieren.

6. Neben den Gebührenordnungspositionen 03062 und 03063 können nur die folgenden Leistungen berechnet werden: Leistungen des Abschnitts 32.2 sowie die Gebührenordnungspositionen 03322 und 31600.

7. Die Gebührenordnungspositionen 03062 und 03063 können nur in Fällen berechnet werden, in denen eine Versichertenpauschale berechnet wurde.

Kommentar:

Die Möglichkeit der Berechnung von Leistungen nicht-ärztlicher Praxisassistenten im Rahmen des EBM als „ärztlich delegierte Leistungen". Ist an eine Reihe von zum Teil kompliziert zu ermittelnde Voraussetzungen geknüpft. Sowohl Anstellung als auch Beendigung von Beschäftigungsverhältnissen nicht-ärztlicher Praxisassistenten sind der KV anzuzeigen.

An erster Stelle steht eine Genehmigung der Kassenärztlichen Vereinigung, die an bestimmte Mindestvoraussetzungen hinsichtlich von Fallzahlen geknüpft ist. Nehmen Ärzte an selektivvertraglicher oder knappschaftlicher Versorgung teil, sieht Nr. 11 der Präambel 3.1 einen komplizierten Anrechnungs- bzw. Ausschließungsmechanismus vor, der letztlich nur von den Kassenärztlichen Vereinigungen nachvollzogen werden kann. Hierfür ist allerdings erforderlich, dass diesen die entsprechenden Fälle auch übermittelt werden. Das soll mit Hilfe der Nr. 88194 erfolgen. Eine Überprüfungsmöglichkeit hat die KV allerdings nicht, da ihr keine oder nur rudimentäre Informationen über das selektivvertragliche Geschehen vorliegen.

Eine Überprüfung der Genehmigungskriterien durch die KV ist erstmals zwei Jahre nach Erteilung der Genehmigung, daran anschließen jährlich vorgesehen. Das kann aber nicht bedeuten, dass eine Genehmigung, bei der auch vor Ablauf dieses Zeitraumes der Wegfall der Voraussetzungen bekannt wird, aufrechterhalten werden darf, bis der reguläre Prüfungszeitraum ansteht. Ist bekannt – aus welchen Gründen auch immer – dass die Voraussetzungen für die Genehmigung nicht (mehr) vorliegen, ist diese zu entziehen.

Im Übrigen gelten neben den speziellen Voraussetzungen der Anlage 8 zum BMV-Ä und der Präambel die üblichen bei der Heranziehung nicht-ärztlicher Mitarbeiter geltenden berufs- und vertragsarztrechlichen Voraussetzungen hinsichtlich der Überwachung, Erreichbarkeit und Dokumentation.

Neben der Leistungen nach den Nrn. 03062 und 03063, die nur berechnet werden können, wenn auch eine Versichertenpauschale abgerechnet wurde, können nur noch Allgemeiner Laboruntersuchungen (Abschnitt 32.2), die postoperative Behandlung durch den Hausarzt (Nr. 31600) und die Aufzeichnung des Langzeit-EKG (Nr. 03322) abgerechnet werden.

Hinweis:

Hausärztliche Zusatzpauschale EBM Nr. 03040

Wird von der KV zur Versichertenpauschale nach GOP 03000/ 04000, nach 03010/04010 im Vertretungsfall und nach 03030/04030 automatisch zugesetzt bei allen Patienten, bei denen keine der folgenden „hausarztuntypischen" Leistungen abgerechnet werden:

- Schmerztherapie (Abschnitte 30.7.1 und 30.7.2 EBM)
- Akupunktur (Abschnitt 30.7.3 EBM)
- Psychotherapie (Abschnitte 35.1 und 35.2 EBM), außer Psychosomatik
- Phlebologie (Abschnitt 30.5 EBM)
- Schlafstörungsdiagnostik (Abschnitt 30.9 EBM)
- „Onkologie-Vereinbarung" (Symbol-Nr. 86510 ff.)
- Fachärztliche Leistungen („KO-Katalog")
- Transcodierungsliste der K.O.-Leistungen gemäß § 6 Anlage 5 BMV-Ä

Zu beachten

- Im Vertretungsfall mit 03010/04010 und Verbindung mit der 03030/04030 bei einmaligem Ansatz erfolgt ein Abschlag von 50 Prozent
- Aufschlag für Praxen mit mehr als 1.200 Patienten je Arzt von 14 Punkten
- Abschlag für Praxen mit weniger als 400 Patienten je Arzt mit 14 Punkten
- Für diabetologische Schwerpunktpraxen und HIV-Schwerpunktpraxen 50 Prozent der Pauschale, wenn sie bei Überweisung durch einen Hausarzt die GOP 03010 abrechnen

(Quelle: KV Nordrhein – https://www.kvno.de/downloads/honorar/EBM-Booklet.pdf)

EBM-Nr. EBM-Punkte/Euro

03040 **Zusatzpauschale zu den Gebührenordnungspositionen 03000 und 03030 für die Wahrnehmung des hausärztlichen Versorgungsauftrags gemäß § 73 Abs. 1 SGB V** **144** **15,03**

Obligater Leistungsinhalt

- Vorhaltung der zur Erfüllung von Aufgaben der hausärztlichen Grundversorgung notwendigen Strukturen,

Abrechnungsbestimmung einmal im Behandlungsfall

Anmerkung Bei der Nebeneinanderberechnung der Gebührenordnungsposition 03040 und der Gebührenordnungsposition 03030 in demselben Behandlungsfall ist ein Abschlag in Höhe von 50 % auf die Gebührenordnungsposition 03040 vorzunehmen. Bei zweimaliger Berechnung der Gebührenordnungsposition 03030 im Behandlungsfall neben der Gebührenordnungsposition 03040 ist kein Abschlag auf die Gebührenordnungsposition 03040 vorzunehmen.

Neben den Gebührenordnungspositionen des Abschnitts 1.2 ist für die Berechnung der Gebührenordnungsposition 03040 in demselben Behandlungsfall mindestens ein weiterer persönlicher Arzt-Patienten-Kontakt außerhalb des organisierten Not(-fall)dienstes gemäß der Gebührenordnungsposition 03000 notwendig.

Die Gebührenordnungsposition 03040 ist im Behandlungsfall nicht neben den Gebührenordnungspositionen der „Onkologie-Vereinbarung“ (Anlage 7 des Bundesmantelvertrags-Ärzte (BMV-Ä)) berechnungsfähig. Diese Ausschlüsse finden in versorgungsbereichsübergreifenden Berufsausübungsgemeinschaften, Medizinischen Versorgungszentren und Praxen mit angestellten Ärzten keine Anwendung, sofern diese Leistungen von Vertragsärzten des fachärztlichen Versorgungsbereiches erbracht werden.

Die Gebührenordnungsposition 03040 ist im Behandlungsfall nicht neben Leistungen gemäß § 6 (Abgrenzungen der fachärztlichen Versorgung) Anlage 5 des Bundesmantelvertrags-Ärzte (BMV-Ä) berechnungsfähig. Diese Ausschlüsse finden in versorgungsbereichsübergreifenden Berufsausübungsgemeinschaften, Medizinischen Versorgungszentren und Praxen mit angestellten Ärzten keine Anwendung, sofern diese Leistungen von Vertragsärzten des fachärztlichen Versorgungsbereiches erbracht werden.

Bei Praxen mit weniger als 400 Behandlungsfällen je Arzt gemäß Nr. 10 der Präambel 3.1, in denen ein Arzt gemäß Nr. 1 der Präambel 3.1 vertragsärztliche Leistungen durchführt und berechnet (Behandlungsfälle der Praxis gemäß Nr. 10 der Präambel 3.1, in denen ein Arzt gemäß Nr. 1 der Präambel 3.1 vertragsärztliche Leistungen durchführt und berechnet, dividiert durch Anzahl der Ärzte gemäß Nr. 1 der Präambel 3.1) ist ein Abschlag in Höhe von 14 Punkten auf die Gebührenordnungsposition 03040 vorzunehmen.

Bei Praxen mit mehr als 1200 Behandlungsfällen je Arzt gemäß Nr. 10 der Präambel 3.1, in denen ein Arzt gemäß Nr. 1 der Präambel 3.1 vertragsärztliche Leistungen durchführt und berechnet, ist ein Aufschlag in Höhe von 14 Punkten auf die Gebührenordnungsposition 03040 vorzunehmen. Für die Bestimmung der Anzahl der Ärzte gemäß Nr. 1 der Präambel 3.1 ist der Umfang der Tätigkeit laut Zulassungs- bzw. Genehmigungsbescheid zu berücksichtigen.

Die Gebührenordnungsposition 03040 wird durch die zuständige Kassenärztliche Vereinigung zugesetzt.

Die Gebührenordnungsposition 03040 ist im Behandlungsfall nicht neben den Gebührenordnungspositionen 35111 bis 35113, 35120, 35130, 35131, 35140 bis 35142 und 35150 und nicht neben den Gebührenordnungspositionen der Abschnitte 30.5, 30.7, 30.9 und 35.2 berechnungsfähig. Diese Ausschlüsse finden in versorgungsbereichsübergreifenden Berufsausübungsgemeinschaften, Medizinischen Versorgungszentren und Praxen mit angestellten Ärzten keine Anwendung, sofern diese Leistungen von Vertragsärzten des fachärztlichen Versorgungsbereiches erbracht werden.

Abrechnungsausschluss in derselben Sitzung 34270, 34271, 34273, 34275

Aufwand in Min. **Kalkulationszeit:** KA **Prüfzeit:** ./. **Eignung d. Prüfzeit:** Keine Eignung

03060 **Zuschlag zu der Gebührenordnungsposition 03040** **22** **2,3**

Obligater Leistungsinhalt

- Unterstützung der hausärztlichen Versorgung durch qualifizierte nichtärztliche Praxisassistenten gemäß Anlage 8 und/oder Anlage 24 zum Bundesmantelvertrag-Ärzte (BMV-Ä),

Fakultativer Leistungsinhalt
- Unterstützung bei der Betreuung von Patienten,
- Unterstützung bei der Koordination diagnostischer, therapeutischer und pflegerischer Maßnahmen, insbesondere auch mit anderen behandelnden Ärzten, nichtärztlichen Hilfen und flankierenden Diensten,
- Information und Beratung von Patienten, Angehörigen und Bezugspersonen,

Abrechnungsbestimmung je Behandlungsfall gemäß Präambel 3.1 Nr. 10

Anmerkung Der Höchstwert für die Gebührenordnungsposition 03060 beträgt je Praxis 12.851 Punkte im Quartal.
Sofern Fälle der tatsächlichen Inanspruchnahmen einer Arztpraxis gemäß Präambel 3.1 Nr. 11 mit in die Fallzählung einfließen, reduziert sich der Höchstwert um jeweils 22 Punkte je Fall gemäß Präambel 3.1 Nr. 11, jedoch auf nicht weniger als 0 Punkte.
Die Gebührenordnungsposition 03060 wird entsprechend der Erklärung der Praxis durch die zuständige Kassenärztliche Vereinigung bis zum Höchstwert zugesetzt.

EBM-Leistungen für nichtärztliche Praxisassistenten ab 2015
(http://www.kbv.de/html/12491.php)

Die KBV informiert sehr ausgedehnt
... „Praxisassistenten sollen vor allem in Hausarztpraxen zum Einsatz kommen, die viele Patienten betreuen. Hausärzte, die die neuen Leistungen abrechnen wollen, müssen deshalb bestimmte Voraussetzungen erfüllen. Sie erhalten eine Genehmigung ihrer KV, wenn sie:
- gegenüber der KV erklären, dass sie einen nichtärztlichen Praxisassistenten mit der geforderten Qualifikation (gemäß Anlage 8 Bundesmantelvertrag-Ärzte / „Delegations-Vereinbarung") für mindestens 20 Wochenstunden in der Praxis beschäftigen und
- eine der folgenden Bedingungen erfüllen:
  - in den letzten vier Quartalen durchschnittlich mindestens 860 Fälle je Hausarzt (mit vollen Zulassung) und Quartal (bei mehreren Hausärzten in der Praxis erhöht sich die Fallzahl um 640 Fälle je weiterem Hausarzt mit vollem Tätigkeitsumfang: d.h. bei einem Arztsitz 860, bei zwei Sitzen 1.500, bei 2,5 Sitzen 1.820 Fälle, bei drei Sitzen 2.140 usw.)
  - in den letzten vier Quartalen im Schnitt mindestens 160 Fälle je Hausarzt bei Patienten, die älter als 75 Jahre sind (bei mehreren Hausärzten in der Praxis erhöht sich die Fallzahl um 120 Fälle je weiterem Hausarzt (mit vollem Tätigkeitsumfang): d.h. bei einem Sitz 160, bei zwei Sitzen 280, bei 2,5 Sitzen 340 Fälle, bei drei Sitzen 400 Fälle usw.)

Hinweise zur Fallzählung
Sofern ein Hausarzt nicht in Vollzeit tätig ist, wird die Fallzahl anteilig ermittelt. Nicht berücksichtigt werden Fälle im organisierten Bereitschaftsdienst, Überweisungsfälle ohne Patienten-Kontakt und stationäre (belegärztliche) Fälle. Behandlungsfälle aus Selektivverträgen (HzV-Verträge nach Paragraf 73b SGB V) und/oder aus Verträgen zur knappschaftsärztlichen Versorgung werden ebenfalls mitgezählt. Hierbei sind die Regelungen in der neuen Nr. 11 der Präambel 3.1 des EBM (gültig seit 1. Januar 2015) zu berücksichtigen.
Die Genehmigung gilt zunächst für zwei Jahre, danach wird jährlich geschaut, ob die Kriterien weiterhin erfüllt sind.

Sonderregelung für Neupraxen und Praxisübernahme
Die Sonderregelung gilt für alle neu und kürzer als 18 Monate zugelassenen Hausärzte, die eine Praxis eröffnen oder eine bestehende Praxis übernehmen.
Die Regelung sieht vor, dass bei diesen Hausärzten die Vorgaben zu den Mindestfallzahlen in den auf die Zulassung folgenden sechs Quartalen nicht angewendet werden. Bei der Berechnung der Anzahl der Ärzte der Praxis zur Bestimmung der Mindestfallzahlen werden diese Ärzte mit einem Tätigkeitsumfang von 0 berücksichtigt – anstatt mit dem Tätigkeitsumfang, der im individuellen Zulassungs- beziehungsweise Genehmigungsbescheid steht.

Vergütung und Abrechnung
Hausärzte erhalten für einen nichtärztlichen Praxisassistenten einen Zuschlag von bis zu 1.320 Euro pro Praxis im Quartal. Außerdem werden die Hausbesuche des Assistenten vergütet. Das sind die neuen Leistungen:

Leistung	GOP	Vergütung
Zuschlag zur GOP 03040 (hausärztliche Strukturpauschale)	03060	22 Punkte (ca. 2,25 Euro)
Hausbesuch des Assistenten einschließlich Wegekosten	03062	166 Punkte (ca. 17,05 Euro)
Mitbesuch des Assistenten einschließlich Wegekosten	03063	122 Punkte (ca. 12,50 Euro)

Erläuterungen zu den neuen Leistungen:

- Jeder Haus- und Mitbesuch wird zu einem festen Preis extrabudgetär vergütet. Es gibt keine Mengenbegrenzung.
- Mit dem Zuschlag (GOP 03060) sollen vor allem Ausgaben für Weiterbildung, höhere Personalkosten und zusätzliche Praxisausstattung wie Mobiltelefon für Hausbesuche finanziert werden.
- Der Zuschlag (GOP 03060) wird je Behandlungsfall gezahlt, maximal für 600 Fälle (bis zu einem Höchstwert von 12.851 Punkten) im Quartal, aber:
  - Fälle im organisierten Bereitschaftsdienst, Überweisungsfälle ohne Patienten-Kontakt und stationäre (belegärztliche) Fälle erhalten keinen Zuschlag.
  - Die Anzahl der Zuschläge verringert sich um die Zahl der Behandlungsfälle aus Selektivverträgen ohne Beteiligung der KV (HzV-Verträge nach Paragraf 73b SGB V) und/ oder aus Verträgen zur knappschaftsärztlichen Versorgung. Beispiel: Eine Praxis mit 200 Selektivvertragsfällen erhält statt für 600 Fälle nur für 400 Fälle einen Zuschlag. Der Grund ist, dass in diesen Verträgen häufig bereits eine Vergütung des Praxisassistenten vorgesehen ist.
- Neben den GOPen 03062 und 03063 können auch Leistungen des Abschnitts 32.2 sowie die GOP 31600 abgerechnet werden.
- Die neuen GOPen 03062 und 03063 ersetzten die alten Kostenpauschalen 40870 und 40872, die bisher nur für Hausbesuche von nicht-ärztlichen Praxisassistenten in unterversorgten Regionen abgerechnet werden konnten.

Übergangsregelung: Vergütung ab Beginn der Ausbildung

Da in vielen Hausarztpraxen Mitarbeiter für diese neuen Aufgaben erst noch ausgebildet werden müssen, haben KBV und Krankenkassen die bisherige Übergangsregelung im Bundesmantelvertrag-Ärzte (BMV-Ä) angepasst. Die neuen GOPen sind demnach bereits ab Beginn der Ausbildung des Mitarbeiters zum nichtärztlichen Praxisassistenten berechnungsfähig, sofern zu erwarten ist, dass die Ausbildung bis zum 30. Juni 2016 abgeschlossen ist beziehungsweise bis dahin eventuell noch fehlende Module absolviert sein werden.

Finanzierung: 118 Millionen Euro

Die Krankenkassen stellen für den Einsatz nichtärztlicher Praxisassistenten im nächsten Jahr rund 118 Millionen Euro zusätzlich bereit. .. Sollten die jährlichen Ausgaben von den 118 Millionen abweichen, wird der Bewertungsausschuss eine Anpassung der Vergütung, insbesondere der GOP 03060 beschließen…“

Weitere Information auf der KBV Seite sind

- Fragen und Antworten zum nichtärztlichen Praxisassistenten
- Praxisassistenten können bei Hausbesuchen Langzeit-EKG abnehmen (Stand: 02.07.2015)

- **Dokumente zum Herunterladen**
- Praxisinfo: EBM-Leistungen für nichtärztliche Praxisassistenten ab 2015 (Stand: 20.11.2014, PDF, 129 KB)
- Beschluss des Bewertungsausschusses und Gründe - 339. Sitzung - Änderung des EBM - NÄPA (Teil A) (Stand: 21.11.2014, PDF, 132 KB)

Aufwand in Min. **Kalkulationszeit:** KA **Prüfzeit:** ./. **Eignung d. Prüfzeit:** Keine Eignung

03062 Gebührenordnungsposition einschl. Wegekosten – entfernungsunabhängig – für gemäß § 87 Abs. 2b Satz 5 SGB V ärztlich angeordnete Hilfeleistungen anderer Personen nach § 28 Abs. 1 Satz 2 SGB V, die in der Häuslichkeit der Patienten in Abwesenheit des Arztes erbracht werden, wenn die Voraussetzungen des § 3 der Anlage 8 zum Bundesmantelvertrag-Ärzte (BMV-Ä) vorliegen. **166** **17,32**

Obligater Leistungsinhalt
- Persönlicher nicht-ärztlicher Praxisassistent-Patienten-Kontakt,
- Aufsuchen des Patienten zum Zweck der Versorgung in der Häuslichkeit,
- Dokumentation gemäß Nr. 5 der Präambel des Abschnitts 3.2.1.2,

Fakultativer Leistungsinhalt
- Leistungen gemäß § 5 Abs. 1 der Anlage 8 zum BMV-Ä,
- In Anhang 1 Spalte VP aufgeführte Leistungen,

Abrechnungsbestimmung je Sitzung

Anmerkung Die Gebührenordnungsposition 03062 ist auch für den ersten Besuch des nicht-ärztlichen Praxisassistenten im Rahmen der postoperativen Versorgung nach der Gebührenordnungsposition 31600 berechnungsfähig.
Der mit dem gesonderten Aufsuchen beauftragte nicht-ärztliche Praxisassistent darf nur Leistungen erbringen, die vom Arzt im Einzelfall angeordnet worden sind.
Die Gebührenordnungsposition 03062 ist in begründetem Einzelfall neben Besuchen nach den Gebührenordnungspositionen 01410 bis 01413 und 01418 berechnungsfähig.

Abrechnungsausschluss
in derselben Sitzung 03063
am Behandlungstag 40240, 40260

Aufwand in Min. **Kalkulationszeit:** KA **Prüfzeit:** ./. **Eignung d. Prüfzeit:** Keine Eignung

03063 **Gebührenordnungsposition einschl. Wegekosten – entfernungsunabhängig – für gemäß § 87 Abs. 2b Satz 5 SGB V ärztlich angeordnete Hilfeleistungen anderer Personen nach § 28 Abs. 1 Satz 2 SGB V, die in der Häuslichkeit der Patienten in Abwesenheit des Arztes erbracht werden, für einen weiteren Patienten in derselben häuslichen Gemeinschaft, für einen Patienten in Alten- oder Pflegeheimen und/ oder für Patienten im Rahmen der weiteren postoperativen Behandlung gemäß der Gebührenordnungsposition 31600 bei Vorliegen der Voraussetzungen des § 3 der Anlage 8 zum Bundesmantelvertrag-Ärzte (BMV-Ä)** **122** **12,73**

Obligater Leistungsinhalt
- Persönlicher nicht-ärztlicher Praxisassistent-Patienten-Kontakt,
- Aufsuchen eines weiteren Patienten in derselben sozialen Gemeinschaft (z.B. Familie) zum Zweck der Versorgung in der Häuslichkeit

und/oder
- Aufsuchen eines Patienten zum Zweck der Versorgung in Alten- oder Pflegeheimen

und/oder
- Aufsuchen eines Patienten zum Zweck der Versorgung in anderen beschützenden Einrichtungen

und/oder
- Aufsuchen eines Patienten zum Zweck der weiteren postoperativen Versorgung im Rahmen der Gebührenordnungsposition 31600,
- Dokumentation gemäß Nr. 5 der Präambel des Abschnitt 3.2.1.2,

Fakultativer Leistungsinhalt
- Leistungen gemäß § 5 Abs. 1 der Anlage 8 zum BMV-Ä,
- In Anhang 1 Spalte VP aufgeführte Leistungen,

Abrechnungsbestimmung je Sitzung

Anmerkung Der mit dem gesonderten Aufsuchen beauftragte nicht-ärztliche Praxisassistent darf nur Leistungen erbringen, die vom Arzt im Einzelfall angeordnet worden sind.
Die Gebührenordnungsposition 03063 ist in begründetem Einzelfall neben Besuchen nach den Gebührenordnungspositionen 01410 bis 01413, 01415 und 01418 berechnungsfähig.

Abrechnungsausschluss
am Behandlungstag 40240, 40260
in derselben Sitzung 03062

Aufwand in Min. **Kalkulationszeit:** KA **Prüfzeit:** ./. **Eignung d. Prüfzeit:** Keine Eignung

3.2.2 Chronikerpauschale, Gesprächsleistung

Die Gebührenordnungspositionen 03220 und 03221 sind nur bei Patienten berechnungsfähig, die folgende Kriterien erfüllen:

- Vorliegen mindestens einer lang andauernden, lebensverändernden Erkrankung,
- Notwendigkeit einer kontinuierlichen ärztlichen Behandlung und Betreuung.

Eine kontinuierliche ärztliche Behandlung liegt vor, wenn im Zeitraum der letzten vier Quartale wegen derselben gesicherten chronischen Erkrankung(en) jeweils mindestens ein Arzt-Patienten-Kontakt gemäß 4.3.1 der Allgemeinen Bestimmungen pro Quartal in mindestens drei Quartalen in derselben Praxis stattgefunden hat. Hierbei müssen in mindestens zwei Quartalen persönliche Arzt-Patienten-Kontakte stattgefunden haben. Die Gebührenordnungspositionen 03220 und 03221 können bei Neugeborenen und Säuglingen auch ohne die Voraussetzung der kontinuierlichen ärztlichen Behandlung berechnet werden. Eine kontinuierliche ärztliche Behandlung liegt auch vor, wenn der Patient mit mindestens einer lebensverändernden chronischen Erkrankung seinen ihn betreuenden Hausarzt gewechselt hat. In diesem Fall muss der die hausärztliche Betreuung übernehmende Hausarzt die bei einem anderen Hausarzt stattgefundenen Arzt-Patienten-Kontakte dokumentieren. Die Dokumentation ist mit der Abrechnung mittels einer kodierten Zusatznummer nachzuweisen.

Kommentar:

Der sog. „Chroniker-Komplex" wurde dahin geändert, dass der Zuschlag für die Behandlung und Betreuung eines Patienten mit chronischer Erkrankung entsprechend des Aufwandes vergütet wird.

Erläuterungen zur Berechnung der Chronikerpauschale – Info der KBV 224/2014

Da es wiederholt Nachfragen gab, wie die Formulierung „im Zeitraum der letzten vier Quartale" für die Beurteilung der Chronikerpauschale zu interpretieren ist, informierten GKV-Spitzenverband und KBV in einer Kurzinformation:

Das laufende Quartal und die drei vorherigen Quartale

Geregelt wird die Berechnung der Chronikerpauschale in den Bestimmungen zum Abschnitt 3.2.2 beziehungsweise 4.2.2 des Einheitlichen Bewertungsmaßstabes (EBM). Demnach liegt eine kontinuierliche ärztliche Behandlung vor, wenn „im Zeitraum der letzten vier Quartale wegen derselben gesicherten chronischen Erkrankung(en) jeweils mindestens ein Arzt-Patienten-Kontakt pro Quartal in mindestens drei Quartalen in derselben Praxis stattgefunden hat." Der angegebene Zeitraum schließt das aktuelle Quartal mit ein. Zu den vier Quartalen zählen also das laufende Quartal und die drei vorherigen Quartale.

Ein Beispiel dazu:

Der Patient kommt im Dezember 2014 in die Praxis. Der Arzt kann die Chronikerpauschale abrechnen, da – wie nachfolgend dargestellt – in den letzten vier Quartalen in mindestens drei Quartalen ein Arzt-Patienten-Kontakt stattgefunden hat:

1. Quartal 2014: Persönlicher Arzt-Patienten-Kontakt
2. Quartal 2014: Kein Kontakt
3 Quartal 2014: Mittelbarer Arzt-Patienten-Kontakt (telefonisch oder Ausstellung eines Wiederholungsrezeptes)
4. u. laufendes Quartal 2014 (Prüfquartal): Persönlicher Arzt-Patienten-Kontakt zu Beginn des Quartals. Abrechnung der Gebührenordnungsposition (GOP) 03220 möglich.

Siehe: Chroniker-Richtlinie

Stand: 20. August 2008 des Gemeinsamen Bundesausschusses zur Umsetzung der Regelungen in § 62 für schwerwiegend chronisch Erkrankte („Chroniker-Richtlinie") – zuletzt geändert am 19. Juni 2008 veröffentlicht im Bundesanzeiger – in Kraft getreten am 20. August 2008 https://www.g-ba.de/downloads/62-492-278/Chr-RL_2008-06-19.pdf (Ausschnitte)

§ 1 Allgemeines

(1) Diese Richtlinie bestimmt das Nähere zur Definition von schwerwiegenden chronischen Krankheiten und Ausnahmen gemäß § 62 Abs. 1 Sätze 5 und 10 i. V. m. § 92 Abs. 1 Satz 1 SGB V.

(2) Die Feststellung, dass Versicherte an einer schwerwiegenden chronischen Krankheit i. S. d. Richtlinie leiden, wird durch die Krankenkasse getroffen.

§ 2 Schwerwiegende chronische Krankheit

(1) Eine Krankheit i. S. d. § 62 Abs. 1 Satz 2 SGB V ist ein regelwidriger körperlicher oder geistiger Zustand, der Behandlungsbedürftigkeit zur Folge hat. Gleiches gilt für die Erkrankung nach § 62 Abs. 1 Satz 4 SGB V.

(2) Eine Krankheit ist schwerwiegend chronisch, wenn sie wenigstens ein Jahr lang, mindestens einmal pro Quartal ärztlich behandelt wurde (Dauerbehandlung) und eines der folgenden Merkmale vorhanden ist:

a) Es liegt eine Pflegebedürftigkeit der Pflegestufe 2 oder 3 nach dem zweiten Kapitel SGB XI vor.

b) Es liegt ein Grad der Behinderung (GdB) von mindestens 60 oder eine Minderung der Erwerbsfähigkeit (MdE) von mindestens 60% vor, wobei der GdB oder die MdE nach den Maßstäben des § 30 Abs. 1 BVG oder des § 56 Abs. 2 SGB VII festgestellt und zumindest auch durch die Krankheit nach Satz 1 begründet sein muss.

c) Es ist eine kontinuierliche medizinische Versorgung (ärztliche oder psycho-therapeutische Behandlung, Arzneimitteltherapie, Behandlungspflege, Versorgung mit Heil- und Hilfsmitteln) erforderlich, ohne die nach ärztlicher Einschätzung eine lebensbedrohliche Verschlimmerung, eine Verminderung der Lebenserwartung oder eine dauerhafte Beeinträchtigung der Lebensqualität durch die aufgrund der Krankheit nach Satz 1 verursachte Gesundheitsstörung zu erwarten ist

03220 Zuschlag zu der Versichertenpauschale nach der Gebührenordnungsposition 03000 für die Behandlung und Betreuung eines Patienten mit mindestens einer lebensverändernden chronischen Erkrankung

130
13,57

Obligater Leistungsinhalt

- Persönlicher Arzt-Patienten-Kontakt,

Fakultativer Leistungsinhalt

- Fortlaufende Beratung hinsichtlich Verlauf und Behandlung der chronischen Erkrankung(en),
- Leitliniengestützte Behandlung der chronischen Erkrankung(en),
- Anleitung zum Umgang mit der/den chronischen Erkrankung(en),
- Koordination ärztlicher und/oder pflegerischer Maßnahmen im Zusammenhang mit der Behandlung der chronischen Erkrankung(en),
- Erstellung und ggf. Aktualisierung eines Medikationsplans und ggf. Anpassung der Selbstmedikation und der Arzneimittelhandhabung,
- Überprüfung und fortlaufende Kontrolle der Arzneimitteltherapie mit dem Ziel des wirtschaftlichen und versorgungsgerechten Umgangs mit Arzneimitteln,

Abrechnungsbestimmung einmal im Behandlungsfall

Anmerkung Die Berechnung der Gebührenordnungsposition 03220 setzt die Angabe der gesicherten Diagnose(n) der chronischen Erkrankung(en) gemäß ICD-10-GM voraus.
Die Gebührenordnungsposition 03220 ist im Behandlungsfall nicht neben den Gebührenordnungspositionen der „Onkologie-Vereinbarung“ (Anlage 7 des Bundesmantelvertrags-Ärzte (BMV-Ä)) berechnungsfähig. Diese Ausschlüsse finden in versorgungsbereichsübergreifenden Berufsausübungsgemeinschaften, Medizinischen Versorgungszentren und Praxen mit angestellten Ärzten keine Anwendung, sofern diese Leistungen von Vertragsärzten des fachärztlichen Versorgungsbereiches erbracht werden.
Die Gebührenordnungsposition 03220 ist im Behandlungsfall nicht neben Leistungen gemäß § 6 (Abgrenzungen der fachärztlichen Versorgung) Anlage 5 des Bundesmantelvertrags-Ärzte (BMV-Ä) berechnungsfähig. Diese Ausschlüsse finden in versorgungsbereichsübergreifenden Berufsausübungsgemeinschaften, Medizinischen Versorgungszentren und Praxen mit angestellten Ärzten keine Anwendung, sofern diese Leistungen von Vertragsärzten des fachärztlichen Versorgungsbereiches erbracht werden.
Die Gebührenordnungsposition 03220 ist im Behandlungsfall nicht neben den Gebührenordnungspositionen 35111 bis 35113, 35120, 35130, 35131, 35140 bis 35142 und 35150 und nicht neben den Gebührenordnungspositionen der Abschnitte 30.5, 30.7, 30.9 und 35.2 berechnungsfähig. Diese Ausschlüsse finden in versorgungsbereichsübergreifenden Berufsausübungsgemeinschaften, Medizinischen Versorgungszentren und Praxen mit angestellten Ärzten keine Anwendung, sofern diese Leistungen von Vertragsärzten des fachärztlichen Versorgungsbereiches erbracht werden.Abrechnungsausschluss in derselben Sitzung 03370, 03371, 03372, 03373

Aufwand in Min. **Kalkulationszeit:** KA **Prüfzeit:** 15 **Eignung d. Prüfzeit:** Nur Quartalsprofil

GOÄ entsprechend oder ähnlich: Eine vergleichbare Leistung ist in der GOÄ nicht aufgeführt, ggf. Nr. 15* .

Kommentar: Chronikerzuschlag zur Versichertenpauschale GOP 03220/03221/04220/04221
Voraussetzung: Patient war innerhalb der letzten vier Quartale in Behandlung
- in mindestens drei Quartalen in derselben hausärztlichen Praxis oder in einer Vorgängerpraxis
- wegen derselben chronischen Erkrankung(en) mit gesicherter Diagnose(n)
- in mindestens zwei Quartalen hat ein persönlicher Arzt-Patienten-Kontakt stattgefunden
- Chronikerzuschlag 1 (GOP 03220/04220): bei einem persönlichen Arzt-Patienten-Kontakt im Quartal
- Chronikerzuschlag 2 (GOP 03221/04221): bei mindestens zwei persönl. Arzt Patienten-Kontakten im Quartal
- Nicht, wenn „hausarztuntypische“ Leistungen abgerechnet werden (siehe GOP 03040/04040)

Zu beachten
- Die Leistung muss entgegen anders lautenden Aussagen in den betreffenden Fällen von der Praxis angesetzt werden
- **Bei Hausarztwechsel muss die GOP 03220/03221 bzw. 04220/04221 mit „H“ gekennzeichnet werden. Das „H“ muss für insgesamt 4 Quartale gesetzt werden.**
- Auch für diabetologische Schwerpunktpraxen (DSP) und HIV-Schwerpunktpraxen, wenn sie bei Überweisung durch einen Hausarzt die GOP 03010/04010 (DSP) abrechnen
- (Quelle: https://www.kvno.de/downloads/honorar/EBM-Booklet.pdf)

03221 Zuschlag zu der Versichertenpauschale nach der Gebührenordnungsposition 03220 für die intensive Behandlung und Betreuung eines Patienten mit mindestens einer lebensverändernden chronischen Erkrankung — 40 / 4,17

Obligater Leistungsinhalt
- Mindestens zwei persönliche Arzt-Patienten-Kontakte,
- Überprüfung und/oder Anpassung und/oder Einleitung von Maßnahmen der leitliniengestützten Behandlung der chronischen Erkrankung(en),

Fakultativer Leistungsinhalt
- Fortlaufende Beratung hinsichtlich Verlauf und Behandlung der chronischen Erkrankung(en),
- Anleitung zum Umgang mit der/den chronischen Erkrankung(en),
- Koordination ärztlicher und/oder pflegerischer Maßnahmen im Zusammenhang mit der Behandlung der chronischen Erkrankung(en),
- Erstellung und ggf. Aktualisierung eines Medikationsplans und ggf. Anpassung der Selbstmedikation und der Arzneimittelhandhabung,
- Überprüfung und fortlaufende Kontrolle der Arzneimitteltherapie mit dem Ziel des wirtschaftlichen und versorgungsgerechten Umgangs mit Arzneimitteln,

Abrechnungsbestimmung einmal im Behandlungsfall

Aufwand in Min. **Kalkulationszeit:** KA **Prüfzeit:** 4 **Eignung d. Prüfzeit:** Nur Quartalsprofil

03230 Problemorientiertes ärztliches Gespräch, das aufgrund von Art und Schwere der Erkrankung erforderlich ist — 90 / 9,39

Obligater Leistungsinhalt
- Gespräch von mindestens 10 Minuten Dauer,
- mit einem Patienten

und/oder
- einer Bezugsperson,

Fakultativer Leistungsinhalt
- Beratung und Erörterung zu den therapeutischen, familiären, sozialen oder beruflichen Auswirkungen und deren Bewältigung im Zusammenhang mit der/den Erkrankung(en), die aufgrund von Art und Schwere das Gespräch erforderlich macht (machen),

Abrechnungsbestimmung je vollendete 10 Minuten

Anmerkung Die Gebührenordnungsposition 03230 ist im Notfall und im organisierten Not(-fall)dienst nicht berechnungsfähig.
Bei der Nebeneinanderberechnung diagnostischer bzw. therapeutischer Gebührenordnungspositionen und der Gebührenordnungsposition 03230 ist eine mindestens 10

Minuten längere Arzt-Patienten-Kontaktzeit als in den entsprechenden Gebührenordnungspositionen angegeben Voraussetzung für die Berechnung der Gebührenordnungsposition 03230.

Abrechnungsausschluss
im Behandlungsfall 30700
in derselben Sitzung 03370, 03372, 03373, 35100, 35110

Aufwand in Min. **Kalkulationszeit:** KA **Prüfzeit:** 10 **Eignung d. Prüfzeit:** Tages- und Quartalsprofil

GOÄ entsprechend oder ähnlich: 3

3.2.3 Besondere Leistungen

03241* **Computergestützte Auswertung eines kontinuierlich aufgezeichneten Langzeit-EKG von mindestens 18 Stunden Dauer** **92** **9,6**

Anmerkung Die Berechnung der Gebührenordnungsposition 03241 setzt eine Genehmigung der Kassenärztlichen Vereinigung nach der Vereinbarung zur Durchführung von Langzeitelektrokardiographischen Untersuchungen gemäß § 135 Abs. 2 SGB V voraus.

Abrechnungsausschluss
in derselben Sitzung 13253, 27323
im Behandlungsfall 13250, 13545, 13550

Aufwand in Min. **Kalkulationszeit:** 10 **Prüfzeit:** 10 **Eignung d. Prüfzeit:** Tages- und Quartalsprofil

GOÄ entsprechend oder ähnlich: Nr. 659* (in GOÄ allerdings Untersuchung + Auswertung)

Kommentar: Wer die Genehmigung zur Auswertung von Langzeit-EKGs hat, kann die beiden Nrn. für das EKG-Aufzeichnen nach Nr. 03322 und die Auswertung nach Nr. 03241abrechnen. In einer Apparategemeinschaft zur Auswertung von Langzeit-EKGs können keine Versandkosten abgerechnet werden.

03242 **Testverfahren bei Demenzverdacht** **19** **1,98**

Obligater Leistungsinhalt

- Beurteilung von Hirnleistungsstörungen mittels standardisierter Testverfahren bei Patienten mit Demenzverdacht (z.B. SKT, MMST, TFDD), je Test,

Abrechnungsbestimmung bis zu dreimal im Behandlungsfall

Abrechnungsausschluss im Behandlungsfall 03360

Aufwand in Min. **Kalkulationszeit:** KA **Prüfzeit:** ./. **Eignung d. Prüfzeit:** Keine Eignung

GOÄ entsprechend oder ähnlich: Eine vergleichbare Leistung ist in der GOÄ nicht aufgeführt.

Kommentar: Zur Abrechnung ist es nicht erforderlich, dass die Leistung nach Nr. 03242 d.h. alle 3 vom Arzt ausgewählten Tests an einem Tag erbracht werden. Die angeführten Tests sind beispielhaft genannt; es können auch entsprechende andere standardisierte Testverfahren gewählt werden.

Syndrom Kurztest (SKT)

Ausführlicher Test zum Demenz-Screening. Es wird mit bunten Bildern und Spielsteinen gearbeitet wird. Der Test dauert ca.15 Minuten und kann auch von geschultem Praxispersonal abgenommen werden. Um bei einer Verlaufskontrolle Lerneffekte auszuschließen, gibt es den SKT in neun Parallelformen.

Mini-Mental-Status-Test (MMST)

Häufiger Test, der aber für die Frühdiagnostik von Demenz-Erkrankungen nicht sehr geeignet ist. Ab einer mittelschweren Demenz leistet der MMST aussagekräftige Ergebnisse. Test im Internet:

Test zur Früherkennung von Demenzen mit Depressionsabgrenzung (TFDD)

Leicht durchführ- und auswertbarer Test für die Praxis

*** Alle Test finden Sie über gängige Suchmaschinen im Internet, meist als PDF-Datei zum Download.**

Bezug von verschiedenen Testbögen kostenpflichtig über den Hogrefe-Verlag: http://www.testzentrale.de

03321* **Belastungs-Elektrokardiographie (Belastungs-EKG)** **200** **20,87**

Obligater Leistungsinhalt

- Untersuchung in Ruhe und nach Belastung mit mindestens 12 Ableitungen sowie während physikalisch definierter und reproduzierbarer Belastung mit mindestens 3 Ableitungen und fortlaufender Kontrolle des Kurvenverlaufes,
- Wiederholte Blutdruckmessung

Abrechnungsausschluss
in derselben Sitzung 13251, 17330, 17332
im Behandlungsfall 13250, 13545, 13550, 27321

Aufwand in Min. **Kalkulationszeit:** 11 **Prüfzeit:** 10 **Eignung d. Prüfzeit:** Tages- und Quartalsprofil

GOÄ entsprechend oder ähnlich: Nr. 652

Kommentar: Eine kontinuierliche Überwachung des EKG-Kurvenverlaufes ist am Monitor erforderlich. Ein kontinuierliches Schreiben eines Papierstreifens allerdings nicht. Diese Leistung darf nur in Anwesenheit des Arztes in der Praxis durchgeführt werden.

03322* **Aufzeichnung eines Langzeit-EKG von mindestens 18 Stunden Dauer** **67** **6,99**

Anmerkung Die Berechnung der Gebührenordnungsposition 03322 setzt eine Genehmigung der Kassenärztlichen Vereinigung nach der Vereinbarung zur Durchführung von Langzeitelektrokardiographischen Untersuchungen gemäß § 135 Abs. 2 SGB V voraus.

Abrechnungsausschluss
im Behandlungsfall 13250, 13545, 13550
in derselben Sitzung 13252, 27322

Aufwand in Min. **Kalkulationszeit:** 2 **Prüfzeit:** 2 **Eignung d. Prüfzeit:** Tages- und Quartalsprofil

GOÄ entsprechend oder ähnlich: Nr. 659* (in GOÄ mit Auswertung)

Kommentar: Eine ebenfalls durchgeführte Langzeit-Blutdruckmessung, bei der allerdings der Zeitraum zwei Stunden länger sein muss, ist zusätzlich nach Nr. 03324 abrechenbar.

03324* **Langzeit-Blutdruckmessung** **78** **8,14**

Obligater Leistungsinhalt

- Automatisierte Aufzeichung von mindestens 20 Stunden Dauer,
- Computergestützte Auswertung,
- Aufzeichnung der Blutdruckwerte mindestens alle 15 Minuten während der Wach- und mindestens alle 30 Minuten während der Schlafphase mit gleichzeitiger Registrierung der Herzfrequenz,
- Auswertung und Beurteilung des Befundes

Abrechnungsausschluss
im Behandlungsfall 13250, 13545, 13550
in derselben Sitzung 13254, 27324

Aufwand in Min. **Kalkulationszeit:** 5 **Prüfzeit:** 5 **Eignung d. Prüfzeit:** Tages- und Quartalsprofil

GOÄ entsprechend oder ähnlich: Nr. 654*

Kommentar: Ein ebenfalls durchgeführtes Langzeit-EKG, bei dem allerdings der Zeitraum nur 18 Stunden betragen muß, ist zusätzlich nach Nr. 03322 – und ggf. bei Auswertung auch noch mit Nr. 03241 – abrechenbar.

03330* **Spirographische Untersuchung** **60** **6,26**

Obligater Leistungsinhalt

- Darstellung der Flussvolumenkurve,
- In- und exspiratorische Messungen,
- Graphische Registrierung

Abrechnungsausschluss
am Behandlungstag 31013
im Behandlungsfall 13250
in derselben Sitzung 13255, 27330

Aufwand in Min. **Kalkulationszeit:** 3 **Prüfzeit:** 3 **Eignung d. Prüfzeit:** Tages- und Quartalsprofil

GOÄ entsprechend oder ähnlich: Nrn. 605* + 605a*

Kommentar: Um diese Nr. abzurechnen, müssen alle obligaten Leistungsinhalte erbracht werden. In der Leistungslegende findet sich keine Begrenzung der Häufigkeit zur Anwendung diese Untersuchung, so dass ein mehrmaliger Ansatz im Quartal, wenn medizinisch erforderlich, abrechnungsfähig ist.

03331* Prokto-/Rektoskopischer Untersuchungskomplex **85** 8,87

Obligater Leistungsinhalt
- Rektale Untersuchung,
- Proktoskopie

und/oder
- Rektoskopie,
- Patientenaufklärung,
- Information zum Ablauf der vorbereitenden Maßnahmen vor dem Eingriff und zu einer möglichen Sedierung und/oder Prämedikation,
- Nachbeobachtung und -betreuung

Fakultativer Leistungsinhalt
- Prämedikation/Sedierung

Abrechnungsausschluss
im Behandlungsfall 13250
in derselben Sitzung 02300, 02301, 02302, 04516, 08333, 13257, 30600

Aufwand in Min. **Kalkulationszeit:** 5 **Prüfzeit:** 4 **Eignung d. Prüfzeit:** Tages- und Quartalsprofil

GOÄ entsprechend oder ähnlich: Leistungskomplex in der GOÄ nicht vorhanden. Abrechnung der einzelnen erbrachten GOÄ-Leistung(en).

03335 Orientierende audiometrische Untersuchung nach vorausgegangener, dokumentierter, auffälliger Hörprüfung **88** 9,18

Obligater Leistungsinhalt
- Untersuchung(en) ein und/oder beidseitig,
- Binaurikulare Untersuchung,
- Bestimmung(en) der Hörschwelle in Luftleitung mit mindestens 8 Prüffrequenzen

Fakultativer Leistungsinhalt
- Otoskopie,
- Kontinuierliche Frequenzänderung

Anmerkung Die Gebührenordnungsposition 03335 ist nur berechnungsfähig bei Verwendung eines von der PTB bzw. eines entsprechend der EU-Richtlinie 93/42/EWG zugelassenen Audiometers mit mindestens einmal jährlich durchgeführter messtechnischer Kontrolle gemäß § 11 der Verordnung über das Errichten, Betreiben und Anwenden von Medizinprodukten (MPBetreibV) durch einen zugelassenen Wartungsdienst entsprechend der MPBetreib V. Der Vertragsarzt hat der zuständigen Kassenärztlichen Vereinigung die Bestätigung über die Durchführung der Wartung mit der nach dem Wartungsdienst erfolgenden Quartalsabrechnung beizulegen.
Entgegen Nr. I-4.3.2 der Allgemeinen Bestimmungen kann die Gebührenordnungsposition 03335 auch dann berechnet werden, wenn durch die Arztpraxis die kontinuierliche Frequenzänderung nicht vorgehalten wird.

Abrechnungsausschluss in derselben Sitzung 01711, 01712, 01713, 01714, 01715, 01716, 01717, 01718, 01719, 01723, 03351, 03352

Aufwand in Min. **Kalkulationszeit:** 5 **Prüfzeit:** 4 **Eignung d. Prüfzeit:** Tages- und Quartalsprofil

GOÄ entsprechend oder ähnlich: Nr. 1401*

Kommentar: Erläuterung: PTB = Physikalisch-technische Bundesanstalt

EBM-Nr. | EBM-Punkte / Euro

03350 **Orientierende entwicklungsneurologische Untersuchung eines Neugeborenen, Säuglings, Kleinkindes oder Kindes** **95** **9,91**

Obligater Leistungsinhalt
- Beurteilung der altersgemäßen Haltungs- und Bewegungskontrolle,
- Beurteilung des Muskeltonus, der Eigen- und Fremdreflexe sowie der Hirnnerven

Anmerkung Vertragsärzte des Hausärztlichen Versorgungsbereiches können die Gebührenordnungsposition 03350 berechnen, wenn sie nachweisen, dass sie diese Leistungen bereits vor dem 31.12.2002 abgerechnet haben und/oder über eine mindestens einjährige pädiatrische Weiterbildung verfügen.

Abrechnungsausschluss in derselben Sitzung 01711, 01712, 01713, 01714, 01715, 01716, 01717, 01718, 01719, 01723, 03352, 35142

Aufwand in Min. **Kalkulationszeit:** 10 **Prüfzeit:** 9 **Eignung d. Prüfzeit:** Tages- und Quartalsprofil

GOÄ entsprechend oder ähnlich: Nrn. 715 bis 718

Kommentar: Die Leistung nach Nr. 03350 wird innerhalb des Regelleistungsvolumens (RVL) vergütet.

03351 **Orientierende Untersuchung der Sprachentwicklung eines Säuglings, Kleinkindes, Kindes oder Jugendlichen** **166** **17,32**

Obligater Leistungsinhalt
- Standardisiertes Verfahren,
- Prüfung aktiver und passiver Wortschatz,
- Prüfung des Sprachverständnisses,
- Prüfung der Fein- und Grobmotorik,

Fakultativer Leistungsinhalt
- Orientierende audiometrische Untersuchung entsprechend der Leistung nach der Nr. 03335,

Abrechnungsbestimmung einmal im Behandlungsfall

Anmerkung Vertragsärzte des hausärztlichen Versorgungsbereiches können die Gebührenordnungsposition 03351 berechnen, wenn sie nachweisen, dass sie diese Leistungen bereits vor dem 31.12.2002 abgerechnet haben und/oder über eine mindestens einjährige pädiatrische Weiterbildung verfügen.

Abrechnungsausschluss in derselben Sitzung 01711, 01712, 01713, 01714, 01715, 01716, 01717, 01718, 01719, 01720, 01723, 03335, 03352

Aufwand in Min. **Kalkulationszeit:** 16 **Prüfzeit:** 14 **Eignung d. Prüfzeit:** Nur Quartalsprofil

GOÄ entsprechend oder ähnlich: Nr. 715 bis 718

Kommentar: Die Leistung nach Nr. 03350 wird innerhalb des Regelleistungsvolumens (RVL) vergütet.

03352 **Zuschlag zu den Gebührenordnungspositionen 01712 bis 01720 und 01723 für die Erbringung des Inhalts der Gebührenordnungspositionen 03350 und/oder 03351 bei pathologischem Ergebnis einer Kinderfrüherkennungs- bzw. Jugendgesundheitsuntersuchung** **72** **7,51**

Abrechnungsausschluss in derselben Sitzung 03335, 03350, 03351

Aufwand in Min. **Kalkulationszeit:** 7 **Prüfzeit:** 6 **Eignung d. Prüfzeit:** Tages- und Quartalsprofil

GOÄ entsprechend oder ähnlich: Keine ähnliche Leistung in der GOÄ vorhanden.

Kommentar: Die Leistung nach 03352 wird innerhalb des Regelleistungsvolumens (RVL) vergütet.

3.2.4 Hausärztliche geriatrische Versorgung

1. Die Gebührenordnungspositionen 03360 und 03362 sind nur bei Patienten berechnungsfähig, die aufgrund ihrer Krankheitsverläufe einen geriatrischen Versorgungsbedarf aufweisen und folgende Kriterien erfüllen:
- Höheres Lebensalter (ab vollendetem 70. Lebensjahr)

und
- Geriatrietypische Morbidität (Patienten, bei denen mindestens ein nachfolgendes geriatrisches Syndrom dokumentiert ist) und/oder Vorliegen einer Pflegestufe
  - Multifaktoriell bedingte Mobilitätsstörung einschließlich Fallneigung und Altersschwindel,

- Komplexe Beeinträchtigung kognitiver, emotionaler oder verhaltensbezogener Art,
- Frailty-Syndrom (Kombinationen von unbeabsichtigtem Gewichtsverlust, körperlicher und/oder geistiger Erschöpfung, muskulärer Schwäche, verringerter Ganggeschwindigkeit und verminderter körperlicher Aktivität),
- Dysphagie,
- Inkontinenz(en),
- Therapierefraktäres chronisches Schmerzsyndrom

oder

- Vorliegen einer der folgenden Erkrankungen: F00-F02 dementielle Erkrankungen, G30 Alzheimer-Erkrankung, G20.1 Primäres Parkinson-Syndrom mit mäßiger bis schwerer Beeinträchtigung und G20.2 Primäres Parkinson-Syndrom mit schwerster Beeinträchtigung auch bei Patienten, die das 70. Lebensjahr noch nicht vollendet haben.

2. Die Berechnung der Gebührenordnungspositionen 03360 und 03362 setzt die Angabe eines ICD-Kodes gemäß der ICD-10-GM voraus, der den geriatrischen Versorgungsbedarf dokumentiert.

Kommentar:

Im Zuge der Neuregelung eines „Hausarzt-EBM“ wurde zum 1.10.2013 die hausärztliche geriatrische Betreuung neu eingeführt, für die Krankenkassen nach einem Beschluss des Bewertungsausschusses vom 22.10.2012 zusätzliche Finanzmittel zur Verfügung stellen.

03360 Hausärztlich-geriatrisches Basisassessment **122** 12,73

Obligater Leistungsinhalt

- Erhebung und/oder Monitoring organbezogener und übergreifender motorischer, emotioneller und kognitiver Funktionseinschränkungen,
- Beurteilung der Selbstversorgungsfähigkeiten mittels standardisierter, wissenschaftlich validierter Testverfahren (z.B. Barthel-Index, PGBA, IADL nach Lawton/Brody, geriatrisches Screening nach LACHS),
- Beurteilung der Mobilität und Sturzgefahr durch standardisierte Testverfahren (z.B. Timed „up & go“, Tandem-Stand, Esslinger Sturzrisikoassessment),

Fakultativer Leistungsinhalt

- Beurteilung von Hirnleistungsstörungen mittels standardisierter Testverfahren (z.B. MMST, SKT oder TFDD),
- Anleitung zur Anpassung des familiären und häuslichen Umfeldes an die ggf. vorhandene Fähigkeits- und Funktionsstörung,
- Anleitung zur Anpassung des Wohnraumes, ggf. Arbeitsplatzes,
- Abstimmung mit dem mitbehandelnden Arzt,

Abrechnungsbestimmung einmal im Behandlungsfall

Anmerkung Die Gebührenordnungsposition 03360 ist im Krankheitsfall höchstens zweimal berechnungsfähig.

Abrechnungsausschluss
in derselben Sitzung 03370, 03371, 03372, 03373
im Behandlungsfall 03242

Aufwand in Min. **Kalkulationszeit:** KA **Prüfzeit:** 8 **Eignung d. Prüfzeit:** Nur Quartalsprofil

GOÄ entsprechend oder ähnlich: Eine vergleichbare Leistung ist in der GOÄ nicht aufgeführt.

Kommentar: Zur Abrechnung der Leistungen nach EBM Nrn. 03360 und/oder 03362 ist keine besondere Qualifikation erforderlich. Die Patienten müssen allerdings einen geriatrischen Versorgungsbedarf (siehe: Allgemeine Bestimmungen im EBM-Abschnitt 3.2.4), aufweisen:

- Lebensalter ab vollendetem 70. Lebensjahr
- Geriatrietypische Morbidität und/oder Vorliegen einer Pflegestufe.
- F00-F02 dementielle Erkrankungen,
- G30 Alzheimer-Erkrankung,
- G20.1 Primäres Parkinson-Syndrom mit mäßiger bis schwerer Beeinträchtigung und
- G20.2 Primäres Parkinson-Syndrom mit schwerster Beeinträchtigung auch bei Patienten, die das 70. Lebensjahr noch nicht vollendet haben.

Die **EBM-Ziffer 03360** darf 1x im Behandlungsfall (d.h. 1x im Quartal) abgerechnet werden, höchstens zweimal im Krankheitsfall (in vier aufeinander folgende Quartalen).

03362 Hausärztlich-geriatrischer Betreuungskomplex **159** 16,59

Obligater Leistungsinhalt

- Persönlicher Arzt-Patienten-Kontakt,
- Einleitung und/oder Koordination der Behandlung, ggf. Durchführung therapeutischer Maß-nahmen zur Behandlung von geriatrischen Syndromen, z.B.
  - Stuhl- und/oder Harninkontinenz
  - Sturz, lokomotorische Probleme (z.B. Schwindel, Gangunsicherheit)
  - Frailty-SyndromImmobilität und verzögerte Remobilität
  - Hemiplegiesyndrom
  - Kognitive und neuropsychologische Störungen einschließlich Depression und Demenz
  - Metabolische Instabilität,
- Überprüfung, ggf. Priorisierung und Anpassung aller verordneten Arzneimittel und der Selbstmedikation sowie ggf. Überprüfung der Arzneimittelhandhabung,
- Erstellung und/oder Aktualisierung eines Medika-tionsplans,

Fakultativer Leistungsinhalt

- Verordnung und/oder Einleitung von physio- und/oder ergotherapeutischen und/oder logopädischen Maßnahmen,
- Koordination der pflegerischen Versorgung,

Abrechnungsbestimmung einmal im Behandlungsfall

Anmerkung Für die Berechnung der Gebührenordnungsposition 03362 neben der Versichertenpauschale nach den Gebührenordnungspositionen 03000 oder 03030 ist in demselben Behandlungsfall mindestens ein weiterer persönlicher Arzt-Patienten-Kontakt notwendig.
Die Berechnung der Gebührenordnungsposition 03362 setzt das Vorliegen der Ergebnisse eines geriatrischen Basisassessments entsprechend den Inhalten der Gebührenordnungsposition 03360 voraus. Die Durchführung des geriatrischen Basisassessments darf nicht länger als vier Quartale zurückliegen.

Abrechnungsausschluss in derselben Sitzung 03370, 03371, 03372, 03373

Aufwand in Min. **Kalkulationszeit:** KA **Prüfzeit:** 12 **Eignung d. Prüfzeit:** Nur Quartalsprofil

Kommentar: Voraussetzungen zur Abrechnung sind:

- Vorliegen des hausärztlichen-geriatrischen Basisassessments nach EBM Nr. 03360, das nicht länger als vier Quartale zurückliegen darf.
- mindestens 2 Arzt-Patienten-Kontakte im Behandlungsfall

Erforderliche Leistungen zur Abrechnung von EBM Nr. 03362 sind:

- Einleitung und/oder Koordination der Behandlung,
- ggf. therapeutische Maßnahmen zur Therapie geriatrischer Syndromen
- Überprüfung, ggf. Priorisierung und Anpassung aller verordneten Arzneimittel und Selbstmedikation sowie
- ggf. Überprüfung derrArzneimittelhandhabung
- Erstellung/Aktualisierung eines Medikationsplans

Wichtig: Sie dürfen die EBM-Ziffer 03362 nur einmal im Behandlungsfall abrechnen.

3.2.5 Palliativmedizinische Versorgung

1. Die Gebührenordnungspositionen 03370 bis 03373 sind für die Behandlung von schwerstkranken und sterbenden Patienten in jedem Alter berechnungsfähig, die an einer nicht heilbaren, fortschreitenden und so weit fortgeschrittenen Erkrankung leiden, dass dadurch nach fachlicher Einschätzung des behandelnden Arztes die Lebenserwartung auf Tage, Wochen oder Monate gesunken ist. Eine Erkrankung ist nicht heilbar, wenn nach dem allgemein anerkannten Stand der Medizin Behandlungsmaßnahmen nicht zur Beseitigung dieser Erkrankung führen können. Sie ist fortschreitend, wenn ihrem Verlauf trotz medizinischer Maßnahmen nach dem allgemein anerkannten Stand der Medizin nicht nachhaltig entgegengewirkt werden kann. Der behandelnde Arzt ist verpflichtet, in jedem Einzelfall zu überprüfen, ob eine angemessene ambulante Versorgung in der Häuslichkeit (darunter fallen auch Pflege- und Hospizeinrichtungen) möglich ist.

2. Der grundsätzliche Anspruch eines Patienten auf eine spezialisierte ambulante Palliativversorgung (SAPV) im Sinne des § 37b SGB V wird durch das Erbringen der nachfolgenden Gebührenordnungspositionen nicht berührt.

3. Die Gebührenordnungspositionen 03371, 03372 und 03373 sind nicht bei Patienten berechnungsfähig, die eine Vollversorgung nach § 5 Abs. 2 der Richtlinie zur Verordnung von spezialisierter ambulanter Palliativversorgung (SAPV) des Gemeinsamen Bundesausschusses erhalten.

4. Die Gebührenordnungspositionen 03370 bis 03373 sind nicht berechnungsfähig, wenn der behandelnde Vertragsarzt äquivalente Leistungen bei dem Patienten im Rahmen der spezialisierten ambulanten Palliativversorgung gemäß § 37b SGB V i.V.m. § 132d Abs. 1 SGB V erbringt.

Kommentar:

Die Aufnahme der palliativmedizinischen Versorgung in den EBM ist ausdrücklich als eine Ergänzung neben der spezialisierten ambulanten Palliativversorgung (SAPV) nach den Richtlinien des Gemeinsamen Bundesausschusses konzipiert. Die SAPV beruht auf folgenden Grundlagen:

§ 37b SGB V Spezialisierte ambulante Palliativversorgung

(1) Versicherte mit einer nicht heilbaren, fortschreitenden und weit fortgeschrittenen Erkrankung bei einer zugleich begrenzten Lebenserwartung, die eine besonders aufwändige Versorgung benötigen, haben Anspruch auf spezialisierte ambulante Palliativversorgung. Die Leistung ist von einem Vertragsarzt oder Krankenhausarzt zu verordnen. Die spezialisierte ambulante Palliativversorgung umfasst ärztliche und pflegerische Leistungen einschließlich ihrer Koordination insbesondere zur Schmerztherapie und Symptomkontrolle und zielt darauf ab, die Betreuung der Versicherten nach Satz 1 in der vertrauten Umgebung des häuslichen oder familiären Bereichs zu ermöglichen; hierzu zählen beispielsweise Einrichtungen der Eingliederungshilfe für behinderte Menschen und der Kinder- und Jugendhilfe. Versicherte in stationären Hospizen haben einen Anspruch auf die Teilleistung der erforderlichen ärztlichen Versorgung im Rahmen der spezialisierten ambulanten Palliativversorgung. Dies gilt nur, wenn und soweit nicht andere Leistungsträger zur Leistung verpflichtet sind. Dabei sind die besonderen Belange von Kindern zu berücksichtigen.

(2) Versicherte in stationären Pflegeeinrichtungen im Sinne von § 72 Abs. 1 des Elften Buches haben in entsprechender Anwendung des Absatzes 1 einen Anspruch auf spezialisierte Palliativversorgung. Die Verträge nach § 132d Abs. 1 regeln, ob die Leistung nach Absatz 1 durch Vertragspartner der Krankenkassen in der Pflegeeinrichtung oder durch Personal der Pflegeeinrichtung erbracht wird; § 132d Abs. 2 gilt entsprechend.

(3) Der Gemeinsame Bundesausschuss bestimmt in den Richtlinien nach § 92 das Nähere über die Leistungen, insbesondere

1. die Anforderungen an die Erkrankungen nach Absatz 1 Satz 1 sowie an den besonderen Versorgungsbedarf der Versicherten,
2. Inhalt und Umfang der spezialisierten ambulanten Palliativversorgung einschließlich von deren Verhältnis zur ambulanten Versorgung und der Zusammenarbeit der Leistungserbringer mit den bestehenden ambulanten Hospizdiensten und stationären Hospizen (integrativer Ansatz); die gewachsenen Versorgungsstrukturen sind zu berücksichtigen,
3. Inhalt und Umfang der Zusammenarbeit des verordnenden Arztes mit dem Leistungserbringer.

03370

341
35,59

Obligater Leistungsinhalt

- Untersuchung des körperlichen und psychischen Zustandes des Patienten,
- Beratung und Aufklärung des Patienten und/oder der betreuenden Person zur Ermittlung des Patientenwillens und ggf. Erfassung des Patientenwillens,
- Erstellung und Dokumentation eines palliativmedizinischen Behandlungsplans unter Berücksichtigung des Patientenwillens,

Abrechnungsbestimmung einmal im Krankheitsfall

Abrechnungsausschluss in derselben Sitzung 03220, 03221, 03230, 03360, 03362

Aufwand in Min. **Kalkulationszeit:** KA **Prüfzeit:** ./. **Eignung d. Prüfzeit:** Keine Eignung

GOÄ entsprechend oder ähnlich: Eine vergleichbare Leistung ist in der GOÄ nicht aufgeführt.

03371

Zuschlag zu der Versichertenpauschale 03000 für die palliativmedizinische Betreuung des Patienten in der Arztpraxis

159
16,59

Obligater Leistungsinhalt

- Persönlicher Arzt-Patienten-Kontakt,
- Dauer mindestens 15 Minuten,
- Palliativmedizinische Betreuung des Patienten
- (z.B. Schmerztherapie, Symptomkontrolle),

Fakultativer Leistungsinhalt
- Koordinierung der palliativmedizinischen und -pflegerischen Versorgung in Zusammenarbeit mit anderen spezialisierten Leistungserbringern wie z.B. Vertragsärzten, Psychotherapeuten, Pflegediensten, psychosozialen Betreuungsdiensten, Hospizen,
- Anleitung und Beratung der Betreuungs- und Bezugspersonen,

Abrechnungsbestimmung einmal im Behandlungsfall

Abrechnungsausschluss in derselben Sitzung 03220, 03221, 03360, 03362, 03372, 03373

Aufwand in Min. **Kalkulationszeit:** KA **Prüfzeit:** 15 **Eignung d. Prüfzeit:** Tages- und Quartalsprofil

03372 Zuschlag zu den Gebührenordnungspositionen 01410 oder 01413 für die palliativmedizinische Betreuung in der Häuslichkeit **124** 12,94

Obligater Leistungsinhalt
- Persönlicher Arzt-Patienten-Kontakt,
- Dauer mindestens 15 Minuten,
- Palliativmedizinische Betreuung des Patienten
- (z.B. Schmerztherapie, Symptomkontrolle),

Fakultativer Leistungsinhalt
- Koordinierung der palliativmedizinischen und -pflegerischen Versorgung in Zusammenarbeit mit anderen spezialisierten Leistungserbringern wie z.B. Vertragsärzten, Psychotherapeuten, Pflegediensten, psychosozialen Betreuungsdiensten, Hospizen,
- Anleitung und Beratung der Betreuungs- und Bezugspersonen,

Abrechnungsbestimmung je vollendete 15 Minuten

Anmerkung Der Höchstwert für die Gebührenordnungsposition 03372 beträgt am Behandlungstag 620 Punkte.

Abrechnungsausschluss in derselben Sitzung 03220, 03221, 03230, 03360, 03362, 03371, 03373

Aufwand in Min. **Kalkulationszeit:** KA **Prüfzeit:** 15 **Eignung d. Prüfzeit:** Tages- und Quartalsprofil

03373 Zuschlag zu den Gebührenordnungspositionen 01411, 01412 oder 01415 für die palliativmedizinische Betreuung in der Häuslichkeit **124** 12,94

Obligater Leistungsinhalt
- Persönlicher Arzt-Patienten-Kontakt,
- Palliativmedizinische Betreuung des Patienten
- (z.B. Schmerztherapie, Symptomkontrolle),

Abrechnungsbestimmung je Besuch

Anmerkung Die Gebührenordnungsposition 03373 ist für Besuche im Rahmen des organisierten Not(-fall)dienstes, für Besuche im Rahmen der Notfallversorgung durch nicht an der vertragsärztlichen Versorgung teilnehmende Ärzte, Institute und Krankenhäuser sowie für dringende Visiten auf der Belegstation nicht berechnungsfähig.

Abrechnungsausschluss in derselben Sitzung 01100, 01101, 01102, 01210, 01214, 01216, 01218, 03220, 03221, 03230, 03360, 03362, 03371, 03372

Aufwand in Min. **Kalkulationszeit:** KA **Prüfzeit:** ./. **Eignung d. Prüfzeit:** Keine Eignung

4 Versorgungsbereich Kinder- und Jugendmedizin

Kommentar:

Die im Anhang 4 aufgelisteten Leistungen wurden durch den Bewertungsausschuss aus dem EBM als abrechnungsfähige Leistungen gestrichen.

4.1 Präambel

1. Die in diesem Kapitel aufgeführten Gebührenordnungspositionen können – unbeschadet der Regelung gemäß 6.2 der Allgemeinen Bestimmungen – ausschließlich von
   - Fachärzten für Kinder- und Jugendmedizin

   berechnet werden.
2. Fachärzte für Kinder- und Jugendmedizin können – wenn sie im Wesentlichen spezielle Leistungen erbringen – gemäß § 73 Abs. 1a SGB V auf deren Antrag die Genehmigung zur Teilnahme an der fachärztlichen Versorgung erhalten.
3. Die in der Präambel unter 1. aufgeführten Vertragsärzte können zusätzlich die arztgruppenspezifischen Leistungen entsprechend den Gebührenordnungspositionen 01520, 01521, 01530, 01531 sowie die Gebührenordnungspositionen der Abschnitte 4.4, 4.5, 11.3, 31.2, 31.3, 31.4.3, 31.5, 31.6, 32.3, 33 und 34 berechnen, wenn sie die Voraussetzungen zur Berechnung von Gebührenordnungspositionen gemäß Abschnitt 4.4 und/ oder 4.5 erfüllen.
4. Wird ein Facharzt für Kinder- und Jugendmedizin mit Schwerpunkt oder Zusatzweiterbildung im Arztfall ausschließlich im hausärztlichen Versorgungsbereich tätig, sind die pädiatrischen Versichertenpauschalen aus Abschnitt 4.2.1 berechnungsfähig. Wird ein Facharzt für Kinder- und Jugendmedizin mit Schwerpunkt oder Zusatzweiterbildung im Arztfall im fachärztlichen Versorgungsbereich tätig, sind abweichend von 4.1 der Allgemeinen Bestimmungen die Versichertenpauschalen aus Abschnitt 4.2.1 mit einem Aufschlag in Höhe von 60 % der jeweiligen Punktzahl berechnungsfähig. Die Regelungen unter 6.1 der Allgemeinen Bestimmungen bleiben davon unberührt. Erfolgt die Behandlung eines Versicherten auf Überweisung zur Durchführung von Auftragsleistungen (Indikations- bzw. Definitionsauftrag gemäß § 24 Abs. 7 Nr. 1 BMV-Ä bzw. § 27 Abs. 7 Nr. 1) ist für den Facharzt für Kinder- und Jugendmedizin gemäß 4.1 der Allgemeinen Bestimmungen neben den Gebührenordnungspositionen seines Abschnitts die Gebührenordnungsposition 01436 – Konsultationspauschale – berechnungsfähig.
5. Ausser den in diesem Kapitel genannten Gebührenordnungspositionen sind von den in der Präambel genannten Vertragsärzten – unbeschadet der Regelungen gemäß I-5 und I-6.2 der Allgemeinen Bestimmungen – zusätzlich nachfolgende Gebührenordnungspositionen berechnungsfähig: 01100 bis 01102, 01210, 01212, 01214 bis 01222, 01320, 01321, 01410 bis 01416, 01418, 01425, 01426, 01430, 01435, 01436, 01600 bis 01602, 01611, 01620 bis 01623, 01704, 01705, 01706, 01707, 01711 bis 01723, 01816 bis 01818, 01820 bis 01822, 01828, 01840, 01915, 01950 bis 01952, 01955, 01956, 02300 bis 02302, 02310 bis 02313, 02500, 02501, 02510 bis 02512 und 02520.
6. Die Gebührenordnungspositionen 01816, 01821, 01822, 01828, 01840 und 01915 sind von Fachärzten für Kinder- und Jugendmedizin berechnungsfähig, wenn sie eine mindestens einjährige Weiterbildung im Gebiet Frauenheilkunde und Geburtshilfe nachweisen können oder wenn entsprechende Leistungen bereits vor dem 31.12.2002 durchgeführt und abgerechnet wurden.
7. Ausser den in diesem Kapitel genannten Gebührenordnungspositionen sind bei Vorliegen der entsprechenden Qualifikationsvoraussetzungen von den in der Präambel genannten Vertragsärzten – unbeschadet der Regelungen gemäß I-5 und I-6.2 der Allgemeinen Bestimmungen – zusätzlich nachfolgende Gebührenordnungspositionen berechnungsfähig: 30400 bis 30402, 30410, 30411, 30420, 30421, 30430, 30610, 30611, 30800, 31912, 33000 bis 33002, 33010 bis 33012, 33040 bis 33044, 33050 bis 33052, 33060 bis 33062, 33076, 33080, 33081 und 33090 bis 33092, Gebührenordnungspositionen der Abschnitte IV-30.1, IV-30.2, IV-30.3, IV-30.5, IV-30.7, IV-30.9, IV-30.12, IV-31.1, IV-31.1, IV-31.4.2, IV-32.1, IV-32.2, IV-36.2, IV-36.3 und IV-36.6 sowie Gebührenordnungspositionen des Kapitels IV-35.
8. Bei der Berechnung der zusätzlichen Gebührenordnungspositionen in den Nrn. 3, 5, 6 und 7 sind die Maßnahmen zur Qualitätssicherung gemäß § 135 Abs. 2 SGB V, die berufsrechtliche Verpflichtung zur grundsätzlichen Beschränkung auf das jeweilige Gebiet sowie die Richtlinien des Gemeinsamen Bundesausschusses zu beachten.
9. Werden die in den Versichertenpauschalen enthaltenen Leistungen entsprechend den Gebührenordnungspositionen 01600, 01601, 01610 und 01612 erbracht, sind für die Versendung bzw. den Transport die Kostenpauschalen nach den Nrn. 40120, 40122, 40124 und 40126 berechnungsfähig. Wird die in den Versichertenpauschalen

enthaltene Leistung entsprechend der Gebührenordnungsposition 02400 erbracht, ist für die Erbringung der Leistung die Kostenpauschale nach der Nr. 40154 berechnungsfähig.

10. Abweichend von 5.1 der Allgemeinen Bestimmungen erfolgt in fachgleichen (Teil-)Berufsausübungsgemeinschaften zwischen Ärzten gemäß Nr. 1 dieser Präambel und in fachgleichen Praxen von Ärzten gemäß Nr. 1 dieser Präambel mit angestelltem/n Arzt/Ärzten gemäß Nr. 1 dieser Präambel ein Aufschlag in Höhe von 22,5 % auf die Versichertenpauschalen nach den Gebührenordnungspositionen 04000 und 04030.

11. Für die Gebührenordnungsposition e wird ein Punktzahlvolumen für die gemäß der Gebührenordnungsposition 04230 erbrachten und berechneten Gespräche gebildet. Das Punktzahlvolumen beträgt 45 Punkte multipliziert mit der Anzahl der Behandlungsfälle gemäß Nr. 12 dieser Präambel. In Berufsausübungsgemeinschaften, Medizinischen Versorgungszentren und Praxen mit angestellten Ärzten beträgt das Punktzahlvolumen 45 Punkte für jeden Behandlungsfall gemäß Nr. 12 dieser Präambel, bei dem ein Arzt gemäß Nr. 1 dieser Präambel vertragsärztliche Leistungen durchführt und berechnet. Über das Punktzahlvolumen hinausgehende Gespräche gemäß der Gebührenordnungsposition 04230 werden nicht vergütet.

12. Relevant für die Fallzählung der Vergütung der Gebührenordnungsposition 04230 sind Behandlungsfälle gemäß § 21 Abs. 1 und Abs. 2 Bundesmantelvertrag-Ärzte (BMV-Ä) bzw. § 25 Abs. 1 und Abs. 2 Arzt-/Ersatzkassenvertrag (EKV), ausgenommen Notfälle im organisierten Not(-fall)dienst (Muster 19 der Vordruck-Vereinbarung) und Überweisungsfälle zur Durchführung ausschließlich von Probenuntersuchungen oder zur Befundung von dokumentierten Untersuchungsergebnissen und Behandlungsfälle, in denen ausschließlich Kostenerstattungen des Kapitels 40 berechnet werden, sowie stationäre (belegärztliche) Behandlungsfälle.

Kommentar:

Alle Gebührenordnungspositionen des Kapitels 4 – das sind die Leistungen nach den Nrn. 04110 bis 04580 – können grundsätzlich (s. Kommentierung zu Kapitel I, Abschnitt 1.5) nur von Fachärzten für Kinder- und Jugendmedizin abgerechnet werden:

Erfüllt ein Kinderarzt die Voraussetzungen nach Abschnitt 4.4 (Gebührenordnungspositionen der schwerpunktorientierten Kinder- und Jugendmedizin) und/oder 4.5 (Pädiatrische Gebührenordnungspositionen mit Zusatzweiterbildung) kann er darüber hinaus folgende Gebührenordnungspositionen abrechnen:

- Nrn. 01520, 01521, 01530, 01531 Zusatzpauschale für Beobachtung und Betreuung eines Kranken,

sowie die Gebührenordnungspositionen der folgenden Abschnitte

- 4.4 schwerpunktorientierte Kinder- und Jugendmedizin,
- 4.5 pädiatrische Gebührenordnungspositionen mit Zusatzweiterbildung,
- 11.3 diagnostische Humangenetik,
- 31.2 ambulante Operationen,
- 31.3 Postoperativer Überwachungskomplex
- 31.4.3 Postoperativer Behandlungskomplex im fachärztlichen Versorgungsbereich,
- 31.5 Anästhesien im Zusammenhang mit ambulanten Operationen,
- 31.6 orthopädisch-chirurgisch konservative Gebührenordnungspositionen
- 32.3 Spezielle Laboruntersuchungen, molekuluargenetische und molekularpathologische Untersuchungen,
- 33 Ultraschalldiagnostik,
- 34 Radiologie, CT, NMR

In diesem Fall können nicht die Qualitäts- und Qualifikationszuschläge des Abschnitts 4.2.2 abgerechnet werden, dafür aber die Gebührenordnungspositionen aus den Bereichen II (Arztgruppenübergreifende allgemeine Gebührenordnungspositionen) und III (Arztgruppenspezifische Gebührenordnungspositionen).

Bei einem Facharzt für Kinder- und Jugendmedizin mit Schwerpunkt oder Zusatzweiterbildung richtet sich die Berechnungsfähigkeit der Versichertenpauschalen danach, wie er im Arztfall tätig wird:

- wird er im Arztfall ausschließlich im hausärztlichen Versorgungsbereich tätig, sind die pädiatrischen Versichertenpauschalen nach Abschnitt 4.2.1 zu 100 % abrechnungsfähig,
- wird er hingegen im fachärztlichen Versorgungsbereich tätig, sind die pädiatrischen Versichertenpauschalen nach Abschnitt 4.2.1 mit einem Aufschlag von 40 % der Punktzahl abrechnungsfähig.

Wird ein Kinderarzt im Rahmen einer Auftragsüberweisung tätig, kann er zusätzlich die Nr. 01436 (Konsultationspauschale) abrechnen.

Zusätzlich sind für Kinderärzte abrechnungsfähig, sofern die übrigen Abrechnungsvoraussetzungen des EBM gegeben sind

- die nachfolgenden Leistungen des Abschnitts II (arztgruppenübergreifende allgemeine Leistungen):
  - Nrn. 01100 bis 01102 Unvorhergesehene Inanspruchnahme,
  - Nr. 01210 Notfallpauschale im organisierten Not(fall)dienst,
  - Nr. 01211 Zusatzpauschale für die Besuchsbereitschaft im Notfall bez. organisierten Not(fall)dienst,
  - Nr. 01212 Notfallpauschale im organisierten Not(fall)dienst,
  - Nr. 01214 bis 01222 Notfallkonsultationspauschale im organisierten Not(fall)dienst, Zusatzpauschale für die Besuchsbereitschaft im Notfall bez. organisierten Not(fall)dienst, Reanimationskomplex,
  - Nrn. 01320, 01321 Grundpauschale für ermächtigte Ärzte, Krankenhäuser bzw. Institute,
  - Nrn. 01410 bis 01416 Besuche, Visite, Begleitung eines Kranken beim Transport,
  - Nr. 01418 Besuch im organisierten Not(fall)dienst,
  - Nrn. 01425, 01426 Verordnung spezialisierter ambulanter Palliativversorgung,
  - Nr. 01430 Verwaltungskomplex,
  - Nr. 01435 Telefonische Beratung,
  - Nr. 01436 Konsultationspauschale,
  - Nrn. 01600 bis 01602 Ärztlicher Bericht/Brief,
  - Nrn. 01620 bis 01623 Bescheinigung, Krankheitsbericht, Kurplan, Kurvorschlag,
  - Nr. 01704 Neugeborenen-Hörscreening
  - Nrn. 01705, 01706 Neugeborenen-Hörscreening,
  - Nr. 01707 Erweitertes Neugeborenen-Screening
  - Nrn. 01711 bis 01723 Neugeborenen-Untersuchungen Jugendgesundheitsuntersuchung, Besuch zur Früherkennung, Sonographie Säuglingshüfte,
  - Nr. 01816 bis 01818 Clamydienscreening,
  - Nrn. 01820 bis 01822 Empfängnisregelung,
  - Nr. 01828 Entnahme von Venenblut,
  - Nrn. 01840, 01842, 01843 Clamydienscreening,
  - Nrn. 01915, 01917, 01918 Clamydienscreening,
  - Nrn. 01950 bis 01952 Substitutionsbehandlung,
  - Nrn. 01955, 01956 Diamorphingestützte Behandlung Opiatabhängiger,
  - Nrn. 02300 bis 02302 Kleinchirurgischer Eingriff,
  - Nr. 02310 Behandlung sek. heilender Wunden, Dekubitalulcus,
  - Nr. 02311 Diabetischer Fuß
  - Nrn. 02500, 02501 Einzelinhalationen,
  - Nrn. 02510 bis 02512 Wärme- u. Elektrotherapie, Elektrostimulation und
  - Nr. 02520 Phototherapie eines Neugeborenen
- sowie die folgenden Gebührenordnungspositionen des Abschnitts IV (arztgruppenübergreifende spezielle Leistungen):
  - Nrn. 30400 bis 30402 Massage-, Kompressions- oder Unterwassertherapie,
  - Nrn. 30410, 30411 Atemgymnastik,
  - Nrn. 30420, 30421 Krankengymnastik,
  - Nr. 30430 Selektive Phototherapie,
  - Nrn. 30610, 30611 Hämorrhoidenbehandlung
  - Nr. 30800 Soziotherapie – Hinzuziehen eines Leistungserbringers,
  - Nr. 31912 Einrichtung von Fraktur / Luxationen des Ellenbogen- / Kniegelenks
  - Nrn. 33000 bis 33002 – 33010 bis 33012 – 33040 bis 33044 – 33050 bis 33052 – 33060 bis 33062 – 33076 – 33080 – 33081 – 33090 bis 33092 Sonographische Leistungen,
- Gebührenordnungspositionen der Abschnitte
  - 30.1 Allergologie
  - 30.2 Chirotherapie

- 30.3 Neurophysiologische Übungsbehandlung
- 30.5 Phlebologie
- 30.7 Schmerztherapie
- 30.9 Schlafstörungsdiagnostik
- 30.12 Diagnostik und Therapie bei MRSA
- 31.1 Präoperative Gebührenordnungspositionen
- 31.4.2 Postoperativer Behandlungskomplex im Hausärztlichen Versorgungsbereich
- 32.1 Labor-Grundleistungen
- 32.2 Allgemeine Laboruntersuchungen,
- 36.2 Belegärztliche Operationen
- 36.3 Postoperativer Überwachungskomplex nach belegärztlichen Operationen
- 36.6 Belegärztlich konservativer Bereich

• Gebührenordnungspositionen des Kapitels
  - 35 Psychotherapie

Hat ein Kinderarzt eine mindestens einjährige Weiterbildung im Gebiet der Frauenheilkunde und Geburtshilfe nachgewiesen, kann er ferner aus dem Bereich des Abschnitts II (arztgruppenübergreifende allgemeine Leistungen) die Leistungen nach den Nrn. 01816 bis 01818, 01821, 01822, 01828, 01840, 01842, 01843, 01915, 01917 und 01918 (Beratung und Blutentnahme bei Empfängnisregelung, Clamydienscreening) abrechnen.

Wichtig ist, dass auch für die nach der obigen Regelung zusätzlich abrechnungsfähigen Leistungen immer auch die Abrechnungsvoraussetzungen und -ausschlüsse beachtet werden müssen, die im EBM für die Abrechnung der jeweiligen Leistung genannt sind.

Generell gilt, dass die übrigen Bestimmungen des EBM sowie die Maßnahmen zur Qualitätssicherung sowie die berufsrechtlichen Fachgebietsbeschränkungen zu beachten sind. Insbesondere sollte geprüft werden, ob zur Erbringung und Abrechnung bestimmter Leistungen eine Genehmigung erforderlich ist und welche Voraussetzungen hierfür nachgewiesen werden müssen.

Werden Leistungen nach den Gebührenordnungspositionen 01600, 01601, 01610 und 01612 (Bericht, Brief, Bescheinigung) erbracht, können auch dann, wenn die Leistung nicht gesondert berechnungsfähig sein sollte, da sie in der Versichertenpauschale enthalten ist, für Versendung und Transport die Kostenpauschalen nach den Nrn. 40120, 40122, 40124 oder 40126 abgerechnet werden. Ähnliches gilt für den 13C-Harnstoff-Atemtest (Nr. 02400). Hier ist für den Bezug des 13C-Harnstoffs die Kostenpauschale nach Nr. 40154 berechnungsfähig.

4.2 Gebührenordnungspositionen der allgemeinen Kinder- und Jugendmedizin

4.2.1 Pädiatrische Versichertenpauschalen, Versorgungsbereichsspezifische Vorhaltung

04000 Versichertenpauschale

Obligater Leistungsinhalt

• Persönlicher Arzt-Patienten-Kontakt,

Fakultativer Leistungsinhalt

• Allgemeine und fortgesetzte ärztliche Betreuung eines Patienten in Diagnostik und Therapie bei Kenntnis seines häuslichen und familiären Umfeldes,
• Koordination diagnostischer, therapeutischer und pflegerischer Maßnahmen, insbesondere auch mit anderen behandelnden Ärzten, nichtärztlichen Hilfen und flankierenden Diensten,
• Einleitung präventiver und rehabilitativer Maßnahmen sowie die Integration nichtärztlicher Hilfen und flankierender Dienste in die Behandlungsmaßnahmen,
• Erhebung von Behandlungsdaten und Befunden bei anderen Leistungserbringern und Übermittlung erforderlicher Behandlungsdaten und Befunde an andere Leistungser-

bringer, sofern eine schriftliche Einwilligung des Versicherten, die widerrufen werden kann, vorliegt,
- Dokumentation, insbesondere Zusammenführung, Bewertung und Aufbewahrung der wesentlichen Behandlungsdaten,
- Weitere persönliche oder andere Arzt-Patienten-Kontakte gemäß 4.3.1 der Allgemeinen Bestimmungen,
- In Anhang 1 aufgeführte Leistungen,

Abrechnungsbestimmung einmal im Behandlungsfall

Anmerkung Die Dokumentation der ggf. erfolgten schriftlichen, widerrufbaren Einwilligung des Versicherten zur Erhebung, Dokumentation und Übermittlung von Behandlungsdaten und Befunden an andere Leistungserbringer erfolgt nach Maßgabe der zuständigen Kassenärztlichen Vereinigung auf der Grundlage des § 73 SGB V und verbleibt beim Hausarzt.
Bei Behandlung im organisierten Not(-fall)dienst sind anstelle der Versichertenpauschale nach der Gebührenordnungsposition 04000 die Notfallpauschalen nach den Gebührenordnungspositionen 01210, 01214, 01216 und 01218 zu berechnen.
Bei einer Behandlung im Rahmen einer nach Art und Umfang definierten Überweisung (Definitionsauftrag) ist die Versichertenpauschale nach der Gebührenordnungsposition 04000 nicht berechnungsfähig.
Erfolgt im Behandlungsfall lediglich eine Inanspruchnahme durch den Patienten unvorhergesehen im Zusammenhang mit der Erbringung der Leistungen entsprechend den Gebührenordnungspositionen 01100, 01101, 01411, 01412, 01415, 01418 so ist anstelle der Versichertenpauschale 04000 die Versichertenpauschale 04030 zu berechnen.

Abrechnungsausschluss in derselben Sitzung 01436

GOÄ entsprechend oder ähnlich: Eine vergleichbare Leistung ist in der GOÄ nicht aufgeführt, daher einzelne erbrachte Leistungen ansetzen

Kommentar: Der Arzt setzt die Versichertenpauschale nach 04000 an. Die zuständige KV setzt die entsprechend dem Alter vorgesehene Leistung und Punktzahl an.

Es werden folgende Pseudoziffern (auch in Kommentaren) verwendet:

Auch in diesem Kommentar verwenden wir die Pseudoziffern:

04001 bis zum vollendeten 4. Lebensjahr **236** 24,63
Aufwand in Min. **Kalkulationszeit:** KA **Prüfzeit:** 23 **Eignung d. Prüfzeit:** Nur Quartalsprofil

04002 ab Beginn des 5. bis zum vollendeten 18. Lebensjahr **150** 15,65
Aufwand in Min. **Kalkulationszeit:** KA **Prüfzeit:** 14 **Eignung d. Prüfzeit:** Nur Quartalsprofil

04003 ab Beginn des 19. bis zum vollendeten 54. Lebensjahr **122** 12,73
Aufwand in Min. **Kalkulationszeit:** KA **Prüfzeit:** 11 **Eignung d. Prüfzeit:** Nur Quartalsprofil

04004 ab Beginn des 55. bis zum vollendeten 75. Lebensjahr **157** 16,38
Aufwand in Min. **Kalkulationszeit:** KA **Prüfzeit:** 13 **Eignung d. Prüfzeit:** Nur Quartalsprofil

04005 ab Beginn des 76. Lebensjahres **210** 21,92
Aufwand in Min. **Kalkulationszeit:** KA **Prüfzeit:** 18 **Eignung d. Prüfzeit:** Nur Quartalsprofil

04030 Versichertenpauschale bei unvorhergesehener Inanspruchnahme zwischen 19:00 und 7:00 Uhr, an Samstagen, Sonntagen, gesetzlichen Feiertagen, am 24.12. und 31.12. bei persönlichem Arzt-Patienten-Kontakt **77** 8,04

Obligater Leistungsinhalt
Persönlicher Arzt-Patienten-Kontakt im Zusammenhang mit der Erbringung der Leistungen entsprechend den Gebührenordnungspositionen 01100, 01101, 01411, 01412, 01415 oder 01418

Fakultativer Leistungsinhalt
- In Anhang 1 aufgeführte Leistungen,

Abrechnungsbestimmung höchstens zweimal im Behandlungsfall

Anmerkung Die Versichertenpauschale nach der Nr. 04030 ist im belegärztlich-stationären Behandlungsfall nicht berechnungsfähig.
Erfolgt im Behandlungsfall lediglich eine Inanspruchnahme durch den Patienten unvorhergesehen im Zusammenhang mit der Erbringung der Leistungen entsprechend den Gebührenordnungspositionen 01100, 01101, 01411, 01412, 01415 oder 01418, so ist anstelle der Versichertenpauschale 04000 die Versichertenpauschale 04030 zu berechnen.

Abrechnungsausschluss
in derselben Sitzung 01210, 01214, 01216, 01218, 01436, 30702
im Behandlungsfall 01600, 01601, 04000, 04010

Aufwand in Min. **Kalkulationszeit:** KA **Prüfzeit:** ./. **Eignung d. Prüfzeit:** Keine Eignung

GOÄ entsprechend oder ähnlich: Eine vergleichbare Leistung ist in der GOÄ nicht aufgeführt, daher einzelne erbrachte Leistungen ansetzen.

Kommentar: Die Nr. 04030 wird für Behandlungen außerhalb des organisierten Notdienstes zu den in der Legende angegeben Zeiten abgerechnet. Wird in der Praxis behandelt, können zusätzlich die Nrn. 01100 oder 01101 angesetzt werden.

Hinweis: Siehe Informationen zur Zusatzpauschale vor EBM Nr. 03040!

04040 Zusatzpauschale zu den Gebührenordnungspositionen 04000 und 04030 für die Wahrnehmung des hausärztlichen Versorgungsauftrags gemäß § 73 Abs. 1 SGB V — 144 / 15,03

Obligater Leistungsinhalt
- Vorhaltung der zur Erfüllung von Aufgaben der hausärztlichen Grundversorgung notwendigen Strukturen,

Abrechnungsbestimmung einmal im Behandlungsfall

Anmerkung Bei der Nebeneinanderberechnung der Gebührenordnungsposition 04040 und der Gebührenordnungsposition 04030 in demselben Behandlungsfall ist ein Abschlag in Höhe von 50 % auf die Gebührenordnungsposition 04040 vorzunehmen. Bei zweimaliger Berechnung der Gebührenordnungsposition 04030 im Behandlungsfall neben der Gebührenordnungsposition 04040 ist kein Abschlag auf die Gebührenordnungsposition 04040 vorzunehmen.
Neben den Gebührenordnungspositionen des Abschnitts 1.2 ist für die Berechnung der Gebührenordnungsposition 04040 in demselben Behandlungsfall mindestens ein weiterer persönlicher Arzt-Patienten-Kontakt außerhalb des organisierten Not(-fall)dienstes gemäß der Gebührenordnungsposition 04000 notwendig.
Die Gebührenordnungsposition 04040 ist im Behandlungsfall nicht neben den Gebührenordnungspositionen der „Onkologie-Vereinbarung" (Anlage 7 des Bundesmantelvertrags-Ärzte (BMV-Ä)) berechnungsfähig. Diese Ausschlüsse finden in versorgungsbereichsübergreifenden Berufsausübungsgemeinschaften, Medizinischen Versorgungszentren und Praxen mit angestellten Ärzten keine Anwendung, sofern diese Leistungen von Vertragsärzten des fachärztlichen Versorgungsbereiches erbracht werden.
Die Gebührenordnungsposition 04040 ist im Behandlungsfall nicht neben Leistungen gemäß § 6 (Abgrenzungen der fachärztlichen Versorgung) Anlage 5 Bundesmantelvertrag-Ärzte (BMV-Ä) berechnungsfähig. Diese Ausschlüsse finden in versorgungsbereichsübergreifenden Berufsausübungsgemeinschaften, Medizinischen Versorgungszentren und Praxen mit angestellten Ärzten keine Anwendung, sofern diese Leistungen von Vertragsärzten des fachärztlichen Versorgungsbereiches erbracht werden.
Bei Praxen mit weniger als 400 Behandlungsfällen je Arzt gemäß Nr. 12 der Präambel 4.1, an denen ein Arzt gemäß Nr. 1 der Präambel 4.1 vertragsärztliche Leistungen durchführt und berechnet (Behandlungsfälle der Praxis gemäß Nr. 12 der Präambel 4.1, an denen ein Arzt gemäß Nr. 1 der Präambel 4.1 vertragsärztliche Leistungen durchführt und berechnet, dividiert durch Anzahl der Ärzte gemäß Nr. 1 der Präambel 4.1) ist ein Abschlag in Höhe

von 14 Punkten auf die Gebührenordnungsposition 04040 vorzunehmen. Bei Praxen mit mehr als 1200 Behandlungsfällen je Arzt gemäß Nr. 12 der Präambel 4.1, an denen ein Arzt gemäß Nr. 1 der Präambel 4.1 vertragsärztliche Leistungen durchführt und berechnet, ist ein Aufschlag in Höhe von 14 Punkten auf die Gebührenordnungsposition 04040 vorzunehmen. Für die Bestimmung der Anzahl der Ärzte gemäß Nr. 1 der Präambel 4.1 ist der Umfang der Tätigkeit laut Zulassungs- bzw. Genehmigungsbescheid zu berücksichtigen.
Die Gebührenordnungsposition 04040 wird durch die zuständige Kassenärztliche Vereinigung zugesetzt.
Die Gebührenordnungsposition 04040 ist im Behandlungsfall nicht neben den Gebührenordnungspositionen 35111 bis 35113, 35120, 35130, 35131, 35140 bis 35142 und 35150 und nicht neben den Gebührenordnungspositionen der Abschnitte 30.5, 30.7, 30.9 und 35.2 berechnungsfähig. Diese Ausschlüsse finden in versorgungsbereichsübergreifenden Berufsausübungsgemeinschaften, Medizinischen Versorgungszentren und Praxen mit angestellten Ärzten keine Anwendung, sofern diese Leistungen von Vertragsärzten des fachärztlichen Versorgungsbereiches erbracht werden.

Aufwand in Min. **Kalkulationszeit:** KA **Prüfzeit:** ./. **Eignung d. Prüfzeit:** Keine Eignung

GOÄ entsprechend oder ähnlich: Eine vergleichbare Leistung ist in der GOÄ nicht aufgeführt.

Kommentar: Die Pauschale kann nur für Behandlungen im Rahmen der hausärztlichen Versorgung angesetzt werden, hierzu zählt auch die Behandlung von Diabetikern. Nicht zu hausärztlichen Versorgungsleistungen zählen nach Kommentar **Wezel/Liebold** z.B. Phlebologie, Psychotherapie, Schlfdiagnostik und Schmerztherapie, Akupunktur.

4.2.2 Chronikerpauschalen, Gesprächsleistung

Die Gebührenordnungspositionen 04220 und 04221 sind nur bei Patienten berechnungsfähig, die folgende Kriterien erfüllen:

- Vorliegen mindestens einer lang andauernden, lebensverändernden Erkrankung,
- Notwendigkeit einer kontinuierlichen ärztlichen Behandlung und Betreuung.

Eine kontinuierliche ärztliche Behandlung liegt vor, wenn im Zeitraum der letzten vier Quartale wegen derselben gesicherten chronischen Erkrankung(en) jeweils mindestens ein Arzt-Patienten-Kontakt gemäß I-4.3.1 der Allgemeinen Bestimmungen pro Quartal in mindestens drei Quartalen in derselben Praxis stattgefunden hat. Hierbei müssen in mindestens zwei Quartalen persönliche Arzt-Patienten-Kontakte stattgefunden haben. Die Gebührenordnungspositionen 04220 und 04221 können bei Neugeborenen und Säuglingen auch ohne die Voraussetzung der kontinuierlichen ärztlichen Behandlung berechnet werden. Eine kontinuierliche ärztliche Behandlung liegt auch vor, wenn der Patient mit mindestens einer lebensverändernden chronischen Erkrankung seinen ihn betreuenden Hausarzt gewechselt hat. In diesem Fall muss der die hausärztliche Betreuung übernehmende Hausarzt die bei einem anderen Hausarzt stattgefundenen Arzt-Patienten-Kontakte dokumentieren. Die Dokumentation ist mit der Abrechnung mittels einer kodierten Zusatznummer nachzuweisen.

Kommentar:

Der sog. „Chroniker-Komplex" wurde dahin geändert, dass der Zuschlag für die Behandlung und Betreuung eines Patienten mit chronischer Erkrankung entsprechend des Aufwandes vergütet wird. Siehe Hinweise im Kommentar zu 3.2.2 Hausärztl. Versorgungsbereich.

04220 **Zuschlag zu der Versichertenpauschale nach der Gebührenordnungsposition 04000 für die Behandlung und Betreuung eines Patienten mit mindestens einer lebensverändernden chronischen Erkrankung** **130** **13,57**

Obligater Leistungsinhalt
- Persönlicher Arzt-Patienten-Kontakt,

Fakultativer Leistungsinhalt
- Fortlaufende Beratung hinsichtlich Verlauf und Behandlung der chronischen Erkrankung(en),
- Leitliniengestützte Behandlung der chronischen Erkrankung(en),
- Anleitung zum Umgang mit der/den chronischen Erkrankung(en),
- Koordination ärztlicher und/oder pflegerischer Maßnahmen im Zusammenhang mit der Behandlung der chronischen Erkrankung(en),

- Erstellung und ggf. Aktualisierung eines Medikationsplans und ggf. Anpassung der Selbstmedikation und der Arzneimittelhandhabung,
- Überprüfung und fortlaufende Kontrolle der Arzneimitteltherapie mit dem Ziel des wirtschaftlichen und versorgungsgerechten Umgangs mit Arzneimitteln,

Abrechnungsbestimmung einmal im Behandlungsfall

Anmerkung Die Berechnung der Gebührenordnungsposition 04220 setzt die Angabe der gesicherten Diagnose(n) der chronischen Erkrankung(en) gemäß ICD-10-GM voraus.
Die Gebührenordnungsposition 04220 ist im Behandlungsfall nicht neben den Gebührenordnungspositionen der „Onkologie-Vereinbarung" (Anlage 7 des Bundesmantelvertrags-Ärzte (BMV-Ä)) berechnungsfähig. Diese Ausschlüsse finden in versorgungsbereichsübergreifenden Berufsausübungsgemeinschaften, Medizinischen Versorgungszentren und Praxen mit angestellten Ärzten keine Anwendung, sofern diese Leistungen von Vertragsärzten des fachärztlichen Versorgungsbereiches erbracht werden.
Die Gebührenordnungsposition 04220 ist im Behandlungsfall nicht neben Leistungen gemäß § 6 (Abgrenzungen der fachärztlichen Versorgung) Anlage 5 Bundesmantelvertrag-Ärzte (BMV-Ä) berechnungsfähig. Diese Ausschlüsse finden in versorgungsbereichsübergreifenden Berufsausübungsgemeinschaften, Medizinischen Versorgungszentren und Praxen mit angestellten Ärzten keine Anwendung, sofern diese Leistungen von Vertragsärzten des fachärztlichen Versorgungsbereiches erbracht werden.
Die Gebührenordnungsposition 04220 ist im Behandlungsfall nicht neben den Gebührenordnungspositionen 35111 bis 35113, 35120, 35130, 35131, 35140 bis 35142 und 35150 und nicht neben den Gebührenordnungspositionen der Abschnitte 4.4, 4.5, 30.5, 30.7, 30.9 und 35.2 berechnungsfähig. Diese Ausschlüsse finden in versorgungsbereichsübergreifenden Berufsausübungsgemeinschaften, Medizinischen Versorgungszentren und Praxen mit angestellten Ärzten keine Anwendung, sofern diese Leistungen von Vertragsärzten des fachärztlichen Versorgungsbereiches erbracht werden.

Abrechnungsausschluss in derselben Sitzung 04370, 04371, 04372, 04373

Aufwand in Min. **Kalkulationszeit:** KA **Prüfzeit:** 15 **Eignung d. Prüfzeit:** Nur Quartalsprofil

04221 Zuschlag zu der Gebührenordnungsposition 04220 für die intensive Behandlung und Betreuung eines Patienten mit mindestens einer lebensverändernden chronischen Erkrankung

40
4,17

Obligater Leistungsinhalt
- Mindestens zwei persönliche Arzt-Patienten-Kontakte,
- Überprüfung und/oder Anpassung und/oder Einleitung von Maßnahmen der leitliniengestützten Behandlung der chronischen Erkrankung(en),

Fakultativer Leistungsinhalt
- Fortlaufende Beratung hinsichtlich Verlauf und Behandlung der chronischen Erkrankung(en),
- Anleitung zum Umgang mit der/den chronischen Erkrankung(en),
- Koordination ärztlicher und/oder pflegerischer Maßnahmen im Zusammenhang mit der Behandlung der chronischen Erkrankung(en),
- Erstellung und ggf. Aktualisierung eines Medikationsplans und ggf. Anpassung der Selbstmedikation und der Arzneimittelhandhabung,
- Überprüfung und fortlaufende Kontrolle der Arzneimitteltherapie mit dem Ziel des wirtschaftlichen und versorgungsgerechten Umgangs mit Arzneimitteln,

Abrechnungsbestimmung einmal im Behandlungsfall

Aufwand in Min. **Kalkulationszeit:** KA **Prüfzeit:** 4 **Eignung d. Prüfzeit:** Nur Quartalsprofil

04230 Problemorientiertes ärztliches Gespräch, das aufgrund von Art und Schwere der Erkrankung erforderlich ist

90
9,39

Obligater Leistungsinhalt
- Gespräch von mindestens 10 Minuten Dauer,
- mit einem Patienten

und/oder
- einer Bezugsperson,

Fakultativer Leistungsinhalt
- Beratung und Erörterung zu den therapeutischen, familiären, sozialen oder beruflichen Auswirkungen und deren Bewältigung im Zusammenhang mit der/den Erkrankung(en), die aufgrund von Art und Schwere das Gespräch erforderlich macht (machen),

Abrechnungsbestimmung je vollendete 10 Minuten

Anmerkung Die Gebührenordnungsposition 04230 ist im Notfall und im organisierten Not(-fall)dienst nicht berechnungsfähig.
Bei der Nebeneinanderberechnung diagnostischer bzw. therapeutischer Gebührenordnungspositionen und der Gebührenordnungsposition 04230 ist eine mindestens 10 Minuten längere Arzt-Patienten-Kontaktzeit als in den entsprechenden Gebührenordnungspositionen angegeben Voraussetzung für die Berechnung der Gebührenordnungsposition 04230.

Abrechnungsausschluss
in derselben Sitzung 04370, 04372, 04373, 35100, 35110
im Behandlungsfall 30700

Aufwand in Min. **Kalkulationszeit:** KA **Prüfzeit:** 10 **Eignung d. Prüfzeit:** Tages- und Quartalsprofil

GOÄ entsprechend oder ähnlich: Nr. 3.

4.2.3 Besondere Leistungen

04241* **Computergestützte Auswertung eines kontinuierlich aufgezeichneten Langzeit-EKG von mindestens 18 Stunden Dauer** **92** **9,6**

Anmerkung Die Berechnung der Gebührenordnungsposition 04241 setzt eine Genehmigung der Kassenärztlichen Vereinigung nach der Vereinbarung zur Durchführung von Langzeitelektrokardiographischen Untersuchungen gemäß § 135 Abs. 2 SGB V voraus.

Abrechnungsausschluss
im Behandlungsfall 04410, 13250, 13545, 13550
in derselben Sitzung 13253, 27323

Aufwand in Min. **Kalkulationszeit:** 10 **Prüfzeit:** 10 **Eignung d. Prüfzeit:** Tages- und Quartalsprofil

GOÄ entsprechend oder ähnlich: GOÄ: Nr. 659* (in GOÄ allerdings Untersuchung + Auswertung)

Kommentar: Wer die Genehmigung zur Auswertung von Langzeit-EKGs hat, kann die beiden Nrn. für das EKG-Aufzeichnen nach Nr. 04322 und die Auswertung nach Nr. 04241 abrechnen. Auch längere Zeiträume als 18 Stunden berechtigen nicht zu einem mehrfachen Ansatz der Nrn.

Versandkosten können im Rahmen einer Überweisung vom überweisenden Arzt und vom auswertenden Arzt nach Nr. 40120 ff. abgerechnet werden. In einer Apparategemeinschaft zur Auswertung von Langzeit-EKGs können keine Versandkosten abgerechnet werden.

04242 **Funktionelle Entwicklungstherapie bei Ausfallerscheinungen in bzw. im** **87** **9,08**
- Motorik

und/oder
- Sensorik

und/oder
- Sprachbereich

und/oder
- Sozialverhalten,

Obligater Leistungsinhalt
- Einzelbehandlung,
- Dauer mindestens 15 Minuten,

Abrechnungsbestimmung je vollendete 15 Minuten

Aufwand in Min. **Kalkulationszeit:** 2 **Prüfzeit:** 2 **Eignung d. Prüfzeit:** Tages- und Quartalsprofil

04243 **Funktionelle Entwicklungstherapie bei Ausfallerscheinungen in bzw. im** **41** **4,28**

EBM-Nr. EBM-Punkte/Euro

• Motorik
und/oder
• Sensorik
und/oder
• Sprachbereich
und/oder
• Sozialverhalten

Obligater Leistungsinhalt
- Gruppenbehandlung mit bis zu 4 Teilnehmern,
- Dauer mindestens 15 Minuten,

Abrechnungsbestimmung je Teilnehmer, je vollendete 15 Minuten

Aufwand in Min. **Kalkulationszeit:** 1 **Prüfzeit:** 1 **Eignung d. Prüfzeit:** Tages- und Quartalsprofil

04321* Belastungs-Elektrokardiographie (Belastungs-EKG) 200 20,87

Obligater Leistungsinhalt
- Untersuchung in Ruhe und nach Belastung mit mindestens 12 Ableitungen sowie während physikalisch definierter und reproduzierbarer Belastung mit mindestens 3 Ableitungen und fortlaufender Kontrolle des Kurvenverlaufes,
- Wiederholte Blutdruckmessung

Abrechnungsausschluss
in derselben Sitzung 13251, 17330, 17332
im Behandlungsfall 04410, 04434, 13250, 13545, 13550, 27321

Aufwand in Min. **Kalkulationszeit:** 11 **Prüfzeit:** 10 **Eignung d. Prüfzeit:** Tages- und Quartalsprofil

GOÄ entsprechend oder ähnlich: Nr. 652

Kommentar: Eine kontinuierliche Überwachung des EKG-Kurvenverlaufes ist am Monitor erforderlich. Ein kontinuierliches Schreiben eines Papierstreifens allerdings nicht. Diese Leistung darf nur in Anwesenheit des Arztes in der Praxis durchgeführt werden.

04322* Aufzeichnung eines Langzeit-EKG von mindestens 18 Stunden Dauer 67 6,99

Anmerkung Die Berechnung der Gebührenordnungsposition 04322 setzt eine Genehmigung der Kassenärztlichen Vereinigung nach der Vereinbarung zur Durchführung von Langzeit-elektrokardiographischen Untersuchungen gemäß § 135 Abs. 2 SGB V voraus.

Abrechnungsausschluss
in derselben Sitzung 13252, 27322
im Behandlungsfall 04410, 04434, 13250, 13545, 13550

Aufwand in Min. **Kalkulationszeit:** 2 **Prüfzeit:** 2 **Eignung d. Prüfzeit:** Tages- und Quartalsprofil

GOÄ entsprechend oder ähnlich: Nr. 659* (in GOÄ mit Auswertung)

Kommentar: Eine ebenfalls durchgeführte Langzeit-Blutdruckmessung, bei der allerdings der Zeitraum zwei Stunden länger sein muss, ist zusätzlich nach Nr. 04324 abrechenbar.

04324* Langzeit-Blutdruckmessung 78 8,14

Obligater Leistungsinhalt
- Automatisierte Aufzeichnung von mindestens 20 Stunden Dauer,
- Computergestützte Auswertung,
- Aufzeichnung der Blutdruckwerte mindestens alle 15 Minuten während der Wach- und mindestens alle 30 Minuten während der Schlafphase mit gleichzeitiger Registrierung der Herzfrequenz,
- Auswertung und Beurteilung des Befundes

Abrechnungsausschluss
im Behandlungsfall 04410, 13250, 13545, 13550
in derselben Sitzung 13254, 27324

Aufwand in Min. **Kalkulationszeit:** 5 **Prüfzeit:** 5 **Eignung d. Prüfzeit:** Tages- und Quartalsprofil

GOÄ entsprechend oder ähnlich: Nr. 654*

Kommentar: Ein ebenfalls durchgeführtes Langzeit-EKG, bei dem allerdings der Zeitraum nur 18 Stunden betragen muß, ist zusätzlich nach Nr. 04322 – und ggf. bei Auswertung auch noch mit Nr. 04241 – abrechenbar.

04330* Spirographische Untersuchung — 60 / 6,26

Obligater Leistungsinhalt
- Darstellung der Flussvolumenkurve,
- In- und exspiratorische Messungen,
- Graphische Registrierung

Abrechnungsausschluss
im Behandlungsfall 13250
in derselben Sitzung 13255, 27330
am Behandlungstag 31013

Aufwand in Min. **Kalkulationszeit:** 3 **Prüfzeit:** 3 **Eignung d. Prüfzeit:** Tages- und Quartalsprofil

GOÄ entsprechend oder ähnlich: Nr. 605* und zusätzlich Nr. 605a*

Kommentar: In der Leistungslegende findet sich keine Begrenzung der Häufigkeit zur Anwendung diese Untersuchung, so dass ein mehrmaliger Ansatz im Quartal, wenn medizinisch erforderlich, abrechnungsfähig ist.

04331* Prokto-/Rektoskopischer Untersuchungskomplex — 85 / 8,87

Obligater Leistungsinhalt
- Rektale Untersuchung,
- Proktoskopie

und/oder
- Rektoskopie,
- Patientenaufklärung,
- Information zum Ablauf der vorbereitenden Maßnahmen vor dem Eingriff und zu einer möglichen Sedierung und/oder Prämedikation,
- Nachbeobachtung und -betreuung

Fakultativer Leistungsinhalt
- Prämedikation/Sedierung

Abrechnungsausschluss
im Behandlungsfall 13250
in derselben Sitzung 02300, 02301, 02302, 04516, 08333, 13257, 30600

Aufwand in Min. **Kalkulationszeit:** 5 **Prüfzeit:** 4 **Eignung d. Prüfzeit:** Tages- und Quartalsprofil

GOÄ entsprechend oder ähnlich: Leistungskomplex in der GOÄ so nicht vorhanden. Erbrachte Einzelleistungen berechnen.

04335 Orientierende audiometrische Untersuchung nach vorausgegangener, dokumentierter, auffälliger Hörprüfung — 88 / 9,18

Obligater Leistungsinhalt
- Untersuchung(en) ein- und/oder beidseitig,
- Binaurikulare Untersuchung,
- Bestimmung(en) der Hörschwelle in Luftleitung mit mindestens 8 Prüffrequenzen

Fakultativer Leistungsinhalt
- Otoskopie,
- Kontinuierliche Frequenzänderung

Anmerkung Die Gebührenordnungsposition 04335 ist nur berechnungsfähig bei Verwendung eines von der PTB bzw. eines entsprechend der EU-Richtlinie 93/42/EWG zugelassenen Audiometers mit mindestens einmal jährlich durchgeführter messtechnischer Kontrolle gemäß § 11 der Verordnung über das Errichten, Betreiben und Anwenden von Medizinprodukten (MPBetreibV) durch einen zugelassenen Wartungsdienst entsprechend der MPBetreibV. Der Vertragsarzt hat der zuständigen Kassenärztlichen Vereinigung die Bestätigung über die Durchführung der Wartung mit der nach dem Wartungsdienst erfolgenden Quartalsabrechnung beizulegen.

Entgegen Nr. I-4.3.2 der Allgemeinen Bestimmungen kann die Gebührenordnungsposition 04335 auch dann berechnet werden, wenn durch die Arztpraxis die kontinuierliche Frequenzänderung nicht vorgehalten wird.

Abrechnungsausschluss in derselben Sitzung 01711, 01712, 01713, 01714, 01715, 01716, 01717, 01718, 01719, 01723, 04353, 04354

Aufwand in Min. **Kalkulationszeit:** 5 **Prüfzeit:** 4 **Eignung d. Prüfzeit:** Tages- und Quartalsprofil

GOÄ entsprechend oder ähnlich: Nr. 1401*

Kommentar: Die Leistung kann für eine Untersuchung beider Ohren nur einmal abgerechnet werden.

Erläuterung: PTB = Physikalisch-technische Bundesanstalt

04350 Untersuchung und Beurteilung der funktionellen Entwicklung eines Säuglings, Kleinkindes oder Kindes bis zum vollendeten 6. Lebensjahr — 170 / 17,74

Obligater Leistungsinhalt
- Untersuchung von mindestens 4 Funktionsbereichen (Grobmotorik, Handfunktion, geistige Entwicklung, Perzeption, Sprache, Sozialverhalten oder Selbstständigkeit) nach standardisierten Verfahren,

Abrechnungsbestimmung je Sitzung

Anmerkung Die Gebührenordnungsposition 04350 ist im Behandlungsfall höchstens zweimal berechnungsfähig.

Abrechnungsausschluss in derselben Sitzung 01711, 01712, 01713, 01714, 01715, 01716, 01717, 01718, 01719, 01723, 04351, 04352, 04354

Aufwand in Min. **Kalkulationszeit:** 18 **Prüfzeit:** 14 **Eignung d. Prüfzeit:** Tages- und Quartalsprofil

GOÄ entsprechend oder ähnlich: Nr. 715

Kommentar: Die Leistung wird innerhalb des Regelleistungsvolumens (RVL) vergütet.

Zur Abrechnung der Leistung müssen mind. 4 der in der Legende aufgezählten Funktionsbereiche untersucht und dies auch dokumentiert werden.

04351 Orientierende entwicklungsneurologische Untersuchung eines Neugeborenen, Säuglings, Kleinkindes oder Kindes — 95 / 9,91

Obligater Leistungsinhalt
- Beurteilung der altersgemäßen Haltungs- und Bewegungskontrolle,
- Beurteilung des Muskeltonus, der Eigen- und Fremdreflexe sowie der Hirnnerven

Abrechnungsausschluss in derselben Sitzung 01711, 01712, 01713, 01714, 01715, 01716, 01717, 01718, 01719, 01723, 04350, 04352, 04354, 35142

Aufwand in Min. **Kalkulationszeit:** 10 **Prüfzeit:** 9 **Eignung d. Prüfzeit:** Tages- und Quartalsprofil

GOÄ entsprechend oder ähnlich: Nr. 716

Kommentar: Die Leistung nach Nr. 03350 wird innerhalb des Regelleistungsvolumens (RVL) vergütet.

04352 Erhebung des vollständigen Entwicklungsstatus eines Neugeborenen, Säuglings, Kleinkindes, Kindes oder Jugendlichen mit Störungen im Bereich der Koordination, Visuomotorik, der kognitiven Wahrnehmungsfähigkeit unter Berücksichtigung entwicklungsneurologischer, psychologischer und sozialer Aspekte — 285 / 29,74

Obligater Leistungsinhalt
- Erhebung des vollständigen Entwicklungsstatus,
- Berücksichtigung entwicklungsneurologischer, psychologischer und sozialer Aspekte,

Fakultativer Leistungsinhalt
- Entwicklungsneurologische Untersuchungen entsprechend der Gebührenordnungsposition 04351,

Abrechnungsbestimmung einmal im Behandlungsfall

Abrechnungsausschluss in derselben Sitzung 01711, 01712, 01713, 01714, 01715, 01716, 01717, 01718, 01719, 01720, 01723, 04350, 04351, 04354

Aufwand in Min. **Kalkulationszeit:** 30 **Prüfzeit:** 23 **Eignung d. Prüfzeit:** Nur Quartalsprofil

GOÄ entsprechend oder ähnlich: Nrn. 800, 714ff

Kommentar: Die Leistung nach Nr. 03350 wird innerhalb des Regelleistungsvolumens (RVL) vergütet.

04353 **Orientierende Untersuchung der Sprachentwicklung eines Säuglings, Kleinkindes, Kindes oder Jugendlichen** **166** 17,32

Obligater Leistungsinhalt
- Standardisiertes Verfahren,
- Prüfung aktiver und passiver Wortschatz,
- Prüfung des Sprachverständnisses,
- Prüfung der Fein- und Grobmotorik,

Fakultativer Leistungsinhalt
- Orientierende audiometrische Untersuchung entsprechend der Gebührenordnungsposition 04335,

Abrechnungsbestimmung einmal im Behandlungsfall

Abrechnungsausschluss in derselben Sitzung 01711, 01712, 01713, 01714, 01715, 01716, 01717, 01718, 01719, 01720, 01723, 04335, 04354

Aufwand in Min. **Kalkulationszeit:** 16 **Prüfzeit:** 14 **Eignung d. Prüfzeit:** Nur Quartalsprofil

GOÄ entsprechend oder ähnlich: Nr. 717

Kommentar: Die Leistung nach Nr. 03350 wird innerhalb des Regelleistungsvolumens (RVL) vergütet.

04354 **Zuschlag zu den Gebührenordnungspositionen 01712 bis 01720 und 01723 für die Erbringung des Inhalts der Gebührenordnungspositionen 04351 und/oder 04353 bei pathologischem Ergebnis einer Kinderfrüherkennungs- bzw. Jugendgesundheitsuntersuchung** **72** 7,51

Abrechnungsausschluss in derselben Sitzung 04335, 04350, 04351, 04352, 04353

Aufwand in Min. **Kalkulationszeit:** 7 **Prüfzeit:** 6 **Eignung d. Prüfzeit:** Tages- und Quartalsprofil

GOÄ entsprechend oder ähnlich: In der GOÄ findet sich keine ähnliche Leistung, daher ggf. höheren Steigerungssatz für die einzeln erbrachten Leistungen wählen.

Kommentar: Die Leistung nach Nr. 03350 wird innerhalb des Regelleistungsvolumens (RVL) vergütet.

4.2.4 Sozialpädiatrische Versorgung

1. Die Gebührenordnungsposition 04356 ist nur berechnungsfähig von Vertragsärzten gemäß Präambel 4.1 Nr. 1, die gegenüber der Kassenärztlichen Vereinigung eine sozialpädiatrische Qualifikation im Umfang von mindestens 40 Stunden gemäß dem Curriculum „Entwicklungs- und Sozialpädiatrie für die kinder- und jugendärztliche Praxis" der Bundesärztekammer oder eine ärztliche Tätigkeit von mindestens sechs Monaten – auch im Rahmen der Weiterbildungszeit – in einem Sozialpädiatrischen Zentrum bzw. in einer interdisziplinären Frühförderstelle nachweisen. Bis zum 30. Juni 2016 ist die Gebührenordnungsposition 04356 auch ohne Nachweis der Qualifikation berechnungsfähig, wenn Vertragsärzte gemäß Präambel 4.1 Nr. 1 die Leistung nach der Gebührenordnungsposition 04355 im Vorjahresquartal und in dem auf das Vorjahresquartal folgenden Quartal durchschnittlich in mindestens 50 Behandlungsfällen je Quartal abgerechnet haben.

2. Die Gebührenordnungsposition 04356 ist nur berechnungsfähig, wenn die Praxis mindestens folgende Kooperationen vorhält:

- Logopädie,
- Physiotherapie,
- Ergotherapie,
- Sozialpädiatrisches Zentrum,
- Fachärzte für Kinder- und Jugendpsychiatrie und -psychotherapie.

Kommentar:

Im Zuge der Neuregelung eines „Hausarzt-EBM" wurde zum 1.10.2013 die Sozialpädiatrische Versorgung neu eingeführt, für die Krankenkassen nach einem Beschluss des Bewertungsausschusses vom 22.10.2012 zusätzliche Finanzmittel zur Verfügung stellen.

Zum 1.1.2015 wurde mit der Änderung der Nr. 04355 und der Einführung der Nr. 04356 dieser Abschnitt weiterentwickelt.

04355 **Sozialpädiatrisch orientierte eingehende Beratung, Erörterung und/oder Abklärung** **145** **15,13**

Obligater Leistungsinhalt
- Persönlicher Arzt-Patienten-Kontakt,
- Dauer mindestens 15 Minuten,
- Als Einzelsitzung,
- Berücksichtigung krankheitsspezifischer, teilhabebezogener und prognostischer sowie entwicklungsabhängiger, familiendynamischer Faktoren,

Fakultativer Leistungsinhalt
- Erhebung der bestehenden Befunde und/oder Erkenntnisse,
- Befunderhebung(en) unter sozialpädiatrischen Kriterien zur (drohenden) Störung, körperlichen, psychischen oder psychosomatischen Erkrankung oder (drohenden) Behinderung oder bei Verdacht/Hinweisen auf Vernachlässigung und/oder Kindesmisshandlung::
  - Entwicklungsstand,
  - Intelligenz,
  - Körperlicher und neurologischer Befund,
  - Psychischer Befund,
  - Psychosozialer Hintergrund,
- Prüfung der Anwendung ganzheitlicher Förder- und/oder Therapieverfahren,
- Berücksichtigung der Therapieprinzipien der Sozialpädiatrie,
- Dokumentation unter Anwendung standardisierter Verfahren,
- Anleitung der Bezugsperson(en),
- Einleitung und/oder Koordination störungsspezifischer Maßnahmen,

Abrechnungsbestimmung einmal im Behandlungsfall

Anmerkung Die Gebührenordnungsposition 04355 ist nur bei mindestens einer der im Folgenden genannten Erkrankungen berechnungsfähig: G25 Sonstige extrapyramidale Krankheiten und Bewegungsstörungen, G31 Sonstige degenerative Krankheiten des Nervensystems, anderenorts nicht klassifiziert, G40 Epilepsie, G43 Migräne, G44.2 Spannungskopfschmerz, G80 Infantile Zerebralparese, F45.0 Somatisierungsstörung, F45.1 Undifferenzierte Somatisierungsstörung, F45.2 Hypochondrische Störung, F45.3 Somatoforme autonome Funktionsstörung, F45.4 Anhaltende Schmerzstörung, F45.8 Sonstige somatoforme Störungen, F60-F69 Persönlichkeits- und Verhaltensstörungen, F80-F89 Entwicklungsstörungen, F90-F98 Verhaltens- und emotionale Störungen mit Beginn in der Kindheit und Jugend, R27.8 Sonstige Koordinationsstörungen, T73 Schäden durch sonstigen Mangel sowie T74 Missbrauch von Personen..
Bei der Nebeneinanderberechnung diagnostischer bzw. therapeutischer Gebührenordnungspositionen und der Gebührenordnungsposition 04355 ist eine mindestens 15 Minuten längere Arzt-Patienten-Kontaktzeit als in den entsprechenden Gebührenordnungspositionen angegeben Voraussetzung für die Berechnung der Gebührenordnungsposition 04355.

Abrechnungsausschluss in derselben Sitzung 01210, 01214, 01216, 01218 und Kapitel 30.11, 30.3, 35.1, 35.2

Aufwand in Min. **Kalkulationszeit:** KA **Prüfzeit:** 15 **Eignung d. Prüfzeit:** Tages- und Quartalsprofil

04356 **Zuschlag im Zusammenhang mit der Gebührenordnungsposition 04355 für die weiterführende sozialpädiatrisch orientierte Versorgung** **195** **20,35**

Obligater Leistungsinhalt
- Persönlicher Arzt-Patienten-Kontakt
- und/oder
- Persönlicher Kontakt des Arztes zu einer Bezugsperson,
- Erhebung und/oder Monitoring von lokalisierten oder übergreifenden motorischen, kognitiven, emotionellen und/oder organbedingten Einschränkungen und/oder Auffälligkeiten,
- Beratung zu weiterführenden Maßnahmen,

- Dauer mindestens 15 Minuten,

Fakultativer Leistungsinhalt

- Erstellung eines (interdisziplinären) Therapieplanes,
- Koordination der Heilmittelversorgung und der Schnittstelle zum Sozialpädiatrischen Zentrum,
- Untersuchung und Beratung zur Indikationsstellung einer Überweisung an ein Sozialpädiatrisches Zentrum oder eine vergleichbare Einrichtung,
- Einleitung/Überwachung medikamentöser Therapiemaßnahmen,
- Dokumentation unter Anwendung standardisierter Verfahren,
- Informationen zu entsprechenden helfenden Institutionen und/oder Personen,

Abrechnungsbestimmung höchstens zweimal im Krankheitsfall

Anmerkung Die Gebührenordnungsposition 04356 ist nur bei mindestens einer der im Folgenden genannten Erkrankungen berechnungsfähig: G25 Sonstige extrapyramidale Krankheiten und Bewegungsstörungen, G31 Sonstige degenerative Krankheiten des Nervensystems, anderenorts nicht klassifiziert, G40 Epilepsie, G43 Migräne, G44.2 Spannungskopfschmerz, G80 Infantile Zerebralparese, F45.0 Somatisierungsstörung, F45.1 Undifferenzierte Somatisierungsstörung, F45.2 Hypochondrische Störung, F45.3 Somatoforme autonome Funktionsstörung, F45.4 Anhaltende Schmerzstörung, F45.8 Sonstige somatoforme Störungen, F60-F69 Persönlichkeits- und Verhaltensstörungen, F80-F89 Entwicklungsstörungen, F90-F98 Verhaltens- und emotionale Störungen mit Beginn in der Kindheit und Jugend, R27.8 Sonstige Koordinationsstörungen, T73 Schäden durch sonstigen Mangel sowie T74 Missbrauch von Personen.
Bei der Nebeneinanderberechnung diagnostischer bzw. therapeutischer Gebührenordnungspositionen und der Gebührenordnungsposition 04356 ist eine mindestens 15 Minuten längere Arzt-Patienten-Kontaktzeit als in den entsprechenden Gebührenordnungspositionen angegeben Voraussetzung für die Berechnung der Gebührenordnungsposition 04356.

Abrechnungsausschluss in derselben Sitzung 01210, 01214, 01216, 01218 und Kapitel 30.3, 30.11, 35.1, 35.2

Aufwand in Min. **Kalkulationszeit:** 15 **Prüfzeit:** 15 **Eignung d. Prüfzeit:** Tages- und Quartalsprofil

4.2.5 Palliativmedizinische Versorgung

1. Die Gebührenordnungspositionen 04370 bis 04373 sind für die Behandlung von schwerstkranken und sterbenden Patienten in jedem Alter berechnungsfähig, die an einer nicht heilbaren, fortschreitenden und so weit fortgeschrittenen Erkrankung leiden, dass dadurch nach fachlicher Einschätzung des behandelnden Arztes die Lebenserwartung auf Tage, Wochen oder Monate gesunken ist. Eine Erkrankung ist nicht heilbar, wenn nach dem allgemein anerkannten Stand der Medizin Behandlungsmaßnahmen nicht zur Beseitigung dieser Erkrankung führen können. Sie ist fortschreitend, wenn ihrem Verlauf trotz medizinischer Maßnahmen nach dem allgemein anerkannten Stand der Medizin nicht nachhaltig entgegengewirkt werden kann. Der behandelnde Arzt ist verpflichtet, in jedem Einzelfall zu überprüfen, ob eine angemessene ambulante Versorgung in der Häuslichkeit (darunter fallen auch Pflege- und Hospizeinrichtungen) möglich ist.

2. Der grundsätzliche Anspruch eines Patienten auf eine spezialisierte ambulante Palliativversorgung (SAPV) im Sinne des § 37b SGB V wird durch das Erbringen der nachfolgenden Gebührenordnungspositionen nicht berührt.

3. Die Gebührenordnungspositionen 04371, 04372 und 04373 sind nicht bei Patienten berechnungsfähig, die eine Vollversorgung nach § 5 Abs. 2 der Richtlinie zur Verordnung von spezialisierter ambulanter Palliativversorgung (SAPV) des Gemeinsamen Bundesausschusses erhalten.

4. Die Gebührenordnungspositionen 04370 bis 04373 sind nicht berechnungsfähig, wenn der behandelnde Vertragsarzt äquivalente Leistungen bei dem Patienten im Rahmen der spezialisierten ambulanten Palliativversorgung gemäß § 37b SGB V i. V. m. § 132d Abs. 1 SGB V erbringt.

Kommentar:

Die Aufnahme der palliativmedizinischen Versorgung in den EBM ist ausdrücklich als eine Ergänzung neben der spezialisierten ambulanten Palliativversorgung (SAPV) nach den Richtlinien des Gemeinsamen Bundesausschusses konzipiert. Die SAPV beruht auf folgenden Grundlagen:

§ 37b SGB V Spezialisierte ambulante Palliativversorgung

(1) Versicherte mit einer nicht heilbaren, fortschreitenden und weit fortgeschrittenen Erkrankung bei einer zugleich begrenzten Lebenserwartung, die eine besonders aufwändige Versorgung benötigen, haben Anspruch auf spezialisierte ambulante Palliativversorgung. Die Leistung ist von einem Vertragsarzt oder Krankenhausarzt zu verordnen. Die spezialisierte ambulante Palliativversorgung umfasst ärztliche und pflegerische Leistungen einschließlich ihrer Koordination insbesondere zur Schmerztherapie und Symptomkontrolle und zielt darauf ab, die Betreuung der Versicherten nach Satz 1 in der vertrauten Umgebung des häuslichen oder familiären Bereichs zu ermöglichen; hierzu zählen beispielsweise Einrichtungen der Eingliederungshilfe für behinderte Menschen und der Kinder- und Jugendhilfe. Versicherte in stationären Hospizen haben einen Anspruch auf die Teilleistung der erforderlichen ärztlichen Versorgung im Rahmen der spezialisierten ambulanten Palliativversorgung. Dies gilt nur, wenn und soweit nicht andere Leistungsträger zur Leistung verpflichtet sind. Dabei sind die besonderen Belange von Kindern zu berücksichtigen.

(2) Versicherte in stationären Pflegeeinrichtungen im Sinne von § 72 Abs. 1 des Elften Buches haben in entsprechender Anwendung des Absatzes 1 einen Anspruch auf spezialisierte Palliativversorgung. Die Verträge nach § 132d Abs. 1 regeln, ob die Leistung nach Absatz 1 durch Vertragspartner der Krankenkassen in der Pflegeeinrichtung oder durch Personal der Pflegeeinrichtung erbracht wird; § 132d Abs. 2 gilt entsprechend.

(3) Der Gemeinsame Bundesausschuss bestimmt in den Richtlinien nach § 92 das Nähere über die Leistungen, insbesondere

1. die Anforderungen an die Erkrankungen nach Absatz 1 Satz 1 sowie an den besonderen Versorgungsbedarf der Versicherten,
2. Inhalt und Umfang der spezialisierten ambulanten Palliativversorgung einschließlich von deren Verhältnis zur ambulanten Versorgung und der Zusammenarbeit der Leistungserbringer mit den bestehenden ambulanten Hospizdiensten und stationären Hospizen (integrativer Ansatz); die gewachsenen Versorgungsstrukturen sind zu berücksichtigen,
3. Inhalt und Umfang der Zusammenarbeit des verordnenden Arztes mit dem Leistungserbringer.

Im Zuge der Neuregelung des EBM wurde zum 1.10.2013 die Palliativmedizinische Versorgung neu eingeführt, für die Krankenkassen nach einem Beschluss des Bewertungsausschusses vom 22.10.2012 zusätzliche Finanzmittel zur Verfügung stellen.

Angesichts der bereits bestehenden Richtlinie des Gemeinsamen Bundesausschusses zur spezialisierten ambulanten Palliativversorgung (SAPV), deren praktische Umsetzung wohl nicht den Erwartungen des Richtliniengebers entsprach, war eine Aufnahme in den EBM, aber auch eine Abgrenzung zu den Leistungen der SAPV notwendig.

04370 Palliativmedizinische Ersterhebung des Patientenstatus inkl. Behandlungsplan **341** **35,59**

Obligater Leistungsinhalt

- Untersuchung des körperlichen und psychischen Zustandes des Patienten,
- Beratung und Aufklärung des Patienten und/oder der betreuenden Person zur Ermittlung des Patientenwillens und ggf. Erfassung des Patientenwillens,
- Erstellung und Dokumentation eines palliativmedizinischen Behandlungsplans unter Berücksichtigung des Patientenwillens,

Abrechnungsbestimmung einmal im Krankheitsfall

Abrechnungsausschluss in derselben Sitzung 04220, 04221, 04230

Aufwand in Min. **Kalkulationszeit:** KA **Prüfzeit:** ./. **Eignung d. Prüfzeit:** Keine Eignung

04371 Zuschlag zu der Versichertenpauschale 04000 für die palliativmedizinische Betreuung des Patienten in der Arztpraxis **159** **16,59**

Obligater Leistungsinhalt

- Persönlicher Arzt-Patienten-Kontakt,
- Dauer mindestens 15 Minuten,
- Palliativmedizinische Betreuung des Patienten (z.B. Schmerztherapie, Symptomkontrolle),

Fakultativer Leistungsinhalt
- Koordinierung der palliativmedizinischen und -pflegerischen Versorgung in Zusammenarbeit mit anderen spezialisierten Leistungserbringern wie z.B. Vertragsärzten, Psychotherapeuten, Pflegediensten, psychosozialen Betreuungsdiensten, Hospizen,
- Anleitung und Beratung der Betreuungs- und Bezugspersonen,

Abrechnungsbestimmung einmal im Behandlungsfall

Abrechnungsausschluss in derselben Sitzung 04220, 04221, 04372, 04373

Aufwand in Min. **Kalkulationszeit:** KA **Prüfzeit:** 15 **Eignung d. Prüfzeit:** Tages- und Quartalsprofil

04372 Zuschlag zu den Gebührenordnungspositionen 01410 oder 01413 für die palliativmedizinische Betreuung in der Häuslichkeit **124** **12,94**

Obligater Leistungsinhalt
- Persönlicher Arzt-Patienten-Kontakt,
- Dauer mindestens 15 Minuten,
- Palliativmedizinische Betreuung des Patienten (z.B. Schmerztherapie, Symptomkontrolle),

Fakultativer Leistungsinhalt
- Koordinierung der palliativmedizinischen und -pflegerischen Versorgung in Zusammenarbeit mit anderen spezialisierten Leistungserbringern wie z.B. Vertragsärzten, Psychotherapeuten, Pflegediensten, psychosozialen Betreuungsdiensten, Hospizen,
- Anleitung und Beratung der Betreuungs- und Bezugspersonen,

Abrechnungsbestimmung je vollendete 15 Minuten

Anmerkung Der Höchstwert für die Gebührenordnungsposition 04372 beträgt am Behandlungstag 620 Punkte.

Abrechnungsausschluss in derselben Sitzung 04220, 04221, 04230, 04371, 04373

Aufwand in Min. **Kalkulationszeit:** KA **Prüfzeit:** 15 **Eignung d. Prüfzeit:** Tages- und Quartalsprofil

04373 Zuschlag zu den Gebührenordnungspositionen 01411, 01412 oder 01415 für die palliativmedizinische Betreuung in der Häuslichkeit **124** **12,94**

Obligater Leistungsinhalt
- Persönlicher Arzt-Patienten-Kontakt,
- Palliativmedizinische Betreuung des Patienten (z.B. Schmerztherapie, Symptomkontrolle),

Abrechnungsbestimmung je Besuch

Anmerkung Die Gebührenordnungsposition 04373 ist für Besuche im Rahmen des organisierten Not(-fall)dienstes, für Besuche im Rahmen der Notfallversorgung durch nicht an der vertragsärztlichen Versorgung teilnehmende Ärzte, Institute und Krankenhäuser sowie für dringende Visiten auf der Belegstation nicht berechnungsfähig.

Abrechnungsausschluss in derselben Sitzung 01100, 01101, 01102, 01210, 01214, 01216, 01218, 04220, 04221, 04230, 04371, 04372

Aufwand in Min. **Kalkulationszeit:** KA **Prüfzeit:** ./. **Eignung d. Prüfzeit:** Keine Eignung

4.4 Gebührenordnungspositionen der schwerpunktorientierten Kinder- und Jugendmedizin

4.4.1 Gebührenordnungspositionen der Kinder-Kardiologie

Die Gebührenordnungspositionen des Abschnitts III.a-4.4.1 können – unter Berücksichtigung von I-1.3 der Allgemeinen Bestimmungen – nur von Fachärzten für Kinder- und Jugendmedizin mit Schwerpunkt Kinder-Kardiologie berechnet werden.

Kommentar:

Unter der Voraussetzung des Nachweises zusätzlicher Qualifikationen gem. Abschnitt I.3 der Allgemeinen Bestimmungen können die Leistungen dieses Abschnitts nur abgerechnet werden, wenn der Facharzt für Kinder- und Jugendmedizin den Schwerpunkt Kinder-Kardiologie besitzt.

EBM-Nr. EBM-Punkte/Euro

04410* Zusatzpauschale Kinderkardiologie **679** **70,86**

Obligater Leistungsinhalt
- Duplex-Echokardiographische Untersuchung (Nr. 33022),
- Druckmessung(en),

Fakultativer Leistungsinhalt
- Infusion(en) (Nr. 02100),
- Arterielle Blutentnahme (Nr. 02330),
- Intraarterielle Injektion (Nr. 02331),
- Belastungs-EKG (Nr. 04321),
- Aufzeichnung Langzeit-EKG (Nr. 04322),
- Computergestützte Auswertung Langzeit-EKG (Nr. 04241),
- Langzeit-Blutdruckmessung (Nr. 04324),
- Doppler-Echokardiographische Untersuchung (Nr. 33021),
- Echokardiographische Untersuchung (Nr. 33020),
- Untersuchung mit Einschwemmkatheter in Ruhe,
- Untersuchung mit Einschwemmkatheter in Ruhe sowie während und nach physikalisch reproduzierbarer Belastung,
- Laufbandergometrie(n),
- Intraluminale Messung(en) des Arteriendrucks oder des zentralen Venendrucks,
- Messung(en) von Herzzeitvolumen und/oder Kreislaufzeiten,
- Applikation der Testsubstanz(en),

Abrechnungsbestimmung einmal im Behandlungsfall

Anmerkung Die Berechnung der Gebührenordnungsposition 04410 setzt eine Genehmigung der Kassenärztlichen Vereinigung nach der Ultraschallvereinbarung gemäß § 135 Abs. 2 SGB V voraus.
Entgegen Nr. I-4.3.2 der Allgemeinen Bestimmungen kann die Gebührenordnungsposition 04410 auch dann berechnet werden, wenn die Arztpraxis nicht über die Möglichkeit zur Erbringung von Einschwemmkathetern, der intraluminalen Messung des Arteriendrucks oder des zentralen Venendrucks, der Messung von Herzzeitvolumen und/oder Kreislaufzeiten und von Leistungsinhalten der Gebührenordnungspositionen 13300 und 13301 verfügt.
In der Gebührenordnungsposition 04410 sind die Kosten für den Einschwemmkatheter mit Ausnahme des Swan-Ganz-Katheters enthalten.

Abrechnungsausschluss
in derselben Sitzung 02300, 02301, 02302
im Behandlungsfall 02100, 02330, 02331, 04241, 04321, 04322, 04324, 13545, 33020, 33021, 33022, 34283, 36882, 36883 und Kapitel 4.4.2, 4.4.3, 4.5

Aufwand in Min. **Kalkulationszeit:** KA **Prüfzeit:** 32 **Eignung d. Prüfzeit:** Nur Quartalsprofil

GOÄ entsprechend oder ähnlich: Leistungskomplex in der GOÄ so nicht vorhanden. Erbrachte Einzelleistungen berechnen.

04418* Kontrolle eines Herzschrittmachers und/oder eines implantierten Kardioverters bzw. Defibrillators **511** **53,33**

Obligater Leistungsinhalt
- Funktionsanalyse eines Herzschrittmachers, auch mittels telemetrischer Abfrage und/oder
- Funktionsanalyse eines implantierten Kardioverters bzw. Defibrillators,
- Überprüfung des Batteriezustandes,
- Überprüfung und Dokumentation der programmierbaren Parameter und Messwerte als Ausdruck durch das Programmiergerät,
- Kontrolle der Funktionsfähigkeit der Elektrode

Fakultativer Leistungsinhalt
- Umprogrammierung

Anmerkung Die Berechnung der Gebührenordnungsposition 04418 setzt eine Genehmigung der Kassenärztlichen Vereinigung nach der Vereinbarung zur Herzschrittmacherkontrolle gemäß § 135 Abs. 2 SGB V voraus.

Abrechnungsausschluss im Behandlungsfall 36881, 36882, 36883 und Kapitel 4.4.2, 4.4.3, 4.5

Aufwand in Min. **Kalkulationszeit:** KA **Prüfzeit:** 12 **Eignung d. Prüfzeit:** Tages- und Quartalsprofil

GOÄ entsprechend oder ähnlich: Nr. 661*

04419* Ergospirometrische Untersuchung **407** **42,47**

Obligater Leistungsinhalt
- Ergospirometrische Untersuchung in Ruhe und unter physikalisch definierter und reproduzierbarer Belastungsstufe,
- Gleichzeitige obligatorische Untersuchung der Atemgase, Ventilationsparameter und der Herz-Kreislauf-Parameter
- Monitoring,
- Dokumentation mittels „9-FelderGraphik“

Fakultativer Leistungsinhalt
- Beratung der Bezugsperson(en)

Abrechnungsausschluss im Behandlungsfall 36881, 36882, 36883 und Kapitel 4.4.2, 4.4.3, 4.5

Aufwand in Min. **Kalkulationszeit:** 17 **Prüfzeit:** 15 **Eignung d. Prüfzeit:** Tages- und Quartalsprofil

GOÄ entsprechend oder ähnlich: Nr. 606*

04420* Behandlung eines Herz-Transplantatträgers **209** **21,81**

Obligater Leistungsinhalt
- Behandlung eines Transplantatträgers,
- Kontrolle der Transplantatfunktion(en),
- Überwachung des spezifischen Therapieschemas,

Fakultativer Leistungsinhalt
- Instruktion der Bezugsperson(en),
- Abstimmung mit dem Hausarzt,

Abrechnungsbestimmung einmal im Behandlungsfall

Abrechnungsausschluss im Behandlungsfall 36881, 36882, 36883 und Kapitel 4.4.2, 4.4.3, 4.5

Aufwand in Min. **Kalkulationszeit:** KA **Prüfzeit:** 18 **Eignung d. Prüfzeit:** Nur Quartalsprofil

GOÄ entsprechend oder ähnlich: Leistungskomplex in der GOÄ so nicht vorhanden. Erbrachte Einzelleistungen berechnen

4.4.2 Neuropädiatrische Gebührenordnungspositionen

1. Die Gebührenordnungspositionen des Abschnitts III.a-4.4.2 können – unter Berücksichtigung von I-1.3 der Allgemeinen Bestimmungen – nur von Fachärzten für Kinder- und Jugendmedizin mit Schwerpunkt Neuropädiatrie berechnet werden.
2. Bei Vorliegen der entsprechenden Qualifikationsvoraussetzungen sind von den Fachärzten für Kinder- und Jugendmedizin mit Schwerpunkt Neuropädiatrie – unbeschadet der Regelungen gemäß 5 und 6.2 der allgemeinen Bestimmungen – zusätzlich nachfolgende Gebührenordnungspositionen berechnungsfähig: Gebührenordnungspositionen des Abschnitts 30.11.

Kommentar:

Unter der Voraussetzung des Nachweises entsprechender Qualifikationsvoraussetzungen können Kinder- und Jugendärzte zusätzlich die Leistungen der Neuropsychologischen Therapie nach Abschnitt 30.11 abrechnen.

04430* Neuropädiatrisches Gespräch, Behandlung, Beratung, Erörterung und/oder Abklärung (Einzelbehandlung) **90** **9,39**

Obligater Leistungsinhalt
- Persönlicher Arzt-Patienten-Kontakt,

- Dauer mindestens 10 Minuten,
- als Einzelbehandlung,
- Berücksichtigung krankheitsspezifischer, behinderungsbezogener und prognostischer sowie entwicklungsabhängiger, sprachlicher und familiendynamischer Faktoren,

Fakultativer Leistungsinhalt

- Erhebung der biographischen Anamnese zur Störung, Erkrankung oder Behinderung,
- Vertiefte Exploration mit differentialdiagnostischer Einordnung eines neuropädiatrischen Krankheitsbildes und der möglichen Komorbiditäten,
- Syndrombezogene therapeutische Intervention,
- Anleitung der Bezugsperson(en),

Abrechnungsbestimmung je vollendete 10 Minuten

Abrechnungsausschluss im Behandlungsfall und Kapitel 4.4.1, 4.4.3, 4.5

Aufwand in Min. **Kalkulationszeit:** 10 **Prüfzeit:** 10 **Eignung d. Prüfzeit:** Tages- und Quartalsprofil

GOÄ entsprechend oder ähnlich: Leistungskomplex in der GOÄ so nicht vorhanden. Erbrachte Einzelleistungen berechnen

04431* **Ausführliche neurologisch-motoskopische Untersuchung bei einem Säugling, Kleinkind, Kind oder Jugendlichen** **87** **9,08**

Obligater Leistungsinhalt

- Prüfung von
  - altersgemäßer Haltungs- und Bewegungskontrolle,
  - muskulärem Ruhe- und Aktivitätstonus, Muskelkraft,
  - Eigen- und Fremdreflexen sowie der Hirnnerven,
  - Oberflächen- und Tiefensensibilität,
  - statischem und dynamischem Gleichgewicht,
  - Koordination, Bewegungsübergängen und-zwischenstufen,
  - Feinmotorik,

Fakultativer Leistungsinhalt

- Lateralisation, Mittellinienkreuzung,
- Motometrische Testung,

Abrechnungsbestimmung je vollendete 15 Minuten, höchstens zweimal im Behandlungsfall

Abrechnungsausschluss im Behandlungsfall 01711, 01712, 01713, 01714, 01715, 01716, 01717, 01718, 01719, 01720, 01723 und Kapitel 4.4.1, 4.4.3, 4.5

Aufwand in Min. **Kalkulationszeit:** 2 **Prüfzeit:** 2 **Eignung d. Prüfzeit:** Tages- und Quartalsprofil

GOÄ entsprechend oder ähnlich: Nr. 800

04433* **Zusatzpauschale Koordination der neuropädiatrischen Betreuung bei der fortgesetzten Betreuung von Patienten bei mindestens einer der Diagnosen:** **299** **31,2**

- Epilepsie (G40, G41),
- Migräne (G43),
- infantile Zerebralparese, sonstige Lähmung (G80 bis G83),
- kombinierte Entwicklungsstörung (F83),
- tiefgreifende Entwicklungsstörung (F84 bis F89),
- geistige Behinderung (F70 bis F79),
- schwerwiegendes Fehlbildungssyndrom, Myelomeningocele (Q01 bis Q18, Q71 bis Q74, Q76 bis Q78, Q85 bis Q87, Q90 bis Q99),
- Hydrocephalus, Hypoxischer Hirnschaden (G91 bis G94),
- metabolische Erkrankung, Neuropathien, neurodegenerative Erkrankung (G10 bis G25, G32 bis G37, G50 bis G64),
- Muskeldystrophie, Myopathien (G70 bis G73),
- Zustand nach SHT III (S06.1 bis S06.9),
- Aufmerksamkeitsstörungen (F90),

Obligater Leistungsinhalt

- Ein persönlicher Arzt-Patienten-Kontakt

Fakultativer Leistungsinhalt
- Ärztliche Koordination intra- und/oder multiprofessioneller, komplementärer Versorgungsstrukturen und/oder -instanzen, psycho-, physio-, ergo- und/oder sprachtherapeutischer Einrichtungen und/oder multiprofessioneller Teams, der Gruppenarbeit mit Patienten, Angehörigen und Laienhelfern sowie der Anleitung der Eltern,

Abrechnungsbestimmung einmal im Behandlungsfall

Anmerkung Die Angabe der Diagnose nach ICD-10 ist Voraussetzung für die Berechnung der Gebührenordnungsposition 04433.

Abrechnungsausschluss im Behandlungsfall und Kapitel 4.4.1, 4.4.3, 4.5

Aufwand in Min. **Kalkulationszeit:** 30 **Prüfzeit:** 20 **Eignung d. Prüfzeit:** Nur Quartalsprofil

GOÄ entsprechend oder ähnlich: Leistungskomplex in der GOÄ so nicht vorhanden. Erbrachte Einzelleistungen berechnen

04434* Elektroenzephalographische Untersuchung bei einem Neugeborenen, Säugling, Kleinkind, Kind oder Jugendlichen — 251 / 26,19

Obligater Leistungsinhalt
- Ableitungsdauer mindestens 20 Minuten,
- Aufzeichnungsdauer mindestens 20 Minuten,
- Auswertung,
- Übergangswiderstandsmessung

Fakultativer Leistungsinhalt
- Provokation(en)

Anmerkung Die für die Gebührenordnungsposition 04434 erforderliche Berichtspflicht gilt als erfüllt, wenn im Behandlungsfall ein Bericht/Arztbrief erstellt wurde.

Abrechnungsausschluss
im Behandlungsfall 04321, 04322 und Kapitel 4.4.1, 4.4.3, 4.5
in derselben Sitzung 04435, 14320, 14321, 16310, 16311, 21310, 21311, 30900, 30901

Aufwand in Min. **Kalkulationszeit:** 15 **Prüfzeit:** 12 **Eignung d. Prüfzeit:** Tages- und Quartalsprofil

GOÄ entsprechend oder ähnlich: Nr. 827

04435* Pädiatrische Schlaf-EEG-Untersuchung bei einem Neugeborenen, Säugling, Kleinkind, Kind oder Jugendlichen — 548 / 57,19

Obligater Leistungsinhalt
- Ableitungsdauer mindestens 2 Stunden,
- Aufzeichnung inklusive vollständiger Einschlaf- und Aufwachphase,
- Auswertung

Fakultativer Leistungsinhalt
- Provokation(en),
- Polygraphie

Abrechnungsausschluss
im Behandlungsfall und Kapitel 4.4.1, 4.4.3, 4.5
in derselben Sitzung 04434, 14320, 14321, 16310, 16311, 21310, 21311, 30900, 30901

Aufwand in Min. **Kalkulationszeit:** 50 **Prüfzeit:** 38 **Eignung d. Prüfzeit:** Tages- und Quartalsprofil

GOÄ entsprechend oder ähnlich: Nrn. 827, 827a

04436* Neurophysiologische Untersuchung (SEP, VEP, AEP, MEP) — 263 / 27,45

Obligater Leistungsinhalt
- Bestimmung somatosensibel evozierter Potenziale

und/oder
- Bestimmung visuell evozierter Potenziale

und/oder
- Bestimmung akustisch evozierter Potenziale

und/oder
- Bestimmung magnetisch evozierter Potenziale,

• beidseitig,

Abrechnungsbestimmung je Sitzung

Anmerkung Die Gebührenordnungsposition 04436 ist im Behandlungsfall insgesamt höchstens zweimal berechnungsfähig.

Abrechnungsausschluss
im Behandlungsfall und Kapitel 4.4.1, 4.4.3, 4.5
am Behandlungstag 01705, 01706
in derselben Sitzung 14331, 16321, 21321

Aufwand in Min. **Kalkulationszeit:** 21 **Prüfzeit:** 16 **Eignung d. Prüfzeit:** Tages- und Quartalsprofil

GOÄ entsprechend oder ähnlich: Nr. 828

04437* Zusatzpauschale Abklärung einer peripheren neuromuskulären Erkrankung bei einem Neugeborenen, Säugling, Kleinkind, Kind oder Jugendlichen — 184 / 19,20

Obligater Leistungsinhalt
- Elektromyographische Untersuchung(en) mit Oberflächen- und/oder Nadelelektroden

und/oder
- Elektroneurographische Untersuchung(en) mit Bestimmung(en) der motorischen oder sensiblen Nervenleitgeschwindigkeit,
- Ein- und/oder beidseitig

Anmerkung Die Gebührenordnungsposition 04437, 16322 und 27331 ist im Behandlungsfall höchstens dreimal berechnungsfähig.

Abrechnungsausschluss
in derselben Sitzung 16322, 27331
im Behandlungsfall und Kapitel 4.4.1, 4.4.3, 4.5
im Zeitraum von 21 Tagen nach Erbringung einer Leistung des Abschnitts 31.2 31614, 31615, 31616, 31617, 31618, 31619, 31620, 31621

Aufwand in Min. **Kalkulationszeit:** 10 **Prüfzeit:** 9 **Eignung d. Prüfzeit:** Tages- und Quartalsprofil

GOÄ entsprechend oder ähnlich: Leistungskomplex in der GOÄ so nicht vorhanden. Erbrachte Einzelleistungen berechnen

04439* Elektronystagmo-/Okulographie, Blinkreflexprüfung — 126 / 13,15

Obligater Leistungsinhalt
- Elektronystagmo-/Okulographie

und/oder
- Blinkreflexprüfung,
- Ein- und/oder beidseitig,

Abrechnungsbestimmung einmal im Behandlungsfall

Abrechnungsausschluss im Behandlungsfall 14330, 16320, 21320 und Kapitel 4.4.1, 4.4.3, 4.5

Aufwand in Min. **Kalkulationszeit:** 10 **Prüfzeit:** 8 **Eignung d. Prüfzeit:** Nur Quartalsprofil

GOÄ entsprechend oder ähnlich: Nr. 1413

4.4.3 Gebührenordnungspositionen der pädiatrischen Hämatologie und Onkologie

Die Gebührenordnungspositionen des Abschnitts III.a-4.4.3 können - unter Berücksichtigung von I-1.3 der Allgemeinen Bestimmungen – nur von Fachärzten für Kinder- und Jugendmedizin mit Schwerpunkt Kinder-Hämatologie und -Onkologie berechnet werden.

Kommentar:

Unter der Voraussetzung des Nachweises zusätzlicher Qualifikationen gem. Abschnitt I.3 der Allgemeinen Bestimmungen können die Leistungen dieses Abschnitts nur abgerechnet werden, wenn der Facharzt für Kinder- und Jugendmedizin den Schwerpunkt Kinder-Hämatologie und -Onkologie besitzt.

04441* **Zusatzpauschale Behandlung einer laboratoriumsmedizinisch oder histologisch/zytologisch gesicherten, primär hämatologischen und/oder onkologischen und/oder immunologischenSystemerkrankung** **191** **19,93**

Obligater Leistungsinhalt
- Behandlung einer laboratoriumsmedizinisch oder histologisch/zytologisch gesicherten, primär hämatologischen und/oder onkologischen und/oder immunologischen Systemerkrankung,
- Erstellung eines krankheitsspezifischen Therapiekonzeptes unter Berücksichtigung individueller Faktoren,

Abrechnungsbestimmung einmal im Behandlungsfall

Abrechnungsausschluss im Behandlungsfall 36882, 36883 und Kapitel 4.4.1, 4.4.2, 4.5

Aufwand in Min. **Kalkulationszeit:** 20 **Prüfzeit:** 18 **Eignung d. Prüfzeit:** Nur Quartalsprofil

GOÄ entsprechend oder ähnlich: Leistungskomplex in der GOÄ so nicht vorhanden. Erbrachte Einzelleistungen berechnen

04442* **Zusatzpauschale intensive, aplasieinduzierende und/oder toxizitätsadaptierte, antiproliferative Behandlung bei einem Säugling, Kleinkind, Kind oder Jugendlichen** **191** **19,93**

Obligater Leistungsinhalt
- Intensive, aplasieinduzierende

und/oder
- Toxizitätsadaptierte Behandlung,
- Erfassung und Dokumentation der Toxizität,

Abrechnungsbestimmung einmal im Behandlungsfall

Abrechnungsausschluss im Behandlungsfall 36882, 36883 und Kapitel 4.4.1, 4.4.2, 4.5

Aufwand in Min. **Kalkulationszeit:** 20 **Prüfzeit:** 18 **Eignung d. Prüfzeit:** Nur Quartalsprofil

GOÄ entsprechend oder ähnlich: Leistungskomplex in der GOÄ so nicht vorhanden. Erbrachte Einzelleistungen berechnen

04443* **Zusatzpauschale intensivierte Nachbetreuung nach Tumorbehandlung und/oder allogener(n) oder autologer(n) Transplantation(en) hämatopoetischer Stammzellen bei einem Säugling, Kleinkind, Kind oder Jugendlichen** **191** **19,93**

Obligater Leistungsinhalt
- Intensivierte Nachbetreuung nach Tumorbehandlung

und/oder
- Intensivierte Nachbehandlung nach allogener oder autologer Transplantation(en) hämatopoetischer Stammzellen

und/oder
- Nachbetreuung von Patienten mit Stammzellentransplantation

Fakultativer Leistungsinhalt
- Überwachung des spezifischen Therapieschemas
- Erfassung und Dokumentation der Toxizität

Abrechnungsbestimmung einmal im Behandlungsfall

Abrechnungsausschluss im Behandlungsfall 36882, 36883 und Kapitel 4.4.1, 4.4.2, 4.5

Aufwand in Min. **Kalkulationszeit:** 20 **Prüfzeit:** 18 **Eignung d. Prüfzeit:** Nur Quartalsprofil

GOÄ entsprechend oder ähnlich: Leistungskomplex in der GOÄ so nicht vorhanden. Erbrachte Einzelleistungen berechnen

4.5 Pädiatrische Gebührenordnungspositionen mit Zusatzweiterbildung

4.5.1 Pädiatrisch-gastroenterologische Gebührenordnungspositionen

1. Die Gebührenordnungspositionen des Abschnitts III.a-4.5.1 können – unter Berücksichtigung von I-1.3 der Allgemeinen Bestimmungen – nur von Fachärzten für Kinder- und Jugendmedizin mit der Zusatzweiterbildung Kinder-Gastroenterologie berechnet werden.

2. Die Gebührenordnungsposition 04527 kann darüber hinaus von Fachärzten für Kinder- und Jugendmedizin mit der Zusatzweiterbildung „Kinder-Nephrologie" berechnet werden.

Kommentar:

Unter der Voraussetzung des Nachweises zusätzlicher Qualifikationen gem. Abschnitt I.3 der Allgemeinen Bestimmungen (s.o.) können die Leistungen dieses Abschnitts nur abgerechnet werden, wenn der Facharzt für Kinder- und Jugendmedizin die Zusatzweiterbildung Kinder-Gastroenterologie besitzt. Zusätzlich kann die Nr. 04527 auch von Fachärzten für Kinder- und Jugendmedizin mit der Zusatzweiterbildung „Kinder-Nephrologie" berechnet werden.

04511* Zusatzpauschale Ösophago-Gastroduodenoskopie — 835 / 87,14

Obligater Leistungsinhalt

- Ösophagoskopie

und/oder

- Ösophagogastroskopie

und/oder

- Ösophagogastroduodenoskopie,
- Patientenaufklärung zur Untersuchung und zu den möglichen therapeutischen Maßnahmen in derselben Sitzung in angemessenem Zeitabstand vor dem Eingriff,
- Aufklärung und Instruktion der Bezugsperson(en),
- Information zum Ablauf der vorbereitenden Maßnahmen vor dem Eingriff und zu einer Sedierung und/oder Prämedikation,
- Nachbeobachtung und -betreuung,
- Foto-/Videodokumentation(en)

Fakultativer Leistungsinhalt

- 13 C Harnstoff Atemtest (Nr. 02400),
- Ureasenachweis, einschl. Kosten,
- Probeexzision(en),
- Probepunktion(en),
- Fremdkörperentfernung(en),
- Blutstillung(en),
- Prämedikation, Sedierung, ggf. unter Monitoring von Blutdruck und Pulsoximetrie

Anmerkung Entgegen Nr. I-4.3.2 der Allgemeinen Bestimmungen kann die Gebührenordnungsposition auch dann berechnet werden, wenn die Arztpraxis nicht über die Möglichkeit zur Durchführung des 13 C-Harnstoff-Atemtests nach der Gebührenordnungsposition 02400 verfügt.

Abrechnungsausschluss

im Behandlungsfall 36881, 36882, 36883 und Kapitel 4.5.2, 4.5.3, 4.5.4, 4.5.5, 4.4
in derselben Sitzung 02300, 02301, 02302, 02400, 04513

Aufwand in Min. **Kalkulationszeit:** 21 **Prüfzeit:** 16 **Eignung d. Prüfzeit:** Tages- und Quartalsprofil

GOÄ entsprechend oder ähnlich: Leistungskomplex in der GOÄ so nicht vorhanden. Erbrachte Einzelleistungen berechnen, z.B. 680, 681, 682, 683, 684, A 619*

04512* Langzeit-ph-Metrie des Ösophagus von mindestens 12 Stunden Dauer mit Sondeneinführung — 513 / 53,54

Obligater Leistungsinhalt

- Lagekontrolle der Sonde,
- Aufklärung und Instruktion der Bezugsperson(en)

Fakultativer Leistungsinhalt

- Fixierung der Sonde

Abrechnungsausschluss

im Behandlungsfall 36881, 36882, 36883 und Kapitel 4.5.2, 4.5.3, 4.5.4, 4.5.5, 4.4
in derselben Sitzung 02300, 02301, 02302, 04515

Aufwand in Min. **Kalkulationszeit:** 17 **Prüfzeit:** 19 **Eignung d. Prüfzeit:** Tages- und Quartalsprofil

GOÄ entsprechend oder ähnlich: Leistungskomplex in der GOÄ so nicht vorhanden. Erbrachte Einzelleistungen berechnen, 691, 693, 694.

04513* Perkutane Gastrostomie beim Säugling, Kleinkind, Kind oder Jugendlichen **990** 103,32

Obligater Leistungsinhalt
- Perkutane Gastrostomie,
- Gastroskopie (Nr. 04511),
- Patientenaufklärung in angemessenem Zeitabstand vor dem Eingriff zur Untersuchung und zu den möglichen therapeutischen Maßnahmen in derselben Sitzung,
- Aufklärung und Instruktion der Bezugsperson(en),
- Information zum Ablauf der vorbereitenden Maßnahmen vor dem Eingriff und zu einer Sedierung und/oder Prämedikation,
- Nachbeobachtung und -betreuung

Fakultativer Leistungsinhalt
- Prämedikation/Sedierung,
- Endoskopische Durchführung,
- Lokalanästhesie,
- Einführen einer Verweilsonde,

Abrechnungsausschluss
in derselben Sitzung 02300, 02301, 02302, 02320, 02340, 02341, 04511
im Behandlungsfall 36881, 36882, 36883 und Kapitel 4.5.2, 4.5.3, 4.5.4, 4.5.5, 4.4

Aufwand in Min. **Kalkulationszeit:** 35 **Prüfzeit:** 31 **Eignung d. Prüfzeit:** Tages- und Quartalsprofil

GOÄ entsprechend oder ähnlich: Leistungskomplex in der GOÄ so nicht vorhanden. Erbrachte Einzelleistungen berechnen, 670, 682.

04514* Zusatzpauschale Koloskopie beim Säugling, Kleinkind, Kind oder Jugendlichen **1766** 184,30

Obligater Leistungsinhalt
- Totale Koloskopie mit Darstellung des Zökums,
- Patientenaufklärung zur Koloskopie und Prämedikation in angemessenem Zeitabstand vor dem Eingriff,
- Aufklärung und Instruktion der Bezugsperson(en),
- Aufklärung zum Vorgehen und zu einer möglichen Polyp(en)abtragung und anderer therapeutischer Maßnahmen in derselben Sitzung,
- Information zu Ablauf und Dauer der Darmreinigung,
- Aushändigung aller Substanzen zur Darmreinigung
- Foto-/Videodokumentation(en),
- Nachbeobachtung,
- Einhaltung der Maßnahmen der Überprüfung der Hygienequalität entsprechend der Qualitätssicherungsvereinbarung gemäß § 135 Abs. 2 SGB V,
- Vorhaltung der geeigneten Notfallausstattung entsprechend der Qualitätssicherungsvereinbarung gemäß § 135 SGB V

Fakultativer Leistungsinhalt
- Lagekontrolle durch ein bildgebendes Verfahren,
- Gerinnungsuntersuchungen und kleines Blutbild,
- Darstellung des terminalen Ileums,
- Probeexzision(en),
- Prämedikation, Sedierung ggf. unter Monitoring von Blutdruck und Pulsoximetrie

Anmerkung Die Berechnung der Gebührenordnungsposition 04514 setzt eine Genehmigung der Kassenärztlichen Vereinigung gemäß § 135 Abs. 2 SGB V voraus.

Abrechnungsausschluss
im Behandlungsfall 36881, 36882, 36883 und Kapitel 4.5.2, 4.5.3, 4.5.4, 4.5.5, 4.4
in derselben Sitzung 01741, 02300, 02301, 02302, 02401, 04518

Aufwand in Min. **Kalkulationszeit:** KA **Prüfzeit:** 30 **Eignung d. Prüfzeit:** Tages- und Quartalsprofil

GOÄ entsprechend oder ähnlich: Leistungskomplex in der GOÄ so nicht vorhanden. Erbrachte Einzelleistungen berechnen.

EBM-Nr. EBM-Punkte / Euro

04515* **Zuschlag zu den Gebührenordnungspositionen 04511, 04513 und 04514** **592** 61,78

Obligater Leistungsinhalt

- Einführen eines jejunalen Schenkels durch den Pylorus bei gastroösophagealem Reflux oder Magenentleerungsstörung (PEJ)

und/oder

- Endoskopische Sklerosierungsbehandlung(en)

und/oder

- Ligatur(en) bei Varizen und Ulzeration(en)

und/oder

- Vollständige Entfernung eines oder mehrerer Polypen bzw. Mukosektomie mittels Hochfrequenzdiathermieschlinge

und/oder

- Ösophagus-Manometrie bei einem Säugling, Kleinkind, Kind oder Jugendlichen

Abrechnungsausschluss

im Behandlungsfall 36881, 36882, 36883 und Kapitel 4.5.2, 4.5.3, 4.5.4, 4.5.5, 4.4
in derselben Sitzung 01742, 04512

Aufwand in Min. **Kalkulationszeit:** 17 **Prüfzeit:** 10 **Eignung d. Prüfzeit:** Tages- und Quartalsprofil

GOÄ entsprechend oder ähnlich: Leistungskomplex in der GOÄ so nicht vorhanden. Erbrachte Einzelleistungen berechnen.

04516* **Zusatzpauschale Rektoskopie beim Säugling, Kleinkind, Kind oder Jugendlichen** **85** 8,87

Obligater Leistungsinhalt

- Rektoskopie,
- Patientenaufklärung in angemessenem Zeitabstand vor dem Eingriff,
- Aufklärung und Instruktion der Bezugsperson(en),
- Information zum Ablauf der vorbereitenden Maßnahmen vor dem Eingriff und zu einer Sedierung und/oder Prämedikation,
- Aufklärung zum Vorgehen und zu einer möglichen Polyp(en)abtragung und anderer therapeutischer Maßnahmen in derselben Sitzung,
- Nachbeobachtung und -betreuung,
- Information zu Ablauf und Dauer der Darmreinigung

Fakultativer Leistungsinhalt

- Blutstillung,
- Fremdkörperentfernung,
- Gewebebiopsie(n) und Veranlassung einer histologischen Untersuchung,
- Prämedikation, Sedierung, ggf. unter Monitoring von Blutdruck und Pulsoximetrie

Abrechnungsausschluss

im Behandlungsfall 13250, 36881, 36882, 36883 und Kapitel 4.5.2, 4.5.3, 4.5.4, 4.5.5, 4.4
in derselben Sitzung 02300, 02301, 02302, 03331, 04331, 08333, 13257, 30600

Aufwand in Min. **Kalkulationszeit:** 5 **Prüfzeit:** 4 **Eignung d. Prüfzeit:** Tages- und Quartalsprofil

GOÄ entsprechend oder ähnlich: Leistungskomplex in der GOÄ so nicht vorhanden. Erbrachte Einzelleistungen berechnen.

04517* **Rektumsaugbiopsie bei einem Säugling oder Kleinkind** **186** 19,41

Obligater Leistungsinhalt

- Patientenaufklärung in angemessenem Zeitabstand vor dem Eingriff,
- Aufklärung und Instruktion der Bezugsperson(en),
- Information zum Ablauf der vorbereitenden Maßnahmen incl. Darmreinigung vor dem Eingriff und zu einer Sedierung,
- Nachbeobachtung und -betreuung,
- Darmreinigung,
- Mindestens 3 Biopsien in unterschiedlicher Höhe ab Anocutanlinie und Veranlassung einer histologischen Untersuchung einschließlich Acetylcholinesterase-Reaktion

Fakultativer Leistungsinhalt

- Prämedikation, Sedierung ggf. unter Monitoring von Blutdruck und Pulsoximetrie

Abrechnungsausschluss im Behandlungsfall 36881, 36882, 36883 und Kapitel 4.5.2, 4.5.3, 4.5.4, 4.5.5, 4.4

Aufwand in Min. **Kalkulationszeit:** 18 **Prüfzeit:** 14 **Eignung d. Prüfzeit:** Tages- und Quartalsprofil

GOÄ entsprechend oder ähnlich: Leistungskomplex in der GOÄ so nicht vorhanden. Erbrachte Einzelleistungen berechnen.

04518* **Zusatzpauschale (Teil-)Koloskopie und/oder Sigmoidoskopie beim Säugling, Kleinkind, Kind oder Jugendlichen** **1080** **112,71**

Obligater Leistungsinhalt
- (Teil-)Koloskopie entsprechend der Gebührenordnungsposition 04514 mindestens mit Darstellung des Kolon transversum

und/oder
- Sigmoidoskopie

Anmerkung Die Berechnung der Gebührenordnungsposition 04518 setzt eine Genehmigung der Kassenärztlichen Vereinigung gemäß § 135 Abs. 2 SGB V voraus.

Abrechnungsausschluss
im Behandlungsfall 13422, 36881, 36882, 36883 und Kapitel 4.5.2, 4.5.3, 4.5.4, 4.5.5, 4.4
in derselben Sitzung 01741, 02300, 02301, 02302, 04514

Aufwand in Min. **Kalkulationszeit:** 27 **Prüfzeit:** 21 **Eignung d. Prüfzeit:** Tages- und Quartalsprofil

GOÄ entsprechend oder ähnlich: Nrn. 688, 689.

04520* **Zusätzliche Leistung(en) im Zusammenhang mit den Gebührenordnungspositionen 04514 oder 04518** **262** **27,34**

Obligater Leistungsinhalt
- Fremdkörperentfernung(en)

und/oder
- Polypektomie(n) von Polypen mit einer Größe > 5 mm mittels Hochfrequenzdiathermieschlinge

und/oder
- Schlingenbiopsie(n) mittels Hochfrequenzdiathermieschlinge

und/oder
- Blutstillung(en)

Abrechnungsausschluss
im Behandlungsfall 04410, 04418, 04419, 04420, 04430, 04431, 04433, 04434, 04435, 04436, 04437, 04439, 04441, 04442, 04443, 04530, 04532, 04534, 04535, 04536, 04537, 04550, 04551, 04560, 04561, 04562, 04564, 04565, 04566, 04572, 04573, 04580, 36881, 36882, 36883
in derselben Sitzung 01742, 02300, 02301, 02302, 13423

Aufwand in Min. **Kalkulationszeit:** 10 **Prüfzeit:** 9 **Eignung d. Prüfzeit:** Tages- und Quartalsprofil

GOÄ entsprechend oder ähnlich: Nrn. 695, 696.

04521* **Saugbiopsie des Dünndarms bei einem Säugling, Kleinkind, Kind oder Jugendlichen** **179** **18,68**

Obligater Leistungsinhalt
- Saugbiopsie des Dünndarms bei einem Säugling, Kleinkind, Kind oder Jugendlichen,
- Aufklärung und Instruktion der Bezugsperson(en)

Fakultativer Leistungsinhalt
- Durchleuchtung(en)

Anmerkung Die Berechnung der Gebührenordnungsposition 04521 setzt eine Genehmigung der Kassenärztlichen Vereinigung nach der Vereinbarung zur Strahlendiagnostik und -therapie gemäß § 135 Abs. 2 SGB V voraus.

Abrechnungsausschluss
im Behandlungsfall 36881, 36882, 36883 und Kapitel 4.5.2, 4.5.3, 4.5.4, 4.5.5, 4.4
in derselben Sitzung 02300, 02301, 02302, 02320

EBM-Nr. EBM-Punkte / Euro

Aufwand in Min. **Kalkulationszeit:** 3 **Prüfzeit:** 3 **Eignung d. Prüfzeit:** Tages- und Quartalsprofil

GOÄ entsprechend oder ähnlich: Nr. 697

Kommentar: Die Leistung kann bei Säuglingen, Kleinkindern, Kindern oder Jugendlichen abgerechnet werden.

04523* Zusatzpauschale Behandlung eines Lebertransplantatträgers **209** 21,81

Obligater Leistungsinhalt
- Behandlung eines Leber-Transplantatträgers,
- Kontrolle der Transplantatfunktionen,
- Überwachung des spezifischen Therapieschemas,

Fakultativer Leistungsinhalt
- Beratung und Instruktion der Bezugsperson(en),
- Abstimmung mit dem Hausarzt,

Abrechnungsbestimmung einmal im Behandlungsfall

Abrechnungsausschluss im Behandlungsfall und Kapitel 4.5.2, 4.5.3, 4.5.4, 4.5.5, 4.4

Aufwand in Min. **Kalkulationszeit:** KA **Prüfzeit:** 18 **Eignung d. Prüfzeit:** Nur Quartalsprofil

GOÄ entsprechend oder ähnlich: Diese Pauschale kennt die GOÄ nicht. Abzurechnen sind die erbrachten Einzelleistungen.

04525* Zusatzpauschale Behandlung eines Dünndarmtransplantatträgers **209** 21,81

Obligater Leistungsinhalt
- Behandlung eines Dünndarm-Transplantatträgers,
- Kontrolle der Transplantatfunktionen,
- Überwachung des spezifischen Therapieschemas,

Fakultativer Leistungsinhalt
- Beratung und Instruktion der Bezugsperson(en),
- Abstimmung mit dem Hausarzt,

Abrechnungsbestimmung einmal im Behandlungsfall

Abrechnungsausschluss im Behandlungsfall und Kapitel 4.5.2, 4.5.3, 4.5.4, 4.5.5, 4.4

Aufwand in Min. **Kalkulationszeit:** KA **Prüfzeit:** 18 **Eignung d. Prüfzeit:** Nur Quartalsprofil

GOÄ entsprechend oder ähnlich: Diese Pauschale kennt die GOÄ nicht. Abzurechnen sind die erbrachten Einzelleistungen.

04527* Zusatzpauschale Behandlung eines Bauchspeicheldrüsen- oder Nieren-Bauchspeicheldrüsen-Transplantatträgers **209** 21,81

Obligater Leistungsinhalt
- Behandlung eines Bauchspeicheldrüsen- oder Nieren-Bauchspeicheldrüsen-Transplantatträgers,
- Kontrolle der Transplantatfunktionen,
- Überwachung des spezifischen Therapieschemas,

Fakultativer Leistungsinhalt
- Beratung und Instruktion der Bezugsperson(en),
- Abstimmung mit dem Hausarzt,

Abrechnungsbestimmung einmal im Behandlungsfall

Anmerkung Bei der Behandlung von Nieren-/Bauchspeicheldrüsen-Transplantatträgern ist die Gebührenordnungsposition 04527 nur von Vertragsärzten, die über eine Genehmigung zur Durchführung von Blutreinigungsverfahren gemäß § 135 Abs. 2 SGB V verfügen, berechnungsfähig.

Abrechnungsausschluss im Behandlungsfall 04561 und Kapitel 4.5.2, 4.5.3, 4.5.5, 4.4

Aufwand in Min. **Kalkulationszeit:** KA **Prüfzeit:** 18 **Eignung d. Prüfzeit:** Nur Quartalsprofil

GOÄ entsprechend oder ähnlich: Diese Pauschale kennt die GOÄ nicht. Abzurechnen sind die erbrachten Einzelleistungen.

04528* Zusatzpauschale Behandlung eines Bauchspeicheldrüsen- oder Nieren-Bauchspeicheldrüsen- Transplantatträgers **1139** **118,87**

Obligater Leistungsinhalt
- Aufklärung zur Kapselendoskopie in angemessenem Zeitabstand vor der Untersuchung,
- Durchführung einer Kapselendoskopie bei Erkrankungen des Dünndarms,
- Dokumentation gemäß § 3 der Nummer 16 in der Anlage 1 „Anerkannte Untersuchungs- und Behandlungsmethoden" sowie § 7 und § 8 der Qualitätssicherungsvereinbarung Kapselendoskopie gemäß § 135 Abs. 2 SGB V,

Fakultativer Leistungsinhalt
- Aushändigung aller Substanzen zur Darmreinigung,
- Information zu Ablauf und Dauer der Darmreinigung,

Abrechnungsbestimmung einmal im Behandlungsfall

Anmerkung Die Gebührenordnungsposition 04528 enthält nicht die Kosten für die Untersuchungskapsel.
Die Berechnung der Gebührenordnungsposition 04528 setzt eine Genehmigung der Kassenärztlichen Vereinigung nach der Qualitätssicherungsvereinbarung Kapselendoskopie gemäß § 135 Abs. 2 SGB V voraus.

Abrechnungsausschluss im Behandlungsfall 04220, 04221 und Kapitel 4.5.2, 4.5.3, 4.5.4, 4.5.5, 4.4

Aufwand in Min. **Kalkulationszeit:** 10 **Prüfzeit:** 8 **Eignung d. Prüfzeit:** Tages- und Quartalsprofil

04529* Zusatzpauschale Durchführung einer Kapselendoskopie bei Erkrankungen des Dünndarms entsprechend der Richtlinie des Gemeinsamen Bundesausschusses (Nr. 16 in der Anlage 1 „Anerkannte Untersuchungs- und Behandlungsmethoden" der Richtlinien Methoden der vertragsärztlichen Versorgung) und entsprechend der Qualitätssicherungsvereinbarung Kapselendoskopie gemäß § 135 Abs. 2 SGB V **2435** **254,12**

Obligater Leistungsinhalt
- Auswertung einer Untersuchung mittels Kapselendoskopie bei Erkrankungen des Dünndarms,
- Dokumentation gemäß § 3 der Nr. 16 in der Anlage 1 „Anerkannte Untersuchungs- und Behandlungsmethoden" sowie § 7 und § 8 der Qualitätssicherungsvereinbarung Kapselendoskopie gemäß § 135 Abs. 2 SGB V,

Abrechnungsbestimmung einmal im Behandlungsfall

Anmerkung Die Berechnung der Gebührenordnungsposition 04529 setzt eine Genehmigung der Kassenärztlichen Vereinigung nach der Qualitätssicherungsvereinbarung Kapselendoskopie gemäß § 135 Abs. 2 SGB V voraus.

Abrechnungsausschluss im Behandlungsfall 04220, 04221 und Kapitel 4.5.2, 4.5.3, 4.5.4, 4.5.5, 4.4

Aufwand in Min. **Kalkulationszeit:** 75 **Prüfzeit:** 60 **Eignung d. Prüfzeit:** Tages- und Quartalsprofil

4.5.2 Pädiatrisch-pneumologische Gebührenordnungspositionen

1. Die Gebührenordnungspositionen des Abschnitts III.a-4.5.2 können – unter Berücksichtigung von I-1.3 der Allgemeinen Bestimmungen – nur von Fachärzten für Kinder- und Jugendmedizin mit der Zusatzweiterbildung Kinder-Pneumologie berechnet werden.

2. Die Gebührenordnungsposition 04537 kann darüber hinaus von Fachärzten für Kinder- und Jugendmedizin mit der Zusatzweiterbildung „Kinder-Kardiologie" berechnet werden.

Kommentar:

Unter der Voraussetzung des Nachweises zusätzlicher Qualifikationen gem. Abschnitt I.3 der Allgemeinen Bestimmungen können die Leistungen dieses Abschnitts nur abgerechnet werden, wenn der Facharzt für Kinder- und Jugendmedizin die Zusatzweiterbildung Kinder-Pneumologie besitzt.

04530* Zusatzpauschale pädiatrische Pneumologie **377** **39,34**

Obligater Leistungsinhalt
- Ganzkörperplethysmographische Lungenfunktionsdiagnostik mit graphischer(-en) Registrierung(en) ab dem vollendeten 5. Lebensjahr

und/oder
- Bestimmung des Atemwegwiderstandes (Resistance) mittels Oszillations- oder Verschlussdruckmethode und fortlaufender graphischer Registrierung bei Kindern bis zum vollendeten 6. Lebensjahr

und/oder
- Bestimmung(en) der Diffusionskapazität in Ruhe und/oder physikalisch definierter und reproduzierbarer Belastung ab dem vollendeten 5. Lebensjahr

und/oder
- Bestimmung(en) der Lungendehnbarkeit (Compliance) mittels Ösophaguskatheter,

Fakultativer Leistungsinhalt
- Bestimmung(en) des intrathorakalen Gasvolumens,
- Applikation(en) von bronchospasmolytisch wirksamen Substanzen,
- Bestimmung(en) der prozentualen Sauerstoffsättigung im Blut (Oxymetrie),
- Spirographische Untersuchung(en) mit Darstellung der Flussvolumenkurve bei in- und exspiratorischer Messung,
- Druckmessung an der Lunge mittels P0 I und Pmax und grafischer Registrierung bei Kindern ab dem 7. Lebensjahr und Jugendlichen,
- Bestimmung des Atemwegswiderstandes (Resistance) mittels Oszillations- oder Verschlussdruckmethode und fortlaufender graphischer Registrierung bei Kindern ab dem 7. Lebensjahr und Jugendlichen,
- Bestimmung des Säurebasenhaushalts und des Gasdrucks im Blut (Blutgasanalyse)
  - in Ruhe
  - und/oder
  - unter definierter und reproduzierbarer Belastung
  - und/oder
  - unter Sauerstoffinsufflation
- Bestimmung(en) des Residualvolumens mittels Fremdgasmethode,
- Bestimmung von Hämoglobin(en) (z.B. Met-Hb, CO-Hb) mittels des für die Oxymetrie bzw. für die Blutgasanalyse eingesetzten Gerätes,

Abrechnungsbestimmung einmal im Behandlungsfall

Anmerkung Entgegen I-4.3.2 der Allgemeinen Bestimmungen kann die Gebührenordnungsposition 04530 auch dann berechnet werden, wenn die Arztpraxis nicht über die Möglichkeit zur Bestimmung von Hämoglobin(en) (z.B. Met-Hb, CO-Hb) mittels des für die Oxymetrie bzw. für die Blutgasanalyse eingesetzten Gerätes verfügt.

Abrechnungsausschluss
im Behandlungsfall 04536 und Kapitel 4.5.1, 4.5.3, 4.5.4, 4.5.5, 4.4
in derselben Sitzung 02330

Aufwand in Min. **Kalkulationszeit:** 14 **Prüfzeit:** 11 **Eignung d. Prüfzeit:** Nur Quartalsprofil

GOÄ entsprechend oder ähnlich: Leistungskomplex in der GOÄ so nicht vorhanden. Erbrachte Einzelleistungen berechnen.

04532* Zuschlag zu der Gebührenordnungsposition 04530 für die Durchführung eines unspezifischen bronchialen Provokationstests **375** 39,14

Obligater Leistungsinhalt
- Wiederholte Messungen mit Darstellung der Druckflusskurve

oder
- quantitativer inhalativer Mehrstufentest unter kontinuierlicher Registrierung der Druckflusskurve oder Flussvolumenkurve
- Nachbeobachtung von mindestens 30 Minuten Dauer

Fakultativer Leistungsinhalt
- Bronchospasmolysebehandlung nach Provokation

Anmerkung Die Gebührenordnungsposition 04532 ist nicht mehrfach an demselben Tag berechnungsfähig. Voraussetzung für die Berechnung ider Gebührenordnungsposition

04532 ist die Erfüllung der notwendigen sachlichen und personellen Bedingungen für eine gegebenenfalls erforderliche notfallmedizinische Versorgung.

Abrechnungsausschluss im Behandlungsfall 04536, 36882, 36883 und Kapitel 4.5.1, 4.5.3, 4.5.4, 4.5.5, 4.4

Aufwand in Min. **Kalkulationszeit:** 15 **Prüfzeit:** 8 **Eignung d. Prüfzeit:** Tages- und Quartalsprofil

GOÄ entsprechend oder ähnlich: Leistungskomplex in der GOÄ so nicht vorhanden. Erbrachte Einzelleistungen berechnen.

04534* Ergospirometrische Untersuchung — 407 / 42,47

Obligater Leistungsinhalt

- Ergospirometrische Untersuchung in Ruhe und unter physikalisch definierter Belastung und reproduzierbarer Belastungsstufe ab dem vollendeten 5. Lebensjahr,
- Gleichzeitige obligatorische Untersuchung der Atemgase, Ventilationsparameter und der Herz-Kreislauf-Parameter,
- Monitoring,
- Dokumentation mittels „9-Felder-Graphik“

Abrechnungsausschluss im Behandlungsfall 36882, 36883 und Kapitel 4.5.1, 4.5.3, 4.5.4, 4.5.5, 4.4

Aufwand in Min. **Kalkulationszeit:** 17 **Prüfzeit:** 15 **Eignung d. Prüfzeit:** Tages- und Quartalsprofil

GOÄ entsprechend oder ähnlich: Nr. 606*

Kommentar: Die Leistung nach 04534 kann im Quartal nicht neben internistisch-diagnostischen Leistungen berechnet werden.

04535* Schweißtest — 78 / 8,14

Schweißtest zur Mukoviszidose-Diagnostik

Obligater Leistungsinhalt

- Gewinnung von Schweiß zur Bestimmung des Elektrolytgehaltes,

Abrechnungsbestimmung je Untersuchung

Anmerkung Die Gebührenordnungsposition 04535 ist höchstens zweimal im Krankheitsfall berechnungsfähig.

Abrechnungsausschluss im Behandlungsfall 36882, 36883 und Kapitel 4.5.1, 4.5.3, 4.5.4, 4.5.5, 4.4

Aufwand in Min. **Kalkulationszeit:** 4 **Prüfzeit:** 3 **Eignung d. Prüfzeit:** Tages- und Quartalsprofil

GOÄ entsprechend oder ähnlich: Nr. 752

04536* Bestimmung des Säurebasenhaushalts und Blutgasanalyse — 131 / 13,67

Obligater Leistungsinhalt

- Bestimmung in Ruhe

und/oder

- Bei Belastung

und/oder

- Zur Indikationsstellung einer Sauerstoffinhalationstherapie

Abrechnungsausschluss

in derselben Sitzung 02330, 13256, 13661, 32247, 36884

im Behandlungsfall 04530, 04532, 13250 und Kapitel 4.5.1, 4.5.3, 4.5.4, 4.5.5, 36.6.3, 4.4

Aufwand in Min. **Kalkulationszeit:** 6 **Prüfzeit:** 5 **Eignung d. Prüfzeit:** Tages- und Quartalsprofil

GOÄ entsprechend oder ähnlich: Nr. 3710*

04537* Zusatzpauschale Behandlung eines Lungen- oder Herz-Lungen-Transplantatträgers — 209 / 21,81

Obligater Leistungsinhalt

- Behandlung eines Lungen- oder Herz-Lungen-Transplantatträgers,
- Kontrolle der Transplantatfunktionen,
- Überwachung des spezifischen Therapieschemas,

Fakultativer Leistungsinhalt
- Beratung und Instruktion der Bezugsperson(en),
- Abstimmung mit dem Hausarzt,

Abrechnungsbestimmung einmal im Behandlungsfall

Abrechnungsausschluss im Behandlungsfall 04420, 36881, 36882, 36883 und Kapitel 4.4.2, 4.4.3, 4.5.1, 4.5.3, 4.5.4, 4.5.5

Aufwand in Min. **Kalkulationszeit:** KA **Prüfzeit:** 18 **Eignung d. Prüfzeit:** Nur Quartalsprofil

GOÄ entsprechend oder ähnlich: Diese Pauschale kennt die GOÄ nicht. Abzurechnen sind die erbrachten Einzelleistungen.

4.5.3 Gebührenordnungspositionen der pädiatrischen Rheumatologie

1. Die Gebührenordnungspositionen des Abschnitts III.a-4.5.3 können – unter Berücksichtigung von I-1.3 der Allgemeinen Bestimmungen – nur von Fachärzten für Kinder- und Jugendmedizin mit der Zusatzweiterbildung Kinder-Rheumatologie berechnet werden.
2. Die Gebührenordnungsposition 04537 kann darüber hinaus von Fachärzten für Kinder- und Jugendmedizin mit der Zusatzweiterbildung „Kinderkardiologie" berechnet werden.

Kommentar:

Unter der Voraussetzung des Nachweises zusätzlicher Qualifikationen gem. Abschnitt I.3 der Allgemeinen Bestimmungen können die Leistungen dieses Abschnitts nur abgerechnet werden, wenn der Facharzt für Kinder- und Jugendmedizin die Zusatzweiterbildung Kinder-Rheumatolotgie besitzt.

Zusätzlich kann die Nr. 04537 auch von Fachärzten für Kinder- und Jugendmedizin mit der Zusatzweiterbildung „Kinderkardiologie" berechnet werden.

04550* Zusatzpauschale pädiatrische Rheumatologie — 191 / 19,93

Behandlung und/oder Betreuung eines Kindes oder Jugendlichen mit mindestens einer der nachfolgend genannten Indikationen:
- chronische Arthritis, Kollagenose, Vaskulitis,
- systemische autoinflammatorische Erkrankung (z.B. periodisches Fiebersyndrom, PAPA, Blau-Syndrom, chronische Osteitis/Osteomyelitis),
- andere entzündlich rheumatische Systemerkrankung (z.B. M. Behcet, Sarkoidose, chronische idiopathische Uveitis),
- chronisches, funktionsbeeinträchtigendes, lokalisiertes oder generalisiertes Schmerzsyndrom mit Manifestation am Bewegungsapparat (Fibromyalgie),

Obligater Leistungsinhalt
- Kontinuierliche Betreuung eines Kindes oder Jugendlichen mit chronischer rheumatischer Erkrankung,
- Erhebung der Krankheitsaktivität rheumatischer Erkrankungen bei Kindern und Jugendlichen mittels visueller Analogskala bzw. numerischer Ratingskala,
- Anleitung und Führung der Bezugsperson(en),
- Mindestens 2 Arzt-Patienten-Kontakte im Behandlungsfall,

Fakultativer Leistungsinhalt
- Aufstellung eines Behandlungsplanes mit Bezugsperson(en),
- Konsiliarische Erörterung mit dem überweisenden Arzt bzw. mit dem hausärztlichen Kinderarzt,
- Aufstellung eines Hilfsmittelplanes,
- Erprobung des Einsatzes von Hilfsmitteln, Therapiemitteln der physikalischen Medizin und Ergotherapie,
- Abstimmung mit dem Hilfsmitteltechniker,
- Überprüfung der qualitätsgerechten Zurichtung der Orthesen und Hilfsmittel,
- Beratung bezüglich Schule, Ausbildung und Berufswahl,

Abrechnungsbestimmung einmal im Behandlungsfall

Abrechnungsausschluss im Behandlungsfall 36881, 36882, 36883 und Kapitel 4.5.1, 4.5.2, 4.5.4, 4.5.5, 4.4

Aufwand in Min. **Kalkulationszeit:** 20 **Prüfzeit:** 18 **Eignung d. Prüfzeit:** Nur Quartalsprofil

GOÄ entsprechend oder ähnlich: Leistungskomplex in der GOÄ so nicht vorhanden. Erbrachte Einzelleistungen berechnen.

04551* **Zusatzpauschale spezielle kinderrheumatologische Funktionsdiagnostik** **161** **16,8**

Pädiatrisch-Rheumatologische Funktionsdiagnostik bzw. rheumatologisches Assessment zur Verlaufskontrolle mindestens einer gesicherten rheumatologischen Erkrankung oder zur Abklärung bei Verdacht auf mindestens eine der nachfolgenden Erkrankungen:

- chronische Arthritis
- Kollagenose
- Vaskulitis
- systematische autoinflammatorische Erkrankung (z.B. periodisches Fiebersyndrom, PAPA, Blau-Syndrom, chronische Osteitis/Osteomyelitis)
- andere entzündlich rheumatische Systemerkrankung (z.B. M. Behcet, Sarkoidose, chronische idiopathische Uveitis)
- chronisches, funktionsbeeinträchtigendes, lokalisiertes oder generalisiertes Schmerz-syndrom mit Manifestation am Bewegungsapparat (Fibromyalgie),

Obligater Leistungsinhalt

- Rheumatologische Untersuchung von Funktions- und Fähigkeitsstörungen mit Quantifizierung der Funktionseinschränkung mittels standardisiertem qualitätsgesichertem Fragebogen (Childhood Health Assessment Questionnaire = CHAQ)

und/oder

- Erhebung des BASDAI bei Jugendlichen mit Morbus Bechterew und/oder seronegativen Spondylarthritiden

und/oder

- Erhebung des SLEDAI und/oder ECLAM bei systemischem Lupus erythematodes

und/oder

- Erhebung des BIVAS bei Vaskulitiden

und/oder

- Erhebung des Disease-Activity-Scores (DAS) bei Myositiden,

Fakultativer Leistungsinhalt

- Erhebung der Krankheitsaktivität rheumatischer Erkrankungen bei Kindern und Jugendlichen mittels visueller Analogskala bzw. numerischer Ratingskala,

Abrechnungsbestimmung einmal im Behandlungsfall

Abrechnungsausschluss im Behandlungsfall 36881, 36882, 36883 und Kapitel 4.5.1, 4.5.2, 4.5.4, 4.5.5, 4.4

Aufwand in Min. **Kalkulationszeit:** 18 **Prüfzeit:** 16 **Eignung d. Prüfzeit:** Nur Quartalsprofil

GOÄ entsprechend oder ähnlich: Leistungskomplex in der GOÄ so nicht vorhanden. Erbrachte Einzelleistungen berechnen.

4.5.4 Gebührenordnungspositionen der pädiatrischen Nephrologie und Dialyse

1. Die Gebührenordnungspositionen des Abschnitts III.a-4.5.4 können – unter Berücksichtigung von I-1.3 der Allgemeinen Bestimmungen – nur von Fachärzten für Kinder- und Jugendmedizin mit der Zusatzweiterbildung Kinder-Nephrologie berechnet werden.

2. Die Gebührenordnungspositionen 04560 und 04561 können – unter Berücksichtigung von 1.3 der Allgemeinen Bestimmungen – nur von Fachärzten für Kinder- und Jugendmedizin mit der Zusatzweiterbildung Kinder-Nephrologie und/oder Fachärzten für Kinder- und Jugendmedizin, die über eine Genehmigung zur Durchführung von Blutreinigungsverfahren gemäß § 135 Abs. 2 SGB V verfügen, berechnet werden. Die Berechnung der Gebührenordnungspositionen 04562, 04564 bis 04566 setzt eine Genehmigung der Kassenärztlichen Vereinigung nach der Vereinbarung zu den Blutreinigungsverfahren gemäß § 135 Abs. 2 SGB V voraus. Die Berechnung der Gebührenordnungspositionen 04572 und 04573 setzt eine Genehmigung der Kassenärztlichen Vereinigung nach Nr. 1 Ambulante Durchführung der Apheresen als extrakorporales Hämotherapieverfahren, Anlage I „Anerkannte Untersuchungs- und Behandlungsmethoden" der Richtlinie Methoden vertragsärztlicher Versorgung des Gemeinsamen Bundesausschusses voraus.

3. Der Leistungsumfang der Gebührenordnungsposition 04564 bei Durchführung einer Zentrums- bzw. Praxisdialyse oder bei Apheresen entsprechend der Gebührenordnungsposition 04572 oder 04573 schließt die ständige Anwesenheit des Arztes ein. Der Leistungsumfang der Gebührenordnungsposition 04564 bei Heimdialyse oder zentralisierter Heimdialyse sowie der Gebührenordnungspositionen 04565 und 04566 schließt die ständige Bereitschaft des Arztes ein.

4. Neben den Gebührenordnungspositionen 04564 bis 04566, 04572 und 04573 sind aus den Abschnitten II-1.1, II-1.2, II-1.3, und II-1.4 nur die Gebührenordnungspositionen 01100, 01101, 01220 bis 01222, 01320 und 01321, 01411, 01412 und 01415 berechnungsfähig.

5. Die Leistungen entsprechend den Gebührenordnungspositionen der Abschnitte II-2.1 und II-2.3 sind, soweit es sich um Maßnahmen zum Anlegen, zur Steuerung und zur Beendigung der Dialyse bwz. von Apheresen handelt, nicht neben den Gebührenordnungspositionen 04564 bis 04573 berechnungsfähig.

6. Solange sich der Kranke in Dialyse- bzw. LDL-Apherese-Behandlung befindet, können die Gebührenordnungspositionen 32038, 32039, 32065, 32066, bzw. 32067, 32068, 32081, 32082, 32083, 32086 und 32112 weder von dem die Dialyse bzw. LDL-Apherese durchführenden noch von dem Arzt berechnet werden, dem diese Leistungen als Auftrag zugewiesen werden. Für die Gebührenordnungsposition 04565 gilt dies in gleicher Weise zusätzlich für die Gebührenordnungsposition 32036.

Kommentar:

Unter der Voraussetzung des Nachweises zusätzlicher Qualifikationen gem. Abschnitt I.3 der Allgemeinen Bestimmungen (s.o.) können die Leistungen dieses Abschnitts nur abgerechnet werden, wenn der Facharzt für Kinder- und Jugendmedizin die Zusatzweiterbildung Kinder-Nephrologie besitzt. Für die Erbringung von Leistungen der Apherese als extrakorporales Hämotherapieverfahren sind nach der Richtlinie Methoden vertragsärztlicher Versorgung des Gemeinsamen Bundesausschusses erleichterte fachliche Voraussetzungen nachzuweisen. Ferner muß er im Besitz einer Genehmigung der Kassenärztlichen Vereinigung zur Dialyse-Behandlung und/oder LDL-Elimination sein.

Die Abrechnung der Gebührenordnungspositionen 04564 (Zusatzpauschale) bei einer Zentrums- oder Praxisdialyse oder der Nrn. 04572 oder 04572 (Zusatzpauschalen) bei Aphereseverfahren setzt die ständige Anwesenheit des Arztes voraus. Dagegen genügt für die Abrechnung der Gebührenordnungspositionen 04564 (Zusatzpauschale) bei Heimdialyse oder zentralisierter Heimdialyse bzw.04565 und 04566 (Zusatzpauschale und Zuschlag) bei CAPD oder CCPD die ständige Bereitschaft des Arztes.

Neben den Pauschalen nach den Nrn. 04564 bis 04566, 04572 und 04573 sind aus den allgemeinen Gebührenordnungspositionen nur folgende Leistungen abrechnungsfähig:

- Nrn. 01100, 01101 Unvorhergesehene Inanspruchnahme
- Nrn. 01220 bis 01222 Reanimationskomplex
- Nrn. 01320, 01321 Grundpauschale für ermächtigte Ärzte, Krankenhäuser bzw. Institute,
- Nrn. 01411, 01412 und 01415 Besuch.

Wichtig ist, dass auch für die nach der obigen Regelung zusätzlich abrechnungsfähigen Leistungen immer auch die Abrechnungsvoraussetzungen und -ausschlüsse beachtet werden müssen, die im EBM für die Abrechnung der jeweiligen Leistung genannt sind.

Neben den Zusatzpauschalen nach den Nrn. 04564 bis 04573 können Leistungen nach den Abschnitten 2.1 (Infusionen, Transfusionen, Reinfusionen, Programmierung von Medikamentenpumpen) und 2.3 (Kleinchirurgische Eingriffe, Allgemeine therapeutische Leistungen) dann nicht abrechnungsfähig, wenn es sich um Maßnahmen zum Anlegen, zur Steuerung oder zur Beendigung von Dialyse oder Apherese handelt.

Während einer Dialyse- bzw. LDL-Apherese-Behandlung dürfen weder vom Dialysearzt noch von einem Arzt, an den ein entsprechender Überweisungsauftrag gerichtet wurde, folgende Laborleistungen abgerechnet werden:

32038 (Hämoglobin), 32039 (Hämatokrit), 32065 (Harnstoff), 32066 bzw. 32067 (Kreatinin), 32068 (Alkalische Phosphatase), 32081 (Kalium), 32082 (Calcium), 32083 (Natrium), 32086 (Phosphor anorganisch) und 32112 (PTT). Bei Abrechnung der Nr. 04565 (Zusatzpauschale bei CAPD oder CCPD) ist auch die Nr. 32036 (Leukozytenzählung) in gleicher Weise nicht abrechnungsfähig.

04560* **Zusatzpauschale kontinuierliche Betreuung eines chronisch niereninsuffizienten Patienten** **209** 21,81

Obligater Leistungsinhalt
- Kontinuierliche Betreuung eines chronisch niereninsuffizienten Patienten mit einer glomerulären Filtrationsrate unter 40 ml/min/1,73 m^2 Körperoberfläche

und/oder
- Kontinuierliche Betreuung eines chronisch niereninsuffizienten Patienten mit nephrotischem Syndrom,
- Aufklärung über ein Dialyse-und/oder Transplantationsprogramm,

Fakultativer Leistungsinhalt
- Beratung und Instruktion der Bezugsperson(en),
- Eintragung und Vorbereitung in ein Dialyse- und/oder Transplantationsprogramm

Abrechnungsbestimmung einmal im Behandlungsfall

Abrechnungsausschluss im Behandlungsfall 04562, 13256, 32247 und Kapitel 4.5.1, 4.5.2, 4.5.3, 4.5.5, 36.6.3, 4.4

Aufwand in Min. **Kalkulationszeit:** KA **Prüfzeit:** 18 **Eignung d. Prüfzeit:** Nur Quartalsprofil

GOÄ entsprechend oder ähnlich: Leistungskomplex in der GOÄ so nicht vorhanden. Erbrachte Einzelleistungen berechnen, ggf. analoger Ansatz der Nr. 15.

04561* **Zusatzpauschale kindernephrologische Behandlung eines Nierentransplantatträgers** **209** 21,81

Obligater Leistungsinhalt
- Behandlung eines Transplantatträgers,
- Kontrolle der Transplantatfunktion(en),
- Überwachung des spezifischen Therapieschemas,

Fakultativer Leistungsinhalt
- Beratung und Instruktion der Bezugsperson(en),
- Abstimmung mit dem Hausarzt,

Abrechnungsbestimmung einmal im Behandlungsfall

Abrechnungsausschluss im Behandlungsfall 04562, 13256, 32247 und Kapitel 4.5.1, 4.5.2, 4.5.3, 4.5.5, 36.6.3, 4.4

Aufwand in Min. **Kalkulationszeit:** KA **Prüfzeit:** 18 **Eignung d. Prüfzeit:** Nur Quartalsprofil

GOÄ entsprechend oder ähnlich: Leistungskomplex in der GOÄ so nicht vorhanden. Erbrachte Einzelleistungen berechnen.

Kommentar: Eine Abrechnung der Nr. 04561 nach Nierentransplantation ist auch für möglich, wenn zuvor bereits die Nr. 04560 berechnet wurde, da sich keine Ausschlußbestimmung findet.

04562* **Zusatzpauschale kontinuierliche Betreuung eines dialysepflichtigen Patienten** **302** 31,52

Obligater Leistungsinhalt
- Kontinuierliche Betreuung eines dialysepflichtigen Patienten,

Fakultativer Leistungsinhalt
- Bestimmung der Blutgase und des Säure-Basen-Status (Nr. 32247),
- Beratung und Instruktion der Bezugsperson(en),

Abrechnungsbestimmung einmal im Behandlungsfall

Abrechnungsausschluss im Behandlungsfall 04560, 04561, 13256, 32247 und Kapitel 4.5.1, 4.5.2, 4.5.3, 4.5.5, 36.6.3, 4.4

Aufwand in Min. **Kalkulationszeit:** 23 **Prüfzeit:** 15 **Eignung d. Prüfzeit:** Nur Quartalsprofil

GOÄ entsprechend oder ähnlich: Leistungskomplex in der GOÄ so nicht vorhanden. Erbrachte Einzelleistungen berechnen, ggf. analoger Ansatz der Nr. 15.

EBM-Nr. EBM-Punkte/Euro

04564* **Zusatzpauschale kindernephrologische Betreuung eines Säuglings, Kleinkindes, Kindes oder Jugendlichen bei Hämodialyse als Zentrums- bzw. Praxishämodialyse, Heimdialyse oder zentralisierter Heimdialyse, oder bei intermittierender Peritonealdialyse (IPD), einschl. Sonderverfahren (z.B. Hämofiltration, Hämodiafiltration nach der Vereinbarung zu den Blutreinigungsverfahren gemäß § 135 Abs. 2 SGB V),** **149** 15,55

Abrechnungsbestimmung je Dialysetag

Anmerkung Die Leistungen entsprechend der Gebührenorndungspositionen der Abschnitte II-2.1 und II-2.3 sind, soweit es sich um Maßnahmen zum Anlegen, zur Steuerung und zur Beendigung der Dialyse bzw. der Apherese handelt, nicht neben der Gebührenordnungsposition 04564 berechnungsfähig.

Abrechnungsausschluss
im Behandlungsfall 13256, 32247 und Kapitel 4.5.1, 4.5.2, 4.5.3, 4.5.5, 36.6.3, 4.4
in derselben Sitzung 01102 und Kapitel 1.5

Aufwand in Min. **Kalkulationszeit:** KA **Prüfzeit:** 10 **Eignung d. Prüfzeit:** Tages- und Quartalsprofil

GOÄ entsprechend oder ähnlich: Leistungskomplex in der GOÄ so nicht vorhanden. Erbrachte Einzelleistungen berechnen, ggf. Nrn. 785, 786, 790 – 792.

04565* **Zusatzpauschale kindernephrologische Betreuung bei Durchführung einer Peritonealdialyse (CAPD oder CCPD) eines Säuglings, Kleinkindes, Kindes oder Jugendlichen** **74** 7,72

Abrechnungsbestimmung je Dialysetag

Anmerkung Die Leistungen entsprechend der Gebührenordnungspositionen der Abschnitte II-2.1 und II-2.3 sind, soweit es sich um Maßnahmen zum Anlegen, zur Steuerung und zur Beendigung der Dialyse bzw der Apherese handelt, nicht neben der Gebührenordnungsposition 04565 berechnungsfähig.

Abrechnungsausschluss
in derselben Sitzung 01102 und Kapitel 1.5
im Behandlungsfall 13256, 32247 und Kapitel 4.5.1, 4.5.2, 4.5.3, 4.5.5, 36.6.3, 4.4

Aufwand in Min. **Kalkulationszeit:** KA **Prüfzeit:** 5 **Eignung d. Prüfzeit:** Tages- und Quartalsprofil

GOÄ entsprechend oder ähnlich: Nr. 793

04566* **Zuschlag zu den Gebührenordnungspositionen 04564 und 04565 für die Durchführung einer Trainingsdialyse** **225** 23,48

Abrechnungsbestimmung je vollendeter Trainingswoche

Anmerkung Eine vollendete Trainingswoche umfasst mindestens 3 Hämodialysetage oder mindestens 4 von 7 Peritoneladialysetagen.
Die Leistungen entsprechend der Gebührenordnungspositionen der Abschnitte II-2.1 und II-2.3 sind, soweit es sich um Maßnahmen zum Anlegen, zur Steuerung und zur Beendigung der Dialyse bzw der Apherese handelt, nicht neben der Gebührenordnungsposition 04566 berechnungsfähig.

Abrechnungsausschluss
in derselben Sitzung 01102 und Kapitel 1.5
im Behandlungsfall 13256, 32247 und Kapitel 4.5.1, 4.5.2, 4.5.3, 4.5.5, 36.6.3, 4.4

Aufwand in Min. **Kalkulationszeit:** KA **Prüfzeit:** 15 **Eignung d. Prüfzeit:** Nur Quartalsprofil

GOÄ entsprechend oder ähnlich: Nr. 790

04572* **Zusatzpauschale kindernephrologische Betreuung bei einem Neugeborenen, Säugling, Kleinkind, Kind oder Jugendlichen bei LDL-Apherese Nr. 1 Anlage I: „Anerkannte Untersuchungs- und Behandlungsmethoden" der Richtlinie Methoden vertragsärztliche Versorgung des gemeinsamen Bundesausschusses** **149** 15,55

Abrechnungsbestimmung je Apherese

Anmerkung Die Leistungen entsprechend der Gebührenordnungsposition der Abschnitte II-2.1 und II-2.3 sind, soweit es sich um Massnahmen zum Anlegen, zur Steuerung und zur Beendigung der Dialyse bzw. der Apherese handelt, nicht neben der Gebührenordnungsposition 04572 berechnungsfähig.

Abrechnungsausschluss
in derselben Sitzung 01102 und Kapitel 1.5
im Behandlungsfall 13256, 32247 und Kapitel 4.5.1, 4.5.2, 4.5.3, 4.5.5, 36.6.3, 4.4

Aufwand in Min. **Kalkulationszeit:** KA **Prüfzeit:** 10 **Eignung d. Prüfzeit:** Tages- und Quartalsprofil

GOÄ entsprechend oder ähnlich: Leistungskomplex in der GOÄ so nicht vorhanden. Erbrachte Einzelleistungen berechnen, ggf. analoger Ansatz der Nr. 792.

04573* **Zusatzpauschale kindernephrologische Betreuung bei einem Neugeborenen, Säugling, Kleinkind, Kind oder Jugendlichen bei einer Apherese bei rheumatoider Arthritis gemäß Nr. 1 Anlage I „Anerkannte Untersuchungs- und Behandlungsmethoden" der Richtlinie Methoden vertragsärztlicher Versorgung des gemeinsamen Bundesausschusses** **149** **15,55**

Abrechnungsbestimmung je Apherese

Anmerkung Die Leistungen entsprechend der Gebührenordnungsposition der Abschnitte II-2.1 und II-2.3 sind, soweit es sich um Massnahmen zum Anlegen, zur Steuerung und zur Beendigung der Dialyse bzw. der Apherese handelt, nicht neben der Gebührenordnungsposition 04573 berechnungsfähig.

Abrechnungsausschluss
in derselben Sitzung 01102 und Kapitel 1.5
im Behandlungsfall 13256, 32247 und Kapitel 4.5.1, 4.5.2, 4.5.3, 4.5.5, 36.6.3, 4.4

Aufwand in Min. **Kalkulationszeit:** KA **Prüfzeit:** 10 **Eignung d. Prüfzeit:** Tages- und Quartalsprofil

GOÄ entsprechend oder ähnlich: Leistungskomplex in der GOÄ so nicht vorhanden. Erbrachte Einzelleistungen berechnen, ggf. analoger Ansatz der Nr. 792.

4.5.5 Gebührenordnungspositionen der pädiatrischen Endokrinologie und Diabetologie

Die Gebührenordnungspositionen des Abschnitts III.a-4.5.5 können – unter Berücksichtigung von I-1.3 der Allgemeinen Bestimmungen – nur von Fachärzten für Kinder- und Jugendmedizin mit der Zusatzweiterbildung Kinder-Endokrinologie und -Diabetologie berechnet werden.

Kommentar:

Unter der Voraussetzung des Nachweises zusätzlicher Qualifikationen gem. Abschnitt I.3 der Allgemeinen Bestimmungen können die Leistungen dieses Abschnitts nur abgerechnet werden, wenn der Facharzt für Kinder- und Jugendmedizin die Zusatzweiterbildung Kinder-Endokrinologie und -Diabetologie besitzt.

04580* **Zusatzpauschale Diagnostik und Behandlung eines Patienten mit morphologischen Veränderungen einer Hormondrüse und/oder mit einer laboratoriumsmedizinisch gesicherten Hormonüber- oder -unterfunktion** **166** **17,32**

Obligater Leistungsinhalt
- Diagnostik und Behandlung eines Patienten mit morphologischen Veränderungen einer Hormondrüse und/oder mit einer laboratoriumsmedizinisch gesicherten Hormonüber- oder -unterfunktion,
- Einleitung, ggf. Durchführung und Verlaufskontrolle einer entsprechenden medikamentösen oder operativen Therapie bzw. Strahlentherapie,

Fakultativer Leistungsinhalt
- Einleitung einer endokrinologischen Stufendiagnostik (z.B. Insulin-Hypoglykämietest, Releasing-Hormon-Test, Durstversuch),
- Einbeziehung der Bezugsperson(en),

Abrechnungsbestimmung einmal im Behandlungsfall

Abrechnungsausschluss im Behandlungsfall und Kapitel 4.5.1, 4.5.2, 4.5.3, 4.5.4, 36.6.3, 4.4

Aufwand in Min. **Kalkulationszeit:** 18 **Prüfzeit:** 16 **Eignung d. Prüfzeit:** Nur Quartalsprofil

GOÄ entsprechend oder ähnlich: Leistungskomplex in der GOÄ so nicht vorhanden. Erbrachte Einzelleistungen berechnen.

III.b Fachärztlicher Versorgungsbereich

5 Anästhesiologische Gebührenordnungspositionen

5.1 Präambel

1. Die in diesem Kapitel aufgeführten Gebührenordnungspositionen können ausschließlich von Fachärzten für Anästhesiologie berechnet werden.

2. Fachärzte für Allgemeinmedizin, Praktische Ärzte und Ärzte ohne Gebietsbezeichnung können – wenn sie im Wesentlichen anästhesiologische Leistungen erbringen – gemäß § 73 Abs. 1a SGB V auf deren Antrag die Genehmigung zur ausschließlichen Teilnahme an der fachärztlichen Versorgung erhalten und Gebührenordnungspositionen dieses Kapitels berechnen. Nach Erhalt der Genehmigung können sie Gebührenordnungspositionen des Kapitels 3 nicht mehr berechnen.

3. Ausser den in diesem Kapitel genannten Gebührenordnungspositionen sind von den in der Präambel genannten Vertragsärzten – unbeschadet der Regelungen gemäß I-5 und I-6.2 der Allgemeinen Bestimmungen – zusätzlich nachfolgende Gebührenordnungspositionen berechnungsfähig: 01100 bis 01102, 01210, 01212, 01214 bis 01222, 01320, 01321, 01410 bis 01416, 01418, 01420, 01425, 01426, 01430, 01435, 01436, 01510 bis 01512, 01600 bis 01602, 01610 bis 01612, 01620 bis 01623, 01701, 01783, 01800, 01802 bis 01811, 01852, 01856, 01857, 01903, 01910, 01913, 01950 bis 01952, 01955, 01956, 02100, 02101, 02110 bis 02112, 02120, 02200, 02300 bis 02302, 02320 bis 02323, 02330, 02331, 02340 bis 02343, 02360 und 02510 bis 02512.

4. Ausser den in diesem Kapitel genannten Gebührenordnungspositionen sind bei Vorliegen der entsprechenden Qualifikationsvoraussetzungen von den in der Präambel genannten Vertragsärzten – unbeschadet der Regelungen gemäß I-5 und I-6.2 der Allgemeinen Bestimmungen – zusätzlich nachfolgende Gebührenordnungspositionen berechnungsfähig: 30400 bis 30402, 30410, 30411, 30420, 30421, 30610, 30611, 30800 und 36884, Gebührenordnungspositionen der Abschnitte IV-30.1, IV-30.2, IV-30.3, IV-30.5, IV-30.7, IV-30.12, IV-31.2, IV-31.3, IV-31.4.3, IV-31.5, IV-31.6, IV-36.2, IV-36.3, IV-36.5 und IV-36.6.2 sowie Gebührenordnungspositionen der Kapitel IV-32, IV-33 und IV-35.

5. Voraussetzung für die Berechnung von anästhesiologischen Gebührenordnungspositionen ist ein im Rahmen der Qualitätssicherung definiertes Narkosemanagement, das die notwendigen fachlichen und personellen Bedingungen (wie z.B. EKG-Monitoring, Ausrüstung zur Reanimations- und Schockbehandlung, Lagerungs- und Ruhemöglichkeiten für die Überwachungszeit) sowie eine entsprechende fachspezifische Dokumentation beinhaltet.

6. Zur Durchführung einer Regionalanästhesie und/oder Vollnarkose sind gemäß eines einheitlichen Qualitätsstandards eine dokumentierte präoperative Untersuchung und Beratung des Patienten zwecks Erfassung und Aufklärung über ein anästhesiologisches Risiko, die dokumentierte Durchführung des gewählten anästhesiologischen Verfahrens und eine dokumentierte postoperative Überwachung des Patienten erforderlich.

7. Bei der Berechnung der zusätzlich berechnungsfähigen Gebührenordnungspositionen in den Nummern 3 und 4 sind die Maßnahmen zur Qualitätssicherung gemäß § 135 Abs. 2 SGB V, die berufsrechtliche Verpflichtung zur grundsätzlichen Beschränkung auf das jeweilige Gebiet sowie die Richtlinien des Gemeinsamen Bundesausschusses zu beachten.

8. Die Erbringung von Narkosen gemäß Abschnitt 5.3 im Zusammenhang mit zahnärztlichen und/oder mund-, kiefer-, gesichtschirurgischen Eingriffen ist nur berechnungsfähig bei:

- Kindern bis zum vollendeten 12. Lebensjahr, sofern wegen mangelnder Kooperationsfähigkeit und/oder durch den Eingriff bedingt eine andere Art der Schmerzausschaltung nicht möglich ist. Die ICD-Codierung ist mit Begründung anzugeben.
- Patienten mit mangelnder Kooperationsfähigkeit bei geistiger Behinderung und/oder schwerer Dyskinesie. Die ICD-Codierung ist mit Begründung anzugeben.
- Eingriffen entsprechend dem Abschnitt 31.2.8 des EBM, sofern eine Behandlung in Lokalanästhesie nicht möglich ist.

9. Die Erbringung von Narkosen gemäß Abschnitt 5.3 im Zusammenhang mit endoskopischen Untersuchungen der Verdauungswege ist nur berechnungsfähig bei Kindern bis zum vollendeten 12. Lebensjahr, bei Patienten mit mangelnder Kooperationsfähigkeit bei geistiger Behinderung und/oder schwerer Dyskinesie. Die ICD-Codierung ist mit Begründung anzugeben.

10. Außer bei den in der Präambel Nr. 8 und 9 genannten Indikationen können Narkosen gemäß Abschnitt 5.3 im Zusammenhang mit zahnärztlichen und/oder mund-, kiefer-, gesichtschirurgischen Eingriffen oder endoskopi-

schen Untersuchungen der Verdauungswege nur berechnet werden bei Vorliegen von Kontraindikationen gegen die Durchführung des Eingriffs in Lokalanästhesie oder Analgosedierung. Die ICD-Codierung ist mit Begründung anzugeben.

11. Werden die in den Grundpauschalen enthaltenen Leistungen entsprechend den Gebührenordnungspositionen 01600 und 01601 erbracht, sind für die Versendung bzw. den Transport die Kostenpauschalen nach den Nrn. 40120, 40122, 40124 und 40126 berechnungsfähig.

Kommentar:

Alle Gebührenordnungspositionen des Kapitels 5 – also die Leistungen nach den Nrn. 05210 bis 05372 – können grundsätzlich (s. Kommentierung zu Kapitel I, Abschnitt 1.5) nur abgerechnet werden

- von Fachärzten für Anästhesiologie oder
- von Fachärzten für Allgemeinmedizin, praktischen Ärzten und Ärzten ohne Gebietsbezeichnung, die im Wesentlichen anästhesiologische Leistungen erbringen und eine Genehmigung zur ausschließlichen Teilnahme an der fachärztlichen Versorgung haben. Letztere dürfen dann Gebührenordnungspositionen des Kapitels 3 (hausärztlicher Versorgungsbereich) nicht mehr abrechnen.

Zusätzlich zu den Gebührenordnungspositionen dieses Kapitels sind für die hier genannten Ärzte abrechnungsfähig, sofern die übrigen Abrechnungsvoraussetzungen des EBM gegeben sind:

- die nachfolgenden Leistungen des Abschnitts II (arztgruppenübergreifende allgemeine Leistungen):
  - Nrn. 01100 bis 01102 Unvorhergesehene Inanspruchnahme,
  - Nr. 01210 Notfallpauschale im organisierten Not(fall)dienst,
  - Nr. 01212 Notfallpauschale im organisierten Not(fall)dienst,
  - Nr. 01214 bis 01222 Notfallkonsultationspauschale im organisierten Not(fall)dienst, Zusatzpauschale für die Besuchsbereitschaft im Notfall bez. organisierten Not(fall)dienst, Reanimationskomplex,
  - Nrn. 01320, 01321 Grundpauschale für ermächtigte Ärzte, Krankenhäuser bzw. Institute,
  - Nrn. 01410 bis 01416 Besuche, Visite, Begleitung eines Kranken beim Transport,
  - Nr. 01418 Besuch im organisierten Not(fall)dienst,
  - Nr. 1420 (Überprüfung und Koordination häuslicher Krankenpflege,
  - Nrn. 01425, 01426 Verordnung spezialisierter ambulanter Palliativversorgung,
  - Nr. 01430 Verwaltungskomplex,
  - Nr. 01435 Telefonische Beratung,
  - Nr. 01436 Konsultationspauschale,
  - Nr. 01510 bis 01512 Zusatzpauschale für Beobachtung und Betreuung,
  - Nrn. 01610 bis 01612 Bescheinigung, Reha-Verordnung, Konsiliarbericht vor Aufnahme in die Psychiatrie,
  - Nrn. 01620 bis 01623 Bescheinigung, Krankheitsbericht, Kurplan, Kurvorschlag,
  - Nr. 01701 Grundpauschale Prävention,
  - Nr. 01783 Alpha-1-Feto-Protein,
  - Nrn. 01800 bis 01813 Röteln, Blutgruppenbestimmung, Antikörpernachweis,
  - Nr. 01852 Präanesthesiologische Untersuchung,
  - Nr. 01856 Narkose im Zusammenhang mit Sterilisation,
  - Nr. 01857 Beobachtung, Betreuung nach Sterilisation,
  - Nr. 01903 Präanesthesiologische Untersuchung,
  - Nr. 01910 Beobachtung und Betreuung nach Schwangerschaftsabbruch (mehr als 2 Stunden),
  - Nr. 01913 Narkose im Zusammenhang mit Schwangerschaftsabbruch,
  - Nrn. 01950 bis 01952 Substitutionsbehandlung,
  - Nrn. 01955, 01956 Diamorphingestützte Behandlung Opiatabhängiger,
  - Nr. 02100 Infusion,
  - Nr. 02101 Infusionstherapie,
  - Nr. 02110 bis 02112 Transfusion, Reinfusion,
  - Nr. 02200 Tuberkulintestung,
  - Nrn. 02300 bis 02302 Kleinchirurgischer Eingriff,
  - Nrn. 02320 bis 02323 Magenverweilsonde, Harnblasenkatheter, transurethraler Dauerkatheter,

- Nr. 02330 Arterienpunktion,
  - Nr. 02331 Intraarterielle Injektion,
  - Nrn. 02340 bis 02343 Punktion, Lumbalpunktion, Pleuradrainage,
  - Nr. 02360 Behandlung mit Lokalanästhetika,
  - Nrn. 02510 bis 02512 Wärme- u. Elektrotherapie, Elektrostimulation,
- sowie die folgenden Gebührenordnungspositionen des Abschnitts IV (arztgruppenübergreifende spezielle Leistungen):
  - Nrn. 30400 bis 30402 Massage-, Kompressions- oder Unterwassertherapie,
  - Nrn. 30410, 30411 Atemgymnastik,
  - Nrn. 30420, 30421 Krankengymnastik,
  - Nrn. 30610, 30611 Hämorrhoidenbehandlung
  - Nr. 30800 Soziotherapie – Hinzuziehen eines Leistungserbringers,
  - Nr. 36884 Blutgase, Säure-Basen-Status,
- Gebührenordnungspositionen der Abschnitte
  - 30.1 Allergologie,
  - 30.2 Chirotherapie,
  - 30.3 Neurophysiologische Übungsbehandlung,
  - 30.5 Phlebologie,
  - 30.7 Schmerztherapie,
  - 30.12 Diagnostik und Therapie bei MRSA,
  - 31.2 Ambulante Operationen,
  - 31.3 Postoperative Überwachungskomplexe,
  - 31.4.3 Postoperative Behandlungskomplexe im Fachärztlichen Versorgungsbereich,
  - 31.5 Anästhesien im Zusammenhang mit ambulanten Operationen,
  - 31.6 Orthopädisch-chirurgisch konservative Gebührenordnungspositionen,
  - 36.2 Belegärztliche Operationen,
  - 36.3 Postoperativer Überwachungskomplex nach belegärztlichen Operationen,
  - 36.6.2 Konservativ-belegärztliche Strukturpauschalen
- Gebührenordnungspositionen der Kapitel
  - 32 Labor,
  - 33 Ultraschalldiagnostik,
  - 35 Psychotherapie

Wichtig ist, dass auch für die nach der obigen Regelung zusätzlich abrechnungsfähigen Leistungen immer auch die Abrechnungsvoraussetzungen und -ausschlüsse beachtet werden müssen, die im EBM für die Abrechnung der jeweiligen Leistung genannt sind.

Zu berücksichtigen sind ein im Rahmen der Qualitätssicherung definiertes Narkosemanagement mit fachspezifischer Dokumentation sowie Untersuchung, Beratung, Aufklärung und postoperative Überwachung nach einheitlichen Qualitätsstandards.

Generell gilt, dass die übrigen Bestimmungen des EBM sowie die Maßnahmen zur Qualitätssicherung sowie die berufsrechtlichen Fachgebietsbeschränkungen zu beachten sind. Insbesondere sollte geprüft werden, ob zur Erbringung und Abrechnung bestimmter Leistungen eine Genehmigung erforderlich ist und welche Voraussetzungen hierfür nachgewiesen werden müssen.

Besondere Voraussetzungen gelten für Narkosen nach Abschnitt 5.3 im Zusammenhang mit zahnärztlichen und/oder mund-, kiefer-, gesichtschirurgischen Eingriffen. Diese sind nur abrechnungsfähig.

- bei Kindern bis zum vollendeten 12. Lebensjahr, wenn aus bestimmten Gründen eine andere Art der Schmerzausschaltung nicht möglich ist, mit Angabe einer ICD-Codierung mit Begründung,
- bei Patienten mit mangelnder Kooperationsfähigkeit bei geistiger Behinderung oder Dyskinesie mit Angabe einer ICD-Codierung mit Begründung,
- bei definierten operativen visceralchirurgischen Eingriffen nach Abschnitt 31.2.8, wenn eine Behandlung in Lokalanästhesie nicht möglich ist.

Bei endoskopischen Untersuchungen der Verdauungswege ist eine Narkose nur abrechnungsfähig bei Kindern bis zum vollendeten 12. Lebensjahr sowie bei Patienten mit mangelnder Kooperationsfähigkeit bei geistiger Behinderung oder Dyskinesie.

Ansonsten dürfen Anästhesien im Zusammenhang mit zahnärztlicher Behandlung, mund- kiefer-, gesichtschirurgischer Behandlung oder endoskopischen Untersuchungen der Verdauungswege nur noch abgerechnet werden, wenn eine Kontraindikation gegen die Durchführung des Eingriffs in Lokalanästhesie oder Analgosedierung vorliegt. Die Angabe einer ICD-Codierung mit Begründung ist dann erforderlich.

Werden Leistungen nach den Gebührenordnungspositionen 01600, 01601, 01610 und 01612 (Bericht, Brief, Bescheinigung) erbracht, können auch dann, wenn die Leistung nicht gesondert berechnungsfähig sein sollte, da sie in der Grundpauschale enthalten ist, für Versendung und Transport die Kostenpauschalen nach den Nrn. 40120, 40122, 40124 oder 40126 abgerechnet werden.

5.2 Anästhesiologische Grundpauschalen

Grundpauschale

Obligater Leistungsinhalt
- Persönlicher Arzt-Patienten-Kontakt,

Fakultativer Leistungsinhalt
- Weitere persönliche oder andere Arzt-Patienten-Kontakte gemäß I-4.3.1 der Allgemeinen Bestimmungen,
- Ärztlicher Bericht entsprechend der Gebührenordnungsposition 01600,
- Individueller Arztbrief entsprechend der Gebührenordnungsposition 01601,
- In Anhang VI-1 aufgeführte Leistungen,

05210 für Versicherte bis zum vollendeten 5. Lebensjahr **210** **20,98**

Abrechnungsausschluss
in derselben Sitzung 01436, 01440, 01510, 01511, 01512, 01520, 01521, 01530, 01531, 02100, 02101
im Behandlungsfall 01600, 01601

Aufwand in Min. **Kalkulationszeit:** 9 **Prüfzeit:** 8 **Eignung d. Prüfzeit:** Nur Quartalsprofil

GOÄ entsprechend oder ähnlich: Leistungskomplex in der GOÄ nicht vorhanden. Abrechnung der einzelnen erbrachten GOÄ-Leistung(en).

Kommentar: Die Pauschale ist nur einmal im Behandlungsfall bzw. bei arztgruppenübergreifender Behandlung nur einmal im Arztfall berechenbar.

Wird in demselben Quartal eine kurativ-ambulante und eine kurativ-stationäre (belegärztliche Behandlung) durchgeführt, ist die Grundpauschale je einmal berechnungsfähig. Es ist aber von der Punktzahl der zweiten zur Abrechnung kommenden Grundpauschale ein Abschlag von 50 % vorzunehmen.

In dieser Pauschale sind die Leistungen des EBM, die im **Anhang 1 (Verzeichnis der nicht gesondert abrechnungsfähigen und in Komplexen enthaltenen Leistungen ...)** enthalten sind, integriert und damit auch als Kassenleistungen honoriert und können nicht mehr gesondert abgerechnet werden, es sei denn, sie finden sich in den arztgruppenspezifischen Kapitel ausdrücklich als abrechnungsfähige Leistung angegeben.

Es ist einem Vertragsarzt nicht gestattet, die in der Anlage 1 aufgeführten Leistungen einem GKV-Versicherten als Individuelle Gesundheitsleistung (IGeL) anzubieten und privat nach GOÄ als IGeL-Leistung abzurechnen.

Wird in demselben Quartal eine kurativ-ambulante und eine kurativ-stationäre (belegärztliche Behandlung) durchgeführt, ist die Grundpauschale je einmal berechnungsfähig. Es ist aber von der Punktzahl der zweiten zur Abrechnung kommenden Grundpauschale ein Abschlag von 50 % vorzunehmen.

05211 für Versicherte ab Beginn des 6. bis zum vollendeten 59. Lebensjahr **95** **9,91**

Abrechnungsausschluss siehe Nr. 05210.

Aufwand in Min. **Kalkulationszeit:** 9 **Prüfzeit:** 8 **Eignung d. Prüfzeit:** Nur Quartalsprofil
GOÄ entsprechend oder ähnlich: siehe Nr. 05210..

05212 **für Versicherte ab Beginn des 60. Lebensjahres** **111** 11,58

Abrechnungsausschluss siehe Nr. 05210.

Aufwand in Min. **Kalkulationszeit:** 11 **Prüfzeit:** 9 **Eignung d. Prüfzeit:** Nur Quartalsprofil
GOÄ entsprechend oder ähnlich: siehe Nr. 05210.

05220 **Zuschlag für die anästhesiologische Grundversorgung gemäß Allgemeiner Bestimmung 4.3.8 zu den Gebührenordnungspositionen 05210 bis 05212** **75** 7,83

Abrechnungsbestimmung einmal im Behandlungsfall

Anmerkung Der Zuschlag nach der Gebührenordnungsposition 05220 kann gemäß Allgemeiner Bestimmung 4.3.8 ausschließlich in Behandlungsfällen abgerechnet werden, in denen nur Leistungen der fachärztlichen Grundversorgung gemäß Anhang 3 und/oder regionaler Vereinbarungen erbracht und berechnet werden.

Aufwand in Min. **Kalkulationszeit:** KA **Prüfzeit:** ./. **Eignung d. Prüfzeit:** Keine Eignung
GOÄ entsprechend oder ähnlich: Eine vergleichbare Leistung ist in der GOÄ nicht aufgeführt.

05222 **Zuschlag zu der Gebührenordnungsposition 05220** **20** 2,09

Abrechnungsbestimmung einmal im Behandlungsfall

Anmerkung Die Gebührenordnungsposition 05222 wird durch die zuständige Kassenärztliche Vereinigung zugesetzt.

Aufwand in Min. **Kalkulationszeit:** KA **Prüfzeit:** ./. **Eignung d. Prüfzeit:** Keine Eignung
GOÄ entsprechend oder ähnlich: Eine vergleichbare Leistung ist in der GOÄ nicht aufgeführt.

05230* **Aufwandserstattung für das Aufsuchen eines Kranken in der Praxis eines anderen Arztes oder Zahnarztes zur Durchführung der Leistung entsprechend der Gebührenordnungspositionen 01856 oder 01913, von Anästhesien/Narkosen dieses Kapitels oder des Kapitels IV-31.** **57** 5,95

Anmerkung Die Gebührenordnungsposition 05230 ist für Partner derselben Berufsausübungsgemeinschaft oder Praxisgemeinschaft nicht berechnungsfähig.

Abrechnungsausschluss in derselben Sitzung 01410, 01411, 01412, 01413, 01415, 01440, 01510, 01511, 01512, 01520, 01521, 01530, 01531, 02100, 02101

Aufwand in Min. **Kalkulationszeit:** KA **Prüfzeit:** ./. **Eignung d. Prüfzeit:** Keine Eignung
GOÄ entsprechend oder ähnlich: bei Assistenz 61, bei Narkose Abrechnung der einzelnen erbrachten GOÄ-Leistungen

Kommentar: Diese Leistung kann für das Aufsuchen in der Praxis eines anderen Arzte oder Zahnarztes abgerechnet werden, um eine Anästhesie oder Narkose im Rahmen von

- EBM-Nr. 01856
- EBM-Nr. 01913
- Leistungen des Kapitels 5
- Leistungen des Kapitel 31

durchzuführen. Die Anästhesieleistung ist zusätzlich abzurechnen.

5.3 Diagnostische und therapeutische Gebührenordnungspositionen

05310* **Präanästhesiologische Untersuchung bei einer ambulanten oder belegärztlichen Operation der Abschnitte IV-31.2 bzw. IV-36.2** **179** 18,68

Obligater Leistungsinhalt

- Überprüfung der Narkosefähigkeit des Patienten,
- Aufklärungsgespräch mit Dokumentation,

Fakultativer Leistungsinhalt
- Auswertung ggf. vorhandener Befunde,
- In mehreren Sitzungen,

Abrechnungsbestimmung einmal im Behandlungsfall

Anmerkung Für die Berechnung der Leistung nach der Nr. 05310 sind die Bestimmungen der Abschnitte IV-31.2 bzw. IV-36.2 zu beachten.

Abrechnungsausschluss in derselben Sitzung 01220, 01221, 01222, 01440, 01510, 01511, 01512, 01520, 01521, 01530, 01531, 01852, 01856, 01903, 01913, 02100, 02101, 02342, 05360, 05361, 05371, 30710, 30712, 30720, 30721, 30722, 30723, 30724, 30730, 30731, 30740, 30751, 30760, 31830, 31831, 36830, 36831

Aufwand in Min. **Kalkulationszeit:** 17 **Prüfzeit:** 15 **Eignung d. Prüfzeit:** Nur Quartalsprofil

GOÄ entsprechend oder ähnlich: 8 + 3

Kommentar: Bei Anästhesieleistungen im Rahmen z.B. von CT- oder MRT-Untersuchungen kann diese Leistung nicht berechnet werden.

05320* Leitungsanästhesie eines Nerven oder Ganglions an der Schädelbasis

166
17,32

Obligater Leistungsinhalt
- Leitungsanästhesie eines Nerven oder Ganglions an der Schädelbasis,
- Erfolgsnachweis durch fehlende Reaktion des Nervs oder Ganglions,
- Dokumentation mit Angabe des Nerven oder Ganglions

Fakultativer Leistungsinhalt
- Retrobulbäre Anästhesie

Anmerkung Die Gebührenordnungsposition 05320 ist bei der Leitungsanästhesie der nervi occipitales oder auriculares nicht berechnungsfähig.

Abrechnungsausschluss in derselben Sitzung 01220, 01221, 01222, 01440, 01510, 01511, 01512, 01520, 01521, 01530, 01531, 01856, 01857, 01913, 02100, 02101, 02300, 02301, 02302, 02342, 05330, 05331, 05340, 05341, 05360, 05361, 05371, 30708, 30710, 30712, 30720, 30721, 30722, 30723, 30724, 30730, 30731, 30740, 30751, 30760 und Kapitel 31.5.3, 36.5.3

Aufwand in Min. **Kalkulationszeit:** 10 **Prüfzeit:** 9 **Eignung d. Prüfzeit:** Tages- und Quartalsprofil

GOÄ entsprechend oder ähnlich: 495, 2599

Kommentar: Werden die Leistungen der Nr. 05320 im Rahmen der Schmerztherapie nach Kapitel 30.7 ausgeführt ist EBM-Nr. 30720zu berechnen.

Für speziell erforderliche Anästhesien im Rahmen augenärztlicher Operationen steht zusätzlich die Nrn. 31801 durch den Operateur, der einen ambulanten oder belegärztlichen Eingriff der Kategorien U, V, W oder X entsprechend Anhang 2 erbringt zur Verfügung.

05330* Anästhesie und/oder Narkose, bis zu einer Schnitt-Naht-Zeit bzw. Eingriffszeit von 15 Minuten, zuzüglich der prä- und postanästhesiologischen Rüstzeiten, mittels eines oder mehrerer der nachfolgend genannten Verfahren:

840
87,66

- Plexusanästhesie

und/oder
- Spinal- und/oder Periduralanästhesie

und/oder
- Intravenöse regionale Anästhesie einer Extremität

und/oder
- Kombinationsnarkose mit Maske, Larynxmaske und/oder endotracheale Intubation

Obligater Leistungsinhalt
- Anästhesien oder Narkose

Fakultativer Leistungsinhalt
- Anästhesien nach der Nr. 05320,
- Kontrolle der Katheterlage durch Injektion eines Lokalanästhetikums,
- Legen einer Blutleere,
- Infusion(en) (Nr. 02100),

- Magenverweilsondeneinführung (Nr. 02320,
- Anlage suprapubischer Harnblasenkatheter (Nr. 02321),
- Wechsel/Entferung suprapubischer Harnblasenkatheter (Nr. 02322),
- Wechsel/Legen transurethraler Dauerkatheter (Nr. 02323),
- arterielle Blutentnahme (Nr. 02330),
- Multigasmessung,
- Gesteuerte Blutdrucksenkung,
- Dokumentierte Überwachung bis zur Stabilisierung der Vitalfunktionen

Abrechnungsausschluss in derselben Sitzung 01220, 01221, 01222, 01440, 01510, 01511, 01512, 01520, 01521, 01530, 01531, 01856, 01857, 01913, 02100, 02101, 02300, 02301, 02302, 02320, 02321, 02322, 02323, 02330, 02331, 02340, 02341, 02342, 02343, 05320, 05340, 05341, 05360, 05361, 05371, 30708, 30710, 30712, 30720, 30721, 30722, 30723, 30724, 30730, 30731, 30740, 30751, 30760 und Kapitel 31.5.3, 36.5.3

Aufwand in Min. **Kalkulationszeit:** 43 **Prüfzeit:** 38 **Eignung d. Prüfzeit:** Tages- und Quartalsprofil

GOÄ entsprechend oder ähnlich: Struktur in GOÄ anders. Ggf. Nrn. 451, 452, 460, 46, 462, 463, 469, 470, 471, 472, 473, 474, 476, 477, 478, 479, eventuell zusätzlich Nrn. 446 oder 447

Kommentar: Diese Leistung honoriert die ersten 15 Minuten einer Anästhesie im Zusammenhang mit einem Eingriff, gleich welcher Art. Jede weitere vollendete 15 Minuten kann die Zuschlagsziffer nach Nr. 05331 angesetzt werden.

Werden zu den ambulant- oder belegärztlichen Operationen aus dem Abschnitt 31.2 Anästhesien und/oder Narkosen ausgeführt, so sind diese mit ihren EBM-Leistungsziffern den jeweiligen Operationskategorien/Schwierigkeitsgraden (Kategorie 1 bis Kategorie 7) zugegliedert.

05331* Zuschlag zu der Gebührenordnungsposition 05330 bei Fortsetzung einer Anästhesie und/oder Narkose, **248** **25,88**

Abrechnungsbestimmung je weitere vollendete 15 Minuten Schnitt-Naht-Zeit bzw. Eingriffszeit

Abrechnungsausschluss in derselben Sitzung 01220, 01221, 01222, 01440, 01510, 01511, 01512, 01520, 01521, 01530, 01531, 01856, 01857, 01913, 02100, 02101, 02300, 02301, 02302, 02320, 02321, 02322, 02323, 02330, 02331, 02340, 02341, 02342, 02343, 05320, 05340, 05341, 05360, 05361, 05371, 30708, 30710, 30712, 30720, 30721, 30722, 30723, 30724, 30730, 30731, 30740, 30751, 30760 und Kapitel 31.5.3, 36.5.3

Aufwand in Min. **Kalkulationszeit:** 17 **Prüfzeit:** 15 **Eignung d. Prüfzeit:** Tages- und Quartalsprofil

GOÄ entsprechend oder ähnlich: Zuschlag-Leistung in der GOÄ nicht vorhanden. Daher ggf. Nrn. 452, 460, 461, 462, 463, 469, 470, 471, 472, 473, 474, 475, 476, 477, 478, 479

Kommentar: Bei einer Anästhesie und/oder Narkose nach EBM-Nr. 05330 über 15 Minuten ist ein Zuschlag nach Nr. 05331 für je weitere vollendete 15 Minuten abrechenbar

05340* Überwachung der Vitalfunktionen **138** **14,4**

Obligater Leistungsinhalt
- Überwachung der Vitalfunktionen (Stand-by),
- Persönliche Anwesenheit des Arztes,
- Kontinuierliches EKG-Monitoring,

Fakultativer Leistungsinhalt
- Infusion(en) (Nr. 02100),
- Magenverweilsondeneinführung (Nr. 02320),
- Anlage suprapubischer Harnblasenkatheter (Nr. 02321),
- Wechsel/Entferung suprapubischer Harnblasenkatheter (Nr. 02322),
- Wechsel/Legen transurethraler Dauerkatheter (Nr. 02323),
- arterielle Blutentnahme (Nr. 02330),

Abrechnungsbestimmung je vollendete 15 Minuten Schnitt-Naht-Zeit bzw. Eingriffszeit

Abrechnungsausschluss in derselben Sitzung 01220, 01221, 01222, 01440, 01510, 01511, 01512, 01520, 01521, 01530, 01531, 01856, 01857, 01913, 02100, 02101, 02300, 02301, 02302, 02320, 02321, 02322, 02323, 02330, 02331, 02342, 05320, 05330, 05331,

05341, 05360, 05361, 05371, 30708, 30710, 30712, 30720, 30721, 30722, 30723, 30724, 30730, 30731, 30740, 30751, 30760 und Kapitel 31.5.3, 36.5.3

Aufwand in Min. **Kalkulationszeit:** 10 **Prüfzeit:** 15 **Eignung d. Prüfzeit:** Tages- und Quartalsprofil

GOÄ entsprechend oder ähnlich: Leistungskomplex in der GOÄ nicht vorhanden. Abrechnung der einzelnen erbrachten GOÄ-Leistung(en).

Kommentar: Die Anwesenheit eines Anästhesisten reicht für die Abrechnung nicht aus. Der Anästhesist muss die obligaten Leistungs- und ggf. die fakultativen Leistungsinhalte der Überwachung der Vitalfunktion und Überprüfung des kontinuierlichen EKG-Monitorings erbringen. Die Nr. 05340 kann je vollendeten 15 Minuten Schnitt-Nahtzeit abgerechnet werden.

05341* **Einleitung und Unterhaltung einer Analgesie und/oder Sedierung während eines operativen oder stationsersetzenden Eingriffs gemäß § 115b SGB V** **138** **14,4**

Obligater Leistungsinhalt
- Verabreichung von Analgetika und/oder Sedativa,
- Intravenöser Zugang und/oder Infusion,
- Pulsoxymetrie,

Abrechnungsbestimmung je vollendete 10 Minuten

Abrechnungsausschluss in derselben Sitzung 01220, 01221, 01222, 01440, 01510, 01511, 01512, 01520, 01521, 01530, 01531, 01856, 01913, 02100, 02101, 02300, 02301, 02302, 02340, 02341, 02342, 05320, 05330, 05331, 05340, 05360, 05361, 05371, 30708, 30710, 30712, 30720, 30721, 30722, 30723, 30724, 30730, 30731, 30740, 30751, 30760 und Kapitel 31.5.3, 36.5.3

Aufwand in Min. **Kalkulationszeit:** 10 **Prüfzeit:** 10 **Eignung d. Prüfzeit:** Tages- und Quartalsprofil

GOÄ entsprechend oder ähnlich: Leistungskomplex in der GOÄ nicht vorhanden. Abrechnung der einzelnen erbrachten GOÄ-Leistung(en).

Kommentar: Die Leistungen nach den Nrn. 05330 oder 05341 können nicht zur Sedierung/Analgesie bei endoskopischen Untersuchungen abgerechnet werden.

05350* **Beobachtung und Betreuung eines Patienten nach einem operativen oder diagnostischen Eingriff im Anschluss an die Leistung entsprechend der Gebührenordnungsposition 05330** **502** **52,39**

Obligater Leistungsinhalt
- Beobachtung und Betreuung für mindestens 2 Stunden,
- Stabilisierung und Kontrolle der Vitalfunktionen,
- Steuerung der postoperativen Analgesie,
- Abschlussuntersuchung,

Fakultativer Leistungsinhalt
- Infusion(en) (Nr. 02100),
- Bestimmung der Blutgase und des Säure-Basen-Status,
- Nachinjektion in einen zur postoperativen Analgesie gelegten Plexus-, Spinal-, oder Periduralkatheter,

Abrechnungsbestimmung je Sitzung

Anmerkung Haben an der Beobachtung und Betreuung eines Patienten nach einem operativen oder diagnostischen Eingriff im Anschluss an die Leistung entsprechend der Gebührenordnungsposition 05330 mehrere Ärzte mitgewirkt, hat der die Gebührenordnungsposition 05350 abrechnende Arzt mit der Quartalsabrechnung zu bestätigen, dass kein anderer Vertragsarzt die Beobachtung und Betreuung berechnet hat.
Die Gebührenordnungsposition 05350 kann auch dann berechnet werden, wenn eine ambulante Anästhesie/Narkose nach der Gebührenordnungsposition 05330 zur Durchführung von vertragszahnärztlichen Leistungen erbracht wurde und die Beobachtung und Betreuung eines Kranken während der Aufwach- und/oder Erholungszeit bis zum Eintritt der Transportfähigkeit über mindestens zwei Stunden erfolgte.

Abrechnungsausschluss in derselben Sitzung 01220, 01221, 01222, 01440, 01510, 01511, 01512, 01520, 01521, 01530, 01531, 01856, 01857, 01913, 02100, 02101, 02340, 02341, 02342, 05360, 05361, 05371, 13256, 30708, 30710, 30712, 30720, 30721, 30722,

30723, 30724, 30730, 30731, 30740, 30751, 30760, 32247, 36884 und Kapitel 31.3, 31.5, 36.3, 36.5

Aufwand in Min. **Kalkulationszeit:** 10 **Prüfzeit:** 10 **Eignung d. Prüfzeit:** Tages- und Quartalsprofil

GOÄ entsprechend oder ähnlich: Leistungskomplex in der GOÄ nicht vorhanden. **Wezel**/Liebold schlägt ggf. zum ... „Ausgleich einen höheren Multiplikator zu den Anästhesie-Nummmern…“ vor.

Kommentar: Die Leistung nach Nr. 05330 endet erst mit der Stabilisierung der Vitalfunktionen. Erst danach kann ggf. die Leistung nach Nr. 05350 mit einer 2stündigen Mindestzeit für die Beobachtung und Betreuung eines Patienten angesetzt werden.

Anästhesien und/oder Narkosen im Rahmen ambulanter und belegärztlicher Operationen werden nach den Leistungspositionen des Kapitels 31.5 Anästhesien im Zusammenhang mit Eingriffen des Abschnitts 31.2 abgerechnet.

5.4 Anästhesien und Analgesien im Zusammenhang mit der Erbringung von Leistungen des Abschnitts 8.4

1. Die Gebührenordnungspositionen dieses Abschnitts sind nur im Zusammenhang mit der Erbringung von Leistungen des Abschnitts III.b-8.4 (auch bei Erbringung durch einen anderen Arzt) berechnungsfähig.

2. Haben an der Erbringung einer dieser Leistungen mehrere Ärzte mitgewirkt, hat der die Gebührenordnungspositionen dieses Abschnittes abrechnende Arzt in einer der Quartalsabrechnung beizufügenden und von ihm unterzeichneten Erklärung zu bestätigen, dass er mit den anderen Ärzten eine Vereinbarung darüber getroffen hat, wonach nur er allein in den jeweiligen Fällen diese Gebührenordnungspositionen berechnet.

Kommentar:

Die Leistungen nach den Nrn. 05360 und 05361 können nur im Zusammenhang mit Leistungen der Geburtshilfe (Abschnitt 8.4) abgerechnet werden, auch wenn die geburtshilflichen Leistungen von einem anderen Arzt erbracht werden.

Waren mehrere Ärzte an der Erbringung einer der Leistungen beteiligt, muss derjenige, der die Leistung abrechnet, in einer von ihm unterzeichneten Erklärung eine Absprache mit den anderen Ärzten über die Exklusivität seiner Abrechnung bestätigen.

05360* Periduralanästhesie im Zusammenhang mit der Erbringung einer Leistung entsprechend der Gebührenordnungspositionen 08411 bis 08416 — 357 / 37,26

Obligater Leistungsinhalt
- Anlage eines Katheters zur Durchführung einer Periduralanalgesie

Fakultativer Leistungsinhalt
- Kontrolle der Katheterlage durch Injektion eines Lokalanästhetikums,
- Injektion(en), Filterwechsel und Verbandswechsel

Abrechnungsausschluss in derselben Sitzung 01510, 01511, 01512, 01520, 01521, 01530, 01531, 02100, 02101, 02342, 05310, 05320, 05330, 05331, 05340, 05341, 05350, 30702, 30704, 30710, 30712, 30720, 30721, 30722, 30723, 30724, 30730, 30731, 30740, 30750, 30751, 30760, 30790, 30791 und Kapitel 31.5, 36.5

Aufwand in Min. **Kalkulationszeit:** 20 **Prüfzeit:** 15 **Eignung d. Prüfzeit:** Tages- und Quartalsprofil

GOÄ entsprechend oder ähnlich: z.B. 451, 460, 469, 476 und die jeweils der hier angegebenen GOÄ Nr. folgenden GOÄ Nrn.

Kommentar: Bei Leistungen im Rahmen der Geburtshilfe nach Kap. 8.4. können ggf. erforderliche Leistungen nach EBM Nrn. 05360 – 05372 abgerechnet werden.

05361* Dokumentierte Überwachung im Anschluss an die Leistung entsprechend der Gebührenordnungsposition 05360 — 164 / 17,12

Obligater Leistungsinhalt
- kontinuierliches EKG-Monitoring,
- kontinuierliche Pulsoxymetrie,
- Zwischen- und Abschlussuntersuchungen,

- Dauer mindestens 30 Minuten

Abrechnungsausschluss in derselben Sitzung 01510, 01511, 01512, 01520, 01521, 01530, 01531, 02100, 02101, 02342 und Kapitel 5.3

Aufwand in Min. **Kalkulationszeit:** 10 **Prüfzeit:** 5 **Eignung d. Prüfzeit:** Tages- und Quartalsprofil

GOÄ entsprechend oder ähnlich: z.B. 451, 460, 469, 470, 476 und die jeweils der hier angegebenen GOÄ Nr. folgenden GOÄ Nrn.

Kommentar: Bei Leistungen im Rahmen der Geburtshilfe nach Kap. 8.4. können ggf. erforderliche Leistungen nach EBM Nrn. 05360 – 05372 abgerechnet werden.

05370* Anästhesie und/oder Narkose, bis zu einer Schnitt-Naht-Zeit von 15 Minuten, zuzüglich der prä- und postanästhesiologischen Rüstzeiten, im Zusammenhang mit der Erbringung der Leistung entsprechend der Gebührenordnungsposition 08415, mittels eines oder mehrerer der nachfolgend genannten Verfahren: — 675 / 70,44

- Spinal- und/oder Periduralanästhesie

und/oder

- Intubationsnarkose

Obligater Leistungsinhalt

- Anästhesie oder Narkose

Fakultativer Leistungsinhalt

- Injektion eines Lokalanästhetikums in den liegenden Katheter,
- Durchführung einer Spinalanästhesie,
- Infusion(en) (Nr. 02100),
- Magenverweilsondeneinführung (Nr. 02320),
- Anlage suprapubischer Harnblasenkatheter (Nr. 02321),
- Wechsel/Entferung suprapubischer Harnblasenkatheter (Nr. 02322),
- Wechsel/Legen transurethraler Dauerkatheter (Nr. 02323),
- arterielle Blutentnahme (Nr. 02330),
- Multigasmessung,
- Dokumentierte Überwachung bis zur Stabilisierung der Vitalfunktionen

Abrechnungsausschluss in derselben Sitzung 01510, 01511, 01512, 01520, 01521, 01530, 01531, 02100, 02101, 02320, 02321, 02322, 02323, 02330, 02342 und Kapitel 5.3

Aufwand in Min. **Kalkulationszeit:** 39 **Prüfzeit:** 27 **Eignung d. Prüfzeit:** Tages- und Quartalsprofil

GOÄ entsprechend oder ähnlich: z.B. 451, 460, 469, 476 und die jeweils der hier angegebenen GOÄ Nr. folgenden GOÄ Nrn.

Kommentar: Bei Leistungen im Rahmen der Geburtshilfe nach Kap. 8.4. können ggf. erforderliche Leistungen nach EBM Nrn. 05360 – 05373 abgerechnet werden.

05371* Zuschlag zu der Gebührenordnungsposition 05370 bei Fortsetzung einer Anästhesie und/oder Narkose, — 244 / 25,46

Abrechnungsbestimmung je weitere vollendete 15 Minuten Schnitt-Naht-Zeit

Anmerkung Die Gebührenordnungsposition 05371 ist im Behandlungsfall höchstens zweimal berechnungsfähig.

Abrechnungsausschluss in derselben Sitzung 01510, 01511, 01512, 01520, 01521, 01530, 01531, 02100, 02101, 02320, 02321, 02322, 02323, 02330, 02342 und Kapitel 5.3

Aufwand in Min. **Kalkulationszeit:** 15 **Prüfzeit:** 10 **Eignung d. Prüfzeit:** Tages- und Quartalsprofil

GOÄ entsprechend oder ähnlich: z.B. 451, 460, 469, 470, 476 und die jeweils der hier angegebenen GOÄ Nr. folgenden GOÄ Nrn.

Kommentar: Bei Leistungen im Rahmen der Geburtshilfe nach Kap. 8.4. können ggf. erforderliche Leistungen nach EBM Nrn. 05360 – 05372 abgerechnet werden.

05372* Beobachtung und Betreuung eines Patienten im Anschluss an die Leistung entsprechend der Gebührenordnungsposition 05370 — 509 / 53,12

Obligater Leistungsinhalt

- Beobachtung und Betreuung für mindestens 2 Stunden,

- Stabilisierung und Kontrolle der Vitalfunktionen,
- Steuerung der postoperativen Analgesie,
- Abschlussuntersuchung

Fakultativer Leistungsinhalt

- Bestimmung der Blutgase und des Säure-Basen-Status,
- Nachinjektion(en) in den liegenden Periduralkatheter

Abrechnungsausschluss in derselben Sitzung 01220, 01221, 01222, 01440, 01510, 01511, 01512, 01520, 01521, 01530, 01531, 01856, 01857, 01913, 02100, 02101, 02340, 02341, 02342, 13256, 30708, 30710, 30712, 30720, 30721, 30722, 30723, 30724, 30730, 30731, 30740, 30751, 30760, 32247, 36884

Aufwand in Min. **Kalkulationszeit:** 15 **Prüfzeit:** 10 **Eignung d. Prüfzeit:** Tages- und Quartalsprofil

GOÄ entsprechend oder ähnlich: z.B. 451, 460, 469, 470, 476 und die jeweils der hier angegebenen GOÄ Nr. folgenden GOÄ Nrn.

Kommentar: Bei Leistungen im Rahmen der Geburtshilfe nach Kap. 8.4. können ggf. erforderliche Leistungen nach EBM Nrn. 05360 – 05372 abgerechnet werden.

6 Augenärztliche Gebührenordnungspositionen

6.1 Präambel

1. Die in diesem Kapitel aufgeführten Gebührenordnungspositionen können ausschließlich von Fachärzten für Augenheilkunde berechnet werden.

2. Ausser den in diesem Kapitel genannten Gebührenordnungspositionen sind von den in der Präambel genannten Vertragsärzten – unbeschadet der Regelungen gemäß I-5 und I-6.2 der Allgemeinen Bestimmungen – zusätzlich nachfolgende Gebührenordnungspositionen berechnungsfähig: 01100 bis 01102, 01210, 01212, 01214 bis 01222, 01320, 01321, 01410 bis 01416, 01418, 01420, 01425, 01426, 01430, 01435, 01436, 01440, 01510 bis 01512, 01600 bis 01602, 01610 bis 01612, 01620 bis 01623, 01701, 01783, 01800, 01802 bis 01811, 01950, 01955, 01956, 02100, 02101, 02110 bis 02112, 02120, 02200, 02300 bis 02302, 02310, 02320, 02323, 02330, 02331, 02340, 02341, 02360 und 02510 bis 02512.

3. Ausser den in diesem Kapitel genannten Gebührenordnungspositionen sind bei Vorliegen der entsprechenden Qualifikationsvoraussetzungen von den in der Präambel genannten Vertragsärzten – unbeschadet der Regelungen gemäß I-5 und I-6.2 der Allgemeinen Bestimmungen – zusätzlich nachfolgende Gebührenordnungspositionen berechnungsfähig: 30400 bis 30402, 30410, 30411, 30420, 30421, 30800 und 36884, Gebührenordnungspositionen der Abschnitte IV-30.1, IV-30.2, IV-30.3, IV-30.7.1, IV-30.7.2, IV-30.12, IV-31.2, IV-31.3, IV-31.4.3, IV-31.5, IV-31.6, IV-36.2, IV-36.3, IV-36.5 und IV-36.6.2 sowie Gebührenordnungspositionen der Kapitel IV-32, IV-33, IV-34 und IV-35.

4. Bei der Berechnung der zusätzlich berechnungsfähigen Gebührenordnungspositionen in den Nummern 2 und 3 sind die Maßnahmen zur Qualitätssicherung gemäß § 135 Abs. 2 SGB V, die berufsrechtliche Verpflichtung zur grundsätzlichen Beschränkung auf das jeweilige Gebiet sowie die Richtlinien des Gemeinsamen Bundesausschusses zu beachten.

5. Werden die in den Grundpauschalen enthaltenen Leistungen entsprechend den Gebührenordnungspositionen 01600 und 01601 erbracht, sind für die Versendung bzw. den Transport die Kostenpauschalen nach den Nrn. 40120, 40122, 40124 und 40126 berechnungsfähig.

6. Die Gebührenordnungsposition 06225 kann nur in Behandlungsfällen berechnet werden, in denen die augenärztliche Behandlung ausschließlich durch (einen) konservativ(e) tätige(n) Augenarzt/ -ärzte erfolgt ist. Ein Augenarzt ist konservativ tätig,
   - sofern der Augenarzt in dem Quartal keine der folgenden Leistungen erbracht und berechnet hat: 31101 bis 31108, 31321 bis 31328, 31331 bis 31338, 31350, 31351, 31362, 31371 bis 31373, 36101 bis 36108, 36321 bis 36328, 36331 bis 36338, 36350, 36351, 36371 bis 36373
   - sofern der Augenarzt in dem Quartal keine Leistung(en) erbracht und berechnet hat, die auf regionaler Ebene den o.g. Leistungen entsprechen oder in regional vereinbarten Pauschalen enthalten sind,

- Erfolgt in einem Behandlungsfall die Inanspruchnahme sowohl eines/von konservativ tätigen Augenarztes/-ärzten als auch eines/von nicht konservativ tätigen Augenarztes/-ärzten gemäß obiger Definition, so kann die Gebührenordnungsposition 06225 nicht berechnet werden.
- Mit der Angabe der Abrechnung erfolgt die Erklärung des Arztes, dass die genannten Voraussetzungen zur Abrechnung der Gebührenordnungsposition 06225 für alle Behandlungsfälle, auch außerhalb der kollektivvertraglichen Versorgung, erfüllt worden sind.

Kommentar:

Alle Gebührenordnungspositionen des Kapitels 6 – also die Leistungen nach den Nrn. 06210 bis 06352 – können grundsätzlich (s. Kommentierung zu Kapitel I, Abschnitt 1.5) nur von Fachärzten für Augenheilkunde abgerechnet werden.

Zusätzlich zu den Gebührenordnungspositionen dieses Kapitels sind für Augenärzte abrechnungsfähig, sofern die übrigen Abrechnungsvoraussetzungen des EBM gegeben sind:

- die nachfolgenden Gebührenordnungspositionen des Abschnitts II (arztgruppenübergreifende allgemeine Leistungen):
  - Nrn. 01100 bis 01102 Unvorhergesehene Inanspruchnahme,
  - Nr. 01210 Notfallpauschale im organisierten Not(fall)dienst,
  - Nr. 01212 Notfallpauschale im organisierten Not(fall)dienst,
  - Nr. 01214 bis 01222 Notfallkonsultationspauschale im organisierten Not(fall)dienst, Zusatzpauschale für die Besuchsbereitschaft im Notfall bez. organisierten Not(fall)dienst, Reanimationskomplex,
  - Nrn. 01320, 01321 Grundpauschale für ermächtigte Ärzte, Krankenhäuser bzw. Institute,

- Nrn. 01410 bis 01416 Besuche, Visite, Begleitung eines Kranken beim Transport,
- Nr. 01418 Besuch im organisierten Not(fall)dienst,
- Nr. 1420 (Überprüfung und Koordination häuslicher Krankenpflege,
- Nrn. 01425, 01426 Verordnung spezialisierter ambulanter Palliativversorgung,
- Nr. 01430 Verwaltungskomplex,
- Nr. 01435 Telefonische Beratung,
- Nr. 01436 Konsultationspauschale,
- Nr. 01440 Verweilen außerhalb der Praxis,
- Nr. 01510 bis 01512 Zusatzpauschale für Beobachtung und Betreuung,
- Nrn. 01600 bis 01602 Ärztlicher Bericht/Brief,
- Nrn. 01620 bis 01623 Bescheinigung, Krankheitsbericht, Kurplan, Kurvorschlag,
- Nr. 01701 Grundpauschale Prävention,
- Nr. 01783 Alpha-1-Feto-Protein,
- Nrn. 01800 bis 01813 Röteln, Blutgruppenbestimmung, Antikörpernachweis,
- Nr. 01950 Substitutionsbehandlung,
- Nrn. 01955, 01956 Diamorphingestützte Behandlung Opiatabhängiger,
- Nr. 02100 Infusion
- Nr. 02101 Infusionstherapie
- Nr. 02110 bis 02112 Transfusion, Reinfusion
- Nr. 02120 Erstprogrammierung Medikamentenpumpe
- Nr. 02200 Tuberkulintestung
- Nrn. 02300 bis 02302 Kleinchirurgischer Eingriff,
- Nr. 02310 Behandlung sek. heilender Wunden, Dekubitalulcus,
- Nr. 02320 Einführung Magenverweilsonde
- Nr. 02323 transurethraler Dauerkatheter
- Nr. 02330 Arterienpunktion
- Nr. 02331 Intraarterielle Injektion
- Nr. 02340, 02341 Punktion
- Nrn. 02510 bis 02512 Wärme- u. Elektrotherapie, Elektrostimulation

• sowie die folgenden Gebührenordnungspositionen des Abschnitts IV (arztgruppenübergreifende spezielle Leistungen):
  - Nrn. 30400 bis 30402 Massage-, Kompressions- oder Unterwassertherapie,
  - Nrn. 30410, 30411 Atemgymnastik,
  - Nrn. 30420, 30421 Krankengymnastik,
  - Nr. 30800 Soziotherapie – Hinzuziehen eines Leistungserbringers,
  - Nrn. 31371 bis 31373 Intravitreale Medikamenteneingabe am Auge
  - Nrn. 36371 bis 36373 Intravitreale Medikamenteneingabe am Auge
  - Nr. 36884 Blutgase, Säure-Basen-Status
• Gebührenordnungspositionen der Abschnitte
  - 30.1 Allergologie
  - 30.2 Chirotherapie
  - 30.3 Neurophysiologische Übungsbehandlung
  - 30.7.1, 30.7.2 Schmerztherapie
  - 30.12 Diagnostik und Therapie bei MRSA
  - 31.2 Ambulante Operationen
  - 31.3 Postoperative Überwachungskomplexe
  - 31.4.3 Postoperative Behandlungskomplexe im Fachärztlichen Versorgungsbereich
  - 31.5 Anästhesien im Zusammenhang mit ambulanten Operationen
  - 31.6 Orthopädisch-chirurgisch konservative Gebührenordnungspositionen
  - 36.2 Belegärztliche Operationen
  - 36.3 Postoperativer Überwachungskomplex nach belegärztlichen Operationen

  - 36.5 Anästhesien im Zusammenhang mit belegärztlichen Operationen
  - 36.6.2 Konservativ-belegärztliche Strukturpauschalen
- Gebührenordnungspositionen der Kapitel
  - 32 Labor
  - 33 Ultraschalldiagnostik
  - 34 Radiologie, CT, NMR
  - 35 Psychotherapie

Wichtig ist, dass auch für die nach der obigen Regelung zusätzlich abrechnungsfähigen Leistungen immer auch die Abrechnungsvoraussetzungen und -ausschlüsse beachtet werden müssen, die im EBM für die Abrechnung der jeweiligen Leistung genannt sind.

Generell gilt, dass die übrigen Bestimmungen des EBM sowie die Maßnahmen zur Qualitätssicherung sowie die berufsrechtlichen Fachgebietsbeschränkungen zu beachten sind. Insbesondere sollte geprüft werden, ob zur Erbringung und Abrechnung bestimmter Leistungen eine Genehmigung erforderlich ist und welche Voraussetzungen hierfür nachgewiesen werden müssen.

Werden Leistungen nach den Gebührenordnungspositionen 01600, 01601, 01610 und 01612 (Bericht, Brief, Bescheinigung) erbracht, können auch dann, wenn die Leistung nicht gesondert berechnungsfähig sein sollte, da sie in der Grundpauschale enthalten ist, für Versendung und Transport die Kostenpauschalen nach den Nrn. 40120, 40122, 40124 oder 40126 abgerechnet werden.

Mit der Neueinführung eines Zuschlags zur Grundpauschale für ausschließlich konservativ tätige Augenärzte zum 1.1.2012 wurde eine Definition dieser Arztgruppe geliefert, die sich anhand der Leistungen bestimmt, deren Erbringung und Abrechnung eine Eingruppierung als konservativ tätiger Augenarzt ausschließen. Auch wenn diese Leistungen außerhalb des Kollektivvertrages erbracht und abgerechnet werden, kann der spezielle Zuschlag für konservativ tätige Ärzte im Kollektivvertrag nicht abgerechnet werden. Der letzte Absatz der Nr. 6 wird eine Ergänzung der sogenannten „Abrechnungssammelerklärung" erforderlich machen.

6.2 Augenärztliche Grundpauschalen

Grundpauschale

Obligater Leistungsinhalt
- Persönlicher Arzt-Patienten-Kontakt,

Fakultativer Leistungsinhalt
- Weitere persönliche oder andere Arzt-Patienten-Kontakte gemäß I-4.3.1 der Allgemeinen Bestimmungen,
- Ärztlicher Bericht entsprechend der Gebührenordnungsposition 01600,
- Individueller Arztbrief entsprechend der Gebührenordnungsposition 01601,
- Klinisch-neurologische augenärztliche Basisdiagnostik,
- Bestimmung des Visus,
- Subjektive und objektive Refraktionsbestimmung,
- Bestimmung des Interferenzvisus,
- Untersuchung des Dämmerungssehens,
- Tonometrische Untersuchung,
- Gonioskopie,
- Spaltlampenmikroskopie,
- Beurteilung des zentralen Fundus,
- Messung der Hornhautkrümmungsradien,
- Prüfung der Augenstellung und Beweglichkeit in neun Hauptblickrichtungen,
- Prüfung der Kopfhaltung bei binokularer Sehanforderung in Ferne und Nähe,
- Prüfung der Simultanperzeption, Fusion und Stereopsis,
- Prüfung auf Heterophorie und (Pseudo-)Strabismus,
- Prüfung der Pupillenfunktion,
- Prüfung des Farbsinns,
- Prüfung der Tränenwege durch Messung der Sekretionsmenge und Durchgängigkeit,
- Bestimmung der break-up time,
- Entnahme von Abstrichmaterial aus dem Bindehautsack,

- Anpassung einfacher vergrößernder Sehhilfen,
- Kontrolle vorhandener Sehhilfen,
- In Anhang VI-1 aufgeführte Leistungen,

Abrechnungsbestimmung einmal im Behandlungsfall

06210 für Versicherte bis zum vollendeten 5. Lebensjahres **154** 16,07

Abrechnungsbestimmung einmal im Behandlungsfall

Abrechnungsausschluss
in derselben Sitzung 01436
im Behandlungsfall 01600, 01601

Aufwand in Min. **Kalkulationszeit:** 16 **Prüfzeit:** 12 **Eignung d. Prüfzeit:** Nur Quartalsprofil

GOÄ entsprechend oder ähnlich: Leistungskomplex in der GOÄ nicht vorhanden. Abrechnung der einzelnen erbrachten GOÄ-Leistung(en).

Kommentar: Die Grundpauschale ist beim ersten kurativ-ambulanten persönlichen Arzt-Patienten-Kontakt im Behandlungsfall berechnungsfähig. Ein persönlicher Arzt-Patienten-Kontakt setzt die räumliche und zeitgleiche Anwesenheit des Arztes und des Patienten und eine direkte Interaktion (z.B. Gespräch) voraus. Bei einem ausschließlich telefonischen Kontakt, ist die Grundpauschale nicht abrechenbar.

Die Pauschale ist nur einmal im Behandlungsfall bzw. bei arztgruppenübergreifender Behandlung nur einmal im Arztfall berechenbar.

In dieser Pauschale sind die Leistungen des EBM, die im **Anhang 1 (Verzeichnis der nicht gesondert abrechnungsfähigen und in Komplexen enthaltenen Leistungen ...)** enthalten sind, integriert und damit auch als Kassenleistungen honoriert und können nicht mehr gesondert abgerechnet werden, es sei denn, sie finden sich in den arztgruppenspezifischen Kapitel ausdrücklich als abrechnungsfähige Leistung angegeben.

Es ist einem Vertragsarzt nicht gestattet, die in der Anlage 1 aufgeführten Leistungen einem GKV-Versicherten als Individuelle Gesundheitsleistung (IGeL) anzubieten und privat nach GOÄ als IGeL-Leistung abzurechnen.

Wird in demselben Quartal eine kurativ-ambulante und eine kurativ-stationäre (belegärztliche Behandlung) durchgeführt, ist die Grundpauschale je einmal berechnungsfähig. Es ist aber von der Punktzahl der zweiten zur Abrechnung kommenden Grundpauschale ein Abschlag von 50 % vorzunehmen.

06211 für Versicherte ab Beginn des 6. bis zum vollendeten 59. Lebensjahr **127** 13,25

Abrechnungsbestimmung einmal im Behandlungsfall

Abrechnungsausschluss
im Behandlungsfall 01600, 01601
in derselben Sitzung 01436

Aufwand in Min. **Kalkulationszeit:** 13 **Prüfzeit:** 11 **Eignung d. Prüfzeit:** Nur Quartalsprofil

GOÄ entsprechend oder ähnlich: Leistungskomplex in der GOÄ nicht vorhanden. Abrechnung der einzelnen erbrachten GOÄ-Leistung(en).

06212 für Versicherte ab Beginn des 60. Lebensjahres **150** 15,65

Abrechnungsbestimmung einmal im Behandlungsfall

Abrechnungsausschluss
im Behandlungsfall 01600, 01601
in derselben Sitzung 01436

Aufwand in Min. **Kalkulationszeit:** 15 **Prüfzeit:** 13 **Eignung d. Prüfzeit:** Nur Quartalsprofil

GOÄ entsprechend oder ähnlich: Leistungskomplex in der GOÄ nicht vorhanden. Abrechnung der einzelnen erbrachten GOÄ-Leistung(en).

06220 Zuschlag für die augenärztliche Grundversorgung gemäß Allgemeiner Bestimmung 4.3.8 zu den Gebührenordnungspositionen 06210 bis 06212 Abrechnungsbestimmung einmal im Behandlungsfall **21** 2,19

Anmerkung Der Zuschlag nach der Gebührenordnungsposition 06220 kann gemäß Allgemeiner Bestimmung 4.3.8 ausschließlich in Behandlungsfällen abgerechnet werden, in denen nur Leistungen der fachärztlichen Grundversorgung gemäß Anhang 3 und/oder regionaler Vereinbarungen erbracht und berechnet werden.

Aufwand in Min. **Kalkulationszeit:** KA **Prüfzeit:** ./. **Eignung d. Prüfzeit:** Keine Eignung

GOÄ entsprechend oder ähnlich: Eine vergleichbare Leistung ist in der GOÄ nicht aufgeführt.

06222 Zuschlag zu der Gebührenordnungsposition 06220 **6** **0,63**

Abrechnungsbestimmung einmal im Behandlungsfall

Anmerkung Die Gebührenordnungsposition 06222 wird durch die zuständige Kassenärztliche Vereinigung zugesetzt.

Aufwand in Min. **Kalkulationszeit:** KA **Prüfzeit:** ./. **Eignung d. Prüfzeit:** Keine Eignung

GOÄ entsprechend oder ähnlich: Eine vergleichbare Leistung ist in der GOÄ nicht aufgeführt.

06225 Zuschlag zu den Grundpauschalen nach den Nrn. 06210 bis 06212 für die Behandlung eines Versicherten ausschließlich durch (einen) konservativ tätige(n) Augenarzt/-ärzte gemäß Nr. 6 der Präambel 6.1 **111** **11,58**

Obligater Leistungsinhalt
- Persönlicher Arzt-Patienten-Kontakt,

Abrechnungsbestimmung einmal im Behandlungsfall

Aufwand in Min. **Kalkulationszeit:** 11 **Prüfzeit:** 9 **Eignung d. Prüfzeit:** Nur Quartalsprofil

GOÄ entsprechend oder ähnlich: Eine vergleichbare Leistung ist in der GOÄ nicht aufgeführt.

6.3 Diagnostische und therapeutische Gebührenordnungspositionen

06310 Fortlaufende Tonometrie **88** **9,18**

Obligater Leistungsinhalt
- Verlaufsbestimmung des Augeninnendrucks durch mindestens 4 tonometrische Untersuchungen an demselben Tag

und/oder
- Bestimmung des Abflusswiderstandes mittels fortlaufender Tonometrie,
- Ein- und/oder beidseitig

Abrechnungsausschluss
im Zeitraum von 21 Tagen nach Erbringung einer Leistung des Abschnitts 31.2 31716, 31717, 31718, 31719, 31720, 31721, 31722, 31723
am Behandlungstag 31716, 31717, 31718, 31719, 31720, 31721, 31722, 31723, 31724, 31725, 31726, 31727, 31728, 31729, 31730, 31731

Aufwand in Min. **Kalkulationszeit:** 9 **Prüfzeit:** 7 **Eignung d. Prüfzeit:** Tages- und Quartalsprofil

GOÄ entsprechend oder ähnlich: Nr. 1257*

Kommentar: Am Behandlungstag ist die Leistung nicht neben postoperativen Behandlungen nach durchgeführten Eingriffen im Rahmen der intraokularen oder Laserchirurgie nach den Kategorien V1 bis V7 bzw. W1 – W7 abrechnungsfähig und nicht innerhalb von 21 Tagen neben postoperativen Behandlungen nach Nr. 31716 bis 31723 abrechenbar. Dies gilt unabhängig davon, ob der augenärztliche Operateur oder ein anderer Augenarzt die Leistung durchführt.

06312* Elektrophysiologische Untersuchung **179** **18,68**

Obligater Leistungsinhalt
- Bestimmung visuell evozierter Hirnpotentiale

und/oder
- Elektrookulographie

und/oder
- Elektroretinographie,

- Ein- und/oder beidseitig,

Abrechnungsbestimmung einmal im Behandlungsfall

Aufwand in Min. **Kalkulationszeit:** 15 **Prüfzeit:** 12 **Eignung d. Prüfzeit:** Nur Quartalsprofil

GOÄ entsprechend oder ähnlich: Nr. 1237

06320 Zusatzpauschale Untersuchung und Behandlung einer krankhaften Störung des binokularen Sehens für Versicherte bis zum vollendeten 5. Lebensjahr — 212 / 22,12

Obligater Leistungsinhalt
- Quantitative Untersuchung des Binokularsehens,
- Beurteilung des Fundus mit Fixationsprüfung(en)

und/oder
- Prüfung auf Trennschwierigkeiten mit enggestellten Reihenoptotypen,

Fakultativer Leistungsinhalt
- Refraktionsbestimmung in Zykloplegie,
- Anpassung einer Prismenbrille,
- Messung der Akkommodationsbreite,
- Durchführung pleoptischer Übungen,
- Durchführung orthoptischer Übungen,
- Okklusionstherapie,

Abrechnungsbestimmung einmal im Behandlungsfall

Abrechnungsausschluss im Behandlungsfall 06321

Bericht: mind. Befundkopie (Nr. 01602) an Hausarzt

Aufwand in Min. **Kalkulationszeit:** 9 **Prüfzeit:** 6 **Eignung d. Prüfzeit:** Nur Quartalsprofil

GOÄ entsprechend oder ähnlich: Leistung in der GOÄ nicht vorhanden. Abrechnung der einzelnen erbrachten GOÄ-Leistung(en).

Kommentar: Wichtig ist für die Abrechnung der Leistung nach Nr. 06320, dass der Patient zum Zeitpunkt der ersten Inanspruchnahme des Arztes noch nicht das 5. Lebensjahr vollendet hat d. h. noch nicht den 6. Geburtstag hatte. Hat der Patient das 5. Lebensjahr vollendet ist die Nr. 06321 abzurechnen.

06321 Zusatzpauschale Untersuchung und ggf. Behandlung einer krankhaften Störung des binokularen Sehens für Versicherte ab Beginn des 6. Lebensjahres — 180 / 18,78

Obligater Leistungsinhalt
- Quantitative Untersuchung des Binokularsehens,
- Beurteilung des Fundus mit Fixationsprüfung(en)

und/oder
- Prüfung auf Trennschwierigkeiten mit enggestellten Reihenoptotypen,

Fakultativer Leistungsinhalt
- Refraktionsbestimmung in Zykloplegie,
- Anpassung einer Prismenbrille,
- Messung der Akkommodationsbreite,
- Durchführung pleoptischer Übungen,
- Durchführung orthoptischer Übungen,
- Okklusionstherapie,

Abrechnungsbestimmung einmal im Behandlungsfall

Abrechnungsausschluss im Behandlungsfall 06320

Bericht: mind. Befundkopie (Nr. 01602) an Hausarzt

Aufwand in Min. **Kalkulationszeit:** 9 **Prüfzeit:** 6 **Eignung d. Prüfzeit:** Nur Quartalsprofil

GOÄ entsprechend oder ähnlich: Leistung in der GOÄ nicht vorhanden. Abrechnung der einzelnen erbrachten GOÄ-Leistung(en).

Kommentar: Mit Beginn des 6. Lebensjahres ist diese Leistung statt der Nr. 06320 abrechenbar. Um die Leistung nach Nr. 06321 zu erbringen und abzurechnen, reicht der Verdacht auf eine krankhafte Störung.

EBM-Nr. EBM-Punkte / Euro

06330 Perimetrie **140** 14,61

Obligater Leistungsinhalt
- Rechnerisch gestützte schwellenbestimmende Perimetrie an mindestens 50 Prüforten und/oder
- Indikationsbezogene gleichwertige Perimetrie,
- Dokumentation,
- Ein- und/oder beidseitig

Fakultativer Leistungsinhalt
- Statistische Trendanalyse

Aufwand in Min. **Kalkulationszeit:** 3 **Prüfzeit:** 3 **Eignung d. Prüfzeit:** Tages- und Quartalsprofil

GOÄ entsprechend oder ähnlich: Nrn. 1225 bis 1227

Kommentar: Nach dieser Leistung können verschiedene Formen der Perimetrie abgerechnet werden; wenn die Perimetrie (an mind. 50 Prüforten) gleichwertige Ergebnisse liefert zur rechnerisch gestützten schwellenbestimmten Perimetrie.

06331* Fluoreszenzangiographische Untersuchung der terminalen Strombahn am Augenhintergrund einschl. Applikation des Teststoffes (Fluoreszein-Natrium oder Indozyanin), einschl. Sachkosten **437** 45,61

Obligater Leistungsinhalt
- Fluoreszenzangiographische Untersuchung der terminalen Strombahn am Augenhintergrund,
- Applikation des Teststoffes (Fluoreszein-Natrium oder Indozyanin),
- Befundauswertung,
- Ein- und/oder beidseitig

Abrechnungsausschluss
im Behandlungsfall 06332
in derselben Sitzung 02100, 02101, 02300, 02301, 02302, 06350, 06351, 06352

Bericht: mind. Befundkopie (Nr. 01602) an Hausarzt

Aufwand in Min. **Kalkulationszeit:** 12 **Prüfzeit:** 11 **Eignung d. Prüfzeit:** Tages- und Quartalsprofil

GOÄ entsprechend oder ähnlich: Nrn. 1248, 1249

06332* Photodynamische Therapie(n) mit Verteporfin gemäß den Beschlüssen des Bundesausschusses der Ärzte und Krankenkassen bzw. des Gemeinsamen Bundesausschusses einschließlich Sachkosten mit Ausnahme von Verteporfin **2231** 232,83

Obligater Leistungsinhalt
- Fluoreszenzangiographie(n),
- Beurteilung des zentralen Fundus,
- Untersuchung mit der Spaltlampe,
- Aufklärung des Patienten,
- Vorbereitung und Applikation von Verteporfin,
- Berechnung und Einstellung des Areals,
- Laserbeleuchtung,
- Nachbetreuung,
- Lichtschutzmaßnahmen,

Fakultativer Leistungsinhalt
- Nachfolgende fluoreszenzangiographische Untersuchung(en) bei akuter Visusverschlechterung,
- Tonometrie,

Abrechnungsbestimmung einmal im Behandlungsfall

Anmerkung Die Berechnung der Gebührenordnungsposition 06332 setzt eine Genehmigung der Kassenärztlichen Vereinigung gemäß der Qualitätssicherungsvereinbarung nach § 135 Abs. 2 SGB V voraus.

Abrechnungsausschluss
im Behandlungsfall 06331
in derselben Sitzung 02100, 02101, 02300, 02301, 02302, 06350, 06351, 06352

Bericht: mind. Befundkopie (Nr. 01602) an Hausarzt

Aufwand in Min. **Kalkulationszeit:** KA **Prüfzeit:** 40 **Eignung d. Prüfzeit:** Nur Quartalsprofil

GOÄ entsprechend oder ähnlich: Leistungskomplex in der GOÄ nicht vorhanden. Abrechnung der einzelnen erbrachten GOÄ-Leistung(en)

Kommentar: **Siehe: Vereinbarung von Qualitätssicherungsmaßnahmen nach § 135 Abs. 2 SGB V zur photodynamischen Therapie am Augenhintergrund (Qualitätssicherungsvereinbarung PDT)** vom 1. Oktober 2006 in der Fassung vom 18. Juli 2014 –
http://www.kbv.de/media/sp/PDT.pdf (es folgen Ausschnitte)

Abschnitt A – Allgemeine Bestimmungen

§ 1 Ziel und Inhalt

Diese Vereinbarung dient der Qualitätssicherung der photodynamischen Therapie (PDT) mit Verteporfin bei

1. altersabhängiger feuchter Makuladegeneration mit subfovealer klassischer chorioidaler Neovaskularisation,
2. subfovealer chorioidaler Neovaskularisation (CNV) aufgrund von pathologischer Myopie mit bestkorrigiertem Visus von mindestens 0,2 bei der ersten Indikationsstellung und einer Läsionsgröße von maximal 5400 Mikrometer

Die Vereinbarung regelt die Anforderungen an die fachliche Befähigung, die apparative Ausstattung und die Dokumentation als Voraussetzung für die Ausführung und Abrechnung der Photodynamischen Therapie(n) am Augenhintergrund im Rahmen der vertragsärztlichen Versorgung (Leistungen nach der Nummer 06332 des Einheitlichen Bewertungsmaßstabes (EBM))

§ 4 Apparative Voraussetzungen

Die sachgerechte Durchführung der PDT erfordert die Verwendung eines Lasergerätes (Photoaktivator), welches geeignet ist, den verabreichten Wirkstoff (Photosensibilisator) ausreichend zu aktivieren. Die Geräte müssen über eine CE-Kennzeichnung gemäß dem Medizinproduktegesetz verfügen. Die Erfüllung der Anforderungen ist gegenüber der Kassenärztlichen Vereinigung nachzuweisen.

§ 5 Dokumentation

Der Arzt ist verpflichtet, die Indikation und die Durchführung der PDT zu dokumentieren. Die schriftliche Dokumentation muss bei einer Erstbehandlung mindestens folgende Angaben beinhalten:

1. Name und Alter des Patienten
2. Krankheitsverlauf (Zeitpunkt von Sehverschlechterung und ggf. Metamorphopsien,)
3. Aktueller Visus (mit bester Korrektur)
4. Fundusbefund (subretinale Flüssigkeit, subretinales Blut, Drusen, intraretinale Lipidablagerungen, seröse/fibröse Pigmentepithelabhebung)
5. Fluoreszeinangiographischer Befund (Staining, Leckage, Lokalisation der Läsion, Angabe des Anteils der klassischen Membran beziehungsweise der okkulten Membran in Prozent, Angabe der CNV-Größe in Papillenflächen)
6. Diagnose. Bei der Diagnose „pathologische Myopie“: Angabe der Refraktion oder Bulbuslänge
7. Photodynamische Therapie (Datum, Art und Menge des injizierten Wirkstoffes in ml, Spotgröße des Behandlungsstrahles); ggf. Angabe des Datums von vorherigen photodynamischen Therapien

Die bildliche Dokumentation muss jeweils mindestens ein repräsentatives fluoreszeinangiographisches Bild als Leeraufnahme sowie aus früher (arterieller oder arteriovenöser) und später (länger als drei Minuten ab Injektion) Phase enthalten. Die Qualitätder Aufnahmen muss ausreichend sein, um die Indikationsstellung nachvollziehen zu können und darf keine Mängel nach § 6 Abs. 3 aufweisen.

Siehe auch: über die Verordnung von Hilfsmitteln in der vertragsärztlichen Versorgung („Hilfsmittel-Richtlinien“) in der Fassung vom 17. Juni 1992 veröffentlicht im Bundesan-

zeiger 1992; Nr. 183b zuletzt geändert am 19. Oktober 2004 veröffentlicht im Bundesanzeiger 2005; Nr. 2: S. 89 in Kraft getreten am 6. Januar 2005 –
https://www.uni-marburg.de/fb01/lehrstuehle/oeffrecht/dahm/vermat_dahm/vl_dahm/vo_rl/hilfsmittelrl

06333 **Binokulare Untersuchung des gesamten Augenhintergrundes** **51** **5,32**

Obligater Leistungsinhalt
- Binokulare Untersuchung des gesamten Augenhintergrundes in Mydriasis

Aufwand in Min. **Kalkulationszeit:** 4 **Prüfzeit:** 4 **Eignung d. Prüfzeit:** Tages- und Quartalsprofil

GOÄ entsprechend oder ähnlich: Nr. 1242

Kommentar: Die Leistung ist für jedes Auge getrennt abrechenbar.

Kommentar: Die Leistung ist für jedes Auge getrennt abrechenbar.

06334 **Zusatzpauschale für die Betreuung eines Patienten nach Durchführung einer intravitrealen Medikamenteneingabe am rechten Auge nach den Gebührenordnungspositionen 31371, 31373, 36371 oder 36373** **100** **10,44**

Obligater Leistungsinhalt
- Persönlicher Arzt-Patienten-Kontakt,
- Beratung und Betreuung hinsichtlich Verlauf und Behandlung der intravitreal behandelten Erkrankung(en),

Fakultativer Leistungsinhalt
- Koordination ärztlicher Maßnahmen im Zusammenhang mit der Behandlung der intravitreal behandelten Erkrankung(en)

Anmerkung Die Gebührenordnungsposition06334 ist im Zeitraum von 6 Wochen nach intravitrealer Medikamenteneingabe in das rechte Auge nicht berechnungsfähig. Das Datum der letzten intravitrealen Medikamenteneingabe in das rechte Auge ist anzugeben.
Die Gebührenordnungsposition 06334 ist im Zeitraum von 28 Tagen einmal berechnungsfähig.
Die Gebührenordnungsposition 06334 ist höchstens 6-mal innerhalb von 12 Monaten nach der letzten intravitrealen Medikamenteneingabe in das rechte Auge berechnungsfähig.
Sofern bei der Erbringung der Gebührenordnungsposition 06334 bei einem Patienten mehrere Ärzte ggf. praxisübergreifend beteiligt sind, hat der eine Gebührenordnungsposition abrechnende Arzt sicherzustellen, dass die Untersuchung frühestens 6 Wochen nach intravitrealer Medikamenteneingabe in das rechte Auge, höchstens einmal innerhalb von 28 Tagen und höchstens 6-mal innerhalb von 12 Monaten nach der letzten intravitrealen Medikamenteneingabe in das rechte Auge erfolgt.

Aufwand in Min. **Kalkulationszeit:** 10 **Prüfzeit:** 8 **Eignung d. Prüfzeit:** Tages- und Quartalsprofil

06335 **Zusatzpauschale für die Betreuung eines Patienten nach Durchführung einer intravitrealen Medikamenteneingabe am linken Auge nach den Gebührenordnungspositionen 31372, 31373, 36372 oder 36373** **100** **10,44**

Obligater Leistungsinhalt
- Persönlicher Arzt-Patienten-Kontakt,
- Beratung und Betreuung hinsichtlich Verlauf und Behandlung der intravitreal behandelten Erkrankung(en),

Fakultativer Leistungsinhalt
- Koordination ärztlicher Maßnahmen im Zusammenhang mit der Behandlung der intravitreal behandelten Erkrankung(en)

Anmerkung Die Gebührenordnungsposition 06335 ist im Zeitraum von 6 Wochen nach intravitrealer Medikamenteneingabe in das linke Auge nicht berechnungsfähig. Das Datum der letzten intravitrealen Medikamenteneingabe in das linke Auge ist anzugeben.
Die Gebührenordnungsposition 06335 ist im Zeitraum von 28 Tagen einmal berechnungsfähig.
Die Gebührenordnungsposition 06335 ist höchstens 6-mal innerhalb von 12 Monaten nach der letzten intravitrealen Medikamenteneingabe in das linke Auge berechnungsfähig.

Sofern bei der Erbringung der Gebührenordnungsposition 06335 bei einem Patienten mehrere Ärzte ggf. praxisübergreifend beteiligt sind, hat der eine Gebührenordnungsposition abrechnende Arzt sicherzustellen, dass die Untersuchung frühestens 6 Wochen nach intravitrealer Medikamenteneingabe in das linke Auge, höchstens einmal innerhalb von 28 Tagen und höchstens 6-mal innerhalb von 12 Monaten nach der letzten intravitrealen Medikamenteneingabe in das linke Auge erfolgt.

Aufwand in Min. **Kalkulationszeit:** 10 **Prüfzeit:** 8 **Eignung d. Prüfzeit:** Tages- und Quartalsprofil

06340 Anpassung einer Verbandlinse bei vorliegender Indikation gemäß den Richtlinien des Gemeinsamen Bundesausschusses über die Verordnung von Hilfsmitteln in der vertragsärztlichen Versorgung — 131 / 13,67

Obligater Leistungsinhalt
- Mindestens 3 Arzt-Patienten-Kontakte im Behandlungsfall,

Fakultativer Leistungsinhalt
- Bestimmung der Tränensekretionsmenge,
- Anpassung einer Verbandlinse für das andere Auge,

Abrechnungsbestimmung einmal im Behandlungsfall

Abrechnungsausschluss
in derselben Sitzung 02300, 02301, 02302, 06350, 06351, 06352
am Behandlungstag 31708, 31709, 31710, 31711, 31712, 31713, 31714, 31715, 31716, 31717, 31718, 31719, 31720, 31721, 31722, 31723, 31724, 31725, 31726, 31727, 31728, 31729, 31730, 31731
im Behandlungsfall 06341, 06342

Aufwand in Min. **Kalkulationszeit:** 10 **Prüfzeit:** 10 **Eignung d. Prüfzeit:** Nur Quartalsprofil

GOÄ entsprechend oder ähnlich: Leistung in der GOÄ nicht vorhanden.

Kommentar: Für die Versorgung mit Verbandslinsen sind die Indikationen nach den Hilfsmittel-Richtlinien maßgeblich:

VI. Feststellung der Verordnungsfähigkeit und Information des Kassenarztes

E.Sehhilfen

60.13 Verbandlinsen/Verbandschalen bei/nach

a) Erosionen, Epitheldefekten, Ulzeration der Hornhaut (nicht nach refraktiv-chirurgischen Eingriffen),

b) Abrasio nach Operation (nicht nach refraktiv-chirurgischen Eingriffen),

c) Verletzung,

d) Verätzung,

e) Verbrennung,

f) Hornhautperforation oder lamellierende Hornhautverletzung,

g) Keratoplastik,

h) Hornhautentzündungen und -ulzerationen, z. B. Keratitis bullosa, Keratitis neuroparalytica, Keratitis e lagophthalmo, Keratitis filiformis, Keratitis herpetica,

i) kontinuierlicher Medikamentenzufuhr als Medikamententräger.

06341 Erstanpassung und Auswahl der Kontaktlinse(n) gemäß den Richtlinien des Gemeinsamen Bundesausschusses über die Verordnung von Hilfsmitteln in der vertragsärztlichen Versorgung — 414 / 43,21

Obligater Leistungsinhalt
- Refraktionsbestimmung mit der (den) Kontaktlinse(n),
- Mindestens 2 Arzt-Patienten-Kontakte im Behandlungsfall,

Fakultativer Leistungsinhalt
- Bestimmung der Tränensekretionsmenge,
- Untersuchung der Linse und des Linsensitzes mit Fluorescein,

Abrechnungsbestimmung einmal im Behandlungsfall

Abrechnungsausschluss im Behandlungsfall 06340, 06342

Aufwand in Min. **Kalkulationszeit:** 40 **Prüfzeit:** 40 **Eignung d. Prüfzeit:** Nur Quartalsprofil

GOÄ entsprechend oder ähnlich: Nr. 1211

Kommentar: Für die Verordnungsfähigkeit Erstanpassung und Auswahl mit Kontaktlinsen sind die Indikationen nach den Hilfsmittel-Richtlinien maßgeblich:

Richtlinien über die **Verordnung von Hilfsmitteln in der vertragsärztlichen Versorgung („Hilfsmittel-Richtlinien" – 5. Januar 2005)**

VI. Feststellung der Verordnungsfähigkeit und Information des Kassenarztes

E. Sehhilfen

58. Kontaktlinsen zur Verbesserung der Sehschärfe

58.1 Kontaktlinsen können nur bei nachstehend aufgeführten Indikationen verordnet werden:

j) Myopie ab 8,0 dpt,

k) Hyperopie ab 8,0 dpt,

l) irregulärer Astigmatismus, wenn damit eine um mindestens 20 % verbesserte Sehstärke gegenüber Brillengläsern erreicht wird, m) Astigmatismus rectus und inversus ab 3,0 dpt,

n) Astigmatismus obliquus (Achslage 45 ø +/- 30 ø, bzw. 135 ø +/- 30 ø) ab 2 dpt,

o) Keratokonus,

p) Aphakie,

q) Aniseikonie (bei gleicher oder wenig differenter Refraktion beider Augen muss eine Aniseikoniemessung nach einer anerkannten reproduzierbaren Bestimmungsmethode erfolgen und dokumentiert werden),

r) Anisometropie ab 2,0 dpt.

58.2 Kontaktlinsen werden aus unterschiedlichen Materialien hergestellt. Es wird unterschieden zwischen:

e) formstabilen Linsen (PMMA),

f) formstabilen, gasdurchlässigen Linsen (z. B. CAB, CAB/EVA, SiMMA, FSA),

g) flexiblen (weichen) Linsen (wie z. B. HEMA-Copolymere [HEMA/MA/EGDMA u. a.], der HEMA-freie Materialien [MMA/VP u. a.]),

h) Silicon-Linsen.

58.3 Bei der Versorgung mit Kontaktlinsen ist in der Regel die Verordnung von formstabilen, gasdurchlässigen Linsen (58.2 b) angezeigt. Die Verordnung flexibler (weicher) Kontaktlinsen bedarf einer besonderen Begründung, wobei ein ausreichender Trageversuch mit formstabilen Linsen durchgeführt worden sein soll.

58.4 Austauschsystem, Weichlinsen für die begrenzte (7 – 14tägige) Tragedauer sind nur dann verordnungsfähig, wenn formstabile Linsen nicht getragen werden können, konventionelle Weichlinsen aber wegen starker Verunreinigungen durch, mit konventionellen Reinigungsverfahren nicht entfernbaren, Eiweißabscheidungen in hoher Frequenz verworfen werden müssen.

58.5 Da Kontaktlinsen aus medizinischen Gründen nicht ununterbrochen getragen werden können, ist bei nach 58.1 verordneten Kontaktlinsen die zusätzliche Verordnung von Brillengläsern möglich. Bei Alterssichtigkeit sind ggf. zusätzliche Brillengläser verordnungsfähig.

58.6 Nicht verordnungsfähig sind:

58.6.1 Kontaktlinsen als postoperative Interimsversorgung (auch als Verbandlinse) einer corneachirurgischen Intervention zur Korrektur einer Refraktionsanomalie,

58.6.2 Kontaktlinsen in farbiger Ausführung zur Veränderung oder Verstärkung der körpereigenen Farbe der Iris,

58.6.3 sog. One-Day-Linsen, 58.6.4 Reinigungs- und Pflegemittel.

Die Leistung nach Nr. 06341 ist nur einmal im Behandlungsfall = Quartalsfall abrechnungsfähig, auch wenn beide Augen behandelt werden.

Innerhalb des Behandlungsfalles = Quartalsfall sind 2 Arzt-Patienten-Kontakte mindestens erforderlich, um diese Leistung überhaupt abrechnen zu können. Erforderliche Überlegung zur Abrechnungsfähigkeit sind gegen Quartalsende sicher sinnvoll.

06342 **Prüfung auf Sitz und Verträglichkeit einer (von) gemäß den Richtlinien des Gemeinsamen Bundesausschusses über die Verordnung von Hilfsmitteln in der vertragsärztlichen Versorgung verordneten Kontaktlinse(n)** **76** **7,93**

Obligater Leistungsinhalt
- Refraktionsbestimmung mit der (den) Kontaktlinse(n),

Fakultativer Leistungsinhalt
- Untersuchung(en) der Linse(n) und des Linsensitzes,
- Untersuchung(en) mit Fluorescein,

Abrechnungsbestimmung einmal im Behandlungsfall

Abrechnungsausschluss im Behandlungsfall 06340, 06341

Aufwand in Min. **Kalkulationszeit:** 7 **Prüfzeit:** 7 **Eignung d. Prüfzeit:** Nur Quartalsprofil

GOÄ entsprechend oder ähnlich: Nrn. 1212, 1213

Kommentar: Auch wenn beide Augen behandelt werden, kann nur einmal die Leistung nach Nr. 06342 im Behandlungsfall = Quartalsfall abgerechnet werden.

06343 **Bestimmung und/oder Anpassung von und/oder Einweisung in den Gebrauch von Fernrohr-, Lupenbrillen oder elektronischen Sehhilfen (z.B. Bildschirmvergrößerung),** **207** **21,6**

Abrechnungsbestimmung einmal im Behandlungsfall

Bericht: mind. Befundkopie (Nr. 01602) an Hausarzt

Aufwand in Min. **Kalkulationszeit:** 15 **Prüfzeit:** 15 **Eignung d. Prüfzeit:** Nur Quartalsprofil

GOÄ entsprechend oder ähnlich: Nr. 1215

06350 **Kleinchirurgischer Eingriff am Auge I und/oder primäre Wundversorgung am Auge** **69** **7,2**

Obligater Leistungsinhalt
- Operativer Eingriff am Auge mit einer Dauer von bis zu 5 Minuten

und/oder
- Einführung von/einer Verweilsonde(n)

und/oder
- Primäre Wundversorgung am Auge

und/oder
- (Peri-)Orbitale operative Entfernung von Warzen oder anderen papillomvirusbedingten Hautveränderungen,

Abrechnungsbestimmung einmal am Behandlungstag

Anmerkung Die Gebührenordnungspositionen 06350 bis 06352 sind bei Patienten mit den Diagnosen Nävuszellnävussyndrom (ICD-10-GM: D22.-) und/oder mehreren offenen Wunden (ICD-10-GM: T01.-) mehrfach in einer Sitzung – auch nebeneinander, jedoch insgesamt höchstens fünfmal je Behandlungstag – berechnungsfähig.
Die Gebührenordnungsposition 06350 ist bei Neugeborenen, Säuglingen, Kleinkindern und Kindern bis zum vollendeten 12. Lebensjahr nach der Gebührenordnungsposition 31321 oder 36321 berechnungsfähig, sofern der Eingriff in Narkose erfolgt. Die Voraussetzungen gemäß § 115b SGB V müssen dabei nicht erfüllt sein, sofern die Eingriffe nicht im Katalog zum Vertrag nach § 115b SGB V genannt sind. In diesen Fällen ist die postoperative Behandlung nach den Gebührenordnungspositionen der Abschnitte 31.4.2 und 31.4.3 nicht berechnungsfähig. Die in der Präambel IV-31.2.1 Nr. 8 bzw. Präambel IV-36.2.1 Nr. 4 benannten Einschränkungen entfallen in diesen Fällen, es gelten die Abrechnungsausschlüsse der Gebührenordnungsposition 06350 entsprechend.
Lokalanästhesien und Leitungsanästhesien sind, soweit erforderlich, Bestandteil der Gebührenordnungsposition 06350.

Abrechnungsausschluss
im Zeitraum von 21 Tagen nach Erbringung einer Leistung des Abschnitts 31.2 und Kapitel 31.4.2, 31.4.3
in derselben Sitzung 02300, 02301, 02302, 02360, 06331, 06332, 06340, 06351, 06352

Aufwand in Min. **Kalkulationszeit:** 7 **Prüfzeit:** 6 **Eignung d. Prüfzeit:** Tages- und Quartalsprofil

GOÄ entsprechend oder ähnlich: Leistung in der GOÄ so nicht vorhanden, aber ggf. Wundversorgung nach Nrn. 2000 f.

Kommentar: Wird die Leistung nach Nr. 06350 bei Neugeborenen, Säuglingen, Kleinkindern und Kindern bis zum vollendeten 12. Lebensjahr erbracht, so ist, wenn der Eingriff in Narkose erfolgte, die Leistung nach EBM-Nr. 31321 zu berechnen.

Wird der Eingriff nach Nr. 06351 von einem Nicht-Augenarzt ausgeführt, so kann dieser nur die Nr. 02300 abrechnen.

06351 Kleinchirurgischer Eingriff am Auge II und/oder primäre Wundversorgung am Auge mittels Naht — 118 / 12,31

Obligater Leistungsinhalt
- Primäre Wundversorgung am Auge mittels Naht
und/oder
- (Peri-)Orbitale Exzision von Haut- oder Schleimhaut
und/oder
- Operative Lösung von Verwachsungen der Bindehaut ohne plastische Deckung
und/oder
- Operation des Flügelfells
und/oder
- Thermo- oder Kryotherapie der Hornhaut und/oder der Bindehaut,

Abrechnungsbestimmung einmal am Behandlungstag

Anmerkung Siehe bei EBM-Nr. 06350.
Lokalanästhesien und Leitungsanästhesien sind, soweit erforderlich, Bestandteil der Gebührenordnungsposition 06351.

Abrechnungsausschluss
im Zeitraum von 21 Tagen nach Erbringung einer Leistung des Abschnitts 31.2 und Kapitel 31.4.2, 31.4.3
in derselben Sitzung 02300, 02301, 02302, 02360, 06331, 06332, 06340, 06350, 06352

Aufwand in Min. **Kalkulationszeit:** 7 **Prüfzeit:** 6 **Eignung d. Prüfzeit:** Tages- und Quartalsprofil

GOÄ entsprechend oder ähnlich: Leistung in der GOÄ so nicht vorhanden, aber ggf. Wundversorgung nach Nrn. 2000 f.

Kommentar: Wird die Leistung nach Nr. 06351 bei Neugeborenen, Säuglingen, Kleinkindern und Kindern bis zum vollendeten 12. Lebensjahr erbracht, so ist, wenn der Eingriff in Narkose erfolgte, die Leistung nach EBM-Nr. 31321 zu berechnen.

Wird der Eingriff nach Nr. 06351 von einem Nicht-Augenarzt ausgeführt, so kann dieser nur die Nr. 02301 abrechnen.

06352 Kleinchirurgischer Eingriff am Auge III und/oder primäre Wundversorgung am Auge bei Säuglingen, Kleinkindern und Kindern — 256 / 26,72

Obligater Leistungsinhalt
- Primäre Wundversorgung am Auge bei Säuglingen, Kleinkindern und Kindern
und/oder
- Entfernung eines oder mehrerer festsitzender Fremdkörper am Auge
und/oder
- Operation des evertierten Tränenpünktchens
und/oder
- Hintere Sklerotomie
und/oder
- Entfernung einer Bindehaut- oder Lidgeschwulst (Chalazion)
und/oder

- Sondierung des Tränen-Nasenganges bei Säuglingen und Kleinkindern oder Sprengung von Strikturen der Tränenwege, ggf. beidseitig

und/oder

- Naht einer Bindehaut- oder einer nicht perforierenden Hornhaut- oder Lederhautwunde, ggf. einschließlich Ausschneidung der Wundränder,

Abrechnungsbestimmung einmal am Behandlungstag

Anmerkung Siehe bei EBM-Nr. 06350.

Abrechnungsausschluss
im Zeitraum von 21 Tagen nach Erbringung einer Leistung des Abschnitts 31.2 und Kapitel 31.4.3
in derselben Sitzung 02300, 02301, 02302, 02360, 06331, 06332, 06340, 06350, 06351

Aufwand in Min. **Kalkulationszeit:** 14 **Prüfzeit:** 13 **Eignung d. Prüfzeit:** Tages- und Quartalsprofil

GOÄ entsprechend oder ähnlich: Leistung in der GOÄ so nicht vorhanden, aber ggf. Wundversorgung nach Nrn. 2000 f.

Kommentar: Wird die Leistung nach Nr. 06352 bei Neugeborenen, Säuglingen, Kleinkindern und Kindern bis zum vollendeten 12. Lebensjahr erbracht, so ist, wenn der Eingriff in Narkose erfolgte, die Leistung nach EBM-Nr. 31321 zu berechnen.

Wird der Eingriff nach Nr. 06352 von einem Nicht-Augenarzt ausgeführt, so kann dieser nur die Nr. 02302 abrechnen.

7 Chirurgische, kinderchirurgische und plastisch-chirurgische Gebührenordnungspositionen

7.1 Präambel

1. Die in diesem Kapitel aufgeführten Gebührenordnungspositionen können ausschließlich von
   - Fachärzten für Chirurgie,
   - Fachärzten für Kinderchirurgie,
   - Fachärzten für Plastische und Ästhetische Chirurgie

berechnet werden.

2. Fachärzte für Allgemeinmedizin, Praktische Ärzte und Ärzte ohne Gebietsbezeichnung können – wenn sie im Wesentlichen chirurgische Leistungen erbringen – gemäß § 73 Abs. 1a SGB V auf deren Antrag die Genehmigung zur ausschließlichen Teilnahme an der fachärztlichen Versorgung erhalten und Gebührenordnungspositionen dieses Kapitels berechnen. Nach Erhalt der Genehmigung können sie Gebührenordnungspositionen des Kapitels 3 nicht mehr berechnen.

3. Die in der Präambel unter 1. aufgeführten Vertragsärzte können die arztgruppenspezifischen Gebührenordnungspositionen nach den Nrn.13310, 13400, 13401, 13402, 13410, 13411, 13412, 13420, 13421, 13422, 13423, 13424, 13662, 13663, 13664 und 13670 sowie bei Vorliegen der entsprechenden Qualifikationsvoraussetzungen die Gebührenordnungsposition 08320 berechnen. Fachärzte für Kinderchirurgie können darüber hinaus die arztgruppenspezifischen Gebührenordnungspositionen nach den Nrn. 26310, 26311, 26313 und 26320 berechnen.

4. Ausser den in diesem Kapitel genannten Gebührenordnungspositionen sind von den in der Präambel genannten Vertragsärzten – unbeschadet der Regelungen gemäß I-5 und I-6.2 der Allgemeinen Bestimmungen – zusätzlich nachfolgende Gebührenordnungspositionen berechnungsfähig: 01100 bis 01102, 01210, 01212, 01214 bis 01222, 01320, 01321, 01410 bis 01416, 01418, 01420, 01422, 01424, 01425, 01426, 01430, 01435, 01436, 01440, 01510 bis 01512, 01520, 01521, 01530, 01531, 01600 bis 01602, 01610 bis 01612, 01620 bis 01623, 01701, 01731, 01734, 01740 bis 01742, 01758, 01783, 01800, 01802 bis 01811, 01850, 01851, 01853 bis 01855, 01857, 01904, 01905, 01950 bis 01952, 01955, 01956, 02100, 02101, 02110 bis 02112, 02120, 02200, 02300 bis 02302, 02310 bis 02313, 02320 bis 02323, 02330, 02331, 02340, 02341, 02343, 02350, 02360, 02400, 02401, 02500 und 02510 bis 02512.

5. Ausser den in diesem Kapitel genannten Gebührenordnungspositionen sind bei Vorliegen der entsprechenden Qualifikationsvoraussetzungen von den in der Präambel genannten Vertragsärzten – unbeschadet der Regelungen gemäß I-5 und I-6.2 der Allgemeinen Bestimmungen – zusätzlich nachfolgende Gebührenordnungspositionen berechnungsfähig: 30400 bis 30402, 30410, 30411, 30420, 30421, 30800 und 36884, Gebührenordnungspositionen der Abschnitte IV-30.1, IV-30.2, IV-30.3, IV-30.5, IV-30.6, IV-30.7, IV-31.2, IV-31.3, IV-31.4.3, IV-31.5, IV-31.6, IV-36.2, IV-36.3, IV-36.5 und IV-36.6.2 sowie Gebührenordnungspositionen der Kapitel IV-32, IV-33, IV-34 und IV-35.

6. Bei der Berechnung der zusätzlich berechnungsfähigen Gebührenordnungspositionen in den Nummern 4 und 5 sind die Maßnahmen zur Qualitätssicherung gemäß § 135 Abs. 2 SGB V, die berufsrechtliche Verpflichtung zur grundsätzlichen Beschränkung auf das jeweilige Gebiet sowie die Richtlinien des Gemeinsamen Bundesausschusses zu beachten.

7. Werden die in den Grundpauschalen enthaltenen Leistungen entsprechend den Gebührenordnungspositionen 01600 und 01601 erbracht, sind für die Versendung bzw. den Transport die Kostenpauschalen nach den Nrn. 40120, 40122, 40124 und 40126 berechnungsfähig.

Kommentar:

Alle Gebührenordnungspositionen des Kapitels 7 – die Leistungen nach den Nrn. 07210 bis 07345 – können grundsätzlich (s. Kommentierung zu Kapitel I, Abschnitt 1.5) nur abgerechnet werden von

- Fachärzten für Chirurgie,
- Fachärzten für Kinderchirurgie,
- Fachärzten für Plastische und Ästhetische Chirurgie oder
- Fachärzten für Allgemeinmedizin, praktischen Ärzten und Ärzten ohne Gebietsbezeichnung, die im Wesentlichen chirurgische Leistungen erbringen und eine Genehmigung zur ausschließlichen Teilnahme an der fachärztlichen Versorgung haben. Letztere dürfen dann Gebührenordnungspositionen des Kapitels 3 (hausärztlicher Versorgungsbereich) nicht mehr abrechnen.

Für die oben genannten Vertragsärzte sind zusätzlich folgende arztgruppenspezifische Gebührenordnungspositionen abrechnungsfähig: Nrn.13310, 13400, 13401, 13402, 13410, 13411, 13412, 13420, 13421, 13422, 13423, 13424, 13662, 13663, 13664, 13670; für Fachärzte für Kinderchirurgie sind auch noch folgende arztgruppenspezifische Gebührenordnungspositionen abrechnungsfähig: Nrn. 26310, 26311, 26313 und 26320.

Zusätzlich zu den Gebührenordnungspositionen dieses Kapitels sind für die oben genannten Vertragsärzte abrechnungsfähig, sofern die übrigen Abrechnungsvoraussetzungen des EBM gegeben sind:

- die nachfolgenden Gebührenordnungspositionen des Abschnitts II (arztgruppenübergreifende allgemeine Leistungen):
  - Nrn. 01100 bis 01102 Unvorhergesehene Inanspruchnahme,
  - Nr. 01210 Notfallpauschale im organisierten Not(fall)dienst,
  - Nr. 01212 Notfallpauschale im organisierten Not(fall)dienst,
  - Nr. 01214 bis 01222 Notfallkonsultationspauschale im organisierten Not(fall)dienst, Zusatzpauschale für die Besuchsbereitschaft im Notfall bez. organisierten Not(fall)dienst, Reanimationskomplex
  - Nrn. 01320, 01321 Grundpauschale für ermächtigte Ärzte, Krankenhäuser bzw. Institute,
  - Nrn. 01410 bis 01416 Besuche, Visite, Begleitung eines Kranken beim Transport,
  - Nr. 01418 Besuch im organisierten Not(fall)dienst,
  - Nr. 01420 (Überprüfung und Koordination häuslicher Krankenpflege,
  - Nr. 01422 Erstverordnung zur psychiatrischen häuslichen Krankenpflege,
  - Nr. 01424 Folgeverordnung zur psychiatrischen häuslichen Krankenpflege,
  - Nrn. 01425, 01426 Verordnung spezialisierter ambulanter Palliativversorgung,
  - Nr. 01430 Verwaltungskomplex,
  - Nr. 01435 Telefonische Beratung,
  - Nr. 01436 Konsultationspauschale,
  - Nr. 01440 Verweilen außerhalb der Praxis
  - Nr. 01510 bis 01512 Zusatzpauschale für Beobachtung und Betreuung
  - Nrn. 01520, 01521 Zusatzpauschalen für Beobachtung und Betreuung eines Kranken
  - Nrn. 01530, 01531 Zusatzpauschalen für Beobachtung und Betreuung eines Kranken
  - Nrn. 01600 bis 01602 Ärztlicher Bericht/Brief,
  - Nrn. 01610 bis 01612 Bescheinigung, Reha-Verordnung, Konsiliarbericht vor Aufnahme in die Psychiatrie
  - Nrn. 01620 bis 01623 Bescheinigung, Krankheitsbericht, Kurplan, Kurvorschlag,
  - Nr. 01701 Grundpauschale Prävention
  - Nr. 01731 Krebsfrüherkennung Männer
  - Nr. 01734 Untersuchung auf Blut im Stuhl,
  - Nrn. 01740 bis 01742 Beratung zur Früherkennung des kolorektalen Karzinoms, Koloskopischer Komplex
  - Nr. 01758 Teilnahme an multidiziplinärer Fallkonferenz,
  - Nr. 01783 Alpha-1-Feto-Protein
  - Nrn. 01800, 01802 bis 01811 Röteln, Blutgruppenbestimmung, Antikörpernachweis
  - Nrn. 01850, 01851 Sterilisation
  - Nrn. 01853 bis 01855 Sterilisation
  - Nr. 01857 Beobachtung, Betreuung nach Sterilisation
  - Nrn. 01904, 01905 Schwangerschaftsabbruch
  - Nrn. 01950 bis 01952 Substitutionsbehandlung,
  - Nrn. 01955, 01956 Diamorphingestützte Behandlung Opiatabhängiger,
  - Nr. 02100 Infusion
  - Nr. 02101 Infusionstherapie
  - Nr. 02110 bis 02112 Transfusion, Reinfusion
  - Nr. 02120 Erstprogrammierung Medikamentenpumpe
  - Nr. 02200 Tuberkulintestung
  - Nrn. 02300 bis 02302 Kleinchirurgischer Eingriff,

- Nrn. 02310 bis 02313 Behandlung sek. heilender Wunden, Dekubitalulcus, Diabetischer Fuß, venöse Ulcera curis
- Nrn. 02320 bis 02323 Magenverweilsonde, Harnblasenkatheter, transurethraler Dauerkatheter
- Nr. 02330 Arterienpunktion
- Nr. 02331 Intraarterielle Injektion
- Nr. 02340, 02341 Punktion
- Nr. 02343 Pleuradrainage
- Nr. 02350 Fixierender Verband
- Nr. 02360 Behandlung mit Lokalanästhetika
- Nrn. 02400, 02401 Diagnostische Verfahren, Tests
- Nr. 02500 Einzelinhalationstherapie
- Nrn. 02510 bis 02512 Wärme-, Elektrotherapie

• sowie die folgenden Gebührenordnungspositionen des Abschnitts IV (arztgruppenübergreifende spezielle Leistungen):
  - Nrn. 30400 bis 30402 Massage-, Kompressions- oder Unterwassertherapie,
  - Nrn. 30410, 30411 Atemgymnastik,
  - Nrn. 30420, 30421 Krankengymnastik,
  - Nr. 30800 Soziotherapie – Hinzuziehen eines Leistungserbringers,
  - Nr. 36884 Blutgase, Säure-Basen-Status
• Gebührenordnungspositionen der Abschnitte
  - 30.1 Allergologie
  - 30.2 Chirotherapie
  - 30.3 Neurophysiologische Übungsbehandlung
  - 30.5 Phlebologie
  - 30.6 Proktologie
  - 30.7 Schmerztherapie
  - 30.12 Diagnostik und Therapie bei MRSA
  - 31.2 Ambulante Operationen
  - 31.3 Postoperative Überwachungskomplexe
  - 31.4.3 Postoperative Behandlungskomplexe im Fachärztlichen Versorgungsbereich
  - 31.5 Anästhesien im Zusammenhang mit ambulanten Operationen
  - 31.6 Orthopädisch-chirurgisch konservative Gebührenordnungspositionen
  - 36.2 Belegärztliche Operationen
  - 36.3 Postoperativer Überwachungskomplex nach belegärztlichen Operationen
  - 36.5 Anästhesien im Zusammenhang mit belegärztlichen Operationen
  - 36.6.2 Konservativ-belegärztliche Strukturpauschalen
• Gebührenordnungspositionen der Kapitel
  - 32 Labor
  - 33 Ultraschalldiagnostik
  - 34 Radiologie, CT, NMR
  - 35 Psychotherapie

Wichtig ist, dass auch für die nach der obigen Regelung zusätzlich abrechnungsfähigen Leistungen immer auch die Abrechnungsvoraussetzungen und -ausschlüsse beachtet werden müssen, die im EBM für die Abrechnung der jeweiligen Leistung genannt sind.

Generell gilt, dass die übrigen Bestimmungen des EBM sowie die Maßnahmen zur Qualitätssicherung sowie die berufsrechtlichen Fachgebietsbeschränkungen zu beachten sind. Insbesondere sollte geprüft werden, ob zur Erbringung und Abrechnung bestimmter Leistungen eine Genehmigung erforderlich ist und welche Voraussetzungen hierfür nachgewiesen werden müssen.

Werden Leistungen nach den Gebührenordnungspositionen 01600, 01601, 01610 und 01612 (Bericht, Brief, Bescheinigung) erbracht, können auch dann, wenn die Leistung nicht gesondert berechnungsfähig sein sollte, da sie in der Grundpauschale enthalten ist, für Versendung und Transport die Kostenpauschalen nach den Nrn. 40120, 40122, 40124 oder 40126 abgerechnet werden.

7.2 Chirurgische Grundpauschalen

Grundpauschale

Obligater Leistungsinhalt
- Persönlicher Arzt-Patienten-Kontakt,

Fakultativer Leistungsinhalt
- Weitere persönliche oder andere Arzt-Patienten-Kontakte gemäß I-4.3.1 der Allgemeinen Bestimmungen,
- Ärztlicher Bericht entsprechend der Gebührenordnungsposition 01600,
- Individueller Arztbrief entsprechend der Gebührenordnungsposition 01601,
- In Anhang VI-1 aufgeführte Leistungen,

Abrechnungsbestimmung einmal im Behandlungsfall

07210 für Versicherte bis zum vollendeten 5. Lebensjahr **210** **21,92**

Abrechnungsbestimmung einmal im Behandlungsfall

Abrechnungsausschluss
im Behandlungsfall 01600, 01601
in derselben Sitzung 01436

Aufwand in Min. **Kalkulationszeit:** 23 **Prüfzeit:** 19 **Eignung d. Prüfzeit:** Nur Quartalsprofil

GOÄ entsprechend oder ähnlich: Leistungskomplex in der GOÄ nicht vorhanden. Abrechnung der einzelnen erbrachten GOÄ-Leistung(en).

Kommentar: Die Grundpauschale ist beim ersten kurativ-ambulanten persönlichen Arzt-Patienten-Kontakt im Behandlungsfall berechnungsfähig. Ein persönlicher Arzt-Patienten-Kontakt setzt die räumliche und zeitgleiche Anwesenheit des Arztes und des Patienten und eine direkte Interaktion (z.B. Gespräch) voraus. Bei einem ausschließlich telefonischen Kontakt, ist die Grundpauschale nicht abrechenbar.

Die Pauschale ist nur einmal im Behandlungsfall bzw. bei arztgruppenübergreifender Behandlung nur einmal im Arztfall berechenbar.

In dieser Pauschale sind die Leistungen des EBM, die im **Anhang 1 (Verzeichnis der nicht gesondert abrechnungsfähigen und in Komplexen enthaltenen Leistungen ...)** enthalten sind, integriert und damit auch als Kassenleistungen honoriert und können nicht mehr gesondert abgerechnet werden, es sei denn, sie finden sich in den arztgruppenspezifischen Kapitel ausdrücklich als abrechnungsfähige Leistung angegeben.

Es ist einem Vertragsarzt nicht gestattet, die in der Anlage 1 aufgeführten Leistungen einem GKV-Versicherten als Individuelle Gesundheitsleistung (IGeL) anzubieten und privat nach GOÄ als IGeL-Leistung abzurechnen.

Wird in demselben Quartal eine kurativ-ambulante und eine kurativ-stationäre (belegärztliche Behandlung) durchgeführt, ist die Grundpauschale je einmal berechnungsfähig. Es ist aber von der Punktzahl der zweiten zur Abrechnung kommenden Grundpauschale ein Abschlag von 50 % vorzunehmen.

07211 für Versicherte ab Beginn des 6. bis zum vollendeten 59. Lebensjahr **221** **23,06**

Abrechnungsbestimmung siehe EBM-Nr. 07211.

Aufwand in Min. **Kalkulationszeit:** 25 **Prüfzeit:** 20 **Eignung d. Prüfzeit:** Nur Quartalsprofil

07212 für Versicherte ab Beginn des 60. Lebensjahres **255** **26,61**

Abrechnungsbestimmung siehe EBM-Nr. 07211.

Aufwand in Min. **Kalkulationszeit:** 28 **Prüfzeit:** 23 **Eignung d. Prüfzeit:** Nur Quartalsprofil

07220 Zuschlag für die chirurgische Grundversorgung gemäß Allgemeiner Bestimmung 4.3.8 zu den Gebührenordnungspositionen 07210 bis 07212 **32** **3,34**

Abrechnungsbestimmung einmal im Behandlungsfall

Anmerkung Der Zuschlag nach der Gebührenordnungsposition 07220 kann gemäß Allgemeiner Bestimmung 4.3.8 ausschließlich in Behandlungsfällen abgerechnet werden, in denen nur Leistungen der fachärztlichen Grundversorgung gemäß Anhang 3 und/oder regionaler Vereinbarungen erbracht und berechnet werden.

Aufwand in Min. **Kalkulationszeit:** KA **Prüfzeit:** ./. **Eignung d. Prüfzeit:** Keine Eignung

GOÄ entsprechend oder ähnlich: Eine vergleichbare Leistung ist in der GOÄ nicht aufgeführt.

07222 Zuschlag zu der Gebührenordnungsposition 07220 **9** **0,94**

Abrechnungsbestimmung einmal im Behandlungsfall

Anmerkung Die Gebührenordnungsposition 07222 wird durch die zuständige Kassenärztliche Vereinigung zugesetzt.

Aufwand in Min. **Kalkulationszeit:** KA **Prüfzeit:** ./. **Eignung d. Prüfzeit:** Keine Eignung

GOÄ entsprechend oder ähnlich: Eine vergleichbare Leistung ist in der GOÄ nicht aufgeführt.

7.3 Diagnostische und therapeutische Gebührenordnungspositionen

07310 Zusatzpauschale Behandlung und ggf. Diagnostik von Erkrankung(en) des Stütz- und Bewegungsapparates (angeboren, traumatisch, posttraumatisch, perioperativ), entzündlicher(n) Erkrankung(en) des Stütz- und Bewegungsapparates, Skelettanomalie(n) bei Neugeborenen, Säuglingen, Kleinkindern und Kindern **216** **22,54**

Obligater Leistungsinhalt
- Funktionsdiagnostik (ggf. segmental) und Differentialdiagnostik,
- Dokumentation von Bewegungseinschränkungen (z.B. nach der Neutral-Null-Methode),
- Weiterführende neurologische Diagnostik,
- Mindestens 3 Arzt-Patienten-Kontakte im Behandlungsfall,

Fakultativer Leistungsinhalt
- Anlage und/oder Wiederanlage eines immobilisierenden Verbandes unter Einschluss mindestens eines großen Gelenkes und/oder Frakturen,
- Anlage und/oder Wiederanlage eines Schienenverbandes,
- Anlage und/oder Wiederanlage einer Orthese,
- Mobilisation(en) nach Funktionsdiagnostik,
- Anleitung zur Durchführung von Bewegungsübungen,
- Durchführung einer Thromboseprophylaxe,
- Gelenkpunktion(en) und/oder intraarticuläre Injektionen,

Abrechnungsbestimmung einmal im Behandlungsfall

Abrechnungsausschluss
im Zeitraum von 21 Tagen nach Erbringung einer Leistung des Abschnitts 31.2 31601, 31602, 31608, 31609, 31610, 31611, 31612, 31613, 31614, 31615, 31616, 31617, 31618, 31619, 31620, 31621, 31622, 31623, 31624, 31625, 31626, 31627, 31628, 31629, 31630, 31631, 31632, 31633, 31634, 31635, 31636, 31637
in derselben Sitzung 02300, 02301, 02302, 02511
am Behandlungstag 31614, 31615, 31616, 31617, 31618, 31619, 31620, 31621
im Behandlungsfall 02311, 02312, 02340, 02341, 02350, 02360, 07311, 07320, 07330, 07340, 07345, 18310

Bericht: Bericht (Nr. 01600) oder Brief (Nr. 01601) an Hausarzt (HA) – ggf. Porto nach Nrn. 40120, 40122, 40124 und 40126 – bei Überweisung von Facharzt an Facharzt – Bericht/Brief oder Befundkopie (Nr. 01602) an HA

Aufwand in Min. **Kalkulationszeit:** 20 **Prüfzeit:** 18 **Eignung d. Prüfzeit:** Nur Quartalsprofil

GOÄ entsprechend oder ähnlich: Erbrachte Beratungs-, Diagnostik- und Therapieleistungen

Kommentar: Die obligaten und auch fakultativen Leistungsinhalte sind klar und deutlich angegeben und müssen erbracht werden. Es müssen mindestens 3 Arzt-Patienten-Kontakte im Behandlungsfall = Quartalsfall stattgefunden haben. Die obligaten und auch fakultativen Leistungsinhalte sind klar und deutlich angegeben und müssen erbracht werden. Schwieriger ist es die zahlreichen Ausschlüsse zu bedenken. Hier hilft zur Übersicht nur eine eigene Liste (EBM Nr. und Leistung). Es müssen mindestens 3 Arzt-Patienten-Kontakte im Behandlungsfall = Quartalsfall stattgefunden haben.

Da es sich um eine diagnosebezogene Pauschalen handelt, müssen die als Diagnosen angegebenen ICD-10 Codierungen plausibel sein, um Nachfragen oder Streichungen zu vermeiden.

07311 **Zusatzpauschale Behandlung und ggf. Diagnostik von Erkrankung(en) des Stütz- und Bewegungsapparates (angeboren, erworben, degenerativ, posttraumatisch, perioperativ), entzündlicher(n) Erkrankung(en) des Stütz- und Bewegungsapparates bei Jugendlichen und Erwachsenen** **217** **22,65**

Obligater Leistungsinhalt
- Funktionsdiagnostik (ggf. segmental) und Differentialdiagnostik,
- Dokumentation von Bewegungseinschränkungen (z.B. nach der Neutral-Null-Methode),
- Weiterführende neurologische Diagnostik,
- Mindestens 3 Arzt-Patienten-Kontakte im Behandlungsfall,

Fakultativer Leistungsinhalt
- Anlage und/oder Wiederanlage eines immobilisierenden Verbandes unter Einschluss mindestens eines großen Gelenkes und/oder Frakturen,
- Anlage und/oder Wiederanlage eines Schienenverbandes,
- Anlage und/oder Wiederanlage einer Orthese,
- Mobilisation(en) nach Funktionsdiagnostik,
- Anleitung zur Durchführung von Bewegungsübungen,
- Durchführung einer Thromboseprophylaxe,
- Gelenkpunktion(en) und/oder intraarticuläre Injektionen,

Abrechnungsbestimmung einmal im Behandlungsfall

Abrechnungsausschluss
im Zeitraum von 21 Tagen nach Erbringung einer Leistung des Abschnitts 31.2 31601, 31602, 31608, 31609, 31610, 31611, 31612, 31613, 31614, 31615, 31616, 31617, 31618, 31619, 31620, 31621, 31622, 31623, 31624, 31625, 31626, 31627, 31628, 31629, 31630, 31631, 31632, 31633, 31634, 31635, 31636, 31637
am Behandlungstag 31614, 31615, 31616, 31617, 31618, 31619, 31620, 31621
im Behandlungsfall 02311, 02312, 02340, 02341, 02350, 02360, 07310, 07320, 07330, 07340, 07345, 18311
in derselben Sitzung 02300, 02301, 02302, 02511

Bericht: Bericht (Nr. 01600) oder Brief (Nr. 01601) an Hausarzt (HA) – ggf. Porto nach Nrn. 40120, 40122, 40124 und 40126 – bei Überweisung von Facharzt an Facharzt – Bericht/Brief oder Befundkopie (Nr. 01602) an HA

Aufwand in Min. **Kalkulationszeit:** 20 **Prüfzeit:** 18 **Eignung d. Prüfzeit:** Nur Quartalsprofil

GOÄ entsprechend oder ähnlich: Erbrachte Beratungs-, Diagnostik- und Therapieleistungen

Kommentar: Die obligaten und auch fakultativen Leistungsinhalte sind klar und deutlich angegeben und müssen erbracht werden. Schwieriger ist es die zahlreichen Ausschlüsse zu bedenken. Hier hilft zur Übersicht nur eine eigene Liste (EBM Nr. und Leistung). Es müssen mindestens 3 Arzt-Patienten-Kontakte im Behandlungsfall = Quartalsfall stattgefunden haben. Die obligaten und auch fakultativen Leistungsinhalte sind klar und deutlich angegeben und müssen erbracht werden. Schwieriger ist es die zahlreichen Ausschlüsse zu bedenken. Hier hilft zur Übersicht nur eine eigene Liste (EBM Nr. und Leistung). Es müssen mindestens 3 Arzt-Patienten-Kontakte im Behandlungsfall = Quartalsfall stattgefunden haben.

Da es sich um eine diagnosebezogene Pauschalen handelt, müssen die als Diagnosen angegebenen ICD-10 Codierungen plausibel sein, um Nachfragen oder Streichungen zu vermeiden.

07320 **Zusatzpauschale Diagnostik und/oder Therapie bei visceralchirurgischer(n) Erkrankung(e)n und/oder Eingriff(en)** **152** **15,86**

Obligater Leistungsinhalt
- Diagnostik und/oder Therapie bei visceralchirurgischen Erkrankungen und/oder Eingriffen

und/oder
- Einleitung/Koordinierung interdisziplinärer Diagnostik und/oder Therapie

und/oder
- Wiederholte eingehende symptombezogene Untersuchung,
- Mindestens 2 Arzt-Patienten-Kontakte im Behandlungsfall,

Fakultativer Leistungsinhalt
- Manuelle Reposition(en) von Hernien, eines Darmprolaps und/oder eines Anus praeter-Prolaps,
- Wundbehandlungen,

Abrechnungsbestimmung einmal im Behandlungsfall

Abrechnungsausschluss
im Behandlungsfall 02340, 02341, 02360, 07310, 07311, 07330, 07340, 07345
im Zeitraum von 21 Tagen nach Erbringung einer Leistung des Abschnitts 31.2 31601, 31602, 31608, 31609, 31610, 31611, 31612, 31613, 31614, 31615, 31616, 31617, 31618, 31619, 31620, 31621, 31622, 31623, 31624, 31625, 31626, 31627, 31628, 31629, 31630, 31631, 31632, 31633, 31634, 31635, 31636, 31637
am Behandlungstag 31614, 31615, 31616, 31617, 31618, 31619, 31620, 31621, 31630, 31631, 31632, 31633, 31634, 31635, 31636, 31637

Bericht: Bericht (Nr. 01600) oder Brief (Nr. 01601) an Hausarzt (HA) – ggf. Porto nach Nrn. 40120, 40122, 40124 und 40126 – bei Überweisung von Facharzt an Facharzt – Bericht/Brief oder Befundkopie (Nr. 01602) an HA

Aufwand in Min. **Kalkulationszeit:** 15 **Prüfzeit:** 13 **Eignung d. Prüfzeit:** Nur Quartalsprofil

GOÄ entsprechend oder ähnlich: Erbrachte Beratungs-, Diagnostik- und Therapieleistungen

Kommentar: Die Leistung kann nur abgerechnet werden, wenn die im obligaten Leistungsinhalt beschriebenen diagnostischen und therapeutischen Maßnahmen und auch mindestens 2 Arzt-Patienten-Kontakte im Behandlungsfall = Quartalsfall stattgefunden haben.

Da es sich um eine diagnosebezogene Pauschalen handelt, müssen die als Diagnosen angegebenen ICD-10 Codierungen plausibel sein, um Nachfragen oder Streichungen zu vermeiden.

07330 Zusatzpauschale Behandlung eines Patienten mit einer Funktionsstörung der Hand **217** **22,65**

Obligater Leistungsinhalt
- Behandlung eines Patienten mit einer Funktionsstörung der Hand mit einer Leistungseinschränkung mindestens in einer Funktionsebene,
- Dokumentation der Leistungseinschränkung mit Angabe des Bewegungsumfangs,
- Erstellung eines Behandlungsplanes

und/oder
- Anlage und/oder Wiederanlage eines immobilisierenden Verbandes

und/oder
- Anlage und/oder Wiederanlage eines Schienenverbandes

und/oder
- Anlage und/oder Wiederanlage einer Orthese,
- Mindestens 3 Arzt-Patienten-Kontakte im Behandlungsfall,

Fakultativer Leistungsinhalt
- Anleitung zur Durchführung von Bewegungsübungen,
- Lokale Infiltrationsbehandlung,

Abrechnungsbestimmung einmal im Behandlungsfall

Anmerkung Die Gebührenordnungsposition 07330 ist nur von Fachärzten für Chirurgie oder Plastische Chirurgie mit der Zusatzbezeichnung Handchirurgie und von Fachärzten für Chirurgie nach Antrag und Genehmigung durch die zuständige Kassenärztliche Vereinigung berechnungsfähig.

Abrechnungsausschluss
in derselben Sitzung 02300, 02301, 02302
am Behandlungstag 31614, 31615, 31616, 31617, 31618, 31619, 31620, 31621
im Zeitraum von 21 Tagen nach Erbringung einer Leistung des Abschnitts 31.2 31601, 31602, 31608, 31609, 31610, 31611, 31612, 31613, 31614, 31615, 31616, 31617, 31618,

31619, 31620, 31621, 31622, 31623, 31624, 31625, 31626, 31627, 31628, 31629, 31630, 31631, 31632, 31633, 31634, 31635, 31636, 31637
im Behandlungsfall 02340, 02341, 02350, 02360, 07310, 07311, 07320, 07340, 07345, 18330

Bericht: Bericht (Nr. 01600) oder Brief (Nr. 01601) an Hausarzt (HA) – ggf. Porto nach Nrn. 40120, 40122, 40124 und 40126 – bei Überweisung von Facharzt an Facharzt – Bericht/Brief oder Befundkopie (Nr. 01602) an HA

Aufwand in Min. **Kalkulationszeit:** 20 **Prüfzeit:** 18 **Eignung d. Prüfzeit:** Nur Quartalsprofil

GOÄ entsprechend oder ähnlich: Leistungskomplex in der GOÄ nicht vorhanden. Abrechnung der einzelnen erbrachten GOÄ-Leistung(en).

Kommentar: In diesem Leistungskomplex sind zahlreiche obligate Leistungsinhalte vorgeschrieben, die zur Abrechnung erbracht werden müssen und mind. auch 3Arzt-Patienten-Kontakte im Behandlungsfall = Quartalsfall.

07340 Behandlung einer/eines/von sekundär heilenden Wunde(n), Verbrennung(en) ab 2. Grades, septischen Wundheilungsstörung(en), Abszesses/n, septischen Knochenprozesses/n und/oder Decubitalulcus (-ulcera)

272
28,39

Obligater Leistungsinhalt
- Abtragung von Nekrosen

und/oder
- Wunddebridement

und/oder
- Anlage und/oder Wechsel eines Kompressionsverbandes

und/oder
- Einbringung und/oder Wechsel einer Wundtamponade,
- Mindestens 5 Arzt-Patienten-Kontakte im Behandlungsfall,

Fakultativer Leistungsinhalt
- Einbringung, Wechsel oder Entfernung von Antibiotikaketten,
- Anlage/Wechsel von Schienenverbänden,

Abrechnungsbestimmung einmal im Behandlungsfall

Anmerkung Die Leistung nach der Nr. 07340 kann nicht berechnet werden beim diabetischen Fuß, beim chronisch venösen Ulcus cruris, bei der chronisch venösen Insuffizienz, beim postthrombotischen Syndrom, beim Lymphödem und bei oberflächlichen sowie tiefen Beinvenenthrombosen.

Abrechnungsausschluss
im Zeitraum von 21 Tagen nach Erbringung einer Leistung des Abschnitts 31.2 und Kapitel 31.4.3
in derselben Sitzung 02300, 02301, 02302, 02312, 02313
am Behandlungstag 31614, 31615, 31616, 31617, 31618, 31619, 31620, 31621
im Behandlungsfall 02310, 02311, 02340, 02341, 02350, 02360, 07310, 07311, 07320, 07330

Aufwand in Min. **Kalkulationszeit:** 18 **Prüfzeit:** 16 **Eignung d. Prüfzeit:** Nur Quartalsprofil

GOÄ entsprechend oder ähnlich: Leistungskomplex in der GOÄ nicht vorhanden. Abrechnung der einzelnen erbrachten GOÄ-Leistung(en).

Kommentar: In diesem Leistungskomplex sind zahlreiche obligate Behandlungen von sekundär heilenden Wunden und Problemwunden vorgeschrieben, die zur Abrechnung erbracht werden müssen und mind. auch 5 Arzt-Patienten-Kontakte im Behandlungsfall = Quartalsfall.

07345* Zusatzpauschale Behandlung und/oder Betreuung eines Patienten mit einer gesicherten onkologischen Erkrankung bei laufender onkologischer Therapie oder Betreuung im Rahmen der Nachsorge

191
19,93

Obligater Leistungsinhalt
- Behandlung und/oder Betreuung eines Patienten mit einer laboratoriumsmedizinisch oder histologisch/zytologisch gesicherten onkologischen Erkrankung,

- Fortlaufende Beratung zum Umgang mit der onkologischen Erkrankung,
- Verlaufskontrolle und Dokumentation des Therapieerfolges,
- Erstellung, Überprüfung und Anpassung eines die onkologische Erkrankung begleitenden spezifischen Therapiekonzeptes unter Berücksichtigung individueller Faktoren,
- Kontrolle und/oder Behandlung ggf. auftretender therapiebedingter Nebenwirkungen,
- Planung und Koordination der komplementären Arznei-, Heil- und Hilfsmittelversorgung unter besonderer Berücksichtigung der gesicherten onkologischen Erkrankung,

Fakultativer Leistungsinhalt

- Anleitung und Führung der Bezugs- und Betreuungsperson(en),
- Fortlaufende Überprüfung des häuslichen, familiären und sozialen Umfelds im Hinblick auf die Grunderkrankung,
- Konsiliarische Erörterung/Fachliche Beratung und regelmäßiger Informationsaustausch mit dem onkologisch verantwortlichen Arzt sowie mit weiteren mitbehandelnden Ärzten,
- Überprüfung und Koordination supportiver Maßnahmen,
- Einleitung und/oder Koordination der psychosozialen Betreuung des Patienten und seiner Familie und/oder Bezugs- und Betreuungsperson(en),
- Ggf. Hinzuziehung komplementärer Dienste bzw. häuslicher Krankenpflege,

Abrechnungsbestimmung einmal im Behandlungsfall

Anmerkung Die Gebührenordnungsposition 07345 ist nur bei mindestens einer der im Folgenden genannten Erkrankungen berechnungsfähig: Bösartige Neubildungen der Verdauungsorgane C15-C26, des Knochens und des Gelenkknorpels C40-C41, der Haut C43-C44, des mesothelialen Gewebes und des Weichteilgewebes C45-C49, der Brustdrüse C50.-, der Schilddrüse und sonstiger endokriner Drüsen C73-C75, Bösartige Neubildungen sonstiger und ungenau bezeichneter Lokalisation C76, Sekundäre und nicht näher bezeichnete bösartige Neubildungen C77-C80.
Die Gebührenordnungsposition 07345 ist bei laufender medikamentöser, im Sinne einer systemischen Chemotherapie mit z.B. zytostatischen Substanzen, operativer und/oder strahlentherapeutischer Behandlung und/oder bei Betreuung im Rahmen der Nachsorge bis höchstens 2 Jahre nach Beendigung einer medikamentösen, operativen und/oder strahlentherapeutischen Behandlung eines Patienten mit gesicherter onkologischer Erkrankung berechnungsfähig.

Abrechnungsausschluss im Behandlungsfall 07310, 07311, 07320, 07330

Aufwand in Min. **Kalkulationszeit:** 20 **Prüfzeit:** 18 **Eignung d. Prüfzeit:** Nur Quartalsprofil

Kommentar: Diese Leistung kann von Chirurgen nur abgerechnet, wenn mind. eine der folgenden bösartige Neubildungen vorliegt:

- der Verdauungsorgane,
- des Knochens und des Gelenkknorpels,
- der Haut,
- des mesothelialen Gewebes und des Weichteilgewebes,
- der Brustdrüse,
- der Schilddrüse und sonstiger endokriner Drüsen,
- oder bösartige Neubildungen sonstiger und ungenau bezeichneter Lokalisation, Sekundäre und nicht näher bezeichnete bösartige Neubildungen.

8 Frauenärztliche, geburtshilfliche und reproduktionsmedizinische Gebührenordnungspositionen

8.1 Präambel

1. Die in diesem Kapitel aufgeführten Gebührenordnungspositionen können ausschließlich von Fachärzten für Frauenheilkunde und Geburtshilfe berechnet werden.

2. Fachärzte für Allgemeinmedizin, Praktische Ärzte und Ärzte ohne Gebietsbezeichnung können – wenn sie im Wesentlichen frauenärztliche Leistungen erbringen – gemäß § 73 Abs. 1a SGB V auf deren Antrag die Genehmigung zur ausschließlichen Teilnahme an der fachärztlichen Versorgung erhalten und Gebührenordnungspositionen dieses Kapitels berechnen. Nach Erhalt der Genehmigung können sie Gebührenordnungspositionen des Kapitels 3 nicht mehr berechnen.

3. Die in der Präambel unter 1. aufgeführten Vertragsärzte können die arztgruppenspezifischen Gebührenordnungspositionen 05360, 05361, 05372 und 19331 sowie bei Vorliegen der entsprechenden Qualifikationsvoraussetzungen die Gebührenordnungspositionen 19310 bis 19312 berechnen.

4. Ausser den in diesem Kapitel genannten Gebührenordnungspositionen sind von den in der Präambel genannten Vertragsärzten – unbeschadet der Regelungen gemäß I-5 und I-6.2 der Allgemeinen Bestimmungen – zusätzlich nachfolgende Gebührenordnungspositionen berechnungsfähig: 01100 bis 01102, 01210, 01212, 01214 bis 01222, 01320, 01321, 01410 bis 01416, 01418, 01420, 01422, 01424 bis 01426, 01430, 01435, 01436, 01440, 01510 bis 01512, 01600 bis 01602, 01610 bis 01612, 01620 bis 01623, 01701, 01704, 01707, 01711, 01730, 01733 bis 01735, 01740, 01750, 01752 bis 01755, 01758, 01759, 01770 bis 01777, 01780 bis 01787, 01790 bis 01792, 01800, 01802 bis 01812, 01815, 01816, 01820 bis 01822, 01825 bis 01828, 01830, bis 01833, 01835 bis 01837, 01840, 01850, 01851, 01855, 01857, 01900 bis 01902, 01904 bis 01906, 01910 bis 01912, 01915, 01950 bis 01952, 01955, 01956, 02100, 02101, 02110 bis 02112, 02120, 02200, 02300 bis 02302, 02310, 02320 bis 02323, 02330, 02331, 02340, 02341, 02343, 02360 und 02510 bis 02512.

5. Ausser den in diesem Kapitel genannten Gebührenordnungspositionen sind bei Vorliegen der entsprechenden Qualifikationsvoraussetzungen von den in der Präambel genannten Vertragsärzten – unbeschadet der Regelungen gemäß I-5 und I-6.2 der Allgemeinen Bestimmungen – zusätzlich nachfolgende Gebührenordnungspositionen berechnungsfähig: 30400 bis 30402, 30410, 30411, 30420, 30421, 30610, 30611, 30800 und 36884, Gebührenordnungspositionen der Abschnitte IV-30.1, IV-30.2, IV-30.3, IV-30.5, IV-30.7.1, IV-30.7.2, IV-30.12, IV-31.2, IV-31.3, IV-31.4.3, IV-31.5, IV-31.6, IV-36.2, IV-36.3, IV-36.5 und IV-36.6.2 sowie Gebührenordnungspositionen der Kapitel IV-32, IV-33, IV-34 und IV-35.

6. Bei der Berechnung der zusätzlichen Gebührenordnungspositionen in den Nummern 4 und 5 sind die Maßnahmen zur Qualitätssicherung gemäß § 135 Abs. 2 SGB V, die berufsrechtliche Verpflichtung zur grundsätzlichen Beschränkung auf das jeweilige Gebiet sowie die Richtlinien des Gemeinsamen Bundesausschusses zu beachten.

7. Werden die in den Grundpauschalen enthaltenen Leistungen entsprechend den Gebührenordnungspositionen 01600 und 01601 erbracht, sind für die Versendung bzw. den Transport die Kostenpauschalen nach den Nrn. 40120, 40122, 40124 und 40126 berechnungsfähig.

Kommentar:

Vorbehaltlich der Bestimmungen in Abschnitt 8.5 können alle Gebührenordnungspositionen des Kapitels 8, grundsätzlich nur abgerechnet werden von

- Fachärzten für Frauenheilkunde und Geburtshilfe oder
- Fachärzten für Allgemeinmedizin, praktischen Ärzten und Ärzten ohne Gebietsbezeichnung, die im Wesentlichen frauenärztliche Leistungen erbringen und eine Genehmigung zur ausschließlichen Teilnahme an der fachärztlichen Versorgung haben. Letztere dürfen dann Gebührenordnungspositionen des Kapitels 3 (hausärztlicher Versorgungsbereich) nicht mehr abrechnen.

Für die oben genannten Vertragsärzte sind zusätzlich folgende arztgruppenspezifische Gebührenordnungspositionen abrechnungsfähig: Nrn. 05360, 05361 (Periduralanästhesie), 05372 (Beobachtung und Betreuung eines Patienten), 19310 bis 19312 (Histo-/zytologische Untersuchungen) und Nr. 19331 (Zytologische Untersuchung zur Diagnostik der hormonellen Funktion).

Zusätzlich zu den Leistungen dieses Kapitels sind für oben genannte Vertragsärzte abrechnungsfähig, sofern die übrigen Abrechnungsvoraussetzungen des EBM gegeben sind:

- die nachfolgenden Gebührenordnungspositionen des Abschnitts II (arztgruppenübergreifende allgemeine Leistungen):
  - Nrn. 01100 bis 01102 Unvorhergesehene Inanspruchnahme,
  - Nr. 01210 Notfallpauschale im organisierten Not(fall)dienst,
  - Nr. 01212 Notfallpauschale im organisierten Not(fall)dienst,
  - Nr. 01214 bis 01222 Notfallkonsultationspauschale im organisierten Not(fall)dienst, Zusatzpauschale für die Besuchsbereitschaft im Notfall bez. organisierten Not(fall)dienst, Reanimationskomplex
  - Nrn. 01320, 01321 Grundpauschale für ermächtigte Ärzte, Krankenhäuser bzw. Institute,
  - Nrn. 01410 bis 01416 Besuche, Visite, Begleitung eines Kranken beim Transport,
  - Nr. 01418 Besuch im organisierten Not(fall)dienst
  - Nr. 01420 (Überprüfung und Koordination häuslicher Krankenpflege,
  - Nr. 01422 Erstverordnung zur psychiatrischen häuslichen Krankenpflege,
  - Nr. 01424 Folgeverordnung zur psychiatrischen häuslichen Krankenpflege,
  - Nrn. 01425, 01426 Verordnung spezialisierter ambulanter Palliativversorgung,
  - Nr. 01430 Verwaltungskomplex,
  - Nr. 01435 Telefonische Beratung,
  - Nr. 01436 Konsultationspauschale,
  - Nr. 01440 Verweilen außerhalb der Praxis
  - Nr. 01510 bis 01512 Zusatzpauschale für Beobachtung und Betreuung
  - Nrn. 01600 bis 01602 Ärztlicher Bericht/Brief,
  - Nrn. 01610 bis 01612 Bescheinigung, Reha-Verordnung, Konsiliarbericht vor Aufnahme in die Psychiatrie
  - Nrn. 01620 bis 01623 Bescheinigung, Krankheitsbericht, Kurplan, Kurvorschlag,
  - Nr. 01701 Grundpauschale Prävention
  - Nr. 01707 Erweitertes Neugeborenen-Screening
  - Nr. 01711 Neugeborenen-Erstuntersuchung
  - Nr. 01730 Krebsfrüherkennung Frauen
  - Nr. 01733 Früherkennungs-Zytologie
  - Nr. 01734 Untersuchung auf Blut im Stuhl,
  - Nr. 01735 Beratung zur Früherkennung nach der Chroniker-Richtlinie
  - Nr. 01740 Beratung zur Früherkennung des kolorektalen Karzinoms,
  - Nr. 01750 Röntgen Mammae
  - Nrn. 01752 bis 01755 Brustkrebsfrüherkennung
  - Nr. 01758 Teilnahme an multidiziplinärer Fallkonferenz,
  - Nr. 01759 Zuschlag Brustkrebsfrüherkennung
  - Nrn. 01770, 011771 Betreuung einer Schwangeren
  - Nrn. 01772 bis 01775 Schwangerschaftssonographie
  - Nr. 01776 bis 01777 Gestationsdiabetessceening
  - Nrn. 01780 bis 01787 Geburtsleitung
  - Nrn. 01790 bis 01792 Humangenetische Beurteilung
  - Nrn. 01800 bis 01812 Antikörpernachweis
  - Nr. 01815 Untersuchung und Beratung der Wöchnerin
  - Nr. 01816 bis 01818 Clamydienscreening
  - Nrn. 01820 bis 01822 Empfängnisregelung,
  - Nrn. 01825 bis 01832 Empfängnisregelung
  - Nr. 01833 Varicella-Zoster-Virus-Antikörper-Nachweis
  - Nr. 01835 bis 01837 Humangenetische Beratung
  - Nrn. 01840 Clamydienscreening
  - Nrn. 01850, 01851 Sterilisation
  - Nrn. 01855 Sterilisation der Frau
  - Nr. 01857 Beobachtung, Betreuung nach Sterilisation
  - Nrn. 01900 bis 01902 Schwangerschaftsabbruch

  - Nrn. 01904 bis 01906 Schwangerschaftsabbruch
  - Nrn. 01910 bis 01912 Schwangerschaftsabbruch
  - Nrn. 01915 Clamydienscreening
  - Nrn. 01950 bis 01952 Substitutionsbehandlung,
  - Nrn. 01955, 01956 Diamorphingestützte Behandlung Opiatabhängiger,
  - Nr. 02100 Infusion
  - Nr. 02101 Infusionstherapie
  - Nr. 02110 bis 02112 Transfusion, Reinfusion
  - Nr. 02120 Erstprogrammierung Medikamentenpumpe
  - Nr. 02200 Tuberkulintestung
  - Nrn. 02300 bis 02302 Kleinchirurgischer Eingriff,
  - Nr. 02310 Behandlung sek. heilender Wunden, Dekubitalulcus,
  - Nrn. 02320 bis 02323 Magenverweilsonde, Harnblasenkatheter, transurethraler Dauerkatheter
  - Nr. 02330 Arterienpunktion
  - Nr. 02331 Intraarterielle Injektion
  - Nr. 02340, 02341 Punktion
  - Nr. 02343 Pleuradrainage
  - Nr. 02360 Behandlung mit Lokalanästhetika
  - Nrn. 02510 bis 02512 Wärme-, Elektrotherapie
- sowie die folgenden Gebührenordnungspositionen des Abschnitts IV (arztgruppenübergreifende spezielle Leistungen):
  - Nrn. 30400 bis 30402 Massage-, Kompressions- oder Unterwassertherapie,
  - Nrn. 30410, 30411 Atemgymnastik,
  - Nrn. 30420, 30421 Krankengymnastik,
  - Nrn. 30610, 30611 Hämorrhoidenbehandlung
  - Nr. 30800 Soziotherapie – Hinzuziehen eines Leistungserbringers,
  - Nr. 36884 Blutgase, Säure-Basen-Status
- Gebührenordnungspositionen der Abschnitte
  - 30.1 Allergologie
  - 30.2 Chirotherapie
  - 30.3 Neurophysiologische Übungsbehandlung
  - 30.5 Phlebologie
  - 30.7.1, 30.7.2 Schmerztherapie
  - 30.12 Diagnostik und Therapie bei MRSA
  - 31.2 Ambulante Operationen
  - 31.3 Postoperative Überwachungskomplexe
  - 31.4.3 Postoperative Behandlungskomplexe im Fachärztlichen Versorgungsbereich
  - 31.5 Anästhesien im Zusammenhang mit ambulanten Operationen
  - 31.6 Orthopädisch-chirurgisch konservative Gebührenordnungspositionen
  - 36.2 Belegärztliche Operationen
  - 36.3 Postoperativer Überwachungskomplex nach belegärztlichen Operationen
  - 36.5 Anästhesien im Zusammenhang mit belegärztlichen Operationen
  - 36.6.2 Konservativ-belegärztliche Strukturpauschalen
- Gebührenordnungspositionen der Kapitel
  - 32 Labor
  - 33 Ultraschalldiagnostik
  - 34 Radiologie, CT, NMR
  - 35 Psychotherapie

Wichtig ist, dass auch für die nach der obigen Regelung zusätzlich abrechnungsfähigen Leistungen immer auch die Abrechnungsvoraussetzungen und -ausschlüsse beachtet werden müssen, die im EBM für die Abrechnung der jeweiligen Leistung genannt sind.

Generell gilt, dass die übrigen Bestimmungen des EBM sowie die Maßnahmen zur Qualitätssicherung sowie die berufsrechtlichen Fachgebietsbeschränkungen zu beachten sind. Insbesondere sollte geprüft werden, ob zur Erbringung und Abrechnung bestimmter Leistungen eine Genehmigung erforderlich ist und welche Voraussetzungen hierfür nachgewiesen werden müssen.

Werden Leistungen nach den Gebührenordnungspositionen 01600, 01601, 01610 und 01612 (Bericht, Brief, Bescheinigung) erbracht, können auch dann, wenn die Leistung nicht gesondert berechnungsfähig sein sollte, da sie in der Grundpauschale enthalten ist, für Versendung und Transport die Kostenpauschalen nach den Nrn. 40120, 40122, 40124 oder 40126 abgerechnet werden.

8.2 Frauenärztliche Grundpauschalen

Grundpauschale

Obligater Leistungsinhalt
- Persönlicher Arzt-Patienten-Kontakt,

Fakultativer Leistungsinhalt
- Weitere persönliche oder andere Arzt-Patienten-Kontakte gemäß I-4.3.1 der Allgemeinen Bestimmungen,
- Ärztlicher Bericht entsprechend der Gebührenordnungsposition 01600,
- Individueller Arztbrief entsprechend der Gebührenordnungsposition 01601,
- Untersuchung und Behandlung der Harninkontinenz,
- Sterilitätsbehandlung mittels Gonadotropinstimulation und/oder Antiöstrogenen,
- Diagnostik und Behandlung einer Patientin mit einer morphologischen Veränderung einer Hormondrüse und/oder mit einer laboratoriumsmedizinisch gesicherten Hormonüber- oder -unterfunktion,
- In Anhang VI-1 aufgeführte Leistungen,

Abrechnungsbestimmung einmal im Behandlungsfall

08210 für Versicherte bis zum vollendeten 5. Lebensjahr **113** 11,79

Abrechnungsbestimmung einmal im Behandlungsfall

Abrechnungsausschluss
in derselben Sitzung 01436
am Behandlungstag 01828
im Behandlungsfall 01600, 01601

Aufwand in Min. **Kalkulationszeit:** 12 **Prüfzeit:** 9 **Eignung d. Prüfzeit:** Nur Quartalsprofil

GOÄ entsprechend oder ähnlich: Leistungskomplex in der GOÄ nicht vorhanden. Abrechnung der einzelnen erbrachten GOÄ-Leistung(en).

Kommentar: Die Grundpauschale ist beim ersten kurativ-ambulanten persönlichen Arzt-Patienten-Kontakt im Behandlungsfall berechnungsfähig. Ein persönlicher Arzt-Patienten-Kontakt setzt die räumliche und zeitgleiche Anwesenheit des Arztes und des Patienten und eine direkte Interaktion (z.B. Gespräch) voraus. Bei einem ausschließlich telefonischen Kontakt, ist die Grundpauschale nicht abrechenbar.

Die Pauschale ist nur einmal im Behandlungsfall bzw. bei arztgruppenübergreifender Behandlung nur einmal im Arztfall berechenbar.

In dieser Pauschale sind die Leistungen des EBM, die im Anhang 1 (Verzeichnis der nicht gesondert abrechnungsfähigen und in Komplexen enthaltenen Leistungen ...) enthalten sind, integriert und damit auch als Kassenleistungen honoriert und können nicht mehr gesondert abgerechnet werden, es sei denn, sie finden sich in den arztgruppenspezifischen Kapitel ausdrücklich als abrechnungsfähige Leistung angegeben.

Es ist einem Vertragsarzt nicht gestattet, die in der Anlage 1 aufgeführten Leistungen einem GKV-Versicherten als Individuelle Gesundheitsleistung (IGeL) anzubieten und privat nach GOÄ als IGeL-Leistung abzurechnen.

Wird in demselben Quartal eine kurativ-ambulante und eine kurativ-stationäre (belegärztliche Behandlung) durchgeführt, ist die Grundpauschale je einmal berechnungsfähig. Es ist aber von der Punktzahl der zweiten zur Abrechnung kommenden Grundpauschale ein Abschlag von 50 % vorzunehmen.

08211 für Versicherte ab Beginn des 6. bis zum vollendeten 59. Lebensjahr **145** **15,13**

Abrechnungsbestimmung Siehe EBM-Nr. 08210.

Aufwand in Min. **Kalkulationszeit:** 15 **Prüfzeit:** 12 **Eignung d. Prüfzeit:** Nur Quartalsprofil

GOÄ entsprechend oder ähnlich: Leistungskomplex in der GOÄ nicht vorhanden. Abrechnung der einzelnen erbrachten GOÄ-Leistung(en).

08212 für Versicherte ab Beginn des 60. Lebensjahres **147** **15,34**

Abrechnungsbestimmung Siehe EBM-Nr. 08210.

Aufwand in Min. **Kalkulationszeit:** 15 **Prüfzeit:** 12 **Eignung d. Prüfzeit:** Nur Quartalsprofil

GOÄ entsprechend oder ähnlich: Leistungskomplex in der GOÄ nicht vorhanden. Abrechnung der einzelnen erbrachten GOÄ-Leistung(en).

08220 Zuschlag für die gynäkologische Grundversorgung gemäß Allgemeiner Bestimmung 4.3.8 zu den Gebührenordnungspositionen 08210 bis 08212 **24** **2,5**

Abrechnungsbestimmung einmal im Behandlungsfall

Anmerkung Der Zuschlag nach der Gebührenordnungsposition 08220 kann gemäß Allgemeiner Bestimmung 4.3.8 ausschließlich in Behandlungsfällen abgerechnet werden, in denen nur Leistungen der fachärztlichen Grundversorgung gemäß Anhang 3 und/oder regionaler Vereinbarungen erbracht und berechnet werden.

GOÄ entsprechend oder ähnlich: Eine vergleichbare Leistung ist in der GOÄ nicht aufgeführt.

08222 Zuschlag zu der Gebührenordnungsposition 08220 **6** **0,63**

Abrechnungsbestimmung einmal im Behandlungsfall

Anmerkung Die Gebührenordnungsposition 08222 wird durch die zuständige Kassenärztliche Vereinigung zugesetzt.

Aufwand in Min. **Kalkulationszeit:** KA **Prüfzeit:** ./. **Eignung d. Prüfzeit:** Keine Eignung

GOÄ entsprechend oder ähnlich: Eine vergleichbare Leistung ist in der GOÄ nicht aufgeführt.

08230* Zuschlag zur Grundpauschale im Rahmen der Reproduktionsmedizin, bei denen Gebührenordnungspositionen 08530, 08531, 08550, 08551, 08552, 08560 oder 08561 berechnet werden **203** **21,19**

Abrechnungsbestimmung einmal im Behandlungsfall

Aufwand in Min. **Kalkulationszeit:** 23 **Prüfzeit:** 19 **Eignung d. Prüfzeit:** Nur Quartalsprofil

GOÄ entsprechend oder ähnlich: Leistungskomplex in der GOÄ nicht vorhanden. Abrechnung der einzelnen erbrachten GOÄ-Leistung(en).

Kommentar: Bei Berechnung der folgenden Leistungen aus dem Kapitel 8.5 kann Zuschlag zur Grundpauschale nach EBM Nr. 08230 berechnet werden: **08530, 08531, 08550, 08551, 08552, 08560 oder 08561**.

08231* Zuschlag zur Grundpauschale im Rahmen der Geburtshilfe, bei denen Gebührenordnungspositionen des Abschnitts III.b-8.4 berechnet werden **90** **9,39**

Abrechnungsbestimmung einmal im Behandlungsfall

Aufwand in Min. **Kalkulationszeit:** 10 **Prüfzeit:** 8 **Eignung d. Prüfzeit:** Nur Quartalsprofil

GOÄ entsprechend oder ähnlich: Leistungskomplex in der GOÄ nicht vorhanden. Abrechnung der einzelnen erbrachten GOÄ-Leistung(en).

8.3 Diagnostische und therapeutische Gebührenordnungspositionen

08310* Apparative Untersuchung einer Patientin mit Harninkontinenz **605** **63,14**

Obligater Leistungsinhalt

- Elektromanometrische Druckmessung der Blase und des Abdomens,
- EMG,

- Fortlaufende grafische Registrierung,
- Messung des Abdominaldruckes,

Fakultativer Leistungsinhalt
- Uretrozystoskopie (Nr. 08311),
- Urethradruckprofilmessung mit fortlaufender Registrierung,
- Physikalische Funktionsteste,

Abrechnungsbestimmung einmal im Behandlungsfall

Abrechnungsausschluss in derselben Sitzung 08311, 30420, 30421

Bericht: Bericht (Nr. 01600) oder Brief (Nr. 01601) an Hausarzt (HA) – ggf. Porto nach Nrn. 40120, 40122, 40124 und 40126 – bei Überweisung von Facharzt an Facharzt – Bericht/Brief oder Befundkopie (Nr. 01602) an HA

Aufwand in Min. **Kalkulationszeit:** 59 **Prüfzeit:** 44 **Eignung d. Prüfzeit:** Nur Quartalsprofil

GOÄ entsprechend oder ähnlich: GOÄ Nrn. 1793 und 1794

Kommentar: Neben der Leistung nach Nr. 08310 sind krankengymnastische Leistungen nach Nrn. 30420 und 30421 am gleichen Behandlungstag nicht berechnungsfähig.

08311* Urethro(-zysto)skopie — 272 / 28,39

Obligater Leistungsinhalt
- Urethro(-zysto)skopie,
- Patientenaufklärung zur Untersuchung und zu den möglichen therapeutischen Maßnahmen in derselben Sitzung, in angemessenem Zeitabstand vor dem Eingriff,
- Information zum Ablauf der vorbereitenden Maßnahmen vor dem Eingriff und zu einer möglichen Sedierung und/oder Prämedikation,
- Nachbeobachtung und -betreuung

Fakultativer Leistungsinhalt
- Prämedikation/Sedierung,
- Lokalanästhesie,
- Probeexzision(en),
- Schlitzung des/der Harnleiterostiums/-ostien,
- Fremdkörperentfernung aus der weiblichen Harnröhre unter urethroskopischer Sicht

Abrechnungsausschluss in derselben Sitzung 02300, 02301, 02302, 08310, 26311

Bericht: mind. Befundkopie (Nr. 01602) an Hausarzt

Aufwand in Min. **Kalkulationszeit:** 8 **Prüfzeit:** 6 **Eignung d. Prüfzeit:** Tages- und Quartalsprofil

GOÄ entsprechend oder ähnlich: Nrn. 1785, 1786, 1787, 1788, 1816

Kommentar: Operative Eingriffe nach den Nrn. 02300 bis 02302 und die Nr. 26311 (Urethro(-zysto)skopie der Frau – Urolog. Gebührenposition) sind neben der Nr. 08311 nicht abrechnungsfähig.

08320* Stanzbiopsie(n) der Mamma unter Ultraschallsicht — 423 / 44,14

Obligater Leistungsinhalt
- Stanzbiopsie(n) der Mamma,
- Lokalanästhesie,
- Mamma – Sonographie (Nr. 33041),
- Veranlassung einer histologischen Untersuchung,

Fakultativer Leistungsinhalt
- Optische Führungshilfe bei Sonographie (Nr. 33091),

Abrechnungsbestimmung je Seite

Anmerkung Die Berechnung der Gebührenordnungsposition 08320 setzt eine Genehmigung der Kassenärztlichen Vereinigung nach der Ultraschall-Vereinbarung gemäß § 135 Abs. 2 SGB V voraus.

Abrechnungsausschluss in derselben Sitzung 02300, 02301, 02302, 02340, 02341, 33041, 33091, 33092

Aufwand in Min. **Kalkulationszeit:** 22 **Prüfzeit:** 17 **Eignung d. Prüfzeit:** Tages- und Quartalsprofil

GOÄ entsprechend oder ähnlich: Nrn. 2404 oder Nr. 2410, + Zuschlag Nr. 443

08330 Einlegen, Wechseln oder Entfernen eines Ringes oder Pessars, intrauterin oder vaginal, wegen einer Krankheit **65** **6,78**

Fakultativer Leistungsinhalt
- Lokalanästhesie

Abrechnungsausschluss in derselben Sitzung 01830, 02300, 02301, 02302

Aufwand in Min. **Kalkulationszeit:** 7 **Prüfzeit:** 5 **Eignung d. Prüfzeit:** Tages- und Quartalsprofil

GOÄ entsprechend oder ähnlich: Nrn. 1087 bis 1090

Kommentar: Sind Ring-Pessar oder Oklusiv-Pessar (Portiokappe) erforderlich, so kann der Arzt dies zu Lasten des Patienten auf Rezept verordnen oder die Kosten auf dem Behandlungsschein abrechnen. Wird die Leistung nach Nr. 08330 bei einer Frau bis zum 20. Lebensjahr im Rahmen der Empfängnisregelung erbracht, so ist dafür die Nr. 01830 abzurechnen.

08331 Subkutane Applikation eines Depot-Kontrazeptivums, wegen einer Krankheit **65** **6,78**

Abrechnungsausschluss in derselben Sitzung 01830, 01831, 01832, 02300, 02301, 02302, 02340, 02341

Aufwand in Min. **Kalkulationszeit:** 5 **Prüfzeit:** 4 **Eignung d. Prüfzeit:** Tages- und Quartalsprofil

GOÄ entsprechend oder ähnlich: Nr. 252 mit höherem Steigerungsfaktor

Kommentar: Werden die Maßnahmen nach den Nrn. 08330 und 08331 bei Patientinnen bis zum 20. Lebensjahr durchgeführt, sind die Nrn. 01830 oder 01832 abzurechnen.

08332 Vaginoskopie bei einem Kind bis zum vollendeten 12. Lebensjahr oder bei Patientinnen mit Vaginalstenose **72** **7,51**

Abrechnungsausschluss in derselben Sitzung 02300, 02301, 02302

Aufwand in Min. **Kalkulationszeit:** 5 **Prüfzeit:** 3 **Eignung d. Prüfzeit:** Tages- und Quartalsprofil

GOÄ entsprechend oder ähnlich: Nr. 1063

08333* Zusatzpauschale Prokto-/Rektoskopie **85** **8,87**

Obligater Leistungsinhalt
- Rektale Untersuchung,
- Proktoskopie

und/oder
- Rektoskopie,
- Patientenaufklärung,
- Information zum Ablauf der vorbereitenden Maßnahmen vor dem Eingriff und zu einer möglichen Sedierung und/oder Prämedikation,
- Nachbeobachtung und -betreuung

Fakultativer Leistungsinhalt
- Prämedikation/Sedierung

Abrechnungsausschluss
in derselben Sitzung 02300, 02301, 02302, 03331, 04331, 04516, 13257, 30600
im Behandlungsfall 13250

Aufwand in Min. **Kalkulationszeit:** 5 **Prüfzeit:** 4 **Eignung d. Prüfzeit:** Tages- und Quartalsprofil

GOÄ entsprechend oder ähnlich: Leistungskomplex einer Zusatzpauschale in der GOÄ nicht vorhanden. Abrechnung der einzelnen erbrachten GOÄ-Leistung(en), z.B. Nr. 690

08334* Zuschlag zu der Gebührenordnungsposition 08333 für die Polypentfernung(en) **57** **5,95**

Obligater Leistungsinhalt
- Vollständige Entfernung eines oder mehrerer Polypen mittels Hochfrequenzdiathermieschlinge,
- Veranlassung einer histologischen Untersuchung

Abrechnungsausschluss
in derselben Sitzung 02300, 02301, 02302, 13260, 30601
im Behandlungsfall 13250

Aufwand in Min. **Kalkulationszeit:** 6 **Prüfzeit:** 5 **Eignung d. Prüfzeit:** Tages- und Quartalsprofil

GOÄ entsprechend oder ähnlich: Nr. 695 oder Nr. 696

Kommentar: Auch wenn mehrere Polypen abgetragen werden, ist der Zuschlag nur einmal abrechnungsfähig.

08340 Gewinnung von Zellmaterial aus der Gebärmutterhöhle, einschl. Kosten — 80 / 8,35

Obligater Leistungsinhalt
- Gewinnung von Zellmaterial aus der Gebärmutterhöhle,
- Aufbereitung zur zytologischen Untersuchung

Abrechnungsausschluss in derselben Sitzung 02300, 02301, 02302

Aufwand in Min. **Kalkulationszeit:** 6 **Prüfzeit:** 6 **Eignung d. Prüfzeit:** Tages- und Quartalsprofil

GOÄ entsprechend oder ähnlich: Nrn. 1105

Kommentar: Führt der Arzt, der das Zellmaterial gewonnen hat, auch die zytologische Untersuchung durch, so ist zusätzlich die Nr. 19310 anzusetzen.

08341* Prüfung der Eileiter auf Durchgängigkeit mittels sonographischer Kontrastmitteluntersuchung — 111 / 11,58

Obligater Leistungsinhalt
- Prüfung der Eileiter auf Durchgängigkeit,
- Bilddokumentation,
- Sonographische Untersuchung,
- Kontrastmitteleinbringung(en),

Abrechnungsbestimmung einmal im Behandlungsfall

Anmerkung Die Berechnung der Gebührenordnungsposition 08341 setzt eine Genehmigung der Kassenärztlichen Vereinigung nach der Ultraschall-Vereinbarung gemäß § 135 Abs. 2 SGB V voraus.

Abrechnungsausschluss
im Zyklusfall 33091, 33092
in derselben Sitzung 02300, 02301, 02302, 33042, 33043, 33044, 33090

Aufwand in Min. **Kalkulationszeit:** 10 **Prüfzeit:** 9 **Eignung d. Prüfzeit:** Nur Quartalsprofil

GOÄ entsprechend oder ähnlich: Leistungskomplex in der GOÄ nicht vorhanden. Abrechnung der einzelnen erbrachten GOÄ-Leistung(en), z.B. Nr. 1112 – Sonographie Nr. 410 oder Nr. 420

Kommentar: Sonographie, optische Führungshilfen und/oder Kontrastmitteleinbringungen können nicht gesondert berechnet werden.

08345* Zusatzpauschale Behandlung und/oder Betreuung eines Patienten mit einer gesicherten onkologischen Erkrankung bei laufender onkologischer Therapie oder Betreuung im Rahmen der Nachsorge — 191 / 19,93

Obligater Leistungsinhalt
- Behandlung und/oder Betreuung eines Patienten mit einer laboratoriumsmedizinisch oder histologisch/zytologisch gesicherten onkologischen Erkrankung,
- Fortlaufende Beratung zum Umgang mit der onkologischen Erkrankung,
- Verlaufskontrolle und Dokumentation des Therapieerfolges,
- Erstellung, Überprüfung und Anpassung eines die onkologische Erkrankung begleitenden spezifischen Therapiekonzeptes unter Berücksichtigung individueller Faktoren,
- Kontrolle und/oder Behandlung ggf. auftretender therapiebedingter Nebenwirkungen,
- Planung und Koordination der komplementären Arznei-, Heil- und Hilfsmittelversorgung unter besonderer Berücksichtigung der gesicherten onkologischen Erkrankung,

Fakultativer Leistungsinhalt
- Anleitung und Führung der Bezugs- und Betreuungsperson(en),
- Fortlaufende Überprüfung des häuslichen, familiären und sozialen Umfelds im Hinblick auf die Grunderkrankung,

- Konsiliarische Erörterung/Fachliche Beratung und regelmäßiger Informationsaustausch mit dem onkologisch verantwortlichen Arzt sowie mit weiteren mitbehandelnden Ärzten,
- Überprüfung und Koordination supportiver Maßnahmen,
- Einleitung und/oder Koordination der psychosozialen Betreuung des Patienten und seiner Familie und/oder Bezugs- und Betreuungsperson(en),
- Ggf. Hinzuziehung komplementärer Dienste bzw. häuslicher Krankenpflege,

Abrechnungsbestimmung einmal im Behandlungsfall

Anmerkung Die Gebührenordnungsposition 08345 ist nur bei mindestens einer der im Folgenden genannten Erkrankungen berechnungsfähig: Bösartige Neubildungen der Brustdrüse C50.-, der weiblichen Genitalorgane C51-C58, Bösartige Neubildungen sonstiger und ungenau bezeichneter Lokalisationen, Becken C76.3, Sekundäre und nicht näher bezeichnete bösartige Neubildungen C77-C80.
Die Gebührenordnungsposition 08345 ist bei laufender medikamentöser, im Sinne einer systemischen Chemotherapie mit z.B. zytostatischen Substanzen, operativer und/oder strahlentherapeutischer Behandlung und/oder bei Betreuung im Rahmen der Nachsorge bis höchstens 2 Jahre nach Beendigung einer medikamentösen, operativen und/oder strahlentherapeutischen Behandlung eines Patienten mit gesicherter onkologischer Erkrankung berechnungsfähig.

Aufwand in Min. **Kalkulationszeit:** 20 **Prüfzeit:** 18 **Eignung d. Prüfzeit:** Nur Quartalsprofil

GOÄ entsprechend oder ähnlich: Eine onkologische Pauschale ist in der GOÄ nicht vorhanden, daher: Abrechnung der einzelnen erbrachten GOÄ-Leistung(en).

Kommentar: Diese Leistung beschreibt zahlreiche Leistungen, die obligat oder fakultativ zu erbringen sind. Berechnungsfähig ist die Leistung nur, wenn mind. eine der folgenden Erkrankungen vorliegt:
- bösartige Neubildungen der Brustdrüse,
- bösartige Neubildungen der weiblichen Genitalorgane,
- bösartige Neubildungen sonstiger und ungenau bezeichneter Lokalisationen, Becken, Sekundäre und nicht näher bezeichnete bösartige Neubildungen.

8.4 Geburtshilfe

08410* Verweilen im Gebärraum ohne Erbringung weiterer berechnungsfähiger Leistungen, wegen der Betreuung einer Geburt erforderlich, — 246 / 25,67

Abrechnungsbestimmung je vollendete 30 Minuten

Anmerkung Die Gebührenordnungsposition 08410 ist nur bei belegärztlicher Behandlung berechnungsfähig.

Abrechnungsausschluss in derselben Sitzung 01440

Aufwand in Min. **Kalkulationszeit:** 30 **Prüfzeit:** 30 **Eignung d. Prüfzeit:** Tages- und Quartalsprofil

GOÄ entsprechend oder ähnlich: Nr. 56*

Kommentar: Eine Verweilgebühr kann nur angesetzt werden, wenn der Arzt sich in den Räumlichkeiten befindet, in denen auch die Geburt stattfinden wird. Verweilen in der Praxis und Wohnung bei einer erwarteten Geburt, um möglichst umgehend zur Verfügung zu stehen, sind nicht mit der Verweilgebühr abrechenbar.

08411* Betreuung und Leitung einer Geburt — 2030 / 211,85

Obligater Leistungsinhalt
- Erst- und Folgeuntersuchungen der Gebärenden,
- Abschlussuntersuchung nach beendeter Geburt

Fakultativer Leistungsinhalt
- Kardiotokographische Leistungen während der Geburt,
- Blutentnahmen beim Feten unter der Geburt,
- Lösung des Eipols,
- Dehnung des Muttermundes,
- Intrazervikale Prostaglandinapplikation,

- Eröffnung der Fruchtblase,
- Naht eines oder mehrerer Zervixrisse(s),
- Naht von Scheidenrissen,
- Naht von Dammrissen,
- Episiotomie,
- Naht einer Episiotomie

Aufwand in Min. **Kalkulationszeit:** 75 **Prüfzeit:** 66 **Eignung d. Prüfzeit:** Tages- und Quartalsprofil

GOÄ entsprechend oder ähnlich: Leistungskomplex in der GOÄ nicht vorhanden. Abrechnung der einzelnen erbrachten GOÄ-Leistung(en).

Kommentar: Im obligaten und fakultativen Leistungsinhalt wird genau beschrieben, was zur Abrechnung dieser Leistung gehört, die mit dem Beginn der Geburt beginnt. Die einzelnen Leistungen sind nicht getrennt und zusätzlich berechenbar.

08412* Zuschlag zu der Gebührenordnungsposition 08411 bei Leitung und Betreuung einer komplizierten Geburt — **518** / **54,06**

Obligater Leistungsinhalt
- bei Beckenendlage und/oder Mehrlingsschwangerschaft

und/oder
- bei Vakuum-Extraktion und/oder bei Entbindung durch Forceps

Aufwand in Min. **Kalkulationszeit:** 35 **Prüfzeit:** 26 **Eignung d. Prüfzeit:** Tages- und Quartalsprofil

GOÄ entsprechend oder ähnlich: Nrn. 1022, 1025, 1026, 1027

Kommentar: Als komplizierte Geburt gelten Beckenendlage, Mehrlingsschwangerschaften, Vakuumextraktion und Entbindung durch Geburtszange.

08413* Äußere Wendung, — **274** / **28,59**

Abrechnungsbestimmung je Sitzung

Abrechnungsausschluss in derselben Sitzung 08414

Aufwand in Min. **Kalkulationszeit:** 18 **Prüfzeit:** 14 **Eignung d. Prüfzeit:** Tages- und Quartalsprofil

GOÄ entsprechend oder ähnlich: Nr. 1028

08414* Innere oder kombinierte Wendung — **412** / **43,00**

Obligater Leistungsinhalt
- Innere Wendung,
- In Anästhesie

und/oder
- Operationsbereitschaft

Abrechnungsausschluss in derselben Sitzung 08413

Aufwand in Min. **Kalkulationszeit:** 30 **Prüfzeit:** 23 **Eignung d. Prüfzeit:** Tages- und Quartalsprofil

GOÄ entsprechend oder ähnlich: Nr. 1029

08415* Zuschlag zur Gebührenordnungsposition 08411 bei Leitung und Betreuung einer Geburt bei Schnittentbindung — **690** / **72,01**

Obligater Leistungsinhalt
- Schnittentbindung

Fakultativer Leistungsinhalt
- Eingriffe an den Adnexen,
- Instrumentelle Dilatation der Zervix,
- Entfernung der Nachgeburt,
- Entfernung von Nachgeburtsresten

Abrechnungsausschluss in derselben Sitzung 08416

Aufwand in Min. **Kalkulationszeit:** 45 **Prüfzeit:** 34 **Eignung d. Prüfzeit:** Tages- und Quartalsprofil

GOÄ entsprechend oder ähnlich: Nr. 1032 ggf. mit höherem Steigerungsfaktor

Kommentar: Eine im Rahmen einer Schnittentbindung durchgeführte Sterilisation kann nicht gesondert berechnet werden, sondern ist fakultativer Leistungsinhalt der EBM-Nr. 08415.

Eine Sectio parva bei lebensbedrohlicher Blutung der Mutter bei lebendem Fetus ist nach Nr. 08411 und dem Zuschlag nach Nr. 08415 zu berechnen.

08416* **Entfernung der Nachgeburt im Zusammenhang mit der Leistung entsprechend der Gebührenordnungsposition 08411** **283** **29,53**

Obligater Leistungsinhalt
- Entfernung der Nachgeburt durch inneren Eingriff,
- Entfernung von Nachgeburtsresten durch inneren Eingriff

Fakultativer Leistungsinhalt
- Abrasio

Abrechnungsausschluss in derselben Sitzung 08415

Aufwand in Min. **Kalkulationszeit:** 20 **Prüfzeit:** 15 **Eignung d. Prüfzeit:** Tages- und Quartalsprofil

GOÄ entsprechend oder ähnlich: Nrn. 1041, 1042 ggf. auch Abrasio

8.5 Reproduktionsmedizin

1. Die Gebührenordnungspositionen 08520, 08531, 08541, 08542, 08550, 08551, 08552, 08560 und 08561 sind für zugelassene Ärzte, ermächtigte Ärzte oder ermächtigte ärztlich geleitete Einrichtungen berechnungsfähig, die eine Genehmigung gemäß § 121 a SGB V nachweisen können.

2. Die Gebührenordnungsposition 08521 ist nur für Ärzte, die zum Führen der Gebietsbezeichnung Frauenarzt berechtigt sind, sowie von solchen anderen Ärzten berechnungsfähig, die über spezielle Kenntnisse auf dem Gebiet der Reproduktionsmedizin verfügen. Darüber hinaus ist für die Berechnung der Nachweis der Berechtigung zur Teilnahme an der psychosomatischen Grundversorgung notwendig. Ferner ist die Gebührenordnungsposition 08521 nicht von dem Arzt berechnungsfähig, der die Maßnahme zur künstlichen Befruchtung durchführt.

3. Die Gebührenordnungsposition 08530 ist nur von solchen Ärzten berechnungsfähig, die zur Führung der Gebietsbezeichnung Frauenarzt berechtigt sind.

4. Die Berechnung der Gebührenordnungspositionen 08531, 08541, 08542, 08550, 08551, 08552, 08560 und 08561 setzt eine Genehmigung gemäß den Richtlinien über künstliche Befruchtung voraus.

5. Die Gebührenordnungspositionen 08570, 08571, 08572, 08573 und 08574 sind nur von Ärzten mit der Gebietsbezeichnung Humangenetik und/oder von Ärzten mit der Zusatzbezeichnung Medizinische Genetik berechnungsfähig.

6. Der Zyklusfall umfasst den 1. bis 28. Zyklustag für Patientinnen mit endogen gesteuertem Zyklus (Spontanzyklus) bzw. vom 1. Stimulationstag bis 14 Tage nach der Eizellentnahme für Patientinnen ohne endogen gesteuerten Zyklus.

7. Der Reproduktionsfall umfasst die Leistung der erforderlichen Laboruntersuchungen vor der ersten Keimzellgewinnung gemäß 12.1. der Richtlinie über künstliche Befruchtung des Gemeinsamen Bundesauschusses sowie umfasst die nach Maßgabe der Richtlinien über künstliche Befruchtung berechnungsfähigen Zyklusfälle.

8. Die in den Richtlinien über künstliche Befruchtung angegebene Höchstzahl berechnungsfähiger Zyklen ist bei der Abrechnung der Gebührenordnungspositionen 08530, 08531, 08541, 08550 und 08560 verbindlich. Für die Gebührenordnungsposition 08521 ist die Krankenkasse der Ehefrau, für die Gebührenordnungspositionen 08520, 08540, 08570, 08571, 08572, 08573 und 08574 die Krankenkasse des Ehemannes leistungspflichtig.

9. Ärzte, die zum Führen der Gebietsbezeichnung Frauenarzt berechtigt sind, können neben der Gebührenordnungsposition 08540 im Behandlungsfall nur die Gebührenordnungspositionen 01102, 08211, 08510 und 08520 sowie die vertraglich vereinbarten Kostenpauschalen 32575, 32576, 32614, 32618, 32660 und 32781 auf dem Behandlungsausweis des Ehemannes berechnen. Ärzte, die zum Führen der Gebietsbezeichnung Frauenarzt mit Zusatzbezeichnung Medizinische Genetik berechtigt sind, können zusätzlich die Gebührenordnungspositionen 08570 bis 08574 und Gebührenordnungspositionen des Abschnitts 11.3 berechnen.

10. In den Gebührenordnungspositionen 08550, 08551, 08552, 08560 und 08561 sind alle zur Durchführung erforderlichen Leistungen des behandelnden Arztes und alle von ihm in diesem Zusammenhang veranlassten Leistungen enthalten, mit Ausnahme derjenigen nach den Nrn. 12.1, 12.2, 12.6 und 16. der Richtlinien über künstliche Befruchtung und mit Ausnahme der Kosten für Arzneimittel.

11. Die Gebührenordnungspositionen 08550, 08551, 08552, 08560 und 08561 und deren Leistungsbestandteile können im Laufe eines Kalendervierteljahres nur von einem Arzt abgerechnet werden. Dies gilt auch, wenn mehrere Ärzte in die Behandlung eingebunden sind.

12. Die Gebührenordnungspositionen 08550, 08551, 08560 und 08561 sind nicht berechnungsfähig, wenn zur Eizellgewinnung ein stationärer Aufenthalt von mehr als zwei Tagen Dauer erfolgt.

13. Gemäß § 27a SGB V ist vor Beginn der Maßnahmen zur künstlichen Befruchtung der Krankenkasse ein Behandlungsplan zur Genehmigung vorzulegen. Die gemäß Behandlungsplan im Zusammenhang mit Maßnahmen zur künstlichen Befruchtung erbrachten Leistungen sind nach Maßgabe der Kassenärztlichen Vereinigung zu kennzeichnen.

14. In den Gebührenordnungspositionen des Abschnitts III.b-8.5 sind die Leistungen entsprechend den Gebührenordnungspositionen 01600 und 01601 enthalten.

Kommentar:

Im Bereich der Reproduktionsmedizin sind über die allgemeinen Voraussetzungen des Kapitels 8 hinaus zusätzliche Abrechnungsvoraussetzungen zu beachten.

Die Leistungen nach den Nrn. 08520, 08531, 08541, 08542, 08550, 08551, 08552, 08560 und 08561 setzen zusätzlich eine Genehmigung zur Durchführung künstlicher Befruchtungen durch die zuständige Behörde nach § 121a SGB V voraus.

Die Beratung eines Ehepaares gemäß Nr. 14 der Richtlinien über künstliche Befruchtung des Gemeinsamen Bundesausschusses (Nr. 08521) setzt die Berechtigung zur Führung der Gebietsbezeichnung Frauenarzt voraus oder spezielle Kenntnisse auf dem Gebiet der Reproduktionsmedizin und den Nachweis de Berechtigung zur Teilnahme an der psychosomatischen Grundversorgung. Wer die Maßnahmen der künstlichen Befruchtung durchführt, darf die Leistung nach Nr. 08521 nicht abrechen.

Die Abrechnung der Leistung nach Nr. 08530 setzt die Berechtigung zur Führung der Gebietsbezeichnung Frauenarzt voraus.

Die Abrechnung der Leistungen nach den Nrn. 08531, 08541, 08542, 08550, 08551, 08552, 08560 und 08561 bedarf einer Genehmigung nach den Richtlinien über künstliche Befruchtung des Gemeinsamen Bundesausschusses.

Die Abrechnung der Leistungen nach den Nrn. 08570 bis 08574 ist nur von Ärzten mit der Gebietsbezeichnung Humangenetik und/oder der Zusatzbezeichnung Medizinische Genetik möglich.

Wegen der oben genannten und einer Reihe weiterer besonderer Abrechnungsvoraussetzungen bei der Reproduktionsmedizin ist es für diesen Bereich besonders empfehlenswert, dass Praxen, die entsprechende Leistungen anbieten, individuelle Abrechnungsprofile für die einzelnen Ärzte der Praxis erstellen. Dies kann die Beachtung der vielfältigen Abrechnungsbestimmungen erheblich erleichtern.

Beschluss zu Änderungen des Einheitlichen Bewertungsmaßstabes (EBM) durch den Bewertungsausschuss nach § 87 Abs. 1 Satz 1 SGB V in seiner 202. Sitzung am 2. November 2009 mit Wirkung zum 1. Januar 2010

Der Bewertungsausschuss nach § 87 Abs. 1 Satz 1 SGB V beschließt die Verlängerung des in seiner 172. Sitzung (schriftliche Beschlussfassung) gefassten Beschlusses (Amtliche Bekanntmachung: Deutsches Ärzteblatt, Jg. 106, Heft 5 vom 30. Januar 2009, Seite A 212) zu Änderungen des Einheitlichen Bewertungsmaßstabes (EBM) wie folgt:

Bewertung der Leistungen der Reproduktionsmedizin

1. Die Leistungen der Reproduktionsmedizin (Gebührenordnungspositionen 08530, 08531, 08550, 08551, 08552, 08560 und 08561) wurden mit dem Anpassungsfaktor von 1,1545 höher bewertet. Diese Anpassung gilt zunächst bis zum 31. Dezember 2010 weiter.

2. Soweit die Partner der Gesamtverträge vor der Beschlussfassung des Bewertungsausschusses in seiner 202. Sitzung bereits leistungsbezogene Zuschläge zum Punktwert der Euro-Gebührenordnung zu den vorgenannten Gebührenordnungspositionen des Gebührenordnungsabschnittes 8.5 des EBM mit Wirkung über den 31. Dezember 2009 hinaus vereinbart haben, ist die Notwendigkeit und die Höhe der für diese Leistungen vereinbarten Zuschläge unter Berücksichtigung der Höherbewertung zu überprüfen und ggf. anzupassen. Dieses entfällt, soweit die Überprüfung und Anpassung der leistungsbezogenen Zuschläge nach Satz 1 im Jahr 2009 bereits stattgefunden hat

Durchführungsempfehlung des Bewertungsausschusses zu den Leistungen der künstlichen Befruchtung

Die KBV veröffentlicht: „Durchführungsempfehlung des Bewertungsausschusses nach § 87 Abs. 1 Satz 1 SGB V zu den Leistungen der künstlichen Befruchtung gemäß § 27a SGB V in seiner 214. Sitzung (schriftliche Beschlussfassung) mit Wirkung zum 1. Januar 2010"

Zu den bisherigen Maßnahmen der künstlichen Befruchtung, den damit zusammenhängenden weitergehenden ärztlichen Leistungen sowie den vertraglich vereinbarten Kostenpauschalen gemäß den Richtlinien des Gemeinsamen Bundesausschusses werden durch die in Kraft getretene gesetzliche Verordnung zur Testung von Keimzellspendern im Zusammenhang mit den Maßnahmen der künstlichen Befruchtung (TPG-Gewebeverordnung) weitere vertraglich vereinbarte Kostenpauschalen aufgenommen. In diesem Zusammenhang wird die Bundesempfehlung nach § 86 SGB V der Spitzenverbände der Krankenkassen und der Kassenärztlichen Bundesvereinigung zu den Leistungen der künstlichen Befruchtung gemäß § 27a SGB V in der Fassung vom 1. Oktober 2007 (amtliche Bekanntmachung im Deutschen Ärzteblatt, Heft 30 vom 29. Juli 2005 sowie Änderungsbeschlüsse, Heft 1–2 vom 9. Januar 2006 und Heft 33 vom 17. August 2007) durch diese Durchführungsempfehlung abgelöst.

Der Bewertungsausschuss gibt im Zusammenhang mit dem Beschluss des Gemeinsamen Bundesausschusses, gültig ab 30. September 2009, zur Änderung der Richtlinien über die künstliche Befruchtung auf Grundlage der Umsetzung der im April 2008 in Kraft getretenen gesetzlichen Verordnungen (TPG-Gewebeverordnung) zur Testung von Keimzellenspendern im Zusammenhang mit Maßnahmen der künstlichen Befruchtung folgende Durchführungsempfehlung ab:

(1) Die unten aufgeführten Maßnahmen der künstlichen Befruchtung sowie die damit zusammenhängenden weitergehenden ärztlichen Leistungen gemäß den Richtlinien des Gemeinsamen Bundesausschusses sind entsprechend Beschlussteil A Ziffer 1.2 Nr. 11 des Beschlusses des Erweiterten Bewertungsausschusses zur Neuordnung der vertragsärztlichen Vergütung im Jahr 2009 in seiner 7. Sitzung am 27. und 28. August 2008 außerhalb der morbiditätsbedingten Gesamtvergütung mit den Preisen der regionalen Euro-Gebührenordnung gemäß § 87a Abs. 2 Satz 6 SGB V zu vergüten. Dies sind die Leistungen nach den Gebührenordnungspositionen 01510 bis 01512, 02100, 02341, 05310, 05330, 05340, 05341, 05350, 08510, 08530, 08531, 08540 bis 08542, 08550 bis 08552, 08560, 08561, 08570 bis 08574, 11311, 11312, 11320 bis 11322, 31272, 31503, 31600, 31608, 31609, 31822, 33043, 33044, 33090, 36272, 36503 und 36822 sowie die vertraglich vereinbarten Kostenpauschalen der Leistungen nach den Gebührenordnungspositionen 32354, 32356, 32357, 32575, 32576, 32614, 32618, 32660 und 32781.

(2) Die in Absatz 1 genannten Leistungen werden bundeseinheitlich nach Vorgabe der Kassenärztlichen Vereinigung durch den abrechnenden Arzt gekennzeichnet. Der so gekennzeichnete, nach sachlich-rechnerischer Richtigstellung zur Auszahlung gelangende Leistungsbedarf der Leistungen nach Absatz 1, wird im Formblatt 3 mit einem Anteil von 50 v.H. des berechneten Leistungsbedarfs ausgewiesen.

Protokollnotiz:

(1) Die Rechnungslegung für die Gebührenordnungspositionen 01510 bis 01512, 02100, 02341, 05310, 05330, 05340, 05341, 05350, 08510, 08530, 08531, 08540 bis 08542, 08550 bis 08552, 08560, 08561, 08570 bis 08574, 11311, 11312, 11320 bis 11322, 33043, 33044 und 33090 erfolgt im Formblatt 3, Kontenart 400, Ebene 6.

(2) Die Rechnungslegung für die Gebührenordnungspositionen 31272, 31503, 31600, 31608, 31609 und 31822 erfolgt im Formblatt 3, Kontenart 401, Ebene 6.

(3) Die Rechnungslegung für die Gebührenordnungspositionen 36272, 36503 und 36822 erfolgt im Formblatt 3, Kontenart 463, Ebene 6.

(4) Die Rechnungslegung für die vertraglich vereinbarten Kostenpauschalen 32354, 32356, 32357, 32575, 32576, 32614, 32618, 32660 und 32781 erfolgt im Formblatt 3, Kontenart 400, Ebene 6.

Siehe: Richtlinien des Bundesausschusses der Ärzte und Krankenkassen über ärztliche Maßnahmen zur künstlichen Befruchtung („Richtlinien über künstliche Befruchtung") in der Fassung vom 14. August 1990 zuletzt geändert am 21 August 2014 veröffentlicht im Bundesanzeiger BAnz AT 17.10.2014 B3 -in Kraft getreten am 18. Oktober 2014 (http://www.kvwl.de/arzt/recht/kbv/richtlinien/richtl_kuenstliche_befrucht.pdf)

08510* **Erstellung eines Behandlungsplans gemäß § 27a Abs. 3 SGB V** **67** **6,99**

Aufwand in Min. **Kalkulationszeit:** KA **Prüfzeit:** ./. **Eignung d. Prüfzeit:** Keine Eignung

GOÄ entsprechend oder ähnlich: Leistungskomplex in der GOÄ nicht vorhanden, eventuell daher 80 (Gutachten) oder 85 abrechnen

Kommentar: Im Rahmen der Gesundheitsreform müssen Patientinnen seit 1.1.2004 sich mit 50 % an den Gesamtkosten der künstlichen Befruchtung beteiligen. Da die GKV-Kassen einen Überblick über die Durchführung der Maßnahmen haben wollen, wurde von der GKV ein Formular entwickelt, das vom Arzt hinsichtlich der entstehenden Kosten auszufüllen ist. In dem Formular werden einzelne Bereiche abgefragt und sind vom Arzt zu beantworten.

SGB V § 27a Künstliche Befruchtung

(1) Die Leistungen der Krankenbehandlung umfassen auch medizinische Maßnahmen zur Herbeiführung einer Schwangerschaft, wenn
1. diese Maßnahmen nach ärztlicher Feststellung erforderlich sind,
2. nach ärztlicher Feststellung hinreichende Aussicht besteht, daß durch die Maßnahmen eine Schwangerschaft herbeigeführt wird; eine hinreichende Aussicht besteht nicht mehr, wenn die Maßnahme drei Mal ohne Erfolg durchgeführt worden ist,
3. die Personen, die diese Maßnahmen in Anspruch nehmen wollen, miteinander verheiratet sind,
4. ausschließlich Ei- und Samenzellen der Ehegatten verwendet werden und
5. sich die Ehegatten vor Durchführung der Maßnahmen von einem Arzt, der die Behandlung nicht selbst durchführt, über eine solche Behandlung unter Berücksichtigung ihrer medizinischen und psychosozialen Gesichtspunkte haben unterrichten lassen und der Arzt sie an einen der Ärzte oder eine der Einrichtungen überwiesen hat, denen eine Genehmigung nach § 121a erteilt worden ist.

(2) [1]Absatz 1 gilt auch für Inseminationen, die nach Stimulationsverfahren durchgeführt werden und bei denen dadurch ein erhöhtes Risiko von Schwangerschaften mit drei oder mehr Embryonen besteht. [2]Bei anderen Inseminationen ist Absatz 1 Nr. 2 zweiter Halbsatz und Nr. 5 nicht anzuwenden.

(3) [1]Anspruch auf Sachleistungen nach Absatz 1 besteht nur für Versicherte, die das 25. Lebensjahr vollendet haben; der Anspruch besteht nicht für weibliche Versicherte, die das 40. und für männliche Versicherte, die das 50. Lebensjahr vollendet haben. [2]Vor Beginn der Behandlung ist der Krankenkasse ein Behandlungsplan zur Genehmigung vorzulegen. [3]Die Krankenkasse übernimmt 50 vom Hundert der mit dem Behandlungsplan genehmigten Kosten der Maßnahmen, die bei ihrem Versicherten durchgeführt werden.

(4) Der Gemeinsame Bundesausschuss bestimmt in den Richtlinien nach § 92 die medizinischen Einzelheiten zu Voraussetzungen, Art und Umfang der Maßnahmen nach Absatz 1.

08520* **Beratung des Ehepaares gemäß Nr. 16 der Richtlinien über künstliche Befruchtung,** **81** **8,45**

Abrechnungsbestimmung einmal im Reproduktionsfall

Aufwand in Min. **Kalkulationszeit:** KA **Prüfzeit:** 15 **Eignung d. Prüfzeit:** Nur Quartalsprofil

GOÄ entsprechend oder ähnlich: Nr. 34

Kommentar: Die Beratung des Ehepaares kann von dem Vertragsarzt durchgeführt werden, der die Behandlung auch später durchführt. Die Berechnung ist zu Lasten der GKV-Kasse des Ehemannes durchzuführen. Die Beratung nach Nr. 08521 allerdings ist von einem anderen Arzt als dem, der die Behandlung führen wird, zu machen.

08521* **Beratung des Ehepaares gemäß Nr. 14 der Richtlinien über künstliche Befruchtung einschließlich einer Bescheinigung nach Nr. 15,** **111** **11,58**

Abrechnungsbestimmung einmal im Reproduktionsfall

Abrechnungsausschluss
im Behandlungsfall 35100, 35110
im Reproduktionsfall 08530

Aufwand in Min. **Kalkulationszeit:** KA **Prüfzeit:** 20 **Eignung d. Prüfzeit:** Nur Quartalsprofil
GOÄ entsprechend oder ähnlich: Nr. 34

08530* **Intrazervikale, intrauterine oder intratubare homologe Insemination im Spontanzyklus gemäß Nr. 10.1 der Richtlinien über künstliche Befruchtung, ggf. nach Auslösen der Ovulation durch HCG-Gabe, ggf. nach Stimulation mit Antiöstrogenen,** **108** **11,27**

Abrechnungsbestimmung einmal im Zyklusfall

Abrechnungsausschluss
im Reproduktionsfall 08521
im Zyklusfall 08531
im Behandlungsfall 08550, 08551, 08552, 08560, 08561

Aufwand in Min. **Kalkulationszeit:** KA **Prüfzeit:** 30 **Eignung d. Prüfzeit:** Nur Quartalsprofil
GOÄ entsprechend oder ähnlich: Nr. 1114
Kommentar: Die Beratung des Ehepaares kann nicht von dem Vertragsarzt durchgeführt werden, der die Behandlung auch später durchführt.

08531* **Intrazervikale, intrauterine oder intratubare homologe Insemination nach hormoneller Stimulation gemäß Nr. 10.2 der Richtlinien über künstliche Befruchtung mit Gonadotropinen,** **194** **20,25**

Abrechnungsbestimmung einmal im Zyklusfall

Abrechnungsausschluss
im Zyklusfall 08530
im Behandlungsfall 08550, 08551, 08552, 08560, 08561

Aufwand in Min. **Kalkulationszeit:** KA **Prüfzeit:** 30 **Eignung d. Prüfzeit:** Nur Quartalsprofil
GOÄ entsprechend oder ähnlich: Nr. 1114
Kommentar: Bevor die Leistung nach Nr. 08531 erbracht werden kann, muss eine Beratung nach Nr. 08521 erfolgen und die behördliche Genehmigung nach SGB V § 121a vorliegen.

Nach den Richtlinien ist eine heterologe Insemination ausgeschlossen und wird daher in der Leistungslegende auch nicht erwähnt.

08540* **Gewinnung und Untersuchung(en) des Spermas gemäß Nr. 12.2 der Richtlinien zur künstlichen Befruchtung, Aufbereitung und Kapazitation, ggf. einschl. laboratoriumsmedizinischer Untersuchung(en)** **168** **17,53**

Abrechnungsausschluss im Behandlungsfall 32190

Aufwand in Min. **Kalkulationszeit:** KA **Prüfzeit:** ./. **Eignung d. Prüfzeit:** Keine Eignung
GOÄ entsprechend oder ähnlich: Leistungskomplex in der GOÄ nicht vorhanden, daher Abrechnung der einzelnen erbrachten GOÄ-Leistung(en) z.B. Nrn. 3667, 3668*
Kommentar: Zu Lasten der GKV-Kassen des Ehemannes kann der Frauenarzt zusätzlich die entsprechende Grundpauschale abrechnen und ggf. einen HIV-Antikörper-Nachweis. Frauenärzten mit Zusatzbezeichnung Medizinische Genetik können zusätzlich Leistungen nach EBM-Nrn.
- 08570
- 08571
- 08572
- oder 08573

berechnen.

Ein ggf. erforderliches Spermiogramm kann nur von einem andrologisch tätigen Arzt (z.B. Dermatologe, Urologe) oder Laborarzt nach Nr. 32190 berechnet werden.

08541* **Ultraschallgezielte und/oder laparoskopische Eizellentnahme gemäß Nr. 12.6 der Richtlinien zur künstlichen Befruchtung im Zusammenhang mit Nr. 10.3, 10.4 und 10.5, ggf. einschl. Zusammenführung von Ei- und Samenzellen, mikroskopischer Beurteilung der Reifestadien der Eizellen (bei Maßnahmen nach Nr. 10.4) oder der** **522** **54,48**

Eizellkultur (bei Maßnahmen nach Nr. 10.3 und 10.5), ggf. einschl. intratubarer Transfer bei Maßnahmen nach Nr. 10.4,

Abrechnungsbestimmung einmal im Zyklusfall

Abrechnungsausschluss im Zyklusfall 33042, 33043, 33044, 33081, 33090, 33091, 33092

Bericht: mind. Befundkopie (Nr. 01602) an Hausarzt

Aufwand in Min. **Kalkulationszeit:** KA **Prüfzeit:** 35 **Eignung d. Prüfzeit:** Nur Quartalsprofil

GOÄ entsprechend oder ähnlich: Leistungskomplex in der GOÄ nicht vorhanden, daher Abrechnung der einzelnen erbrachten GOÄ-Leistung(en) z.B. analoger Ansatz gemäß GOÄ § 6(2*) der Nrn. 317, 701 und für den Ultraschall 410

08542* **Zuschlag zu der Gebührenordnungsposition 08541 bei ambulanter Durchführung** **447** **46,65**

Aufwand in Min. **Kalkulationszeit:** KA **Prüfzeit:** ./. **Eignung d. Prüfzeit:** Keine Eignung

GOÄ entsprechend oder ähnlich: Leistung so in der GOÄ nicht vorhanden, ggf. höherer Steigerungssatz für GOÄ Nr. 701

08550* **In-vitro-Fertilisation (IVF) mit anschließendem Embryo-Transfer (ET), ggf. als Zygotentransfer und/oder als intratubarer Embryo-Transfer (EIFT) gemäß 10.3 der Richtlinien zur künstlichen Befruchtung, einschl. aller zur Durchführung erforderlichen Leistungen im Zyklusfall außer den Maßnahmen nach 12.1, 12.2. und 12.6, einschl. der Kosten für Nährmedien und Transferkatheter,** **8772** **915,45**

Abrechnungsbestimmung einmal im Zyklusfall

Abrechnungsausschluss
im Behandlungsfall 08530, 08531
im Zyklusfall 08551, 08552, 08560, 08561, 33042, 33043, 33044, 33081, 33090, 33091, 33092 und Kapitel 32

Aufwand in Min. **Kalkulationszeit:** KA **Prüfzeit:** 109 **Eignung d. Prüfzeit:** Nur Quartalsprofil

GOÄ entsprechend oder ähnlich: Leistung in der GOÄ nicht vorhanden. Abrechnung der einzelnen erbrachten GOÄ-Leistung(en)

Kommentar: Nur **ein** Arzt kann die erforderlichen Leistungen nach Nr. 08550 bis Nrn. 08552, 08560 und 08561 abrechnen. Werden von anderen Ärzten Teilleistungen erbracht, so ist dies untereinander und nicht über die GKV finanziell aufzuregeln.

Nach den Richtlinien des Bundesausschusses der Ärzte und Krankenkassen über ärztliche Maßnahmen zur künstlichen Befruchtung („Richtlinien über künstliche Befruchtung“) dürfen Kosten für die Kryokonservierung von Gameten oder befruchteten Eizellen nicht von den GKV-Kassen übernommen werden, sondern müssen nach GOÄ liquidiert werden.

Der Bewertungsausschuss stellt in seiner 202. Sitzung fest: „... Die Leistungen der Reproduktionsmedizin (08530, 08531, 08550, 08551, 08552, 08560 und 08561) werden mit dem Anpassungsfaktor von 1,1545 höher bewertet.

08551* **Maßnahmen zur In-vitro-Fertilisation (IVF) entsprechend der Gebührenordnungsposition 08550 bis zum Ausbleiben der Zellteilung,** **7479** **780,52**

Abrechnungsbestimmung einmal im Zyklusfall

Abrechnungsausschluss
im Behandlungsfall 08530, 08531
im Zyklusfall 08550, 08552, 08560, 08561, 33042, 33043, 33044, 33081, 33090, 33091, 33092 und Kapitel 32

Aufwand in Min. **Kalkulationszeit:** KA **Prüfzeit:** 68 **Eignung d. Prüfzeit:** Nur Quartalsprofil

GOÄ entsprechend oder ähnlich: Leistung in der GOÄ nicht vorhanden. Abrechnung der einzelnen erbrachten GOÄ-Leistung(en)

Kommentar: Nur **ein** Arzt kann die erforderlichen Leistungen nach Nr. 08550 bis Nrn. 08552, 08560 und 08561 abrechnen. Werden von anderen Ärzten Teilleistungen erbracht, so ist dies untereinander und nicht über die GKV finanziell aufzuregeln.

08552* Maßnahmen zur In-vitro-Fertilisation (IVF) entsprechend der Gebührenordnungspositionen 08550 bzw. 08560 bis frühestens zwei Tage vor der geplanten Follikelpunktion, vom ersten Zyklustag bis zum Tag des Abbruchs, **1991** **207,78**

Abrechnungsbestimmung einmal im Zyklusfall

Abrechnungsausschluss
im Behandlungsfall 08530, 08531
im Zyklusfall 08550, 08551, 08560, 08561, 33042, 33043, 33044, 33081, 33090, 33091, 33092 und Kapitel 32

Aufwand in Min. **Kalkulationszeit:** KA **Prüfzeit:** 34 **Eignung d. Prüfzeit:** Nur Quartalsprofil

GOÄ entsprechend oder ähnlich: Leistung in der GOÄ nicht vorhanden, daher Abrechnung der einzelnen erbrachten GOÄ-Leistung(en)

Kommentar: Nach der Leistungslegende ist die Leistung nur abrechenbar, wenn der Abbruch der IVF bis frühestens zwei Tage vor der geplanten Follikelpunktion erfolgt. Bis dahin erbrachte einzelne Leistungen z.B. Ultraschall, Laboruntersuchungen, sind aber bei einem Abbruch, der früher liegt, berechnungsfähig.

08560* In-vitro-Fertilisation (IVF) mit anschließendem Embryo-Transfer (ET), einschl. intrazytoplasmatischer Spermieninjektion (ICSI), ggf. als Zygotentransfer und/oder als intratubarer Embryo-Transfer (EIFT) gemäß 10.5 der Richtlinien zur künstlichen Befruchtung, einschl. aller zur Durchführung erforderlichen Leistungen im Zyklusfall außer den Maßnahmen nach 12.1, 12.2 und 12.6, einschl. der Kosten für Nährmedien und Transferkatheter, **12358** **1289,69**

Abrechnungsbestimmung einmal im Zyklusfall

Abrechnungsausschluss
im Zyklusfall 08550, 08551, 08552, 08561, 33042, 33043, 33044, 33081, 33090, 33091, 33092, 34260, 34270 und Kapitel 32
im Behandlungsfall 08530, 08531

Aufwand in Min. **Kalkulationszeit:** KA **Prüfzeit:** 109 **Eignung d. Prüfzeit:** Nur Quartalsprofil

GOÄ entsprechend oder ähnlich: Leistung in der GOÄ nicht vorhanden, daher Abrechnung der einzelnen erbrachten GOÄ-Leistung(en), ggf. analoger Ansatz nach GOÄ § 6(2*).

Kommentar: Der Bewertungsausschuss stellt in seiner 202. Sitzung fest: „... Die Leistungen der Reproduktionsmedizin (08530, 08531, 08550, 08551, 08552, 08560 und 08561) werden mit dem Anpassungsfaktor von 1,1545 höher bewertet.

08561* Maßnahmen zur In-vitro-Fertilisation (IVF) einschl. intrazytoplasmatischer Spermieninjektion (ICSI) entsprechend der Gebührenordnungsposition 08560 bis zum Ausbleiben der Zellteilung, **11067** **1154,96**

Abrechnungsbestimmung einmal im Zyklusfall

Abrechnungsausschluss
im Behandlungsfall 08530, 08531
im Zyklusfall 08550, 08551, 08552, 08560, 33042, 33043, 33044, 33081, 33090, 33091, 33092 und Kapitel 32

Aufwand in Min. **Kalkulationszeit:** KA **Prüfzeit:** 68 **Eignung d. Prüfzeit:** Nur Quartalsprofil

GOÄ entsprechend oder ähnlich: Leistung in der GOÄ nicht vorhanden. Abrechnung der einzelnen erbrachten GOÄ-Leistung(en)

Kommentar: Siehe Kommentar zu Nr. 08550.

08570* Humangenetische Abklärung gemäß Nr. 16 der Richtlinien über künstliche Befruchtung eines Verdachts auf genetisches und/oder teratogenes Risiko mit Erhebung aller relevanten anamnestischen Daten einschl. einer detaillierten Analyse des Stammbaums und abschließender Beratung, ggf. in mehreren Sitzungen. Abfassung einer schriftlichen wissenschaftlich begründeten humangenetischen Stellungnahme, im Zusammenhang mit einer Maßnahme nach Nr. 10.5 der Richtlinien über künstliche Befruchtung, **143** **14,92**

Abrechnungsbestimmung einmal im Reproduktionsfall

Anmerkung Die Gebührenordnungsposition 08570 ist im Fall der Partnerberatung nur einmal berechnungsfähig.

Abrechnungsausschluss
im Behandlungsfall 01790, 01791, 01792, 01835, 01836, 01837, 08571, 08572
im Krankheitsfall 11230, 11231, 11232

Bericht: mind. Befundkopie (Nr. 01602) an Hausarzt

Aufwand in Min. **Kalkulationszeit:** 9 **Prüfzeit:** 9 **Eignung d. Prüfzeit:** Nur Quartalsprofil

GOÄ entsprechend oder ähnlich: Leistung in der GOÄ nicht vorhanden. Abrechnung der einzelnen erbrachten GOÄ-Leistung(en), ggf. Nr. 21

Kommentar: Die Leistung kann nur einmal im Reproduktionsfall abgerechnet werden. Der Reproduktionsfall umfasst die nach Maßgabe der Richtlinien über künstliche Befruchtung abrechnungsfähigen Zyklusfälle.

08571* **Ausführliches schriftliches wissenschaftlich begründetes humangenetisches Gutachten auf der Grundlage zugesandter schriftlicher Befundunterlagen und ggf. zugesandter Bilddokumente und/oder auf der Grundlage von Ergebnissen zyto- und/oder molekulargenetischer Untersuchungen im Zusammenhang mit einer Maßnahme nach Nr. 10.5 der Richtlinien über künstliche Befruchtung,** **288** **30,06**

Abrechnungsbestimmung einmal im Reproduktionsfall

Anmerkung Die Gebührenordnungsposition 08571 ist im Fall der Partnerberatung nur einmal berechnungsfähig.

Abrechnungsausschluss
im Krankheitsfall 11230, 11231, 11232, 11310
im Behandlungsfall 01790, 01791, 01792, 01793, 01835, 01836, 01837, 01838, 08570, 08572, 11311, 11312, 11320, 11321, 11322

Bericht: mind. Befundkopie (Nr. 01602) an Hausarzt

Aufwand in Min. **Kalkulationszeit:** 17 **Prüfzeit:** 17 **Eignung d. Prüfzeit:** Nur Quartalsprofil

GOÄ entsprechend oder ähnlich: Analog Ansatz nach GOÄ § 6(2*) der Nr. 85

Kommentar: Die Leistung kann nur einmal im Reproduktionsfall, dies sind bis zu 4 Zyklusfälle, abgerechnet werden.

08572* **Humangenetische Beratung und Begutachtung im Zusammenhang mit einer Maßnahme nach Nr. 10.5 der Richtlinien über künstliche Befruchtung bei evidentem genetischen und/oder teratogenen Risiko mit Erhebung aller relevanten anamnestischen Daten und detaillierter Analyse des Stammbaums über mindestens 3 Generationen, ggf. in mehreren Sitzungen, ggf. einschl. körperlicher Untersuchung. Quantifizierung des Risikos durch Einbeziehung der Ergebnisse weitergehender (z.B. zyto- und/oder molekulargenetischer) Untersuchungen und/oder durch Berechnung individueller Wahrscheinlichkeiten. Abfassung eines wissenschaftlich begründeten humangenetischen Gutachtens, ggf. einschl. einer zusätzlichen schriftlichen Zusammenfassung für den oder die Begutachtete(n),** **1179** **123,04**

Abrechnungsbestimmung einmal im Reproduktionsfall

Anmerkung Die Gebührenordnungsposition 08572 ist im Fall der Partnerberatung nur einmal berechnungsfähig.

Abrechnungsausschluss im Behandlungsfall 01790, 01791, 01792, 01835, 01836, 01837, 08570, 08571, 11230, 11231, 11232

Bericht: mind. Befundkopie (Nr. 01602) an Hausarzt

Aufwand in Min. **Kalkulationszeit:** 71 **Prüfzeit:** 71 **Eignung d. Prüfzeit:** Nur Quartalsprofil

GOÄ entsprechend oder ähnlich: Analog Ansatz nach GOÄ § 6(2*) der Nr. 85

Kommentar: Die Leistung kann nur einmal im Reproduktionsfall abgerechnet werden. Der Reproduktionsfall umfasst die nach Maßgabe der Richtlinien über künstliche Befruchtung abrechnungsfähigen Zyklusfälle.

08573* **Chromosomenanalyse aus Zellen des hämatopoetischen Systems im Zusammenhang mit einer Maßnahme nach Nr. 10.5 der Richtlinien über künstliche Befruchtung,** **1393** **145,37**

Obligater Leistungsinhalt
- Chromosomenanalyse aus Zellen des hämatopoetischen Systems,
- Vorangegangene Kultivierung,

Fakultativer Leistungsinhalt
- X-Chromatin und/oder Y-Chromatin-Bestimmung,

Abrechnungsbestimmung einmal im Reproduktionsfall

Abrechnungsausschluss im Behandlungsfall 01791, 01793, 01836, 01838, 11231, 11310, 11311

Bericht: mind. Befundkopie (Nr. 01602) an Hausarzt

Aufwand in Min. **Kalkulationszeit:** 9 **Prüfzeit:** 9 **Eignung d. Prüfzeit:** Nur Quartalsprofil

GOÄ entsprechend oder ähnlich: Nr. 4872*

Kommentar: Die Leistung kann nur einmal im Reproduktionsfall abgerechnet werden. Der Reproduktionsfall umfasst die nach Maßgabe der Richtlinien über künstliche Befruchtung abrechnungsfähigen Zyklusfälle.

08574* **Spezielle Darstellung der Strukturen einzelner Chromosomen durch Anwendung besonderer Techniken im Zusammenhang mit der Gebührenordnungsposition 08573** **447** **46,65**

Obligater Leistungsinhalt
- Chromosomenbandenanalyse aus unterschiedlichen Langzeit-Kultivierungen

und/oder
- Untersuchung von Chromosomenaberrationen an Metaphasechromosomen oder Interphasekernen mittels DNA-Hybridisierung

und/oder
- Fluoreszenz-in-situ-Hybridisierung (FISH),

Fakultativer Leistungsinhalt
- Fotografische Dokumentation,

Abrechnungsbestimmung je angewendetes Färbeverfahren oder je untersuchter Zielsequenz (je Sonde)

Abrechnungsausschluss in derselben Sitzung 11312

Aufwand in Min. **Kalkulationszeit:** 1 **Prüfzeit:** 1 **Eignung d. Prüfzeit:** Nur Quartalsprofil

GOÄ entsprechend oder ähnlich: Nr. 4872* mit höherem Steigerungssatz

9 Hals-Nasen-Ohrenärztliche Gebührenordnungspositionen

9.1 Präambel

1. Die in diesem Kapitel aufgeführten Gebührenordnungspositionen können ausschließlich von Fachärzten für Hals-Nasen-Ohren-Heilkunde berechnet werden.

2. Außer den in diesem Kapitel genannten Gebührenordnungspositionen sind von den in der Präambel genannten Vertragsärzten – unbeschadet der Regelungen gemäß I-5 und I-6.2 der Allgemeinen Bestimmungen – zusätzlich nachfolgende Gebührenordnungspositionen berechnungsfähig: 01100 bis 01102, 01210, 01212, 01214 bis 01222, 01320, 01321, 01410 bis 01416, 01418, 01420, 01425, 01426, 01430, 01435, 01436, 01440, 01510 bis 01512, 01600 bis 01602, 01610 bis 01612, 01620 bis 01623, 01701, 01705, 01706, 01783, 01800, 01802 bis 01811, 01950 bis 01952, 01955, 01956, 02100, 02101, 02110 bis 02112, 02120, 02200, 02300 bis 02302, 02310, 02320, 02323, 02330, 02331, 02340, 02341, 02343, 02360, 02500 und 02510 bis 02512.

3. Ausser den in diesem Kapitel genannten Gebührenordnungspositionen sind bei Vorliegen der entsprechenden Qualifikationsvoraussetzungen von den in der Präambel genannten Vertragsärzten – unbeschadet der Regelungen gemäß I-5 und I-6.2 der Allgemeinen Bestimmungen – zusätzlich nachfolgende Gebührenordnungspositionen berechnungsfähig: 30400 bis 30402, 30410, 30411, 30420, 30421, 30800 und 36884, Gebührenordnungspositionen der Abschnitte IV-30.1, IV-30.2, IV-30.3, IV-30.7.1, IV-30.7.2, IV-30.9, IV-30.12, IV-31.2, IV-31.3, IV-31.4.3, IV-31.5, IV-31.6, IV-36.2, IV-36.3, IV-36.5 und IV-36.6.2 sowie Gebührenordnungspositionen der Kapitel IV-32, IV-33, IV-34 und IV-35.

4. Bei der Berechnung der zusätzlichen Gebührenordnungspositionen in den Nummern 2 und 3 sind die Maßnahmen zur Qualitätssicherung gemäß § 135 Abs. 2 SGB V, die berufsrechtliche Verpflichtung zur grundsätzlichen Beschränkung auf das jeweilige Gebiet sowie die Richtlinien des Gemeinsamen Bundesausschusses zu beachten.

5. Werden die in den Grundpauschalen enthaltenen Leistungen entsprechend den Gebührenordnungspositionen 01600 und 01601 erbracht, sind für die Versendung bzw. den Transport die Kostenpauschalen nach den Nrn. 40120, 40122, 40124 und 40126 berechnungsfähig.

6. Neben den in diesem Kapitel genannten Gebührenordnungspositionen sind die Gebührenordnungspositionen 20338, 20339, 20340, 20377 und 20378 für die unter Nr. 1 genannten Ärzte nur berechnungsfähig, wenn die Arztpraxis über folgende technische Mindestvoraussetzungen verfügt:

- Verwendung eines gemäß den Vorgaben des Gesetzes über Medizinprodukte (MPG) zugelassenen Audiometers mit entsprechend vorgegebenen Referenzwerten von Hörschwellen und mindestens einmal jährlich durchgeführter messtechnischer Kontrolle gemäß § 11 der Verordnung über das Errichten, Betreiben und Anwenden von Medizinprodukten (MPBetreibV) durch einen zugelassenen Wartungsdienst entsprechend der MPBetreibV. Der Vertragsarzt hat der zuständigen Kassenärztlichen Vereinigung die Bestätigung über die Durchführung der Wartung mit der nach dem Wartungsdienst erfolgenden Quartalsabrechnung beizulegen.
- Eine Kinderaudiometrieanlage mit einer Mindestausstattung von fünf Audiometrielautsprechern mit Störschalllautsprecher(n) entsprechend DIN EN 60645, mindestens Klasse 2 (im Halbkreis angeordnet, 0 Grand, 45 Grad, 90 Grand, Mindestausgangsleistung 90 dB) passiv sprachsimulierendes Rauschen, Mindestabstand der Lautsprecher vom Patienten 1 m, Konditionierungsleuchten für jeden Richtungslautsprecher oder Bilddarbietung rechts und links, zweikanaliges Audiometer mit schmalbandigem frequenzspezifischem Prüfgeräusch sowie mindestens einer Powerbox mit einer Ausgangsleistung von mindestens 100 dB aktiv voraus.
- Eine zweikanalige BERA für die Untersuchung(en) mittels elektrischer Reaktionsaudiometrie.

Kommentar:

Alle Gebührenordnungspositionen des Kapitels 9 – also die Leistungen nach den Nrn. 09210 bis 09362 – können grundsätzlich (s. Kommentierung zu Kapitel I, Abschnitt 1.5) nur von Fachärzten für Hals-Nasen-Ohrenkrankheiten abgerechnet werden.

Zusätzlich zu den Gebührenordnungspositionen dieses Kapitels sind für oben genannte Vertragsärzte die in der Präambel genannten Leistungen abrechnungsfähig.

Werden Leistungen nach den Gebührenordnungspositionen 01600, 01601, 01610 und 01612 erbracht, können, auch dann, wenn die Leistung nicht gesondert berechnungsfähig sein sollte, da sie in der Grundpauschale enthalten ist, für Versendung und Transport die Kostenpauschalen nach den Nrn. 40120, 40122, 40124 oder 40126 abgerechnet werden.

HNO-Ärzte, die Leistungen nach den Gebührenordnungspositionen 20338, 20339, 20340, 20377 und/ oder 20378 abrechnen wollen, müssen die in 9.1. Nr. 6 genannten technischen Mindestvoraussetzungen erfüllen. Ferner muss der KV eine messtechnische Kontrolle nach § 11 MPBetreibV nachgewiesen werden.

9.2 Hals-Nasen-Ohrenärztliche Grundpauschalen

Grundpauschale

Obligater Leistungsinhalt

- Persönlicher Arzt-Patienten-Kontakt,

Fakultativer Leistungsinhalt

- Weitere persönliche oder andere Arzt-Patienten-Kontakte gemäß I-4.3.1 der Allgemeinen Bestimmungen,
- Ärztlicher Bericht entsprechend der Gebührenordnungsposition 01600,
- Individueller Arztbrief entsprechend der Gebührenordnungsposition 01601,
- Endoskopische organbezogene Untersuchung(en),
- Ohrmikroskopie,
- In Anhang VI-1 aufgeführte Leistungen,

Abrechnungsbestimmung einmal im Behandlungsfall

09210 für Versicherte bis zum vollendeten 5. Lebensjahr **240** **25,05**

Abrechnungsausschluss
in derselben Sitzung 01436
im Behandlungsfall 01600, 01601

Aufwand in Min. **Kalkulationszeit:** 25 **Prüfzeit:** 21 **Eignung d. Prüfzeit:** Nur Quartalsprofil

GOÄ entsprechend oder ähnlich: Leistungskomplex in der GOÄ nicht vorhanden. Abrechnung der einzelnen erbrachten GOÄ-Leistung(en).

Kommentar: Die Grundpauschale ist beim ersten kurativ-ambulanten persönlichen Arzt-Patienten-Kontakt im Behandlungsfall berechnungsfähig. Ein persönlicher Arzt-Patienten-Kontakt setzt die räumliche und zeitgleiche Anwesenheit des Arztes und des Patienten und eine direkte Interaktion (z.B. Gespräch) voraus. Bei einem ausschließlich telefonischen Kontakt ist die Grundpauschale nicht abrechenbar.

Die Pauschale ist nur einmal im Behandlungsfall bzw. bei arztgruppenübergreifender Behandlung nur einmal im Arztfall berechenbar.

In dieser Pauschale sind die Leistungen des EBM, die im **Anhang 1 (Verzeichnis der nicht gesondert abrechnungsfähigen und in Komplexen enthaltenen Leistungen ...)** enthalten sind, integriert und damit auch als Kassenleistungen honoriert und können nicht mehr gesondert abgerechnet werden, es sei denn, sie finden sich in den arztgruppenspezifischen Kapiteln ausdrücklich als abrechnungsfähige Leistung angegeben.

Es ist einem Vertragsarzt nicht gestattet, die in der Anlage 1 aufgeführten Leistungen einem GKV-Versicherten als Individuelle Gesundheitsleistung (IGeL) anzubieten und privat nach GOÄ als IGeL-Leistung abzurechnen.

Wird in demselben Quartal eine kurativ-ambulante und eine kurativ-stationäre (belegärztliche Behandlung) durchgeführt, ist die Grundpauschale je einmal berechnungsfähig. Es ist aber von der Punktzahl der zweiten zur Abrechnung kommenden Grundpauschale ein Abschlag von 50 % vorzunehmen.

09211 für Versicherte ab Beginn des 6. bis zum vollendeten 59. Lebensjahr **198** **20,66**

Aufwand in Min. **Kalkulationszeit:** 21 **Prüfzeit:** 17 **Eignung d. Prüfzeit:** Nur Quartalsprofil

GOÄ entsprechend oder ähnlich: Leistungskomplex in der GOÄ nicht vorhanden. Abrechnung der einzelnen erbrachten GOÄ-Leistung(en).

09212 für Versicherte ab Beginn des 60. Lebensjahres **205** **21,39**

Aufwand in Min. **Kalkulationszeit:** 21 **Prüfzeit:** 17 **Eignung d. Prüfzeit:** Nur Quartalsprofil

GOÄ entsprechend oder ähnlich: Leistungskomplex in der GOÄ nicht vorhanden. Abrechnung der einzelnen erbrachten GOÄ-Leistung(en).

09220 Zuschlag für die Hals-Nasen-Ohrenärztliche Grundversorgung gemäß Allgemeiner Bestimmung 4.3.8 zu den Gebührenordnungspositionen 09210 bis 09212 **27** **2,82**

Abrechnungsbestimmung einmal im Behandlungsfall

Anmerkung Der Zuschlag nach der Gebührenordnungsposition 09220 kann gemäß Allgemeiner Bestimmung 4.3.8 ausschließlich in Behandlungsfällen abgerechnet werden, in denen nur Leistungen der fachärztlichen Grundversorgung gemäß Anhang 3 und/oder regionaler Vereinbarungen erbracht und berechnet werden.

Aufwand in Min. **Kalkulationszeit:** KA **Prüfzeit:** ./. **Eignung d. Prüfzeit:** Keine Eignung

GOÄ entsprechend oder ähnlich: Eine vergleichbare Leistung ist in der GOÄ nicht aufgeführt.

09222 Zuschlag zu der Gebührenordnungsposition 09220 **7** **0,73**

Abrechnungsbestimmung einmal im Behandlungsfall

Anmerkung Die Gebührenordnungsposition 09222 wird durch die zuständige Kassenärztliche Vereinigung zugesetzt.

Aufwand in Min. **Kalkulationszeit:** KA **Prüfzeit:** ./. **Eignung d. Prüfzeit:** Keine Eignung

9.3 Diagnostische und therapeutische Gebührenordnungspositionen

09310* Tamponade der hinteren Nasenabschnitte und/oder des Nasenrachenraumes **136** **14,19**

Abrechnungsausschluss
in derselben Sitzung 02300, 02301, 02302, 09360, 09361, 09362
am Behandlungstag 09329

Aufwand in Min. **Kalkulationszeit:** 7 **Prüfzeit:** 6 **Eignung d. Prüfzeit:** Tages- und Quartalsprofil

GOÄ entsprechend oder ähnlich: Nrn. 1425, 1426, 1435

Kommentar: Auch bei der Tamponierung beider Naseabschnitte kann die Leistung nur einmal berechnet werden. Neben den kleinen operativen Leistungen nach Nrn. 02300, 02301, 02302 und den kleinen operativen HNO-Eingriffen nach Nrn. 09360, 09361, 09362 kann die Tamponade nicht berechnet werden. Auch bei einer Tamponade beider Nasenlöcher ist die Leistung nur einmal berechnungsfähig.

09311 Lupenlaryngoskopie **76** **7,93**

Obligater Leistungsinhalt
- Untersuchung des Kehlkopfes mittels Endoskop (Laryngoskop)

Fakultativer Leistungsinhalt
- Untersuchung der oberen Trachea

Abrechnungsausschluss in derselben Sitzung 20310

Aufwand in Min. **Kalkulationszeit:** 8 **Prüfzeit:** 5 **Eignung d. Prüfzeit:** Tages- und Quartalsprofil

GOÄ entsprechend oder ähnlich: Nr. 1530

Kommentar: Wird bei der Kehlkopfuntersuchung keine Lupenlaryngoskopie angewandt, so ist die Untersuchung des Kehlkopfes mit der Grundpauschale ausgeglichen.

09312* Schwebe- oder Stützlaryngoskopie **172** **17,95**

Obligater Leistungsinhalt
- Schwebe- oder Stützlaryngoskopie in Narkose

Abrechnungsausschluss in derselben Sitzung 09313, 09314, 20311, 20312, 20313

Aufwand in Min. **Kalkulationszeit:** 17 **Prüfzeit:** 15 **Eignung d. Prüfzeit:** Tages- und Quartalsprofil

GOÄ entsprechend oder ähnlich: Nr. 1533

EBM-Nr. EBM-Punkte / Euro

09313* **Direkte Laryngoskopie mittels Endoskop beim Neugeborenen, Säugling, Kleinkind oder Kind bis zum vollendeten 5. Lebensjahr** **189** **19,72**

Obligater Leistungsinhalt
- Direkte Laryngoskopie mittels Endoskop

und/oder
- Direkte Laryngoskopie mittels Operationsmikroskop

Fakultativer Leistungsinhalt
- Schwebe- oder Stützlaryngoskopie (Nr. 09312)

Abrechnungsausschluss in derselben Sitzung 09312, 20311, 20312

Aufwand in Min. **Kalkulationszeit:** 20 **Prüfzeit:** 15 **Eignung d. Prüfzeit:** Tages- und Quartalsprofil

GOÄ entsprechend oder ähnlich: Nr. 1533, ggf. mit höherem Steigerungssatz

Kommentar: Die EBM Leistungen der Nr. 09312 Schwebe- oder Stützlaryngoskopie in Narkose sind fakultativer Bestandteil der Nr. 09313 und nicht gesondert berechnungsfähig.

09314* **Stroboskopische Untersuchung der Stimmlippen** **83** **8,66**

Obligater Leistungsinhalt
- Stimmlippenstroboskopie,
- Schriftliche Auswertung,
- Dokumentation

Abrechnungsausschluss in derselben Sitzung 09312, 09318, 20313, 20314

Aufwand in Min. **Kalkulationszeit:** 8 **Prüfzeit:** 7 **Eignung d. Prüfzeit:** Tages- und Quartalsprofil

GOÄ entsprechend oder ähnlich: Nr. 1416

Kommentar: Nach Leistungslegende sind Dokumentation und auch schriftliche Auswertung erforderlich.

09315* **Bronchoskopie** **988** **103,11**

Obligater Leistungsinhalt
- Bronchoskopie,
- Patientenaufklärung zur Untersuchung und zu den möglichen therapeutischen Maßnahmen in derselben Sitzung, in angemessenem Zeitabstand vor dem Eingriff,
- Information zum Ablauf der vorbereitenden Maßnahmen vor dem Eingriff und zu einer möglichen Sedierung und/oder Prämedikation,
- Nachbeobachtung und -betreuung,
- Oberflächenanästhesie,
- Überwachung der Vitalparameter und der Sauerstoffsättigung

Fakultativer Leistungsinhalt
- Prämedikation/Sedierung,
- Probeexzision(en),
- Probepunktion(en)

Abrechnungsausschluss in derselben Sitzung 02300, 02301, 02302, 02340, 02341, 02343, 02360, 09360, 09361, 09362, 13662

Bericht: mind. Befundkopie (Nr. 01602) an Hausarzt

Aufwand in Min. **Kalkulationszeit:** 25 **Prüfzeit:** 19 **Eignung d. Prüfzeit:** Tages- und Quartalsprofil

GOÄ entsprechend oder ähnlich: Nr. 677

Kommentar: Mit der Leistungslegende sind sowohl Bronchoskopien mit flexiblem als auch mit starren Instrumentarium gemeint.

09316* **Zuschlag zu der Gebührenordnungsposition 09315 für** **242** **25,26**
- Fremdkörperentfernung

und/oder
- Blutstillung

und/oder
- Perbronchiale Biopsie

und/oder

- Sondierung von peripheren Rundherden

und/oder

- Broncho-alveoläre Lavage

Fakultativer Leistungsinhalt
- Röntgenübersichtsaufnahme(n) der Brustorgane (Nr. 34240)
- Röntgenübersichtsaufnahme(n) der Brustorgane (Nr. 34241)

Abrechnungsausschluss in derselben Sitzung 02300, 02301, 02302, 02340, 02341, 02343, 02360, 09360, 09361, 09362, 34240, 34241

Aufwand in Min. **Kalkulationszeit:** 13 **Prüfzeit:** 12 **Eignung d. Prüfzeit:** Tages- und Quartalsprofil

GOÄ entsprechend oder ähnlich: Nr. 678

09317* Ösophagoskopie — 334 / 34,86

Obligater Leistungsinhalt
- Bougierung des Ösophagus,
- Patientenaufklärung zur Untersuchung und zu den möglichen therapeutischen Maßnahmen in derselben Sitzung, in angemessenem Zeitabstand vor dem Eingriff,
- Information zum Ablauf der vorbereitenden Maßnahmen vor dem Eingriff und zu einer möglichen Sedierung und/oder Prämedikation,
- Nachbeobachtung und -betreuung

Fakultativer Leistungsinhalt
- Prämedikation/Sedierung,
- Probeexzision,
- Probepunktion,
- Fremdkörperentfernung(en)

Abrechnungsausschluss in derselben Sitzung 02300, 02301, 02302, 02340, 02341, 02360, 09360, 09361, 09362

Bericht: mind. Befundkopie (Nr. 01602) an Hausarzt

Aufwand in Min. **Kalkulationszeit:** 14 **Prüfzeit:** 11 **Eignung d. Prüfzeit:** Tages- und Quartalsprofil

GOÄ entsprechend oder ähnlich: Nr. 680

Kommentar: In der Regel werden vor Oesophaguskopien Gerinnungsuntersuchungen durchgeführt und zur Untersuchung Sedativa injeziert. Dies wird bei Wirtschaftlichkeitsprüfungen öfter moniert. Der Kommentar nach Wezel/ Liebold hält dies für ein Problem der Wirtschaftlichkeitsprüfung, ... *„weshalb nach Ansicht der Kommentartoren* (des Wezel/Liebebold) *eine sachlich-rechnerische Berichtigung durch die KV – auch auf Antrag eines Kassenverbandes – nicht in Frage kommen kann...“*

Die Sedierung des Patienten im Rahmen der Endoskopie ist keine Narkoseleistung und daher auch nicht berechnungsfähig.

09318* Videostroboskopie — 152 / 15,86

Obligater Leistungsinhalt
- Videostroboskopische Untersuchung der Stimmlippen zur Bestimmung der Schwingungsperioden, -phasen, -amplituden und des Glottisschlusses bei unterschiedlichen Intensitäten und Frequenzen, in bewegtem und stehendem Bild,
- Bilddokumentation

Abrechnungsausschluss in derselben Sitzung 09314, 20313, 20314

Aufwand in Min. **Kalkulationszeit:** 16 **Prüfzeit:** 12 **Eignung d. Prüfzeit:** Tages- und Quartalsprofil

GOÄ entsprechend oder ähnlich: Eine vergleichbare Leistung ist in der GOÄ nicht aufgeführt.

09320 Tonschwellenaudiometrische Untersuchung — 147 / 15,34

Obligater Leistungsinhalt
- Untersuchung(en) ein- und/oder beidseitig,
- Bestimmung der Hörschwelle in Luft- und/oder Knochenleitung mit 8 bis 12 Prüffrequenzen oder mittels kontinuierlicher Frequenzänderung

Fakultativer Leistungsinhalt
- Vertäubung,
- Bestimmung der Intensitätsbreite

Anmerkung Die Gebührenordnungsposition 09320 ist nur berechnungsfähig bei Verwendung eines von der PTB bzw. eines entsprechend der EU-Richtlinie 93/42/EWG zugelassenen Audiometers mit mindestens einmal jährlich durchgeführter messtechnischer Kontrolle gemäß § 11 der Verordnung über das Errichten, Betreiben und Anwenden von Medizinprodukten (MPBetreibV) durch einen zugelassenen Wartungsdienst entsprechend der MPBetreibV. Der Vertragsarzt hat der zuständigen Kassenärztlichen Vereinigung die Bestätigung über die Durchführung der Wartung mit der nach dem Wartungsdienst erfolgenden Quartalsabrechnung beizulegen.
Bei audiometrischen Untersuchungen mit Kopfhörern müssen sowohl für Normalhörige als auch für Schwerhörige die Bedingungen der DIN ISO 8253 – 1 erfüllt sein. Zusätzlich muss diese Norm auch für audiometrische Untersuchungen von Schwerhörigen oder Patienten mit unklarem Hörvermögen im freien Schallfeld erfüllt sein. Bei audiometrischen Untersuchungen zur Bestimmung der Hörschwelle im freien Schallfeld über Lautsprecher bei Normalhörigen muss zusätzlich die DIN ISO 8253 – 2 erfüllt sein.

Abrechnungsausschluss
im Behandlungsfall 09372, 09373, 09374, 20372, 20373, 20374
in derselben Sitzung 09321, 20320, 20321
am Behandlungstag 20338

Aufwand in Min. **Kalkulationszeit:** 4 **Prüfzeit:** 4 **Eignung d. Prüfzeit:** Tages- und Quartalsprofil

GOÄ entsprechend oder ähnlich: Nrn. 1403*, 1404*

Kommentar: Abkürzungserläuterung: PTB = Physikalisch-technische Bundesanstalt.

Die Leistung ist nur vollständig erbracht und damit abrechnungsfähig, wenn die vorgeschriebenen Anforderungen der Anzahl der Prüffrequenzen und an die Frequenzänderungen erfüllt sind. Einfache audiologische Tests sind mit Ansatz der Grundpauschale abgegolten und nicht gesondert abrechenbar.

09321 Sprachaudiometrische Bestimmung(en) des Hörvermögens im Zusammenhang mit der Erbringung der Leistung entsprechend der Gebührenordnungsposition 09320 — 149 / 15,55

Obligater Leistungsinhalt
- Untersuchung(en) ein- und/oder beidseitig, getrennt für das rechte und linke Ohr über Kopfhörer,
- Spachaudiometrie bei vorausgegangener Tonschwellenaudiometrie entsprechend der Gebührenordnungsposition 09320

und/oder
- Hörfeldskalierungen (mindestens 4 Frequenzen)

Fakultativer Leistungsinhalt
- Überschwellige audiometrische Untersuchungen (z.B. Bestimmung der Tinnitus-Verdeckungs-Kurve, SISI-Test, Lüscher-Test, Langenbeck-Geräuschaudiogramm),
- Störgeräusch(e),
- Messung im freien Schallfeld,
- Benutzung von Hörhilfen

Abrechnungsausschluss
im Behandlungsfall 09372, 09373, 09374, 20372, 20373, 20374
in derselben Sitzung 09320, 09335, 09336, 20320, 20321, 20335, 20336
am Behandlungstag 09343, 20338, 20339, 20340, 20343

Aufwand in Min. **Kalkulationszeit:** 5 **Prüfzeit:** 4 **Eignung d. Prüfzeit:** Tages- und Quartalsprofil

GOÄ entsprechend oder ähnlich: Eine vergleichbare Leistung ist in der GOÄ nicht aufgeführt.

09322 Zuschlag zu der Gebührenordnungspostion 09320 für die Durchführung einer Kinderaudiometrie an einer sonstigen Kinderaudiometrieanlage — 32 / 3,34

Obligater Leistungsinhalt
- Kinderaudiometrie beim Säugling, Kleinkind oder Kind,

- Unter Anwendung kindgerechter Hilfen,
- Unter Anwendung einer sonstigen kinderaudiometrischen Einrichtung

Abrechnungsausschluss
in derselben Sitzung 09335, 20322, 20335
am Behandlungstag 20338

Aufwand in Min. **Kalkulationszeit:** 2 **Prüfzeit:** 2 **Eignung d. Prüfzeit:** Tages- und Quartalsprofil

GOÄ entsprechend oder ähnlich: Nr. 1404* mit höherem Steigerungssatz

09323 Reflexbestimmung an den Mittelohrmuskeln mittels Impedanzmessung **78** 8,14

Obligater Leistungsinhalt
- Reflexbestimmung an den Mittelohrmuskeln mittels Impedanzmessung,
- Mindestens vier Prüfsequenzen,
- Ipsi- und/oder kontralaterale Ableitung,
- Ein- und/oder beidseitig

Abrechnungsausschluss
in derselben Sitzung 09324, 20323, 20324
im Behandlungsfall 09372, 20372
am Behandlungstag 20338

Aufwand in Min. **Kalkulationszeit:** KA **Prüfzeit:** 2 **Eignung d. Prüfzeit:** Tages- und Quartalsprofil

GOÄ entsprechend oder ähnlich: Nr. 1407

09324 Abklärung einer vestibulo-cochleären Erkrankung mittels Messung(en) otoakustischer Emissionen **120** 12,52

Obligater Leistungsinhalt
- Untersuchung(en) ein- und/oder beidseitig,
- Messung(en) otoakustischer Emissionen, einschließlich Tympanometrie

Anmerkung Die Berechnung der Gebührenordnungspostion 09324 setzt eine Genehmigung der Kassenärztlichen Vereinigung nach der Vereinbarung zur Bestimmung der otoakustischen Emissionen gemäß § 135 Abs. 1 SGB V voraus.

Abrechnungsausschluss
in derselben Sitzung 09323, 09327, 20323, 20324, 20327, 20371
am Behandlungstag 01705, 01706

Aufwand in Min. **Kalkulationszeit:** 4 **Prüfzeit:** 3 **Eignung d. Prüfzeit:** Tages- und Quartalsprofil

GOÄ entsprechend oder ähnlich: Nr. 1409

Kommentar: Die Leistung kann nur von HNO-Ärzten und Ärzten der Phoniathrie und/oder Pädaudiologie erbracht werden. **Wezel/Liebold** verweist in seinem Kommentar als Bestätigung auf ein Urteil des Bundessozialgerichtes (BSG) vom 30.1.2000 (AZ: B6 KA 73/00 R), nach dem diese Leistung andere Ärzte – auch Kinderärzte – nicht erbringen dürfen.

09325 Prüfung der Labyrinthe mit nystagmographischer Aufzeichnung **262** 27,34

Obligater Leistungsinhalt
- Untersuchung(en) ein- und/oder beidseitig,
- Nystagmographische Dokumentation unter Verwendung von ENG, CNG oder VNG

Abrechnungsausschluss in derselben Sitzung 09327, 20325, 20327, 20371

Aufwand in Min. **Kalkulationszeit:** 12 **Prüfzeit:** 9 **Eignung d. Prüfzeit:** Tages- und Quartalsprofil

GOÄ entsprechend oder ähnlich: Nr. 1413

09326 Abklärung einer retro-cochleären Erkrankung **334** 34,86

Obligater Leistungsinhalt
- Untersuchung(en) ein- und/oder beidseitig,
- Untersuchung mittels elektrischer Reaktionsaudiometrie (BERA)

Abrechnungsausschluss in derselben Sitzung 09327, 20326, 20327

Bericht: mind. Befundkopie (Nr. 01602) an Hausarzt

Aufwand in Min. **Kalkulationszeit:** 27 **Prüfzeit:** 21 **Eignung d. Prüfzeit:** Tages- und Quartalsprofil

GOÄ entsprechend oder ähnlich: Nr. 1408

Kommentar: Wird die Untersuchung in Sedierung oder Schlafauslösung durchgeführt, so ist die Nr. 09327 zu berechnen.

09327 Hörschwellenbestimmung 543 56,67

Obligater Leistungsinhalt
- Untersuchung(en) ein- und/oder beidseitig,
- Untersuchung(en) mittels elektrischer Reaktionsaudiometrie (BERA, MMN),
- Sedierung oder Schlafauslösung

Fakultativer Leistungsinhalt
- Abklärung einer vestibulo-cochleären Erkrankung mittels Messung(en) otoakustischer Emissionen (Nr. 09324),
- Prüfung der Labyrinthe mit nystagmographischer Aufzeichnung (Nr. 09325),
- Abklärung einer retro-cochleären Erkrankung (Nr. 09326)

Abrechnungsausschluss in derselben Sitzung 09324, 09325, 09326, 20324, 20325, 20326, 20327

Aufwand in Min. **Kalkulationszeit:** 27 **Prüfzeit:** 21 **Eignung d. Prüfzeit:** Tages- und Quartalsprofil

GOÄ entsprechend oder ähnlich: Nr. 1408

Kommentar: Wird die Untersuchung ohne Sedierung oder Schlafauslösung durchgeführt, so ist dafür die Nr. 09326 zu berechnen. Erfolgt auch eine zusätzliche Untersuchung im Wachzustand, kann diese nicht extra berechnet werden, da sich eine Abrechnung der Nrn. 09326 und 09327 ausschließt.

09329 Zusatzpauschale bei der Behandlung eines Patienten mit akuter, schwer stillbarer Nasenblutung 292 30,47

Obligater Leistungsinhalt
- Rhinoendoskopie,
- Lokalanästhesie und/oder Einbringen von Medikamenten,
- Dauer mindestens 25 Minuten

Fakultativer Leistungsinhalt
- Tamponade der vorderen Nasenabschnitte,
- Tamponade der hinteren Nasenabschnitte und/oder des Nasenrachenraumes (Nr. 09310),
- Einbringen haemostyptischer Substanzen

Abrechnungsbestimmung einmal am Behandlungstag

Abrechnungsausschluss am Behandlungstag 02300, 02301, 02302, 09310, 09360, 09361, 09362

Aufwand in Min. **Kalkulationszeit:** 25 **Prüfzeit:** 25 **Eignung d. Prüfzeit:** Tages- und Quartalsprofil

GOÄ entsprechend oder ähnlich: Eine vergleichbare Leistung ist in der GOÄ nicht aufgeführt.

09330 Zusatzpauschale Untersuchung der Stimme 203 21,19

Obligater Leistungsinhalt
- Phonationsdauer,
- Erfassung psychovegetativer Stigmata,
- Dauer mindestens 20 Minuten,
- Standardisierte Dokumentation,
- Differenzierende Beurteilung(en) von
  - Stimmqualität,
  - Stimmleistung,
  - Sprechstimmlage,
  - Stimmumfang,
  - Stimmintensität,
  - Stimmeinsatz,
  - Stimmresonanz

Fakultativer Leistungsinhalt
- Stimmfeldmessung mittels Schallpegelmessung bis 110 dB mit graphischer Darstellung der frequenzbezogenen Schallpegel für minimale und maximale Lautstärke,
- Zusatzpauschale(n) Untersuchung des Sprechens und der Sprache (Nr. 09331)

Abrechnungsausschluss
in derselben Sitzung 09332, 09333, 20330, 20331, 20332, 20333
im Behandlungsfall 09331, 20330, 20331

Aufwand in Min. **Kalkulationszeit:** 20 **Prüfzeit:** 20 **Eignung d. Prüfzeit:** Tages- und Quartalsprofil
GOÄ entsprechend oder ähnlich: Nr. 1556, 1557

09331 Zusatzpauschale Untersuchung des Sprechens und der Sprache — 292 / 30,47

Obligater Leistungsinhalt
- Dauer mindestens 15 Minuten,
- Standardisierte Dokumentation,
- Prüfung(en)
  - der Sprachentwicklung,
  - des aktiven und des passiven Wortschatzes,
  - der Grammatik und Syntax,
  - der Artikulationsleistungen,
  - der prosodischen Faktoren,
  - des Redeflusses,
  - des Sprachverständnisses,
  - der zentralen Sprachverarbeitung

Fakultativer Leistungsinhalt
- Standardisierte(r) Sprachentwicklungstest(s),
- Zusatzpauschale(n) Untersuchung der Stimme (Nr. 09330)

Abrechnungsausschluss
in derselben Sitzung 09332, 20330, 20331, 20332
im Behandlungsfall 09330

Aufwand in Min. **Kalkulationszeit:** 15 **Prüfzeit:** 15 **Eignung d. Prüfzeit:** Tages- und Quartalsprofil
GOÄ entsprechend oder ähnlich: Nr. 1555

09332 Zusatzpauschale Abklärung einer Aphasie, Dysarthrie und/oder Dysphagie — 324 / 33,81

Obligater Leistungsinhalt
- Eingehende Untersuchung auf
  - Aphasie

  und/oder
  - Dysarthrie

  und/oder
  - Dysphagie,
- Anwendung standardisierter Verfahren

Abrechnungsausschluss in derselben Sitzung 09330, 09331, 20330, 20331, 20332

Bericht: mind. Befundkopie (Nr. 01602) an Hausarzt
Aufwand in Min. **Kalkulationszeit:** 34 **Prüfzeit:** 29 **Eignung d. Prüfzeit:** Nur Quartalsprofil
GOÄ entsprechend oder ähnlich: Eine vergleichbare Leistung ist in der GOÄ nicht aufgeführt, ggf. analoger Ansatz Nr.855*

09333 Stimmfeldmessung — 60 / 6,26

Obligater Leistungsinhalt
- Stimmfeldmessung mittels Schallpegelmessung bis 110 dB,
- Messung von Stimmumfang und Dynamikbreite der Stimme,
- Graphische Darstellung der frequenzbezogenen Schallpegel für minimale und maximale Lautstärke

Abrechnungsausschluss in derselben Sitzung 09330, 20330, 20333

Aufwand in Min. **Kalkulationszeit:** 4 **Prüfzeit:** 4 **Eignung d. Prüfzeit:** Tages- und Quartalsprofil
GOÄ entsprechend oder ähnlich: Leistungen in der GOÄ nicht vorhanden

09335 Zuschlag zu der Gebührenordnungsposition 09320 bei Durchführung einer Kinderaudiometrie an einer speziellen Kinderaudiometrieanlage — 140 / 14,61

Obligater Leistungsinhalt
- Beobachtungsaudiometrie

und/oder
- konditionierte Bestimmung der Hörschwelle

und/oder
- Spielaudiometrie,
- an einer Kinderaudiometrieanlage,
- im freien Schallfeld und/oder mit Kopfhörern,
- bis zum vollendeten 12. Lebensjahr,
- ein- und/oder beidseitig

Anmerkung Die Berechnung der Gebührenordnungsposition 09335 setzt eine Kinderaudiometrieanlage mit einer Mindestausstattung von fünf Audiometrielautsprechern mit Störschalllautsprecher(n) entsprechend EN 60645 (im Halbkreis angeordnet, 0 Grad, 45 Grad, 90 Grad, Mindestausgangsleistung 90 dB) passiv sprachsimulierendes Rauschen, Mindestabstand der Lautsprecher vom Patienten 1 m, Konditionierungsleuchten für jeden Richtungslautsprecher oder Bilddarbietung rechts und links, zweikanaliges Audiometer mit schmalbandigem frequenzspezifischem Prüfgeräusch sowie mindestens einer Powerbox mit einer Ausgangsleistung von mindestens 100 dB aktiv voraus.

Abrechnungsausschluss
in derselben Sitzung 09321, 09322, 20321, 20322, 20335
am Behandlungstag 20338

Aufwand in Min. **Kalkulationszeit:** KA **Prüfzeit:** 6 **Eignung d. Prüfzeit:** Tages- und Quartalsprofil
GOÄ entsprechend oder ähnlich: Nr. 1406*

09336 Kindersprachaudiometrie an einer speziellen Kinderaudiometrieanlage — 168 / 17,53

Obligater Leistungsinhalt
- Kinderaudiometrische Untersuchung(en) des Sprachgehörs,
- an einer Kinderaudiometrieanlage,
- Verwendung von Kindersprachtests entsprechend dem Sprachentwicklungsalter,
- im freien Schallfeld und/oder mit Kopfhörern,
- bis zum vollendeten 12. Lebensjahr,
- ein- und/oder beidseitig

Fakultativer Leistungsinhalt
- Bilddarbietung

Anmerkung Die Gebührenordnungsposition 09336 ist nur berechnungsfähig bei Verwendung eines von der PTB bzw. eines entsprechend der EU-Richtlinie 93/42/EWG zugelassenen Audiometers mit mindestens einmal jährlich durchgeführter messtechnischer Kontrolle gemäß § 11 der Verordnung über das Errichten, Betreiben und Anwenden von Medizinprodukten (MPBetreibV) durch einen zugelassenen Wartungsdienst entsprechend der MPBetreibV. Der Vertragsarzt hat der zuständigen Kassenärztlichen Vereinigung die Bestätigung über die Durchführung der Wartung mit der nach dem Wartungsdienst erfolgenden Quartalsabrechnung beizulegen.
Die Berechnung der Gebührenordnungsposition 09336 setzt eine Kinderaudiometrieanlage mit einer Mindestausstattung von fünf Audiometrielautsprechern mit Störschalllautsprecher(n) entsprechend EN 60645 (im Halbkreis angeordnet, 0 Grad, 45 Grad, 90 Grad, Mindestausgangsleistung 90 dB) passiv sprachsimulierendes Rauschen, Mindestabstand der Lautsprecher vom Patienten 1 m, Konditionierungsleuchten für jeden Richtungslautsprecher oder Bilddarbietung rechts und links, zweikanaliges Audiometer mit schmalbandigem frequenzspezifischem Prüfgeräusch sowie mindestens einer Powerbox mit einer Ausgangsleistung von mindestens 100 dB aktiv voraus.

Abrechnungsausschluss
in derselben Sitzung 09321, 20321, 20336
am Behandlungstag 20338, 20339, 20340

Aufwand in Min. **Kalkulationszeit:** KA **Prüfzeit:** 10 **Eignung d. Prüfzeit:** Tages- und Quartalsprofil

GOÄ entsprechend oder ähnlich: Nr. 1406*

09343 Zusatzpauschale bei Diagnostik des Tinnitus

154
16,07

Obligater Leistungsinhalt
- Tinnitusmatching,
- Messung der Verdeckbarkeit und/oder Maskierung,
- Beratung zum Umgang mit der Tinnituserkrankung (Dauer mindestens 10 Minuten),

Fakultativer Leistungsinhalt
- Planung und Koordination der komplementären Heil- und Hilfsmittelversorgung,
- Einleitung und/oder Koordination weiterführender Behandlungen,

Abrechnungsbestimmung einmal am Behandlungstag

Abrechnungsausschluss
am Behandlungstag 09321, 20321
im Behandlungsfall 20343

Aufwand in Min. **Kalkulationszeit:** 17 **Prüfzeit:** 14 **Eignung d. Prüfzeit:** Nur Quartalsprofil

GOÄ entsprechend oder ähnlich: Eine vergleichbare Leistung ist in der GOÄ nicht aufgeführt. **Wezel/Liebold kommentiert,** dass mit der analogen GOÄ Nr. 1403* … „die Messung der Verdeckbarkeit oder Maskierung des Ohrgeräusches berechnet werden kann…"

09345* Zusatzpauschale Behandlung und/oder Betreuung eines Patienten mit einer gesicherten onkologischen Erkrankung bei laufender onkologischer Therapie oder Betreuung im Rahmen der Nachsorge

191
19,93

Obligater Leistungsinhalt
- Behandlung und/oder Betreuung eines Patienten mit einer laboratoriumsmedizinisch oder histologisch/zytologisch gesicherten onkologischen Erkrankung,
- Fortlaufende Beratung zum Umgang mit der onkologischen Erkrankung,
- Verlaufskontrolle und Dokumentation des Therapieerfolges,
- Erstellung, Überprüfung und Anpassung eines die onkologische Erkrankung begleitenden spezifischen Therapiekonzeptes unter Berücksichtigung individueller Faktoren,
- Kontrolle und/oder Behandlung ggf. auftretender therapiebedingter Nebenwirkungen,
- Planung und Koordination der komplementären Arznei-, Heil- und Hilfsmittelversorgung unter besonderer Berücksichtigung der gesicherten onkologischen Erkrankung,

Fakultativer Leistungsinhalt
- Anleitung und Führung der Bezugs- und Betreuungsperson(en),
- Fortlaufende Überprüfung des häuslichen, familiären und sozialen Umfelds im Hinblick auf die Grunderkrankung,
- Konsiliarische Erörterung/Fachliche Beratung und regelmäßiger Informationsaustausch mit dem onkologisch verantwortlichen Arzt sowie mit weiteren mitbehandelnden Ärzten,
- Überprüfung und Koordination supportiver Maßnahmen,
- Einleitung und/oder Koordination der psychosozialen Betreuung des Patienten und seiner Familie und/oder Bezugs- und Betreuungsperson(en),
- Ggf. Hinzuziehung komplementärer Dienste bzw. häuslicher Krankenpflege,

Abrechnungsbestimmung einmal im Behandlungsfall

Anmerkung Die Gebührenordnungsposition 09345 ist nur bei mindestens einer der im Folgenden genannten Erkrankungen berechnungsfähig: Bösartige Neubildungen der Lippe, der Mundhöhle und des Pharynx C00-C14, der Nasenhöhle, des Mittelohres, der Nebenhöhlen und des Larynx C30-C32, der oberen Atmungswege, Teil nicht näher bezeichnet C39.0, Kaposi-Sarkom des Gaumens C46.2, Bösartige Neubildungen der Haut des Kopf- und Gesichtsbereichs C43.0-C43.4, C44.0-C44.4, des Bindegewebes und sonstiger Weichteile des Kopfes, des Gesichtes und des Halses C49.0, Bösartige Neubildung ungenau bezeichneter Lokalisation des Atmungssystems C39.9 sowie

ungenau bezeichneter Lokalisation Kopf, Gesicht und Hals C76.0, Sekundäre und nicht näher bezeichnete bösartige Neubildungen C77-C80.
Die Gebührenordnungsposition 09345 ist bei laufender medikamentöser, im Sinne einer systemischen Chemotherapie mit z.B. zytostatischen Substanzen, operativer und/oder strahlentherapeutischer Behandlung und/oder bei Betreuung im Rahmen der Nachsorge bis höchstens 2 Jahre nach Beendigung einer medikamentösen, operativen und/oder strahlentherapeutischen Behandlung eines Patienten mit gesicherter onkologischer Erkrankung berechnungsfähig.

Aufwand in Min. **Kalkulationszeit:** 20 **Prüfzeit:** 18 **Eignung d. Prüfzeit:** Nur Quartalsprofil

GOÄ entsprechend oder ähnlich: Eine onkologische Pauschale ist in der GOÄ nicht vorhanden, daher: Abrechnung der einzelnen erbrachten GOÄ-Leistung(en).

Kommentar: Diese Leistung beschreibt zahlreiche Leistungen die obligat oder fakultativ zu erbringen sind. Berechnungsfähig ist die Leistung nur, wenn mind. eine der folgenden Erkrankungen vorliegt:
- bösartige Neubildungen der Lippe, der Mundhöhle
- und des Pharynx,
- der Nasenhöhle, des Mittelohres, der Nebenhöhlen und des Larynx,
- der oberen Atmungswege, Teil nicht näher bezeichnet,
- Kaposi-Sarkom des Gaumens,
- bösartige Neubildungen der Haut des Kopf- und Gesichtsbereichs,
- des Bindegewebes und sonstiger Weichteile des Kopfes, des Gesichtes und des Halses,
- bösartige Neubildung ungenau bezeichneter Lokalisation des Atmungssystems,
- sowie ungenau bezeichneter Lokalisation Kopf, Gesicht und Hals,
- Sekundäre und nicht näher bezeichnete bösartige Neubildungen.

09350 Wechsel und/oder Entfernung einer pharyngo-trachealen Sprechprothese **133** 13,88

Obligater Leistungsinhalt
- Wechsel und/oder Entfernung einer pharyngo-trachealen Sprechprothese,
- Absaugung

Abrechnungsausschluss in derselben Sitzung 02300, 02301, 02302, 09360, 09361, 09362

Aufwand in Min. **Kalkulationszeit:** 13 **Prüfzeit:** 13 **Eignung d. Prüfzeit:** Tages- und Quartalsprofil

GOÄ entsprechend oder ähnlich: Leistung in der GOÄ nicht vorhanden

09351 Anlage einer Paukenhöhlendrainage **168** 17,53

Obligater Leistungsinhalt
- Anlage einer Paukenhöhlendrainage,
- Inzision des Trommelfells,
- Entleerung der Paukenhöhle,
- Einlegen eines Verweilröhrchens,

Abrechnungsbestimmung höchstens zweimal am Behandlungstag

Anmerkung Lokalanästhesien und Leitungsanästhesien sind, soweit erforderlich, Bestandteil der Gebührenordnungsposition 09351.
Die Gebührenordnungsposition 09351 ist bei Neugeborenen, Säuglingen, Kleinkindern und Kindern bis zum vollendeten 12. Lebensjahr nach der Gebührenordnungsposition 31231 berechnungsfähig, sofern der Eingriff in Narkose erfolgt. Die Voraussetzungen gemäß § 115 b SGB V müssen dabei nicht erfüllt sein, sofern die Eingriffe nicht im Katalog zum Vertrag nach § 115b SGB V genannt sind. In diesen Fällen ist die postoperative Behandlung nach den Gebührenordnungspositionen des Abschnitts IV-31.4.3 nicht berechnungsfähig. Die in der Präambel IV-31.2.1 Nr. 8 benannten Einschränkungen entfallen in diesen Fällen, es gelten die Abrechnungsausschlüsse der Gebührenordnungsposition 09351 entsprechend.

Abrechnungsausschluss in derselben Sitzung 02300, 02301, 02302, 02360, 09360, 09361, 09362

Aufwand in Min. **Kalkulationszeit:** KA **Prüfzeit:** 5 **Eignung d. Prüfzeit:** Tages- und Quartalsprofil

GOÄ entsprechend oder ähnlich: Nr. 1576 + Zuschlag 442

Kommentar: Da in der Leistungslegende keine Begrenzung angegeben ist, kann eine beidseitige Paukenhöhlendrainage entsprechend zweimal mit der Nr. 09351 abgerechnet werden. Für die spätere Entfernung des Verweilröhrchens ist keine Leistungsziffer anzusetzen, da dies Bestandteil der Grundpauschale ist (siehe Anlage 1).

09360 Kleinchirurgischer Eingriff I im Hals-Nasen-Ohren-Mund-Bereich — 60 / 6,26

Obligater Leistungsinhalt

- Operativer Eingriff mit einer Dauer bis zu 5 Minuten im Hals-Nasen-Ohren-Mund-Bereich,

Abrechnungsbestimmung einmal am Behandlungstag

Anmerkung Die Gebührenordnungspositionen 09360 bis 09362 sind bei Patienten mit den Diagnosen Nävuszellnävussyndrom (ICD-10-GM: D22.-) und/oder mehreren offenen Wunden (ICD-10-GM: T01.-) mehrfach in einer Sitzung – auch nebeneinander, jedoch insgesamt höchstens fünfmal je Behandlungstag – berechnungsfähig.
Die Gebührenordnungsposition 09360 ist bei Neugeborenen, Säuglingen, Kleinkindern und Kindern bis zum vollendeten 12. Lebensjahr nach der Gebührenordnungsposition 31231 oder nach der Gebührenordnungsposition 36231 berechnungsfähig, sofern der Eingriff in Narkose erfolgt. Die Voraussetzungen gemäß § 115b SGB V müssen dabei nicht erfüllt sein, sofern die Eingriffe nicht im Katalog zum Vertrag nach § 115b SGB V genannt sind. In diesen Fällen ist die postoperative Behandlung nach den Leistungen der Abschnitte 31.4.2 und 31.4.3 nicht berechnungsfähig. Die in der Präambel 31.2.1 Nr. 8 bzw. Präambel 36.2.1 Nr. 4 benannten Einschränkungen entfallen in diesen Fällen, es gelten die Abrechnungsausschlüsse der Gebührenordnungsposition 09360 entsprechend. Lokalanästhesien und Leitungsanästhesien sind, soweit erforderlich, Bestandteil der Gebührenordnungsposition 09360.

Abrechnungsausschluss
im Zeitraum von 21 Tagen nach Erbringung einer Leistung des Abschnitts 31.2 und Kapitel 31.4.3
am Behandlungstag 09329
in derselben Sitzung 02300, 02301, 02302, 02360, 09310, 09315, 09316, 09317, 09350, 09351, 09361, 09362

Aufwand in Min. **Kalkulationszeit:** 6 **Prüfzeit:** 6 **Eignung d. Prüfzeit:** Tages- und Quartalsprofil

GOÄ entsprechend oder ähnlich: Nr. 1429, 1430, 1435

Kommentar: Die Nrn. 09360 bis 09362 sind bei Patienten mit Nävuszellnävussyndrom (ICD-10-GM: D22.-) und/oder mehreren offenen Wunden (ICD-10-GM: T01.-) mehrfach in einer Sitzung – höchstens aber 5x je Behandlungstag – berechnungsfähig.

Werden mehrere der anderen genannten Eingriffe in einer Sitzung ausgeführt, ist die Nr. 09360 nur einmal berechnungsfähig.

Wird die Leistung nach Nr. 09360 bei Neugeborenen, Säuglingen, Kleinkindern und Kindern bis zum vollendeten 12. Lebensjahr erbracht, so ist, wenn der Eingriff in Narkose erfolgte, die Leistung nach EBM-Nrn. 31321 oder 36231 zu berechnen.

09361 Kleinchirurgischer Eingriff II im Hals-Nasen-Ohren-Mund-Bereich und/oder primäre Wundversorgung im Hals-Nasen-Ohren-Mund-Bereich — 129 / 13,46

Obligater Leistungsinhalt

- Primäre Wundversorgung

und/oder

- Entfernung festsitzender Fremdkörper aus dem Hals-Nasen-Ohren-Mund-Bereich

und/oder

- Eröffnung eines Abszesses ohne Eröffnung einer Körperhöhle (auch Furunkel, Karbunkel) im Hals-Nasen-Ohren-Mund-Bereich

und/oder

- Punktion einer Kieferhöhle

und/oder

- Parazentese

und/oder

- Entfernung von Granulationen vom Trommelfell und/oder aus der Paukenhöhle

und/oder

- Geschlossene Reposition einer Nasenbeinfraktur

und/oder

- (Wieder-)Eröffnung eines peritonsillären Abszesses

und/oder

- Sondierung und/oder Bougierung einer Stirnhöhle vom Naseninnern aus

und/oder

- Aufrichtung und/oder Schienung des Trommelfells bei frischer Verletzung,

Abrechnungsbestimmung einmal am Behandlungstag

Anmerkung Die Gebührenordnungspositionen 09360 bis 09362 sind bei Patienten mit den Diagnosen Nävuszellnävussyndrom (ICD-10-GM: D22.-) und/oder mehreren offenen Wunden (ICD-10-GM: T01.-) mehrfach in einer Sitzung – auch nebeneinander, jedoch insgesamt höchstens fünfmal je Behandlungstag – berechnungsfähig.
Die Gebührenordnungsposition 09361 ist bei Neugeborenen, Säuglingen, Kleinkindern und Kindern bis zum vollendeten 12. Lebensjahr nach der Gebührenordnungsposition 31231 oder nach der Gebührenordnungsposition 36231 berechnungsfähig, sofern der Eingriff in Narkose erfolgt. Die Voraussetzungen gemäß § 115b SGB V müssen dabei nicht erfüllt sein, sofern die Eingriffe nicht im Katalog zum Vertrag nach § 115b SGB V genannt sind. In diesen Fällen ist die postoperative Behandlung nach den Gebührenordnungspositionen der Abschnitte 31.4.2 und 31.4.3 nicht berechnungsfähig. Die in der Präambel IV-31.2.1 Nr. 8 bzw. Präambel IV-36.2.1 Nr. 4 benannten Einschränkungen entfallen in diesen Fällen, es gelten die Abrechnungsausschlüsse der Gebührenordnungsposition 09361 entsprechend. Lokalanästhesien und Leitungsanästhesien sind, soweit erforderlich, Bestandteil der Gebührenordnungsposition 09361.

Abrechnungsausschluss
im Zeitraum von 21 Tagen nach Erbringung einer Leistung des Abschnitts 31.2 und Kapitel 31.4.2, 31.4.3
in derselben Sitzung 02300, 02301, 02302, 02360, 09310, 09315, 09316, 09317, 09350, 09351, 09360, 09362
am Behandlungstag 09329

Aufwand in Min. **Kalkulationszeit:** 7 **Prüfzeit:** 6 **Eignung d. Prüfzeit:** Tages- und Quartalsprofil

GOÄ entsprechend oder ähnlich: Nrn. 1428, 1459, 1505, 1506, 1507

Kommentar: Die Nrn. 09360 bis 09362 sind bei Patienten mit Nävuszellnävussyndrom und/oder mehreren offenen Wunden mehrfach in einer Sitzung – höchstens aber 5x je Behandlungstag – berechnungsfähig.

Werden mehrere der anderen genannten Eingriffe in einer Sitzung ausgeführt, ist die Nr. 09361 nur einmal berechnungsfähig. Erforderliche unterschiedliche Eingriffe in verschiedenen Sitzungen können jeweils einzeln mit der Nr. 09361 abgerechnet werden.

Wird die Leistung nach Nr. 09361 bei Neugeborenen, Säuglingen, Kleinkindern und Kindern bis zum vollendeten 12. Lebensjahr erbracht, so ist, wenn der Eingriff in Narkose erfolgte, die Leistung nach EBM-Nrn. 31321 oder 36231zu berechnen.

09362 Kleinchirurgischer Eingriff III im Hals-Nasen-Ohren-Mund-Bereich und/oder primäre Wundversorgung bei Säuglingen, Kleinkindern und Kindern im Hals-Nasen-Ohren-Mund-Bereich

219
22,86

Obligater Leistungsinhalt

- Primäre Wundversorgung bei Säuglingen, Kleinkindern und Kindern im Hals-Nasen-Ohren-Mund-Bereich

und/oder

- Entfernung von Speichelsteinen mit Gangschlitzung

und/oder

- Anbohrung einer Stirnhöhle von außen

und/oder

- Entfernung von Polypen aus der Paukenhöhle

und/oder

- Galvanokaustik oder Kürettement im Kehlkopf
und/oder
- Fensterung einer Kieferhöhle, ggf. einschl. Absaugung,

Abrechnungsbestimmung einmal am Behandlungstag

Anmerkung Die Gebührenordnungspositionen 09360 bis 09362 sind bei Patienten mit den Diagnosen Nävuszellnävussyndrom (ICD-10-GM: D22.-) und/oder mehreren offenen Wunden (ICD-10-GM: T01.-) mehrfach in einer Sitzung – auch nebeneinander, jedoch insgesamt höchstens fünfmal je Behandlungstag – berechnungsfähig.
Die Gebührenordnungsposition 09362 ist bei Neugeborenen, Säuglingen, Kleinkindern und Kindern bis zum vollendeten 12. Lebensjahr nach der Gebührenordnungsposition 31231 oder nach der Gebührenordnungsposition 36231 berechnungsfähig, sofern der Eingriff in Narkose erfolgt. Die Voraussetzungen gemäß § 115b SGB V müssen dabei nicht erfüllt sein, sofern die Eingriffe nicht im Katalog zum Vertrag nach § 115b SGB V genannt sind. In diesen Fällen ist die postoperative Behandlung nach den Leistungen der Abschnitte 31.4.2 und 31.4.3 nicht berechnungsfähig. Die in der Präambel IV-31.2.1 Nr. 8 bzw. Präambel IV-36.2.1 Nr. 4 benannten Einschränkungen entfallen in diesen Fällen, es gelten die Abrechnungsausschlüsse der Gebührenordnungsposition 09362 entsprechend. Lokalanästhesien und Leitungsanästhesien sind, soweit erforderlich, Bestandteil der Gebührenordnungsposition 09362.

Abrechnungsausschluss
im Zeitraum von 21 Tagen nach Erbringung einer Leistung des Abschnitts 31.2 und Kapitel 31.4.3
am Behandlungstag 09329
in derselben Sitzung 02300, 02301, 02302, 02360, 09310, 09315, 09316, 09317, 09350, 09351, 09360, 09361

Aufwand in Min. **Kalkulationszeit:** 10 **Prüfzeit:** 9 **Eignung d. Prüfzeit:** Tages- und Quartalsprofil

GOÄ entsprechend oder ähnlich: Nrn. 1428, 1438, 1439, 1440, 1441, 1472, 1519, 1527

Kommentar: Werden mehrere der genannten Eingriffe in einer Sitzung ausgeführt, ist die Nr. 09361 nur einmal berechnungsfähig. Erforderliche unterschiedliche Eingriffe in verschiedenen Sitzungen können jeweils einzeln mit der Nr. 09361 abgerechnet werden.

09364 Zusatzpauschale für Nachsorge der operativen Behandlung bei chron. Sinusitis nach ICD J32. — 83 / 8,66

Obligater Leistungsinhalt
- Absaugung unter endoskopischer und/oder mikroskopischer Kontrolle,

Fakultativer Leistungsinhalt
- Lokalanästhesie und/oder Einbringen von Medikamenten,

Abrechnungsbestimmung einmal am Behandlungstag

Anmerkung Die Gebührenordnungspositionen 09364 und/oder 20364 sind in Summe höchstens zehnmal im Behandlungsfall berechnungsfähig.
Die Gebührenordnungsposition 09364 ist höchstens zehnmal im Behandlungsfall berechnungsfähig.
Die Gebührenordnungsposition 09364 ist nur in einem Zeitraum von 28 Tagen nach stationärer operativer Behandlung berechnungsfähig, das Datum der Entlassung ist auf dem Behandlungsschein anzugeben.

Abrechnungsausschluss im Zeitraum von 21 Tagen nach Erbringung einer Leistung des Abschnitts 31.2 und Kapitel 31.4.3

Aufwand in Min. **Kalkulationszeit:** 8 **Prüfzeit:** 6 **Eignung d. Prüfzeit:** Tages- und Quartalsprofil

09365 Zusatzpauschale für die postoperative Nachsorge nach Tympanoplastik Typ II bis V — 83 / 8,66

Obligater Leistungsinhalt
- Ohrmikroskopie,
- Pflege und Reinigung des Gehörganges und/oder des Mittelohres,

Fakultativer Leistungsinhalt
- Einbringen von Medikamenten,

- Tympanoskopie,

Abrechnungsbestimmung einmal am Behandlungstag

Anmerkung Die Gebührenordnungspositionen 09365 und/oder 20365 sind in Summe höchstens viermal im Behandlungsfall berechnungsfähig.
Die Gebührenordnungsposition 09365 ist höchstens viermal im Behandlungsfall berechnungsfähig.
Die Gebührenordnungsposition 09365 ist nur in einem Zeitraum von 28 Tagen nach stationärer operativer Behandlung berechnungsfähig, das Datum der Entlassung ist auf dem Behandlungsschein anzugeben.

Abrechnungsausschluss im Zeitraum von 21 Tagen nach Erbringung einer Leistung des Abschnitts 31.2 und Kapitel 31.4.3

Aufwand in Min. **Kalkulationszeit:** 8 **Prüfzeit:** 6 **Eignung d. Prüfzeit:** Tages- und Quartalsprofil

GOÄ entsprechend oder ähnlich: Eine vergleichbare Leistung ist in der GOÄ nicht aufgeführt.

09372

469
48,95

Obligater Leistungsinhalt

- Ohrmikroskopie,
- Ton- und Sprachaudiometrie,
- Reflexbestimmung an den Mittelohrmuskeln mittels Impedanzmessung,
- Bestimmung der Unbehaglichkeitsschwelle,
- Untersuchung(en) ein- und/oder beidseitig,
- Anwendung eines Fragebogens gemäß der Qualitätssicherungsvereinbarung Hörgeräteversorgung,
- Beratung über Versorgungsmöglichkeiten,
- Verordnung eines Hörgerätes/von Hörgeräten

Abrechnungsbestimmung einmal im Krankheitsfall

Anmerkung Die Berechnung der Gebührenordnungsposition 09372 setzt eine Genehmigung der Kassenärztlichen Vereinigung nach der Qualitätssicherungsvereinbarung Hörgeräteversorgung gemäß § 135 Abs. 2 SGB V voraus.

Abrechnungsausschluss
im Krankheitsfall 20372
am Behandlungstag 09373, 20373
im Behandlungsfall 09320, 09321, 09323, 09374, 20320, 20321, 20323, 20374

Aufwand in Min. **Kalkulationszeit:** 17 **Prüfzeit:** 14 **Eignung d. Prüfzeit:** Nur Quartalsprofil

09373

Zusatzpauschale für die erste Nachuntersuchung nach erfolgter Hörgeräteversorgung beim Jugendlichen oder Erwachsenen

401
41,85

Obligater Leistungsinhalt

- Ohrmikroskopie,
- Ton- und Sprachaudiometrie im freien Schallfeld unter Benutzung eines Hörgerätes/von Hörgeräten in einem schallisolierten Raum,
- Anwendung eines Fragebogens gemäß der Qualitätssicherungsvereinbarung Hörgeräteversorgung,
- Kontrolle der Hörgerätehandhabung, Kontrolle des Sitzes des Hörgerätes/von Hörgeräten,
- Untersuchung(en) ein- und/oder beidseitig,

Abrechnungsbestimmung einmal im Krankheitsfall

Anmerkung Die Berechnung der Gebührenordnungsposition 09373 setzt eine Genehmigung der Kassenärztlichen Vereinigung nach der Qualitätssicherungsvereinbarung Hörgeräteversorgung gemäß § 135 Abs. 2 SGB V voraus.

Abrechnungsausschluss
im Behandlungsfall 09320, 09321, 20320, 20321
im Krankheitsfall 20373
am Behandlungstag 09372, 09374, 20372, 20374

Aufwand in Min. **Kalkulationszeit:** 16 **Prüfzeit:** 13 **Eignung d. Prüfzeit:** Nur Quartalsprofil

GOÄ entsprechend oder ähnlich: Leistungkomplex in der GOÄ so nicht vorhanden. Abrechnung der einzeln erbrachten Leistungen.

09374 **Zusatzpauschale für die Nachsorge(n) bei Hörgeräteversorgung beim Jugendlichen oder Erwachsenen** **347** **36,21**

Obligater Leistungsinhalt
- Ohrmikroskopie,
- Ton- und/oder Sprachaudiometrie im freien Schallfeld unter Benutzung eines Hörgerätes/ von Hörgeräten in einem schallisolierten Raum, – Kontrolle der Hörgerätehandhabung,
- Kontrolle des Sitzes des Hörgerätes/von Hörgeräten,
- Untersuchung(en) ein- und/oder beidseitig,

Abrechnungsbestimmung höchstens zweimal im Krankheitsfall

Anmerkung Die Gebührenordnungsposition 09374 ist nicht vor Ablauf von 3 Monaten nach Verordnung eines Hörgerätes/von Hörgeräten berechnungsfähig.
Die Berechnung der Gebührenordnungsposition 09374 setzt eine Genehmigung der Kassenärztlichen Vereinigung nach der Qualitätssicherungsvereinbarung Hörgeräteversorgung gemäß § 135 Abs. 2 SGB V voraus

Abrechnungsausschluss
am Behandlungstag 09373, 20373
im Behandlungsfall 09320, 09321, 09372, 20320, 20321, 20372, 20374

Aufwand in Min. **Kalkulationszeit:** 13 **Prüfzeit:** 10 **Eignung d. Prüfzeit:** Nur Quartalsprofil

GOÄ entsprechend oder ähnlich: Leistungkomplex in der GOÄ so nicht vorhanden. Abrechnung der einzeln erbrachten Leistungen.

09375 **Zuschlag zu den Gebührenordnungspositionen 09373 und 09374 für die Koordination des Arztes mit dem Hörgeräteakustiker innerhalb von 7 Tagen nach Durchführung der Leistung entsprechend der Gebührenordnungsposition 09373 und 09374** **62** **6,47**

Obligater Leistungsinhalt
- Dokumentation entsprechend der Qualitätssicherungsvereinbarung zur Hörgeräteversorgung gemäß § 135 Abs. 2 SGB V,
- Mitteilung der durch den Arzt aktuell erhobenen Befunde an den Hörgeräteakustiker,

Abrechnungsbestimmung einmal am Behandlungstag

Anmerkung Die Gebührenordnungsposition 09375 ist im Behandlungsfall höchstens zweimal berechnungsfähig.
Wegepauschalen sind im Zusammenhang mit der Gebührenordnungsposition 09375 nicht berechnungsfähig.

Abrechnungsausschluss am Behandlungstag 20375

Aufwand in Min. **Kalkulationszeit:** 7 **Prüfzeit:** 6 **Eignung d. Prüfzeit:** Tages- und Quartalsprofil

GOÄ entsprechend oder ähnlich: Leistungkomplex in der GOÄ so nicht vorhanden. Abrechnung der einzeln erbrachten Leistungen.

10 Hautärztliche Gebührenordnungspositionen

10.1 Präambel

1. Die in diesem Kapitel aufgeführten Gebührenordnungspositionen können ausschließlich von Fachärzten für Haut- und Geschlechtskrankheiten berechnet werden.

2. Fachärzte für Allgemeinmedizin, Praktische Ärzte und Ärzte ohne Gebietsbezeichnung können – wenn sie im Wesentlichen hautärztliche Leistungen erbringen – gemäß § 73 Abs. 1a SGB V auf deren Antrag die Genehmigung zur ausschließlichen Teilnahme an der fachärztlichen Versorgung erhalten und Gebührenordnungspositionen dieses Kapitels berechnen. Nach Erhalt der Genehmigung können sie Gebührenordnungspositionen des Kapitels 3 nicht mehr berechnen.

3. Ausser den in diesem Kapitel genannten Gebührenordnungspositionen sind von den in der Präambel genannten Vertragsärzten – unbeschadet der Regelungen gemäß I-5 und I-6.2 der Allgemeinen Bestimmungen – zusätzlich nachfolgende Gebührenordnungspositionen berechnungsfähig: 01100 bis 01102, 01210, 01212, 01214 bis 01222, 01320, 01321, 01410 bis 01416, 01418, 01420, 01425, 01426, 01430, 01435, 01436, 01440, 01510 bis 01512, 01600 bis 01602, 01610 bis 01612, 01620 bis 01623, 01701, 01731, 01734, 01740, 01745, 01950 bis 01952, 01955, 01956, 02100, 02101, 02110 bis 02112, 02120, 02200, 02300 bis 02302, 02310 bis 02313, 02320 bis 02323, 02330, 02331, 02340, 02341, 02343, 02350, 02360, 02500 und 02510 bis 02512.

4. Ausser den in diesem Kapitel genannten Gebührenordnungspositionen sind bei Vorliegen der entsprechenden Qualifikationsvoraussetzungen von den in der Präambel genannten Vertragsärzten – unbeschadet der Regelungen gemäß I-5 und I-6.2 der Allgemeinen Bestimmungen – zusätzlich nachfolgende Gebührenordnungspositionen berechnungsfähig: 30800 und 36884, Gebührenordnungspositionen der Abschnitte IV-30.1, IV-30.2, IV-30.3, IV-30.4, IV-30.5, IV-30.6, IV-30.7.1, IV-30.7.2, IV-31.2, IV-30.12, IV-31.3, IV-31.4.3, IV-31.5, IV-31.6, IV-36.2, IV-36.3, IV-36.5 und IV-36.6.2 sowie Gebührenordnungspositionen der Kapitel IV-32, IV-33, IV-34 und IV-35.

5. Neben den in diesem Kapitel genannten Gebührenordnungspositionen sind von den in der Präambel genannten Vertragsärzten zusätzlich die Gebührenordnungspositionen nach den Nrn. 19310 bis 19312, 19315 und 19320 berechnungsfähig. Diese Vertragsärzte können die Gebührenordnungspositionen 19310 bis 19312 und 19320 berechnen, wenn sie eine mindestens zweijährige dermatohistologische Weiterbildung nachweisen können. Die Berechnung der Gebührenordnungsposition 19315 setzt eine Genehmigung der Kassenärztlichen Vereinigung nach der Qualitätssicherungsvereinbarung Histipathologie Hautkrebs-Screening gemäß § 135 Abs. 2 SGB V voraus.

6. Bei der Berechnung der zusätzlichen Gebührenordnungspositionen in den Nummern 3 und 4 sind die Maßnahmen zur Qualitätssicherung gemäß § 135 Abs. 2 SGB V, die berufsrechtliche Verpflichtung zur grundsätzlichen Beschränkung auf das jeweilige Gebiet sowie die Richtlinien des Gemeinsamen Bundesausschusses zu beachten.

7. Ausser den in diesem Kapitel genannten Gebührenordnungspositionen sind bei Vorliegen der entsprechenden Qualifikationsvoraussetzungen von den in der Präambel genannten Vertragsärzten – unbeschadet der Regelungen gemäß 5 und 6.2 der Allgemeinen Bestimmungen – zusätzlich die Gebührenordnungspositionen des Abschnitts 11.3 berechnungsfähig.

8. Werden die in den Grundpauschalen enthaltenen Leistungen entsprechend den Gebührenordnungspositionen 01600 und 01601 erbracht, sind für die Versendung bzw. den Transport die Kostenpauschalen nach den Nrn. 40120, 40122, 40124 und 40126 berechnungsfähig.

9. Die Berechnung der Gebührenordnungsposition 10350 setzt eine Genehmigung der Kassenärztlichen Vereinigung nach der Qualitätssicherungsvereinbarung Balneophototherapie gemäß § 135 Abs. 2 SGB V voraus. Die Erbringung der Leistung nach der Gebührenordnungsposition 10350 muss in einer ärztlich geleiteten Betriebsstätte (einschließlich Apparategemeinschaft) in Anwesenheit eines Facharztes für Haut- und Geschlechtskrankheiten erfolgen.

Kommentar:

Alle Gebührenordnungspositionen des Kapitels 10 – die Leistungen nach den Nrn. 10210 bis 10345 – können grundsätzlich (s. Kommentierung zu Kapitel I, Abschnitt1.5) nur abgerechnet werden von

- Fachärzten für Haut- und Geschlechtskrankheiten oder
- Fachärzten für Allgemeinmedizin, praktischen Ärzten und Ärzten ohne Gebietsbezeichnung, die im Wesentlichen hautärztliche Leistungen erbringen und eine Genehmigung zur ausschließlichen Teilnahme an der fachärztlichen Versorgung haben. Letztere dürfen dann Leistungen des Kapitels 3 (hausärztlicher Versorgungsbereich) nicht mehr abrechnen.

Hat einer der oben genannten Ärzte eine mindestens zweijährige dermatohistologische Weiterbildung, kann er ferner aus dem Bereich des Abschnitts II (arztgruppenübergreifende allgemeine Leistungen – Pathologie) die Leistungen nach den Nrn. 19310, 19312 und 19320 abrechnen.

Bei Vorliegen einer Genehmigung nach der Qualitätssicherungsvereinbarung Histopathologie Hautkrebs-Screenung ist für die oben genannten Ärzte auch die Nr. 19315 (Histopathologische Untersuchung) abrechnungsfähig.

Ferner sind für die oben genannten Ärzte bei Vorliegen der entsprechenden Qualifikationsvoraussetzungen zusätzlich die Gebührenordnungen des Abschnitts 11.3 (Diagnostische humangenetische Leistungen) abrechnungsfähig.

Zusätzlich zu den Leistungen dieses Kapitels sind für die hier genannten Ärzte abrechnungsfähig, sofern die übrigen Abrechnungsvoraussetzungen des EBM gegeben sind:

- die nachfolgenden Gebührenordnungspositionen des Abschnitts II (arztgruppenübergreifende allgemeine Leistungen):
  - Nrn. 01100 bis 01102 Unvorhergesehene Inanspruchnahme,
  - Nr. 01210 Notfallpauschale im organisierten Not(fall)dienst,
  - Nr. 01212 Notfallpauschale im organisierten Not(fall)dienst,
  - Nr. 01214 bis 01222 Notfallkonsultationspauschale im organisierten Not(fall)dienst, Zusatzpauschale für die Besuchsbereitschaft im Notfall bez. organisierten Not(fall)dienst, Reanimationskomplex
  - Nrn. 01320, 01321 Grundpauschale für ermächtigte Ärzte, Krankenhäuser bzw. Institute,
  - Nrn. 01410 bis 01416 Besuche, Visite, Begleitung eines Kranken beim Transport,
  - Nr. 01418 Besuch im organisierten Not(fall)dienst,
  - Nr. 01420 (Überprüfung und Koordination häuslicher Krankenpflege,
  - Nrn. 01425, 01426 Verordnung spezialisierter ambulanter Palliativversorgung,
  - Nr. 01430 Verwaltungskomplex,
  - Nr. 01435 Telefonische Beratung,
  - Nr. 01436 Konsultationspauschale,
  - Nr. 01440 Verweilen außerhalb der Praxis
  - Nr. 01510 bis 01512 Zusatzpauschale für Beobachtung und Betreuung
  - Nrn. 01600 bis 01602 Ärztlicher Bericht/Brief,
  - Nrn. 01610 bis 01612 Bescheinigung, Reha-Verordnung, Konsiliarbericht vor Aufnahme in die Psychiatrie
  - Nrn. 01620 bis 01623 Bescheinigung, Krankheitsbericht, Kurplan, Kurvorschlag,
  - Nr. 01701 Grundpauschale Prävention
  - Nr. 01731 Krebsfrüherkennung Männer
  - Nr. 01734 Untersuchung auf Blut im Stuhl,
  - Nr. 01740 Beratung zur Früherkennung des kolorektalen Karzinoms,
  - Nr. 01745 Hautkrebsfrüherkennung
  - Nrn. 01950 bis 01952 Substitutionsbehandlung,
  - Nrn. 01955, 01956 Diamorphingestützte Behandlung Opiatabhängiger,
  - Nr. 02100 Infusion
  - Nr. 02101 Infusionstherapie
  - Nr. 02110 bis 02112 Transfusion, Reinfusion
  - Nr. 02120 Erstprogrammierung Medikamentenpumpe
  - Nr. 02200 Tuberkulintestung
  - Nrn. 02300 bis 02302 Kleinchirurgischer Eingriff,
  - Nrn. 02310 bis 02313 Behandlung sek. heilender Wunden, Dekubitalulcus, Diabetischer Fuß, venöse Ulcera curis
  - Nrn. 02320 bis 02323 Magenverweilsonde, Harnblasenkatheter, transurethraler Dauerkatheter
  - Nr. 02330 Arterienpunktion
  - Nr. 02331 Intraarterielle Injektion
  - Nr. 02340, 02341 Punktion

  - Nr. 02343 Pleuradrainage
  - Nr. 02350 Fixierender Verband
  - Nr. 02360 Behandlung mit Lokalanästhetika
  - Nr. 02500 Einzelinhalationen
  - Nrn. 02510 bis 02512 Wärme- u. Elektrotherapie, Elektrostimulation
- sowie die folgenden Gebührenordnungspositionen des Abschnitts IV (arztgruppenübergreifende spezielle Leistungen):
  - Nr. 30800 Soziotherapie – Hinzuziehen eines Leistungserbringers,
  - Nr. 36884 Blutgase, Säure-Basen-Status
- Gebührenordnungspositionen der Abschnitte
  - 30.1 Allergologie
  - 30.2 Chirotherapie
  - 30.3 Neurophysiologische Übungsbehandlung
  - 30.4 Physikalische Therapie
  - 30.5 Phlebologie
  - 30.6 Proktologie
  - 30.7.1, 30.7.2 Schmerztherapie
  - 31.2 Ambulante Operationen
  - 31.3 Postoperative Überwachungskomplexe
  - 31.4.3 Postoperative Behandlungskomplexe im Fachärztlichen Versorgungsbereich
  - 31.5 Anästhesien im Zusammenhang mit ambulanten Operationen
  - 31.6 Orthopädisch-chirurgisch konservative Gebührenordnungspositionen
  - 36.2 Belegärztliche Operationen
  - 36.3 Postoperativer Überwachungskomplex nach belegärztlichen Operationen
  - 36.5 Anästhesien im Zusammenhang mit belegärztlichen Operationen
  - 36.6.2 Konservativ-belegärztliche Strukturpauschalen
- Gebührenordnungspositionen der Kapitel
  - 32 Labor
  - 33 Ultraschalldiagnostik
  - 34 Radiologie, CT, NMR
  - 35 Psychotherapie

Wichtig ist, dass auch für die nach der obigen Regelung zusätzlich abrechnungsfähigen Leistungen immer auch die Abrechnungsvoraussetzungen und -ausschlüsse beachtet werden müssen, die im EBM für die Abrechnung der jeweiligen Leistung genannt sind.

Generell gilt, dass die übrigen Bestimmungen des EBM sowie die Maßnahmen zur Qualitätssicherung sowie die berufsrechtlichen Fachgebietsbeschränkungen zu beachten sind. Insbesondere sollte geprüft werden, ob zur Erbringung und Abrechnung bestimmter Leistungen eine Genehmigung erforderlich ist und welche Voraussetzungen hierfür nachgewiesen werden müssen.

Werden Leistungen nach den Gebührenordnungspositionen 01600, 01601, 01610 und 01612 (Bericht, Brief, Bescheinigung) erbracht, können auch dann, wenn die Leistung nicht gesondert berechnungsfähig sein sollte, da sie in der Grundpauschale enthalten ist, für Versendung und Transport die Kostenpauschalen nach den Nrn. 40120, 40122, 40124 oder 40126 abgerechnet werden.

10.2 Hautärztliche Grundpauschalen

Grundpauschale

Obligater Leistungsinhalt
- Persönlicher Arzt-Patienten-Kontakt,

Fakultativer Leistungsinhalt
- Weitere persönliche oder andere Arzt-Patienten-Kontakte gemäß I-4.3.1 der Allgemeinen Bestimmungen,

- Ärztlicher Bericht entsprechend der Gebührenordnungsposition 01600,
- Individueller Arztbrief entsprechend der Gebührenordnungsposition 01601,
- In Anhang VI-1 aufgeführte Leistungen,

Abrechnungsbestimmung einmal im Behandlungsfall

10210 für Versicherte bis zum vollendeten 5. Lebensjahr **129** 13,46

Abrechnungsausschluss
im Behandlungsfall 01600, 01601
in derselben Sitzung 01436

Aufwand in Min. **Kalkulationszeit:** 11 **Prüfzeit:** 9 **Eignung d. Prüfzeit:** Nur Quartalsprofil

GOÄ entsprechend oder ähnlich: Leistungskomplex in der GOÄ nicht vorhanden, daher Abrechnung der einzelnen erbrachten GOÄ-Leistung(en).

Kommentar: Die Pauschale ist nur einmal im Behandlungsfall bzw. bei arztgruppenübergreifender Behandlung nur einmal im Arztfall berechenbar.

Wird in demselben Quartal eine kurativ-ambulante und eine kurativ-stationäre (belegärztliche Behandlung) durchgeführt, ist die Grundpauschale je einmal berechnungsfähig. Es ist aber von der Punktzahl der zweiten zur Abrechnung kommenden Grundpauschale ein Abschlag von 50 % vorzunehmen.

In dieser Pauschale sind die Leistungen des EBM, die im **Anhang 1 (Verzeichnis der nicht gesondert abrechnungsfähigen und in Komplexen enthaltenen Leistungen ...)** enthalten sind, integriert und damit auch als Kassenleistungen honoriert und können nicht mehr gesondert abgerechnet werden, es sei denn, sie finden sich in den arztgruppenspezifischen Kapiteln ausdrücklich als abrechnungsfähige Leistung angegeben.

Es ist einem Vertragsarzt nicht gestattet, die in der Anlage 1 aufgeführten Leistungen einem GKV-Versicherten als Individuelle Gesundheitsleistung (IGeL) anzubieten und privat nach GOÄ als IGeL-Leistung abzurechnen.

10211 für Versicherte ab Beginn des 6. bis zum vollendeten 59. Lebensjahr **140** 14,61

Abrechnungsausschluss Siehe Nr. 10210

Aufwand in Min. **Kalkulationszeit:** 12 **Prüfzeit:** 9 **Eignung d. Prüfzeit:** Nur Quartalsprofil

GOÄ entsprechend oder ähnlich: Leistungskomplex in der GOÄ nicht vorhanden, daher Abrechnung der einzelnen erbrachten GOÄ-Leistung(en).

10212 für Versicherte ab Beginn des 60. Lebensjahres **143** 14,92

Abrechnungsausschluss Siehe Nr. 10210

Aufwand in Min. **Kalkulationszeit:** 13 **Prüfzeit:** 11 **Eignung d. Prüfzeit:** Nur Quartalsprofil

GOÄ entsprechend oder ähnlich: Leistungskomplex in der GOÄ nicht vorhanden, daher Abrechnung der einzelnen erbrachten GOÄ-Leistung(en).

10220 Zuschlag für die hautärztliche Grundversorgung gemäß Allgemeiner Bestimmung 4.3.8 zu den Gebührenordnungspositionen 10210 bis 10212 **18** 1,88

Abrechnungsbestimmung einmal im Behandlungsfall

Anmerkung Der Zuschlag nach der Gebührenordnungsposition 10220 kann gemäß Allgemeiner Bestimmung 4.3.8 ausschließlich in Behandlungsfällen abgerechnet werden, in denen nur Leistungen der fachärztlichen Grundversorgung gemäß Anhang 3 und/oder regionaler Vereinbarungen erbracht und berechnet werden.

Aufwand in Min. **Kalkulationszeit:** KA **Prüfzeit:** ./. **Eignung d. Prüfzeit:** Keine Eignung

GOÄ entsprechend oder ähnlich: Eine vergleichbare Leistung ist in der GOÄ nicht aufgeführt.

10222 Zuschlag zu der Gebührenordnungsposition 10220 **7** 0,73

Abrechnungsbestimmung einmal im Behandlungsfall

Anmerkung Die Gebührenordnungsposition 10222 wird durch die zuständige Kassenärztliche Vereinigung zugesetzt.

Aufwand in Min. **Kalkulationszeit:** KA **Prüfzeit:** ./. **Eignung d. Prüfzeit:** Keine Eignung

GOÄ entsprechend oder ähnlich: Eine vergleichbare Leistung ist in der GOÄ nicht aufgeführt.

10.3 Diagnostische und therapeutische Gebührenordnungspositionen

1. Die Gebührenordnungspositionen 10343 und 10344 sind nur für die (Teil-)Exzision von kleinen malignomverdächtigen oder malignen Hautveränderungen im Rahmen des Hautkrebsscreenings gemäß Abschnitt D II der Krebsfrüherkennungs-Richtlinie berechnungsfähig. Exzisionen bzw. radikale Exzisionen von großen malignomverdächtigen oder malignen Hautveränderungen sind über die entsprechenden Gebührenordnungspositionen des Kapitels IV-31 bzw. IV-36 berechnungsfähig. Dabei gilt die Definition der Begriffe klein/groß, kleinflächig/großflächig, lokal/radikal und ausgedehnt nach den Allgemeinen Bestimmungen I-4.3.7.

2. Die Gebührenordnungspositionen 10343 und 10344 sind bei Patienten mit mehreren verdächtigen Hautveränderungen gemäß Abschnitt D II der Krebsfrüherkennungs-Richtlinie nebeneinander und/oder mehrfach in einer Sitzung – jedoch insgesamt höchstens fünfmal am Behandlungstag – berechnungsfähig.

Kommentar:

Im Zusammenhang mit den Hautkrebsfrüherkennungsuntersuchungen notwendige (Teil-)Exzisionen von kleinen Hautveränderungen sind nach den Nrn. 10343 und 10344 berechnungsfähig.
Bei einem Patienten sind die Leistungen nach den Nrn. 10343 und 10344 nebeneinander und/oder mehrfach in einer Sitzung berechnungsfähig. Eine Obergrenze ist: insgesamt höchstens fünfmal am Behandlungstag.

10310 Bestimmung der Erythemschwelle — 78 (8,14)

Obligater Leistungsinhalt
- Bestimmung der Erythemschwelle,
- Überprüfung(en) der lokalen Hautreaktion(en)

Fakultativer Leistungsinhalt
- Nachkontrolle(n)

Aufwand in Min. **Kalkulationszeit:** 4 **Prüfzeit:** 3 **Eignung d. Prüfzeit:** Tages- und Quartalsprofil

GOÄ entsprechend oder ähnlich: Nr. 761*

10320* Behandlung von Naevi flammei — 186 (19,41)

Obligater Leistungsinhalt
- Therapie mittels gepulstem Farbstofflaser,
- Metrische und fotografische Dokumentation vor Beginn und nach Abschluss der Therapie,

Fakultativer Leistungsinhalt
- Behandlung in mehreren Sitzungen,

Abrechnungsbestimmung bis zu 1 cm^2 Gesamtfläche des behandelten Areals und für jeden weiteren cm^2 je einmal

Anmerkung Die Behandlung seniler Angiome ist nicht Bestandteil dieser Gebührenordnungsposition.
Die Gebührenordnungspositionen 10320, 10322 und 10324 sind unabhängig von der Zahl der Sitzungen nur einmal je cm^2 Gesamtfläche des behandelten Areals berechnungsfähig.
Beträgt die insgesamt für die Gebührenordnungspositionen 10320, 10322 und 10324 abgerechnete Gesamtpunktzahl in einer (Neben-)Betriebsstätte mehr als 89.822 Punkte im Quartal, wird die Bewertung der darüber hinaus abgerechneten Gebührenordnungspositionen 10320, 10322 und 10324 jeweils um 67 Punkte gemindert.

Abrechnungsausschluss
im Behandlungsfall 10324, 10330
am Behandlungstag 10343, 10344
in derselben Sitzung 02300, 02301, 02302, 10340, 10341, 10342

Aufwand in Min. **Kalkulationszeit:** KA **Prüfzeit:** 1 **Eignung d. Prüfzeit:** Nur Quartalsprofil

GOÄ entsprechend oder ähnlich: Nrn. 2440 + 440 (Zuschlag OP-Mikroskop) + Nr. 441 (Zuschlag f. Laser)

Kommentar: Die EBM-Nr. 10320 kann nur angesetzt werden, wenn ein gepulster Farbstofflaser verwendet wird. Wird eine andere Laserart genutzt, so ist die EBM-Nr. 10324 anzusetzen.

10322* **Behandlung von Hämangiomen** **152** **15,86**

Obligater Leistungsinhalt
- Therapie mittels gepulstem Farbstofflaser,
- Metrische und fotografische Dokumentation vor Beginn und nach Abschluss der Therapie,

Fakultativer Leistungsinhalt
- Behandlung in mehreren Sitzungen,

Abrechnungsbestimmung bis zu 1 cm^2 Gesamtfläche des behandelten Areals und für jeden weiteren cm^2 je einmal

Anmerkung Die Behandlung seniler Angiome ist nicht Bestandteil dieser Leistung.
Die Gebührenordnungspositionen 10320, 10322 und 10324 sind unabhängig von der Zahl der Sitzungen nur einmal je cm^2 Gesamtfläche des behandelten Areals berechnungsfähig.
Beträgt die insgesamt für die Gebührenordnungspositionen 10320, 10322 und 10324 abgerechnete Gesamtpunktzahl in einer (Neben-)Betriebsstätte mehr als 89.822 Punkte im Quartal, wird die Bewertung der darüber hinaus abgerechneten Gebührenordnungspositionen 10320, 10322 und 10324 jeweils um 67 Punkte gemindert.

Abrechnungsausschluss
im Behandlungsfall 10324, 10330
am Behandlungstag 10343, 10344
in derselben Sitzung 02300, 02301, 02302, 10340, 10341, 10342

Aufwand in Min. **Kalkulationszeit:** KA **Prüfzeit:** 1 **Eignung d. Prüfzeit:** Tages- und Quartalsprofil

GOÄ entsprechend oder ähnlich: Nrn. 2885, 2886, 441 (Zuschlag f. Laser)

Kommentar: Die EBM-Nr. 10322 kann nur angesetzt werden, wenn ein gepulster Farbstofflaser verwendet wird. Wird eine andere Laserart genutzt, so ist die EBM-Nr. 10324 anzusetzen.

10324* **Behandlung von Naevi flammei und/oder Hämangiomen** **149** **15,55**

Obligater Leistungsinhalt
- Therapie mittels Laser,
- Metrische und fotografische Dokumentation vor Beginn und nach Abschluss der Therapie,

Fakultativer Leistungsinhalt
- Behandlung in mehreren Sitzungen,

Abrechnungsbestimmung bis zu 1 cm^2 Gesamtfläche des behandelten Areals und für jeden weiteren cm^2 je einmal

Anmerkung Die Behandlung seniler Angiome ist nicht Bestandteil dieser Leistung.
Die Gebührenordnungspositionen 10320, 10322 und 10324 sind unabhängig von der Zahl der Sitzungen nur einmal je cm^2 Gesamtfläche des behandelten Areals berechnungsfähig.
Beträgt die insgesamt für die Gebührenordnungspositionen 10320, 10322 und 10324 abgerechnete Gesamtpunktzahl in einer (Neben-)Betriebsstätte mehr als 89.822 Punkte im Quartal, wird die Bewertung der darüber hinaus abgerechneten Gebührenordnungspositionen 10320, 10322 und 10324 jeweils um 67 Punkte gemindert.

Abrechnungsausschluss
am Behandlungstag 10343, 10344
in derselben Sitzung 02300, 02301, 02302, 10340, 10341, 10342
im Behandlungsfall 10320, 10322, 10330

Aufwand in Min. **Kalkulationszeit:** KA **Prüfzeit:** 1 **Eignung d. Prüfzeit:** Tages- und Quartalsprofil

GOÄ entsprechend oder ähnlich: Nrn. 2440 + 444, 2885, 2886, 441 (Zuschlag f. Laser)

Kommentar: Bei dieser Leistung sind nur Laserbehandlungen von Naevi und Hämangiomen berechnungsfähig. Die Behandlung seniler Angiome kann nicht nach dieser Leistung abgerechnet werden.

EBM-Nr. EBM-Punkte / Euro

10330 **Behandlungskomplex einer ausgedehnten offenen Wunde** **272** **28,39**

Obligater Leistungsinhalt

- Mindestens 5 persönliche Arzt-Patienten-Kontakte im Behandlungfall,
- Behandlung
  - einer offenen Wunde
- und/oder
  - einer Verbrennung
- und/oder
  - einer septischen Wundheilungsstörung,

Fakultativer Leistungsinhalt

- Abtragung von Nekrosen,
- Wunddebridement,
- Anlage und/oder Wechsel eines Kompressionsverbandes,
- Einbringung und/oder Wechsel einer Wundtamponade,
- Anlage/Wechsel von Schienenverbänden,
- Einbringung, Wechsel oder Entfernung von Antibiotikaketten,

Abrechnungsbestimmung einmal im Behandlungsfall

Anmerkung Die Leistung nach der Nr. 10330 kann nicht berechnet werden beim diabetischen Fuß, beim chronisch venösen Ulcus cruris, bei der chronisch venösen Insuffizienz, beim postthrombotischen Syndrom, beim Lymphödem und bei oberflächlichen sowie tiefen Beinvenenthrombosen.

Abrechnungsausschluss
im Zeitraum von 21 Tagen nach Erbringung einer Leistung des Abschnitts 31.2 und Kapitel 31.4.3
in derselben Sitzung 02312, 02313
im Behandlungsfall 02300, 02301, 02302, 02310, 02311, 02340, 02341, 02350, 02360, 10320, 10322, 10324, 10340, 10341, 10342

Aufwand in Min. **Kalkulationszeit:** 18 **Prüfzeit:** 16 **Eignung d. Prüfzeit:** Nur Quartalsprofil

GOÄ entsprechend oder ähnlich: Auswahl aus Nrn. 2003 – 2006 u. dann mehrmals im Quartal

Kommentar: Die Leistung kann nur abgerechnet werden, wenn mindestens 5 persönliche Arzt-Patienten-Kontakte stattgefunden haben. Ist dies nicht der Fall, ist der Behandlungskomplex mit der Grundpauschale abgegolten.

10340 **Kleinchirurgischer Eingriff I und/oder primäre Wundversorgung und/oder Epilation** **57** **5,95**

Obligater Leistungsinhalt

- Operativer Eingriff mit einer Dauer von bis zu 5 Minuten

und/oder

- Primäre Wundversorgung

und/oder

- Epilation durch Elektrokoagulation im Gesicht und/oder an den Händen bei krankhaftem und entstellendem Haarwuchs,

Abrechnungsbestimmung einmal am Behandlungstag

Anmerkung Die Gebührenordnungspositionen 10340 bis 10342 sind bei Patienten mit den Diagnosen Nävuszellnävussyndrom (ICD-10-GM: D22.-) und/oder mehreren offenen Wunden (ICD-10-GM: T01.-) mehrfach in einer Sitzung – auch nebeneinander, jedoch insgesamt höchstens fünfmal je Behandlungstag – berechnungsfähig.
Die Gebührenordnungsposition 10340 ist bei Neugeborenen, Säuglingen, Kleinkindern und Kindern bis zum vollendeten 12. Lebensjahr nach der Gebührenordnungsposition 31101 oder 36101 berechnungsfähig, sofern der Eingriff in Narkose erfolgt. Die Voraussetzungen gemäß § 115b SGB V müssen dabei nicht erfüllt sein, sofern die Eingriffe nicht im Katalog zum Vertrag nach § 115b SGB V genannt sind. In diesen Fällen ist die postoperative Behandlung nach den Gebührenordnungspositionen der Abschnitte 31.4.2 und 31.4.3IV-31.4.3 nicht berechnungsfähig. Die in der Präambel IV-31.2.1 Nr. 8 bzw. Präambel IV-36.2.1 Nr. 4 benannten Einschränkungen entfallen in diesen Fällen, es gelten die Abrechnungsausschlüsse der Gebührenordnungsposition 10340 entsprechend.

Lokalanästhesien und Leitungsanästhesien sind, soweit erforderlich, Bestandteil der Gebührenordnungsposition 10340.

Abrechnungsausschluss
im Behandlungsfall 02310, 02312, 10330
im Zeitraum von 21 Tagen nach Erbringung einer Leistung des Abschnitts 31.2 und Kapitel 31.4.3
am Behandlungstag 10343, 10344
in derselben Sitzung 01741, 02300, 02301, 02302, 02311, 02321, 02322, 02323, 02330, 02331, 02340, 02341, 02342, 02343, 02350, 02360, 10320, 10322, 10324, 10341, 10342 und Kapitel 30.5, 30.6

Aufwand in Min. **Kalkulationszeit:** 4 **Prüfzeit:** 4 **Eignung d. Prüfzeit:** Tages- und Quartalsprofil

GOÄ entsprechend oder ähnlich: Auswahl aus den Nrn. 2000 – 2010, 2030, 2401 bis 2404, 2800

Kommentar: Unter „Kleinchirurgischen Eingriffen I" werden Eingriffe im Bereich der Dermatologie zusammengefasst, die in der Regel nur einer Oberflächenanästhesie bedürfen. Stellt sich während des Eingriffs heraus, dass eine Lokal- bzw. Leitungsanästhesie notwendig ist, kann diese nicht zusätzlich abgerechnet werden.

Erfolgt der Eingriff zum Beispiel bei Neugeborenen und Kindern bis zum vollendeten 12. Lebensjahr in Narkose, so ist dafür die Nr. 31101 oder 36101 abzurechnen.

Die Nrn. 10340 bis 10342 sind bei Patienten mit Nävuszellnävussyndrom und/oder mehreren offenen Wunden mehrfach in einer Sitzung – höchstens aber 5x je Behandlungstag – berechnungsfähig.

10341 Kleinchirurgischer Eingriff II und/oder primäre Wundversorgung **129** 13,46

Obligater Leistungsinhalt

- Primäre Wundversorgung bei Säuglingen, Kleinkindern und Kindern

und/oder

- Primäre Wundversorgung mittels Naht und/oder Gewebekleber

und/oder

- Koagulation und/oder Kauterisation krankhafter Haut- und/oder Schleimhautveränderungen

und/oder

- Operative Entfernung einer oder mehrerer Geschwülste an der Harnröhrenmündung

und/oder

- Operative Entfernung eines unter der Oberfläche von Haut oder Schleimhaut gelegenen Fremdkörpers nach Aufsuchen durch Schnitt

und/oder

- Öffnung eines Körperkanalverschlusses an der Körperoberfläche oder Eröffnung eines Abszesses oder Exzision eines Furunkels

und/oder

- Verschiebeplastik zur Deckung eines Hautdefektes

und/oder

- Eröffnung eines subcutanen Panaritiums oder einer Paronychie,

Abrechnungsbestimmung einmal am Behandlungstag

Anmerkung Die Gebührenordnungspositionen 10340 bis 10342 sind bei Patienten mit den Diagnosen Nävuszellnävussyndrom (ICD-10-GM: D22.-) und/oder mehreren offenen Wunden (ICD-10-GM: T01.-) mehrfach in einer Sitzung – auch nebeneinander, jedoch insgesamt höchstens fünfmal je Behandlungstag – berechnungsfähig.
Die Gebührenordnungsposition 10341 ist bei Neugeborenen, Säuglingen, Kleinkindern und Kindern bis zum vollendeten 12. Lebensjahr nach der Gebührenordnungsposition 31101 oder 36101 berechnungsfähig, sofern der Eingriff in Narkose erfolgt. Die Voraussetzungen gemäß § 115b SGB V müssen dabei nicht erfüllt sein, sofern die Eingriffe nicht im Katalog zum Vertrag nach § 115b SGB V genannt sind. In diesen Fällen ist die postoperative Behandlung nach den Gebührenordnungspositionen der Abschnitte 31.4.2 und 31.4.3IV-31.4.3 nicht berechnungsfähig. Die in der Präambel IV-31.2.1 Nr. 8 bzw. Präambel IV-36.2.1 Nr. 4 benannten Einschränkungen entfallen in diesen Fällen, es gelten die Abrechnungsausschlüsse der Gebührenordnungsposition 10341 entsprechend.

Lokalanästhesien und Leitungsanästhesien sind, soweit erforderlich, Bestandteil der Gebührenordnungsposition 10341.

Abrechnungsausschluss
am Behandlungstag 10343, 10344
im Zeitraum von 21 Tagen nach Erbringung einer Leistung des Abschnitts 31.2 und Kapitel 31.4.3
im Behandlungsfall 02310, 02312, 10330
in derselben Sitzung 01741, 02300, 02301, 02302, 02311, 02321, 02322, 02331, 02340, 02341, 02342, 02343, 02350, 02360, 10320, 10322, 10324, 10340, 10342 und Kapitel 30.5, 30.6

Aufwand in Min. **Kalkulationszeit:** 7 **Prüfzeit:** 6 **Eignung d. Prüfzeit:** Tages- und Quartalsprofil

GOÄ entsprechend oder ähnlich: Leistung in der GOÄ nicht vorhanden, daher: Abrechnung der einzelnen erbrachten GOÄ-Leistung(en).

Kommentar: Die Nrn. 10340 bis 10342 sind bei Patienten mit Nävuszellnävussyndrom und/oder mehreren offenen Wunden mehrfach in einer Sitzung – höchstens aber 5x je Behandlungstag – berechnungsfähig.

10342 Kleinchirurgischer Eingriff III und/oder primäre Wundversorgung bei Säuglingen, Kleinkindern und Kindern 239 24,94

Obligater Leistungsinhalt
- Primäre Wundversorgung einer Wunde mittels Naht bei Säuglingen, Kleinkindern und Kindern

und/oder
- Exzision eines Bezirkes oder einer intradermalen Geschwulst aus der Haut des Gesichts mit Wundverschluss

und/oder
- Hochtouriges Schleifen von Bezirken der Haut bei schweren Entstellungen durch Naevi oder Narben

und/oder
- Exzision eines großen Bezirkes aus Haut und/oder Schleimhaut oder einer kleinen unter der Haut und/oder Schleimhaut gelegenen Geschwulst

und/oder
- Exzision und/oder Probeexzision von tiefliegendem Körpergewebe (z.B. Fettgewebe) und/oder aus einem Organ ohne Eröffnung einer Körperhöhle (z.B. Zunge)

und/oder
- Emmert-Plastik

und/oder
- Venae sectio,

Abrechnungsbestimmung einmal am Behandlungstag

Anmerkung Die Gebührenordnungspositionen 10340 bis 10342 sind bei Patienten mit den Diagnosen Nävuszellnävussyndrom (ICD-10-GM: D22.-) und/oder mehreren offenen Wunden (ICD-10-GM: T01.-) mehrfach in einer Sitzung – auch nebeneinander, jedoch insgesamt höchstens fünfmal je Behandlungstag – berechnungsfähig.
Die Gebührenordnungsposition 10342 ist bei Neugeborenen, Säuglingen, Kleinkindern und Kindern bis zum vollendeten 12. Lebensjahr nach der Gebührenordnungsposition 31101 oder 36101 berechnungsfähig, sofern der Eingriff in Narkose erfolgt. Die Voraussetzungen gemäß § 115b SGB V müssen dabei nicht erfüllt sein, sofern die Eingriffe nicht im Katalog zum Vertrag nach § 115b SGB V genannt sind. In diesen Fällen ist die postoperative Behandlung nach den Gebührenordnungspositionen der Abschnitte 31.4.2 und 31.4.3IV-31.4.3 nicht berechnungsfähig. Die in der Präambel IV-31.2.1 Nr. 8 bzw. Präambel IV-36.2.1 Nr. 4 benannten Einschränkungen entfallen in diesen Fällen, es gelten die Abrechnungsausschlüsse der Gebührenordnungsposition 10342 entsprechend.
Lokalanästhesien und Leitungsanästhesien sind, soweit erforderlich, Bestandteil der Gebührenordnungsposition 10342.

Abrechnungsausschluss
am Behandlungstag 10343, 10344

im Zeitraum von 21 Tagen nach Erbringung einer Leistung des Abschnitts 31.2 und Kapitel 31.4.3
im Behandlungsfall 02310, 02312, 10330
in derselben Sitzung 01741, 02300, 02301, 02302, 02311, 02321, 02322, 02331, 02340, 02341, 02342, 02343, 02350, 02360, 10320, 10322, 10324, 10340, 10341 und Kapitel 30.5, 30.6

Aufwand in Min. **Kalkulationszeit:** 13 **Prüfzeit:** 12 **Eignung d. Prüfzeit:** Tages- und Quartalsprofil

GOÄ entsprechend oder ähnlich: Leistung in der GOÄ nicht vorhanden. Abrechnung der einzelnen erbrachten GOÄ-Leistung(en), bei Säuglingen, Kleinkindern ggf. höherer Steigerungsfaktor

Kommentar: Unter „Kleinchirurgischen Eingriffen III“ werden Eingriffe im Bereich der Dermatologie zusammengefasst, die in der Regel nur einer Oberflächenanästhesie bedürfen. Stellt sich während des Eingriffs heraus, dass eine Lokal- bzw. Leitungsanästhesie notwendig ist, kann diese nicht zusätzlich abgerechnet werden.

Erfolgt der Eingriff zum Beispiel bei Neugeborenen und Kindern bis zum vollendeten 12. Lebensjahr in Narkose, so ist dafür die Nr. 31101 abzurechnen.

Die Nrn. 10340 bis 10342 sind bei Patienten mit Nävuszellnävussyndrom und/oder mehreren offenen Wunden mehrfach in einer Sitzung – höchstens aber 5x je Behandlungstag – berechnungsfähig.

10343 (Teil-)Exzision einer malignomverdächtigen oder malignen Hautveränderung am Körperstamm oder an den Extremitäten mit Ausnahme der in der Gebührenordnungsposition 10344 genannten Regionen — 136 / 14,19

Obligater Leistungsinhalt
- (Teil-)Exzision einer kleinen malignomverdächtigen oder malignen Hautveränderung,
- Veranlassung einer histologischen Untersuchung,
- Dokumentation gemäß Abschnitt D II der Krebsfrüherkennungs-Richtlinie

Fakultativer Leistungsinhalt
- Wundverschluss

Anmerkung Die Vereinbarung von Qualitätssicherungsmaßnahmen beim ambulanten Operieren und bei stationsersetzenden Eingriffen gemäß § 15 des Vertrages nach § 115b Abs. 1 SGB V gilt nicht für die Leistung der Gebührenordnungsposition 10343, sofern der Eingriff nicht im Katalog zum Vertrag nach § 115b SGB V genannt ist.

Abrechnungsausschluss am Behandlungstag 02300, 02301, 02302, 10320, 10322, 10324, 10340, 10341, 10342

Aufwand in Min. **Kalkulationszeit:** 8 **Prüfzeit:** 6 **Eignung d. Prüfzeit:** Tages- und Quartalsprofil

GOÄ entsprechend oder ähnlich: Auswahl aus den Nrn. 2401 bis 2404

10344 (Teil-)Exzision einer kleinen malignomverdächtigen oder malignen Hautveränderung im Kopf-/Gesichtsbereich oder an der Hand — 246 / 25,67

Obligater Leistungsinhalt
- (Teil-)Exzision einer kleinen malignomverdächtigen oder malignen Hautveränderung,
- Veranlassung einer histologischen Untersuchung,
- Dokumentation gemäß Abschnitt D II der Krebsfrüherkennungs-Richtlinie

Fakultativer Leistungsinhalt
- Wundverschluss

Anmerkung Die Vereinbarung von Qualitätssicherungsmaßnahmen beim ambulanten Operieren und bei stationsersetzenden Eingriffen gemäß § 15 des Vertrages nach § 115b Abs. 1 SGB V gilt nicht für die Leistung nach der Gebührenordnungsposition 10344, sofern der Eingriff nicht im Katalog zum Vertrag nach § 115b SGB V genannt ist.

Abrechnungsausschluss am Behandlungstag 02300, 02301, 02302, 10320, 10322, 10324, 10340, 10341, 10342

Aufwand in Min. **Kalkulationszeit:** 14 **Prüfzeit:** 12 **Eignung d. Prüfzeit:** Tages- und Quartalsprofil

GOÄ entsprechend oder ähnlich: Auswahl aus den Nrn. 2401 bis 2404

EBM-Nr. | EBM-Punkte / Euro

10345* **Zusatzpauschale Behandlung und/oder Betreuung eines Patienten mit einer gesicherten onkologischen Erkrankung bei laufender onkologischer Therapie oder Betreuung im Rahmen der Nachsorge** **191** **19,93**

Obligater Leistungsinhalt

- Behandlung und/oder Betreuung eines Patienten mit einer laboratoriumsmedizinisch oder histologisch/zytologisch gesicherten onkologischen Erkrankung,
- Fortlaufende Beratung zum Umgang mit der onkologischen Erkrankung,
- Verlaufskontrolle und Dokumentation des Therapieerfolges,
- Erstellung, Überprüfung und Anpassung eines die onkologische Erkrankung begleitenden spezifischen Therapiekonzeptes unter Berücksichtigung individueller Faktoren,
- Kontrolle und/oder Behandlung ggf. auftretender therapiebedingter Nebenwirkungen,
- Planung und Koordination der komplementären Arznei-, Heil- und Hilfsmittelversorgung unter besonderer Berücksichtigung der gesicherten onkologischen Erkrankung,

Fakultativer Leistungsinhalt

- Anleitung und Führung der Bezugs- und Betreuungsperson(en),
- Fortlaufende Überprüfung des häuslichen, familiären und sozialen Umfelds im Hinblick auf die Grunderkrankung,
- Konsiliarische Erörterung/Fachliche Beratung und regelmäßiger Informationsaustausch mit dem onkologisch verantwortlichen Arzt sowie mit weiteren mitbehandelnden Ärzten,
- Überprüfung und Koordination supportiver Maßnahmen,
- Einleitung und/oder Koordination der psychosozialen Betreuung des Patienten und seiner Familie und/oder Bezugs- und Betreuungsperson(en),
- Ggf. Hinzuziehung komplementärer Dienste bzw. häuslicher Krankenpflege,

Abrechnungsbestimmung einmal im Behandlungsfall

Anmerkung Die Gebührenordnungsposition 10345 ist nur bei mindestens einer der im Folgenden genannten Erkrankungen berechnungsfähig: Melanom und sonstige bösartige Neubildungen der Haut C43-C44, Kaposi-Sarkom C46, Bösartige Neubildung sonstiger und ungenau bezeichneter Lokalisationen C76, Sekundäre und nicht näher bezeichnete bösartige Neubildungen C77-C80, Mycosis fungoldes C84.0.

Die Gebührenordnungsposition 10345 ist bei laufender medikamentöser, im Sinne einer systemischen Chemotherapie mit z.B. zytostatischen Substanzen, operativer und/oder strahlentherapeutischer Behandlung und/oder bei Betreuung im Rahmen der Nachsorge bis höchstens 2 Jahre nach Beendigung einer medikamentösen, operativen und/oder strahlentherapeutischen Behandlung eines Patienten mit gesicherter onkologischer Erkrankung berechnungsfähig.

Aufwand in Min. **Kalkulationszeit:** 20 **Prüfzeit:** 18 **Eignung d. Prüfzeit:** Nur Quartalsprofil

GOÄ entsprechend oder ähnlich: Eine onkologische Pauschale ist in der GOÄ nicht vorhanden, daher: Abrechnung der einzelnen erbrachten GOÄ-Leistung(en).

Kommentar: Diese Leistung beschreibt zahlreiche Leistungen die obligat oder fakultativ zu erbringen sind. Berechnungsfähig ist die Leistung nur, wenn mind. eine der folgenden Erkrankungen vorliegt:

- Melanom und sonstige bösartige Neubildungen der Haut,
- Kaposi-Sarkom,
- bösartige Neubildung sonstiger und ungenau bezeichneter Lokalisationen,
- sekundäre und nicht näher bezeichnete bösartige Neubildungen.

10350* **Balneophototherapie entsprechend der Richtlinie des Gemeinsamen Bundesausschusses (Nr. 15 in der Anlage 1 „Anerkannte Untersuchungs- und Behandlungsmethoden“ der Richtlinien Methoden der vertragsärztlichen Versorgung) und entsprechend der Qualitätssicherungsvereinbarung zur Balneophototherapie gemäß § 135 Abs. 2 SGB V, einschließlich Kosten** **398** **41,54**

Obligater Leistungsinhalt

- Balneophototherapie für Psoriasis gemäß § 1 der Nummer 15 in der Anlage 1 „Anerkannte Untersuchungs- und Behandlungsmethoden“,
- Dokumentation

Fakultativer Leistungsinhalt
- Eingangsuntersuchung,
- Untersuchung im Verlauf

Abrechnungsbestimmung einmal am Behandlungstag

Anmerkung Bei allen Verfahren zur Balneophototherapie ist eine Behandlungshäufigkeit von 3 bis 5 Anwendungen pro Woche anzustreben. Gemäß dem Beschluss des Gemeinsamen Bundesausschusses ist die Behandlung mittels Balneophototherapie auf höchstens 35 Einzelanwendungen beschränkt (Behandlungszyklus). Ein neuer Behandlungszyklus kann frühestens 6 Monate nach Abschluss eines vorangegangenen Behandlungszyklus erfolgen.
Die Gebührenordnungsposition 10350 enthält alle Kosten, einschließlich der Kosten für die Mittel zur Herstellung der lichtsensibilisierenden Lösung gemäß § 2 Abs. 3 des G-BABeschlusses Balneophototherapie für die Bade-PUVA und Sprechstundenbedarf.

Abrechnungsausschluss am Behandlungstag 30430, 30431

Aufwand in Min. **Kalkulationszeit:** KA **Prüfzeit:** 1 **Eignung d. Prüfzeit:** Tages- und Quartalsprofil

Kommentar: Mit Wirkung zum 1. Oktober 2010 hat der Bewertungsausschuss die Aufnahme der Gebührenordnungsposition 10350 „Balneophototherapie" in den Einheitlichen Bewertungsmaßstab (EBM) beschlossen.

Die Abrechnung der EBM Nr. 10350 setzt eine Genehmigung der Kassenärztlichen Vereinigung nach der „Vereinbarung von Qualitätssicherungsmaßnahmen nach § 135 Abs. 2 SGB V zur Balneophototherapie" voraus.

Wichtige Texte dieser Vereinbarung finden Sie im Internet http://www.aerzteblatt.de/v4/plus/down.asp?id=6043.

11 Humangenetische Gebührenordnungspositionen

Hinweise zur genetischen Untersuchung

Die Ärztekammer Berlin informiert

http://www.aerztekammer-berlin.de/10arzt/30_Berufsrecht/10_Gesetzesaenderungen/54_Gendiagnostikgesetz.html (Ausschnitte)

*** Was ist eine genetische Untersuchung im Sinne des GenDG?**

Der Begriff der genetischen Untersuchung ist im GenDG definiert (§ 3 Nrn. 1 bis 3 GenDG).

Danach ist eine genetische Untersuchung eine auf den Untersuchungszweck gerichtete

a) genetische Analyse zur Feststellung genetischer Eigenschaften oder

b) vorgeburtliche Risikoabklärung

einschließlich der Beurteilung der jeweiligen Ergebnisse.

Eine genetische Analyse ist eine auf die Feststellung genetischer Eigenschaften gerichtete Analyse

a) der Zahl und der Struktur der Chromosomen (zytogenetische Analyse),

b) der molekularen Struktur der Desoxyribonukleinsäure oder der Ribonukleinsäure (molekulargenetische Analyse) oder

c) der Produkte der Nukleinsäuren (Genproduktanalyse).

Vorgeburtliche Risikoabklärung ist eine Untersuchung des Embryos oder Fötus, mit der die Wahrscheinlichkeit für das Vorliegen bestimmter genetischer Eigenschaften mit Bedeutung für eine Erkrankung oder gesundheitliche Störung des Embryos oder Fötus ermittelt werden soll.

*** Was ist unter einer sog. diagnostischen und was unter einer sog. prädiktiven genetischen Untersuchung zu verstehen?**

Unter einer diagnostischen genetischen Untersuchung versteht das GenDG (§ 3 Nr. 7 GenDG) eine genetische Untersuchung zu medizinischen Zwecken mit dem Ziel

a) der Abklärung einer bereits bestehenden Erkrankung oder gesundheitlichen Störung,

b) der Abklärung, ob genetische Eigenschaften vorliegen, die zusammen mit der Einwirkung bestimmter äußerer Faktoren oder Fremdstoffe eine Erkrankung oder gesundheitliche Störung auslösen können,

c) der Abklärung, ob genetische Eigenschaften vorliegen, die die Wirkung eines Arzneimittels beeinflussen können, oder

d) der Abklärung, ob genetische Eigenschaften vorliegen, die den Eintritt einer möglichen Erkrankung oder gesundheitlichen Störung ganz oder teilweise verhindern können.

Unter einer prädiktiven genetischen Untersuchung versteht das GenDG (§ 3 Nr. 8 GenDG) eine genetische Untersuchung mit dem Ziel der Abklärung

a) einer erst zukünftig auftretenden Erkrankung oder gesundheitlichen Störung oder

b) einer Anlageträgerschaft für Erkrankungen oder gesundheitliche Störungen bei Nachkommen.

Gesetze und Vereinbarungen

*** Gesetz über genetische Untersuchungen bei Menschen**

(Gendiagnostikgesetz – GenDG) Ausfertigungsdatum: 31.07.2009

– Änderung Artikel 2 Absatz 31 u. Artikel 4 Absatz 18 des Gesetzes vom 7. August 2013 (BGBl. I S. 3154)

http://www.gesetze-im-internet.de/bundesrecht/gendg/gesamt.pdf

*** Vereinbarung von Qualitätssicherungsmaßnahmen nach § 135 Abs.2 SGB V** zur Erbringung von molekulargenetischen Untersuchungen bei monogenen Erkrankungen (Qualitätssicherungsvereinbarung Molekulargenetik) in der Fassung vom 21. März 2012

http://www.kbv.de/media/sp/Molekulargenetik.pdf

11.1 Präambel

1. Die in diesem Kapitel aufgeführten Gebührenordnungspositionen können ausschließlich von
   - Fachärzten für Humangenetik,
   - Vertragsärzten mit der Zusatzbezeichnung Medizinische Genetik,
   - Vertragsärzten, die Auftragsleistungen des Kapitels 11 erbringen und über eine Genehmigung zur Abrechnung der Gebührenordnungspositionen dieses Kapitels verfügen,

   berechnet werden.
2. Die Gebührenordnungspositionen 11233 bis 11236 sind nur von Fachärzten für Humangenetik und von Vertragsärzten mit der Zusatzbezeichnung Medizinische Genetik berechnungsfähig.
3. Die Gebührenordnungspositionen 11210 bis 11212 sind nur von Fachärzten für Humangenetik berechnungsfähig.
4. Ausser den in diesem Kapitel genannten Gebührenordnungspositionen sind von den in der Präambel genannten Vertragsärzten – unbeschadet der Regelungen gemäß 5 und 6.2 der Allgemeinen Bestimmungen – zusätzlich nachfolgende Gebührenordnungspositionen berechnungsfähig: 01210, 01212, 01214, 01216, 01218, 01220 bis 01222, 01320, 01321, 01416, 01420, 01422, 01424, 01430, 01435, 01436, 01610, 01611, 01620, 01621, 01701, 01783, 01790 bis 01793, 01800, 01802 bis 01811, 01835 bis 01839, 02100, 02101, 02200, 02300 und 02330.
5. Ausser den in diesem Kapitel genannten Gebührenordnungspositionen sind bei Vorliegen der entsprechenden Qualifikationsvoraussetzungen von den in der Präambel genannten Vertragsärzten – unbeschadet der Regelungen gemäß 5 und 6.2 der Allgemeinen Bestimmungen – zusätzlich nachfolgende Gebührenordnungspositionen berechnungsfähig: Gebührenordnungspositionen des Abschnitts 30.12 sowie Gebührenordnungspositionen des Kapitels 32.
6. Die in der Präambel unter 1. aufgeführten Vertragsärzte können die arztgruppenspezifischen Leistungen entsprechend den Gebührenordnungspositionen 08570 bis 08574 berechnen.
7. Gebührenordnungspositionen dieses Kapitels, die im Zusammenhang mit den Gebührenordnungspositionen 01790 bis 01792 und 01793, 01835 bis 01838 und 08570, 08571, 08572 bis 08574 erbracht werden, sind nach Maßgabe der Kassenärztlichen Vereinigung zu kennzeichnen.
8. Bei der Berechnung der zusätzlichen Gebührenordnungspositionen in den Nummern 2 und 3 sind die Maßnahmen zur Qualitätssicherung gemäß § 135 Abs. 2 SGB V, die berufsrechtliche Verpflichtung zur grundsätzlichen Beschränkung auf das jeweilige Gebiet sowie die Richtlinien des Gemeinsamen Bundesausschusses zu beachten.
9. In den Gebührenordnungspositionen dieses Kapitels sind die Leistungen entsprechend den Gebührenordnungspositionen 01600 bis 01602 enthalten.
10. Werden die in den Grundpauschalen enthaltenen Leistungen entsprechend den Gebührenordnungspositionen 01600 und 01601 erbracht, sind für die Versendung bzw. den Transport die Kostenpauschalen nach den Nrn. 40120, 40122, 40124 und 40126 berechnungsfähig.
11. Die Qualifikationsvoraussetzungen für die Berechnung von Gebührenordnungspositionen des Abschnitts 32.3.14 gemäß Nr. 3 gelten bei den in Nr. 1 genannten Vertragsärzten als erfüllt.
12. Sofern (eine) genetische Untersuchung(en) mit (einer) Gebührenordnungsposition(en) des Abschnitts 11.4 vorgenommen werden kann, sind die Gebührenordnungspositionen 11320 bis 11322 nicht berechnungsfähig.
13. Die Arztpraxis, die auf Überweisung kurativ-ambulante Auftragsleistungen nach den Gebührenordnungspositionen 11310 bis 11322 des Abschnitts 11.3 EBM oder den Gebührenordnungspositionen des Abschnitts 11.4 EBM durchführt, teilt der überweisenden Arztpraxis zum Zeitpunkt der abgeschlossenen Untersuchung die Gebührenordnungspositionen dieser Leistungen und die Höhe der Kosten gemäß der regionalen Euro-GO getrennt nach Leistungen der Abschnitte 11.3 und 11.4 EBM mit. Im Falle der Weiterüberweisung eines Auftrages oder eines Teilauftrages hat jede weiter überweisende Arztpraxis dem vorhergehenden Überweiser die Angaben nach Satz 1 sowohl über die selbst erbrachten Leistungen als auch über die Leistungen mitzuteilen, die ihr von der Arztpraxis gemeldet wurden, an die sie weiterüberwiesen hatte.

Kommentar:

Alle Gebührenordnungspositionen des Kapitels 11 – also die Leistungen nach den Nrn. 11210 bis 11322 können grundsätzlich (s. Kommentierung zu Kapitel I, Abschnitt 1.5) nur von

- Fachärzten für Humangenetik,
- Vertragsärzten mit der Zusatzbezeichnung Medizinische Genetik und

- Vertragsärzten, die eine Genehmigung zur Abrechnung von humangenetischen Leistungen als Auftragsleistungen verfügen,

abgerechnet werden.

Zusätzlich zu den Gebührenprdnungspositionen dieses Kapitels sind für die hier genannten Ärzte abrechnungsfähig, sofern die übrigen Abrechnungsvoraussetzungen des EBM gegeben sind:

- die nachfolgenden Gebührenordnungspositionen des Abschnitts II (arztgruppenübergreifende allgemeine Leistungen):
  - Nr. 01210 Notfallpauschale im organisierten Not(fall)dienst,
  - Nr. 01212 Notfallpauschale im organisierten Not(fall)dienst,
  - Nr. 01214 bis 01222 Notfallkonsultationspauschale im organisierten Not(fall)dienst, Zusatzpauschale für die Besuchsbereitschaft im Notfall bez. organisierten Not(fall)dienst, Reanimationskomplex
  - Nrn. 01320, 01321 Grundpauschale für ermächtigte Ärzte, Krankenhäuser bzw. Institute,
  - Nr. 01416 Begleitung eines Kranken beim Transport,
  - Nr. 01420 (Überprüfung und Koordination häuslicher Krankenpflege
  - Nr. 01422 Erstverordnung zur psychiatrischen häuslichen Krankenpflege
  - Nr. 01424 Folgeverordnung zur psychiatrischen häuslichen Krankenpflege
  - Nr. 01430 Verwaltungskomplex,
  - Nr. 01435 Telefonische Beratung,
  - Nr. 01436 Konsultationspauschale,
  - Nrn. 01610, 01611 Bescheinigung zur Feststellung der Belastungsgrenze, Verordnung von medizinischer Reha
  - Nrn. 01620, 01621 Kurze Bescheinigung, Krankheitsbericht
  - Nr. 01701 Grundpauschale Prävention
  - Nr. 01783 Alpha-1-Feto-Protein
  - Nrn. 01790 bis 01792 Humangenetische Beurteilung
  - Nrn. 01800, 01802 bis 01811 Röteln, Blutgruppenbestimmung, Antikörpernachweis
  - Nrn. 01835 bis 01839 Humangenetische Beratung/Beurteilung, Zytogenetische Untersuchung
  - Nr. 02100 Infusion
  - Nr. 02101 Infusionstherapie
  - Nr. 02200 Tuberkulintestung
  - Nr. 02300 Kleiner chirurgischer Eingriff / primäre Wundversorgung / Epilation
  - Nr. 02330 Arterienpunktion
- Gebührenordnungspositionen der Kapitel
  - 30.12 Diagnostik und Therapie bei MRSA
  - 32 Labor
- sowie aus dem Bereich der Reproduktionsmedizin (Kapitel 8.5) die Leistungen nach den Nrn. 08570 bis 08574

Werden Leistungen der Humangenetik im Zusammenhang mit den in Nr. 4 genannten Leistungen der Mutterschaftsvorsorge, der Empfängnisregelung oder der Reproduktionsmedizin erbracht, sind sie nach Maßgabe der zuständigen Kassenärztlichen Vereinigung besonders zu kennzeichnen.

Wichtig ist, dass auch für die nach der obigen Regelung zusätzlich abrechnungsfähigen Leistungen immer auch die Abrechnungsvoraussetzungen und -ausschlüsse beachtet werden müssen, die im EBM für die Abrechnung der jeweiligen Leistung genannt sind.

Berichte und Arztbriefe nach den Nrn. 01600 und 01601 sind neben den humangenetischen Leistungen des Kapitels 11 nicht abrechnungsfähig, da sie in den Leistungen enthalten sind. Es kann aber die Kostenpauschale berechnet werden.

Werden Leistungen nach den Gebührenordnungspositionen 01600, 01601, 01610 und 01612 (Bericht, Brief, Bescheinigung) erbracht, können auch d ann, wenn die Leistung nicht gesondert berechnungsfähig sein sollte, da sie in der Grundpauschale enthalten ist, für Versendung und Transport die Kostenpauschalen nach den Nrn. 40120, 40122, 40124 oder 40126 abgerechnet werden.

Wenn genetische Untersuchungen nach dem Abschnitt 11.4 (molekulargenetische Stufendiagnostik) abgerechnet werden, können die Nrn. 11320 bis 11322 nicht berechnet werden.

Generell gilt, dass die übrigen Bestimmungen des EBM sowie die Maßnahmen zur Qualitätssicherung sowie die berufsrechtlichen Fachgebietsbeschränkungen zu beachten sind. Insbesondere sollte geprüft werden, ob zur Erbringung und Abrechnung bestimmter Leistungen eine Genehmigung erforderlich ist und welche Voraussetzungen hierfür nachgewiesen werden müssen.

Für molekulargenetische Untersuchungen nach Abschnitt 32.3.14 (Nrn. 32860 bis 32863) gelten die Qualifikationsvoraussetzungen für die in Nr. 1 genannten Vertragsärzte als erfüllt.

Im Zuge der Neufassung des Bundesmantelvertrages-Ärzte (BMV-Ä) wurde die in der alten Fassung des § 26 Abs. 6 BMV-Ä vorgenommene Regelung zum 1.10.2013 in den EBM übernommen.

11.2 Humangenetische Grundpauschalen

Grundpauschale

Obligater Leistungsinhalt

- Persönlicher Arzt-Patienten-Kontakt,

Fakultativer Leistungsinhalt

- Weitere persönliche oder andere Arzt-Patienten-Kontakte gemäß I-4.3.1 der Allgemeinen Bestimmungen,
- Ärztlicher Bericht entsprechend der Gebührenordnungsposition 01600,
- Individueller Arztbrief entsprechend der Gebührenordnungsposition 01601,
- Klärung der genetischen Fragestellung,
- Humangenetische Eigenanamnese,
- Humangenetische Familienanamnese,
- In Anhang VI-1 aufgeführte Leistungen,

Abrechnungsbestimmung einmal im Behandlungsfall

11210 für Versicherte bis zum vollendeten 5. Lebensjahr — 373 / 38,93

Abrechnungsbestimmung einmal im Behandlungsfall

Abrechnungsausschluss
im Behandlungsfall 01600, 01601
in derselben Sitzung 01436

Bericht: mind. Befundkopie (Nr. 01602) an Hausarzt

Aufwand in Min. **Kalkulationszeit:** 42 **Prüfzeit:** 34 **Eignung d. Prüfzeit:** Nur Quartalsprofil

GOÄ entsprechend oder ähnlich: Leistung in der GOÄ nicht vorhanden.

Kommentar: Die Pauschale ist nur einmal im Behandlungsfall bzw. bei arztgruppenübergreifender Behandlung nur einmal im Arztfall berechenbar.

Wird in demselben Quartal eine kurativ-ambulante und eine kurativ-stationäre (belegärztliche Behandlung) durchgeführt, ist die Grundpauschale je einmal berechnungsfähig. Es ist aber von der Punktzahl der zweiten zur Abrechnung kommenden Grundpauschale ein Abschlag von 50 % vorzunehmen.

11211 für Versicherte ab Beginn des 6. bis zum vollendeten 59. Lebensjahr — 416 / 43,41

Abrechnungsbestimmung Siehe Nr. 11210.

Bericht: mind. Befundkopie (Nr. 01602) an Hausarzt

Aufwand in Min. **Kalkulationszeit:** 46 **Prüfzeit:** 38 **Eignung d. Prüfzeit:** Nur Quartalsprofil

GOÄ entsprechend oder ähnlich: Leistungskomplex in der GOÄ nicht vorhanden, daher Abrechnung der einzelnen erbrachten GOÄ-Leistung(en).

EBM-Nr. | EBM-Punkte / Euro

11212 für Versicherte ab Beginn des 60. Lebensjahres **391** 40,81

Abrechnungsbestimmung Siehe Nr. 11210.

Bericht: mind. Befundkopie (Nr. 01602) an Hausarzt

Aufwand in Min. **Kalkulationszeit:** 43 **Prüfzeit:** 35 **Eignung d. Prüfzeit:** Nur Quartalsprofil

GOÄ entsprechend oder ähnlich: Leistungskomplex in der GOÄ nicht vorhanden, daher Abrechnung der einzelnen erbrachten GOÄ-Leistung(en).

11.3 Diagnostische Gebührenordnungspositionen

Kommentar:

Die KBV informiert in ihrer Information der KBV 17/2010:

Kostenübermittlung ab 1. Juli 2010 auch für Leistungen des Kapitels 11.3

Arztpraxen, die auf Überweisung kurativ-ambulante Auftragsleistungen der Kapitel 11.3 EBM oder 32 E-GO durchführen, sind ab 1. Juli verpflichtet, dem überweisenden Arzt die Gebührennummern und die Höhe der Kosten mitzuteilen. Die Mitteilung erfolgt nach Abschluss der Untersuchung. Der Bundesmantelvertrag Ärzte und Ersatzkassen wurde entsprechend ergänzt. Eine analoge Regelung gibt es dort bereits für Leistungen des Kapitels 32 (Anlage 3).

11230* Wissenschaftlich begründete humangenetische Beurteilung **143** 14,92

Obligater Leistungsinhalt
- Wissenschaftlich begründete humangenetische Beurteilung,

Fakultativer Leistungsinhalt
- Schriftliche Zusammenfassung für den/die Begutachtete(n),

Abrechnungsbestimmung einmal im Krankheitsfall

Anmerkung Die ausschließliche Befundmitteilung über die Inhalte der Untersuchungen der Gebührenordnungspositionen 01793, 01838, 08573, 11310 bis 11312 sowie 11320 bis 11322 sowie der Gebührenordnungspositionen der Abschnitte 11.4 und 32.3.14 ist nicht nach der Gebührenordnungsposition 11230 berechnungsfähig.

Abrechnungsausschluss
im Behandlungsfall 08572
im Krankheitsfall 01790, 01791, 01792, 01835, 01836, 01837, 08570, 08571, 11231, 11232

Bericht: mind. Befundkopie (Nr. 01602) an Hausarzt

Aufwand in Min. **Kalkulationszeit:** 9 **Prüfzeit:** 9 **Eignung d. Prüfzeit:** Nur Quartalsprofil

GOÄ entsprechend oder ähnlich: Nr. 85, ggf. Beratung nach Nr. 21

Kommentar: EBM-Leistungen mit gleichem Leistungsinhalt finden sich bei der
- Mutterschaftsvorsorge Nr. 01790
- Empfängnisregelung Nr. 01835
- Reproduktionsmedizin Nr. 08570

Diese genannten Leistungen sind natürlich nicht neben der Nr. 11230 oder Nr. 11231 abrechnungsfähig.

11233 Ausführliche humangenetische Beurteilung wegen evidentem genetischen und/oder teratogenem Risiko von bis zu 20 Minuten Dauer **553** 57,71

Obligater Leistungsinhalt
- Persönlicher Arzt-Patienten-Kontakt,
- Persönlicher Arzt-Patienten-Kontakt,
- Detaillierte Erfassung und Analyse des
- Stammbaums über mindestens 3 Generationen,
- Schriftliche humangenetische Beurteilung zu einem genetischen und/oder teratogenen Risiko,

- Quantifizierung des Risikos durch
  - Einbeziehung weitergehender Untersuchungen und/oder
  - Berechnung individueller Wahrscheinlichkeiten und/oder
  - Ermittlung genetisch bedingter Wiederholungsrisiken,

Fakultativer Leistungsinhalt
- Körperliche Untersuchung,
- Zusätzliche schriftliche Zusammenfassung für den oder die Begutachtete(n),
- in mehreren Sitzungen,

Abrechnungsbestimmung einmal im Krankheitsfall

Anmerkung Die Berechnung der Gebührenordnungsposition 11233 setzt die Angabe des phänotypischen OMIM-Kodes oder, falls kein Eintrag in OMIM vorliegt, ersatzweise die Angabe der Art der Erkrankung voraus.
Die Gebührenordnungsposition 11233 ist im Fall der Beratung eines Erkrankten und seines Partners nur für den Erkrankten berechnungsfähig.

Abrechnungsausschluss
im Behandlungsfall 08572
im Krankheitsfall 01790 bis 01792, 01835 bis 01837, 08570, 08571, 11230

Aufwand in Min. **Kalkulationszeit:** 32 **Prüfzeit:** 32 **Eignung d. Prüfzeit:** Nur Quartalsprofil

11234 Zuschlag zu der Gebührenordnungsposition 11233 — 553 / 57,71

Obligater Leistungsinhalt
- Persönlicher Arzt-Patienten-Kontakt,

Fakultativer Leistungsinhalt
- Beratung des Patienten und/oder des/der Personensorgeberechtigten,

Abrechnungsbestimmung je weitere vollendete 20 Minuten Arzt-Patienten-Kontaktzeit, bis zu dreimal im Krankheitsfall

Anmerkung Die Gebührenordnungspositionen 11233 und 11234 sind nur in demselben Quartal berechnungsfähig.

Abrechnungsausschluss
im Krankheitsfall 11235, 11236

Aufwand in Min. **Kalkulationszeit:** 32 **Prüfzeit:** 32 **Eignung d. Prüfzeit:** Nur Quartalsprofil

11235 Zuschlag zu der Gebührenordnungsposition 11233 für eine wissenschaftlich begründete humangenetische Beurteilung in Bezug auf komplexe genetisch bedingte manifeste Erkrankungen bei einem Patienten mit einem Verdacht auf eine seltene, genetische Erkrankung einschließlich der Tumorprädispositionssyndrome — 761 / 79,42

Obligater Leistungsinhalt
- Persönlicher Arzt-Patienten-Kontakt,
- Ausführliche schriftliche wissenschaftlich begründete humangenetische Beurteilung über das genetische und/oder teratogene Risiko unter Einbeziehung der relevanten Vorbefunde,
- Beurteilung der Prognose für den Erkrankten,
- Bestimmung des Risikos einer Erkrankung und/oder Anlageträgerschaft für Nachkommen,
- Schriftliche Zusammenfassung für den Patienten,

Fakultativer Leistungsinhalt
- Erfassung relevanter Vorbefunde in Kopie,
- Körperliche Untersuchung,
- Fallbezogene wissenschaftliche Recherche,
- Beratung des Patienten und/oder des/der Personensorgeberechtigten,

Abrechnungsbestimmung je weitere vollendete 20 Minuten Arzt-Patienten-Kontaktzeit, bis zu siebenmal im Krankheitsfall

Anmerkung Die Berechnung der Gebührenordnungsposition 11235 setzt eine Genehmigung der Kassenärztlichen Vereinigung gemäß der Qualitätssicherungsvereinbarung nach § 135 Abs. 2 SGB V voraus. Bis zum 1. Januar 2017 ist die Gebührenordnungsposition 11235 auch ohne Genehmigung berechnungsfähig.

Die Gebührenordnungsposition 11235 ist nur berechnungsfähig, sofern es sich um einen Verdacht auf eine seltene genetische Erkrankung, die eine Prävalenz von höchstens 5 zu 10.000 aufweist, und es sich gleichzeitig um den Indexpatienten der Familie handelt.

Die Gebührenordnungspositionen 11233 und 11235 sind nur in demselben Quartal berechnungsfähig.

Abrechnungsausschluss
im Krankheitsfall 11234, 11236

Aufwand in Min. **Kalkulationszeit:** 41 **Prüfzeit:** 41 **Eignung d. Prüfzeit:** Nur Quartalsprofil

11236 **Zuschlag zu der Gebührenordnungsposition 11233 für eine wissenschaftlich begründete humangenetische Beurteilung in Bezug auf manifeste unklare, schwer abgrenzbare genetisch bedingte Fehlbildungssyndrome und/oder manifeste unklare Entwicklungsstörungen bei einem Patienten bis zum vollendeten 18. Lebensjahr** **863** **90,06**

Obligater Leistungsinhalt
- Persönlicher Arzt-Patienten-Kontakt,
- Körperliche Untersuchung,
- Foto- und/oder Videodokumentation,
- Erfassung relevanter Vorbefunde in Kopie,
- Fallbezogene wissenschaftlicheRecherche,
- Ausführliche schriftliche wissenschaftlichbegründete humangenetische Beurteilung,
- Beurteilung der Prognose für den Erkrankten,
- Beratung des Patienten und/oder des Personensorgeberechtigten,
- Schriftliche Zusammenfassung für den Patienten und/oder die/den Personensorgeberechtigte(n),

Abrechnungsbestimmung je weitere vollendete 20 Minuten Arzt-Patienten-Kontaktzeit, bis zu neunmal im Krankheitsfall

Anmerkung Die Gebührenordnungsposition 11236 ist nur berechnungsfähig, sofern es sich bei dem Patienten um den Indexpatienten der Familie handelt und eines der folgenden Kriterien erfüllt ist:
- Es liegt eine isolierte Intelligenzminderung, die mindestens einem IQ kleiner 70 entspricht, – dokumentiert im Rahmen einer neuropädiatrischen und/oder entwicklungsneurologischen Vordiagnostik klinisch und/oder mit standardisierten Testverfahren – vor.
- Postnatal bestehen lebensbeeinträchtigende Fehlbildungen und/oder

Anomalien in zwei oder mehr Organsystemen.
Die Berechnung der Gebührenordnungsposition 11236 setzt eine Genehmigung der Kassenärztlichen Vereinigung gemäß der Qualitätssicherungsvereinbarung nach § 135 Abs. 2 SGB V voraus. Bis zum 1. Januar 2017 ist die Gebührenordnungsposition 11236 auch ohne Genehmigung berechnungsfähig.
Die Gebührenordnungspositionen 11233 und 11236 sind nur in demselben Quartal berechnungsfähig.

Abrechnungsausschluss
im Krankheitsfall 11234, 11235

Aufwand in Min. **Kalkulationszeit:** 46 **Prüfzeit:** 46 **Eignung d. Prüfzeit:** Nur Quartalsprofil

EBM-Nr. EBM-Punkte / Euro

11310* **Chromosomenanalyse aus Zellen des hämatopoetischen Systems** **1393** 145,37

Obligater Leistungsinhalt
- Chromosomenanalyse aus Zellen des hämatopoetischen Systems,

Fakultativer Leistungsinhalt
- Vorangegangene Kultivierung,
- X-Chromatin-Bestimmung und/oder Y-Chromatin-Bestimmung,

Abrechnungsbestimmung je Untersuchung

Abrechnungsausschluss
im Krankheitsfall 01791, 01836, 08571, 11231
im Behandlungsfall 08573

Bericht: mind. Befundkopie (Nr. 01602) an Hausarzt

Aufwand in Min. **Kalkulationszeit:** 9 **Prüfzeit:** 9 **Eignung d. Prüfzeit:** Tages- und Quartalsprofil

GOÄ entsprechend oder ähnlich: Nr. 4872*

Kommentar: Nach der Präambel zu Kapitel „32.2 Allgemeine Laboratoriumsuntersuchungen Nr. 6" gilt,
- bei der Berechnung der begrenzten Gesamtpunktzahl bleibt die Zahl der Arztfälle mit z.B. genetisch bedingten Erkrankungen oder Verdacht auf diese Erkrankungen (sofern molekulargenetische oder molekularpathologische Untersuchungen nach den Nrn. 11310 bis 11312, 11320 bis 11322 durchgeführt werden)
- und bei der Berechnung des Punktzahlvolumens nach Präambel 32.2 Nr. 3 bleiben die Gebührenordnungspositionen nach den Nrn. 11310 bis 11312, 11320 bis 11322 nach dem Abschnitt 32.2

unberücksichtigt, die in diesen Arztfällen erbracht werden.

Die entsprechenden Abrechnungsscheine sind vom abrechnenden Arzt und im Falle einer Überweisung auch von dem veranlassenden Arzt mit den angegebenen Kennnummern (hier: EBM Nr. 32010) zu versehen.

11311* **Chromosomenanalyse aus Fibroblasten** **1588** 165,73

Obligater Leistungsinhalt
- Chromosomenanalyse aus Fibroblasten,
- Vorangegangene Kultivierung,

Fakultativer Leistungsinhalt
- X-Chromatin-Bestimmung und/oder Y-Chromatin-Bestimmung,

Abrechnungsbestimmung je Untersuchung

Abrechnungsausschluss
im Krankheitsfall 01791, 01836, 11231
im Behandlungsfall 08571, 08573

Bericht: mind. Befundkopie (Nr. 01602) an Hausarzt

Aufwand in Min. **Kalkulationszeit:** 10 **Prüfzeit:** 10 **Eignung d. Prüfzeit:** Tages- und Quartalsprofil

GOÄ entsprechend oder ähnlich: Nr. 4873*

Kommentar: Siehe Kommentar zu Nr. 11310*.

11312* **Spezielle Darstellung der Strukturen einzelner Chromosomen durch die Anwendung besonderer Techniken im Zusammenhang mit den Gebührenordnungspositionen 11310 oder 11311** **447** 46,65

Obligater Leistungsinhalt
- Chromosomenbandenanalyse aus unterschiedlichen Langzeit- Kultivierungen

und/oder
- Untersuchung von Chromosomenaberrationen an Metaphasechromosomen oder Interphasekernen mittels DNA-Hybridisierung

und/oder
- Fluoreszenz-in-situ-Hybridisierung (FISH),

Fakultativer Leistungsinhalt
- Fotografische Dokumentation,

Abrechnungsbestimmung je angewendetes Färbeverfahren oder je untersuchter Zielsequenz (je Sonde)

Abrechnungsausschluss
im Behandlungsfall 08571
im Krankheitsfall 01791, 01836, 11231
in derselben Sitzung 01839, 08574

Bericht: mind. Befundkopie (Nr. 01602) an Hausarzt

Aufwand in Min. **Kalkulationszeit:** 1 **Prüfzeit:** 1 **Eignung d. Prüfzeit:** Tages- und Quartalsprofil

GOÄ entsprechend oder ähnlich: Leistung in der GOÄ nicht vorhanden, ggf. höherer Multiplikator bei Nrn. 4872* oder 4873*

Kommentar: Siehe Kommentar zu Nr. 11310*.

11320* **Nachweis oder Ausschluss einer krankheitsrelevanten oder krankheitsauslösenden genomischen Mutation mittels Hybridisierung mit einer mutationssequenzspezifischen Sonde** **193** **20,14**

Obligater Leistungsinhalt
- Hybridisierung menschlicher DNA oder eines Nukleinsäureamplifikates genomischer menschlicher DNA mit einer markierten mutationsspezifischen Sonde,
- Auswertung der erhobenen Befunde,

Fakultativer Leistungsinhalt
- Extraktion menschlicher DNA aus Zellen oder Gewebeproben,
- Nukleinsäureamplifikation,
- Spaltung menschlicher DNA mittels eines Restriktionsenzyms,
- Southern-Transfer einschließlich Auswertung,
- ggf. weitere vorbereitende Schritte,

Abrechnungsbestimmung je Sonde und Mutation

Anmerkung 1. Im Behandlungsfall wird die Nr. 11320 sowohl ab der 21. Leistung wir auch neben Gebührenordnungspositionen des Abschnitts 11.4.2 mit 145 Punkten bewertet.
2. Die Berechnung setzt die Begründung, die die Art der Erkrankung enthält, und die Angabe der Art der Untersuchung (Gennummer, Genname nach OMIM) und den Multiplikator (Anzahl der durchgeführten Hybridisierungen) voraus.
3. Sonden, die nicht dem Ausschluss oder Nachweis der Mutation dienen, sind nicht gesondert berechnungsfähig. Hierunter fallen insbesondere Sonden, die zur Amplifikations-, Kontaminations- oder Identitätskontrolle eingesetzt werden.
4. Zum Nachweis oder Ausschluss einer krankheitsrelevanten genomischen Mutation ist diese Leistung nicht als Screening-Leistung, sondern nur im begründeten Einzelfall berechnungsfähig.

Abrechnungsausschluss
im Krankheitsfall 01791, 01793, 01836, 11231
im Behandlungsfall 08571

Bericht: mind. Befundkopie (Nr. 01602) an Hausarzt

Aufwand in Min. **Kalkulationszeit:** KA **Prüfzeit:** 1 **Eignung d. Prüfzeit:** Tages- und Quartalsprofil

GOÄ entsprechend oder ähnlich: Nrn. 3920* und folgende

Kommentar: Siehe Kommentar zu Nr. 11310*.

Die Untersuchungen nach den EBM Nrn. 11320, 11321 und 11322 sind nicht als Screening Leistungen berechenbar, sondern nur bei begründetem Krankheitsverdacht.

Berechenbar sind die EBM Nrn. 11320- 11322 ebenfalls nicht, wenn eine der Untersuchungen mit einer oder mehreren Leistung(en) nach Abschnitt 11.4 vorgenommen werden könnte.

11321* **Nachweis oder Ausschluss einer krankheitsrelevanten oder krankheitsauslösenden genomischen Mutation mittels sequenzspezifischer und nicht-trägergebundener Nukleinsäureamplifikation** **156** **16,28**

Obligater Leistungsinhalt
- Nukleinsäureamplifikation menschlicher DNA,
- Auswertung der erhobenen Befunde,

Fakultativer Leistungsinhalt
- Extraktion menschlicher DNA aus Zellen oder Gewebeproben,
- Spaltung menschlicher DNA mittels eines Restriktionsenzyms,
- Elektrophoretische Auftrennung und Auswertung,

Abrechnungsbestimmung je unterschiedlicher Zielsequenz (Primerpaar)

Anmerkung 1. Im Behandlungsfall wird die Nr. 11321 sowohl ab der 21. Wertung als auch neben den Nrn. des Abschnitts 11.4.2 mit 117 Punkten bewertet. Die Berechnung setzt die Begründung, die die Art der Erkrankung enthält, und die Angabe der Art der Untersuchung (Gennummer, Genname nach OMIM) und den Multiplikator (Anzahl der unterschiedlichen Zielsequenzen) voraus.
Primerpaare, die nicht dem Ausschluss oder Nachweis der Mutation dienen, sind nicht gesondert berechnungsfähig. Hierunter fallen insbesondere Primerpaare, die zur Amplifikations-, Kontaminations- oder Identitätskontrolle eingesetzt werden.
Zum Nachweis oder Ausschluss einer krankheitsrelevanten genomischen Mutation ist diese Leistung nicht als Screening-Leistung, sondern nur im begründeten Einzelfall berechnungsfähig.

Abrechnungsausschluss
im Krankheitsfall 01791, 01793, 01836, 11231
im Behandlungsfall 08571

Bericht: mind. Befundkopie (Nr. 01602) an Hausarzt

Aufwand in Min. **Kalkulationszeit:** KA **Prüfzeit:** 1 **Eignung d. Prüfzeit:** Tages- und Quartalsprofil

GOÄ entsprechend oder ähnlich: Nrn. 3922*, 3923*

Kommentar: Siehe Kommentar zu Nr. 11310*.

11322* **Nachweis oder Ausschluss einer krankheitsrelevanten oder krankheitsauslösenden genomischen Mutation mittels Sequenzierung menschlicher DNA nach der Kettenabbruchmethode nach Sanger** **524** **54,69**

Obligater Leistungsinhalt
- Einzelstrangsequenzierung menschlicher DNA nach der Kettenabbruchmethode nach Sanger,
- Auswertung der erhobenen Befunde,

Fakultativer Leistungsinhalt
- Doppelstrangsequenzierung,
- Extraktion menschlicher DNA aus Zellen oder Gewebeproben,
- Nukleinsäureamplifikation,
- Spaltung menschlicher DNA mittels eines Restriktionsenzyms,

Abrechnungsbestimmung je Ansatz

Anmerkung 1. Im Behandlungsfall wird die Nr. 11321 sowohl ab der 21. Wertung als auch neben den Nrn. des Abschnitts 11.4.2 mit 524 Punkten bewertet. Die Berechnung setzt die Begründung, die die Art der Erkrankung enthält, und die Angabe der Art der Untersuchung (Gennummer, Genname nach OMIM) und den Multiplikator (Anzahl der Sequenzierungen) voraus.
Sequenzierungen, die nicht dem Ausschluss oder Nachweis der Mutation dienen, sind nicht gesondert berechnungsfähig. Hierunter fallen insbesondere Sequenzierungen, die als Amplifikations-, Kontaminations- oder Identitätskontrolle eingesetzt werden.
Die Sequenzierung ist nur in einer Richtung berechnungsfähig, die Sequenzierung des komplementären Stranges ist nicht gesondert berechnungsfähig.
Zum Nachweis oder Ausschluss einer krankheitsrelevanten genomischen Mutation ist diese Leistung nicht als Screening-Leistung, sondern nur im begründeten Einzelfall berechnungsfähig.

Abrechnungsausschluss
im Behandlungsfall 08571
im Krankheitsfall 01791, 01793, 01836, 11231

Bericht: mind. Befundkopie (Nr. 01602) an Hausarzt

Aufwand in Min. **Kalkulationszeit:** KA **Prüfzeit:** 4 **Eignung d. Prüfzeit:** Tages- und Quartalsprofil

GOÄ entsprechend oder ähnlich: Nr. 3926*

Kommentar: Siehe Kommentar zu Nr. 11310*.

11.4 Indikationsbezogene molekulargenetische Stufendiagnostik

1. Die Berechnung der Gebührenordnungspositionen dieses Abschnitts setzt die Angabe voraus, ob die Leistung als diagnostischer, prädiktiver oder als vorgeburtlicher Test erbracht wurde.
2. Vor Durchführung einer Leistung nach den Gebührenordnungspositionen dieses Abschnitts ist durch die verantwortliche ärztliche Person zu klären, ob ein Indexpatient bekannt ist. In diesem Fall hat die verantwortliche ärztliche Person Angaben zum Indexpatienten (Mutation, Erkrankung, genetischer Verwandtschaftsgrad) als Vorbefund mitzuteilen. Liegen zum Indexpatienten keine oder nur unvollständige Informationen vor, so ist dies mit einer Begründung anzugeben. Gegenüber der Kassenärztlichen Vereinigung ist lediglich die Kenntnis der Information anzugeben.
3. Als Indexpatient wird eine erkrankte und genetisch mit dem Versicherten verwandte Person und als Anlageträger ein (noch) symptomfreier Versicherter mit nachgewiesener Mutation bezeichnet. Eine Risikoperson ist ein Versicherter mit formalgenetisch möglicher Anlageträgerschaft. Die Untersuchung auf Anlageträgerschaft setzt eine Indikation gemäß § 3 Nr. 8 Gendiagnostikgesetz voraus.
4. Ist (Sind) bei dem Indexpatient die krankheitsauslösende(n) Mutation(en) molekulargenetisch gesichert und gemäß Präambel Nr. 2 übermittelt, so sind nur die Gebührenordnungspositionen „bei bekannter Mutation" berechnungsfähig. Wird das Untersuchungsziel durch die Beschränkung auf die bekannte(n) Mutation(en) des Indexpatienten nicht erreicht, sind darüber hinausgehende Untersuchungen nur mit besonderer Begründung berechnungsfähig.
5. Die Berechnung der Gebührenordnungspositionen des Abschnitts 11.4.2 setzt die Einhaltung der Qualitätssicherungsvereinbarung gemäß § 135 Abs. 2 SGB V voraus.
6. Für indikationsbezogene Leistungen, die nach Abschnitt 11.4.2 berechnungsfähig sind, ist eine Stufendiagnostik durchzuführen. Wenn das Untersuchungsziel nicht erreicht wurde, sind nach erneuter Indikationsstellung durch die verantwortliche ärztliche Person für weitere indizierte Untersuchungen die Gebührenordnungspositionen 11310 bis 11322 neben den Gebührenordnungspositionen des Abschnitts 11.4 berechnungsfähig.
7. Die vollständige Untersuchung eines Gens umfasst mindestens die Analyse der kodierenden Sequenzen (Exone) und der transskriptions- translationsrelevanten flankierenden Signalsequenzen.

Kommentar:

Leistungen nach den Nrn. 11320 bis 11322 für molekulargenetische Untersuchungen können nicht abgerechnet werden, die im Zusammenhang mit den in Abschnitt 11.4 berücksichtigten Indikationen stehen.

Es wird eine Stufendiagnostik vorgeschrieben. Wenn dabei das Untersuchungsziel nicht erreicht wird, ist eine erneute Indikationsstellung durch die verantwortliche ärztliche Person erforderlich.

11.4.1 Untersuchungen bei Risikoallelen

Kommentar:

Nach dem Gendiagnostikgesetz (http://www.gesetze-im-internet.de/bundesrecht/gendg/gesamt.pdf) erfordern die Untersuchungen aus diesem Unterabschnitt eine Aufklärung des Patienten und das Einverständnis des Patienten zur vorgesehenen Untersuchung.

11330* Faktor-V-Leiden-Mutation **302** **31,52**

Obligater Leistungsinhalt
- Untersuchung auf diese Mutation,

Abrechnungsbestimmung einmal im Krankheitsfall

Abrechnungsausschluss im Krankheitsfall 32860

Aufwand in Min. **Kalkulationszeit:** KA **Prüfzeit:** ./. **Eignung d. Prüfzeit:** Keine Eignung

11331* Prothrombin G20210A-Mutation **302** 31,52

Obligater Leistungsinhalt

- Untersuchung auf diese Mutation,

Abrechnungsbestimmung einmal im Krankheitsfall

Abrechnungsausschluss im Krankheitsfall 32861

Aufwand in Min. **Kalkulationszeit:** KA **Prüfzeit:** ./. **Eignung d. Prüfzeit:** Keine Eignung

11332* HLA-B27 **302** 31,52

Obligater Leistungsinhalt

- Untersuchung auf die Anwesenheit des Haplotyps HLA-B27,

Abrechnungsbestimmung einmal im Krankheitsfall

Abrechnungsausschluss im Krankheitsfall 32862

Aufwand in Min. **Kalkulationszeit:** KA **Prüfzeit:** ./. **Eignung d. Prüfzeit:** Keine Eignung

11333* MTHFR-C677T-Mutation **302** 31,52

Obligater Leistungsinhalt

- Untersuchung auf die Mutation bei erhöhter Homocystein-Konzentration im Plasma (> 50 µmol pro Liter),

Abrechnungsbestimmung einmal im Krankheitsfall

Abrechnungsausschluss im Krankheitsfall 32863

Aufwand in Min. **Kalkulationszeit:** KA **Prüfzeit:** ./. **Eignung d. Prüfzeit:** Keine Eignung

11334* Hämochromatose **515** 53,75

Obligater Leistungsinhalt

- Untersuchung auf die C282Y- und der H63DMutation des HFE (Hämochromatose)-Gens,

Abrechnungsbestimmung einmal im Krankheitsfall

Aufwand in Min. **Kalkulationszeit:** KA **Prüfzeit:** ./. **Eignung d. Prüfzeit:** Keine Eignung

11.4.2 Untersuchungen bei monogenen Erkrankungen

Kommentar:

In diesem Abschnitt finden sich vererbbare Erkrankungen. Für diese durchaus seltenen Erkrankungen finden sich teilweise Hinweise zu einer Stufendiagnostik.

11351* Cystische Fibrose – mehrere Mutationen **4080** 425,79

Obligater Leistungsinhalt

- Untersuchung auf die häufigsten Mutationen (mindestens 25) am CFTR-Gen,

Abrechnungsbestimmung einmal im Krankheitsfall

Aufwand in Min. **Kalkulationszeit:** KA **Prüfzeit:** 3 **Eignung d. Prüfzeit:** Tages- und Quartalsprofil

11352* **15226** 1589

Cystische Fibrose – vollständige Untersuchung

Obligater Leistungsinhalt

- Vollständige Untersuchung des CFTR-Gens,

Abrechnungsbestimmung einmal im Krankheitsfall

Anmerkung Die Gebührenordnungsposition 11352 ist nur berechnungsfähig, wenn die diagnostische Fragestellung auf Grund der Analyseergebnisse entsprechend der Gebührenordnungspositionen 11351 und 11354 nicht vollständig beantwortet werden konnte.

Aufwand in Min. **Kalkulationszeit:** KA **Prüfzeit:** 17 **Eignung d. Prüfzeit:** Tages- und Quartalsprofil

EBM-Nr. | EBM-Punkte/Euro

11354* Cystische Fibrose – bei bekannter Mutation **804** 83,91

Obligater Leistungsinhalt
- Untersuchung auf eine bekannte Mutation,

Abrechnungsbestimmung je bekannter Mutation einmal im Krankheitsfall

Aufwand in Min. **Kalkulationszeit:** KA **Prüfzeit:** 3 **Eignung d. Prüfzeit:** Tages- und Quartalsprofil

11360* Fragiles X-Syndrom – Analyse einer Repeat-Expansion – auch bei bekannter Mutation **804** 83,91

Obligater Leistungsinhalt
- Untersuchung auf eine CGG-Expansion im FMR1-Gen,

Abrechnungsbestimmung einmal im Krankheitsfall

Aufwand in Min. **Kalkulationszeit:** KA **Prüfzeit:** 3 **Eignung d. Prüfzeit:** Tages- und Quartalsprofil

11361* Fragiles X-Syndrom – weitergehende Untersuchung – auch bei bekannter Mutation **3030** 316,21

Obligater Leistungsinhalt
- Untersuchung auf eine CGG-Expansion mit Analyse des Methylierungsstatus im FMR1-Gen beim Patienten oder bei weiblichen Risikopersonen,

Abrechnungsbestimmung einmal im Krankheitsfall

Anmerkung Die Gebührenordnungsposition 11361 ist nur berechnungsfähig, wenn die diagnostische Fragestellung oder die Fragestellung nach Anlageträgerschaft auf Grund der Analyseergebnisse entsprechend der Gebührenordnungsposition 11360 nicht vollständig beantwortet werden konnte.

Aufwand in Min. **Kalkulationszeit:** KA **Prüfzeit:** 3 **Eignung d. Prüfzeit:** Tages- und Quartalsprofil

11370* Muskeldystrophie Typ Duchenne/Becker – Untersuchung auf Deletionen und Duplikationen – auch bei bekannter Mutation **3264** 340,63

Obligater Leistungsinhalt
- Untersuchung auf große Deletionen und Duplikationen im Dystrophin-Gen,

Abrechnungsbestimmung einmal im Krankheitsfall

Aufwand in Min. **Kalkulationszeit:** KA **Prüfzeit:** 3 **Eignung d. Prüfzeit:** Tages- und Quartalsprofil

11371* Muskeldystrophie Typ Duchenne/Becker – vollständige Untersuchung **39735** 4146,78

Obligater Leistungsinhalt
- Vollständige Untersuchung des Dystrophin-Gens,

Abrechnungsbestimmung einmal im Krankheitsfall

Anmerkung Die Gebührenordnungsposition 11371 ist nur berechnungsfähig, wenn die diagnostische Fragestellung auf Grund des Analyseergebnisses entsprechend der Gebührenordnungsposition 11370 nicht vollständig beantwortet werden konnte.

Aufwand in Min. **Kalkulationszeit:** KA **Prüfzeit:** 53 **Eignung d. Prüfzeit:** Tages- und Quartalsprofil

11372* Muskeldystrophie Typ Duchenne/Becker – bei bekannter Mutation **820** 85,58

Obligater Leistungsinhalt
- Untersuchung auf eine bekannte Mutation im Dystrophin-Gen,

Abrechnungsbestimmung je bekannter Mutation einmal im Krankheitsfall

Aufwand in Min. **Kalkulationszeit:** KA **Prüfzeit:** 3 **Eignung d. Prüfzeit:** Tages- und Quartalsprofil

11380* Chorea Huntington – auch bei bekannter Mutation **1341** 139,95

Obligater Leistungsinhalt
- Untersuchung auf eine CAG-Repeat-Expansion im Huntingtin-Gen,

Abrechnungsbestimmung einmal im Krankheitsfall

Aufwand in Min. **Kalkulationszeit:** KA **Prüfzeit:** 6 **Eignung d. Prüfzeit:** Tages- und Quartalsprofil

EBM-Nr. EBM-Punkte/Euro

11390* Myotone Dystrophie Typ 1 (DM1, Curshman-Steinert) – Analyse einer Repeat-Expansion – auch bei bekannter Mutation **804** **83,91**

Obligater Leistungsinhalt
- Untersuchung auf eine CTG-Expansion des DMPK-Gens mittels PCR und Fragmentanalyse,

Abrechnungsbestimmung einmal im Krankheitsfall

Aufwand in Min. **Kalkulationszeit:** KA **Prüfzeit:** 3 **Eignung d. Prüfzeit:** Tages- und Quartalsprofil

11391* Myotone Dystrophie Typ 1 (DM1, Curshman-Steinert) – weitergehende Untersuchung – auch bei bekannter Mutation **3030** **316,21**

Obligater Leistungsinhalt
- Untersuchung auf eine CTG-Expansion des DMPK-Gens mittels Southern-Blot-Hybridisierung,

Abrechnungsbestimmung einmal im Krankheitsfall

Anmerkung Die Gebührenordnungsposition 11391 ist nur berechnungsfähig, wenn die Fragestellung auf Grund der Analyseergebnisse entsprechend der Gebührenordnungsposition 11390 nicht vollständig beantwortet werden konnte.

Aufwand in Min. **Kalkulationszeit:** KA **Prüfzeit:** 3 **Eignung d. Prüfzeit:** Tages- und Quartalsprofil

11395* Myotone Dystrophie 2 (DM2, PROMM) – Analyse einer Repeat-Expansion – auch bei bekannter Mutation **804** **83,91**

Obligater Leistungsinhalt
- Untersuchung auf eine CCTG-Expansion des ZNF-9-Gens mittels PCR und Fragmentanalyse,

Abrechnungsbestimmung einmal im Krankheitsfall

Aufwand in Min. **Kalkulationszeit:** KA **Prüfzeit:** 3 **Eignung d. Prüfzeit:** Tages- und Quartalsprofil

11396* Myotone Dystrophie 2 (DM2, PROMM) – weitergehende Untersuchung – auch bei bekannter Mutation **3030** **316,21**

Obligater Leistungsinhalt
- Untersuchung auf eine CCTG-Expansion des ZNF-9-Gens mittels Southern-Blot-Hybridisierung,

Abrechnungsbestimmung einmal im Krankheitsfall

Anmerkung Die Gebührenordnungsposition 11396 ist nur berechnungsfähig, wenn die Fragestellung auf Grund der Analyseergebnisse entsprechend der Gebührenordnungsposition 11395 nicht vollständig beantwortet werden konnte.

Aufwand in Min. **Kalkulationszeit:** KA **Prüfzeit:** 3 **Eignung d. Prüfzeit:** Tages- und Quartalsprofil

11400* Hämophilie A – Analyse einer Inversion – auch bei bekannter Mutation **804** **83,91**

Obligater Leistungsinhalt
- Untersuchung auf eine Inversion in Intron 22 und Intron 1 des F8-Gens,

Abrechnungsbestimmung einmal im Krankheitsfall

Aufwand in Min. **Kalkulationszeit:** KA **Prüfzeit:** 3 **Eignung d. Prüfzeit:** Tages- und Quartalsprofil

11401* Hämophilie A – vollständige Untersuchung **19278** **2011,87**

Obligater Leistungsinhalt
- Vollständige Untersuchung des F8-Gens auf Deletionen und Mutationen,

Abrechnungsbestimmung einmal im Krankheitsfall

Anmerkung Die Gebührenordnungsposition 11401 ist nur berechnungsfähig, wenn die diagnostische Fragestellung auf Grund des Analyseergebnisses entsprechend der Gebührenordnungsposition 11400 nicht vollständig beantwortet werden konnte.

Aufwand in Min. **Kalkulationszeit:** KA **Prüfzeit:** 25 **Eignung d. Prüfzeit:** Tages- und Quartalsprofil

EBM-Nr. | EBM-Punkte/Euro

11403* Hämophilie A – bei bekannter Mutation **1631** **170,21**

Obligater Leistungsinhalt
- Untersuchung auf eine Deletion im F8-Gen bei bekannter Deletion,

Abrechnungsbestimmung je bekannter Mutation einmal im Krankheitsfall

Aufwand in Min. **Kalkulationszeit:** KA **Prüfzeit:** 3 **Eignung d. Prüfzeit:** Tages- und Quartalsprofil

11404* Hämophilie A – bei bekannter Mutation **820** **85,58**

Obligater Leistungsinhalt
- Untersuchung auf eine Mutation im F8-Gen,

Abrechnungsbestimmung je bekannter Mutation einmal im Krankheitsfall

Aufwand in Min. **Kalkulationszeit:** KA **Prüfzeit:** 3 **Eignung d. Prüfzeit:** Tages- und Quartalsprofil

11410* Spinale Muskelatrophie – Untersuchung auf eine Deletion und Duplikation – auch bei bekannter Mutation **1631** **170,21**

Obligater Leistungsinhalt
- Untersuchung auf eine Deletion und Duplikation des SMN1- und SMN2-Gens,

Abrechnungsbestimmung einmal im Krankheitsfall

Aufwand in Min. **Kalkulationszeit:** KA **Prüfzeit:** 3 **Eignung d. Prüfzeit:** Tages- und Quartalsprofil

11411* Spinale Muskelatrophie – vollständige Untersuchung **5298** **552,90**

Obligater Leistungsinhalt
- Vollständige Untersuchung des SMN1- und SMN2-Gens,

Abrechnungsbestimmung einmal im Krankheitsfall

Anmerkung Soweit beim Versicherten eine Untersuchung nach der Gebührenordnungsposition 11410 eine homozygote Deletion ergeben hat, ist die Gebührenordnungsposition 11411 nicht berechnungsfähig.
Soweit bei einer Risikoperson eine Untersuchung nach der Gebührenordnungsposition 11410 eine heterozygote Deletion ergeben hat, ist die Gebührenordnungsposition 11411 nicht berechnungsfähig.

Aufwand in Min. **Kalkulationszeit:** KA **Prüfzeit:** 4 **Eignung d. Prüfzeit:** Tages- und Quartalsprofil

11412* Spinale Muskelatrophie – bei bekannter Mutation **820** **85,58**

Obligater Leistungsinhalt
- Untersuchung auf eine Mutation des SMN1-Gens oder SMN2-Gens bei bekannter Mutation,

Abrechnungsbestimmung je bekannter Mutation einmal im Krankheitsfall

Aufwand in Min. **Kalkulationszeit:** KA **Prüfzeit:** 3 **Eignung d. Prüfzeit:** Tages- und Quartalsprofil

11420* Sensorineurale Schwerhörigkeit Typ I – Untersuchung auf eine Mutation im GJB2-Gen **1639** **171,05**

Obligater Leistungsinhalt
- Untersuchung auf eine Mutation im GJB2-Gen (Connexin 26),

Abrechnungsbestimmung einmal im Krankheitsfall

Aufwand in Min. **Kalkulationszeit:** KA **Prüfzeit:** 6 **Eignung d. Prüfzeit:** Tages- und Quartalsprofil

11421* Sensorineurale Schwerhörigkeit Typ I – Untersuchung auf eine Mutation im GJB6-Gen – auch bei bekannter Mutation **804** **83,91**

Obligater Leistungsinhalt
- Untersuchung auf eine Deletion im GJB6-Gen (Connexin 30),

Abrechnungsbestimmung einmal im Krankheitsfall

Aufwand in Min. **Kalkulationszeit:** KA **Prüfzeit:** 3 **Eignung d. Prüfzeit:** Tages- und Quartalsprofil

EBM-Nr. EBM-Punkte / Euro

11422* Sensorineurale Schwerhörigkeit Typ I – bei bekannter Mutation im GJB2-Gen **820** **85,58**

Obligater Leistungsinhalt

- Untersuchung auf eine Mutation im GJB2-Gen (Connexin 26) bei bekannter Mutation,

Abrechnungsbestimmung einmal im Krankheitsfall

Aufwand in Min. **Kalkulationszeit:** KA **Prüfzeit:** 3 **Eignung d. Prüfzeit:** Tages- und Quartalsprofil

11430* Lynch-Syndrom (Hereditäres non-polypöses kolorektales Karzinom, HNPCC) – Untersuchung bei Vorliegen von Tumormaterial **3158** **329,57**

Obligater Leistungsinhalt

- Untersuchung auf Mikrosatelliteninstabilität am Tumormaterial des Versicherten oder des Indexpatienten,

Abrechnungsbestimmung einmal im Krankheitsfall

Abrechnungsausschluss im Krankheitsfall 11432

Aufwand in Min. **Kalkulationszeit:** KA **Prüfzeit:** 12 **Eignung d. Prüfzeit:** Tages- und Quartalsprofil

11431* Lynch-Syndrom (Hereditäres non-polypöses kolorektales Karzinom, HNPCC) – weitergehende Untersuchung bei Vorliegen einer Mikrosatelliteninstabilität entsprechend der Gebührenordnungsposition 11430 oder einer Expressionsminderung eines Gens (MLH1, PMS2, MSH2 oder MSH6) um mehr als 50% im Tumormaterial **22794** **2378,8**

Obligater Leistungsinhalt

- Untersuchung auf Deletionen und Mutationen der Gene MLH1 und PMS2 oder MSH2 und MSH6 in der Keimbahn bei vorbekannter Mikrosatelliteninstabilität oder Expressionsminderung eines Gens im Tumormaterial des Versicherten oder des Indexpatienten,

Abrechnungsbestimmung einmal im Krankheitsfall

Abrechnungsausschluss im Krankheitsfall 11432

Aufwand in Min. **Kalkulationszeit:** KA **Prüfzeit:** 31 **Eignung d. Prüfzeit:** Tages- und Quartalsprofil

11432* Lynch-Syndrom (Hereditäres non-polypöses kolorektales Karzinom, HNPCC) – Untersuchung, wenn kein Tumormaterial vorliegt **24788** **2586,9**

Obligater Leistungsinhalt

- Untersuchung auf Deletionen, Duplikationen und Mutationen der Gene MLH1, MSH2, MSH6 bzw. PMS2,

Abrechnungsbestimmung einmal im Krankheitsfall

Abrechnungsausschluss im Krankheitsfall 11430, 11431

Aufwand in Min. **Kalkulationszeit:** KA **Prüfzeit:** 32 **Eignung d. Prüfzeit:** Tages- und Quartalsprofil

11433* Lynch-Syndrom (Hereditäres non-polypöses kolorektales Karzinom, HNPCC) – bei bekannter Mutation **964** **100,6**

Obligater Leistungsinhalt

- Untersuchung auf eine Mutation im Gen MLH1, MSH2, MSH6 bzw. PMS2 bei bekannter Mutation,

Abrechnungsbestimmung einmal im Krankheitsfall

Aufwand in Min. **Kalkulationszeit:** KA **Prüfzeit:** 4 **Eignung d. Prüfzeit:** Tages- und Quartalsprofil

11434* Lynch-Syndrom (Hereditäres non-polypöses kolorektales Karzinom, HNPCC) – bei bekannter Mutation **1919** **200,27**

Obligater Leistungsinhalt

- Untersuchung auf eine Deletion und Duplikation im Gen MLH1, MSH2, MSH6 oder PMS2 bei bekannter Deletion,

Abrechnungsbestimmung einmal im Krankheitsfall

Aufwand in Min. **Kalkulationszeit:** KA **Prüfzeit:** 4 **Eignung d. Prüfzeit:** Tages- und Quartalsprofil

EBM-Nr. EBM-Punkte / Euro

11440* **Hereditäres Mamma- und Ovarialkarzinom (HBOC) – Mutationsanalyse im BRCA1-Gen** **17803** **1857,94**

Obligater Leistungsinhalt

- Untersuchung auf Mutationen (große Deletionen, Duplikationen und Mutationen) des BRCA1-Gens,

Abrechnungsbestimmung einmal im Krankheitsfall

Aufwand in Min. **Kalkulationszeit:** KA **Prüfzeit:** 24 **Eignung d. Prüfzeit:** Tages- und Quartalsprofil

11441* **Hereditäres Mamma- und Ovarialkarzinom (HBOC) – Mutationsanalyse im BRCA2-Gen** **18357** **1915,75**

Obligater Leistungsinhalt

- Untersuchung auf Mutationen (Deletionen, Duplikationen und Mutationen) des BRCA2-Gens,

Abrechnungsbestimmung einmal im Krankheitsfall

Anmerkung Die Gebührenordnungsposition 11441 ist nur berechnungsfähig, wenn die diagnostischeFragestellung auf Grund des Analyseergebnisses entsprechend der Gebührenordnungsposition 11440 nicht vollständig beantwortet werden konnte.

Aufwand in Min. **Kalkulationszeit:** KA **Prüfzeit:** 24 **Eignung d. Prüfzeit:** Tages- und Quartalsprofil

11442* **Hereditäres Mamma- und Ovarialkarzinom (HBOC) – bei bekannter Mutation** **964** **100,6**

Obligater Leistungsinhalt

- Untersuchung auf eine Mutation im BRCA1-Gen oder BRCA2-Gen bei bekannter Mutation,

Abrechnungsbestimmung einmal im Krankheitsfall

Aufwand in Min. **Kalkulationszeit:** KA **Prüfzeit:** 4 **Eignung d. Prüfzeit:** Tages- und Quartalsprofil

11443* **Hereditäres Mamma- und Ovarialkarzinom (HBOC) – bei bekannter Mutation** **1919** **200,27**

Obligater Leistungsinhalt

- Untersuchung auf eine Deletion und Duplikation im BRCA1-Gen oder BRCA2-Gen bei bekannter Deletion,

Abrechnungsbestimmung einmal im Krankheitsfall

Aufwand in Min. **Kalkulationszeit:** KA **Prüfzeit:** 4 **Eignung d. Prüfzeit:** Tages- und Quartalsprofil

11500* **Geistige Entwicklungsstörung ungeklärter Ätiologie – Analyse auf Mikrodeletion und Mikroduplikation** **11662** **1217,06**

Obligater Leistungsinhalt

- Untersuchung auf Mikrodeletionen und Mikroduplikationen mittels Mikroarray-Analyse. Gesamtgenomische Auflösung des Arrays: 200 kb oder besser,

Abrechnungsbestimmung einmal im Krankheitsfall

Anmerkung Voraussetzung für die Berechnungsfähigkeit der Gebührenordnungsposition 11500 ist die Erfüllung eines der folgenden Kriterien:

- Es liegt eine isolierte Intelligenzminderung, die mindestens einem IQ kleiner 70 entspricht, – dokumentiert im Rahmen einer neuropädiatrischen und/oder entwicklungsneurologischen Vordiagnostik klinisch und/oder mit standardisierten Testverfahren – bei einem Menschen älter als 3 Jahre vor.
- Es liegt eine geistige Behinderung in Kombination mit dysmorphologischen Merkmalen mit Beteiligung von zwei oder
- mehr Systemen vor.
- Es liegt eine tiefgreifende Entwicklungsstörung des Autismus-Formenkreises oder eine Fehlbildung und schwere Funktionsstörung des Gehirns, die nicht einer bekannten Ursache zuzuordnen ist, vor.
- Postnatal liegen multiple angeborene Fehlbildungen vor.
- Postnatal liegen multiple dysmorphologische Merkmale, die zytogenetisch nicht erfassbare chromosomale Aberrationen als Ursache implizieren, vor

Die Berechnung der Gebührenordnungsposition 11500 setzt die Begründung, die die Art der Erkrankung enthält, voraus.
Neben der Gebührenordnungsposition 11500 sind die Gebührenordnungspositionen 11312, 11320, 11321 und 11322 im Behandlungsfall nur berechnungsfähig, sofern die Untersuchungen für die nähere Bestimmung der Chromosomenaberration erforderlich sind.
Der Höchstwert der Gebührenordnungspositionen 11312, 11320, 11321 und 11322 im Behandlungsfall neben der Gebührenordnungsposition 11500 beträgt 3.713 Punkte.

Aufwand in Min. **Kalkulationszeit:** KA **Prüfzeit:** 12 **Eignung d. Prüfzeit:** Tages- und Quartalsprofil

12 Laboratoriumsmedizinische Gebührenordnungspositionen

12.1 Präambel

1. Die in diesem Kapitel aufgeführten Gebührenordnungspositionen können ausschließlich von
   - Fachärzten für Laboratoriumsmedizin,
   - Fachärzten für Mikrobiologie und Infektionsepidemiologie,
   - Fachärzten für Transfusionsmedizin,
   - Ermächtigten Fachwissenschaftlern der Medizin,
   - Vertragsärzten, die Auftragsleistungen des Kapitels IV-32 erbringen und ggf. über eine Genehmigung zur Abrechnung von Gebührenordnungspositionen des Speziallabors nach der Vereinbarung zu den Laboratoriumsuntersuchungen gemäß § 135 Abs. 2 SGB V verfügen,

   berechnet werden.
2. Ausser den in diesem Kapitel genannten Gebührenordnungspositionen sind von den in der Präambel genannten Vertragsärzten – unbeschadet der Regelungen gemäß I-5 und I-6.2 der Allgemeinen Bestimmungen – zusätzlich nachfolgende Gebührenordnungspositionen berechnungsfähig: 01210, 01212, 01214 bis 01222, 01416, 01420, 01422, 01424, 01430, 01435, 01610, 01611, 01620, 01621, 01700, 01701, 01708, 01783, 01793, 01800, 01802 bis 01812, 01816, 01828, 01833, 01838 bis 01840, 01915, 02100, 02101, 02200, 02300, 02330, 02400 und 02401.
3. Ausser den in diesem Kapitel genannten Gebührenordnungspositionen sind bei Vorliegen der entsprechenden Qualifikationsvoraussetzungen von den in der Präambel genannten Vertragsärzten – unbeschadet der Regelungen gemäß I-5 und I-6.2 der Allgemeinen Bestimmungen – zusätzlich nachfolgende Gebührenordnungspositionen berechnungsfähig: 30948, Gebührenordnungspositionen des Abschnitts IV-30.12.2, Gebührenordnungspositionen des Kapitels IV-32.
4. Bei der Berechnung der zusätzlichen Gebührenordnungspositionen in den Nummern 2 und 3 sind die Maßnahmen zur Qualitätssicherung gemäß § 135 Abs. 2 SGB V, die berufsrechtliche Verpflichtung zur grundsätzlichen Beschränkung auf das jeweilige Gebiet sowie die Richtlinien des Gemeinsamen Bundesausschusses zu beachten.
5. In den Gebührenordnungspositionen dieses Kapitels sind die Leistungen entsprechend den Gebührenordnungspositionen 01600 bis 01602 enthalten.
6. Ausser den in diesem Kapitel genannten Gebührenordnungspositionen sind bei Vorliegen der entsprechenden Qualifikationsvoraussetzungen von Fachärzten für Transfusionsmedizin zusätzlich die Gebührenordnungspositionen 02110, 02111, 02112, 04572, 04573 und 13620 bis 13622 berechnungsfähig. Bei der Berechnung der Gebührenordnungspositionen 04572, 04573 und 13620 bis 13622 sind abweichend von Nr. 2 dieser Präambel zusätzlioch die Gebührenordnungspositionen 01100, 01101, 01321, 01411, 01412 und 01415 berechnungsfähig.
7. Ausser den in diesem Kapitel genannten Gebührenordnungspositionen sind bei Vorliegen der entsprechenden Qualifikationsvoraussetzungen von den in der Präambel genannten Vertragsärzten – unbeschadet der Regelungen gemäß I-5 und I-6.2 der Allgemeinen Bestimmungen – zusätzlich die Gebührenordnungspositionen des Abschnitts III.b-11.3 und III.b-11.4 berechnungsfähig. Die Qualifikationsvoraussetzungen für die Berechnung von Gebührenordnungspositionen der Abschnitte III.b-11.3 und 11.4 gemäß Satz 1 gelten bei Fachärzten für Laboratoriumsmedizin und ermächtigten Fachwissenschaftlern der Medizin als erfüllt.
8. Werden die in den Grund- und Konsiliarpauschalen enthaltenen Leistungen entsprechend den Gebührenordnungspositionen 01600 und 01601 erbracht, sind für die Versendung bzw. den Transport die Kostenpauschalen nach den Nrn. 40120, 40122, 40124 und 40126 berechnungsfähig.

Kommentar:

Alle Gebührenordnungspositionren des Kapitels 12 – also die Leistungen nach den Nrn. 12210 bis 12225 – können grundsätzlich (s. Kommentierung zu Kapitel I, Abschnitt 1.5) nur abgerechnet werden von

- Fachärzten für Laboratoriumsmedizin,
- Vertragsärzten für Mikrobiologie und Infektionsepidemiologie,
- Ermächtigte Fachwissenschaftler der Medizin (§ 7 Bundesmantelvertrag – Ärzte bzw. § 11 Bundesmantelvertrag – Ärzte/Ersatzkassen) und von
- Vertragsärzten, die die Leistungen dieses Kapitels als Auftragsleistungen erbringen und – falls erforderlich – über eine Genehmigung nach der Vereinbarung zu den Laboratoriumsuntersuchungen gem. § 135 Abs. 2 SGB V (Anhang zu den Laborrichtlinien der Kassenärztlichen Bundesvereinigung) verfügen.

Neben diesem Kapitel sind Laborleistungen im EBM im Kapitel 32 als arztgruppenübergreifende spezielle Leistungen geregelt.

Weiter sind für die oben genannten Ärzte bei Vorliegen der entsprechenden Qualifikationsvoraussetzungen zusätzlich die Gebührenordnungen des Abschnitts 11.3 (Diagnostische humangenetische Leistungen) und 11.4 (Molekulargenetische Stufendiagnostik) abrechnungsfähig. Diese Qualifikationsvoraussetzungen gelten bei Fachärzten für Laboratoriumsmedizin und ermächtigten Fachwissenschaftlern der Medizin als erfüllt.

Ferner sind für Fachärzte für Transfusionsmedizin bei Vorliegen der entsprechenden Qualifikationsvoraussetzungen zusätzlich die Gebührenordnungspositionen 02110, 02111 und 02112 (Transfusion, Reinfusion) sowie 04572, 04573 und 13620 bis 13622 (Aphereseverfahren) abrechnungsfähig.

Zusätzlich zu den Leistungen dieses Kapitels sind für die hier genannten Ärzte abrechnungsfähig, sofern die übrigen Abrechnungsvoraussetzungen des EBM gegeben sind:

- die nachfolgenden Gebührenordnungspositionen des Abschnitts II (arztgruppenübergreifende allgemeine Leistungen):
  - Nr. 01210 Notfallpauschale im organisierten Not(fall)dienst,
  - Nr. 01212 Notfallpauschale im organisierten Not(fall)dienst,
  - Nr. 01214 bis 01222 Notfallkonsultationspauschale im organisierten Not(fall)dienst, Zusatzpauschale für die Besuchsbereitschaft im Notfall bez. organisierten Not(fall)dienst, Reanimationskomplex,
  - Nr. 01416 Begleitung eines Kranken beim Transport,
  - Nr. 01420 (Überprüfung und Koordination häuslicher Krankenpflege,
  - Nr. 01422 Erstverordnung zur psychiatrischen häuslichen Krankenpflege,
  - Nr. 01424 Folgeverordnung zur psychiatrischen häuslichen Krankenpflege,
  - Nr. 01430 Verwaltungskomplex,
  - Nr. 01435 Telefonische Beratung,
  - Nrn. 01610, 01611 Bescheinigung zur Feststellung der Belastungsgrenze, Verordnung von medizinischer Reha,
  - Nrn. 01620, 01621 Kurze Bescheinigung, Krankheitsbericht,
  - Nr. 01700 Grundpauschale für Prävention, Empfängnisregelung, Schwangerschaftsabbruch,
  - Nr. 01701 Grundpauschale für Prävention, Empfängnisregelung, Schwangerschaftsabbruch,
  - Nr. 01708 Labor Neugeborenen-Screening,
  - Nr. 01783 Alpha-1-Feto-Protein,
  - Nr. 01793 Pränatale zytogenetische Untersuchung,
  - Nrn. 01810 bis 01812 Antikörpernachweis
  - Nr. 01816 Clamydienscreening
  - Nr. 01828 Entnahme von Venenblut
  - Nr. 01829 Rötelnantiköroer-Nachweis
  - Nr. 01833 Varicella-Zoster-Virus-Antikörper-Nachweis
  - Nrn. 01838, 01839 Postnatale zytogenetische Untersuchung
  - Nrn. 01840 Clamydienscreening
  - Nrn. 01915 Clamydienscreening
  - Nr. 02100 Infusion
  - Nr. 02101 Infusionstherapie
  - Nr. 02200 Tuberkulintestung
  - Nr. 02300 Kleiner chirurgischer Eingriff / primäre Wundversorgung / Epilation
  - Nr. 02330 Arterienpunktion
  - Nr. 02400 13C-Harnstoff-Atemtest
  - Nr. 02401 H2-Atemtest
  - Nr. 30948 MRSA-Fall- und/oder Netzwerkkonferenz
- Gebührenordnungspositionen der Kapitel
  - 30.12 Diagnostik und Therapie bei MRSA
  - 32 Labor

Wichtig ist, dass auch für die nach der obigen Regelung zusätzlich abrechnungsfähigen Leistungen immer auch die Abrechnungsvoraussetzungen und -ausschlüsse beachtet werden müssen, die im EBM für die Abrechnung der jeweiligen Leistung genannt sind.

Berichte und Arztbriefe nach den Nrn. 01600 und 01601 sind neben den Laborleistungen des Kapitels 12 nicht abrechnungsfähig.

Werden Leistungen nach den Gebührenordnungspositionen 01600, 01601, 01610 und 01612 (Bericht, Brief, Bescheinigung) erbracht, können auch dann, wenn die Leistung nicht gesondert berechnungsfähig sein sollte, da sie in der Grund- oder Konsiliarpauschale enthalten ist, für Versendung und Transport die Kostenpauschalen nach den Nrn. 40120, 40122, 40124 oder 40126 abgerechnet werden.

Generell gilt, dass die übrigen Bestimmungen des EBM sowie die Maßnahmen zur Qualitätssicherung sowie die berufsrechtlichen Fachgebietsbeschränkungen zu beachten sind. Insbesondere sollte geprüft werden, ob zur Erbringung und Abrechnung bestimmter Leistungen eine Genehmigung erforderlich ist und welche Voraussetzungen hierfür nachgewiesen werden müssen.

12.2 Laboratoriumsmedizinische Pauschalen

12210* Konsiliarpauschale — 80 / 8,35

Obligater Leistungsinhalt

- Persönlicher Arzt-Patienten-Kontakt im Rahmen von Auftragsleistungen des Kapitels IV-32,

Fakultativer Leistungsinhalt

- Entnahme von Körpermaterial für Laboratoriumsuntersuchungen,

Abrechnungsbestimmung einmal im Behandlungsfall

Anmerkung Die Gebührenordnungsposition 12210 ist für Fachärzte für Transfusionsmedizin auch dann berechnungsfähig, wenn keine Auftragsleistung aus dem Kapitel 32 vorliegt.

Abrechnungsausschluss im Behandlungsfall 01600, 01601

Aufwand in Min. **Kalkulationszeit:** 8 **Prüfzeit:** 6 **Eignung d. Prüfzeit:** Nur Quartalsprofil

GOÄ entsprechend oder ähnlich: Leistungskomplex in der GOÄ nicht vorhanden, daher Beratung + entsprechende Materialentnahme abrechnen.

Kommentar: Bei einem persönlichen Kontakt zwischen Patient und Laborarzt kann diese Leistung berechnet werden.

12220* Grundpauschale für Fachärzte für Laboratoriumsmedizin, Mikrobiologie und Infektionsepidemiologie, Transfusionsmedizin und ermächtigte Fachwissenschaftler der Medizin bei Probeneinsendungen, — 14 / 1,46

Abrechnungsbestimmung je kurativ-ambulanten Behandlungsfall mit Auftragsleistung(en) des Kapitels 32

Anmerkung Die Grundpauschale nach der Nr. 12220 wird ab dem 6001. bis zum 12000. Behandlungsfall mit Auftragsleistungen des Kapitels IV-32 mit 4 Punkten je kurativ-ambulanten Behandlungsfall mit Auftragsleistungen des Kapitels IV-32 bewertet.
Die Grundpauschale nach der Nr. 12220 wird ab dem 12001. und jedem weiteren Behandlungsfall mit Auftragsleistungen des Kapitels IV-32 mit 1 Punkt je kurativ-ambulanten Behandlungsfall mit Auftragsleistungen des Kapitels IV-32 bewertet.
Bei Berufsausübungsgemeinschaften ist die fallzahlbezogene Abstaffelung der Grundpauschale nach der Nr. 12220 je beteiligten Vertragsarzt anzuwenden.
Bei Berufsausübungsgemeinschaften zwischen den in den Nrn. 12220 und 12225 genannten Arztgruppen ist für die Höhe der Leistungsbewertung und Abstaffelung die Regelung nach der Nr. 12220 anzuwenden.

Abrechnungsausschluss im Behandlungsfall 01700, 01701, 32001

Aufwand in Min. **Kalkulationszeit:** KA **Prüfzeit:** ./. **Eignung d. Prüfzeit:** Keine Eignung

GOÄ entsprechend oder ähnlich: Leistungskomplex in der GOÄ nicht vorhanden, daher durchgeführte Beratungen + entsprechende Materialentnahme abrechnen.

Kommentar: Neben der Grundpauschale nach Nr. 12220 können von den in der Legende genannten Ärzten die Kosten für die Laboruntersuchungen nach 32.2 und 32.3 berechnet werden.

Die Grundpauschale nach der Nr. 12220 wird mit Auftragsleistungen des Kapitels 32
- ab dem 6.001. bis zum 12.000. Behandlungsfall mit 10 Punkten
- ab dem 12.001. und jedem weiteren Behandlungsfall mit 2 Punkten

je kurativ-ambulanten Behandlungsfall bewertet.

Bei Berufsausübungsgemeinschaften ist die fallzahlbezogene Abstaffelung der Grundpauschale nach der Nr. 12220 je beteiligten Vertragsarzt anzuwenden.

12225* **Grundpauschale für Vertragsärzte aus nicht in der Nr. 12220 aufgeführten Arztgruppen bei Probeneinsendung,** **5** **0,52**

Abrechnungsbestimmung je kurativ-ambulanten Behandlungsfall mit Auftragsleistung(en) des Kapitels 32

Anmerkung Die Grundpauschale nach der Nr. 12225 wird ab dem 12001. und jedem weiteren Behandlungsfall mit Auftragsleistungen des Kapitels IV-32 mit 1 Punkt je kurativ-ambulanten Behandlungsfall mit Auftragsleistungen des Kapitels IV-32 bewertet.
Bei Berufsausübungsgemeinschaften ist die fallzahlbezogene Abstaffelung der Grundpauschale nach der Nr. 12225 je beteiligten Vertragsarzt anzuwenden.
Bei Berufsausübungsgemeinschaften zwischen den in den Nrn. 12220 und 12225 genannten Arztgruppen ist für die Höhe der Leistungsbewertung und Abstaffelung die Regelung nach der Nr. 12220 anzuwenden.

Abrechnungsausschluss im Behandlungsfall 01700, 01701, 32001

Aufwand in Min. **Kalkulationszeit:** KA **Prüfzeit:** ./. **Eignung d. Prüfzeit:** Keine Eignung

GOÄ entsprechend oder ähnlich: Leistungskomplex in der GOÄ nicht vorhanden, daher durchgeführte Beratungen + entsprechende Materialentnahme abrechnen.

Kommentar: Die Grundpauschale nach der Nr. 12220 wird mit Auftragsleistungen des Kapitels 32
- ab dem 12.001. und jedem weiteren Behandlungsfall mit 3 Punkten

je kurativ-ambulanten Behandlungsfall mit Auftragsleistungen des Kapitels 32 bewertet.

Bei Berufsausübungsgemeinschaften ist die fallzahlbezogene Abstaffelung der Grundpauschale nach der Nr. 12220 je beteiligten Vertragsarzt anzuwenden.

Bei Berufsausübungsgemeinschaften zwischen den in den Nrn. 12220 und 12225 genannten Arztgruppen ist für die Höhe der Leistungsbewertung und Abstaffelung die Regelung nach der Nr. 12220 anzuwenden.

13 Gebührenordnungspositionen der Inneren Medizin

13.1 Präambel

1. Die in diesem Kapitel aufgeführten Gebührenordnungspositionen können ausschließlich von Fachärzten für Innere Medizin, die nicht an der hausärztlichen Versorgung gemäß § 73 Abs. 1a SGB V teilnehmen, berechnet werden.

2. Fachärzte für Allgemeinmedizin, Praktische Ärzte und Ärzte ohne Gebietsbezeichnung können – wenn sie im Wesentlichen internistische Leistungen erbringen – gemäß § 73 Abs. 1a SGB V auf deren Antrag die Genehmigung zur ausschließlichen Teilnahme an der fachärztlichen Versorgung erhalten und Gebührenordnungspositionen dieses Kapitels berechnen. Nach Erhalt der Genehmigung können sie Gebührenordnungspositionen des Kapitels 3 nicht mehr berechnen.

3. Fachärzte für Innere Medizin mit Schwerpunkt können in diesem Kapitel entweder nur die Gebührenordnungspositionen ihres jeweiligen Schwerpunktes in den Abschnitten 13.3.1, 13.3.2, 13.3.3, 13.3.4, 13.3.5, 13.3.6, 13.3.7, 13.3.8 oder die Grundpauschale ihres Schwerpunktes sowie die Leistung nach Nr. 13250 oder die Grundpauschale ihres Schwerpunktes sowie die Gebührenordnungspositionen 13400, 13402, 13421, 13422, 13423 und 13552 berechnen.

4. Fachärzte für Innere Medizin ohne Schwerpunkt können in diesem Kapitel neben Gebührenordnungspositionen des Abschnitts 13.2.1 die Gebührenordnungsposition 13250 sowie zusätzlich die Gebührenordnungspositionen 13400, 13402, 13421, 13422, 13423, 13435 oder 13552 berechnen. Bei einer in Art und Umfang definierten Überweisung (Definitionsauftrag) können Fachärzte für Innere Medizin ohne Schwerpunkt im Behandlungsfall anstelle der Gebührenordnungsposition 13250 die Gebührenordnungspositionen des Unterabschnitts 13.2.2.3 berechnen.

5. Erfolgt eine in Art und Umfang definierte Überweisung (Definitionsauftrag) zu einer in der Gebührenordnungsposition 13250 oder der Gebührenordnungspositionen der Abschnitte 13.3.1, 13.3.2, 13.3.3, 13.3.4, 13.3.5, 13.3.6, 13.3.7, 13.3.8 enthaltenen Teilleistungen, so können Fachärzte für Innere Medizin mit Schwerpunkt im Behandlungsfall anstelle der Komplexleistung die entsprechenden Gebührenordnungspositionen des Unterabschnitts 13.2.2.3 oder die entsprechenden Gebührenordnungspositionen der Bereiche II und IV berechnen.

6. Ausser den in diesem Kapitel genannten Gebührenordnungspositionen sind von den in der Präambel genannten Vertragsärzten – unbeschadet der Regelungen gemäß I-5 und I-6.2 der Allgemeinen Bestimmungen – zusätzlich nachfolgende Gebührenordnungspositionen berechnungsfähig: 01100 bis 01102, 01210, 01212, 01214 bis 01222, 01320, 01321, 01410 bis 01416, 01418, 01420, 01422, 01424 bis 01426, 01430, 01435, 01436, 01440, 01510 bis 01512, 01520, 01521, 01530, 01531, 01600 bis 01602, 01610 bis 01612, 01620 bis 01623, 01701, 01731, 01732, 01734, 01740 bis 01742, 01776, 01777, 01783, 01800, 01802 bis 01812, 01820, 01950 bis 01952, 01955, 01956, 02100, 02101, 02110 bis 02112, 02120, 02200, 02300 bis 02302, 02310 bis 02313, 02320 bis 02323, 02330, 02331, 02340 bis 02343, 02350, 02360, 02400, 02401, 02500, 02501 und 02510 bis 02512.

7. Ausser den in diesem Kapitel genannten Gebührenordnungspositionen sind bei Vorliegen der entsprechenden Qualifikationsvoraussetzungen von den in der Präambel genannten Vertragsärzten – unbeschadet der Regelungen gemäß I-5 und I-6.2 der Allgemeinen Bestimmungen – zusätzlich nachfolgende Gebührenordnungspositionen berechnungsfähig: 30400 bis 30402, 30410, 30411, 30420, 30421 und IV-30.1030800 Gebührenordnungspositionen der Abschnitte IV-30.1, IV-30.2, IV-30.3, IV-30.5, IV-30.6, IV-30.7, IV-30.9, IV-30.10, IV-30.12, IV-31.2, IV-31.3, IV-31.4.3, IV-31.5 und IV-31.6 sowie Gebührenordnungspositionen der Kapitel IV-32, IV-33, IV-34, IV-35 und IV-36.

8. Bei der Berechnung der zusätzlichen Gebührenordnungspositionen in den Nummern 6 und 7 sind die Maßnahmen zur Qualitätssicherung gemäß § 135 Abs. 2 SGB V, die berufsrechtliche Verpflichtung zur grundsätzlichen Beschränkung auf das jeweilige Gebiet sowie die Richtlinien des Gemeinsamen Bundesausschusses zu beachten.

9. Ausser den in diesem Kapitel genannten Gebührenordnungspositionen sind bei Vorliegen der entsprechenden Qualifikationsvoraussetzungen von den in der Präambel genannten Vertragsärzten – unbeschadet der Regelungen gemäß 5 und 6.2 der Allgemeinen Bestimmungen – zusätzlich die Gebührenordnungspositionen des Abschnitts III.b-11.3 berechnungsfähig.

10. Werden die in den Grundpauschalen enthaltenen Leistungen entsprechend den Gebührenordnungspositionen 01600 und 01601 erbracht, sind für die Versendung bzw. den Transport die Kostenpauschalen nach den Nrn. 40120, 40122, 40124 und 40126 berechnungsfähig.

Kommentar:

Alle Gebührenordnungspositionen des Kapitels 13 – also die Leistungen nach den Nrn. 13210 bis 13701 – können – vorbehaltlich der weiteren Bestimmungen dieses Kapitels – grundsätzlich (s. Kommentierung zu Kapitel I, Abschnitt 1.3 und 1.5) nur abgerechnet werden von

- Fachärzten für innere Medizin, die nicht an der hausärztlichen Versorgung teilnehmen, oder
- Fachärzten für Allgemeinmedizin, praktischen Ärzten und Ärzten ohne Gebietsbezeichnung, die im Wesentlichen internistische Leistungen erbringen und eine Genehmigung zur ausschließlichen Teilnahme an der fachärztlichen Versorgung haben. Letztere dürfen dann Leistungen des Kapitels 3 (hausärztlicher Versorgungsbereich) nicht mehr abrechnen.

Ferner ergeben sich für die Gruppe der Internisten mit Schwerpunkt und die Gruppe der Internisten ohne Schwerpunkt zusätzliche differenzierte Abrechnungsvoraussetzungen.

1. Internisten mit Schwerpunkt können neben den Leistungen des Abschnitts 13.2.1 (Internistische Grundleistungen)

- **entweder nur** Leistungen ihres jeweiligen Schwerpunktes nach den Abschnitten 13.3.1 (Angiologie), 13.3.2 (Endokrinologie), 13.3.3 (Gastroenterologie), 13.3.4 (Hämato-/Onkologie), 13.3.5 (Kardiologie), 13.3.6 (Nephrologie und Dialyse), 13.3.7 (Pneumologie), 13.3.8 (Rheumatologie)
- **oder** die Grundpauschale ihres Schwerpunktes und die Leistung nach Nr. 13250 (Zusatzpauschale für fachinternistische Behandlung)
- **oder** die Grundpauschale ihres Schwerpunktes und die Leistungen nach den Nrn. 13400, 13402, 13421, 13422, 13423 und 13552 (Komplexleistungen aus dem Bereich Gastroenterologie und Kardiologie) abrechnen.
- Bei Definitionsaufträgen zu einer in der Zusatzpauschale für fachinternistische Behandlung (Nr. 13250) oder zu einer in den Abschnitten 13.3.1 (Angiologie), 13.3.2 (Endokrinologie), 13.3.3 (Gastroenterologie), 13.3.4 (Hämato-/ Onkologie), 13.3.5 (Kardiologie), 13.3.6 (Nephrologie und Dialyse), 13.3.7 (Pneumologie), 13.3.8 (Rheumatologie) enthaltenen Teilleistung bzw. Leistung, kann im Behandlungsfall an Stelle der Komplexleistung die entsprechende Leistung des Unterabschnitts 13.2.2.3 (weitere nur bei Definitionsauftrag berechnungsfähige Gebührenordnungspositionen) oder die entsprechende Leistung aus den Bereichen II (arztgruppenübergreifende allgemeine Leistungen) oder IV (arztgruppenübergreifende spezielle Leistungen) abgerechnet werden.

2. Internisten ohne Schwerpunkt können neben den Leistungen des Abschnitts 3.2.1 (Internistische Grundpauschalen)

- Leistungen nach Nr. 13250 (Zusatzpauschale für fachinternistische Behandlung) abrechnen
- **und zusätzlich** Leistungen nach den Nrn. 13400, 13402, 13421, 13422, 13423 (Gastroenterologie/ Koloskopie), 13435 (onkologische Betreuung) **oder** 13552 (Schrittmacherkontrolle).
- Bei einem Definitionsauftrag (nach Art und Umfang definierter Überweisung) können an Stelle der Zusatzpauschale für fachinternistische Behandlung (Nr. 13250) Leistungen des Unterabschnitts 13.2.2.3 (Weitere nur bei Definitionsauftrag berechnungsfähige Gebührenordnungspositionen) abgerechnet werden.

Zusätzlich zu den Leistungen dieses Kapitels sind für die hier genannten Ärzte abrechnungsfähig, sofern die übrigen Abrechnungsvoraussetzungen des EBM gegeben sind:

- die nachfolgenden Gebührenordnungspositionen des Abschnitts II (arztgruppenübergreifende allgemeine Leistungen):
  - Nrn. 01100 bis 01102 Unvorhergesehene Inanspruchnahme,
  - Nr. 01210 Notfallpauschale im organisierten Not(fall)dienst,
  - Nr. 01212 Notfallpauschale im organisierten Not(fall)dienst,
  - Nr. 01214 bis 01222 Notfallkonsultationspauschale im organisierten Not(fall)dienst, Zusatzpauschale für die Besuchsbereitschaft im Notfall bez. organisierten Not(fall)dienst, Reanimationskomplex
  - Nrn. 01320, 01321 Grundpauschale für ermächtigte Ärzte, Krankenhäuser bzw. Institute,
  - Nrn. 01410 bis 01416 Besuche, Visite, Begleitung eines Kranken beim Transport,
  - Nr. 01418 Besuch im organisierten Not(fall)dienst
  - Nr. 01420 (Überprüfung und Koordination häuslicher Krankenpflege,
  - Nr. 01422 Erstverordnung zur psychiatrischen häuslichen Krankenpflege,
  - Nr. 01424 Folgeverordnung zur psychiatrischen häuslichen Krankenpflege,

- Nrn. 01425, 01426 Verordnung spezialisierter ambulanter Palliativversorgung,
- Nr. 01430 Verwaltungskomplex,
- Nr. 01435 Telefonische Beratung,
- Nr. 01436 Konsultationspauschale,
- Nr. 01440 Verweilen außerhalb der Praxis
- Nr. 01510 bis 01512 Zusatzpauschale für Beobachtung und Betreuung
- Nrn. 01520, 01521 Zusatzpauschalen für Beobachtung und Betreuung eines Kranken
- Nrn. 01530, 01531 Zusatzpauschalen für Beobachtung und Betreuung eines Kranken
- Nrn. 01600 bis 01602 Ärztlicher Bericht/Brief,
- Nrn. 01610 bis 01612 Bescheinigung, Reha-Verordnung, Konsiliarbericht vor Aufnahme in die Psychiatrie
- Nrn. 01620 bis 01623 Bescheinigung, Krankheitsbericht, Kurplan, Kurvorschlag,
- Nr. 01701 Grundpauschale für Prävention, Empfängnisregelung, Schwangerschaftsabbruch
- Nr. 01731 Krebsfrüherkennung Männer
- Nr. 01732 Gesundheitsuntersuchung
- Nr. 01734 Untersuchung auf Blut im Stuhl,
- Nrn. 01740 bis 01742 Beratung zur Früherkennung des kolorektalen Karzinoms, Koloskopischer Komplex
- Nr. 01776 bis 01777 Gestationsdiabetessceening
- Nr. 01783 Alpha-1-Feto-Protein
- Nrn. 01800 bis 01812 Röteln, Blutgruppenbestimmung, Antikörpernachweis
- Nr. 01820 Wiederholungsrezept, Überweisungsschein, Befundübermittlung bei Empfängnisregelung
- Nrn. 01950 bis 01952 Substitutionsbehandlung,
- Nrn. 01955, 01956 Diamorphingestützte Behandlung Opiatabhängiger,
- Nr. 02100 Infusion
- Nr. 02101 Infusionstherapie
- Nr. 02110 bis 02112 Transfusion, Reinfusion
- Nr. 02120 Erstprogrammierung Medikamentenpumpe
- Nr. 02200 Tuberkulintestung
- Nrn. 02300 bis 02302 Kleinchirurgischer Eingriff,
- Nrn. 02310 bis 02313 Behandlung sek. heilender Wunden, Dekubitalulcus, Diabetischer Fuß, venöse Ulcera curis
- Nrn. 02320 bis 02323 Magenverweilsonde, Harnblasenkatheter, transurethraler Dauerkatheter
- Nr. 02330 Arterienpunktion
- Nr. 02331 Intraarterielle Injektion
- Nrn. 02340 bis 02343 Punktion, Lumbalpunktion, Pleuradrainage
- Nr. 02350 Fixierender Verband
- Nr. 02360 Behandlung mit Lokalanästhetika
- Nr. 02400 13C-Harnstoff-Atemtest
- Nr. 02401 H2-Atemtest
- Nrn. 02500, 02501 Einzelinhalationen,
- Nrn. 02510 bis 02512 Wärme- u. Elektrotherapie, Elektrostimulation

- sowie die folgenden Gebührenordnungspositionen des Abschnitts IV (arztgruppenübergreifende spezielle Leistungen):
  - Nrn. 30400 bis 30402 Massage-, Kompressions- oder Unterwassertherapie,
  - Nrn. 30410, 30411 Atemgymnastik,
  - Nrn. 30420, 30421 Krankengymnastik,
  - Nr. 30800 Soziotherapie – Hinzuziehen eines Leistungserbringers,
- Gebührenordnungspositionen der Abschnitte
  - 30.1 Allergologie
  - 30.2 Chirotherapie

- 30.3 Neurophysiologische Übungsbehandlung
- 30.5 Phlebologie
- 30.6 Proktologie
- 30.7 Schmerztherapie
- 30.9 Schlafstörungsdiagnostik
- 30.10 Leistungen der spezialisierten Versorgung HIV-infizierter Patienten gemäß Qualitätssicherungsvereinbarung nach § 135 Abs. 2 SGB V
- 30.12 Diagnostik und Therapie bei MRSA31.2 Ambulante Operationen
- 31.3 Postoperative Überwachungskomplexe
- 31.4.3 Postoperative Behandlungskomplexe im Fachärztlichen Versorgungsbereich
- 31.5 Anästhesien im Zusammenhang mit ambulanten Operationen
- 31.6 Orthopädisch-chirurgisch konservative Gebührenordnungspositionen

• Gebührenordnungspositionen der Kapitel
  - 32 Labor
  - 33 Ultraschalldiagnostik
  - 34 Radiologie, CT, NMR
  - 35 Psychotherapie
  - 36 Belegärztliche Leistungen

Wichtig ist, dass auch für die nach der obigen Regelung zusätzlich abrechnungsfähigen Leistungen immer auch die Abrechnungsvoraussetzungen und -ausschlüsse beachtet werden müssen, die im EBM für die Abrechnung der jeweiligen Leistung genannt sind.

Generell gilt, dass die übrigen Bestimmungen des EBM sowie die Maßnahmen zur Qualitätssicherung sowie die berufsrechtlichen Fachgebietsbeschränkungen zu beachten sind. Insbesondere sollte geprüft werden, ob zur Erbringung und Abrechnung bestimmter Leistungen eine Genehmigung erforderlich ist und welche Voraussetzungen hierfür nachgewiesen werden müssen.

Werden Leistungen nach den Gebührenordnungspositionen 01600, 01601, 01610 und 01612 (Bericht, Brief, Bescheinigung) erbracht, können auch dann, wenn die Leistung nicht gesondert berechnungsfähig sein sollte, da sie in der Grundpauschale enthalten ist, für Versendung und Transport die Kostenpauschalen nach den Nrn. 40120, 40122, 40124 oder 40126 abgerechnet werden.

13.2 Gebührenordnungspositionen der allgemeinen internistischen Grundversorgung

13.2.1 Internistische Grundpauschalen

Grundpauschale

Obligater Leistungsinhalt
- Persönlicher Arzt-Patienten-Kontakt,

Fakultativer Leistungsinhalt
- Weitere persönliche oder andere Arzt-Patienten-Kontakte gemäß I-4.3.1 der Allgemeinen Bestimmungen,
- Ärztlicher Bericht entsprechend der Gebührenordnungsposition 01600,
- Individueller Arztbrief entsprechend der Gebührenordnungsposition 01601,
- In Anhang VI-1 aufgeführte Leistungen,

Abrechnungsbestimmung einmal im Behandlungsfall

13210 für Versicherte bis zum vollendeten 5. Lebensjahr **124** **12,94**

Obligater Leistungsinhalt
- Persönlicher Arzt-Patienten-Kontakt,

Fakultativer Leistungsinhalt
- Weitere persönliche oder andere Arzt-Patienten-Kontakte gemäß I-4.3.1 der Allgemeinen Bestimmungen,
- Ärztlicher Bericht entsprechend der Gebührenordnungsposition 01600,
- Individueller Arztbrief entsprechend der Gebührenordnungsposition 01601,

- In Anhang VI-1 aufgeführte Leistungen,

Abrechnungsbestimmung einmal im Behandlungsfall

Abrechnungsausschluss
in derselben Sitzung 01436
im Behandlungsfall 01600, 01601, 13390, 13391, 13392, 13401, 13410, 13411, 13412, 13420, 13424, 13430, 13431, 13540, 13541, 13542, 13545, 13550, 13551, 13560, 13561, 13622, 36881, 36882, 36883, 36884 und Kapitel 13.3.1, 13.3.2, 13.3.4, 13.3.6, 13.3.7, 13.3.8

Aufwand in Min. **Kalkulationszeit:** 12 **Prüfzeit:** 10 **Eignung d. Prüfzeit:** Nur Quartalsprofil

GOÄ entsprechend oder ähnlich: Leistungskomplex in der GOÄ nicht vorhanden, daher Ansatz der erbrachten Einzelleistungen.

Kommentar: Die Grundpauschale ist beim ersten kurativ-ambulanten persönlichen Arzt-Patienten-Kontakt im Behandlungsfall berechnungsfähig. Bei dem internistischen fachärztlichen Versorgungsbereich wurden in den einzelnen Bereichen Grundpauschalen neu eingeführt. Ein persönlicher Arzt-Patienten-Kontakt setzt die räumliche und zeitgleiche Anwesenheit des Arztes und des Patienten und eine direkte Interaktion (z.B. Gespräch) voraus. Bei einem ausschließlich telefonischen Kontakt, ist die Grundpauschale nicht abrechenbar.

Die Pauschale ist nur einmal im Behandlungsfall bzw. bei arztgruppenübergreifender Behandlung nur einmal im Arztfall berechenbar.

In dieser Pauschale sind die Leistungen des EBM, die im **Anhang 1 (Verzeichnis der nicht gesondert abrechnungsfähigen und in Komplexen enthaltenen Leistungen ...)** enthalten sind, integriert und damit auch als Kassenleistungen honoriert und können nicht mehr gesondert abgerechnet werden, es sei denn, sie finden sich in den arztgruppenspezifischen Kapiteln ausdrücklich als abrechnungsfähige Leistung angegeben.

Es ist einem Vertragsarzt nicht gestattet, die in der Anlage 1 aufgeführten Leistungen einem GKV-Versicherten als Individuelle Gesundheitsleistung (IGeL) anzubieten und privat nach GOÄ als IGeL-Leistung abzurechnen.

Wird in demselben Quartal eine kurativ-ambulante und eine kurativ-stationäre (belegärztliche Behandlung) durchgeführt, ist die Grundpauschale je einmal berechnungsfähig. Es ist aber von der Punktzahl der zweiten zur Abrechnung kommenden Grundpauschale ein Abschlag von 50 % vorzunehmen.

13211 **für Versicherte ab Beginn des 6. bis zum vollendeten 59. Lebensjahr** **202** **21,08**

Abrechnungsbestimmung einmal im Behandlungsfall

Abrechnungsausschluss
in derselben Sitzung 01436
im Behandlungsfall 01600, 01601, 13390, 13391, 13392, 13401, 13410, 13411, 13412, 13420, 13424, 13430, 13431, 13540, 13541, 13542, 13545, 13550, 13551, 13560, 13561, 13622, 36881, 36882, 36883, 36884 und Kapitel 13.3.1, 13.3.2, 13.3.4, 13.3.6, 13.3.7, 13.3.8

Aufwand in Min. **Kalkulationszeit:** 21 **Prüfzeit:** 17 **Eignung d. Prüfzeit:** Nur Quartalsprofil

GOÄ entsprechend oder ähnlich: Leistungskomplex in der GOÄ nicht vorhanden, daher Ansatz der erbrachten Einzelleistungen.

13212 **für Versicherte ab Beginn des 60. Lebensjahres** **216** **22,54**

Abrechnungsbestimmung Siehe Nr. 13210.

Aufwand in Min. **Kalkulationszeit:** 23 **Prüfzeit:** 18 **Eignung d. Prüfzeit:** Nur Quartalsprofil

GOÄ entsprechend oder ähnlich: Leistungskomplex in der GOÄ nicht vorhanden, daher Ansatz der erbrachten Einzelleistungen.

13220 **Zuschlag für die allgemeine internistische Grundversorgung gemäß Allgemeiner Bestimmung 4.3.8 zu den Gebührenordnungspositionen 13210 bis 13212** **41** **4,28**

Abrechnungsbestimmung einmal im Behandlungsfall

Anmerkung Der Zuschlag nach der Gebührenordnungsposition 13220 kann gemäß Allgemeiner Bestimmung 4.3.8 ausschließlich in Behandlungsfällen abgerechnet werden, in denen nur Leistungen der fachärztlichen Grundversorgung gemäß Anhang 3 und/oder regionaler Vereinbarungen erbracht und berechnet werden.

Aufwand in Min. **Kalkulationszeit:** KA **Prüfzeit:** ./. **Eignung d. Prüfzeit:** Keine Eignung

GOÄ entsprechend oder ähnlich: Eine vergleichbare Leistung ist in der GOÄ nicht aufgeführt.

13222 Zuschlag zu der Gebührenordnungsposition 13220 **11** **1,15**

Abrechnungsbestimmung einmal im Behandlungsfall

Anmerkung Die Gebührenordnungsposition 13222 wird durch die zuständige Kassenärztliche Vereinigung zugesetzt.

Aufwand in Min. **Kalkulationszeit:** KA **Prüfzeit:** ./. **Eignung d. Prüfzeit:** Keine Eignung

13.2.2 Allgemeine internistische Gebührenordnungspositionen

13.2.2.1 Präambel

1. Die Gebührenordnungspositionen dieses Unterabschnittes können von allen Fachärzten für Innere Medizin mit und ohne Schwerpunkt berechnet werden, die an der fachärztlichen Versorgung teilnehmen. Neben den in diesem Kapitel genannten Gebührenordnungspositionen sind bei Vorliegen der entsprechenden Qualifikationsvoraussetzungen von den in der Präambel genannten Vertragsärzten – unbeschadet der Regelungen gemäß I-5 und I-6.2 der Allgemeinen Bestimmungen – zusätzlich nachfolgende qualifikationsgebundene Gebührenordnungspositionen berechnungsfähig: Gebührenordnungspositionen 30400 bis 30402, 30410, 30411, IV-30.1, IV-30.2, IV-30.3, IV-30.5, IV-30.6, IV-30.7, IV-30.9, IV-31.2, IV-31.3, IV-31.4.3, IV-31.5, IV-31.6, IV-32, IV-33, IV-34 und IV-35.

Kommentar:

Alle Gebührenordnungspositionen dieses Unterabschnitts – also die Leistungen nach den Nrn. 13250 bis 13260 – können grundsätzlich (s. Kommentierung zu Kapitel I, Abschnitt 1.3 und 1.5) nur abgerechnet werden von Fachärzten für Innere Medizin mit oder ohne Schwerpunkt, die an der fachärztlichen Versorgung teilnehmen.

Zusätzlich zu den Gebührenordnungspositionen dieses Unterabschnitts sind für die hier genannten Ärzte abrechnungsfähig, sofern die übrigen Abrechnungsvoraussetzungen des EBM gegeben sind:

- die folgenden Gebührenordnungspositionen des Abschnitts IV (arztgruppenübergreifende spezielle Leistungen):
  - Nrn. 30400 bis 30402 Massage-, Kompressions- oder Unterwassertherapie,
  - Nrn. 30410, 30411 Atemgymnastik,
  - Nrn. 30420, 30421 Krankengymnastik,
  - Nr. 30800 Soziotherapie – Hinzuziehen eines Leistungserbringers,
- Gebührenordnungspositionen der Abschnitte
  - 30.1 Allergologie
  - 30.2 Chirotherapie
  - 30.3 Neurophysiologische Übungsbehandlung
  - 30.5 Phlebologie
  - 30.6 Proktologie
  - 30.7 Schmerztherapie
  - 30.9 Schlafstörungsdiagnostik
  - 31.2 Ambulante Operationen
  - 31.3 Postoperative Überwachungskomplexe
  - 31.4.3 Postoperative Behandlungskomplexe im Fachärztlichen Versorgungsbereich
  - 31.5 Anästhesien im Zusammenhang mit ambulanten Operationen
  - 31.6 Orthopädisch-chirurgisch konservative Gebührenordnungspositionen

Wichtig ist, dass auch für die nach der obigen Regelung zusätzlich abrechnungsfähigen Leistungen immer auch die Abrechnungsvoraussetzungen und -ausschlüsse beachtet werden müssen, die im EBM für die Abrechnung der jeweiligen Leistung genannt sind.

- Gebührenordnungspositionen der Kapitel
  - 32 Labor
  - 33 Ultraschalldiagnostik
  - 34 Radiologie, CT, NMR
  - 35 Psychotherapie

Generell gilt, dass die übrigen Bestimmungen des EBM sowie die Maßnahmen zur Qualitätssicherung sowie die berufsrechtlichen Fachgebietsbeschränkungen zu beachten sind. Insbesondere sollte geprüft werden, ob zur Erbringung und Abrechnung bestimmter Leistungen eine Genehmigung erforderlich ist und welche Voraussetzungen hierfür nachgewiesen werden müssen.

13.2.2.2 Allgemeine diagnostisch-internistische Gebührenordnungspositionen

13250* Zusatzpauschale fachinternistische Behandlung **157** **16,38**

Obligater Leistungsinhalt

- **Erhebung des Ganzkörperstatus**

und/oder

- **Elektrokardiographische Untersuchung in Ruhe und nach Belastung** (Belastungs-EKG) mit mindestens 12 Ableitungen sowie während physikalisch definierter und reproduzierbarer Belastung mit mindestens 3 Ableitungen und fortlaufender Kontrolle des Kurvenverlaufes mit wiederholter Blutdruckmessung

und/oder

- **Aufzeichnung eines Langzeit-EKG von mindestens 18 Stunden Dauer** und computergestützte Auswertung eines kontinuierlich aufgezeichneten Langzeit-EKG von mindestens 18 Stunden Dauer

und/oder

- **Langzeitblutdruckmessung** mit
  - Automatisierter Aufzeichnung von mindestens 20 Stunden Dauer,
  - Computergestützter Auswertung,
  - Aufzeichnung der Blutdruckwerte mindestens alle 15 Minuten während der Wach- und mindestens alle 30 Minuten während der Schlafphase mit gleichzeitiger Registrierung der Herzfrequenz,
  - Auswertung und Beurteilung des Befundes

und/oder

- **Spirographische Untersuchung** mit
  - Darstellung der Flussvolumenkurve,
  - In- und exspiratorischen Messungen,
  - Graphischer Registrierung

und/oder

- **Bestimmung der Blutgase und des Säure-Basen-Status**
  - in Ruhe und/oder bei Belastung

und/oder

  - zur Indikationsstellung einer Sauerstoffinhalationstherapie

und/oder

- **Prokto-/Rektoskopischer Untersuchungskomplex** mit
  - Rektoskopie, ggf. einschließlich Polypenentfernung(en),
  - Patientenaufklärung,
  - Information zum Ablauf der vorbereitenden Maßnahmen vor dem Eingriff und zu einer möglichen Sedierung und/oder Prämedikation,
  - Nachbeobachtung und -betreuung

und/oder

- **Allergologische Basisdiagnostik,** einschl. Kosten
  - Allergologische Anamnese,
  - Prick-Testung, mindestens 10 Tests,

Fakultativer Leistungsinhalt
- **Klinisch-neurologische Basisdiagnostik,**
- **Prämedikation/Sedierung,**
- **Proktoskopie,**
- **Rektale Palpation,**

Abrechnungsbestimmung einmal im Behandlungsfall

Anmerkung Die Erbringung von Langzeit-EKG-Untersuchungen setzt eine Genehmigung der Kassenärztlichen Vereinigung zur Durchführung von Langzeitelektrokardiographischen Untersuchungen gemäß § 135 Abs. 2 SGB V voraus.
Entgegen Nr. I-4.3.2 der Allgemeinen Bestimmungen kann die Gebührenordnungsposition 13250 mit Ausnahme der Aufzeichnung und Auswertung eines Langzeit-EKG auch dann berechnet werden, wenn die Arztpraxis nicht über eine Genehmigung der Kassenarztlichen Vereinigung zur Durchführung von Langzeitelektrokardiographischen Untersuchungen gemäß § 135 Abs. 2 SGB V verfügt.

Abrechnungsausschluss
in derselben Sitzung 30600, 32247
im Behandlungsfall 03241, 03321, 03322, 03324, 03330, 03331, 04241, 04321, 04322, 04324, 04330, 04331, 04516, 04536, 08333, 08334, 13300, 13301, 13310, 13311, 13350, 13410, 13411, 13412, 13420, 13430, 13431, 13437, 13438, 13500, 13501, 13502, 13545, 13550, 13551, 13560, 13561, 13600, 13601, 13602, 13610, 13611, 13612, 13620, 13621, 13622, 13650, 13651, 13660, 13661, 13662, 13663, 13664, 13670, 13675, 13677, 13700, 13701, 22230, 27310, 27311, 27321, 27322, 27323, 27324, 27330, 30110, 30111, 30120, 30121, 30122, 30123, 36881, 36882, 36883, 36884

Bericht: Bericht (Nr. 01600) oder Brief (Nr. 01601) an Hausarzt (HA) – ggf. Porto nach Nrn. 40120, 40122, 40124 und 40126 – bei Überweisung von Facharzt an Facharzt – Bericht/Brief oder Befundkopie (Nr. 01602) an HA

Aufwand in Min. **Kalkulationszeit:** 12 **Prüfzeit:** 11 **Eignung d. Prüfzeit:** Nur Quartalsprofil

GOÄ entsprechend oder ähnlich: Leistungskomplex in der GOÄ nicht vorhanden, daher Abrechnung der einzelnen erbrachten GOÄ-Leistung(en).

Kommentar: Bei Fach-Internisten sind Ganzkörperstatus, Belastungs-EKG, Langzeit-EKG, Langzeit-Blutdruckmessung, Spirographie usw. und auch Ganzkörperstatus, Belastungs-EKG mit mind. 12 Ableitungen, Langzeit-EKG, Langzeitblutdruckmessung, Spirographie, Bestimmung der Blutgase und des Säure-Basen-Status, Prokto-/Rektoskopie und allergologische Basisdiagnostik obligate Bestandteile der Zusatzpauschale.

Wird ein Ruhe-EKG mit weniger als 12 Ableitungen erbracht oder Kontroll-EKGs innerhalb des Quartals, so sind diese mit der Grundpauschale abgegolten.

Diese Zusatzpauschale nach Nr. 13250 steht vor allen Dingen fachärztlich tätigen Internisten ohne eine Schwerpunktbezeichnung zur Verfügung. Die Grund- und Zusatzpauschalen im Bereich der Internisten mit Schwerpunkt z.B. Angiologie, Hämatologie/Onkologie, Endokrinologie u.a. sind höher bewertet. Neben der fachinternistischen Zusatzpauschale sind Definitionsaufträge nach Abschnitt 13.2.2.3 nicht berechnungsfähig.

13.2.2.3 Weitere, nur bei Definitionsauftrag berechnungsfähige Gebührenordnungspositionen

13251* Elektrokardiographische Untersuchung (Belastungs-EKG) — 200 / 20,87

Obligater Leistungsinhalt
- Untersuchung in Ruhe und nach Belastung mit mindestens 12 Ableitungen sowie während physikalisch definierter und reproduzierbarer Belastung mit mindestens 3 Ableitungen und fortlaufender Kontrolle des Kurvenverlaufes,
- Wiederholte Blutdruckmessung

Abrechnungsausschluss
im Behandlungsfall 13250, 13545, 13550, 13551, 13560, 13561, 36881, 36882, 36883, 36884 und Kapitel 13.3.1, 13.3.2, 13.3.3, 13.3.4, 13.3.7, 13.3.8

in derselben Sitzung 03321, 04321, 17330, 17332, 27321

Bericht: mind. Befundkopie (Nr. 01602) an Hausarzt

Aufwand in Min. **Kalkulationszeit:** 11 **Prüfzeit:** 10 **Eignung d. Prüfzeit:** Tages- und Quartalsprofil

GOÄ entsprechend oder ähnlich: Nr. 652

Kommentar: Eine kontinuierliche Überwachung des EKG-Kurvenverlaufes ist am Monitor erforderlich. Ein kontinuierliches Schreiben eines Papierstreifens allerdings nicht. Diese Leistung darf nur in Anwesenheit des Arztes in der Praxis durchgeführt werden.

Neben der fachinternistischen Zusatzpauschale können Definitionsaufträge nicht berechnet werden.

Die Leistung nach Nr. 13251 ist im Behandlungsfall = Quartalsfall nicht neben Leistungen aus dem Bereich 13.3 abrechnungsfähig.

13252* Aufzeichnung eines Langzeit-EKG von mindestens 18 Stunden Dauer — 67 / 6,99

Anmerkung Die Berechnung der Gebührenordnungsposition 13252 setzt eine Genehmigung der Kassenärztlichen Vereinigung nach der Vereinbarung zur Durchführung von Langzeitelektrokardiographischen Untersuchungen gemäß § 135 Abs. 2 SGB V voraus.

Abrechnungsausschluss
in derselben Sitzung 03322, 04322, 27322
im Behandlungsfall 13250, 13545, 13550, 13551, 13560, 13561, 13622, 36881, 36882, 36883, 36884 und Kapitel 13.3.1, 13.3.2, 13.3.3, 13.3.4, 13.3.6, 13.3.7, 13.3.8

Bericht: mind. Befundkopie (Nr. 01602) an Hausarzt

Aufwand in Min. **Kalkulationszeit:** 2 **Prüfzeit:** 2 **Eignung d. Prüfzeit:** Nur Quartalsprofil

GOÄ entsprechend oder ähnlich: Nr. 659*

Kommentar: Eine neben dem Langzeit-EKG durchgeführte Langzeit-Blutdruckmessung, bei der allerdings der Zeitraum zwei Stunden länger sein muss, ist zusätzlich nach Nr. 13254 abrechenbar. Die Leistung nach Nr. 13252 ist im Behandlungsfall = Quartalsfall nicht neben Leistungen aus dem Bereich 13.3 abrechnungsfähig und nicht neben der fach-internistischen Zusatzpauschale nach Nr. 13250.

Langzeit-elektrokardiographische Untersuchungen dürfen Vereinbarung von Qualifikationsvoraussetzungen gemäß § 135 Abs. 2 SGB V zur Durchführung von Langzeit-elektrokardiographischen Untersuchungen – Stand 1. Januar 2015 (Anlagen zum BMV- Ä – http://www.kbv.de/media/sp/Langzeit_EKG.pdf

13253* Computergestützte Auswertung eines kontinuierlich aufgezeichneten Langzeit-EKG von mindestens 18 Stunden Dauer — 92 / 9,6

Anmerkung Die Berechnung der Gebührenordnungsposition 13253 setzt eine Genehmigung der Kassenärztlichen Vereinigung nach der Vereinbarung zur Durchführung von Langzeitelektrokardiographischen Untersuchungen gemäß § 135 Abs. 2 SGB V voraus.

Abrechnungsausschluss
in derselben Sitzung 03241, 04241, 27323
im Behandlungsfall 13250, 13545, 13550, 13551, 13560, 13561, 13622, 36881, 36882, 36883, 36884 und Kapitel 13.3.1, 13.3.2, 13.3.3, 13.3.4, 13.3.6, 13.3.7, 13.3.8

Bericht: mind. Befundkopie (Nr. 01602) an Hausarzt

Aufwand in Min. **Kalkulationszeit:** 10 **Prüfzeit:** 10 **Eignung d. Prüfzeit:** Nur Quartalsprofil

GOÄ entsprechend oder ähnlich: Nr. 659*

Kommentar: Wer die Genehmigung zur Auswertung von Langzeit-EKGs hat, kann beide Nrn. für das EKG-Aufzeichnen nach Nr. 13252 und die Auswertung nach Nr. 13253 abrechnen. Versandkosten können im Rahmen einer Überweisung vom überweisenden Arzt und vom auswertenden Arzt nach Nr. 40120 ff. abgerechnet werden.

Umfasst der Definitionsauftrag zusätzlich eine Langzeit-Blutdruckmessung, so kann diese auch zusätzlich zu der Nr. 13252 abgerechnet werden.

Wird die Aufzeichnung von einem und die Auswertung von einem zweiten Arzt durchgeführt, so muss dem Arzt für die Auswertung ein Überweisungsschein ausgestellt werden.

Die Leistung nach Nr. 13253 ist im Behandlungsfall = Quartalsfall nicht neben Leistungen aus dem Bereich 13.3 abrechnungsfähig und nicht neben der fach-internistischen Zusatzpauschale nach Nr. 13250.

13254* Langzeit-Blutdruckmessung **78** **8,14**

Obligater Leistungsinhalt
- Automatisierte Aufzeichnung von mindestens 20 Stunden Dauer,
- Computergestützte Auswertung,
- Aufzeichnung der Blutdruckwerte mindestens alle 15 Minuten während der Wach- und mindestens alle 30 Minuten während der Schlafphase mit gleichzeitiger Registrierung der Herzfrequenz,
- Auswertung und Beurteilung des Befundes

Abrechnungsausschluss
in derselben Sitzung 03324, 04324, 27324
im Behandlungsfall 13250, 13545, 13550, 13551, 13560, 13561, 36881, 36882, 36883, 36884 und Kapitel 13.3.1, 13.3.2, 13.3.3, 13.3.4, 13.3.7, 13.3.8

Bericht: mind. Befundkopie (Nr. 01602) an Hausarzt

Aufwand in Min. **Kalkulationszeit:** 5 **Prüfzeit:** 5 **Eignung d. Prüfzeit:** Tages- und Quartalsprofil

GOÄ entsprechend oder ähnlich: Nr. 654* – aber nur 18 Stunden

Kommentar: Die Leistung nach Nr. 13254 ist im Behandlungsfall = Quartalsfall nicht neben Leistungen aus dem Bereich 13.3 abrechnungsfähig und nicht neben der fach-internistischen Zusatzpauschale nach Nr. 13250.

13255* Spirographische Untersuchung **60** **6,26**

Obligater Leistungsinhalt
- Darstellung der Flussvolumenkurve,
- In- und exspiratorische Messungen,
- Graphische Registrierung

Abrechnungsausschluss
in derselben Sitzung 03330, 04330, 27330
im Behandlungsfall 13250, 13545, 13550, 13551, 13560, 13561, 13622, 36881, 36882, 36883, 36884 und Kapitel 13.3.1, 13.3.2, 13.3.3, 13.3.4, 13.3.6, 13.3.7, 13.3.8

Bericht: mind. Befundkopie (Nr. 01602) an Hausarzt

Aufwand in Min. **Kalkulationszeit:** 3 **Prüfzeit:** 3 **Eignung d. Prüfzeit:** Tages- und Quartalsprofil

GOÄ entsprechend oder ähnlich: Nr. 605*, 605a*

Kommentar: Die Leistung nach Nr. 13255 ist im Behandlungsfall = Quartalsfall nicht neben Leistungen aus dem Bereich 13.3 abrechnungsfähig und nicht neben der fach-internistischen Zusatzpauschale nach Nr. 13250.

13256* Bestimmung der Blutgase und des Säure-Basen-Status **74** **7,72**

Obligater Leistungsinhalt
- Bestimmung in Ruhe

und/oder
- Bestimmung bei Belastung

und/oder
- Zur Indikationsstellung einer Sauerstoffinhalationstherapie

Abrechnungsausschluss
im Behandlungsfall 04560, 04561, 04562, 04564, 04565, 04566, 04572, 04573, 13250, 13545, 13550, 13551, 13560, 13561, 13622, 36881, 36882, 36883, 36884 und Kapitel 13.3.1, 13.3.2, 13.3.3, 13.3.4, 13.3.6, 13.3.7, 13.3.8
in derselben Sitzung 01857, 04536, 05350, 05372, 32247, 36884

Bericht: mind. Befundkopie (Nr. 01602) an Hausarzt

Aufwand in Min. **Kalkulationszeit:** 2 **Prüfzeit:** 2 **Eignung d. Prüfzeit:** Tages- und Quartalsprofil

GOÄ entsprechend oder ähnlich: Nr. 3710*

Kommentar: Die Leistung nach Nr. 13256 ist im Behandlungsfall = Quartalsfall nicht neben Leistungen aus dem Bereich 13.3 (Schwerpunktorientierte internistische Versorgung) abrechnungsfähig und nicht neben der fach-internistischen Zusatzpauschale nach Nr. 13250.

Werden mehrere Bestimmungen nach Belastung und/oder zur Indikationsstellung einer Sauerstoffinhalationstherapie durchgeführt, so ist trotzdem die Leistung nur einmal abrechenbar.

13257* Zusatzpauschale Prokto-/Rektoskopie — 85 / 8,87

Obligater Leistungsinhalt
- Rektale Untersuchung,
- Proktoskopie

und/oder
- Rektoskopie,
- Patientenaufklärung,
- Information zum Ablauf der vorbereitenden Maßnahmen vor dem Eingriff und zu einer möglichen Sedierung und/oder Prämedikation,
- Nachbeobachtung und -betreuung

Fakultativer Leistungsinhalt
- Prämedikation/Sedierung

Abrechnungsausschluss
in derselben Sitzung 02300, 02301, 03331, 04331, 04516, 08333, 30600
im Behandlungsfall 13250, 13545, 13550, 13551, 13560, 13561, 13622, 36881, 36882, 36883, 36884 und Kapitel 13.3.1, 13.3.2, 13.3.3, 13.3.4, 13.3.6, 13.3.7, 13.3.8

Bericht: mind. Befundkopie (Nr. 01602) an Hausarzt

Aufwand in Min. **Kalkulationszeit:** 5 **Prüfzeit:** 4 **Eignung d. Prüfzeit:** Tages- und Quartalsprofil

GOÄ entsprechend oder ähnlich: Nrn. 690 (Rektoskopie), 705 (Proktoskopie)

Kommentar: Die Leistung nach Nr. 13257 ist im Behandlungsfall = Quartalsfall nicht neben Leistungen aus dem Bereich 13.3 (Schwerpunktorientierte internistische Versorgung) abrechnungsfähig und nicht neben der fach-internistischen Zusatzpauschale nach Nr. 13250. Leistungen der kleinen Chirurgie EBM-Nrn. 02300 und 02301 können nicht neben Nr. 13557 abgerechnet werden.

Mit dem Ordinationskomplex sind abgegolten(siehe Anlage 1):
- anorektale Austastung,
- digitale Untersuchung der Prostata,
- Untersuchung mit Spreizspekulum,
- Digitale Ausräumung,
- Unblutige Erweiterung des Schließmuskels,
- Einbringung von Fäden in eine Analfistel

13258* Allergologische Basisdiagnostik (einschl. Kosten) — 80 / 8,35

Obligater Leistungsinhalt
- Allergologische Anamnese,
- Prick-Testung, mindestens 10 Tests,

Abrechnungsbestimmung einmal im Behandlungsfall

Abrechnungsausschluss
im Behandlungsfall 13250, 13545, 13550, 13551, 13560, 13561, 30110, 30111, 30120, 30121, 30122, 30123, 36881, 36882, 36883, 36884 und Kapitel 13.3.1, 13.3.2, 13.3.3, 13.3.4, 13.3.6, 13.3.7, 13.3.8

Bericht: mind. Befundkopie (Nr. 01602) an Hausarzt

Aufwand in Min. **Kalkulationszeit:** 5 **Prüfzeit:** 5 **Eignung d. Prüfzeit:** Nur Quartalsprofil

GOÄ entsprechend oder ähnlich: Leistung in der GOÄ nicht vorhanden. Abrechnung der einzelnen erbrachten GOÄ-Leistung(en) z.B. Nrn. 380 ff.

Kommentar: Die Leistung nach Nr. 13258 ist im Behandlungsfall = Quartalsfall nicht neben Leistungen aus dem Bereich 13.3 abrechnungsfähig und nicht neben der fach-internistischen Zusatzpauschale nach Nr. 13250.

13260* Zuschlag zu der Gebührenordnungsposition 13257 für Polypenentfernung(en) **57** 5,95

Obligater Leistungsinhalt
- vollständige Entfernung eines oder mehrerer Polypen mittels Hochfrequenzdiathermieschlinge,
- Veranlassung einer histologischen Untersuchung

Abrechnungsausschluss
in derselben Sitzung 02300, 02301, 02302, 08334, 30600, 30601
im Behandlungsfall 13250, 13545, 13550, 13551, 13560, 13561, 30600, 30601, 36881, 36882, 36883, 36884 und Kapitel 13.3.1, 13.3.2, 13.3.3, 13.3.4, 13.3.6, 13.3.7, 13.3.8

Aufwand in Min. **Kalkulationszeit:** 6 **Prüfzeit:** 5 **Eignung d. Prüfzeit:** Tages- und Quartalsprofil

GOÄ entsprechend oder ähnlich: Nr. 696

Kommentar: Auch wenn in einer Sitzung mehrere Polypen entfernt werden, kann der Zuschlag nur einmal abgerechnet werden.

13.3 Schwerpunktorientierte internistische Versorgung

13.3.1 Angiologische Gebührenordnungspositionen

1. Die Gebührenordnungspositionen des Abschnitts III.b-13.3.1 können – unter Berücksichtigung von I-1.3 der Allgemeinen Bestimmungen – nur von Fachärzten für Innere Medizin mit Schwerpunkt Angiologie berechnet werden.

Kommentar:

Alle Leistungen dieses Abschnitts können grundsätzlich nur von Fachärzten für Innere Medizin mit Schwerpunkt Angiologie abgerechnet werden. Nach Abschnitt 1.3. der Allgemeinen Bestimmungen ist Voraussetzung das Führen der Bezeichnung, die darauf basierende Zulassung und/oder die Erfüllung der Kriterien.

Grundpauschale

Obligater Leistungsinhalt
- Persönlicher Arzt-Patienten-Kontakt,

Fakultativer Leistungsinhalt
- Weitere persönliche oder andere Arzt-Patienten-Kontakte gemäß I-4.3.1 der Allgemeinen Bestimmungen,
- Ärztlicher Bericht entsprechend der Gebührenordnungsposition 01600,
- Individueller Arztbrief entsprechend der Gebührenordnungsposition 01601,
- In Anhang VI-1 aufgeführte Leistungen,

Abrechnungsbestimmung einmal im Behandlungsfall

13290 für Versicherte bis zum vollendeten 5. Lebensjahr **179** 18,68

Abrechnungsausschluss
in derselben Sitzung 01436
im Behandlungsfall 01600, 01601, 13210, 13211, 13212, 13390, 13391, 13392, 13401, 13410, 13411, 13412, 13420, 13424, 13430, 13431, 13435, 13437, 13438, 13439, 13540, 13541, 13542, 13545, 13550, 13551, 13560, 13561, 13622, 36881 und Kapitel 13.3.2, 13.3.4, 13.3.6, 13.3.7, 13.3.8

Aufwand in Min. **Kalkulationszeit:** 19 **Prüfzeit:** 15 **Eignung d. Prüfzeit:** Nur Quartalsprofil

GOÄ entsprechend oder ähnlich: Leistungskomplex in der GOÄ nicht vorhanden. Abrechnung der einzelnen erbrachten GOÄ-Leistung(en).

Kommentar: Die Grundpauschale ist beim ersten kurativ-ambulanten persönlichen Arzt-Patienten-Kontakt im Behandlungsfall berechnungsfähig. Bei dem internistischen fachärztlichen

Versorgungsbereich wurden in den einzelnen Bereichen Grundpauschalen neu eingeführt. Ein persönlicher Arzt-Patienten-Kontakt setzt die räumliche und zeitgleiche Anwesenheit des Arztes und des Patienten und eine direkte Interaktion (z.B. Gespräch) voraus. Bei einem ausschließlich telefonischen Kontakt, ist die Grundpauschale nicht abrechenbar.

Die Pauschale ist nur einmal im Behandlungsfall bzw. bei arztgruppenübergreifender Behandlung nur einmal im Arztfall berechenbar.

In dieser Pauschale sind die Leistungen des EBM, die im **Anhang 1 (Verzeichnis der nicht gesondert abrechnungsfähigen und in Komplexen enthaltenen Leistungen ...)** enthalten sind, integriert und damit auch als Kassenleistungen honoriert und können nicht mehr gesondert abgerechnet werden, es sei denn, sie finden sich in den arztgruppenspezifischen Kapiteln ausdrücklich als abrechnungsfähige Leistung angegeben.

Es ist einem Vertragsarzt nicht gestattet, die in der Anlage 1 aufgeführten Leistungen einem GKV-Versicherten als Individuelle Gesundheitsleistung (IGeL) anzubieten und privat nach GOÄ als IGeL-Leistung abzurechnen.

Wird in demselben Quartal eine kurativ-ambulante und eine kurativ-stationäre (belegärztliche Behandlung) durchgeführt, ist die Grundpauschale je einmal berechnungsfähig. Es ist aber von der Punktzahl der zweiten zur Abrechnung kommenden Grundpauschale ein Abschlag von 50 % vorzunehmen.

13291 für Versicherte ab Beginn des 6. bis zum vollendeten 59. Lebensjahr **202** 21,08

Abrechnungsbestimmung Siehe Nr. 13290.

Aufwand in Min. **Kalkulationszeit:** 21 **Prüfzeit:** 17 **Eignung d. Prüfzeit:** Nur Quartalsprofil

GOÄ entsprechend oder ähnlich: Leistungskomplex in der GOÄ nicht vorhanden. Abrechnung der einzelnen erbrachten GOÄ-Leistung(en).

13292 für Versicherte ab Beginn des 60. Lebensjahres **207** 21,6

Abrechnungsbestimmung Siehe Nr. 13290.

Aufwand in Min. **Kalkulationszeit:** 22 **Prüfzeit:** 18 **Eignung d. Prüfzeit:** Nur Quartalsprofil

GOÄ entsprechend oder ähnlich: Leistungskomplex in der GOÄ nicht vorhanden. Abrechnung der einzelnen erbrachten GOÄ-Leistung(en).

13294 Zuschlag zu den Gebührenordnungspositionen 13290 bis 13292 für die angiologisch-internistische Grundversorgung **41** 4,28

Abrechnungsbestimmung einmal im Behandlungsfall

Anmerkung Der Zuschlag nach der Gebührenordnungsposition 13294 kann nur in Behandlungsfällen abgerechnet werden, in denen ausschließlich die Gebührenordnungspositionen 13290, 13291, 13292, 13296 und/oder 32001 berechnet werden.

Aufwand in Min. **Kalkulationszeit:** KA **Prüfzeit:** ./. **Eignung d. Prüfzeit:** Keine Eignung

13296 Zuschlag zu der Gebührenordnungsposition 13294 **11** 1,15

Abrechnungsbestimmung einmal im Behandlungsfall

Anmerkung Die Gebührenordnungsposition 13296 wird durch die zuständige Kassenärztliche Vereinigung zugesetzt.

Aufwand in Min. **Kalkulationszeit:** KA **Prüfzeit:** ./. **Eignung d. Prüfzeit:** Keine Eignung

13300* Zusatzpauschale Angiologie **614** 64,08

Obligater Leistungsinhalt

- Sonographische Untersuchung(en) der extrakraniellen hirnversorgenden Gefäße mittels Duplex-Verfahren von mindestens 6 Gefäßabschnitten (Nr. 33070)

und/oder

- Sonographische Untersuchung(en) der intrakraniellen hirnversorgenden Gefäße mittels Duplex-Verfahren (Nr. 33071)

und/oder

- Sonographische Untersuchung(en) der extremitätenver- und/oder entsorgenden Gefäße mittels Duplex-Verfahren (Nr. 33072)

und/oder

- Sonographische Untersuchung(en) der abdominellen und/oder retroperitonealen Gefäße oder des Mediastinums mittels Duplex-Verfahren (Nr. 33073),
- Farbcodierte Untersuchung(en) (Nr. 33075),

Fakultativer Leistungsinhalt

- Sonographische Untersuchung(en) extrakranieller hirnversorgender Gefäße und der Periorbitalarterien mittels CW-Doppler-Verfahren an mindestens 12 Ableitungsstellen (Nr. 33060),
- Sonographische Untersuchung(en) der extremitätenver- und entsorgenden Gefäße mittels CW-Doppler-Verfahren an mindestens 3 Ableitungsstellen (Nr. 33061),
- Sonographische Untersuchung(en) der Venen einer Extremität mittels B-Mode-Verfahren von mindestens 8 Beschallungsstellen (Nr. 33076),
- Kontrastmitteleinbringung(en),
- Verschlussplethysmographische Untersuchung(en) in Ruhe, mit reaktiver Hyperämie,
- Photoplethysmographie(n),
- Kapilarmikroskopische Untersuchung(en) mit Bilddokumentation, Funktionstest(en),
- Blutige Venendruckmessung(en) in Ruhe, mit Belastung und graphischer Registrierung,

Abrechnungsbestimmung einmal im Behandlungsfall

Anmerkung Die Berechnung der Gebührenordnungsposition 13300 setzt eine Genehmigung der Kassenärztlichen Vereinigung nach der Ultraschallvereinbarung gemäß § 135 Abs. 2 SGB V voraus.

Entgegen Nr. I-4.3.2 der Allgemeinen Bestimmungen kann die Gebührenordnungsposition 13300 auch dann berechnet werden, wenn die Arztpraxis nicht über die Möglichkeit zur Erbringung von verschlussplethysmographischen bzw. photoplethysmographischen, kapillarmikroskopischen sowie blutigen phlebodynamometrischen Untersuchungen oder der Leistung entsprechend der Gebührenordnungsposition 33071 verfügt.

Entgegen Nr. I-2.1.3 der Allgemeinen Bestimmungen kann in schwerpunktübergreifenden Berufsausübungsgemeinschaften und in Medizinischen Versorgungszentren die Gebührenordnungsposition 13300 neben der Gebührenordnungsposition 13550 berechnet werden.

Abrechnungsausschluss im Behandlungsfall 30500, 33060, 33061, 33063, 33070, 33071, 33072, 33073, 33075, 33076 und Kapitel 13.2.1, 13.2.2, 13.3.2, 13.3.3, 13.3.4, 13.3.5, 13.3.6, 13.3.7, 13.3.8

Bericht: Bericht (Nr. 01600) oder Brief (Nr. 01601) an Hausarzt (HA) – ggf. Porto nach Nrn. 40120, 40122, 40124 und 40126 – bei Überweisung von Facharzt an Facharzt – Bericht/Brief oder Befundkopie (Nr. 01602) an HA

Aufwand in Min. **Kalkulationszeit:** 39 **Prüfzeit:** 36 **Eignung d. Prüfzeit:** Nur Quartalsprofil

GOÄ entsprechend oder ähnlich: Leistung in der GOÄ nicht vorhanden. Abrechnung der einzelnen erbrachten GOÄ-Leistung(en).

Kommentar: Die Leistung nach Nr. 13300 ist im Behandlungsfall = Quartalsfall nicht neben anderen allgemein internistischen Leistungen, speziellen Leistungen des Kapitels 33 (Ultraschalldiagnostik) sowie Leistungen aus dem Bereich 13.3 abrechnungsfähig.

13301* Laufband-Ergometrie im Zusammenhang mit der Gebührenordnungsposition 13300 — 67 / 6,99

Obligater Leistungsinhalt

- Laufband-Ergometrie zur Objektivierung der Gehfähigkeit unter fortlaufender Monitorkontrolle

Fakultativer Leistungsinhalt

- Bestimmung des Dopplerdruckindex nach Belastung,
- Kaltluftprovokation

Abrechnungsausschluss im Behandlungsfall 13210, 13211, 13212, 13622 und Kapitel 13.2.2, 13.3.2, 13.3.3, 13.3.4, 13.3.5, 13.3.6, 13.3.7, 13.3.8

Aufwand in Min. **Kalkulationszeit:** 2 **Prüfzeit:** 2 **Eignung d. Prüfzeit:** Tages- und Quartalsprofil

GOÄ entsprechend oder ähnlich: Nr. A 796

13310* **Zusatzpauschale intermittierende fibrinolytische Therapie und/oder Prostanoid-Therapie im fortgeschrittenen Stadium (ab Stadium IIb) der peripheren arteriellen Verschlusskrankheit nach Fontaine** **253** **26,4**

Obligater Leistungsinhalt
- Intermittierende fibrinolytische Therapie im fortgeschrittenen Stadium (ab Stadium IIb) der peripheren arteriellen Verschlusskrankheit nach Fontaine

und/oder
- Prostanoid-Therapie im fortgeschrittenen Stadium (ab Stadium IIb) der peripheren arteriellen Verschlusskrankheit nach Fontaine

Fakultativer Leistungsinhalt
- Nachbetreuung von mindestens 60 Minuten Dauer,
- EKG-Monitoring

Abrechnungsausschluss
in derselben Sitzung 01530, 02100, 02101
am Behandlungstag 01531
im Behandlungsfall 01520, 01521, 13210, 13211, 13212, 36881, 36882 und Kapitel 13.2.2, 13.3.2, 13.3.3, 13.3.4, 13.3.5, 13.3.6, 13.3.7, 13.3.8

Aufwand in Min. **Kalkulationszeit:** 5 **Prüfzeit:** 5 **Eignung d. Prüfzeit:** Tages- und Quartalsprofil

GOÄ entsprechend oder ähnlich: Analoger Ansatz entsprechend GOÄ § 6 (2*) der Nrn. 275, 276

Kommentar: Die Leistung nach Nr. 13310 ist im Behandlungsfall = Quartalsfall nicht neben anderen allgemein internistischen Leistungen, sowie Leistungen aus dem Bereich 13.3 abrechnungsfähig. Die Leistung dürfen auch Chirurgen abrechnen.

13311* **Systemische fibrinolytische Therapie arterieller oder venöser Thrombosen bei belegärztlicher Behandlung** **90** **9,39**

Obligater Leistungsinhalt
- Systemische Fibrinolyse arterieller oder venöser Thrombosen bei belegärztlicher Behandlung

Fakultativer Leistungsinhalt
- Nachbetreuung von mindestens 60 Minuten Dauer,
- EKG-Monitoring

Abrechnungsausschluss
in derselben Sitzung 02100, 02101, 02330, 02331
im Behandlungsfall 01520, 01521, 01530, 01531, 13210, 13211, 13212, 36881, 36882 und Kapitel 13.2.2, 13.3.2, 13.3.3, 13.3.4, 13.3.5, 13.3.6, 13.3.7, 13.3.8

Aufwand in Min. **Kalkulationszeit:** 8 **Prüfzeit:** 8 **Eignung d. Prüfzeit:** Tages- und Quartalsprofil

GOÄ entsprechend oder ähnlich: Leistung in der GOÄ nicht vorhanden. Abrechnung der einzelnen erbrachten GOÄ-Leistung(en) z.B. analog Nrn. 272, 274, 277

Kommentar: Diese Leistung kann nur im Rahmen belegärztlicher Tätigkeit berechnet werden. Die Leistung nach Nr. 13311 ist im Behandlungsfall = Quartalsfall nicht neben anderen allgemein internistischen Leistungen, sowie Leistungen aus dem Bereich 13.3 abrechnungsfähig.

13.3.2 Endokrinologische Gebührenordnungspositionen

1. Die Gebührenordnungspositionen des Abschnitts III.b-13.3.2 können – unter Berücksichtigung von I-1.3 der Allgemeinen Bestimmungen – nur von Fachärzten für Innere Medizin mit Schwerpunkt Endokrinologie berechnet werden.

Kommentar:

Alle Leistungen dieses Abschnitts können grundsätzlich nur von Fachärzten für Innere Medizin mit Schwerpunkt Endokrinologie abgerechnet werden. Nach Abschnitt 1.3. der Allgemeinen Bestimmungen ist Voraussetzung das Führen der Bezeichnung, die darauf basierende Zulassung und/oder die Erfüllung der Kriterien.

Grundpauschale

Obligater Leistungsinhalt
- Persönlicher Arzt-Patienten-Kontakt,

Fakultativer Leistungsinhalt
- Weitere persönliche oder andere Arzt-Patienten-Kontakte gemäß I-4.3.1 der Allgemeinen Bestimmungen,
- Ärztlicher Bericht entsprechend der Gebührenordnungsposition 01600,
- Individueller Arztbrief entsprechend der Gebührenordnungsposition 01601,
- In Anhang VI-1 aufgeführte Leistungen,

Abrechnungsbestimmung einmal im Behandlungsfall

13340 **für Versicherte bis zum vollendeten 5. Lebensjahr** **163** **17,01**

Abrechnungsbestimmung einmal im Behandlungsfall

Abrechnungsausschluss
in derselben Sitzung 01436
im Behandlungsfall 01600, 01601, 13210, 13211, 13212, 13390, 13391, 13392, 13401, 13410, 13411, 13412, 13420, 13424, 13430, 13431, 13435, 13437, 13438, 13439, 13540, 13541, 13542, 13545, 13550, 13551, 13560, 13561, 13622, 36881, 36882, 36883 und Kapitel 13.3.1, 13.3.4, 13.3.6, 13.3.7, 13.3.8

Aufwand in Min. **Kalkulationszeit:** 16 **Prüfzeit:** 13 **Eignung d. Prüfzeit:** Nur Quartalsprofil

GOÄ entsprechend oder ähnlich: Leistungskomplex in der GOÄ nicht vorhanden. Abrechnung der einzelnen erbrachten GOÄ-Leistung(en).

Kommentar: Die Grundpauschale ist beim ersten kurativ-ambulanten persönlichen Arzt-Patienten-Kontakt im Behandlungsfall berechnungsfähig. Bei dem internistischen fachärztlichen Versorgungsbereich wurden in den einzelnen Bereichen Grundpauschalen neu eingeführt. Ein persönlicher Arzt-Patienten-Kontakt setzt die räumliche und zeitgleiche Anwesenheit des Arztes und des Patienten und eine direkte Interaktion (z.B. Gespräch) voraus. Bei einem ausschließlich telefonischen Kontakt, ist die Grundpauschale nicht abrechenbar.

Die Pauschale ist nur einmal im Behandlungsfall bzw. bei arztgruppenübergreifender Behandlung nur einmal im Arztfall berechenbar.

In dieser Pauschale sind die Leistungen des EBM, die im **Anhang 1 (Verzeichnis der nicht gesondert abrechnungsfähigen und in Komplexen enthaltenen Leistungen ...)** enthalten sind, integriert und damit auch als Kassenleistungen honoriert und können nicht mehr gesondert abgerechnet werden, es sei denn, sie finden sich in den arztgruppenspezifischen Kapiteln ausdrücklich als abrechnungsfähige Leistung angegeben.

Es ist einem Vertragsarzt nicht gestattet, die in der Anlage 1 aufgeführten Leistungen einem GKV-Versicherten als Individuelle Gesundheitsleistung (IGeL) anzubieten und privat nach GOÄ als IGeL-Leistung abzurechnen.

Wird in demselben Quartal eine kurativ-ambulante und eine kurativ-stationäre (belegärztliche Behandlung) durchgeführt, ist die Grundpauschale je einmal berechnungsfähig. Es ist aber von der Punktzahl der zweiten zur Abrechnung kommenden Grundpauschale ein Abschlag von 50 % vorzunehmen.

13341 **für Versicherte ab Beginn des 6. bis zum vollendeten 59. Lebensjahr** **225** **23,48**

Abrechnungsbestimmung Siehe Nr. 13340.

Aufwand in Min. **Kalkulationszeit:** 23 **Prüfzeit:** 19 **Eignung d. Prüfzeit:** Nur Quartalsprofil

GOÄ entsprechend oder ähnlich: Leistungskomplex in der GOÄ nicht vorhanden. Abrechnung der einzelnen erbrachten GOÄ-Leistung(en).

13342 **für Versicherte ab Beginn des 60. Lebensjahres** **217** **22,65**

Abrechnungsbestimmung Siehe Nr. 13340.

Aufwand in Min. **Kalkulationszeit:** 22 **Prüfzeit:** 18 **Eignung d. Prüfzeit:** Nur Quartalsprofil

GOÄ entsprechend oder ähnlich: Leistungskomplex in der GOÄ nicht vorhanden. Abrechnung der einzelnen erbrachten GOÄ-Leistung(en).

13344 **Zuschlag zu den Gebührenordnungspositionen 13340 bis 13342 für die endokrinologisch-internistische Grundversorgung** **41** **4,28**

Abrechnungsbestimmung einmal im Behandlungsfall

Anmerkung Der Zuschlag nach der Gebührenordnungsposition 13344 kann nur in Behandlungsfällen abgerechnet werden, in denen ausschließlich die Gebührenordnungspositionen 13340, 13341, 13342, 13346 und/oder 32001 berechnet werden.

Aufwand in Min. **Kalkulationszeit:** KA **Prüfzeit:** ./. **Eignung d. Prüfzeit:** Keine Eignung

13346 **Zuschlag zu der Gebührenordnungsposition 13344** **11** **1,15**

Abrechnungsbestimmung einmal im Behandlungsfall

Anmerkung Die Gebührenordnungsposition „13346“ wird durch die zuständige Kassenärztliche Vereinigung zugesetzt.

Aufwand in Min. **Kalkulationszeit:** KA **Prüfzeit:** ./. **Eignung d. Prüfzeit:** Keine Eignung

13350* **Zusatzpauschale Diagnostik und Behandlung eines Patienten mit morphologischen Veränderungen einer Hormondrüse und/oder mit einer laboratoriumsmedizinisch gesicherten Hormonüber- oder -unterfunktion** **166** **17,32**

Obligater Leistungsinhalt

- Diagnostik und Behandlung eines Patienten mit morphologischen Veränderungen einer Hormondrüse und/oder mit einer laboratoriumsmedizinisch gesicherten Hormonüber- oder -unterfunktion,
- Einleitung, ggf. Durchführung und Verlaufskontrolle einer medikamentösen oder operativen Therapie bzw. Strahlentherapie,

Fakultativer Leistungsinhalt

- Einleitung einer endokrinologischen Stufendiagnostik (z.B. Durstversuch, Metopirontest, Insulinhypoglykämietest, Releasing-Hormon-Test),
- Einbeziehung der Bezugsperson(en),

Abrechnungsbestimmung einmal im Behandlungsfall

Abrechnungsausschluss im Behandlungsfall 13210, 13211, 13212, 13622 und Kapitel 13.2.2, 13.3.1, 13.3.3, 13.3.4, 13.3.5, 13.3.6, 13.3.7, 13.3.8, 36.6.3

Bericht: Bericht (Nr. 01600) oder Brief (Nr. 01601) an Hausarzt (HA) – ggf. Porto nach Nrn. 40120, 40122, 40124 und 40126 – bei Überweisung von Facharzt an Facharzt – Bericht/Brief oder Befundkopie (Nr. 01602) an HA

Aufwand in Min. **Kalkulationszeit:** 18 **Prüfzeit:** 16 **Eignung d. Prüfzeit:** Nur Quartalsprofil

GOÄ entsprechend oder ähnlich: Leistung in der GOÄ nicht vorhanden. Abrechnung der einzelnen erbrachten GOÄ-Leistung(en)

13.3.3 Gastroenterologische Gebührenordnungspositionen

1. Die Gebührenordnungspositionen des Abschnitts III.b-13.3.3 können – unter Berücksichtigung von I-1.3 der Allgemeinen Bestimmungen – nur von Fachärzten für Innere Medizin mit Schwerpunkt Gastroenterologie berechnet werden.

2. Die Gebührenordnungspositionen 13421 bis 13423 können darüber hinaus von allen in der Präambel III.b-13.1 unter 1. aufgeführten Vertragsärzten nach Genehmigung durch die Kassenärztliche Vereinigung berechnet werden. Die Gebührenordnungspositionen 13400 und 13402 können von allen in der Präambel III.b-13.1 unter 1. aufgeführten Vertragsärzten berechnet werden.

3. Die Gebührenordnungsposition 13439 kann darüber hinaus von Fachärzten für Innere Medizin mit der Schwerpunktbezeichnung „Nephrologie“ berechnet werden.

Kommentar:

Alle Leistungen dieses Abschnitts können grundsätzlich nur von Fachärzten für Innere Medizin mit Schwerpunkt Gastroenterologie abgerechnet werden. Nach Abschnitt 1.3. der Allgemeinen Bestimmungen ist Voraussetzung das Führen der Bezeichnung, die darauf basierende Zulassung und/oder die Erfüllung der Kriterien.

Darüber hinaus können

- die Leistungen nach den Nrn. 13421 bis 13423 von allen Fachärzten für Innere Medizin, die nicht an der hausärztlichen Versorgung teilnehmen und eine entsprechende Genehmigung der Kassenärztlichen Vereinigung haben,
- die Leistungen nach Nrn. 13400 und 13402 von allen Fachärzten für Innere Medizin, die nicht an der hausärztlichen Versorgung teilnehmen,
- die Leistung nach der Nr. 13439 (Zusatzpauschale: Bauchspeicheldrüsen oder Nieren-Bauchspeicheldrüsen-Transplantatträger) von Fachärzten für Innere Medizin mit der Schwerpunktbezeichnung „Nephrologie“ abgerechnet werden.

Grundpauschale

Obligater Leistungsinhalt
- Persönlicher Arzt-Patienten-Kontakt,

Fakultativer Leistungsinhalt
- Weitere persönliche oder andere Arzt-Patienten-Kontakte gemäß I-4.3.1 der Allgemeinen Bestimmungen,
- Ärztlicher Bericht entsprechend der Gebührenordnungsposition 01600,
- Individueller Arztbrief entsprechend der Gebührenordnungsposition 01601,
- In Anhang VI-1 aufgeführte Leistungen,

Abrechnungsbestimmung einmal im Behandlungsfall

13390 **für Versicherte bis zum vollendeten 5. Lebensjahr** **108** **11,27**

Abrechnungsbestimmung einmal im Behandlungsfall

Abrechnungsausschluss
in derselben Sitzung 01436
im Behandlungsfall 01600, 01601, 13210, 13211, 13212, 13540, 13541, 13542, 13545, 13550, 13551, 13560, 13561, 13622, 36881, 36882, 36883 und Kapitel 13.3.1, 13.3.2, 13.3.4, 13.3.6, 13.3.7, 13.3.8

Aufwand in Min. **Kalkulationszeit:** 11 **Prüfzeit:** 9 **Eignung d. Prüfzeit:** Nur Quartalsprofil

GOÄ entsprechend oder ähnlich: Leistungskomplex in der GOÄ nicht vorhanden. Abrechnung der einzelnen erbrachten GOÄ-Leistung(en).

Kommentar: Die Grundpauschale ist beim ersten kurativ-ambulanten persönlichen Arzt-Patienten-Kontakt im Behandlungsfall berechnungsfähig. Ein persönlicher Arzt-Patienten-Kontakt setzt die räumliche und zeitgleiche Anwesenheit des Arztes und des Patienten und eine direkte Interaktion (z.B. Gespräch) voraus. Bei einem ausschließlich telefonischen Kontakt, ist die Grundpauschale nicht abrechenbar.

Die Pauschale ist nur einmal im Behandlungsfall bzw. bei arztgruppenübergreifender Behandlung nur einmal im Arztfall berechenbar.

In dieser Pauschale sind die Leistungen des EBM, die im **Anhang 1 (Verzeichnis der nicht gesondert abrechnungsfähigen und in Komplexen enthaltenen Leistungen ...)** enthalten sind, integriert und damit auch als Kassenleistungen honoriert und können nicht mehr gesondert abgerechnet werden, es sei denn, sie finden sich in den arztgruppenspezifischen Kapiteln ausdrücklich als abrechnungsfähige Leistung angegeben.

Es ist einem Vertragsarzt nicht gestattet, die in der Anlage 1 aufgeführten Leistungen einem GKV-Versicherten als Individuelle Gesundheitsleistung (IGeL) anzubieten und privat nach GOÄ als IGeL-Leistung abzurechnen.

Wird in demselben Quartal eine kurativ-ambulante und eine kurativ-stationäre (belegärztliche Behandlung) durchgeführt, ist die Grundpauschale je einmal berechnungsfähig. Es ist aber von der Punktzahl der zweiten zur Abrechnung kommenden Grundpauschale ein Abschlag von 50 % vorzunehmen.

EBM-Nr. EBM-Punkte / Euro

13391 für Versicherte ab Beginn des 6. bis zum vollendeten 59. Lebensjahr **191** 19,93

Abrechnungsbestimmung Siehe Nr. 13390.

Aufwand in Min. **Kalkulationszeit:** 20 **Prüfzeit:** 16 **Eignung d. Prüfzeit:** Nur Quartalsprofil

GOÄ entsprechend oder ähnlich: Leistungskomplex in der GOÄ nicht vorhanden. Abrechnung der einzelnen erbrachten GOÄ-Leistung(en).

13392 für Versicherte ab Beginn des 60. Lebensjahres **198** 20,66

Abrechnungsbestimmung Siehe Nr. 13390.

Aufwand in Min. **Kalkulationszeit:** 21 **Prüfzeit:** 17 **Eignung d. Prüfzeit:** Nur Quartalsprofil

GOÄ entsprechend oder ähnlich: Leistungskomplex in der GOÄ nicht vorhanden. Abrechnung der einzelnen erbrachten GOÄ-Leistung(en).

13394 Zuschlag zu den Gebührenordnungspositionen 13390 bis 13392 für die gastroenterologisch-internistische Grundversorgung **41** 4,28

Abrechnungsbestimmung einmal im Behandlungsfall

Anmerkung Der Zuschlag nach der Gebührenordnungsposition 13394 kann nur in Behandlungsfällen abgerechnet werden, in denen ausschließlich die Gebührenordnungspositionen 13390, 13391, 13392, 13396 und/oder 32001 berechnet werden.

Aufwand in Min. **Kalkulationszeit:** KA **Prüfzeit:** ./. **Eignung d. Prüfzeit:** Keine Eignung

13396 Zuschlag zu der Gebührenordnungsposition 13394 **11** 1,15

Abrechnungsbestimmung einmal im Behandlungsfall

Anmerkung Die Gebührenordnungsposition 13396 wird durch die zuständige Kassenärztliche Vereinigung zugesetzt.

Aufwand in Min. **Kalkulationszeit:** KA **Prüfzeit:** ./. **Eignung d. Prüfzeit:** Keine Eignung

13400* Zusatzpauschale Ösophago-Gastroduodenoskopie **835** 87,14

Obligater Leistungsinhalt

- Ösophagoskopie

und/oder

- Ösophagogastroskopie

und/oder

- Ösophagogastroduodenoskopie,
- Patientenaufklärung zur Untersuchung und zu den möglichen therapeutischen Maßnahmen in derselben Sitzung in angemessenem Zeitabstand vor dem Eingriff,
- Information zum Ablauf der vorbereitenden Maßnahmen vor dem Eingriff und zu einer möglichen Sedierung und/oder Prämedikation,
- Nachbeobachtung und -betreuung,
- Foto-/Videodokumentation(en)

Fakultativer Leistungsinhalt

- 13C-Harnstoff-Atemtest (Nr. 02400),
- Ureasenachweis, einschl. Kosten,
- Probeexzision,
- Probepunktion,
- Fremdkörperentfernung(en),
- Blutstillung(en),
- Prämedikation/Sedierung

Anmerkung Entgegen Nr. I-4.3.2 der Allgemeinen Bestimmungen kann die Gebührenordnungsposition auch dann berechnet werden, wenn die Arztpraxis nicht über die Möglichkeit zur Durchführung des 13C-Harnstoff-Atemtests nach der Gebührenordnungsposition 02400 verfügt.

Abrechnungsausschluss

in derselben Sitzung 02300, 02301, 02302, 02400, 13411, 13412, 13430, 13431

im Behandlungsfall 13300, 13301, 13310, 13350, 13500, 13501, 13502, 13545, 13550, 13551, 13560, 13561, 13600, 13601, 13602, 13610, 13611, 13612, 13620, 13621, 13622,

13650, 13651, 13660, 13661, 13662, 13663, 13664, 13670, 13675, 13700, 13701, 36881, 36882, 36883, 13677 und Kapitel 13.2.2.3

Bericht: mind. Befundkopie (Nr. 01602) an Hausarzt

Aufwand in Min. **Kalkulationszeit:** 21 **Prüfzeit:** 16 **Eignung d. Prüfzeit:** Tages- und Quartalsprofil

GOÄ entsprechend oder ähnlich: Leistung in der GOÄ nicht vorhanden. Abrechnung der einzelnen erbrachten GOÄ-Leistung(en) z.B. Nr. 680 ff.

Kommentar: Diese Leistung und ggf. der Zuschlag nach Nr. 13402 können auch fachärztliche Internisten ohne Schwerpunktbezeichnung abrechnen. Gestattet ist die Abrechnung neben der fachinternistischen Zusatzpauschale nach Nr. 13250. Auch Chirurgen dürfen diese Leistung abrechnen.

13401* Zusätzliche Leistung(en) im Zusammenhang mit der Gebührenordnungsposition 13400 — 513 / 53,54

Obligater Leistungsinhalt

- Langzeit-pH-Metrie des Ösophagus von mindestens 12 Stunden Dauer mit Sondeneinführung

und/oder

- Endoskopische Sklerosierungsbehandlung(en)

und/oder

- Ligatur(en) bei Varizen und Ulzeration(en)

und/oder

- Durchzugsmanometrie des Ösophagus

und/oder

- Therapeutische Mukosektomie(n) mittels Hochfrequenzelektroschlinge

Abrechnungsausschluss

in derselben Sitzung 02300, 02301, 02302

im Behandlungsfall 13210, 13211, 13212, 13251, 13252, 13253, 13254, 13255, 13256, 13257, 13258, 13260, 36881, 36882, 36883 und Kapitel 13.3.1, 13.3.2, 13.3.4, 13.3.5, 13.3.6, 13.3.7, 13.3.8

Aufwand in Min. **Kalkulationszeit:** 17 **Prüfzeit:** 10 **Eignung d. Prüfzeit:** Tages- und Quartalsprofil

GOÄ entsprechend oder ähnlich: Leistung in der GOÄ nicht vorhanden. Abrechnung der einzelnen erbrachten GOÄ-Leistung(en) z.B. Nrn. 691, 693

Kommentar: Diese Leistung kann auch von Chirurgen abgerechnet werden. Kostenpauschale Nr. 40160 bei Durchführung einer interventionellen endoskopischen Untersuchung des Gastrointestinaltraktes entsprechend der Nr.13401 für die beim Eingriff eingesetze(n) Einmalsklerosierungsnadel(n).

13402* Polypektomie(n) im Zusammenhang mit der Gebührenordnungsposition 13400 — 278 / 29,01

Obligater Leistungsinhalt

- Vollständige Entfernung eines oder mehrerer Polypen mittels Hochfrequenzdiathermieschlinge,
- Veranlassung einer histologischen Untersuchung

Abrechnungsausschluss

in derselben Sitzung 02300, 02301, 02302, 13423

im Behandlungsfall 13300, 13301, 13310, 13350, 13500, 13501, 13502, 13545, 13550, 13551, 13560, 13561, 13600, 13601, 13602, 13610, 13611, 13612, 13620, 13621, 13622, 13650, 13651, 13660, 13661, 13662, 13663, 13664, 13670, 13675, 13677, 13700, 13701, 36881, 36882, 36883 und Kapitel 13.2.2.3

Aufwand in Min. **Kalkulationszeit:** 12 **Prüfzeit:** 9 **Eignung d. Prüfzeit:** Tages- und Quartalsprofil

GOÄ entsprechend oder ähnlich: Nr. 695

Kommentar: Nach der Leistungslegende ist die Nr. 13402 nur für Polypektomien mit Hochfrequenzdiathermieschlinge abrechnungsfähig.

Eine Polypektomie im Rahmen der Leistung Nr. 13421 oder 13422 wird nach Nr. 13423 berechnet

13410* Bougierung des Ösophagus oder Kardiasprengung

246
25,67

Obligater Leistungsinhalt
- Bougierung des Ösophagus

und/oder
- Dehnung des unteren Ösophagussphinkters (Kardiasprengung),
- Patientenaufklärung in angemessenem Zeitabstand vor dem Eingriff zur Untersuchung und zu den möglichen therapeutischen Maßnahmen in derselben Sitzung,
- Information zum Ablauf der vorbereitenden Maßnahmen vor dem Eingriff und zu einer möglichen Sedierung und/oder Prämedikation,
- Nachbeobachtung und -betreuung

Fakultativer Leistungsinhalt
- Prämedikation/Sedierung

Abrechnungsausschluss
in derselben Sitzung 02300, 02301, 02302
im Behandlungsfall 13210, 13211, 13212, 36881, 36882, 36883 und Kapitel 13.2.2, 13.3.1, 13.3.2, 13.3.4, 13.3.5, 13.3.6, 13.3.7, 13.3.8

Bericht: mind. Befundkopie (Nr. 01602) an Hausarzt

Aufwand in Min. **Kalkulationszeit:** 10 **Prüfzeit:** 9 **Eignung d. Prüfzeit:** Tages- und Quartalsprofil

GOÄ entsprechend oder ähnlich: Nrn. 780, 781

Kommentar: Die Leistung nach Nr. 13410 ist im Behandlungsfall = Quartalsfall nicht neben anderen allgemein internistischen Leistungen, sowie Leistungen aus dem Bereich 13.3 abrechnungsfähig.

Diese Leistung kann auch von Chirurgen berechnet werden. Wird die Bougierung von HNO-Ärzten ausgeführt, ist die Nr. 09317 abzurechnen

13411* Einsetzen einer Ösophagusprothese

840
87,66

Obligater Leistungsinhalt
- Einsetzen einer Ösophagusprothese,
- Gastroskopie (Nr. 13400),
- Patientenaufklärung in angemessenem Zeitabstand vor dem Eingriff zur Untersuchung und zu den möglichen therapeutischen Maßnahmen in derselben Sitzung,
- Information zum Ablauf der vorbereitenden Maßnahmen vor dem Eingriff und zu einer möglichen Sedierung und/oder Prämedikation,
- Nachbeobachtung und -betreuung

Fakultativer Leistungsinhalt
- Prämedikation/Sedierung

Abrechnungsausschluss
in derselben Sitzung 02300, 02301, 02302, 13400
im Behandlungsfall 13210, 13211, 13212, 36881, 36882, 36883 und Kapitel 13.2.2, 13.3.1, 13.3.2, 13.3.4, 13.3.5, 13.3.6, 13.3.7, 13.3.8

Bericht: mind. Befundkopie (Nr. 01602) an Hausarzt

Aufwand in Min. **Kalkulationszeit:** 34 **Prüfzeit:** 30 **Eignung d. Prüfzeit:** Tages- und Quartalsprofil

GOÄ entsprechend oder ähnlich: Analoger Ansatz entsprechend GOÄ § 6 (2*) Nr. 681

Kommentar: Neben dieser Leistung kann die Zusatzpauschale Ösophago-Gastroduodenoskopie nicht berechnet werden. Die Leistung nach Nr. 13411 ist im Behandlungsfall = Quartalsfall nicht neben anderen allgemein internistischen Leistungen, sowie Leistungen aus dem Bereich 13.3 (Schwerpunktorientierte internistische Versorgung) abrechnungsfähig.

Diese Leistung kann auch von Chirurgen berechnet werden.

13412* Perkutane Gastrostomie

990
103,32

Obligater Leistungsinhalt
- Perkutane Gastrostomie,
- Gastroskopie (Nr. 13400),
- Patientenaufklärung in angemessenem Zeitabstand vor dem Eingriff zur Untersuchung und zu den möglichen therapeutischen Maßnahmen in derselben Sitzung,

- Information zum Ablauf der vorbereitenden Maßnahmen vor dem Eingriff und zu einer möglichen Sedierung und/oder Prämedikation,
- Nachbeobachtung und -betreuung

Fakultativer Leistungsinhalt
- Prämedikation/Sedierung,
- Endoskopische Durchführung,
- Lokalanästhesie,
- Einführen einer Verweilsonde

Abrechnungsausschluss
in derselben Sitzung 02300, 02301, 02302, 02320, 02340, 02341, 13400
im Behandlungsfall 13210, 13211, 13212, 36881, 36882, 36883 und Kapitel 13.2.2, 13.3.1, 13.3.2, 13.3.4, 13.3.5, 13.3.6, 13.3.7, 13.3.8

Bericht: mind. Befundkopie (Nr. 01602) an Hausarzt

Aufwand in Min. **Kalkulationszeit:** 35 **Prüfzeit:** 31 **Eignung d. Prüfzeit:** Tages- und Quartalsprofil

GOÄ entsprechend oder ähnlich: Leistung in der GOÄ nicht vorhanden. Abrechnung der einzelnen erbrachten GOÄ-Leistung(en) z.B. Nrn. 670, 682

Kommentar: Neben dieser Leistung kann die Zusatzpauschale Ösophago-Gastroduodenoskopie nicht berechnet werden. Die Leistung nach Nr. 13411 ist im Behandlungsfall = Quartalsfall nicht neben anderen allgemein internistischen Leistungen, sowie Leistungen aus dem Bereich 13.3 abrechnungsfähig. Chirurgen dürfen diese Leistung auch erbringen.

13420* Saugbiopsie des Dünndarms beim Kleinkind oder Kind — 179 / 18,68

Obligater Leistungsinhalt
- Saugbiopsie des Dünndarms beim Kleinkind oder Kind

Fakultativer Leistungsinhalt
- Durchleuchtung(en)

Anmerkung Die Berechnung der Gebührenordnungsposition 13420 setzt eine Genehmigung der Kassenärztlichen Vereinigung nach der Vereinbarung zur Strahlendiagnostik und -therapie gemäß § 135 Abs. 2 SGB V voraus.

Abrechnungsausschluss
in derselben Sitzung 02300, 02301, 02302, 02320
im Behandlungsfall 13210, 13211, 13212, 36881, 36882, 36883 und Kapitel 13.2.2, 13.3.1, 13.3.2, 13.3.4, 13.3.5, 13.3.6, 13.3.7, 13.3.8

Aufwand in Min. **Kalkulationszeit:** 3 **Prüfzeit:** 3 **Eignung d. Prüfzeit:** Tages- und Quartalsprofil

GOÄ entsprechend oder ähnlich: Nr. 697

Kommentar: Die Leistung nach Nr. 13420 ist im Behandlungsfall = Quartalsfall nicht neben anderen allgemein internistischen Leistungen, sowie Leistungen aus dem Bereich 13.3 (Schwerpunktorientierte internistische Versorgung) abrechnungsfähig.

Diese Leistung kann auch von Chirurgen berechnet werden.

Der Gemeinsame Bundesausschuss (G-BA) hat beschlossen, dass unter festgelegten Voraussetzungen eine Kapselendoskopie erbracht und nach Nr. 13420 abgerechnet werden kann.

Beschlusses des Gemeinsamen Bundesausschusses über eine Änderung der Richtlinie Methoden vertragsärztliche Versorgung: Kapselendoskopie bei Blutungen des Dünndarms – vom 11. November 2010

§ 1 Indikation

(1) Die Kapselendoskopie des Dünndarms darf bei Vorliegen der Voraussetzungen der §§ 2, 3 zu Lasten der gesetzlichen Krankenversicherung als vertragsärztliche Leistung bei der Indikation „obskure gastrointestinale Blutung" erbracht werden, wenn folgende Kriterien erfüllt sind:

1. a) Vorliegen einer persistierenden oder rezidivierenden Eisenmangelanämie, wenn nachvollziehbar keine andere Ursache als ein enteraler Blutverlust in Frage kommt oder

b) Nachweis von sichtbarem oder okkultem Blut im Stuhl bei gleichzeitiger Hb-Konzentration unterhalb des Normbereichs

und jeweils

2. vorausgegangene endoskopische Untersuchung von Speiseröhre, Magen, Duodenum, Dickdarm sowie des Analkanals und nach Möglichkeit des terminalen Ileums ohne Nachweis einer Blutungsquelle.

Zur Abrechnung nach GOÄ äußerte sich die BÄK schon 2005:

Beschluss des „Zentralen Konsultationsausschuss für Gebührenordnungsfragen" bei der Bundesärztekammer veröffentlicht in: Deutsches Ärzteblatt 102, Heft 14 (08.04.2005), Seite A-1006 Im Internet: http://www.bundesaerztekammer.de/page.asp?his=1.108.4689.4703.4843.4844.4845

Abrechnung der Kapselendoskopie nach GOÄ

...A 707 Untersuchung des Dünndarms mittels Kapselendoskopie und Auswertung des Bildmaterials bei unklarer gastrointestinaler Blutung, nach vorausgegangener Endoskopie des oberen und unteren Gastrointestinaltraktes

Analog Nr. 684 GOÄ plus Nr. 687 GOÄ (2700 Punkte)

Voraussetzung für das Erbringen der Kapselendoskopie ist die Gebietsbezeichnung Facharzt/Fachärztin für Innere Medizin mit Schwerpunkt Gastroenterologie (zukünftig Facharzt/Fachärztin für Innere Medizin und Schwerpunkt Gastroenterologie).

Der Zeitaufwand für die Auswertung der Videodokumentation beträgt durchschnittlich zwei Stunden. Ist er im konkreten Fall deutlich niedriger oder deutlich höher, ist dies beim Ansatz des Steigerungsfaktors zu berücksichtigen...

13421* **Zusatzpauschale Koloskopie** **1766** **184,30**

Obligater Leistungsinhalt

- Totale Koloskopie mit Darstellung des Zökums,
- Patientenaufklärung zur Koloskopie und zur Prämedikation in angemessenem Zeitabstand vor dem Eingriff,
- Aufklärung zum Vorgehen und zu einer möglichen Polypenabtragung und anderer therapeutischer Maßnahmen in derselben Sitzung,
- Information zu Ablauf und Dauer der Darmreinigung,
- Foto-/Videodokumentation,
- Nachbeobachtung und -betreuung,
- Einhaltung der Maßnahmen der Überprüfung der Hygienequalität entsprechend der Qualitätssicherungsvereinbarung zur Koloskopie gemäß § 135 Abs. 2 SGB V,
- Vorhaltung der geeigneten Notfallausstattung entsprechend der Qualitätssicherungsvereinbarung zur Koloskopie gemäß § 135 Abs. 2 SGB V

Fakultativer Leistungsinhalt

- Lagekontrolle durch ein bildgebendes Verfahren,
- Probeexzision(en),
- Aushändigung aller Substanzen zur Darmreinigung,
- Gerinnungsuntersuchungen und kleines Blutbild,
- Prämedikation/Sedierung,
- Darstellung des terminalen Ileums

Anmerkung Die Berechnung der Gebührenordnungsposition 13421 setzt eine Genehmigung der Kassenärztlichen Vereinigung gemäß § 135 Abs. 2 SGB V voraus.

Abrechnungsausschluss

in derselben Sitzung 01741, 02300, 02301, 02302, 02401, 13422, 13430, 13431
im Behandlungsfall 13251, 13252, 13253, 13254, 13255, 13256, 13257, 13258, 13260, 13300, 13301, 13310, 13350, 13500, 13501, 13502, 13545, 13550, 13551, 13560, 13561, 13600, 13601, 13602, 13610, 13611, 13612, 13620, 13621, 13622, 13650, 13651, 13660, 13661, 13662, 13663, 13664, 13670, 13675, 13677, 13700, 13701, 36881, 36882, 36883

Bericht: mind. Befundkopie (Nr. 01602) an Hausarzt

Aufwand in Min. **Kalkulationszeit:** KA **Prüfzeit:** 30 **Eignung d. Prüfzeit:** Tages- und Quartalsprofil

GOÄ entsprechend oder ähnlich: Leistungskomplex in der GOÄ nicht vorhanden. Abrechnung der einzelnen erbrachten GOÄ-Leistung(en) z.B. Nr. 687 + Beratungsleistungen

Kommentar: Die Leistung nach Nr. 13421 ist im Behandlungsfall = Quartalsfall nicht neben anderen allgemein internistischen Leistungen, sowie Leistungen aus dem Bereich 13.3 (Schwerpunktorientierte internistische Versorgung) abrechnungsfähig.

Diese Leistung und auch die Zusatzpauschalen nach Nrn. 13423 und 13424 können auch von Chirurgen berechnet werden.

Kostenpauschale Nr. 40160 bei Durchführung einer interventionellen endoskopischen Untersuchung des Gastrointestinaltraktes entsprechend der Nr.13421 für die beim Eingriff eingesetze(n) Einmalsklerosierungsnadel(n).

13422* Zusatzpauschale (Teil-)Koloskopie — 1080 / 112,71

Obligater Leistungsinhalt

- (Teil-)Koloskopie entsprechend der Gebührenordnungsposition 13421 mindestens mit Darstellung des Kolon transversum

Anmerkung Die Berechnung der Gebührenordnungsposition 13422 setzt eine Genehmigung der Kassenärztlichen Vereinigung gemäß § 135 Abs. 2 SGB V voraus.

Abrechnungsausschluss
in derselben Sitzung 01741, 02300, 02301, 02302, 13421
im Behandlungsfall 04518, 13300, 13301, 13310, 13350, 13500, 13501, 13502, 13545, 13550, 13551, 13560, 13561, 13600, 13601, 13602, 13610, 13611, 13612, 13620, 13621, 13622, 13650, 13651, 13660, 13661, 13662, 13663, 13664, 13670, 13675, 13677, 13700, 13701, 36881, 36882, 36883 und Kapitel 13.2.2.3

Bericht: mind. Befundkopie (Nr. 01602) an Hausarzt

Aufwand in Min. **Kalkulationszeit:** 27 **Prüfzeit:** 21 **Eignung d. Prüfzeit:** Tages- und Quartalsprofil

GOÄ entsprechend oder ähnlich: Nr. 688

Kommentar: Erfolgt keine Darstellung des Colon transversums, ist nur die Nr. 13257 abrechenbar.

Die Leistung nach Nr. 13422 kann auch von Chirurgen berechnet werden.

Kostenpauschale Nr. 40160 bei Durchführung einer interventionellen endoskopischen Untersuchung des Gastrointestinaltraktes entsprechend der Nr. 13422 für die beim Eingriff eingesetze(n) Einmalsklerosierungsnadel(n).

13423* Zusätzliche Leistung(en) im Zusammenhang mit den Gebührenordnungspositionen 13421 oder 13422 — 262 / 27,34

Obligater Leistungsinhalt

- Fremdkörperentfernung(en)

und/oder

- Polypektomie(n) von Polypen mit einer Größe > 5 mm mittels Hochfrequenzdiathermieschlinge

und/oder

- Schlingenbiopsie(n) mittels Hochfrequenzdiathermieschlinge

und/oder

- Blutstillung(en)

Abrechnungsausschluss
in derselben Sitzung 01742, 02300, 02301, 02302, 04520, 13402
im Behandlungsfall 13300, 13301, 13310, 13350, 13500, 13501, 13502, 13545, 13550, 13551, 13560, 13561, 13600, 13601, 13602, 13610, 13611, 13612, 13620, 13621, 13622, 13650, 13651, 13660, 13661, 13662, 13663, 13664, 13670, 13675, 13677, 13700, 13701, 36881, 36882, 36883 und Kapitel 13.2.2.3

Aufwand in Min. **Kalkulationszeit:** 10 **Prüfzeit:** 9 **Eignung d. Prüfzeit:** Tages- und Quartalsprofil

GOÄ entsprechend oder ähnlich: Nr. 695 oder Nr. 696

Kommentar: Wird eine Polypektomie oder Biopsie im Rahmen der Krebsfrüherkennung ausgeführt, so sind Nr. 01741 mit Nr. 01742 abzurechnen.

Diese Leistung kann auch von Chirurgen berechnet werden.

EBM-Nr. EBM-Punkte/Euro

13424* **Laservaporisation(en) und/oder Argon-Plasma-Koagulation(en) im Zusammenhang mit den Gebührenordnungspositionen 13400, 13421 und 13422** **424** **44,25**

Obligater Leistungsinhalt
- Laservaporisation(en) und/oder Argon-Plasma-Koagulation(en)

Abrechnungsausschluss
in derselben Sitzung 02300, 02301, 02302
im Behandlungsfall 13210, 13211, 13212, 36881, 36882, 36883 und Kapitel 13.2.2.3, 13.3.1, 13.3.2, 13.3.4, 13.3.5, 13.3.6, 13.3.7, 13.3.8

Aufwand in Min. **Kalkulationszeit:** 16 **Prüfzeit:** 12 **Eignung d. Prüfzeit:** Tages- und Quartalsprofil

GOÄ entsprechend oder ähnlich: Nr. 706

Kommentar: Die Leistung kann je Sitzung nur einmal berechnet werden, auch wenn mehrere Laservaporisationen und/oder Argon-Plasma-Koagulationen ausgeführt werden.

Diese Leistung kann auch von Chirurgen berechnet werden.

13425* **Zusatzpauschale Durchführung einer Kapselendoskopie bei Erkrankungen des Dünndarms entsprechend der Richtlinie des Gemeinsamen Bundesausschusses (Nr. 16 in der Anlage 1 „Anerkannte Untersuchungs- und Behandlungsmethoden“ der Richtlinien Methoden der vertragsärztlichen Versorgung) und entsprechend der Qualitätssicherungsvereinbarung Kapselendoskopie gemäß § 135 Abs. 2 SGB V** **1139** **118,87**

Obligater Leistungsinhalt
- Aufklärung zur Kapselendoskopie in angemessenem Zeitabstand vor der Untersuchung,
- Durchführung einer Kapselendoskopie bei Erkrankungen des Dünndarms,
- Dokumentation gemäß § 3 der Nr. 16 in der Anlage 1 „Anerkannte Untersuchungs- und Behandlungsmethoden“ sowie § 7 und § 8 der Qualitätssicherungsvereinbarung Kapselendoskopie gemäß § 135 Abs. 2 SGB V,

Fakultativer Leistungsinhalt
- Aushändigung aller Substanzen zur Darmreinigung,
- Information zu Ablauf und Dauer der Darmreinigung,

Abrechnungsbestimmung einmal im Behandlungsfall

Anmerkung Die Gebührenordnungsposition 13425 enthält nicht die Kosten für die Untersuchungskapsel.
Die Berechnung der Gebührenordnungsposition 13425 setzt eine Genehmigung der Kassenärztlichen Vereinigung nach der Qualitätssicherungsvereinbarung Kapselendoskopie gemäß § 135 Abs. 2 SGB V voraus.

Abrechnungsausschluss
in derselben Sitzung 01741, 13430, 13431
am Behandlungstag 36881, 36882, 36883 und Kapitel 13.2.2.3, 13.3.1, 13.3.2, 13.3.4, 13.3.5, 13.3.6, 13.3.7, 13.3.8

Aufwand in Min. **Kalkulationszeit:** 10 **Prüfzeit:** 8 **Eignung d. Prüfzeit:** Tages- und Quartalsprofil

13426* **Zusatzpauschale Auswertung einer Untersuchung mittels Kapselendoskopie bei Erkrankungen des Dünndarms entsprechend der Richtlinie des Gemeinsamen Bundesausschusses (Nr. 16 in der Anlage 1 „Anerkannte Untersuchungs- und Behandlungsmethoden“ der Richtlinien Methoden der vertragsärztlichen Versorgung) und entsprechend der Qualitätssicherungsvereinbarung Kapselendoskopie gemäß § 135 Abs. 2 SGB V** **2435** **254,12**

Obligater Leistungsinhalt
- Auswertung einer Untersuchung mittels Kapselendoskopie bei Erkrankungen des Dünndarms,
- Dokumentation gemäß § 3 der Nr. 16 in der Anlage 1 „Anerkannte Untersuchungs- und Behandlungsmethoden“ sowie § 7 und § 8 der Qualitätssicherungsvereinbarung Kapselendoskopie gemäß § 135 Abs. 2 SGB V,

Abrechnungsbestimmung einmal im Behandlungsfall

Anmerkung Die Berechnung der Gebührenordnungsposition 13426 setzt eine Genehmigung der Kassenärztlichen Vereinigung nach der Qualitätssicherungsvereinbarung Kapselendoskopie gemäß § 135 Abs. 2 SGB V voraus.

Abrechnungsausschluss im Behandlungsfall 36881, 36882, 36883 und Kapitel 13.2.2.3, 13.3.1, 13.3.2, 13.3.4, 13.3.5, 13.3.6, 13.3.7, 13.3.8

Aufwand in Min. **Kalkulationszeit:** 75 **Prüfzeit:** 60 **Eignung d. Prüfzeit:** Tages- und Quartalsprofil

13430* Zusatzpauschale bilio-pankreatische Diagnostik

1429
149,13

Obligater Leistungsinhalt

- Endoskopische Sondierung(en) der Papilla vateri,
- Patientenaufklärung in angemessenem Zeitabstand vor dem Eingriff,
- Information zum Ablauf der vorbereitenden Maßnahmen vor dem Eingriff und zu einer möglichen Sedierung und/oder Prämedikation,
- Nachbeobachtung und -betreuung,
- Endoskopische Einbringung(en) von Kontrastmittel(n),
- Röntgendokumentation(en),
- Dokumentation

Fakultativer Leistungsinhalt

- Entnahme von Sekret(en), Bürstenbiopsien,
- Probeexzision(en),
- Foto-/Videodokumentation(en),
- Prämedikation/Sedierung

Anmerkung Die Berechnung der Gebührenordnungsposition 13430 setzt eine Genehmigung der Kassenärztlichen Vereinigung nach der Vereinbarung zur Strahlendiagnostik und -therapie gemäß § 135 Abs. 2 SGB V voraus.

Abrechnungsausschluss
im Behandlungsfall 13210, 13211, 13212, 13250, 36881, 36882, 36883 und Kapitel 13.2.2.3, 13.3.1, 13.3.2, 13.3.4, 13.3.5, 13.3.6, 13.3.7, 13.3.8
in derselben Sitzung 02300, 02301, 02302, 13400, 13421, 13425, 13431, 34250

Bericht: mind. Befundkopie (Nr. 01602) an Hausarzt

Aufwand in Min. **Kalkulationszeit:** 35 **Prüfzeit:** 31 **Eignung d. Prüfzeit:** Tages- und Quartalsprofil

GOÄ entsprechend oder ähnlich: Leistung in der GOÄ so nicht vorhanden. Abrechnung der einzelnen erbrachten Leistung(en) z.B. Nr. 686 u.a.

Kommentar: Die Leistung nach Nr. 13430 ist im Behandlungsfall = Quartalsfall nicht neben Leistungen aus dem Bereich 13.3, nicht neben Leistungen nach Definitionsauftrag und nicht neben dem koloskopischen Komplex nach Nr. 13421 abrechnungsfähig.

13431* Zusatzpauschale bilio-pankreatische Therapie

2051
214,04

Obligater Leistungsinhalt

- Endoskopische Sondierung(en) der Papilla vateri entsprechend der Gebührenordnungsposition 13430 mit
  - Papillotomie(n)

  und/oder
  - Zertrümmerung von Steinen

  und/oder
  - Extraktion von Steinen

  und/oder
  - Legen einer Verweilsonde

  und/oder
  - Platzierung und/oder Entfernung einer Drainage im Gallen- oder Pankreasgang,
- Patientenaufklärung zur Untersuchung und zu den möglichen therapeutischen Maßnahmen in derselben Sitzung in angemessenem Zeitabstand vor dem Eingriff,
- Information zum Ablauf der vorbereitenden Maßnahmen vor dem Eingriff und zu einer möglichen Sedierung und/oder Prämedikation,
- Nachbeobachtung und -betreuung,
- Röntgendokumentation(en),

- Dokumentation

Fakultativer Leistungsinhalt

- Prämedikation/Sedierung,
- Endoskopische Einbringung(en) von Kontrastmittel(n),
- Foto-/Videodokumentation

Anmerkung Die Berechnung der Gebührenordnungsposition 13431 setzt eine Genehmigung der Kassenärztlichen Vereinigung nach der Vereinbarung zur Strahlendiagnostik und -therapie gemäß § 135 Abs. 2 SGB V voraus.

Abrechnungsausschluss
in derselben Sitzung 02300, 02301, 02302, 13400, 13421, 13425, 13430, 34250
im Behandlungsfall 13210, 13211, 13212, 13250, 36881, 36882, 36883 und Kapitel 13.2.2.3, 13.3.1, 13.3.2, 13.3.4, 13.3.5, 13.3.6, 13.3.7, 13.3.8

Bericht: mind. Befundkopie (Nr. 01602) an Hausarzt

Aufwand in Min. **Kalkulationszeit:** 57 **Prüfzeit:** 50 **Eignung d. Prüfzeit:** Tages- und Quartalsprofil

GOÄ entsprechend oder ähnlich: Leistung in der GOÄ so nicht vorhanden. Abrechnung der einzelnen erbrachten Leistung(en) z.B. Nr. 686

Kommentar: Neben der Leistung nach Nr. 13411 ist die Zusatzpauschale nach Nr. 13430 nicht abrechenbar; ebenfalls nicht zusätzlich abrechenbar sind Röntgenaufnahmen von Gallen- und Pankreasgängen.

13435* Zusatzpauschale Behandlung und/oder Betreuung eines Patienten mit einer gesicherten onkologischen Erkrankung bei laufender onkologischer Therapie oder Betreuung im Rahmen der Nachsorge

191
19,93

Obligater Leistungsinhalt

- Behandlung und/oder Betreuung eines Patienten mit einer laboratoriumsmedizinisch oder histologisch/zytologisch gesicherten onkologischen Erkrankung,
- Fortlaufende Beratung zum Umgang mit der onkologischen Erkrankung,
- Verlaufskontrolle und Dokumentation des Therapieerfolges,
- Erstellung, Überprüfung und Anpassung eines die onkologische Erkrankung begleitenden spezifischen Therapiekonzeptes unter Berücksichtigung individueller Faktoren,
- Kontrolle und/oder Behandlung ggf. auftretender therapiebedingter Nebenwirkungen,
- Planung und Koordination der komplementären Arznei-, Heil- und Hilfsmittelversorgung unter besonderer Berücksichtigung der gesicherten onkologischen Erkrankung,

Fakultativer Leistungsinhalt

- Anleitung und Führung der Bezugs- und Betreuungsperson(en),
- Fortlaufende Überprüfung des häuslichen, familiären und sozialen Umfelds im Hinblick auf die Grunderkrankung,
- Konsiliarische Erörterung/Fachliche Beratung und regelmäßiger Informationsaustausch mit dem onkologisch verantwortlichen Arzt sowie mit weiteren mitbehandelnden Ärzten,
- Überprüfung und Koordination supportiver Maßnahmen,
- Einleitung und/oder Koordination der psychosozialen Betreuung des Patienten und seiner Familie und/oder Bezugs- und Betreuungsperson(en),
- Ggf. Hinzuziehung komplementärer Dienste bzw. häuslicher Krankenpflege,

Abrechnungsbestimmung einmal im Behandlungsfall

Anmerkung Die Gebührenordnungsposition 13435 ist nur bei mindestens einer der im Folgenden genannten Erkrankungen berechnungsfähig: Bösartige Neubildungen der Verdauungsorgane C15-C26, Bösartige Neubildungen sonstiger und ungenau bezeichneter Lokalisation Abdomen C76.2, Sekundäre und nicht näher bezeichnete bösartige Neubildungen C77-C80.

Die Gebührenordnungsposition 13435 ist bei laufender medikamentöser, im Sinne einer systemischen Chemotherapie mit z.B. zytostatischen Substanzen, operativer und/oder strahlentherapeutischer Behandlung und/oder bei Betreuung im Rahmen der Nachsorge bis höchstens 2 Jahre nach Beendigung einer medikamentösen, operativen und/oder strahlentherapeutischen Behandlung eines Patienten mit gesicherter onkologischer Erkrankung berechnungsfähig.

Abrechnungsausschluss
in derselben Sitzung 02300
im Behandlungsfall 36881, 36882, 36883 und Kapitel 13.2.2.3, 13.3.1, 13.3.2, 13.3.4, 13.3.5, 13.3.6, 13.3.7, 13.3.8

Aufwand in Min. **Kalkulationszeit:** 20 **Prüfzeit:** 18 **Eignung d. Prüfzeit:** Nur Quartalsprofil

GOÄ entsprechend oder ähnlich: Eine onkologische Pauschale ist in der GOÄ nicht vorhanden, daher: Abrechnung der einzelnen erbrachten GOÄ-Leistung(en).

Kommentar: Auszüge aus **Vereinbarung über die qualifizierte ambulante Versorgung krebskranker Patienten „Onkologie-Vereinbarung" (Anlage 7 zu den Bundesmantelverträgen) –** zuletzt geändert am 31.10.2011, In Kraft getreten am 01.01.2015 **Onkologie-Vereinbarung – im Internet:**
http://www.kbv.de/media/sp/07_Onkologie.pdf

§ 2 Teilnahme

(1) Die Teilnahme an diesem Vertrag ist bei der Kassenärztlichen Vereinigung schriftlich zu beantragen und ist erst mit Erteilung einer Genehmigung durch die zuständige Kassenärztliche Vereinigung möglich. Dem Antrag sind die Nachweise über die Erfüllung der Qualifikationsvoraussetzung gemäß § 3 beizufügen.

(2) Die Krankenkassen erhalten von der für den Arzt zuständigen Kassenärztlichen Vereinigung eine Mitteilung, dass die Genehmigung erteilt wurde und die jeweils eingereichten Nachweise gemäß § 3 Abs. (1) vorliegen.

(3) Die Teilnahme an dieser Vereinbarung endet

- mit der Beendigung der vertragsärztlichen Tätigkeit,
- zu dem Zeitpunkt, zu dem der Vertragsarzt seine Tätigkeit als onkologisch qualifizierter Arzt einstellt,
- mit der Feststellung der Kassenärztlichen Vereinigung, dass der onkologisch qualifizierter Arzt die Anforderungen nach den §§ 3 – 8 und 10 dieser Vereinbarung nicht oder nicht mehr erfüllt oder
- mit der Feststellung der Onkologie-Kommission, dass der onkologisch qualifizierte Arzt die Abrechnungsbestimmungen gemäß Teil A des Anhangs 2 dieser Vereinbarung nicht erfüllt.

(4) Die Teilnahmevoraussetzungen nach § 3 Abs. 4 sind der zuständigen Kassen-ärztlichen Vereinigung jährlich nachzuweisen.

§ 3 Voraussetzungen zur Teilnahme

(1) Die fachliche Befähigung für die Ausführung und Abrechnung von Leistungen nach dieser Vereinbarung gilt als nachgewiesen, wenn die in den Absätzen 2 bis 8 genannten Voraussetzungen erfüllt und durch Zeugnisse und Bescheinigungen nachgewiesen werden.

(2) Der onkologisch qualifizierte Arzt hat seine fachliche Qualifikation durch eine abgeschlossene Weiterbildung mit dem Schwerpunkt Hämatologische und internistische Onkologie (Weiterbildung Innere Medizin mit Schwerpunkt Hämatologie und Onkologie) oder eine Facharztweiterbildung mit der Zusatzbezeichnung Medikamentöse Tumortherapie oder eine Facharzt – bzw. Gebietsbezeichnung, die diese Inhalte erfüllt, nachzuweisen.

(3) Der Vertragsarzt hat seine Teilnahme an der Kooperationsgemeinschaft gemäß § 6 dieser Vereinbarung nachzuweisen.

(4) Je nach Fachgruppe ist die Betreuung nachfolgender Patientenzahlen nachzuweisen:

Fachärzte für Innere Medizin mit der Zusatzbezeichnung Hämatologie und internistische Onkologie: Betreuung von durchschnittlich 120 Patienten / Quartal und Arzt (in den letzten 12 Monaten vor Antragsstellung) mit soliden oder hämatologischen Neoplasien, darunter 70 Patienten, die mit medikamentöser Tumortherapie behandelt werden, davon 30 mit intravenöser und/oder intrakavitärer und/oder intraläsionaler Behandlung

Andere Fachgruppen Betreuung von durchschnittlich 80 Patienten / Quartal und Arzt (in den letzten 12 Monaten vor Antragsstellung) mit soliden Neoplasien, darunter 60 Patienten, die mit antineoplastischer Therapie behandelt werden, davon 20 mit intravenöser und/oder intrakavitärer antineoplastischer und oder intraläsionaler Behandlung

(5) Bei Durchführung von Hämotherapie sind die Voraussetzungen gemäß den Richtlinien des Transfusionsgesetzes sind zu erfüllen.

(6) Ab dem 1. Juli 2011 können nur Ärzte zur Teilnahme an dieser Vereinbarung neu zugelassen werden, die dem fachärztlichen Versorgungsbereich angehören. Neu- und Jungpraxen bzw. neu und kürzer als zwei Jahre zugelassene Ärzte sind bei gegebener Qualifikation nach Abs. 1 auch dann zur Teilnahme an dieser Vereinbarung zuzulassen, wenn die entsprechenden Patientenzahlen nach Abs. 4 vor dem Beginn der Teilnahme an dieser Vereinbarung sowie innerhalb der darauf folgenden 24 Monate noch unterschritten werden.

(7) Aus Gründen der Sicherstellung einer flächendeckenden qualifizierten ambulanten Behandlung krebskranker Patienten nach dieser Vereinbarung können die Patientenzahlen nach Abs. 4 durch die Partner der Gesamtverträge mit gemeinsamen und einheitlichen Beschluss modifiziert werden. Soweit dies nicht zur Sicherstellung ausreicht, können an bisherigen Onkologie-Vereinbarungen teilnehmende Ärzte, deren Facharztweiterbildung die Inhalte der Zusatzweiterbildung Medikamentöse Tumortherapie nicht vollständig umfasst oder die die Patientenzahlen nach Abs. 4 noch nicht erfüllen – soweit sie die Voraussetzungen nach Anhang 3 erfüllen – durch die zuständige Kassenärztliche Vereinigung zur Teilnahme an dieser Vereinbarung zugelassen werden. Bis zum 31. Dezember 2012 gilt dies auch für Ärzte, die sich neu niederlassen. Die Teilnahme der Ärzte nach den Sätzen 2 und 3 ab dem 01. Januar 2013 setzt die Erfüllung der Anforderungen nach den Absätzen 4 und 6 voraus. Für Ärzte, die ab dem 1. Januar 2011 nach Abs. 6 zur Teilnahme zugelassen werden und deren Facharztweiterbildung die Inhalte der Zusatzweiterbildung „Medikamentöse Tumortherapie“ nicht vollständig umfasst, sind durch die Partner der Gesamtverträge Abschläge von der Vergütung nach § 9 und Anhang 2 A und B vorzunehmen. Für Ärzte, die bis zum 1. Januar 2011 zur Teilnahme zugelassen wurden und deren Facharztweiterbildung die Inhalte der Zusatzweiterbildung „Medikamentöse Tumortherapie“ nicht vollständig umfasst, verständigen sich die Partner der Gesamtverträge, ob Abschläge von der Vergütung nach § 9 und Anhang 2 A und B vorgenommen werden.

(8) Bestehen trotz der vorgelegten Zeugnisse, Bescheinigungen und Dokumentationen Zweifel an der fachlichen Befähigung, hat sich die Onkologie-Kommission in einem fachonkologischen Kolloquium gemäß den Richtlinien der Kassenärztlichen Bundesvereinigung für Verfahren zur Qualitätssicherung nach § 135 Abs. 3 SGB V von der Fachkunde des Antragstellers zu überzeugen.

(9) Die Partner dieser Vereinbarung werden die Voraussetzungen zur Teilnahme an dieser Vereinbarung im Hinblick auf die Sicherstellung einer flächendeckenden qualifizierten ambulanten Behandlung krebskranker Patienten nach dieser Vereinbarung jährlich überprüfen und ggf. anpassen. Hierbei wird insbesondere geprüft, inwieweit durch eine Anhebung der Patientenzahlen nach Abs. 4 eine weitere Verbesserung der Versorgungsqualität ermöglicht werden kann.

§ 4 Ärztliche Behandlung

Die ärztliche Behandlung umfasst:

(1) Indikationsstellung, Durchführung und / oder Koordination der Tumorbehandlung als Operation, Strahlentherapie und/oder medikamentöse Tumortherapie nach Maßgabe der in dieser Vereinbarung genannten Grundsätzen.

(2) Durchführung und / oder Koordination der weiteren Behandlung, insbesondere:

- Ausarbeitung eines Gesamttherapieplanes sowie Verlaufsbeobachtung zur Kontrolle der Therapie und deren Folgen
- Kontrolle und Dosisanpassung bzw. Therapieumstellung bei medikamentösen Therapien
- Diagnostik und Therapie von Begleit- und Folgekrankheiten, Komplikationen sowie therapiebedingter Nebenwirkungen
- Supportive Therapie (z. B. Schmerztherapie, Transfusionen)
- Punktionen: Knochenmark, Liquor, Pleuraergüsse und Ascites
- Intrakavitäre (intravesikal, intrapleural, intraabdominal, intrathekal) oder intraläsionale Zytostatikagabe

(3) Durchführung und / oder Koordination von Maßnahmen der medizinischen und sozialen Betreuung sowie Rehabilitationsmaßnahmen, insbesondere:

- Psychosoziale Betreuung des Patienten und seiner Familie
- Intervention bei psychosomatischen Krankheitszuständen
- Hinzuziehung externer Dienste
- Häusliche Krankenpflege
- Palliativversorgung, nicht nach § 37b SGB V

Anhang 1 zur Vereinbarung über die qualifizierte ambulante Versorgung krebskranker Patienten „Onkologie-Vereinbarung" (Anlage 7 zum BMV)

Muster für den Inhalt der Dokumentation nach § 8 der Onkologie-Vereinbarung

Der onkologisch qualifizierte Arzt führt eine vollständige Verlaufsdokumentation zum Tumorstatus mit Histologie, Strahlen- und Chemotherapie einschließlich der Dosen durch.

Diese Daten sind allen weiter- oder mitbehandelnden Ärzten unter Berücksichtigung datenschutzrechtlicher Bestimmungen im notwendigen Umfang zur Verfügung zu stellen.

1. Dokumentationen (Berichte)
 - nach Abschluß der onkologischen Untersuchung und Beratung
 - nach Abschluß der Tumortherapie
 - einmal pro Behandlungsfall (Quartal)

2. Inhalt und Gliederung der Dokumentation

2.1 Tumordiagnose mit Stadium gemäß ICD-10-GM (TNM-Stadium mit R- und G-Kode nach UICC bzw. spezielle Klassifizierung z. B. Ann-Arbor bei Lymphomen etc.)

2.2 Primärtherapie
- Operation, Strahlentherapie mit Feldern und Dosis
- Art der medikamentösen Tumortherapie (Hormone, Zytostatika etc.) unter Angabe des Medikamentennamens, ggf. Gesamtdosis

2.3 Verlauf, Erfolgsbeurteilung (Remissionen), Komplikationen

2.4 Folgetherapie

2.5 Histologie (Pathologie-Nr., Herkunft, Datum, ggf. Rezeptorstatus z.B. HER)

2.6 Nebendiagnosen

2.7 Anamnese (spezielle onkologische Familien- und Eigenanamnese)

2.8 Untersuchungsbefunde mit allgemein klinischem wie speziellem onkologischen Status (incl. Labordiagnostik, bildgebende Verfahren)

2.9 Epikritische Begutachtung unter Berücksichtigung der aktuell erhobenen Befunde

2.10 Therapievorschlag

2.11 Nachsorgevorschlag

2.12 Angaben hinsichtlich Studienteilnahme

3. Nachfolgebericht (Zwischenbericht) mit Zwischenanamnese, aktuellem Status, epikritischer Begutachtung einschließlich Therapie- und Nachsorgevorschlag

4. Abschlußbericht (nach dem Tode des Patienten mit Zeitpunkt, Ursache und relevanten Hinweisen)

Die Partner dieser Vereinbarung streben bis zum 01.01.2013 die Einführung einer standardisierten maschinenlesbaren EDV-Dokumentation für die patientenbezogene Dokumentation gemäß § 8 an.

Anhang 2 Abrechnung und Vergütung zur Vereinbarung über die qualifizierte ambulante Versorgung krebskranker Patienten „Onkologie-Vereinbarung"

Teil A Kostenpauschalen (Anlage 7 zum BMV)

(1) Die Kostenpauschalen 86510, 86512, 86514, 86516 und 86518 umfassen, unter Beachtung der Nebeneinanderberechnungsausschlüsse, keine im EBM abgebildeten Leistungen.

(2) Die Diagnose der Tumorerkrankung ist unter Angabe des endständigen Kodes gemäß ICD-10-GM zu dokumentieren.

86510 Behandlung florider Hämoblastosen entsprechend § 1 Abs. 2 d und e gemäß Vereinbarung über die qualifizierte ambulante Versorgung krebskranker Patienten „Onkologie-Vereinbarung"

einmal je Behandlungsfall

Die Kostenpauschale 86510 ist im Behandlungsfall nicht neben den Gebührenordnungspositionen 07345, 08345, 09345, 10345, 13435, 13675, 15345, 26315 und 86512 berechnungsfähig.

86512 Behandlung solider Tumore entsprechend § 1 Abs. 2 a-c unter tumorspezifischer Therapie gemäß Vereinbarung über die qualifizierte ambulante Versorgung krebskranker Patienten „Onkologie-Vereinbarung"

einmal je Behandlungsfall

Die Kostenpauschale 86512 ist im Behandlungsfall nicht neben den Gebührenordnungspositionen 07345, 08345, 09345, 10345, 13435, 13675, 15345, 26315 und 86510 berechnungsfähig.

Die Kostenpauschale 86512 ist nur unter Angabe der Therapieform berechnungsfähig.

86514 Zuschlag zu den Kostenpauschalen 86510 und 86512 für die intrakavitäre zytostatische Tumortherapie gemäß Vereinbarung über die qualifizierte ambulante Versorgung krebskranker Patienten „Onkologie-Vereinbarung"

einmal je Behandlungsfall.

Die Kostenpauschale 86514 ist im Behandlungsfall nicht neben den Gebührenordnungspositionen 07345, 08345, 09345, 10345, 13435, 13675, 15345 und 26315 berechnungsfähig.

Die Kostenpauschale 86514 ist nur unter Angabe des/der verwendeten Medikaments/Medikamente berechnungsfähig.

86516 Zuschlag zu den Kostenpauschalen 86510 und 86512 für die intravenös und/oder intraarteriell applizierte zytostatische Tumortherapie gemäß Vereinbarung über die qualifizierte ambulante Versorgung krebskranker Patienten „Onkologie-Vereinbarung"

einmal je Behandlungsfall

Die Kostenpauschale 86516 ist im Behandlungsfall nicht neben den Gebührenordnungspositionen 07345, 08345, 09345, 10345, 13435, 13675, 15345 und 26315 berechnungsfähig.

Die Kostenpauschale 86516 ist nur unter Angabe des/der verwendeten Medikaments/Medikamente berechnungsfähig.

86518 Zuschlag zu den Kostenpauschalen 86510 und 86512 für die Palliativversorgung gemäß Vereinbarung über die qualifizierte ambulante Versorgung krebskranker Patienten „Onkologie-Vereinbarung"

einmal je Behandlungsfall.

Die Kostenpauschale 86518 ist bei progredientem Verlauf der Krebserkrankung nach Abschluss einer systemischen Chemotherapie oder Strahlentherapie eines Patienten ohne Heilungschance abrechnungsfähig.

Obligater Leistungsinhalt:

Durchführung eines standardisierten palliativmedizinischen Basisassessments (PBA) zu Beginn der Behandlung Umfassende Behandlung zur Symptomkontrolle und -behandlung und psychosozialen Stabilisierung unter Einbeziehung der Angehörigen

Die Kostenpauschale 86518 ist im Behandlungsfall nicht neben der Kostenpauschale 86516 berechnungsfähig.

(3) Die Abrechnung der Kostenpauschalen 86510 bis 86518 setzt die Erfüllung aller Anforderungen nach den §§ 3 bis 8 dieser Vereinbarung voraus.

(4) Die Kostenpauschalen können nur von einem Vertragsarzt abgerechnet werden. Dies gilt auch, wenn mehrere Vertragsärzte in die Behandlung eingebunden sind (z. B. bei Vertretung, im Notfall oder bei Mit- bzw. Weiterbehandlung).

(5) Die Richtlinien nach § 106 sowie § 106a SGB V in der jeweils gültigen Fassung finden Anwendung. Ergänzend dazu ist eine Wirtschaftlichkeitsprüfung nach § 106 SGB V durchzuführen, falls die GOP 86518 im Durchschnitt der in der Praxis palliativmedizinisch behandelten Patienten in einer Häufigkeit mehr als 2,5 mal je Patient abgerechnet wurde.

Diese Leistung beschreibt zahlreiche Leistungen die obligat oder fakultativ zu erbringen sind. Berechnungsfähig ist die Leistung nur, wenn mind. eine der folgenden Erkrankungen vorliegt:
- bösartige Neubildungen der Verdauungsorgane C15-C26,
- bösartige Neubildungen sonstiger und ungenau bezeichneter Lokalisation Abdomen C76.2,
- sekundäre und nicht näher bezeichnete bösartige Neubildungen C77-C80.

13437* Zusatzpauschale Behandlung eines Lebertransplantatträgers — 209 / 21,81

Obligater Leistungsinhalt
- Behandlung eines Leber-Transplantatträgers,
- Kontrolle der Transplantatfunktionen,
- Überwachung des spezifischen Therapieschemas,

Fakultativer Leistungsinhalt
- Beratung und Instruktion der Bezugsperson(en),
- Abstimmung mit dem Hausarzt,

Abrechnungsbestimmung einmal im Behandlungsfall

Abrechnungsausschluss im Behandlungsfall 13210, 13211, 13212, 13622 und Kapitel 13.2.2, 13.3.1, 13.3.2, 13.3.4, 13.3.5, 13.3.6, 13.3.7, 13.3.8

Aufwand in Min. **Kalkulationszeit:** KA **Prüfzeit:** 18 **Eignung d. Prüfzeit:** Nur Quartalsprofil

GOÄ entsprechend oder ähnlich: Diese Pauschale kennt die GOÄ nicht. Abzurechnen sind die erbrachten Einzelleistungen.

13438* Zusatzpauschale Behandlung eines Dünndarmtransplantatträgers — 209 / 21,81

Obligater Leistungsinhalt
- Behandlung eines Dünndarm-Transplantatträgers,
- Kontrolle der Transplantatfunktionen,
- Überwachung des spezifischen Therapieschemas,

Fakultativer Leistungsinhalt
- Beratung und Instruktion der Bezugsperson(en),
- Abstimmung mit dem Hausarzt,

Abrechnungsbestimmung einmal im Behandlungsfall

Abrechnungsausschluss im Behandlungsfall 13210, 13211, 13212, 13622 und Kapitel 13.2.2, 13.3.1, 13.3.2, 13.3.4, 13.3.5, 13.3.6, 13.3.7, 13.3.8

Aufwand in Min. **Kalkulationszeit:** KA **Prüfzeit:** 18 **Eignung d. Prüfzeit:** Nur Quartalsprofil

GOÄ entsprechend oder ähnlich: Diese Pauschale kennt die GOÄ nicht. Abzurechnen sind die erbrachten Einzelleistungen.

13439* Zusatzpauschale Behandlung eines Bauchspeicheldrüsen- oder Nieren-Bauchspeicheldrüsen-Transplantatträgers — 209 / 21,81

Obligater Leistungsinhalt
- Behandlung eines Bauchspeicheldrüsen- oder Nieren-Bauchspeicheldrüsen-Transplantatträgers,
- Kontrolle der Transplantatfunktionen,
- Überwachung des spezifischen Therapieschemas,

Fakultativer Leistungsinhalt
- Beratung und Instruktion der Bezugsperson(en),
- Abstimmung mit dem Hausarzt,

Abrechnungsbestimmung einmal im Behandlungsfall

Anmerkung Bei der Behandlung von Nieren-/Bauchspeicheldrüsen-Transplantatträgern ist die Gebührenordnungsposition 13439 nur von Vertragsärzten, die über eine Genehmigung zur Durchführung von Blutreinigungsverfahren gemäß § 135 Abs. 2 SGB V verfügen, berechnungsfähig.
Die Gebührenordnungsposition 13439 ist im Behandlungsfall nicht neben den Gebührenordnungspositionen 13210 bis 13212, 13250, 13252, 13253, 13255 bis 13258, 13260, 13601, 13622 und 32247 und nicht neben den Gebührenordnungspositionen der Abschnitte 13.3.1, 13.3.2, 13.3.4, 13.3.5, 13.3.7 und 13.3.8 berechnungsfähig.

Abrechnungsausschluss im Behandlungsfall 13210, 13211, 13212, 13250, 13252, 13253, 13255, 13256, 13257, 13258, 13260, 13601, 13622, 32247 und Kapitel 13.3.1, 13.3.2, 13.3.4, 13.3.5, 13.3.7, 13.3.8

Aufwand in Min. **Kalkulationszeit:** KA **Prüfzeit:** 18 **Eignung d. Prüfzeit:** Nur Quartalsprofil

GOÄ entsprechend oder ähnlich: Diese Pauschale kennt die GOÄ nicht. Abzurechnen sind die erbrachten Einzelleistungen.

13.3.4 Hämato-/Onkologische Gebührenordnungspositionen

1. Die Gebührenordnungspositionen des Abschnitts III.b-13.3.4 können – unter Berücksichtigung von I-1.3 der Allgemeinen Bestimmungen – nur von Fachärzten für Innere Medizin mit Schwerpunkt Hämatologie und Internistische Onkologie berechnet werden.

Kommentar:

Alle Leistungen nach den Nrn. 13490 bis 13502 – können grundsätzlich nur von Fachärzten für Innere Medizin mit Schwerpunkt Hämatologie und Internistische Onkologie abgerechnet werden.

Grundpauschale

Obligater Leistungsinhalt
- Persönlicher Arzt-Patienten-Kontakt,

Fakultativer Leistungsinhalt
- Weitere persönliche oder andere Arzt-Patienten-Kontakte gemäß I-4.3.1 der Allgemeinen Bestimmungen,
- Ärztlicher Bericht entsprechend der Gebührenordnungsposition 01600,
- Individueller Arztbrief entsprechend der Gebührenordnungsposition 01601,
- In Anhang VI-1 aufgeführte Leistungen,

Abrechnungsbestimmung einmal im Behandlungsfall

13490 **für Versicherte bis zum vollendeten 5. Lebensjahr** **232** **24,21**

Obligater Leistungsinhalt
- Persönlicher Arzt-Patienten-Kontakt,

Fakultativer Leistungsinhalt
- Weitere persönliche oder andere Arzt-Patienten-Kontakte gemäß I-4.3.1 der Allgemeinen Bestimmungen,
- Ärztlicher Bericht entsprechend der Gebührenordnungsposition 01600,
- Individueller Arztbrief entsprechend der Gebührenordnungsposition 01601,
- In Anhang VI-1 aufgeführte Leistungen,

Abrechnungsbestimmung einmal im Behandlungsfall

Abrechnungsausschluss
in derselben Sitzung 01436
im Behandlungsfall 01600, 01601, 13210, 13211, 13212, 13390, 13391, 13392, 13401, 13410, 13411, 13412, 13420, 13424, 13430, 13431, 13435, 13437, 13438, 13439, 13540, 13541, 13542, 13545, 13550, 13551, 13560, 13561, 13622, 36881, 36882, 36883 und Kapitel 13.3.1, 13.3.2, 13.3.6, 13.3.7, 13.3.8

Aufwand in Min. **Kalkulationszeit:** 21 **Prüfzeit:** 17 **Eignung d. Prüfzeit:** Nur Quartalsprofil

GOÄ entsprechend oder ähnlich: Leistungskomplex in der GOÄ nicht vorhanden. Abrechnung der einzelnen erbrachten GOÄ-Leistung(en).

Kommentar: Die Pauschale ist nur einmal im Behandlungsfall bzw. bei arztgruppenübergreifender Behandlung nur einmal im Arztfall berechenbar.

Wird in demselben Quartal eine kurativ-ambulante und eine kurativ-stationäre (belegärztliche Behandlung) durchgeführt, ist die Grundpauschale je einmal berechnungsfähig. Es ist aber von der Punktzahl der zweiten zur Abrechnung kommenden Grundpauschale ein Abschlag von 50 % vorzunehmen.

13491 für Versicherte ab Beginn des 6. bis zum vollendeten 59. Lebensjahr **306** 31,93

Abrechnungsbestimmung Siehe Nr. 13490.

Aufwand in Min. **Kalkulationszeit:** 29 **Prüfzeit:** 24 **Eignung d. Prüfzeit:** Nur Quartalsprofil

GOÄ entsprechend oder ähnlich: Leistungskomplex in der GOÄ nicht vorhanden. Abrechnung der einzelnen erbrachten GOÄ-Leistung(en).

13492 für Versicherte ab Beginn des 60. Lebensjahres **320** 33,4

Abrechnungsbestimmung Siehe Nr. 13490.

Aufwand in Min. **Kalkulationszeit:** 31 **Prüfzeit:** 25 **Eignung d. Prüfzeit:** Nur Quartalsprofil

GOÄ entsprechend oder ähnlich: Leistungskomplex in der GOÄ nicht vorhanden. Abrechnung der einzelnen erbrachten GOÄ-Leistung(en).

13494 Zuschlag zu den Gebührenordnungspositionen 13490 bis 13492 für die hämato-/onkologisch-internistische Grundversorgung **41** 4,28

Abrechnungsbestimmung einmal im Behandlungsfall

Anmerkung Der Zuschlag nach der Gebührenordnungsposition 13494 kann nur in Behandlungsfällen abgerechnet werden, in denen ausschließlich die Gebührenordnungspositionen 13490, 13491, 13492, 13496 und/oder 32001 berechnet werden.

Aufwand in Min. **Kalkulationszeit:** KA **Prüfzeit:** ./. **Eignung d. Prüfzeit:** Keine Eignung

13496 Zuschlag zu der Gebührenordnungsposition 13494 **11** 1,15

Abrechnungsbestimmung einmal im Behandlungsfall

Anmerkung Die Gebührenordnungsposition 13496 wird durch die zuständige Kassenärztliche Vereinigung zugesetzt.

Aufwand in Min. **Kalkulationszeit:** KA **Prüfzeit:** ./. **Eignung d. Prüfzeit:** Keine Eignung

13500* Zusatzpauschale Behandlung einer laboratoriumsmedizinisch oder histologisch/zytologisch gesicherten, primär hämatologischen und/oder onkologischen und/oder immunologischen Systemerkrankung **191** 19,93

Obligater Leistungsinhalt

- Behandlung einer laboratoriumsmedizinisch oder histologisch/zytologisch gesicherten, primär hämatologischen und/oder onkologischen und/oder immunologischen Systemerkrankung,
- Erstellung eines krankheitsspezifischen Therapiekonzeptes unter Berücksichtigung individueller Faktoren,

Abrechnungsbestimmung einmal im Behandlungsfall

Abrechnungsausschluss im Behandlungsfall 13210, 13211, 13212, 13622, 36882, 36883 und Kapitel 13.2.2, 13.3.1, 13.3.2, 13.3.3, 13.3.5, 13.3.6, 13.3.7, 13.3.8

Bericht: Bericht (Nr. 01600) oder Brief (Nr. 01601) an Hausarzt (HA) – ggf. Porto nach Nrn. 40120, 40122, 40124 und 40126 – bei Überweisung von Facharzt an Facharzt – Bericht/Brief oder Befundkopie (Nr. 01602) an HA

Aufwand in Min. **Kalkulationszeit:** 20 **Prüfzeit:** 18 **Eignung d. Prüfzeit:** Nur Quartalsprofil

GOÄ entsprechend oder ähnlich: Leistung in der GOÄ so nicht vorhanden. Abrechnung der einzelnen erbrachten Leistung(en).

Kommentar: Die Leistung nach Nr. 13500 ist im Behandlungsfall = Quartalsfall nicht neben allgemein diagnostisch-internistischen Leistungen und Leistungen aus dem Bereich 13.3 abrechnungsfähig. Eine erforderliche zytostatische Therapie ist zusätzlich nach Nr. 13502 abrechenbar.

13501* **Zusatzpauschale intensivierte Nachbetreuung nach allogener(n) oder autologer(n) Transplantation(en) hämatopoetischer Stammzellen** **191** **19,93**

Obligater Leistungsinhalt
- Intensivierte Nachbetreuung nach allogener oder autologer Transplantation(en) hämatopoetischer Stammzellen,
- Nachbetreuung von Patienten mit Stammzelltransplantation,

Fakultativer Leistungsinhalt
- Überwachung des spezifischen Therapieschemas,
- Erfassung und Dokumentation der Toxizität,

Abrechnungsbestimmung einmal im Behandlungsfall

Abrechnungsausschluss im Behandlungsfall 13210, 13211, 13212, 13622, 36882, 36883 und Kapitel 13.2.2, 13.3.1, 13.3.2, 13.3.3, 13.3.5, 13.3.6, 13.3.7, 13.3.8

Bericht: Bericht (Nr. 01600) oder Brief (Nr. 01601) an Hausarzt (HA) – ggf. Porto nach Nrn. 40120, 40122, 40124 und 40126 – bei Überweisung von Facharzt an Facharzt – Bericht/Brief oder Befundkopie (Nr. 01602) an HA

Aufwand in Min. **Kalkulationszeit:** 20 **Prüfzeit:** 18 **Eignung d. Prüfzeit:** Nur Quartalsprofil

GOÄ entsprechend oder ähnlich: Leistung in der GOÄ so nicht vorhanden. Abrechnung der einzelnen erbrachten Leistung(en).

Kommentar: Die Leistung nach Nr. 13551ist im Behandlungsfall = Quartalsfall nicht neben allgemein diagnostisch-internistischen Leistungen und Leistungen aus dem Bereich 13.3 abrechnungsfähig.

13502* **Zusatzpauschale intensive, aplasieinduzierende und/oder toxizitätsadaptierte antiproliferative Behandlung** **191** **19,93**

Obligater Leistungsinhalt
- Intensive, aplasieinduzierende

und/oder
- Toxizitätsadaptierte Behandlung,
- Erfassung und Dokumentation der Toxizität,

Abrechnungsbestimmung einmal im Behandlungsfall

Abrechnungsausschluss im Behandlungsfall 13210, 13211, 13212, 13622, 36882, 36883 und Kapitel 13.2.2, 13.3.1, 13.3.2, 13.3.3, 13.3.5, 13.3.6, 13.3.7, 13.3.8

Bericht: Bericht (Nr. 01600) oder Brief (Nr. 01601) an Hausarzt (HA) – ggf. Porto nach Nrn. 40120, 40122, 40124 und 40126 – bei Überweisung von Facharzt an Facharzt – Bericht/Brief oder Befundkopie (Nr. 01602) an HA

Aufwand in Min. **Kalkulationszeit:** 20 **Prüfzeit:** 18 **Eignung d. Prüfzeit:** Nur Quartalsprofil

GOÄ entsprechend oder ähnlich: Leistung in der GOÄ so nicht vorhanden. Abrechnung der einzelnen erbrachten Leistung(en).

Kommentar: Die Leistung nach Nr. 13552 ist im Behandlungsfall = Quartalsfall nicht neben allgemein diagnostisch-internistischen Leistungen und Leistungen aus dem Bereich 13.3 abrechnungsfähig. Eine erforderliche Behandlung nach Nr. 13500 ist zusätzlich abrechenbar.

13.3.5 Kardiologische Gebührenordnungspositionen

1. Die Gebührenordnungspositionen des Abschnitts III.b-13.3.5 können – unter Berücksichtigung von I-1.3 der Allgemeinen Bestimmungen nur von Fachärzten für Innere Medizin mit Schwerpunkt Kardiologie berechnet werden.

2. Die Gebührenordnungsposition 13552 kann darüber hinaus von allen in der Präambel III.b-13.1 unter 1. aufgeführten Vertragsärzten nach Genehmigung durch die Kassenärztliche Vereinigung berechnet werden.

3. Für Praxen, die über die Möglichkeit der Erbringung der Stressechokardiographie bei physikalischer Stufenbelastung (Vorhalten eines Kippliege-Ergometers) verfügen, ist die Gebührenordnungsposition 13545 nicht berechnungsfähig.

4. Für Praxen, die nicht über die Möglichkeit der Erbringung der Stressechokardiographie bei physikalischer Stufenbelastung (Vorhalten eines Kippliege-Ergometers) verfügen, ist die Gebührenordnungsposition 13550 nicht berechnungsfähig.

Kommentar:

Alle Leistungen dieses Abschnitts können grundsätzlich nur von Fachärzten für Innere Medizin mit Schwerpunkt Kardiologie abgerechnet werden. Nach Abschnitt 1.3. der Allgemeinen Bestimmungen ist Voraussetzung das Führen der Bezeichnung, die darauf basierende Zulassung und/oder die Erfüllung der Kriterien.

Darüber hinaus kann die Leistung nach Nr. 13552 von allen Fachärzten für Innere Medizin abgerechnet werden, die nicht an der hausärztlichen Versorgung teilnehmen und eine entsprechende Genehmigung der Kassenärztlichen Vereinigung haben.

Für Praxen, die einen Kippliege-Ergometer zur Erbringung der Stressechokardiograpie bei physikalischer Belastung haben, ist die Zusatzpauschale Kardiologie I (Nr. 13545) nicht abrechnungsfähig. Für Praxen, die eine solche Möglichkeit nicht vorhalten, ist die Zusatzpauschale Kardiologie II (Nr. 13550) nicht abrechnungsfähig.

Grundpauschale

Obligater Leistungsinhalt
- Persönlicher Arzt-Patienten-Kontakt,

Fakultativer Leistungsinhalt
- Weitere persönliche oder andere Arzt-Patienten-Kontakte gemäß I-4.3.1 der Allgemeinen Bestimmungen,
- Ärztlicher Bericht entsprechend der Gebührenordnungsposition 01600,
- Individueller Arztbrief entsprechend der Gebührenordnungsposition 01601,
- In Anhang VI-1 aufgeführte Leistungen,

Abrechnungsbestimmung einmal im Behandlungsfall

13540 für Versicherte bis zum vollendeten 5. Lebensjahr **143** **14,92**

Abrechnungsbestimmung einmal im Behandlungsfall

Abrechnungsausschluss
in derselben Sitzung 01436
im Behandlungsfall 01600, 01601, 13210, 13211, 13212, 13390, 13391, 13392, 13401, 13410, 13411, 13412, 13420, 13424, 13430, 13431, 13435, 13437, 13438, 13439, 13622, 36881, 36882, 36883 und Kapitel 13.3.1, 13.3.2, 13.3.4, 13.3.6, 13.3.7, 13.3.8

Aufwand in Min. **Kalkulationszeit:** 15 **Prüfzeit:** 12 **Eignung d. Prüfzeit:** Nur Quartalsprofil

GOÄ entsprechend oder ähnlich: Leistungskomplex in der GOÄ nicht vorhanden. Abrechnung der einzelnen erbrachten GOÄ-Leistung(en).

Kommentar: Die Grundpauschale ist beim ersten kurativ-ambulanten persönlichen Arzt-Patienten-Kontakt im Behandlungsfall berechnungsfähig. Bei dem internistischen fachärztlichen Versorgungsbereich wurden in den einzelnen Bereichen Grundpauschalen neu eingeführt. Ein persönlicher Arzt-Patienten-Kontakt setzt die räumliche und zeitgleiche Anwesenheit des Arztes und des Patienten und eine direkte Interaktion (z.B. Gespräch) voraus. Bei einem ausschließlich telefonischen Kontakt, ist die Grundpauschale nicht abrechenbar.

Die Pauschale ist nur einmal im Behandlungsfall bzw. bei arztgruppenübergreifender Behandlung nur einmal im Arztfall berechenbar.

In dieser Pauschale sind die Leistungen des EBM, die im **Anhang 1 (Verzeichnis der nicht gesondert abrechnungsfähigen und in Komplexen enthaltenen Leistungen ...)** enthalten sind, integriert und damit auch als Kassenleistungen honoriert und können nicht mehr gesondert abgerechnet werden, es sei denn, sie finden sich in den arztgruppenspezifischen Kapiteln ausdrücklich als abrechnungsfähige Leistung angegeben.

Es ist einem Vertragsarzt nicht gestattet, die in der Anlage 1 aufgeführten Leistungen einem GKV-Versicherten als Individuelle Gesundheitsleistung (IGeL) anzubieten und privat nach GOÄ als IGeL-Leistung abzurechnen.

Wird in demselben Quartal eine kurativ-ambulante und eine kurativ-stationäre (belegärztliche Behandlung) durchgeführt, ist die Grundpauschale je einmal berechnungsfähig. Es ist aber von der Punktzahl der zweiten zur Abrechnung kommenden Grundpauschale ein Abschlag von 50 % vorzunehmen.

13541 für Versicherte ab Beginn des 6. bis zum vollendeten 59. Lebensjahr **207** **21,6**

Abrechnungsbestimmung Siehe Nr. 13540.

Aufwand in Min. **Kalkulationszeit:** 22 **Prüfzeit:** 18 **Eignung d. Prüfzeit:** Nur Quartalsprofil

GOÄ entsprechend oder ähnlich: Leistungskomplex in der GOÄ nicht vorhanden. Abrechnung der einzelnen erbrachten GOÄ-Leistung(en).

13542 für Versicherte ab Beginn des 60. Lebensjahres **214** **22,33**

Abrechnungsbestimmung Siehe Nr. 13540.

Aufwand in Min. **Kalkulationszeit:** 23 **Prüfzeit:** 19 **Eignung d. Prüfzeit:** Nur Quartalsprofil

GOÄ entsprechend oder ähnlich: Leistungskomplex in der GOÄ nicht vorhanden. Abrechnung der einzelnen erbrachten GOÄ-Leistung(en).

13543 Zuschlag zu den Gebührenordnungspositionen 13540 bis 13542 für die kardiologisch-internistische Grundversorgung **41** **4,28**

Abrechnungsbestimmung einmal im Behandlungsfall

Anmerkung Der Zuschlag nach der Gebührenordnungsposition 13543 kann nur in Behandlungsfällen abgerechnet werden, in denen ausschließlich die Gebührenordnungspositionen 13540, 13541, 13542, 13544 und/oder 32001 berechnet werden.

Aufwand in Min. **Kalkulationszeit:** KA **Prüfzeit:** ./. **Eignung d. Prüfzeit:** Keine Eignung

13544 Zuschlag zu der Gebührenordnungsposition 13543 **11** **1,15**

Abrechnungsbestimmung einmal im Behandlungsfall

Anmerkung Die Gebührenordnungsposition 13544 wird durch die zuständige Kassenärztliche Vereinigung zugesetzt.

Aufwand in Min. **Kalkulationszeit:** KA **Prüfzeit:** ./. **Eignung d. Prüfzeit:** Keine Eignung

13545* Zusatzpauschale Kardiologie I **679** **70,86**

Obligater Leistungsinhalt
- Duplex-Echokardiographische Untersuchung (Nr. 33022),
- Druckmessung(en),

Fakultativer Leistungsinhalt
- Infusion(en) (Nr. 02100),
- Arterielle Blutentnahme (Nr. 02330),
- Intraarterielle Injektion (Nr. 02331),
- Belastungs-EKG (Nr. 13251),
- Aufzeichnung Langzeit-EKG (Nr. 13252),
- Computergestützte Auswertung Langzeit-EKG (Nr. 13253),
- Langzeit-Blutdruckmessung (Nr. 13254),
- Doppler-Echokardiographische Untersuchung (Nr. 33021),
- Echokardiographische Untersuchung (Nr. 33020),
- Untersuchung mittels Einschwemmkatheter in Ruhe,
- Untersuchung mittels Einschwemmkatheter in Ruhe sowie während und nach physikalisch definierter und reproduzierbarer Belastung,
- Laufbandergometrie(n),
- Intraluminale Messung(en) des Arteriendrucks oder des zentralen Venendrucks,
- Messung(en) von Herzzeitvolumen und/oder Kreislaufzeiten,
- Applikation der Testsubstanz(en),

Abrechnungsbestimmung einmal im Behandlungsfall

Anmerkung Die Berechnung der Gebührenordnungsposition 13545 setzt eine Genehmigung der Kassenärztlichen Vereinigung nach der Ultraschallvereinbarung gemäß § 135 Abs. 2 SGB V voraus.
Entgegen Nr. I-4.3.2 der Allgemeinen Bestimmungen kann die Gebührenordnungsposition 13545 auch dann berechnet werden, wenn die Arztpraxis nicht über die Möglichkeit zur Erbringung von Einschwemmkathetern, der intraluminalen Messung des Arteriendrucks oder des zentralen Venendrucks, der Messung von Herzzeitvolumen und/oder Kreislaufzeiten und von Leistungsinhalten der Gebührenordnungspositionen 13300 und 13301 verfügt.
In schwerpunktübergreifenden Berufsausübungsgemeinschaften und in medizinischen Versorgungszentren kann die Gebührenordnungsposition 13545 neben der Gebührenordnungsposition 13300 berechnet werden.
In der Gebührenordnungsposition 13545 sind die Kosten für den Einschwemmkatheter mit Ausnahme des Swan-Ganz-Katheters enthalten.

Abrechnungsausschluss
in derselben Sitzung 02300, 02301, 02302
im Behandlungsfall 02100, 02101, 02330, 02331, 03241, 03321, 03322, 03324, 04241, 04321, 04322, 04324, 04410, 13210, 13211, 13212, 13250, 13550, 13622, 27321, 27322, 27323, 27324, 30500, 33020, 33021, 33022, 33030, 33031, 36882, 36883 und Kapitel 13.2.2.3, 13.3.1, 13.3.2, 13.3.3, 13.3.4, 13.3.6, 13.3.7, 13.3.8

Aufwand in Min. **Kalkulationszeit:** KA **Prüfzeit:** 32 **Eignung d. Prüfzeit:** Nur Quartalsprofil

GOÄ entsprechend oder ähnlich: Leistungskomplex in der GOÄ nicht vorhanden. Abrechnung der einzelnen erbrachten GOÄ-Leistung(en).

Kommentar: Die Leistung nach Nr. 13545 ist im Behandlungsfall = Quartalsfall nicht neben allgemein diagnostisch-internistischen Leistungen und Leistungen aus dem Bereich 13.3 abrechnungsfähig.

13550* ZusatzpauschaleKardiologie II — 831 / 86,72

Obligater Leistungsinhalt
- Duplex-Echokardiographische Untersuchung (Nr. 33022)
- und/oder
- Zweidimensionale echokardiographische Untersuchung in Ruhe und unter physikalisch definierter und reproduzierbarer Stufenbelastung (Stressechokardiographie), (Nr. 33030)
- und/oder
- Zweidimensionale echokardiographische Untersuchung in Ruhe und unter standardisierter pharmakologischer Stufenbelastung (Stressechokardiographie), (Nr. 33031),
- Druckmessung(en),

Fakultativer Leistungsinhalt
- Infusion(en) (Nr. 02100),
- Arterielle Blutentnahme (Nr. 02330),
- Intraarterielle Injektion (Nr. 02331),
- Belastungs-EKG (Nr. 13251),
- Aufzeichnung Langzeit-EKG (Nr. 13252),
- Computergestützte Auswertung Langzeit-EKG (Nr. 13253),
- Langzeit-Blutdruckmessung (Nr. 13254),
- Echokardiographische Untersuchung (Nr. 33020),
- Doppler-Echokardiographische Untersuchung (Nr. 33021),
- Untersuchung mittels Einschwemmkatheter in Ruhe,
- Untersuchung mittels Einschwemmkatheter in Ruhe sowie während und nach physikalisch definierter und reproduzierbarer Belastung,
- Laufbandergometrie(n),
- Intraluminale Messung(en) des Arteriendrucks oder des zentralen Venendrucks,
- Messung(en) von Herzzeitvolumen und/oder Kreislaufzeiten,
- Applikation der Testsubstanz(en),

Abrechnungsbestimmung einmal im Behandlungsfall

Anmerkung Die Berechnung der Gebührenordnungsposition 13550 setzt eine Genehmigung der Kassenärztlichen Vereinigung nach der Ultraschallvereinbarung gemäß § 135 Abs. 2 SGB V voraus.
Entgegen Nr. I-4.3.2 der Allgemeinen Bestimmungen kann die Gebührenordnungsposition 13550 auch dann berechnet werden, wenn die Arztpraxis nicht über die Möglichkeit zur Erbringung von Einschwemmkathetern, der intraluminalen Messung des Arteriendrucks oder des zentralen Venendrucks, der Messung von Herzzeitvolumen und/oder Kreislaufzeiten und von Leistungsinhalten der Gebührenordnungspositionen 13300 und 13301 verfügt.
Entgegen Nr. I-2.1.3 der Allgemeinen Bestimmungen kann in schwerpunktübergreifenden Berufsausübungsgemeinschaften und in medizinischen Versorgungszentren die Gebührenordnungsposition 13550 neben der Gebührenordnungsposition 13300 berechnet werden.
In der Gebührenordnungsposition 13550 sind die Kosten für den Einschwemmkatheter mit Ausnahme des Swan-Ganz-Katheters enthalten.

Abrechnungsausschluss
in derselben Sitzung 02300, 02301, 02302
im Behandlungsfall 02100, 02101, 02330, 02331, 03241, 03321, 03322, 03324, 04241, 04321, 04322, 04324, 13210, 13211, 13212, 13545, 27321, 27322, 27323, 27324, 30500, 33020, 33021, 33022, 33030, 33031, 36882, 36883 und Kapitel 13.2.2, 13.3.1, 13.3.2, 13.3.3, 13.3.4, 13.3.6, 13.3.7, 13.3.8

Bericht: Bericht (Nr. 01600) oder Brief (Nr. 01601) an Hausarzt (HA) – ggf. Porto nach Nrn. 40120, 40122, 40124 und 40126 – bei Überweisung von Facharzt an Facharzt – Bericht/Brief oder Befundkopie (Nr. 01602) an HA

Aufwand in Min. **Kalkulationszeit:** KA **Prüfzeit:** 39 **Eignung d. Prüfzeit:** Nur Quartalsprofil

GOÄ entsprechend oder ähnlich: Leistungskomplex in der GOÄ so nicht vorhanden. Abrechnung der einzelnen erbrachten Leistung(en).

Kommentar: Die Leistung nach Nr. 13550 ist im Behandlungsfall = Quartalsfall nicht neben allgemein diagnostisch-internistischen Leistungen und Leistungen aus dem Bereich 13.3 abrechnungsfähig.

13551* Elektrostimulation des Herzens — 511 / 53,33

Obligater Leistungsinhalt
- Temporäre transvenöse Elektrostimulation des Herzens,
- Elektrodeneinführung,
- EKG-Monitoring

Fakultativer Leistungsinhalt
- Elektrokardiographische Untersuchung mittels intrakavitärer Ableitung

Abrechnungsausschluss
in derselben Sitzung 01222, 02300, 02301, 02302
im Behandlungsfall 13210, 13211, 13212, 36881, 36882, 36883 und Kapitel 13.2.2, 13.3.1, 13.3.2, 13.3.3, 13.3.4, 13.3.6, 13.3.7, 13.3.8

Aufwand in Min. **Kalkulationszeit:** 30 **Prüfzeit:** 27 **Eignung d. Prüfzeit:** Tages- und Quartalsprofil

GOÄ entsprechend oder ähnlich: Nr. 430

13552* Funktionsanalyse eines Herzschrittmachers und/oder eines implantierten Kardioverters bzw. Defibrillators — 279 / 29,12

Obligater Leistungsinhalt
- Funktionsanalyse eines Herzschrittmachers, auch mittels telemetrischer Abfrage
und/oder
- Funktionsanalyse eines implantierten Kardioverters bzw. Defibrillators, auch mittels telemetrischer Abfrage,
- Überprüfung des Batteriezustandes,
- Überprüfung und Dokumentation der programmierbaren Parameter und Messwerte durch Ausdruck des Programmiergerätes,
- Kontrolle der Funktionsfähigkeit der Elektrode

Fakultativer Leistungsinhalt
- Umprogrammierung

Anmerkung Die Berechnung der Gebührenordnungsposition 13552 setzt eine Genehmigung der Kassenärztlichen Vereinigung nach der Vereinbarung zur Herzschrittmacherkontrolle gemäß § 135 Abs. 2 SGB V voraus.

Abrechnungsausschluss im Behandlungsfall 13300, 13301, 13310, 13311, 13350, 13400, 13401, 13402, 13410, 13411, 13412, 13420, 13421, 13422, 13423, 13424, 13430, 13431, 13435, 13437, 13438, 13439, 13500, 13501, 13502, 13600, 13601, 13602, 13610, 13611, 13612, 13620, 13621, 13622, 13650, 13651, 13622, 13660, 13661, 13662, 13663, 13664, 13670, 13675, 13700, 13701, 36881, 36882, 36883

Bericht: mind. Befundkopie (Nr. 01602) an Hausarzt

Aufwand in Min. **Kalkulationszeit:** KA **Prüfzeit:** 12 **Eignung d. Prüfzeit:** Tages- und Quartalsprofil

GOÄ entsprechend oder ähnlich: Nr. 661*

13560* Ergospirometrische Untersuchung — 407 / 42,47

Obligater Leistungsinhalt
- Ergospirometrische Untersuchung in Ruhe und unter physikalisch definierter Belastung und reproduzierbarer Belastungsstufe,
- Gleichzeitige obligatorische Untersuchung der Atemgase, Ventilationsparameter und der Herz-Kreislauf-Parameter,
- Monitoring,
- Dokumentation mittels „9-Felder-Graphik"

Abrechnungsausschluss im Behandlungsfall 13210, 13211, 13212, 13622, 36881, 36882, 36883 und Kapitel 13.2.2, 13.3.1, 13.3.2, 13.3.3, 13.3.4, 13.3.6, 13.3.7, 13.3.8

Aufwand in Min. **Kalkulationszeit:** 17 **Prüfzeit:** 15 **Eignung d. Prüfzeit:** Tages- und Quartalsprofil

GOÄ entsprechend oder ähnlich: Nr. 606*

Kommentar: Die Leistung nach Nr. 13560 ist im Behandlungsfall = Quartalsfall nicht neben allgemein diagnostisch-internistischen Leistungen und Leistungen aus dem Bereich 13.3 abrechnungsfähig.

13561* Zusatzpauschale Behandlung eines Herz-Transplantatträgers — 209 / 21,81

Obligater Leistungsinhalt
- Behandlung eines Transplantatträgers,
- Kontrolle der Transplantatfunktion(en),
- Überwachung des spezifischen Therapieschemas,

Fakultativer Leistungsinhalt
- Instruktion der Bezugsperson(en),
- Abstimmung mit dem Hausarzt,

Abrechnungsbestimmung einmal im Behandlungsfall

Abrechnungsausschluss im Behandlungsfall 13210, 13211, 13212, 13622, 36881, 36882, 36883 und Kapitel 13.2.2, 13.3.1, 13.3.2, 13.3.3, 13.3.4, 13.3.6, 13.3.7, 13.3.8

Bericht: Bericht (Nr. 01600) oder Brief (Nr. 01601) an Hausarzt (HA) – ggf. Porto nach Nrn. 40120, 40122, 40124 und 40126 – bei Überweisung von Facharzt an Facharzt – Bericht/Brief oder Befundkopie (Nr. 01602) an HA

Aufwand in Min. **Kalkulationszeit:** KA **Prüfzeit:** 18 **Eignung d. Prüfzeit:** Nur Quartalsprofil

GOÄ entsprechend oder ähnlich: Leistung in der GOÄ so nicht vorhanden. Abrechnung der einzelnen erbrachten Leistung(en).

Kommentar: Die Leistung nach Nr. 13561 ist im Behandlungsfall = Quartalsfall nicht neben allgemein diagnostisch-internistischen Leistungen und Leistungen aus dem Bereich 13.3 (Schwerpunktorientierte internistische Versorgung) abrechnungsfähig.

13.3.6 Gebührenordnungspositionen der Nephrologie und Dialyse

1. Die Gebührenordnungspositionen 13590 bis 13592, 13600 und 13601 können – unter Berücksichtigung von 1.3 der Allgemeinen Bestimmungen – nur von Fachärzten für Innere Medizin mit dem Schwerpunkt Nephrologie und/oder Vertragsärzten, die über eine Genehmigung zur Durchführung von Blutreinigungsverfahren gemäß § 135 Abs. 2 SGB V verfügen, berechnet werden. Die Berechnung der Gebührenordnungspositionen 13602, 13610 bis 13612 und 13620 bis 13622 setzt eine Genehmigung der Kassenärztlichen Vereinigung nach der Vereinbarung zu den Blutreinigungsverfahren und/oder zur ambulanten Durchführung der LDL-Elimination als extrakorporales Hämotherapieverfahren gemäß § 135 Abs. 2 SGB V voraus. Die Berechnung der Gebührenordnungspositionen 13620 bis 13622 setzt eine Genehmigung der Kassenärztlichen Vereinigung nach Nr. 1 Anlage I „Anerkannte Untersuchungs- und Behandlungsmethoden" der Richtlinie Methoden vertragsärztlicher Versorgung des Gemeinsamen Bundesausschusses voraus.

2. Der Leistungsumfang der Gebührenordnungsposition 13610 bei Durchführung einer Zentrums- bzw. Praxisdialyse oder bei Apheresen entsprechend der Gebührenordnungsposition 13620, 13621 oder 13622 schließt die ständige Anwesenheit des Arztes ein. Der Leistungsumfang der Gebührenordnungsposition 13610 bei Heimdialyse oder zentralisierter Heimdialyse sowie der Gebührenordnungspositionen 13611 und 13612 schließt die ständige Bereitschaft des Arztes ein.

3. Neben den Gebührenordnungspositionen 13610, 13611, 13612, 13620, 13621 und 13622 sind aus den Abschnitten 01100, 01101, 01220, 01221, 01222, 01320, 01321, 01411, 01412 und 01415 berechnungsfähig.

4. Die Gebührenordnungspositionen nach den Abschnitten 13610 bis 13612 und 13620 bis 13622 berechnungsfähig.

5. Solange sich der Kranke in Dialyse- bzw. LDL-Apherese-Behandlung befindet, können die Gebührenordnungspositionen 32038, 32039, 32065, 32066 bzw. 32067, 32068, 32081, 32082, 32083, 32086 und 32112 weder von dem die Dialyse bzw. LDL-Apherese durchführenden noch von dem Arzt berechnet werden, dem diese Leistungen als Auftrag zugewiesen werden. Für die Gebührenordnungsposition 13611 gilt dies in gleicher Weise zusätzlich für die Gebührenordnungsposition 32036.

6. Entgegen der Beschränkung der Erbringung von Gebührenordnungspositionen des Abschnitts der Anlage 9.1.3 des Bundesmantelvertrags-Ärzte (BMV-Ä) die Gebührenordnungspositionen 13251 und 13254 für Fachärzte für Innere Medizin mit der Schwerpunktbezeichnung „Nephrologie" und/oder Vertragsärzten, die über eine Genehmigung zur Durchführung von Blutreinigungsverfahren gemäß § 135 Abs. 2 SGB V verfügen, berechnungsfähig. Die Leistungen nach der Anlage 9.1 des Bundesmantelvertrags-Ärzte (BMV-Ä) sind durch Fachärzte für Innere Medizin mit Schwerpunktbezeichnung „Nephrologie" und/oder Vertragsärzten, die über eine Genehmigung zur Durchführung von Blutreinigungsverfahren gemäß § 135 Abs. 2 SGB V verfügen, berechnungsfähig.

Kommentar:

Die Abrechnung der in diesem Abschnitt genannten Gebührenordnungspositionen (Nrn. 13590 bis 13621) setzt den Besitz einer Genehmigung der Kassenärztlichen Vereinigung zur Dialyse-Behandlung und/oder LDL-Elemination voraus. Die Berechnung der Leistungen nach den Nrn. 13590 bis 13592, 13600 und 13601 ist auch Ärzten für Innere Medizin mit dem Schwerpunkt Nephrologie gestattet, die keine solche Genehmigung haben. Für die Erbringung von Leistungen der Apherese als extrakorporales Hämotherapieverfahren sind nach der Richtlinie Methoden vertragsärztlicher Versorgung des Gemeinsamen Bundesausschusses erleichterte fachliche Voraussetzungen nachzuweisen.

Die Abrechnung der Gebührenordnungspositionen 13610 (Zusatzpauschale) bei einer Zentrums- oder Praxisdialyse oder der Nrn. 13620 oder 13621 (Zusatzpauschalen) bei Aphereseverfahren setzt die ständige Anwesenheit des Arztes voraus. Dagegen genügt für die Abrechnung der Gebührenordnungspositionen 13610 (Zusatzpauschale) bei Heimdialyse oder zentralisierter Heimdialyse bzw.13611 und 13612 (Zusatzpauschale und Zuschlag) bei CAPD oder CCPD die ständige Bereitschaft des Arztes.

Neben den Pauschalen nach den Nrn. 13610,13611, 13612, 13620 und 13621 sind aus den allgemeinen Gebührenordnungspositionen nur folgende Leistungen abrechnungsfähig:

- 01100, 01101 Unvorhergesehene Inanspruchnahme,
- 01220 bis 01222 Reanimationskomplex,
- Nrn. 01320, 01321 Grundpauschale für ermächtigte Ärzte, Krankenhäuser bzw. Institute,
- 01411, 01412 und 01415 Besuch.

Wichtig ist, dass auch für die nach der obigen Regelung zusätzlich abrechnungsfähigen Leistungen immer auch die Abrechnungsvoraussetzungen und -ausschlüsse beachtet werden müssen, die im EBM für die Abrechnung der jeweiligen Leistung genannt sind. Neben den Zusatzpauschalen nach den

Nrn. 13610 bis 13621 sind Leistungen nach den Abschnitten 2.1 (Infusionen, Transfusionen, Reinfusionen, Programmierung von Medikamentenpumpen) und 2.3 (Kleinchirurgische Eingriffe, Allgemeine therapeutische Leistungen) dann nicht abrechnungsfähig, wenn es sich um Maßnahmen zum Anlegen, zur Steuerung oder zur Beendigung von Dialyse oder Apherese handelt.

Während einer Dialyse- bzw. LDL-Apherese-Behandlung dürfen weder vom Dialysearzt noch von einem Arzt, an den ein entsprechender Überweisungsauftrag gerichtet wurde, folgende Laborleistungen abgerechnet werden:

32038 (Hämoglobin), 32039 (Hämatokrit), 32065 (Harnstoff), 32066 bzw. 32067 (Kreatinin), 32068 (Alkalische Phosphatase), 32081 (Kalium), 32082 (Calcium), 32083 (Natrium), 32086 (Phosphor anorganisch) und 32112 (PTT). Bei Abrechnung der Nr. 13611 (Zusatzpauschale bei CAPD oder CCPD) ist auch die Nr. 32036 (Leukozytenzählung) in gleicher Weise nicht abrechnungsfähig.

Die Einschränkungen der Erbringung der Gebührenordnungspositionen des Abschnitts 13.2.2.3 auf Definitionsaufträge gelten hinsichtlich der Nrn. 13251 (Belastungs-EKG und 13252 (Langzeit-EKG) wegen der Vorgaben der Anlage 9.1.3 der Bundesmantelverträge nicht für Fachärzte für Innere Medizin mit der Schwerpunktbezeichnung „Nephrologie“ und/oder Vertragsärzte mit einer Dialysegenehmigung.

Die in der Anlage 9.1. der Bundesmantelverträge (Versorgung chronisch niereninsuffizienter Patienten) genannten Leistungen können nur von Fachärzten für Innere Medizin mit der Schwerpunktbezeichnung „Nephrologie“ und/oder Vertragsärzten mit einer Dialysegenehmigung abgerechnet werden.

Siehe auch: **Vereinbarung gemäß § 135 Abs. 2 SGB V zur Ausführung und Abrechnung von Blutreinigungsverfahren (Qualitätssicherungsvereinbarung zu den Blutreinigungsverfahren) vom 16. Juni 1997 in der Fassung vom 01. Juli 2009 Vereinbarung zu den Blutreinigungsverfahren – im Internet:** http://www.kbv.de/media/sp/Blutreinigungsverfahren.pdf

Grundpauschale

Obligater Leistungsinhalt
- Persönlicher Arzt-Patienten-Kontakt,

Fakultativer Leistungsinhalt
- Weitere persönliche oder andere Arzt-Patienten-Kontakte gemäß I-4.3.1 der Allgemeinen Bestimmungen,
- Ärztlicher Bericht entsprechend der Gebührenordnungsposition 01600,
- Individueller Arztbrief entsprechend der Gebührenordnungsposition 01601,
- In Anhang VI-1 aufgeführte Leistungen,

Abrechnungsbestimmung einmal im Behandlungsfall

13590 **für Versicherte bis zum vollendeten 5. Lebensjahr** **145** **15,13**

Abrechnungsbestimmung einmal im Behandlungsfall

Abrechnungsausschluss
im Behandlungsfall 01600, 01601, 13210, 13211, 13212, 13390, 13391, 13392, 13401, 13410, 13411, 13412, 13420, 13424, 13430, 13431, 13435, 13437, 13438, 13540, 13541, 13542, 13545, 13550, 13551, 13560, 13561, 36881, 36882, 36883 und Kapitel 13.3.1, 13.3.2, 13.3.4, 13.3.7, 13.3.8
in derselben Sitzung 01436

Aufwand in Min. **Kalkulationszeit:** 13 **Prüfzeit:** 11 **Eignung d. Prüfzeit:** Nur Quartalsprofil

GOÄ entsprechend oder ähnlich: Leistungskomplex in der GOÄ nicht vorhanden. Abrechnung der einzelnen erbrachten GOÄ-Leistung(en).

Kommentar: Die Grundpauschale ist beim ersten kurativ-ambulanten persönlichen Arzt-Patienten-Kontakt im Behandlungsfall berechnungsfähig. Bei dem internistischen fachärztlichen Versorgungsbereich wurden in den einzelnen Bereichen Grundpauschalen neu eingeführt. Ein persönlicher Arzt-Patienten-Kontakt setzt die räumliche und zeitgleiche Anwesenheit des Arztes und des Patienten und eine direkte Interaktion (z.B. Gespräch) voraus. Bei einem ausschließlich telefonischen Kontakt, ist die Grundpauschale nicht abrechenbar.

Die Pauschale ist nur einmal im Behandlungsfall bzw. bei arztgruppenübergreifender Behandlung nur einmal im Arztfall berechenbar.

In dieser Pauschale sind die Leistungen des EBM, die im **Anhang 1 (Verzeichnis der nicht gesondert abrechnungsfähigen und in Komplexen enthaltenen Leistungen ...)**

enthalten sind, integriert und damit auch als Kassenleistungen honoriert und können nicht mehr gesondert abgerechnet werden, es sei denn, sie finden sich in den arztgruppenspezifischen Kapitel ausdrücklich als abrechnungsfähige Leistung angegeben.

Es ist einem Vertragsarzt nicht gestattet, die in der Anlage 1 aufgeführten Leistungen einem GKV-Versicherten als Individuelle Gesundheitsleistung (IGeL) anzubieten und privat nach GOÄ als IGeL-Leistung abzurechnen.

Wird in demselben Quartal eine kurativ-ambulante und eine kurativ-stationäre (belegärztliche Behandlung) durchgeführt, ist die Grundpauschale je einmal berechnungsfähig. Es ist aber von der Punktzahl der zweiten zur Abrechnung kommenden Grundpauschale ein Abschlag von 50 % vorzunehmen.

13591 **für Versicherte ab Beginn des 6. bis zum vollendeten 59. Lebensjahr** **246** **25,67**

Abrechnungsbestimmung Siehe Nr. 13590.

Aufwand in Min. **Kalkulationszeit:** 24 **Prüfzeit:** 20 **Eignung d. Prüfzeit:** Nur Quartalsprofil

GOÄ entsprechend oder ähnlich: Leistungskomplex in der GOÄ nicht vorhanden. Abrechnung der einzelnen erbrachten GOÄ-Leistung(en).

13592 **für Versicherte ab Beginn des 60. Lebensjahres** **255** **26,61**

Abrechnungsbestimmung Siehe Nr. 13590.

Aufwand in Min. **Kalkulationszeit:** 25 **Prüfzeit:** 20 **Eignung d. Prüfzeit:** Nur Quartalsprofil

GOÄ entsprechend oder ähnlich: Leistungskomplex in der GOÄ nicht vorhanden. Abrechnung der einzelnen erbrachten GOÄ-Leistung(en).

13594 **Zuschlag zu den Gebührenordnungspositionen 13590 bis 13592 für die nephrologisch-internistische Grundversorgung** **41** **4,28**

Abrechnungsbestimmung einmal im Behandlungsfall

Anmerkung Der Zuschlag nach der Gebührenordnungsposition 13594 kann nur in Behandlungsfällen abgerechnet werden, in denen ausschließlich die Gebührenordnungspositionen 13590, 13591, 13592, 13596 und/oder 32001 berechnet werden.

Aufwand in Min. **Kalkulationszeit:** KA **Prüfzeit:** ./. **Eignung d. Prüfzeit:** Keine Eignung

13596 **Zuschlag zu der Gebührenordnungsposition 13594** **11** **1,15**

Abrechnungsbestimmung einmal im Behandlungsfall

Anmerkung Die Gebührenordnungsposition 13596 wird durch die zuständige Kassenärztliche Vereinigung zugesetzt.

Aufwand in Min. **Kalkulationszeit:** KA **Prüfzeit:** ./. **Eignung d. Prüfzeit:** Keine Eignung

13600* **Zusatzpauschale kontinuierliche Betreuung eines chronisch niereninsuffizienten Patienten** **209** **21,81**

Obligater Leistungsinhalt

- Kontinuierliche Betreuung eines chronisch niereninsuffizienten Patienten mit einer glomerulären Filtrationsrate unter 40 ml/min/1,73 m^2 Körperoberfläche

und/oder

- Kontinuierliche Betreuung eines chronisch niereninsuffizienten Patienten mit nephrotischem Syndrom,
- Aufklärung über ein Dialyse- und/oder Transplantationsprogramm,

Fakultativer Leistungsinhalt

- Beratung und Instruktion der Bezugsperson(en),
- Eintragung und Vorbereitung in ein Dialyse- und/oder Transplantationsprogramm,

Abrechnungsbestimmung einmal im Behandlungsfall

Anmerkung Die Gebührenordnungsposition 13600 ist nur von Fachärzten für Innere Medizin mit der Schwerpunktbezeichnung „Nephrologie" und/oder Vertragsärzten, die über eine Genehmigung zur Durchführung von Blutreinigungsverfahren gemäß § 135 Abs. 2 SGB V verfügen, berechnungsfähig.

Abrechnungsausschluss im Behandlungsfall 13210, 13211, 13212, 13250, 13252, 13253, 13255, 13256, 13257, 13258, 13260, 13602, 32247 und Kapitel 13.3.1, 13.3.2, 13.3.3, 13.3.4, 13.3.5, 13.3.7, 13.3.8, 36.6.3

Bericht: Bericht (Nr. 01600) oder Brief (Nr. 01601) an Hausarzt (HA) – ggf. Porto nach Nrn. 40120, 40122, 40124 und 40126 – bei Überweisung von Facharzt an Facharzt – Bericht/Brief oder Befundkopie (Nr. 01602) an HA

Aufwand in Min. **Kalkulationszeit:** KA **Prüfzeit:** 18 **Eignung d. Prüfzeit:** Nur Quartalsprofil

GOÄ entsprechend oder ähnlich: GOÄ: Leistung in der GOÄ so nicht vorhanden. Abrechnung der einzelnen erbrachten Leistung(en) z.B. anloger Ansatz entsprechend GOÄ § 6 (2*) Nr. 15 etc.

Kommentar: Die Leistung nach Nr. 13600 ist im Behandlungsfall = Quartalsfall nicht neben allgemein diagnostisch-internistischen Leistungen und Leistungen aus dem Bereich 13.3 abrechnungsfähig.

13601* Zusatzpauschale Behandlung eines Nieren-Transplantatträgers — 209 / 21,81

Obligater Leistungsinhalt

- Behandlung eines Nieren-Transplantatträgers,
- Kontrolle der Transplantatfunktionen,
- Überwachung des spezifischen Therapieschemas,

Fakultativer Leistungsinhalt

- Beratung und Instruktion der Bezugsperson(en),
- Abstimmung mit dem Hausarzt,

Abrechnungsbestimmung einmal im Behandlungsfall

Anmerkung Die Gebührenordnungsposition 13601 ist nur von Fachärzten für Innere Medizin mit der Schwerpunktbezeichnung „Nephrologie“ und/oder Vertragsärzten, die über eine Genehmigung zur Durchführung von Blutreinigungsverfahren gemäß § 135 Abs. 2 SGB V verfügen, berechnungsfähig.

Abrechnungsausschluss im Behandlungsfall 13210, 13211, 13212, 13250, 13252, 13253, 13255, 13256, 13257, 13258, 13260, 13602, 32247 und Kapitel 13.3.1, 13.3.2, 13.3.3, 13.3.4, 13.3.5, 13.3.7, 13.3.8, 36.6.3

Bericht: Bericht (Nr. 01600) oder Brief (Nr. 01601) an Hausarzt (HA) – ggf. Porto nach Nrn. 40120, 40122, 40124 und 40126 – bei Überweisung von Facharzt an Facharzt – Bericht/Brief oder Befundkopie (Nr. 01602) an HA

Aufwand in Min. **Kalkulationszeit:** KA **Prüfzeit:** 18 **Eignung d. Prüfzeit:** Nur Quartalsprofil

GOÄ entsprechend oder ähnlich: Leistung in der GOÄ so nicht vorhanden. Abrechnung der einzelnen erbrachten Leistung(en) z.B. anloger Ansatz entsprechend GOÄ § 6 (2) Nr. 15 etc.

13602* Zusatzpauschale kontinuierliche Betreuung eines dialysepflichtigen Patienten — 302 / 31,52

Obligater Leistungsinhalt

- Kontinuierliche Betreuung eines dialysepflichtigen Patienten,

Fakultativer Leistungsinhalt

- Bestimmung der Blutgase und des Säure-Basen-Status (Nr. 13256),

Abrechnungsbestimmung einmal im Behandlungsfall

Anmerkung Die Gebührenordnungsposition 13602 ist nur von Fachärzten für Innere Medizin mit der Schwerpunktbezeichnung „Nephrologie“ und/oder Vertragsärzten, die über eine Genehmigung zur Durchführung von Blutreinigungsverfahren gemäß § 135 Abs. 2 SGB V verfügen, berechnungsfähig.

Abrechnungsausschluss im Behandlungsfall 13210, 13211, 13212, 13250, 13252, 13253, 13255, 13256, 13257, 13258, 13260, 13600, 13601, 32247 und Kapitel 13.3.1, 13.3.2, 13.3.3, 13.3.4, 13.3.5, 13.3.7, 13.3.8, 36.6.3

Bericht: Bericht (Nr. 01600) oder Brief (Nr. 01601) an Hausarzt (HA) – ggf. Porto nach Nrn. 40120, 40122, 40124 und 40126 – bei Überweisung von Facharzt an Facharzt – Bericht/Brief oder Befundkopie (Nr. 01602) an HA

Aufwand in Min. **Kalkulationszeit:** 23 **Prüfzeit:** 15 **Eignung d. Prüfzeit:** Nur Quartalsprofil

GOÄ entsprechend oder ähnlich: Leistung in der GOÄ so nicht vorhanden. Abrechnung der einzelnen erbrachten Leistung(en) z.B. anloger Ansatz entsprechend GOÄ § 6 (2*) Nr. 15 etc.

Kommentar: Die Leistung nach Nr. 13602 ist im Behandlungsfall = Quartalsfall nicht neben allgemein diagnostisch-internistischen Leistungen und Leistungen aus dem Bereich 13.3 abrechnungsfähig.

13610* **Zusatzpauschale ärztliche Betreuung bei Hämodialyse als Zentrums- bzw. Praxishämodialyse, Heimdialyse oder zentralisierter Heimdialyse, oder bei intermittierender Peritonealdialyse (IPD), einschl. Sonderverfahren (z.B. Hämofiltration, Hämodiafiltration nach der Vereinbarung zu den Blutreinigungsverfahren gemäß § 135 Abs. 2 SGB V),** **149** **15,55**

Abrechnungsbestimmung je Dialysetag

Anmerkung Die Leistungen entsprechend der Gebührenorndungspositionen der Abschnitte II-2.1 und II-2.3 sind, soweit es sich um Maßnahmen zum Anlegen, zur Steuerung und zur Beendigung der Dialyse bzw. der Apherese handelt, nicht neben der Gebührenordnungsposition 13610 berechnungsfähig.

Abrechnungsausschluss
in derselben Sitzung 01102 und Kapitel 1.5
im Behandlungsfall 13210, 13211, 13212, 13250, 13252, 13253, 13255, 13256, 13257, 13258, 13260, 32247 und Kapitel 13.3.1, 13.3.2, 13.3.3, 13.3.4, 13.3.5, 13.3.7, 13.3.8, 36.6.3

Aufwand in Min. **Kalkulationszeit:** KA **Prüfzeit:** 10 **Eignung d. Prüfzeit:** Tages- und Quartalsprofil

GOÄ entsprechend oder ähnlich: Leistung in der GOÄ so nicht vorhanden. Abrechnung der einzelnen erbrachten Leistung(en) z.B. Nrn. 785, 786, 790, 791, 792

Kommentar: Die Leistung nach Nr. 13610 ist im Behandlungsfall = Quartalsfall nicht neben allgemein diagnostisch-internistischen Leistungen und Leistungen aus dem Bereich 13.3 abrechnungsfähig.

13611* **Zusatzpauschale ärztliche Betreuung bei Durchführung einer Peritonealdialyse (CAPD oder CCPD),** **74** **7,72**

Abrechnungsbestimmung je Dialysetag

Anmerkung Die Leistungen entsprechend der Gebührenorndungspositionen der Abschnitte II-2.1 und II-2.3 sind, soweit es sich um Maßnahmen zum Anlegen, zur Steuerung und zur Beendigung der Dialyse bzw. der Apherese handelt, nicht neben der Gebührenordnungsposition 13611 berechnungsfähig.

Abrechnungsausschluss
im Behandlungsfall 13210, 13211, 13212, 13250, 13252, 13253, 13255, 13256, 13257, 13258, 13260, 32247 und Kapitel 13.3.1, 13.3.2, 13.3.3, 13.3.4, 13.3.5, 13.3.7, 13.3.8, 36.6.3
in derselben Sitzung 01102 und Kapitel 1.5

Aufwand in Min. **Kalkulationszeit:** KA **Prüfzeit:** 5 **Eignung d. Prüfzeit:** Tages- und Quartalsprofil

GOÄ entsprechend oder ähnlich: Nr. 793

Kommentar: Die Leistung nach Nr. 13611 ist im Behandlungsfall = Quartalsfall nicht neben allgemein diagnostisch-internistischen Leistungen und Leistungen aus dem Bereich 13.3 abrechnungsfähig.

13612* **Zuschlag zu den Gebührenordnungspositionen 13610 oder 13611 für die Durchführung einer Trainingsdialyse,** **225** **23,48**

Abrechnungsbestimmung je vollendeter Trainingswoche

Anmerkung Eine vollendete Trainingswoche umfasst mindestens 3 Hämodialysetage oder mindestens 4 von 7 Peritoneladialysetagen.
Die Leistungen der Abschnitte II-2.1 und II-2.3 sind, soweit es sich um Maßnahmen zum Anlegen, zur Steuerung und zur Beendigung der Dialyse bzw. der Apherese handelt, nicht neben der Gebührenordnungsposition 13612 berechnungsfähig.

Abrechnungsausschluss
in derselben Sitzung 01102 und Kapitel 1.5
im Behandlungsfall 13210, 13211, 13212, 13250, 13252, 13253, 13255, 13256, 13257, 13258, 13260, 32247 und Kapitel 13.3.1, 13.3.2, 13.3.3, 13.3.4, 13.3.5, 13.3.7, 13.3.8, 36.6.3

Aufwand in Min. **Kalkulationszeit:** KA **Prüfzeit:** 15 **Eignung d. Prüfzeit:** Nur Quartalsprofil

GOÄ entsprechend oder ähnlich: Nr. 790

Kommentar: Die Leistung nach Nr. 13612 ist im Behandlungsfall = Quartalsfall nicht neben allgemein diagnostisch-internistischen Leistungen und Leistungen aus dem Bereich 13.3 (Schwerpunktorientierte internistische Versorgung) abrechnungsfähig.

13620* **Zusatzpauschale ärztliche Betreuung bei LDL-Apherese gemäß Nr. 1 Anlage I „Anerkannte Untersuchungs- und Behandlungsmethoden" der Richtlinie Methoden vertragsärztlicher Versorgung des Gemeinsamen Bundesausschusses und gemäß der Vereinbarung zu den Blutreinigungsverfahren und/oder zur ambulanten LDL-Elimination als extrakorporales Hämotherapieverfahren gemäß § 135 Abs. 2 SGB V, ausgenommen bei isolierter Lp(a)-Erhöhung,** **149** **15,55**

Abrechnungsbestimmung je Apherese

Anmerkung Die Leistungen entsprechend der Gebührenordnungspositionen der Abschnitte II-2.1 und II-2.3 sind, soweit es sich um Maßnahmen zum Anlegen, zur Steuerung und zur Beendigung der Dialyse bzw. der Apherese handelt, nicht neben der Gebührenordnungsposition 13620 berechnungsfähig.

Abrechnungsausschluss
im Behandlungsfall 13210, 13211, 13212, 13250, 13252, 13253, 13255, 13256, 13257, 13258, 13260, 32247 und Kapitel 13.3.1, 13.3.2, 13.3.3, 13.3.4, 13.3.5, 13.3.7, 13.3.8, 36.6.3
in derselben Sitzung 01102, 01510, 01511, 01512, 01520, 01521, 01530, 01531

Aufwand in Min. **Kalkulationszeit:** KA **Prüfzeit:** 10 **Eignung d. Prüfzeit:** Tages- und Quartalsprofil

GOÄ entsprechend oder ähnlich: Leistung in der GOÄ so nicht vorhanden, analoger Ansatz entsprechend GOÄ § 6 (2*) Nr. 792

Kommentar: Die Leistung nach Nr. 13620 ist im Behandlungsfall = Quartalsfall nicht neben allgemein diagnostisch-internistischen Leistungen und Leistungen aus dem Bereich 13.3 (Schwerpunktorientierte internistische Versorgung) abrechnungsfähig.

Ein Antragsverfahren ist für jeden Einzelfall erforderlich. Erst, wenn die Krankenkasse ihrem Versicherten einen positiven Leistungsbescheid mitteilt, kann der Arzt mit der Behandlung beginnen – s. folgende Richtlinie:

Richtlinie des Gemeinsamen Bundesausschusses zu Untersuchungs- und Behandlungsmethoden der vertragsärztlichen Versorgung (Richtlinie Methoden vertragsärztliche Versorgung) in der Fassung vom 17. Januar 2006, zuletzt geändert am in Kraft getreten am 1. Januar 2009 – im Internet unter: http://www.kvwl.de/arzt/qsqm/struktur/genehmigung/antrag/ldl/

Anlage I: Anerkannte Untersuchungs- oder Behandlungsmethoden Verzeichnis

1. Ambulante Durchführung der Apheresen als extrakorporales Hämotherapieverfahren

§ 1 Ziel und Inhalt

Diese Richtlinie regelt sowohl die Voraussetzungen zur Durchführung und Abrechnung von Apheresen im Rahmen der vertragsärztlichen Versorgung als auch die Überprüfung und Genehmigung der Behandlungsindikation im Einzelfall. Für die in § 3 genannten Krankheitsbilder stehen in der vertragsärztlichen Versorgung i.d.R. hochwirksame medikamentöse Standard-Therapien zur Verfügung, sodass Apheresen nur in Ausnahmefällen als „ultima ratio" bei therapierefraktären Verläufen eingesetzt werden sollen.

§ 2 Genehmigung zur Durchführung und Abrechnung

Die Durchführung und Abrechnung von Apheresen im Rahmen der vertragsärztlichen Versorgung ist erst nach Erteilung der Genehmigung durch die Kassenärztliche

Vereinigung zulässig. Die Genehmigung ist zu erteilen, wenn der Arzt die in Abschnitt I (Dialyse) § 4 (fachliche Befähigung) der Qualifikationsvoraussetzungen gemäß § 135 Abs. 2 SGB V zur Ausführung und Abrechnung von Blutreinigungsverfahren festgelegten Anforderungen an die fachliche Befähigung erfüllt und nachweist.

§ 3 Indikationen

3.1 LDL-Apheresen können nur durchgeführt werden bei Patienten

- mit familiärer Hypercholesterinämie in homozygoter Ausprägung,
- mit schwerer Hypercholesterinämie, bei denen grundsätzlich mit einer über zwölf Monate dokumentierten maximalen diätetischen und medikamentösen Therapie das LDL-Cholesterin nicht ausreichend gesenkt werden kann,
- mit isolierter Lp(a)-Erhöhung über 60 mg/dl und LDL-Cholesterin im Normbereich sowie gleichzeitig klinisch und durch bildgebende Verfahren dokumentierter progredienter kardiovaskulärer Erkrankung (koronare Herzerkrankung, periphere arterielle Verschlusskrankheit, zerebrovaskuläre Erkrankungen).

Im Vordergrund der Abwägung der Indikationsstellung soll dabei das Gesamt-Risikoprofil des Patienten stehen.

3.2 Immunapheresen bei aktiver rheumatoider Arthritis können nur durchgeführt werden bei Patienten

- die auf eine mindestens sechsmonatige Behandlung mit mindestens drei Basis-therapeutika (eines davon Methotrexat) in adäquater Dosierung und darüber hinaus auf die Behandlung mit Biologika (TNF-alpha-Inhibitoren und/oder Inter-leukin-1-Inhibitoren) nicht angesprochen haben oder bei denen eine Kontraindikation gegen diese Arzneimittel besteht. Ein Behandlungszyklus umfasst bis zu zwölf Immunapheresen, jeweils im wöchentlichen Abstand. Eine Wiederholung des Behandlungszyklus soll nur erfolgen, wenn mit dem ersten Zyklus ein relevanter klinischer Erfolg erreicht wurde (dokumentiert anhand validierter Aktivitäts-Scores, z.B. DAS-Score oder ACR-Score), und bedarf einer erneuten Genehmigung gemäß § 7.

3.3 Zur Indikationsstellung (auch im Wiederholungsfall) und im Behandlungsverlauf sind folgende Sachverhalte für jeden Einzelfall zu dokumentieren:

- Begründung der Indikation bzw. deren Fortdauern,
- relevante Laborparameter und deren Verlauf, bei rheumatoider Arthritis zusätzlich Verlauf validierter Aktivitätsscores,
- Therapiemaßnahmen unter Angabe insbesondere der eingesetzten Arzneimittel, ihrer Dosierungen und der jeweiligen Behandlungsdauer,
- unerwünschte Arzneimittelwirkungen, die zu einer Änderung oder einem Absetzen der jeweiligen medikamentösen Therapie geführt haben, belegt durch UAW-Meldung an die Arzneimittelkommission der dt. Ärzteschaft oder an das BfArM,
- ggf. Kontraindikationen gegen bestimmte Arzneimittel.

§ 4 Ergänzende ärztliche Beurteilung

Der Indikationsstellung zur LDL-Apherese hat eine ergänzende kardiologische bzw. angiologische und lipidologische Beurteilung des Patienten voranzugehen. Der Indikationsstellung zur Apherese bei rheumatoider Arthritis hat eine ergänzende ärztliche Beurteilung des Patienten durch einen Internisten oder Orthopäden voranzugehen, der den Schwerpunkt „Rheumatologie" führt. Die ergänzende Beurteilung darf nicht durch den Arzt erfolgen, an den bei bestätigter Indikation zur Durchführung der Apherese überwiesen wird.

§ 5 Beratende Kommissionen der Kassenärztlichen Vereinigungen

Die Kassenärztlichen Vereinigungen richten zur Beratung der Indikationsstellungen zur Apherese fachkundige Kommissionen ein, an denen je Kommission insgesamt zwei von den Landesverbänden der Krankenkassen und den Verbänden der Ersatzkassen benannte fachkundige Ärzte des MDK beratend teilnehmen. Die beratenden Kommissionen der Kassenärztlichen Vereinigungen übermitteln jedes Jahr im ersten Quartal die folgenden Daten des Vorjahres über die Kassenärztliche Bundesvereinigung an die Geschäftsstelle des Gemeinsamen Bundesausschusses (G-BA):

- Anzahl der Erst- und Folgeanträge pro Indikation,
- Anzahl der abgelehnten und der angenommenen Anträge pro Indikation.

Zur Prüfung durch die Kommission legt der indikationsstellende Arzt für jeden Einzelfall die vollständige Dokumentation gem. § 3 Nr. 3.3., die ergänzende medizinische Beurteilung gemäß § 4 sowie eine schriftliche Einverständniserklärung des Patienten zur Übermittlung dieser personenbezogenen Angaben vor.

Bei der Beratung der Einzelfall-Indikation hat die Kommission der leistungspflichtigen Krankenkasse Gelegenheit zur Stellungnahme zu geben. Über das Beratungsergebnis unterrichtet die Beratungs-Kommission der Kassenärztlichen Vereinigung die leistungspflichtige Krankenkasse, die ihrerseits den Versicherten entsprechend informiert.

§ 6 Genehmigung der Apherese im Einzelfall

Die Durchführung und Abrechnung der Apherese im Rahmen der vertragsärztlichen Versorgung ist in jedem Einzelfall erst dann zulässig, wenn die leistungspflichtige Krankenkrasse dem Versicherten einen Leistungsbescheid erteilt hat.

§ 7 Dauer der Anwendung

Die Genehmigung zur Durchführung der LDL-Apherese im Einzelfall ist jeweils auf ein Jahr zu befristen. Bei Fortbestehen einer Behandlungsindikation gemäß § 3 Nr. 3.1 ist zugleich mit einer erneuten, ergänzenden ärztlichen Beurteilung gemäß § 4 nach Ablauf eines Jahres eine erneute Beratung bei der Kommission der Kassenärztlichen Vereinigung einzuleiten. Die Fortführung der LDL-Apherese ist von einer erneuten Befürwortung der beratenden Kommission der KV gemäß § 5 und einer erneuten Genehmigung der leistungspflichtigen Krankenkasse gemäß § 6 abhängig. Die Genehmigung zur Durchführung der Apherese im Einzelfall bei rheumatoider Arthritis umfasst 12 Immunapheresen. Bei Fortbestehen einer Behandlungsindikation gemäß § 3 Nr. 3.2 ist jede Wiederholung des Behandlungszyklus von einer erneuten Befürwortung der beratenden Kommission der KV gemäß § 5 und einer erneuten Genehmigung der leistungspflichtigen Krankenkasse gemäß § 6 abhängig.

§ 8 Auswahl des Verfahrens

Die Auswahl des Verfahrens zur LDL-Apherese erfolgt für jeden Einzelfall in Abstimmung zwischen dem behandelnden Arzt und dem begutachtenden Arzt unter Beachtung des Wirtschaftlichkeitsgebotes. Es dürfen ausschließlich Verfahren angewandt werden, die eine Absenkung des jeweiligen LDL-Ausgangswertes um mindestens 60 % je Therapiesitzung bei höchstens 6 Stunden Dauer erreichen. Zur Apherese bei rheumatoider Arthritis darf nur die Immunapherese mittels Adsorbersäulen mit an Silikat gebundenem Staphylokokkenprotein-A verwendet werden.

13621* Zusatzpauschale ärztliche Betreuung bei einer Apherese bei rheumatoider Arthritis gemäß den Richtlinien des Gemeinsamen Bundesausschusses und gemäß Nr. 1 Anlage I „Anerkannte Untersuchungs- und Behandlungsmethoden" der Richtlinie Methoden vertragsärztlicher Versorgung des gemeinsamen Bundesausschusses

149
15,55

Abrechnungsbestimmung je Apherese

Anmerkung Die Leistungen entsprechend der Gebührenordnungspositionen der Abschnitte II-2.1 und II-2.3 sind, soweit es sich um Maßnahmen zum Anlegen, zur Steuerung und zur Beendigung der Dialyse bzw. der Apherese handelt, nicht neben der Gebührenordnungsposition 13621 berechnungsfähig.

Abrechnungsausschluss
in derselben Sitzung 01102, 01510, 01511, 01512, 01520, 01521, 01530, 01531
im Behandlungsfall 13210, 13211, 13212, 13250, 13252, 13253, 13255, 13256, 13257, 13258, 13260, 32247 und Kapitel 13.3.1, 13.3.2, 13.3.3, 13.3.4, 13.3.5, 13.3.7, 13.3.8, 36.6.3

Aufwand in Min. **Kalkulationszeit:** KA **Prüfzeit:** 10 **Eignung d. Prüfzeit:** Tages- und Quartalsprofil

GOÄ entsprechend oder ähnlich: Leistung in der GOÄ so nicht vorhanden, analoger Ansatz entsprechend GOÄ § 6 (2*) Nr. 792

Kommentar: Die Leistung nach Nr. 13621 ist im Behandlungsfall = Quartalsfall nicht neben allgemein diagnostisch-internistischen Leistungen und Leistungen aus dem Bereich 13.3 (Schwerpunktorientierte internistische Versorgung) abrechnungsfähig.

Ein Antragsverfahren ist für jeden Einzelfall erforderlich. Erst, wenn die Krankenkasse ihrem Versicherten einen positiven Leistungsbescheid mitteilt, kann der Arzt mit der Behandlung beginnen. Siehe unter Nr. 13620: **Richtlinie des Gemeinsamen Bundesausschusses zu Untersuchungs- und Behandlungsmethoden der vertragsärztlichen Versorgung (Richtlinie Methoden vertragsärztliche Versorgung).**

13622* **Zusatzpauschale ärztliche Betreuung bei LDL-Apherese gemäß Nr. 1 Anlage I „Anerkannte Untersuchungs- und Behandlungsmethoden“ der Richtlinie Methoden vertragsärztlicher Versorgung des Gemeinsamen Bundesausschusses bei isolierter Lp(a)-Erhöhung,** **149** **15,55**

Abrechnungsbestimmung je Apherese

Anmerkung Die Gebührenordnungsposition 13622 ist einmal pro Behandlungswoche berechnungsfähig.
Die Leistungen entsprechend der Gebührenordnungspositionen der Abschnitte II-2.1 und VI-2.3 sind, soweit es sich um Maßnahmen zum Anlegen, zur Steuerung und zur Beendigung der Dialyse bzw. der Apherese handelt, nicht neben der Gebührenordnungsposition 13622 berechnungsfähig.

Abrechnungsausschluss
in derselben Sitzung
01102, 01510, 01511, 01512, 01520, 01521, 01530, 01531
im Behandlungsfall 13210, 13211, 13212, 13252, 13253, 13255, 13256, 13257, 13258, 13260, 32247 und Kapitel 13.3.1, 13.3.2, 13.3.3, 13.3.4, 13.3.5, 13.3.7, 13.3.8, 36.6.3

Aufwand in Min. **Kalkulationszeit:** KA **Prüfzeit:** 10 **Eignung d. Prüfzeit:** Tages- und Quartalsprofil

13.3.7 Pneumologische Gebührenordnungspositionen

1. Die Gebührenordnungspositionen des Abschnitts III.b-13.3.7 können – unter Berücksichtigung von I-1.3 der Allgemeinen Bestimmungen – nur von Fachärzten für Innere Medizin mit Schwerpunkt Pneumologie und Lungenärzten berechnet werden.
2. Die Gebührenordnungsposition 13677 kann darüber hinaus von Fachärzten für Innere Medizin mit der Schwerpunktbezeichnung „Kardiologie“ berechnet werden.

Kommentar:

Alle Leistungen dieses Abschnitts können grundsätzlich (s. Kommentierung zu Kapitel I, Abschnitt 1.3 und 1.5) nur von Fachärzten für Innere Medizin mit Schwerpunkt Pneumologie und von Lungenärzten abgerechnet werden. Nach Abschnitt 1.3. der Allgemeinen Bestimmungen ist Voraussetzung das Führen der Bezeichnung, die darauf basierende Zulassung und/oder die Erfüllung der Kriterien.

Darüber hinaus kann die Leistung nach der Nr. 13677 (Zusatzpauschale Lungen- oder Herz-Lungen-Transplantatträger) von Fachärzten für Innnere Medizin mit der Schwerpunktbezeichnung „Kardiologie“ berechnet werden.

Grundpauschale

Obligater Leistungsinhalt
- Persönlicher Arzt-Patienten-Kontakt,

Fakultativer Leistungsinhalt
- Weitere persönliche oder andere Arzt-Patienten-Kontakte gemäß I-4.3.1 der Allgemeinen Bestimmungen,
- Ärztlicher Bericht entsprechend der Gebührenordnungsposition 01600,
- Individueller Arztbrief entsprechend der Gebührenordnungsposition 01601,
- In Anhang VI-1 aufgeführte Leistungen,

Abrechnungsbestimmung einmal im Behandlungsfall

13640 **für Versicherte bis zum vollendeten 5. Lebensjahr** **164** **17,12**

Abrechnungsbestimmung einmal im Behandlungsfall

Abrechnungsausschluss
in derselben Sitzung 01436
im Behandlungsfall 01600, 01601, 13210, 13211, 13212, 13390, 13391, 13392, 13401, 13410, 13411, 13412, 13420, 13424, 13430, 13431, 13435, 13437, 13438, 13439, 13540, 13541, 13542, 13545, 13550, 13551, 13560, 13561, 13622 und Kapitel 13.3.1, 13.3.2, 13.3.4, 13.3.6, 13.3.8

Aufwand in Min. **Kalkulationszeit:** 17 **Prüfzeit:** 14 **Eignung d. Prüfzeit:** Nur Quartalsprofil

GOÄ entsprechend oder ähnlich: Leistungskomplex in der GOÄ nicht vorhanden. Abrechnung der einzelnen erbrachten GOÄ-Leistung(en).

Kommentar: Die Grundpauschale ist beim ersten kurativ-ambulanten persönlichen Arzt-Patienten-Kontakt im Behandlungsfall berechnungsfähig. Bei dem internistischen fachärztlichen Versorgungsbereich wurden in den einzelnen Bereichen Grundpauschalen neu eingeführt. Ein persönlicher Arzt-Patienten-Kontakt setzt die räumliche und zeitgleiche Anwesenheit des Arztes und des Patienten und eine direkte Interaktion (z.B. Gespräch) voraus. Bei einem ausschließlich telefonischen Kontakt, ist die Grundpauschale nicht abrechenbar.

Die Pauschale ist nur einmal im Behandlungsfall bzw. bei arztgruppenübergreifender Behandlung nur einmal im Arztfall berechenbar.

In dieser Pauschale sind die Leistungen des EBM, die im **Anhang 1 (Verzeichnis der nicht gesondert abrechnungsfähigen und in Komplexen enthaltenen Leistungen ...)** enthalten sind, integriert und damit auch als Kassenleistungen honoriert und können nicht mehr gesondert abgerechnet werden, es sei denn, sie finden sich in den arztgruppenspezifischen Kapiteln ausdrücklich als abrechnungsfähige Leistung angegeben.

Es ist einem Vertragsarzt nicht gestattet, die in der Anlage 1 aufgeführten Leistungen einem GKV-Versicherten als Individuelle Gesundheitsleistung (IGeL) anzubieten und privat nach GOÄ als IGeL-Leistung abzurechnen.

Wird in demselben Quartal eine kurativ-ambulante und eine kurativ-stationäre (belegärztliche Behandlung) durchgeführt, ist die Grundpauschale je einmal berechnungsfähig. Es ist aber von der Punktzahl der zweiten zur Abrechnung kommenden Grundpauschale ein Abschlag von 50 % vorzunehmen.

13641 für Versicherte ab Beginn des 6. bis zum vollendeten 59. Lebensjahr — 202 / 21,08

Abrechnungsbestimmung Siehe Nr. 13640.

Aufwand in Min. **Kalkulationszeit:** 21 **Prüfzeit:** 17 **Eignung d. Prüfzeit:** Nur Quartalsprofil

GOÄ entsprechend oder ähnlich: Leistungskomplex in der GOÄ nicht vorhanden. Abrechnung der einzelnen erbrachten GOÄ-Leistung(en).

13642 für Versicherte ab Beginn des 60. Lebensjahres — 210 / 21,92

Abrechnungsbestimmung Siehe Nr. 13640.

Aufwand in Min. **Kalkulationszeit:** 22 **Prüfzeit:** 18 **Eignung d. Prüfzeit:** Nur Quartalsprofil

GOÄ entsprechend oder ähnlich: Leistungskomplex in der GOÄ nicht vorhanden. Abrechnung der einzelnen erbrachten GOÄ-Leistung(en).

13644 Zuschlag zu den Gebührenordnungspositionen 13640 bis 13642 für die pneumologisch-internistische Grundversorgung — 41 / 4,28

Abrechnungsbestimmung einmal im Behandlungsfall

Anmerkung Der Zuschlag nach der Gebührenordnungsposition 13644 kann nur in Behandlungsfällen abgerechnet werden, in denen ausschließlich die Gebührenordnungspositionen 13640, 13641, 13642, 13646 und/oder 32001 berechnet werden.

Aufwand in Min. **Kalkulationszeit:** KA **Prüfzeit:** ./. **Eignung d. Prüfzeit:** Keine Eignung

13646 Zuschlag zu der Gebührenordnungsposition 13644 — 11 / 1,15

Abrechnungsbestimmung einmal im Behandlungsfall

Anmerkung Die Gebührenordnungsposition 13646 wird durch die zuständige Kassenärztliche Vereinigung zugesetzt.

Aufwand in Min. **Kalkulationszeit:** KA **Prüfzeit:** ./. **Eignung d. Prüfzeit:** Keine Eignung

13650* **Zusatzpauschale Pneumologisch-Diagnostischer Komplex** **377** 39,34

Obligater Leistungsinhalt

- Ganzkörperplethysmographische Lungenfunktionsdiagnostik mit grafischer(-en) Registrierung(en)

und/oder

- Bestimmung des Atemwegwiderstandes (Resistance) mittels Oszillations- oder Verschlussdruckmethode und fortlaufender graphischer Registrierung bei Kindern bis zum vollendeten 6. Lebensjahr

und/oder

- Bestimmung(en) der Diffusionskapazität in Ruhe und/oder unter physikalisch definierter und reproduzierbarer Belastung

und/oder

- Bestimmung(en) der Lungendehnbarkeit (Compliance) mittels Ösophaguskatheter,

Fakultativer Leistungsinhalt

- Bestimmung(en) des intrathorakalen Gasvolumens,
- Applikation(en) von broncholytisch wirksamen Substanzen,
- Bestimmung(en) der prozentualen Sauerstoffsättigung im Blut (Oxymetrie),
- Spirographische Untersuchung(en) mit Darstellung der Flussvolumenkurve und in- und exspiratorischer Messung,
- Druckmessung an der Lunge mittels P0 I und Pmax und grafischer Registrierung,
- Bestimmung des Atemwegswiderstandes (Resistance) mittels Oszillations- oder Verschlussdruckmethode und fortlaufender graphischer Registrierung bei Kindern ab dem 7. Lebensjahr, Jugendlichen und Erwachsenen,
- Bestimmung von Hämoglobin(en) (z.B. Met-Hb, CO-Hb) mittels des für die Oxymetrie bzw. für die Blutgasanalyse eingesetzten Geräts,
- Bestimmung des Säurebasenhaushalts und des Gasdrucks im Blut (Blutgasanalyse)
  - in Ruhe

und/oder

  - unter definierter und reproduzierbarer Belastung

und/oder

  - unter Sauerstoffinsufflation,
- Bestimmung(en) des Residualvolumens mittels Fremdgasmethode,

Abrechnungsbestimmung einmal im Behandlungsfall

Anmerkung Entgegen Nr. I-4.3.2 der Allgemeinen Bestimmungen kann die Gebührenordnungsposition 13650 auch dann berechnet werden, wenn die Arztpraxis nicht über die Möglichkeit zur Bestimmung von Hämoglobin(en) (z.B. Met-Hb, CO-Hb) mittels des für die Oxymetrie bzw. für die Blutgasanalyse eingesetzten Gerätes verfügt.

Abrechnungsausschluss in derselben Sitzung 02330
Im Behandlungsfall 13210, 13211, 13212, 13661

Bericht: Bericht (Nr. 01600) oder Brief (Nr. 01601) an Hausarzt (HA) – ggf. Porto nach Nrn. 40120, 40122, 40124 und 40126 – bei Überweisung von Facharzt an Facharzt – Bericht/Brief oder Befundkopie (Nr. 01602) an HA

Aufwand in Min. **Kalkulationszeit:** 14 **Prüfzeit:** 11 **Eignung d. Prüfzeit:** Nur Quartalsprofil

GOÄ entsprechend oder ähnlich: Leistungskomplex in der GOÄ so nicht vorhanden. Abrechnung der einzelnen erbrachten Leistung(en) z.B. Nrn. 603, 604, 610*, 611*.

Kommentar: Die Leistung nach Nr. 13650 ist im Behandlungsfall = Quartalsfall nicht neben allgemein diagnostisch-internistischen Leistungen und Leistungen aus dem Bereich 13.3 abrechnungsfähig.

13651* **Zuschlag zu der Gebührenordnungsposition 13650 für die Durchführung eines unspezifischen bronchialen Provokationstests** **375** 39,14

Obligater Leistungsinhalt
- Quantitativer inhalativer Mehrstufentest unter kontinuierlicher Registrierung der Druckflusskurve oder Flussvolumenkurve,
- Nachbeobachtung von mindestens 30 Minuten Dauer

Fakultativer Leistungsinhalt
- Bronchospasmolysebehandlung nach Provokation

Anmerkung Die Gebührenordnungsposition 13651 ist nicht mehrfach an demselben Tag berechnungsfähig.
Voraussetzung für die Berechnung der Gebührenordnungsposition 13651 ist die Erfüllung der notwendigen sachlichen und personellen Bedingungen für eine gegebenenfalls erforderliche notfallmedizinische Versorgung.

Abrechnungsausschluss
in derselben Sitzung 30122
im Behandlungsfall 13210, 13211, 13212, 13661, 36882, 36883
und Kapitel 13.2.2, 13.3.1, 13.3.2, 13.3.3, 13.3.4, 13.3.5, 13.3.6, 13.3.8

Aufwand in Min. **Kalkulationszeit:** 15 **Prüfzeit:** 8 **Eignung d. Prüfzeit:** Tages- und Quartalsprofil

GOÄ entsprechend oder ähnlich: Nrn. 609*, 612*

Kommentar: Wird ein Provokationstest mit spezifischen Allergenen durchgeführt, so ist dies mit Nr. 30122 abzurechnen.

Die Leistung nach Nr. 13651 ist im Behandlungsfall = Quartalsfall nicht neben allgemein diagnostisch-internistischen Leistungen und Leistungen aus dem Bereich 13.3 abrechnungsfähig.

13660* Ergospirometrische Untersuchung — 407 / 42,47

Obligater Leistungsinhalt
- Ergospirometrische Untersuchung in Ruhe und unter physikalisch definierter Belastung und reproduzierbarer Belastungsstufe,
- Gleichzeitige obligatorische Untersuchung der Atemgase, Ventilationsparameter und der Herz-Kreislauf-Parameter,
- Monitoring,
- Dokumentation mittels „9-Felder-Graphik“

Abrechnungsausschluss
in derselben Sitzung 02330, 04536, 32247
im Behandlungsfall 13210, 13211, 13212, 36882, 36883 und Kapitel 13.2.2, 13.3.1, 13.3.2, 13.3.3, 13.3.4, 13.3.5, 13.3.6, 13.3.8

Aufwand in Min. **Kalkulationszeit:** 17 **Prüfzeit:** 15 **Eignung d. Prüfzeit:** Tages- und Quartalsprofil

GOÄ entsprechend oder ähnlich: Nr. 606*

Kommentar: Die Leistung nach Nr. 13660 ist im Behandlungsfall = Quartalsfall nicht neben allgemein diagnostisch-internistischen Leistungen und Leistungen aus dem Bereich 13.3 abrechnungsfähig.

13661* Bestimmung des Säurebasenhaushalts und Blutgasanalyse — 131 / 13,67

Obligater Leistungsinhalt
- Bestimmung des Säurebasenhaushalts und des Gasdrucks im Blut (Blutgasanalyse)
  - in Ruhe

und/oder
  - unter definierter und reproduzierbarer Belastung

und/oder
  - unter Sauerstoffinsufflation

Anmerkung Die Gebührenordnungsposition 13661 ist nur bei Vorliegen einer nach Art und Umfang definierten Überweisung berechnungsfähig.

Abrechnungsausschluss
in derselben Sitzung 02330, 04536, 32247
im Behandlungsfall 13210, 13211, 13212, 13650, 13651 und Kapitel 13.2.2, 13.3.1, 13.3.2, 13.3.3, 13.3.4, 13.3.5, 13.3.6, 13.3.8, 36.6.3

Aufwand in Min. **Kalkulationszeit:** 6 **Prüfzeit:** 5 **Eignung d. Prüfzeit:** Tages- und Quartalsprofil

GOÄ entsprechend oder ähnlich: Nr. 710

Kommentar: Die Leistung nach Nr. 13661 ist im Behandlungsfall = Quartalsfall nicht neben allgemein diagnostisch-internistischen Leistungen und Leistungen aus dem Bereich 13.3 abrechnungsfähig.

13662* Bronchoskopie

988
103,11

Obligater Leistungsinhalt
- Bronchoskopie,
- Patientenaufklärung zur Untersuchung und zu den möglichen therapeutischen Maßnahmen in derselben Sitzung in angemessenem Zeitabstand vor dem Eingriff,
- Information zum Ablauf der vorbereitenden Maßnahmen vor dem Eingriff und zu einer möglichen Sedierung und/oder Prämedikation,
- Nachbeobachtung und -betreuung,
- Oberflächenanästhesie,
- Überwachung der Vitalparameter und der Sauerstoffsättigung

Fakultativer Leistungsinhalt
- Prämedikation/Sedierung,
- Probeexzision(en),
- Probepunktion(en)

Abrechnungsausschluss
in derselben Sitzung 02300, 02301, 02302, 02340, 02341, 02343, 09315
im Behandlungsfall 13210, 13211, 13212, 36882, 36883 und Kapitel 13.2.2, 13.3.1, 13.3.2, 13.3.3, 13.3.4, 13.3.5, 13.3.6, 13.3.8

Bericht: mind. Befundkopie (Nr. 01602) an Hausarzt

Aufwand in Min. **Kalkulationszeit:** 25 **Prüfzeit:** 19 **Eignung d. Prüfzeit:** Tages- und Quartalsprofil

GOÄ entsprechend oder ähnlich: Nr. 677

Kommentar: Die Leistung nach Nr. 13662 ist im Behandlungsfall = Quartalsfall nicht neben allgemein diagnostisch-internistischen Leistungen und Leistungen aus dem Bereich 13.3 (Schwerpunktorientierte internistische Versorgung) abrechnungsfähig.

Auch Chirurgen können diese Leistung und auch die Zuschläge nach Nrn. 13663, 13664 abrechnen.

13663* Zuschlag zu der Gebührenordnungsposition 13662 für

242
25,26

- Fremdkörperentfernung

und/oder
- Blutstillung

und/oder
- Perbronchiale Biopsie

und/oder
- Sondierung von peripheren Rundherden

und/oder
- Broncho-alveoläre Lavage

Fakultativer Leistungsinhalt
- Gebührenordnungsposition 34240 und/oder 34241

Abrechnungsausschluss
in derselben Sitzung 02300, 02301, 02302, 02340, 02341, 02343, 34240, 34241
im Behandlungsfall 13210, 13211, 13212, 36882, 36883 und Kapitel 13.2.2, 13.3.1, 13.3.2, 13.3.3, 13.3.4, 13.3.5, 13.3.6, 13.3.8

Aufwand in Min. **Kalkulationszeit:** 13 **Prüfzeit:** 12 **Eignung d. Prüfzeit:** Tages- und Quartalsprofil

GOÄ entsprechend oder ähnlich: Leistung in der GOÄ so nicht vorhanden, ggf. für EBM-Nrn. 13622 + 13663 nur GOÄ-Nr. 678, ggf. mit höherem Faktor.

Kommentar: Auch Chirurgen können die Leistung nach Nr. 13662 und die Zuschläge nach Nrn. 13663, 13664 abrechnen.

Die Leistung nach Nr. 13663 ist im Behandlungsfall = Quartalsfall nicht neben allgemein diagnostisch-internistischen Leistungen und Leistungen aus dem Bereich 13.3 (Schwerpunktorientierte internistische Versorgung) abrechnungsfähig.

13664* Zuschlag zu der Gebührenordnungsposition 13662 **368** **38,40**

Obligater Leistungsinhalt

- Laservaporisation(en) und/oder Argon-Plasma-Koagulation(en)

Abrechnungsausschluss im Behandlungsfall 13210, 13211, 13212, 13250, 13251, 13252, 13253, 13254, 13255, 13256, 13257, 13258, 13260, 13290, 13291, 13292, 13300, 13301, 13310, 13311, 13340, 13341, 13342, 13350, 13390, 13391, 13392, 13400, 13401, 13402, 13410, 13411, 13412, 13420, 13421, 13422, 13423, 13424, 13430, 13431, 13435, 13437, 13438, 13439, 13490, 13491, 13492, 13500, 13501, 13502, 13540, 13541, 13542, 13545, 13550, 13551, 13560, 13561, 13590, 13591, 13592, 13600, 13601, 13602, 13610, 13611, 13612, 13620, 13621, 13622, 13690, 13691, 13692, 13700, 13701, 36882, 36883

Aufwand in Min. **Kalkulationszeit:** 16 **Prüfzeit:** 12 **Eignung d. Prüfzeit:** Tages- und Quartalsprofil

GOÄ entsprechend oder ähnlich: Leistung in der GOÄ so nicht vorhanden, ggf. für EBM-Nrn. 13662 + 13664 nur GOÄ-Nr. 678, ggf. mit höherem Faktor.

Kommentar: Auch Chirurgen können die Leistung nach Nr. 13662 und die Zuschläge nach Nrn. 13663, 13664 abrechnen.

13670* Thorakoskopie **843** **87,98**

Obligater Leistungsinhalt

- Endoskopische Untersuchung des Pleuraraums,
- Gewebeentnahme aus der Pleura bzw. Lunge,
- Einbringen der Drainage,
- Patientenaufklärung zur Untersuchung und zu den möglichen therapeutischen Maßnahmen in derselben Sitzung in angemessenem Zeitabstand vor dem Eingriff,
- Information zum Ablauf der vorbereitenden Maßnahmen vor dem Eingriff und zu einer möglichen Sedierung und/oder Prämedikation,
- Nachbeobachtung und -betreuung,
- Überwachung der Vitalparameter und der Sauerstoffsättigung

Fakultativer Leistungsinhalt

- Prämedikation/Sedierung,
- Medikamentöse Pleurodese,
- Probepunktion(en)

Anmerkung Die Gebührenordnungsposition 13670 ist nur von Fachärzten für Innere Medizin berechnungsfähig, die die Voraussetzungen gemäß § 115b SGB V erfüllen.

Abrechnungsausschluss
in derselben Sitzung 02300, 02301, 02302, 02340, 02341, 02343
im Behandlungsfall 13210, 13211, 13212, 36882, 36883

Bericht: mind. Befundkopie (Nr. 01602) an Hausarzt

Aufwand in Min. **Kalkulationszeit:** 50 **Prüfzeit:** 38 **Eignung d. Prüfzeit:** Tages- und Quartalsprofil

GOÄ entsprechend oder ähnlich: Nrn. 2990, 2992

Kommentar: Die Leistung nach Nr. 13670 ist im Behandlungsfall = Quartalsfall nicht neben allgemein diagnostisch-internistischen Leistungen und Leistungen aus dem Bereich 13.3 (Schwerpunktorientierte internistische Versorgung) abrechnungsfähig.

Auch Chirurgen können diese Leistung abrechnen.

13675* Zusatzpauschale Behandlung und/oder Betreuung eines Patienten mit einer gesicherten onkologischen Erkrankung bei laufender onkologischer Therapie oder Betreuung im Rahmen der Nachsorge **191** **19,93**

Obligater Leistungsinhalt

- Behandlung und/oder Betreuung eines Patienten mit einer laboratoriumsmedizinisch oder histologisch/zytologisch gesicherten onkologischen Erkrankung,
- Fortlaufende Beratung zum Umgang mit der onkologischen Erkrankung,

- Verlaufskontrolle und Dokumentation des Therapieerfolges,
- Erstellung, Überprüfung und Anpassung eines die onkologische Erkrankung begleitenden spezifischen Therapiekonzeptes unter Berücksichtigung individueller Faktoren,
- Kontrolle und/oder Behandlung ggf. auftretender therapiebedingter Nebenwirkungen,
- Planung und Koordination der komplementären Arznei-, Heil- und Hilfsmittelversorgung unter besonderer Berücksichtigung der gesicherten onkologischen Erkrankung,

Fakultativer Leistungsinhalt

- Anleitung und Führung der Bezugs- und Betreuungsperson(en),
- Fortlaufende Überprüfung des häuslichen, familiären und sozialen Umfelds im Hinblick auf die Grunderkrankung,
- Konsiliarische Erörterung/Fachliche Beratung und regelmäßiger Informationsaustausch mit dem onkologisch verantwortlichen Arzt sowie mit weiteren mitbehandelnden Ärzten,
- Überprüfung und Koordination supportiver Maßnahmen,
- Einleitung und/oder Koordination der psychosozialen Betreuung des Patienten und seiner Familie und/oder Bezugs- und Betreuungsperson(en),
- Ggf. Hinzuziehung komplementärer Dienste bzw. häuslicher Krankenpflege,

Abrechnungsbestimmung einmal im Behandlungsfall

Anmerkung Die Gebührenordnungsposition 13675 ist nur bei mindestens einer der im Folgenden genannten Erkrankungen berechnungsfähig: Bösartige Neubildungen der Trachea, der Bronchien, der Lunge, des Thymus, des Herzens, des Mediastinums und der Pleura C33-C38, der Atmungsorgane und sonstiger intrathorakalen Organe mehrere Teilbereiche überlappend C39.8, bösartige Neubildungen ungenau bezeichneter Lokalisation des Atmungssystems C39.9 – bösartige Neubildungen des mesothelialen Gewebes (Pleura) C45.0 sowie bösartige Neubildungen ungenau bezeichneter Lokalisation Thorax C76.1, sekundäre und nicht näher bezeichnete bösartige Neubildungen C77-C80.
Die Gebührenordnungsposition 13675 ist bei laufender medikamentöser, im Sinne einer systemischen Chemotherapie mit z.B. zytostatischen Substanzen, operativer und/oder strahlentherapeutischer Behandlung und/oder bei Betreuung im Rahmen der Nachsorge bis höchstens 2 Jahre nach Beendigung einer medikamentösen, operativen und/oder strahlentherapeutischen Behandlung eines Patienten mit gesicherter onkologischer Erkrankung berechnungsfähig.

Abrechnungsausschluss im Behandlungsfall 13210, 13211, 13212, 13250, 36882 und Kapitel 13.3.1, 13.3.2, 13.3.3, 13.3.4, 13.3.5, 13.3.6, 13.3.8

Aufwand in Min. **Kalkulationszeit:** 20 **Prüfzeit:** 18 **Eignung d. Prüfzeit:** Nur Quartalsprofil

GOÄ entsprechend oder ähnlich: Eine onkologische Pauschale ist in der GOÄ nicht vorhanden, daher: Abrechnung der einzelnen erbrachten GOÄ-Leistung(en).

Kommentar: Diese Leistung beschreibt zahlreiche Leistungen, die obligat oder fakultativ zu erbringen sind. Berechnungsfähig ist die Leistung nur, wenn mind. eine der folgenden Erkrankungen vorliegt:

- bösartige Neubildungen der Trachea, der Bronchien, der Lunge, des Thymus, des Herzens, des Mediastinums und der Pleura,
- bösartige Neubildungen der Atmungsorgane und sonstiger intrathorakalen Organe mehrere Teilbereiche überlappend,
- bösartige Neubildungen ungenau bezeichneter Lokalisation des Atmungssystems sowie ungenau bezeichneter Lokalisation Thorax,
- sekundäre und nicht näher bezeichnete bösartige Neubildungen.

13677* Zusatzpauschale Behandlung eines Lungen- oder Herz-Lungen-Transplantatträgers 209 21,81

Obligater Leistungsinhalt

- Behandlung eines Lungen- oder Herz-Lungen-Transplantatträgers,
- Kontrolle der Transplantatfunktionen,
- Überwachung des spezifischen Therapieschemas,

Fakultativer Leistungsinhalt

- Beratung und Instruktion der Bezugsperson(en),
- Abstimmung mit dem Hausarzt,

Abrechnungsbestimmung einmal im Behandlungsfall

Abrechnungsausschluss im Behandlungsfall 13210, 13211, 13212, 13561, 36881, 36882, 36883 und Kapitel 13.2.2, 13.3.1, 13.3.2, 13.3.3, 13.3.4, 13.3.6, 13.3.8

Aufwand in Min. **Kalkulationszeit:** KA **Prüfzeit:** 18 **Eignung d. Prüfzeit:** Nur Quartalsprofil

GOÄ entsprechend oder ähnlich: Diese Pauschale kennt die GOÄ nicht. Abzurechnen sind die erbrachten Einzelleistungen.

13.3.8 Gebührenordnungspositionen der Rheumatologie

1. Die Gebührenordnungspositionen des Abschnitts III.b-13.3.8 können – unter Berücksichtigung von I-1.3 der Allgemeinen Bestimmungen – nur von Fachärzten für Innere Medizin mit Schwerpunkt Rheumatologie berechnet werden.

Kommentar:

Alle Leistungen dieses Abschnitts können grundsätzlich nur von Fachärzten für Innere Medizin mit Schwerpunkt Rheumatologie abgerechnet werden. Nach Abschnitt 1.3. der Allgemeinen Bestimmungen ist Voraussetzung das Führen der Bezeichnung, die darauf basierende Zulassung und/oder die Erfüllung der Kriterien.

Grundpauschale

Obligater Leistungsinhalt
- Persönlicher Arzt-Patienten-Kontakt,

Fakultativer Leistungsinhalt
- Weitere persönliche oder andere Arzt-Patienten-Kontakte gemäß I-4.3.1 der Allgemeinen Bestimmungen,
- Ärztlicher Bericht entsprechend der Gebührenordnungsposition 01600,
- Individueller Arztbrief entsprechend der Gebührenordnungsposition 01601,
- In Anhang VI-1 aufgeführte Leistungen,

Abrechnungsbestimmung einmal im Behandlungsfall

13690 für Versicherte bis zum vollendeten 5. Lebensjahr **145** **15,13**

Abrechnungsbestimmung einmal im Behandlungsfall

Abrechnungsausschluss
in derselben Sitzung 01436
im Behandlungsfall 01600, 01601, 13210, 13211, 13212, 13390, 13391, 13392, 13401, 13410, 13411, 13412, 13420, 13424, 13430, 13431, 13435, 13437, 13438, 13439, 13540, 13541, 13542, 13545, 13550, 13551, 13560, 13561, 36881, 36882, 36883 und Kapitel 13.3.1, 13.3.2, 13.3.4, 13.3.6, 13.3.7

Aufwand in Min. **Kalkulationszeit:** 13 **Prüfzeit:** 11 **Eignung d. Prüfzeit:** Nur Quartalsprofil

GOÄ entsprechend oder ähnlich: Leistungskomplex in der GOÄ nicht vorhanden. Abrechnung der einzelnen erbrachten GOÄ-Leistung(en).

Kommentar: Die Grundpauschale ist beim ersten kurativ-ambulanten persönlichen Arzt-Patienten-Kontakt im Behandlungsfall berechnungsfähig. Bei dem internistischen fachärztlichen Versorgungsbereich wurden in den einzelnen Bereichen Grundpauschalen neu eingeführt. Ein persönlicher Arzt-Patienten-Kontakt setzt die räumliche und zeitgleiche Anwesenheit des Arztes und des Patienten und eine direkte Interaktion (z.B. Gespräch) voraus. Bei einem ausschließlich telefonischen Kontakt, ist die Grundpauschale nicht abrechenbar.

Die Pauschale ist nur einmal im Behandlungsfall bzw. bei arztgruppenübergreifender Behandlung nur einmal im Arztfall berechenbar.

In dieser Pauschale sind die Leistungen des EBM, die im **Anhang 1 (Verzeichnis der nicht gesondert abrechnungsfähigen und in Komplexen enthaltenen Leistungen ...)** enthalten sind, integriert und damit auch als Kassenleistungen honoriert und können nicht mehr gesondert abgerechnet werden, es sei denn, sie finden sich in den arztgruppenspezifischen Kapiteln ausdrücklich als abrechnungsfähige Leistung angegeben.

Es ist einem Vertragsarzt nicht gestattet, die in der Anlage 1 aufgeführten Leistungen einem GKV-Versicherten als Individuelle Gesundheitsleistung (IGeL) anzubieten und privat nach GOÄ als IGeL-Leistung abzurechnen.

Wird in demselben Quartal eine kurativ-ambulante und eine kurativ-stationäre (belegärztliche Behandlung) durchgeführt, ist die Grundpauschale je einmal berechnungsfähig. Es ist aber von der Punktzahl der zweiten zur Abrechnung kommenden Grundpauschale ein Abschlag von 50 % vorzunehmen.

13691 **für Versicherte ab Beginn des 6. bis zum vollendeten 59. Lebensjahr** **263** 27,45

Abrechnungsbestimmung Siehe Nr. 13690.

Aufwand in Min. **Kalkulationszeit:** 26 **Prüfzeit:** 22 **Eignung d. Prüfzeit:** Nur Quartalsprofil

GOÄ entsprechend oder ähnlich: Leistungskomplex in der GOÄ nicht vorhanden. Abrechnung der einzelnen erbrachten GOÄ-Leistung(en).

13692 **für Versicherte ab Beginn des 60. Lebensjahres** **258** 26,93

Abrechnungsbestimmung Siehe Nr. 13690.

Aufwand in Min. **Kalkulationszeit:** 26 **Prüfzeit:** 21 **Eignung d. Prüfzeit:** Nur Quartalsprofil

GOÄ entsprechend oder ähnlich: Leistungskomplex in der GOÄ nicht vorhanden. Abrechnung der einzelnen erbrachten GOÄ-Leistung(en).

13694 **Zuschlag zu den Gebührenordnungspositionen 13690 bis 13692 für die rheumatologisch-internistische Grundversorgung** **41** 4,28

Abrechnungsbestimmung einmal im Behandlungsfall

Anmerkung Der Zuschlag nach der Gebührenordnungsposition 13694 kann nur in Behandlungsfällen abgerechnet werden, in denen ausschließlich die Gebührenordnungspositionen 13690, 13691, 13692, 13696 und/oder 32001 berechnet werden.

Aufwand in Min. **Kalkulationszeit:** KA **Prüfzeit:** ./. **Eignung d. Prüfzeit:** Keine Eignung

13696 **Zuschlag zu der Gebührenordnungsposition 13694** **11** 1,15

Abrechnungsbestimmung einmal im Behandlungsfall

Anmerkung Die Gebührenordnungsposition 13696 wird durch die zuständige Kassenärztliche Vereinigung zugesetzt.

Aufwand in Min. **Kalkulationszeit:** KA **Prüfzeit:** ./. **Eignung d. Prüfzeit:** Keine Eignung

13700* **Zusatzpauschale Behandlung eines Patienten mit mindestens einer der nachfolgend genannten Indikationen** **191** 19,93

- Poly- und Oligoarthritis,
- Seronegativer Spondarthritis,
- Kollagenose,
- Vaskulitis,
- Myositis

Abrechnungsbestimmung einmal im Behandlungsfall

Abrechnungsausschluss im Behandlungsfall 13210, 13211, 13212, 36881, 36882, 36883 und Kapitel 13.2.2, 13.3.1, 13.3.2, 13.3.3, 13.3.4, 13.3.5, 13.3.6, 13.3.7

Bericht: Bericht (Nr. 01600) oder Brief (Nr. 01601) an Hausarzt (HA) – ggf. Porto nach Nrn. 40120, 40122, 40124 und 40126 – bei Überweisung von Facharzt an Facharzt – Bericht/Brief oder Befundkopie (Nr. 01602) an HA

Aufwand in Min. **Kalkulationszeit:** 20 **Prüfzeit:** 18 **Eignung d. Prüfzeit:** Nur Quartalsprofil

GOÄ entsprechend oder ähnlich: Leistung in der GOÄ so nicht vorhanden. Abrechnung der einzelnen erbrachten Leistung(en)

Kommentar: Die Leistung nach Nr. 13700 ist im Behandlungsfall = Quartalsfall nicht neben allgemein diagnostisch-internistischen Leistungen und Leistungen aus dem Bereich 13.3 (Schwerpunktorientierte internistische Versorgung) abrechnungsfähig.

EBM-Nr. EBM-Punkte / Euro

13701* **Zusatzpauschale Rheumatologische Funktionsdiagnostik bzw. rheumatologisches Assessment mittels Untersuchungsinventaren** **161** **16,8**

Obligater Leistungsinhalt

- Rheumatologische Untersuchung von Funktions- und Fähigkeitsstörungen mit Quantifizierung der Funktionseinschränkung mittels standardisierter qualitätsgesicherter Fragebögen (FFbH bzw. HAQ bei rheumatoider Arthritis, BASFI bzw. FFbH bei seronegativer Spondylarthritis)

und/oder

- Erhebung des Disease-Activity-Scores (DAS) bei rheumatoider Arthritis

und/oder

- Erhebung des BASDAI bei Morbus Bechterew und/oder seronegativen Spondylarthritiden

und/oder

- Erhebung des SLEDAI und/oder ECLAM bei systemischem Lupus erythematodes

und/oder

- Erhebung des BIVAS bei Vaskulitiden,

Fakultativer Leistungsinhalt

- Kapillarmikroskopische Untersuchungen,
- Aufstellung eines Behandlungsplanes,
- Aufstellung eines Hilfsmittelplanes,
- Erprobung des Einsatzes von Hilfsmitteln, Therapiemittel der physikalischen Medizin und Ergotherapie,
- Abstimmung mit dem Hilfsmitteltechniker,
- Überprüfung der qualitätsgerechten Zurichtung der Orthesen und Hilfsmittel,
- Anleitung zur Anpassung des Wohnraumes und Arbeitsplatzes in Absprache mit dem Hausarzt,

Abrechnungsbestimmung einmal im Behandlungsfall

Abrechnungsausschluss im Behandlungsfall 13210, 13211, 13212, 36881, 36882, 36883 und Kapitel 13.2.2, 13.3.1, 13.3.2, 13.3.3, 13.3.4, 13.3.5, 13.3.6, 13.3.7

Bericht: Bericht (Nr. 01600) oder Brief (Nr. 01601) an Hausarzt (HA) – ggf. Porto nach Nrn. 40120, 40122, 40124 und 40126 – bei Überweisung von Facharzt an Facharzt – Bericht/Brief oder Befundkopie (Nr. 01602) an HA

Aufwand in Min. **Kalkulationszeit:** 18 **Prüfzeit:** 16 **Eignung d. Prüfzeit:** Nur Quartalsprofil

GOÄ entsprechend oder ähnlich: Leistung in der GOÄ so nicht vorhanden. Abrechnung der einzelnen erbrachten Leistung(en)

Kommentar: Die Leistung nach Nr. 13701 ist im Behandlungsfall = Quartalsfall nicht neben allgemein diagnostisch-internistischen Leistungen und Leistungen aus dem Bereich 13.3 (Schwerpunktorientierte internistische Versorgung) abrechnungsfähig.

Erläuterung der Abkürzungen in der Leistungslegende:

BASDAI:	bath ankylosing spondylitis disease activity index
BASFI:	bath ankylosing spondylitis functions-index
BIVAS:	Birmingham vasculitis activity score
DAS:	disease-activity-scores
ECLAM:	european consensus lupus activity measurement score
FFbH:	Funktionsfragebogen Hannover
HAQ:	health assessment questionnaire
SLEDAI:	SLE disease activity index

14 Gebührenordnungspositionen der Kinder- und Jugendpsychiatrie und -psychotherapie

14.1 Präambel

1. Die in diesem Kapitel aufgeführten Gebührenordnungspositionen können ausschließlich von Fachärzten für Kinder- und Jugendpsychiatrie bzw. Fachärzten für Kinder- und Jugendpsychiatrie und -psychotherapie berechnet werden.

2. Ausser den in diesem Kapitel genannten Gebührenordnungspositionen sind von den in der Präambel genannten Vertragsärzten – unbeschadet der Regelungen gemäß I-5 und I-6.2 der Allgemeinen Bestimmungen – zusätzlich nachfolgende Gebührenordnungspositionen berechnungsfähig: 01100 bis 01102, 01210, 01212, 01214 bis 01222, 01320, 01321, 01410 bis 01416, 01418, 01420, 01422, 01424, 01425, 01426, 01430, 01435, 01436, 01440, 01600 bis 01602, 01610 bis 01612, 01620 bis 01623, 01950 bis 01952, 01955, 01956, 02100, 02101, 02200, 02300 bis 02302, 02320, 02330 und 02510 bis 02512.

3. Außer den in diesem Kapitel genannten Gebührenordnungspositionen sind bei Vorliegen der entsprechenden Qualifikationsvoraussetzungen von den in der Präambel genannten Vertragsärzten – unbeschadet der Regelungen gemäß I-5 und I-6.2 der Allgemeinen Bestimmungen – zusätzlich nachfolgende Gebührenordnungspositionen berechnungsfähig: 30400 bis 30402, 30410, 30411, 30420 und 30421, Gebührenordnungspositionen der Abschnitte IV-30.1, IV-30.2, IV-30.3, IV-30.7.1, IV-30.7.2, IV-30.8, IV-30.11und IV-36.6.2 sowie Gebührenordnungspositionen der Kapitel IV-32, IV-33, IV-34 und IV-35.

4. Bei der Berechnung der zusätzlichen Gebührenordnungspositionen in den Nummern 2 und 3 sind die Maßnahmen zur Qualitätssicherung gemäß § 135 Abs. 2 SGB V, die berufsrechtliche Verpflichtung zur grundsätzlichen Beschränkung auf das jeweilige Gebiet sowie die Richtlinien des Gemeinsamen Bundesausschusses zu beachten.

5. Werden die in den Grundpauschalen enthaltenen Leistungen entsprechend den Gebührenordnungspositionen 01600 und 01601 erbracht, sind für die Versendung bzw. den Transport die Kostenpauschalen nach den Nrn. 40120, 40122, 40124und 40126 berechnungsfähig.

Kommentar:

Alle Gebührenordnungspositionen des Kapitels 14 – also die Leistungen nach den Nrn. 14210 bis 14331 – können grundsätzlich (s. Kommentierung zu Kapitel I, Abschnitt 1.5) nur abgerechnet werden von

- Fachärzten für Kinder- und Jugendpsychiatrie und
- Fachärzten für Kinder- und Jugendpsychiatrie und – psychotherapie.

Zusätzlich zu den Gebührenordnungspositionen dieses Kapitels sind für die hier genannten Ärzte abrechnungsfähig, sofern die übrigen Abrechnungsvoraussetzungen des EBM gegeben sind:

- die nachfolgenden Gebührenordnungspositionen des Abschnitts II (arztgruppenübergreifende allgemeine Leistungen):
  - Nrn. 01100 bis 01102 Unvorhergesehene Inanspruchnahme,
  - Nr. 01210 Notfallpauschale im organisierten Not(fall)dienst,
  - Nr. 01212 Notfallpauschale im organisierten Not(fall)dienst,
  - Nr. 01214 bis 01222 Notfallkonsultationspauschale im organisierten Not(fall)dienst, Zusatzpauschale für die Besuchsbereitschaft im Notfall bez. organisierten Not(fall)dienst, Reanimationskomplex
  - Nrn. 01320, 01321 Grundpauschale für ermächtigte Ärzte, Krankenhäuser bzw. Institute,
  - Nrn. 01410 bis 01416 Besuche, Visite, Begleitung eines Kranken beim Transport,
  - Nr. 01418 Besuch im organisierten Not(fall)dienst,
  - Nr. 01420 (Überprüfung und Koordination häuslicher Krankenpflege,
  - Nr. 01422 Erstverordnung zur psychiatrischen häuslichen Krankenpflege,
  - Nr. 01424 Folgeverordnung zur psychiatrischen häuslichen Krankenpflege,
  - Nrn. 01425, 01426 Verordnung spezialisierter ambulanter Palliativversorgung,
  - Nr. 01430 Verwaltungskomplex,
  - Nr. 01435 Telefonische Beratung,
  - Nr. 01436 Konsultationspauschale,
  - Nr. 01440 Verweilen außerhalb der Praxis

- Nrn. 01600 bis 01602 Ärztlicher Bericht/Brief,
- Nrn. 01610 bis 01612 Bescheinigung, Reha-Verordnung, Konsiliarbericht vor Aufnahme in die Psychiatrie
- Nrn. 01620 bis 01623 Bescheinigung, Krankheitsbericht, Kurplan, Kurvorschlag,
- Nrn. 01950 bis 01952 Substitutionsbehandlung,
- Nrn. 01955, 01956 Diamorphingestützte Behandlung Opiatabhängiger,
- Nr. 02100 Infusion
- Nr. 02101 Infusionstherapie
- Nr. 02200 Tuberkulintestung
- Nrn. 02300 bis 02302 Kleinchirurgischer Eingriff,
- Nr. 02320 Einführung Magenverweilsonde
- Nr. 02330 Arterienpunktion
- Nrn. 02510 bis 02512 Wärme- u. Elektrotherapie, Elektrostimulation

• sowie die folgenden Gebührenordnungspositionen des Abschnitts IV (arztgruppenübergreifende spezielle Leistungen):
  - Nrn. 30400 bis 30402 Massage-, Kompressions- oder Unterwassertherapie,
  - Nrn. 30410, 30411 Atemgymnastik,
  - Nrn. 30420, 30421 Krankengymnastik,

• Gebührenordnungspositionen der Abschnitte
  - 30.1 Allergologie
  - 30.2 Chirotherapie
  - 30.3 Neurophysiologische Übungsbehandlung
  - 30.7.1, 30.7.2 Schmerztherapie
  - 30.8 Soziotherapie
  - 30.11 Neuropsychologische Therapie
  - 36.6.2 Konservativ-belegärztliche Strukturpauschalen

• Gebührenordnungspositionen der Kapitel
  - 32 Labor
  - 33 Ultraschalldiagnostik
  - 34 Radiologie, CT, NMR
  - 35 Psychotherapie

Wichtig ist, dass auch für die nach der obigen Regelung zusätzlich abrechnungsfähigen Leistungen immer auch die Abrechnungsvoraussetzungen und -ausschlüsse beachtet werden müssen, die im EBM für die Abrechnung der jeweiligen Leistung genannt sind.

Generell gilt, dass die übrigen Bestimmungen des EBM sowie die Maßnahmen zur Qualitätssicherung sowie die berufsrechtlichen Fachgebietsbeschränkungen zu beachten sind. Insbesondere sollte geprüft werden, ob zur Erbringung und Abrechnung bestimmter Leistungen eine Genehmigung erforderlich ist und welche Voraussetzungen hierfür nachgewiesen werden müssen.

Werden Leistungen nach den Gebührenordnungspositionen 01600, 01601, 01610 und 01612 (Bericht, Brief, Bescheinigung) erbracht, können auch dann, wenn die Leistung nicht gesondert berechnungsfähig sein sollte, da sie in der Grundpauschale enthalten ist, für Versendung und Transport die Kostenpauschalen nach den Nrn. 40120, 40122, 40124 oder 40126 abgerechnet werden.

14.2 Kinder- und jugendpsychiatrische und -psychotherapeutische Grundpauschalen

Grundpauschale

Obligater Leistungsinhalt

• Persönlicher Arzt-Patienten-Kontakt,

Fakultativer Leistungsinhalt

• Weitere persönliche oder andere Arzt-Patienten-Kontakte gemäß I-4.3.1 der Allgemeinen Bestimmungen,
• Ärztlicher Bericht entsprechend der Gebührenordnungsposition 01600,

- Individueller Arztbrief entsprechend der Gebührenordnungsposition 01601,
- Beratung und Behandlung bis zu 10 Minuten Dauer,
- Erhebung des vollständigen psychiatrischen Status,
- Erhebung des vollständigen neurologischen Status,
- In Anhang VI-1 aufgeführte Leistungen,

Abrechnungsbestimmung einmal im Behandlungsfall

Anmerkung Die Gebührenordnungsposition nach der Nr. 14211 ist auch bei Versicherten jenseits des vollendeten 21. Lebensjahres berechnungsfähig, wenn die Behandlung vor Vollendung des 21. Lebensjahres begonnen wurde.

14210 **für Versicherte bis zum vollendeten 5. Lebensjahr** **249** 25,99

Abrechnungsbestimmung einmal im Behandlungsfall

Anmerkung Die Gebührenordnungsposition nach der Nr. 14211 ist auch bei Versicherten jenseits des vollendeten 21. Lebensjahres berechnungsfähig, wenn die Behandlung vor Vollendung des 21. Lebensjahres begonnen wurde.

Abrechnungsausschluss
am Behandlungstag 14222
im Behandlungsfall 01600, 01601
in derselben Sitzung 01436

Aufwand in Min. **Kalkulationszeit:** 26 **Prüfzeit:** 21 **Eignung d. Prüfzeit:** Nur Quartalsprofil

GOÄ entsprechend oder ähnlich: Leistungskomplex in der GOÄ nicht vorhanden, daher Abrechnung der einzelnen erbrachten GOÄ-Leistung(en).

Kommentar: Die Pauschale ist nur einmal im Behandlungsfall bzw. bei arztgruppenübergreifender Behandlung nur einmal im Arztfall berechenbar.

Wird in demselben Quartal eine kurativ-ambulante und eine kurativ-stationäre (belegärztliche Behandlung) durchgeführt, ist die Grundpauschale je einmal berechnungsfähig. Es ist aber von der Punktzahl der zweiten zur Abrechnung kommenden Grundpauschale ein Abschlag von 50 % vorzunehmen.

14211 **für Versicherte ab Beginn des 6. bis zum vollendeten 21. Lebensjahr** **255** 26,61

Abrechnungsbestimmung Siehe Nr. 14210.

Aufwand in Min. **Kalkulationszeit:** 26 **Prüfzeit:** 22 **Eignung d. Prüfzeit:** Nur Quartalsprofil

GOÄ entsprechend oder ähnlich: Leistungskomplex in der GOÄ nicht vorhanden, daher Abrechnung der einzelnen erbrachten GOÄ-Leistung(en).

14214 **Zuschlag für die kinder- und jugendpsychiatrische Grundversorgung gemäß Allgemeiner Bestimmung 4.3.8 zu den Gebührenordnungspositionen 14210 und 14211** **85** 8,87

Abrechnungsbestimmung einmal im Behandlungsfall

Anmerkung Der Zuschlag nach der Gebührenordnungsposition 14214 kann gemäß Allgemeiner Bestimmung 4.3.8 ausschließlich in Behandlungsfällen abgerechnet werden, in denen nur Leistungen der fachärztlichen Grundversorgung gemäß Anhang 3 und/oder regionaler Vereinbarungen erbracht und berechnet werden.

Aufwand in Min. **Kalkulationszeit:** KA **Prüfzeit:** ./. **Eignung d. Prüfzeit:** Keine Eignung

GOÄ entsprechend oder ähnlich: Eine vergleichbare Leistung ist in der GOÄ nicht aufgeführt.

14216 **Zuschlag zu der Gebührenordnungsposition 14214** **23** 2,4

Abrechnungsbestimmung einmal im Behandlungsfall

Anmerkung Die Gebührenordnungsposition 14216 wird durch die zuständige Kassenärztliche Vereinigung zugesetzt.

Aufwand in Min. **Kalkulationszeit:** KA **Prüfzeit:** ./. **Eignung d. Prüfzeit:** Keine Eignung

GOÄ entsprechend oder ähnlich: Eine vergleichbare Leistung ist in der GOÄ nicht aufgeführt.

14.3 Diagnostische und therapeutische Gebührenordnungspositionen

14220 Kinder- und jugendpsychiatrisches Gespräch, kinder- und jugendpsychiatrische Behandlung, Beratung, Erörterung und/oder Abklärung — 136 / 14,19

Obligater Leistungsinhalt
- Persönlicher Arzt-Patienten-Kontakt,
- Dauer mindestens 10 Minuten,
- Einzelbehandlung,
- Berücksichtigung
  - entwicklungsphysiologischer Faktoren,
  - entwicklungspsychologischer Faktoren,
  - entwicklungssoziologischer Faktoren,
  - familiendynamischer Faktoren,

Fakultativer Leistungsinhalt
- Erhebung der biographischen Anamnese zur Psychopathologie,
- Vertiefte Exploration mit differentialdiagnostischer Einordnung eines psychiatrischen Krankheitsbildes,
- Syndrombezogene therapeutische Intervention,
- Anleitung der Bezugsperson(en),

Abrechnungsbestimmung je vollendete 10 Minuten

Anmerkung Bei der Nebeneinanderberechnung der Gebührenordnungspositionen 14210, 14211 und 14220 ist eine Arzt-Patienten-Kontaktzeit von mindestens 20 Minuten Voraussetzung für die Berechnung der Gebührenordnungsposition 14220.
Bei der Nebeneinanderberechnung diagnostischer bzw. therapeutischer Gebührenordnungspositionen und der Gebührenordnungsposition 14220 ist eine mindestens 10 Minuten längere Arzt-Patienten-Kontaktzeit als in den entsprechenden Gebührenordnungspositionen angegeben Voraussetzung für die Berechnung der Gebührenordnungsposition 14220.

Abrechnungsausschluss in derselben Sitzung 01210, 01214, 01216, 01218, 14221, 14222, 14310, 14311, 14313, 14314, 30930, 30931, 30932, 30933 und Kapitel 30.3, 35.1, 35.2

Aufwand in Min. **Kalkulationszeit:** 12 **Prüfzeit:** 10 **Eignung d. Prüfzeit:** Tages- und Quartalsprofil

GOÄ entsprechend oder ähnlich: Nrn. 807, 817, 886

Kommentar: Die Abrechnung der Nr. 14220 erfordert eine mind. 10minütige Beratung, Erörterung und/ oder Abklärung auch mit Dritten. Überschreitet der Zeitraum für die Beratung etc. mehrere Male das Intervall von jeweils 10 Minuten, so kann entsprechend häufig die Leistung nach Nr. 14220 berechnet werden.

Eine Berechung der Leistung neben den Grundpauschalen nach EBM Nrn. 14210 und 14211 erfordert eine mindestens 20minütige Beratung/Erörterung/Behandlung.

Nebeneinander können Nr. 14220 und neurophysiologische Übungsbehandlungen nicht berechnet werden.

14221 Kinder- und jugendpsychiatrische Behandlung eines Kleinkindes, Kindes oder Jugendlichen (Gruppenbehandlung) — 134 / 13,98

Obligater Leistungsinhalt
- Persönlicher Arzt-Patienten-Kontakt,
- Dauer mindestens 25 Minuten,
- Gruppenbehandlung,
- Mindestens 3, höchstens 6 Teilnehmer,
- Berücksichtigung
  - entwicklungsphysiologischer Faktoren,
  - entwicklungspsychologischer Faktoren,
  - entwicklungssoziologischer Faktoren,
  - familiendynamischer Faktoren,

Fakultativer Leistungsinhalt
- Syndrombezogene therapeutische Intervention,
- Anleitung der Bezugsperson(en),

Abrechnungsbestimmung je Teilnehmer, höchstens zweimal am Behandlungstag

Anmerkung Bei der Nebeneinanderberechnung der Gebührenordnungspositionen 14210, 14211 und 14221 ist eine Gesprächsdauer von mindestens 35 Minuten Voraussetzung für die Berechnung der Gebührenordnungsposition 14221.

Abrechnungsausschluss in derselben Sitzung 01210, 01214, 01216, 01218, 14220, 14310, 14311, 30930, 30931, 30932, 30933 und Kapitel 30.3, 35.1, 35.2

Aufwand in Min. **Kalkulationszeit:** 7 **Prüfzeit:** 4 **Eignung d. Prüfzeit:** Tages- und Quartalsprofil

GOÄ entsprechend oder ähnlich: Nrn. 807, 886

Kommentar: Nebeneinander können Nr. 14221 und neurophysiologische Übungsbehandlungen nicht berechnet werden. Bei Neugeborenen und Säuglingen kann die Leistung nach Nr. 14221 nicht abgerechnet werden.

14222 Eingehende situationsbezogene Anleitung der Bezugs- oder Kontaktperson(en) eines Kleinkindes, Kindes oder Jugendlichen mit psychopathologisch definiertem Krankheitsbild — 90 / 9,39

Obligater Leistungsinhalt

- Anleitung der Bezugs- oder Kontaktperson(en),
- Dauer mindestens 10 Minuten,

Abrechnungsbestimmung je vollendete 10 Minuten

Abrechnungsausschluss
in derselben Sitzung 14220, 30930, 30931, 30932, 30933 und Kapitel 35.1, 35.2
am Behandlungstag 14210, 14211

Aufwand in Min. **Kalkulationszeit:** 10 **Prüfzeit:** 10 **Eignung d. Prüfzeit:** Tages- und Quartalsprofil

GOÄ entsprechend oder ähnlich: Nr. 886 ggf. mit erhöhtem Steigerungssatz

Kommentar: Nur der Arzt, der bei dem Kleinkind, Kind oder Jugendlichen mit psychopathologisch definiertem Krankheitsbild die Leistungen nach den EBM-Nrn. 14200 oder 14201 erbracht hat, kann Nr. 14222 berechnen. Leistungen aus dem Bereich der Psychotherapie sind nicht neben Nr. 14222 berechenbar.

14240 Ärztliche Koordination bei psychiatrischer Betreuung — 198 / 20,66

Obligater Leistungsinhalt

- Ärztliche Koordination
  - intra- und/oder multiprofessioneller, extramuraler komplementärer Versorgungsstrukturen und/oder -instanzen,
  - psycho-, ergo- und/oder sprachtherapeutischer Einrichtungen und/oder multiprofessioneller Teams,
  - der Gruppenarbeit mit Patienten, Angehörigen und Laienhelfern,

Abrechnungsbestimmung einmal im Behandlungsfall

Anmerkung Die Gebührenordnungsposition 14240 kann nur in Quartalen mit persönlichem Arzt-Patienten-Kontakt berechnet werden.

Abrechnungsausschluss im Behandlungsfall 14313, 14314, 21232

Aufwand in Min. **Kalkulationszeit:** 15 **Prüfzeit:** 15 **Eignung d. Prüfzeit:** Nur Quartalsprofil

GOÄ entsprechend oder ähnlich: Analoger Ansatz der Nr. 15 entsprechend GOÄ § 6 (2*).

Kommentar: Die Leistung kann nur bei persönlichem Arzt-Patienten-Kontakt abgerechnet werden.

14310 Funktionelle Entwicklungstherapie (Einzelbehandlung) eines Kleinkindes, Kindes oder Jugendlichen im Rahmen eines kinder- und jugendpsychiatrischen Behandlungskonzeptes bei Ausfallerscheinungen des (Psycho)-Sozialverhaltens und/oder der Ich-Funktion und/oder von Sensorik und Motorik — 87 / 9,08

Obligater Leistungsinhalt

- Einzelbehandlung,
- Dauer mindestens 15 Minuten,

Abrechnungsbestimmung je vollendete 15 Minuten

Abrechnungsausschluss in derselben Sitzung 14220, 14221, 14311, 30930, 30931, 30932, 30933 und Kapitel 30.3, 35.1, 35.2

Aufwand in Min. **Kalkulationszeit:** 2 **Prüfzeit:** 2 **Eignung d. Prüfzeit:** Tages- und Quartalsprofil

GOÄ entsprechend oder ähnlich: Nr. 719

Kommentar: Die im obligaten Leistungsinhalt angegebene Mindestdauer von 15 Minuten gilt nur für die Behandlung und nicht für Ruhezeiten dazwischen.

Nebeneinander können Nr. 14220 und neurophysiologische Übungsbehandlungen sowie Psychotherapie-Leistungen nicht berechnet werden.

14311 **Funktionelle Entwicklungstherapie (Gruppenbehandlung) eines Kleinkindes, Kindes oder Jugendlichen im Rahmen eines kinder- und jugendpsychiatrischen Behandlungskonzeptes bei Ausfallerscheinungen des (Psycho)-Sozialverhaltens und/oder der Ich-Funktion und/oder von Sensorik und Motorik** **41** **4,28**

Obligater Leistungsinhalt
- Gruppenbehandlung mit bis zu 3 Teilnehmern,
- Dauer mindestens 15 Minuten,

Abrechnungsbestimmung je Teilnehmer, je vollendete 15 Minuten

Abrechnungsausschluss in derselben Sitzung 14220, 14221, 14310, 30930, 30931, 30932, 30933 und Kapitel 30.3, 35.1, 35.2

Aufwand in Min. **Kalkulationszeit:** 1 **Prüfzeit:** 1 **Eignung d. Prüfzeit:** Tages- und Quartalsprofil

GOÄ entsprechend oder ähnlich: Nr. 719

14312 **Untersuchung und Beurteilung der funktionellen Entwicklung eines Neugeborenen, Säuglings, Kleinkindes oder Kindes bis zum vollendeten 6. Lebensjahr** **170** **17,74**

Obligater Leistungsinhalt
- Untersuchung von mindestens 4 Funktionsbereichen (Grobmotorik, Handfunktion, geistige Entwicklung, Perzeption, Sprache, Sozialverhalten oder Selbständigkeit) nach standardisierten Verfahren,

Abrechnungsbestimmung je Sitzung

Aufwand in Min. **Kalkulationszeit:** 18 **Prüfzeit:** 14 **Eignung d. Prüfzeit:** Tages- und Quartalsprofil

GOÄ entsprechend oder ähnlich: Nr. 715

Kommentar: Nach **Wezel/Liebold** kann mit dieser Leistung auch eine Untersuchung mittels **Denverskalen** (Erfassung von: Grobmotorik, Sprache, Feinmotorik-Adaptation, Sozialkontakten) abgerechnet werden.

14313 **Zusatzpauschale kontinuierliche Mitbetreuung eines Patienten mit einer psychiatrischen Erkrankung in der häuslichen und/oder familiären Umgebung** **375** **39,14**

Obligater Leistungsinhalt
- Kontinuierliche Mitbetreuung eines in der familiären und/oder häuslichen Umgebung versorgten Patienten mit einer kinder- und jugendpsychiatrischen Erkrankung,
- Mindestens 2 Arzt-Patienten-Kontakte im Behandlungsfall,

Fakultativer Leistungsinhalt
- Erstellung eines Behandlungsplans unter Einbeziehung der Bezugsperson(en),

Abrechnungsbestimmung einmal im Behandlungsfall

Anmerkung Die Gebührenordnungsposition 14313 ist nur bei mindestens einer der im folgenden genannten Erkrankungen berechnungsfähig: F07.0 Organische Hirnstörung mit Verhaltensstörung, Schizophrenie, schizotype und wahnhafte Störungen, F10.- bis F16.- Störungen durch Alkohol, Opioide, Cannabinoide, Sedativa oder Hypnotika, Kokain, Stimulanzien, Halluzinogene (inkl. bei Substitutions- und Aversivbehandlung), F20 bis F29, F30, F31.2, F31.4, F31.5, F32.2, F32.3, F33.3, F34.1, F41.1 generalisierte Angststörungen, F42.1/42.2 schwere Zwangsrituale, F50.0 Anorexia nervosa, F71.8 Verhaltensstörung bei mittelgradiger Intelligenzminderung, F72.1 Schwere Intelligenzminderung mit deutlicher Verhaltensstörung, F73.1 Schwerste Intelligenzminderung mit deutlicher Verhaltensstörung, F79.1 Schwachsinn mit deutlicher Verhaltensstörung, F84-F84.4 tiefgreifende Entwicklungsstörungen einschließlich Autismus, F90.1 schwere hyperkinetische Störung mit Störung des Sozialverhaltens, F93.1 phobische emotionale Störungen des Kindesalters (Schulphobien), F94.0 elektiver Mutismus, F95.2 Tourette-Syndrom, F98.4 stereotype Bewegungsstörungen.

Abrechnungsausschluss
im Behandlungsfall 14240, 14314
in derselben Sitzung 14220

Bericht: Bericht (Nr. 01600) oder Brief (Nr. 01601) an Hausarzt (HA) – ggf. Porto nach Nrn. 40120, 40122, 40124 und 40126 – bei Überweisung von Facharzt an Facharzt – Bericht/Brief oder Befundkopie (Nr. 01602) an HA

Aufwand in Min. **Kalkulationszeit:** 45 **Prüfzeit:** 37 **Eignung d. Prüfzeit:** Nur Quartalsprofil

GOÄ entsprechend oder ähnlich: Analoger Ansatz der Nr. 15 entsprechend GOÄ § 6 (2*).

14314 Zusatzpauschale kontinuierliche Mitbetreuung eines Patienten mit einer psychiatrischen Erkrankung in beschützenden Einrichtungen oder Pflegeheimen **209** 21,81

Obligater Leistungsinhalt
- Kontinuierliche Mitbetreuung eines in beschützenden Einrichtungen oder Pflegeheimen mit Pflegepersonal versorgten Patienten mit einer kinder- und jugendpsychiatrischen Erkrankung,

Fakultativer Leistungsinhalt
- Erstellung eines Behandlungsplans unter Einbeziehung der Bezugsperson(en),

Abrechnungsbestimmung einmal im Behandlungsfall

Anmerkung Die Gebührenordnungsposition 14314 ist nur bei mindestens einer der im folgenden genannten Erkrankungen berechnungsfähig: F07.0 Organische Hirnstörung mit Verhaltensstörung, Schizophrenie, schizotype und wahnhafte Störungen, F10.- bis F16.- Störungen durch Alkohol, Opioide, Cannabinoide, Sedativa oder Hypnotika, Kokain, Stimulanzien, Halluzinogene (inkl. bei Substitutions- und Aversivbehandlung), F20 bis F29, F30, F31.2, F31.4, F31.5, F32.2, F32.3, F33.3, F34.1, F41.1 generalisierte Angststörungen, F42.1/42.2 schwere Zwangsrituale, F50.0 Anorexia nervosa, F71.8 Verhaltensstörung bei mittelgradiger Intelligenzminderung, F72.1 Schwere Intelligenzminderung mit deutlicher Verhaltensstörung, F73.1 Schwerste Intelligenzminderung mit deutlicher Verhaltensstörung, F79.1 Schwachsinn mit deutlicher Verhaltensstörung, F84-F84.4 tiefgreifende Entwicklungsstörungen einschließlich Autismus, F90.1 schwere hyperkinetische Störung mit Störung des Sozialverhaltens, F93.1 phobische emotionale Störungen des Kindesalters (Schulphobien), F94.0 elektiver Mutismus, F95.2 Tourette-Syndrom, F98.4 stereotype Bewegungsstörungen.

Abrechnungsausschluss
in derselben Sitzung 14220
im Behandlungsfall 14240, 14313, 16231, 21231

Bericht: Bericht (Nr. 01600) oder Brief (Nr. 01601) an Hausarzt (HA) – ggf. Porto nach Nrn. 40120, 40122, 40124 und 40126 – bei Überweisung von Facharzt an Facharzt – Bericht/Brief oder Befundkopie (Nr. 01602) an HA

Aufwand in Min. **Kalkulationszeit:** 25 **Prüfzeit:** 19 **Eignung d. Prüfzeit:** Nur Quartalsprofil

GOÄ entsprechend oder ähnlich: Analoger Ansatz der Nr. 15 entsprechend GOÄ § 6 (2*).

Kommentar: Im Gegensatz zur Leistung nach Nr. 14313, kann Nr. 13314 – bei gleichem Leistungsinhalt – nur in beschützenden Einrichtungen oder Pflegeheimen erbracht werden.

14320 Elektroenzephalographische Untersuchung **251** 26,19

Obligater Leistungsinhalt
- Ableitungsdauer mindestens 20 Minuten,
- Aufzeichnungsdauer mindestens 20 Minuten,
- Auswertung,
- Übergangswiderstandsmessung

Fakultativer Leistungsinhalt
- Provokation(en)

Anmerkung Die für die Gebührenordnungsposition 14320 erforderliche Berichtspflicht ist erfüllt, wenn sie einmal im Behandlungsfall erfolgt ist.

Abrechnungsausschluss in derselben Sitzung 04434, 04435, 14321, 16310, 16311, 21310, 21311, 30900, 30901

Bericht: mind. Befundkopie (Nr. 01602) an Hausarzt

Aufwand in Min. **Kalkulationszeit:** 15 **Prüfzeit:** 12 **Eignung d. Prüfzeit:** Tages- und Quartalsprofil
GOÄ entsprechend oder ähnlich: Nr. 827
Kommentar: Bei einer Ableitungsdauer von mind. 120 Minuten ist Nr. 14321 abzurechnen.

14321 Langzeitelektroenzephalographische (Schlaf-)Untersuchung — 548 / 57,19

Obligater Leistungsinhalt
- Ableitungsdauer mindestens 2 Stunden,
- Aufzeichnung,
- Auswertung

Fakultativer Leistungsinhalt
- Provokation(en),
- Polygraphie

Abrechnungsausschluss in derselben Sitzung 04434, 04435, 14320, 16310, 16311, 21310, 21311, 30900, 30901

Bericht: mind. Befundkopie (Nr. 01602) an Hausarzt
Aufwand in Min. **Kalkulationszeit:** 50 **Prüfzeit:** 38 **Eignung d. Prüfzeit:** Tages- und Quartalsprofil
GOÄ entsprechend oder ähnlich: Nrn. 827, 827a

14330 Elektronystagmo-/Okulographie, Blinkreflexprüfung — 126 / 13,15

Obligater Leistungsinhalt
- Elektronystagmo-/Okulographie

und/oder
- Blinkreflexprüfung,
- Ein- und/oder beidseitig,

Abrechnungsbestimmung einmal im Behandlungsfall

Abrechnungsausschluss im Behandlungsfall 04439, 16320, 21320

Aufwand in Min. **Kalkulationszeit:** 10 **Prüfzeit:** 8 **Eignung d. Prüfzeit:** Nur Quartalsprofil
GOÄ entsprechend oder ähnlich: Nr. 1413

14331* Neurophysiologische Untersuchung (SEP, VEP, AEP, MEP) — 263 / 27,45

Obligater Leistungsinhalt
- Bestimmung somatosensibel evozierter Potentiale

und/oder
- Bestimmung visuell evozierter Potentiale

und/oder
- Bestimmung akustisch evozierter Potentiale

und/oder
- Bestimmung magnetisch evozierter Potentiale,
- Beidseitig,

Abrechnungsbestimmung je Sitzung

Anmerkung Die Gebührenordnungsposition 14331 ist im Behandlungsfall höchstens zweimal berechnungsfähig.

Abrechnungsausschluss
in derselben Sitzung 04436, 16321, 21321
am Behandlungstag 01705, 01706

Bericht: mind. Befundkopie (Nr. 01602) an Hausarzt
Aufwand in Min. **Kalkulationszeit:** 21 **Prüfzeit:** 16 **Eignung d. Prüfzeit:** Nur Quartalsprofil
GOÄ entsprechend oder ähnlich: Nr. 828
Kommentar: Auch wenn mehrere unterschiedliche evozierte Potentiale untersucht werden, kann die Leistung im Behandlungsfall = Quartalsfall nur 2x berechnet werden. Die neben den evozierten Potentialen durchgeführte Ableitung eines EEGs kann nach den Nrn. 14320 oder 14321 zusätzlich abgerechnet werden.

15 Gebührenordnungspositionen der Mund-, Kiefer- und Gesichtschirurgie

15.1 Präambel

1. Die in diesem Kapitel aufgeführten Gebührenordnungspositionen können ausschließlich von Fachärzten für Mund-, Kiefer- und Gesichtschirurgie berechnet werden.

2. Ausser den in diesem Kapitel genannten Gebührenordnungspositionen sind von den in der Präambel genannten Vertragsärzten – unbeschadet der Regelungen gemäß I-5 und I-6.2 der Allgemeinen Bestimmungen – zusätzlich nachfolgende Gebührenordnungspositionen berechnungsfähig: 01100 bis 01102, 01210, 01212, 01214 bis 01222, 01320, 01321, 01410 bis 01416, 01418, 01420, 01425, 01426, 01430, 01435, 01436, 01440, 01510 bis 01512, 01600 bis 01602, 01610 bis 01612, 01620 bis 01623, 01783, 01800, 01802 bis 01811, 02100, 02101, 02110 bis 02112, 02120, 02200, 02300 bis 02302, 02310, 02320, 02323, 02330, 02340, 02341, 02343, 02350, 02360, 02500 und 02510 bis 02512.

3. Ausser den in diesem Kapitel genannten Gebührenordnungspositionen sind bei Vorliegen der entsprechenden Qualifikationsvoraussetzungen von den in der Präambel genannten Vertragsärzten – unbeschadet der Regelungen gemäß I-5 und I-6.2 der Allgemeinen Bestimmungen – zusätzlich nachfolgende Gebührenordnungspositionen berechnungsfähig: 30400 bis 30402, 30410, 30411, 30420, 30421, 30800 und 36884, Gebührenordnungspositionen der Abschnitte IV-30.1, IV-30.2, IV-30.3, IV-30.7.1, IV-30.7.2, IV-30.12, IV-31.2, IV-31.3, IV-31.4.3, IV-31.5, IV-31.6, IV-36.2, IV-36.3, IV-36.5 und IV-36.6.2 sowie Gebührenordnungspositionen der Kapitel IV-32, IV-33, IV-34 und IV-35.

4. Bei der Berechnung der zusätzlichen Gebührenordnungspositionen in den Nummern 2 und 3 sind die Maßnahmen zur Qualitätssicherung gemäß § 135 Abs. 2 SGB V, die berufsrechtliche Verpflichtung zur grundsätzlichen Beschränkung auf das jeweilige Gebiet sowie die Richtlinien des Gemeinsamen Bundesausschusses zu beachten.

5. Werden die in den Grundpauschalen enthaltenen Leistungen entsprechend den Gebührenordnungspositionen 01600 und 01601 erbracht, sind für die Versendung bzw. den Transport die Kostenpauschalen nach den Nrn. 40120, 40122, 40124 und 40126 berechnungsfähig.

Kommentar:

Alle Gebührenordnungspositionen des Kapitels 15 – also die Leistungen nach den Nrn. 15210 bis 15345 – können grundsätzlich (s. Kommentierung zu Kapitel I, Abschnitt 1.5) nur von Fachärzten für Mund- Kiefer- und Gesichtschirurgie abgerechnet werden.

Zusätzlich zu den Gebührenordnungspositionen dieses Kapitels sind für oben genannten Vertragsärzte abrechnungsfähig, sofern die übrigen Abrechnungsvoraussetzungen des EBM gegeben sind:

- die nachfolgenden Gebührenordnungspositionen des Abschnitts II (arztgruppenübergreifende allgemeine Leistungen):
  - Nrn. 01100 bis 01102 Unvorhergesehene Inanspruchnahme,
  - Nr. 01210 Notfallpauschale im organisierten Not(fall)dienst,
  - Nr. 01212 Notfallpauschale im organisierten Not(fall)dienst,
  - Nr. 01214 bis 01222 Notfallkonsultationspauschale im organisierten Not(fall)dienst, Zusatzpauschale für die Besuchsbereitschaft im Notfall bez. organisierten Not(fall)dienst, Reanimationskomplex
  - Nrn. 01320, 01321 Grundpauschale für ermächtigte Ärzte, Krankenhäuser bzw. Institute,
  - Nrn. 01410 bis 01416 Besuche, Visite, Begleitung eines Kranken beim Transport,
  - Nr. 01418 Besuch im organisierten Not(fall)dienst,
  - Nr. 01420 Überprüfung und Koordination häuslicher Krankenpflege,
  - Nrn. 01425, 01426 Verordnung spezialisierter ambulanter Palliativversorgung,
  - Nr. 01430 Verwaltungskomplex,
  - Nr. 01435 Telefonische Beratung,
  - Nr. 01436 Konsultationspauschale,
  - Nr. 01440 Verweilen außerhalb der Praxis
  - Nr. 01510 bis 01512 Zusatzpauschale für Beobachtung und Betreuung
  - Nrn. 01600 bis 01602 Ärztlicher Bericht/Brief,
  - Nrn. 01610 bis 01612 Bescheinigung, Reha-Verordnung, Konsiliarbericht vor Aufnahme in die Psychiatrie

- Nrn. 01620 bis 01623 Bescheinigung, Krankheitsbericht, Kurplan, Kurvorschlag,
- Nr. 01783 Alpha-1-Feto-Protein
- Nrn. 01800, 01802 bis 01811 Röteln, Blutgruppenbestimmung, Antikörpernachweis
- Nr. 02100 Infusion
- Nr. 02101 Infusionstherapie
- Nr. 02110 bis 02112 Transfusion, Reinfusion
- Nr. 02120 Erstprogrammierung Medikamentenpumpe
- Nr. 02200 Tuberkulintestung
- Nrn. 02300 bis 02302 Kleinchirurgischer Eingriff,
- Nr. 02310 Behandlung sek. heilender Wunden, Dekubitalulcus,
- Nr. 02320 Einführung Magenverweilsonde
- Nr. 02323 transurethraler Dauerkatheter
- Nr. 02330 Arterienpunktion
- Nr. 02340, 02341 Punktion
- Nr. 02343 Pleuradrainage
- Nr. 02350 Fixierender Verband
- Nr. 02360 Behandlung mit Lokalanästhetika
- Nr. 02500 Einzelinhalationen
- Nrn. 02510 bis 02512 Wärme- u. Elektrotherapie, Elektrostimulation

• sowie die folgenden Gebührenordnungspositionen des Abschnitts IV (arztgruppenübergreifende spezielle Leistungen):
  - Nrn. 30400 bis 30402 Massage-, Kompressions- oder Unterwassertherapie,
  - Nrn. 30410, 30411 Atemgymnastik,
  - Nrn. 30420, 30421 Krankengymnastik,
  - Nr. 30800 Soziotherapie – Hinzuziehen eines Leistungserbringers,
  - Nr. 36884 Blutgase, Säure-Basen-Status
• Gebührenordnungspositionen der Abschnitte
  - 30.1 Allergologie
  - 30.2 Chirotherapie
  - 30.3 Neurophysiologische Übungsbehandlung
  - 30.7.1, 30.7.2 Schmerztherapie
  - 30.12 Diagnostik und Therapie bei MRSA
  - 31.2 Ambulante Operationen
  - 31.3 Postoperative Überwachungskomplexe
  - 31.4.3 Postoperative Behandlungskomplexe im Fachärztlichen Versorgungsbereich
  - 31.5 Anästhesien im Zusammenhang mit ambulanten Operationen
  - 31.6 Orthopädisch-chirurgisch konservative Gebührenordnungspositionen
  - 36.2 Belegärztliche Operationen
  - 36.3 Postoperativer Überwachungskomplex nach belegärztlichen Operationen
  - 36.5 Anästhesien im Zusammenhang mit belegärztlichen Operationen
  - 36.6.2 Konservativ-belegärztliche Strukturpauschalen
• Gebührenordnungspositionen der Kapitel
  - 32 Labor
  - 33 Ultraschalldiagnostik
  - 34 Radiologie, CT, NMR
  - 35 Psychotherapie

Wichtig ist, dass auch für die nach der obigen Regelung zusätzlich abrechnungsfähigen Leistungen immer auch die Abrechnungsvoraussetzungen und -ausschlüsse beachtet werden müssen, die im EBM für die Abrechnung der jeweiligen Leistung genannt sind.

Generell gilt, dass die übrigen Bestimmungen des EBM sowie die Maßnahmen zur Qualitätssicherung sowie die berufsrechtlichen Fachgebietsbeschränkungen zu beachten sind. Insbesondere sollte geprüft werden, ob zur Erbringung und Abrechnung bestimmter Leistungen eine Genehmigung erforderlich ist und welche Voraussetzungen hierfür nachgewiesen werden müssen.

Werden Leistungen nach den Gebührenordnungspositionen 01600, 01601, 01610 und 01612 (Bericht, Brief, Bescheinigung) erbracht, können auch dann, wenn die Leistung nicht gesondert berechnungsfähig sein sollte, da sie in der Grundpauschale enthalten ist, für Versendung und Transport die Kostenpauschalen nach den Nrn. 40120, 40122, 40124 oder 40126 abgerechnet werden.

15.2 Mund-, Kiefer- und Gesichtschirurgische Grundpauschalen

Grundpauschale

Obligater Leistungsinhalt
- Persönlicher Arzt-Patienten-Kontakt,

Fakultativer Leistungsinhalt
- Weitere persönliche oder andere Arzt-Patienten-Kontakte gemäß I-4.3.1 der Allgemeinen Bestimmungen,
- Ärztlicher Bericht entsprechend der Gebührenordnungsposition 01600,
- Individueller Arztbrief entsprechend der Gebührenordnungsposition 01601,
- In Anhang VI-1 aufgeführte Leistungen,

Abrechnungsbestimmung einmal im Behandlungsfall

15210 für Versicherte bis zum vollendeten 5. Lebensjahr **124** **12,94**

Abrechnungsbestimmung einmal im Behandlungsfall

Abrechnungsausschluss
im Behandlungsfall 01600, 01601
in derselben Sitzung 01436

Aufwand in Min. **Kalkulationszeit:** 14 **Prüfzeit:** 10 **Eignung d. Prüfzeit:** Nur Quartalsprofil

GOÄ entsprechend oder ähnlich: Leistungskomplex in der GOÄ nicht vorhanden, daher Abrechnung der einzelnen erbrachten GOÄ-Leistung(en).

Kommentar: Die Pauschale ist nur einmal im Behandlungsfall bzw. bei arztgruppenübergreifender Behandlung nur einmal im Arztfall berechenbar.

Wird in demselben Quartal eine kurativ-ambulante und eine kurativ-stationäre (belegärztliche Behandlung) durchgeführt, ist die Grundpauschale je einmal berechnungsfähig. Es ist aber von der Punktzahl der zweiten zur Abrechnung kommenden Grundpauschale ein Abschlag von 50 % vorzunehmen.

15211 für Versicherte ab Beginn des 6. bis zum vollendeten 59. Lebensjahr **110** **11,48**

Abrechnungsbestimmung Siehe Nr. 15210.

Aufwand in Min. **Kalkulationszeit:** 12 **Prüfzeit:** 7 **Eignung d. Prüfzeit:** Nur Quartalsprofil

GOÄ entsprechend oder ähnlich: Leistungskomplex in der GOÄ nicht vorhanden, daher Abrechnung der einzelnen erbrachten GOÄ-Leistung(en).

15212 für Versicherte ab Beginn des 60. Lebensjahres **103** **10,75**

Abrechnungsbestimmung Siehe Nr. 15210.

Aufwand in Min. **Kalkulationszeit:** 12 **Prüfzeit:** 9 **Eignung d. Prüfzeit:** Nur Quartalsprofil

GOÄ entsprechend oder ähnlich: Leistungskomplex in der GOÄ nicht vorhanden, daher Abrechnung der einzelnen erbrachten GOÄ-Leistung(en).

15.3 Diagnostische und therapeutische Gebührenordnungspositionen

15310* Zusatzpauschale Behandlung von Patienten mit Myoarthropathien der Kiefergelenke **62** **6,47**

Obligater Leistungsinhalt
- Behandlung von Patienten mit Myoarthropathien der Kiefergelenke,
- Bissregistrierung,

Fakultativer Leistungsinhalt
- Manuelle Therapie,

Abrechnungsbestimmung einmal im Behandlungsfall

Abrechnungsausschluss in derselben Sitzung 02300, 02301, 02302, 15321, 15322, 15323

Aufwand in Min. **Kalkulationszeit:** 5 **Prüfzeit:** 5 **Eignung d. Prüfzeit:** Nur Quartalsprofil

GOÄ entsprechend oder ähnlich: Leistung in der GOÄ nicht vorhanden – siehe GOZ.

Kommentar: Erforderliche Situationsmodelle nach Nr. 15311 können zusätzlich berechnet werden.

15311* Situationsmodell(e) **46** **4,8**

Obligater Leistungsinhalt
- Abformung eines und/oder beider Kiefer für Situationsmodelle,
- Bissregistrierung

Abrechnungsausschluss in derselben Sitzung 15323

Aufwand in Min. **Kalkulationszeit:** 5 **Prüfzeit:** 5 **Eignung d. Prüfzeit:** Tages- und Quartalsprofil

GOÄ entsprechend oder ähnlich: Leistung in der GOÄ nicht vorhanden – siehe GOZ

Kommentar: Materialkosten für den Abdruck können berechnet werden. **Wezel/Liebold** rät in seinem Kommentar, dass „...der Einfachheit halber jeweils die Pauschbeträge angesetzt werden, die für die Zahnärzte im Rahmen der zahnärztlichen Gebührenordnung (Bema bzw. Gebührentarif B für Ersatzkassen) vereinbart sind.“

15321* Kleinchirurgischer Eingriff im Mund-Kiefer-Gesichts-Bereich I **97** **10,12**

Obligater Leistungsinhalt
- Operativer Eingriff mit einer Dauer bis zu 5 Minuten im Mund-Kiefer-Gesichts-Bereich und/oder
- Extraktion von bis zu zwei einwurzeligen oder eines mehrwurzeligen Zahnes,

Abrechnungsbestimmung einmal am Behandlungstag

Anmerkung Die Gebührenordnungspositionen 15321 bis 15323 sind bei Patienten mit mehreren offenen Wunden (ICD-10-GM: T01.-) mehrfach in einer Sitzung – auch nebeneinander, jedoch insgesamt höchstens fünfmal je Behandlungstag – berechnungsfähig.
Die Gebührenordnungsposition 15321 ist bei Neugeborenen, Säuglingen, Kleinkindern und Kindern bis zum vollendeten 12. Lebensjahr nach der Gebührenordnungsposition 31221 oder 36221 berechnungsfähig, sofern der Eingriff in Narkose erfolgt. Die Voraussetzungen gemäß § 115b SGB V müssen dabei nicht erfüllt sein, sofern die Eingriffe nicht im Katalog zum Vertrag nach § 115b SGB V genannt sind. In diesen Fällen ist die postoperative Behandlung nach den Gebührenordnungspositionen IV-31.2.1 Nr. 8 bzw. Präambel IV-36.2.1 Nr. 4 benannten Einschränkungen entfallen in diesen Fällen, es gelten die Abrechnungsausschlüsse der Gebührenordnungsposition 15321 entsprechend.
Lokalanästhesien und Leitungsanästhesien sind, soweit erforderlich, Bestandteil der Gebührenordnungsposition 15321.

Abrechnungsausschluss
in derselben Sitzung 02300, 02301, 02302, 02360, 15310, 15322, 15323
im Zeitraum von 21 Tagen nach Erbringung einer Leistung des Abschnitts 31.2 und Kapitel 31.4.2 und 31.4.3

Aufwand in Min. **Kalkulationszeit:** 4 **Prüfzeit:** 4 **Eignung d. Prüfzeit:** Tages- und Quartalsprofil

GOÄ entsprechend oder ähnlich: Leistung in der GOÄ nicht vorhanden – siehe GOZ. Nach GOÄ Abrechnung der erbrachten Einzelleistungen.

Kommentar: Unter „kleinen operativen Eingriffen I" werden Eingriffe im Bereich der MKG-Chirurgie zusammengefasst, die in der Regel nur einer Oberflächen-, Lokal- oder Leitungsanästhesie bedürfen.

Erfolgt der Eingriff zum Beispiel bei Neugeborenen und Kindern bis zum vollendeten 12. Lebensjahr in Narkose, so ist dafür die Nr. 31221 oder 36221 abzurechnen.

Bei Patienten mit den Diagnosen Nävuszellnävussyndrom und/oder mehreren offenen Wunden sind die Leistungen nach Nrn. 15321 – 15323 mehrfach in einer Sitzung – höchstens 5x je Behandlungstag – berechnungsfähig.

15322* Kleinchirurgischer Eingriff II im Mund-Kiefer-Gesichts-Bereich und/oder primäre Wundversorgung im Mund-Kiefer-Gesichts-Bereich **161** **16,8**

Obligater Leistungsinhalt

- Primäre Wundversorgung

und/oder

- Operative Blutstillung einer konservativ unstillbaren Blutung im Mund-Kiefer-Bereich

und/oder

- Extraktion von 3 oder 4 einwurzeligen oder 2 mehrwurzeligen Zähnen

und/oder

- Entfernung festsitzender Fremdkörper aus dem Mund-Kiefer-Gesichts-Bereich

und/oder

- Transorale Eröffnung eines dentogenen, submucösen Abszesses ohne Eröffnung einer Körperhöhle (auch Furunkel/Karbunkel) im Mund-Kiefer-Gesichts-Bereich

und/oder

- Probeexzision aus der Zunge und/oder aus der Mundhöhle

und/oder

- Punktion einer Kieferhöhle

und/oder

- Extirpation von Kieferzysten durch Präparation von der Alveole aus

und/oder

- Reposition eines Zahnes

und/oder

- Wurzelspitzenresektion im Frontzahnbereich,

Abrechnungsbestimmung einmal am Behandlungstag

Anmerkung Die Gebührenordnungspositionen 15321 bis 15323 sind bei Patienten mit mehreren offenen Wunden (ICD-10-GM: T01.-) mehrfach in einer Sitzung – auch nebeneinander, jedoch insgesamt höchstens fünfmal am Behandlungstag – berechnungsfähig.

Die Gebührenordnungsposition 15322 ist bei Neugeborenen, Säuglingen, Kleinkindern und Kindern bis zum vollendeten 12. Lebensjahr nach der Gebührenordnungsposition 31221 oder 36221 berechnungsfähig, sofern der Eingriff in Narkose erfolgt. Die Voraussetzungen gemäß § 115b SGB V müssen dabei nicht erfüllt sein, sofern die Eingriffe nicht im Katalog zum Vertrag nach § 115b SGB V genannt sind. In diesen Fällen ist die postoperative Behandlung nach den Gebührenordnungspositionen IV-31.2.1 Nr. 8 bzw. Präambel IV-36.2.1 Nr. 4 benannten Einschränkungen entfallen in diesen Fällen, es gelten die Abrechnungsausschlüsse der Gebührenordnungsposition 15322 entsprechend.

Lokalanästhesien und Leitungsanästhesien sind, soweit erforderlich, Bestandteil der Gebührenordnungsposition 15322.

Abrechnungsausschluss

im Zeitraum von 21 Tagen nach Erbringung einer Leistung des Abschnitts 31.2 und Kapitel 31.4.2 und 31.4.3

in derselben Sitzung 02300, 02301, 02302, 02360, 15310, 15321, 15323

Aufwand in Min. **Kalkulationszeit:** 10 **Prüfzeit:** 9 **Eignung d. Prüfzeit:** Tages- und Quartalsprofil

GOÄ entsprechend oder ähnlich: Leistung in der GOÄ nicht vorhanden – siehe GOZ. Nach GOÄ Abrechnung der erbrachten Einzelleistungen.

Kommentar: Werden mehrere der genannten Eingriffe an einem Behandlungstag ausgeführt, ist die Nr. 15322 nur einmal berechnungsfähig. Erforderliche unterschiedliche Eingriffe an verschiedenen Behandlungstagen können jeweils einzeln mit der Nr. 15322 abgerechnet werden.

Bei Patienten mit den Diagnosen Nävuszellnävussyndrom und/oder mehreren offenen Wunden sind die Leistungen nach Nrn. 15321 – 15323 mehrfach in einer Sitzung – höchstens 5x je Behandlungstag – berechnungsfähig.

15323* **Kleinchirurgischer Eingriff III im Mund-Kiefer-Gesichts-Bereich und/oder primäre Wundversorgung bei Säuglingen, Kleinkindern und Kindern im Mund-Kiefer-Gesichts-Bereich** **294** **30,68**

Obligater Leistungsinhalt

- Primäre Wundversorgung bei Säuglingen, Kleinkindern und Kindern bis zum vollendeten 12. Lebensjahr im Mund-Kiefer-Gesichts-Bereich

und/oder

- Eröffnung eines subperiostalen oder tiefen Abszesses im Mund-Kiefer-Gesichts-Bereich, ggf. auch von extraoral

und/oder

- Entfernung eines tief zerstörten Zahnes auch durch Osteotomie

und/oder

- Resektion einer Wurzelspitze an einem Seitenzahn

und/oder

- Lippen- oder Zungenbandplastik oder Gingivektomie von bis zu vier Zähnen

und/oder

- Knochenresektion am Alveolarfortsatz zur Formung eines Prothesenlagers im Frontzahnbereich oder in einer Kieferhälfte

und/oder

- Reimplantation eines Zahnes

und/oder

- Manuelle Reposition eines zahntragenden Bruchstückes des Alveolarfortsatzes,

Abrechnungsbestimmung einmal am Behandlungstag

Anmerkung Die Gebührenordnungspositionen 15321 bis 15323 sind bei Patienten mit mehreren offenen Wunden (ICD-10-GM: T01.-) mehrfach in einer Sitzung – auch nebeneinander, jedoch insgesamt höchstens fünfmal am Behandlungstag – berechnungsfähig.
Die Gebührenordnungsposition 15323 ist bei Neugeborenen, Säuglingen, Kleinkindern und Kindern bis zum vollendeten 12. Lebensjahr nach der Gebührenordnungsposition 31221 oder 36221 berechnungsfähig, sofern der Eingriff in Narkose erfolgt. Die Voraussetzungen gemäß § 115b SGB V müssen dabei nicht erfüllt sein, sofern die Eingriffe nicht im Katalog zum Vertrag nach § 115b SGB V genannt sind. In diesen Fällen ist die postoperative Behandlung nach den Gebührenordnungspositionen des Abschnitts IV-31.2.1 Nr. 8 bzw. Präambel IV-36.2.1 Nr. 4 benannten Einschränkungen entfallen in diesen Fällen, es gelten die Abrechnungsausschlüsse der Gebührenordnungsposition 15323 entsprechend.
Lokalanästhesien und Leitungsanästhesien sind, soweit erforderlich, Bestandteil der Gebührenordnungsposition 15323.

Abrechnungsausschluss

im Zeitraum von 21 Tagen nach Erbringung einer Leistung des Abschnitts 31.2 und Kapitel 31.4.2 und 31.4.3

in derselben Sitzung 02300, 02301, 02302, 02310, 02360, 15310, 15311, 15321, 15322

Aufwand in Min. **Kalkulationszeit:** 15 **Prüfzeit:** 13 **Eignung d. Prüfzeit:** Tages- und Quartalsprofil

GOÄ entsprechend oder ähnlich: Leistungskomplex in der GOÄ nicht so vorhanden. Abrechnung der einzelnen erbrachten GOÄ-Leistung(en) siehe GOZ.

Kommentar: Bei Patienten mit den Diagnosen Nävuszellnävussyndrom und/oder mehreren offenen Wunden sind die Leistungen nach Nrn. 15321 – 15323 mehrfach in einer Sitzung – höchstens 5x je Behandlungstag – berechnungsfähig.

15324* **Zuschlag zu den Gebührenordnungspositionen 15321 bis 15323 für die zusätzliche Wurzelkanalbehandlung** **133** **13,88**

Obligater Leistungsinhalt
- Wurzelkanalaufarbeitung

und/oder
- Wurzelkanalfüllung

Anmerkung Die Gebührenordnungsposition kann je behandeltem Wurzelkanal einmalig berechnet werden.

Abrechnungsausschluss im Zeitraum von 21 Tagen nach Erbringung einer Leistung des Abschnitts 31.2 und Kapitel 31.4.3

Aufwand in Min. **Kalkulationszeit:** 5 **Prüfzeit:** 5 **Eignung d. Prüfzeit:** Nur Quartalsprofil

GOÄ entsprechend oder ähnlich: Leistungskomplex in der GOÄ nicht vorhanden – siehe GOZ. Abrechnung der einzelnen erbrachten GOÄ-Leistung(en)

15345* Zusatzpauschale Behandlung und/oder Betreuung eines Patienten mit einer gesicherten onkologischen Erkrankung bei laufender onkologischer Therapie oder Betreuung im Rahmen der Nachsorge — 191 / 19,93

Obligater Leistungsinhalt
- Behandlung und/oder Betreuung eines Patienten mit einer laboratoriumsmedizinisch oder histologisch/zytologisch gesicherten onkologischen Erkrankung,
- Fortlaufende Beratung zum Umgang mit der onkologischen Erkrankung,
- Verlaufskontrolle und Dokumentation des Therapieerfolges,
- Erstellung, Überprüfung und Anpassung eines die onkologische Erkrankung begleitenden spezifischen Therapiekonzeptes unter Berücksichtigung individueller Faktoren,
- Kontrolle und/oder Behandlung ggf. auftretender therapiebedingter Nebenwirkungen,
- Planung und Koordination der komplementären Arznei-, Heil- und Hilfsmittelversorgung unter besonderer Berücksichtigung der gesicherten onkologischen Erkrankung,

Fakultativer Leistungsinhalt
- Anleitung und Führung der Bezugs- und Betreuungsperson(en),
- Fortlaufende Überprüfung des häuslichen, familiären und sozialen Umfelds im Hinblick auf die Grunderkrankung,
- Konsiliarische Erörterung/Fachliche Beratung und regelmäßiger Informationsaustausch mit dem onkologisch verantwortlichen Arzt sowie mit weiteren mitbehandelnden Ärzten,
- Überprüfung und Koordination supportiver Maßnahmen,
- Einleitung und/oder Koordination der psychosozialen Betreuung des Patienten und seiner Familie und/oder Bezugs- und Betreuungsperson(en),
- Ggf. Hinzuziehung komplementärer Dienste bzw. häuslicher Krankenpflege,

Abrechnungsbestimmung einmal im Behandlungsfall

Anmerkung Die Gebührenordnungsposition 15345 ist nur bei mindestens einer der im Folgenden genannten Erkrankungen berechnungsfähig: Bösartige Neubildungen der Lippe, der Mundhöhle und des Pharynx C00-C14, der Nasenhöhle, des Mittelohres, der Nebenhöhlen und des Larynx C30-C32, der oberen Atmungswege, Teil nicht näher bezeichnet C39.0, Kaposi-Sarkom des Gaumens C46.2, Bösartige Neubildungen des Knochens im Kopf- und Gesichtsbereich C41.0-C41.1, der Haut des Kopf- und Gesichtsbereichs C43.0-C43.4, C44.0-C44.4, des Bindegewebes und sonstiger Weichteile des Kopfes, der peripheren Nerven des Kopfes, des Gesichtes und des Halses C47.0, des Gesichtes und des Halses C49.0, Bösartige Neubildung ungenau bezeichneter Lokalisation des Atmungssystems C39.9 sowie ungenau bezeichneter Lokalisation Kopf, Gesicht und Hals C76.0, Sekundäre und nicht näher bezeichnete bösartige Neubildungen C77-C80. Die Gebührenordnungsposition 15345 ist bei laufender medikamentöser, im Sinne einer systemischen Chemotherapie mit z.B. zytostatischen Substanzen, operativer und/oder strahlentherapeutischer Behandlung und/oder bei Betreuung im Rahmen der Nachsorge bis höchstens 2 Jahre nach Beendigung einer medikamentösen, operativen und/oder strahlentherapeutischen Behandlung eines Patienten mit gesicherter onkologischer Erkrankung berechnungsfähig.

Aufwand in Min. **Kalkulationszeit:** 20 **Prüfzeit:** 18 **Eignung d. Prüfzeit:** Nur Quartalsprofil

GOÄ entsprechend oder ähnlich: Eine onkologische Pauschale ist in der GOÄ nicht vorhanden, daher: Abrechnung der einzelnen erbrachten GOÄ-Leistung(en).

Kommentar: Diese Leistung beschreibt zahlreiche Leistungen die obligat oder fakultativ zu erbringen sind. Berechnungsfähig ist die Leistung nur, wenn mind. eine der folgenden Erkrankungen vorliegt:

- bösartige Neubildungen der Lippe, der Mundhöhle und des Pharynx,
- bösartige Neubildungen der Nasenhöhle, des Mittelohres, der Nebenhöhlen und des Larynx,
- bösartige Neubildungen der oberen Atmungswege, Teil nicht näher bezeichnet,
- Kaposi-Sarkom des Gaumens,
- bösartige Neubildungen des Knochens im Kopf- und Gesichtsbereich,
- bösartige Neubildungen der Haut des Kopf- und Gesichtsbereichs,
- bösartige Neubildungen des Bindegewebes und sonstiger Weichteile des Kopfes, des Gesichtes und des Halses,
- bösartige Neubildung ungenau bezeichneter Lokalisation des Atmungssystems C39.9 sowie ungenau bezeichneter Lokalisation Kopf, Gesicht und Hals,
- sekundäre und nicht näher bezeichnete bösartige Neubildungen.

16 Neurologische und neurochirurgische Gebührenordnungspositionen

16.1 Präambel

1. Die in diesem Kapitel aufgeführten Gebührenordnungspositionen können ausschließlich von
   - Fachärzten für Neurologie,
   - Fachärzten für Nervenheilkunde,
   - Fachärzten für Neurologie und Psychiatrie,
   - Fachärzten für Neurochirurgie

   berechnet werden.
2. Fachärzte für Nervenheilkunde sowie Fachärzte für Neurologie und Psychiatrie berechnen abweichend von Nr. 6 der Allgemeinen Bestimmungen immer die Grundpauschalen nach den Gebührenordnungspositionen 21213 bis 21215. sowie den Zuschlag für die nervenheilkundliche Grundversorgung nach der Gebührenordnungsposition 21225.
3. Außer den in diesem Kapitel genannten Gebührenordnungspositionen sind von den in der Präambel genannten Vertragsärzten – unbeschadet der Regelungen gemäß I-5 und I-6.2 der Allgemeinen Bestimmungen – zusätzlich nachfolgende Gebührenordnungspositionen berechnungsfähig: 01100 bis 01102, 01210, 01212, 01214 bis 01222, 01320, 01321, 01410 bis 01416, 01418, 01420, 01422, 01424, 01425, 01426, 01430, 01435, 01436, 01440, 01510 bis 01512, 01600 bis 01602, 01610 bis 01612, 01620 bis 01623, 01783, 01800, 01802 bis 01811, 01950 bis 01952, 01955, 01956, 02100, 02101, 02110 bis 02112, 02120, 02200, 02300 bis 02302, 02310, 02311, 02320 bis 02323, 02330, 02331, 02340 bis 02343, 02350, 02360, 02500 und 02510 bis 02512.
4. Außer den in diesem Kapitel genannten Gebührenordnungspositionen sind bei Vorliegen der entsprechenden Qualifikationsvoraussetzungen von den in der Präambel genannten Vertragsärzten – unbeschadet der Regelungen gemäß I-5 und I-6.2 der Allgemeinen Bestimmungen – zusätzlich nachfolgende Gebührenordnungspositionen berechnungsfähig: 30400 bis 30402, 30410, 30411, 30420, 30421 und 36884, Gebührenordnungspositionen der Abschnitte IV-30.1, IV-30.2, IV-30.3, IV-30.7, IV-30.8, IV-30.9, IV-30.11, IV-30.12, IV-31.2, IV-31.3, IV-31.4.3, IV-31.5, IV-31.6, IV-36.2, IV-36.3, IV-36.5 und IV-36.6.2 sowie Gebührenordnungspositionen der Kapitel IV-32, IV-33, IV-34 und IV-35.
5. Bei der Berechnung der Gebührenordnungspositionen in den Nummern 3 und 4 sind die Maßnahmen zur Qualitätssicherung gemäß § 135 Abs. 2 SGB V, die berufsrechtliche Verpflichtung zur grundsätzlichen Beschränkung auf das jeweilige Gebiet sowie die Richtlinien des Gemeinsamen Bundesausschusses zu beachten.
6. Die Gebührenordnungsposition 16232 ist nur von Fachärzten für Neurochirurgie berechnungsfähig.
7. Werden die in den Grundpauschalen enthaltenen Leistungen entsprechend den Gebührenordnungspositionen 01600 und 01601 erbracht, sind für die Versendung bzw. den Transport die Kostenpauschalen nach den Nrn. 40120, 40122, 40124 und 40126 berechnungsfähig.

Kommentar:

Alle Gebührenordnungspositionen des Kapitels 16 – also die Leistungen nach den Nrn. 16210 bis 16371 – können grundsätzlich (s. Kommentierung zu Kapitel I, Abschnitt 1.5) nur abgerechnet werden von

- Fachärzten für Neurologie,
- Fachärzten für Nervenheilkunde,
- Fachärzten für Neurologie und Psychiatrie und
- Fachärzten für Neurochirurgie.

Für Fachärzte für Nervenheilkunde sowie Fachärzte für Neurologie und Psychiatrie ist entgegen der Regelung in Abschnitt 6 (6.1) der Allgemeinen Bestimmungen die Höhe der Grundpauschale nicht an den Versorgungsauftrag gekoppelt, sondern für diese Fachärzte gelten generell die Grundpauschalen nach den Nrn. 21213 bis 21215, sowie der Zuschlag nach Nr. 21225.

Ausschließlich den Fachärzten für Neurochirurgie ist die Abrechnung der Nr. 16232 (Diagnostik und/oder Behandlung von Erkrankungen der Wirbelsäule bei Jugendlichen und Erwachsenen) vorbehalten. Die übrigen in Nr. 1 der Präambel genannten Arztgruppen dürfen diese Leistung nicht abrechnen.

Zusätzlich zu den Leistungen dieses Kapitels sind für oben genannten Vertragsärzte abrechnungsfähig, sofern die übrigen Abrechnungsvoraussetzungen des EBM gegeben sind:

- die nachfolgenden Gebührenordnungspositionen des Abschnitts II (arztgruppenübergreifende allgemeine Leistungen):

- Nrn. 01100 bis 01102 Unvorhergesehene Inanspruchnahme,
- Nr. 01210 Notfallpauschale im organisierten Not(fall)dienst,
- Nr. 01212 Notfallpauschale im organisierten Not(fall)dienst,
- Nr. 01214 bis 01222 Notfallkonsultationspauschale im organisierten Not(fall)dienst, Zusatzpauschale für die Besuchsbereitschaft im Notfall bez. organisierten Not(fall)dienst, Reanimationskomplex
- Nrn. 01320, 01321 Grundpauschale für ermächtigte Ärzte, Krankenhäuser bzw. Institute,
- Nrn. 01410 bis 01416 Besuche, Visite, Begleitung eines Kranken beim Transport,
- Nr. 01418 Besuch im organisierten Not(fall)dienst,
- Nr. 01420 Überprüfung und Koordination häuslicher Krankenpflege,
- Nr. 01422 Erstverordnung zur psychiatrischen häuslichen Krankenpflege,
- Nr. 01424 Folgeverordnung zur psychiatrischen häuslichen Krankenpflege,
- Nrn. 01425, 01426 Verordnung spezialisierter ambulanter Palliativversorgung,
- Nr. 01430 Verwaltungskomplex,
- Nr. 01435 Telefonische Beratung,
- Nr. 01436 Konsultationspauschale,
- Nr. 01440 Verweilen außerhalb der Praxis,
- Nr. 01510 bis 01512 Zusatzpauschale für Beobachtung und Betreuung,
- Nrn. 01600 bis 01602 Ärztlicher Bericht/Brief,
- Nrn. 01610 bis 01612 Bescheinigung, Reha-Verordnung, Konsiliarbericht vor Aufnahme in die Psychiatrie,
- Nrn. 01620 bis 01623 Bescheinigung, Krankheitsbericht, Kurplan, Kurvorschlag,
- Nr. 01783 Alpha-1-Feto-Protein,
- Nrn. 01800, 01802 bis 01813 Röteln, Blutgruppenbestimmung, Antikörpernachweis,
- Nrn. 01950 bis 01952 Substitutionsbehandlung,
- Nrn. 01955, 01956 Diamorphingestützte Behandlung Opiatabhängiger,
- Nr. 02100 Infusion,
- Nr. 02101 Infusionstherapie,
- Nr. 02110 bis 02112 Transfusion, Reinfusion,
- Nr. 02120 Erstprogrammierung Medikamentenpumpe,
- Nr. 02200 Tuberkulintestung,
- Nrn. 02300 bis 02302 Kleinchirurgischer Eingriff,
- Nr. 02310 Behandlung sek. heilender Wunden, Dekubitalulcus,
- Nr. 02311 Diabetischer Fuß,
- Nrn. 02320 bis 02323 Magenverweilsonde, Harnblasenkatheter, transurethraler Dauerkatheter,
- Nr. 02330 Arterienpunktion,
- Nr. 02331 Intraarterielle Injektion,
- Nrn. 02340 bis 02343 Punktion, Lumbalpunktion, Pleuradrainage,
- Nr. 02350 Fixierender Verband,
- Nr. 02360 Behandlung mit Lokalanästhetika,
- Nr. 02500 Einzelinhalationen,
- Nrn. 02510 bis 02512 Wärme- u. Elektrotherapie, Elektrostimulation

• sowie die folgenden Gebührenordnungspositionen des Abschnitts IV (arztgruppenübergreifende spezielle Leistungen):
  - Nrn. 30400 bis 30402 Massage-, Kompressions- oder Unterwassertherapie,
  - Nrn. 30410, 30411 Atemgymnastik,
  - Nrn. 30420, 30421 Krankengymnastik,
  - Nr. 36884 Blutgase, Säure-Basen-Status

• Gebührenordnungspositionen der Abschnitte
  - 30.1 Allergologie
  - 30.2 Chirotherapie
  - 30.3 Neurophysiologische Übungsbehandlung

- 30.7 Schmerztherapie
- 30.8 Soziotherapie
- 30.9 Schlafstörungsdiagnostik
- 30.11 Neuropsychologische Therapie
- 30.12 Diagnostik und Therapie bei MRSA
- 31.2 Ambulante Operationen
- 31.3 Postoperative Überwachungskomplexe
- 31.4.3 Postoperative Behandlungskomplexe im Fachärztlichen Versorgungsbereich
- 31.5 Anästhesien im Zusammenhang mit ambulanten Operationen
- 31.6 Orthopädisch-chirurgisch konservative Gebührenordnungspositionen
- 36.2 Belegärztliche Operationen
- 36.3 Postoperativer Überwachungskomplex nach belegärztlichen Operationen
- 36.5 Anästhesien im Zusammenhang mit belegärztlichen Operationen
- 36.6.2 Konservativ-belegärztliche Strukturpauschalen

• Gebührenordnungspositionen der Kapitel
  - 32 Labor
  - 33 Ultraschalldiagnostik
  - 34 Radiologie, CT, NMR
  - 35 Psychotherapie

Wichtig ist, dass auch für die nach der obigen Regelung zusätzlich abrechnungsfähigen Leistungen immer auch die Abrechnungsvoraussetzungen und -ausschlüsse beachtet werden müssen, die im EBM für die Abrechnung der jeweiligen Leistung genannt sind.

Generell gilt, dass die übrigen Bestimmungen des EBM sowie die Maßnahmen zur Qualitätssicherung sowie die berufsrechtlichen Fachgebietsbeschränkungen zu beachten sind. Insbesondere sollte geprüft werden, ob zur Erbringung und Abrechnung bestimmter Leistungen eine Genehmigung erforderlich ist und welche Voraussetzungen hierfür nachgewiesen werden müssen.

Werden Leistungen nach den Gebührenordnungspositionen 01600, 01601, 01610 und 01612 (Bericht, Brief, Bescheinigung) erbracht, können auch dann, wenn die Leistung nicht gesondert berechnungsfähig sein sollte, da sie in der Grundpauschale enthalten ist, für Versendung und Transport die Kostenpauschalen nach den Nrn. 40120, 40122, 40124 oder 40126 abgerechnet werden.

16.2 Neurologische Grundpauschalen

Grundpauschale

Obligater Leistungsinhalt

- Persönlicher Arzt-Patienten-Kontakt,

Fakultativer Leistungsinhalt

- Weitere persönliche oder andere Arzt-Patienten-Kontakte gemäß I-4.3.1 der Allgemeinen Bestimmungen,
- Ärztlicher Bericht entsprechend der Gebührenordnungsposition 01600,
- Individueller Arztbrief entsprechend der Gebührenordnungsposition 01601,
- Erhebung des vollständigen neurologischen Status, ggf. zusätzlich ergänzende Erhebung des psychiatrischen Status bei neurologischen Fällen,
- Erhebung des vollständigen psychiatrischen Status, ggf. zusätzlich ergänzende Erhebung des neurologischen Status bei psychiatrischen Fällen,
- In Anhang VI-1 aufgeführte Leistungen,

Abrechnungsbestimmung einmal im Behandlungsfall

16210 für Versicherte bis zum vollendeten 5. Lebensjahr **240** **25,05**

Abrechnungsbestimmung einmal im Behandlungsfall

Abrechnungsausschluss
im Behandlungsfall 01600, 01601

in derselben Sitzung 01436

Aufwand in Min. **Kalkulationszeit:** KA **Prüfzeit:** 15 **Eignung d. Prüfzeit:** Nur Quartalsprofil

GOÄ entsprechend oder ähnlich: Leistungskomplex in der GOÄ nicht vorhanden, daher Abrechnung der einzelnen erbrachten GOÄ-Leistung(en).

Kommentar: Die Pauschale ist nur einmal im Behandlungsfall bzw. bei arztgruppenübergreifender Behandlung nur einmal im Arztfall berechenbar.

Wird in demselben Quartal eine kurativ-ambulante und eine kurativ-stationäre (belegärztliche Behandlung) durchgeführt, ist die Grundpauschale je einmal berechnungsfähig. Es ist aber von der Punktzahl der zweiten zur Abrechnung kommenden Grundpauschale ein Abschlag von 50 % vorzunehmen.

16211 für Versicherte ab Beginn des 6. bis zum vollendeten 59. Lebensjahr **228** 23,79

Abrechnungsbestimmung Siehe Nr. 16210.

Aufwand in Min. **Kalkulationszeit:** KA **Prüfzeit:** 16 **Eignung d. Prüfzeit:** Nur Quartalsprofil

GOÄ entsprechend oder ähnlich: Leistungskomplex in der GOÄ nicht vorhanden, daher Abrechnung der einzelnen erbrachten GOÄ-Leistung(en).

16212 für Versicherte ab Beginn des 60. Lebensjahres **230** 24

Abrechnungsbestimmung Siehe Nr. 16210.

Aufwand in Min. **Kalkulationszeit:** KA **Prüfzeit:** 16 **Eignung d. Prüfzeit:** Nur Quartalsprofil

GOÄ entsprechend oder ähnlich: Leistungskomplex in der GOÄ nicht vorhanden, daher Abrechnung der einzelnen erbrachten GOÄ-Leistung(en).

16215 Zuschlag für die neurologische Grundversorgung gemäß Allgemeiner Bestimmung 4.3.8 zu den Gebührenordnungspositionen 16210 bis 16212 **39** 4,07

Abrechnungsbestimmung einmal im Behandlungsfall

Anmerkung Der Zuschlag nach der Gebührenordnungsposition 16215 kann gemäß Allgemeiner Bestimmung 4.3.8 ausschließlich in Behandlungsfällen abgerechnet werden, in denen nur Leistungen der fachärztlichen Grundversorgung gemäß Anhang 3 und/oder regionaler Vereinbarungen erbracht und berechnet werden.

Aufwand in Min. **Kalkulationszeit:** KA **Prüfzeit:** ./. **Eignung d. Prüfzeit:** Keine Eignung

GOÄ entsprechend oder ähnlich: Eine vergleichbare Leistung ist in der GOÄ nicht aufgeführt.

16217 Zuschlag zu der Gebührenordnungsposition 16215 **10** 1,04

Abrechnungsbestimmung einmal im Behandlungsfall

Anmerkung Die Gebührenordnungsposition 16217 wird durch die zuständige Kassenärztliche Vereinigung zugesetzt.

Aufwand in Min. **Kalkulationszeit:** KA **Prüfzeit:** ./. **Eignung d. Prüfzeit:** Keine Eignung

16.3 Diagnostische und therapeutische Gebührenordnungspositionen

16220 Neurologisches Gespräch, neurologische Behandlung, Beratung, Erörterung und/oder Abklärung **90** 9,39

Obligater Leistungsinhalt
- Dauer mindestens 10 Minuten,
- Als Einzelbehandlung,

Fakultativer Leistungsinhalt
- Erhebung neuropsychologischer/verhaltensneurologische Befunde,
- Vertiefte Exploration und differentialdiagnostische Einordnung,
- Syndrombezogene therapeutische Intervention,
- Anleitung von Bezugspersonen,

Abrechnungsbestimmung je vollendete 10 Minuten

Anmerkung Bei der Nebeneinanderberechnung der Gebührenordnungspositionen 16210 bis 16212 oder 21213 bis 21215 und der Gebührenordnungsposition 16220 ist eine Arzt-Patienten-Kontaktzeit von mindestens 20 Minuten Voraussetzung für die Berechnung der Gebührenordnungsposition 16220.
Bei der Nebeneinanderberechung diagnostischer bzw. therapeutischer Gebührenordnungspositionen und der Gebührenordnungsposition 16220 ist eine mindestens 10 Minuten längere Arzt-Patienten- Kontaktzeit als in den entsprechenden Gebührenordnungspositionen angegeben Voraussetzung für die Berechnung der Gebührenordnungsposition 16220.

Abrechnungsausschluss
im Behandlungsfall
in derselben Sitzung 01210, 01214, 01216, 01218, 21220, 21221, 30930, 30931, 30932, 30933 und Kapitel 30.3, 35.1, 35.2

Aufwand in Min. **Kalkulationszeit:** 10 **Prüfzeit:** 10 **Eignung d. Prüfzeit:** Tages- und Quartalsprofil

GOÄ entsprechend oder ähnlich: GOÄ Nr. 3.

Kommentar: Diese Leistung wurde zum 1.7.2010 in den EBM eingeführt. Bisher konnten die Fachgruppen der Nervenärzten und die Fachärzte für Neurologie und Psychiatrie erforderliche neurologische Gespräche mit der EBM Nr. 21222 abrechnen.

Der Fachgruppe der **nur** Neurologen war dies nicht genehmigt, da diese Fachgruppe in der Präambel zum Kapitel 21 Psychiatrische und Psychotherapeutische Gebührenpositionen (Psychiater) nicht aufgeführt

16222 Zuschlag zu der Gebührenordnungsposition 16220 bei Patienten mit schweren neuropsychologischen und verhaltensneurologischen Störungen auf Basis der in der Anmerkung genannten Erkrankungen. **113** **11,79**

Fakultativer Leistungsinhalt
- Erhebung einer/von Fremdanamnese(n),

Abrechnungsbestimmung einmal im Behandlungsfall

Anmerkung Die Gebührenordnungsposition 16222 ist zusätzlich nur berechnungsfähig bei Patienten mit schweren Einschränkungen der Kommunikationsfähigkeit und/oder der kognitiven Fähigkeiten und mindestens einer der im Folgenden genannten Erkrankungen: A81 Atypische Virus-Infektionen des Zentralnervensystems (z.B. Creutzfeldt-Jakob-Krankheit), C71.- bis C72.- Bösartige Neubildungen des Gehirns und des Rückenmarkes, F00.- bis F03.- Demenz, F06.9 Hirnorganisches Syndrom, F07.- Organische Hirnstörung mit Verhaltensstörung, F70.- bis F79.- Intelligenzstörung, G09.- Folgen einer Enzephalomyelitis, G10.- bis G13.- Systematrophien, G20.- Morbus Parkinson, G35.- Multiple Sklerose, G40.- Epilepsie, G61.- Guillain-Barree-Syndrom und chron. inflammatorisch demyelisierende Polyneuritis, G70.- und G71.- Myasthenia gravis, Muskeldystrophien und Myopathien, G80.- bis G82.- Hemi-/Paraparese, Hemi-/Paraplegie, G83.- Diplegie/Monoplegie, G91.- Hydrocephalus, G95.0 bis G95.2 Sonstige Erkrankungen des Rückenmarkes, I60.- bis I69.- Hirnblutungen und Hirninfarkte, M33.- Polymyositis, R47.- Aphasie.

Aufwand in Min. **Kalkulationszeit:** KA **Prüfzeit:** 8 **Eignung d. Prüfzeit:** Tages- und Quartalsprofil

GOÄ entsprechend oder ähnlich: Die Leistung ist in der GOÄ nicht vorhanden. Ggf. GOÄ Nr. 3 mit erhöhtem Steigerungssatz berechnen.

Kommentar: Der erforderliche Aufwand bei Patienten mit den nach der Legende aufgeführten schweren Störungen wird durch den Zuschlag honoriert.

16230 Zusatzpauschale kontinuierliche Mitbetreuung eines Patienten mit einer Erkrankung des zentralen Nervensystems und/oder des peripheren Nervensystems in der häuslichen und/oder familiären Umgebung **375** **39,14**

Obligater Leistungsinhalt
- Kontinuierliche Mitbetreuung eines Patienten mit einer Erkrankung des zentralen Nervensystems und/oder des peripheren Nervensystems in der familiären und/oder häuslichen Umgebung versorgten Patienten mit einer neurologischen Erkrankung,
- Erhebung ergänzender neurologischer Untersuchungsbefunde,

- Einbeziehung sozialer und biographischer Ereignisse,
- Mindestens zwei persönliche Arzt-Patienten-Kontakte im Behandlungsfall,

Fakultativer Leistungsinhalt
- Einleitung und/oder Führung einer Therapie mit Immunsuppressiva oder Immunmodulatoren, Antiepilektika, Parkinsonmitteln, Clozapin,
- Krankheits- und Therapiemonitoring mittels spezifischer Messskalen,
- Ergänzende Familienanamnese, Führung und Betreuung von Angehörigen bei Erkrankten mit gestörter Kommunikationsfähigkeit,
- Erstellung eines Behandlungsplans unter Einbeziehung der Bezugsperson(en),

Abrechnungsbestimmung einmal im Behandlungsfall

Anmerkung Die Gebührenordnungsposition 16230 ist nur bei mindestens einer der im folgenden genannten Erkrankungen berechnungsfähig: A81 Atypische Virus-Infektionen des Zentralnervensystems (z.B. Creutzfeldt-Jakob-Krankheit), C71.- bis C72.- Bösartige Neubildungen des Gehirns und des Rückenmarkes, F00.- bis F03.- Demenz, F06.9 Hirnorganisches Syndrom, G09.- Folgen einer Enzephalomyelitis, G10.- bis G13.- Systematrophien, G20.- Morbus Parkinson, G35.- Multiple Sklerose, G40.- Epilepsie, G43.- Migräne, G50.- Krankheiten des N. trigeminus, G54.- Krankheiten von Nervenwurzeln und Nervenplexus, G55.-* Kompression von Nervenwurzeln und Nervenplexus bei anderenorts klassifizierten Krankheiten, G60.- Hereditäre und idiopathische Neuropathie, G61.- Guillain-Barree-Syndrom und chron. inflammatorisch demyelisierende Polyneuritis, G70.- und G71.- Myasthenia gravis, Muskeldystrophien und Myopathien, G80.- bis G82.- Hemi-/Paraparese, Hemi-/Paraplegie, G83.- Diplegie/Monoplegie, G91.- Hydrocephalus, G95.- Sonstige Erkrankungen des Rückenmarkes, I60.- bis I69.- Hirnblutungen und Hirninfarkte, M33.- Polymyositis, M79.- Neuralgie, R26.- Störungen des Ganges und der Mobilität, R47.- Aphasie.

Abrechnungsausschluss im Behandlungsfall 16231, 16233

Bericht: Bericht (Nr. 01600) oder Brief (Nr. 01601) an Hausarzt (HA) – ggf. Porto nach Nrn. 40120, 40122, 40124 und 40126 – bei Überweisung von Facharzt an Facharzt – Bericht/Brief oder Befundkopie (Nr. 01602) an HA

Aufwand in Min. **Kalkulationszeit:** 45 **Prüfzeit:** 37 **Eignung d. Prüfzeit:** Nur Quartalsprofil

GOÄ entsprechend oder ähnlich: Leistungskomplex in der GOÄ nicht so vorhanden. Abrechnung der einzelnen erbrachten GOÄ-Leistung(en).

Kommentar: Die Zusatzpauschale nach Nr. 16230 darf nur abgerechnet werden, wenn mind. eine der folgenden Erkrankungen vorliegt:
- Atypische Virus-Infektionen des Zentralnervensystems (z.B. Creutzfeldt-Jakob-Krankheit),
- Bösartige Neubildungen des Gehirns und des Rückenmarkes,
- Demenz,
- Hirnorganisches Syndrom,
- Folgen einer Enzephalomyelitis,
- Systematrophien,
- Morbus Parkinson,
- Multiple Sklerose,
- Epilepsie, G43.- Migräne,
- Krankheiten des N. trigeminus,
- Krankheiten von Nervenwurzeln und Nervenplexus,
- Kompression von Nervenwurzeln und Nervenplexus bei anderenorts klassifizierten Krankheiten,
- Hereditäre und idiopathische Neuropathie,
- Guillain-Barree-Syndrom und chron. inflammatorisch demyelisierende Polyneuritis,
- Myasthenia gravis, Muskeldystrophien und Myopathien,
- Hemi-/Paraparese, Hemi-/Paraplegie,
- Diplegie/Monoplegie,
- Hydrocephalus,
- Sonstige Erkrankungen des Rückenmarkes,
- Hirnblutungen und Hirninfarkte,
- Polymyositis,

- Neuralgie,
- Störungen des Ganges und der Mobilität,
- Aphasie.

Die in der Legende obligat geforderten 2 Arzt-Patienten-Kontakte müssen persönliche Kontakte und nicht telefonische sein.

16231 **Zusatzpauschale kontinuierliche Mitbetreuung eines Patienten mit einer neurologischen Erkrankung in beschützenden Einrichtungen oder Pflege- und Altenheimen** **209** **21,81**

Obligater Leistungsinhalt

- Kontinuierliche Mitbetreuung eines in beschützenden Einrichtungen oder Pflege- und Altenheimen mit Pflegepersonal versorgten Patienten mit einer neurologischen Erkrankung,

Fakultativer Leistungsinhalt

- Erstellung eines Behandlungsplans unter Einbeziehung der Bezugsperson(en),

Abrechnungsbestimmung einmal im Behandlungsfall

Anmerkung Die Gebührenordnungsposition 16231 ist nur bei mindestens einer der im folgenden genannten Erkrankungen berechnungsfähig: A81 Atypische Virus-Infektionen des Zentralnervensystems (z.B. Creutzfeldt-Jakob-Krankheit), C71.- bis C72.- Bösartige Neubildungen des Gehirns und des Rückenmarkes, F00.- bis F03.- Demenz, F06.9 Hirnorganisches Syndrom, G09.- Folgen einer Enzephalomyelitis, G10.- bis G13.- Systematrophien, G20.- Morbus Parkinson, G35.- Multiple Sklerose, G40.- Epilepsie, G43.- Migräne, G50.- Krankheiten des N. trigeminus, G54.- Krankheiten von Nervenwurzeln und Nervenplexus, G55.-* Kompression von Nervenwurzeln und Nervenplexus bei anderenorts klassifizierten Krankheiten, G60.- Hereditäre und idiopathische Neuropathie, G61.- Guillain-Barree-Syndrom und chron. inflammatorisch demyelisierende Polyneuritis, G70.- und G71.- Myasthenia gravis, Muskeldystrophien und Myopathien, G80.- bis G82.- Hemi-/Paraparese, Hemi-/Paraplegie, G83.- Diplegie/Monoplegie, G91.- Hydrocephalus, G95.- Sonstige Erkrankungen des Rückenmarkes, I60.- bis I69.- Hirnblutungen und Hirninfarkte, M33.- Polymyositis, M79.- Neuralgie, R26.- Störungen des Ganges und der Mobilität, R47.- Aphasie.

Abrechnungsausschluss
in derselben Sitzung 16311, 21311
im Behandlungsfall 14314, 16230, 16233, 21231

Bericht: Bericht (Nr. 01600) oder Brief (Nr. 01601) an Hausarzt (HA) – ggf. Porto nach Nrn. 40120, 40122, 40124 und 40126 – bei Überweisung von Facharzt an Facharzt – Bericht/Brief oder Befundkopie (Nr. 01602) an HA

Aufwand in Min. **Kalkulationszeit:** 25 **Prüfzeit:** 19 **Eignung d. Prüfzeit:** Nur Quartalsprofil

GOÄ entsprechend oder ähnlich: Leistungskomplex in der GOÄ nicht so vorhanden. Abrechnung der einzelnen erbrachten GOÄ-Leistung(en).

Kommentar: Siehe Kommentar zu EBM Nr. 16230. Bei Nr. 16231 allerdings sind keine 2 persönliche Arzt-Patienten-Kontakte gefordert.

16232 **Diagnostik und/oder Behandlung von Erkrankungen der Wirbelsäule bei Jugendlichen und Erwachsenen** **150** **15,65**

Obligater Leistungsinhalt

- Diagnostik und/oder Therapie von Erkrankungen der Wirbelsäule

und/oder

- Segmentale Funktionsdiagnostik und Differentialdiagnostik,
- Mindestens zwei persönliche Arzt-Patienten-Kontakte im Behandlungsfall,

Fakultativer Leistungsinhalt

- Anlage und/oder Wiederanlage einer Orthese,
- Mobilisationen nach Funktionsdiagnostik,
- Anleitung zur Durchführung von Bewegungsübungen,
- Behandlung mit Lokalanästhetika,
- Haltungsschulung,

Abrechnungsbestimmung einmal im Behandlungsfall

Abrechnungsausschluss
im Behandlungsfall 02360
in derselben Sitzung 02300, 02301, 02302, 02511
am Behandlungstag 31614, 31615, 31616, 31617, 31618, 31619, 31620, 31621

Bericht: Bericht (Nr. 01600) oder Brief (Nr. 01601) an Hausarzt (HA) – ggf. Porto nach Nrn. 40120, 40122, 40124 und 40126 – bei Überweisung von Facharzt an Facharzt – Bericht/Brief oder Befundkopie (Nr. 01602) an HA

Aufwand in Min. **Kalkulationszeit:** 15 **Prüfzeit:** 13 **Eignung d. Prüfzeit:** Nur Quartalsprofil

GOÄ entsprechend oder ähnlich: Leistungskomplex in der GOÄ nicht so vorhanden. Abrechnung der einzelnen erbrachten GOÄ-Leistung(en).

Kommentar: Die in der Legende obligat geforderten 2 Arzt-Patienten-Kontakte müssen persönliche Kontakte und nicht telefonische sein. Siehe auch Kommentar zu EBM Nr. 16230.

16233 Zusatzpauschale Mitbetreuung eines Patienten mit einer Erkrankung des zentralen Nervensystems und/oder des peripheren Nervensystems in der häuslichen und/ oder familiären Umgebung — 299 / 31,2

Obligater Leistungsinhalt
- Mitbetreuung eines, mit einer Erkrankung des zentralen Nervensystems und/oder des peripheren Nervensystems in der familiären und/oder häuslichen Umgebung versorgten, Patienten mit einer neurologischen Erkrankung,
- Erhebung ergänzender neurologischer Untersuchungsbefunde,
- Einbeziehung sozialer und biografischer Ereignisse,
- Ein persönlicher Arzt-Patienten-Kontakt im Behandlungsfall,
- Dauer mindestens 15 Minuten,

Fakultativer Leistungsinhalt
- Einleitung und/oder Führung einer Therapie mit Immunsuppressiva oder Immunmodulatoren, Antiepileptika, Parkinsonmitteln, Clozapin,
- Krankheits- und Therapiemonitoring mittels spezifischer Messskalen,
- Ergänzende Familienanamnese, Führung und Betreuung von Angehörigen bei Erkrankten mit gestörter Kommunikationsfähigkeit,
- Erstellung eines Behandlungsplans unter Einbeziehung der Bezugsperson(en),

Abrechnungsbestimmung einmal im Behandlungsfall

Anmerkung Die Gebührenordnungsposition 16233 ist nur bei mindestens einer der im folgenden genannten Erkrankungen berechnungsfähig: A81 Atypische Virus-Infektionen des Zentralnervensystems (z.B. Creutzfeldt-Jakob-Krankheit), C71.- bis C72.- Bösartige Neubildungen des Gehirns und des Rückenmarks, F00. bis F03. Demenz, F06.9 Hirnorganisches Syndrom, G09.- Folgen einer Enzephalomyelitis, G10.- bis G13.- Systematrophien, G20.- Morbus Parkinson, G35.- Multiple Sklerose, G40.- Epilepsie, G43.- Migräne, G50.- Krankheiten des N. trigeminus, G54.- Krankheiten von Nervenwurzeln und Nervenplexus, G55.-* Kompression von Nervenwurzeln und Nervenplexus bei anderenorts klassifizierten Krankheiten, G60.- Hereditäre und idiopathische Neuropathie, G61.- Guillain-Barré-Syndrom und chron. inflammatorisch demyelisierende Polyneuritis, G70.- und G71.- Myasthenia gravis, Muskeldystrophien und Myopathien, G80.- bis G82.- Hemi-/Paraparese, Hemi./Paraplegie, G83.- Diplegie/Monoplegie, G91.- Hydrocephalus, G95.- Sonstige Erkrankungen des Rückenmarks, I60.- bis I69.- Hirnblutungen und Hirninfarkte, M33.- Polymyositis, M79.- Neuralgie, R26.- Störungen des Ganges und der Mobilität, R47.- Aphasie.

Abrechnungsausschluss im Behandlungsfall 16230, 16231

Bericht: Bericht (Nr. 01600) oder Brief (Nr. 01601) an Hausarzt (HA) – ggf. Porto nach Nrn. 40120, 40122, 40124 und 40126 – bei Überweisung von Facharzt an Facharzt – Bericht/Brief oder Befundkopie (Nr. 01602) an HA

Aufwand in Min. **Kalkulationszeit:** 30 **Prüfzeit:** 20 **Eignung d. Prüfzeit:** Nur Quartalsprofil

GOÄ entsprechend oder ähnlich: Leistungskomplex in der GOÄ nicht so vorhanden. Abrechnung der einzelnen erbrachten GOÄ-Leistung(en).

Kommentar: Siehe Kommentar zu EBM Nr. 16230. Bei Nr. 16233 allerdings sind keine 2 persönliche Arzt-Patienten-Kontakte gefordert.

16310 Elektroenzephalographische Untersuchung — 251 / 26,19

Obligater Leistungsinhalt
- Ableitungsdauer mindestens 20 Minuten,
- Aufzeichnungsdauer mindestens 20 Minuten,
- Auswertung,
- Übergangswiderstandsmessung

Fakultativer Leistungsinhalt
- Provokation(en)

Anmerkung Die für die Gebührenordnungsposition 16310 erforderliche Berichtspflicht ist erfüllt, wenn sie einmal im Behandlungsfall erfüllt wurde.

Abrechnungsausschluss in derselben Sitzung 04434, 04435, 14320, 14321, 16311, 21310, 21311, 30900, 30901

Bericht: mind. Befundkopie (Nr. 01602) an Hausarzt

Aufwand in Min. **Kalkulationszeit:** 15 **Prüfzeit:** 12 **Eignung d. Prüfzeit:** Tages- und Quartalsprofil

GOÄ entsprechend oder ähnlich: Nr. 827

Kommentar: Zu den geforderten Provokationen gehören z.B.
- Hyperventilation (z.B. Forcierte Mehratmung über 3 – 5 Min. mit ca. 25 tiefen Atemzügen pro Minute)
- Fotostimulation (Applikation hochfrequenter Flimmerreize)
- Geräuschstimulatonen
- Ableitung eines EEGs nach komplettem Schlafentzug (Schlafentzugs-EEG)

Ein Video-EEG ist auch nach Nr. 16310 abzurechnen. Nach dem Kommentar von Wezel/Liebold ist die simultane Ableitung (Monitoring) eines EKGs nicht zusätzlich berechnungsfähig.

16311 Langzeitelektroenzephalographische (Schlaf-)Untersuchung — 548 / 57,19

Obligater Leistungsinhalt
- Ableitungsdauer mindestens 2 Stunden,
- Aufzeichnung,
- Auswertung

Fakultativer Leistungsinhalt
- Provokation(en),
- Polygraphie

Abrechnungsausschluss in derselben Sitzung 04434, 04435, 14320, 14321, 16231, 16310, 21310, 21311, 30900, 30901

Bericht: mind. Befundkopie (Nr. 01602) an Hausarzt

Aufwand in Min. **Kalkulationszeit:** 50 **Prüfzeit:** 38 **Eignung d. Prüfzeit:** Tages- und Quartalsprofil

GOÄ entsprechend oder ähnlich: 827a (Dauer 18 Stunden)

Kommentar: Zu den geforderten Provokationen gehören z.B.
- Hyperventilation (z.B. Forcierte Mehratmung über 3 – 5 Min. mit ca. 25 tiefen Atemzügen pro Minute)
- Geräuschstimulationen
- Fotostimulation (Applikation hochfrequenter Flimmerreize)
- Ableitung eines EEGs nach komplettem Schlafentzug (Schlafentzugs-EEG)

Nach dem Kommentar von Wezel/Liebold ist die simultane Ableitung (Monitoring) eines EKGs nicht zusätzlich berechnungsfähig.

16320 Elektronystagmo-/Okulographie, Blinkreflexprüfung — 126 / 13,15

Obligater Leistungsinhalt
- Elektronystagmo-/Okulographie

und/oder

- Blinkreflexprüfung,
- Ein- und/oder beidseitig,

Abrechnungsbestimmung einmal im Behandlungsfall

Abrechnungsausschluss im Behandlungsfall 04439, 14330, 21320

Aufwand in Min. **Kalkulationszeit:** 10 **Prüfzeit:** 8 **Eignung d. Prüfzeit:** Nur Quartalsprofil

GOÄ entsprechend oder ähnlich: Nr. 1413

16321 Neurophysiologische Untersuchung (SEP, VEP, AEP, MEP) 263 27,45

Obligater Leistungsinhalt

- Bestimmung somatosensibel evozierter Potentiale

und/oder

- Bestimmung visuell evozierter Potentiale

und/oder

- Bestimmung akustisch evozierter Potentiale

und/oder

- Bestimmung magnetisch evozierter Potentiale,
- Beidseitig,

Abrechnungsbestimmung je Sitzung

Anmerkung Die Gebührenordnungsposition 16321 ist im Behandlungsfall insgesamt höchstens zweimal berechnungsfähig.

Abrechnungsausschluss
am Behandlungstag 01705, 01706
in derselben Sitzung 04436, 14331, 21321

Bericht: mind. Befundkopie (Nr. 01602) an Hausarzt

Aufwand in Min. **Kalkulationszeit:** 21 **Prüfzeit:** 16 **Eignung d. Prüfzeit:** Nur Quartalsprofil

GOÄ entsprechend oder ähnlich: Nr. 828

Kommentar: Auch wenn mehrere unterschiedliche evozierte Potentiale untersucht werden, kann die Leistung im Behandlungsfall = Quartalsfall nur 2x berechnet werden. Werden evozierte Potential und EEG zur selben Zeit erbracht, kann das EEG nach Nr. 16310 oder 16311 zusätzlich berechnet werden.

16322 Zusatzpauschale Abklärung einer peripheren neuromuskulären Erkrankung 184 19,20

Obligater Leistungsinhalt

- Elektromyographische Untersuchung(en) mit Oberflächen- und/oder Nadelelektroden

und/oder

- Elektroneurographische Untersuchung(en) mit Bestimmung(en) der motorischen oder sensiblen Nervenleitgeschwindigkeit,
- Beidseitig,

Abrechnungsbestimmung je Sitzung

Anmerkung Die Gebührenordnungsposition 16322 ist im Behandlungsfall insgesamt höchstens zweimal berechnungsfähig.

Abrechnungsausschluss
in derselben Sitzung 04437, 27331
im Zeitraum von 21 Tagen nach Erbringung einer Leistung des Abschnitts 31.2 31614, 31615, 31616, 31617, 31618, 31619, 31620, 31621

Bericht: mind. Befundkopie (Nr. 01602) an Hausarzt

Aufwand in Min. **Kalkulationszeit:** 10 **Prüfzeit:** 9 **Eignung d. Prüfzeit:** Tages- und Quartalsprofil

GOÄ entsprechend oder ähnlich: Nrn. 829, 840

16340 Testverfahren bei Demenzverdacht 19 1,98

Obligater Leistungsinhalt

- Durchführung standardisierter Testverfahren bei Patienten mit Demenzverdacht (z.B. SKT, MMST, TFDD),

Abrechnungsbestimmung bis zu dreimal im Behandlungsfall

Anmerkung Die Gebührenordnungspositionen 16340 und 21340 sind im Bedarfsfall insgesamt höchstens dreimal berechnungsfähig.

Abrechnungsausschluss in derselben Sitzung 16371

Aufwand in Min. **Kalkulationszeit:** KA **Prüfzeit:** 1 **Eignung d. Prüfzeit:** Nur Quartalsprofil

GOÄ entsprechend oder ähnlich: Nr. 857*

Kommentar: Zur Abrechnung ist es nicht erforderlich, dass die Leistung nach Nr. 16340, d.h. alle 3 vom Arzt ausgewählten Tests, an einem Tag erbracht wird.

Syndrom Kurztest (SKT)*

Ausführlicher Test zum Demenz-Screening. Es wird mit bunten Bildern und Spielsteinen gearbeitet. Der Test dauert ca.15 Minuten und kann auch von geschultem Praxispersonal abgenommen werden. Um bei einer Verlaufskontrolle Lerneffekte auszuschließen, gibt es den SKT in neun Parallelformen.

Mini-Mental-Status-Test (MMST)*

Häufiger Test, der aber für die Frühdiagnostik von Demenz-Erkrankungen nicht sehr geeignet ist. Ab einer mittelschweren Demenz leistet der MMST aussagekräftige Ergebnisse.

Test zur Früherkennung von Demenzen mit Depressionsabgrenzung (TFDD)*

Leicht durchführ- und auswertbarer Test für die Praxis

Die in der Legende aufgeführten Testverfahren sind nur Beispiele für mögliche Verfahren, es sind auch andere standardisierte Tests möglich z.B. Basic Activities of Daily Living (B-ADL) – Test zur Verlaufskontrolle von Verhaltensauffälligkeiten im Bereich der Alltagsaktivitäten. Brief Cognitive Raiting Scale (BCSR) – Test für Diagnostik, Schweregradbestimmung und Verlaufskontrolle. Im Internet unter www.ifap.de/bdamanuale/demenz/download/bcrs.pdf als pdf-Datei downloadbar Zahlen-Verbindungs-Test (ZVT) – Test zur Verlaufskontrolle bei frühen Stadien der Demenz.

* fast alle Tests finden Sie über gängige Suchmaschinen im Internet, meist als pdf-Datei zum download. Bezug von Testbögen über Hogrefe-Verlag: http://www.testzentrale.de

16371* **Anwendung und Auswertung des Aachener Aphasietests (AAT) als Eingangsdiagnostik vor der Erstverordnung einer Stimm-, Sprech- und/oder Sprachtherapie gemäß der Richtlinie des Gemeinsamen Bundesausschusses über die Verordnung von Heilmitteln in der vertragsärztlichen Versorgung (Heilmittel-Richtlinien)** **391** **40,81**

Obligater Leistungsinhalt

- Aachener Aphasietest (AAT),
- Schriftliche Dokumentation,

Abrechnungsbestimmung einmal im Behandlungsfall

Abrechnungsausschluss
im Behandlungsfall 20371, 35300, 35301, 35302
in derselben Sitzung 16340

Bericht: mind. Befundkopie (Nr. 01602) an Hausarzt

Aufwand in Min. **Kalkulationszeit:** 40 **Prüfzeit:** 35 **Eignung d. Prüfzeit:** Nur Quartalsprofil

GOÄ entsprechend oder ähnlich: Nr. 855*

17 Nuklearmedizinische Gebührenordnungspositionen

17.1 Präambel

1. Die in diesem Kapitel aufgeführten Gebührenordnungspositionen können ausschließlich von Fachärzten für Nuklearmedizin und Vertragsärzten, die über eine Genehmigung zur Ausführung und Abrechnung nuklearmedizinischer Leistungen gemäß der Vereinbarungen zur Strahlendiagnostik und -therapie gemäß § 135 Abs. 2 SGB V verfügen, berechnet werden. Für Vertragsärzte, die über eine Genehmigung zur Ausführung und Abrechnung nuklearmedizinischer Leistungen gemäß der Vereinbarungen zur Strahlendiagnostik und -therapie gemäß § 135 Abs. 2 SGB V verfügen, sind die Gebührenordnungspositionen 17210 und 17214 nicht berechnungsfähig.

2. Ausser den in diesem Kapitel genannten Gebührenordnungspositionen sind von den in der Präambel genannten Vertragsärzten – unbeschadet der Regelungen gemäß I-5 und I-6.2 der Allgemeinen Bestimmungen – zusätzlich nachfolgende Gebührenordnungspositionen berechnungsfähig: 01102, 01210, 01212, 01214 bis 01222, 01414, 01416, 01422, 01424, 01430, 01435, 01610, 01611, 01620 bis 01622, 02100, 02101, 02200, 02300, 02320, 02323, 02330, 02331, 02340, 02341 und 02343.

3. Ausser den in diesem Kapitel genannten Gebührenordnungspositionen sind bei Vorliegen der entsprechenden Qualifikationsvoraussetzungen von den in der Präambel genannten Vertragsärzten – unbeschadet der Regelungen gemäß I-5 und I-6.2 der Allgemeinen Bestimmungen – zusätzlich nachfolgende Gebührenordnungspositionen berechnungsfähig: 30400 bis 30402, 30410, 30411, 30420 und 30421, Gebührenordnungspositionen der Abschnitte IV-30.1, IV-30.2, IV-30.3, IV-30.7.1, IV-30.7.2, IV-30.12 und IV-36.6.2 sowie Gebührenordnungspositionen der Kapitel IV-32, IV-33, IV-34 und IV-35.

4. Bei der Berechnung der zusätzlichen Gebührenordnungspositionen in den Nummern 2 und 3 sind die Maßnahmen zur Qualitätssicherung gemäß § 135 Abs. 2 SGB V, die berufsrechtliche Verpflichtung zur grundsätzlichen Beschränkung auf das jeweilige Gebiet sowie die Richtlinien des Gemeinsamen Bundesausschusses zu beachten.

5. In den Gebührenordnungspositionen dieses Kapitels sind die Leistungen entsprechend den Gebührenordnungspositionen 01600 bis 01602 enthalten.

6. Werden die in den Konsiliarpauschalen enthaltenen Leistungen entsprechend den Gebührenordnungspositionen 01600 und 01601 erbracht, sind für die Versendung bzw. den Transport die Kostenpauschalen nach den Nrn. 40120, 40122, 40124 und 40126 berechnungsfähig.

Kommentar:

Alle Gebührenordnungspositionen des Kapitels 17 – also die Leistungen nach den Nrn. 17210 bis 17373 – können grundsätzlich (s. Kommentierung zu Kapitel I, Abschnitt 1.5) nur abgerechnet werden von

- Fachärzten für Nuklearmedizin und
- Vertragsärzten, die eine Genehmigung zur Ausführung und Abrechnung nuklearmedizinischer Leistungen nach der Vereinbarung von Qualifikationsvoraussetzungen gemäß § 135 Abs. 2 SGB V zur Durchführung von Untersuchungen in der Diagnostischen Radiologie und Nuklearmedizin und von Strahlentherapie (Vereinbarung zur Strahlendiagnostik und -therapie) – Anlagen 3 zum Bundesmantelvertrag Ärzte bzw. Bundesmantelvertrag Ärzte/Ersatzkassen – haben.

Dabei sind die nuklearmedizinischen Konsiliarpauschalen (Nrn. 17210 und 17214) nur von Fachärzten für Nuklearmedizin abrechnungsfähig. Wichtig ist, dass auch Fachärzte für Nuklearmedizin zur Erbringung und Abrechnung der Leistungen dieses Kapitels eine Genehmigung nach der Vereinbarung für Strahlendiagnostik und -therapie benötigen.

Zusätzlich zu den Leistungen dieses Kapitels sind für oben genannten Vertragsärzte abrechnungsfähig, sofern die übrigen Abrechnungsvoraussetzungen des EBM gegeben sind:

- die nachfolgenden Gebührenordnungspositionen des Abschnitts II (arztgruppenübergreifende allgemeine Leistungen):
  - Nr. 01102 Inanspruchnahme an Samstagen
  - Nr. 01210 Notfallpauschale im organisierten Not(fall)dienst,
  - Nr. 01212 Notfallpauschale im organisierten Not(fall)dienst,
  - Nr. 01214 bis 01222 Notfallkonsultationspauschale im organisierten Not(fall)dienst, Zusatzpauschale für die Besuchsbereitschaft im Notfall bez. organisierten Not(fall)dienst, Reanimationskomplex
  - Nr. 01414 Visite auf Belegstation
  - Nr. 01416 Begleitung eines Kranken beim Transport,

- Nr. 01422 Erstverordnung zur psychiatrischen häuslichen Krankenpflege
- Nr. 01424 Folgeverordnung zur psychiatrischen häuslichen Krankenpflege
- Nr. 01430 Verwaltungskomplex,
- Nr. 01435 Telefonische Beratung,
- Nr. 01436 Konsultationspauschale,
- Nrn. 01610, 01611 Bescheinigung zur Feststellung der Belastungsgrenze, Verordnung von medizinischer Reha
- Nrn. 01620 bis 01622 Bescheinigung, Krankheitsbericht, Kurplan,
- Nr. 02100 Infusion
- Nr. 02101 Infusionstherapie
- Nr. 02200 Tuberkulintestung
- Nr. 02300 Kleiner chirurgischer Eingriff / primäre Wundversorgung / Epilation
- Nr. 02320 Einführung Magenverweilsonde
- Nr. 02323 transurethraler Dauerkatheter
- Nr. 02330 Arterienpunktion
- Nr. 02331 Intraarterielle Injektion
- Nr. 02340, 02341 Punktion
- Nr. 02343 Pleuradrainage

• sowie die folgenden Gebührenordnungspositionen des Abschnitts IV (arztgruppenübergreifende spezielle Leistungen):
  - Nrn. 30400 bis 30402 Massage-, Kompressions- oder Unterwassertherapie,
  - Nrn. 30410, 30411 Atemgymnastik,
  - Nrn. 30420, 30421 Krankengymnastik,
• Gebührenordnungspositionen der Abschnitte
  - 30.1 Allergologie
  - 30.2 Chirotherapie
  - 30.3 Neurophysiologische Übungsbehandlung
  - 30.7.1, 30.7.2 Schmerztherapie
  - 30.12 Diagnostik und Therapie bei MRSA
  - 36.6.2 Konservativ-belegärztliche Strukturpauschalen
• Gebührenordnungspositionen der Kapitel
  - 32 Labor
  - 33 Ultraschalldiagnostik
  - 34 Radiologie, CT, NMR
  - 35 Psychotherapie

Wichtig ist, dass auch für die nach der obigen Regelung zusätzlich abrechnungsfähigen Leistungen immer auch die Abrechnungsvoraussetzungen und -ausschlüsse beachtet werden müssen, die im EBM für die Abrechnung der jeweiligen Leistung genannt sind.

Berichte und Arztbriefe nach den Nrn. 01600 und 01601 sind neben den nuklearmedizinischen Leistungen des Kapitels 17 nicht abrechnungsfähig.

Werden Leistungen nach den Gebührenordnungspositionen 01600, 01601, 01610 und 01612 (Bericht, Brief, Bescheinigung) erbracht, können auch dann, wenn die Leistung nicht gesondert berechnungsfähig sein sollte, da sie in der Konsiliarpauschale enthalten ist, für Versendung und Transport die Kostenpauschalen nach den Nrn. 40120, 40122, 40124 oder 40126 abgerechnet werden.

Generell gilt, dass die übrigen Bestimmungen des EBM sowie die Maßnahmen zur Qualitätssicherung sowie die berufsrechtlichen Fachgebietsbeschränkungen zu beachten sind. Insbesondere sollte geprüft werden, ob zur Erbringung und Abrechnung bestimmter Leistungen eine Genehmigung erforderlich ist und welche Voraussetzungen hierfür nachgewiesen werden müssen.

17.2 Nuklearmedizinische Konsiliarpauschalen

17210* Konsiliarpauschale — 88 / 9,18

Obligater Leistungsinhalt
- Persönlicher Arzt-Patienten-Kontakt,
- Überprüfung der vorliegenden Indikation,

Fakultativer Leistungsinhalt
- Veranlassung und Durchführung der Aufnahme(n) bzw. Messung(en),
- Interpretation,
- In Anhang VI-1 aufgeführte Leistungen,

Abrechnungsbestimmung einmal im Behandlungsfall

Abrechnungsausschluss im Behandlungsfall 01600, 01601, 01602

Bericht: mind. Befundkopie (Nr. 01602) an Hausarzt

Aufwand in Min. **Kalkulationszeit:** 9 **Prüfzeit:** 7 **Eignung d. Prüfzeit:** Nur Quartalsprofil

GOÄ entsprechend oder ähnlich: Leistungskomplex in der GOÄ nicht so vorhanden. Abrechnung der einzelnen erbrachten GOÄ-Leistung(en).

Kommentar: Die Leistung kann nur berechnet werden, wenn ein persönlicher Arzt-Patienten-Kontakt stattgefunden hat.

17214* Zuschlag zur Konsiliarpauschale 17210 bei Neugeborenen, Säuglingen, Kleinkindern und Kindern — 62 / 6,47

Bericht: mind. Befundkopie (Nr. 01602) an Hausarzt

Aufwand in Min. **Kalkulationszeit:** 7 **Prüfzeit:** 7 **Eignung d. Prüfzeit:** Tages- und Quartalsprofil

GOÄ entsprechend oder ähnlich: Leistung in der GOÄ nicht so vorhanden. Abrechnung der einzelnen erbrachten GOÄ-Leistung(en).

17.3 Diagnostische und therapeutische Gebührenordnungspositionen

17310* Teilkörperszintigraphische Untersuchung — 458 / 47,8

Anmerkung Bei der Abrechnung der Gebührenordnungsposition 17310 ist das untersuchte Organ bzw. sind die untersuchten Organe anzugeben.

Abrechnungsausschluss in derselben Sitzung 17311, 17312, 17320, 17321, 17330, 17331, 17332, 17333, 17340, 17341, 17350, 17351, 17370, 17371, 17372, 17373

Bericht: mind. Befundkopie (Nr. 01602) an Hausarzt

Aufwand in Min. **Kalkulationszeit:** 6 **Prüfzeit:** 5 **Eignung d. Prüfzeit:** Tages- und Quartalsprofil

GOÄ entsprechend oder ähnlich: Auswahl aus Nrn. 5400* ff.

Kommentar: **Auf einen Blick: Kostenpauschalen für Radionuklide**
- **40500** bei Verwendung von **99mTc-Pertechnetat (Schilddrüse)** 1.50 Euro
- **40502** bei Verwendung von **99mTc-Phosphonaten (Knochen/Skelett)** 19.00 Euro
- **40504** bei Verwendung von **99mTc-Makroaggregaten (Lunge)** 29.00 Euro
- **40506** bei Verwendung von **99mTc-Aerosol (Lunge)** 133.00 Euro
- **40508** bei Verwendung von **99mTc-HMPAO. 99mTc-ECD (Hirn)** 205.00 Euro
- **40510** bei Verwendung von **99mTc-DMSA. 99m Tc-DTPA (Niere)** 40.00 Euro
- **40512** bei Verwendung von **99mTc-DTPA (Hirn)** 40.00 Euro
- **40520** bei Verwendung von **99mTc-markierten Perfusionsmarkern (Herz. Schilddrüse)** 76.00 Euro
- **40524** bei Verwendung von **99mTc-markierten Liganden (Tumorlokalisation)** 375.00 Euro
- **40526** bei Verwendung von **99mTc-markierten Antikörpern (Knochenmark. Entzündungslokalisation)** 382.00 Euro
- **40528** bei Verwendung von **99mTc-markierten Mikro-/Nanokolloiden (Lymphknotendiagnostik)** 70.00 Euro
- **40532** bei Verwendung von **201-TL-CL (Myokard)** 70.00 Euro

- **40534** bei Verwendung von **123-J (Schilddrüse)** 95.00 Euro
- **40536** bei Verwendung von **123-J MIBG (chromaffine Tumoren/ Nebennierenmark)** 350.00 Euro
- **40538** bei Verwendung von **123-J-FP-CIT (M. Parkinson)** 830.00 Euro
- **40550** bei Verwendung von **111-In-Okteotid (Somatostatinrezeptor-Diagnostik)** 766.00 Euro
- **40552** bei Verwendung von **111-In DTPA** 304.70 Euro
- **40566** bei Verwendung von **67-Ga-Citrat (Entzündungsszintigraphie)** 276.00 Euro
- **40576** bei Verwendung von **radioaktiven Gasen (Lunge)** 350.00 Euro

17311* Ganzkörperszintigraphische Untersuchung **658** **68,67**

Abrechnungsausschluss in derselben Sitzung 17310, 17320, 17321, 17330, 17331, 17332, 17333, 17340, 17341, 17350, 17351, 17372

Bericht: mind. Befundkopie (Nr. 01602) an Hausarzt

Aufwand in Min. **Kalkulationszeit:** 6 **Prüfzeit:** 5 **Eignung d. Prüfzeit:** Tages- und Quartalsprofil

GOÄ entsprechend oder ähnlich: Nr. 5431*

17312* Zuschlag zu der Gebührenordnungsposition 17311 für die Verwendung eines Ganzkörperzusatzes **168** **17,53**

Abrechnungsausschluss in derselben Sitzung 17310

Bericht: mind. Befundkopie (Nr. 01602) an Hausarzt

Aufwand in Min. **Kalkulationszeit:** KA **Prüfzeit:** ./. **Eignung d. Prüfzeit:** Keine Eignung

GOÄ entsprechend oder ähnlich: Leistung in der GOÄ nicht so vorhanden.

17320* Quantitative und qualitative szintigraphische Untersuchung der Schilddrüse **405** **42,27**

Obligater Leistungsinhalt

- Untersuchung mittels Gammakamera,
- Rechnergestützte Auswertung zur Erstellung globaler und ggf. regionaler Funktionsparameter (z.B. thyreoidale Jodaktivität [TJ], 99m-TC-Thyreoidea-Uptake [TcTU], Radiojodclearance [RJC], Radiojod-Thyreoidea-Uptake [RJTU]),

Abrechnungsbestimmung einmal im Behandlungsfall

Abrechnungsausschluss in derselben Sitzung 17310, 17311, 17321, 17361, 17362, 17363, 17370

Bericht: mind. Befundkopie (Nr. 01602) an Hausarzt

Aufwand in Min. **Kalkulationszeit:** 4 **Prüfzeit:** 3 **Eignung d. Prüfzeit:** Nur Quartalsprofil

GOÄ entsprechend oder ähnlich: Nr. 5401*

17321* Radiojod-Zweiphasentest **606** **63,24**

Obligater Leistungsinhalt

- Quantitative und qualitative szintigraphische Untersuchung der Schilddrüse (Nr. 17320),
- Mehrmalige Aktivitätsmessung über der Schilddrüse,

Abrechnungsbestimmung einmal im Behandlungsfall

Abrechnungsausschluss in derselben Sitzung 17310, 17311, 17320, 17361, 17362, 17363

Bericht: mind. Befundkopie (Nr. 01602) an Hausarzt

Aufwand in Min. **Kalkulationszeit:** 6 **Prüfzeit:** 5 **Eignung d. Prüfzeit:** Nur Quartalsprofil

GOÄ entsprechend oder ähnlich: Nrn. 5402*, 5403*

17330* Zusatzpauschale Szintigraphische Untersuchung des Herzmuskels (Belastungsuntersuchung) **962** **100,4**

Obligater Leistungsinhalt

- Untersuchung unter physikalisch definierter und reproduzierbarer bzw. unter pharmakodynamischer Stufenbelastung

Fakultativer Leistungsinhalt
- Belastungs-EKG-Untersuchung

Abrechnungsausschluss
im Behandlungsfall 27321
in derselben Sitzung 03321, 04321, 13251, 17310, 17311

Bericht: mind. Befundkopie (Nr. 01602) an Hausarzt

Aufwand in Min. **Kalkulationszeit:** 12 **Prüfzeit:** 8 **Eignung d. Prüfzeit:** Tages- und Quartalsprofil

GOÄ entsprechend oder ähnlich: Auswahl aus Nrn. 5420* – 5424*

Kommentar: Die Abrechnung der Leistungen Nrn. 17330, 17331,17332, 17333 nebeneinander ist durch keine Bestimmung ausgeschlossen. Entsprechende Indikationen sind anzugeben. Neben Nr. 17330 sind ggf. Zuschläge nach den Nrn. 17362 oder 17363 abrechenbar.

17331* Zusatzpauschale Szintigraphische Untersuchung des Herzmuskels in Ruhe — 702 / 73,26

Abrechnungsausschluss in derselben Sitzung 17310, 17311

Bericht: mind. Befundkopie (Nr. 01602) an Hausarzt

Aufwand in Min. **Kalkulationszeit:** 5 **Prüfzeit:** 3 **Eignung d. Prüfzeit:** Tages- und Quartalsprofil

GOÄ entsprechend oder ähnlich: Auswahl aus Nrn. 5420* – 5424*

Kommentar: Die Abrechnung der Leistungen Nrn. 17330, 17331,17332, 17333 nebeneinander ist durch keine Bestimmung ausgeschlossen. Neben Nr. 17331 sind ggf. Zuschläge nach den Nrn. 17362 oder 17363 abrechenbar.

17332* Zusatzpauschale nuklearmedizinische Herzfunktionsdiagnostik (Belastungsuntersuchung) — 927 / 96,74

Obligater Leistungsinhalt
- Untersuchung unter physikalisch definierter und reproduzierbarer bzw. unter pharmakodynamischer Stufenbelastung,
- Bestimmung der Auswurffraktion

Fakultativer Leistungsinhalt
- Belastungs-EKG-Untersuchung

Abrechnungsausschluss
im Behandlungsfall 27321
in derselben Sitzung 03321, 04321, 13251, 17310, 17311, 17361

Bericht: mind. Befundkopie (Nr. 01602) an Hausarzt

Aufwand in Min. **Kalkulationszeit:** 12 **Prüfzeit:** 8 **Eignung d. Prüfzeit:** Tages- und Quartalsprofil

GOÄ entsprechend oder ähnlich: Auswahl aus Nrn. 5420* – 5424*

Kommentar: Die Abrechnung der Leistungen Nrn. 17330, 17331,17332, 17333 nebeneinander ist durch keine Bestimmung ausgeschlossen. Entsprechende Indikationen sind anzugeben.

Auf einen Blick: Kostenpauschalen für Radionuklide
- **40522** bei Verwendung von **99mTc-markierten Eigenerythrozyten (Herz. Leber. abdominale Blutungssuche)** 60.00 Euro

17333* Zusatzpauschale nuklearmedizinische Herzfunktionsdiagnostik — 428 / 44,67

Obligater Leistungsinhalt
- Untersuchung in Ruhe,
- Bestimmung der Auswurffraktion

Abrechnungsausschluss in derselben Sitzung 17310, 17311, 17361

Bericht: mind. Befundkopie (Nr. 01602) an Hausarzt

Aufwand in Min. **Kalkulationszeit:** 5 **Prüfzeit:** 3 **Eignung d. Prüfzeit:** Tages- und Quartalsprofil

GOÄ entsprechend oder ähnlich: Auswahl aus Nrn. 5420* – 5424*

Kommentar: Die Abrechnung der Leistungen Nrn. 17330, 17331,17332, 17333 nebeneinander ist durch keine Bestimmung ausgeschlossen. Entsprechende Indikationen sind anzugeben.

Auf einen Blick: Kostenpauschalen für Radionuklide
- **40522** bei Verwendung von **99mTc-markierten Eigenerythrozyten (Herz. Leber. abdominale Blutungssuche)** 60.00 Euro

17340* Zusatzpauschale Nierenfunktionsdiagnostik mit Bestimmung der seitengetrennten tubulären und/oder glomerulären Clearance **783** **81,71**

Abrechnungsausschluss in derselben Sitzung 17310, 17311, 17361, 17362, 17363

Bericht: mind. Befundkopie (Nr. 01602) an Hausarzt

Aufwand in Min. **Kalkulationszeit:** 8 **Prüfzeit:** 5 **Eignung d. Prüfzeit:** Tages- und Quartalsprofil

GOÄ entsprechend oder ähnlich: Auswahl aus Nrn. 5440* – 5444*

Kommentar: Je Sitzung kann die Leistung nur 1x abgerechnet werden. Bei Durchführung interventioneller Maßnahmen kann ein Zuschlag nach Nr. 17341 abgerechnet werden.

Auf einen Blick: Kostenpauschalen für Radionuklide
- **40510** bei Verwendung von **99mTc-DMSA. 99m Tc-DTPA (Niere)** 40.00 Euro
- **40514** bei Verwendung von **99mTc-MAG3 (Niere)** 92.00 Euro
- **40564** bei Verwendung von **51-Cr-EDTA** (Niere) 145.00 Euro
- **40568** bei Verwendung von **123-J-Hippur (Niere)** 143.00 Euro

17341* Zuschlag zu der Gebührenordnungsposition 17340 bei Durchführung einer interventionellen Maßnahme (Verabreichung von Diuretika, Lagewechsel) **492** **51,35**

Abrechnungsausschluss in derselben Sitzung 17310, 17311, 17361, 17362, 17363

Bericht: mind. Befundkopie (Nr. 01602) an Hausarzt

Aufwand in Min. **Kalkulationszeit:** 4 **Prüfzeit:** 2 **Eignung d. Prüfzeit:** Tages- und Quartalsprofil

GOÄ entsprechend oder ähnlich: Auswahl aus Nrn. 5440* – 5444*

17350* Zusatzpauschale nuklearmedizinisch-hämatologische Untersuchung(en) (z.B. Bestimmung(en) der Eisenkinetik, Zellmarkierungen, Lokalisationsdiagnostik) **603** **62,93**

Abrechnungsausschluss in derselben Sitzung 17310, 17311, 17361, 17362, 17363

Bericht: mind. Befundkopie (Nr. 01602) an Hausarzt

Aufwand in Min. **Kalkulationszeit:** 6 **Prüfzeit:** 4 **Eignung d. Prüfzeit:** Tages- und Quartalsprofil

GOÄ entsprechend oder ähnlich: Nr. 5462*

Kommentar: Je Sitzung kann die Leistung nur 1x abgerechnet werden.

Auf einen Blick: Kostenpauschalen für Radionuklide
- **40522** bei Verwendung von **99mTc-markierten Eigenerythrozyten (Herz. Leber. abdominale Blutungssuche)** 60.00 Euro
- **40526** bei Verwendung von **99mTc-markierten Antikörpern (Knochenmark. Entzündungslokalisation)** 382.00 Euro
- **40548** bei Verwendung von **111-In Oxinat (Zellmarkierung)** 140.00 Euro
- **40570** bei Verwendung von **111-In Chlorid (Zell-/Protein-/Antikörpermarkierung)** 350.00 Euro
- **40574** bei Verwendung von **57-Co-Cyancobolamin (Vitamin B 12 Resorption)** 50.00 Euro
- **40578** bei Verwendung von **Fe-59-Citrat / 51-Chromat (hämatologische Untersuchung)** 425.00 Euro

17351* Zusatzpauschale nuklearmedizinisch-intestinale Funktionsdiagnostik **603** **62,93**

Abrechnungsausschluss in derselben Sitzung 17310, 17311, 17361, 17362, 17363

Bericht: mind. Befundkopie (Nr. 01602) an Hausarzt

Aufwand in Min. **Kalkulationszeit:** 6 **Prüfzeit:** 4 **Eignung d. Prüfzeit:** Tages- und Quartalsprofil

GOÄ entsprechend oder ähnlich: Leistungskomplex in der GOÄ nicht so vorhanden. Abrechnung der einzelnen erbrachten GOÄ-Leistung(en).

Kommentar: Je Sitzung kann die Leistung nur 1x abgerechnet werden.

EBM-Nr. EBM-Punkte/Euro

Auf einen Blick: Kostenpauschalen für Radionuklide

- **40516** bei Verwendung von **99mTC-Kolloid** (Leber) 42.00 Euro
- **40518** bei Verwendung von **99mTC-IDA_Verbindungen** Galle) 42.00 Euro
- **40530** bei Verwendung einer **99mTc-markierten Testmahlzeit (gastrointestinale Motilität)** 40.00 Euro
- **40554** bei Verwendung von **75-Se-SeHCAT** Gallensäure) 174.40 Euro

17360*

Zuschlag zu den Gebührenordnungspositionen 17310 oder 17311 für die szintigraphische Untersuchung der Extravasalphase im Rahmen einer Mehrphasenszintigraphie **161** **16,8**

Anmerkung Der Zuschlag nach der Nr. 17360 ist an demselben Behandlungstag nicht mehrfach berechnungsfähig.

Abrechnungsausschluss in derselben Sitzung 17361, 17363

Bericht: mind. Befundkopie (Nr. 01602) an Hausarzt

Aufwand in Min. **Kalkulationszeit:** 0 **Prüfzeit:** ./. **Eignung d. Prüfzeit:** Tages- und Quartalsprofil

GOÄ entsprechend oder ähnlich: Leistung in der GOÄ nicht so vorhanden.

17361*

Zuschlag zu den Gebührenordnungspositionen 17310 oder 17311 für die sequentielle Aufnahmetechnik **161** **16,8**

Abrechnungsausschluss in derselben Sitzung 17320, 17321, 17332, 17333, 17340, 17341, 17350, 17351, 17360, 17362, 17363, 17370, 17371, 17372, 17373

Bericht: mind. Befundkopie (Nr. 01602) an Hausarzt

Aufwand in Min. **Kalkulationszeit:** 0 **Prüfzeit:** ./. **Eignung d. Prüfzeit:** Tages- und Quartalsprofil

GOÄ entsprechend oder ähnlich: Nr. 5481*

17362*

Zuschlag für die Einkopf-Single-Photonen- Emissions-Computertomographie (SPECT) **672** **70,13**

Abrechnungsausschluss in derselben Sitzung 17320, 17321, 17340, 17341, 17350, 17351, 17361, 17363

Bericht: mind. Befundkopie (Nr. 01602) an Hausarzt

Aufwand in Min. **Kalkulationszeit:** KA **Prüfzeit:** ./. **Eignung d. Prüfzeit:** Tages- und Quartalsprofil

GOÄ entsprechend oder ähnlich: Nrn. 5486*, 5487*

Kommentar: Sofern erforderlich, ist der Zuschlag neben den Leistungen nach den Nrn. 17310 bis 17312, 17330 bis 17333 und Nr. 17360 abrechenbar.

17363*

Zuschlag für die Zwei- oder Mehrkopf-Single- Photonen-Emissions-Computertomographie (SPECT) **1045** **109,06**

Abrechnungsausschluss in derselben Sitzung 17320, 17321, 17340, 17341, 17350, 17351, 17360, 17361, 17362

Bericht: mind. Befundkopie (Nr. 01602) an Hausarzt

Aufwand in Min. **Kalkulationszeit:** KA **Prüfzeit:** ./. **Eignung d. Prüfzeit:** Tages- und Quartalsprofil

GOÄ entsprechend oder ähnlich: Nrn. 5486*, 5487*

Kommentar: Sofern erforderlich ist der Zuschlag neben den Leistungen nach den Nrn. 17310 bis 17312, 17330 bis 17333 abrechenbar.

17370*

Radiojodtherapie von Schilddrüsenerkrankungen, einschl. der erforderlichen Kontrollmessungen **571** **59,59**

Anmerkung Die Gebührenordnungsposition 17370 ist nur bei kurativ-stationärer (belegärztlicher) Behandlung berechnungsfähig.

Abrechnungsausschluss in derselben Sitzung 17310, 17320, 17361

Bericht: mind. Befundkopie (Nr. 01602) an Hausarzt

Aufwand in Min. **Kalkulationszeit:** 17 **Prüfzeit:** 13 **Eignung d. Prüfzeit:** Tages- und Quartalsprofil

GOÄ entsprechend oder ähnlich: Nr. 5600*

Kommentar: **Auf einen Blick: Kostenpauschalen für Radionuklide**
- **40542** bei Verwendung von **131-J** (Therapie. benigne) 45.00 Euro
- **40544** bei Verwendung von **131-J (Therapie. maligne)** 230.00 Euro

17371* **Zusatzpauschale Radiosynoviorthese an einem kleinen Gelenk oder Anwendung von offenen Radionukliden in vorgeformten Körperhöhlen** **283** **29,53**

Obligater Leistungsinhalt
- Radiosynoviorthese an einem kleinen Gelenk (mit Ausnahme der in der Gebührenordnungsposition 17373 genannten Gelenke)

oder
- Anwendung von offenen Radionukliden in vorgeformten Körperhöhlen,
- Dokumentation(en),

Fakultativer Leistungsinhalt
- Gelenkpunktion(en) (Nr. 02341),
- Kontrolle der Nadellage mittels bildgebender Verfahren,
- Szintigraphische Kontrollmessung(en),

Abrechnungsbestimmung höchstens viermal am Behandlungstag

Anmerkung Wird die Gebührenordnungsposition 17373 an demselben Behandlungstag einmal/zweimal berechnet, reduziert sich die Berechnungsfähigkeit der Gebührenordnungsposition 17371 dementsprechend auf höchstens dreimal/zweimal je Behandlungstag.

Abrechnungsausschluss in derselben Sitzung 02341, 17310, 17361, 34235, 34236

Bericht: mind. Befundkopie (Nr. 01602) an Hausarzt

Aufwand in Min. **Kalkulationszeit:** 9 **Prüfzeit:** 7 **Eignung d. Prüfzeit:** Tages- und Quartalsprofil

GOÄ entsprechend oder ähnlich: Nr. 5604*

Kommentar: **Auf einen Blick: Kostenpauschalen für Radionuklide**
- **40556** bei Verwendung von **90-Yttrium-Colloid (Radiosynoviorthese)** 100.00 Euro
- **40558** bei Verwendung von **186-Rhenium-Colloid (Radiosynoviorthese)** 125.00 Euro
- **40560** bei Verwendung von **169-Erbium-Colloid (Radiosynoviorthese)** 95.00 Euro

17372* **Zusatzpauschale Radionuklidtherapie von Knochenmetastasen, blutbildenden Organen, Geschwülsten und/oder Geschwulstmetastasen in einer Körperhöhle oder in einem Hohlorgan oder von Entzündungen** **327** **34,13**

Obligater Leistungsinhalt
- Radionuklidtherapie,

Fakultativer Leistungsinhalt
- Szintigraphische Kontrollmessung(en) der Bremsstrahlung

Abrechnungsausschluss in derselben Sitzung 17310, 17311, 17361

Bei Anwendung von Radium-223-dichlorid sind die Kosten des Produktes nicht über die Kostenpauschale 40562 berechnungsfähig.

Bei Anwendung von Radium-223-dichlorid sind die Kosten, die im Rahmen des Umgangs, der Beschaffung und Lagerung des Produktes sowie der Materialverwaltung, der Anwendung, der Abfallbeseitigung und Entsorgung gemäß Strahlenschutzverordnung (StrlSchV) sowie dem Gesetz über den Verkehr mit Arzneimitteln (AMG) entstehen, nicht über die Kostenpauschale 40562, sondern über die Kostenpauschale 40582 berechnungsfähig.

Bericht: mind. Befundkopie (Nr. 01602) an Hausarzt

Aufwand in Min. **Kalkulationszeit:** 13 **Prüfzeit:** 10 **Eignung d. Prüfzeit:** Tages- und Quartalsprofil

GOÄ entsprechend oder ähnlich: Nrn. 5602*, 5603*, 5604*

Kommentar: **Auf einen Blick: Kostenpauschalen für Radionuklide**
- **40546** bei Verwendung von **131-J MIBG** 1784.00 Euro
- **40562** zur Therapie von **Knochenmetastasen mit Radioisotopen** 1.355.00 Euro

17373* Zusatzpauschale Radiosynoviorthese an großen oder mittleren Gelenken **774** **80,78**

Obligater Leistungsinhalt
- Radiosynoviorthese an Knie- oder Hüft- oder Schulter- oder Ellenbogen- oder Hand- oder unterem und/oder oberem Sprunggelenk,
- Teilkörperszintigraphische Untersuchung (Nr. 17310),
- Dokumentation(en),

Fakultativer Leistungsinhalt
- Gelenkpunktion(en) (Nr. 02341),
- Kontrolle der Nadellage mittels bildgebender Verfahren,

Abrechnungsbestimmung einmal je Gelenk, höchstens zweimal am Behandlungstag

Anmerkung Entgegen Nr. I-4.3.2 der Allgemeinen Bestimmungen kann die Gebührenordnungsposition 17373 bei der Radiosynoviorthese am Kniegelenk auch dann berechnet werden, wenn die Arztpraxis nicht über die Möglichkeit von Durchleuchtungen verfügt.

Abrechnungsausschluss in derselben Sitzung 02341, 17310, 17361, 34235, 34236

Bericht: mind. Befundkopie (Nr. 01602) an Hausarzt

Aufwand in Min. **Kalkulationszeit:** 24 **Prüfzeit:** 18 **Eignung d. Prüfzeit:** Tages- und Quartalsprofil

Kommentar: **Auf einen Blick: Kostenpauschalen für Radionuklide**
- **40556** bei Verwendung von **90-Yttrium-Colloid (Radiosynoviorthese)** 100.00 Euro
- **40558** bei Verwendung von **186-Rhenium-Colloid (Radiosynoviorthese)** 125.00 Euro

18 Orthopädische Gebührenordnungspositionen

18.1 Präambel

1. Die in diesem Kapitel aufgeführten Gebührenordnungspositionen können ausschließlich von
   - Fachärzten für Orthopädie,
   - Fachärzten für Orthopädie und Unfallchirurgie,

berechnet werden.

2. Ausser den in diesem Kapitel genannten Gebührenordnungspositionen sind von den in der Präambel genannten Vertragsärzten – unbeschadet der Regelungen gemäß I-5 und I-6.2 der Allgemeinen Bestimmungen – zusätzlich nachfolgende Gebührenordnungspositionen berechnungsfähig: 01100 bis 01102, 01210, 01212, 01214 bis 01222, 01320, 01321, 01410 bis 01416,01418, 01420, 01422, 01424, 01425, 01426, 01430, 01435, 01436, 01440, 01510 bis 01512, 01600 bis 01602, 01610 bis 01612, 01620 bis 01623, 01722, 01783, 01800, 01802 bis 01808, 01810, 01811, 01950 bis 01952, 01955, 01956, 02100, 02101, 02110 bis 02112, 02120, 02200, 02300 bis 02302, 02310 bis 02313, 02320, 02323, 02330, 02331, 02340, 02341, 02350, 02360 und 02510 bis 02512.

3. Ausser den in diesem Kapitel genannten Gebührenordnungspositionen sind bei Vorliegen der entsprechenden Qualifikationsvoraussetzungen von den in der Präambel genannten Vertragsärzten – unbeschadet der Regelungen gemäß I-5 und I-6.2 der Allgemeinen Bestimmungen – zusätzlich nachfolgende Gebührenordnungspositionen berechnungsfähig: 30400 bis 30402, 30410, 30411, 30420, 30421, 30800 und 36884, Gebührenordnungspositionen der Abschnitte IV-30.1, IV-30.2, IV-30.3, IV-30.7, IV-30.12, IV-31.2, IV-31.3, IV-31.4.3, IV-31.5, IV-31.6, IV-30.12, IV-36.2, IV-36.3, IV-36.5 und IV-36.6.2 sowie Gebührenordnungspositionen der Kapitel IV-32, IV-33, IV-34 und IV-35.

4. Bei der Berechnung der zusätzlichen Gebührenordnungspositionen in den Nummern 2 und 3 sind die Maßnahmen zur Qualitätssicherung gemäß § 135 Abs. 2 SGB V, die berufsrechtliche Verpflichtung zur grundsätzlichen Beschränkung auf das jeweilige Gebiet sowie die Richtlinien des Gemeinsamen Bundesausschusses zu beachten.

5. Werden die in den Grundpauschalen enthaltenen Leistungen entsprechend den Gebührenordnungspositionen 01600 und 01601 erbracht, sind für die Versendung bzw. den Transport die Kostenpauschalen nach den Nrn. 40120, 40122, 40124 und 40126 berechnungsfähig.

Kommentar:

Alle Gebührenordnungspositionen des Kapitels 18 – also die Leistungen nach den Nrn. 18210 bis 18700 – können grundsätzlich (s. Kommentierung zu Kapitel I, Abschnitt 1.5) nur von

- Fachärzten für Orthopädie
- Fachärzten für Orthopädie und Unfallchirurgie

abgerechnet werden.

Zusätzlich zu den Leistungen dieses Kapitels sind für oben genannten Vertragsärzte abrechnungsfähig, sofern die übrigen Abrechnungsvoraussetzungen des EBM gegeben sind:

- die nachfolgenden Gebührenordnungspositionen des Abschnitts II (arztgruppenübergreifende allgemeine Leistungen):
  - Nrn. 01100 bis 01102 Unvorhergesehene Inanspruchnahme,
  - Nr. 01210 Notfallpauschale im organisierten Not(fall)dienst,
  - Nr. 01212 Notfallpauschale im organisierten Not(fall)dienst,
  - Nr. 01214 bis 01222 Notfallkonsultationspauschale im organisierten Not(fall)dienst, Zusatzpauschale für die Besuchsbereitschaft im Notfall bez. organisierten Not(fall)dienst, Reanimationskomplex
  - Nrn. 01320, 01321 Grundpauschale für ermächtigte Ärzte, Krankenhäuser bzw. Institute,
  - Nrn. 01410 bis 01416 Besuche, Visite, Begleitung eines Kranken beim Transport,
  - Nr. 01418 Besuch im organisierten Not(fall)dienst,
  - Nr. 01420 Überprüfung und Koordination häuslicher Krankenpflege,
  - Nr. 01422 Erstverordnung zur psychiatrischen häuslichen Krankenpflege,
  - Nr. 01424 Folgeverordnung zur psychiatrischen häuslichen Krankenpflege,
  - Nrn. 01425, 01426 Verordnung spezialisierter ambulanter Palliativversorgung,
  - Nr. 01430 Verwaltungskomplex,
  - Nr. 01435 Telefonische Beratung,

- Nr. 01436 Konsultationspauschale,
- Nr. 01440 Verweilen außerhalb der Praxis,
- Nr. 01510 bis 01512 Zusatzpauschale für Beobachtung und Betreuung,
- Nrn. 01600 bis 01602 Ärztlicher Bericht/Brief,
- Nrn. 01610 bis 01612 Bescheinigung, Reha-Verordnung, Konsiliarbericht vor Aufnahme in die Psychiatrie,
- Nrn. 01620 bis 01623 Bescheinigung, Krankheitsbericht, Kurplan, Kurvorschlag,
- Nr. 01722 Sonographie Säuglingshüfte,
- Nr. 01783 Alpha-1-Feto-Protein,
- Nrn. 01800 bis 01808 Röteln, Blutgruppenbestimmung, Antikörpernachweis,
- Nrn. 01810 bis 01813 Antikörpernachweis,
- Nrn. 01950 bis 01952 Substitutionsbehandlung,
- Nrn. 01955, 01956 Diamorphingestützte Behandlung Opiatabhängiger,
- Nr. 02100 Infusion,
- Nr. 02101 Infusionstherapie,
- Nr. 02110 bis 02112 Transfusion, Reinfusion,
- Nr. 02120 Erstprogrammierung Medikamentenpumpe,
- Nr. 02200 Tuberkulintestung,
- Nrn. 02300 bis 02302 Kleinchirurgischer Eingriff,
- Nrn. 02310 bis 02313 Behandlung sek. heilender Wunden, Dekubitalulcus, Diabetischer Fuß, venöse Ulcera curis,
- Nr. 02320 Einführung Magenverweilsonde,
- Nr. 02323 transurethraler Dauerkatheter,
- Nr. 02330 Arterienpunktion,
- Nr. 02331 Intraarterielle Injektion,
- Nr. 02340, 02341 Punktion,
- Nr. 02350 Fixierender Verband,
- Nr. 02360 Behandlung mit Lokalanästhetika,
- Nrn. 02510 bis 02512 Wärme- u. Elektrotherapie, Elektrostimulation

• sowie die folgenden Gebührenordnungspositionen des Abschnitts IV (arztgruppenübergreifende spezielle Leistungen):
  - Nrn. 30400 bis 30402 Massage-, Kompressions- oder Unterwassertherapie,
  - Nrn. 30410, 30411 Atemgymnastik,
  - Nrn. 30420, 30421 Krankengymnastik,
  - Nr. 30800 Soziotherapie – Hinzuziehen eines Leistungserbringers,
  - Nr. 36884 Blutgase, Säure-Basen-Status

• Gebührenordnungspositionen der Abschnitte
  - 30.1 Allergologie
  - 30.2 Chirotherapie
  - 30.3 Neurophysiologische Übungsbehandlung
  - 30.7 Schmerztherapie
  - 30.12 Diagnostik und Therapie bei MRSA
  - 31.2 Ambulante Operationen
  - 31.3 Postoperative Überwachungskomplexe
  - 31.4.3 Postoperative Behandlungskomplexe im Fachärztlichen Versorgungsbereich
  - 31.5 Anästhesien im Zusammenhang mit ambulanten Operationen
  - 31.6 Orthopädisch-chirurgisch konservative Gebührenordnungspositionen
  - 36.2 Belegärztliche Operationen
  - 36.3 Postoperativer Überwachungskomplex nach belegärztlichen Operationen
  - 36.5 Anästhesien im Zusammenhang mit belegärztlichen Operationen
  - 36.6.2 Konservativ-belegärztliche Strukturpauschalen

- Gebührenordnungspositionen der Kapitel
  - 32 Labor
  - 33 Ultraschalldiagnostik
  - 34 Radiologie, CT, NMR
  - 35 Psychotherapie

Wichtig ist, dass auch für die nach der obigen Regelung zusätzlich abrechnungsfähigen Leistungen immer auch die Abrechnungsvoraussetzungen und -ausschlüsse beachtet werden müssen, die im EBM für die Abrechnung der jeweiligen Leistung genannt sind.

Generell gilt, dass die übrigen Bestimmungen des EBM sowie die Maßnahmen zur Qualitätssicherung sowie die berufsrechtlichen Fachgebietsbeschränkungen zu beachten sind. Insbesondere sollte geprüft werden, ob zur Erbringung und Abrechnung bestimmter Leistungen eine Genehmigung erforderlich ist und welche Voraussetzungen hierfür nachgewiesen werden müssen.

Werden Leistungen nach den Gebührenordnungspositionen 01600, 01601, 01610 und 01612 (Bericht, Brief, Bescheinigung) erbracht, können auch dann, wenn die Leistung nicht gesondert berechnungsfähig sein sollte, da sie in der Grundpauschale enthalten ist, für Versendung und Transport die Kostenpauschalen nach den Nrn. 40120, 40122, 40124 oder 40126 abgerechnet werden.

18.2 Orthopädische Grundpauschalen

Grundpauschale

Obligater Leistungsinhalt
- Persönlicher Arzt-Patienten-Kontakt,

Fakultativer Leistungsinhalt
- Weitere persönliche oder andere Arzt-Patienten-Kontakte gemäß I-4.3.1 der Allgemeinen Bestimmungen,
- Ärztlicher Bericht entsprechend der Gebührenordnungsposition 01600,
- Individueller Arztbrief entsprechend der Gebührenordnungsposition 01601,
- In Anhang VI-1 aufgeführte Leistungen,

Abrechnungsbestimmung einmal im Behandlungsfall

18210 für Versicherte bis zum vollendeten 5. Lebensjahr **175** **18,26**

Abrechnungsbestimmung einmal im Behandlungsfall

Abrechnungsausschluss
in derselben Sitzung 01436
im Behandlungsfall 01600, 01601

Aufwand in Min. **Kalkulationszeit:** 19 **Prüfzeit:** 17 **Eignung d. Prüfzeit:** Nur Quartalsprofil

GOÄ entsprechend oder ähnlich: Leistungskomplex in der GOÄ nicht vorhanden, daher Abrechnung der einzelnen erbrachten GOÄ-Leistung(en).

Kommentar: Die Pauschale ist nur einmal im Behandlungsfall bzw. bei arztgruppenübergreifender Behandlung nur einmal im Arztfall berechenbar.

Wird in demselben Quartal eine kurativ-ambulante und eine kurativ-stationäre (belegärztliche Behandlung) durchgeführt, ist die Grundpauschale je einmal berechnungsfähig. Es ist aber von der Punktzahl der zweiten zur Abrechnung kommenden Grundpauschale ein Abschlag von 50 % vorzunehmen.

18211 für Versicherte ab Beginn des 6. bis zum vollendeten 59. Lebensjahr **182** **18,99**

Abrechnungsbestimmung Siehe Nr. 18210.

Aufwand in Min. **Kalkulationszeit:** 20 **Prüfzeit:** 18 **Eignung d. Prüfzeit:** Nur Quartalsprofil

GOÄ entsprechend oder ähnlich: Leistungskomplex in der GOÄ nicht vorhanden, daher Abrechnung der einzelnen erbrachten GOÄ-Leistung(en).

18212 für Versicherte ab Beginn des 60. Lebensjahres **210** **21,92**

Abrechnungsbestimmung Siehe Nr. 18210.

Aufwand in Min. **Kalkulationszeit:** 23 **Prüfzeit:** 21 **Eignung d. Prüfzeit:** Nur Quartalsprofil

GOÄ entsprechend oder ähnlich: Leistungskomplex in der GOÄ nicht vorhanden, daher Abrechnung der einzelnen erbrachten GOÄ-Leistung(en).

18220 Zuschlag für die orthopädische Grundversorgung gemäß Allgemeiner Bestimmung 4.3.8 zu den Gebührenordnungspositionen 18210 bis 18212 **31** **3,24**

Abrechnungsbestimmung einmal im Behandlungsfall

Anmerkung Der Zuschlag nach der Gebührenordnungsposition 18220 kann gemäß Allgemeiner Bestimmung 4.3.8 ausschließlich in Behandlungsfällen abgerechnet werden, in denen nur Leistungen der fachärztlichen Grundversorgung gemäß Anhang 3 und/oder regionaler Vereinbarungen erbracht und berechnet werden.

Aufwand in Min. **Kalkulationszeit:** KA **Prüfzeit:** ./. **Eignung d. Prüfzeit:** Keine Eignung

18222 Zuschlag zu der Gebührenordnungsposition 18220 **8** **0,83**

Abrechnungsbestimmung einmal im Behandlungsfall

Anmerkung Die Gebührenordnungsposition 18222 wird durch die zuständige Kassenärztliche Vereinigung zugesetzt.

Aufwand in Min. **Kalkulationszeit:** KA **Prüfzeit:** ./. **Eignung d. Prüfzeit:** Keine Eignung

18.3 Diagnostische und therapeutische Gebührenordnungspositionen

18310 Zusatzpauschale Behandlung und ggf. Diagnostik von Erkrankungen des Stütz- und Bewegungsapparates (angeboren, traumatisch, posttraumatisch, perioperativ) und/oder von (einer) entzündlichen Erkrankung(en) des Stütz- und Bewegungsapparates und/oder von (einer) Skelettanomalie(n) bei Neugeborenen, Säuglingen, Kleinkindern und Kindern **216** **22,54**

Obligater Leistungsinhalt
- Funktionsdiagnostik (ggf. segmental) und Differentialdiagnostik,
- Dokumentation von Bewegungseinschränkungen (z.B. nach der Neutral-Null-Methode),
- Weiterführende neurologische Diagnostik,
- Mindestens 3 Arzt-Patienten-Kontakte im Behandlungsfall,

Fakultativer Leistungsinhalt
- Anlage und/oder Wiederanlage eines immobilisierenden Verbandes unter Einschluss mindestens eines großen Gelenkes und/oder einer/mehrerer Fraktur(en),
- Anlage und/oder Wiederanlage eines Schienenverbandes,
- Anlage und/oder Wiederanlage einer Orthese,
- Mobilisation(en) nach Funktionsdiagnostik,
- Anleitung zur Durchführung von Bewegungsübungen,
- Durchführung einer Thromboseprophylaxe,
- Gelenkpunktion(en) und/oder intraarticuläre Injektionen,

Abrechnungsbestimmung einmal im Behandlungsfall

Abrechnungsausschluss
im Zeitraum von 21 Tagen nach Erbringung einer Leistung des Abschnitts 31.2 31601, 31602, 31608, 31609, 31610, 31611, 31612, 31613, 31614, 31615, 31616, 31617, 31618, 31619, 31620, 31621, 31622, 31623, 31624, 31625, 31626, 31627, 31628, 31629, 31630, 31631, 31632, 31633, 31634, 31635, 31636, 31637
in derselben Sitzung 02300, 02301, 02302, 02511
am Behandlungstag 31614, 31615, 31616, 31617, 31618, 31619, 31620, 31621
im Behandlungsfall 02311, 02312, 02340, 02341, 02350, 02360, 07310, 18311, 18320, 18330, 18340, 18700

Bericht: Bericht (Nr. 01600) oder Brief (Nr. 01601) an Hausarzt (HA) – ggf. Porto nach Nrn. 40120, 40122, 40124 und 40126 – bei Überweisung von Facharzt an Facharzt – Bericht/Brief oder Befundkopie (Nr. 01602) an HA

EBM-Nr. | EBM-Punkte / Euro

Aufwand in Min. **Kalkulationszeit:** 20 **Prüfzeit:** 18 **Eignung d. Prüfzeit:** Nur Quartalsprofil

GOÄ entsprechend oder ähnlich: Leistungskomplex in der GOÄ nicht vorhanden. Abrechnung der einzelnen erbrachten GOÄ-Leistung(en)

Kommentar: Für die Abrechnung dieses Leistungskomplexes sind mind. 3 persönliche Arzt-Patienten-Kontakte erforderlich.

18311 **Zusatzpauschale Behandlung und ggf. Diagnostik von Erkrankungen des Stütz- und Bewegungsapparates (angeboren, erworben, degenerativ, posttraumatisch, perioperativ) und/oder einer entzündlichen Erkrankung des Stütz- und Bewegungsapparates bei Jugendlichen und bei Erwachsenen(außer degenerativen und funktionellen Erkrankungen der Wirbelsäule)** **217** **22,65**

Obligater Leistungsinhalt
- Funktionsdiagnostik (ggf. segmental) und Differentialdiagnostik,
- Dokumentation von Bewegungseinschränkungen (z.B. nach der Neutral-Null-Methode),
- Weiterführende neurologische Diagnostik,
- Mindestens 3 Arzt-Patienten-Kontakte im Behandlungsfall,

Fakultativer Leistungsinhalt
- Anlage und/oder Wiederanlage eines immobilisierenden Verbandes unter Einschluss mindestens eines großen Gelenkes und/oder einer/mehrerer Fraktur(en),
- Anlage und/oder Wiederanlage eines Schienenverbandes,
- Anlage und/oder Wiederanlage einer Orthese,
- Mobilisation(en) nach Funktionsdiagnostik,
- Anleitung zur Durchführung von Bewegungsübungen,
- Durchführung einer Thromboseprophylaxe,
- Gelenkpunktion(en) und/oder intraarticuläre Injektionen,

Abrechnungsbestimmung einmal im Behandlungsfall

Abrechnungsausschluss
am Behandlungstag 31614, 31615, 31616, 31617, 31618, 31619, 31620, 31621
im Zeitraum von 21 Tagen nach Erbringung einer Leistung des Abschnitts 31.2 31601, 31602, 31608, 31609, 31610, 31611, 31612, 31613, 31614, 31615, 31616, 31617, 31618, 31619, 31620, 31621, 31622, 31623, 31624, 31625, 31626, 31627, 31628, 31629, 31630, 31631, 31632, 31633, 31634, 31635, 31636, 31637
in derselben Sitzung 02300, 02301, 02302, 02511
im Behandlungsfall 02311, 02312, 02340, 02341, 02350, 02360, 07311, 18310, 18320, 18330, 18340, 18700

Bericht: Bericht (Nr. 01600) oder Brief (Nr. 01601) an Hausarzt (HA) – ggf. Porto nach Nrn. 40120, 40122, 40124 und 40126 – bei Überweisung von Facharzt an Facharzt – Bericht/Brief oder Befundkopie (Nr. 01602) an HA

Aufwand in Min. **Kalkulationszeit:** 20 **Prüfzeit:** 18 **Eignung d. Prüfzeit:** Nur Quartalsprofil

GOÄ entsprechend oder ähnlich: Leistungskomplex in der GOÄ nicht vorhanden. Abrechnung der einzelnen erbrachten GOÄ-Leistung(en)

Kommentar: Die Behandlung und ggf. Diagnostik degenerativer Erkrankungen der Wirbelsäule ist nach Nr. 18331 abzurechnen.

18320* **Zusatzpauschale Orthopädische oder orthopädisch-rheumatologische Funktionsdiagnostik bzw. Assessment mittels Untersuchungsinventaren** **161** **16,8**

Obligater Leistungsinhalt
- Rheumatologische Untersuchung von Funktions- und Fähigkeitsstörungen mit Quantifizierung der Funktionseinschränkung mittels standardisierter qualitätsgesicherter Fragebögen (FFvH bzw. HAQ bei rheumatoider Arthritis, BASFI bzw. FFbH bei seronegativer Spondylarthritis)

und/oder
- Erhebung des Disease-Activity-Scores (DAS) bei rheumatoider Arthritis

und/oder
- Erhebung des BASDAI bei M. Bechterew und/oder seronegativen Spondylarthritiden

und/oder

- Erhebung des SLEDAI bei systemischem Lupus erythematodes

und/oder

- Erhebung des BIVAS bei Vaskulitiden,

Fakultativer Leistungsinhalt

- Kapillarmikroskopische Untersuchungen,
- Aufstellung eines Behandlungsplanes,
- Aufstellung eines Hilfsmittelplanes,
- Erprobung des Einsatzes von Hilfsmitteln, Therapiemitteln der physikalischen Medizin und Ergotherapie,
- Abstimmung mit dem Hilfsmitteltechniker,
- Überprüfung der qualitätsgerechten Zurichtung der Orthesen und Hilfsmittel,
- Anleitung zur Anpassung des Wohnraumes und des Arbeitsplatzes in Absprache mit dem Hausarzt,

Abrechnungsbestimmung einmal im Behandlungsfall

Abrechnungsausschluss

in derselben Sitzung 02300, 02301

im Zeitraum von 21 Tagen nach Erbringung einer Leistung des Abschnitts 31.2 31601, 31602, 31608, 31609, 31610, 31611, 31612, 31613, 31614, 31615, 31616, 31617, 31618, 31619, 31620, 31621, 31622, 31623, 31624, 31625, 31626, 31627, 31628, 31629, 31630, 31631, 31632, 31633, 31634, 31635, 31636, 31637

am Behandlungstag 31614, 31615, 31616, 31617, 31618, 31619, 31620, 31621

im Behandlungsfall 02340, 02341, 02360, 18310, 18311, 18330, 18340

Bericht: Bericht (Nr. 01600) oder Brief (Nr. 01601) an Hausarzt (HA) – ggf. Porto nach Nrn. 40120, 40122, 40124 und 40126 – bei Überweisung von Facharzt an Facharzt – Bericht/Brief oder Befundkopie (Nr. 01602) an HA

Aufwand in Min. **Kalkulationszeit:** 18 **Prüfzeit:** 16 **Eignung d. Prüfzeit:** Nur Quartalsprofil

GOÄ entsprechend oder ähnlich: Leistungskomplex in der GOÄ nicht vorhanden. Abrechnung der einzelnen erbrachten GOÄ-Leistung(en)

Kommentar: Im obligaten Leistungsinhalt werden zahlreiche Untersuchungen und Score-Erhebungen aufgeführt. Im fakultativen Teil Maßnahmen zur Behandlung.

Erläuterung der Abkürzungen aus der Legende der Nr. 18320:

BASDAI	Bath Ankylosing Spondylitis Disease Activity Index – Morbus Bechterew-Index
BASFI	Bath Ankylosing Spondylitis Functional Index
BIVAS	Birmingham Vasculitis Activity Score
ECLAM	Funktions-Fragebogen
FFdH	European Consensus Lupus Activity Measurement score
HAQ	Health Assessment Questionnaire (Fragebogen)
SLEDA I	Disease Activity Index

18330 Zusatzpauschale Diagnostik und/oder orthopädische Therapie eines Patienten mit einer Funktionsstörung der Hand — 217 / 22,65

Obligater Leistungsinhalt

- Behandlung eines Patienten mit einer Funktionsstörung der Hand mit einer Leistungseinschränkung mindestens in einer Funktionsebene,
- Dokumentation der Leistungseinschränkung mit Angabe des Bewegungsumfangs,
- Erstellung eines Behandlungsplans

und/oder

- Anlage und/oder Wiederanlage eines immobilisierenden Verbandes

und/oder

- Anlage und/oder Wiederanlage eines Schienenverbandes

und/oder

- Anlage und/oder Wiederanlage einer Orthese,
- Mindestens 3 Arzt-Patienten-Kontakte im Behandlungsfall,

Fakultativer Leistungsinhalt
- Anleitung zur Durchführung von Bewegungsübungen,
- Lokale Infiltrationsbehandlung,

Abrechnungsbestimmung einmal im Behandlungsfall

Anmerkung Die Gebührenordnungsposition 18330 ist nur von Fachärzten für Orthopädie bzw. Fachärzten für Orthopädie und Unfallchirurgie mit der Zusatzbezeichnung Handchirurgie und von Fachärzten für Orthopädie bzw. Fachärzten für Orthopädie und Unfallchirurgie nach Antrag und Genehmigung durch die zuständige Kassenärztliche Vereinigung berechnungsfähig.

Abrechnungsausschluss
am Behandlungstag 31614, 31615, 31616, 31617, 31618, 31619, 31620, 31621
im Zeitraum von 21 Tagen nach Erbringung einer Leistung des Abschnitts 31.2 31601, 31602, 31608, 31609, 31610, 31611, 31612, 31613, 31614, 31615, 31616, 31617, 31618, 31619, 31620, 31621, 31622, 31623, 31624, 31625, 31626, 31627, 31628, 31629, 31630, 31631, 31632, 31633, 31634, 31635, 31636, 31637
in derselben Sitzung 02300, 02301, 02302
im Behandlungsfall 02340, 02341, 02350, 02360, 07330, 18310, 18311, 18320, 18340, 18700

Bericht: Bericht (Nr. 01600) oder Brief (Nr. 01601) an Hausarzt (HA) – ggf. Porto nach Nrn. 40120, 40122, 40124 und 40126 – bei Überweisung von Facharzt an Facharzt – Bericht/Brief oder Befundkopie (Nr. 01602) an HA

Aufwand in Min. **Kalkulationszeit:** 20 **Prüfzeit:** 18 **Eignung d. Prüfzeit:** Nur Quartalsprofil

GOÄ entsprechend oder ähnlich: Leistungskomplex in der GOÄ nicht vorhanden. Abrechnung der einzelnen erbrachten GOÄ-Leistung(en)

18331 **Zusatzpauschale Diagnostik und/oder Behandlung von degenerativen Erkrankungen der Wirbelsäule bei Jugendlichen und bei Erwachsenen** **168** **17,53**

Obligater Leistungsinhalt
- Diagnostik und/oder Therapie von Erkrankungen der Wirbelsäule

und/oder
- Segmentale Funktionsdiagnostik und Differentialdiagnostik

und/oder
- Weiterführende neurologische Diagnostik,
- Mindestens 2 Arzt-Patienten-Kontakte im Behandlungsfall,

Fakultativer Leistungsinhalt
- Anlage und/oder Wiederanlage einer Orthese,
- Mobilisationen nach Funktionsdiagnostik,
- Anleitung zur Durchführung von Bewegungsübungen,
- Behandlung mit Lokalanästhetika,
- Haltungsschulung,

Abrechnungsbestimmung einmal im Behandlungsfall

Abrechnungsausschluss
am Behandlungstag 31614, 31615, 31616, 31617, 31618, 31619, 31620, 31621
im Behandlungsfall 02360, 18700
in derselben Sitzung 02300, 02301

Bericht: Bericht (Nr. 01600) oder Brief (Nr. 01601) an Hausarzt (HA) – ggf. Porto nach Nrn. 40120, 40122, 40124 und 40126 – bei Überweisung von Facharzt an Facharzt – Bericht/Brief oder Befundkopie (Nr. 01602) an HA

Aufwand in Min. **Kalkulationszeit:** 15 **Prüfzeit:** 13 **Eignung d. Prüfzeit:** Nur Quartalsprofil

GOÄ entsprechend oder ähnlich: Leistungskomplex in der GOÄ nicht vorhanden. Abrechnung der einzelnen erbrachten GOÄ-Leistung(en)

18340 **Behandlung einer/eines/von sekundär heilenden Wunde(n), septischen Wundheilungsstörung(en), Abszesses/n, septischen Knochenprozesses/n und/oder Decubitalulcus (-ulcera)** **272** **28,39**

Obligater Leistungsinhalt
- Abtragung von Nekrosen

und/oder
- Wunddebridement

und/oder
- Anlage und/oder Wechsel eines Kompressionsverbandes

und/oder
- Einbringung und/oder Wechsel einer Wundtamponade,
- Mindestens 5 Arzt-Patienten-Kontakte im Behandlungsfall,

Fakultativer Leistungsinhalt
- Einbringung, Wechsel oder Entfernung von Antibiotikaketten,
- Anlage/Wechsel von Schienenverbänden,

Abrechnungsbestimmung einmal im Behandlungsfall

Anmerkung Die Leistung nach der Nr. 18340 kann nicht berechnet werden beim diabetischen Fuß, beim chronisch venösen Ulcus cruris, bei der chronisch venösen Insuffizienz, beim postthrombotischen Syndrom, beim Lymphödem und bei oberflächlichen sowie tiefen Beinvenenthrombosen.

Abrechnungsausschluss
am Behandlungstag 31614, 31615, 31616, 31617, 31618, 31619, 31620, 31621
im Zeitraum von 21 Tagen nach Erbringung einer Leistung des Abschnitts 31.2 und Kapitel 31.4.3
in derselben Sitzung 02300, 02301, 02302, 02312, 02313
im Behandlungsfall 02310, 02311, 02340, 02341, 02350, 02360, 18310, 18311, 18320, 18330, 18700

Aufwand in Min. **Kalkulationszeit:** 18 **Prüfzeit:** 16 **Eignung d. Prüfzeit:** Nur Quartalsprofil

GOÄ entsprechend oder ähnlich: Leistungskomplex in der GOÄ nicht vorhanden. Abrechnung der einzelnen erbrachten GOÄ-Leistung(en)

Kommentar: Für die Abrechnung dieses umfangreichen Leistungskomplexes sind mind. 5 persönliche Arzt-Patienten-Kontakte erforderlich.

18700* Zusatzpauschale Behandlung eines Patienten mit mindestens einer der nachfolgend genannten Indikationen: **212** 22,12

Obligater Leistungsinhalt
- Rheumatoide Arthritis,
- Seronegative Spondylarthritis,
- Kollagenose,
- Myositis,

Abrechnungsbestimmung einmal im Behandlungsfall

Anmerkung Die Gebührenordnungsposition 18700 kann nur von Fachärzten für Orthopädie mit Schwerpunkt Rheumatologie bzw. Fachärzten für Orthopädie und Unfallchirurgie mit der Zusatzbezeichnung Orthopädische Rheumatologie berechnet werden.

Abrechnungsausschluss
im Behandlungsfall 18310, 18311, 18330, 18331, 18340
im Zeitraum von 21 Tagen nach Erbringung einer Leistung des Abschnitts 31.2 31601, 31602, 31608, 31609, 31610, 31611, 31612, 31613, 31614, 31615, 31616, 31617, 31618, 31619, 31620, 31621, 31622, 31623, 31624, 31625, 31626, 31627, 31628, 31629, 31630, 31631, 31632, 31633, 31634, 31635, 31636, 31637
in derselben Sitzung 02300, 02301, 02302

Aufwand in Min. **Kalkulationszeit:** 20 **Prüfzeit:** 18 **Eignung d. Prüfzeit:** Nur Quartalsprofil

GOÄ entsprechend oder ähnlich: Leistungskomplex in der GOÄ nicht vorhanden.

19 Pathologische Gebührenordnungspositionen

19.1 Präambel

1. Die in diesem Kapitel aufgeführten Gebührenordnungspositionen können ausschließlich von
   - Fachärzten für Pathologie,
   - Fachärzten für Neuropathologie,
   - Vertragsärzten, die gemäß Präambel zu ihren Kapiteln zur Abrechnung von Gebührenordnungspositionen dieses Kapitels berechtigt sind,

   berechnet werden.
2. Außer den in diesem Kapitel genannten Gebührenordnungspositionen sind von den in der Präambel genannten Vertragsärzten – unbeschadet der Regelungen gemäß I-5 und I-6.2 der Allgemeinen Bestimmungen – zusätzlich nachfolgende Gebührenordnungspositionen berechnungsfähig: 01210, 01212, 01214 bis 01218, 01416, 01435, 01620, 01621, 01733, 01743, 01756 bis 01758, 01826, 02100, 02101, 02200 und 02300.
3. Außer den in diesem Kapitel genannten Gebührenordnungspositionen sind bei Vorliegen der entsprechenden Qualifikationsvoraussetzungen von den in der Präambel genannten Vertragsärzten – unbeschadet der Regelungen gemäß I-5 und I-6.2 der Allgemeinen Bestimmungen – zusätzlich nachfolgende Gebührenordnungspositionen berechnungsfähig: Gebührenordnungspositionen der Kapitel IV-30.12 und IV-32.
4. Die fachliche Befähigung zur Erbringung der Leistungen entsprechend den Gebührenordnungspositionen 32820, 32825 und 32826 gilt für Fachärzte für Pathologie und Fachärzte für Neuropathologie mit der Berechtigung zum Führen der jeweiligen Arztbezeichnung als nachgewiesen.
5. Die fachliche Befähigung zur Erbringung der Leistungen entsprechend den Gebührenordnungspositionen 11320, 11321 und 11322 gilt für die in der Präambel unter 1. genannten Ärzte mit dem Erwerb der fakultativen Weiterbildung „Molekularpathologie“ als nachgewiesen.
6. Ein Organ bzw. Gewebe einheitlicher histologischer Struktur oder ein Organteil bzw. Gewebeteil unterschiedlich definierter histologischer Struktur oder unterschiedlich definierter Lokalisation wird nachfolgend als je ein Material bezeichnet. Histologische Untersuchungen eines Materials ohne topographische oder pathogenetische Beziehung zum Krankheitsprozess sind nicht berechnungsfähig.
7. In den Gebührenordnungspositionen dieses Kapitels sind die Leistungen entsprechend den Gebührenordnungspositionen 01600 bis 01602 enthalten.
8. Bei der Berechnung der zusätzlichen Gebührenordnungspositionen in den Nummern 2 und 3 sind die Maßnahmen zur Qualitätssicherung gemäß § 135 Abs. 2 SGB V, die berufsrechtliche Verpflichtung zur grundsätzlichen Beschränkung auf das jeweilige Gebiet sowie die Richtlinien des Gemeinsamen Bundesausschusses zu beachten.
9. Außer den in diesem Kapitel genannten Gebührenordnungspositionen sind bei Vorliegen der entsprechenden Qualifikationsvoraussetzungen von den in der Präambel genannten Vertragsärzten – unbeschadet der Regelungen gemäß 5 und 6.2 der Allgemeinen Bestimmungen – zusätzlich nachfolgende Gebührenordnungspositionen berechnungsfähig: Gebührenordnungspositionen des Abschnitts 11.3.
10. Bei Vorliegen der Qualifikationsvoraussetzungen entsprechend der Qualitätssicherungsvereinbarung Molekulargenetik gemäß § 135 Abs. 2 SGB V ist von den in der Präambel genannten Vertragsärzten – unbeschadet der Regelungen gemäß 5 und 6.2 der Allgemeinen Bestimmungen – zusätzlich nachfolgende Gebührenordnungsposition berechnungsfähig: Gebührenordnungsposition 11430.
11. Werden die in den Konsiliarpauschalen enthaltenen Leistungen entsprechend den Gebührenordnungspositionen 01600 und 01601 erbracht, sind für die Versendung bzw. den Transport die Kostenpauschalen nach den Nrn. 40120, 40122, 40124 und 40126 berechnungsfähig.
12. Die Berechnung der Gebührenordnungsposition 19315 setzt eine Genehmigung der Kassenärztlichen Vereinigung nach der Qualitätssicherungsvereinbarung Histopathologie Hautkrebs-Screening gemäß § 135 Abs. 2 SBG V voraus. Die Berechnung der Gebührenordnungsposition 11430 setzt eine Genehmigung der Kassenärztlichen Vereinigung nach der Qualitätssicherungsvereinbarung Molekulargenetik gemäß § 135 Abs. 2 SGB V voraus.

Kommentar:

Alle Gebührenordnungspositionen des Kapitels 19 können – vorbehaltlich der weiteren Bestimmungen dieses Kapitels – grundsätzlich nur abgerechnet werden von

- Fachärzten für Pathologie
- Fachärzten für Neuropatholgie,

- Vertragsärzten, die gemäß der Präambel zu ihren Kapiteln zur Abrechnung von -einzelnen(!) – Gebührenordnungspositionen dieses Kapitels berechtigt sind

Zusätzlich zu den Gebührenordnungspositionen dieses Kapitels sind für oben genannte Vertragsärztedie in der Präambel genannten Leistungen abrechnungsfähig.

Dabei wird für die Laborleistungen nach Nrn. 32820, 32822, 32825 und 32826 vorausgesetzt, dass die fachliche Befähigung für Fachärzte für Pathologie und Fachärzte für Neuropathologie mit der Berechtigung zur Führung der jeweiligen Arztbezeichnung als nachgewiesen gilt, während für die Leistungen nach den Nrn. 11320 bis 11323 die fachliche Befähigung für die unter 1. genannten Ärzte den Erwerb der fakultativen Weiterbildung „Molekularpathologie" voraussetzt.

Bei Vorliegen einer Genehmigung nach der Qualitätssicherungsvereinbarung Histopathologie Hautkrebs-Screenung ist auch die Nr. 19315 abrechnungsfähig.

Bei Vorliegen einer Genehmigung nach der Qualitätssicherungsvereinbarung Molekulargenetik sind auch die Nrn. 11430 abrechnungsfähig.

Berichte und Arztbriefe nach den Nrn. 01600 und 01601 sind neben den pathologischen Leistungen des Kapitels 19 nicht abrechnungsfähig.

Werden Leistungen nach den Gebührenordnungspositionen 01610 und 01612 erbracht, können auch dann, wenn die Leistung nicht gesondert berechnungsfähig sein sollte, da sie in der Konsiliarpauschale enthalten ist, für Versendung und Transport die Kostenpauschalen nach den Nrn. 40120, 40122, 40124 oder 40126 abgerechnet werden.

19.2 Pathologische Konsiliarpauschalen

19210* Konsiliarpauschale **64** **6,68**

Obligater Leistungsinhalt
- Persönlicher Arzt-Patienten-Kontakt,

Fakultativer Leistungsinhalt
- Entnahme von Material für histologische und zytologische Untersuchungen,
- In Anhang VI-1 aufgeführte Leistungen,

Abrechnungsbestimmung einmal im Behandlungsfall

Abrechnungsausschluss im Behandlungsfall 01600, 01601, 01602

Aufwand in Min. **Kalkulationszeit:** 7 **Prüfzeit:** 5 **Eignung d. Prüfzeit:** Nur Quartalsprofil

GOÄ entsprechend oder ähnlich: Leistungskomplex in der GOÄ nicht vorhanden. Abrechnung der einzelnen erbrachten GOÄ-Leistung(en)

Kommentar: Ggf. Kostenpauschale nach Nr. 40100 berechnen.

19.3 Diagnostische Gebührenordnungspositionen

19310* Histologische oder zytologische Untersuchung eines Materials **83** **8,66**

Obligater Leistungsinhalt
- Histologische Untersuchung

oder
- Zytologische Untersuchung

Fakultativer Leistungsinhalt
- Aufbereitung

Abrechnungsausschluss bei demselben Material 01733, 01743, 01826, 19311, 19315

Aufwand in Min. **Kalkulationszeit:** KA **Prüfzeit:** 4 **Eignung d. Prüfzeit:** Tages- und Quartalsprofil

GOÄ entsprechend oder ähnlich: Nrn. 4800, 4850*

Kommentar: Bei histologischer **und auch** zytologischer Untersuchung eines Materials kann die Nr. 19310 2x berechnet werden.

Werden aus einmal Material mehrere histologische (oder in einem anderen Fall: zytologische) Präparate angefertigt und untersucht kann die Leistung nur einmal berechnet werden.

19311 **Zytologische Untersuchung eines Materials** **58** **6,05**

Obligater Leistungsinhalt

- Zytologische Untersuchung eines oder mehrerer Abstriche von Ekto- und/oder Endozervix

oder

- Zytologische Untersuchung von Urin auf Tumorzellen

Fakultativer Leistungsinhalt

- Aufbereitung,
- Untersuchung von Bürstenabstrichen

Abrechnungsausschluss bei demselben Material 01733, 01826, 19310, 19331

Aufwand in Min. **Kalkulationszeit:** KA **Prüfzeit:** 1 **Eignung d. Prüfzeit:** Tages- und Quartalsprofil

GOÄ entsprechend oder ähnlich: Nr. 4851*

Kommentar: Es handelt sich hier um eine kurative Leistung, diese Leistung ist im präventiven Bereich nach Nr. 01733 abzurechnen.

19312* **Zuschlag zu den Gebührenordnungspositionen 19310, 19311 und 19315 für die histologische oder zytologische Untersuchung eines Materials unter Anwendung von Sonderverfahren** **51** **5,32**

Obligater Leistungsinhalt

- Anwendung eines histo- oder zytochemischen Sonderverfahrens (Nachweis von organischen und anorganischen Stoffen oder Enzymaktivitäten durch definierte chemische Reaktionen)

und/oder

- Anwendung eines optischen Sonderverfahrens (Morphometrie, Interferenz- oder Polarisationsmikroskopie)

Fakultativer Leistungsinhalt

- Aufbereitung

Abrechnungsbestimmung je Material, höchstens fünfmal

Aufwand in Min. **Kalkulationszeit:** KA **Prüfzeit:** 1 **Eignung d. Prüfzeit:** Tages- und Quartalsprofil

GOÄ entsprechend oder ähnlich: Nr. 4815

Kommentar: Bei histo- und auch zytochemischer Untersuchung eines Materials kann die Nr. 19312 für jedes Untersuchungsverfahren getrennt bis zu 5x (insgesamt also 10x) berechnet werden.

19313* **Zuschlag zu den Gebührenordnungspositionen 19310 und 19315 für die histologische und/oder zytologische Sofortuntersuchung eines Materials während einer Operation (z.B. Schnellschnitt)** **242** **25,26**

Aufwand in Min. **Kalkulationszeit:** 15 **Prüfzeit:** 12 **Eignung d. Prüfzeit:** Tages- und Quartalsprofil

GOÄ entsprechend oder ähnlich: Nr. 4816

19314* **Zuschlag zu der Gebührenordnungsposition 19310 für die Einbettung in Kunststoff zur Anwendung technischer Sonderverfahren (z.B. Semidünnschnitttechnik, Elektronenmikroskopie, Knochenuntersuchung ohne Entkalkung)** **362** **37,78**

Aufwand in Min. **Kalkulationszeit:** 3 **Prüfzeit:** 2 **Eignung d. Prüfzeit:** Tages- und Quartalsprofil

GOÄ entsprechend oder ähnlich: Nr. 4802

Kommentar: Ausgeschlossen sind neben Nr. 19314 Bundberichte, Arztbriefe und Kopien an den Hausarzt.

19315* **Histopathologische Untersuchung entsprechend der Qualitätssicherungsvereinbarung zur histopathologischen Untersuchung im Rahmen des Hautkrebs-Screenings gemäß § 135 Abs. 2 SGB V** **83** **8,66**

Anmerkung Die Gebührenordnungsposition 19315 kann bei demselben Material nur mit besonderer Begründung (z.B. Differenzialdiagnostik bei Lymphom) neben den Gebührenordnungspositionen 11320 bis 11322 berechnet werden. Die Begründung ist einschließlich des ICD-10-Kodes für die betreffende Erkrankung bei der Abrechnung anzugeben.

Abrechnungsausschluss bei demselben Material 19310

Aufwand in Min. **Kalkulationszeit:** KA **Prüfzeit:** 4 **Eignung d. Prüfzeit:** Tages- und Quartalsprofil

GOÄ entsprechend oder ähnlich: GOÄ Nr. 4810

Kommentar: Zur Abrechnung der Leistung nach Nr. 19315 ist eine Genehmigung gemäß der Qualifikationsvereinbarung Histopathologie Hautscreening erforderlich.

Siehe Informationen: **Qualitätssicherungsvereinbarung Histopathologie Hautkrebs-Screening** 4 **Abschnitt B Genehmigungsvoraussetzungen** – bei KBV http://www.kbv.de/media/sp/Histopathologie_Hautkrebs_Screening.pdf:

19320* Histologische oder zytologische Untersuchung eines Materials unter Anwendung eines immunchemischen Sonderverfahrens — 244 / 25,46

Obligater Leistungsinhalt

- Histologische oder zytologische Untersuchung unter Anwendung eines immunhisto- oder immunzytochemischen Sonderverfahrens (Nachweis von antigenen Strukturen durch definierte immunchemische Reaktionen) unter Angabe der Art der antigenen Zielstruktur(en),

Fakultativer Leistungsinhalt

- Aufbereitung,

Abrechnungsbestimmung je Material, höchstens fünfmal

Anmerkung Die Gebührenordnungsposition 19320 ist für Rezeptorennachweise nicht neben den Gebührenordnungspositionen 19321 und 19322 berechnungsfähig.

Aufwand in Min. **Kalkulationszeit:** 4 **Prüfzeit:** 3 **Eignung d. Prüfzeit:** Tages- und Quartalsprofil

GOÄ entsprechend oder ähnlich: Nr. 4815, 4852*

Kommentar: Bei Anwendung mehrerer immunologischer histo- und auch zytochemischer Untersuchungen eines Materials kann die Nr. 19320 für jedes Untersuchungsverfahren getrennt bis zu 5x (insgesamt also 10x) berechnet werden.

19321* Immunhistochemischer und/oder immunzytochemischer Nachweis von Rezeptoren — 355 / 37,05

Obligater Leistungsinhalt

- Histologische oder zytologische Untersuchung zum immunhistochemischen und/oder immunzytochemischen Nachweis eines Rezeptors unter Angabe der Art des Rezeptors,

Fakultativer Leistungsinhalt

- Aufbereitung,

Abrechnungsbestimmung je Material, höchstens zweimal

Anmerkung Neben der Gebührenordnungsposition 19321 ist für Rezeptorennachweise die Gebührenordnungsposition 19320 nicht berechnungsfähig.

Aufwand in Min. **Kalkulationszeit:** 4 **Prüfzeit:** 3 **Eignung d. Prüfzeit:** Tages- und Quartalsprofil

GOÄ entsprechend oder ähnlich: Leistungskomplex in der GOÄ so nicht vorhanden, ggf. analoger Ansatz der Nr. 4808 entsprechend GOÄ § 6 (2*)

Kommentar: Bei Anwendung mehrerer immunologischer histo- und auch zytochemischer Untersuchungen eines Materials kann die Nr. 19321 für jedes Untersuchungsverfahren getrennt bis zu 2x (insgesamt also 4x) berechnet werden.

19322* Immunhistochemischer Nachweis des HER2-Rezeptors — 525 / 54,79

Obligater Leistungsinhalt

- Histologische Untersuchung zum immunhistochemischen Nachweis des HER2-Rezeptors

Fakultativer Leistungsinhalt

- Aufbereitung

Anmerkung Neben der Gebührenordnungsposition 19322 sind für den HER2-Rezeptor-Nachweis die Gebührenordnungspositionen 19320 und 19321 nicht berechnungsfähig.

Aufwand in Min. **Kalkulationszeit:** 5 **Prüfzeit:** 4 **Eignung d. Prüfzeit:** Tages- und Quartalsprofil

GOÄ entsprechend oder ähnlich: Leistungskomplex in der GOÄ so nicht vorhanden, ggf. analoger Ansatz der Nr. 4088* entsprechend GOÄ § 6 (2*).

19330* Zytologische Untersuchung eines Materials mit DNA-Bestimmung — 286 / 29,85

Obligater Leistungsinhalt
- Densitometrische DNA-Bestimmung an mindestens 100 Zellkernen nach Spezialfärbung,
- Auswertung und Dokumentation

Aufwand in Min. **Kalkulationszeit:** 5 **Prüfzeit:** 4 **Eignung d. Prüfzeit:** Tages- und Quartalsprofil

GOÄ entsprechend oder ähnlich: Leistungskomplex in der GOÄ nicht vorhanden, ggf. analoger Ansatz der Nr. 3920* entsprechend GOÄ § 6 (2*).

19331 Zytologische Untersuchung zur Diagnostik der hormonellen Funktion — 27 / 2,82

Obligater Leistungsinhalt
- Zytologische Untersuchung eines oder mehrerer speziell gefärbter Abstriche zur Diagnostik der hormonellen Funktion

Abrechnungsausschluss bei demselben Material 19311

Aufwand in Min. **Kalkulationszeit:** 2 **Prüfzeit:** 2 **Eignung d. Prüfzeit:** Nur Quartalsprofil

GOÄ entsprechend oder ähnlich: Nr. 4850*

19332* Histologisch-topographiespezifische Bestimmung(en) und Identifizierung(en) der zu untersuchenden Zell- oder Gewebestruktur(en) an morphologischem Untersuchungsgut in Zusammenhang mit den Gebührenordnungspositionen 11320, 11321 und 11322 — 265 / 27,66

Obligater Leistungsinhalt
- Mikrodissektion(en) unter mikroskopischer Kontrolle,
- Korrelation der molekularpathologischen Ergebnisse mit der Vordiagnostik,
- Erstellung einer Konsensusdiagnose

Fakultativer Leistungsinhalt
- Entparaffinierung der Gewebeschnitte,
- Individuelles Design spezifischer Primer-Paare bzw. DNA-Sequenzen,
- Makrodissektion(en) unter mikroskopischer Kontrolle,
- Erstellung von Dünnschnitten bei formalinfixiertem, paraffineingebettetem Gewebe oder von Ausstrichen,
- Gewebespezifischer Verdau

Aufwand in Min. **Kalkulationszeit:** 16 **Prüfzeit:** 12 **Eignung d. Prüfzeit:** Tages- und Quartalsprofil

GOÄ entsprechend oder ähnlich: Leistungskomplex in der GOÄ so nicht vorhanden. Abrechnung der einzelnen erbrachten einzelnen GOÄ-Leistung(en).

20 Gebührenordnungspositionen der Fachärzte für Sprach-, Stimm- und kindliche Hörstörungen

20.1 Präambel

1. Die in diesem Kapitel aufgeführten Gebührenordnungspositionen können ausschließlich von Fachärzten für Sprach-, Stimm- und kindliche Hörstörungen (Phoniater und Pädaudiologen) berechnet werden.

2. Ausser den in diesem Kapitel genannten Gebührenordnungspositionen sind von den in der Präambel genannten Vertragsärzten – unbeschadet der Regelungen gemäß I-5 und I-6.2 der Allgemeinen Bestimmungen – zusätzlich nachfolgende Gebührenordnungspositionen berechnungsfähig: 01100 bis 01102, 01210, 01212, 01214 bis 01222, 01320, 01321, 01410 bis 01416, 01418, 01420, 01430, 01435, 01436, 01440, 01510 bis 01512, 01600 bis 01602, 01610 bis 01612, 01620 bis 01623, 01701, 01705, 01706, 02100, 02101, 02110 bis 02112, 02200, 02300 bis 02302, 02500 und 02510 bis 02512.

3. Ausser den in diesem Kapitel genannten Gebührenordnungspositionen sind bei Vorliegen der entsprechenden Qualifikationsvoraussetzungen von den in der Präambel genannten Vertragsärzten – unbeschadet der Regelungen gemäß I-5 und I-6.2 der Allgemeinen Bestimmungen – zusätzlich nachfolgende Gebührenordnungspositionen berechnungsfähig: 30400 bis 30402, 30410, 30411, 30420, 30421 und 30800, Gebührenordnungspositionen der Abschnitte IV-30.1, IV-30.2, IV-30.3, IV-30.7.1, IV-30.7.2, IV-30.12, IV-31.4.3 und IV-36.6.2 sowie Gebührenordnungspositionen der Kapitel IV-32, IV-33 und IV-35.

4. Bei der Berechnung der zusätzlichen Gebührenordnungspositionen in den Nummern 2 und 3 sind die Maßnahmen zur Qualitätssicherung gemäß § 135 Abs. 2 SGB V, die berufsrechtliche Verpflichtung zur grundsätzlichen Beschränkung auf das jeweilige Gebiet sowie die Richtlinien des Gemeinsamen Bundesausschusses zu beachten.

5. Werden die in den Grundpauschalen enthaltenen Leistungen entsprechend den Gebührenordnungspositionen 01600 und 01601 erbracht, sind für die Versendung bzw. den Transport die Kostenpauschalen nach den Nrn. 40120, 40122, 40124 und 40126 berechnungsfähig.

6. Neben den in diesem Kapitel genannten Gebührenordnungspositionen sind die Gebührenordnungspositionen 20338, 20339, 20340, 20377 und 20378 nur berechnungsfähig, wenn die Arztpraxis über folgende technische Mindestvoraussetzungen verfügt:

- Verwendung eines gemäß den Vorgaben des Gesetzes über Medizinprodukte (MPG) zugelassenen Audiometers mit entsprechend vorgegebenen Referenzwerten von Hörschwellen und mindestens einmal jährlich durchgeführter messtechnischer Kontrolle gemäß § 11 der Verordnung über das Errichten, Betreiben und Anwenden von Medizinprodukten (MPBetreibV) durch einen zugelassenen Wartungsdienst entsprechend der MPBetreibV. Der Vertragsarzt hat der zuständigen Kassenärztlichen Vereinigung die Bestätigung über die Durchführung der Wartung mit der nach dem Wartungsdienst erfolgenden Quartalsabrechnung beizulegen.
- Eine Kinderaudiometrieanlage mit einer Mindestausstattung von fünf Audiometrielautsprechern mit Störschalllautsprecher(n) entsprechend DIN EN 60645, mindestens Klasse 2 (im Halbkreis angeordnet, 0 Grand, 45 Grad, 90 Grand, Mindestausgangsleistung 90 dB) passiv sprachsimulierendes Rauschen, Mindestabstand der Lautsprecher vom Patienten 1 m, Konditionierungsleuchten für jeden Richtungslautsprecher oder Bilddarbietung rechts und links, zweikanaliges Audiometer mit schmalbandigem frequenzspezifischem Prüfgeräusch sowie mindestens einer Powerbox mit einer Ausgangsleistung von mindestens 100 dB aktiv voraus.
- Eine zweikanalige BERA für die Untersuchung(en) mittels elektrischer Reaktionsaudiometrie.

Kommentar:

Alle Gebührenordnungspositionen des Kapitels 20 – also die Leistungen nach den Nrn. 20210 bis 20371 – können grundsätzlich (s. Kommentierung zu Kapitel I, Abschnitt 1.5) nur von Fachärzten für Phoniatrie und Pädaudiologie abgerechnet werden. Hier könnten sich Versorgungsprobleme ergeben, da diese Leistungen in der Vergangenheit unter bestimmten Voraussetzungen auch von spezialisierten HNO-Ärzten erbracht und abgerechnet werden konnten, denen das jetzt nicht mehr möglich ist, es sei denn, die zuständige Kassenärztliche Vereinigung macht auf Antrag eines solch spezialisierten HNO-Arztes Gebrauch von der Ausnahmemöglichkeit nach der „Ergänzenden Vereinbarung zur Reform des Einheitlichen Bewertungsmaßstabes (EBM)“, welche nach Aussagen der Kassenärztlichen Bundesvereinigung auch weiterhin gültig sind.

Zusätzlich zu den Gebührenordnungspositionen dieses Kapitels sind für oben genannten Vertragsärzte abrechnungsfähig, sofern die übrigen Abrechnungsvoraussetzungen des EBM gegeben sind:

- die nachfolgenden Gebührenordnungspositionen des Abschnitts II (arztgruppenübergreifende allgemeine Leistungen):
  - Nrn. 01100 bis 01102 Unvorhergesehene Inanspruchnahme,
  - Nr. 01210 Notfallpauschale im organisierten Not(fall)dienst,
  - Nr. 01212 Notfallpauschale im organisierten Not(fall)dienst,
  - Nr. 01214 bis 01222 Notfallkonsultationspauschale im organisierten Not(fall)dienst, Zusatzpauschale für die Besuchsbereitschaft im Notfall bez. organisierten Not(fall)dienst, Reanimationskomplex
  - Nrn. 01320, 01321 Grundpauschale für ermächtigte Ärzte, Krankenhäuser bzw. Institute,
  - Nrn. 01410 bis 01416 Besuche, Visite, Begleitung eines Kranken beim Transport,
  - Nr. 01418 Besuch im organisierten Not(fall)dienst,
  - Nr. 01420 Überprüfung und Koordination häuslicher Krankenpflege
  - Nr. 01430 Verwaltungskomplex,
  - Nr. 01435 Telefonische Beratung,
  - Nr. 01436 Konsultationspauschale,
  - Nr. 01440 Verweilen außerhalb der Praxis
  - Nr. 01510 bis 01512 Zusatzpauschale für Beobachtung und Betreuung
  - Nrn. 01600 bis 01602 Ärztlicher Bericht/Brief,
  - Nrn. 01610 bis 01612 Bescheinigung, Reha-Verordnung, Konsiliarbericht vor Aufnahme in die Psychiatrie
  - Nrn. 01620 bis 01623 Bescheinigung, Krankheitsbericht, Kurplan, Kurvorschlag
  - Nr. 01701 Grundpauschale für Prävention, Empfängnisregelung, Schwangerschaftsabbruch
  - Nrn. 01705, 01706 Neugeborenen-Hörscreening,
  - Nr. 02100 Infusion
  - Nr. 02101 Infusionstherapie
  - Nr. 02110 bis 02112 Transfusion, Reinfusion
  - Nr. 02200 Tuberkulintestung
  - Nrn. 02300 bis 02302 Kleinchirurgischer Eingriff,
  - Nr. 02500 Einzelinhalationen
  - Nrn. 02510 bis 02512 Wärme- u. Elektrotherapie, Elektrostimulation
- sowie die folgenden Gebührenordnungspositionen des Abschnitts IV (arztgruppenübergreifende spezielle Leistungen):
  - Nrn. 30400 bis 30402 Massage-, Kompressions- oder Unterwassertherapie,
  - Nrn. 30410, 30411 Atemgymnastik,
  - Nrn. 30420, 30421 Krankengymnastik,
  - Nr. 30800 Soziotherapie – Hinzuziehen eines Leistungserbringers,
- Gebührenordnungspositionen der Abschnitte
  - 30.1 Allergologie
  - 30.2 Chirotherapie
  - 30.3 Neurophysiologische Übungsbehandlung
  - 30.7.1, 30.7.2 Schmerztherapie
  - 30.12 Diagnostik und Therapie bei MRSA
  - 31.4.3 Postoperative Behandlungskomplexe im Fachärztlichen Versorgungsbereich
  - 36.6.2 Konservativ-belegärztliche Strukturpauschalen
- Gebührenordnungspositionen der Kapitel
  - 32 Labor
  - 33 Ultraschalldiagnostik
  - 35 Psychotherapie

Wichtig ist, dass auch für die nach der obigen Regelung zusätzlich abrechnungsfähigen Leistungen immer auch die Abrechnungsvoraussetzungen und -ausschlüsse beachtet werden müssen, die im EBM für die Abrechnung der jeweiligen Leistung genannt sind.

Werden Leistungen nach den Gebührenordnungspositionen 01600 und 01601 (Bericht, Brief) erbracht, können auch dann, wenn die Leistung nicht gesondert berechnungsfähig sein sollte, da sie in der Grundpauschale enthalten ist, für Versendung und Transport die Kostenpauschalen nach den Nrn. 40120, 40122, 40124 oder 40126 abgerechnet werden.

Phoniater und Pädaudiologen, die Leistungen nach den Gebührenordnungspositionen 20338, 20339, 20340, 20377 und/oder 20378 abrechnen wollen, müssen die in 9.1. Nr. 6 genannten technischen Mindestvoraussetzungen erfüllen. Ferner muss der KV eine messtechnische Kontrolle nach § 11 MPBetreibV nachgewiesen werden. Diese Bestimmung hat folgenden Wortlaut:

„Verordnung über das Errichten, Betreiben und Anwenden von Medizinprodukten (Medizinprodukte-Betreiberverordnung)

§ 11 Messtechnische Kontrollen

(1) Der Betreiber hat meßtechnische Kontrollen

1. für die in der Anlage 2 aufgeführten Medizinprodukte,

2. für die Medizinprodukte, die nicht in der Anlage 2 aufgeführt sind und für die jedoch der Hersteller solche Kontrollen vorgesehen hat,

nach Maßgabe der Absätze 3 und 4 auf der Grundlage der anerkannten Regeln der Technik durchzuführen oder durchführen zu lassen. Messtechnische Kontrollen können auch in Form von Vergleichsmessungen durchgeführt werden, soweit diese in der Anlage 2 für bestimmte Medizinprodukte vorgesehen sind.

(2) Durch die messtechnischen Kontrollen wird festgestellt, ob das Medizinprodukt die zulässigen maximalen Messabweichungen (Fehlergrenzen) nach Satz 2 einhält. Bei den messtechnischen Kontrollen werden die Fehlergrenzen zugrunde gelegt, die der Hersteller in seiner Gebrauchsanweisung angegeben hat. Enthält eine Gebrauchsanweisung keine Angaben über Fehlergrenzen, sind in harmonisierten Normen festgelegte Fehlergrenzen einzuhalten. Liegen dazu keine harmonisierten Normen vor, ist vom Stand der Technik auszugehen.

(3) Für die messtechnischen Kontrollen dürfen, sofern keine Vergleichsmessungen nach Absatz 1 Satz 2 durchgeführt werden, nur messtechnische Normale benutzt werden, die rückverfolgbar an ein nationales oder internationales Normal angeschlossen sind und hinreichend kleine Fehlergrenzen und Messunsicherheiten einhalten. Die Fehlergrenzen gelten als hinreichend klein, wenn sie ein Drittel der Fehlergrenzen des zu prüfenden Medizinproduktes nicht überschreiten.

(4) Die messtechnischen Kontrollen der Medizinprodukte nach Absatz 1 Satz 1 Nr. 1 sind, soweit vom Hersteller nicht anders angegeben, innerhalb der in Anlage 2 festgelegten Fristen und der Medizinprodukte nach Absatz 1 Satz 1 Nr. 2 nach den vom Hersteller vorgegebenen Fristen durchzuführen. Soweit der Hersteller keine Fristen bei den Medizinprodukten nach Absatz 1 Satz 1 Nr. 2 angegeben hat, hat der Betreiber messtechnische Kontrollen in solchen Fristen durchzuführen oder durchführen zu lassen, mit denen entsprechende Mängel, mit denen auf Grund der Erfahrungen gerechnet werden muss, rechtzeitig festgestellt werden können, mindestens jedoch alle zwei Jahre. Für die Wiederholungen der messtechnischen Kontrollen gelten dieselben Fristen. Die Fristen beginnen mit Ablauf des Jahres, in dem die Inbetriebnahme des Medizinproduktes erfolgte oder die letzte messtechnische Kontrolle durchgeführt wurde. Eine messtechnische Kontrolle ist unverzüglich durchzuführen, wenn

1. Anzeichen dafür vorliegen, dass das Medizinprodukt die Fehlergrenzen nach Absatz 2 nicht einhält oder

2. die meßtechnischen Eigenschaften des Medizinproduktes durch einen Eingriff oder auf andere Weise beeinflusst worden sein könnten.

(5) Messtechnische Kontrollen dürfen nur durchführen

1. für das Messwesen zuständige Behörden oder

2. Personen, die die Voraussetzungen des § 6 Abs. 4 entsprechend für messtechnische Kontrollen erfüllen.

Personen, die messtechnische Kontrollen durchführen, haben vor Aufnahme ihrer Tätigkeit dies der zuständigen Behörde anzuzeigen und auf deren Verlangen das Vorliegen der Voraussetzungen nach Satz 1 Nr. 2 nachzuweisen.

(6) Der Betreiber darf mit der Durchführung der messtechnischen Kontrollen nur Behörden oder Personen beauftragen, die die Voraussetzungen nach Absatz 5 Satz 1 erfüllen.

(7) Derjenige, der messtechnische Kontrollen durchführt, hat die Ergebnisse der messtechnischen Kontrolle unter Angabe der ermittelten Messwerte, der Messverfahren und sonstiger Beurteilungsergebnisse in das Medizinproduktebuch unverzüglich einzutragen, soweit dieses nach § 7 Abs. 1 zu führen ist.

(8) Derjenige, der messtechnische Kontrollen durchführt, hat das Medizinprodukt nach erfolgreicher messtechnischer Kontrolle mit einem Zeichen zu kennzeichnen. Aus diesem muss das Jahr der nächsten messtechnischen Kontrolle und die Behörde oder Person, die die messtechnische Kontrolle durchgeführt haben, eindeutig und rückverfolgbar hervorgehen.“

20.2 Phoniatrische und pädaudiologische Grundpauschalen

Grundpauschale

Obligater Leistungsinhalt
- Persönlicher Arzt-Patienten-Kontakt,

Fakultativer Leistungsinhalt
- Weitere persönliche oder andere Arzt-Patienten-Kontakte gemäß I-4.3.1 der Allgemeinen Bestimmungen,
- Ärztlicher Bericht entsprechend der Gebührenordnungsposition 01600,
- Individueller Arztbrief entsprechend der Gebührenordnungsposition 01601,
- Endoskopische organbezogene Untersuchung(en),
- Ohrmikroskopie,
- Rhinomanometrische Funktionsprüfung,
- In Anhang VI-1 aufgeführte Leistungen,

Abrechnungsbestimmung einmal im Behandlungsfall

20210 für Versicherte bis zum vollendeten 5. Lebensjahr — **306** / **31,92**

Abrechnungsausschluss
in derselben Sitzung 01436
im Behandlungsfall 01600, 01601

Aufwand in Min. **Kalkulationszeit:** 32 **Prüfzeit:** 27 **Eignung d. Prüfzeit:** Nur Quartalsprofil

GOÄ entsprechend oder ähnlich: Leistungskomplex in der GOÄ nicht vorhanden, daher Abrechnung der einzelnen erbrachten GOÄ-Leistung(en).

Kommentar: Die Pauschale ist nur einmal im Behandlungsfall bzw. bei arztgruppenübergreifender Behandlung nur einmal im Arztfall berechenbar.

Wird in demselben Quartal eine kurativ-ambulante und eine kurativ-stationäre (belegärztliche Behandlung) durchgeführt, ist die Grundpauschale je einmal berechnungsfähig. Es ist aber von der Punktzahl der zweiten zur Abrechnung kommenden Grundpauschale ein Abschlag von 50 % vorzunehmen.

20211 für Versicherte ab Beginn des 6. bis zum vollendeten 59. Lebensjahr — **209** / **21,81**

Abrechnungsbestimmung Siehe Nr. 20210.

Aufwand in Min. **Kalkulationszeit:** 22 **Prüfzeit:** 18 **Eignung d. Prüfzeit:** Nur Quartalsprofil

GOÄ entsprechend oder ähnlich: Leistungskomplex in der GOÄ nicht vorhanden, daher Abrechnung der einzelnen erbrachten GOÄ-Leistung(en).

20212 für Versicherte ab Beginn des 60. Lebensjahres — **210** / **21,92**

Abrechnungsbestimmung Siehe Nr. 20210.

Aufwand in Min. **Kalkulationszeit:** 22 **Prüfzeit:** 18 **Eignung d. Prüfzeit:** Nur Quartalsprofil

GOÄ entsprechend oder ähnlich: Leistungskomplex in der GOÄ nicht vorhanden, daher Abrechnung der einzelnen erbrachten GOÄ-Leistung(en).

20220 Zuschlag für die phoniatrisch-pädaudiologische Grundversorgung gemäß Allgemeiner Bestimmung 4.3.8 zu den Gebührenordnungspositionen 20210 bis 20212 **27** **2,82**

Abrechnungsbestimmung einmal im Behandlungsfall

Anmerkung Der Zuschlag nach der Gebührenordnungsposition 20220 kann gemäß Allgemeiner Bestimmung 4.3.8 ausschließlich in Behandlungsfällen abgerechnet werden, in denen nur Leistungen der fachärztlichen Grundversorgung gemäß Anhang 3 und/oder regionaler Vereinbarungen erbracht und berechnet werden.

Aufwand in Min. **Kalkulationszeit:** KA **Prüfzeit:** ./. **Eignung d. Prüfzeit:** Keine Eignung

20222 Zuschlag zu der Gebührenordnungsposition 20220 **7** **0,73**

Abrechnungsbestimmung einmal im Behandlungsfall

Anmerkung Die Gebührenordnungsposition 20222 wird durch die zuständige Kassenärztliche Vereinigung zugesetzt.

Aufwand in Min. **Kalkulationszeit:** KA **Prüfzeit:** ./. **Eignung d. Prüfzeit:** Keine Eignung

20.3 Diagnostische und therapeutische Gebührenordnungspositionen

20310 Lupenlaryngoskopie **76** **7,93**

Obligater Leistungsinhalt
- Untersuchung des Kehlkopfes mittels Endoskop (Laryngoskop)

Fakultativer Leistungsinhalt
- Untersuchung der oberen Trachea

Abrechnungsausschluss in derselben Sitzung 09311

Aufwand in Min. **Kalkulationszeit:** 8 **Prüfzeit:** 5 **Eignung d. Prüfzeit:** Tages- und Quartalsprofil

GOÄ entsprechend oder ähnlich: Nr. 1530

Kommentar: Wird bei der Kehlkopfuntersuchung keine Lupenlaryngoskopie angewandt, so ist die Untersuchung des Kehlkopfes mit der Grundpauschale ausgeglichen.

20311* Schwebe- oder Stützlaryngoskopie **172** **17,95**

Obligater Leistungsinhalt
- Schwebe- oder Stützlaryngoskopie in Narkose

Abrechnungsausschluss in derselben Sitzung 09312, 09313, 20312, 20313

Aufwand in Min. **Kalkulationszeit:** 17 **Prüfzeit:** 15 **Eignung d. Prüfzeit:** Tages- und Quartalsprofil

GOÄ entsprechend oder ähnlich: Nr. 1533

20312* Direkte Laryngoskopie beim Neugeborenen, Säugling, Kleinkind oder Kind bis zum vollendeten 5. Lebensjahr **189** **19,72**

Obligater Leistungsinhalt
- Direkte Laryngoskopie mittels Endoskop

und/oder
- Direkte Laryngoskopie mittels Operationsmikroskop

Fakultativer Leistungsinhalt
- Schwebe- oder Stützlaryngoskopie (Nr. 20311)

Abrechnungsausschluss in derselben Sitzung 09312, 09313, 20311

Aufwand in Min. **Kalkulationszeit:** 20 **Prüfzeit:** 15 **Eignung d. Prüfzeit:** Tages- und Quartalsprofil

GOÄ entsprechend oder ähnlich: Nrn. 1530, 1533

20313* Stroboskopische Untersuchung der Stimmlippen **83** **8,66**

Obligater Leistungsinhalt
- Stimmlippenstroboskopie,
- Schriftliche Auswertung,
- Dokumentation

Abrechnungsausschluss in derselben Sitzung 09312, 09314, 09318, 20311, 20314

Aufwand in Min. **Kalkulationszeit:** 8 **Prüfzeit:** 7 **Eignung d. Prüfzeit:** Tages- und Quartalsprofil

GOÄ entsprechend oder ähnlich: Nr. 1416

20314* Videostroboskopie — 152 / 15,86

Obligater Leistungsinhalt
- Videostroboskopische Untersuchung der Stimmlippen zur Bestimmung der Schwingungsperioden, -phasen, -amplituden und des Glottisschlusses bei unterschiedlichen Intensitäten und Frequenzen, in bewegtem und stehendem Bild,
- Bilddokumentation

Abrechnungsausschluss in derselben Sitzung 09314, 09318, 20313

Aufwand in Min. **Kalkulationszeit:** 16 **Prüfzeit:** 12 **Eignung d. Prüfzeit:** Tages- und Quartalsprofil

GOÄ entsprechend oder ähnlich: Leistungskomplex in der GOÄ so nicht vorhanden, ggf. Nr. 1416 mit erhöhtem Steigerungsfaktor

20320 Tonschwellenaudiometrische Untersuchung — 147 / 15,34

Obligater Leistungsinhalt
- Untersuchung(en) ein- und/oder beidseitig,
- Bestimmung der Hörschwelle in Luft- und/oder Knochenleitung mit 8 bis 12 Prüffrequenzen oder mittels kontinuierlicher Frequenzänderung

Fakultativer Leistungsinhalt
- Vertäubung,
- Bestimmung der Intensitätsbreite

Abrechnungsbestimmung je Sitzung

Anmerkung Die Gebührenordnungspositionen nach der Nr. 20320 ist nur berechnungsfähig bei Verwendung eines von der PTB bzw. eines entsprechend der EU-Richtlinie 93/42/EWG zugelassenen Audiometers mit mindestens einmal jährlich durchgeführter messtechnischer Kontrolle gemäß § 11 der Verordnung über das Errichten, Betreiben und Anwenden von Medizinprodukten (MPBetreibV) durch einen zugelassenen Wartungsdienst entsprechend der MPBetreibV. Der Vertragsarzt hat der zuständigen Kassenärztlichen Vereinigung die Bestätigung über die Durchführung der Wartung mit der nach dem Wartungsdienst erfolgenden Quartalsabrechnung beizulegen.
Bei audiometrischen Untersuchungen mit Kopfhörern müssen sowohl für Normalhörige als auch für Schwerhörige die Bedingungen der DIN ISO 8253 – 1 erfüllt sein. Zusätzlich muss diese Norm auch für audiometrische Untersuchungen von Schwerhörigen oder Patienten mit unklarem Hörvermögen im freien Schallfeld erfüllt sein. Bei audiometrischen Untersuchungen zur Bestimmung der Hörschwelle im freien Schallfeld über Lautsprecher bei Normalhörigen muss zusätzlich die DIN ISO 8253 – 2 erfüllt sein.

Abrechnungsausschluss
im Behandlungsfall 09340, 20340
in derselben Sitzung 09320, 09321, 20321

Aufwand in Min. **Kalkulationszeit:** 4 **Prüfzeit:** 4 **Eignung d. Prüfzeit:** Tages- und Quartalsprofil

GOÄ entsprechend oder ähnlich: Nrn. 1403*, 1406* (Kinderaudiometrie)

Kommentar: PTB = Physikalisch-technische Bundesanstalt. Bei Durchführung an einer speziellen Kinderaudiometrieanlage können die Zuschläge nach den Nrn. 20335 (Kinderaudiometrie) oder 20336 (Kindersprachaudiometrie) berechnet werden.

20321 Sprachaudiometrische Bestimmung(en) des Hörvermögens im Zusammenhang mit der Erbringung der Leistung entsprechend der Gebührenordnungsposition 20320 — 149 / 15,55

Obligater Leistungsinhalt
- Untersuchungen ein- und/oder beidseitig,
- Spachaudiometrie bei vorausgegangener Tonschwellenaudiometrie entsprechend der Gebührenordnungsposition 20320

und/oder
- Hörfeldskalierungen (mindestens 4 Frequenzen)

und/oder
- In-situ-Messungen

Fakultativer Leistungsinhalt
- Überschwellige audiometrische Untersuchungen (z.B. Bestimmung der Tinnitus-Verdeckungs-Kurve, SISI-Test, Lüscher-Test, Langenbeck-Geräuschaudiogramm),
- Reflexbestimmung an den Mittelohrmuskeln mit mindestens 4 Prüffrequenzen, ipsi- und/oder kontralateraler Ableitung,
- Störgeräusch(e),
- Messung im freien Schallfeld,
- Benutzung von Hörhilfen

Abrechnungsausschluss
im Behandlungsfall 09340, 20340
in derselben Sitzung 09320, 09321, 09335, 09336, 20320, 20335, 20336

Aufwand in Min. **Kalkulationszeit:** 5 **Prüfzeit:** 4 **Eignung d. Prüfzeit:** Tages- und Quartalsprofil

GOÄ entsprechend oder ähnlich: Nr. 1404*

20322 Zuschlag zur Gebührenordnungsposition 20320 für die Durchführung einer Kinderaudiometrie an einer sonstigen Kinderaudiometrieanlage — 32 / 3,34

Obligater Leistungsinhalt
- Kinderaudiometrie beim Säugling, Kleinkind oder Kind,
- Unter Anwendung kindgerechter Hilfen,
- Unter Anwendung einer sonstigen kinderaudiometrischen Einrichtung

Abrechnungsausschluss in derselben Sitzung 09322, 09335, 20335

Aufwand in Min. **Kalkulationszeit:** 2 **Prüfzeit:** 2 **Eignung d. Prüfzeit:** Tages- und Quartalsprofil

GOÄ entsprechend oder ähnlich: Nrn. 1406* (Kinderaudiometrie bis 7. Lebensjahr), ab 8. Lebensjahr 1403*, 1404*

20323 Reflexbestimmung an den Mittelohrmuskeln mittels Impedanzmessung — 78 / 8,14

Obligater Leistungsinhalt
- Reflexbestimmung an den Mittelohrmuskeln mittels Impedanzmessung,
- Mindestens vier Prüfsequenzen,
- Ipsi- und/oder kontralaterale Ableitung,
- Ein- und/oder beidseitig

Fakultativer Leistungsinhalt
- Bestimmung des Relexdecay

Abrechnungsausschluss in derselben Sitzung 09323, 09324, 20324

Aufwand in Min. **Kalkulationszeit:** KA **Prüfzeit:** 2 **Eignung d. Prüfzeit:** Tages- und Quartalsprofil

GOÄ entsprechend oder ähnlich: Nr. 1407

20324 Abklärung einer vestibulo-cochleären Erkrankungmittels Messung(en) otoakustischer Emissionen — 120 / 12,52

Obligater Leistungsinhalt
- Untersuchung(en) ein- und/oder beidseitig,
- Messung(en) otoakustischer Emissionen, einschließlich Tympanometrie

Anmerkung Die Berechnung der Gebührenordnungsposition 20324 setzt eine Genehmigung der Kassenärztlichen Vereinigung nach der Vereinbarung zur Bestimmung der otoakustischen Emissionen gemäß § 135 Abs. 1 SGB V voraus.

Abrechnungsausschluss
im Behandlungsfall 09340, 20340
am Behandlungstag 01705, 01706
in derselben Sitzung 09323, 09324, 09327, 20323, 20327, 20371

Aufwand in Min. **Kalkulationszeit:** 4 **Prüfzeit:** 3 **Eignung d. Prüfzeit:** Tages- und Quartalsprofil

GOÄ entsprechend oder ähnlich: Nr. 1409

20325 Prüfung der Labyrinthe mit elektronystagmographischer Aufzeichnung mittels ENG/VNG **262** 27,34

Obligater Leistungsinhalt
- Untersuchungen(en) ein- und/oder beidseitig,
- Elektronystagmographische Aufzeichnung mittels ENG/VNG

Abrechnungsausschluss
im Behandlungsfall 09340, 20340
in derselben Sitzung 09325, 09327, 20327, 20371

Aufwand in Min. **Kalkulationszeit:** 12 **Prüfzeit:** 9 **Eignung d. Prüfzeit:** Tages- und Quartalsprofil

GOÄ entsprechend oder ähnlich: Nrn. 1412, 1413

20326 Abklärung einer retro-cochleären Erkrankung **334** 34,86

Obligater Leistungsinhalt
- Untersuchung(en) ein- und/oder beidseitig,
- Untersuchung mittels elektrischer Reaktionsaudiometrie (BERA)

Abrechnungsausschluss
im Behandlungsfall 09340, 20340
in derselben Sitzung 09326, 09327, 20327

Bericht: mind. Befundkopie (Nr. 01602) an Hausarzt

Aufwand in Min. **Kalkulationszeit:** 27 **Prüfzeit:** 21 **Eignung d. Prüfzeit:** Tages- und Quartalsprofil

GOÄ entsprechend oder ähnlich: Nr. 1408

20327 Hörschwellenbestimmung **543** 56,67

Obligater Leistungsinhalt
- Untersuchung(en) ein- und/oder beidseitig,
- Untersuchung(en) mittels elektrischer Reaktionsaudiometrie (BERA, MMN),
- Sedierung oder Schlafauslösung

Fakultativer Leistungsinhalt
- Abklärung einer vestibulo-cochleären Erkrankung mittels Messung(en) otoakustischer Emissionen (Nr. 20324),
- Prüfung der Labyrinthe mit elektronystagmographischer Aufzeichnung mittels ENG/VNG (Nr. 20325),
- Abklärung einer retro-cochleären Erkrankung (Nr. 20326)

Abrechnungsausschluss in derselben Sitzung 09324, 09325, 09326, 09327, 20324, 20325, 20326

Aufwand in Min. **Kalkulationszeit:** 27 **Prüfzeit:** 21 **Eignung d. Prüfzeit:** Tages- und Quartalsprofil

GOÄ entsprechend oder ähnlich: Nr. 1408 mit erhöhtem Multiplikator

20330 Zusatzpauschale Untersuchung der Stimme **203** 21,19

Obligater Leistungsinhalt
- Phonationsdauer,
- Erfassung psychovegetativer Stigmata,
- Dauer mindestens 20 Minuten,
- Standardisierte Dokumentation,
- Differenzierende Beurteilung(en) von
  - Stimmqualität,
  - Stimmleistung,

- Sprechstimmlage,
- Stimmumfang,
- Stimmintensität,
- Stimmeinsatz,
- Stimmresonanz

Fakultativer Leistungsinhalt
- Stimmfeldmessung mittels Schallpegelmessung bis 110 dB mit graphischer Darstellung der frequenzbezogenen Schallpegel für minimale und maximale Lautstärke,
- Zusatzpauschale(n) Untersuchung des Sprechens und der Sprache (Nr. 20331)

Abrechnungsausschluss
in derselben Sitzung 09330, 09331, 09332, 09333, 20331, 20332, 20333
im Behandlungsfall 09330

Aufwand in Min. **Kalkulationszeit:** 20 **Prüfzeit:** 20 **Eignung d. Prüfzeit:** Tages- und Quartalsprofil

GOÄ entsprechend oder ähnlich: Nr. 1556

Kommentar: Auch wenn die Leistung in mehreren Sitzungen erbracht wird, kann die Nr. 20330 nur 1x abgerechnet werden.

20331 Zusatzpauschale Untersuchung des Sprechens und der Sprache — 292 / 30,47

Obligater Leistungsinhalt
- Dauer mindestens 15 Minuten,
- Standardisierte Dokumentation,
- Prüfung(en)
  - der Sprachentwicklung,
  - des aktiven und des passiven Wortschatzes,
  - der Grammatik und Syntax,
  - der Artikulationsleistungen,
  - der prosodischen Faktoren,
  - des Redeflusses,
  - des Sprachverständnisses,
  - der zentralen Sprachverarbeitung,

Fakultativer Leistungsinhalt
- Standardisierte(r) Sprachentwicklungstest(s),
- Zusatzpauschale(n) Untersuchung der Stimme (Nr. 20330),

Abrechnungsbestimmung je Sitzung

Abrechnungsausschluss
in derselben Sitzung 09330, 09331, 09332, 20330, 20332
im Behandlungsfall 09330

Aufwand in Min. **Kalkulationszeit:** 15 **Prüfzeit:** 15 **Eignung d. Prüfzeit:** Tages- und Quartalsprofil

GOÄ entsprechend oder ähnlich: Nr. 1555, ggf. für Sprachentwicklungstests Nr. 856*

Kommentar: Auch wenn die Leistung in mehreren Sitzungen erbracht wird, kann die Nr. 20331 nur 1x abgerechnet werden.

20332 Zusatzpauschale Abklärung einer Aphasie, Dysarthrie und/oder Dysphagie — 324 / 33,81

Obligater Leistungsinhalt
- Eingehende Untersuchung auf
  - Aphasie
- und/oder
  - Dysarthrie
- und/oder
  - Dysphagie,
- Anwendung standardisierter Verfahren

Abrechnungsausschluss in derselben Sitzung 09330, 09331, 09332, 20330, 20331

Bericht: mind. Befundkopie (Nr. 01602) an Hausarzt

Aufwand in Min. **Kalkulationszeit:** 34 **Prüfzeit:** 29 **Eignung d. Prüfzeit:** Tages- und Quartalsprofil

GOÄ entsprechend oder ähnlich: Leistung in der GOÄ so nicht vorhanden. Ggf. Untersuchungsleistungen und analoger Ansatz der Nr. 855* entsprechend GOÄ § 6 (2*).

Kommentar: Auch wenn die Leistung in mehreren Sitzungen erbracht wird, kann die Nr. 20332 nur 1x abgerechnet werden.

20333 Stimmfeldmessung — 60 / 6,26

Obligater Leistungsinhalt
- Stimmfeldmessung mittels Schallpegelmessung bis 110dB,
- Messung von Stimmumfang und Dynamikbreite der Stimme,
- Graphische Darstellung der frequenzbezogenen Schallpegel für minimale und maximale Lautstärke

Abrechnungsausschluss in derselben Sitzung 09330, 09333, 20330

Aufwand in Min. **Kalkulationszeit:** 4 **Prüfzeit:** 4 **Eignung d. Prüfzeit:** Tages- und Quartalsprofil

20334 Wechsel und/oder Entfernung einer pharyngo-trachealen Sprechprothese — 133 / 13,88

Obligater Leistungsinhalt
- Wechsel und/oder Entfernung einer pharyngo-trachealen Sprechprothese,
- Absaugung

Abrechnungsausschluss in derselben Sitzung 02300, 02301, 02302

Aufwand in Min. **Kalkulationszeit:** 13 **Prüfzeit:** 13 **Eignung d. Prüfzeit:** Tages- und Quartalsprofil

20335 Zuschlag zur Gebührenordnungsposition 20320 bei Durchführung einer Kinderaudiometrie an einer speziellen Kinderaudiometrieanlage — 140 / 14,61

Obligater Leistungsinhalt
- Beobachtungsaudiometrie

und/oder
- konditionierte Bestimmung der Hörschwelle

und/oder
- Spielaudiometrie,
- an einer Kinderaudiometrieanlage,
- im freien Schallfeld und/oder mit Kopfhörern,
- bis zum vollendeten 12. Lebensjahr,
- ein- und/oder beidseitig

Anmerkung Die Berechnung der Gebührenordnungsposition 20335 setzt eine Kinderaudiometrieanlage mit einer Mindestausstattung von fünf Audiometrielautsprechern mit Störschalllautsprecher(n) entsprechend EN 60645 (im Halbkreis angeordnet, 0 Grad, 45 Grad, 90 Grad, Mindestausgangsleistung 90 dB) passiv sprachsimulierendes Rauschen, Mindestabstand der Lautsprecher vom Patienten 1 m, Konditionierungsleuchten für jeden Richtungslautsprecher oder Bilddarbietung rechts und links, zweikanaliges Audiometer mit schmalbandigem frequenzspezifischem Prüfgeräusch sowie mindestens einer Powerbox mit einer Ausgangsleistung von mindestens 100 dB aktiv voraus.

Abrechnungsausschluss in derselben Sitzung 09321, 09322, 09335, 20321, 20322

Aufwand in Min. **Kalkulationszeit:** KA **Prüfzeit:** 6 **Eignung d. Prüfzeit:** Tages- und Quartalsprofil

GOÄ entsprechend oder ähnlich: Analoger Ansatz der Nr. 1406* entsprechend GOÄ § 6 (2*).

20336 Kindersprachaudiometrie an einer speziellen Kinderaudiometrieanlage — 168 / 17,53

Obligater Leistungsinhalt
- Kinderaudiometrische Untersuchung(en) des Sprachgehörs,
- an einer Kinderaudiometrieanlage,
- Verwendung von Kindersprachtests entsprechend dem Sprachentwicklungsalter,
- im freien Schallfeld und/oder mit Kopfhörern,
- bis zum vollendeten 12. Lebensjahr,
- ein- und/oder beidseitig

Fakultativer Leistungsinhalt
- Bilddarbietung

Anmerkung Die Gebührenordnungsposition 20336 ist nur berechnungsfähig bei Verwendung eines von der PTB bzw. eines entsprechend der EU-Richtlinie 93/42/EWG zugelassenen Audiometers mit mindestens einmal jährlich durchgeführter messtechnischer Kontrolle gemäß § 11 der Verordnung über das Errichten, Betreiben und Anwenden von Medizinprodukten (MPBetreibV) durch einen zugelassenen Wartungsdienst entsprechend der MPBetreibV. Der Vertragsarzt hat der zuständigen Kassenärztlichen Vereinigung die Bestätigung über die Durchführung der Wartung mit der nach dem Wartungsdienst erfolgenden Quartalsabrechnung beizulegen.
Die Berechnung der Gebührenordnungsposition 20336 setzt eine Kinderaudiometrieanlage mit einer Mindestausstattung von fünf Audiometrielautsprechern mit Störschalllautsprecher(n) entsprechend EN 60645 (im Halbkreis angeordnet, 0 Grad, 45 Grad, 90 Grad, Mindestausgangsleistung 90 dB) passiv sprachsimulierendes Rauschen, Mindestabstand der Lautsprecher vom Patienten 1 m, Konditionierungsleuchten für jeden Richtungslautsprecher oder Bilddarbietung rechts und links, zweikanaliges Audiometer mit schmalbandigem frequenzspezifischem Prüfgeräusch sowie mindestens einer Powerbox mit einer Ausgangsleistung von mindestens 100 dB aktiv voraus.

Abrechnungsausschluss in derselben Sitzung 09321, 09336, 20321

Aufwand in Min. **Kalkulationszeit:** KA **Prüfzeit:** 10 **Eignung d. Prüfzeit:** Tages- und Quartalsprofil

GOÄ entsprechend oder ähnlich: Leistungskomplex in GOÄ nicht vorhanden. Abrechnung der einzelnen erbrachten Leistungen.

20338 Pauschale zur Neuverordnung eines Hörgerätes/von Hörgeräten beim Säugling, Kleinkind oder Kind bei Schwerhörigkeit gemäß Qualitätssicherungsvereinbarung nach § 135 Abs. 2 SGB V — 1296 / 135,25

Obligater Leistungsinhalt
- Ohrmikroskopie,
- Stapediusreflex- und Impedanzmessung,
- Tonschwellenaudiometrie sobald entwicklungs-bedingt durchführbar,
- Entwicklungs- und altersgerechte Audiometrieverfahren (Reflex-, Ablenk-, Spielaudiometrie bzw. sobald entwicklungsbedingt durchführbar Sprachaudiometrie mit geeignetem Kindersprachtestmaterial) unter Anwendung einer speziellen Kinderaudiometrieanlage, DIN EN 60645, mindestens Klasse 2,
- Bestimmung der Unbehaglichkeitsschwelle sobald entwicklungsbedingt durchführbar,
- Erhebung und Dokumentation des Sprachentwicklungsstandes vor der Hörgeräteversorgung sobald entwicklungsbedingt durchführbar,
- Dokumentation,
- Einbeziehung und Beratung der Bezugsperson(en),
- Beratung über die altersgerechten gerätetechnischen Versorgungsmöglichkeiten,
- Verordnung eines Hörgerätes/von Hörgeräten,
- Untersuchung(en) ein- und/oder beidseitig,

Fakultativer Leistungsinhalt
- Kommunikation mit anderen Therapeuten (z.B. Logopäden, Ergotherapeuten),
- Kommunikation mit dem Hörgeräte-(Päd-)akustiker,

Abrechnungsbestimmung einmal im Krankheitsfall

Anmerkung Die Berechnung der Gebührenordnungsposition 20338 setzt eine Genehmigung der Kassenärztlichen Vereinigung nach der Qualitätssicherungsvereinbarung zur Hörgeräteversorgung gemäß § 135 Abs. 2 SGB V voraus.

Abrechnungsausschluss
im Behandlungsfall 20340
am Behandlungstag 09320, 09321, 09322, 09323, 09335, 09336, 20320, 20321, 20322, 20323, 20335, 20336

Aufwand in Min. **Kalkulationszeit:** 62 **Prüfzeit:** 50 **Eignung d. Prüfzeit:** Tages- und Quartalsprofil

Kommentar: Siehe: Qualitätssicherungsvereinbarung – Hörgeräteversorgung Kinder
http://www.kbv.de/media/sp/Hoergeraeteversorgung_Kinder.pdf –

EBM-Nr. EBM-Punkte/Euro

20339 Zusatzpauschale für die erste Nachuntersuchung nach erfolgter Hörgeräteversorgung beim Säugling, Kleinkind oder Kind — 769 / 80,25

Obligater Leistungsinhalt

- Ohrmikroskopie,
- Kontrolle des Sitzes des Hörgerätes/der Hörgeräte,
- Einbeziehung und Beratung der Bezugsperson(en),
- Erfolgskontrolle mittels entwicklungs- und altersgerechter Audiometrieverfahren (Reflex-, Ablenk-, Spiel-audiometrie bzw. sobald entwicklungsbedingt durchführbar Sprachaudiometrie mit geeignetem Kindersprachtestmaterial) unter Anwendung einer speziellen Kinderaudiometrieanlage, DIN EN 60645, mindestens Klasse 2, im Freifeld und, soweit indikativ geboten, im Störschall,
- Dokumentation,
- Kontrolle der Hörgerätehandhabung,
- Untersuchung(en) ein- und/oder beidseitig,

Fakultativer Leistungsinhalt

- Kommunikation mit anderen Therapeuten (z.B. Logopäden, Ergotherapeuten),

Abrechnungsbestimmung einmal im Krankheitsfall

Anmerkung Die Berechnung der Gebührenordnungsposition 20339 setzt eine Genehmigung der Kassenärztlichen Vereinigung nach der Qualitätssicherungsvereinbarung zur Hörgeräteversorgung gemäß § 135 Abs. 2 SGB V voraus.

Abrechnungsausschluss am Behandlungstag 09321, 09336, 20321, 20336, 20340

Aufwand in Min. **Kalkulationszeit:** 44 **Prüfzeit:** 35 **Eignung d. Prüfzeit:** Tages- und Quartalsprofil

GOÄ entsprechend oder ähnlich: Leistungkomplex in der GOÄ so nicht vorhanden. Abrechnung der einzeln erbrachten Leistungen.

20340 Hörgeräteanpassungs- und Gebrauchsschulung beim Säugling, Kleinkind, Kind oder Jugendlichen — 732 / 76,39

Obligater Leistungsinhalt

- Ohrmikroskopie,
- Kontrolle des Sitzes des Hörgerätes/der Hörgeräte,
- Erfolgskontrolle mittels entwicklungs- und altersgerechter Audiometrieverfahren (Reflex-, Ablenk-, Spielaudiometrie bzw. sobald entwicklungsbedingt durchführbar Sprachaudiometrie mit geeignetem Kindersprachtestmaterial) unter Anwendung einer speziellen Kinderaudiometrieanlage, DIN EN 60645, mindestens Klasse 2, im Freifeld und, soweit indikativ geboten, im Störschall,
- Kontrolle der Hörgerätefunktion, ggf. in Zusammenarbeit mit dem Hörgeräte-(Päd-) akustiker,
- Einbeziehung und Beratung der Bezugsperson(en),
- Untersuchung(en) ein- und/oder beidseitig,

Fakultativer Leistungsinhalt

- Kontrolle und Dokumentation der Sprachentwicklung nach der Hörgeräteversorgung,
- Kontrolle der Hörgerätehandhabung,
- Kommunikation mit anderen Therapeuten (z.B. Logopäden, Ergotherapeuten),

Abrechnungsbestimmung je Sitzung

Anmerkung Die Berechnung der Gebührenordnungsposition 20340 setzt eine Genehmigung der Kassenärztlichen Vereinigung nach der Qualitätssicherungsvereinbarung zur Hörgeräteversorgung gemäß § 135 Abs. 2 SGB V voraus.

Abrechnungsausschluss
im Behandlungsfall 20338
am Behandlungstag 09321, 09336, 20321, 20336, 20339

Aufwand in Min. **Kalkulationszeit:** 29 **Prüfzeit:** 23 **Eignung d. Prüfzeit:** Tages- und Quartalsprofil

GOÄ entsprechend oder ähnlich: Leistungskomplex in der GOÄ so nicht vorhanden, analoger Ansatz der Nr. 518* und Nr. 1405* entsprechend GOÄ § 6 (2*), ggf. Ansatz eines höheren Steigerungssatzes.

20343 Zusatzpauschale bei der Diagnostik des Tinnitus **154** **16,07**

Obligater Leistungsinhalt
- Tinnitusmatching,
- Messung der Verdeckbarkeit und/oder Maskierung,
- Beratung zum Umgang mit der Tinnituserkrankung (Dauer mindestens 10 Minuten),

Fakultativer Leistungsinhalt
- Planung und Koordination der komplementären Heil- und Hilfsmittelversorgung,
- Einleitung und/oder Koordination weiterführender Behandlungen,

Abrechnungsbestimmung einmal im Behandlungsfall

Abrechnungsausschluss
im Behandlungsfall 09343
am Behandlungstag 09321, 20321

Aufwand in Min. **Kalkulationszeit:** 17 **Prüfzeit:** 14 **Eignung d. Prüfzeit:** Nur Quartalsprofil

20350* Pneumographie **214** **22,33**

Obligater Leistungsinhalt
- Pneumographische Untersuchung der Atembewegungen in Ruhe, beim Sprechen und Singen,
- Graphische Registrierung

Aufwand in Min. **Kalkulationszeit:** 10 **Prüfzeit:** 9 **Eignung d. Prüfzeit:** Tages- und Quartalsprofil

GOÄ entsprechend oder ähnlich: Leistung in der GOÄ so nicht vorhanden, analog Nr. 605*.

20351* Elektroglottographie **279** **29,12**

Obligater Leistungsinhalt
- Elektroglottographische Untersuchung mit Bestimmung der Schwingungsperioden, -phasen und -amplituden bei verschiedenen Tonhöhen und Lautstärken,
- Graphische Registrierung

Aufwand in Min. **Kalkulationszeit:** 11 **Prüfzeit:** 10 **Eignung d. Prüfzeit:** Tages- und Quartalsprofil

GOÄ entsprechend oder ähnlich: Nr. 1557

20352* Schallspektrographie **306** **31,93**

Obligater Leistungsinhalt
- Schallspektrographische Untersuchung der Stimme mit Bestimmung des Leistungsdichtespektrums, der Grundfrequenz und der Formantstrukturen,
- Graphische Registrierung

Aufwand in Min. **Kalkulationszeit:** 11 **Prüfzeit:** 10 **Eignung d. Prüfzeit:** Tages- und Quartalsprofil

GOÄ entsprechend oder ähnlich: Leistung in der GOÄ so nicht vorhanden, analoger Ansatz der Nr. 1557 entsprechend GOÄ § 6 (2*).

20353* Palatographie **272** **28,39**

Obligater Leistungsinhalt
- Palatographische Untersuchung,
- Sensomotorische Diagnostik im Orofacialbereich,
- Bilddokumentation

Aufwand in Min. **Kalkulationszeit:** 11 **Prüfzeit:** 10 **Eignung d. Prüfzeit:** Tages- und Quartalsprofil

GOÄ entsprechend oder ähnlich: Leistung in der GOÄ so nicht vorhanden, analoger Ansatz der Nr. 856* entsprechend GOÄ § 6 (2*).

Kommentar: Auch wenn die Untersuchungen nach dieser Nr. auf mehrere Termine verteilt werden, ist die Leistung nur einmal abrechenbar.

20360* Stimm- und/oder Sprachtherapie in Einzelbehandlung **143** **14,92**

Obligater Leistungsinhalt
- Stimmtherapie und/oder Sprachtherapie als Einzelbehandlung,

- Dauer mindestens 30 Minuten,

Abrechnungsbestimmung je vollendete 15 Minuten

Abrechnungsausschluss in derselben Sitzung 20361

Aufwand in Min. **Kalkulationszeit:** 15 **Prüfzeit:** 15 **Eignung d. Prüfzeit:** Tages- und Quartalsprofil

GOÄ entsprechend oder ähnlich: Nrn. 1558*, 1559*, 1560*

Kommentar: Entsprechend der Leistungslegende wird für den obligaten Leistungsinhalt eine Dauer von mind. 30 Min. angesetzt. Da die Bewertung der Leistung je 15 Min. zählt, kann die erbrachte Leistung nach Nr. 20353 schon 2x mit Ansatz von Nr. 20360 abgerechnet werden. Dauert die Untersuchung noch länger, kann für je vollendete 15 Min. ein weiteres Mal die Leistung berechnet werden. Dauert die Untersuchung 45 Min. kann also 3x die Nr. 20360 abgerechnet werden.

20361* Stimm- und/oder Sprachtherapie als Gruppenbehandlung — 76 / 7,93

Obligater Leistungsinhalt

- Stimmtherapie und/oder Sprachtherapie als Gruppenbehandlung,
- Dauer mindestens 60 Minuten,
- Mindestens 3, höchstens 4 Teilnehmer,

Abrechnungsbestimmung je Teilnehmer, je vollendete 30 Minuten

Abrechnungsausschluss in derselben Sitzung 20360

Aufwand in Min. **Kalkulationszeit:** 8 **Prüfzeit:** 8 **Eignung d. Prüfzeit:** Tages- und Quartalsprofil

GOÄ entsprechend oder ähnlich: Leistungskomplex in der GOÄ nicht vorhanden. Ggf. analoger Ansatz für die Nrn. 1558*, 1559*, 1560* – in der GOÄ aber als Einzelbehandlung angegeben.

Kommentar: Entsprechend der Leistungslegende wird für den obligaten Leistungsinhalt eine Dauer von mind. 60 Min. angesetzt.

20364 Zusatzpauschale für die Nachsorge der operativen Behandlung eines Patienten mit chronischer Sinusitis nach ICD J32 — 83 / 8,66

Obligater Leistungsinhalt

- Absaugung unter endoskopischer und/oder mikroskopischer Kontrolle,

Fakultativer Leistungsinhalt

- Lokalanästhesie und/oder Einbringen von Medikamenten,

Abrechnungsbestimmung einmal am Behandlungstag

Anmerkung Die Gebührenordnungsposition 20364 ist höchstens zehnmal im Behandlungsfall berechnungsfähig.
Die Gebührenordnungspositionen 09364 und/oder 20364 sind in Summe höchstens zehnmal im Behandlungsfall berechnungsfähig.
Die Gebührenordnungsposition 20364 ist nur in einem Zeitraum von 28 Tagen nach stationärer operativer Behandlung berechnungsfähig, das Datum der Entlassung ist auf dem Behandlungsschein anzugeben.

Abrechnungsausschluss im Zeitraum von 21 Tagen nach Erbringung einer Leistung des Abschnitts 31.2 31.4.3

Aufwand in Min. **Kalkulationszeit:** 8 **Prüfzeit:** 6 **Eignung d. Prüfzeit:** Tages- und Quartalsprofil

20365 Zusatzpauschale für die postoperative Nachsorge nach Tympanoplastik Typ II bis V — 83 / 8,66

Obligater Leistungsinhalt

- Ohrmikroskopie,
- Pflege und Reinigung des Gehörganges und/oder Mittelohres

Fakultativer Leistungsinhalt

- Einbringen von Medikamenten,
- Tympanoskopie,

Abrechnungsbestimmung einmal am Behandlungstag

Anmerkung Die Gebührenordnungsposition 20365 ist höchstens viermal im Behandlungsfall berechnungsfähig.

Die Gebührenordnungspositionen 09365 und/oder 20365 sind in Summe höchstens viermal im Behandlungsfall berechnungsfähig.
Die Gebührenordnungsposition 20365 ist nur in einem Zeitraum von 28 Tagen nach stationärer operativer Behandlung berechnungsfähig, das Datum der Entlassung ist auf dem Behandlungsschein anzugeben.

Abrechnungsausschluss im Zeitraum von 21 Tagen nach Erbringung einer Leistung des Abschnitts 31.2 31.4.3

Aufwand in Min. **Kalkulationszeit:** 8 **Prüfzeit:** 6 **Eignung d. Prüfzeit:** Tages- und Quartalsprofil

20370* **Zusatzpauschale Abklärung einer Störung der zentral-auditiven Wahrnehmung** **133** **13,88**

Obligater Leistungsinhalt
- Erbringung standardisierter Hörtests zur Diagnostik zentral-auditiver Hörstörungen

oder
- Prüfung des Richtungsgehörs mit mindestens 5 Lautsprechern

oder
- Ergänzende sprachaudiometrische Untersuchung im Störschall mit mindestens 2 weiteren über den Leistungsinhalt der Gebührenordnungsposition 20321 hinausgehenden Schallpegeln

oder
- Anwendung von Testverfahren (z.B. zeitkomprimierte Sprache, HLAD, binaurale Fusion),

Abrechnungsbestimmung höchstens viermal im Behandlungsfall

Anmerkung Audiometrische Untersuchungen ohne Kopfhörer haben in einem – nach DIN ISO 8253 EN – schallisolierten Raum zu erfolgen.

Aufwand in Min. **Kalkulationszeit:** 10 **Prüfzeit:** 10 **Eignung d. Prüfzeit:** Tages- und Quartalsprofil

GOÄ entsprechend oder ähnlich: Leistungskomplex in der GOÄ so nicht vorhanden, ggf. Nrn. 1403*, 1404*, mit höherem Steigerungssatz.

20371* **Anwendung und Auswertung des Aachener Aphasietests (AAT) als Eingangsdiagnostik vor der Erstverordnung einer Stimm-, Sprech- und/oder Sprachtherapie gemäß der Richtlinie des Gemeinsamen Bundesausschusses über die Verordnung von Heilmitteln in der vertragsärztlichen Versorgung (Heilmittel-Richtlinien)** **391** **40,81**

Obligater Leistungsinhalt
- Aachener Aphasietest (AAT),
- Schriftliche Dokumentation,

Abrechnungsbestimmung einmal im Behandlungsfall

Abrechnungsausschluss
im Behandlungsfall 16371, 35300, 35301, 35302
in derselben Sitzung 09324, 09325, 20324, 20325

Bericht: mind. Befundkopie (Nr. 01602) an Hausarzt

Aufwand in Min. **Kalkulationszeit:** 40 **Prüfzeit:** 35 **Eignung d. Prüfzeit:** Nur Quartalsprofil

GOÄ entsprechend oder ähnlich: Leistungskomplex in der GOÄ so nicht vorhanden, ggf. analoger Ansatz der Nr. 855*.

Kommentar: Auch wenn die einzelnen Leistung nach dieser Nr. auf mehrere Termine verteilt werden, ist die Nr. 20371 nur einmal abrechenbar.

20372 **Pauschale zur Neuverordnung eines Hörgerätes/von Hörgeräten beim Jugendlichen oder Erwachsenen bei Schwerhörigkeit** **469** **48,95**

Obligater Leistungsinhalt
- Ohrmikroskopie,
- Ton- und Sprachaudiometrie,
- Reflexbestimmung an den Mittelohrmuskeln mittels Impedanzmessung,
- Bestimmung der Unbehaglichkeitsschwelle,
- Untersuchung(en) ein- und/oder beidseitig,
- Anwendung eines Fragebogens gemäß der Qualitätssicherungsvereinbarung Hörgeräteversorgung,

- Beratung über Versorgungsmöglichkeiten,
- Verordnung eines Hörgerätes/von Hörgeräten,

Abrechnungsbestimmung einmal im Krankheitsfall

Anmerkung Die Berechnung der Gebührenordnungsposition 20372 setzt eine Genehmigung der Kassenärztlichen Vereinigung nach der Qualitätssicherungsvereinbarung Hörgeräteversorgung gemäß § 135 Abs. 2 SGB V voraus.

Abrechnungsausschluss
am Behandlungstag 09373, 20373
im Behandlungsfall 09320, 09321, 09323, 09374, 20320, 20321, 20323, 20374
im Krankheitsfall 09372

Aufwand in Min. **Kalkulationszeit:** 17 **Prüfzeit:** 14 **Eignung d. Prüfzeit:** Nur Quartalsprofil

GOÄ entsprechend oder ähnlich: Leistungkomplex in der GOÄ so nicht vorhanden. Abrechnung der einzeln erbrachten Leistungen.

20373 Zusatzpauschale für die erste Nachuntersuchung nach erfolgter Hörgeräteversorgung beim Jugendlichen oder Erwachsenen **401** 41,85

Obligater Leistungsinhalt
- Ohrmikroskopie,
- Ton- und Sprachaudiometrie im freien Schallfeld unter Benutzung eines Hörgerätes/ von Hörgeräten in einem schallisolierten Raum,
- Anwendung eines Fragebogens gemäß der Qualitätssicherungsvereinbarung Hörgeräteversorgung,
- Kontrolle der Hörgerätehandhabung,
- Kontrolle des Sitzes des Hörgerätes/von Hörgeräten,
- Untersuchung(en) ein- und/oder beidseitig,

Abrechnungsbestimmung einmal im Krankheitsfall

Anmerkung Die Berechnung der Gebührenordnungsposition 20373 setzt eine Genehmigung der Kassenärztlichen Vereinigung nach der Qualitätssicherungsvereinbarung Hörgeräteversorgung gemäß § 135 Abs. 2 SGB V voraus.

Abrechnungsausschluss
im Krankheitsfall 09373
am Behandlungstag 09372, 09374, 20372, 20374
im Behandlungsfall 09372, 09374, 20372, 20374

Aufwand in Min. **Kalkulationszeit:** 16 **Prüfzeit:** 13 **Eignung d. Prüfzeit:** Nur Quartalsprofil

GOÄ entsprechend oder ähnlich: Leistungkomplex in der GOÄ so nicht vorhanden. Abrechnung der einzeln erbrachten Leistungen.

20374 Zusatzpauschale für Nachsorgen bei Hörgeräteversorgung beim Jugendlichen oder Erwachsenen **347** 36,21

Obligater Leistungsinhalt
- Ohrmikroskopie,
- Ton- und/oder Sprachaudiometrie im freien Schallfeld unter Benutzung eines Hörgerätes/ von Hörgeräten in einem schallisolierten Raum,
- Kontrolle der Hörgerätehandhabung,
- Kontrolle des Sitzes des Hörgerätes/von Hörgeräten,
- Untersuchung(en) ein- und/oder beidseitig,

Abrechnungsbestimmung höchstens zweimal im Krankheitsfall

Anmerkung Die Gebührenordnungsposition 20374 ist nicht vor Ablauf von 3 Monaten nach Verordnung
eines Hörgerätes/von Hörgeräten berechnungsfähig.
Die Berechnung der Gebührenordnungsposition 20374 setzt eine Genehmigung der Kassenärztlichen Vereinigung nach der Qualitätssicherungsvereinbarung Hörgeräteversorgung gemäß § 135 Abs. 2 SGB V voraus.

Abrechnungsausschluss
am Behandlungstag 09373, 20373

im Behandlungsfall 09320, 09321, 09372, 09374, 20320, 20321, 20372

Aufwand in Min. **Kalkulationszeit:** 13 **Prüfzeit:** 10 **Eignung d. Prüfzeit:** Nur Quartalsprofil

20375 **Zuschlag zu den Gebührenordnungspositionen 20373 und 20374 für die Koordination des Arztes mit dem Hörgeräteakustiker innerhalb von 7 Tagen nach Durchführung der Leistung entsprechend der Gebührenordnungsposition 20373 und 20374** **62** **6,47**

Obligater Leistungsinhalt
- Dokumentation entsprechend der Qualitätssicherungsvereinbarung zur Hörgeräteversorgung gemäß § 135 Abs. 2
- SGB V, Mitteilung der durch den Arzt aktuell erhobenen Befunde an den Hörgeräteakustiker,

Abrechnungsbestimmung einmal am Behandlungstag

Anmerkung Die Gebührenordnungsposition 20375 ist im Behandlungsfall höchstens zweimal berechnungsfähig.
Wegepauschalen sind im Zusammenhang mit der Gebührenordnungsposition 20375 nicht berechnungsfähig.

Abrechnungsausschluss im Behandlungsfall 09375

Aufwand in Min. **Kalkulationszeit:** 7 **Prüfzeit:** 6 **Eignung d. Prüfzeit:** Tages- und Quartalsprofil

GOÄ entsprechend oder ähnlich: Leistungkomplex in der GOÄ so nicht vorhanden. Abrechnung der einzeln erbrachten Leistungen.

20377 **Zuschlag zu den Gebührenordnungspositionen 20339 und 20340 für die Koordination des Arztes über Maßnahmen mit dem Hörgeräte-(Päd-)akustiker innerhalb von 7 Tagen nach Durchführung der Leistung entsprechend der Gebührenordnungsposition 20339 und 20340** **62** **6,47**

Obligater Leistungsinhalt
- Dokumentation,
- Mitteilung der durch den Arzt aktuell erhobenen Befunde an den Hörgeräte-(Päd-)akustiker und Berücksichtigung der durch den Hörgeräte-(Päad-)akustiker erhobenen Anpassungsergebnisse,

Abrechnungsbestimmung einmal am Behandlungstag

Anmerkung Die Gebührenordnungsposition 20377 ist im Behandlungsfall höchstens zweimal berechnungsfähig.
Wegepauschalen sind im Zusammenhang mit der Gebührenordnungsposition 20377 nicht berechnungsfähig.

Aufwand in Min. **Kalkulationszeit:** 7 **Prüfzeit:** 6 **Eignung d. Prüfzeit:** Tages- und Quartalsprofil

20378 **Zuschlag zu den Gebührenordnungspositionen 20339 und 20340 für die Koordination des Arztes mit pädagogischen Einrichtungen im direkten Zusammenhang mit der Durchführung der Leistungen** **134** **13,98**

Obligater Leistungsinhalt
- Dokumentation,
- Rücksprache zur individuellen Hör- und Sprachentwicklung,

Abrechnungsbestimmung einmal am Behandlungstag

Anmerkung Die Gebührenordnungsposition 20378 ist im Behandlungsfall höchstens zweimal berechnungsfähig.
Wegepauschalen sind im Zusammenhang mit der Gebührenordnungsposition 20378 nicht berechnungsfähig.

Aufwand in Min. **Kalkulationszeit:** 15 **Prüfzeit:** 12 **Eignung d. Prüfzeit:** Tages- und Quartalsprofil

21 Psychiatrische und Psychotherapeutische Gebührenordnungspositionen (Psychiater)

21.1 Präambel

1. Die in diesem Kapitel aufgeführten Gebührenordnungspositionen können ausschließlich von
   - Fachärzten für Psychiatrie und Psychotherapie
   - Fachärzten für Nervenheilkunde
   - Fachärzten für Neurologie und Psychiatrie

   berechnet werden.
2. Fachärzte für Nervenheilkunde sowie Fachärzte für Neurologie und Psychiatrie berechnen abweichend von Nr. 6 der Allgemeinen Bestimmungen immer die Grundpauschalen nach den Gebührenordnungspositionen 21213 bis 21215 sowie den Zuschlag für die nervenheilkundliche Grundversorgung nach der Gebührenordnungsposition 21225.
3. Außer den in diesem Kapitel genannten Gebührenordnungspositionen sind von den in der Präambel genannten Vertragsärzten – unbeschadet der Regelungen gemäß I-5 und I-6.2 der Allgemeinen Bestimmungen – zusätzlich nachfolgende Gebührenordnungspositionen berechnungsfähig: 01100 bis 01102, 01210, 01212, 01214 bis 01222, 01320, 01321, 01410 bis 01416, 01418, 01420, 01422, 01424 bis 01426, 01430, 01435, 01436, 01440, 01600 bis 01602, 01610 bis 01612, 01620 bis 01623, 01800, 01802 bis 01811, 01950 bis 01952, 01955, 01956, 02100, 02101, 02110 bis 02112, 02200, 02300 bis 02302, 02320, 02342 und 02510 bis 02512.
4. Außer den in diesem Kapitel genannten Gebührenordnungspositionen sind bei Vorliegen der entsprechenden Qualifikationsvoraussetzungen von den in der Präambel genannten Vertragsärzten – unbeschadet der Regelungen gemäß I-5 und I-6.2 der Allgemeinen Bestimmungen – zusätzlich nachfolgende Gebührenordnungspositionen berechnungsfähig: 30400 bis 30402, 30410, 30411, 30420, 30421, 30610 und 30611, Gebührenordnungspositionen der Abschnitte IV-30.1, IV-30.2, IV-30.3, IV-30.7.1, IV-30.7.2, IV-30.8, IV-30.9, IV-30.11 und IV-36.6.2 sowie Gebührenordnungspositionen der Kapitel IV-32, IV-33 und IV-35.
5. Bei der Berechnung der zusätzlichen Gebührenordnungspositionen in den Nummern 3 und 4 sind die Maßnahmen zur Qualitätssicherung gemäß § 135 Abs. 2 SGB V, die berufsrechtliche Verpflichtung zur grundsätzlichen Beschränkung auf das jeweilige Gebiet sowie die Richtlinien des Gemeinsamen Bundesausschusses zu beachten.
6. Werden die in den Grundpauschalen enthaltenen Leistungen entsprechend den Gebührenordnungspositionen 01600 und 01601erbracht, sind für die Versendung bzw. den Transport die Kostenpauschalen nach den Nrn. 40120, 40122, 40124 und 40126 berechnungsfähig.

Kommentar:

Alle Gebührenordnungspositionen des Kapitels 21 – also die Leistungen nach den Nrn. 21210 bis 21340 – können grundsätzlich (s. Kommentierung zu Kapitel I, Abschnitt 1.5) nur abgerechnet werden von

- Fachärzten für Psychiatrie und Psychotherapie,
- Fachärzten für Nervenheilkunde und
- Fachärzten für Neurologie und Psychiatrie.

Für Fachärzte für Nervenheilkunde sowie Fachärzte für Neurologie und Psychiatrie ist entgegen der Regelung in Abschnitt 6 (6.1) der Allgemeinen Bestimmungen die Höhe der Grundpauschale nicht an den Versorgungsauftrag gekoppelt, sondern für diese Fachärzte gelten generell die Grundpauschalen nach den Nrn. 21213 bis 21215 und der Zuschlag nach Nr. 21225.

Zusätzlich zu den Gebührenordnungspositionen dieses Kapitels sind für oben genannten Vertragsärzte abrechnungsfähig, sofern die übrigen Abrechnungsvoraussetzungen des EBM gegeben sind:

- die nachfolgenden Gebührenordnungspositionen des Abschnitts II (arztgruppenübergreifende allgemeine Leistungen):
  - Nrn. 01100 bis 01102 Unvorhergesehene Inanspruchnahme,
  - Nr. 01210 Notfallpauschale im organisierten Not(fall)dienst,
  - Nr. 01212 Notfallpauschale im organisierten Not(fall)dienst,
  - Nr. 01214 bis 01222 Notfallkonsultationspauschale im organisierten Not(fall)dienst, Zusatzpauschale für die Besuchsbereitschaft im Notfall bez. organisierten Not(fall)dienst, Reanimationskomplex
  - Nrn. 01320, 01321 Grundpauschale für ermächtigte Ärzte, Krankenhäuser bzw. Institute,

- Nrn. 01410 bis 01416 Besuche, Visite, Begleitung eines Kranken beim Transport,
- Nr. 01418 Besuch im organisierten Not(fall)dienst,
- Nr. 01420 Überprüfung und Koordination häuslicher Krankenpflege,
- Nr. 01422 Erstverordnung zur psychiatrischen häuslichen Krankenpflege,
- Nr. 01424 Folgeverordnung zur psychiatrischen häuslichen Krankenpflege,
- Nrn. 01425, 01426 Verordnung spezialisierter ambulanter Palliativversorgung,
- Nr. 01430 Verwaltungskomplex,
- Nr. 01435 Telefonische Beratung,
- Nr. 01436 Konsultationspauschale,
- Nr. 01440 Verweilen außerhalb der Praxis,
- Nrn. 01600 bis 01602 Ärztlicher Bericht/Brief,
- Nrn. 01610 bis 01612 Bescheinigung, Reha-Verordnung, Konsiliarbericht vor Aufnahme in die Psychiatrie,
- Nrn. 01620 bis 01623 Bescheinigung, Krankheitsbericht, Kurplan, Kurvorschlag,
- Nrn. 01800 bis 01813 Röteln, Blutgruppenbestimmung, Antikörpernachweis,
- Nrn. 01950 bis 01952 Substitutionsbehandlung,
- Nrn. 01955, 01956 Diamorphingestützte Behandlung Opiatabhängiger,
- Nr. 02100 Infusion,
- Nr. 02101 Infusionstherapie,
- Nr. 02110 bis 02112 Transfusion, Reinfusion,
- Nr. 02200 Tuberkulintestung,
- Nrn. 02300 bis 02302 Kleinchirurgischer Eingriff,
- Nr. 02320 Einführung Magenverweilsonde,
- Nr. 02342 Lumbalpunktion,
- Nrn. 02510 bis 02512 Wärme- u. Elektrotherapie, Elektrostimulation

• sowie die folgenden Gebührenordnungspositionen des Abschnitts IV (arztgruppenübergreifende spezielle Leistungen):
  - Nrn. 30400 bis 30402 Massage-, Kompressions- oder Unterwassertherapie,
  - Nrn. 30410, 30411 Atemgymnastik,
  - Nrn. 30420, 30421 Krankengymnastik,
  - Nrn. 30610, 30611 Hämorrhoidenbehandlung
• Gebührenordnungspositionen der Abschnitte
  - 30.1 Allergologie
  - 30.2 Chirotherapie
  - 30.3 Neurophysiologische Übungsbehandlung
  - 30.7.1, 30.7.2 Schmerztherapie
  - 30.8 Soziotherapie
  - 30.9 Schlafstörungsdiagnostik
  - 30.11 Neuropsychologische Therapie
  - 36.6.2 Konservativ-belegärztliche Strukturpauschalen
• Gebührenordnungspositionen der Kapitel
  - 32 Labor
  - 33 Ultraschalldiagnostik
  - 35 Psychotherapie

Wichtig ist, dass auch für die nach der obigen Regelung zusätzlich abrechnungsfähigen Leistungen immer auch die Abrechnungsvoraussetzungen und -ausschlüsse beachtet werden müssen, die im EBM für die Abrechnung der jeweiligen Leistung genannt sind.

Generell gilt, dass die übrigen Bestimmungen des EBM sowie die Maßnahmen zur Qualitätssicherung sowie die berufsrechtlichen Fachgebietsbeschränkungen zu beachten sind. Insbesondere sollte geprüft werden, ob zur Erbringung und Abrechnung bestimmter Leistungen eine Genehmigung erforderlich ist und welche Voraussetzungen hierfür nachgewiesen werden müssen.

Werden Leistungen nach den Gebührenordnungspositionen 01600 und 01601 (Bericht, Brief) erbracht, können auch dann, wenn die Leistung nicht gesondert berechnungsfähig sein sollte, da sie in der Grundpauschale enthalten ist, für Versendung und Transport die Kostenpauschalen nach den Nrn. 40120, 40122, 40124 oder 40126 abgerechnet werden.

21.2 Psychiatrische und nervenheilkundliche Grundpauschalen

Psychiatrische Grundpauschale

Obligater Leistungsinhalt

- Persönlicher Arzt-Patienten-Kontakt,

Fakultativer Leistungsinhalt

- Weitere persönliche oder andere Arzt-Patienten-Kontakte gemäß I-4.3.1 der Allgemeinen Bestimmungen,
- Ärztlicher Bericht entsprechend der Gebührenordnungsposition 01600,
- Individueller Arztbrief entsprechend der Gebührenordnungsposition 01601,
- Beratung und Behandlung bis zu 10 Minuten Dauer,
- Erhebung des vollständigen psychiatrischen Status, ggf. zusätzlich ergänzende Erhebung des neurologischen Status bei psychiatrischen Fällen
- Erhebung des vollständigen neurologischen Status, ggf. zusätzlich ergänzende Erhebung des psychiatrischen Status bei neurologischen Fällen
- In Anhang VI-1 aufgeführte Leistungen,

Abrechnungsbestimmung einmal im Behandlungsfall

21210 für Versicherte bis zum vollendeten 5. Lebensjahr **209** **21,81**

Abrechnungsbestimmung einmal im Behandlungsfall

Abrechnungsausschluss
in derselben Sitzung 01436
im Behandlungsfall 01600, 01601

Aufwand in Min. **Kalkulationszeit:** KA **Prüfzeit:** 12 **Eignung d. Prüfzeit:** Nur Quartalsprofil

GOÄ entsprechend oder ähnlich: Leistungskomplex in der GOÄ nicht vorhanden, daher Abrechnung der einzelnen erbrachten GOÄ-Leistung(en).

Kommentar: Die Pauschale ist nur einmal im Behandlungsfall bzw. bei arztgruppenübergreifender Behandlung nur einmal im Arztfall berechenbar.

Wird in demselben Quartal eine kurativ-ambulante und eine kurativ-stationäre (belegärztliche Behandlung) durchgeführt, ist die Grundpauschale je einmal berechnungsfähig. Es ist aber von der Punktzahl der zweiten zur Abrechnung kommenden Grundpauschale ein Abschlag von 50 % vorzunehmen.

21211 für Versicherte ab Beginn des 6. bis zum vollendeten 59. Lebensjahr **196** **20,45**

Abrechnungsbestimmung Siehe Nr. 21210.

Aufwand in Min. **Kalkulationszeit:** KA **Prüfzeit:** 14 **Eignung d. Prüfzeit:** Nur Quartalsprofil

GOÄ entsprechend oder ähnlich: Leistungskomplex in der GOÄ nicht vorhanden, daher Abrechnung der einzelnen erbrachten GOÄ-Leistung(en).

21212 für Versicherte ab Beginn des 60. Lebensjahres **200** **20,87**

Abrechnungsbestimmung Siehe Nr. 21210.

Aufwand in Min. **Kalkulationszeit:** KA **Prüfzeit:** 15 **Eignung d. Prüfzeit:** Nur Quartalsprofil

GOÄ entsprechend oder ähnlich: Leistungskomplex in der GOÄ nicht vorhanden, daher Abrechnung der einzelnen erbrachten GOÄ-Leistung(en).

Grundpauschale für Fachärzte für Nervenheilkunde und Fachärzte für Neurologie und Psychiatrie

Obligater Leistungsinhalt
- Persönlicher Arzt-Patienten-Kontakt,

Fakultativer Leistungsinhalt
- Weitere persönliche oder andere Arzt-Patienten-Kontakte gemäß 4.3.1 der Allgemeinen Bestimmungen,
- Ärztlicher Bericht entsprechend der Gebührenordnungsposition 01600,
- Individueller Arztbrief entsprechend der Gebührenordnungsposition 01601,
- Beratung und Behandlung bis zu 10 Minuten Dauer,
- Erhebung des vollständigen neurologischen Status, ggf. zusätzlich ergänzende Erhebung des psychiatrischen Status bei neurologischen Fällen,
- Erhebung des vollständigen psychiatrischen Status, ggf. zusätzlich ergänzende Erhebung des neurologischen Status bei psychiatrischen Fällen,
- In Anhang 1 aufgeführte Leistungen,

Abrechnungsbestimmung einmal im Behandlungsfall

21213 für Versicherte bis zum vollendeten 5. Lebensjahr **281** 29,33

Abrechnungsbestimmung einmal im Behandlungsfall

Abrechnungsausschluss
im Behandlungsfall 01600, 01601
in derselben Sitzung 01436

Aufwand in Min. **Kalkulationszeit:** KA **Prüfzeit:** 17 **Eignung d. Prüfzeit:** Nur Quartalsprofil

GOÄ entsprechend oder ähnlich: Diese Pauschale kennt die GOÄ nicht. Abzurechnen sind die erbrachten Einzelleistungen.

Kommentar: Werden die Grundpauschalen nach den EBM-Nrn. 21213 bis 21215 neben den Gesprächsleistungen nach Nr. 21220 oder Nr. 21222 abgerechnet, ist eine Arzt-Patienten-Kontaktzeit von mindestens 20 Minuten Voraussetzung für die Abrechenbarkeit der Nrn. 21220 oder 21222.

Dies gilt nicht, wenn die EBM-Nr. 21220 oder EBM-Nr. 21222 an anderen Tagen als die Grundleistung erbracht und abgerechnet wird. In solchen Fällen ist eine Kontaktzeit von 10 Minuten ausreichend.

21214 für Versicherte ab Beginn des 6. bis zum vollendeten 59. Lebensjahr **265** 27,66

Abrechnungsbestimmung Siehe Nr. 21213.

Aufwand in Min. **Kalkulationszeit:** KA **Prüfzeit:** 19 **Eignung d. Prüfzeit:** Nur Quartalsprofil

GOÄ entsprechend oder ähnlich: Diese Pauschale kennt die GOÄ nicht. Abzurechnen sind die erbrachten Einzelleistungen.

21215 für Versicherte ab Beginn des 60. Lebensjahres **269** 28,07

Abrechnungsbestimmung Siehe Nr. 21213.

Aufwand in Min. **Kalkulationszeit:** KA **Prüfzeit:** 20 **Eignung d. Prüfzeit:** Nur Quartalsprofil

GOÄ entsprechend oder ähnlich: Diese Pauschale kennt die GOÄ nicht. Abzurechnen sind die erbrachten Einzelleistungen.

21216 Fremdanamnese und/oder Anleitung bzw. Betreuung von Bezugspersonen schwer psychisch erkrankter Patienten mit dadurch gestörter Kommunikationsfähigkeit, **150** 15,65

Abrechnungsbestimmung je 10 Minuten, höchstens fünfmal im Behandlungsfall

Aufwand in Min. **Kalkulationszeit:** 12 **Prüfzeit:** 11 **Eignung d. Prüfzeit:** Tages- und Quartalsprofil

GOÄ entsprechend oder ähnlich: Nr. 4

Kommentar: Das Erheben einer Fremdanamnese und/oder die Anleitung von Bezugspersonen je 10 Minuten kann im Behandlungsfall = Quartalsfall insgesamt für 50 Minuten durchgeführt werden. Daneben sind die entsprechenden Grundpauschalen abrechenbar.

Bei den Kontakten mit Bezugspersonen sind keine normalen, sich stets wiederholenden Gespräche über den Zustand des Patienten gemeint, sondern Anleitungen der Bezugsperson zur Behandlung bzw. zum Umgang mit dem Patienten. Verständigungsprobleme mit Ausländern, die z.B. der deutschen Sprache nicht mächtig sind, können nicht nach Nr. 21216 berechnet werden.

Beispiel:

Bei einer schwer psychisch erkrankten 61jährigen Patientin werden mehrmals Anleitungsgespräche mit einer Bezugsperson geführt.

Erstkontakt: 07.01.	Grundpauschale EBM Nrn. 21211 (Fakultativer Inhalt: 10 Min. Gespräch) + 21216 x 1 (für 10 Minuten Gesprächsdauer) = 20 Min. Gesamtgesprächsdauer
08.01.	21216 x 1 (für 10 Minuten Gesprächsdauer)
05.02.	21216 x 1 (für 10 Minuten Gesprächsdauer)
28.02.	21216 x 2 (für 20 Minuten Gesprächsdauer

Es wurde also die erlaubte Zahl von 5x Nr. 21216 im Quartal abgerechnet. Sind weitere Gespräch dieser Art mit dem Patienten erforderlich, können sie nicht mehr abgerechnet werden.

21217 **Supportive psychiatrische Behandlung eines affektiv, psychotisch, psychomotorisch und/oder hirnorganisch akut dekompensierten Patienten,** **28** **2,92**

Abrechnungsbestimmung höchstens dreimal im Behandlungsfall

Aufwand in Min. **Kalkulationszeit:** 3 **Prüfzeit:** 3 **Eignung d. Prüfzeit:** Tages- und Quartalsprofil

GOÄ entsprechend oder ähnlich: Nr. 812

Kommentar: Die Leistung kann nur im persönlichen Arzt-Patienten-Kontakt erbracht werden. Meist wird die Leistung im Rahmen eines dringend angeforderten Hausbesuch erbracht.

21218 **Zuschlag für die psychiatrische Grundversorgung gemäß Allgemeiner Bestimmung 4.3.8 zu den Gebührenordnungspositionen 21210 bis 21212** **44** **4,59**

Abrechnungsbestimmung einmal im Behandlungsfall

Anmerkung Der Zuschlag nach der Gebührenordnungsposition 21218 kann gemäß Allgemeiner Bestimmung 4.3.8 ausschließlich in Behandlungsfällen abgerechnet werden, in denen nur Leistungen der fachärztlichen Grundversorgung gemäß Anhang 3 und/oder regionaler Vereinbarungen erbracht und berechnet werden.

Aufwand in Min. **Kalkulationszeit:** KA **Prüfzeit:** ./. **Eignung d. Prüfzeit:** Keine Eignung

21219 **Zuschlag zu der Gebührenordnungsposition 21218** **12** **1,25**

Abrechnungsbestimmung einmal im Behandlungsfall

Anmerkung Die Gebührenordnungsposition 21219 wird durch die zuständige Kassenärztliche Vereinigung zugesetzt.

Aufwand in Min. **Kalkulationszeit:** KA **Prüfzeit:** ./. **Eignung d. Prüfzeit:** Keine Eignung

GOÄ entsprechend oder ähnlich: Eine vergleichbare Leistung ist in der GOÄ nicht aufgeführt.

21.3 Diagnostische und therapeutische Gebührenordnungspositionen

21220 **Psychiatrisches Gespräch, Psychiatrische Behandlung, Beratung, Erörterung und/oder Abklärung,** **136** **14,19**

Obligater Leistungsinhalt

- Dauer mindestens 10 Minuten,
- Als Einzelbehandlung,

Fakultativer Leistungsinhalt

- Erhebung der biographischen Anamnese zur Psychopathologie unter Berücksichtigung der entwicklungspsychologischen Gesichtspunkte,
- Vertiefte Exploration mit differentialdiagnostischer Einordnung eines psychiatrischen Krankheitsbildes,

- Syndrombezogene therapeutische Intervention,
- Anleitung der Bezugsperson(en),

Abrechnungsbestimmung je vollendete 10 Minuten

Anmerkung Bei der Nebeneinanderberechnung der Gebührenordnungspositionen 21210 bis 21212 und 21220 oder der Gebührenordnungspositionen 21213 bis 21215 und 21220 ist eine Arzt-Patienten-Kontaktzeit von mindestens 20 Minuten Voraussetzung für die Berechnung der Gebührenordnungsposition 21220.
Bei der Nebeneinanderberechnung diagnostischer bzw. therapeutischer Gebührenordnungspositionen und der Gebührenordnungsposition 21220 ist eine mindestens 10 Minuten längere Arzt-Patienten-Kontaktzeit als in den entsprechenden Gebührenordnungspositionen angegeben Voraussetzung für die Berechnung der Gebührenordnungsposition 21220.

Abrechnungsausschluss in derselben Sitzung 01210, 01214, 01216, 01218, 16220, 21221, 30930, 30931, 30932, 30935 und Kapitel 30.3, 35.1, 35.2

Aufwand in Min. **Kalkulationszeit:** 12 **Prüfzeit:** 11 **Eignung d. Prüfzeit:** Tages- und Quartalsprofil

GOÄ entsprechend oder ähnlich: Nr. 804, 886 (Kinder)

Kommentar: Die in der Legende vorgegebene Gesprächsdauer beträgt mind. 10 Minuten. Ist eine längere Gesprächsdauer erforderlich, so kann für jeweils weitere vollendete 10 Minuten erneut die Nr. 21220 abgerechnet werden.

Wird die Leistung nach EBM Nr. 21220 neben den Grundpauschalen nach 21210 bis 21212 oder nach den Grundpauschalen für Fachärzte für Nervenheilkunde und Fachärzte für Neurologie und Psychiatrie nach EBM Nrn. 21213 bis 21215 erbracht und berechnet, dann müssen mind. 20 Minuten Gesprächsdauer aufgewendet worden sein.

Die Leistung nach EBM Nr. 21220 kann nur abgerechnet werden, wenn ein persönlicher Arzt-Patientenkontakt stattgefunden hat und dies nicht im Rahmen eines Telefonates.

Sind im Rahmen der Erhebung der biographischen Anamnese Gespräche (auch ohne Anwesenheit des Patienten) mit Dritten, z.B. mit Lehrern, Erziehern, Eltern und anderen Angehörigen erforderlich, so sind diese in der Leistung der Nr. 21220 mit eingeschlossen.

21221 Psychiatrische Behandlung (Gruppenbehandlung) — 134 / 13,98

Obligater Leistungsinhalt
- Dauer mindestens 40 Minuten,
- Gruppenbehandlung,
- Mindestens 3, höchstens 8 Teilnehmer,

Fakultativer Leistungsinhalt
- Syndrombezogene therapeutische Intervention,
- Anleitung der Bezugsperson(en),

Abrechnungsbestimmung je Teilnehmer, je vollendete 40 Minuten

Anmerkung Bei der Nebeneinanderberechnung der Gebührenordnungspositionen 21210 bis 21212 und 21221 oder der Gebührenordnungspositionen 21213 bis 21215 und 21221 ist eine Arzt-Patienten-Kontaktzeit von mindestens 50 Minuten Voraussetzung für die Berechnung der Gebührenordnungsposition 21221.

Abrechnungsausschluss in derselben Sitzung 01210, 01214, 01216, 01218, 16220, 21220 und Kapitel 30.3, 35.1, 35.2

Aufwand in Min. **Kalkulationszeit:** 7 **Prüfzeit:** 5 **Eignung d. Prüfzeit:** Tages- und Quartalsprofil

GOÄ entsprechend oder ähnlich: Nr. A 888

Kommentar: Eine Aufteilung der Sitzungsdauer von 40 Minuten auf z.B. zwei Termine mit je 20 Min. ist nach der Legende nicht gestattet.

21225 Zuschlag für die nervenheilkundliche Grundversorgung gemäß Allgemeiner Bestimmung 4.3.8 zu den Gebührenordnungspositionen 21213 bis 21215 — 39 / 4,07

Abrechnungsbestimmung einmal im Behandlungsfall

Anmerkung Der Zuschlag nach der Gebührenordnungsposition 21225 kann gemäß Allgemeiner Bestimmung 4.3.8 ausschließlich in Behandlungsfällen abgerechnet werden, in denen nur Leistungen der fachärztlichen Grundversorgung gemäß Anhang 3 und/oder regionaler Vereinbarungen erbracht und berechnet werden.

Aufwand in Min. **Kalkulationszeit:** KA **Prüfzeit:** ./. **Eignung d. Prüfzeit:** Keine Eignung

GOÄ entsprechend oder ähnlich: Eine vergleichbare Leistung ist in der GOÄ nicht aufgeführt.

21226 **Zuschlag zu der Gebührenordnungsposition 21225** **10** **1,04**

Abrechnungsbestimmung einmal im Behandlungsfall

Anmerkung Die Gebührenordnungsposition 21226 wird durch die zuständige Kassenärztliche Vereinigung zugesetzt.

Aufwand in Min. **Kalkulationszeit:** KA **Prüfzeit:** ./. **Eignung d. Prüfzeit:** Keine Eignung

GOÄ entsprechend oder ähnlich: Eine vergleichbare Leistung ist in der GOÄ nicht aufgeführt.

21230 **Zusatzpauschale Kontinuierliche Mitbetreuung eines Patienten mit einer psychiatrischen Erkrankung in der häuslichen und/oder familiären Umgebung** **375** **39,14**

Obligater Leistungsinhalt
- Kontinuierliche Mitbetreuung eines in der familiären und/oder häuslichen Umgebung versorgten Patienten mit einer Erkrankung aus dem affektiven oder schizophrenen Formenkreis, einer hirnorganischen oder Persönlichkeitsstörung oder einer Abhängigkeitserkrankung,
- Erhebung ergänzender psychopathologischer Befunde,
- Einbeziehung sozialer und pathobiographischer Ereignisse,
- Mindestens zwei persönliche Arzt-Patienten-Kontakte im Behandlungsfall,

Fakultativer Leistungsinhalt
- Erstellung eines Behandlungsplans unter Einbeziehung der Bezugsperson(en),
- Einleitung und/oder Führung einer Therapie mit Lithium und/oder anderen Phasenprophylaktika, Clozapin, Depotneuroleptika oder Stimulanzientherapie,
- Einleitung und/oder Führung einer Schlafentzugstherapie,
- Führung von Patienten mit vormundschaftsgerichtlicher Betreuung oder Therapieauflagen,

Abrechnungsbestimmung einmal im Behandlungsfall

Anmerkung Die Gebührenordnungsposition 21230 ist nur bei mindestens einer der im folgenden genannten Erkrankungen berechnungsfähig: F00.- bis F02.- Demenz, F07.- Organische Hirnstörung mit Verhaltensstörung, F10.- bis F16.- Störungen durch Alkohol, Opioide, Cannabinoide, Sedativa oder Hypnotika, Kokain, Stimulantien, Halluzinogene (inkl. bei Substitutions- und Aversivbehandlung), F20.- Schizophrenie, F21 Schizotype Störung, F22.- Anhaltende wahnhafte Störung, F25.- Schizzoaffektive Störung, F28 Sonstige nichtorganische psychotische Störungen, F29 Nicht näher bezeichnete nichtorganische Psychose, F30.- Manie, F31.2, F31.4, F31.5, F32.2, F32.3, F33.3, F34.1 Depression, F41.1 Generalisierte Angststörung, F41.2 Angst und depressive Störung, gemischt, F42.1 Vorwiegend Zwangshandlungen [Zwangsrituale], F42.2 Zwangsgedanken und – handlungen, gemischt, F50.- Essstörungen, F71.8 Verhaltensstörung bei mittelgradiger Intelligenzminderung, F72.1 Schwere Intelligenzminderung mit deutlicher Verhaltensstörung, F73.1 Schwerste Intelligenzminderung mit deutlicher Verhaltensstörung, F79.1 Schwachsinn mit deutlicher Verhaltensstörung, F84.- Autismus, F94.0 Mutismus.

Abrechnungsausschluss im Behandlungsfall 21231, 21232, 21233

Bericht: Bericht (Nr. 01600) oder Brief (Nr. 01601) an Hausarzt (HA) – ggf. Porto nach Nrn. 40120, 40122, 40124 und 40126 – bei Überweisung von Facharzt an Facharzt – Bericht/Brief oder Befundkopie (Nr. 01602) an HA

Aufwand in Min. **Kalkulationszeit:** 45 **Prüfzeit:** 37 **Eignung d. Prüfzeit:** Nur Quartalsprofil

GOÄ entsprechend oder ähnlich: Leistungskomplex in der GOÄ nicht vorhanden, analoger Ansatz der Nr. 15.

Kommentar: Die Zusatzpauschale nach Nr. 21230 kann nur für die **kontinuierliche** Mitbetreuung von Patienten in der häuslichen und/oder familiären Umgebung abgerechnet werden, wenn mind. eine der folgenden Erkrankungen vorliegt:
- F00.- bis F02.- Demenz,

- F07.- Organische Hirnstörung mit Verhaltensstörung,
- F10.- bis F16.- Störungen durch Alkohol, Opioide, Cannabinoide, Sedativa oder

Hypnotika, Kokain, Stimulantien, Halluzinogene (inkl. bei Substitutions- und Aversivbehandlung),
- F20.- Schizophrenie,
- F21 Schizotype Störung,
- F22.- Anhaltende wahnhafte Störung,
- F25.- Schizzoaffektive Störung,
- F28 Sonstige nichtorganische psychotische Störungen,
- F29 Nicht näher bezeichnete nichtorganische Psychose,
- F30.- Manie,
- F31.2, F31.4, F31.5, F32.2, F32.3, F33.3, F34.1 Depression,
- F41.1 Generalisierte Angststörung,
- F41.2 Angst und depressive Störung, gemischt,
- F42.1 Vorwiegend Zwangshandlungen [Zwangsrituale],
- F42.2 Zwangsgedanken und – handlungen, gemischt,
- F50.- Essstörungen,
- F71.8 Verhaltensstörung bei mittelgradiger Intelligenzminderung,
- F72.1 Schwere Intelligenzminderung mit deutlicher Verhaltensstörung,
- F73.1 Schwerste Intelligenzminderung mit deutlicher Verhaltensstörung,
- F79.1 Schwachsinn mit deutlicher Verhaltensstörung,
- F84.- Autismus,
- F94.0 Mutismus.

Auch wenn zwei oder sogar mehr Erkrankungen aus dieser Übersicht vorliegen und behandelt werden, kann die Leistung nach Nr. 21230 trotzdem nur 1x im Quartal abgerechnet werden.

21231 Zusatzpauschale Kontinuierliche Mitbetreuung eines Patienten mit einer psychiatrischen Erkrankung in beschützenden Einrichtungen oder Pflege- und Altenheimen — 209 / 21,81

Obligater Leistungsinhalt
- Kontinuierliche Mitbetreuung eines in beschützenden Einrichtungen oder Pflege- und Altenheimen mit Pflegepersonal versorgten Patienten mit einer psychiatrischen Erkrankung,

Fakultativer Leistungsinhalt
- Erstellung eines Behandlungsplans unter Einbeziehung der Bezugsperson(en),

Abrechnungsbestimmung einmal im Behandlungsfall

Anmerkung Die Gebührenordnungsposition 21231 ist nur bei mindestens einer der im folgenden genannten Erkrankungen berechnungsfähig: F00.- bis F02.- Demenz, F07.- Organische Hirnstörung mit Verhaltensstörung, F10.- bis F16.- Störungen durch Alkohol, Opioide, Cannabinoide, Sedativa oder Hypnotika, Kokain, Stimulantien, Halluzinogene (inkl. bei Substitutions- und Aversivbehandlung), F20.- Schizophrenie, F21 Schizotype Störung, F22.- Anhaltende wahnhafte Störung, F25.- Schizzoaffektive Störung, F28 Sonstige nichtorganische psychotische Störungen, F29 Nicht näher bezeichnete nichtorganische Psychose, F30.- Manie, F31.2, F31.4, F31.5, F32.2, F32.3, F33.3, F34.1 Depression, F41.1 Generalisierte Angststörung, F41.2 Angst und depressive Störung, gemischt, F42.1 Vorwiegend Zwangshandlungen [Zwangsrituale], F42.2 Zwangsgedanken und – handlungen, gemischt, F50.- Essstörungen, F71.8 Verhaltensstörung bei mittelgradiger Intelligenzminderung, F72.1 Schwere Intelligenzminderung mit deutlicher Verhaltensstörung, F73.1 Schwerste Intelligenzminderung mit deutlicher Verhaltensstörung, F79.1 Schwachsinn mit deutlicher Verhaltensstörung, F84.- Autismus, F94.0 Mutismus.

Abrechnungsausschluss im Behandlungsfall 14314, 16231, 21230, 21232, 21233

Bericht: Bericht (Nr. 01600) oder Brief (Nr. 01601) an Hausarzt (HA) – ggf. Porto nach Nrn. 40120, 40122, 40124 und 40126 – bei Überweisung von Facharzt an Facharzt – Bericht/Brief oder Befundkopie (Nr. 01602) an HA

Aufwand in Min. **Kalkulationszeit:** 25 **Prüfzeit:** 19 **Eignung d. Prüfzeit:** Nur Quartalsprofil

GOÄ entsprechend oder ähnlich: Leistung in der GOÄ nicht vorhanden, analoger Ansatz der Nr. 15.

Kommentar: Siehe Kommentar zu EBM-Nr. 2130.

21232 Zusatzpauschale Ärztliche Koordination psychiatrischer Betreuung 198 20,66

Obligater Leistungsinhalt

- Koordination
  - intra- und/oder extramuraler, multiprofessioneller komplementärer Versorgungsstrukturen und/oder -instanzen,
  - psycho-, ergo- und/oder sprachtherapeutischer Einrichtungen und/oder multiprofessioneller Teams,
  - der Gruppenarbeit mit Patienten, Angehörigen und/oder Laienhelfern,

Abrechnungsbestimmung einmal im Behandlungsfall

Anmerkung Die Gebührenordnungsposition 21232 kann nur in Quartalen mit persönlichem Arzt-Patienten-Kontakt berechnet werden.

Abrechnungsausschluss im Behandlungsfall 14240, 21230, 21231, 21233

Aufwand in Min. **Kalkulationszeit:** 15 **Prüfzeit:** 15 **Eignung d. Prüfzeit:** Nur Quartalsprofil

GOÄ entsprechend oder ähnlich: Leistungskomplex in der GOÄ nicht vorhanden, Abrechnung der erbrachten Einzelleistungen.

21233 Zusatzpauschale Mitbetreuung eines Patienten mit einer psychiatrischen Erkrankung in der häuslichen und/oder familiären Umgebung 299 31,2

Obligater Leistungsinhalt

- Mitbetreuung eines in der familiären und/oder häuslichen Umgebung versorgten Patienten mit einer Erkrankung aus dem affektiven oder schizophrenen Formenkreis, einer hirnorganischen oder Persönlichkeitsstörung oder einer Abhängigkeitserkrankung,
- Erhebung ergänzender psychopathologischer Befunde,
- Einbeziehung sozialer und pathobiographischer Ereignisse,
- Ein persönlicher Arzt-Patienten-Kontakt im Behandlungsfall,
- Dauer mindestens 15 Minuten,

Fakultativer Leistungsinhalt

- Erstellung eines Behandlungsplans unter Einbeziehung der Bezugsperson(en),
- Einleitung und/oder Führung einer Therapie mit Lithium und/oder anderen Phasenprophylaktika, Clozapin, Depotneuroleptika oder Stimulanzientherapie,
- Einleitung und/oder Führung einer Schlafentzugstherapie,
- Führung von Patienten mit vormundschaftsgerichtlicher Betreuung oder Therapieauflagen,

Abrechnungsbestimmung einmal im Behandlungsfall

Anmerkung Die Gebührenordnungsposition 21233 ist nur bei mindestens einer der im folgenden genannten Erkrankungen berechnungsfähig: F 00.- bis F02.- Demenz, F07.- Organische Hirnstörung mit Verhaltensstörung, F10.- bis F16.- Störungen durch Alkohol, Opioide, Cannabinoide, Sedativa oder Hypnotika, Kokain, Stimulantien, Halluzinogene (inkl. bei Substitutions- und Aversivbehandlung), F20.- Schizophrenie, F21 Schizotype Störung, F22.- Anhaltende wahnhafte Störung, F25.- Schizzoaffektive Störung, F28 Sonstige nichtorganische psychotischeStörungen, F29 Nicht näher bezeichnete nichtorganische Psychose, F30.- Manie, F31.2, F31.4, F31.5, F32.2, F32.3, F33.3, F34.1 Depression, F41.1 Generalisierte Angststörung, F41.2 Angst und depressive Störung, gemischt, F42.1 Vorwiegend Zwangshandlungen [Zwangsrituale], F42.2 Zwangsgedanken und – handlungen, gemischt, F50.- Essstörungen, F71.8 Verhaltensstörung bei mittelgradiger Intelligenzminderung, F72.1 Schwere Intelligenzminderung mit deutlicher Verhaltensstörung, F73.1 Schwerste Intelligenzminderung mit deutlicher Verhaltensstörung, F79.1 Schwachsinn mit deutlicher Verhaltensstörung, F84.- Autismus, F94.0 Mutismus.

Abrechnungsausschluss im Behandlungsfall 21230, 21231, 21232

Bericht: Bericht (Nr. 01600) oder Brief (Nr. 01601) an Hausarzt (HA) – ggf. Porto nach Nrn. 40120, 40122, 40124 und 40126 – bei Überweisung von Facharzt an Facharzt – Bericht/Brief oder Befundkopie (Nr. 01602) an HA

Aufwand in Min. **Kalkulationszeit:** 30 **Prüfzeit:** 20 **Eignung d. Prüfzeit:** Nur Quartalsprofil

GOÄ entsprechend oder ähnlich: Leistungskomplex in der GOÄ nicht vorhanden, analoger Ansatz der Nr. 15.

Kommentar: Siehe Kommentar zu EBM-Nr. 2130.

21310 Elektroenzephalographische Untersuchung — 251 / 26,19

Obligater Leistungsinhalt
- Ableitungsdauer mindestens 20 Minuten,
- Aufzeichnungsdauer mindestens 20 Minuten,
- Auswertung,
- Übergangswiderstandsmessung

Fakultativer Leistungsinhalt
- Provokation(en)

Anmerkung Die für die Gebührenordnungsposition 21310 erforderliche Berichtspflicht ist erfüllt, wenn sie einmal im Behandlungsfall erfolgt ist.

Abrechnungsausschluss in derselben Sitzung 04434, 04435, 14320, 14321, 16310, 16311, 21311, 30900, 30901

Bericht: mind. Befundkopie (Nr. 01602) an Hausarzt

Aufwand in Min. **Kalkulationszeit:** 15 **Prüfzeit:** 12 **Eignung d. Prüfzeit:** Tages- und Quartalsprofil

GOÄ entsprechend oder ähnlich: Nr. 827

Kommentar: Wird eine Ableitungsdauer von 120 Min. erforderlich, ist die Nr. 21311 zu berechnen.

21311 Langzeitelektroenzephalographische (Schlaf-)Untersuchung — 548 / 57,19

Obligater Leistungsinhalt
- Ableitungsdauer mindestens 2 Stunden,
- Aufzeichnung,
- Auswertung

Fakultativer Leistungsinhalt
- Provokation(en),
- Polygraphie

Abrechnungsausschluss in derselben Sitzung 04434, 04435, 14320, 14321, 16231, 16310, 16311, 21310, 30900, 30901

Bericht: mind. Befundkopie (Nr. 01602) an Hausarzt

Aufwand in Min. **Kalkulationszeit:** 50 **Prüfzeit:** 38 **Eignung d. Prüfzeit:** Tages- und Quartalsprofil

GOÄ entsprechend oder ähnlich: Nrn. 827, 827a

Kommentar: Nach dem Kommentar von **Wezel/Liebold** ist die simultane Ableitung (Monitoring) eines EKGs nicht zusätzlich berechnungsfähig.

21320 Elektronystagmo-/Okulographie, Blinkreflexprüfung — 126 / 13,15

Obligater Leistungsinhalt
- Elektronystagmo-/Okulographie

und/oder
- Blinkreflexprüfung,
- Ein- und/oder beidseitig,

Abrechnungsbestimmung einmal im Behandlungsfall

Abrechnungsausschluss im Behandlungsfall 04439, 14330, 16320

Aufwand in Min. **Kalkulationszeit:** 10 **Prüfzeit:** 8 **Eignung d. Prüfzeit:** Nur Quartalsprofil

GOÄ entsprechend oder ähnlich: Nr. 1413. **Wezel-Liebold** gibt auch die GOÄ Nr. 829 an.

21321 Neurophysiologische Untersuchung (SEP, VEP, AEP, MEP) **263** 27,45

Obligater Leistungsinhalt

- Bestimmung somatosensibel evozierter Potentiale

und/oder

- Bestimmung visuell evozierter Potentiale

und/oder

- Bestimmung akustisch evozierter Potentiale

und/oder

- Bestimmung magnetisch evozierter Potentiale,
- Beidseitige Untersuchung(en),

Abrechnungsbestimmung je Sitzung

Anmerkung Die Gebührenordnungsposition 21321 ist im Behandlungsfall insgesamt höchstens zweimal berechnungsfähig.

Abrechnungsausschluss in derselben Sitzung 04436, 14331, 16321

Bericht: mind. Befundkopie (Nr. 01602) an Hausarzt

Aufwand in Min. **Kalkulationszeit:** 21 **Prüfzeit:** 16 **Eignung d. Prüfzeit:** Nur Quartalsprofil

GOÄ entsprechend oder ähnlich: Nr. 828

Kommentar: Auch wenn mehrere unterschiedliche evozierte Potentiale untersucht werden, kann die Leistung im Behandlungsfall = Quartalsfall nur 2x berechnet werden. Wird im Zusammenhang mit der Leistung nach Nr. 21321 auch ein EEG abgeleitet, kann zusätzlich die Nr. 21310 oder die Nr. 21311 berechnet werden.

21330* Konvulsionsbehandlung unter Vollnarkose, **94** 9,81

Abrechnungsbestimmung je Sitzung

Aufwand in Min. **Kalkulationszeit:** KA **Prüfzeit:** ./. **Eignung d. Prüfzeit:** Tages- und Quartalsprofil

GOÄ entsprechend oder ähnlich: Nrn. 836, 837 und entsprechende Narkoseleistung.

21340 Testverfahren bei Demenzverdacht **19** 1,98

Obligater Leistungsinhalt

- Durchführung standardisierter Testverfahren bei Patienten mit Demenzverdacht (z.B. SKT, MMST, TFDD),

Abrechnungsbestimmung bis zu dreimal im Behandlungsfall

Anmerkung Die Gebührenordnungspositionen 03242, 16340 und 21340 sind im Behandlungsfall insgesamt höchstens dreimal berechnungsfähig.

Aufwand in Min. **Kalkulationszeit:** KA **Prüfzeit:** 1 **Eignung d. Prüfzeit:** Nur Quartalsprofil

GOÄ entsprechend oder ähnlich: Nrn. 855*, 856*, 857*.

Kommentar: Zur Abrechnung ist es nicht erforderlich, dass die Leistung nach Nr. 21340, d.h. alle 3 vom Arzt ausgewählten Tests, an einem Tag erbracht wird.

Die Durchführung der Testverfahren ist delegierbar. Die Indikation zum Test, die Testauswahl und Auswertung sind ärztliche Leistungen.

Syndrom Kurztest (SKT)*

Ausführlicher Test zum Demenz-Screening. Es wird mit bunten Bildern und Spielsteinen gearbeitet wird. Der Test dauert ca.15 Minuten und kann auch von geschultem Praxispersonal abgenommen werden. Um bei einer Verlaufskontrolle Lerneffekte auszuschließen, gibt es den SKT in neun Parallelformen.

Mini-Mental-Status-Test (MMST)*

Häufiger Test, der aber für die Frühdiagnostik von Demenz-Erkrankungen nicht sehr geeignet ist. Ab einer mittelschweren Demenz leistet der MMST aussagekräftige Ergebnisse.

Test zur Früherkennung von Demenzen mit Depressionsabgrenzung (TFDD)*

Leicht durchführ- und auswertbarer Test für die Praxis

Die in der Legende aufgeführten Testverfahren sind nur Beispiele für mögliche Verfahren, es sind auch andere standardisierte Tests möglich z.B.

Basic Activities of Daily Living (B-ADL) – Test zur Verlaufskontrolle von Verhaltensauffälligkeiten im Bereich der Alltagsaktivitäten.

Brief Cognitive Raiting Scale (BCSR) – Test für Diagnostik, Schweregradbestimmung und Verlaufskontrolle. Im Internet unter www.ifap.de/bda-manuale/demenz/download/bcrs.pdf als pdf-Datei downloadbar

Zahlen-Verbindungs-Test (ZVT) – Test zur Verlaufskontrolle bei frühen Stadien der Demenz.

Fast alle Tests finden Sie über gängige Suchmaschinen im Internet, meist als pdf-Datei zum download. – Zu den wichtigsten Bezugsquellen von Testmaterial im deutschen Sprachraum zählen der Hogrefe-Verlag (http://www.testzentrale.de) mit der übernommenen Beltz Test GmbH und der Huber-Verlag (http://verlag-hanshuber.ciando.com/index.cfm)

22 Gebührenordnungspositionen der Psychosomatischen Medizin und Psychotherapie (Fachärzte für Psychosomatische Medizin und Psychotherapie)

22.1 Präambel

1. Die in diesem Kapitel aufgeführten Gebührenordnungspositionen können ausschließlich von Fachärzten für Psychosomatische Medizin und Psychotherapie berechnet werden.

2. Außer den in diesem Kapitel genannten Gebührenordnungspositionen sind von den in der Präambel genannten Vertragsärzten – unbeschadet der Regelungen gemäß I-5 und I-6.2 der Allgemeinen Bestimmungen – zusätzlich nachfolgende Gebührenordnungspositionen berechnungsfähig: 01100 bis 01102, 01210, 01212, 01214 bis 01222, 01320, 01321, 01410 bis 01416, 01418, 01422, 01424, 01430, 01435, 01436, 01440, 01600 bis 01602, 01610 bis 01612, 01620 bis 01623, 01950 bis 01952, 01955, 01956, 02100, 02101, 02110 bis 02112, 02200, 02300 bis 02302, 02320, 02323 und 02510 bis 02512.

3. Außer den in diesem Kapitel genannten Gebührenordnungspositionen sind bei Vorliegen der entsprechenden Qualifikationsvoraussetzungen von den in der Präambel genannten Vertragsärzten – unbeschadet der Regelungen gemäß I-5 und I-6.2 der Allgemeinen Bestimmungen – zusätzlich nachfolgende Gebührenordnungspositionen berechnungsfähig: 30400 bis 30402, 30410, 30411, 30420, 30421 und 30800, Gebührenordnungspositionen der Abschnitte IV-30.1, IV-30.2, IV-30.3, IV-30.7.1, IV-30.7.2, IV-30.11 und IV-36.6.2 sowie Gebührenordnungspositionen der Kapitel IV-32, IV-33 und IV-35.

4. Bei der Berechnung der zusätzlichen Gebührenordnungspositionen in den Nummern 2 und 3 sind die Maßnahmen zur Qualitätssicherung gemäß § 135 Abs. 2 SGB V, die berufsrechtliche Verpflichtung zur grundsätzlichen Beschränkung auf das jeweilige Gebiet sowie die Richtlinien des Gemeinsamen Bundesausschusses zu beachten.

5. Werden die in den Grundpauschalen enthaltenen Leistungen entsprechend den Gebührenordnungspositionen 01600 und 01601 erbracht, sind für die Versendung bzw. den Transport die Kostenpauschalen nach den Nrn. 40120, 40122, 40124 und 40126 berechnungsfähig.

Kommentar:

Alle Gebührenordnungspositionen des Kapitels 22 – also die Leistungen nach den Nrn. 22210 bis 22230 – können grundsätzlich (s. Kommentierung zu Kapitel I, Abschnitt 1.5) nur von **Fachärzten für Psychosomatische Medizin und Psychotherapie** abgerechnet werden. Früher waren die Leistungen dieses Kapitels für Fachärzte für Psychotherapeutische Medizin berechnungsfähig. Die Umbenennung beruht auf der Weiterentwicklung des Weiterbildungsrechts der Ärztekammern. Da nach den allgemeinen Übergangsbestimmungen der Weiterbildungsordnungen einmal erworbene Weiterbildungsbezeichnungen weitergeführt werden dürfen und die Inhalte dieses Kapitels gegenüber dem EBM 2000plus im wesentlichen unverändert sind, ist davon auszugehen, dass auch nach wie vor die Fachärzte für Psychotherapeutische Medizin die Leistungen dieses Kapitels weiterhin berechnen können.

Zusätzlich zu den Gebührenordnungspositionen dieses Kapitels sind für oben genannten Vertragsärzte abrechnungsfähig, sofern die übrigen Abrechnungsvoraussetzungen des EBM gegeben sind:

- die nachfolgenden Gebührenordnungspositionen des Abschnitts II (arztgruppenübergreifende allgemeine Leistungen):
  - Nrn. 01100 bis 01102 Unvorhergesehene Inanspruchnahme,
  - Nr. 01210 Notfallpauschale im organisierten Not(fall)dienst,
  - Nr. 01212 Notfallpauschale im organisierten Not(fall)dienst,
  - Nr. 01214 bis 01222 Notfallkonsultationspauschale im organisierten Not(fall)dienst, Zusatzpauschale für die Besuchsbereitschaft im Notfall bez. organisierten Not(fall)dienst, Reanimationskomplex
  - Nrn. 01320, 01321 Grundpauschale für ermächtigte Ärzte, Krankenhäuser bzw. Institute,
  - Nrn. 01410 bis 01416 Besuche, Visite, Begleitung eines Kranken beim Transport,
  - Nr. 01418 Besuch im organisierten Not(fall)dienst,
  - Nr. 01422 Erstverordnung zur psychiatrischen häuslichen Krankenpflege
  - Nr. 01424 Folgeverordnung zur psychiatrischen häuslichen Krankenpflege
  - Nr. 01430 Verwaltungskomplex,
  - Nr. 01435 Telefonische Beratung,
  - Nr. 01436 Konsultationspauschale,

  - Nr. 01440 Verweilen außerhalb der Praxis
  - Nrn. 01600 bis 01602 Ärztlicher Bericht/Brief,
  - Nrn. 01610 bis 01612 Bescheinigung, Reha-Verordnung, Konsiliarbericht vor Aufnahme in die Psychiatrie
  - Nrn. 01620 bis 01623 Bescheinigung, Krankheitsbericht, Kurplan, Kurvorschlag
  - Nrn. 01950 bis 01952 Substitutionsbehandlung,
  - Nrn. 01955, 01956 Diamorphingestützte Behandlung Opiatabhängiger,
  - Nr. 02100 Infusion
  - Nr. 02101 Infusionstherapie
  - Nr. 02110 bis 02112 Transfusion, Reinfusion
  - Nr. 02200 Tuberkulintestung
  - Nrn. 02300 bis 02302 Kleinchirurgischer Eingriff,
  - Nr. 02320 Einführung Magenverweilsonde
  - Nr. 02323 transurethraler Dauerkatheter
  - Nrn. 02510 bis 02512 Wärme- u. Elektrotherapie, Elektrostimulation
- sowie die folgenden Gebührenordnungspositionen des Abschnitts IV (arztgruppenübergreifende spezielle Leistungen):
  - Nrn. 30400 bis 30402 Massage-, Kompressions- oder Unterwassertherapie,
  - Nrn. 30410, 30411 Atemgymnastik,
  - Nrn. 30420, 30421 Krankengymnastik,
  - Nr. 30800 Soziotherapie – Hinzuziehen eines Leistungserbringers,
- Gebührenordnungspositionen der Abschnitte
  - 30.1 Allergologie
  - 30.2 Chirotherapie
  - 30.3 Neurophysiologische Übungsbehandlung
  - 30.7.1, 30.7.2 Schmerztherapie
  - 30.11 Neuropsychologische Therapie
  - 36.6.2 Konservativ-belegärztliche Strukturpauschalen
- Gebührenordnungspositionen der Kapitel
  - 32 Labor
  - 33 Ultraschalldiagnostik
  - 35 Psychotherapie

Wichtig ist, dass auch für die nach der obigen Regelung zusätzlich abrechnungsfähigen Leistungen immer auch die Abrechnungsvoraussetzungen und -ausschlüsse beachtet werden müssen, die im EBM für die Abrechnung der jeweiligen Leistung genannt sind.

Generell gilt, dass die übrigen Bestimmungen des EBM sowie die Maßnahmen zur Qualitätssicherung sowie die berufsrechtlichen Fachgebietsbeschränkungen zu beachten sind. Insbesondere sollte geprüft werden, ob zur Erbringung und Abrechnung bestimmter Leistungen eine Genehmigung erforderlich ist und welche Voraussetzungen hierfür nachgewiesen werden müssen.

Werden Leistungen nach den Gebührenordnungspositionen 01600 und 01601 (Bericht, Brief) erbracht auch dann, wenn die Leistung nicht gesondert berechnungsfähig sein sollte, da sie in der Grundpauschale enthalten ist, für Versendung und Transport die Kostenpauschalen nach den Nrn. 40120, 40122, 40124 oder 40126 abgerechnet werden.

22.2 Psychotherapeutisch-medizinische Grundpauschalen

Grundpauschale

Obligater Leistungsinhalt

- Persönlicher Arzt-Patienten-Kontakt,

Fakultativer Leistungsinhalt

- Weitere persönliche oder andere Arzt-Patienten-Kontakte gemäß I-4.3.1 der Allgemeinen Bestimmungen,

- Ärztlicher Bericht entsprechend der Gebührenordnungsposition 01600,
- Individueller Arztbrief entsprechend der Gebührenordnungsposition 01601,
- Beratung und Behandlung bis zu 10 Minuten Dauer,
- In Anhang VI-1 aufgeführte Leistungen,

Abrechnungsbestimmung einmal im Behandlungsfall

22210 für Versicherte bis zum vollendeten 5. Lebensjahr **138** 14,4

Obligater Leistungsinhalt

- Persönlicher Arzt-Patienten-Kontakt,

Fakultativer Leistungsinhalt

- Weitere persönliche oder andere Arzt-Patienten-Kontakte gemäß I-4.3.1 der Allgemeinen Bestimmungen,
- Ärztlicher Bericht entsprechend der Gebührenordnungsposition 01600,
- Individueller Arztbrief entsprechend der Gebührenordnungsposition 01601,
- Beratung und Behandlung bis zu 10 Minuten Dauer,
- In Anhang VI-1 aufgeführte Leistungen,

Abrechnungsbestimmung einmal im Behandlungsfall

Abrechnungsausschluss
im Behandlungsfall 01600, 01601
in derselben Sitzung 01436

Aufwand in Min. **Kalkulationszeit:** 15 **Prüfzeit:** 13 **Eignung d. Prüfzeit:** Nur Quartalsprofil

GOÄ entsprechend oder ähnlich: Leistungskomplex in der GOÄ nicht vorhanden, daher Abrechnung der einzelnen erbrachten GOÄ-Leistung(en).

Kommentar: Die Pauschale ist nur einmal im Behandlungsfall bzw. bei arztgruppenübergreifender Behandlung nur einmal im Arztfall berechenbar.

22211 für Versicherte ab Beginn des 6. bis zum vollendeten 59. Lebensjahr **179** 18,68

Abrechnungsbestimmung Siehe Nr. 22210.

Aufwand in Min. **Kalkulationszeit:** 20 **Prüfzeit:** 16 **Eignung d. Prüfzeit:** Nur Quartalsprofil

GOÄ entsprechend oder ähnlich: Leistungskomplex in der GOÄ nicht vorhanden, daher Abrechnung der einzelnen erbrachten GOÄ-Leistung(en).

22212 für Versicherte ab Beginn des 60. Lebensjahres **156** 16,28

Abrechnungsbestimmung Siehe Nr. 22210.

Aufwand in Min. **Kalkulationszeit:** 17 **Prüfzeit:** 14 **Eignung d. Prüfzeit:** Nur Quartalsprofil

GOÄ entsprechend oder ähnlich: Leistungskomplex in der GOÄ nicht vorhanden, daher Abrechnung der einzelnen erbrachten GOÄ-Leistung(en).

22216 Zuschlag für die psychotherapeutischmedizinische Grundversorgung gemäß Allgemeiner Bestimmung 4.3.8 zu den Gebührenordnungspositionen 22210 bis 22212 **164** 17,12

Abrechnungsbestimmung einmal im Behandlungsfall

Anmerkung Der Zuschlag nach der Gebührenordnungsposition 22216 kann gemäß Allgemeiner Bestimmung 4.3.8 ausschließlich in Behandlungsfällen abgerechnet werden, in denen nur Leistungen der fachärztlichen Grundversorgung gemäß Anhang 3 und/oder regionaler Vereinbarungen erbracht und berechnet werden.

Aufwand in Min. **Kalkulationszeit:** KA **Prüfzeit:** ./. **Eignung d. Prüfzeit:** Keine Eignung

22218 Zuschlag zu der Gebührenordnungsposition 22216 **44** 4,59

Abrechnungsbestimmung einmal im Behandlungsfall

Anmerkung Die Gebührenordnungsposition 22218 wird durch die zuständige Kassenärztliche Vereinigung zugesetzt.

Aufwand in Min. **Kalkulationszeit:** KA **Prüfzeit:** ./. **Eignung d. Prüfzeit:** Keine Eignung

22.3 Diagnostische und therapeutische Gebührenordnungspositionen

22220 Psychotherapeutisches Gespräch (Einzelbehandlung) 108 11,27

Obligater Leistungsinhalt
- Dauer mindestens 10 Minuten,
- Als Einzelbehandlung,

Fakultativer Leistungsinhalt
- Syndrombezogene therapeutische Intervention,
- Instruktion der Bezugsperson(en),

Abrechnungsbestimmung je vollendete 10 Minuten, höchstens 15-mal im Behandlungsfall

Anmerkung Bei der Nebeneinanderberechnung der Gebührenordnungspositionen 22210 bis 22212 und 22220 ist eine Arzt-Patienten-Kontaktzeit von mindestens 20 Minuten Voraussetzung für die Berechnung der Gebührenordnungsposition 22220.
Bei der Nebeneinanderberechnung diagnostischer bzw. therapeutischer Gebührenordnungspositionen und der Gebührenordnungsposition 22220 ist eine mindestens 10 Minuten längere Arzt-Patienten-Kontaktzeit als in den entsprechenden Gebührenordnungspositionen angegeben Voraussetzung für die Berechnung der Gebührenordnungsposition 22220.

Abrechnungsausschluss in derselben Sitzung 01210, 01214, 01216, 01218, 22221, 22222, 30930, 30931, 30932, 30933 und Kapitel 35.1, 35.2

Aufwand in Min. **Kalkulationszeit:** 12 **Prüfzeit:** 10 **Eignung d. Prüfzeit:** Tages- und Quartalsprofil

GOÄ entsprechend oder ähnlich: Nr. 849

Kommentar: Die Abrechnung der Nr. 22220 erfordert ein mindestens 10minütige psychotherapeutisches Gespräch. Überschreitet der Zeitraum für das Gespräch etc. mehrere Male das Intervall von jeweils 10 Minuten, so kann entsprechend häufig – bis zu 15x im Behandlungsfall = Quartalsfall – die Leistung nach Nr. 22220 berechnet werden.

Wird die Nr. 22220 zusätzlich zu einer Grundpauschalen nach 22210 bis 22212 berechnet, muss der persönliche Arzt-Patienten-Kontakt bei einer Beratung und Behandlung mind. 20 Minuten gedauert haben, da in der Legende der Grundpauschale schon ein Zeitrahmen von 10 Minuten vorgeschrieben ist.

Beispiel:

Eine 40jährige Patientin sucht den Arzt am Montag, den 7.1.07 auf (Gesprächsdauer 30 Minuten) und es folgen weitere 4 Konsultationen im Quartal=Behandlungsfall von unterschiedlicher Gesprächsdauer. Damit ergibt sich folgende Abrechnung:

Erstkontakt: 07.01.	Grundpauschale EBM Nrn. 22211(Fakultativer Inhalt: 10 Min. Gespräch) + 23220 x 2 (für 20 Minuten Gesprächsdauer) = 30 Min. Gesamtgesprächsdauer
08.01.	22220 x 3 (für 30 Minuten Gesprächsdauer)
05.02.	22220 x 4 (für 40 Minuten Gesprächsdauer)
06.02.	22220 x 3 (für 30 Minuten Gesprächsdauer)
07.02.	22220 x 3 (für 30 Minuten Gesprächsdauer)

Es wurde also die erlaubte Zahl von 15 Psychotherapeutischen Gesprächen nach Nr. 22220 abgerechnet. Sind weitere Gespräch dieser Art mit dem Patienten erforderlich, können sie nicht mehr abgerechnet werden. Finden die Gespräche nicht immer „in einem Stück“ an einem Tag statt, sondern zu unterschiedlichen Zeiten, empfiehlt es sich, die Zeiten bei der Abrechnung anzugeben.

Antragspflichtige Leistungen gemäß Psychotherapie-Richtlinien aus dem Abschnitt 35.1 können nicht neben der Nr. 22220 berechnet werden.

22221 Psychosomatisches Gespräch, psychosomatisch-medizinische Behandlung, Beratung, Erörterung und/oder Abklärung (Einzelbehandlung) 90 9,39

Obligater Leistungsinhalt
- Vertiefte Exploration mit differentialdiagnostischer Einordnung eines psychosomatisch und/oder psychopathologisch definierten Krankheitsbildes,
- Einbeziehung psychosozialer Gesichtspunkte,
- Dauer mindestens 10 Minuten,
- Als Einzelbehandlung,

Fakultativer Leistungsinhalt
- Syndrombezogene therapeutische Intervention,
- Instruktion der Bezugsperson(en),

Abrechnungsbestimmung je vollendete 10 Minuten

Anmerkung Bei der Nebeneinanderberechnung der Gebührenordnungspositionen 22210 bis 22212 und 22221 ist eine Arzt-Patienten-Kontaktzeit von mindestens 20 Minuten Voraussetzung für die Berechnung der Gebührenordnungsposition 22221.
Bei der Nebeneinanderberechnung diagnostischer bzw. therapeutischer Gebührenordnungspositionen und der Gebührenordnungsposition 22221 ist eine mindestens 10 Minuten längere Arzt-Patienten-Kontaktzeit als in den entsprechenden Gebührenordnungspositionen angegeben Voraussetzung für die Berechnung der Gebührenordnungsposition 22221.

Abrechnungsausschluss in derselben Sitzung 01210, 01214, 01216, 01218, 22220, 22222, 30930, 30931, 30932, 30933 und Kapitel 35.1, 35.2

Aufwand in Min. **Kalkulationszeit:** 10 **Prüfzeit:** 10 **Eignung d. Prüfzeit:** Tages- und Quartalsprofil

GOÄ entsprechend oder ähnlich: Nr. 849

Kommentar: Neben der Leistung nach EBM Nr. 22221 können antragspflichtige und nicht-antragspflichtige Leistungen der Psychotherapie nicht abgerechnet werden.

22222 Psychosomatisch-medizinische Behandlung (Gruppenbehandlung) 74 7,72

Obligater Leistungsinhalt
- Dauer mindestens 40 Minuten,
- Als Gruppenbehandlung,
- Mindestens 3, höchstens 8 Teilnehmer,

Fakultativer Leistungsinhalt
- Syndrombezogene therapeutische Intervention,
- Instruktion der Bezugsperson(en),

Abrechnungsbestimmung je Teilnehmer, je vollendete 40 Minuten

Anmerkung Bei der Nebeneinanderberechnung der Gebührenordnungspositionen 22210 bis 22212 und 22222 ist eine Arzt-Patienten-Kontaktzeit von mindestens 50 Minuten Voraussetzung für die Berechnung der Gebührenordnungsposition 22222.

Abrechnungsausschluss in derselben Sitzung 01210, 01214, 01216, 01218, 22220, 22221, 30930, 30931, 30932, 30933 und Kapitel 35.1, 35.2

Aufwand in Min. **Kalkulationszeit:** 6 **Prüfzeit:** 5 **Eignung d. Prüfzeit:** Tages- und Quartalsprofil

GOÄ entsprechend oder ähnlich: Nr. 849

Kommentar: Zur Abrechnung der Leistung ist ein Gruppe von mind. 3 bis höchstens 8 Teilnehmern und eine Dauer von mind. 40 Minuten erforderlich. Eine Aufteilung der Gruppenbehandlung auf geringe zeitliche Einheiten z.B. 2 Tage, je 20 Min. ist nicht gestattet. Antragspflichtige oder nicht antragspflichtige Leistungen gemäß Psychotherapie-Richtlinien aus den Abschnitten 35.1 und 35.2. können nicht neben der Nr. 22222 berechnet werden.

22230 Klinisch-neurologische Basisdiagnostik 65 6,78

Obligater Leistungsinhalt
- Erhebung des Reflexstatus,
- Prüfung der Motorik,
- Prüfung der Sensibilität,

Fakultativer Leistungsinhalt
- Prüfung der Funktion der Hirnnerven,

- Prüfung der Funktion des extrapyramidalen System,
- Prüfung des Vegetativums,
- Untersuchung der hirnversorgenden Gefäße,

Abrechnungsbestimmung einmal im Behandlungsfall

Abrechnungsausschluss
im Behandlungsfall 13250, 27311
in derselben Sitzung 01711, 01712, 01713, 01714, 01715, 01716, 01717, 01718, 01719, 01723, 35142

Aufwand in Min. **Kalkulationszeit:** 7 **Prüfzeit:** 7 **Eignung d. Prüfzeit:** Nur Quartalsprofil

GOÄ entsprechend oder ähnlich: Leistungskomplex in der GOÄ nicht vorhanden, Abrechnung der Nr. 800 mit erhöhtem Steigerungssatz.

Kommentar: Um die Leistung berechnen zu können, müssen die drei vorgeschriebenen obligaten Untersuchungen (Reflexstatus, Prüfung der Motorik und Sensibilität) erbracht sein. Antragspflichtige oder nicht antragspflichtige Leistungen gemäß Psychotherapie-Richtlinien aus den Abschnitten 35.1 und 35.2. können nicht neben den Nrn. 22222 und 22230 berechnet werden.

23 Psychotherapeutische Gebührenordnungspositionen (Ärztliche und psychologische Psychotherapeuten, Kinder- und Jugendlichenpsychotherapeuten)

23.1 Präambel

1. Die in diesem Kapitel aufgeführten Gebührenordnungspositionen können ausschließlich von
   - Ärztlichen und psychologischen Psychotherapeuten
   - Kinder- und Jugendlichenpsychotherapeuten (ausschließlich für die Behandlung von Patienten bis zum vollendeten 21. Lebensjahr bzw. bei Patienten, deren Behandlung vor Vollendung des 21. Lebensjahres begonnen wurde)

   berechnet werden.
2. Außer den in diesem Kapitel genannten Gebührenordnungspositionen sind von den in der Präambel genannten Vertragsärzten – unbeschadet der Regelungen gemäß I-5 und I-6.2 der Allgemeinen Bestimmungen – zusätzlich nachfolgende Gebührenordnungspositionen berechnungsfähig: 01100 bis 01102, 01210, 01212, 01214 bis 01222, 01320, 01321, 01410 bis 01416, 01418, 01422, 01424, 01430, 01435, 01436, 01600 bis 01602, 01610 bis 01612, 01620 bis 01623, 02100, 02101, 02200, 02300 bis 02302, 02320, 02323 und 02510 bis 02512.
3. Außer den in diesem Kapitel genannten Gebührenordnungspositionen sind bei Vorliegen der entsprechenden Qualifikationsvoraussetzungen von den in der Präambel genannten Vertragsärzten – unbeschadet der Regelungen gemäß I-5 und I-6.2 der Allgemeinen Bestimmungen – zusätzlich nachfolgende Gebührenordnungspositionen berechnungsfähig: 30400 bis 30402, 30410, 30411, 30420, 30421 und 30800, Gebührenordnungspositionen der Abschnitte IV-30.1, IV-30.2, IV-30.3, IV-30.7.1, IV-30.7.2, IV-30.11 und IV-36.6.2 sowie Gebührenordnungspositionen der Kapitel IV-32, IV-33 und IV-35.
4. Bei der Berechnung der zusätzlichen Gebührenordnungspositionen in den Nummern 2 und 3 sind die Maßnahmen zur Qualitätssicherung gemäß § 135 Abs. 2 SGB V, die berufsrechtliche Verpflichtung zur grundsätzlichen Beschränkung auf das jeweilige Gebiet sowie die Richtlinien des Gemeinsamen Bundesausschusses zu beachten.
5. Für psychologische Psychotherapeuten und Kinder- und Jugendlichenpsychotherapeuten sind außer den Gebührenordnungspositionen in diesem Kapitel nur die Gebührenordnungspositionen 01100, 01101, 01410 bis 01413, 01415, 01430, 01435, 01600, 01601, 01602, 01620 bis 01622 und bei Vorliegen der entsprechenden Qualifikationsvoraussetzungen die Gebührenordnungspositionen des Abschnitts 30.11 sowie die Gebührenordnungspositionen des Kapitels 35 berechnungsfähig.
6. Werden die in den Grundpauschalen enthaltenen Leistungen entsprechend den Gebührenordnungspositionen 01600 und 01601 erbracht, sind für die Versendung bzw. den Transport die Kostenpauschalen nach den Nrn. 40120, 40122, 40124 und 40126 berechnungsfähig.

Kommentar:

Alle Gebührenordnungspositionen des Kapitels 23 – also die Leistungen nach den Nrn. 23210 bis 23220 – können grundsätzlich (s. Kommentierung zu Kapitel I, Abschnitt 1.5) nur abgerechnet werden von

- Ärztlichen und Psychologischen Psychotherapeuten
- Kinder- und Jugendlichenpsychotherapeuten (ausschließlich für die Behandlung von Patienten bis zum vollendeten 21. Lebensjahr bzw. bei Patienten, deren Behandlung vor Vollendung des 21. Lebensjahres begonnen wurde).

Die Erweiterung der Patientengruppe für Kinder- und Jugendlichentherapeuten auf diejenigen Patienten, deren Behandlung vor Vollendung des 21. Lebensjahres begonnen wurde, ist gegenüber dem EBM 2000plus eine Neuerung. Dadurch wird vermieden, dass eine einmal begonnene Therapie mit Vollendung des 21. Lebensjahres beendet bzw. bei einem Erwachsenentherapeuten fortgesetzt werden muss.

Zusätzlich zu den Gebührenordnungspositionen dieses Kapitels sind für **Ärztliche Psychotherapeuten** abrechnungsfähig, sofern die übrigen Abrechnungsvoraussetzungen des EBM gegeben sind:

- die nachfolgenden Gebührenordnungspositionen des Abschnitts II (arztgruppenübergreifende allgemeine Leistungen):
  - Nrn. 01100 bis 01102 Unvorhergesehene Inanspruchnahme,
  - Nr. 01210 Notfallpauschale im organisierten Not(fall)dienst,
  - Nr. 01212 Notfallpauschale im organisierten Not(fall)dienst,

  - Nr. 01214 bis 01222 Notfallkonsultationspauschale im organisierten Not(fall)dienst, Zusatzpauschale für die Besuchsbereitschaft im Notfall bez. organisierten Not(fall)dienst, Reanimationskomplex
  - Nrn. 01320, 01321 Grundpauschale für ermächtigte Ärzte, Krankenhäuser bzw. Institute,
  - Nrn. 01410 bis 01416 Besuche, Visite, Begleitung eines Kranken beim Transport,
  - Nr. 01418 Besuch im organisierten Not(fall)dienst,
  - Nr. 01422 Erstverordnung zur psychiatrischen häuslichen Krankenpflege
  - Nr. 01424 Folgeverordnung zur psychiatrischen häuslichen Krankenpflege
  - Nr. 01430 Verwaltungskomplex,
  - Nr. 01435 Telefonische Beratung,
  - Nr. 01436 Konsultationspauschale,
  - Nrn. 01600 bis 01602 Ärztlicher Bericht/Brief,
  - Nrn. 01610 bis 01612 Bescheinigung, Reha-Verordnung, Konsiliarbericht vor Aufnahme in die Psychiatrie
  - Nrn. 01620 bis 01622 Bescheinigung, Krankheitsbericht, Kurplan, Kurvorschlag
  - Nr. 02100 Infusion
  - Nr. 02101 Infusionstherapie
  - Nr. 02200 Tuberkulintestung
  - Nrn. 02300 bis 02302 Kleinchirurgischer Eingriff,
  - Nr. 02320 Einführung Magenverweilsonde
  - Nr. 02323 transurethraler Dauerkatheter
  - Nrn. 02510 bis 02512 Wärme- u. Elektrotherapie, Elektrostimulation
- sowie die folgenden Gebührenordnungspositionen des Abschnitts IV (arztgruppenübergreifende spezielle Leistungen):
  - Nrn. 30400 bis 30402 Massage-, Kompressions- oder Unterwassertherapie,
  - Nrn. 30410, 30411 Atemgymnastik,
  - Nrn. 30420, 30421 Krankengymnastik,
  - Nr. 30800 Soziotherapie – Hinzuziehen eines Leistungserbringers,
- Gebührenordnungspositionen der Abschnitte
  - 30.1 Allergologie
  - 30.2 Chirotherapie
  - 30.3 Neurophysiologische Übungsbehandlung
  - 30.7.1, 30.7.2 Schmerztherapie
  - 30.11 Neuropsychologische Therapie
  - 36.6.2 Konservativ-belegärztliche Strukturpauschalen
- Gebührenordnungspositionen der Kapitel
  - 32 Labor
  - 33 Ultraschalldiagnostik
  - 35 Psychotherapie

Für Psychologische Psychotherapeuten und Kinder- und Jugendlichenpsychotherapeuten sind abrechnungsfähig, sofern die übrigen Abrechnungsvoraussetzungen des EBM gegeben sind:

- die nachfolgenden Gebührenordnungspositionen des Abschnitts II (arztgruppenübergreifende allgemeine Leistungen):
  - Nrn. 01100, 01101 Unvorhergesehene Inanspruchnahme
  - Nrn. 01410 bis 01413 und 01415 Besuch
  - Nr. 01430 Verwaltungskomplex,
  - Nr. 01435 Telefonische Beratung,
  - Nrn. 01600 bis 01602 Ärztlicher Bericht/Brief,
  - Nrn. 01620 bis 01622 Bescheinigung, Krankheitsbericht, Kurplan,
- Gebührenordnungspositionen des Kapitels
  - 35 Psychotherapie

Wichtig ist, dass auch für die nach der obigen Regelung zusätzlich abrechnungsfähigen Leistungen immer auch die Abrechnungsvoraussetzungen und -ausschlüsse beachtet werden müssen, die im EBM für die Abrechnung der jeweiligen Leistung genannt sind.

Generell gilt, dass die übrigen Bestimmungen des EBM sowie die Maßnahmen zur Qualitätssicherung sowie die berufsrechtlichen Fachgebietsbeschränkungen zu beachten sind. Insbesondere sollte geprüft werden, ob zur Erbringung und Abrechnung bestimmter Leistungen eine Genehmigung erforderlich ist und welche Voraussetzungen hierfür nachgewiesen werden müssen.

Werden Leistungen nach den Gebührenordnungspositionen 01600 und 01601 (Bericht, Brief) erbracht, können auch dann, wenn die Leistung nicht gesondert berechnungsfähig sein sollte, da sie in der Grundpauschale enthalten ist, für Versendung und Transport die Kostenpauschalen nach den Nrn. 40120, 40122, 40124 oder 40126 abgerechnet werden.

23.2 Psychotherapeutische Grundpauschalen

Grundpauschale für ärztliche und psychologische Psychotherapeuten

Obligater Leistungsinhalt

- Persönlicher Arzt-Patienten-Kontakt,

Fakultativer Leistungsinhalt

- Weitere persönliche oder andere Arzt-Patienten-Kontakte gemäß I-4.3.1 der Allgemeinen Bestimmungen,
- Ärztlicher Bericht entsprechend der Gebührenordnungsposition 01600,
- Individueller Arztbrief entsprechend der Gebührenordnungsposition 01601,
- Beratung und Behandlung bis zu 10 Minuten Dauer,
- In Anhang VI-1 aufgeführte Leistungen,

Abrechnungsbestimmung einmal im Behandlungsfall

23210 für Versicherte bis zum vollendeten 5. Lebensjahr **81** **8,45**

Abrechnungsbestimmung einmal im Behandlungsfall

Abrechnungsausschluss
im Behandlungsfall 01600, 01601
in derselben Sitzung 01436, 23214

Aufwand in Min. **Kalkulationszeit:** 9 **Prüfzeit:** 7 **Eignung d. Prüfzeit:** Nur Quartalsprofil

GOÄ entsprechend oder ähnlich: Leistungskomplex in der GOÄ nicht vorhanden, daher Abrechnung der einzelnen erbrachten GOÄ-Leistung(en).

Kommentar: Die Grundpauschale ist beim ersten kurativ-ambulanten persönlichen Arzt-Patienten-Kontakt im Behandlungsfall berechnungsfähig. Ein persönlicher Arzt-Patienten-Kontakt setzt die räumliche und zeitgleiche Anwesenheit des Arztes und des Patienten und eine direkte Interaktion (z.B. Gespräch) voraus. Bei einem ausschließlich telefonischen Kontakt, ist die Grundpauschale nicht abrechenbar.

Zum Leistungsinhalt der Grundpauschalen nach 23210 bis 23212 gehört im Rahmen des persönlichen Arzt-Patienten-Kontaktes u. a. eine Beratung und Behandlung von bis zu 10 Minuten Dauer. Bei längerer Dauer kann für jeweils weitere 10 Minuten die Leistung nach Nr. 23220 berechnet werden – anders als im Kapitel 22 (Psychosomatische Medizin – Psychotherapie) findet sich in der Legende keine Begrenzung zur Abrechnungshäufigkeit der Leistung nach Nr. 23220 im Quartal. Die Leistungen nach den Nrn. 23210 bis 2312 und Nr. 23214 können im Rahmen einer Gruppenbehandlung für jeden Patienten einzeln abgerechnet werden. Ändert sich während des Behandlungsfalls=Quartal das Alter des Patienten und wird er dadurch einer anderen Grundpauschalen-Altersgruppe zugehörig, ergibt sich daraus keine neue Grundpauschale. Maßgeblich für die Zuordnung zu einer Altersgruppe ist das Alter des Patienten bei der ersten Inanspruchnahme bzw. am Tag der ersten Leistungserbringung im Quartal – siehe Allgemeine Bestimmungen I 4.3.5 (Altersgruppen)

Die Pauschale ist nur einmal im Behandlungsfall bzw. bei arztgruppenübergreifender Behandlung nur einmal im Arztfall berechenbar.

In dieser Pauschale sind die Leistungen des EBM, die im **Anhang 1 (Verzeichnis der nicht gesondert abrechnungsfähigen und in Komplexen enthaltenen Leistungen ...)** enthalten sind, integriert und damit auch als Kassenleistungen honoriert und können nicht mehr gesondert abgerechnet werden, es sei denn, sie finden sich in den arztgruppenspezifischen Kapitel ausdrücklich als abrechnungsfähige Leistung angegeben.

Es ist einem Vertragsarzt nicht gestattet, die in der Anlage 1 aufgeführten Leistungen einem GKV-Versicherten als Individuelle Gesundheitsleistung (IgeL) anzubieten und privat nach GOÄ als IgeL-Leistung abzurechnen.

Wird in demselben Quartal eine kurativ-ambulante und eine kurativ-stationäre (belegärztliche Behandlung) durchgeführt, ist die Grundpauschale je einmal berechnungsfähig. Es ist aber von der Punktzahl der zweiten zur Abrechnung kommenden Grundpauschale ein Abschlag von 50 % vorzunehmen.

23211 für Versicherte ab Beginn des 6. bis zum vollendeten 59. Lebensjahr — **120** / 12,52

Abrechnungsbestimmung Siehe Nr. 23210.

Aufwand in Min. **Kalkulationszeit:** 13 **Prüfzeit:** 11 **Eignung d. Prüfzeit:** Nur Quartalsprofil

GOÄ entsprechend oder ähnlich: Leistungskomplex in der GOÄ nicht vorhanden, daher Abrechnung der einzelnen erbrachten GOÄ-Leistung(en).

23212 für Versicherte ab Beginn des 60. Lebensjahres — **106** / 11,06

Abrechnungsbestimmung Siehe Nr. 23210.

Aufwand in Min. **Kalkulationszeit:** 12 **Prüfzeit:** 10 **Eignung d. Prüfzeit:** Nur Quartalsprofil

GOÄ entsprechend oder ähnlich: Leistungskomplex in der GOÄ nicht vorhanden, daher Abrechnung der einzelnen erbrachten GOÄ-Leistung(en).

23214 Grundpauschale für Kinder- und Jugendlichenpsychotherapeuten — **286** / 29,85

Obligater Leistungsinhalt
- Persönlicher Arzt-Patienten-Kontakt,
- Bei Säuglingen, Kleinkindern, Kindern, Jugendlichen und Erwachsenen bei Therapien, die vor dem vollendeten 21. Lebensjahr begonnen wurden,

Fakultativer Leistungsinhalt
- Weitere persönliche oder andere Arzt-Patienten-Kontakte gemäß I-4.3.1 der Allgemeinen Bestimmungen,
- Ärztlicher Bericht entsprechend der Gebührenordnungsposition 01600,
- Individueller Arztbrief entsprechend der Gebührenordnungsposition 01601,
- Beratung und Behandlung bis zu 10 Minuten Dauer,
- In Anhang VI-1 aufgeführte Leistungen,
- Intensive Beratung zu den therapeutischen, familiären, sozialen oder beruflichen bzw. schulischen Auswirkungen und deren Bewältigung,

Abrechnungsbestimmung einmal im Behandlungsfall

Anmerkung Die Gebührenordnungsposition 23214 ist nur von Kinder- und Jugendlichenpsychotherapeuten sowie ärztlichen und psychologischen Psychotherapeuten, die die Voraussetzungen nach den §§ 5 Abs. 4 oder 6 Abs. 4 der Psychotherapie-Vereinbarungen erfüllen und über eine entsprechende Abrechnungsgenehmigung ihrer Kassenärztlichen Vereinigung verfügen, berechnungsfähig.

Abrechnungsausschluss in derselben Sitzung 23210, 23211, 23212

Aufwand in Min. **Kalkulationszeit:** KA **Prüfzeit:** 20 **Eignung d. Prüfzeit:** Nur Quartalsprofil

GOÄ entsprechend oder ähnlich: Leistungskomplex in der GOÄ nicht vorhanden, Abrechnung der erbrachten Einzelleistungen.

Kommentar: Siehe Kommentar zu EBM Nummer. 23210.

Die Grundpauschale ist nur 1x im Behandlungsfall=Quartalsfall bzw. bei arztgruppenübergreifender Behandlung nur einmal im Arztfall berechenbar.

Diese Leistung nach Nr. 23214 können nur Kinder- und Jugendlichenpsychotherapeuten mit Genehmigung der KV abrechnen.

Die Leistungen nach den Nrn. 23210 bis 23212 und Nr. 23214 können im Rahmen einer Gruppenbehandlung für jeden Patienten einzeln abgerechnet werden.

23216 **Zuschlag für die psychotherapeutische Grundversorgung gemäß Allgemeiner Bestimmung 4.3.8 zu den Gebührenordnungspositionen 23210 bis 23212 und 23214** **164** **17,12**

Abrechnungsbestimmung einmal im Behandlungsfall

Anmerkung Der Zuschlag nach der Gebührenordnungsposition 23216 kann gemäß Allgemeiner Bestimmung 4.3.8 ausschließlich in Behandlungsfällen abgerechnet werden, in denen nur Leistungen der fachärztlichen Grundversorgung gemäß Anhang 3 und/oder regionaler Vereinbarungen erbracht und berechnet werden.

Aufwand in Min. **Kalkulationszeit:** KA **Prüfzeit:** ./. **Eignung d. Prüfzeit:** Keine Eignung

23218 **Zuschlag zu der Gebührenordnungsposition 23216** **44** **4,59**

Abrechnungsbestimmung einmal im Behandlungsfall

Anmerkung Die Gebührenordnungsposition 23218 wird durch die zuständige Kassenärztliche Vereinigung zugesetzt.

Aufwand in Min. **Kalkulationszeit:** KA **Prüfzeit:** ./. **Eignung d. Prüfzeit:** Keine Eignung

GOÄ entsprechend oder ähnlich: Eine vergleichbare Leistung ist in der GOÄ nicht aufgeführt.

23.3 Therapeutische Gebührenordnungsposition

23220 **Psychotherapeutisches Gespräch als Einzelbehandlung** **108** **11,27**

Obligater Leistungsinhalt

- Dauer mindestens 10 Minuten,
- Einzelbehandlung,

Fakultativer Leistungsinhalt

- Syndrombezogene therapeutische Intervention,
- Krisenintervention,
- Anleitung der Bezugsperson(en),

Abrechnungsbestimmung je vollendete 10 Minuten, höchstens 15-mal im Behandlungsfall

Anmerkung Bei der Nebeneinanderberechnung der Gebührenordnungspositionen 23210 bis 23212, 23214 und 23220 ist eine Gesprächsdauer von mindestens 20 Minuten Voraussetzung für die Berechnung der Gebührenordnungsposition 23220.

Abrechnungsausschluss in derselben Sitzung 01210, 01214, 01216, 01218, 30930, 30931, 30932, 30933 und Kapitel 35.1, 35.2

Aufwand in Min. **Kalkulationszeit:** 12 **Prüfzeit:** 11 **Eignung d. Prüfzeit:** Tages- und Quartalsprofil

GOÄ entsprechend oder ähnlich: Nr. 849

Kommentar: Die Abrechnung der Nr. 23220 erfordert ein mindestens 10minütiges psychotherapeutisches Gespräch. Überschreitet der Zeitraum für das Gespräch mehrere Male das Intervall von jeweils 10 Minuten, so kann entsprechend häufig – bis zu 15x im Behandlungsfall = Quartalsfall – die Leistung nach Nr. 23220 berechnet werden

Nach **Wezel/Liebold** ist zur Abrechnung der Leistung keine Genehmigung der KV erforderlich, „...da die psychotherapeutischen Gespräche nach der Nr. 23220 nicht Bestandteil der Psychotherapie-Richtlinien sind..."

Die Leistung kann neben den Nrn. 23210 – 23212 und 23214 zusätzlich berechnet werden. Die Gesamtgesprächsdauer muss dann mind. 20 Minuten betragen

Beispiel:

Ein 52jähriger Patient sucht den Arzt erstmals am Freitag, den 4.1.07 auf (Gesprächsdauer 40 Minuten) und es folgen weitere 3 Konsultationen im Quartal=Behandlungsfall von jeweils 40 Minuten Gesprächsdauer. Damit ergibt sich folgende Abrechnung:

04.01. Grundpauschale EBM Nrn. 23211 (Fakultativer Inhalt: 10 Min. Gespräch) + 23220 x 3 (für 30 Minuten Gesprächsdauer)

07.01. 23220 x 4 (für 40 Minuten Gesprächsdauer)

08.01. 23220 x 4 (für 40 Minuten Gesprächsdauer)

09.01. 23220 x 4 (für 40 Minuten Gesprächsdauer)

Es wurde also die erlaubte Zahl von 15 Psychotherapeutischen Gesprächen nach Nr. 23220 abgerechnet. Sind weitere Gespräche dieser Art mit dem Patienten oder auch zur Anleitung einer Bezugsperson erforderlich, können sie nicht mehr abgerechnet werden. Finden die Gespräche nicht immer „in einem Stück" an einem Tag statt, sondern zu unterschiedlichen Zeiten, empfiehlt es sich die Zeiten bei der Abrechnung anzugeben.

24 Radiologische Gebührenordnungspositionen

24.1 Präambel

1. Die in diesem Kapitel aufgeführten Gebührenordnungspositionen können ausschließlich von Fachärzten für Diagnostische Radiologie berechnet werden.

2. Außer den in diesem Kapitel genannten Gebührenordnungspositionen sind von den in der Präambel genannten Vertragsärzten – unbeschadet der Regelungen gemäß I-5 und I-6.2 der Allgemeinen Bestimmungen – zusätzlich nachfolgende Gebührenordnungspositionen berechnungsfähig: 01210, 01212, 01214 bis 01222, 01414, 01416, 01422, 01424, 01430, 01435, 01520, 01521, 01530, 01531, 01610, 01611, 01620, 01621, 01750, 01752 bis 01755, 01758, 01759, 02100, 02101, 02200, 02300, 02310, 02320, 02323, 02330, 02340, 02341 und 02343.

3. Außer den in diesem Kapitel genannten Gebührenordnungspositionen sind bei Vorliegen der entsprechenden Qualifikationsvoraussetzungen von den in der Präambel genannten Vertragsärzten – unbeschadet der Regelungen gemäß I-5 und I-6.2 der Allgemeinen Bestimmungen – zusätzlich nachfolgende Gebührenordnungspositionen berechnungsfähig: 36884, Gebührenordnungspositionen der Abschnitte IV-30.12, IV-31.2, IV-31.3, IV-31.4.3, IV-31.5, IV-31.6, IV-36.2, IV-36.3, IV-36.5 und IV-36.6.2 sowie Gebührenordnungspositionen der Kapitel IV-32, IV-33 und IV-34.

4. Bei der Berechnung der zusätzlichen Gebührenordnungspositionen in den Nummern 2 und 3 sind die Maßnahmen zur Qualitätssicherung gemäß § 135 Abs. 2 SGB V, die berufsrechtliche Verpflichtung zur grundsätzlichen Beschränkung auf das jeweilige Gebiet sowie die Richtlinien des Gemeinsamen Bundesausschusses zu beachten.

5. In den Gebührenordnungspositionen dieses Kapitels sind die Leistungen entsprechend den Gebührenordnungspositionen 01600 bis 01602 enthalten.

6. Werden die in den Konsiliarpauschalen enthaltenen Leistungen entsprechend den Gebührenordnungspositionen 01600 und 01601 erbracht, sind für die Versendung bzw. den Transport die Kostenpauschalen nach den Nrn. 40120, 40122, 40124 und 40126 berechnungsfähig.

7. Die in der Präambel unter 1. aufgeführten Vertragsärzte können bei Vorliegen der entsprechenden Qualifikationsvoraussetzungen die arztgruppenspezifische Gebührenordnungsposition 08320 berechnen.

Kommentar:

Alle Gebührenordnungspositionen des Kapitels 24 – also die Leistungen nach den Nrn. 24210 bis 24212 – können grundsätzlich (s. Kommentierung zu Kapitel I, Abschnitt 1.5) nur von Fachärzten für Diagnostische Radiologie abgerechnet werden.

Zusätzlich zu den Gebührenordnungspositionen dieses Kapitels sind für oben genannten Vertragsärzte abrechnungsfähig, sofern die übrigen Abrechnungsvoraussetzungen des EBM gegeben sind:

- die nachfolgenden Gebührenordnungspositionen des Abschnitts II (arztgruppenübergreifende allgemeine Leistungen):
  - Nr. 01210 Notfallpauschale im organisierten Not(fall)dienst,
  - Nr. 01212 Notfallpauschale im organisierten Not(fall)dienst,
  - Nr. 01214 bis 01222 Notfallkonsultationspauschale im organisierten Not(fall)dienst, Zusatzpauschale für die Besuchsbereitschaft im Notfall bez. organisierten Not(fall)dienst, Reanimationskomplex
  - Nr. 01414 Visite auf Belegstation
  - Nr. 01416 Begleitung eines Kranken beim Transport
  - Nr. 01422 Erstverordnung zur psychiatrischen häuslichen Krankenpflege
  - Nr. 01424 Folgeverordnung zur psychiatrischen häuslichen Krankenpflege
  - Nr. 01430 Verwaltungskomplex,
  - Nr. 01435 Telefonische Beratung,
  - Nrn. 01520, 01521 Zusatzpauschalen für Beobachtung und Betreuung eines Kranken
  - Nrn. 01530, 01531 Zusatzpauschalen für Beobachtung und Betreuung eines Kranken
  - Nrn. 01610, 01611 Bescheinigung zur Feststellung der Belastungsgrenze, Verordnung von medizinischer Reha
  - Nrn. 01620, 01621 Kurze Bescheinigung, Krankheitsbericht
  - Nr. 01750 Röntgen Mammae
  - Nrn. 01752 bis 01755 Brustkrebsfrüherkennung

- Nr. 01758 Teilnahme an multidiziplinärer Fallkonferenz,
- Nr. 01759 Zuschlag Brustkrebsfrüherkennung
- Nr. 02100 Infusion
- Nr. 02101 Infusionstherapie
- Nr. 02200 Tuberkulintestung
- Nr. 02300 Kleiner chirurgischer Eingriff / primäre Wundversorgung / Epilation
- Nr. 02310 Behandlung sek. heilender Wunden, Dekubitalulcus,
- Nr. 02320 Einführung Magenverweilsonde
- Nr. 02323 transurethraler Dauerkatheter
- Nr. 02330 Arterienpunktion
- Nr. 02340, 02341 Punktion
- Nr. 02343 Pleuradrainage

• sowie die folgende Gebührenordnungsposition des Abschnitts IV (arztgruppenübergreifende spezielle Leistungen):
  - Nr. 36884 Blutgase, Säure-Basen-Status

• Gebührenordnungspositionen der Abschnitte
  - 30.12 Diagnostik und Therapie bei MRSA
  - 31.2 Ambulante Operationen
  - 31.3 Postoperative Überwachungskomplexe
  - 31.4.3 Postoperative Behandlungskomplexe im Fachärztlichen Versorgungsbereich
  - 31.5 Anästhesien im Zusammenhang mit ambulanten Operationen
  - 31.6 Orthopädisch-chirurgisch konservative Gebührenordnungspositionen
  - 36.2 Belegärztliche Operationen
  - 36.3 Postoperativer Überwachungskomplex nach belegärztlichen Operationen
  - 36.5 Anästhesien im Zusammenhang mit belegärztlichen Operationen
  - 36.6.2 Konservativ-belegärztliche Strukturpauschalen

• Gebührenordnungspositionen der Kapitel
  - 32 Labor
  - 33 Ultraschalldiagnostik
  - 34 Radiologie, CT, NMR

Wichtig ist, dass auch für die nach der obigen Regelung zusätzlich abrechnungsfähigen Leistungen immer auch die Abrechnungsvoraussetzungen und -ausschlüsse beachtet werden müssen, die im EBM für die Abrechnung der jeweiligen Leistung genannt sind.

Berichte und Arztbriefe nach den Nrn. 01600 und 01601 sind neben den radiologischen Leistungen des Kapitels 24 nicht abrechnungsfähig.

Werden Leistungen nach den Gebührenordnungspositionen 01600 und 01601 (Bericht, Brief) erbracht, können auch dann, wenn die Leistung nicht gesondert berechnungsfähig sein sollte, da sie in der Konsiliarpauschale enthalten ist, für Versendung und Transport die Kostenpauschalen nach den Nrn. 40120, 40122, 40124 oder 40126 abgerechnet werden.

Generell gilt, dass die übrigen Bestimmungen des EBM sowie die Maßnahmen zur Qualitätssicherung sowie die berufsrechtlichen Fachgebietsbeschränkungen zu beachten sind. Insbesondere sollte geprüft werden, ob zur Erbringung und Abrechnung bestimmter Leistungen eine Genehmigung erforderlich ist und welche Voraussetzungen hierfür nachgewiesen werden müssen.

24.2 Radiologische Konsiliarpauschalen

Konsiliarpauschale

Obligater Leistungsinhalt

• Persönlicher Arzt-Patienten-Kontakt,
• Überprüfung der vorliegenden Indikation,

Fakultativer Leistungsinhalt
- Veranlassung und Durchführung der radiologischen Untersuchung(en),
- Interpretation,
- In Anhang VI-1 aufgeführte Leistungen,

Abrechnungsbestimmung einmal im Behandlungsfall

24210* für Versicherte bis zum vollendeten 5. Lebensjahr **53** 5,53

Abrechnungsbestimmung einmal im Behandlungsfall

Abrechnungsausschluss im Behandlungsfall 01600, 01601, 01602

Aufwand in Min. **Kalkulationszeit:** 6 **Prüfzeit:** 5 **Eignung d. Prüfzeit:** Nur Quartalsprofil

GOÄ entsprechend oder ähnlich: Leistung in der GOÄ nicht vorhanden. Abrechnung der einzelnen erbrachten GOÄ-Leistung(en).

Kommentar: In der Konsiliarpauschale sind die Leistungen des EBM, die im Anhang 1 (Verzeichnis der nicht gesondert abrechnungsfähigen Leistungen) enthalten sind, integriert (damit auch als Kassenleistungen honoriert) und können damit nicht mehr gesondert abgerechnet werden, es sei denn, sie finden sich in den arztgruppenspezifischen Kapitel als Leistung angegeben.

Die Konsiliarpauschale kann nur 1x im Quartal abgerechnet werden; dies auch dann nur, wenn für einen Patienten innerhalb des Quartals mehrmals Überweisungen zu verschiedenen radiologischen Leistungen erfolgen.

24211* für Versicherte ab Beginn des 6. bis zum vollendeten 59. Lebensjahr **44** 4,59

Abrechnungsbestimmung Siehe Nr. 24210.

Aufwand in Min. **Kalkulationszeit:** 5 **Prüfzeit:** 4 **Eignung d. Prüfzeit:** Nur Quartalsprofil

GOÄ entsprechend oder ähnlich: Leistung in der GOÄ nicht vorhanden. Abrechnung der einzelnen erbrachten GOÄ-Leistung(en).

24212* für Versicherte ab Beginn des 60. Lebensjahres **53** 5,53

Abrechnungsbestimmung Siehe Nr. 24210.

Aufwand in Min. **Kalkulationszeit:** 6 **Prüfzeit:** 5 **Eignung d. Prüfzeit:** Nur Quartalsprofil

GOÄ entsprechend oder ähnlich: Leistung in der GOÄ nicht vorhanden. Abrechnung der einzelnen erbrachten GOÄ-Leistung(en).

25 Strahlentherapeutische Gebührenordnungspositionen

25.1 Präambel

1. Die in diesem Kapitel aufgeführten Gebührenordnungspositionen können ausschließlich von Fachärzten für Strahlentherapie und Vertragsärzten, die über eine Genehmigung zur Ausführung und Abrechnung strahlentherapeutischer Leistungen gemäß der Vereinbarungen zur Strahlendiagnostik und -therapie gemäß § 135 Abs. 2 SGB V verfügen, berechnet werden. Für Vertragsärzte, die über eine Genehmigung zur Ausführung und Abrechnung strahlentherapeutischer Leistungen gemäß der Vereinbarungen zur Strahlendiagnostik und -therapie gemäß § 135 Abs. 2 SGB V verfügen, sind die Gebührenordnungspositionen 25210 bis 25213 nicht berechnungsfähig.

2. Außer den in diesem Kapitel genannten Gebührenordnungspositionen sind von den in der Präambel genannten Vertragsärzten – unbeschadet der Regelungen gemäß I-5 und I-6.2 der Allgemeinen Bestimmungen – zusätzlich nachfolgende Gebührenordnungspositionen berechnungsfähig: 01210, 01212“, 01214 bis 01222, 01414, 01416, 01422, 01424, bis 01426, 01430, 01435, 01610, 01611, 01620 bis 01623, 01950, 01955, 01956, 02100, 02101, 02200, 02300, 02310, 02320, 02323, 02330, 02340 und 02341.

3. Außer den in diesem Kapitel genannten Gebührenordnungspositionen sind bei Vorliegen der entsprechenden Qualifikationsvoraussetzungen von den in der Präambel genannten Vertragsärzten – unbeschadet der Regelungen gemäß I-5 und III.b-6.2 der Allgemeinen Bestimmungen – zusätzlich nachfolgende Gebührenordnungspositionen berechnungsfähig: Gebührenordnungspositionen der Abschnitte IV-30.12 und IV-36.6.2 sowie Gebührenordnungspositionen der Kapitel IV-32, IV-33 und IV-34.

4. Eine Bestrahlungsfraktion umfasst alle für die Bestrahlung eines Zielvolumens erforderlichen Einstellungen bzw. Strahleneintrittsfelder. Das Zielvolumen ist definiert als das Körpervolumen, welches ohne Umlagerung des Patienten bzw. ohne Tischverschiebung mit einer anatomisch und physikalisch zweckmäßigen Feldanordnung erfasst und mit einer festgelegten Dosis nach einem bestimmten Dosiszeitmuster bestrahlt werden kann.

5. Je Bestrahlungssitzung sind höchstens drei Zielvolumina, je Behandlungstag höchstens zwei Bestrahlungssitzungen mit einem zeitlichen Intervall von mindestens sechs Stunden berechnungsfähig. Die Zeiten sind auf dem Behandlungsausweis zu dokumentieren.

6. Die Gebührenordnungspositionen 25320 und 25321 sind grundsätzlich nur berechnungsfähig bei einer Mindestreferenzdosis von 1,5 Gy im Zielvolumen. Muss diese Dosis im Einzelfall unterschritten werden, ist eine Begründung auf dem Behandlungsausweis erforderlich.

7. Die Gebührenordnungspositionen 25340 bis 25342 sowie die Gebührenordnungspositionen 34360 und 34460 können pro Zielvolumen einmal im Behandlungsfall berechnet werden. Für dasselbe Zielvolumen ist nur eine der Gebührenordnungspositionen 25340 bis 25342 sowie nur eine der Gebührenordnungspositionen 34360 oder 34460 nebeneinander einmal berechnungsfähig. Eine mehrfache Berechnung dieser Gebührenordnungspositionen allein oder nebeneinander bei der Behandlung desselben Zielvolumens ist nur zulässig, wenn während der Behandlung wesentliche Änderungen der Bestrahlungsplanung durch Umstellung der Technik (Umstellung von Stehfeld- auf Pendeltechnik, von Telegamma- auf Beschleunigertechnik, von Photonen- auf Elektronenbestrahlung, Volumenreduktion bei Boostbestrahlung), aus strahlenbiologischen Gründen oder zur Anpassung an das Tumorvolumen bei Tumorprogression oder -regression notwendig werden.

8. Radiologisch-diagnostische Verfahren des Kapitels IV-34 zur Bestrahlungsplanung nach den Gebührenordnungspositionen 34360 und 34460 können unter laufender Strahlentherapie neben den Gebührenordnungspositionen dieses Kapitels nicht berechnet werden.

9. Bei der Berechnung der zusätzlichen Gebührenordnungspositionen in den Nummern 2 und 3 sind die Maßnahmen zur Qualitätssicherung gemäß § 135 Abs. 2 SGB V, die berufsrechtliche Verpflichtung zur grundsätzlichen Beschränkung auf das jeweilige Gebiet sowie die Richtlinien des Gemeinsamen Bundesausschusses zu beachten.

10. In den Gebührenordnungspositionen dieses Kapitels sind die Leistungen entsprechend den Gebührenordnungspositionen 01600 bis 01602 enthalten.

11. Werden die in den Konsiliarpauschalen enthaltenen Leistungen entsprechend den Gebührenordnungspositionen 01600 und 01601 erbracht, sind für die Versendung bzw. den Transport die Kostenpauschalen nach den Nrn. 40120, 40122, 40124 und 40126 berechnungsfähig.

Kommentar:

Alle Gebührenordnungspositionen des Kapitels 25 – also die Leistungen nach den Nrn. 25210 bis 25342 – können grundsätzlich (s. Kommentierung zu Kapitel I, Abschnitt 1.5) nur abgerechnet werden von

- Fachärzten für Strahlentherapie und
- Vertragsärzten, die über eine Genehmigung zur Ausführung und Abrechnung nuklearmedizinischer Leistungen nach der Vereinbarung von Qualifikationsvoraussetzungen gemäß § 135 Abs. 2 SGB V zur Durchführung von Untersuchungen in der Diagnostischen Radiologie und Nuklearmedizin und von Strahlentherapie (Vereinbarung zur Strahlendiagnostik und -therapie) – Anlagen 3 zum Bundesmantelvertrag Ärzte – verfügen.

Dabei sind die strahlentherapeutischen Konsiliarpauschalen (Nrn. 25210 bis 25213) nur von Fachärzten für Strahlentherapie abrechnungsfähig. Wichtig ist, dass auch Fachärzte für Strahlentherapie zur Erbringung und Abrechnung der Leistungen dieses Kapitels eine Genehmigung nach der Vereinbarung für Strahlendiagnostik und -therapie benötigen.

Zusätzlich zu den Leistungen dieses Kapitels sind für oben genannten Vertragsärzte abrechnungsfähig, sofern die übrigen Abrechnungsvoraussetzungen des EBM gegeben sind:

- die nachfolgenden Gebührenordnungspositionen des Abschnitts II (arztgruppenübergreifende allgemeine Leistungen):
  - Nr. 01210 Notfallpauschale im organisierten Not(fall)dienst,
  - Nr. 01212 Notfallpauschale im organisierten Not(fall)dienst,
  - Nr. 01214 bis 01222 Notfallkonsultationspauschale im organisierten Not(fall)dienst, Zusatzpauschale für die Besuchsbereitschaft im Notfall bez. organisierten Not(fall)dienst, Reanimationskomplex,
  - Nr. 01414 Visite auf Belegstation,
  - Nr. 01416 Begleitung eines Kranken beim Transport,
  - Nr. 01422 Erstverordnung zur psychiatrischen häuslichen Krankenpflege,
  - Nr. 01424 Folgeverordnung zur psychiatrischen häuslichen Krankenpflege,
  - Nrn. 01425, 01426 Verordnung spezialisierter ambulanter Palliativversorgung,
  - Nr. 01430 Verwaltungskomplex,
  - Nr. 01435 Telefonische Beratung,
  - Nrn. 01610, 01611 Bescheinigung zur Feststellung der Belastungsgrenze, Verordnung von medizinischer Reha,
  - Nrn. 01620 bis 01623 Bescheinigung, Krankheitsbericht, Kurplan, Kurvorschlag,
  - Nr. 01950 Substitutionsbehandlung,
  - Nrn. 01955, 01956 Diamorphingestützte Behandlung Opiatabhängiger,
  - Nr. 02100 Infusion,
  - Nr. 02101 Infusionstherapie,
  - Nr. 02200 Tuberkulintestung,
  - Nr. 02300 Kleiner chirurgischer Eingriff / primäre Wundversorgung / Epilation,
  - Nr. 02310 Behandlung sek. heilender Wunden, Dekubitalulcus,
  - Nr. 02320 Einführung Magenverweilsonde,
  - Nr. 02323 transurethraler Dauerkatheter,
  - Nr. 02330 Arterienpunktion,
  - Nr. 02340, 02341 Punktion
- Gebührenordnungspositionen der Abschnitte
  - 30.12 Diagnostik und Therapie bei MRSA
  - 36.6.2 Konservativ-belegärztliche Strukturpauschalen
- Gebührenordnungspositionen der Kapitel
  - 32 Labor
  - 33 Ultraschalldiagnostik
  - 34 Radiologie, CT, NMR

Wegen der oben genannten und einer Reihe weiterer besonderer Abrechnungsvoraussetzungen bei der Strahlentherapie – u.a. auch im Unterabschnitt 25.3.3 (Brachytherapie) – ist es für diesen Bereich besonders empfehlenswert, dass Praxen, die entsprechende Leistungen anbieten, individuelle Abrechnungsprofile für die einzelnen Ärzte der Praxis erstellen. Dies kann die Beachtung der vielfältigen Abrechnungsbestimmungen erheblich erleichtern.

Wichtig ist, dass auch für die nach der obigen Regelung zusätzlich abrechnungsfähigen Leistungen immer auch die Abrechnungsvoraussetzungen und -ausschlüsse beachtet werden müssen, die im EBM für die Abrechnung der jeweiligen Leistung genannt sind.

Berichte und Arztbriefe nach den Nrn. 01600 und 01601 sind neben den nuklearmedizinischen Leistungen des Kapitels 25 nicht abrechnungsfähig.

Werden Leistungen nach den Gebührenordnungspositionen 01600 und 01601 (Bericht, Brief) erbracht, können auch dann, wenn die Leistung nicht gesondert berechnungsfähig sein sollte, da sie in der Konsiliarpauschale enthalten ist, für Versendung und Transport die Kostenpauschalen nach den Nrn. 40120, 40122, 40124 oder 40126 abgerechnet werden.

Generell gilt, dass die übrigen Bestimmungen des EBM sowie die Maßnahmen zur Qualitätssicherung sowie die berufsrechtlichen Fachgebietsbeschränkungen zu beachten sind. Insbesondere sollte geprüft werden, ob zur Erbringung und Abrechnung bestimmter Leistungen eine Genehmigung erforderlich ist und welche Voraussetzungen hierfür nachgewiesen werden müssen.

25.2 Strahlentherapeutische Konsiliarpauschalen

25210* Konsiliarpauschale bei gutartiger Erkrankung — 286 / 29,85

Obligater Leistungsinhalt
- Persönlicher Arzt-Patienten-Kontakt,
- Überprüfung der vorliegenden Indikation,

Fakultativer Leistungsinhalt
- Sichtung, Wertung und Erörterung von Fremdbefunden,
- Situationsentsprechende Untersuchung,
- Überwachung und Kontrolle während der Bestrahlung,
- In Anhang VI-1 aufgeführte Leistungen,

Abrechnungsbestimmung einmal im Behandlungsfall

Abrechnungsausschluss im Behandlungsfall 01600, 01601, 01602, 25211, 25214

Bericht: mind. Befundkopie (Nr. 01602) an Hausarzt

Aufwand in Min. **Kalkulationszeit:** 30 **Prüfzeit:** 27 **Eignung d. Prüfzeit:** Nur Quartalsprofil

GOÄ entsprechend oder ähnlich: Leistung in der GOÄ nicht vorhanden. Abrechnung der einzelnen erbrachten GOÄ-Leistung(en).

Kommentar: Die Konsiliarpauschale kann nur 1x im Quartal abgerechnet werden; dies auch dann nur, wenn für einen Patienten innerhalb des Quartals mehrmals Überweisungen zu verschiedenen strahlentherapeutischen Leistungen erfolgen.

25211* Konsiliarpauschale bei bösartiger Erkrankung — 624 / 65,12

Obligater Leistungsinhalt
- Persönlicher Arzt-Patienten-Kontakt,
- Überprüfung der vorliegenden Indikation

Fakultativer Leistungsinhalt
- Sichtung, Wertung und Erörterung von Fremdbefunden,
- Situationsentsprechende Untersuchung,
- Überwachung und Kontrolle während der Bestrahlung,
- In Anhang VI-1 aufgeführte Leistungen,

Abrechnungsbestimmung einmal im Behandlungsfall

Abrechnungsausschluss im Behandlungsfall 01600, 01601, 01602, 25210, 25214

Bericht: mind. Befundkopie (Nr. 01602) an Hausarzt

Aufwand in Min. **Kalkulationszeit:** 65 **Prüfzeit:** 57 **Eignung d. Prüfzeit:** Nur Quartalsprofil

GOÄ entsprechend oder ähnlich: Leistung in der GOÄ nicht vorhanden. Abrechnung der einzelnen erbrachten GOÄ-Leistung(en).

Kommentar: Die Konsiliarpauschale kann nur 1x im Quartal abgerechnet werden; dies auch dann nur, wenn für einen Patienten innerhalb des Quartals mehrmals Überweisungen zu verschiedenen strahlentherapeutischen Leistungen erfolgen.

25213* **Zuschlag zu den Gebührenordnungspositionen 25210 oder 25211 bei Neugeborenen, Säuglingen, Kleinkindern und Kindern** **90** **9,39**

Abrechnungsbestimmung einmal im Behandlungsfall

Abrechnungsausschluss im Behandlungsfall 01600, 01601, 01602

Bericht: mind. Befundkopie (Nr. 01602) an Hausarzt

Aufwand in Min. **Kalkulationszeit:** 10 **Prüfzeit:** 10 **Eignung d. Prüfzeit:** Nur Quartalsprofil

GOÄ entsprechend oder ähnlich: Leistung in der GOÄ nicht vorhanden, daher Abrechnung der einzelnen erbrachten GOÄ-Leistung(en), ggf. mit erhöhtem Steigerungssatz.

Kommentar: Die Konsiliarpauschale kann nur 1x im Quartal abgerechnet werden; dies auch dann nur, wenn für einen Patienten innerhalb des Quartals mehrmals Überweisungen zu verschiedenen strahlentherapeutischen Leistungen erfolgen.

25214* **Konsiliarpauschale nach strahlentherapeutischer Behandlung gemäß Richtlinie nach der Verordnung über den Schutz vor Schäden durch ionisierende Strahlen (Strahlenschutzverordnung)** **90** **9,39**

Obligater Leistungsinhalt

- Persönlicher Arzt-Patienten-Kontakt

Fakultativer Leistungsinhalt

- Geeignete Nachuntersuchung(en),
- Dokumentation(en),
- Einleitung einer geeigneten Behandlung

Abrechnungsbestimmung einmal im Behandlungsfall

Anmerkung Die Gebührenordnungsposition 25214 ist innerhalb der ersten 4 Quartale nach Beendigung der Strahlenbehandlung insgesamt bis zu dreimal berechnungsfähig. Die Gebührenordnungsposition 25214 ist mit Beginn des zweiten Jahres nach Beendigung der Strahlenbehandlung für weitere 4 Jahre einmal im Krankheitsfall berechnungsfähig.

Abrechnungsausschluss im Behandlungsfall 01600, 01601, 01602, 25210, 25211

Bericht: mind. Befundkopie (Nr. 01602) an Hausarzt

Aufwand in Min. **Kalkulationszeit:** 10 **Prüfzeit:** 9 **Eignung d. Prüfzeit:** Nur Quartalsprofil

GOÄ entsprechend oder ähnlich: Leistung in der GOÄ nicht vorhanden. Abrechnung der einzelnen erbrachten GOÄ-Leistung(en).

Kommentar: Die Leistung dient der Therapiekontrolle einer durchgeführten Strahlentherapie und ist abrechenbar: innerhalb der ersten 4 Quartale nach Beendigung der Bestrahlung insgesamt bis zu 3x mit Beginn des 2. Jahres nach Beendigung der Bestrahlung für 4 weitere Jahre 1x im Behandlungsfall = Quartalsfall

25.3 Diagnostische und therapeutische Gebührenordnungspositionen

25.3.1 Therapie gutartiger Erkrankungen mittels Weichstrahl- oder Orthovolttherapie

25310* **Weichstrahl- oder Orthovolttherapie** **126** **13,15**

Obligater Leistungsinhalt

- Therapie gutartiger und/oder bösartiger Erkrankungen mittels Weichstrahl- oder Orthovolttherapie,

Abrechnungsbestimmung je Behandlungstag

Bericht: mind. Befundkopie (Nr. 01602) an Hausarzt

Aufwand in Min. **Kalkulationszeit:** 0 **Prüfzeit:** ./. **Eignung d. Prüfzeit:** Keine Eignung

GOÄ entsprechend oder ähnlich: Leistung in der GOÄ so nicht vorhanden, siehe Nr. 5812* ff.im Kapitel O Strahlentherapie.

Tipp: Kostenpauschale Nr. 40841 für individuell angepasste Ausblendungen, Kompensatoren und/oder individuell gefertigte Lagerungs- bzw. Fixationshilfen ggf. einschl. Sachkosten für Verifikations- und Dokumentationsleistungen im Rahmen der Bestrahlungsfelddokumentation im Zusammenhang mit der Erbringung der Leistung entsprechend der Nr. 25310.

25.3.2 Hochvolttherapie (mindestens 1 MeV)

25320* Bestrahlung mit Telekobaltgerät bei gut- oder bösartigen Erkrankungen oder Bestrahlung mit dem Linearbeschleuniger bei gutartigen Erkrankungen — 265 / 27,66

Obligater Leistungsinhalt

- Bestrahlung mit Telekobaltgerät, mit einem Focus-Achse-Abstand von mindestens 80 cm

oder

- Bestrahlung mit Linearbeschleuniger bei gutartigen Erkrankungen

Abrechnungsbestimmung je Fraktion

Bericht: mind. Befundkopie (Nr. 01602) an Hausarzt

Aufwand in Min. **Kalkulationszeit:** 0 **Prüfzeit:** ./. **Eignung d. Prüfzeit:** Keine Eignung

GOÄ entsprechend oder ähnlich: Nr. 5834*

Kommentar: Die Leistung kann bei Bestrahlung mehrerer Zielvolumina mehrmals berechnet werden, aber nach Absatz 5. der Präambel nur maximal 3x für höchstens drei Zielvolumina. Dabei sind je Bestrahlungstag höchstens 2 Bestrahlungssitzungen mit einem zeitlichen Abstand von mindestens 6 Stunden abrechnungsfähig. Die Uhrzeiten sind deshalb zwingend anzugeben. Werden mehr als 3 Felder je Fraktion bestrahlt, kann der Zuschlag nach Nr. 25322 abgerechnet werden.

Tipp: Kostenpauschale Nr. 40840 für individuell angepasste Ausblendungen, ggf. mittels Multi-Leaf-Kollimator-Technik, Kompensatoren und/oder individuell gefertigte Lagerungs- bzw. Fixationshilfen ggf. einschl. Sachkosten für Verifikations- und Dokumentationsleistungen im Rahmen der Bestrahlungsfelddokumentation im Zusammenhang mit der Erbringung der Leistung entsprechend der Nr. 25320.

25321* Bestrahlung mit einem Linearbeschleuniger bei bösartigen Erkrankungen oder raumfordernden Prozessen des zentralen Nervensystems — 355 / 37,05

Abrechnungsbestimmung je Fraktion

Anmerkung Die Angabe der Diagnose nach ICD-10-GM ist Voraussetzung für die Berechnung der Gebührenordnungsposition 25321.

Die Gebührenordnungsposition 25321 ist nur bei Vorliegen einer bösartigen Erkrankung (ICD-10-Codes C00-C97 Bösartige Neubildungen, D00-D09 In-situ-Neubildungen) oder mindestens einer der im folgenden genannten gutartigen Neubildungen berechnungsfähig: D18.02 Hämangiom intrakraniell, D32.- Gutartige Neubildungen der Meningen, D33.- Gutartige Neubildungen des Gehirns oder anderer Teile des Zentralnervensystems, D35.2 Gutartige Neubildungen der Hypophyse, D35.4 Gutartige Neubildung der Epiphyse (Glandula pinealis) (Zirbeldrüse), D42.- Neubildung unsicheren oder unbekannten Verhaltens der Meningen, D43.- Neubildung unsicheren oder unbekannten Verhaltens des Gehirns und des Zentralnervensystems, D44.3 Neubildungen unsicheren oder unbekannten Verhaltens der Hypophyse, D44.5 Neubildung unsicheren oder unbekannten Verhaltens der Epiphyse (Glandula pinealis) (Zirbeldrüse).

Bericht: mind. Befundkopie (Nr. 01602) an Hausarzt

Aufwand in Min. **Kalkulationszeit:** 0 **Prüfzeit:** ./. **Eignung d. Prüfzeit:** Keine Eignung

GOÄ entsprechend oder ähnlich: Nr. 5836*

Kommentar: Bei Bestrahlung in 3-D-Technik (auch stereotaktische, fraktionierte Bestrahlung von Gehirnläsionen) und/oder Großfeld- und/oder Halbkörperbestrahlung kann der Zuschlag nach der Nr. 25323 berechnet werden.

Der Zuschlag nach Nr. 25322 kann ab 3. Bestrahlungsfeld zusätzlich zu den Nrn. 25320 oder 25321 berechnet werden.

Tipp: Kostenpauschale Nr. 40840 für individuell angepasste Ausblendungen, ggf. mittels Multi-Leaf-Kollimator-Technik, Kompensatoren und/oder individuell gefertigte Lagerungs- bzw. Fixationshilfen ggf. einschl. Sachkosten für Verifikations- und Dokumentationsleistungen im Rahmen der Bestrahlungsfelddokumentation im Zusammenhang mit der Erbringung der Leistung entsprechend der Nr. 25321.

25322* **Zuschlag zu den Gebührenordnungspositionen 25320 oder 25321 bei Bestrahlung von mehr als 2 Bestrahlungsfeldern,** **65** **6,78**

Abrechnungsbestimmung je Fraktion

Bericht: mind. Befundkopie (Nr. 01602) an Hausarzt

Aufwand in Min. **Kalkulationszeit:** 0 **Prüfzeit:** ./. **Eignung d. Prüfzeit:** Keine Eignung

GOÄ entsprechend oder ähnlich: Nrn. 5835* oder 5837* mit erhöhtem Steigerungssatz.

Kommentar: Der Zuschlag nach Nr. 25322 kann ab drittem Bestrahlungsfeld zusätzlich zur Nr. 25320 oder 25321 berechnet werden.

25323* **Zuschlag zu der Gebührenordnungsposition 25321 bei Bestrahlung in 3-D-Technik (auch stereotaktische, fraktionierte Bestrahlung von Gehirnläsionen) und/oder Großfeld- und/oder Halbkörperbestrahlung,** **95** **9,91**

Abrechnungsbestimmung je Fraktion

Bericht: mind. Befundkopie (Nr. 01602) an Hausarzt

Aufwand in Min. **Kalkulationszeit:** 0 **Prüfzeit:** ./. **Eignung d. Prüfzeit:** Keine Eignung

GOÄ entsprechend oder ähnlich: Nr. 5837*

Kommentar: Der Zuschlag nach Nr. 25323 kann zusätzlich zur Nr. 25321 je Fraktion abgerechnet werden.

25.3.3 Brachytherapie

1. Bestrahlungsplanungen für Leistungen der Brachytherapie dieses Abschnittes sind nicht gesondert berechnungsfähig.

25330* **Moulagen- oder Flabtherapie** **410** **42,79**

Obligater Leistungsinhalt

- Brachytherapie mit umschlossenen Radionukliden an äußeren oder inneren Körperoberflächen (Moulagen- oder Flabtherapie),
- Bestrahlungsplanung(en),

Abrechnungsbestimmung je Behandlungstag

Bericht: mind. Befundkopie (Nr. 01602) an Hausarzt

Aufwand in Min. **Kalkulationszeit:** KA **Prüfzeit:** 4 **Eignung d. Prüfzeit:** Tages- und Quartalsprofil

GOÄ entsprechend oder ähnlich: Nr. 5842*

25331* **Intrakavitäre/Intraluminale Brachytherapie** **1171** **122,21**

Obligater Leistungsinhalt

- Intrakavitäre/Intraluminale Brachytherapie mit umschlossenen Radionukliden – ausgenommen Gefäße -
  - in vorgeformten Körperhöhlen
- und/oder
  - in schlauchförmigen Organen (z.B. Ösophagus)
- und/oder
  - Gängen,
  - Bestrahlungsplanung(en),

Abrechnungsbestimmung je Behandlungstag

Abrechnungsausschluss am Behandlungstag 25332, 25333

Bericht: mind. Befundkopie (Nr. 01602) an Hausarzt

Aufwand in Min. **Kalkulationszeit:** KA **Prüfzeit:** 8 **Eignung d. Prüfzeit:** Tages- und Quartalsprofil
GOÄ entsprechend oder ähnlich: Nr. 5844*
Tipp: Kostenpauschale Nr. 40580 bei Verwendung von 192-Iridium 320.00 Euro berechnen!

25332* Intrakavitäre vaginale Brachytherapie **780** **81,4**

Obligater Leistungsinhalt
- Intrakavitäre vaginale Brachytherapie mit umschlossenen Radionukliden,
- Bestrahlungsplanung(en),

Abrechnungsbestimmung je Behandlungstag
Abrechnungsausschluss am Behandlungstag 25331

Bericht: mind. Befundkopie (Nr. 01602) an Hausarzt
Aufwand in Min. **Kalkulationszeit:** KA **Prüfzeit:** 2 **Eignung d. Prüfzeit:** Tages- und Quartalsprofil
GOÄ entsprechend oder ähnlich: Nr. 5844*
Tipp: Kostenpauschale Nr. 40580 bei Verwendung von 192-Iridium 320.00 Euro berechnen!

25333* Interstitielle Brachytherapie im Afterloading-Verfahren **1171** **122,21**

Obligater Leistungsinhalt
- Interstitielle Brachytherapie im Afterloading-Verfahren,

Fakultativer Leistungsinhalt
- Bestrahlungsplanung(en),

Abrechnungsbestimmung je Behandlungstag
Abrechnungsausschluss am Behandlungstag 25331

Bericht: mind. Befundkopie (Nr. 01602) an Hausarzt
Aufwand in Min. **Kalkulationszeit:** KA **Prüfzeit:** 8 **Eignung d. Prüfzeit:** Tages- und Quartalsprofil
GOÄ entsprechend oder ähnlich: Nr. 5846*
Tipp: Kostenpauschale Nr. 40580 bei Verwendung von 192-Iridium 320.00 Euro berechnen!

25.3.4 Bestrahlungsplanung

25340* Bestrahlungsplanung für die perkutane Bestrahlung ohne Rechnerunterstützung und individuelle Dosisplanung **373** **38,93**

Obligater Leistungsinhalt
- Simulation(en)

Abrechnungsausschluss im Behandlungsfall für dasselbe Zielvolumen 25341, 25342

Bericht: mind. Befundkopie (Nr. 01602) an Hausarzt
Aufwand in Min. **Kalkulationszeit:** KA **Prüfzeit:** 3 **Eignung d. Prüfzeit:** Tages- und Quartalsprofil
GOÄ entsprechend oder ähnlich: Leistung in der GOÄ so nicht vorhanden, ggf. analoger Ansatz der in der GOÄ vorhandenen Leistungspositionen einer Bestrahlungsplanung.

25341* Rechnerunterstützte Bestrahlungsplanung für die perkutane Bestrahlung mit individueller Dosisplanung **1678** **175,12**

Obligater Leistungsinhalt
- Simulation(en)

Abrechnungsausschluss im Behandlungsfall für dasselbe Zielvolumen 25340, 25342

Bericht: mind. Befundkopie (Nr. 01602) an Hausarzt
Aufwand in Min. **Kalkulationszeit:** KA **Prüfzeit:** 12 **Eignung d. Prüfzeit:** Tages- und Quartalsprofil
GOÄ entsprechend oder ähnlich: Leistung in der GOÄ so nicht vorhanden, ggf. analoger Ansatz der in der GOÄ vorhandenen Leistungspositionen einer Bestrahlungsplanung.

EBM-Nr. | EBM-Punkte / Euro

25342* Rechnerunterstützte Bestrahlungsplanung für die perkutane Bestrahlung mit individueller Dosisplanung für irreguläre Felder mit individuellen Blöcken, Viellamellenkollimator, nicht koplanaren Feldern und/oder 3-D-Planung — **2497** / **260,59**

Obligater Leistungsinhalt
- Simulation(en)

Abrechnungsausschluss im Behandlungsfall für dasselbe Zielvolumen 25340, 25341

Bericht: mind. Befundkopie (Nr. 01602) an Hausarzt

Aufwand in Min. **Kalkulationszeit:** KA **Prüfzeit:** 23 **Eignung d. Prüfzeit:** Tages- und Quartalsprofil

GOÄ entsprechend oder ähnlich: Leistung in der GOÄ so nicht vorhanden, ggf. analoger Ansatz der in der GOÄ vorhandenen Leistungspositionen einer Bestrahlungsplanung.

26 Urologische Gebührenordnungspositionen

26.1 Präambel

1. Die in diesem Kapitel aufgeführten Gebührenordnungspositionen können ausschließlich von Fachärzten für Urologie berechnet werden.

2. Außer den in diesem Kapitel genannten Gebührenordnungspositionen sind von den in der Präambel genannten Vertragsärzten – unbeschadet der Regelungen gemäß I-5 und I-6.2 der Allgemeinen Bestimmungen – zusätzlich nachfolgende Gebührenordnungspositionen berechnungsfähig: 01100 bis 01102, 01210, 01212, 01214 bis 01222, 01320, 01321, 01410 bis 01416, 01418, 01420, 01422, 01424 bis 01426, 01430, 01435, 01436, 01440, 01510 bis 01512, 01600 bis 01602, 01610 bis 01612, 01620 bis 01623, 01701, 01731, 01734, 01740, 01783, 01800, 01802 bis 01804, 01806 bis 01811, 01820, 01821, 01850, 01851, 01853, 01854, 01857, 01950 bis 01952, 01955, 01956, 02100, 02101, 02110 bis 02112, 02120, 02200, 02300 bis 02302, 02310, 02320 bis 02323, 02330, 02331, 02340, 02341, 02360 und 02510 bis 02512.

3. Außer den in diesem Kapitel genannten Gebührenordnungspositionen sind bei Vorliegen der entsprechenden Qualifikationsvoraussetzungen von den in der Präambel genannten Vertragsärzten – unbeschadet der Regelungen gemäß I-5 und I-6.2 der Allgemeinen Bestimmungen – zusätzlich nachfolgende Gebührenordnungspositionen berechnungsfähig: 30400 bis 30402, 30410, 30411, 30420, 30421, 30800 und 36884, Gebührenordnungspositionen der Abschnitte IV-30.1, IV-30.2, IV-30.3, IV-30.5, IV-30.6, IV-30.7.1, IV-30.7.2, IV-30.12, IV-31.2, IV-31.3, IV-31.4.3, IV-31.5, IV-31.6, IV-36.2, IV-36.3, IV-36.5 und IV-36.6.2 sowie Gebührenordnungspositionen der Kapitel IV-32, IV-33, IV-34 und IV-35.

4. Neben den in diesem Kapitel genannten Gebührenordnungspositionen sind bei Vorliegen der entsprechenden Qualifikationsvoraussetzungen von den in der Präambel genannten Vertragsärzten zusätzlich die Gebührenordnungspositionen 19310 bis 19312 berechnungsfähig.

5. Bei der Berechnung der zusätzlichen Gebührenordnungspositionen in den Nummern 2 und 3 sind die Maßnahmen zur Qualitätssicherung gemäß § 135 Abs. 2 SGB V, die berufsrechtliche Verpflichtung zur grundsätzlichen Beschränkung auf das jeweilige Gebiet sowie die Richtlinien des Gemeinsamen Bundesausschusses zu beachten.

6. Werden die in den Grundpauschalen enthaltenen Leistungen entsprechend den Gebührenordnungspositionen 01600 und 01601 erbracht, sind für die Versendung bzw. den Transport die Kostenpauschalen nach den Nrn. 40120, 40122, 40124 und 40126 berechnungsfähig.

Kommentar:

Alle Gebührenordnungspositionen des Kapitels 26 – also die Leistungen nach den Nrn. 26210 bis 26352 – können grundsätzlich (s. Kommentierung zu Kapitel I, Abschnitt 1.5) nur von Fachärzten für Urologie abgerechnet werden.

Hat ein Urologe entsprechende Qualifikationsvoraussetzungen, kann er ferner aus dem Bereich des Abschnitts II (arztgruppenübergreifende allgemeine Leistungen – Pathologie) die Leistungen nach den Nrn. 19310 bis 19312 abrechnen.

Zusätzlich zu den Gebührenordnungspositionen dieses Kapitels sind für oben genannten Vertragsärzte abrechnungsfähig, sofern die übrigen Abrechnungsvoraussetzungen des EBM gegeben sind:

- die nachfolgenden Gebührenordnungspositionen des Abschnitts II (arztgruppenübergreifende allgemeine Leistungen):
  - Nrn. 01100 bis 01102 Unvorhergesehene Inanspruchnahme,
  - Nr. 01210 Notfallpauschale im organisierten Not(fall)dienst,
  - Nr. 01212 Notfallpauschale im organisierten Not(fall)dienst,
  - Nr. 01214 bis 01222 Notfallkonsultationspauschale im organisierten Not(fall)dienst, Zusatzpauschale für die Besuchsbereitschaft im Notfall bez. organisierten Not(fall)dienst, Reanimationskomplex
  - Nrn. 01320, 01321 Grundpauschale für ermächtigte Ärzte, Krankenhäuser bzw. Institute,
  - Nrn. 01410 bis 01416 Besuche, Visite, Begleitung eines Kranken beim Transport,
  - Nr. 01418 Besuch im organisierten Not(fall)dienst,
  - Nr. 01420 Überprüfung und Koordination häuslicher Krankenpflege,
  - Nr. 01422 Erstverordnung zur psychiatrischen häuslichen Krankenpflege,
  - Nr. 01424 Folgeverordnung zur psychiatrischen häuslichen Krankenpflege,

- Nrn. 01425, 01426 Verordnung spezialisierter ambulanter Palliativversorgung,
- Nr. 01430 Verwaltungskomplex,
- Nr. 01435 Telefonische Beratung,
- Nr. 01436 Konsultationspauschale,
- Nr. 01440 Verweilen außerhalb der Praxis
- Nr. 01510 bis 01512 Zusatzpauschale für Beobachtung und Betreuung
- Nrn. 01600 bis 01602 Ärztlicher Bericht/Brief,
- Nrn. 01610 bis 01612 Bescheinigung, Reha-Verordnung, Konsiliarbericht vor Aufnahme in die Psychiatrie
- Nrn. 01620 bis 01623 Bescheinigung, Krankheitsbericht, Kurplan, Kurvorschlag
- Nr. 01701 Grundpauschale für Prävention, Empfängnisregelung, Schwangerschaftsabbruch
- Nr. 01731 Krebsfrüherkennung Männer
- Nr. 01734 Untersuchung auf Blut im Stuhl,
- Nr. 01740 Beratung zur Früherkennung des kolorektalen Karzinoms,
- Nr. 01783 Alpha-1-Feto-Protein
- Nrn. 01800 bis 01804 Röteln, Blutgruppenbestimmung
- Nrn. 01806 bis 01811 Blutgruppenbestimmung, Antikörpernachweis
- Nrn. 01820, 01821 Empfängnisregelung
- Nrn. 01850, 01851 Sterilisation
- Nrn. 01853, 01854 Sterilisation
- Nr. 01857 Beobachtung, Betreuung nach Sterilisation
- Nrn. 01950 bis 01952 Substitutionsbehandlung,
- Nrn. 01955, 01956 Diamorphingestützte Behandlung Opiatabhängiger,
- Nr. 02100 Infusion
- Nr. 02101 Infusionstherapie
- Nr. 02110 bis 02112 Transfusion, Reinfusion
- Nr. 02120 Erstprogrammierung Medikamentenpumpe
- Nr. 02200 Tuberkulintestung
- Nrn. 02300 bis 02302 Kleinchirurgischer Eingriff,
- Nr. 02310 Behandlung sek. heilender Wunden, Dekubitalulcus,
- Nrn. 02320 bis 02323 Magenverweilsonde, Harnblasenkatheter, transurethraler Dauerkatheter
- Nr. 02330 Arterienpunktion
- Nr. 02331 Intraarterielle Injektion
- Nr. 02340, 02341 Punktion
- Nr. 02360 Behandlung mit Lokalanästhetika
- Nrn. 02510 bis 02512 Wärme- u. Elektrotherapie, Elektrostimulation

• sowie die folgenden Gebührenordnungspositionen des Abschnitts IV (arztgruppenübergreifende spezielle Leistungen):
  - Nrn. 30400 bis 30402 Massage-, Kompressions- oder Unterwassertherapie,
  - Nrn. 30410, 30411 Atemgymnastik,
  - Nrn. 30420, 30421 Krankengymnastik,
  - Nr. 30800 Soziotherapie – Hinzuziehen eines Leistungserbringers,
  - Nr. 36884 Blutgase, Säure-Basen-Status

• Gebührenordnungspositionen der Abschnitte
  - 30.1 Allergologie
  - 30.2 Chirotherapie
  - 30.3 Neurophysiologische Übungsbehandlung
  - 30.5 Phlebologie
  - 30.6 Proktologie
  - 30.7.1, 30.7.2 Schmerztherapie

  - 30.12 Diagnostik und Therapie bei MRSA
  - 31.2 Ambulante Operationen
  - 31.3 Postoperative Überwachungskomplexe
  - 31.4.3 Postoperative Behandlungskomplexe im Fachärztlichen Versorgungsbereich
  - 31.5 Anästhesien im Zusammenhang mit ambulanten Operationen
  - 31.6 Orthopädisch-chirurgisch konservative Gebührenordnungspositionen
  - 36.2 Belegärztliche Operationen
  - 36.3 Postoperativer Überwachungskomplex nach belegärztlichen Operationen
  - 36.5 Anästhesien im Zusammenhang mit belegärztlichen Operationen
  - 36.6.2 Konservativ-belegärztliche Strukturpauschalen
- Gebührenordnungspositionen der Kapitel
  - 32 Labor
  - 33 Ultraschalldiagnostik
  - 34 Radiologie, CT, NMR
  - 35 Psychotherapie

Wichtig ist, dass auch für die nach der obigen Regelung zusätzlich abrechnungsfähigen Leistungen immer auch die Abrechnungsvoraussetzungen und -ausschlüsse beachtet werden müssen, die im EBM für die Abrechnung der jeweiligen Leistung genannt sind.

Generell gilt, dass die übrigen Bestimmungen des EBM sowie die Maßnahmen zur Qualitätssicherung sowie die berufsrechtlichen Fachgebietsbeschränkungen zu beachten sind. Insbesondere sollte geprüft werden, ob zur Erbringung und Abrechnung bestimmter Leistungen eine Genehmigung erforderlich ist und welche Voraussetzungen hierfür nachgewiesen werden müssen.

Werden Leistungen nach den Gebührenordnungspositionen 01600 und 01601 (Bericht, Brief) erbracht, können auch dann, wenn die Leistung nicht gesondert berechnungsfähig sein sollte, da sie in der Grundpauschale enthalten ist, für Versendung und Transport die Kostenpauschalen nach den Nrn. 40120, 40122, 40124 oder 40126 abgerechnet werden.

26.2 Urologische Grundpauschalen

Grundpauschale

Obligater Leistungsinhalt
- Persönlicher Arzt-Patienten-Kontakt,

Fakultativer Leistungsinhalt
- Weitere persönliche oder andere Arzt-Patienten-Kontakte gemäß I-4.3.1 der Allgemeinen Bestimmungen,
- Ärztlicher Bericht entsprechend der Gebührenordnungsposition 01600,
- Individueller Arztbrief entsprechend der Gebührenordnungsposition 01601,
- In Anhang VI-1 aufgeführte Leistungen,

Abrechnungsbestimmung einmal im Behandlungsfall

26210 für Versicherte bis zum vollendeten 5. Lebensjahr **149** **15,55**

Obligater Leistungsinhalt
- Persönlicher Arzt-Patienten-Kontakt,

Fakultativer Leistungsinhalt
- Weitere persönliche oder andere Arzt-Patienten-Kontakte gemäß I-4.3.1 der Allgemeinen Bestimmungen,
- Ärztlicher Bericht entsprechend der Gebührenordnungsposition 01600,
- Individueller Arztbrief entsprechend der Gebührenordnungsposition 01601,
- In Anhang VI-1 aufgeführte Leistungen,

Abrechnungsbestimmung einmal im Behandlungsfall

Abrechnungsausschluss
im Behandlungsfall 01600, 01601

in derselben Sitzung 01436

Aufwand in Min. **Kalkulationszeit:** 15 **Prüfzeit:** 12 **Eignung d. Prüfzeit:** Nur Quartalsprofil

GOÄ entsprechend oder ähnlich: Leistungskomplex in der GOÄ nicht vorhanden. Abrechnung der einzelnen erbrachten GOÄ-Leistung(en).

Kommentar: Die Grundpauschale ist beim ersten kurativ-ambulanten persönlichen Arzt-Patienten-Kontakt im Behandlungsfall berechnungsfähig. Ein persönlicher Arzt-Patienten-Kontakt setzt die räumliche und zeitgleiche Anwesenheit des Arztes und des Patienten und eine direkte Interaktion (z.B. Gespräch) voraus. Bei einem ausschließlich telefonischen Kontakt ist die Grundpauschale nicht abrechenbar.

Die Pauschale ist nur einmal im Behandlungsfall bzw. bei arztgruppenübergreifender Behandlung nur einmal im Arztfall berechenbar.

In dieser Pauschale sind die Leistungen des EBM, die im **Anhang 1 (Verzeichnis der nicht gesondert abrechnungsfähigen und in Komplexen enthaltenen Leistungen ...)** enthalten sind, integriert und damit auch als Kassenleistungen honoriert und können nicht mehr gesondert abgerechnet werden, es sei denn, sie finden sich in den arztgruppenspezifischen Kapitel ausdrücklich als abrechnungsfähige Leistung angegeben.

Es ist einem Vertragsarzt nicht gestattet, die in der Anlage 1 aufgeführten Leistungen einem GKV-Versicherten als Individuelle Gesundheitsleistung (IGeL) anzubieten und privat nach GOÄ als IGeL-Leistung abzurechnen.

Wird in demselben Quartal eine kurativ-ambulante und eine kurativ-stationäre (belegärztliche Behandlung) durchgeführt, ist die Grundpauschale je einmal berechnungsfähig. Es ist aber von der Punktzahl der zweiten zur Abrechnung kommenden Grundpauschale ein Abschlag von 50 % vorzunehmen.

26211 für Versicherte ab Beginn des 6. bis zum vollendeten 59. Lebensjahr — 166 / 17,32

Abrechnungsbestimmung Siehe Nr. 26210.

Aufwand in Min. **Kalkulationszeit:** 17 **Prüfzeit:** 14 **Eignung d. Prüfzeit:** Nur Quartalsprofil

GOÄ entsprechend oder ähnlich: Leistungskomplex in der GOÄ nicht vorhanden. Abrechnung der einzelnen erbrachten GOÄ-Leistung(en).

26212 für Versicherte ab Beginn des 60. Lebensjahres — 198 / 20,66

Abrechnungsbestimmung Siehe Nr. 26210.

Aufwand in Min. **Kalkulationszeit:** 21 **Prüfzeit:** 17 **Eignung d. Prüfzeit:** Nur Quartalsprofil

GOÄ entsprechend oder ähnlich: Leistungskomplex in der GOÄ nicht vorhanden. Abrechnung der einzelnen erbrachten GOÄ-Leistung(en).

26220 Zuschlag für die urologische Grundversorgung gemäß Allgemeiner Bestimmung 4.3.8 zu den Gebührenordnungspositionen 26210 bis 26212 — 35 / 3,65

Abrechnungsbestimmung einmal im Behandlungsfall

Anmerkung Der Zuschlag nach der Gebührenordnungsposition 26220 kann gemäß Allgemeiner Bestimmung 4.3.8 ausschließlich in Behandlungsfällen abgerechnet werden, in denen nur Leistungen der fachärztlichen Grundversorgung gemäß Anhang 3 und/oder regionaler Vereinbarungen erbracht und berechnet werden.

Aufwand in Min. **Kalkulationszeit:** KA **Prüfzeit:** ./. **Eignung d. Prüfzeit:** Keine Eignung

GOÄ entsprechend oder ähnlich: Eine vergleichbare Leistung ist in der GOÄ nicht aufgeführt.

26222 Zuschlag zu der Gebührenordnungsposition 26220 — 9 / 0,94

Abrechnungsbestimmung einmal im Behandlungsfall

Anmerkung Die Gebührenordnungsposition 26222 wird durch die zuständige Kassenärztliche Vereinigung zugesetzt.

Aufwand in Min. **Kalkulationszeit:** KA **Prüfzeit:** ./. **Eignung d. Prüfzeit:** Keine Eignung

GOÄ entsprechend oder ähnlich: Eine vergleichbare Leistung ist in der GOÄ nicht aufgeführt.

26.3 Diagnostische und therapeutische Gebührenordnungspositionen

26310 Urethro(-zysto)skopie des Mannes **444** **46,34**

Obligater Leistungsinhalt
- Urethro(-zysto)skopie des Mannes,
- Patientenaufklärung zur Untersuchung und zu den möglichen therapeutischen Maßnahmen in derselben Sitzung in angemessenem Zeitabstand vor dem Eingriff,
- Information zum Ablauf der vorbereitenden Maßnahmen vor dem Eingriff und zu einer möglichen Sedierung und/oder Prämedikation,
- Nachbeobachtung und -betreuung

Fakultativer Leistungsinhalt
- Prämedikation/Sedierung,
- Lokalanästhesie,
- Probeexzision(en),
- Schlitzung des/der Harnleiterostiums/-ostien,
- Fremdkörperentfernung aus der männlichen Harnröhre unter urethroskopischer Sicht

Abrechnungsausschluss
im Behandlungsfall 26313
in derselben Sitzung und Kapitel 36.2

Bericht: mind. Befundkopie (Nr. 01602) an Hausarzt

Aufwand in Min. **Kalkulationszeit:** 15 **Prüfzeit:** 13 **Eignung d. Prüfzeit:** Tages- und Quartalsprofil

GOÄ entsprechend oder ähnlich: Nrn. 1703, 1712

Kommentar: Jeder der im fakultativen Bereich aufgeführten Eingriffe macht die Berechnung der Leistung möglich. Werden aber mehrere Eingriffe nach Nr. 26310 in einer Sitzung ausgeführt, ist die Leistung nur 1x abrechenbar.

Eine ggf. erforderliche Lokalanästhesie ist Bestandteil des fakultativen Leistungsinhaltes und nicht zusätzlich berechnungsfähig. Wenn ein operativer Eingriff erforderlich ist, sind die Leistungen im Kapitel 31.2.11 „Definierte operative Eingriffe an der Niere und dem Urogenitalsystem“ auszuwählen.

26311 Urethro(-zysto)skopie der Frau **272** **28,39**

Obligater Leistungsinhalt
- Urethro(-zysto)skopie der Frau,
- Patientenaufklärung zur Untersuchung und zu den möglichen therapeutischen Maßnahmen in derselben Sitzung in angemessenem Zeitabstand vor dem Eingriff,
- Information zum Ablauf der vorbereitenden Maßnahmen vor dem Eingriff und zu einer möglichen Sedierung und/oder Prämedikation,
- Nachbeobachtung und -betreuung

Fakultativer Leistungsinhalt
- Prämedikation/Sedierung,
- Lokalanästhesie,
- Probeexzision(en),
- Schlitzung des/der Harnleiterostiums/-ostien,
- Fremdkörperentfernung aus der weiblichen Harnröhre unter urethroskopischer Sicht

Abrechnungsausschluss
im Behandlungsfall 26313
in derselben Sitzung 08311 und Kapitel 36.2

Bericht: mind. Befundkopie (Nr. 01602) an Hausarzt

Aufwand in Min. **Kalkulationszeit:** 8 **Prüfzeit:** 6 **Eignung d. Prüfzeit:** Tages- und Quartalsprofil

GOÄ entsprechend oder ähnlich: Nrn. 1711, 1712

Kommentar: Jeder der im fakultativen Bereich aufgeführten Eingriffe macht die Berechnung der Leistung möglich. Werden aber mehrere Eingriffe nach Nr. 26310 in einer Sitzung ausgeführt, ist die Leistung nur 1x abrechenbar.

Wenn ein operativer Eingriff erforderlich ist, sind die Leistungen im Kapitel 31.2.11 „Definierte operative Eingriffe an der Niere und dem Urogenitalsystem“ auszuwählen.

EBM-Nr. EBM-Punkte / Euro

26312* Urethradruckprofilmessung mit fortlaufender Registrierung 290 30,26

Obligater Leistungsinhalt
- Elektromanometrische Druckmessung der Urethra,
- Fortlaufende grafische Registrierung

Fakultativer Leistungsinhalt
- Physikalische(r) Funktionstest(s)

Abrechnungsausschluss im Behandlungsfall 26313

Aufwand in Min. **Kalkulationszeit:** 4 **Prüfzeit:** 3 **Eignung d. Prüfzeit:** Tages- und Quartalsprofil

GOÄ entsprechend oder ähnlich: Leistung in der GOÄ so nicht vorhanden, ggf. analoger Ansatz entsprechend GOÄ § 6 (2*).

26313* Zusatzpauschale apparative Untersuchung bei Harninkontinenz oder neurogener Blasenentleerungsstörung 651 67,94

Obligater Leistungsinhalt
- Elektromanometrische Druckmessung der Blase und des Abdomens,
- EMG,
- Fortlaufende grafische Registrierung,
- Messung des Abdominaldruckes,

Fakultativer Leistungsinhalt
- Urethro(zysto-)skopie Mann (Nr. 26310),
- Urethro(zysto-)skopie Frau (Nr. 26311),
- Urethradruckprofilmessung (Nr. 26312),
- Physikalische Funktionsteste,

Abrechnungsbestimmung einmal im Behandlungsfall

Abrechnungsausschluss
in derselben Sitzung 30420, 30421
im Behandlungsfall 26310, 26311, 26312, 26340

Bericht: mind. Befundkopie (Nr. 01602) an Hausarzt

Aufwand in Min. **Kalkulationszeit:** KA **Prüfzeit:** 33 **Eignung d. Prüfzeit:** Nur Quartalsprofil

GOÄ entsprechend oder ähnlich: Leistungskomplex in der GOÄ nicht vorhanden. Abrechnung der einzelnen erbrachten GOÄ-Leistung(en).

Kommentar: Die Kosten für den Cystotonometrie-Katheter sind nicht getrennt berechenbar, da sie in der Bewertung der Leistung enthalten sind.

26315* Zusatzpauschale Behandlung und/oder Betreuung eines Patienten mit einer gesicherten onkologischen Erkrankung bei laufender onkologischer Therapie oder Betreuung im Rahmen der Nachsorge 191 19,93

Obligater Leistungsinhalt
- Behandlung und/oder Betreuung eines Patienten mit einer laboratoriumsmedizinisch oder histologisch/zytologisch gesicherten onkologischen Erkrankung,
- Fortlaufende Beratung zum Umgang mit der onkologischen Erkrankung,
- Verlaufskontrolle und Dokumentation des Therapieerfolges,
- Erstellung, Überprüfung und Anpassung eines die onkologische Erkrankung begleitenden spezifischen Therapiekonzeptes unter Berücksichtigung individueller Faktoren,
- Kontrolle und/oder Behandlung ggf. auftretender therapiebedingter Nebenwirkungen,
- Planung und Koordination der komplementären Arznei-, Heil- und Hilfsmittelversorgung unter besonderer Berücksichtigung der gesicherten onkologischen Erkrankung,

Fakultativer Leistungsinhalt
- Anleitung und Führung der Bezugs- und Betreuungsperson(en),
- Fortlaufende Überprüfung des häuslichen, familiären und sozialen Umfelds im Hinblick auf die Grunderkrankung,
- Konsiliarische Erörterung/Fachliche Beratung und regelmäßiger Informationsaustausch mit dem onkologisch verantwortlichen Arzt sowie mit weiteren mitbehandelnden Ärzten,
- Überprüfung und Koordination supportiver Maßnahmen,

- Einleitung und/oder Koordination der psychosozialen Betreuung des Patienten und seiner Familie und/oder Bezugs- und Betreuungsperson(en),
- Ggf. Hinzuziehung komplementärer Dienste bzw. häuslicher Krankenpflege,

Abrechnungsbestimmung einmal im Behandlungsfall

Anmerkung Die Gebührenordnungsposition 26315 ist nur bei mindestens einer der im Folgenden genannten Erkrankungen berechnungsfähig: Bösartige Neubildungen der männlichen Geschlechtsorgane C60-C63, der Harnorgane C64-C68, Bösartige Neubildungen sonstiger und ungenau bezeichneter Lokalisation Becken C76.3, Sekundäre und nicht näher bezeichnete bösartige Neubildungen C77-C80.
Die Gebührenordnungsposition 26315 ist bei laufender medikamentöser, im Sinne einer systemischen Chemotherapie mit z.B. zytostatischen Substanzen, operativer und/oder strahlentherapeutischer Behandlung und/oder bei Betreuung im Rahmen der Nachsorge bis höchstens 2 Jahre nach Beendigung einer medikamentösen, operativen und/oder strahlentherapeutischen Behandlung eines Patienten mit gesicherter onkologischer Erkrankung berechnungsfähig.

Aufwand in Min. **Kalkulationszeit:** 20 **Prüfzeit:** 18 **Eignung d. Prüfzeit:** Nur Quartalsprofil

GOÄ entsprechend oder ähnlich: Eine onkologische Pauschale ist in der GOÄ nicht vorhanden, daher: Abrechnung der einzelnen erbrachten GOÄ-Leistung(en).

Kommentar: Diese Leistung beschreibt zahlreiche Leistungen die obligat oder fakultativ zu erbringen sind. Berechnungsfähig ist die Leistung nur, wenn mind. eine der folgenden Erkrankungen vorliegt:
- bösartige Neubildungen der männlichen Geschlechtsorgane,
- bösartige Neubildungen der Harnorgane,
- bösartige Neubildungen sonstiger und ungenau bezeichneter Lokalisation Becken,
- sekundäre und nicht näher bezeichnete bösartige Neubildungen.

26320* Ausräumung einer Bluttamponade der Harnblase im Zusammenhang mit der Erbringung der Leistungen nach den Gebührenordnungspositionen 26310 und 26311 — 150 / 15,65

Obligater Leistungsinhalt
- Ausräumung einer Bluttamponade der Harnblase

Abrechnungsausschluss in derselben Sitzung 02300, 02301, 02302, 26350, 26351, 26352 und Kapitel 36.2

Aufwand in Min. **Kalkulationszeit:** 5 **Prüfzeit:** 5 **Eignung d. Prüfzeit:** Tages- und Quartalsprofil

GOÄ entsprechend oder ähnlich: Nr. 1797

Kommentar: Eine Harnblasenspülung zur Entfernung von Blutkoageln kann nicht extra abgerechnet werden, da Spülungen im Anhang I „Verzeichnis der nicht gesondert berechnungsfähigen Leistungen“ aufgeführt sind und somit in die Grundpauschale integriert sind.

26321* Zuschlag zu den Gebührenordnungspositionen 26310 und 26311 für die Durchführung von (einer) endoskopischen Harnleitersondierung(en) — 133 / 13,88

Obligater Leistungsinhalt
- Endoskopische Harnleitersondierung(en),
- Patientenaufklärung zur Untersuchung und zu den möglichen therapeutischen Maßnahmen in derselben Sitzung in angemessenem Zeitabstand vor dem Eingriff,
- Information zum Ablauf der vorbereitenden Maßnahmen vor dem Eingriff und zu einer möglichen Sedierung und/oder Prämedikation

Fakultativer Leistungsinhalt
- Kalibrierung/Bougierung der Harnröhre (Nr. 26340),
- Nierenbeckenspülung(en),
- Einbringung von Medikamenten,
- Einbringung von Kontrastmitteln in das/die Nierenbecken und/oder den/die Harnleiter

Abrechnungsausschluss in derselben Sitzung 02300, 02301, 02302, 26324, 26340, 26350, 26351, 26352 und Kapitel 36.2

Aufwand in Min. **Kalkulationszeit:** 6 **Prüfzeit:** 6 **Eignung d. Prüfzeit:** Tages- und Quartalsprofil

GOÄ entsprechend oder ähnlich: Nrn. 1788, 1790, 1814

EBM-Nr. EBM-Punkte / Euro

26322* Zuschlag zu den Gebührenordnungspositionen 26310 und 26311 für das Einlegen einer Ureterverweilschiene mittels Endoskopie — 207 / 21,6

Obligater Leistungsinhalt
- Einlegen einer Ureterverweilschiene mittels Endoskopie,
- Patientenaufklärung zur Untersuchung und zu den möglichen therapeutischen Maßnahmen in derselben Sitzung in angemessenem Zeitabstand vor dem Eingriff,
- Information zum Ablauf der vorbereitenden Maßnahmen vor dem Eingriff und zu einer möglichen Sedierung und/oder Prämedikation

Abrechnungsausschluss
im Behandlungsfall 26330
in derselben Sitzung 02300, 02301, 02302, 26323, 26324, 26350, 26351, 26352 und Kapitel 36.2

Aufwand in Min. **Kalkulationszeit:** 10 **Prüfzeit:** 9 **Eignung d. Prüfzeit:** Tages- und Quartalsprofil

GOÄ entsprechend oder ähnlich: Nr. 1812. Berechnung der entstandenen Kosten des Katheters nach § 10 Abs.1 GOÄ.

Kommentar: Ist es erforderlich, beiderseits eine Ureterschiene zu platzieren, kann der Zuschlag nach Nr. 26322 zweimal abgerechnet werden. Ist ein Einlegen, Wechseln oder Entfernen einer Urethraverweilschiene auf beiden Seiten erforderlich, so kann der Zuschlag nach Nr. 26322 zweimal abgerechnet werden.

26323* Zuschlag zu den Gebührenordnungspositionen 26310 und 26311 für den Wechsel einer Ureterverweilschiene mittels Endoskopie — 95 / 9,91

Obligater Leistungsinhalt
- Wechsel einer Ureterverweilschiene mittels Endoskopie,
- Patientenaufklärung zur Untersuchung und zu den möglichen therapeutischen Maßnahmen in derselben Sitzung in angemessenem Zeitabstand vor dem Eingriff,
- Information zum Ablauf der vorbereitenden Maßnahmen vor dem Eingriff und zu einer möglichen Sedierung und/oder Prämedikation

Abrechnungsausschluss in derselben Sitzung 02300, 02301, 02302, 26322, 26324, 26350, 26351, 26352 und Kapitel 36.2

Aufwand in Min. **Kalkulationszeit:** 5 **Prüfzeit:** 5 **Eignung d. Prüfzeit:** Tages- und Quartalsprofil

GOÄ entsprechend oder ähnlich: Leistungskomplex in der GOÄ so nicht vorhanden, ggf. Abrechnung der erbrachten Leistung mit erhöhtem Steigerungssatz.

26324* Zuschlag zu den Gebührenordnungspositionen 26310 und 26311 für die endoskopische Entfernung einer Ureterverweilschiene — 44 / 4,59

Obligater Leistungsinhalt
- Endoskopische Entfernung einer Ureterverweilschiene,
- Patientenaufklärung zur Untersuchung und zu den möglichen therapeutischen Maßnahmen in derselben Sitzung in angemessenem Zeitabstand vor dem Eingriff,
- Information zum Ablauf der vorbereitenden Maßnahmen vor dem Eingriff und zu einer möglichen Sedierung und/oder Prämedikation

Abrechnungsausschluss in derselben Sitzung 02300, 02301, 02302, 26321, 26322, 26323, 26350, 26351, 26352 und Kapitel 36.2

Aufwand in Min. **Kalkulationszeit:** 2 **Prüfzeit:** 2 **Eignung d. Prüfzeit:** Tages- und Quartalsprofil

GOÄ entsprechend oder ähnlich: Leistungskomplex in der GOÄ so nicht vorhanden, ggf. Abrechnung der erbrachten Leistung mit erhöhtem Steigerungssatz.

26325* Wechsel eines Nierenfistelkatheters — 285 / 29,74

Obligater Leistungsinhalt
- Wechsel eines Nierenfistelkatheters,
- Spülung,
- Katheterfixation

Abrechnungsausschluss
im Behandlungsfall 26330

in derselben Sitzung 02300, 02301, 02302, 26350, 26351, 26352 und Kapitel 36.2

Bericht: mind. Befundkopie (Nr. 01602) an Hausarzt

Aufwand in Min. **Kalkulationszeit:** 12 **Prüfzeit:** 11 **Eignung d. Prüfzeit:** Tages- und Quartalsprofil

GOÄ entsprechend oder ähnlich: Nr. 1833

Kommentar: Eine durch den Katheter erforderlich gewordene Wundbehandlung ist Bestandteil der Leistungslegende.

26330* Zusatzpauschale Extrakorporale Stoßwellenlithotripsie (ESWL) 5119 534,22

Obligater Leistungsinhalt
- Extrakorporale Stoßwellenlithotripsie (ESWL) von Harnsteinen,
- Patientenaufklärung in angemessenem Zeitabstand vor dem Eingriff,
- Information zum Ablauf der vorbereitenden Maßnahmen vor dem Eingriff und zu einer möglichen Sedierung und/oder Prämedikation,
- Nachbeobachtung und -betreuung,
- Steinortung,

Fakultativer Leistungsinhalt
- Infusion(en) (Nr. 02100),
- Einlegen einer Ureterverweilschiene (Nr. 26322),
- Wechsel Nierenfistelkatheter (Nr. 26325),
- Ultraschalldiagostik (Kapitel IV-33),
- Radiologische Diagnostik (Kapitel IV-34),
- Prämedikation/Sedierung,
- In mehreren Sitzungen,

Abrechnungsbestimmung je behandelter Seite einmal im Krankheitsfall

Anmerkung Die Berechnung der Gebührenordnungsposition 26330 setzt eine Genehmigung der Kassenärztlichen Vereinigung nach der Vereinbarung zur Stoßwellenlithotripsie sowie zur Strahlendiagnostik und -therapie gemäß § 135 Abs. 2 SGB V voraus.

Abrechnungsausschluss
in derselben Sitzung 02300, 02301, 02302, 26350, 26351, 26352
im Behandlungsfall 02100, 02101, 26322, 26325, 34243, 34244, 34245, 34255, 34256, 34257, 34280, 34281, 34282 und Kapitel 33

Aufwand in Min. **Kalkulationszeit:** 60 **Prüfzeit:** 45 **Eignung d. Prüfzeit:** Tages- und Quartalsprofil

GOÄ entsprechend oder ähnlich: Nr. 1860

Kommentar: Nach dieser Leistung ist die extrakorporale Stoßwellenlithotripsie nur von Harnsteinen berechenbar.

26340 Kalibrierung/Bougierung der Harnröhre 81 8,45

Obligater Leistungsinhalt
- Kalibrierung/Bougierung der Harnröhre,
- Patientenaufklärung zur Untersuchung und zu den möglichen therapeutischen Maßnahmen in derselben Sitzung in angemessenem Zeitabstand,
- Information zum Ablauf der vorbereitenden Maßnahmen vor dem Eingriff und zu einer möglichen Sedierung und/oder Prämedikation,
- Nachbeobachtung und -betreuung

Fakultativer Leistungsinhalt
- Prämedikation/Sedierung

Abrechnungsausschluss
im Behandlungsfall 26313
in derselben Sitzung 02300, 02301, 02302, 26321, 26350, 26351, 26352

Aufwand in Min. **Kalkulationszeit:** 3 **Prüfzeit:** 3 **Eignung d. Prüfzeit:** Tages- und Quartalsprofil

GOÄ entsprechend oder ähnlich: Nrn. 1701, 1702, 1708 (Mann), 1709 (Frau)

Kommentar: Auch eine hydraulische Harnröhrendilatation ist nach Nr. 23340 abrechenbar. Allerdings können die Kosten für Urethradilatatoren nicht gesondert berechnet werden, da sie zu den allgemeinen Praxiskosten gehören.

EBM-Nr. | EBM-Punkte / Euro

26341* Prostatabiopsie — 187 / 19,52

Obligater Leistungsinhalt
- Entnahme von mindestens 6 histologisch verwertbaren Biopsaten aus der Prostata bei Verdacht auf das Vorliegen bzw. zur Kontrolle eines Malignoms

Fakultativer Leistungsinhalt
- Punktion(en) (Nr. 02340),
- Lokalanästhesie

Abrechnungsausschluss in derselben Sitzung 02300, 02301, 02302, 02340, 02341, 26350, 26351, 26352

Bericht: mind. Befundkopie (Nr. 01602) an Hausarzt

Aufwand in Min. **Kalkulationszeit:** 14 **Prüfzeit:** 11 **Eignung d. Prüfzeit:** Tages- und Quartalsprofil

GOÄ entsprechend oder ähnlich: Nr. 319

Kommentar: Eine ggf. erforderliche Lokalanästhesie ist fakultativer Bestandteil der Leistung und kann nicht extra berechnet werden.

26350 Kleinchirurgischer urologischer Eingriff I — 78 / 8,14

Obligater Leistungsinhalt
- Operativer Eingriff mit einer Dauer von bis zu 5 Minuten

und/oder
- Primäre Wundversorgung,

Abrechnungsbestimmung einmal am Behandlungstag

Anmerkung Die Gebührenordnungspositionen 26350 bis 26352 sind bei Patienten mit den Diagnosen Nävuszellnävussyndrom (ICD-10-GM: D22.-) und/oder mehreren offenen Wunden (ICD-10-GM: T01.-) mehrfach in einer Sitzung – höchstens fünfmal am Behandlungstag – berechnungsfähig.
Die Gebührenordnungsposition 26350 ist bei Neugeborenen, Säuglingen, Kleinkindern und Kindern bis zum vollendeten 12. Lebensjahr nach der Gebührenordnungsposition 31271 oder 36271 berechnungsfähig, sofern der Eingriff in Narkose erfolgt. Die Voraussetzungen gemäß § 115b SGB V müssen dabei nicht erfüllt sein, sofern die Eingriffe nicht im Katalog zum Vertrag nach § 115b SGB V genannt sind. In diesen Fällen ist die postoperative Behandlung nach den Gebührenordnungspositionen der Abschnitte IV-31.2.1 Nr. 8 bzw. Präambel IV-36.2.1 Nr. 4 benannten Einschränkungen entfallen in diesen Fällen, es gelten die Abrechnungsausschlüsse der Gebührenordnungsposition 26350 entsprechend.
Lokalanästhesien und Leitungsanästhesien sind, soweit erforderlich, Bestandteil der Gebührenordnungsposition 26350.

Abrechnungsausschluss
im Zeitraum von 21 Tagen nach Erbringung einer Leistung des Abschnitts 31.2 und Kapitel 31.4.3
in derselben Sitzung 02300, 02301, 02302, 02360, 26320, 26321, 26322, 26323, 26324, 26325, 26330, 26340, 26341, 26351, 26352, 30600, 30601, 30610, 30611

Aufwand in Min. **Kalkulationszeit:** 7 **Prüfzeit:** 6 **Eignung d. Prüfzeit:** Tages- und Quartalsprofil

GOÄ entsprechend oder ähnlich: Nrn. 2000, 2001, 2002, 2003, 2004, 2005 u.a.

Kommentar: Eine ggf. erforderliche Lokal- oder Leitungsanästhesie kann nicht getrennt berechnet werden, da sie Bestandteil der Leistung ist. Muss bei Kindern bis zum vollendeten 12. Lebensjahr der Eingriff in Narkose durchgeführt werden, ist die Nr. 31271 abrechenbar.

26351 Kleinchirurgischer urologischer Eingriff II — 118 / 12,31

Obligater Leistungsinhalt
- Spaltung einer Harnröhrenstriktur nach Otis

und/oder
- Entfernung einer oder mehrerer Geschwülste an der Harnröhrenmündung,

Abrechnungsbestimmung einmal am Behandlungstag

Anmerkung Die Gebührenordnungspositionen 26350 bis 26352 sind bei Patienten mit den Diagnosen Nävuszellnävussyndrom (ICD-10-GM: D22.-) und/oder mehreren offenen

Wunden (ICD-10-GM: T01.-) mehrfach in einer Sitzung – höchstens fünfmal am Behandlungstag – berechnungsfähig.
Die Gebührenordnungsposition 26351 ist bei Neugeborenen, Säuglingen, Kleinkindern und Kindern bis zum vollendeten 12. Lebensjahr nach der Gebührenordnungsposition 31271 oder 36271 berechnungsfähig, sofern der Eingriff in Narkose erfolgt. Die Voraussetzungen gemäß § 115b SGB V müssen dabei nicht erfüllt sein, sofern die Eingriffe nicht im Katalog zum Vertrag nach § 115b SGB V genannt sind. In diesen Fällen ist die postoperative Behandlung nach den Gebührenordnungspositionen der Abschnitte 31.4.2 und 31.4.3 nicht berechnungsfähig. Die in der Präambel IV-31.2.1 Nr. 8 bzw. Präambel IV-36.2.1 Nr. 4 benannten Einschränkungen entfallen in diesen Fällen, es gelten die Abrechnungsausschlüsse der Gebührenordnungsposition 26351 entsprechend.
Lokalanästhesien und Leitungsanästhesien sind, soweit erforderlich, Bestandteil der Gebührenordnungsposition 26351.

Abrechnungsausschluss
im Zeitraum von 21 Tagen nach Erbringung einer Leistung des Abschnitts 31.2 und Kapitel 31.4.3
in derselben Sitzung 02300, 02301, 02302, 02360, 26320, 26321, 26322, 26323, 26324, 26325, 26330, 26340, 26341, 26350, 26352, 30600, 30601, 30610, 30611

Aufwand in Min. **Kalkulationszeit:** 7 **Prüfzeit:** 6 **Eignung d. Prüfzeit:** Tages- und Quartalsprofil

GOÄ entsprechend oder ähnlich: Nrn. 1713, 1714, 1715

Kommentar: Wird die Leistung bei Neugeborenen, Säuglingen, Kleinkindern und Kindern bis zum vollendeten 12. Lebensjahr in Narkose erbracht, ist dafür die Nr. 31271 abzurechnen. Eine innere Harnröhrenschlitzung unter Sicht ist nach Nr. 31281 abrechenbar.

26352 Kleinchirurgischer urologischer Eingriff III und/oder primäre Wundversorgung bei Säuglingen, Kleinkindern und Kindern — 219 / 22,86

Obligater Leistungsinhalt
- Primäre Wundversorgung bei Säuglingen, Kleinkindern und Kindern
und/oder
- Meatusplastik,

Abrechnungsbestimmung einmal am Behandlungstag

Anmerkung Die Gebührenordnungspositionen 26350 bis 26352 sind bei Patienten mit den Diagnosen Nävuszellnävussyndrom (ICD-10-GM: D22.-) und/oder mehreren offenen Wunden (ICD-10-GM: T01.-) mehrfach in einer Sitzung – höchstens fünfmal je Behandlungstag – berechnungsfähig.
Die Gebührenordnungsposition 26352 ist bei Neugeborenen, Säuglingen, Kleinkindern und Kindern bis zum vollendeten 12. Lebensjahr nach der Gebührenordnungsposition 31271 oder 36271 berechnungsfähig, sofern der Eingriff in Narkose erfolgt. Die Voraussetzungen gemäß § 115b SGB V müssen dabei nicht erfüllt sein, sofern die Eingriffe nicht im Katalog zum vertrag nach § 115b SGB V genannt sind. In diesen Fällen ist die postoperative Behandlung nach den Gebührenordnungspositionen der Abschnitte 31.4.2 und 31.4.3 nicht berechnungsfähig. Die in der Präambel IV-31.2.1 Nr. 8 bzw. Präambel IV-36.2.1 Nr. 4 benannten Einschränkungen entfallen in diesen Fällen, es gelten die Abrechnungsausschlüsse der Gebührenordnungsposition 26352 entsprechend.
Lokalanästhesien und Leitungsanästhesien sind, soweit erforderlich, Bestandteil der Gebührenordnungsposition 26352.

Abrechnungsausschluss
im Zeitraum von 21 Tagen nach Erbringung einer Leistung des Abschnitts 31.2 und Kapitel 31.4.3
in derselben Sitzung 02300, 02301, 02302, 02360, 26320, 26321, 26322, 26323, 26324, 26325, 26330, 26340, 26341, 26350, 26351, 30600, 30601, 30610, 30611

Aufwand in Min. **Kalkulationszeit:** 10 **Prüfzeit:** 10 **Eignung d. Prüfzeit:** Tages- und Quartalsprofil

GOÄ entsprechend oder ähnlich: Nrn. 2000, 2001, 2002, 2003, 2004, 2008 u.a.

27 Gebührenordnungspositionen der Physikalischen und Rehabilitativen Medizin

27.1 Präambel

1. Die in diesem Kapitel aufgeführten Gebührenordnungspositionen können ausschließlich von Fachärzten für Physikalische und Rehabilitative Medizin berechnet werden.

2. Fachärzte für Allgemeinmedizin, Praktische Ärzte und Ärzte ohne Gebietsbezeichnung können – wenn sie im Wesentlichen Leistungen der Physikalischen und Rehabilitativen Medizin erbringen – gemäß § 73 Abs. 1a SGB V auf deren Antrag die Genehmigung zur ausschließlichen Teilnahme an der fachärztlichen Versorgung erhalten und Gebührenordnungspositionen dieses Kapitels berechnen. Nach Erhalt der Genehmigung können sie Gebührenordnungspositionen des Kapitels 3 nicht mehr berechnen.

3. Gebietsärzte, die die Zusatzbezeichnung Rehabilitationswesen und/oder Sozialmedizin führen, können auf deren Antrag die Genehmigung zur Abrechnung der Gebührenordnungspositionen dieses Kapitels erhalten. Nach Erhalt der Genehmigung können sie Gebührenordnungspositionen ihres arztgruppenspezifischen Kapitels nicht mehr berechnen.

4. Ausser den in diesem Kapitel genannten Gebührenordnungspositionen sind von den in der Präambel genannten Vertragsärzten – unbeschadet der Regelungen gemäß I-5 und I-6.2 der Allgemeinen Bestimmungen – zusätzlich nachfolgende Gebührenordnungspositionen berechnungsfähig: 01100 bis 01102, 01210, 01212, 01214 bis 01222, 01320, 01321, 01410 bis 01416, 01418, 01420, 01422, 01424 bis 01426, 01430, 01435, 01436, 01440, 01510 bis 01512, 01600 bis 01602, 01610 bis 01612, 01620 bis 01623, 01701, 01950 bis 01952, 01955, 01956, 02100, 02101, 02120, 02200, 02300 bis 02302, 02310, 02312, 02313, 02320 bis 02323, 02330, 02331, 02340, 02341, 02343, 02350, 02360, 02400, 02500 und 02510 bis 02512.

5. Ausser den in diesem Kapitel genannten Gebührenordnungspositionen sind bei Vorliegen der entsprechenden Qualifikationsvoraussetzungen von den in der Präambel genannten Vertragsärzten – unbeschadet der Regelungen gemäß I-5 und I-6.2 der Allgemeinen Bestimmungen – zusätzlich nachfolgende Gebührenordnungspositionen berechnungsfähig: 30400 bis 30402, 30410, 30411, 30420, 30421, 30430, 30610, 30611, 30800 und 36884, Gebührenordnungspositionen der Abschnitte IV-30.1, IV-30.2, IV-30.3, IV-30.5, IV-30.7, IV-30.12, IV-31.2, IV-31.3, IV-31.4.3, IV-31.5, IV-31.6, IV-36.2, IV-36.3, IV-36.5 und IV-36.6.2 sowie Gebührenordnungspositionen der Kapitel IV-32, IV-33, IV-34 und IV-35.

6. Bei der Berechnung der zusätzlichen Gebührenordnungspositionen in den Nummern 4 und 5 sind die Maßnahmen zur Qualitätssicherung gemäß § 135 Abs. 2 SGB V, die berufsrechtliche Verpflichtung zur grundsätzlichen Beschränkung auf das jeweilige Gebiet sowie die Richtlinien des Gemeinsamen Bundesausschusses zu beachten.

7. Werden die in den Grundpauschalen enthaltenen Leistungen entsprechend den Gebührenordnungspositionen 01600 und 01601 erbracht, sind für die Versendung bzw. den Transport die Kostenpauschalen nach den Nrn. 40120, 40122, 40124 und 40126 berechnungsfähig.

Kommentar:

Alle Gebührenordnungspositionen des Kapitels 27 – also die Leistungen nach den Nrn. 27210 bis 27333 – können grundsätzlich (s. Kommentierung zu Kapitel I, Abschnitt 1.5) nur abgerechnet werden von

- Fachärzten für Physikalische und Rehabilitative Medizin oder
- Fachärzten für Allgemeinmedizin, praktischen Ärzten und Ärzten ohne Gebietsbezeichnung, die im Wesentlichen Leistungen der Physikalischen und Rehabilitativen Medizin erbringen und eine Genehmigung zur ausschließlichen Teilnahme an der fachärztlichen Versorgung haben. Letztere dürfen dann Leistungen des Kapitels 3 (hausärztlicher Versorgungsbereich) nicht mehr abrechnen;

oder

- Gebietsärzten, die die Zusatzbezeichnung Rehabilitationswesen und/oder Sportmedizin führen mit entsprechender Genehmigung, nach deren Erhalt sie Leistungen ihres arztgruppenspezifischen Kapitels nicht mehr abrechnen dürfen.

Zusätzlich zu den Gebührenordnungspositionen dieses Kapitels sind für die oben genannten Vertragsärzte abrechnungsfähig, sofern die übrigen Abrechnungsvoraussetzungen des EBM gegeben sind:

- die nachfolgenden Gebührenordnungspositionen des Abschnitts II (arztgruppenübergreifende allgemeine Leistungen):
  - Nrn. 01100 bis 01102 Unvorhergesehene Inanspruchnahme,

- Nr. 01210 Notfallpauschale im organisierten Not(fall)dienst,
- Nr. 01212 Notfallpauschale im organisierten Not(fall)dienst,
- Nr. 01214 bis 01222 Notfallkonsultationspauschale im organisierten Not(fall)dienst, Zusatzpauschale für die Besuchsbereitschaft im Notfall bez. organisierten Not(fall)dienst, Reanimationskomplex,
- Nrn. 01320, 01321 Grundpauschale für ermächtigte Ärzte, Krankenhäuser bzw. Institute,
- Nrn. 01410 bis 01416 Besuche, Visite, Begleitung eines Kranken beim Transport,
- Nr. 01418 Besuch im organisierten Not(fall)dienst,
- Nr. 01420 Überprüfung und Koordination häuslicher Krankenpflege,
- Nr. 01422 Erstverordnung zur psychiatrischen häuslichen Krankenpflege,
- Nr. 01424 Folgeverordnung zur psychiatrischen häuslichen Krankenpflege,
- Nrn. 01425, 01426 Verordnung spezialisierter ambulanter Palliativversorgung,
- Nr. 01430 Verwaltungskomplex,
- Nr. 01435 Telefonische Beratung,
- Nr. 01436 Konsultationspauschale,
- Nr. 01440 Verweilen außerhalb der Praxis
- Nr. 01510 bis 01512 Zusatzpauschale für Beobachtung und Betreuung,
- Nrn. 01600 bis 01602 Ärztlicher Bericht/Brief,
- Nrn. 01610 bis 01612 Bescheinigung, Reha-Verordnung, Konsiliarbericht vor Aufnahme in die Psychiatrie,
- Nrn. 01620 bis 01622 Bescheinigung, Krankheitsbericht, Kurplan,
- Nr. 01701 Grundpauschale für Prävention, Empfängnisregelung, Schwangerschaftsabbruch,
- Nrn. 01950 bis 01952 Substitutionsbehandlung,
- Nrn. 01955, 01956 Diamorphingestützte Behandlung Opiatabhängiger,
- Nr. 02100 Infusion,
- Nr. 02101 Infusionstherapie,
- Nr. 02120 Erstprogrammierung Medikamentenpumpe,
- Nr. 02200 Tuberkulintestung,
- Nrn. 02300 bis 02302 Kleinchirurgischer Eingriff,
- Nrn. 02310, 02312, 02313 Behandlung sek. heilender Wunden, Dekubitalulcus, venöse Ulcera curis,
- Nrn. 02320 bis 02323 Magenverweilsonde, Harnblasenkatheter, transurethraler Dauerkatheter,
- Nr. 02330 Arterienpunktion,
- Nr. 02331 Intraarterielle Injektion,
- Nr. 02340, 02341 Punktion,
- Nr. 02343 Pleuradrainage,
- Nr. 02350 Fixierender Verband,
- Nr. 02360 Behandlung mit Lokalanästhetika,
- Nr. 02400 13C-Harnstoff-Atemtest
- Nr. 02500 Einzelinhalationen,
- Nrn. 02510 bis 02512 Wärme- u. Elektrotherapie, Elektrostimulation

- sowie die folgenden Gebührenordnungspositionen des Abschnitts IV (arztgruppenübergreifende spezielle Leistungen):
  - Nrn. 30400 bis 30402 Massage-, Kompressions- oder Unterwassertherapie,
  - Nrn. 30410, 30411 Atemgymnastik,
  - Nrn. 30420, 30421 Krankengymnastik,
  - Nr. 30430 Selektive Phototherapie,
  - Nrn. 30610, 30611 Hämorrhoidenbehandlung
  - Nr. 30800 Soziotherapie – Hinzuziehen eines Leistungserbringers,
  - Nr. 36884 Blutgase, Säure-Basen-Status
- Gebührenordnungspositionen der Abschnitte
  - 30.1 Allergologie
  - 30.2 Chirotherapie

- 30.3 Neurophysiologische Übungsbehandlung
- 30.5 Phlebologie
- 30.7 Schmerztherapie
- 30.12 Diagnostik und Therapie bei MRSA
- 31.2 Ambulante Operationen
- 31.3 Postoperative Überwachungskomplexe
- 31.4.3 Postoperative Behandlungskomplexe im Fachärztlichen Versorgungsbereich
- 31.5 Anästhesien im Zusammenhang mit ambulanten Operationen
- 31.6 Orthopädisch-chirurgisch konservative Gebührenordnungspositionen
- 36.2 Belegärztliche Operationen
- 36.3 Postoperativer Überwachungskomplex nach belegärztlichen Operationen
- 36.5 Anästhesien im Zusammenhang mit belegärztlichen Operationen
- 36.6.2 Konservativ-belegärztliche Strukturpauschalen

• Gebührenordnungspositionen der Kapitel
  - 32 Labor
  - 33 Ultraschalldiagnostik
  - 34 Radiologie, CT, NMR
  - 35 Psychotherapie

Wichtig ist, dass auch für die nach der obigen Regelung zusätzlich abrechnungsfähigen Leistungen immer auch die Abrechnungsvoraussetzungen und -ausschlüsse beachtet werden müssen, die im EBM für die Abrechnung der jeweiligen Leistung genannt sind.

Generell gilt, dass die übrigen Bestimmungen des EBM sowie die Maßnahmen zur Qualitätssicherung sowie die berufsrechtlichen Fachgebietsbeschränkungen zu beachten sind. Insbesondere sollte geprüft werden, ob zur Erbringung und Abrechnung bestimmter Leistungen eine Genehmigung erforderlich ist und welche Voraussetzungen hierfür nachgewiesen werden müssen.

Werden Leistungen nach den Gebührenordnungspositionen 01600 und 01601 (Bericht, Brief) erbracht, können auch dann, wenn die Leistung nicht gesondert berechnungsfähig sein sollte, da sie in der Grundpauschale enthalten ist, für Versendung und Transport die Kostenpauschalen nach den Nrn. 40120, 40122, 40124 oder 40126 abgerechnet werden.

27.2 Physikalisch rehabilitative Grundpauschale

Grundpauschale

Obligater Leistungsinhalt

• Persönlicher Arzt-Patienten-Kontakt,

Fakultativer Leistungsinhalt

• Weitere persönliche oder andere Arzt-Patienten-Kontakte gemäß I-4.3.1 der Allgemeinen Bestimmungen,
• Ärztlicher Bericht entsprechend der Gebührenordnungsposition 01600,
• Individueller Arztbrief entsprechend der Gebührenordnungsposition 01601,
• In Anhang VI-1 aufgeführte Leistungen,

Abrechnungsbestimmung einmal im Behandlungsfall

27210 für Versicherte bis zum vollendeten 5. Lebensjahr **210** **21,92**

Obligater Leistungsinhalt

• Persönlicher Arzt-Patienten-Kontakt,

Fakultativer Leistungsinhalt

• Weitere persönliche oder andere Arzt-Patienten-Kontakte gemäß I-4.3.1 der Allgemeinen Bestimmungen,
• Ärztlicher Bericht entsprechend der Gebührenordnungsposition 01600,
• Individueller Arztbrief entsprechend der Gebührenordnungsposition 01601,
• In Anhang VI-1 aufgeführte Leistungen,

Abrechnungsbestimmung einmal im Behandlungsfall

Abrechnungsausschluss
in derselben Sitzung 01436
im Behandlungsfall 01600, 01601

Aufwand in Min. **Kalkulationszeit:** 23 **Prüfzeit:** 19 **Eignung d. Prüfzeit:** Nur Quartalsprofil

GOÄ entsprechend oder ähnlich: Leistungskomplex in der GOÄ nicht vorhanden, daher Abrechnung der einzelnen erbrachten GOÄ-Leistung(en).

Kommentar: Die Grundpauschale ist beim ersten kurativ-ambulanten persönlichen Arzt-Patienten-Kontakt im Behandlungsfall berechnungsfähig. Ein persönlicher Arzt-Patienten-Kontakt setzt die räumliche und zeitgleiche Anwesenheit des Arztes und des Patienten und eine direkte Interaktion (z.B. Gespräch) voraus. Bei einem ausschließlich telefonischen Kontakt, ist die Grundpauschale nicht abrechenbar.

Die Pauschale ist nur einmal im Behandlungsfall bzw. bei arztgruppenübergreifender Behandlung nur einmal im Arztfall berechenbar.

In dieser Pauschale sind die Leistungen des EBM, die im **Anhang 1 (Verzeichnis der nicht gesondert abrechnungsfähigen und in Komplexen enthaltenen Leistungen ...)** enthalten sind, integriert und damit auch als Kassenleistungen honoriert und können nicht mehr gesondert abgerechnet werden, es sei denn, sie finden sich in den arztgruppenspezifischen Kapitel ausdrücklich als abrechnungsfähige Leistung angegeben.

Es ist einem Vertragsarzt nicht gestattet, die in der Anlage 1 aufgeführten Leistungen einem GKV-Versicherten als Individuelle Gesundheitsleistung (IgeL) anzubieten und privat nach GOÄ als IgeL-Leistung abzurechnen.

Wird in demselben Quartal eine kurativ-ambulante und eine kurativ-stationäre (belegärztliche Behandlung) durchgeführt, ist die Grundpauschale je einmal berechnungsfähig. Es ist aber von der Punktzahl der zweiten zur Abrechnung kommenden Grundpauschale ein Abschlag von 50 % vorzunehmen.

27211 für Versicherte ab Beginn des 6. bis zum vollendeten 59. Lebensjahr **233** 24,32

Abrechnungsbestimmung Siehe Nr. 27210.

Aufwand in Min. **Kalkulationszeit:** 26 **Prüfzeit:** 21 **Eignung d. Prüfzeit:** Nur Quartalsprofil

GOÄ entsprechend oder ähnlich: Leistungskomplex in der GOÄ nicht vorhanden, daher Abrechnung der einzelnen erbrachten GOÄ-Leistung(en).

27212 für Versicherte ab Beginn des 60. Lebensjahres **246** 25,67

Abrechnungsbestimmung Siehe Nr. 27210.

Aufwand in Min. **Kalkulationszeit:** 27 **Prüfzeit:** 22 **Eignung d. Prüfzeit:** Nur Quartalsprofil

GOÄ entsprechend oder ähnlich: Leistungskomplex in der GOÄ nicht vorhanden, daher Abrechnung der einzelnen erbrachten GOÄ-Leistung(en).

27220 Zuschlag für die physikalisch rehabilitative Grundversorgung gemäß Allgemeiner Bestimmung 4.3.8 zu den Gebührenordnungspositionen 27210 bis 27212 **65** 6,78

Abrechnungsbestimmung einmal im Behandlungsfall

Anmerkung Der Zuschlag nach der Gebührenordnungsposition 27220 kann gemäß Allgemeiner Bestimmung 4.3.8 ausschließlich in Behandlungsfällen abgerechnet werden, in denen nur Leistungen der fachärztlichen Grundversorgung gemäß Anhang 3 und/oder regionaler Vereinbarungen erbracht und berechnet werden.

Aufwand in Min. **Kalkulationszeit:** KA **Prüfzeit:** ./. **Eignung d. Prüfzeit:** Keine Eignung

27222 Zuschlag zu der Gebührenordnungsposition 27220 **17** 1,77

Abrechnungsbestimmung einmal im Behandlungsfall

Anmerkung Die Gebührenordnungsposition 27222 wird durch die zuständige Kassenärztliche Vereinigung zugesetzt.

Aufwand in Min. **Kalkulationszeit:** KA **Prüfzeit:** ./. **Eignung d. Prüfzeit:** Keine Eignung

GOÄ entsprechend oder ähnlich: Eine vergleichbare Leistung ist in der GOÄ nicht aufgeführt.

27.3 Diagnostische und therapeutische Gebührenordnungspositionen

27310* Funktioneller Ganzkörperstatus **113** **11,79**

Obligater Leistungsinhalt
- Erhebung eines auf Einschränkungen von Funktionen und Fähigkeiten bezogenen Ganzkörperstatus,

Fakultativer Leistungsinhalt
- Klinisch-neurologische Basisdiagnostik (Nr. 27311),

Abrechnungsbestimmung einmal im Behandlungsfall

Abrechnungsausschluss
im Behandlungsfall 13250, 27332, 27333
in derselben Sitzung 01210, 01214, 01216, 01218, 01711, 01712, 01713, 01714, 01715, 01716, 01717, 01718, 01719, 01720, 01723, 01732, 27311

Aufwand in Min. **Kalkulationszeit:** 12 **Prüfzeit:** 11 **Eignung d. Prüfzeit:** Nur Quartalsprofil

GOÄ entsprechend oder ähnlich: Nrn. 8

Kommentar: Mit diesem Ganzkörperstatus wird nach Einschränkungen der Körperfunktionalität untersucht. Die Leistung der Nr. 27311 ist fakultativer Bestandteil der Leistung nach Nr. 27310 und kann nicht zusätzlich berechnet werden.

27311* Klinisch-neurologische Basisdiagnostik **65** **6,78**

Obligater Leistungsinhalt
- Erhebung des Reflexstatus,
- Prüfung der Motorik,
- Prüfung der Sensibilität,

Fakultativer Leistungsinhalt
- Prüfung der Funktion der Hirnnerven,
- Prüfung der Funktion des extrapyramidalen Systems,
- Prüfung des Vegetativums,
- Untersuchung der hirnversorgenden Gefäße,

Abrechnungsbestimmung einmal im Behandlungsfall

Abrechnungsausschluss
im Behandlungsfall 13250, 22230, 27332, 27333
in derselben Sitzung 01711, 01712, 01713, 01714, 01715, 01716, 01717, 01718, 01719, 01723, 27310

Aufwand in Min. **Kalkulationszeit:** 7 **Prüfzeit:** 7 **Eignung d. Prüfzeit:** Nur Quartalsprofil

GOÄ entsprechend oder ähnlich: Nr. 800

Kommentar: Die Leistung der Nr. 27311 kann nicht zusätzlich zur Nr. 27310 (Funktioneller Ganzkörperstatus) berechnet werden, da sie fakultativer Bestandteil der Leistung nach Nr. 27310 ist.

Wezel/Liebold kommentiert, dass im Hinblick auf Leistungsumfang und Zeitaufwand die Leistung nach Nr. 27311 in den überwiegenden Fällen eigentlich nur 1x im Krankheitsfall erforderlich ist.

27320* Elektrokardiographische Untersuchung **80** **8,35**

Obligater Leistungsinhalt
- Mindestens 12 Ableitungen (Extremitäten und Brustwand)

Abrechnungsausschluss
in derselben Sitzung 27321, 30901
am Behandlungstag 31622, 31623, 31624, 31625, 31626, 31627, 31628, 31629

Aufwand in Min. **Kalkulationszeit:** 3 **Prüfzeit:** 3 **Eignung d. Prüfzeit:** Tages- und Quartalsprofil

GOÄ entsprechend oder ähnlich: Nr. 651*

Kommentar: Ist es medizinisch erforderlich, mehrere EKGs innerhalb eines Quartals durchzuführen, so kann die Leistung nach Nr. 27320 entsprechend abgerechnet werden.

Dies gilt auch für entsprechende Kontrolluntersuchungen am selben Tag. Um Probleme bei der Abrechnung zu vermeiden, sollte hier immer die Zeitangabe und ggf. eine Begründung für das erneute EKG angegeben werden.

27321* Belastungs-Elektrokardiographie (Belastungs-EKG) — 200 / 20,87

Obligater Leistungsinhalt

- Untersuchung in Ruhe und nach Belastung mit mindestens 12 Ableitungen sowie während physikalisch definierter und reproduzierbarer Belastung mit mindestens 3 Ableitungen und fortlaufender Kontrolle des Kurvenverlaufes,
- Wiederholte Blutdruckmessung,

Abrechnungsbestimmung höchstens 3 x im Behandlungsfall

Abrechnungsausschluss
in derselben Sitzung 13251, 27320
im Behandlungsfall 03321, 04321, 13250, 13545, 13550, 17330, 17332

Aufwand in Min. **Kalkulationszeit:** 11 **Prüfzeit:** 10 **Eignung d. Prüfzeit:** Nur Quartalsprofil

GOÄ entsprechend oder ähnlich: Nr. 652

Kommentar: Eine kontinuierliche Überwachung des EKG-Kurvenverlaufes ist am Monitor erforderlich. Ein kontinuierliches Schreiben eines Papierstreifens allerdings nicht. Diese Leistung darf nur in Anwesenheit des Arztes in der Praxis durchgeführt werden.

27322* Aufzeichnung eines Langzeit-EKG von mindestens 18 Stunden Dauer — 67 / 6,99

Anmerkung Die Berechnung der Gebührenordnungsposition 27322 setzt eine Genehmigung der Kassenärztlichen Vereinigung nach der Vereinbarung zur Durchführung von Langzeitelektrokardiographischen Untersuchungen gemäß § 135 Abs. 2 SGB V voraus.

Abrechnungsausschluss
im Behandlungsfall 13250, 13545, 13550
in derselben Sitzung 03322, 04322, 13252

Aufwand in Min. **Kalkulationszeit:** 2 **Prüfzeit:** 2 **Eignung d. Prüfzeit:** Tages- und Quartalsprofil

GOÄ entsprechend oder ähnlich: Nr. 659*

Kommentar: Eine ebenfalls durchgeführte Langzeit-Blutdruckmessung, bei der allerdings der Zeitraum zwei Stunden länger sein muss, ist zusätzlich nach Nr. 27324 abrechenbar.

27323* Computergestützte Auswertung eines kontinuierlich aufgezeichneten Langzeit-EKG von mindestens 18 Stunden Dauer — 92 / 9,6

Anmerkung Die Berechnung der Gebührenordnungsposition 27323 setzt eine Genehmigung der Kassenärztlichen Vereinigung nach der Vereinbarung zur Durchführung von Langzeitelektrokardiographischen Untersuchungen gemäß § 135 Abs. 2 SGB V voraus.

Abrechnungsausschluss
im Behandlungsfall 13250, 13545, 13550
in derselben Sitzung 03241, 04241, 13253

Bericht: mind. Befundkopie (Nr. 01602) an Hausarzt

Aufwand in Min. **Kalkulationszeit:** 10 **Prüfzeit:** 10 **Eignung d. Prüfzeit:** Tages- und Quartalsprofil

GOÄ entsprechend oder ähnlich: Nr. 659*

Kommentar: Wer die Genehmigung zur Auswertung von Langzeit-EKGs hat, kann die beiden Nrn. für das EKG-Aufzeichnen nach Nr. 27322 und die Auswertung nach Nr. 27323 abrechnen.

Auch längere Zeiträume als 18 Stunden berechtigen nicht zu einem mehrfachen Ansatz der Nrn. 27322 und 27323.

Versandkosten können im Rahmen einer Überweisung vom überweisenden Arzt und vom auswertenden Arzt nach Nr. 40120 ff. abgerechnet werden.

27324* Langzeit-Blutdruckmessung — 78 / 8,14

Obligater Leistungsinhalt
- Automatische Aufzeichnung von mindestens 20 Stunden Dauer,
- Computergestützte Auswertung,
- Aufzeichnung der Blutdruckwerte mindestens alle 15 Minuten während der Wach- und mindestens alle 30 Minuten während der Schlafphase mit gleichzeitiger Registrierung der Herzfrequenz,
- Auswertung und Beurteilung des Befundes

Abrechnungsausschluss
im Behandlungsfall 13250, 13545, 13550
in derselben Sitzung 03324, 04324, 13254

Bericht: mind. Befundkopie (Nr. 01602) an Hausarzt

Aufwand in Min. **Kalkulationszeit:** 5 **Prüfzeit:** 5 **Eignung d. Prüfzeit:** Tages- und Quartalsprofil

GOÄ entsprechend oder ähnlich: Nr. 654*

Kommentar: Ein ebenfalls durchgeführtes Langzeit-EKG, bei dem allerdings der Zeitraum nur 18 Stunden betragen muß, ist zusätzlich nach Nr. 27322 – und ggf. bei Auswertung auch noch mit Nr. 27323 – abrechenbar.

27330* Spirographische Untersuchung — 60 / 6,26

Obligater Leistungsinhalt
- Darstellung der Flussvolumenkurve,
- In- und exspiratorische Messung,
- Graphische Registrierung

Abrechnungsausschluss
in derselben Sitzung 03330, 04330, 13255
im Behandlungsfall 13250

Aufwand in Min. **Kalkulationszeit:** 3 **Prüfzeit:** 3 **Eignung d. Prüfzeit:** Tages- und Quartalsprofil

GOÄ entsprechend oder ähnlich: Nrn. 605*, 605a*

Kommentar: Um diese Nr. abzurechnen, müssen alle obligaten Leistungsinhalte erbracht werden. In der Leistungslegende findet sich keine Begrenzung der Häufigkeit zur Anwendung diese Untersuchung, so dass ein mehrmaliger Ansatz im Quartal, wenn medizinisch erforderlich, abrechnungsfähig ist.

27331* Abklärung einer peripheren neuromuskulären Erkrankung — 184 / 19,20

Obligater Leistungsinhalt
- Elektromyographische Untersuchung(en) mit Oberflächen- und/oder Nadelelektroden

und/oder
- Elektroneurographische Untersuchung(en) mit Bestimmung(en) der motorischen oder sensiblen Nervenleitgeschwindigkeit,
- Beidseitig,

Abrechnungsbestimmung je Sitzung

Anmerkung Die Gebührenordnungsposition 27331 ist im Behandlungsfall insgesamt höchstens zweimal berechnungsfähig.
Die Gebührenordnungsposition 27331 ist im Zeitraum von 21 Tagen nach Erbringung einer Leistung des Abschnitts IV-31.2 nicht neben den Gebührenordnungspositionen 31614 bis 31621 berechnungsfähig.

Abrechnungsausschluss in derselben Sitzung 04437, 16322

Aufwand in Min. **Kalkulationszeit:** 10 **Prüfzeit:** 9 **Eignung d. Prüfzeit:** Tages- und Quartalsprofil

GOÄ entsprechend oder ähnlich: Nr. 839, 840

27332* Physikalisch-rehabilitative Diagnostik und Therapie bei Schädigungen der Strukturen und Funktionen des Bewegungssystems, des zentralen und peripheren Nervensystems und der inneren Organe sowie der hiermit zusammenhängenden Beeinträchtigungen von Aktivität und/oder Teilhabe — 426 / 44,46

Obligater Leistungsinhalt
- Physikalisch-rehabilitative Diagnostik und Therapie von Schädigungen der Strukturen und Funktionen einschließlich der hiermit zusammenhängenden Beeinträchtigungen von Aktivität und/oder Teilhabe unter besonderer Berücksichtigung der individuellen Kontextfaktoren,
- Erläuterung der Zusammenhänge zwischen Funktionseinschränkungen und ggf. nachgewiesener Strukturstörungen sowie deren Auswirkungen auf berufliche und persönliche Aktivitäten/Fähigkeiten sowie auf die Teilhabe am persönlichen und sozialen Leben,
- Aufstellung eines Behandlungsplanes,
- Therapiezielorientierte Erläuterung und Beratung zu den individuell unterschiedlich benötigten Behandlungselementen, insbesondere den ärztlichen Behandlungstechniken, der Arznei-, Heil- und Hilfsmitteltherapie sowie ggf. erforderlicher anderer Interventionen,
- Funktioneller Ganzkörperstatus (Nr. 27310),

Fakultativer Leistungsinhalt
- Einsatz standardisierter qualitätsgesicherter Fragebögen (z.B. SF 36, FFbH, HAQ, Barthel-Index, Geriatric Depression Scale, Mini-Mental Status Examination (MMSE), Sozial Dysfunktion Rating Scale, NASS, Womac),
- Anleitung, Koordination und Schulung im Umgang mit den familiären, sozialen und beruflichen Auswirkungen und Folgen des entsprechenden Störungsbildes,
- Differenzialdiagnostische Erprobung des Einsatzes von Therapiemitteln der Heilmitteltherapie,
- Koordination des Behandlungsplanes mit den intra- und/oder extramural beteiligten Berufsgruppen,
- Anlage/Wechsel/Abnahme eines immobilisierenden Verbandes, funktionellen Tape-Verbandes, eines Schienenverbandes oder einer Orthese,
- Anleitung zur Durchführung eines Eigenübungs- oder Trainingsprogrammes,
- Durchführung einer Thromboseprophylaxe,
- Anleitung und Beratung zur Anpassung des Wohnraumes und/oder des Arbeitsplatzes in Absprache mit dem Hausarzt, ggf. beteiligten anderen Fachärzten, Betriebs- oder Werksarzt und/oder ggf. der Behinderten-Einrichtung/Werkstatt,
- Klinisch-neurologische Basisdiagnostik (Nr. 27311),

Abrechnungsbestimmung einmal im Behandlungsfall

Abrechnungsausschluss
im Behandlungsfall 27310, 27311
in derselben Sitzung 02350

Aufwand in Min. **Kalkulationszeit:** 45 **Prüfzeit:** 45 **Eignung d. Prüfzeit:** Nur Quartalsprofil

GOÄ entsprechend oder ähnlich: Leistungskomplex in der GOÄ nicht vorhanden. Abrechnung der einzelnen erbrachten GOÄ-Leistung(en).

Kommentar: Hier handelt es sich um einen Leistungskomplex, der zahlreiche diagnostische und therapeutische Maßnahmen umfasst. Erbrachte Einzelleistungen aus diesem Katalog können nicht getrennt oder zusätzlich abgerechnet werden, da sie Bestandteil der Leistung nach Nr. 27332 sind. Muss die Leistung nach Nr. 27332 mehrmals erbracht werden, kann der Zuschlag nach Nr. 27333 bis zu 3x im Behandlungsfall = Quartalsfall zusätzlich berechnet werden.

27333* Zuschlag zu der Gebührenordnungsposition 27332 für jede weitere Untersuchung und Behandlung, **69** 7,2

Abrechnungsbestimmung höchstens dreimal im Behandlungsfall

Abrechnungsausschluss im Behandlungsfall 27310, 27311

Aufwand in Min. **Kalkulationszeit:** 7 **Prüfzeit:** 7 **Eignung d. Prüfzeit:** Tages- und Quartalsprofil

GOÄ entsprechend oder ähnlich: Leistungskomplex in der GOÄ nicht vorhanden. Abrechnung der einzelnen erbrachten GOÄ-Leistung(en).

Kommentar: Muss die Leistung nach Nr. 27332 mehrmals erbracht werden, kann bis zu 3x im Behandlungsfall = Quartalsfall der Zuschlag nach Nr. 27333 zusätzlich berechnet werden.

IV Arztgruppenübergreifende bei spezifischen Voraussetzungen berechnungsfähige Gebührenordnungspositionen

30 Spezielle Versorgungsbereiche

30.1 Allergologie

1. Die Gebührenordnungspositionen dieses Abschnitts können – mit Ausnahme der Gebührenordnungsposition 30130 und 30131 – nur von

- Fachärzten für Hals-Nasen-Ohrenheilkunde,
- Fachärzten für Haut- und Geschlechtskrankheiten,
- Vertragsärzten mit der Zusatzbezeichnung Allergologie,
- Fachärzten für Innere Medizin mit Schwerpunkt Pneumologie und Lungenärzte,
- Fachärzten für Kinder- und Jugendmedizin

berechnet werden.

2. Die Gebührenordnungspositionen nach den Nrn. 30130 und 30131 können von allen Vertragsärzten – soweit dies berufsrechtlich zulässig ist – berechnet werden.

Kommentar:

Die Gebührenordnungspositionen des Kapitels 30.1 nach den Nrn. 30110 bis 30123 können grundsätzlich (s. Kommentierung zu Kapitel I, Abschnitt 1.3 und 1.5) nur von den oben angegeben Ärzten abgerechnet werden.

Für die Leistung nach Nr. 30130 und 30131 (Hyposensibilisierungsbehandlung) gilt die Begrenzung auf die oben genannten Arztgruppen nicht, dafür ist aber zu beachten, ob diese Behandlung berufsrechtlich dem Fachgebiet des ausführenden Arztes zugehört. Nur dann darf diese Leistung auch in der ambulanten vertragsärztlichen Versorgung erbracht und abgerechnet werden.

30.1.1 Allergie-Testungen

30110 Allergologisch-diagnostischer Komplex zur Diagnostik und/oder zum Ausschluss einer (Kontakt-)Allergie vom Spättyp (Typ IV), einschl. Kosten — **633** / **66,06**

Obligater Leistungsinhalt
- Spezifische allergologische Anamnese,
- Epikutan-Testung,
- Überprüfung der lokalen Hautreaktion,

Fakultativer Leistungsinhalt
- Hautfunktionstests (z.B. Alkaliresistenzprüfung, Nitrazingelbtest),
- ROAT-Testung (wiederholter offener Expositionstest),
- Okklusion,

Abrechnungsbestimmung einmal im Krankheitsfall

Abrechnungsausschluss im Behandlungsfall 13250, 13258, 30111

Bericht: Bericht (Nr. 01600) oder Brief (Nr. 01601) an Hausarzt (HA) - ggf. Porto nach Nrn. 40120, 40122, 40124 und 40126 – bei Überweisung von Facharzt an Facharzt – Bericht/Brief oder Befundkopie (Nr. 01602) an HA

Aufwand in Min. **Kalkulationszeit:** 40 **Prüfzeit:** 31 **Eignung d. Prüfzeit:** Nur Quartalsprofil

GOÄ entsprechend oder ähnlich: Nrn. 380, 381, 382

Kommentar: Die Zusatzpauschale fachinternistischer Behandlung und die allergologische Basisdiagnostik der fachärztlich tätigen Internisten kann neben der Leistung nach Nr. 30110 im gesamten Quartal nicht zusätzlich berechnet werden.

30111 Allergologisch-diagnostischer Komplex zur Diagnostik und/oder zum Ausschluss einer Allergie vom Soforttyp (Typ I), einschl. Kosten — **458** / **47,8**

Obligater Leistungsinhalt

- Spezifische allergologische Anamnese,
- Prick-Testung,

und/oder
- Scratch-Testung

und/oder
- Reibtestung

und/oder
- Skarifikationstestung

und/oder
- Intrakutan-Testung

und/oder
- Konjunktivaler Provokationstest

und/oder
- Nasaler Provokationstest,
- Vergleich zu einer Positiv- und Negativkontrolle,
- Überprüfung der lokalen Hautreaktion,
- Vorhaltung notfallmedizinischer Versorgung,

Abrechnungsbestimmung einmal im Krankheitsfall

Abrechnungsausschluss im Behandlungsfall 13250, 13258, 30110

Bericht: Bericht (Nr. 01600) oder Brief (Nr. 01601) an Hausarzt (HA) – ggf. Porto nach Nrn. 40120, 40122, 40124 und 40126 – bei Überweisung von Facharzt an Facharzt – Bericht/Brief oder Befundkopie (Nr. 01602) an HA

Aufwand in Min. **Kalkulationszeit:** 30 **Prüfzeit:** 26 **Eignung d. Prüfzeit:** Nur Quartalsprofil

GOÄ entsprechend oder ähnlich: Leistungskomplex in der GOÄ nicht vorhanden. Abrechnung der einzelnen erbrachten GOÄ-Leistung(en) z.B. Auswahl aus Nrn. 385 – 391.

Kommentar: Die Zusatzpauschale fachinternistischer Behandlung und die allergologische Basisdiagnostik der fachärztlich tätigen Internisten kann neben der Leistung nach Nr. 30111 im gesamten Quartal nicht zusätzlich berechnet werden.

30.1.2 Provokations-Testungen

30120* Rhinomanometrischer Provokationstest — 65 / 6,78

Obligater Leistungsinhalt

- Nasaler Provokationstest in mindestens 2 Stufen (Kochsalz, Allergen),
- Rhinomanometrische Funktionsprüfung(en) zum Aktualitätsnachweis von Allergenen,
- Testung mit Einzel- und/oder Gruppenextrakt,
- Vorhaltung notfallmedizinischer Versorgung,

Fakultativer Leistungsinhalt

- Testung mit unterschiedlichen Konzentrationen der Extrakte,

Abrechnungsbestimmung je Test, höchstens zweimal am Behandlungstag

Abrechnungsausschluss im Behandlungsfall 13250, 13258

Aufwand in Min. **Kalkulationszeit:** 5 **Prüfzeit:** 4 **Eignung d. Prüfzeit:** Tages- und Quartalsprofil

GOÄ entsprechend oder ähnlich: Nrn. 393, 394, 395

Kommentar: Die Zusatzpauschale fachinternistischer Behandlung und die allergologische Basisdiagnostik der fachärztlich tätigen Internisten kann neben der Leistung nach Nr. 30120 im gesamten Quartal nicht zusätzlich berechnet werden.

Die Kosten der Testsubstanzen können berechnet werden oder auf den Namen des Patienten rezeptiert werden.

30121* Subkutaner Provokationstest — 164 / 17,12

Obligater Leistungsinhalt

- Subkutaner Provokationstest in mindestens 2 Stufen (Kochsalz, Allergen) zum Aktualitätsnachweis von Allergenen,

- Testung mit Einzel- und/oder Gruppenallergenen,
- Vorhaltung notfallmedizinischer Versorgung,
- Mindestens 2 Stunden Nachbeobachtung,

Fakultativer Leistungsinhalt
- Testung mit unterschiedlichen Konzentrationen der Extrakte,

Abrechnungsbestimmung je Test, höchstens fünfmal im Behandlungsfall

Abrechnungsausschluss im Behandlungsfall 13250, 13258

Aufwand in Min. **Kalkulationszeit:** 2 **Prüfzeit:** 2 **Eignung d. Prüfzeit:** Tages- und Quartalsprofil

GOÄ entsprechend oder ähnlich: Leistungskomplex in der GOÄ nicht vorhanden.

Kommentar: Die Zusatzpauschale fachinternistischer Behandlung und die allergologische Basisdiagnostik der fachärztlich tätigen Internisten kann neben der Leistung nach Nr. 30121 im gesamten Quartal nicht zusätzlich berechnet werden.

30122* Bronchialer Provokationstest — 661 / 68,98

Obligater Leistungsinhalt
- Bronchialer Provokationstest in mindestens 2 Stufen (Kochsalz, Allergen) zum Aktualitätsnachweis von Allergenen,
- Testung mit Einzel- und/oder Gruppenextrakt,
- Mindestens zweimalige ganzkörperplethysmographische Untersuchungen,
- Nachbeobachtung von mindestens 3 Stunden Dauer,
- Vorhaltung notfallmedizinischer Versorgung,
- Flussvolumenkurve jeweils vor und nach Provokationsstufen,
- Angabe des verwendeten Protokolls und Dokumentation des Testergebnisses,

Fakultativer Leistungsinhalt
- Testung mit unterschiedlichen Konzentrationen der Extrakte,

Abrechnungsbestimmung je Test

Abrechnungsausschluss
im Behandlungsfall 13250, 13258
in derselben Sitzung 13651

Aufwand in Min. **Kalkulationszeit:** 20 **Prüfzeit:** 16 **Eignung d. Prüfzeit:** Tages- und Quartalsprofil

GOÄ entsprechend oder ähnlich: Nrn. 397, 398

Kommentar: Die Zusatzpauschale fachinternistischer Behandlung und die allergologische Basisdiagnostik der fachärztlich tätigen Internisten kann neben der Leistung nach Nr. 30122 im gesamten Quartal nicht zusätzlich berechnet werden.

30123* Oraler Provokationstest — 164 / 17,12

Obligater Leistungsinhalt
- Oraler Provokationstest in mindestens 2 Stufen (Leerwert oder Trägersubstanz, Allergen) zur Ermittlung von allergischen oder pseudoallergischen Reaktionen auf nutritive Allergene oder Arzneimittel,
- Vorhaltung notfallmedizinischer Versorgung,
- Mindestens 2 Stunden Nachbeobachtung,

Abrechnungsbestimmung je Test

Abrechnungsausschluss im Behandlungsfall 13250, 13258

Aufwand in Min. **Kalkulationszeit:** 2 **Prüfzeit:** 2 **Eignung d. Prüfzeit:** Tages- und Quartalsprofil

GOÄ entsprechend oder ähnlich: Nr. 399

Kommentar: Die Zusatzpauschale fachinternistischer Behandlung und die allergologische Basisdiagnostik der fachärztlich tätigen Internisten kann neben der Leistung nach Nr. 30123 im gesamten Quartal nicht zusätzlich berechnet werden.

30.1.3 Hyposensibilisierungsbehandlung

30130 Hyposensibilisierungsbehandlung — 94 / 9,81

Obligater Leistungsinhalt
- Hyposensibilisierungsbehandlung (Desensibilisierung) durch subkutane Allergeninjektion(en),
- Nachbeobachtung von mindestens 30 Minuten Dauer

Anmerkung Voraussetzung für die Berechnung der Gebührenordnungsposition 30130 ist die Erfüllung der notwendigen sachlichen und personellen Bedingungen für eine gegebenenfalls erforderliche Schockbehandlung und Intubation.

Aufwand in Min. **Kalkulationszeit:** 3 **Prüfzeit:** 3 **Eignung d. Prüfzeit:** Tages- und Quartalsprofil

GOÄ entsprechend oder ähnlich: Nr. 263

30131 **Zuschlag zu der Gebührenordnungsposition 30130 für jede weitere Hyposensibilisierungsbehandlung durch Injektio(en) zu unterschiedlichen Zeiten am selben Behandlungstag (zum Beispiel bei Injektion verschiedener nicht mischbarer Allergene oder Clusteroder Rush-Therapie)** **71** **7,41**

Obligater Leistungsinhalt
- Hyposensibilisierungsbehandlung (Desensibilisierung) durch subkutane Allergeninjektion(en),
- Nachbeobachtung von mindestens 30 Minuten Dauer,

Abrechnungsbestimmung je Hyposensibilisierungsbehandlung

Anmerkung Die Gebührenordnungsposition 30131 ist mit Angabe des jeweiligen Injektionszeitpunkts bis zu viermal am Behandlungstag berechnungsfähig.
Die Berechnung der Gebührenordnungsposition 30131 neben der Gebührenordnungsposition 30130 und die mehrmalige Berechnung der Gebührenordnungsposition 30131 setzen jeweils eine Desensibilisierungsbehandlung durch Allergeninjektion(en) mit jeweils mindestens 30minütigem Nachbeobachtungsintervall sowie die Angabe des jeweiligen Behandlungszeitpunktes auch bei der Gebührenordnungsposition 30130 voraus.
Voraussetzung für die Berechnung der Gebührenordnungsposition 30131 ist die Erfüllung der notwendigen, sachlichen und personellen Bedingungen für eine gegebenenfalls erforderliche Schockbehandlung und Intubation.

Aufwand in Min. **Kalkulationszeit:** 2 **Prüfzeit:** 2 **Eignung d. Prüfzeit:** Tages- und Quartalsprofil

30.2 Chirotherapie

Die Berechnung der Gebührenordnungspositionen dieses Abschnitts setzt eine besondere ärztliche Qualifikation – bei Erstantrag die Zusatzbezeichnung Chirotherapie – und eine Genehmigung der zuständigen Kassenärztlichen Vereinigung voraus.

Kommentar:

Alle Gebührenordnungspositionen des Kapitels 30.2 können grundsätzlich nur von Ärzten abgerechnet werden, die
- die über eine besondere ärztliche Qualifikation verfügen und
- im Besitz einer Genehmigung ihrer Kassenärztlichen Vereinigung zur Erbringung und Abrechnung chirotherapeutischer Leistungen sind.

Wird erstmals die Abrechnung chirotherapeutischer Leistungen beantragt, ist die „besondere ärztliche Qualifikation“ durch die Zusatzbezeichnung Chirotherapie nachzuweisen.

Im übrigen ist die Erbringung und Abrechnung eines chirotherapeutischen Eingriffs an der Wirbelsäule in der Regel auf eine zweimalige Erbringung beschränkt. Darüber hinausgehende Anwendungen dieser Leistung sind nur im Ausnahmefall unter bestimmten Voraussetzungen möglich.

30200 **Chirotherapeutischer Eingriff** **53** **5,53**

Obligater Leistungsinhalt
- Chirotherapeutischer Eingriff an einem oder mehreren Extremitätengelenken,
- Dokumentation der Funktionsanalyse,

Abrechnungsbestimmung je Sitzung

Anmerkung Die Gebührenordnungsposition 30200 ist im Behandlungsfall höchstens zweimal berechnungsfähig.

Abrechnungsausschluss in derselben Sitzung 30201

Aufwand in Min. **Kalkulationszeit:** 5 **Prüfzeit:** 5 **Eignung d. Prüfzeit:** Tages- und Quartalsprofil

GOÄ entsprechend oder ähnlich: Analog Ansatz der Nr. 3306 entsprechend GOÄ § 6 (2).

30201 Chirotherapeutischer Eingriff an der Wirbelsäule **71** **7,41**

Obligater Leistungsinhalt

- Chirotherapeutischer Eingriff an der Wirbelsäule,
- Dokumentation der Funktionsanalyse,

Fakultativer Leistungsinhalt

- Leistungsinhalt entsprechend der Gebührenordnungsposition 30200,

Abrechnungsbestimmung je Sitzung

Anmerkung Die Gebührenordnungsposition 30201 ist im Behandlungsfall zweimal berechnungsfähig. Ist ein ausreichender Behandlungseffekt mit der zweimaligen Erbringung der Gebührenordnungsposition 30201 im Quartal nicht erzielt worden, kann im Ausnahmefall jede weitere Behandlung nur mit ausführlicher Begründung zur Segmenthöhe, Blockierungsrichtung, muskulären reflektorischen Fixierung und den vegetativen und neurologischen Begleiterscheinungen erfolgen.

Abrechnungsausschluss in derselben Sitzung 30200

Aufwand in Min. **Kalkulationszeit:** 7 **Prüfzeit:** 7 **Eignung d. Prüfzeit:** Tages- und Quartalsprofil

GOÄ entsprechend oder ähnlich: Analog Ansatz der Nr. 3306 entsprechend GOÄ § 6 (2*).

Kommentar: Eine mobilisierende Behandlung an Wirbelsäule oder Gelenken der Extremitäten durch Weichteiltechnik kann nicht gesondert berechnet werden, da sie Bestandteil der hausärztlichen Versichertenpauschale und der fachärztlichen Grundpauschale ist

30.3 Neurophysiologische Übungsbehandlung

1. Die Gebührenordnungspositionen dieses Abschnitts können nur von
   - Fachärzten für Kinder- und Jugendpsychiatrie und -psychotherapie,
   - Fachärzten für Phoniatrie und Pädaudiologie,
   - Fachärzten für Physikalische und Rehabilitative Medizin,
   - Fachärzten für Psychiatrie und Psychotherapie,
   - Fachärzten für Neurologie,
   - Fachärzten für Neurochirurgie,
   - Fachärzten für Nervenheilkunde,
   - Fachärzten für Orthopädie,
   - Vertragsärzten, die eine entsprechende Zusatzqualifikation oder eine besondere Zusatzqualifikation entsprechender nichtärztlicher Mitarbeiter (Krankengymnasten, Heilpädagogen, Ergotherapeuten oder Physiotherapeuten mit Qualifikation entsprechend der der Vertragsärzte) nachweisen können,

   berechnet werden.
2. Die Gebührenordnungspositionen dieses Abschnitts sind nicht neben Gebührenordnungspositionen des Abschnitts IV-30.4 berechnungsfähig.

Kommentar:

Alle Gebührenordnungspositionen des Kapitels 30.3 können grundsätzlich nur von den oben angegebenen Ärzten abgerechnet werden.

Gebührenordnungspositionen der Physikalischen Therapie (Kapitel 30.4) dürfen neben Gebührenordnungspositionen der Neurophysiologischen Übungsbehandlungen nicht abgerechnet werden.

30300* Sensomotorische Übungsbehandlung (Einzelbehandlung) **87** **9,08**

Obligater Leistungsinhalt

- Physikalische Maßnahmen,
- Einzelbehandlung,
- Höchstens 60 Minuten Dauer,
- Systematische Übungsbehandlung komplexer Funktionsstörungen von Organsystemen,
  - sensomotorisch

- und/oder
  - neurophysiologisch,

Fakultativer Leistungsinhalt
- Einweisung der Bezugsperson(en) in das Verfahren,

Abrechnungsbestimmung je vollendete 15 Minuten

Abrechnungsausschluss in derselben Sitzung 14220, 14221, 14310, 14311, 16220, 21220, 21221, 30301 und Kapitel 30.4

Aufwand in Min. **Kalkulationszeit:** KA **Prüfzeit:** 15 **Eignung d. Prüfzeit:** Tages- und Quartalsprofil

GOÄ entsprechend oder ähnlich: Nr. 725*

Kommentar: Ein computergestützes Hirnleistungstraining – im Internet finden sich zahlreiche Software-Angebote – ist nicht abrechenbar.

30301* Sensomotorische Übungsbehandlung (Gruppenbehandlung) **30** **3,13**

Obligater Leistungsinhalt
- Physikalische Maßnahmen,
- Gruppenbehandlung,
- Mit 2 bis 6 Teilnehmern,
- Höchstens 60 Minuten Dauer,
- Systematische Übungsbehandlung komplexer Funktionsstörungen von Organsystemen,
  - sensomotorisch
- und/oder
  - neurophysiologisch,

Fakultativer Leistungsinhalt
- Einweisung der Bezugsperson(en) in das Verfahren,

Abrechnungsbestimmung je Teilnehmer, je vollendete 15 Minuten

Abrechnungsausschluss in derselben Sitzung 14220, 14221, 14310, 14311, 16220, 21220, 21221, 30300 und Kapitel 30.4

Aufwand in Min. **Kalkulationszeit:** KA **Prüfzeit:** 5 **Eignung d. Prüfzeit:** Tages- und Quartalsprofil

GOÄ entsprechend oder ähnlich: Nr. 725*, in der GOÄ nur Einzelbehandlung

Kommentar: Ist die Gruppe grösser als 6 Personen, so ist die Leistung bei keinem derTeilnehmer abrechenbar.

30.4 Physikalische Therapie

1. Die Gebührenordnungspositionen dieses Abschnitts können nur von
   - Fachärzten für Haut- und Geschlechtskrankheiten (ausschließlich Gebührenordnungspositionen 30401, 30430 und 30431),
   - Fachärzten für Orthopädie,
   - Fachärzten für Neurologie,
   - Fachärzten für Nervenheilkunde,
   - Fachärzten für Chirurgie,
   - Fachärzten für Physikalische und Rehabilitative Medizin,
   - Fachärzten für Kinder- und Jugendmedizin (ausschließlich Gebührenordnungspositionen 30410, 30411 und 30430),
   - Fachärzten für Innere Medizin mit Schwerpunkt Angiologie, sowie Ärzten mit der Zusatzbezeichnung Phlebologe (ausschließlich die Gebührenordnungsposition 30401),
   - Fachärzten für Innere Medizin mit Schwerpunkt Pneumologie und Lungenärzten (ausschließlich Gebührenordnungspositionen 30410 und 30411),
   - Ärzten mit der (den) Zusatzbezeichnung(en) Physikalische Therapie und/oder Chirotherapie,
   - Ärzten, die einen entsprechend qualifizierten nichtärztlichen Mitarbeiter (staatl. geprüfter Masseur, Krankengymnast, Physiotherapeut) angestellt und dessen Qualifikation gegenüber der Kassenärztlichen Vereinigung nachgewiesen haben,

   berechnet werden.
2. Die Berechnung der Gebührenordnungspositionen 30420 und 30421 setzt abweichend von 1. voraus, dass der entsprechend qualifizierte Mitarbeiter mindestens die Qualifikation Physiotherapeut und/oder Krankengymnast besitzt.

3. Die Berechnung der Gebührenordnungsposition 30430 setzt abweichend von 1. voraus, dass der Vertragsarzt die berufsrechtliche Berechtigung zum Führen der Gebietsbezeichnung Haut- und Geschlechtskrankheiten, Kinder- und Jugendmedizin und/oder Physikalische und Rehabilitative Medizin hat.

4. Die Berechnung der Gebührenordnungsposition 30431 setzt abweichend von 1. voraus, dass der Vertragsarzt die berufsrechtliche Berechtigung zum Führen der Gebietsbezeichnung Haut- und Geschlechtskrankheiten hat.

5. Die Gebührenordnungspositionen dieses Abschnittes sind nicht neben Gebührenordnungspositionen des Abschnittes IV-30.3 berechnungsfähig.

6. Von Fachärzten für Haut- und Geschlechtskrankheiten sind die Gebührenordnungspositionen 30400, 30402, 30410, 30411, 30420 und 30421 nicht berechnungsfähig.

7. Von Fachärzten für Kinder- und Jugendmedizin sind die Gebührenordnungspositionen 30400 bis 30402 und 30420, 30421, 30431 nicht berechnungsfähig.

Kommentar:

Die Gebührenordnungspositionen des Kapitels 30.4 können – vorbehaltlich der nachfolgenden zusätzlichen Bestimmungen – grundsätzlich von den nachfolgend angegebenen Ärzten wie folgt abgerechnet werden:

- Fachärzte für Orthopädie, Fachärzte für Neurologie, Fachärzte für Nervenheilkunde, Fachärzte für Chirurgie, Fachärzte für Physikalische und Rehabilitative Medizin, Ärzte mit der (den) Zusatzbezeichnung(en) Physikalische Therapie und/oder Chirotherapie, Ärzte, die einen entsprechend qualifizierten nichtärztlichen Mitarbeiter (staatl. geprüfter Masseur, Krankengymnast, Physiotherapeut) angestellt haben: alle Gebührenordnungspositionen des Kapitels 30.4;
- Fachärzte für Haut- und Geschlechtskrankheiten: nur die Nrn. 30401, 30430, 30431;
- Fachärzte für Kinder- und Jugendmedizin: nur die Nrn. 30410, 30411, 30430;
- Fachärzte für Innere Medizin mit Schwerpunkt Angiologie sowie Ärzte mit der Zusatzbezeichnung Phlebologie: nur die Nr. 30401;
- Fachärzte für Innere Medizin mit Schwerpunkt Pneumologie und Lungenärzte: nur die Nrn. 30410, 30411.

Werden Leistungen nach den Nrn. 30420 und 30421 von nichtärztlichen Mitarbeitern erbracht, ist die Abrechnung nur dann möglich, wenn diese mindestens die Qualifikation Physiotherapeut und/oder Krankengymnast besitzen.

Die Abrechnung der Leistung nach Nr. 30430 ist nur möglich von Ärzten mit der Berechtigung zum Führen der Gebietsbezeichnung Haut- und Geschlechtskrankheiten, Kinder- und Jugendmedizin und/oder Physikalische und Rehabilitative Medizin.

Die Abrechnung der Leistung nach Nr. 30431 ist nur möglich von Ärzten mit der Berechtigung zum Führen der Gebietsbezeichnung Haut- und Geschlechtskrankheiten.

Gebührenordnungspositionen der Neurophysiologischen Übungsbehandlungen (Kapitel 30.3) dürfen neben Gebührenordnungspositionen der Physikalischen Therapie nicht abgerechnet werden.

30400* Massagetherapie **74** 7,72

Obligater Leistungsinhalt

- Massagetherapie lokaler Gewebeveränderungen eines oder mehrerer Körperteile

und/oder

- Manuelle Bindegewebsmassage

und/oder

- Periostmassage

und/oder

- Kolonmassage

und/oder

- Manuelle Lymphdrainage,

Abrechnungsbestimmung je Sitzung

Anmerkung Die Gebührenordnungsposition 30400 ist am Tag nur einmal berechnungsfähig.

Abrechnungsausschluss in derselben Sitzung 30300, 30301, 30401, 30402, 30410, 30411, 30420, 30421

Aufwand in Min. **Kalkulationszeit:** KA **Prüfzeit:** 5 **Eignung d. Prüfzeit:** Tages- und Quartalsprofil

GOÄ entsprechend oder ähnlich: Nrn. 520*, 521*, 523*

Kommentar: Nach **Wezel/Liebold** kann mit Nr. 32400 auch die klassische Reflexzonenmassage abgerechnet werden.

Nach Wezel/Liebold sind … „als Körperteile anzusehen":
- Schultergürtel mit Hals
- übrige dorsale Rumpfseite
- rechte oder linke Schulter mit Oberarm
- rechter oder linker Ellenbogen mit Oberarm und Unterarm
- rechte und linke Hand mit Unterarm
- rechte oder linke Hüfte mit Oberschenkel
- rechtes oder linkes Knie mit Oberschenkel und Unterschenkel
- rechter oder linker Fuß mit Unterschenkel

Pro Arzt-Patienten-Begegnung kann die Nr. 30400 nur 1x berechnet werden, auch wenn mehrere Körperteile/-regionen behandelt werden oder unterschiedliche Massageverfahren angewendet werden.

Massagen mittels Geräten können nicht abgerechnet werden.

30401* Intermittierende apparative Kompressionstherapie — 34 / 3,55

Abrechnungsbestimmung je Bein, je Sitzung

Anmerkung: Die Gebührenordnungsposition 30401 ist nur bei Vorliegen einer der im Folgenden genannten Diagnosen gemäß ICD-10-GM berechnungsfähig:
- I70.20 und I70.21 Artherosklerose der Extremitätenarterien i. V. m.
- R60.0 Umschriebenes Ödem,
- I83.0 Varizen der unteren Extremitäten mit Ulzeration,
- I87.0 Postthrombotisches Syndrom,
- I87.2, Venöse Insuffizienz (chronisch) (peripher),
- I89.0 Lymphödem, andernorts nicht klassifiziert,
- L97 Ulcus cruris venosum,
- M43.0 Progressive systemische Sklerose,
- Q27.8 Sonstige näher bezeichnete angeborene Fehlbildungen des peripheren Gefäßsystems,
- Q82.0 Hereditäres Lymphödem,
- T93 Folgen von Verletzungen der unteren Extremität i. V. m.
- R60.0 Umschriebenes Ödem.

Abrechnungsausschluss in derselben Sitzung 30300, 30301, 30400, 30402, 30410, 30411, 30420, 30421

Aufwand in Min. **Kalkulationszeit:** KA **Prüfzeit:** 2 **Eignung d. Prüfzeit:** Tages- und Quartalsprofil

GOÄ entsprechend oder ähnlich: Nrn. 525*, 526*

Kommentar: **Die Kassenärztlichen Vereinigung Thüringen** informiert in ihrem Rundschreiben 2/2009:

GOP 30401 – nur bei bestimmten Indikationen berechnungsfähig:

Aus gegebenen Anlass möchten wir auf die bestehenden Beschlüsse der Partner der Bundesmantelverträge hinweisen, in denen die Leistungserbringung der GOP 30401 (Intermittierende apparative Kompressionstherapie) an bestimmte Indikationen gebunden ist (vgl. Deutsches Ärzteblatt, Heft 39 vom 28. September 2007).

Die **GOP 30401** ist nur bei folgenden Indikationen **berechnungsfähig**:
- Varikose, primär und sekundär I83,
- Varizen der unteren Extremität, Zustand nach Thrombose I80, mit der Diagnosesicherheit „Z",
- Postthrombotisches Syndrom I87.0,
- AVK mit Ödem I73.9,
- Posttraumatische Ödeme I97.8,
- Zyklisch idiopathische Ödeme R60,
- Lymphödeme I89.0,
- Hereditäres Lymphödem Q82.0,
- Lipödeme R60,
- Chronisch venöse Insuffizienz peripherer I87.2,
- Ulcus cruris venosum L97

EBM-Nr. EBM-Punkte/Euro

30402* Unterwasserdruckstrahlmassage **97** 10,12

Obligater Leistungsinhalt
- Unterwasserdruckstrahlmassage,
- Wanneninhalt mindestens 400 l,
- Leistung der Apparatur mindestens 400 kPa (4 bar)

Fakultativer Leistungsinhalt
- Hydroelektrisches Vollbad („Stangerbad")

Abrechnungsausschluss in derselben Sitzung 30300, 30301, 30400, 30401, 30410, 30411, 30420, 30421

Aufwand in Min. **Kalkulationszeit:** KA **Prüfzeit:** 5 **Eignung d. Prüfzeit:** Tages- und Quartalsprofil

GOÄ entsprechend oder ähnlich: Nr. 527*

30410* Atemgymnastik (Einzelbehandlung) **74** 7,72

Obligater Leistungsinhalt
- Atemgymnastik und Atmungsschulung,
- Einzelbehandlung,
- Dauer mindestens 15 Minuten

Fakultativer Leistungsinhalt
- Intermittierende Anwendung manueller Weichteiltechniken

Abrechnungsausschluss in derselben Sitzung 30300, 30301, 30400, 30401, 30402, 30411, 30420, 30421

Aufwand in Min. **Kalkulationszeit:** KA **Prüfzeit:** 15 **Eignung d. Prüfzeit:** Tages- und Quartalsprofil

GOÄ entsprechend oder ähnlich: Nr. 505*

30411* Atemgymnastik (Gruppenbehandlung) **34** 3,55

Obligater Leistungsinhalt
- Atemgymnastik und Atmungsschulung,
- Gruppenbehandlung mit mindestens 3, höchstens 5 Teilnehmern,
- Dauer mindestens 20 Minuten,

Abrechnungsbestimmung je Teilnehmer

Abrechnungsausschluss in derselben Sitzung 30300, 30301, 30400, 30401, 30402, 30410, 30420, 30421

Aufwand in Min. **Kalkulationszeit:** KA **Prüfzeit:** 5 **Eignung d. Prüfzeit:** Tages- und Quartalsprofil

GOÄ entsprechend oder ähnlich: Nr. 509*, in der GOÄ nur Einzelbehandlung

30420* Krankengymnastik (Einzelbehandlung) **94** 9,81

Obligater Leistungsinhalt
- Krankengymnastische Behandlung,
- Einzelbehandlung,
- Dauer mindestens 15 Minuten

Fakultativer Leistungsinhalt
- Intermittierende Anwendung manueller Weichteiltechniken,
- Anwendung von Geräten,
- Durchführung im Bewegungsbad

Abrechnungsausschluss in derselben Sitzung 08310, 26313, 30300, 30301, 30400, 30401, 30402, 30410, 30411, 30421

Aufwand in Min. **Kalkulationszeit:** KA **Prüfzeit:** 15 **Eignung d. Prüfzeit:** Tages- und Quartalsprofil

GOÄ entsprechend oder ähnlich: Nrn. 506*, 507*

Tipp: Schwangerschaftsgymnastik als erforderliche Einzelbehandlung ist – ohne Zuzahlung – nach Nr. 30420 berechenbar.

30421* Krankengymnastik (Gruppenbehandlung) **48** 5,01

Obligater Leistungsinhalt
- Krankengymnastische Behandlung,
- Gruppenbehandlung mit 3 bis 5 Teilnehmern,
- Dauer mindestens 20 Minuten,

Fakultativer Leistungsinhalt
- Intermittierende Anwendung manueller Weichteiltechniken,
- Anwendung von Geräten,
- Durchführung im Bewegungsbad,

Abrechnungsbestimmung je Teilnehmer und Sitzung
Abrechnungsausschluss in derselben Sitzung 08310, 26313, 30300, 30301, 30400, 30401, 30402, 30410, 30411, 30420

Aufwand in Min. **Kalkulationszeit:** KA **Prüfzeit:** 5 **Eignung d. Prüfzeit:** Tages- und Quartalsprofil
GOÄ entsprechend oder ähnlich: Nr. 509*
Kommentar: Schwangerschaftsgymnastik als Gruppenbehandlung ist, wenn erforderlich – ohne Zuzahlung – nach Nr. 30421 berechenbar.
Tipp: Schwangerschaftsgymnastik als Gruppenbehandlung ist – ohne Zuzahlung – nach Nr. 30421 berechenbar.

30430* Selektive Phototherapie mittels indikationsbezogen optimierten UV-Spektrums, **55** 5,74
Abrechnungsbestimmung je Sitzung
Abrechnungsausschluss
am Behandlungstag 10350
in derselben Sitzung 30300, 30301

Aufwand in Min. **Kalkulationszeit:** 1 **Prüfzeit:** 1 **Eignung d. Prüfzeit:** Nur Quartalsprofil
GOÄ entsprechend oder ähnlich: Nr. 567*

30431* Zuschlag zu der Gebührenordnungsposition 30430 bei Durchführung der Phototherapie als Photochemotherapie (z.B. PUVA) **35** 3,65
Abrechnungsausschluss
in derselben Sitzung 30300, 30301
am Behandlungstag 10350

Aufwand in Min. **Kalkulationszeit:** 1 **Prüfzeit:** 1 **Eignung d. Prüfzeit:** Tages- und Quartalsprofil
GOÄ entsprechend oder ähnlich: Nr. 565*
Kommentar: Erforderliche Medikamente für die Photochemotherapie können zu Lasten des Patienten rezeptiert werden.

30.5 Phlebologie

1. Die Gebührenordnungspositionen dieses Abschnitts können nur von
   - Fachärzten für Haut- und Geschlechtskrankheiten,
   - Fachärzten für Chirurgie,
   - Fachärzten für Innere Medizin,
   - Vertragsärzten mit der Zusatzbezeichnung Phlebologie,

berechnet werden.

Kommentar:

Alle Gebührenordnungspositionen des Kapitels 30.5 können grundsätzlich nur von den oben angegeben Ärzten abgerechnet werden.

30500* Phlebologischer Basiskomplex **164** 17,12
Obligater Leistungsinhalt
- Verschlussplethysmograpische Untersuchung(en) der Extremitätenvenen mit graphischer Registrierung

und/oder
- Lichtreflexionsrheographische Untersuchung(en) der Extremitätenvenen,
- Doppler-sonographische Untersuchung(en) der Venen und/oder Arterien,
- Untersuchung(en) ein- und/oder beidseitig,

Fakultativer Leistungsinhalt
- Doppler-sonographische Druckmessungen an den Extremitätenarterien,
- Thrombusspaltung einschließlich -expression,

Abrechnungsbestimmung einmal im Behandlungsfall

Abrechnungsausschluss in der selben Sitzung 02300, 02301, 02302, 02311, 10340, 10341, 10342

im Behandlungsfall 03040, 03220, 03221, 04040, 04220, 04221, 13300, 13545, 13550, 33061, 36882

Bericht: mind. Befundkopie (Nr. 01602) an Hausarzt

Aufwand in Min. **Kalkulationszeit:** 13 **Prüfzeit:** 11 **Eignung d. Prüfzeit:** Nur Quartalsprofil

GOÄ entsprechend oder ähnlich: Leistungskomplex in der GOÄ nicht vorhanden. Abrechnung der einzelnen erbrachten GOÄ-Leistung(en) z.B. Nrn. 635*, 639*, 641* – 644*, 763

Kommentar: Untersuchungen mit CW-Doppler der Extremitätengefäße ist im Quartal neben 30500 nicht möglich.

30501* Verödung von Varizen **94** **9,81**

Obligater Leistungsinhalt

- Verödung von Varizen,
- Entstauender phlebologischer Funktionsverband,

Abrechnungsbestimmung je Bein höchstens fünfmal im Behandlungsfall

Abrechnungsausschluss

in derselben Sitzung 02300, 02301, 02302, 02311, 02313, 10340, 10341, 10342
im Behandlungsfall 03040, 03220, 03221, 04040, 04220, 04221

Bericht: mind. Befundkopie (Nr. 01602) an Hausarzt

Aufwand in Min. **Kalkulationszeit:** 5 **Prüfzeit:** 5 **Eignung d. Prüfzeit:** Tages- und Quartalsprofil

GOÄ entsprechend oder ähnlich: Nr. 764

30.6 Proktologie

1. Die Gebührenordnungsposition 30600 ist nur von
   - Fachärzten für Chirurgie,
   - Fachärzten für Haut- und Geschlechtskrankheiten,
   - Fachärzten für Innere Medizin mit Schwerpunkt Gastroenterologie,
   - Fachärzten für Allgemeinmedizin,
   - Fachärzten für Innere und Allgemeinmedizin,
   - Fachärzten für Innere Medizin und Fachärzten für Urologie, die einen durch die zuständige Kassenärztliche Vereinigung genehmigten Versorgungsschwerpunkt nachweisen können, berechnungsfähig.

Kommentar:

Die Leistung nach der Nr. 30600 kann grundsätzlich nur von den oben angegeben Ärzten abgerechnet werden. Das gilt dann auch für die Leistung nach Nr. 30601, die lediglich ein Zuschlag zur Leistung nach Nr. 30600 ist.

Für die übrigen Gebührenordnungspositionen dieses Abschnitts gibt es keine aus der Präambel folgende Einschränkung.

30600* Zusatzpauschale Prokto-/Rektoskopie **85** **8,87**

Obligater Leistungsinhalt

- Rektale Untersuchung,
- Proktoskopie

und/oder

- Rektoskopie,
- Patientenaufklärung,
- Information zum Ablauf der vorbereitenden Maßnahmen vor dem Eingriff und zu einer möglichen Sedierung und/oder Prämedikation,
- Nachbeobachtung und -betreuung

Fakultativer Leistungsinhalt

- Prämedikation/Sedierung

Abrechnungsausschluss

im Behandlungsfall 13260

in derselben Sitzung 03331, 04331, 04516, 08333, 10340, 10341, 10342, 13250, 13257, 13260, 26350, 26351, 26352

Bericht: mind. Befundkopie (Nr. 01602) an Hausarzt

Aufwand in Min. **Kalkulationszeit:** 5 **Prüfzeit:** 4 **Eignung d. Prüfzeit:** Tages- und Quartalsprofil

GOÄ entsprechend oder ähnlich: Leistungskomplex in der GOÄ nicht vorhanden. Abrechnung der einzelnen erbrachten GOÄ-Leistung(en) z.B. Nrn. 690, 705

30601* **Zuschlag zu der Gebührenordnungsposition 30600 für die Polypentfernung(en)** **57** **5,95**

Obligater Leistungsinhalt

- Vollständige Entfernung eines oder mehrerer Polypen mittels Hochfrequenzdiathermieschlinge
- Veranlassung einer histologischen Untersuchung

Abrechnungsausschluss
im Behandlungsfall 13260
in derselben Sitzung 02300, 02301, 02302, 08334, 10340, 10341, 10342, 13260, 26350, 26351, 26352

Aufwand in Min. **Kalkulationszeit:** 6 **Prüfzeit:** 5 **Eignung d. Prüfzeit:** Tages- und Quartalsprofil

GOÄ entsprechend oder ähnlich: Nr. 696

30610* **Behandlung(en) von Hämorrhoiden im anorektalen Bereich durch Sklerosierung am anorektalen Übergang mittels Injektion,** **95** **9,91**

Abrechnungsbestimmung höchstens viermal im Behandlungsfall

Abrechnungsausschluss in derselben Sitzung 02300, 02301, 02302, 10340, 10341, 10342, 26350, 26351, 26352

Bericht: mind. Befundkopie (Nr. 01602) an Hausarzt

Aufwand in Min. **Kalkulationszeit:** 9 **Prüfzeit:** 5 **Eignung d. Prüfzeit:** Tages- und Quartalsprofil

GOÄ entsprechend oder ähnlich: Nr. 764

Kommentar: Die Leistungen nach 30610 oder 30611 sind nebeneinander berechnungsfähig, wenn entsprechend unterschiedliche Behandlungen durchgeführt werden.

30611* **Entfernung von Hämorrhoiden am anorektalen Übergang und/oder eines inneren Schleimhautvorfalls mittels elastischer Ligatur nach Barron,** **186** **19,41**

Abrechnungsbestimmung höchstens viermal im Behandlungsfall

Anmerkung Die Kosten für im Rahmen der Leistungserbringung verbrauchte Ligaturringe sind in der Bewertung der Gebührenordnungsposition 30611 enthalten.

Abrechnungsausschluss in derselben Sitzung 02300, 02301, 02302, 10340, 10341, 10342, 26350, 26351, 26352

Bericht: mind. Befundkopie (Nr. 01602) an Hausarzt

Aufwand in Min. **Kalkulationszeit:** KA **Prüfzeit:** 5 **Eignung d. Prüfzeit:** Tages- und Quartalsprofil

GOÄ entsprechend oder ähnlich: Nr. 766

Kommentar: Die Leistungen nach 30610 oder 30611 sind nebeneinander berechnungsfähig, wenn entsprechend unterschiedliche Behandlungen durchgeführt werden.

30.7 Schmerztherapie

1. Voraussetzung für die Abrechnung der Gebührenordnungspositionen 30700 und/oder 30702 ist eine Genehmigung der zuständigen Kassenärztlichen Vereinigung gemäß Qualitätssicherungsvereinbarung zur schmerztherapeutischen Versorgung **chronisch schmerzkranker Patienten** (Qualitätssicherungsvereinbarung Schmerztherapie) gemäß § 135 Abs. 2 SGB V und der Nachweis der regelmäßigen Teilnahme an interdisziplinären Schmerzkonferenzen gemäß § 5 Abs. 3 der Qualitätssicherungsvereinbarung Schmerztherapie.

2. Kommt es im Verlauf der schmerztherapeutischen Behandlung nach sechs Monaten zu keiner nachweisbaren Verbesserung der Beschwerdesymptomatik, soll der Arzt prüfen, ob der Patient von einer psychiatrischen bzw. psychotherapeutischen Mitbehandlung profitiert. Die Behandlung von chronisch schmerzkranken Patienten (mit

Ausnahme von Malignompatienten) nach den Vorgaben der Qualitätssicherungsvereinbarung Schmerztherapie soll einen Zeitraum von zwei Jahren nicht überschreiten. Der Arzt benennt der Kassenärztlichen Vereinigung diejenigen Patienten, die sich über diesen Zeitraum hinaus in seiner schmerztherapeutischen Behandlung befinden. Die Kassenärztliche Vereinigung kann die weitere Behandlung dieser Patienten von der erfolgreichen Teilnahme an einem Kolloquium vor der Schmerztherapie-Kommission abhängig machen.

3. Die Berechnung der Gebührenordnungsposition 30702 ist auf höchstens 300 Behandlungsfälle je Vertragsarzt, der über eine Genehmigung gemäß Qualitätssicherungsvereinbarung Schmerztherapie gemäß § 135 Abs. 2 SGB V verfügt, pro Quartal begrenzt. Die vorgenannte Begrenzung auf 300 Behandlungsfälle kann aus Gründen der Sicherstellung der Versorgung chronisch schmerzkranker Patienten auf Antrag durch die zuständige Kassenärztliche Vereinigung modifiziert werden.

4. Voraussetzung für die Berechnung der Gebührenordnungsposition 30704 ist eine Genehmigung als schmerztherapeutische Einrichtung gemäß der Qualitätssicherungsvereinbarung zur schmerztherapeutischen Versorgung chronisch schmerzkranker Patienten gemäß § 135 Abs. 2 SGB V durch die zuständige Kassenärztliche Vereinigung.

5. Voraussetzung für die Berechnung der Gebührenordnungsposition 30704 ist weiterhin, dass die Anforderungen an ein schmerztherapeutisches Zentrum sowie an den Vertragsarzt vollständig erfüllt sind:

- Das Behandlungsspektrum des schmerztherapeutischen Zentrums umfasst mindestens folgende Schmerzkrankheiten bzw. -störungen
  - chronische muskuloskelettale Schmerzen
  - chronische Kopfschmerzen
  - Gesichtsschmerzen
  - Ischämieschmerzen
  - medikamenteninduzierte Schmerzen
  - neuropathische Schmerzen
  - sympathische Reflexdystrophien
  - somatoforme Schmerzstörungen
  - Tumorschmerzen
- In einem schmerztherapeutischen Zentrum sind sämtliche der unter § 6 Abs. 1 und mindestens drei der in § 6 Abs. 2 der Qualitätssicherungsvereinbarung Schmerztherapie genannten Verfahren eigenständig vorzuhalten.
- Der Vertragsarzt hat an mindestens zehn interdisziplinären Schmerzkonferenzen mit Patientenvorstellung im Kalenderjahr teilzunehmen. Die regelmäßige Teilnahme an Schmerzkonferenzen nebst vorgestellten Patienten sind der zuständigen Kassenärztlichen Vereinigung auf deren Verlangen nachzuweisen.
- Der Vertragsarzt hat mindestens 30 Stunden schmerztherapeutische Fortbildung je Kalenderjahr nachzuweisen. Die Teilnahme an schmerztherapeutischen Fortbildungen ist der zuständigen Kassenärztlichen Vereinigung auf deren Verlangen nachzuweisen.

6. Voraussetzung für die Berechnung der Gebührenordnungsposition 30704 ist weiterhin, dass in der schmerztherapeutischen Einrichtung ausschließlich bzw. weit überwiegend chronisch schmerzkranke Patienten entsprechend der Definition der Präambel und des § 1 Abs. 1 der Qualitätssicherungsvereinbarung Schmerztherapie behandelt werden. Es sind regelmäßig mindestens 150 chronisch schmerzkranke Patienten im Quartal zu betreuen. Der Vertragsarzt hat an vier Tagen pro Woche mindestens je vier Stunden schmerztherapeutische Sprechstunden vorzuhalten, in denen er ausschließlich Patienten mit chronischen Schmerzkrankheiten behandelt. Der Anteil der schmerztherapeutisch betreuten Patienten an der Gesamtzahl der Patienten muss mindestens 75 % betragen. Die Gesamtzahl der schmerztherapeutisch betreuten Patienten darf die Höchstzahl von 300 Behandlungsfällen pro Vertragsarzt pro Quartal nicht überschreiten. Die vorgenannte Begrenzung auf 300 Behandlungsfälle kann aus Gründen der Sicherstellung der Versorgung chronisch schmerzkranker Patienten auf Antrag durch die zuständige Kassenärztliche Vereinigung modifiziert werden.

7. Die Gebührenordnungspositionen 30790 und 30791 sind nur von

- Fachärzten für Allgemeinmedizin, Fachärzten für Innere und Allgemeinmedizin, praktischen Ärzten und Ärzten ohne Gebietsbezeichnung,
- Fachärzten für Kinder- und Jugendmedizin,
- Fachärzten für Kinderchirurgie,
- Fachärzten für Innere Medizin,
- Fachärzten für Chirurgie,
- Fachärzten für Orthopädie bzw. Fachärzten für Orthopädie und Unfallchirurgie,
- Fachärzten für Neurologie, Fachärzten für Nervenheilkunde sowie Fachärzten für Neurologie und Psychiatrie,
- Fachärzten für Neurochirurgie,

– Fachärzten für Anästhesiologie,
– Fachärzten für Physikalische und Rehabilitative Medizin
mit einer Genehmigung der zuständigen Kassenärztlichen Vereinigung gemäß der Qualitätssicherungs-Vereinbarung Akupunktur nach § 135 Abs. 2 SGB V berechnungsfähig.

Kommentar:

Die Abrechnungsmöglichkeiten der Gebührenordnungspositionen dieses Abschnitts sind sehr differenziert geregelt.

Die Abrechnung der schmerztherapeutischen Grund- und Zusatzpauschale setzt zunächst einmal eine Genehmigung der zuständigen Kassenärztlichen Vereinigung gemäß der Qualitätssicherungsvereinbarung Schmertherapie voraus. sowie den Nachweis regelmäßiger Teilnahme an interdisziplinären Schmerzkonferenzen.

Ferner ist die schmerztherapeutischen Behandlung zeitlich und fallzahlmäßig begrenzt, wobei diese Begrenzungen im Einzelfall unter bestimmten Bedingungen modifiziert werden können.

Die Abrechnung der Nr. 30704 ist an eine Vielzahl zusätzlicher Voraussetzungen geknüpft, wie z.B. die Genehmigung als schmerztherapeutischer Einrichtung gemäß den Bestimmungen der Qualitätssicherungsvereinbarung Schmerztherapie durch die Kassenärztliche Vereinigung.

Die Abrechnung der Leistungen der Körperakupunktur sind für die unter Nr. 7 der Präambel genannten Ärzte abrechnungsfähig, wenn sie eine entsprechende Genehmigung der Kassenärztlichen Vereinigung haben.

Für die übrigen Gebührenordnungspositionen dieses Abschnitts, sofern es sich nicht um Ergänzungen bzw. Zuschläge zu den oben genannten Leistungen handelt, gibt es keine aus der Präambel folgende Einschränkung, d.h. bei Abschnitt 30.7.2 ist eine Genehmigung nach der Qualitätssicherungsvereinbarung **nicht** erforderlich.

30.7.1 Schmerztherapeutische Versorgung chronisch schmerzkranker Patienten gemäß der Qualitätssicherungsvereinbarung zur schmerztherapeutischen Versorgung chronisch schmerzkranker Patienten nach § 135 Abs. 2 SGB V

Kommentar:

Die **Qualitätssicherungsvereinbarung zur schmerztherapeutischen Versorgung chronisch schmerzkranker Patienten gem. § 135 Abs. 2 SGB V (Qualitätssicherungsvereinbarung Schmerztherapie)** informiert über fachliche Vorraussetzungen und Anforderungen zum Erbringen der Leistungen und über die Verfahren (Ausschnitte)

http://www.kbv.de/media/sp/Schmerztherapie.pdf

§ 1 Ziel und Inhalt

(1) Diese Vereinbarung dient der Sicherung von Qualität und Wirtschaftlichkeit in der Versorgung chronisch Schmerzkranker im Rahmen der vertragsärztlichen Leistungserbringung.

Die Vereinbarung regelt die Voraussetzungen für die Ausführung und Abrechnung von Leistungen der Schmerztherapie folgender Patientengruppen:

- **Chronisch schmerzkranke Patienten, bei denen der Schmerz seine Leit- und Warnfunktion verloren und eigenständigen Krankheitswert erlangt hat. Diese Verselbstständigung des Schmerzleidens führt zu psychopathologischen Veränderungen. Der Schmerz wird für diese Patienten zum Mittelpunkt ihres Denkens und Verhaltens.**
- **Chronisch schmerzkranke Patienten, bei denen der Schmerz zu einem beherrschenden Krankheitssymptom geworden ist (z. B. bei einem inkurablen Grundleiden).**

(2) Die Vereinbarung regelt die Anforderungen an die fachliche Befähigung, die Organisation sowie die räumliche und apparative Ausstattung als Voraussetzung für die Ausführung und Abrechnung von Leistungen zur schmerztherapeutischen Versorgung chronisch schmerzkranker Patienten nach den Nrn. 30700 und 30701 des Einheitlichen Bewertungsmaßstabes (EBM).

§ 2 Genehmigungspflicht

Die Ausführung und Abrechnung von Leistungen zur schmerztherapeutischen Versorgung chronisch schmerzkranker Patienten im Rahmen dieser Vereinbarung durch die an der vertragsärztlichen Versorgung teilnehmenden Ärzte ist erst nach Erteilung der Genehmigung durch die Kassenärztliche Vereinigung zulässig. Die Genehmigung ist zu erteilen, wenn der Arzt die nachstehenden Voraussetzungen gemäß Abschnitt B und C im Einzelnen erfüllt.

§ 3 Genehmigungsvoraussetzung

Die Erfüllung der in § 2 genannten Voraussetzungen ist gegenüber der Kassenärztlichen Vereinigung nachzuweisen. Das Verfahren richtet sich nach Abschnitt D dieser Vereinbarung.

Das Nähere zur Durchführung des Genehmigungsverfahrens (z. B. Inhalte der Kolloquien, Zusammensetzung der Qualitätssicherungs-Kommissionen) bestimmt sich nach den Richtlinien der Kassenärztlichen Bundesvereinigung nach § 75 Abs. 7 SGB V.

Abschnitt B

§ 4 Fachliche Befähigung

(1) Die fachliche Befähigung für die Ausführung und Abrechnung von Leistungen zur schmerztherapeutischen Versorgung chronisch schmerzkranker Patienten gilt als nachgewiesen, wenn folgende Voraussetzungen erfüllt und durch Zeugnisse und Bescheinigungen gemäß § 10 nachgewiesen werden:

a) Für alle Fachgebiete:

- Berechtigung zum Führen der Gebietsbezeichnung für ein klinisches Fach
- Erhebung einer standardisierten Schmerzanamnese einschließlich der Auswertung von Fremdbefunden bei 100 Patienten
- Durchführung der Schmerzanalyse einschließlich der gebietsbezogenen differentialdiagnostischen Abklärung der Schmerzkrankheiten bei 100 Patienten
- Eingehende Beratung und gemeinsame Festlegung der Therapieziele bei 100 Patienten
- Aufstellung eines inhaltlich und zeitlich gestuften Therapieplanes ein-schließlich der zur Umsetzung des Therapieplanes erforderlichen interdisziplinären Koordination der Ärzte und sonstigen am Therapieplan zu beteiligenden Personen und Einrichtungen bei 50 Patienten
- Standardisierte Dokumentation des schmerztherapeutischen Behandlungsverlaufes bei 50 Patienten
- Medikamentöse Therapie über Kurzzeit, Langzeit und als Dauertherapie sowie in der terminalen Behandlungsphase bei jeweils 25 Patienten
- Spezifische Pharmakotherapie bei 50 Patienten
- Stimulationstechniken (z. B. TENS) bei 50 Patienten
- Diagnostische und therapeutische Lokal- und Leitungsanästhesie bei 200 Patienten
- Spezifische Verfahren der manuellen Diagnostik und physikalischen Therapie bei 50 Patienten
- Teilnahme an einem von der Ärztekammer anerkannten interdisziplinären Kurs über Schmerztherapie von 80 Stunden Dauer

b) Zusätzlich für Fachgebiete mit konservativen **Weiterbildungsinhalten:**

- Entzugsbehandlung bei Medikamentenabhängigkeit bei 20 Patienten
- Spezifische psychosomatische und übende Verfahren bei 25 Patienten

c) Zusätzlich für Fachgebiete mit operativen **Weiterbildungsinhalten:**

- Denervationsverfahren und/oder augmentative Verfahren (z. B. Neurolyse, zentrale Stimulation) bei 20 Patienten

d) Zusätzlich für Fachgebiete mit konservativ-interventionellen **Weiterbildungsinhalten:**

- Plexus- und rückenmarksnahe Analgesien bei 50 Patienten
- Sympathikusblockaden bei 50 Patienten

(2) Die in Absatz 1 geforderte Anzahl von Untersuchungen und Behandlungen muss selbständig und unter der Anleitung eines Arztes, welcher die Voraussetzungen zur Erlangung der Weiterbildungsbefugnis nach dem Weiterbildungsrecht der Ärztekammern für die Zusatz-Weiterbildung ‚Spezielle Schmerztherapie' erfüllt, absolviert werden.

(3) Zusätzlich zu den Anforderungen nach Absatz 1 ist der Kassenärztlichen Vereinigung die Erfüllung der nachfolgend aufgeführten Anforderungsvoraussetzungen nachzuweisen:

- Ganztägige 12-monatige Tätigkeit in einer entsprechend qualifizierten Schmerzpraxis, Schmerzambulanz oder einem Schmerzkrankenhaus (vgl. Anlage I).Tätigkeiten im Rahmen der Weiterbildung im Fachgebiet werden nicht anerkannt.
- Regelmäßige Teilnahme – mindestens achtmal – an einer interdisziplinären Schmerzkonferenz gem. § 5 Abs. 3 innerhalb von 12 Monaten vor Antrag-stellung.
- Genehmigung zur Teilnahme an der psychosomatischen Grundversorgung gem. § 5 Abs. 6 der Psychotherapie-Vereinbarung (Anlage 1 BMV-Ä/ EKV).
- Erfolgreiche Teilnahme an einem Kolloquium vor der Schmerztherapie-Kommission der Kassenärztlichen Vereinigung.

Abschnitt C – Anforderungen an den schmerztherapeutisch tätigen Arzt

§ 5 Schmerztherapeutische Versorgung

(1) Der Arzt ist verpflichtet, die chronisch schmerzkranken Patienten umfassend ärztlich zu versorgen. Die schmerztherapeutische Versorgung nach dieser Vereinbarung umfasst insbesondere:

- Erhebung einer standardisierten Anamnese einschließlich Auswertung von Fremdbefunden, Durchführung einer Schmerzanalyse, differentialdiagnostische Abklärung der Schmerzkrankheit
- Aufstellung eines inhaltlich und zeitlich gestuften Therapieplans unter Berücksichtigung des ermittelten Chronifizierungsstadiums
- Eingehende Beratung des Patienten und gemeinsame Festlegung der Therapieziele sowie Vermittlung bio-psycho-sozialer Zusammenhänge und von Schmerzbewältigungsstrategien
- Indikationsbezogen den Einsatz der unter § 6 festgelegten schmerztherapeutischen Behandlungsverfahren

(2) Der Arzt muss an vier Tagen pro Woche mindestens je 4 Stunden schmerztherapeutische Sprechstunden vorhalten, in denen er ausschließlich Patienten mit chronischen Schmerzkrankheiten behandelt. Die ständige Rufbereitschaft während der Praxiszeiten zur Beratung der Schmerzpatienten muss gewährleistet sein. Der Arzt muss den zuständigen Hausarzt des Patienten über den Behandlungsverlauf zeitnah, mindestens aber halbjährlich informieren. Weiterhin steht er zur konsiliarischen Beratung der gem. § 6 Abs. 2 kooperierenden Ärzte zur Verfügung.

(3) Der Arzt muss mindestens achtmal im Jahr an einer interdisziplinären Schmerzkonferenz teilnehmen. Folgende Anforderungen müssen von einer interdisziplinären Schmerzkonferenz erfüllt werden:

- die Konferenzen müssen mindestens achtmal im Jahr stattfinden
- Ort, Daten und Uhrzeit der Schmerzkonferenzen stehen fest, so dass sich die Ärzte auf die regelmäßige Teilnahme einrichten können
- die Konferenzleiter müssen die Voraussetzungen zur Teilnahme an der Schmerztherapie-Vereinbarung erfüllen
- Vertreter mehrerer Fachgebiete sollen an den Sitzungen teilnehmen (können)
- ausgewählte Patienten sollen in den Sitzungen vorgestellt werden und anwesend sein
- die Schmerzkonferenzen sind zu dokumentieren (Datum, Teilnehmer, vor-gestellte Patienten mit Diagnosen und weiterem Vorgehen)

(4) Der Arzt muss nachweisen, dass er in seiner Praxis überwiegend chronisch schmerzkranke Patienten gemäß § 1 Abs. 1 behandelt.

(5) Die Erfüllung der Anforderungen gemäß den Absätzen 3 und 4 ist gegenüber der Kassenärztlichen Vereinigung in jährlichen Abständen – erstmalig ein Jahr nach Erteilung der Schmerztherapiegenehmigung – nachzuweisen.

(6) Kommt es im Verlauf der schmerztherapeutischen Behandlung nach sechs Monaten zu keiner nachweisbaren Verbesserung der Beschwerdesymptomatik, soll der Arzt prüfen, ob der Patient von einer psychiatrischen bzw. psychotherapeutischen Mitbehandlung profitiert.

(7) Die Behandlung von chronisch schmerzkranken Patienten (mit Ausnahme von Malignompatienten) nach den Vorgaben dieser Vereinbarung soll einen Zeitraum von zwei Jahren nicht überschreiten. Der Arzt benennt der Kassenärztlichen Vereinigung diejenigen Patienten, die sich über diesen Zeitraum hinaus in seiner schmerztherapeutischen Behandlung befinden. Die Kassenärztliche Vereinigung kann die weitere Behandlung dieser Patienten von der erfolgreichen Teilnahme an einem Kolloquium vor der Schmerztherapie-Kommission abhängig machen.

§ 6 Schmerztherapeutische Behandlungsverfahren

(1) Der Einsatz der nachfolgenden schmerztherapeutischen Behandlungsverfahren ist für den an dieser Vereinbarung teilnehmenden Arzt verpflichtend. Diese Behandlungsverfahren sind nicht delegationsfähig (obligate schmerztherapeutische Behandlungsverfahren):

- Pharmakotherapie
- Therapeutische Lokalanästhesie
- Psychosomatische Grundversorgung gemäß der Vereinbarung über die Anwendung von Psychotherapie in der vertragsärztlichen Versorgung (Psychotherapie-Vereinbarung) (Anlage 1 BMV-Ä/EKV)
- Stimulationstechniken (z. B. TENS)
- Koordination und Einleitung von psycho- und physiotherapeutischen Maßnahmen

(2) Der an dieser Vereinbarung teilnehmende Arzt muss weiterhin die Einleitung und Koordination der nachstehenden flankierenden therapeutischen Maßnahmen bzw. deren Durchführung jeweils indikationsbezogen gewährleisten (fakultative schmerztherapeutische Behandlungsverfahren):

- Manuelle Untersuchungs- und Behandlungsverfahren
- Physikalische Therapie
- Therapeutische Leitungs- Plexus- und rückenmarksnahe Anästhesien
- Sympathikusblockaden
- Rückenmarksnahe Opioidapplikation
- Denervationsverfahren und/oder augmentative Verfahren (z. B. Neurolyse, zentrale
- Stimulation)
- Übende Verfahren (z. B. Autogenes Training)
- Hypnose
- Ernährungsberatung
- minimal-invasive Interventionen
- operative Therapie
- Entzugsbehandlung bei Medikamentenabhängigkeit

Der Arzt muss mindestens drei dieser Behandlungsverfahren vorhalten und in geeigneter Form gegenüber der Kassenärztlichen Vereinigung nachweisen. Die nicht vorgehaltenen fakultativen schmerztherapeutischen Behandlungsverfahren können in Kooperation mit anderen Vertragsärzten erbracht werden. Diese Vertragsärzte sind der Kassenärztlichen Vereinigung zu benennen.

§ 7 Dokumentation

(1) Jeder Behandlungsfall muss mit folgenden Angaben, einschließlich Schmerzanamnese und Behandlungsverlauf, standardisiert dokumentiert sein.

- Art, Schwere und Ursache der zu Grunde liegenden Erkrankung und der bestehenden Komorbiditäten
- Zeitdauer des Schmerzleidens mit Angabe des Chronifizierungsstadiums
- Psychosomatische bzw. psychopathologische Auswirkungen und Behandlungsverlauf
- Therapeutische Maßnahmen
- Kontrolle des Verlaufes nach standardisierten Verfahren (Schmerzfragebogen)
- Verwendung von standardisierten und evaluierten Schmerztagebüchern

(2) Die Dokumentation ist der Kassenärztlichen Vereinigung auf Verlangen vorzulegen.

§ 8 Räumliche und apparative Voraussetzungen

(1) Räumliche Voraussetzungen:

- Rollstuhlgeeignete Praxis
- Überwachungs- und Liegeplätze

(2) Apparative Voraussetzungen:

- Reanimationseinheit einschließlich Defibrillator
- EKG- und Pulsmonitoring an jedem Behandlungsplatz, an dem invasive Verfahren durchgeführt werden

Anlage I

Anforderungen an eine schmerztherapeutische Einrichtung gem. § 4 Abs. 3 Nr.1 Als schmerztherapeutische Einrichtung gem. § 4 Abs. 3 Nr.1 gelten Schmerzkliniken, Schmerzabteilungen an Allgemeinkrankenhäusern, Schmerzambulanzen und Schmerzpraxen niedergelassener Vertragsärzte, welche die Anforderungen nach Abschnitt C der Vereinbarung erfüllen und die ausschließlich bzw. weit überwiegend Schmerzpatienten behandeln.

Die Anerkennung wird auf Antrag von der Kassenärztlichen Vereinigung widerruflich erteilt. Zuständig ist jeweils die Kassenärztliche Vereinigung, in deren Bereich die Einrichtung gelegen ist. Die Anerkennung setzt die zusätzliche Erfüllung folgender Anforderungen voraus:

1. Die Einrichtung muss von einem Arzt geleitet werden, der persönlich an der Schmerztherapie-Vereinbarung teilnimmt bzw. die Voraussetzungen für eine solche Teilnahme erfüllt.

2. Die Einrichtung muss eine kontinuierliche interdisziplinäre Zusammenarbeit verschiedener Fachdisziplinen (Anästhesiologie, Neurologie, Neurochirurgie, Orthopädie/Chirurgie, Psychiatrie, Rheumatologie, interventionelle Radiologie) und mit Physiotherapeuten nachweisen. Sofern diese in der Einrichtung nicht beschäftigt sind, sind die Kooperations-partner unter Angabe von Qualifikation, Name und Anschrift zu benennen.

3. Das Patientengut muss ausschließlich bzw. weit überwiegend aus chronisch Schmerzkranken entsprechend der Definition der Präambel und des § 1 Abs. 1 der Schmerztherapie-Vereinbarung bestehen. Es müssen regelmäßig mindestens 150 chronisch schmerzkranke Patienten im Quartal behandelt werden. Es müssen an mindestens 4 Tagen pro Woche jeweils mindestens 4 Stunden ausschließlich solche Schmerzpatienten betreut werden.

Die Kassenärztliche Vereinigung kann entsprechende Diagnosen- und Leistungsstatistiken anfordern.

Das Behandlungsspektrum muss die wichtigsten Schmerzkrankheiten umfassen, wie

- chronisch muskuloskelettale Schmerzen
- chronische Kopfschmerzen
- Gesichtsschmerzen

- Ischämieschmerzen
- medikamenteninduzierte Schmerzen
- Neuropathische Schmerzen
- Sympathische Reflexdystrophien
- Somatoforme Schmerzstörungen
- Tumorschmerzen

4. Es müssen mindestens zwölfmal im Jahr nach außen offene, interdisziplinäre Schmerzkonferenzen mit Patientenvorstellung durchgeführt werden. Thema und Teilnehmer sind zu dokumentieren, die Patienten werden persönlich vorgestellt, die Teilnehmer unterliegen der Schweigepflicht, Ort, Daten und Uhrzeit dieser Konferenzen stehen fest.

5. Die Einrichtung hat sicherzustellen, dass eingehende Kenntnisse und Erfahungen in den in § 6 der Schmerztherapie-Vereinbarung genannten Behandlungsverfahren erworben werden können. Hierzu sind die unter § 6 Abs. 1 sowie zusätzlich mindestens 3 der unter § 6 Abs. 3 der Schmerztherapie-Vereinbarung genannten Verfahren selbst vorzuhalten. Die übrigen Verfahren sind im Konsiliardienst sicherzustellen.

Tägliche interne Fallbesprechungen und wöchentliche interne Teamsitzungen sind gewährleistet.

6. Die Einrichtung hat die Anwendung schmerztherapeutischer Standards sicherzustellen.Hierzu gehören:

- Erhebung einer standardisierten Schmerzanamnese einschließlich Sichtung und Wertung aller verfügbaren Vorbefunde, funktionelle Betrachtung der Röntgenbilder
- eingehende körperliche (mit Einschluss neurologisch-orthopädisch-funktioneller) Untersuchung und eingehende psychosoziale und -psychiatrische Exploration
- Durchführung einer Schmerzanalyse
- Feststellung des Chronifizierungsstadiums (nach Gerbershagen – Mainzer Staging)
- differentialdiagnostische Abklärung der Schmerzkrankheit
- eingehende Beratung des Patienten
- Gemeinsame Festlegung der Therapieziele
- Aufstellung eines zeitlich und inhaltlich gestuften Therapieplanes (einschließlich der zu dessen Umsetzung erforderlichen interdisziplinären Koordination der Ärzte und komplementären Berufe)
- Einsatz schmerztherapeutischer Behandlungsverfahren
- Standardisierte Dokumentation mit Angaben zur psychosomatischen Auswirkung und Kontrolle des Verlaufs. Das in der Einrichtung eingesetzte Dokumentationsinstrumentarium ist vorzulegen.

30700* **Grundpauschale für einen Patienten im Rahmen der Versorgung gemäß der Qualitätssicherungsvereinbarung zur schmerztherapeutischen Versorgung chronisch schmerzkranker Patienten nach § 135 Abs. 2 SGB V** **320** 33,4

Obligater Leistungsinhalt
- Persönlicher Arzt-Patienten-Kontakt,

Fakultativer Leistungsinhalt
- Weitere persönliche oder andere Arzt-Patienten-Kontakte gemäß I-4.3.1 der Allgemeinen Bestimmungen,
- Ärztlicher Bericht entsprechend der Gebührenordnungsposition 01600,
- Individueller Arztbrief entsprechend der Gebührenordnungsposition 01601,
- In Anhang VI-1 aufgeführte Leistungen,

Abrechnungsbestimmung einmal im Behandlungsfall

Anmerkung Die Grundpauschale 30700 ist in demselben Arztfall nicht neben einer Versichertenpauschale, sonstigen Grundpauschale bzw. Konsiliarpauschale berechnungsfähig.

Abrechnungsausschluss
in derselben Sitzung 01436
im Behandlungsfall 01600, 01601, 03040, 03220, 03221, 03230, 04040, 04220, 04221, 04230

Aufwand in Min. **Kalkulationszeit:** 25 **Prüfzeit:** 20 **Eignung d. Prüfzeit:** Nur Quartalsprofil

GOÄ entsprechend oder ähnlich: Leistungskomplex so in der GOÄ nicht vorhanden, erbrachte Untersuchungs- und Beratungsleistungen abrechnen.

Kommentar: Siehe: Qualitätssicherungsvereinbarung zur schmerztherapeutischen Versorgung chronisch schmerzkranker Patienten gem. § 135 Abs. 2 SGB V (Qualitätssicherungsvereinbarung Schmerztherapie) Stand 1. Januar 2015

30702* **Zusatzpauschale für die schmerztherapeutische Versorgung gemäß der Qualitätssicherungsvereinbarung zur schmerztherapeutischen Versorgung chronisch schmerzkranker Patienten nach § 135 Abs. 2 SGB V** **497** **51,87**

Obligater Leistungsinhalt
- Basisabklärung und umfassende schmerztherapeutische Versorgung chronisch schmerzkranker Patienten gemäß der Qualitätssicherungsvereinbarung zur schmerztherapeutischen Versorgung chronisch schmerzkranker Patienten nach § 135 Abs. 2, einschließlich
  - Erhebung einer standardisierten Schmerzanamnese einschließlich Auswertung von Fremdbefunden,
  - Durchführung einer Schmerzanalyse,
  - Differentialdiagnostische Abklärung der Schmerzkrankheit,
  - Eingehende Beratung des Patienten einschließlich Festlegung der Therapieziele,
  - Aufstellung eines inhaltlich und zeitlich gestuften Therapieplans unter Berücksichtigung des ermittelten Chronifizierungsstadiums,
  - Vermittlung von bio-psycho-sozialen Zusammenhängen und von Schmerzbewältigungsstrategien,
  - Gewährleistung der Einleitung und Koordination der flankierenden therapeutischen Maßnahmen

und/oder
- Fortführung einer umfassenden schmerztherapeutischen Versorgung chronisch schmerzkranker Patienten gemäß der Qualitätssicherungsvereinbarung zur schmerztherapeutischen Versorgung chronisch schmerzkranker Patienten nach § 135 Abs. 2, einschließlich
  - Zwischenanamnese einschließlich Auswertung von Fremdbefunden,
  - Eingehende Beratung des Patienten und ggf. Überprüfung der Therapieziele und des Therapieplans,
  - Weitere Koordination und ggf. Überprüfung der flankierenden therapeutischen Maßnahmen,
- Standardisierte Dokumentation(en),
- Bericht an den Hausarzt über den Behandlungsverlauf,
- Persönlicher Arzt-Patienten-Kontakt,

Fakultativer Leistungsinhalt
- Konsiliarische Beratung der gemäß § 6 Abs. 2 der Qualitätssicherungsvereinbarung zur schmerztherapeutischen Versorgung chronisch schmerzkranker Patienten kooperierenden Ärzte,
- Weitere persönliche oder andere Arzt-Patienten-Kontakte gemäß 4.3.1 der Allgemeinen Bestimmungen,

Abrechnungsbestimmung einmal im Behandlungsfall

Anmerkung Die Zusatzpauschale 30702 ist in demselben Arztfall nur neben der Grundpauschale 30700, nicht neben einer anderen Versichertenpauschale, Grundpauschale bzw. Konsiliarpauschale berechnungsfähig.

Abrechnungsausschluss
im Behandlungsfall 01600, 01601, 03040, 03220, 03221, 04040, 04220, 04221
in derselben Sitzung 03030, 04030, 05360, 30930, 30931, 30932, 30933 und Kapitel 35.1, 35.2

Bericht: Bericht (Nr. 01600) oder Brief (Nr. 01601) an Hausarzt (HA) – ggf. Porto nach Nrn. 40120, 40122, 40124 und 40126 – bei Überweisung von Facharzt an Facharzt – Bericht/Brief oder Befundkopie (Nr. 01602) an HA

Aufwand in Min. **Kalkulationszeit:** 40 **Prüfzeit:** 32 **Eignung d. Prüfzeit:** Nur Quartalsprofil

GOÄ entsprechend oder ähnlich: Leistungskomplex so in der GOÄ nicht vorhanden, erbrachte Untersuchungs- und Beratungsleistungen abrechnen.

Kommentar: Siehe unter Nr. 30.7.1 zahlreiche Ausschnitte aus der **Qualitätssicherungsvereinbarung zur schmerztherapeutischen Versorgung chronisch schmerzkranker Patienten gem. § 135 Abs. 2 SGB V (Qualitätssicherungsvereinbarung Schmerztherapie) vgl. Ziffer 3 der Präambel zu 30.7.**

http://www.kbv.de/media/sp/Schmerztherapie.pdf

30704*

Zuschlag für die Erbringung der Zusatzpauschale 30702 in schmerztherapeutischen Einrichtungen gemäß Anlage I der Qualitätssicherungsvereinbarung Schmerztherapie und Erfüllung der Voraussetzungen gemäß Präambel Nr. 4.-6. **297** / **31**

Abrechnungsbestimmung einmal im Behandlungsfall

Abrechnungsausschluss
in derselben Sitzung 05360
im Behandlungsfall 03040, 03220, 03221, 04040, 04220, 04221

Bericht: Bericht (Nr. 01600) oder Brief (Nr. 01601) an Hausarzt (HA) – ggf. Porto nach Nrn. 40120, 40122, 40124 und 40126 – bei Überweisung von Facharzt an Facharzt – Bericht/Brief oder Befundkopie (Nr. 01602) an HA

Aufwand in Min. **Kalkulationszeit:** 24 **Prüfzeit:** 19 **Eignung d. Prüfzeit:** Nur Quartalsprofil

GOÄ entsprechend oder ähnlich: Leistungskomplex so in der GOÄ nicht vorhanden, erbrachte Untersuchungs- und Beratungsleistungen abrechnen.

Kommentar: Siehe unter Nr. 30.7.1 zahlreiche Ausschnitte aus der **Qualitätssicherungsvereinbarung zur schmerztherapeutischen Versorgung chronisch schmerzkranker Patienten gem. § 135 Abs. 2 SGB V (Qualitätssicherungsvereinbarung Schmerztherapie) vgl. Ziffer 4, 5 und 6 der Präambel zu 30.7.**

http://www.kbv.de/media/sp/Schmerztherapie.pdf

30706*

Teilnahme an einer schmerztherapeutischen Fallkonferenz gemäß Anlage I Nr. 4 der Qualitätssicherungsvereinbarung Schmerztherapie **60** / **6,26**

Obligater Leistungsinhalt
- Teilnahme an einer multidisziplinären Fallkonferenz

Anmerkung Die Gebührenordnungsposition 30706 ist nur in Behandlungsfällen berechnungsfähig, in denen die Grundpauschale 30700 berechnet worden ist. Hausärzte sowie weitere komplementär behandelnde Ärzte dürfen die Gebührenordnungsposition unter Angabe des primär schmerztherapeutisch verantwortlichen Arztes berechnen.

Abrechnungsausschluss im Behandlungsfall 03040, 03220, 03221, 04040, 04220, 04221

Aufwand in Min. **Kalkulationszeit:** 5 **Prüfzeit:** ./. **Eignung d. Prüfzeit:** Keine Eignung

GOÄ entsprechend oder ähnlich: Leistungskomplex in der GOÄ nicht vorhanden

Kommentar: Siehe unter Nr. 30.7.1 zahlreiche Ausschnitte aus der **Qualitätssicherungsvereinbarung zur schmerztherapeutischen Versorgung chronisch schmerzkranker Patienten gem. § 135 Abs. 2 SGB V (Qualitätssicherungsvereinbarung Schmerztherapie).**

http://www.kbv.de/media/sp/Schmerztherapie.pdf

30708*

Beratung und Erörterung und/oder Abklärung im Rahmen der Schmerztherapie, Dauer mindestens 10 Minuten, **118** / **12,31**

Abrechnungsbestimmung je vollendete 10 Minuten

Anmerkung Bei der Nebeneinanderberechnung der Gebührenordnungsposition 30708 neben der 30702 ist eine Arzt-Patienten-Kontaktzeit von mindestens 70 Minuten Voraussetzung für die Berechnung der Gebührenordnungsposition 30708.

Die Gebührenordnungsposition 30708 ist nur in Behandlungsfällen berechnungsfähig, in denen die Grundpauschale 30700 berechnet worden ist.

Abrechnungsausschluss
in derselben Sitzung 01440, 01510, 01511, 01512, 01520, 01521, 01530, 01531, 01856, 02100, 02101, 05320, 05330, 05331, 05340, 05341, 05350, 05372, 31820, 31821, 31822, 31823, 31824, 31825, 31826, 31827, 31828, 31830, 31831, 36820, 36821, 36822, 36823, 36824, 36825, 36826, 36827, 36828, 36830, 36831
im Behandlungsfall 03040, 03220, 03221, 04040, 04220, 04221

Aufwand in Min. **Kalkulationszeit:** 10 **Prüfzeit:** 10 **Eignung d. Prüfzeit:** Tages- und Quartalsprofil

Kommentar: Nr. 30708 ist nur abrechenbar, wenn eine Genehmigung nach der Qualitätssicherungsvereinbarung vorliegt.

30.7.2 Andere schmerztherapeutische Behandlungen

30710* Infusion von nach der Betäubungsmittelverschreibungsverordnung verschreibungspflichtigen Analgetika oder von Lokalanästhetika unter systemischer Anwendung in überwachungspflichtiger Konzentration — 111 / 11,58

Obligater Leistungsinhalt
- Dauer mindestens 30 Minuten

Anmerkung Erfolgt über denselben liegenden Zugang (z.B. Kanüle, Katheder) mehr als eine Infusion entsprechend der Gebührenordnungsposition 02100, der Gebührenordnungsposition 02101 und/oder der Gebührenordnungsposition 30710, so sind die Gebührenordnungspositionen 02100, 02101 und/oder 30710 je Behandlungstag nur einmal berechnungsfähig.

Abrechnungsausschluss
im Behandlungsfall 03040, 03220, 03221, 04040, 04220, 04221
in derselben Sitzung 01910, 01911, 02100, 05360, 05372, 34503, 34504, 34505 und Kapitel 5.3, 31.5, 36.5

Bericht: mind. Befundkopie (Nr. 01602) an Hausarzt

Aufwand in Min. **Kalkulationszeit:** KA **Prüfzeit:** 4 **Eignung d. Prüfzeit:** Tages- und Quartalsprofil

GOÄ entsprechend oder ähnlich: Leistungskomplex in der GOÄ nicht vorhanden, ggf. analoger Ansatz der Nr. 272 entsprechend GOÄ § 6 (2*).

Kommentar: Ist im Anschluss an die Leistung nach Nr. 30710 eine weitere (dokumentierte) Überwachung erforderlich, so kann diese nach Nr. 30760 für weitere mind. 30 Min. berechnet werden.

30712* Anleitung des Patienten zur Selbstanwendung der transkutanen elektrischen Nervenstimulation (TENS) — 67 / 6,99

Obligater Leistungsinhalt
- Einsatz des für die Selbstanwendung bestimmten Gerätetyps,

Abrechnungsbestimmung je Sitzung

Anmerkung Die Gebührenordnungsposition 30712 ist im Krankheitsfall höchstens fünfmal berechnungsfähig.

Abrechnungsausschluss
im Behandlungsfall 03040, 03220, 03221, 04040, 04220, 04221
in derselben Sitzung 02101, 05360, 05372, 34503, 34504, 34505 und Kapitel 5.3

Aufwand in Min. **Kalkulationszeit:** KA **Prüfzeit:** 3 **Eignung d. Prüfzeit:** Tages- und Quartalsprofil

GOÄ entsprechend oder ähnlich: Analoger Ansatz der Nr. 551* entsprechend GOÄ § 6 (2*)

Kommentar: Da es zahlreiche TENS-Geräte zur Selbstanwendung gibt, sollte die Auswahl nach der Erkrankung und auch der Bedienungsfreundlichkeit für den jeweiligen Patienten erfolgen.

30720* Analgesie eines Hirnnerven oder eines Hirnnervenganglions an der Schädelbasis — 94 / 9,81

Obligater Leistungsinhalt
- Analgesie eines Hirnnerven an seiner Austrittsstelle an der Schädelbasis (Nervus mandibularis am Foramen ovale, Nervus maxillaris am Foramen rotundum)

oder
- Analgesie eines Hirnnervenganglions an der Schädelbasis (Ganglion pterygopalatinum, Ganglion Gasseri)

Anmerkung Die Gebührenordnungsposition 30720 ist nur bei Angabe des betreffenden Nerven oder des betreffenden Ganglions berechnungsfähig.

Abrechnungsausschluss
im Behandlungsfall 03040, 03220, 03221, 04040, 04220, 04221
in derselben Sitzung 02101, 05360, 05372, 34503, 34504, 34505 und Kapitel 5.3

Bericht: mind. Befundkopie (Nr. 01602) an Hausarzt

Aufwand in Min. **Kalkulationszeit:** KA **Prüfzeit:** 2 **Eignung d. Prüfzeit:** Tages- und Quartalsprofil

GOÄ entsprechend oder ähnlich: Nr. 2599

Kommentar: Spezielle Analgesien, z.B. der Nn. occipitales, sind nach Nr. 02360 abzurechnen.

30721* Sympathikusblockade (Injektion) am zervikalen Grenzstrang 212 22,12

Obligater Leistungsinhalt
- Nachweis und Dokumentation des vegetativen Effektes (z.B. seitenvergleichende Messung der Hauttemperatur),
- Kontinuierliches EKG-Monitoring,
- Kontinuierliche Pulsoxymetrie,

Abrechnungsbestimmung je Sitzung

Abrechnungsausschluss
in derselben Sitzung 02101, 05360, 05372, 34503, 34504, 34505 und Kapitel 5.3
im Behandlungsfall 03040, 03220, 03221, 04040, 04220, 04221

Bericht: mind. Befundkopie (Nr. 01602) an Hausarzt

Aufwand in Min. **Kalkulationszeit:** KA **Prüfzeit:** 4 **Eignung d. Prüfzeit:** Tages- und Quartalsprofil

GOÄ entsprechend oder ähnlich: Analoger Ansatz der Nrn. 497 oder 498 + Zuschlag nach Nr. 446.

Kommentar: Ist im Anschluss an die Leistung nach Nr. 30721 eine (dokumentierte) Überwachung erforderlich, so kann diese nach Nr. 30760 nach Eintritt des vegetativen ggf. sensiblen Effektes für weitere mind. 30 Min. berechnet werden.

30722* Sympathikusblockade (Injektion) am thorakalen oder lumbalen Grenzstrang 186 19,41

Obligater Leistungsinhalt
- Nachweis und Dokumentation des vegetativen Effektes (z.B. seitenvergleichende Messung der Hauttemperatur),
- Kontinuierliches EKG-Monitoring,
- Kontinuierliche Pulsoxymetrie,

Abrechnungsbestimmung je Sitzung

Abrechnungsausschluss
im Behandlungsfall 03040, 03220, 03221, 04040, 04220, 04221
in derselben Sitzung 02101, 05360, 05372, 34503, 34504, 34505 und Kapitel 5.3

Bericht: mind. Befundkopie (Nr. 01602) an Hausarzt

Aufwand in Min. **Kalkulationszeit:** KA **Prüfzeit:** 4 **Eignung d. Prüfzeit:** Tages- und Quartalsprofil

GOÄ entsprechend oder ähnlich: Nrn. 498, 497 + Zuschlag Nr. 446

Kommentar: Ist im Anschluss an die Leistung nach Nr. 30722 eine (dokumentierte) Überwachung erforderlich, so kann diese nach Nr. 30760 nach Eintritt des vegetativen ggf. sensiblen Effektes für weitere mind. 30 Min. berechnet werden.

30723* Ganglionäre Opioid-Applikation 94 9,81

Abrechnungsbestimmung je Sitzung

Abrechnungsausschluss
in derselben Sitzung 02101, 05360, 05372, 34503, 34504, 34505 und Kapitel 5.3
im Behandlungsfall 03040, 03220, 03221, 04040, 04220, 04221

Bericht: mind. Befundkopie (Nr. 01602) an Hausarzt

Aufwand in Min. **Kalkulationszeit:** KA **Prüfzeit:** 3 **Eignung d. Prüfzeit:** Tages- und Quartalsprofil

GOÄ entsprechend oder ähnlich: Analoger Ansatz der Nr. 2599 entsprechend GOÄ § 6 (2*).

30724* Analgesie eines oder mehrerer Spinalnerven und der Rami communicantes an den Foramina intervertebralia

186
19,41

Obligater Leistungsinhalt

- Nachweis und Dokumentation des vegetativen Effektes (z.B. seitenvergleichende Messung der Hauttemperatur),
- Kontinuierliches EKG-Monitoring,
- Kontinuierliche Pulsoxymetrie,

Abrechnungsbestimmung je Sitzung

Abrechnungsausschluss
in derselben Sitzung 02101, 05360, 05372, 34503, 34504, 34505 und Kapitel 5.3
im Behandlungsfall 03040, 03220, 03221, 04040, 04220, 04221

Bericht: mind. Befundkopie (Nr. 01602) an Hausarzt

Aufwand in Min. **Kalkulationszeit:** KA **Prüfzeit:** 3 **Eignung d. Prüfzeit:** Tages- und Quartalsprofil

GOÄ entsprechend oder ähnlich: Leistungskomplex in der GOÄ nicht vorhanden, ggf. analoger Ansatz der Nrn. 497 oder 498 + Zuschlag Nr. 446.

Kommentar: Ist im Anschluss an die Leistung nach Nr. 30724 eine (dokumentierte) Überwachung erforderlich, so kann diese nach Nr. 30760 nach Eintritt des vegetativen ggf. sensiblen Effektes für weitere mind. 30 Min. berechnet werden.

30730* Intravenöse regionale Sympathikusblockade in Blutleere

635
66,27

Obligater Leistungsinhalt

- Nachweis und Dokumentation des vegetativen Effektes (z.B. seitenvergleichende Messung der Hauttemperatur),
- Kontinuierliches EKG-Monitoring,
- Kontinuierliche Pulsoxymetrie

Abrechnungsausschluss
in derselben Sitzung 02101, 05360, 05372, 34503, 34504, 34505 und Kapitel 5.3
im Behandlungsfall 03040, 03220, 03221, 04040, 04220, 04221

Bericht: mind. Befundkopie (Nr. 01602) an Hausarzt

Aufwand in Min. **Kalkulationszeit:** KA **Prüfzeit:** 5 **Eignung d. Prüfzeit:** Tages- und Quartalsprofil

GOÄ entsprechend oder ähnlich: Leistungskomplex in der GOÄ nicht vorhanden.

Kommentar: Ist im Anschluss an die Leistung nach Nr. 30730 eine (dokumentierte) Überwachung erforderlich, so kann diese nach Nr. 30760 nach Eintritt des vegetativen ggf. sensiblen Effektes für weitere mind. 30 Min. berechnet werden.

30731* Plexusanalgesie (Plexus zervikalis, brachialis, axillaris, lumbalis, lumbosakralis), Spinal- oder Periduralanalgesie (auch kaudal), einzeitig oder mittels Katheter (auch als Voraussetzung zur Applikation zytostatischer, antiphlogistischer oder immunsuppressiver Substanzen)

672
70,13

Obligater Leistungsinhalt

- Kontinuierliches EKG-Monitoring,
- Kontinuierliche Pulsoxymetrie,
- Überwachung von bis zu 2 Stunden,

Fakultativer Leistungsinhalt

- Kontrolle der Katheterlage durch Injektion eines Lokalanästhetikums,

Abrechnungsbestimmung je Sitzung

Abrechnungsausschluss
in derselben Sitzung 02101, 05360, 05372, 34503, 34504, 34505 und Kapitel 5.3
im Behandlungsfall 03040, 03220, 03221, 04040, 04220, 04221

Bericht: mind. Befundkopie (Nr. 01602) an Hausarzt

Aufwand in Min. **Kalkulationszeit:** KA **Prüfzeit:** 5 **Eignung d. Prüfzeit:** Tages- und Quartalsprofil

GOÄ entsprechend oder ähnlich: Auswahl aus Nrn. 469 bis 477, Zuschläge nach Nrn. 446, 447.

Kommentar: Berechnungsfähig sind nur die Plexusanalgesien, die in der Leistungslegende aufgeführt sind.

30740* Überprüfung (z.B. anatomische Lage, Wundverhältnisse) eines zur Langzeitanalgesie angelegten Plexus-, Peridural- oder Spinalkatheters und/oder eines programmierbaren Stimulationsgerätes im Rahmen der Langzeitanalgesie

111
11,58

Fakultativer Leistungsinhalt
- Injektion(en), Filterwechsel und Verbandwechsel,
- Funktionskontrolle(n),
- Umprogrammierung(en),
- Wiederauffüllung einer externen oder implantierten Medikamentenpumpe,

Abrechnungsbestimmung je Sitzung

Anmerkung Die Gebührenordnungsposition 30740 ist im Rahmen der Funktionskontrolle, ggf. mit Umprogrammierung, von Stimulationsgeräten zur Langzeitanalgesie nur berechnungsfähig bei implantierten Stimulationsgeräten.

Abrechnungsausschluss
in derselben Sitzung 02101, 05360, 05372, 34503, 34504, 34505 und Kapitel 5.3
im Behandlungsfall 03040, 03220, 03221, 04040, 04220, 04221

Bericht: mind. Befundkopie (Nr. 01602) an Hausarzt

Aufwand in Min. **Kalkulationszeit:** KA **Prüfzeit:** 5 **Eignung d. Prüfzeit:** Tages- und Quartalsprofil

GOÄ entsprechend oder ähnlich: Analoger Ansatz der Nrn. 265, 265a, 473, 477

Kommentar: Eine Erstprogrammierung einer Medikamentenpumpe zur Gabe von Zytostatika ist nach EBM Nr. 30740 abrechenbar.

30750* Erstprogrammierung einer externen Medikamentenpumpe zur Langzeitanalgesie

168
17,53

Obligater Leistungsinhalt
- Schulung und Anleitung des Patienten und/oder der Bezugsperson(en)

Fakultativer Leistungsinhalt
- Funktionskontrolle(n)

Abrechnungsausschluss
in derselben Sitzung 02101, 02120, 05360
im Behandlungsfall 03040, 03220, 03221, 04040, 04220, 04221

Bericht: mind. Befundkopie (Nr. 01602) an Hausarzt

Aufwand in Min. **Kalkulationszeit:** KA **Prüfzeit:** 5 **Eignung d. Prüfzeit:** Tages- und Quartalsprofil

GOÄ entsprechend oder ähnlich: Analoger Ansatz der Nr. 661*

30751* Langzeitanalgospasmolyse mit Auffüllen einer implantierten Medikamentenpumpe zur intrathekalen Dauerapplikation von Baclofen über mindestens 8 Stunden

186
19,41

Obligater Leistungsinhalt
- Kontinuierliches EKG-Monitoring,
- Kontinuierliche Pulsoxymetrie

Abrechnungsausschluss
im Behandlungsfall 03040, 03220, 03221, 04040, 04220, 04221
in derselben Sitzung 02101, 05360, 05372, 34503, 34504, 34505 und Kapitel 5.3

Aufwand in Min. **Kalkulationszeit:** KA **Prüfzeit:** 5 **Eignung d. Prüfzeit:** Tages- und Quartalsprofil

GOÄ entsprechend oder ähnlich: Leistungskomplex in der GOÄ nicht vorhanden, ggf. Nrn. 474 + Zuschlag 447.

Kommentar: Findet eine Betreuung in einer Tagesklinik statt, sind zusätzlich die Leistungen der Beobachtung und Betreuung nach den Nrn. 01510 (mehr als 2 Stunden), 01511 (mehr als 4 Stunden) oder 01512 (mehr als 6 Stunden) berechnungsfähig.

EBM-Nr.		EBM-Punkte / Euro
30760*	Dokumentierte Überwachung im Anschluss an die Gebührenordnungsposition 30710 oder nach Eintritt des dokumentierten vegetativen, ggf. sensiblen Effektes im Anschluss an die Gebührenordnungspositionen 30721, 30722, 30724 und 30730	**168** 17,53

Obligater Leistungsinhalt
- Kontinuierliches EKG-Monitoring,
- Kontinuierliche Pulsoxymetrie,
- Zwischen- und Abschlussuntersuchung(en),
- Dauer mindestens 30 Minuten

Abrechnungsausschluss
in derselben Sitzung 02101, 05360, 05372, 34503, 34504, 34505 und Kapitel 5.3
im Behandlungsfall 03040, 03220, 03221, 04040, 04220, 04221

Aufwand in Min. **Kalkulationszeit:** KA **Prüfzeit:** 5 **Eignung d. Prüfzeit:** Tages- und Quartalsprofil

GOÄ entsprechend oder ähnlich: Leistungskomplex in der GOÄ nicht vorhanden, ggf. Abrechnung der erbrachten Einzelleistungen mit erhöhtem Steigerungsfaktor.

30.7.3 Körperakupunktur gemäß den Qualitätssicherungsvereinbarungen nach § 135 Abs. 2 SGB V

Kommentar:

Der Gemeinsame Bundesausschuss hat zur Akupunktur-Behandlung die folgenden Indikationen festgelegt:

- Chronische Schmerzen der Lendenwirbelsäule, die seit mindestens 6 Monaten bestehen und gegebenenfalls nicht-segmental bis maximal zum Kniegelenk ausstrahlen (pseudoradikulärer Schmerz) oder
- Chronische Schmerzen in mindestens einem Kniegelenk durch Gonarthrose, die seit mindestens sechs Monaten bestehen

Zum Erbringen und Abrechnen der Leistung ist eine Genehmigung der KV erforderlich. Weitere wichtige Informationen finden sich in der **Qualitätssicherungsvereinbarung zur Akupunktur bei chronisch schmerzkranken Patienten nach § 135 Abs. 2 SGB V (Qualitätssicherungsvereinbarung Akupunktur)**

Abschnitt B – Genehmigungsvoraussetzungen

§ 3 Fachliche Befähigung

Die fachliche Befähigung für die Ausführung und Abrechnung von Leistungen der Akupunktur nach § 1 gilt als nachgewiesen, wenn folgende Anforderungen erfüllt und durch Zeugnisse und Bescheinigungen nach § 7 nachgewiesen werden:

1. Kenntnisse der allgemeinen Grundlagen der Akupunktur, nachgewiesen durch die erfolgreiche Teilnahme an einer Zusatz-Weiterbildung „Akupunktur" gemäß den Vorgaben im Abschnitt C: Zusatz-Weiterbildungen der (Muster-) Weiterbildungsordnung der Bundesärztekammer vom Mai 2005 beziehungsweise Nachweis einer in Struktur und zeitlichem Umfang der (Muster-) Weiterbildungsordnung der Bundesärztekammer gleichwertigen Qualifikation in den Bundesländern, in denen dieser Teil der (Muster-) Weiterbildungsordnung nicht umgesetzt ist, und

2. Kenntnisse in der psychosomatischen Grundversorgung, nachgewiesen durch die erfolgreiche Teilnahme an einer Fortbildung gemäß den Vorgaben des Curriculums Psychosomatische Grundversorgung der Bundesärztekammer (80 Stunden-Curriculum „Kern (Basis) Veranstaltung") und 3. Teilnahme an einem von der Ärztekammer anerkannten interdisziplinären Kurs über Schmerztherapie von 80 Stunden Dauer.

Abschnitt C – Anforderungen an die Durchführung und an die Dokumentation

§ 5 Schmerztherapeutische Versorgung durch Akupunktur

(1) Die Durchführung der Akupunktur bei chronisch schmerzkranken Patienten ist an folgende Maßgaben gebunden:

1. Feststellung einer Symptomatik beziehungsweise Diagnose nach Anlage I Nr. 12 der Richtlinie Methoden vertragsärztliche Versorgung des Gemeinsamen Bundesausschusses

2. Überprüfung, dass vor der Akupunktur ein mindestens sechsmonatiges ärztlich dokumentiertes Schmerzintervall vorliegt

3. Erstellung beziehungsweise Überprüfung eines inhaltlich und zeitlich gestaffelten Therapieplans unter Einbeziehung der Akupunktur im Rahmen eines schmerztherapeutischen Gesamtkonzepts unter Beurteilung der bisher gegebenenfalls durchgeführten Maßnahmen und der bestehenden Therapieoptionen

4. Durchführung einer standardisierten fallbezogenen Eingangserhebung (Eingangsdokumentation) zur Schmerzevaluation mit den Parametern Lokalisation des Hauptschmerzes an der Lendenwirbelsäule beziehungsweise am betroffenen Kniegelenk, Schmerzdauer, Schmerzstärke, Schmerzhäufigkeit, Beeinträchtigung der Alltagstätigkeiten durch den Schmerz. B.einträchtigung der Stimmung durch den Schmerz

5. Durchführung einer standardisierten Verlaufserhebung (Verlaufsdokumentation) bei Abschluss der Behandlung mit den Dimensionen Lokalisation des Hauptschmerzes an der Lendenwirbelsäule beziehungsweise am betroffenen Kniegelenk, Zufriedenheit mit der Schmerzbehandlung, Stärke des Hauptschmerzes, Schmerzhäufigkeit, Beeinträchtigung der Alltagstätigkeiten durch den Schmerz. B. einträchtigung der Stimmung durch den Schmerz

6. Regelmäßige Teilnahme (mindestens viermal im Jahr) an Fallkonferenzen beziehungsweise an Qualitätszirkeln zum Thema „chronische Schmerzen“, wobei mindestens einmal im Jahr Fälle behandelter Patienten vorzustellen sind. Folgende Anforderungen sind dabei zu erfüllen:

a) mindestens zwei Teilnehmer müssen über eine Genehmigung nach dieser Vereinbarung verfügen

b) Vertreter verschiedener Fachgebiete sollen an den Sitzungen teilnehmen

(2) Die regelmäßige Teilnahme an Fallkonferenzen beziehungsweise an Qualitätszirkeln ist zu dokumentieren (Datum, Teilnehmer, Themen, gegebenenfalls vorgestellte Fälle). Die Teilnahmebestätigungen sind der Kassenärztlichen Vereinigung in jährlichen Abständen – erstmalig ein Jahr nach Erteilung der Genehmigung – vorzulegen.

(3) Die Akupunktur bei chronischen Schmerzen der Lendenwirbelsäule nach § 1 Nr.1 erfolgt mit jeweils bis zu zehn Sitzungen innerhalb von maximal sechs Wochen und in begründeten Ausnahmefällen mit bis zu 15 Sitzungen innerhalb von maximal zwölf Wochen, jeweils mindestens 30 Minuten Dauer, mit jeweils 14 – 20 Nadeln.

(4) Die Akupunktur bei chronischen Schmerzen in mindestens einem Kniegelenk durch Gonarthrose nach § 1 Nr. 2 erfolgt mit jeweils bis zu zehn Sitzungen innerhalb von maximal 6 Wochen und in begründeten Ausnahmefällen mit bis zu 15 Sitzungen innerhalb von maximal zwölf Wochen, jeweils mindestens 30 Minuten Dauer, mit jeweils 7 – 15 Nadeln je behandeltem Knie.

§ 6 Überprüfung der Dokumentation

(1) Die Überprüfung der Dokumentation einer Akupunkturbehandlung bezieht sich auf die Dokumentation des Therapieplans sowie der Eingangs- und Verlaufserhebung nach § 5 Abs. 1 Nrn. 3 bis 5 sowie auf die Begründung der Ausnahmefälle nach § 5 Abs. 3 oder 4.

(2) Die Kassenärztliche Vereinigung fordert jährlich von mindestens fünf Prozent der Ärzte, die Leistungen nach § 1 erbringen und abrechnen, Dokumentationen zu zwölf abgerechneten Fällen und zu 18 abgerechneten Ausnahmefällen mit bis zu 15 Sitzungen nach § 5 Abs. 3 oder Abs. 4 an. Die Auswahl der Fälle erfolgt nach dem Zufallsprinzip durch die Kassenärztliche Vereinigung unter Angabe des Namens des Patienten und des Tages, an dem die Akupunktur durchgeführt wurde. Wurden weniger als 18 Ausnahmefälle abgerechnet, bezieht sich die Überprüfung auf alle abgerechneten Ausnahmefälle.

(3) Die eingereichten Dokumentationen sind daraufhin zu überprüfen, ob die nach § 5 Abs. 1 Nr. 3 bis 5 vorgegebenen Dokumentationsinhalte vollständig oder unvollständig dokumentiert sind. Sie sind weiterhin daraufhin zu überprüfen, ob sie nachvollziehbar beziehungsweise eingeschränkt nachvollziehbar oder nicht nachvollziehbar begründet sind. Die eingereichten Dokumentationen der Ausnahmefälle sind darüber hinaus daraufhin zu überprüfen, ob sie hinsichtlich der Indikation für eine

Verlängerung der Akupunkturbehandlung nach § 5 Abs. 3 oder 4 nachvollziehbar beziehungsweise eingeschränkt nachvollziehbar oder nicht nachvollziehbar begründet sind.

(4) Die Überprüfung der Dokumentation gilt als nicht bestanden, wenn mindestens zehn Prozent der Dokumentationen als unvollständig beziehungsweise als nicht nachvollziehbar beurteilt wurden.

(5) Das Ergebnis der Überprüfung der Dokumentation wird dem Arzt durch die Kassenärztliche Vereinigung innerhalb von vier Wochen mitgeteilt. Der Arzt soll über bestehende Mängel informiert und gegebenenfalls eingehend beraten wer-den, wie diese behoben werden können.

(6) Werden die Anforderungen an die Dokumentation nach Absatz 4 nicht erfüllt, muss der Arzt innerhalb von zwölf Monaten an einer erneuten Überprüfung der Dokumentation teilnehmen. Werden die Anforderungen auch dann nicht erfüllt, hat der Arzt die Möglichkeit, innerhalb von drei Monaten an einem Kolloquium bei der Kassenärztlichen Vereinigung teilzunehmen. Hat der Arzt an dem Kolloquium nicht teilgenommen oder war die Teilnahme an dem Kolloquium nicht erfolgreich, ist die Genehmigung zur Ausführung und Abrechnung von Leistungen der Akupunktur zu widerrufen.

(7) Der Antrag auf Wiedererteilung der Genehmigung zur Ausführung und Abrechnung von Leistungen der Akupunktur kann frühestens nach Ablauf von sechs Monaten nach Widerruf der Genehmigung gestellt werden. Die Wiedererteilung der Genehmigung richtet sich nach § 2.

30790* **Eingangsdiagnostik und Abschlussuntersuchung zur Behandlung mittels Körperakupunktur gemäß den Qualitätssicherungsvereinbarungen nach § 135 Abs. 2 SGB V bei folgenden Indikationen:** **470** **49,05**

- chronische Schmerzen der Lendenwirbelsäule,

und/oder

- chronische Schmerzen eines oder beider Kniegelenke durch Gonarthrose

Obligater Leistungsinhalt

- Schmerzanalyse zu Lokalisation, Dauer, Stärke und Häufigkeit,
- Bestimmung der Beeinträchtigung in den Alltagstätigkeiten durch den Schmerz,
- Beurteilung des Schmerzeinflusses auf die Stimmung,
- Integration der Akupunkturbehandlung in ein schmerztherapeutisches Gesamtkonzept,
- Schmerzanalyse und Diagnostik nach den Regeln der traditionellen chinesischen Medizin (z.B. anhand von Leitbahnen, Störungsmustern, konstitutionellen Merkmalen oder mittels Syndromdiagnostik),
- Erstellung des Therapieplans zur Körperakupunktur mit Auswahl der Leitbahnen, Spezifizierung der Akupunkturlokalisationen, Berücksichtigung der optimalen Punktekombinationen, Verteilung der Akupunkturlokalisationen,
- eingehende Beratung des Patienten einschließlich Festlegung der Therapieziele,
- Durchführung einer Verlaufserhebung bei Abschluss der Behandlung,
- Dokumentation,
- Dauer mindestens 40 Minuten,
- Bericht an den Hausarzt,

Fakultativer Leistungsinhalt

- Erläuterung zusätzlicher, flankierender Therapiemaßnahmen,

Abrechnungsbestimmung einmal im Krankheitsfall

Abrechnungsausschluss
im Behandlungsfall 03040, 03220, 03221, 04040, 04220, 04221
in derselben Sitzung 05360

Aufwand in Min. **Kalkulationszeit:** 42 **Prüfzeit:** 30 **Eignung d. Prüfzeit:** Nur Quartalsprofil

GOÄ entsprechend oder ähnlich: Entsprechende Untersuchungsleistungen und Nrn. 269, 269a.

Kommentar: Kommentar: Siehe unter **30.7.3 Körperakupunktur gemäß den Qualitätsvereinbarungen nach 135 Abs. 2 SGB V**

30791* **Durchführung einer Körperakupunktur und ggfs. Revision des Therapieplans gemäß den Qualitätssicherungsvereinbarungen nach § 135 Abs. 2 SGB V zur Behandlung bei folgenden Indikationen:** **212** **22,12**

- Chronische Schmerzen der Lendenwirbelsäule,

oder

- Chronische Schmerzen eines oder beider Kniegelenke durch Gonarthrose

Obligater Leistungsinhalt

- Durchführung der Akupunktur gemäß dem erstellten Therapieplan,
- Aufsuchen der spezifischen Akupunkturpunkte und exakte Lokalisation,
- Nadelung akupunkturspezifischer Punkte mit sterilen Einmalnadeln,
- Verweildauer der Nadeln von mindestens 20 Minuten,

Fakultativer Leistungsinhalt

- Beruhigende oder anregende Nadelstimulation,
- Hervorrufen der akupunkturspezifischen Nadelwirkung (De-Qui-Gefühl),
- Berücksichtigung der adäquaten Stichtiefe,
- Adaption des Therapieplanes und Dokumentation,
- Festlegung der neuen Punktekombination, Stimulationsart und Stichtiefe,

Abrechnungsbestimmung je dokumentierter Indikation bis zu zehnmal, mit besonderer Begründung bis zu 15-mal im Krankheitsfall

Anmerkung Die Sachkosten inklusive der verwendeten Akupunkturnadeln sind in der Gebührenordnungsposition 30791 enthalten.

Abrechnungsausschluss
in derselben Sitzung 05360
im Behandlungsfall 03040, 03220, 03221, 04040, 04220, 04221

Aufwand in Min. **Kalkulationszeit:** 13 **Prüfzeit:** 10 **Eignung d. Prüfzeit:** Tages- und Quartalsprofil

GOÄ entsprechend oder ähnlich: Nrn. 269, 269a.

Kommentar: Die Akupunktur-Behandlung eines oder beider Kniegelenke kann im Krankheitsfall (Krankheitsfall = Fall über 4 Quartale) nur 1x (entsprechend der Abrechnungsbestimmungen 10 Anwendungen, mit Begründung bis zu 15 Anwendungen) berechnet werden und dann erst wieder nach 4 Quartalen.

Beispiel:

Wenn am. 02.01.2008 das rechte Knie Akupunktur-behandlungsbedürftig wäre und in z.B. 6 Wochen das linke Knie, wäre eine Akupunktur des linken Knies erst wieder ab 02.01.2009 abrechenbar. Zum Erbringen und Abrechnen der Leistung ist eine Genehmigung der KV erforderlich.

■ Rechtsprechung zur Schmerztherapie

▶ Schmerztherapie – EBM Nr. 30704, einrichtungsbezogene Genehmigung

Aus dem Wortlaut der EBM-Nr. 30704 in Verbindung mit den Ziffern 4 – 6 der Vorbemerkungen zu Kapitel 30.7 ergibt sich:
Die EBM-Nr. 30704 sieht zur Abrechnung keine Genehmigung für den Arzt vor, sondern eine Genehmigung als schmerztherapeutisches Zentrum. Das Sozialgericht München führt aus: „... Bei der Nr. 30704 handelt es sich um eine Pauschale, die nach der Qualitätssicherungsvereinbarung für das Vorhalten der besonderen schmerztherapeutischen Anforderungen in der gesamten Arztpraxis bezahlt wird. Insofern erfordert die Abrechnung der Nr. 30704 eine einrichtungsbezogene Genehmigung und keine personenbezogene Genehmigung.
Aktenzeichen: SG München, 25.07.2012, AZ: S 38 KA 1079/11
Entscheidungsjahr: 2012

▶ Schmerztherapie nach den EBM Nrn. 30700 ff.: Beurteilung von Schmerzen

Die Beurteilung von Schmerzen fällt nicht in ein spezielles Fachgebiet. Nach der ständigen Rechtsprechung des Bundessozialgerichts kann die Beurteilung von Schmerzzuständen nicht vorrangig einer besonderen fachärztlichen Ausrichtung zugewiesen werden.
Für die Qualifikation eines Gutachters kommt es nicht darauf an, ob er von Haus aus als Internist, Rheumatologe, Orthopäde, Neurologe, Psychiater oder Schmerztherapeut tätig ist. Notwendig sind vielmehr fachübergreifende Erfahrungen hinsichtlich der Diagnostik und Beurteilung von Schmerzstörungen (vgl. LSG Baden-Württemberg, 20. Oktober 2009 , AZ: L 11 R 4832/08).
Aktenzeichen: LSG Baden-Württemberg, 02.03.2011, AZ: I 6 SB 4878/08
Entscheidungsjahr: 2011

▶ Schmerztherapie – Anspruch eines erkrankten Patienten auf Erteilung einer Erlaubnis für den Eigenanbau von Cannabis zu therapeutischen Zwecken

Ein seit 1985 an Multipler Sklerose erkrankter Patient stellt im Mai 2000 beim Bundesinstitut für Arzneimittel und Medizinprodukte (BfArM) einen Antrag auf Erlaubnis zum Anbau von Cannabis zur medizinischen Selbstversorgung nach § § 3 Abs.2 BtMG.
Das OVG führt in dem Urteil aus: die Behandlung eines einzelnen schwer erkrankten Patienten mit Cannabis kann im öffentlichen Interesse liegen, wenn so die Heilung oder Linderung der Erkrankung möglich ist, und dem Patienten kein gleich wirksames und erschwingliches Arzneimittel zur Verfügung steht. In einem solchen Fall ist ein Anspruch auf Eigenanbau gerechtfertigt.
Das OVG Nordrhein-Westfalen hat dann in dem konkreten Fall entschieden:

1. Steht einem an Multipler Sklerose erkrankten Patienten, dessen Erkrankung durch Cannabis gelindert werden kann, ein gleich wirksames zugelassenes und für ihn erschwingliches Arzneimittel zur Verfügung, besteht kein öffentliches Interesse, stattdessen im Wege der Ausnahmeerlaubnis den Eigenanbau von Cannabis zuzulassen.

2. Nach derzeitigem Kenntnisstand kann das aus dem Cannabis-Hauptwirkstoff Delta-9-THC bestehende Arzneimittel „Dronabinol“ bei Multipler Sklerose im Einzelfall eine mit Cannabis vergleichbare therapeutische Wirksamkeit aufweisen. Diese Behandlungsalternative ist für einen Patienten, der die Kosten hierfür nicht aus eigenen Mitteln bestreiten kann, auch erschwinglich, wenn eine Kostenübernahmeerklärung der zuständigen Krankenkasse vorliegt. Hinweis: in dem Verfahren hatte die AOK (plötzlich) die Kostenübernahme für eine Behandlung mit Dronabinol erklärt.
3. Die Versagungsgründe des § 5 Abs. 1 BtmG sind auf den Eigenanbau von Cannabis zu therapeutischen Zwecken modifiziert anzuwenden.
Aktenzeichen: OVG Nordrhein-Westfalen. 07.12.2012, AZ: 13 A 414/11
Entscheidungsjahr: 2012

▶ Arzneimittelregress: Veranlasste Überdosierung vonTilidin plus Tropfen und Trancopal Dolo Kapseln

Ein Arzt, Allgemeinmediziner und zur vertragsärztlichen Versorgung zugelassen, verordnete zwei Patienten die Präparate Tilidin plus Tropfen und Trancopal Dolo Kapseln. Bei beiden Präparaten war vom Arzt eine Überdosierung veranlasst worden. Zu der Zulassung nach dem Arzneimittelgesetz (AMG) gehört auch die Vorgabe der Dosierung (§ 22 Absatz 1 Nr. 10, § 29 Absatz 1 in Verbindung mit Absatz 2a Nr. 1 AMG).
Der Einsatz eines Arzneimittels abweichend von dem Inhalt der Zulassung stellt einen Off-Label-Use dar. Welche Kriterien für einen ausnahmsweise rechtmäßigen Off-Label-Use gelten, hat das BSG in seiner Rechtsprechung wiederholt dargelegt. Nach seiner ständigen Rechtsprechung kann ein zugelassenes Arzneimittel grundsätzlich nicht zu Lasten der gesetzlichen Krankenversicherung in einem Anwendungsgebiet verordnet werden, auf das sich die Zulassung nicht erstreckt. Davon kann ausnahmsweise abgewichen werden, wenn es um die Behandlung einer schwerwiegenden (lebensbedrohlichen oder die Lebensqualität auf Dauer nachhaltig beeinträchtigenden) Erkrankung geht, keine andere Therapie verfügbar ist und auf Grund der Datenlage die begründete Aussicht besteht, dass mit dem betreffenden Präparat ein Behandlungserfolg (kurativ oder palliativ) erzielt werden kann. Die Voraussetzungen eines Off-Label-Use sind in diesem Fall nicht ersichtlich.

Eine Leistungspflicht der Kasse kommt auch nicht unter Berücksichtigung des Verfassungsrechts in Betracht.
Zwar folgt aus Art. 2 Abs.1 GG in Verbindung mit dem Sozialstaatsprinzip regelmäßig kein verfassungsmäßiger Anspruch auf bestimmte Leistungen der Krankenbehandlung.
Es bedarf jedoch dann einer grundrechtsorientierten Auslegung der maßgeblichen Vorschriften des Krankenversicherungsrechts, wenn eine lebensbedrohliche oder regelmäßig tödlich verlaufende oder wertungsmäßig damit vergleichbare Erkrankung vorliegt, bei der die Anwendung der üblichen Standardbehandlung aus medizinischen Gründen ausscheidet und andere Behandlungsmöglichkeiten nicht zur Verfügung stehen (BSG,27. März 2007, Az. B 1 KR 17/06 R).
Damit hat das BVerfG strengere Voraussetzungen umschrieben, als sie im Rahmen des Off-label-use formuliert sind. Gerechtfertigt ist eine verfassungskonforme Auslegung der einschlägigen gesetzlichen Regelungen daher nur, wenn eine notstandsähnliche Situation im Sinne einer in einem gewissen Zeitdruck zum Ausdruck kommenden Problematik vorliegt, bei der nach den konkreten Umständen des Falles bereits drohen muss, dass sich der voraussichtlich tödliche Krankheitsverlauf

innerhalb eines kürzeren, überschaubaren Zeitraums mit großer Wahrscheinlichkeit verwirklichen wird.

Vorliegend ist in keiner Weise ersichtlich, dass bei den Patienten ein lebensbedrohlicher Zustand vorlag, für den keine andere Behandlungsmöglichkeit als diejenige einer (deutlichen) Überdosierung dieser beiden Medikamente bestand.
Somit kommt eine Rechtfertigung der erfolgten Überdosierungen von Tilidin plus und Trancopal Dolo Kapseln weder unter dem Gesichtspunkt des Off-Label-Use, noch unter demjenigen der notstandsähnlichen Lage in Betracht.
Aktenzeichen: SG Berlin, 14.12.2011, AZ: S KA 161/11
Entscheidungsjahr: 2011

30.8 Soziotherapie

30800* Hinzuziehung eines soziotherapeutischen Leistungserbringers — 67 / 6,99

Obligater Leistungsinhalt
- Hinzuziehung eines soziotherapeutischen Leistungserbringers durch den Vertragsarzt, der keine Genehmigung zur Verordnung von Soziotherapie besitzt,
- Beachtung der Richtlinien des Gemeinsamen Bundesausschusses zur Durchführung von Soziotherapie,
- Motivation des Patienten zur Wahrnehmung von Soziotherapie,
- Verordnung von bis zu 3 Therapieeinheiten

Fakultativer Leistungsinhalt
- Überweisung zu einem soziotherapeutischen Leistungserbringer

Aufwand in Min. **Kalkulationszeit:** KA **Prüfzeit:** 1 **Eignung d. Prüfzeit:** Tages- und Quartalsprofil

GOÄ entsprechend oder ähnlich: Leistungskomplex in der GOÄ nicht vorhanden, analoger Ansatz der Nr. 15.

Kommentar: **Die Leistung nach Nr. 30800 ist Bestandteil der hausärztlichen und fachärztlichen Versorgung.**

Die Indikationen finden sich beschrieben in den „Richtlinien des Bundesausschusses der Ärzte und Krankenkassen über die Durchführung von Soziotherapie in der vertragsärztlichen Versorgung (Soziotherapie-Richtlinien) – im Internet auf den Seiten des Gemeinsamen Bundesausschusses unter: http://www.g-ba.de/downloads/62-492-5/RL_Soziotherapie_2001-08-23.pdf“**:**

II Indikation, Therapiefähigkeit

8. Indikation für Soziotherapie ist gegeben bei Vorliegen einer schweren psychischen Erkrankung gemäß Nr. 9. mit Fähigkeitsstörungen aus allen in Nr. 10. aufgeführten Bereichen und einem Schweregrad gemäß Nr. 11.

9. Schwere psychische Erkrankungen in diesem Sinne sind solche aus den Bereichen des schizophrenen Formenkreises (ICD-10-Nrn.: F 20.0 – 20.6 (Schizophrenie), 21 (schizotype Störung), 22 (anhaltende wahnhafte Störung), 24 (induzierte wahnhafte Störung) und 25 (schizoaffektive Störung)) und der affektiven Störungen (ICD-10-Nrn.: F 31.5 (gegenwärtig schwere depressive Episode mit psychotischen Symptomen im Rahmen einer bipolaren affektiven Störung), 32.3 (schwere depressive Episode mit psychotischen Symptomen) und 33.3 (gegenwärtig schwere depressive Episode mit psychotischen Symptomen im Rahmen einer rezidivierenden depressiven Störung)).

10. Die Erkrankungen, die der Soziotherapie bedürfen, sind gekennzeichnet durch folgende Fähigkeitstörungen:
- Beeinträchtigung durch Störungen des Antriebs, der Ausdauer und der Belastbarkeit, durch Unfähigkeit zu strukturieren, durch Einschränkungen des planerischen Denkens und Handelns sowie des Realitätsbezuges
- Störungen im Verhalten mit Einschränkung der Kontaktfähigkeit und fehlender Konfliktlösungsfähigkeit
- Einbußen im Sinne von Störungen der kognitiven Fähigkeiten wie Konzentration und Merkfähigkeit, der Lernleistungen sowie des problemlösenden Denkens

- Mangelnde Compliance im Sinne eines krankheitsbedingt unzureichenden Zugangs zur eigenen Krankheitssymtomatik und zum Erkennen von Konfliktsituationen und Krisen.

11. Die Schwere der Fähigkeitsstörungen wird anhand der GAF Skala (**G**lobal **A**ssessment of **F**unctioning Scale in: Diagnostische Kriterien und Differentialdiagnosen des diagnostischen und statistischen Manuals psychischer Störungen DSM-III-R.-Weinheim; Basel: Beltz, 1989) – (im Internet z.B. unter: http://www.psychiatrie-in-berlin.de/soziotherapie/gaf_skala.pdf) gemessen. Bei Verordnung von Soziotherapie darf deren Wert 40 nicht überschreiten.

12. Soziotherapie setzt voraus, dass der Patient die Therapieziele erreichen kann. Deshalb soll der Patient über die hierzu notwendige Belastbarkeit, Motivierbarkeit und Kommunikationsfähigkeit verfügen und in der Lage sein, einfache Absprachen einzuhalten.

Diese Voraussetzung ist nicht gegeben, wenn beim Patienten keine langfristige Verminderung der in Nr. 10. genannten Fähigkeitsstörungen und kein längerfristig anhaltendes Erreichen der soziotherapeutischen Therapieziele zu erwarten ist.

III Leistungsinhalt

Soziotherapie umfasst die im Folgenden aufgeführten Leistungen, welche den Patienten zur selbständigen Inanspruchnahme ärztlicher oder ärztlich verordneter Maßnahmen befähigen sollen:

13. Folgende Leistungen sind in jedem Fall zu erbringen:

13.1 Erstellung des soziotherapeutischen Betreuungsplans

Verordnender Arzt, soziotherapeutischer Leistungserbringer und Patient wirken bei der Erstellung des soziotherapeutischen Betreuungsplans zusammen.

13.2 Koordination von Behandlungsmaßnahmen und Leistungen

Der soziotherapeutische Leistungserbringer koordiniert die Inanspruchnahme ärztlicher Behandlung und verordneter Leistungen für den Patienten gemäß dem soziotherapeutischen Betreuungsplan. Dies umfasst sowohl aktive Hilfe und Begleitung als auch Anleitung zur Selbsthilfe. Dabei soll der soziotherapeutische Leistungserbringer den Patienten zur Selbständigkeit anleiten und ihn so von der soziotherapeutischen Betreuung unabhängig machen.

13.3 Arbeit im sozialen Umfeld

Der soziotherapeutische Leistungserbringer analysiert die häusliche, soziale und berufliche Situation des Patienten und kann zur Unterstützung Familienangehörige, Freunde und Bekannte einbeziehen. Um die Therapieziele zu erreichen, kann er den Patienten an komplementäre Dienste heranführen.

13.4 Soziotherapeutische Dokumentation

Der soziotherapeutische Leistungserbringer dokumentiert fortlaufend Ort, Dauer und Inhalt der Arbeit mit und für den Patienten und die Entwicklung des Patienten.

Die soziotherapeutische Dokumentation enthält insbesondere Angaben zu:

- den durchgeführten soziotherapeutischen Maßnahmen (Art und Umfang),
- dem Behandlungsverlauf und
- den bereits erreichten bzw. den noch verbliebenen Therapie(teil)zielen.

14. Folgende Leistungen können ggf. aufgrund der Struktur der spezifischen Patientenprobleme vom soziotherapeutischen Leistungserbringer erbracht werden:

14.1 Motivations- (antriebs-) relevantes Training

Mit dem Patienten werden praktische Übungen zur Verbesserung von Motivation, Belastbarkeit und Ausdauer durchgeführt. Sie finden im Lebensumfeld des Patienten statt.

14.2 Training zur handlungsrelevanten Willensbildung

Das Training beinhaltet die Einübung von Verhaltensänderungen, Übungen zur Tagesstrukturierung und zum planerischen Denken. Dabei ist Hilfestellung bei der Bewältigung von Konflikten zu geben und eine selbständige Konfliktlösung bzw. Konfliktvermeidung einzuüben.

14.3 Anleitung zur Verbesserung der Krankheitswahrnehmung

Diese beinhaltet Hilfen beim Erkennen von Krisen (Frühwarnzeichen) und zur Krisenvermeidung, sowie die Förderung der Compliance und von gesunden Persönlichkeitsanteilen.

14.4 Hilfe in Krisensituationen

Bei auftretenden Krisen erfolgt entsprechende Hilfe, ggf. auch aufsuchend, zur Vermeidung erheblicher Verschlimmerung sowohl der Krankheit als auch der häuslichen, sozialen und beruflichen Situation des Patienten.

IV Verordnung und Leistungsumfang

15. Die Befugnis zur Verordnung von Soziotherapie bedarf der Genehmigung durch die Kassenärztliche Vereinigung. Die Genehmigung ist auf Antrag zu erteilen, wenn der Antragsteller nachweist, dass er die im Folgenden aufgeführten Voraussetzungen erfüllt.

Der die Soziotherapie verordnende Arzt muss in der Lage sein, die Indikation für die Soziotherapie (einschließlich der Feststellung, ob dadurch ggf. Krankenhausbehandlung vermieden werden kann) zu stellen, deren Ablauf und Erfolg zu kontrollieren und in Absprache mit dem soziotherapeutischen Leistungserbringer gegebenenfalls notwendige fachliche Korrekturen am soziotherapeutischen Betreuungsplan vorzunehmen. Die Verordnung von Soziothera-pie dürfen daher Ärzte vornehmen, die berechtigt sind, die Gebietsbezeichung Psychiatrie oder Nervenheilkunde zu führen. Zusätzlich ist deren Erklärung über die Kooperation in einem gemeindepsychiatrischen Verbund oder in vergleichbaren Versorgungsstrukturen notwendig.

16. Andere Vertragsärzte können den Patienten zu einem gemäß Nr. 15. qualifizierten Arzt überweisen, wenn sie den begründeten Verdacht haben, dass bei diesem Patienten eine der in Abschnitt II beschriebenen Indikationen vorliegt und er aufgrund dessen nicht in der Lage ist, ärztliche oder ärztlich verordnete Leistungen selbständig in Anspruch zu nehmen und wenn durch die Verordnung von Soziotherapie Krankenhausbehandlung vermieden werden kann.

16.1 Kommt der überweisende Arzt aufgrund seiner Kenntnis des Einzelfalles zu der Auffassung, dass der Patient nicht in der Lage ist, diese Überweisung selbständig in Anspruch zu nehmen, kann der Arzt einen soziotherapeutischen Leistungserbringer per Verordnung hinzuziehen. Diese Verordnung erfolgt auf dem hierfür vereinbarten Vordruck (Muster 28).

16.2 Ziel dieser Verordnung ist die Motivierung des Patienten, die Überweisung wahrzunehmen. Zur Erreichung dieses Zieles stehen dem soziotherapeutischen Leistungserbringer maximal drei Therapieeinheiten zur Verfügung. Diese werden auf das Gesamtkontingent der Soziotherapie angerechnet, wenn es zur Verordnung von Soziotherapie gemäß Nr. 15. kommt.

16.3 Lässt es sich nicht erreichen, dass der Patient die Überweisung zu einem Arzt nach Nr. 15. wahrnimmt oder kommt es nicht zur Verordnung von Soziotherapie durch einen in Nr. 15. genannten Arzt, sind die maximal drei vom soziotherapeutischen Leistungserbringer erbrachten Therapieeinheiten dennoch berechnungsfähig. Die Abrechnung dieser Leistungen erfolgt auf dem oben genannten Vordruck.

17. Die Dauer und die Frequenz der soziotherapeutischen Betreuung sind abhängig von den individuellen medizinischen Erfordernissen. Es können insgesamt höchstens bis zu 120 Stunden je Krankheitsfall innerhalb eines Zeitraumes von höchstens drei Jahren erbracht werden. Unter einem Krankheitsfall im Sinne dieser Richtlinie ist eine Phase der Behandlungsbedürftigkeit bei einer der in Abschnitt II aufgeführten Indikationen von bis zu drei Jahren zu verste-hen.

17.1 Vor der ersten Verordnung nach Nr. 15. können bis zu 5 Probestunden verordnet werden, die auf diese Verordnung angerechnet werden. Die Verordnung von Probestunden zur Abklärung der Therapiefähigkeit des Patienten und Erstellung des soziotherapeutischen Betreuungsplans kann maximal zweimal pro Jahr für einen Versicherten erfolgen. Verordnungen gemäß Nr. 15. können jeweils bis maximal 30 Therapieeinheiten ausgestellt werden. Verordnet werden dürfen nur so viele Therapieeinheiten, wie zur Erreichung des Therapiezieles oder bis zur Feststellung, dass dieses nicht erreichbar sein wird, erforderlich scheinen.

17.2 Eine Soziotherapieeinheit umfasst 60 Minuten. Die Therapieeinheiten können in kleinere Zeiteinheiten maßnahmebezogen aufgeteilt werden. Dies ist in der soziotherapeutischen Dokumentation (Zeitaufwand) entsprechend zu vermerken.

17.3 Soziotherapie wird in der Regel als Einzelmaßnahme erbracht. Soziotherapie kann in Absprache von Arzt und Leistungserbringer in besonderen Fällen auch in gruppentherapeutischen Maßnahmen erbracht werden. Dabei kann die Gruppengröße je nach Zielsetzung einer Sitzung bis zu 12 Teilnehmer umfassen. Bei gruppentherapeutischen Maßnahmen umfasst die Soziotherapieein-heit 90 Minuten. Dadurch darf jedoch das maximale Gesamtkontingent für Soziotherapie von 120 Zeitstunden nicht überschritten werden.

18. Der Arzt unterstützt den Patienten bei der Auswahl des geeigneten soziotherapeutischen Leistungserbringers gemäß § 132 b SGB V. Der verordnende Arzt nimmt Kontakt mit dem soziotherapeutischen Leistungserbringer auf und bespricht die Patientenproblematik und die sich daraus ergebende Betreuung.

19. Der soziotherapeutische Betreuungsplan ist das Ergebnis eines Abstim-mungsgespräches zwischen verordnendem Arzt, soziotherapeutischem Leistungserbringer und Patient. Nach Abschluss der Probestunden ist der sozio-therapeutische Betreuungsplan in Zusammenarbeit mit dem verordnenden Arzt auf seine Realisierbarkeit zu überprüfen, ggf. zu ändern oder die Soziotherapie zu beenden.

19.1 Im soziotherapeutischen Betreuungsplan müssen enthalten sein:

- Anamnese
- Diagnose
- aktueller Befund mit Art und Ausprägung der Fähigkeitsstörungen des Patienten und Schweregrad gemäß GAF
- die angestrebten Therapieziele und die erforderlichen Teilschritte (Nahziel und Fernziel)
- die zur Erreichung der Therapieziele vorgesehenen therapeutischen Maßnahmen
- die zeitliche Strukturierung der therapeutischen Maßnahmen
- Prognose

20. Der Vertragsarzt hat sich über den Erfolg der verordneten Maßnahmen zu vergewissern. Sollte sich im Verlauf der Behandlung herausstellen, dass der Patient nicht geeignet ist oder die definierten Therapieziele nicht erreichen kann, ist die Soziotherapie abzubrechen. Entsprechendes gilt bei vorzeitigem Erreichen der Therapieziele. Der Vertragsarzt teilt dies unverzüglich unter An-gabe der Gründe der Krankenkasse mit.

21. Informiert ein Krankenhaus den Vertragsarzt gemäß Nr. 15. über die Möglichkeit, einen Versicherten vorzeitig zu entlassen, hat der Vertragsarzt ggf. unter Hinzuziehung eines soziotherapeutischen Leistungserbringers zu prüfen, ob die Voraussetzungen für die Verordnung von Soziotherapie erfüllt sind.

22. Wird während der Soziotherapie eine stationäre Behandlung notwendig, die die Weiterführung der Soziotherapie nach dem Betreuungsplan nicht möglich macht, umfasst die Soziotherapie auch den Kontakt mit dem Patienten, um eine frühestmögliche Entlassung zu erreichen und in Absprache mit dem verordnenden Vertragsarzt die Wiederaufnahme und Weiterführung der Soziotherapie sicherzustellen.

VI Genehmigung von Soziotherapie

25. Mit Ausnahme der Verordnung nach 16.1 (bis zu 3 Stunden) bedarf jede Verordnung von Soziotherapie der vorherigen Genehmigung durch die Krankenkasse des Versicherten. Dazu ist der soziotherapeutische Betreuungsplan gemäß Muster 27 vorzulegen. Wurden Probestunden verordnet, ist bei der ggf. folgenden Verordnung von Soziotherapie der soziotherapeutische Betreuungsplan gemäß Muster 27 zusammen mit der Verordnung für die Probestunden vorzulegen.

26. Die Krankenkassen können im Rahmen des Genehmigungsverfahrens mit der Prüfung der verordneten Maßnahmen der Soziotherapie den Medizinischen Dienst der Krankenkassen beauftragen. Falls erforderlich, sind dem Medizinischen Dienst vom soziotherapeutischen Leistungserbringer ergänzende Angaben zum Betreuungsplan gemäß Nr. 19.1 zu übermitteln. Werden verordnete Soziotherapieeinheiten nicht oder

nicht in vollem Umfang genehmigt, ist der verordnende Vertragsarzt unverzüglich unter Angabe der Gründe über die Entscheidung der Krankenkasse zu informieren.

27. Die Krankenkasse übernimmt bis zur Entscheidung über die Genehmigung die Kosten für die vom Vertragsarzt verordneten und vom soziotherapeutischen Leistungserbringer erbrachten Leistungen entsprechend der vereinbarten Vergütung nach § 132 b Abs. 1 SGB V, wenn die Verordnung spätestens am dritten – der Ausstellung folgenden – Arbeitstag der Krankenkasse vorgelegt wird.

30810 Erstverordnung Soziotherapie — 168 / 17,53

Obligater Leistungsinhalt
- Erstverordnung von Behandlungsmaßnahmen zur Soziotherapie von bis zu 30 Therapieeinheiten,
- Beachtung der Richtlinien des Gemeinsamen Bundesausschusses zur Durchführung von Soziotherapie,
- Mithilfe bei der Auswahl des Soziotherapeuten,
- Mitwirkung bei der Erstellung des soziotherapeutischen Betreuungsplanes,

Fakultativer Leistungsinhalt
- Anpassung des Betreuungsplanes nach verordneten Probestunden,

Abrechnungsbestimmung einmal im Krankheitsfall

Anmerkung Die Gebührenordnungsposition 30810 ist nur von Fachärzten für Nervenheilkunde, Fachärzten für Neurologie und Psychiatrie sowie Fachärzten für Psychiatrie und Psychotherapie berechnungsfähig.
Die Gebührenordnungsposition 30810 ist nur nach Genehmigung durch die Kassenärztliche Vereinigung berechnungsfähig.

Abrechnungsausschluss am Behandlungstag 30811

Bericht: mind. Befundkopie (Nr. 01602) an Hausarzt

Aufwand in Min. **Kalkulationszeit:** KA **Prüfzeit:** 2 **Eignung d. Prüfzeit:** Nur Quartalsprofil

GOÄ entsprechend oder ähnlich: Leistungskomplex in der GOÄ nicht vorhanden, Abrechnung der erbrachten einzelnen Beratungen.

Kommentar: Siehe **„Richtlinien des Bundesausschusses der Ärzte und Krankenkassen über die Durchführung von Soziotherapie in der vertragsärztlichen Versorgung (Soziotherapie-Richtlinien)“.**

Während die Leistung nach Nr. 30800 Bestandteil der hausärztlichen und fachärztlichen Versorgung ist, sind die Nrn. 30810 und 30811 nur von Fachärzten für Nervenheilkunde, Fachärzten für Neurologie und Psychiatrie sowie Fachärzten für Psychiatrie und Psychotherapie berechnungsfähig.

Die Soziotherapie kann im Krankheitsfall nur 1x verordnet und berechnet werden und dann erst wieder nach 4 Quartalen.

30811 Folgeverordnung Soziotherapie — 168 / 17,53

Obligater Leistungsinhalt
- Überprüfung und Anpassung des soziotherapeutischen Behandlungsplanes,
- Beobachtung und Abstimmung des Therapieverlaufs,
- Beachtung der Richtlinien des Gemeinsamen Bundesausschusses zur Durchführung von Soziotherapie,

Fakultativer Leistungsinhalt
- Folgeverordnung von bis zu 30 weiteren Einheiten Soziotherapie,

Abrechnungsbestimmung je Sitzung

Anmerkung Die Gebührenordnungsposition 30811 ist im Behandlungsfall höchstens zweimal berechnungsfähig.
Die Gebührenordnungsposition 30811 ist nur von Fachärzten für Nervenheilkunde, Fachärzten für Neurologie und Psychiatrie sowie Fachärzten für Psychiatrie und Psychotherapie berechnungsfähig.
Die Gebührenordnungsposition 30811 ist nur nach Genehmigung durch die Kassenärztliche Vereinigung berechnungsfähig.

Abrechnungsausschluss am Behandlungstag 30810

Bericht: mind. Befundkopie (Nr. 01602) an Hausarzt

Aufwand in Min. **Kalkulationszeit:** KA **Prüfzeit:** 2 **Eignung d. Prüfzeit:** Tages- und Quartalsprofil

GOÄ entsprechend oder ähnlich: Leistungskomplex in der GOÄ nicht vorhanden, analoger Ansatz der Nr. 15.

Kommentar: Siehe Kommentar zu Nr. 30810.

30.9 Schlafstörungsdiagnostik

Kommentar:

Siehe: Qualitätssicherungsvereinbarung gemäß § 135 Abs. 2 SGB V zur Diagnostik und Therapie schlafbezogener Atmungsstörungen (http://www.kbv.de/media/sp/Schlafapnoe.pdf) (hier Ausschnitte)

§ 5 Apparative Voraussetzungen

(1) Die sachgerechte Durchführung der Polygraphie nach der Nr. 30900 des Einheitlichen Bewertungsmaßstabes (EBM) erfordert die Verwendung von Geräten, die geeignet sind, die klinisch relevanten Parameter abzuleiten. Die Geräte müssen so ausgestattet sein, dass mindestens folgende Messungen durchgeführt und die zugehörigen Messgrößen über einen Zeitraum von mindestens sechs Stunden simultan auf einem Datenträger registriert werden können:

1. Registrierung der Atmung (Atemfluss, Schnarchgeräusche)
2. Oxymetrie (Sättigung des oxygenierbaren Hämoglobins)
3. Aufzeichnung der Herzfrequenz (z. B. mittels EKG oder pulsoxymetrischer Pulsmessung)
4. Aufzeichnung der Körperlage
5. Messung der abdominalen und thorakalen Atembewegungen
6. Maskendruckmessung (bei Überdrucktherapie mit CPAP- oder verwandten Geräten)

(2) Die abgeleiteten Rohdaten müssen für eine visuelle Auswertung zur Verfügung stehen.

(3) Die Erfüllung der Voraussetzungen ist gegenüber der Kassenärztlichen Vereinigung nachzuweisen.

Abschnitt C – Voraussetzungen zur kardiorespiratorischen Polysomnographie

§ 6 Fachliche Befähigung

(1) Die fachliche Befähigung für die Ausführung und Abrechnung von Leistungen der kardiorespiratorischen Polysomnographie (einschl. Polygraphie) nach der Nr. 30901 des Einheitlichen Bewertungsmaßstabes (EBM) im Rahmen der Diagnostik und Therapie schlafbezogener Atmungsstörungen gilt als nachgewiesen, wenn der Arzt berechtigt ist, die Zusatzbezeichnung ‚Schlafmedizin' zu führen. Dabei sind folgende Voraussetzungen zu erfüllen und durch Zeugnisse und Bescheinigungen gemäß § 9 Abs. 3 nachzuweisen:

1. Eine mindestens sechsmonatige ganztägige oder eine mindestens zweijährige begleitende Tätigkeit in einem Schlaflabor unter Anleitung

2. Selbständige Durchführung und Dokumentation von mindestens 50 abgeschlossenen Behandlungsfällen bei Patienten mit schlafbezogenen Atmungsstörungen unter Anleitung

3. Selbständige Indikationsstellung, Durchführung, Befundung und Dokumentation von mindestens 100 auswertbaren Polysomnographien zur Differentialdiagnostik schlafbezogener Atmungsstörungen unter Anleitung

4. Selbständige Einleitung der Überdrucktherapie mit CPAP- oder verwandten Geräten bei mindestens 50 Patienten mit schlafbezogenen Atmungsstörungen unter Anleitung

5. Selbständige Durchführung, Befundung und Dokumentation von 20 MSLT-Untersuchungen (Multipler-Schlaflatenz-Test) oder vergleichbarer objektiver psychometrischer Wachheits- oder Schläfrigkeitstests unter Anleitung

6. Die Anleitung nach den Nrn.1 bis 5 hat bei einem Arzt stattzufinden, der mindestens seit drei Jahren ein Schlaflabor leitet und in diesem Zeitraum Patienten mit schlafbezogenen Atmungsstörungen selbständig betreut und behandelt hat.

(2) Sofern die Weiterbildungsordnung die Zusatzbezeichnung ‚Schlafmedizin' nicht vorsieht, gelten die Anforderungen an die fachliche Befähigung für die Ausführung und Abrechnung der kardiorespiratorischen Polysomnographie (einschl. Polygraphie) als erfüllt, wenn die Kriterien nach Abs. 1 Nrn. 1 bis 6 erfüllt und die Befähigung durch die erfolgreiche Teilnahme an einem Kolloquium gemäß § 9 Abs. 4 vor der Kassenärztlichen Vereinigung nachgewiesen wurde.

§ 7 Apparative, räumliche und organisatorische Voraussetzungen

(1) Die sachgerechte Durchführung der Polysomnographie (einschl. Polygraphie) nach der Nr. 30901 des Einheitlichen Bewertungsmaßstabes (EBM) erfordert die Verwendung von Geräten, die geeignet sind, die klinisch relevanten Parameter ableiten und den Patienten während des Schlafs im Schlaflabor überwachen zu können.

Die Geräte im Schlaflabor zur Durchführung von Polysomnographien müssen so ausgestattet sein, dass mindestens folgende Messungen durchgeführt und die zugehörigen Messgrößen über einen Zeitraum von mindestens sechs Stunden simultan auf einem Datenträger registriert werden können:

1. Registrierung der Atmung
2. Oxymetrie (Sättigung des oxygenierbaren Hämoglobins)
3. Elektrokardiographie (EKG)
4. Aufzeichnung der Körperlage
5. Messung der abdominalen und thorakalen Atembewegungen
6. Atemfluss oder Maskendruckmessung (bei Überdrucktherapie mit CPAP- oder verwandten Geräten)
7. Elektrookulographie (EOG) mit mindestens 2 Ableitungen
8. Elektroenzephalographie (EEG) mit mindestens 2 Ableitungen
9. Elektromyographie (EMG) mit mindestens 3 Ableitungen
10. Optische und akustische Aufzeichnung des Schlafverhaltens

(2) Das Schlaflabor muss über geeignete Räumlichkeiten verfügen. Hierzu sind mindestens folgende Anforderungen zu erfüllen:

1. Für jeden Patienten muss ein eigener Schlafraum zur Verfügung stehen.

Der Schlafraum muss räumlich getrennt vom Ableitraum sein, in dem die Aufzeichnungsgeräte stehen.

2. Der Schlafraum muss über eine entsprechend seiner Funktion angemessene Größe, eine Möglichkeit zur Verdunklung und eine Gegensprechanlage verfügen sowie so schallgeschützt sein, dass ein von äußeren Einflüssen ungestörter Schlaf gewährleistet ist.

(3) Während der Polysomnographie muss eine medizinische Fachkraft im Schlafla-bor anwesend sein. Während der Einstellung auf eine Überdrucktherapie mit CPAP- oder verwandten Geräten muss bei Notfällen ein Arzt zur unmittelbaren Hilfestellung zur Verfügung stehen. Die Namen des Arztes und der medizinischen Fachkraft sowie die Uhrzeiten der Durchführung der Polysomnographie sind zu dokumentieren.

(4) Die Erfüllung der Voraussetzungen ist gegenüber der Kassenärztlichen Vereinigung nachzuweisen

30900* Kardiorespiratorische Polygraphie gemäß Stufe 3 der Richtlinien des Gemeinsamen Bundesausschusses **589** **61,47**

Obligater Leistungsinhalt

- Kardiorespiratorische Polygraphie gemäß Stufe 3 der Richtlinien des Gemeinsamen Bundesausschuses bei Patienten, bei denen die Anamnese und die klinische Untersuchung die typischen Befunde einer schlafbezogenen Atmungsstörung ergeben

oder

- Kardiorespiratorische Polygraphie gemäß Stufe 3 der Richtlinien des Gemeinsamen Bundesausschuses bei Patienten zur Therapieverlaufskontrolle der Atemwegs-Überdrucktherapie (CPAP oder verwandte Verfahren),
- Kontinuierliche simultane Registrierung während einer mindestens sechsstündigen Schlafphase,
  - der Atmung (Atemfluss, Schnarchgeräusche),
  - der Oximetrie (Sättigung des oxygenierbaren Hämoglobins),
  - der Herzfrequenz,
  - der Körperlage,
  - der abdominalen und thorakalen Atembewegungen,
- Computergestützte Auswertung(en) der aufgezeichneten Befunde, einschließlich visueller Auswertung(en)
- Dokumentation und patientenbezogene Beurteilung

Fakultativer Leistungsinhalt

- Maskendruckmessung(en) bei Einsatz eines CPAP-Gerätes während einer mindestens sechsstündigen Schlafphase,
- Feststellung einer ausreichenden Gerätenutzung durch den Patienten,
- Weitergabe der Untersuchungsergebnisse an den Arzt, der die weitere polysomnographische Diagnostik durchführt

Anmerkung Die Berechnung der Gebührenordnungsposition 30900 setzt eine Genehmigung der Kassenärztlichen Vereinigung nach der Qualitätssicherungsvereinbarung zur Diagnostik und Therapie schlafbezogener Atmungsstörungen gemäß § 135 Abs. 2 SGB V voraus.

Abrechnungsausschluss
in derselben Sitzung 04434, 04435, 14320, 14321, 16310, 16311, 21310, 21311, 30901
im Behandlungsfall 03040, 03220, 03221, 04040, 04220, 04221

Bericht: mind. Befundkopie (Nr. 01602) an Hausarzt

Aufwand in Min. **Kalkulationszeit:** 45 **Prüfzeit:** 36 **Eignung d. Prüfzeit:** Tages- und Quartalsprofil

GOÄ entsprechend oder ähnlich: Leistungskomplex so in der GOÄ nicht vorhanden, siehe aber Nr. 653* (Kardiorespiratorische Polysomnographie – „Kleines Schlaflabor“–, weitere GOÄ-Nrn. 602*, 605*, 714, 5295*, 427) und ggf. analoger Ansatz der Nr. 659* (siehe dazu die Empfehlungen der BÄK).

30901* Kardiorespiratorische Polysomnographie gemäß Stufe 4 der Richtlinien des Gemeinsamen Bundesausschusses — 3165 / 330,30

Obligater Leistungsinhalt

- Kardiorespiratorische Polysomnographie gemäß Stufe 4 der Richtlinien des Gemeinsamen Bundesausschusses bei Patienten, bei denen trotz sorgfältiger klinisch-anamnestischer Abklärung und nach einer erfolgten Polygraphie entsprechend der Gebührenordnungsposition 30900 keine Entscheidung zur Notwendigkeit mittels CPAP möglich ist

oder

- Kardiorespiratorische Polysomnographie gemäß Stufe 4 der Richtlinien des Gemeinsamen Bundesausschusses bei Patienten mit gesicherter Indikation zur Ersteinstellung oder bei schwerwiegenden Therapieproblemen einer Atemwegs-Überdrucktherapie (CPAP oder verwandte Verfahren),
- Kontinuierliche Simultanregistrierung während einer mindestens sechsstündigen Schlafphase in einem räumlich vom Ableitraum getrennten Schlafraum, in dem sich während der kardiorespiratorischen Polysomnographie nur ein Patient befinden darf
  - der Atmung,
  - der Oximetrie (Sättigung des oxygenierbaren Hämoglobins),
  - des EKG,
  - der Körperlage,
  - der abdominalen und thorakalen Atembewegungen,
  - des Atemflusses oder des Maskendruckes bei Einsatz eines CPAP-Gerätes,
  - elektookulographische Untersuchung(en) (EOG) mit zwei Ableitungen,
  - elektroenzephalographische Untersuchung(en) (EEG) mit zwei Ableitungen,
  - elektromyographische Untersuchung(en) (EMG) mit drei Ableitungen,

– optische und akustische Aufzeichnung(en) des Schlafverhaltens
- Visuelle Auswertung(en) der aufgezeichneten Befunde einschließlich visueller Validierung nach Rechtschaffen und Kales, Dauer mindestens 50 Minuten,
- Dokumentation und patientenbezogene Beurteilung

Fakultativer Leistungsinhalt
- Weitergabe der Untersuchungsergebnisse an den Arzt, der die Überdrucktherapie einleitet

Anmerkung Die Berechnung der Gebührenordnungsposition 30901 setzt eine Genehmigung der Kassenärztlichen Vereinigung nach der Qualitätssicherungsvereinbarung zur Diagnostik und Therapie schlafbezogener Atmungsstörungen gemäß § 135 Abs. 2 SGB V voraus.

Abrechnungsausschluss
in derselben Sitzung 04434, 04435, 14320, 14321, 16310, 16311, 21310, 21311, 27320, 30900
im Behandlungsfall 03040, 03220, 03221, 04040, 04220, 04221

Bericht: Bericht (Nr. 01600) oder Brief (Nr. 01601) an Hausarzt (HA) – ggf. Porto nach Nrn. 40120, 40122, 40124 und 40126 – bei Überweisung von Facharzt an Facharzt – Bericht/Brief oder Befundkopie (Nr. 01602) an HA

Aufwand in Min. **Kalkulationszeit:** 80 **Prüfzeit:** 64 **Eignung d. Prüfzeit:** Tages- und Quartalsprofil

GOÄ entsprechend oder ähnlich: Leistungskomplex in der GOÄ nicht vorhanden, daher Abrechnung der erbrachten Einzelleistungen.

30.10 Leistungen der spezialisierten Versorgung HIV-infizierter Patienten gemäß Qualitätssicherungsvereinbarung nach § 135 Abs. 2 SGB V

1. Voraussetzung für die Berechnung der Gebührenordnungspositionen 30920, 30922 und 30924 ist die Genehmigung der zuständigen Kassenärztlichen Vereinigung gemäß Qualitätssicherungsvereinbarung zur spezialisierten Versorgung von Patienten mit HIV-Infektionen (Qualitätssicherungsvereinbarung HIV gemäß § 135 Abs. 2 SGB V).

2. Die Gebührenordnungspositionen 30920, 30922 und 30924 sind nur vom behandlungsführenden Arzt berechnungsfähig. Der behandlungsführende HIV-Schwerpunktarzt erklärt gegenüber der zuständigen Kassenärztlichen Vereinigung mit der Abrechnung dass er der alleinige behandlungsführende und abrechnende Arzt im jeweiligen Fall ist.

Kommentar:

zu 1.

Alle Gebührenordnungspositionen des Kapitels II-1.7.7.1 können nur von Ärzten abgerechnet werden, die im Besitz einer Genehmigung ihrer Kassenärztlichen Vereinigung nach der Qualitätssicherungsvereinbarung HIV sind.

zu 2.

Zur Vermeidung Unklarheiten über die Abrechnungsberechtigung muss der behandlungsführende HIV-Schwerpunktarzt schriftlich bestätigen, dass nur er als behandlungsführender abrechnungsberechtigt ist.

Siehe: Vereinbarung von Qualitätssicherungsmaßnahmen nach § 135 Abs. 2 SGB V zur spezialisierten Versorgung von Patienten mit HIV-Infektion/Aids-Erkrankung (Qualitätssicherungsvereinbarung HIV/Aids) (http://www.kbv.de/media/sp/HIV_Aids.pdf) (Hier Ausschnitte)

§ 5 Patientengruppenspezifische spezialisierte Versorgung

(1) Über die in § 4 beschriebenen Aufgaben hinaus koordiniert und steuert der behandlungsführende Arzt die antiretrovirale Therapie bei Patienten nach § 1 Abs. 2 Nr. 2 und 3. Die Durchführung der antiretroviralen Therapie umfasst grundsätzlich folgende Einzelaufgaben:

- Indikationsstellung,
- Medikamentenauswahl,
- Erstellung des Behandlungsplans,
- Kontrolle der Nebenwirkungen und Wechselwirkungen,

- Vermeidung metabolischer Komplikationen,
- Analyse des Therapieverlaufs,
- Resistenztestung unter Berücksichtigung der Anlage I Nr. 10 „Anerkannte

Untersuchungs- und Behandlungsmethoden „der „Richtlinie Methoden vertragsärztliche Versorgung" nach § 135 Abs. 1 SGB V, Prophylaxe opportunistischer Infektionen.

(2) Neben der Koordination der antiretroviralen Therapie diagnostiziert und behandelt der behandlungsführende Arzt insbesondere bei Patienten nach § 1 Abs. 2 Nr. 3 HIV-assoziierte Erkrankungen, Aids-definierendeErkrankungen und Koinfektionen. Hierbei stellt er auch die Steuerung und Koordination der Behandlung insbesondere durch Fachärzte sicher.

Anlage 1 QS-Vereinbarung HIV/AIDS – Inhalte der ärztlichen Dokumentation nach § 7

- Patientendaten
- Patientenidentifikation
- ggf. Sterbedatum
- vermutetes bzw. bekanntes Infektionsrisiko
- Labor (alle im Berichtsquartal erhobenen Werte)
- erstmaliger Nachweis der HIV-Infektion (Monat/Jahr)
- Letzter negativer HIV-Antikörpertest (Monat/Jahr)
- CD4-T-Zellzahl je µl (Datum im Berichtsquartal)
- Viruslast je ml (Dat
- um im Berichtsquartal)
- Therapiebedürftige Diagnosen (außer Aids) im Berichtquartal (mit ICD-10 Kodierung)
- Beobachtungs-/behandlungsbedürftige HIV-assoziierte Erkrankungen im Berichtquartal (mit ICD-10 Kodierung)
- Beobachtungs-/behandlungsbedürftige Aids-definierende Erkrankungen im Berichtquartal (mit ICD-10 Kodierung)
- Opportunistische Infektionen
- Malignome
- sonstige opportunistische Erkrankungen z.B. HIV-Enzephalopathie, Kachexie-Syndrom
- Krankheitsbild nur bei Kindern (< 13 Jahre) z.B. bakterielle Infektionen (multiple, rezidivierend und mehr als eine Infektion in 2 Jahren), chronische lymphoide interstitielle Pneumonie
- Koinfektionen (Hepatitis B, Hepatitis C)
- Prophylaxemaßnahmen z.B. zur Verhinderung von Pneumocystis jioveci-Pneumonie (PJP), Candidiasis, zerebrale Toxoplasmose, ggf. sonstige
- erhobener Impfstatus (Datum): Tetanus, Diphtherie, Polio, Hepatitis A, Hepatitis B, Pneumokokken, Influenza
- durchgeführte Impfungen
- Veranlassung von Screening-Maßnahmen (zu Tuberkulose, Hepatitis, CMV-Retinitis, Analkarzinom, Hautkrebs, Zervixkarzinom)
- Antiretrovirale Therapie
- das durchgeführte Regime (z.B. TVD/ATV/r) im Berichtsquartal (jeweils Da-tum von Beginn und Ende, gegebenenfalls Grund der jeweiligen Beendigung sowie Angabe, ob in den angegebenen Regimen ein Firstline-Regime enthalten ist)
- Resistenztestung (Monat/Jahr)
- Besonderheiten

EBM-Nr. | EBM-Punkte / Euro

30920* Zusatzpauschale für die Behandlung eines Patienten im Rahmen der qualitätsgesicherten Versorgung von HIV-Infizierten entsprechend der Qualitätssicherungsvereinbarung gemäß § 135 Abs. 2 SGB V **460** **48,01**

Obligater Leistungsinhalt

- Mindestens ein persönlicher Arzt-Patienten-Kontakt,
- Beratung(en) zum Umgang mit der Erkrankung,

Fakultativer Leistungsinhalt

- Erhebung von Behandlungsdaten und Befunden bei anderen Leistungserbringern und Übermittlung erforderlicher Behandlungsdaten und Befunde an andere Leistungserbringer, sofern eine schriftliche Einwilligung des Versicherten, die jederzeit widerrufen werden kann, vorliegt
- Koordination diagnostischer, therapeutischer und pflegerischer Maßnahmen, insbesondere auch mit anderen behandelnden Ärzten, nichtärztlichen Hilfen und flankierenden Diensten

Abrechnungsbestimmung einmal im Behandlungsfall

Aufwand in Min. **Kalkulationszeit:** KA **Prüfzeit:** ./. **Eignung d. Prüfzeit:** Keine Eignung

GOÄ entsprechend oder ähnlich: Leistung in der GOÄ nicht vorhanden, daher Abrechnung der einzelnen erbrachten Leistungen.

30922* Zuschlag zur Gebührenordnungsposition 30920 zur Behandlung eines Patienten im Rahmen der qualitätsgesicherten Versorgung von HIV-Infizierten entsprechend der Qualitätssicherungsvereinbarung gemäß § 135 Abs. 2 SGB V bei Behandlung mit antiretroviralen Medikamenten **309** **32,25**

Obligater Leistungsinhalt

- Mindestens zwei persönliche Arzt-Patienten-Kontakte,
- Beratung(en) zum Umgang mit der Erkrankung,

Abrechnungsbestimmung einmal im Behandlungsfall

Aufwand in Min. **Kalkulationszeit:** KA **Prüfzeit:** ./. **Eignung d. Prüfzeit:** Keine Eignung

GOÄ entsprechend oder ähnlich: Leistung in der GOÄ nicht vorhanden, daher Abrechnung der einzelnen erbrachten Leistungen.

Kommentar: Die Gebührenordnungsposition 30922 ist im Behandlungsfall nicht neben der Gebührenordnungsposition 30924 berechnungsfähig

30924* Zuschlag zur Gebührenordnungsposition 30920 zur Behandlung eines Patienten im Rahmen der qualitätsgesicherten Versorgung von HIV-Infizierten entsprechend der Qualitätssicherungsvereinbarung gemäß § 135 Abs. 2 SGB V bei Vorliegen HIV-assoziierter Erkrankungen und/oder AIDS-definierter Erkrankungen und/oder bei Vorliegen von behandlungsbedürftigen Koinfektionen (z.B. Hepatitis B/C, Tuberkulose), ggf. bei Behandlung mit antiretroviralen Medikamenten **619** **64,6**

Obligater Leistungsinhalt

- Mindestens drei persönliche Arzt-Patienten-Kontakte,
- Beratung(en) zum Umgang mit der Erkrankung,

Abrechnungsbestimmung einmal im Behandlungsfall

Aufwand in Min. **Kalkulationszeit:** KA **Prüfzeit:** ./. **Eignung d. Prüfzeit:** Keine Eignung

GOÄ entsprechend oder ähnlich: Leistung in der GOÄ nicht vorhanden, daher Abrechnung der einzelnen erbrachten Leistungen.

Kommentar: Die Gebührenordnungsposition 30924 ist im Behandlungsfall nicht neben der Gebührenordnungsposition 30922 berechnungsfähig.

30.11 Neuropsychologische Therapie gemäß der Nr. 19 der Anlage 1 „Anerkannte Untersuchungs- oder Behandlungsmethoden" der Richtlinie „Methoden vertragsärztliche Versorgung" des Gemeinsamen Bundesausschusses

1. Die in dem Abschnitt 30.11 aufgeführten Gebührenordnungspositionen können ausschließlich von Vertragsärzten bzw. -therapeuten, die über eine Genehmigung zur Ausführung und Abrechnung neuropsychologischer Leistungen gemäß § 3 der Nr. 19 der Anlage 1 „Anerkannte Untersuchungs- oder Behandlungsmethoden" der Richtlinie „Methoden vertragsärztliche Versorgung" des Gemeinsamen Bundesausschusses verfügen, abgerechnet werden.

2. Die Durchführung von psychometrischen Tests kann vor oder nach probatorischen Sitzungen bzw. Therapiesitzungen gemäß den Gebührenordnungspositionen 30931, 30932 oder 30933 erfolgen. Die Durchführung, Aufzeichnung und Auswertung der Tests kann nicht während der probatorischen oder therapeutischen Sitzungen erfolgen. Entsprechend verlängert sich die Patienten-Kontaktzeit der Gebührenordnungspositionen 30931 und/oder 30932 und/oder 30933 um jeweils 5 Minuten je abgerechnete Gebührenordnungsposition 30930.

3. Die in dem Abschnitt 30.11 aufgeführten Gebührenordnungspositionen sind im Behandlungsfall neben den Gebührenordnungspositionen der Abschnitte 35.1, 35.2 und 35.3 nur berechnungsfähig, wenn durch den behandelnden Arzt dargelegt wird, dass der Einsatz von Leistungen nach den Psychotherapie-Richtlinien aufgrund eines über die Indikationsstellung für die Neuropsychologie hinausgehenden Krankheitsbildes indiziert ist und durch den Einsatz einer parallelen Behandlung mit Leistungen nach den Psychotherapie-Richtlinien ein Heilungserfolg zu erzielen ist, der mit der neuropsychologischen Behandlung alleine nicht erreicht werden könnte.

Kommentar:

zu 1.

Alle Gebührenordnungspositionen des Kapitels 30.11 – also die Leistungen nach den Nrn. 30930 bis 30935 – können nur von Ärzten oder Therapeuten abgerechnet werden, die im Besitz einer Genehmigung ihrer Kassenärztlichen Vereinigung nach § 3 der Nr. 19 der Anlage 1 „Anerkannte Untersuchungs- oder Behandlungsmethoden" der Richtlinie „Methoden vertragsärztlicher Versorgung" des Gemeinsamen Bundesausschusses verfügen.

zu 2.

Der Umstand, wonach psychometrische Tests nicht während einer probatorischen Sitzung bzw. einer Therapiesitzung durchgeführt werden können, sondern nur davor oder danach, führt zu einer Verlängerung der Patienten-Kontaktzeiten je abgerechnetem Test um 5 Minuten.

zu 3.

Die Abrechnung von Leistungen nach den Psychotherapie-Richtlinien neben neuropsychologischen Leistungen setzt eine **ärztliche** Begründung der Notwendigkeit und Erforderlichkeit voraus.

Siehe: https://www.g-ba.de/downloads/39-261-1415/2011-11-24_MVV-RL_NeuroPsych_BAnz.pdf – BAnz. Nr. 31 (S. 747) vom 23.02.2012

Bekanntmachung eines Beschlusses des Gemeinsamen Bundesausschusses über eine Änderung der Richtlinie Methoden vertragsärztliche Versorgung:

Neuropsychologische Therapie Vom 24. November 2011

30930* Krankheitspezifische neuropsychologische Diagnostik mittels Testverfahren **28** **2,92**

Obligater Leistungsinhalt

- Anwendung von Testverfahren zur krankheitsspezifischen neuropsychologischen Diagnostik gemäß § 5 Abs. 3 der Nr. 19 der Anlage 1 „Anerkannte Untersuchungs- oder Behandlungsmethoden" der Richtlinie „Methoden vertragsärztliche Versorgung" des Gemeinsamen Bundesausschusses,
- Auswertung der Testverfahren,
- Schriftliche Aufzeichnung,
- Dauer mindestens 5 Minuten,

Abrechnungsbestimmung je vollendete 5 Minuten

Anmerkung Die Gebührenordnungsposition 30930 ist je Behandlungsfall für Kinder und Jugendliche bis zum vollendeten 18. Lebensjahr nur bis zu einer Gesamtpunktzahl von 990 Punkten, für Versicherte ab Beginn des 19. Lebensjahres nur bis zu einer Gesamtpunktzahl von 651 Punkten berechnungsfähig.

Abrechnungsausschluss in derselben Sitzung 01210, 01214, 01216, 01218, 14220, 14221, 14222, 14310, 14311, 16220, 21220, 21221, 22220, 22221, 22222, 23220, 30702

Aufwand in Min. **Kalkulationszeit:** 2 **Prüfzeit:** 2 **Eignung d. Prüfzeit:** Tages- und Quartalsprofil

30931* Probatorische Sitzung — 621 / 64,81

Obligater Leistungsinhalt

- Krankheitsspezifische neuropsychologische Diagnostik und spezifische Indikationsstellung vor Beginn einer neuropsychologischen Therapie gemäß § 7 Abs. 6 Nr. 1 der Nr. 19 der Anlage 1 „Anerkannte Untersuchungs- oder Behandlungsmethoden" der Richtlinie „Methoden vertragsärztliche Versorgung" des Gemeinsamen Bundesausschusses,
- Dauer mindestens 50 Minuten

Fakultativer Leistungsinhalt

- Fremdanamnese unter Einbeziehung der Bezugsperson(en),
- Unterteilung in zwei Einheiten von jeweils 25 Minuten Dauer

Anmerkung Die Gebührenordnungsposition 30931 ist nicht neben Gesprächs-, Beratungs- und Betreuungsleistungen berechnungsfähig.
Die Gebührenordnungsposition 30931 beinhaltet nicht die Durchführung, Auswertung und/oder Aufzeichnung der Testverfahren gemäß der Gebührenordnungsposition 30930.

Abrechnungsausschluss in derselben Sitzung 01210, 01214, 01216, 01218, 14220, 14221, 14222, 14310, 14311, 16220, 21220, 21221, 22220, 22221, 22222, 23220, 30702, 30932, 30933

Aufwand in Min. **Kalkulationszeit:** 60 **Prüfzeit:** 70 **Eignung d. Prüfzeit:** Tages- und Quartalsprofil

30932* Neuropsychologische Therapie (Einzelbehandlung) — 819 / 85,47

Obligater Leistungsinhalt

- Neuropsychologische Therapie gemäß § 7 der Nr. 19 der Anlage 1 „Anerkannte Untersuchungs- oder Behandlungsmethoden" der Richtlinie „Methoden vertragsärztliche Versorgung" des Gemeinsamen Bundesausschusses,
- Einzelbehandlung,
- Dauer mindestens 50 Minuten

Fakultativer Leistungsinhalt

- Einbeziehung von Bezugspersonen,
- Unterteilung in zwei Einheiten von jeweils mindestens 25 Minuten Dauer,

Abrechnungsbestimmung je vollendete 50 Minuten

Abrechnungsausschluss in derselben Sitzung 01210, 01214, 01216, 01218, 04355, 14220, 14221, 14222, 14310, 14311, 16220, 21220, 21221, 22220, 22221, 22222, 23220, 30702, 30931

Aufwand in Min. **Kalkulationszeit:** 60 **Prüfzeit:** 70 **Eignung d. Prüfzeit:** Tages- und Quartalsprofil

30933* Neuropsychologische Therapie (Gruppenbehandlung) — 591 / 61,68

Obligater Leistungsinhalt

- Neuropsychologische Therapie gemäß § 7 der Nr. 19 der Anlage 1 „Anerkannte Untersuchungs- oder Behandlungsmethoden" der Richtlinie „Methoden vertragsärztliche Versorgung" des Gemeinsamen Bundesausschusses,
- Gruppenbehandlung,
- Dauer mindestens 100 Minuten,
- Mindestens 2, höchstens 5 Teilnehmer.

Fakultativer Leistungsinhalt

- Einbeziehung von Bezugspersonen bei Kindern und Jugendlichen
- Unterteilung in zwei Einheiten von jeweils mindestens 50 Minuten Dauer

Abrechnungsbestimmung je Teilnehmer, je vollendete 100 Minuten

Anmerkung Die Gebührenordnungsposition 30933 ist am Behandlungstag höchstens zweimal je Teilnehmer berechnungsfähig.

Abrechnungsausschluss in derselben Sitzung 01210, 01214, 01216, 01218, 04355, 14220, 14221, 14222, 14310, 14311, 16220, 21220, 21221, 22220, 22221, 22222, 23220, 30702, 30931

Aufwand in Min. **Kalkulationszeit:** 37 **Prüfzeit:** 19 **Eignung d. Prüfzeit:** Tages- und Quartalsprofil

30934* Erstellung eines Therapieplans **180** **18,78**

Obligater Leistungsinhalt

- Erstellung eines Therapieplans gemäß § 5 Abs. 4 der Nr. 19 der Anlage 1 „Anerkannte Untersuchungs- oder Behandlungsmethoden" der Richtlinie „Methoden vertragsärztliche Versorgung" des Gemeinsamen Bundesausschusses

Abrechnungsbestimmung einmal im Krankheitsfall

Abrechnungsausschluss in derselben Sitzung 04355

Aufwand in Min. **Kalkulationszeit:** 20 **Prüfzeit:** 16 **Eignung d. Prüfzeit:** Tages- und Quartalsprofil

30935* Bericht bei Therapieverlängerung im Einzelfall **74** **7,72**

Obligater Leistungsinhalt

Bericht und Dokumentation der Therapieverlängerung im Einzelfall gemäß § 7 Abs. 6 Nr. 5 der Nr. 19 der Anlage 1 „Anerkannte Untersuchungs- oder Behandlungsmethoden" der Richtlinie „Methoden vertragsärztliche Versorgung" des Gemeinsamen Bundesausschusses

Abrechnungsbestimmung einmal im Krankheitsfall

Abrechnungsausschluss in derselben Sitzung 04355

Aufwand in Min. **Kalkulationszeit:** 8 **Prüfzeit:** 2 **Eignung d. Prüfzeit:** Tages- und Quartalsprofil

30.12 Spezielle Diagnostik und Eradikationstherapie im Rahmen von MRSA

1. Voraussetzung für die Berechnung der Gebührenordnungspositionen des Abschnitts IV-30.12, mit Ausnahme der Laborziffern gemäß den Gebührenordnungspositionen 30954 und 30956, ist die Genehmigung der Kassenärztlichen Vereinigung. Die Genehmigung wird erteilt, wenn die Anforderungen der Qualitätssicherungsvereinbarung MRSA gemäß § 135 Abs. 2 SGB V (bis zum Inkrafttreten der Qualitätssicherungsvereinbarung MRSA gilt „wenn die Anforderungen des Anhangs zum Abschnitt IV-30.12 EBM") erfüllt sind.

2. Die Leistungen gemäß den Gebührenordnungspositionen 30954 und 30956 können nur von Ärzten berechnet werden, denen eine Genehmigung zur Berechnung von Gebührenordnungspositionen des Unterabschnitts ref="ebm/403203100000" erteilt wurde.

3. Die Gebührenordnungspositionen dieses Abschnitts sind nur bei Risikopatienten für eine/mit einer MRSA-Kolonisation/MRSA-Infektion sowie bei deren Kontaktperson(en) bis zum dritten negativen Kontrollabstrich (11–13 Monate) nach Abschluss der Eradikationstherapie berechnungsfähig. Ein MRSA-Risikopatient muss in den letzten sechs Monaten stationär (mindestens 4 zusammenhängende Tage Verweildauer) behandelt worden sein und zusätzlich die folgenden Risikokriterien erfüllen:

– Patient mit positivem MRSA-Nachweis in der Anamnese
und/oder
– Patient mit zwei oder mehr der nachfolgenden Risikofaktoren:
  - chronische Pflegebedürftigkeit (mindestens Stufe 1),
  - Antibiotikatherapie in den zurückliegenden 6 Monaten,
  - liegende Katheter (z.B. Harnblasenkatheter, PEG-Sonde),
  - Dialysepflichtigkeit,
  - Hautulcus, Gangrän, chronische Wunden, tiefe Weichteilinfektionen.

4. Die Sanierungsbehandlung beginnt mit der Eradikationstherapie. Die Eradikationstherapie umfasst die notwendigen medizinischen Maßnahmen zur Eradikation des MRSA. Die weitere Sanierungsbehandlung umfasst den Zeitraum, in dem die Kontrollabstrichentnahmen durchgeführt werden bis zum dritten negativen oder einem positiven Kontrollabstrich.

5. Die Gebührenordnungsposition 30942 ist nur in Behandlungsfällen berechnungsfähig, in denen eine Eradikationstherapie erfolgt und darf nur einmal je Sanierungsbehandlung berechnet werden.

6. Sofern ein Patient im Laufe der weiteren Sanierungsbehandlung einen positiven Kontrollabstrich aufweist, kann nach Prüfung des medizinischen Erfordernisses eine zweite Eradikationstherapie vorgenommen werden, auch wenn der Patient die Voraussetzungen gemäß Nr. 3 Satz 2 der Präambel des Abschnitts IV-30.12 nicht mehr erfüllt. Sofern eine weitere Eradikationstherapie erforderlich ist, kann diese nur nach Vorstellung des Falles in einer Fall- und/oder Netzwerkkonferenz erfolgen, auch wenn der Patient die Voraussetzungen gemäß Nr. 3 Satz 2 der Präambel des Abschnitts IV-30.12 nicht mehr erfüllt. Soweit keine Fall-/Netzwerkkonferenz erreichbar ist, hat der behandelnde Arzt sich bei der zuständigen Stelle des öffentlichen Gesundheitsdienstes entsprechend zu informieren.

7. Bei den Gebührenordnungspositionen 30942, 30944, und 30950 darf der ICD-10-GM Sekundärkode U80.00 bzw. U80.01 nur zusätzlich zu einem Diagnosekode nach ICD-10-GM angegeben werden.

Kommentar:

zu 1.

Alle Gebührenordnungspositionen des Kapitels 30.12.1 – also die Leistungen nach den Nrn. 30940 bis 30952 – können nur von Ärzten abgerechnet werden, die im Besitz einer Genehmigung ihrer Kassenärztlichen Vereinigung nach der Qualitätssicherungsvereinbarung MRSA gemäß § 135 Abs. 2 SGB V verfügen. Da diese Qualitätssicherungsvereinbarung zum Zeitpunkt des Inkrafttretens des Abschnitts 30.12 (1.4.2014) noch nicht vorliegen, gelten bis zu ihrer Verabschiedung die Anforderungen des Anhangs zum Abschnitt 30.12 EBM:

Anhang zum Abschnitt 30.12 „Spezielle Diagnostik und Eradikationstherapie im Rahmen von MRSA" des Einheitlichen Bewertungsmaßstabes (kurz: Anhang zum Abschnitt 30.12 EBM)

mit Wirkung zum 1. April 2014 bis zum Inkrafttreten der Qualitätssicherungsvereinbarung MRSA gemäß § 135 Abs. 2 SGB V

veröffentlicht unter www.mrsa-ebm.de

zu 2.

Alle Gebührenordnungspositionen des Kapitels 30.12.2 – also die Leistungen nach den Nrn. 30954 und 30956 – können nur von Ärzten abgerechnet werden, die im Besitz einer Genehmigung zur Abrechnung des Unterabschnitts 32.3.10 (Bakteriologische Untersuchungen) sind.

zu 3.

Die Definition der nach Abschnitt 30.12 zu Lasten der GKV behandlungsfähigen Patienten (bzw. Kontaktpersonen) ist sehr detailliert und unbedingt zu beachten (sorgfältig in der Dokumentation das Vorliegen der Voraussetzungen vermerken!).

zu 4. bis 6.

Bei einem positiven Kontrollabstrich im Laufe der Sanierungsbehandlung kann unter bestimmten Voraussetzungen eine zweite Eradikationstherapie durchgeführt werden. Unklar ist derzeit, ob, wenn auch während der dann folgenden Sanierungsbehandlung erneut ein positiver Kontrollabstrich auftritt, erneut eine weitere Eradikationstherapie möglich ist. Die Formulierung „zweite" Eradikationstherapie scheint das auszuschließen.

30.12.1 Diagnostik und ambulante Eradikationstherapie bei Trägern mit Methicillin-resistentem Staphylococcus aureus (MRSA)

Kommentar:

Die KBV informiert zu den Leistungen für MRSA-Patienten (http://www.kbv.de/media/sp/2014_04_10_Praxisinformation_MRSA_Anschlussregelung.pdf

... „Leistungen für MRSA-Patienten seit 1. April 2014 im EBM – Vergütung weiter extrabudgetär.

Resistente Keime sind nicht nur ein Problem von Krankenhäusern und Pflegeheimen. Durch die zunehmende Zahl von Patienten, die sich mit einem Methicillin-resistenten Staphylococcus aureus (MRSA) infizieren, wächst der Behandlungsbedarf auch im ambulanten Bereich.

Die Kassenärztliche Bundesvereinigung (KBV) und der GKV-Spitzenverband hatten deshalb im Jahr 2012 eine spezielle Vergütungsvereinbarung für MRSA-Leistungen abgeschlossen. Seit dem 1. April 2014 sind diese Leistungen nun Bestandteil des Einheitlichen Bewertungsmaßstabs (EBM)..."

Was sich durch die Anschlussregelung ändert und welche Regelungen bleiben, haben wir in dieser Praxisinformation zusammengestellt.

Eigener EBM-Abschnitt für MRSA-Leistungen

Die Leistungen zur Untersuchung und Behandlung von MRSA-Patienten sind zum 1. April 2014 Teil des EBM. Dazu wurde im EBM ein neuer Abschnitt 30.12 geschaffen..."

Honorierung vorerst bis 2016 zu festen Preisen außerhalb der MGV

Die Vergütungsregelung – feste Preise ohne Mengenbegrenzung außerhalb der morbiditätsbedingten Gesamtvergütung -wird fortgeführt. Allerdings wird diese Regelung erneut auf zwei Jahre befristet...

Abrechnung ist an Qualitätssicherungsvereinbarung gebunden

Die Abrechnung ist weiterhin an konkrete Voraussetzungen gebunden. Diese werden künftig in einer Qualitätssicherungsvereinbarung MRSA geregelt. Diese Vereinbarung ist noch nicht in Kraft getreten. Deshalb gelten zunächst die bestehenden Anforderungen weiter. Sie finden diese jetzt im Anhang zum EBM- Abschnitt 30.12 (vormals Anhang zur Vergütungsvereinbarung MRSA).

30940 Erhebung des MRSA-Status eines Risikopatienten gemäß Nr. 3 der Präambel des Abschnitts IV-30.12 bis sechs Monate nach Entlassung aus einer stationären Behandlung

35
3,65

Obligater Leistungsinhalt
- Persönlicher Arzt-Patienten-Kontakt,
- Erhebung und Dokumentation der Risikofaktoren gemäß Nr. 3 der Präambel des Abschnitts IV-30.12

Fakultativer Leistungsinhalt
- Erhebung und Dokumentation von sanierungshemmenden Faktoren,
- sektorenübergreifende (ambulant, stationär) interdisziplinäre Abstimmung und Information,
- Indikationsstellung zur Eradikationstherapie,

Abrechnungsbestimmung einmal im Behandlungsfall

Anmerkung Die Gebührenordnungsposition 30940 ist nicht im kurativ-stationären Behandlungsfall berechnungsfähig.,

Aufwand in Min. **Kalkulationszeit:** 4 **Prüfzeit:** 3 **Eignung d. Prüfzeit:** Nur Quartalsprofil

GOÄ entsprechend oder ähnlich: GOÄ Nr. 1, bei eingehender Befragung und Beratung ggf. GOÄ Nr. 3 darf aber nur neben Untersuchungsleistungen nach den GOÄ Nrn. 5, 6, 7, 8, 800, 801 berechnet werden. Neben Nr. 3 sind weitere Nrn. nicht abrechnungsfähig.

30942 Behandlung und Betreuung eines Risikopatienten gemäß Nr. 3 der Präambel des Abschnitts IV-30.12 der Träger von MRSA ist, oder einer positiv nachgewiesenen MRSA-Kontaktperson gemäß der Gebührenordnungsposition 30946

133
13,88

Obligater Leistungsinhalt
- Persönlicher Arzt-Patienten-Kontakt,
- Durch-/Weiterführung der Eradikationstherapie, ausgenommen der Wundversorgung,
- Einleitung, Anleitung bzw. Überwachung der Standardsanierung,
- Aufklärung und Beratung zu Hygienemaßnahmen, der Eradikationstherapie und der weiteren Sanierungsbehandlung, ggf. unter Einbeziehung der Kontakt-/ Bezugsperson(en),
- Aushändigung des MRSA-Merkblattes,
- Dokumentation,

Fakultativer Leistungsinhalt
- Bereitstellung von Informationsmaterialien,

Abrechnungsbestimmung einmal im Behandlungsfall

Anmerkung Die Gebührenordnungsposition 30942 ist nicht im kurativ-stationären Behandlungsfall berechnungsfähig.
Die Gebührenordnungsposition 30942 ist nur bei Versicherten mit der gesicherten Diagnose ICD-10-GM U80.00 oder U80.01 berechnungsfähig. Die Diagnose muss durch eine mikrobiologische Untersuchung gesichert sein, die entweder vom Vertragsarzt veranlasst oder aus dem Krankenhaus übermittelt wurde.

Aufwand in Min. **Kalkulationszeit:** 15 **Prüfzeit:** 12 **Eignung d. Prüfzeit:** Nur Quartalsprofil

GOÄ entsprechend oder ähnlich: GOÄ Nr. 3 darf aber nur neben Untersuchungsleistungen nach den GOÄ Nrn. 5, 6,7, 8, 800, 801 berechnet werden. Neben Nr. 3 sind weitere Nrn. nicht abrechnungsfähig.

30944 **Aufklärung und Beratung eines Risikopatienten gemäß Nr. 3 der Präambel des Abschnitts IV-30.12.1, der Träger von MRSA ist, oder einer positiv nachgewiesenen MRSA-Kontaktperson gemäß der Gebührenordnungsposition 30946 im Zusammenhang mit der Durchführung der Leistung der Gebührenordnungsposition 30946** **90** **9,39**

Obligater Leistungsinhalt
- Persönlicher Arzt-Patienten-Kontakt,
- Aufklärung und/oder Beratung des Patienten, ggf. unter Einbeziehung der Kontakt-/ Bezugsperson(en)

oder
- Aufklärung und/oder Beratung einer Kontaktperson des Patienten gemäß der Gebührenordnungsposition 30946,
- Dauer mindestens 10 Minuten,

Abrechnungsbestimmung je vollendete 10 Minuten, höchstens zweimal je Sanierungsbehandlung

Anmerkung Bei der Nebeneinanderberechnung diagnostischer bzw. therapeutischer Gebührenordnungspositionen und der Gebührenordnungsposition 30944 ist eine mindestens 10 Minuten längere Arzt-Patienten-Kontaktzeit, als in den entsprechenden Gebührenordnungspositionen angegeben, Voraussetzung für die Berechnung der Gebührenordnungsposition 30944.
Bei der Nebeneinanderberechnung der Gebührenordnungspositionen 30942 und 30944 ist eine Arzt-Patienten-Kontaktzeit von mindestens 25 Minuten Voraussetzung für die Berechnung der Gebührenordnungsposition 30944.
Die Gebührenordnungsposition 30944 ist nicht im kurativ-stationären Behandlungsfall berechnungsfähig.
Die Gebührenordnungsposition 30944 ist nur bei Versicherten mit der gesicherten Diagnose ICD-10-GM U80.00 oder U80.01 berechnungsfähig. Die Diagnose muss durch eine mikrobiologische Untersuchung gesichert sein, die entweder vom Vertragsarzt veranlasst oder aus dem Krankenhaus übermittelt wurde.

Abrechnungsausschluss in derselben Sitzung 32837

Aufwand in Min. **Kalkulationszeit:** 10 **Prüfzeit:** 10 **Eignung d. Prüfzeit:** Tages- und Quartalsprofil

GOÄ entsprechend oder ähnlich: GOÄ Nr. 3 – Nr. 3 darf aber nur neben Untersuchungsleistungen nach den GOÄ Nrn. 5, 6, 7, 8, 800, 801 berechnet werden. Neben Nr. 3 sind weitere Nrn. nicht abrechnungsfähig

30946 **Abklärungs-Diagnostik einer Kontaktperson nach erfolgloser Sanierung eines MRSA-Trägers** **32** **3,34**

Obligater Leistungsinhalt
- Persönlicher Arzt-Patienten-Kontakt,
- Abklärungsdiagnostik,
- Dokumentation,

Fakultativer Leistungsinhalt
Bereitstellung von Informationsmaterialien,

Abrechnungsbestimmung einmal im Behandlungsfall

Anmerkung Die Kontaktperson muss in dem Zeitraum gemäß Nr. 3 der Präambel des Abschnitts IV-30.12.1 mindestens über vier Tage den Schlafraum und/oder die Einrichtung(en) zur Körperpflege mit dem MRSA-Träger, bei dem die Eradikationstherapie oder die weitere Sanierungsbehandlung erfolglos verlief, gemeinsam nutzen und/oder genutzt haben.
Die Gebührenordnungsposition 30946 ist nicht im kurativ-stationären Behandlungsfall berechnungsfähig.
Die Gebührenordnungsposition 30946 ist nicht berechnungsfähig für Beschäftigte in Pflegeheimen und/oder in der ambulanten Pflege im Rahmen ihrer beruflichen Ausübung.

Abrechnungsausschluss in derselben Sitzung 32837

Aufwand in Min. **Kalkulationszeit:** 4 **Prüfzeit:** 3 **Eignung d. Prüfzeit:** Nur Quartalsprofil

GOÄ entsprechend oder ähnlich: GOÄ Nr. 1, bei eingehender Befragung und Beratung ggf. GOÄ Nr. 3. – Nr. 3 darf aber nur neben Untersuchungsleistungen nach den GOÄ Nrn. 5, 6, 7, 8, 800, 801 berechnet werden. Neben Nr. 3 sind weitere Nrn. nicht abrechnungsfähig.

30948 Teilnahme an einer MRSA-Fall- und/oder regionalen Netzwerkkonferenz gemäß der Qualitätssicherungsvereinbarung MRSA nach § 135 Abs. 2 SGB V — 46 / 4,8

Abrechnungsbestimmung einmal im Behandlungsfall

Anmerkung Die Gebührenordnungsposition 30948 ist nur berechnungsfähig, wenn die Fallkonferenz und/oder regionale Netzwerkkonferenz von der zuständigen Kassenärztlichen Vereinigung anerkannt ist.
Die Gebührenordnungsposition 30948 ist nur in Behandlungsfällen in Zusammenhang mit der Durchführung der Leistung der Gebührenordnungsposition 30942 berechnungsfähig, in denen der abrechnende Arzt eine Eradikationstherapie durchführt, und darf nur einmal je Sanierungsbehandlung berechnet werden.
Ärzte, die aus dem Abschnitt 30.12 ausschließlich Leistungen gemäß den Gebührenordnungspositionen 30954 und 30956 erbringen und berechnen, können bei Erfüllung der Voraussetzungen der Qualitätssicherungsvereinbarung MRSA (bis zum Inkrafttreten der Qualitätssicherungsvereinbarung MRSA gilt „bei Erfüllung der Voraussetzungen gemäß § 3 Nr. 3 des Anhangs zum Abschnitt 30.12 des EBM") für die Teilnahme an der Netzwerk- und/oder Fallkonferenz zusätzlich die Gebührenordnungsposition 30948 je Behandlungsfall mit der Erbringung der Gebührenordnungspositionen 30954 und/oder 30956 berechnen. Dabei gilt ein Höchstwert von 919 Punkten je Praxis und je Netzwerk- und/oder Fallkonferenz. Abweichend davon gilt für den Arzt, der gemäß der Qualitätssicherungsvereinbarung MRSA (bis zum Inkrafttreten der Qualitätssicherungsvereinbarung MRSA gilt „der gemäß § 3 Nr. 4 b) und c) des Anhangs zum Abschnitt 30.12 EBM") vorträgt, ein Höchstwert von 1515 Punkten je Netzwerk- und/oder Fallkonferenz.

Aufwand in Min. **Kalkulationszeit:** 5 **Prüfzeit:** 4 **Eignung d. Prüfzeit:** Nur Quartalsprofil

GOÄ entsprechend oder ähnlich: Die GOÄ kennt keine vergleichbare Leistung. **Wezel/Lieold** … „rät bei Vorstellung eines Patienten und Diskussion **…**" zur Abrechnung der GOÄ Nr. 60.

30950 Bestätigung einer MRSA-Besiedelung durch Abstrich(e) — 19 / 1,98

Obligater Leistungsinhalt

- Abstrichentnahme(n) (z.B. Nasenvorhöfe, Rachen, Wunde(n)) im Zusammenhang mit der Gebührenordnungsposition 30940 oder 30946

oder

- Abstrichentnahme(n) (z.B. Nasenvorhöfe, Rachen, Wunde(n)) zur ersten Verlaufskontrolle frühestens 3 Tage und spätestens 4 Wochen nach abgeschlossener Eradikationstherapie gemäß der Gebührenordnungspositionen 30942 und 30944

oder

- Abstrichentnahme(n) (z.B. Nasenvorhöfe, Rachen, Wunde(n)) zur zweiten Verlaufskontrolle frühestens 3 Monate und spätestens 6 Monate nach abgeschlossener Eradikationstherapie gemäß der Gebührenordnungspositionen 30942 und 30944

oder

- Abstrichentnahme(n) (z.B. Nasenvorhöfe, Rachen, Wunde(n)) zur dritten Verlaufskontrolle frühestens 11 Monate und spätestens 13 Monate nach abgeschlossener Eradikationstherapie gemäß der Gebührenordnungspositionen 30942 und 30944,

Abrechnungsbestimmung einmal am Behandlungstag, höchstens zweimal im Behandlungsfall

Anmerkung Die Gebührenordnungsposition 30950 ist nur bei Versicherten mit der gesicherten Diagnose ICD-10-GM U80.00 oder U80.01 berechnungsfähig, wenn das Ergebnis der (des) Abstriche(s) vorliegt.

Aufwand in Min. **Kalkulationszeit:** 2 **Prüfzeit:** 1 **Eignung d. Prüfzeit:** Tages- und Quartalsprofil

GOÄ entsprechend oder ähnlich: GOÄ NR. 298

30952 **Ausschluss einer MRSA-Besiedelung durch Abstrich(e)** **19** **1,98**

Obligater Leistungsinhalt

- Abstrichentnahme(n) (z.B. Nasenvorhöfe, Rachen, Wunde(n)) im Zusammenhang mit der Gebührenordnungsposition 30940 oder 30946

oder

- Abstrichentnahme(n) (z.B. Nasenvorhöfe, Rachen, Wunde(n)) zur ersten Verlaufskontrolle frühestens 3 Tage und spätestens 4 Wochen nach abgeschlossener Eradikationstherapie gemäß der Gebührenordnungspositionen 30942 und 30944

oder

- Abstrichentnahme(n) (z.B. Nasenvorhöfe, Rachen, Wunde(n)) zur zweiten Verlaufskontrolle frühestens 3 Monate und spätestens 6 Monate nach abgeschlossener Eradikationstherapie gemäß der Gebührenordnungspositionen 30942 und 30944

oder

- Abstrichentnahme(n) (z.B. Nasenvorhöfe, Rachen, Wunde(n)) zur dritten Verlaufskontrolle frühestens 11 Monate und spätestens 13 Monate nach abgeschlossener Eradikationstherapie gemäß der Gebührenordnungspositionen 30942 und 30944,

Abrechnungsbestimmung einmal am Behandlungstag, höchstens zweimal im Behandlungsfall

Anmerkung Die Gebührenordnungsposition 30952 ist nur berechnungsfähig, wenn die Abstrichuntersuchung keinen Nachweis von MRSA aufweist.

Abrechnungsausschluss in derselben Sitzung 32837

Aufwand in Min. **Kalkulationszeit:** 2 **Prüfzeit:** 1 **Eignung d. Prüfzeit:** Tages- und Quartalsprofil

GOÄ entsprechend oder ähnlich: Abrechnung der durchgeführten Abstriche und Laboruntersuchungen.

30.12.2 Labormedizinischer Nachweis von Methicillin-resistentem Staphylococcus aureus (MRSA)

30954 **Gezielter MRSA-Nachweis auf chromogenem Selektivnährboden** **51** **5,32**

Anmerkung Die Gebührenordnungsposition 30954 ist nur im Zusammenhang mit der(n) Gebührenordnungsposition(en) 30950 und/oder 30952 berechnungsfähig.

Abrechnungsausschluss in derselben Sitzung 32837

Aufwand in Min. **Kalkulationszeit:** KA **Prüfzeit:** ./. **Eignung d. Prüfzeit:** Keine Eignung

GOÄ entsprechend oder ähnlich: GOÄ Nr. 4539*

30956 **Nachweis der Koagulase und/oder des Clumpingfaktors zur Erregeridentifikation nur bei positivem Nachweis gemäß GOP 30954** **25** **2,61**

Anmerkung Die Gebührenordnungsposition 30956 ist nur im Zusammenhang mit der(n) Gebührenordnungsposition(en) 30950 und/oder 30952 berechnungsfähig.

Abrechnungsausschluss in derselben Sitzung 32837

Aufwand in Min. **Kalkulationszeit:** KA **Prüfzeit:** ./. **Eignung d. Prüfzeit:** Keine Eignung

GOÄ entsprechend oder ähnlich: GOÄ Nr. 4546*

31 Gebührenordnungspositionen für ambulante Operationen, Anästhesien, präoperative, postoperative und orthopädisch-chirurgisch konservative Leistungen

Informationen der Herausgeber:

Aufgenommen wurden aus diesem Kapitel nur die Bereiche

31.1 Präoperative Gebührenpositionen

31.2. Ambulante Operationen

31.2.1 Präambel

31.6 Orthopädisch-chirurgisch konservative Gebührenordnungspositionen

Die nicht aufgeführten EBM Nummern der Operationen und alle dazu gehörigen weiteren EBM Nrn. der Anästhesien, Überwachungskomplexe und postoperative Behandlungskomplexe und **sämtliche OPS Codierungen** finden Sie im Internet unter

http://medical-text.net/mto/ebm.php

Aufgenommen sind auch GOÄ und UV-GOÄ.

1. Ambulante Operationen sind in vier Abschnitte unterteilt:

- Der präoperative Abschnitt, in dem Hausarzt, ggf. zuweisender Vertragsarzt, ggf. andere auf Überweisung tätige Vertragsärzte, ggf. Anästhesist und Operateur zusammenwirken, um den Patienten für die ambulante oder belegärztliche Operation ggf. einschließlich Anästhesien vorzubereiten.
- Der operative Abschnitt, in dem der Operateur ggf. mit dem Anästhesisten die Operation einschließlich Anästhesie durchführt.
- Der Abschnitt der postoperativen Überwachung, der in unmittelbarem Anschluss an die Operation entweder vom Anästhesisten oder vom Operateur durchgeführt wird.
- Der Abschnitt der postoperativen Behandlung vom 1. bis zum 21. postoperativen Tag, der entweder vom Operateur oder auf Überweisung durch den weiterbehandelnden Vertragsarzt erfolgt.

Kommentar:

Der gesamte Komplex der ambulanten Operationen ist in vier Abschnitte unterteilt. Diese beinhalten:

- **31.1** den präoperativen Abschnitt – hier wirken Hausärzte, ggf. weitere überweisende Vertragsärzte, Anästhesist und Operateur zusammen mit dem Ziel der Vorbereitung des Patienten für die Operation,
- **31.2** den ambulanten operativen Abschnitt – hier wird die Operation einschließlich der Anästhesie vom Operateur, ggf. in Kooperation mit dem Anästhesisten durchgeführt,
- **31.3** die postoperative Überwachung – diese erfolgt unmittelbar im Anschluss an die Operation durch den Anästhesisten oder den Operateur und
- **31.4** die postoperative Behandlung – diese erfolgt ab dem 1. bis zum 21. postoperativen Tag durch den Operateur oder auf Überweisung durch einen anderen, den weiterbehandelnden Vertragsarzt.

Wichtig: Hinweise der KBV zum ambulanten Operieren finden Sie ausführlich im Internet: http://www.kbv.de/html/themen_1126.php u.a.

Rechtsquellen

- Vertrag nach § 115 b Abs. 1 SGB V – Ambulantes Operieren und sonstige stationsersetzende Eingriffe im Krankenhaus
- Anlage 1 zum Vertrag nach § 115b SGB V – Katalog
- Anlage 2 zum Vertrag nach § 115b Abs. 1 SGB V – Allgemeine Tatbestände
- Katalog der G-AEP-Kriterien
- AOP-Katalog zum Download von der DKG e.V. (XLS und PDF, gepackt als zip-Datei

31.1 Präoperative Gebührenordnungspositionen

31.1.1 Präambel

1. Die in Abschnitt IV-31.1.2 genannten Gebührenordnungspositionen können nur von:

- Fachärzten für Allgemeinmedizin,
- Fachärzten für Innere und Allgemeinmedizin,
- Praktischen Ärzten,
- Ärzten ohne Gebietsbezeichnung,
- Fachärzten für Innere Medizin ohne Schwerpunktbezeichnung, die gegenüber dem Zulassungsausschuss ihre Teilnahme an der hausärztlichen Versorgung gemäß § 73 Abs. 1a SGB V erklärt haben,
- Fachärzten für Kinder- und Jugendmedizin

berechnet werden.

2. Die Berechnung einer präoperativen Gebührenordnungsposition des Abschnitts 31.1.1 vor Durchführung einer intravitrealen Medikamenteneingabe nach den Gebührenordnungspositionen 31371, 31372, 31373, 36371, 36372 oder 36373 setzt die Begründung der medizinischen Notwendigkeit zur Operationsvorbereitung im Einzelfall voraus.

Kommentar:

Zu Pkt. 1

Alle Gebührenordnungspositionen des Abschnitts 31.1 – also die Leistungen nach den Nrn. 31010 bis 31013 – können grundsätzlich (s. Kommentierung zu Kapitel I, Abschnitt 1.5) nur von den oben angegebenen Ärzten abgerechnet werden.

Zu Pkt 2.

Vor Durchführung einer Injektion von Medikamenten in den hinteren Augenabschnitt ist die Abrechnung der präopeartiven Leistungen des Abschnitts 31.1.1 daran geknüpft, dass die medizinische Notwendigkeit einer Operationsvorbereitung im Einzelfall begründet wird. Hier ist auf eine sorgfältige Dokumentation zu achten.

31.1.2 Präoperative Gebührenordnungspositionen

31010 Operationsvorbereitung für ambulante und belegärztliche Eingriffe bei Neugeborenen, Säuglingen, Kleinkindern und Kindern **297** **31**

Obligater Leistungsinhalt
- Beratung und Erörterung ggf. unter Einbeziehung einer Bezugsperson,
- Überprüfung der Eignung des häuslichen, familiären oder sozialen Umfeldes,
- Aufklärung über Vor- und Nachteile einer ambulanten oder belegärztlichen Operation,
- Ganzkörperstatus,
- Dokumentation und schriftliche Befundmitteilung für den Operateur und/oder Anästhesisten,
- Ärztlicher Brief (Nr. 01601),

Fakultativer Leistungsinhalt
- Überprüfung der Operationsfähigkeit,
- Laboruntersuchungen (Nrn. 32101, 32125 und/oder 32110 bis 32116),

Abrechnungsbestimmung einmal im Behandlungsfall

Abrechnungsausschluss am Behandlungstag 01600, 01601 und Kapitel 32

Aufwand in Min. **Kalkulationszeit:** 32 **Prüfzeit:** 24 **Eignung d. Prüfzeit:** Nur Quartalsprofil

GOÄ entsprechend oder ähnlich: Leistungskomplex in der GOÄ nicht vorhanden. Abrechnung der einzelnen erbrachten GOÄ-Leistung(en).

Kommentar: Im obligaten Leistungsinhalt sind Beratungs- und Erörterungsleistungen sowie der Ganzkörperstatus beschrieben und damit zur Abrechnung gefordert.

Als fakultativer Bestandteil sind folgende Laboruntersuchungen genannt:

EBM Nr. 32101 TSH

EBM Nr. 32125 Präoperative Labordiagnostik – Bestimmung von **mindestens 6** der folgenden Parameter:
- Erythrozyten, Leukozyten, Thrombozyten, Hämoglobin, Hämatokrit, Kalium, Glukose im Blut, Kreatinin, Gamma-GT

vor Eingriffen in Narkose oder in rückenmarksnaher Regionalanästhesie (spinal, peridural)

und/oder Leistungen nach EBM Nrn.
- **32110** Blutungszeit (standardisiert)
- **32111** Rekalzifizierungszeit
- **32112** PTT
- **32113** Quick-Wert, Plasma
- **32114** Quick-Wert, Kapillarblut
- **32115** Thrombinzeit
- **32116** Fibrinogen

Die Leistung nach Nr.31010 – 31013 sind nur ansetzbar für Operationen, die als gestattete Kassenleistung durchgeführt werden. Werden Operationen vom Patienten auf Wunsch privat gezahlt dann kann die Operationsvorbereitung nicht nach EBM abgerechnet werden, sondern nur privat nach GOÄ.

Die Nrn. 31010 bis 31013 sind nicht neben Leistungen des Kapitels 32 abrechenbar.

31011 **Operationsvorbereitung für ambulante und belegärztliche Eingriffe bei Jugendlichen und Erwachsenen bis zum vollendeten 40. Lebensjahr** **297** **31**

Obligater Leistungsinhalt
- Beratung und Erörterung,
- Überprüfung der Eignung des häuslichen, familiären oder sozialen Umfeldes,
- Aufklärung über Vor- und Nachteile einer ambulanten oder belegärztlichen Operation,
- Ganzkörperstatus,
- Dokumentation und schriftliche Befundmitteilung für den Operateur und/oder Anästhesisten,
- Ärztlicher Brief (Nr. 01601),

Fakultativer Leistungsinhalt
- Überprüfung der Operationsfähigkeit,
- Ruhe-EKG,
- Laboruntersuchungen (Nrn. 32101, 32125 und/oder 32110 bis 32116),

Abrechnungsbestimmung einmal im Behandlungsfall

Abrechnungsausschluss am Behandlungstag 01600, 01601 und Kapitel 32

Aufwand in Min. **Kalkulationszeit:** 32 **Prüfzeit:** 27 **Eignung d. Prüfzeit:** Nur Quartalsprofil

GOÄ entsprechend oder ähnlich: Leistungskomplex in der GOÄ nicht vorhanden. Abrechnung der einzelnen erbrachten GOÄ-Leistung(en).

Kommentar: Im obligaten Leistungsinhalt sind Beratungs- und Erörterungsleistungen sowie der Ganzkörperstatus beschrieben und damit zur Abrechnung gefordert.

Als fakultativer Bestandteil sind folgende Laboruntersuchungen genannt:

EBM Nr. 32101 TSH

EBM Nr. 32125 Präoperative Labordiagnostik – Bestimmung von **mindestens 6** der folgenden Parameter:
- Erythrozyten, Leukozyten, Thrombozyten, Hämoglobin, Hämatokrit, Kalium, Glukose im Blut, Kreatinin, Gamma-GT

vor Eingriffen in Narkose oder in rückenmarksnaher Regionalanästhesie (spinal, peridural)

und/oder Leistungen nach EBM Nrn.:
- **32110** Blutungszeit (standardisiert)
- **32111** Rekalzifizierungszeit
- **32112** PTT
- **32113** Quick-Wert, Plasma
- **32114** Quick-Wert, Kapillarblut
- **32115** Thrombinzeit
- **32116** Fibrinogen

Die Leistung nach Nr. 31010–31013 sind nur ansetzbar für Operationen, die als gestattete Kassenleistung durchgeführt werden. Werden Operationen vom Patienten auf Wunsch privat gezahlt dann kann die Operationsvorbereitung nicht nach EBM abgerechnet werden, sondern nur privat nach GOÄ.

Die Nrn. 31010–31013 sind nicht neben Leistungen des Kapitels 32 abrechenbar.

31012 **Operationsvorbereitung bei ambulanten und belegärztlichen Eingriffen bei Patienten nach Vollendung des 40. Lebensjahres bis zur Vollendung des 60. Lebensjahres** **375** **39,14**

Obligater Leistungsinhalt
- Beratung und Erörterung,
- Überprüfung der Eignung des häuslichen, familiären oder sozialen Umfeldes,
- Aufklärung über Vor- und Nachteile einer ambulanten oder belegärztlichen Operation,
- Ganzkörperstatus,
- Ruhe-EKG,
- Dokumentation und/oder schriftliche Befundmitteilung für den Operateur und/oder Anästhesisten,
- Ärztlicher Brief (Nr. 01601),

Fakultativer Leistungsinhalt
- Überprüfung der Operationsfähigkeit,
- Laboruntersuchung (Nrn. 32101, 32125 und/oder 32110 bis 32116),

Abrechnungsbestimmung einmal im Behandlungsfall

Abrechnungsausschluss am Behandlungstag 01600, 01601 und Kapitel 32

Aufwand in Min. **Kalkulationszeit:** 35 **Prüfzeit:** 29 **Eignung d. Prüfzeit:** Nur Quartalsprofil

GOÄ entsprechend oder ähnlich: Leistungskomplex in der GOÄ nicht vorhanden. Abrechnung der einzelnen erbrachten GOÄ-Leistung(en).

Kommentar: Siehe Kommentar zu 31011.

31013 **Operationvorbereitung bei ambulanten und belegärztlichen Eingriffen bei Patienten nach Vollendung des 60. Lebensjahres** **412** **43**

Obligater Leistungsinhalt
- Beratung und Erörterung,
- Aufklärung über Vor- und Nachteile einer ambulanten oder belegärztlichen Operation,
- Überprüfung der Eignung des häuslichen, familiären oder sozialen Umfeldes,
- Ganzkörperstatus,
- Ruhe-EKG,
- Laboruntersuchungen (Nrn. 32125 und/oder 32110 bis 32116),
- Dokumentation und Befundmitteilung an den Operateur und/oder Anästhesisten,
- Ärztlicher Brief (Nr. 01601),

Fakultativer Leistungsinhalt
- Laboruntersuchungen (Nr. 32101),
- Überprüfung der Operationsfähigkeit,
- Weiterführende Labordiagnostik (Abschnitt IV-32.2),
- Spirographische Untersuchung mit Darstellung der Flußvolumenkurve, einschl. in- und exspiratorischer Messung, graphischer Registrierung und Dokumentation,

Abrechnungsbestimmung einmal im Behandlungsfall

Abrechnungsausschluss am Behandlungstag 01600, 01601, 03330, 04330 und Kapitel 32

Aufwand in Min. **Kalkulationszeit:** 37 **Prüfzeit:** 30 **Eignung d. Prüfzeit:** Nur Quartalsprofil

GOÄ entsprechend oder ähnlich: Leistungskomplex in der GOÄ nicht vorhanden. Abrechnung der einzelnen erbrachten GOÄ-Leistung(en).

Kommentar: Siehe Kommentar zu 31011.

31.2 Ambulante Operationen

31.2.1 Präambel

1. Als ambulante Operation gelten ärztliche Leistungen mit chirurgisch-instrumenteller Eröffnung der Haut und/oder Schleimhaut oder der Wundverschluss von eröffneten Strukturen der Haut und/oder Schleimhaut mindestens in Oberflächenanästhesie sowie Leistungen entsprechend den OPS-301-Prozeduren des Anhangs 2 ggf. einschl.

eingriffsbezogener Verbandleistungen. Punktionen mit Nadeln, Kanülen und Biopsienadeln, sowie Kürettagen der Haut und Shave-Biopsien der Haut fallen nicht unter die Definition eines operativen Eingriffs.

Kommentar:

Ambulante Operationen werden zunächst einmal wie folgt definiert:

- ärztliche Leistungen mit chirurgisch-instrumenteller Eröffnung der Haut und/ oder Schleimhaut oder der Wundverschluss von eröffneten Strukturen der Haut und/oder Schleimhaut mindestens in Oberflächenanästhesie
- Leistungen entsprechend den OPS-301-Prozeduren des Anhangs 2, ggf. einschließlich eingriffsbezogener Verbandleistungen.

Keine operativen Eingriffe im Sinne dieses Abschnitts sind Punktionen mit Nadeln, Kanülen und Biopsienadeln sowie Kürettagen oder Shave-Biopsien der Haut. Im EBM werden die Operationenschlüssel (OPS) = Prozeduren zu alphabetisch aufgeführten Eingriffsgruppen zusammengefasst.

A	Dermatochirurgischer Eingriff
B	Eingriff an der Brustdrüse
C	Eingriff an den Extremitäten
D	Eingriff an Knochen und Gelenken
E	Endoskopischer Gelenkeingriff (Arthroskopie)
F	Visceralchirurgischer Eingriff
G	Endoskopischer Visceralchirurgischer Eingriff
H	Proktologischer Eingriff
I	Kardiochirurgischer Eingriff
J	Thoraxchirurgischer Eingriff
K	Eingriff am Gefäßsystem
L	Schrittmacher
M	Eingriff der MKG-Chirurgie
N	Eingriff der HNO-Chirurgie
O	Peripherer neurochirurgischer Eingriff
P	Zentraler neurochirurgischer Eingriff
PP	Stereotaktischer neurochirurgischer Eingriff
Q	Urologischer Eingriff
R	Endoskopischer urologischer Eingriff
RR	Urologischer Eingriff mit Bildwandler
S	Gynäkologischer Eingriff
T	Endoskopischer gynäkologischer Eingriff
U	Extraocularer Eingriff
V	Intraocularer Eingriff
W	Laserchirurgischer Eingriff
X	Intraocularer Eingriff (Phakoemulsifikation)
Y	Phototherapeutische Keratektomie (PTK)

Innerhalb dieser Eingriffsgruppen werden nach Schwierigkeitsgraden (und damit auch nach Bewertungen) Kategorien von 1 bis 7 gebildet. Diese Unterteilung erfolgt nach sogenannten Schnitt-Naht-Zeit Gruppen (SNZ):

Schnitt-Naht-Zeit Kategorie/Gruppe (SNZ)/

bis 15 Min.	Kategorie 1
15 – 30 Minuten,	Kategorie 2
30 – 45 Minuten	Kategorie 3
45 – 60 Minuten	Kategorie 4
60 – 90 Minuten	Kategorie 5
90 – 120 Minuten	Kategorie 6
über 120 Minuten	Kategorie 7

2. Voraussetzung für die Berechnung der Gebührenordnungspositionen des Abschnittes 31.2 ist, dass die notwendigen sachlichen und personellen Bedingungen erfüllt sind und sich der Vertragsarzt gegenüber der Kassenärztlichen Vereinigung zur Teilnahme am Vertrag gemäß § 115b SGB V erklärt hat.

Kommentar

Um Leistungen nach diesem Abschnitt abrechnen zu können, muss der Vertragsarzt

- die notwendigen sachlichen und personellen Voraussetzungen erfüllen (diese finden sich in der Vereinbarung zwischen den GKV-Spitzenverbänden, der Deutschen Krankenhausgesellschaft und der Kassenärztlichen Bundesvereinigung von Qualitätssicherungsmaßnahmen bei ambulanten Operationen und bei sonstigen stationsersetzenden Leistungen gemäß § 15 des Vertrags nach § 115b Abs. 1 SGB V),
- gegenüber der Kassenärztlichen Vereinigung die Teilnahme am Vertrag gemäß § 115b SGB V erklären.

3. Der Leistungsumfang der Krankenhäuser, die sich zur Teilnahme am Vertrag gemäß § 115b SGB V erklärt haben, definiert sich nicht durch den Inhalt dieses Abschnittes, sondern durch den Vertrag nach § 115b SGB V.

Kommentar

In diesem Abschnitt sind alle ambulanten abrechnungsfähigen Operationen enthalten, nicht aber die Leistungen, die von Krankenhäusern erbracht werden, die ihre Teilnahme am Vertrag gemäß § 115b SGB V erklärt haben. Letztere definieren sich durch besagten Vertrag.

4. Der Operateur und der ggf. beteiligte Anästhesist sind verpflichtet, in jedem Einzelfall zu prüfen, ob Art und Schwere des beabsichtigten Eingriffs unter Berücksichtigung des Gesundheitszustandes des Patienten die ambulante Durchführung der Operation bzw. der Anästhesie nach den Regeln der ärztlichen Kunst mit den zur Verfügung stehenden Möglichkeiten erlauben und die erforderliche Aufklärung, Einverständniserklärung und Dokumentation erfolgt sind.

5. Die Gebührenordnungspositionen des Abschnittes 31.2 umfassen sämtliche durch den Operateur erbrachten ärztlichen Leistungen, Untersuchungen am Operationstag, Verbände, ärztliche Abschlussuntersuchung(en), einen post-operativen Arzt-Patienten-Kontakt ab dem ersten Tag nach der Operation, Dokumentation(en) und Beratungen einschließlich des Abschlussberichtes an den weiterbehandelnden Vertragsarzt und Hausarzt. Gibt der Versicherte keinen Hausarzt an, bzw. ist eine Genehmigung zur Information des Hausarztes gemäß § 73 Abs. 1b SGB V nicht erteilt, sind die Gebührenordnungspositionen des Abschnitts 31.2 auch ohne schriftliche Mitteilung an den Hausarzt berechnungsfähig.

Kommentar

Die Leistungen des Abschnitts 3.2 umfassen alle durch den Operateur erbrachten ärztlichen Leistungen:

- die Untersuchungen am Operationstag,
- alle Verbände,
- die ärztliche(n) Abschlussuntersuchung(en),
- einen postoperativen Arzt-Patienten-Kontakt ab dem ersten Tag nach der Operation sowie
- Dokumentation und Beratungen einschließlich des Abschlussberichts an den weiterbehandelnden Vertragsarzt und den Hausarzt – letzteres aber nur fakultativ.

6. Der Operateur und/oder der ggf. beteiligte Anästhesist haben durch eine zu dokumentierende Abschlussuntersuchung sicherzustellen, dass der Patient ohne erkennbare Gefahr in die ambulante Weiterbehandlung und Betreuung entlassen werden kann. Die Weiterbehandlung erfolgt in Absprache zwischen dem Operateur, dem ggf. beteiligten Anästhesisten und dem weiterbetreuenden Arzt.

7. Die Zuordnung der Eingriffe entsprechend des Operationenschlüssels nach § 295 SGB V (OPS) zu den Gebührenordnungspositionen ist im Anhang 2 aufgelistet. Es gelten zusätzlich die in der Präambel zu Anhang 2 sowie zu den einzelnen Unterabschnitten aufgelisteten Rahmenbedingungen. Die Zuordnung der definierten Gebührenordnungspositionen zu Unterabschnitten des Abschnitts 31.2 ist nicht gebietsspezifisch. Die Untergruppen sind nach Organsystem, OP-Ausstattung und Art des Eingriffs unterteilt. Sie können von allen Arztgruppen erbracht werden, die nach Weiterbildungsordnung und Zulassung dazu berechtigt sind. Nur die im Anhang 2 aufgeführten ambulanten Operationen sind berechnungsfähig. Eingriffe der Kleinchirurgie (Gebührenordnungspositionen 02300 bis 02302, 06350 bis 06352, 09351, 09360 bis 09362, 10340 bis 10342, 15321 bis 15324, 26350 bis 26352) in Narkose bei Neugeborenen, Säuglingen, Kleinkindern und Kindern werden gebietsspezifisch in der Kategorie 1 berechnet.

Kommentar

Die im Anhang 2 durchgeführte Zuordnung der Leistungen dieses Abschnitts entsprechend des Operationsschlüssels nach § 301 SGB V erfolgt nach den OPS-Nummern.

8. In einem Zeitraum von drei Tagen, beginnend mit dem Operationstag, können vom Operateur neben der ambulanten Operation nur die Gebührenordnungspositionen 01220 bis 01222, 01320 und 01321, 01410 bis href="ebm/01415, „01436, 01602, 01610 bis 01612, 01620 bis 01623, 01700, 01701, 01705 bis 01707, 01708, 01711 bis 01723, 01730 bis 01735, 01740 bis 01743, 01750, 01752bis 01758, 01770 bis 01775, 01780 bis 01787, 01790 bis 01793, 01800, 01802 bis 01811, 01815, 01816, 01820 bis 01822, 01825 bis 01828, 01830 bis 01833, 01835 bis 01839, 01840, 01850, 01915, 01950 bis 01952, 01955, 01956, 13421, 13423, 19310, 19312, 19315 und 19320, die Versicherten- und Grundpauschalen, die Gebührenordnungsposition 06225 unter Berücksichtigung der Regelungen der Präambel 6.1 Nr. 6,Gebührenordnungspositionen der Kapitel bzw. Abschnitte 31.3, 31.4.3, 31.5.2, 32, 34 und 35 sowie die Gebührenordnungspositionen 01100 oder 01101 jeweils in Verbindung mit der Gebührenordnungsposition 01414 berechnet werden.

Kommentar

Zusätzlich zu den Leistungen dieses Kapitels sind für den Operateur in einem Zeitraum von drei Tagen, beginnend mit dem Operationstag, abrechnungsfähig, sofern die übrigen Abrechnungsvoraussetzungen des EBM gegeben sind:

- die nachfolgenden Gebührenordnungspositionen des Abschnitts II (arztgruppenübergreifende allgemeine Leistungen):
  - Nrn. 01100, 01101 Unvorhergesehene Inanspruchnahme (jeweils in Verbindung mit der Gebührenordnungsposition 01414)
  - 01220 bis 01222 Reanimationskomplex
  - Nrn. 01320, 01321 Grundpauschale für ermächtigte Ärzte, Krankenhäuser bzw. Institute,
  - Nrn. 01410 bis 01415 Besuche, Visite
  - Nr. 01436 Konsultationspauschale,
  - Nrn. 01602 Mehrausfertigung eines Berichtes/Briefes
  - Nrn. 01610 bis 01612 Bescheinigung, Reha-Verordnung, Konsiliarbericht vor Aufnahme in die Psychiatrie
  - Nrn. 01620 bis 01623 Bescheinigung, Krankheitsbericht, Kurplan, Kurvorschlag
  - Nr. 01700 Grundpauschale für Prävention, Empfängnisregelung, Schwangerschaftsabbruch
  - Nr. 01701 Grundpauschale für Prävention, Empfängnisregelung, Schwangerschaftsabbruch
  - Nrn. 01705, 01706 Neugeborenen-Hörscreening,
  - Nr. 01707 Erweitertes Neugeborenen-Screening
  - Nr. 01708 Labor Neugeborenen-Screening
  - Nrn. 01711 bis 01723 Neugeborenen-Untersuchungen Jugendgesundheitsuntersuchung, Besuch zur Früherkennung, Sonographie Säuglingshüfte,
  - Nrn. 01730 bis 01735 Beratung zur Früherkennung
  - Nrn. 01740 bis 01742 Beratung zur Früherkennung des kolorektalen Karzinoms, Koloskopischer Komplex
  - Nr. 01743 Histologie bei Früherkennungskoloskopie
  - Nr. 01750 Röntgen Mammae
  - Nrn. 01752 bis 01755 Brustkrebsfrüherkennung
  - Nr. 01770, 01771 Betreuung einer Schwangeren

- Nrn. 01772 bis 01775 Schwangerschaftssonographie
- Nrn. 01780 bis 01787 Geburtsleitung
- Nrn. 01790 bis 01792 Humangenetische Beurteilung
- Nr. 01793 Pränatale zytogenetische Untersuchung
- Nrn. 01800 bis 01811 Röteln, Blutgruppenbestimmung, Antikörpernachweis
- Nr. 01815 Untersuchung und Beratung der Wöchnerin
- Nr. 01816 Clamydienscreening
- Nrn. 01820 bis 01822 Empfängnisregelung,
- Nrn. 01825 bis 01832 Empfängnisregelung
- Nr. 01833 Varicella-Zoster-Virus-Antikörper-Nachweis
- Nr. 01835 bis 01837 Humangenetische Beratung
- Nrn. 01838, 01839 Postnatale zytogenetische Untersuchung
- Nrn. 01840 Clamydienscreening
- Nr. 01850 Sterilisation
- Nrn. 01915 Clamydienscreening
- Nrn. 01950 bis 01952 Substitutionsbehandlung,
- Nrn. 01955, 01956 Diamorphingestützte Behandlung Opiatabhängiger,

- die nachfolgenden Gebührenordnungspositionen des Abschnitts III (fachärztliche arztgruppenspezifische Leistungen):
  - Nrn. 13421, 13423 Koloskopie
  - Nrn. 19310, 19312, 19320 Histo-/Zytologie
- Versicherten-, Grundpauschalen und Gebührenordnungspositionen der Abschnitte
  - 31.3 Postoperative Überwachungskomplexe
  - 31.4.3 Postoperative Behandlungskomplexe im Fachärztlichen Versorgungsbereich
  - 31.5.2 Regionalanästhesie
- Versicherten-, Grundpauschalen und Gebührenordnungspositionen der Kapitel
  - 32 Labor
  - 34 Radiologie, CT, NMR
  - 35 Psychotherapie

Wichtig ist, dass auch für die nach der obigen Regelung zusätzlich abrechnungsfähigen Leistungen immer auch die Abrechnungsvoraussetzungen und -ausschlüsse beachtet werden müssen, die im EBM für die Abrechnung der jeweiligen Leistung genannt sind.

9. Die Leistungserbringung ist gemäß 2.1 der Allgemeinen Bestimmungen nur dann vollständig gegeben, wenn bei der Berechnung die Angabe der OPS-Prozedur(en) in der gültigen Fassung erfolgt. Die Diagnosen sind nach dem ICD-10-Diagnoseschlüssel (ICD-10-GM) in der gültigen Fassung anzugeben.

Kommentar

Zur Vollständigkeit der Leistungserbringung gehört schließlich die Angabe der OPS-Nummern in der gültigen Fassung – auf die Schwierigkeit, diese in der Anlage 2 zu finden, wurde bereits hingewiesen – sowie die Diagnoseangabe nach dem ICD-10-Schlüssel in der jeweils gültigen Fassung.

31.6 Orthopädisch-chirurgisch konservative Gebührenordnungspositionen

31.6.1 Präambel

1. Neben einem ablaufbezogenen Leistungskomplex nach den Nrn. 31930 und/oder 31932 können im Behandlungsfall nur die arztgruppenspezifischen Versicherten- und/oder Grundpauschalen, die Gebührenordnungspositionen 01100, 01101, 01210, 01212, 01214, 01216, 01218, 01220 bis 01222, 01320, 01321, 01600 bis 01602, 01610, 01612, 01620 bis 01623, 01711 bis 01718, 01722, 01723, 01770, bis 01775, 01780 bis 01787, 01790 bis 01792, 01793, 01800, 01801 bis 01811, 01815, 01816, 01822, 01825 bis 01828, 01830, bis 01833, 01839, 01840, 01850, 01915, 01950 bis 01952, 01955, 01956, 33050 und 33051 und die Gebührenordnungspositionen der Kapitel IV-32, IV-34 und IV-35 berechnet werden.

2. Wird im Zusammenhang mit den Gebührenordnungspositionen 31910, 31912 und 31920 die Gebührenordnungsposition 31800 erbracht, ist diese ebenfalls berechnungsfähig.

Kommentar:

Zusätzlich zu den Leistungen nach Nrn. 31930 (Behandlung mit einer orofazialen Stütz-, Halte- oder Hilfsvorrichtung) und/oder 31932 (Behandlung mit einer orthopädischen Stütz-, Halte- und/oder Hilfsvorrichtung) sind im Behandlungsfall abrechnungsfähig, sofern die übrigen Abrechnungsvoraussetzungen des EBM gegeben sind:

- die arztgruppenbezogenen Versicherten- und/oder Grundpauschalen
- die nachfolgenden Gebührenordnungspositionen des Abschnitts II (arztgruppenübergreifende allgemeine Leistungen):
  - Nrn. 01100, 01101 Unvorhergesehene Inanspruchnahme
  - Nr. 01210 Notfallpauschale im organisierten Not(fall)dienst,
  - Nr. 01212 Zusatzpauschale für die Besuchsbereitschaft im Notfall bez. organisierten Not(fall)dienst,
  - Nrn. 01214, 01216, 01218, 01220 bis 01222 Notfallkonsultationspauschale im organisierten Not(fall) dienst, Zusatzpauschale für die Besuchsbereitschaft im Notfall bez. organisierten Not(fall)dienst, Reanimationskomplex,
  - Nrn. 01320, 01321 Grundpauschale für ermächtigte Ärzte, Krankenhäuser bzw. Institute,
  - Nrn. 01600 bis 01602 Ärztlicher Bericht/Brief,
  - Nrn. 01610, 01612 Bescheinigung, Konsiliarbericht vor Aufnahme in die Psychiatrie
  - Nrn. 01620 bis 01623 Bescheinigung, Krankheitsbericht, Kurplan, Kurvorschlag
  - Nrn. 01711 bis 01718 Neugeborenen-Untersuchungen Jugendgesundheitsuntersuchung
  - Nrn. 01711 bis 01718 Neugeborenen-Untersuchungen, Kinder-Untersuchungen
  - Nr. 01722 Sonographie Säuglingshüfte
  - Nr. 01723 U 7a
  - Nr. 01770, 01771 Betreuung einer Schwangeren
  - Nrn. 01772 bis 01775 Schwangerschaftssonographie
  - Nrn. 01780 bis 01787 Geburtsleitung
  - Nrn. 01790 bis 01792 Humangenetische Beurteilung
  - Nr. 01793 Pränatale zytogenetische Untersuchung
  - Nrn. 01800 bis 01811 Röteln, Blutgruppenbestimmung, Antikörpernachweis
  - Nr. 01815 Untersuchung und Beratung der Wöchnerin
  - Nr. 01816 Clamydienscreening
  - Nr. 01822 Empfängnisregelung
  - Nrn. 01825 bis 01832 Empfängnisregelung
  - Nr. 01833 Varicella-Zoster-Virus-Antikörper-Nachweis
  - Nr. 01839 Postnatale zytogenetische Untersuchung
  - Nrn. 01840, 01842, 01843 Clamydienscreening
  - Nr. 01850 Sterilisation
  - Nrn. 01915, 01917, 01918 Clamydienscreening
  - Nrn. 01950 bis 01952 Substitutionsbehandlung,
  - Nrn. 01955, 01956 Diamorphingestützte Behandlung Opiatabhängiger,
- sowie die folgenden Gebührenordnungspositionen des Abschnitts IV (arztgruppenübergreifende spezielle Leistungen):
  - Nrn. 33050, 33051 Sonographie
- Gebührenordnungspositionen der Kapitel
  - 32 Labor
  - 34 Radiologie, CT, NMR
  - 35 Psychotherapie

Wichtig ist, dass auch für die nach der obigen Regelung zusätzlich abrechnungsfähigen Leistungen immer auch die Abrechnungsvoraussetzungen und -ausschlüsse beachtet werden müssen, die im EBM für die Abrechnung der jeweiligen Leistung genannt sind.

31.6.2 Orthopädisch-chirurgisch konservative Gebührenordnungspositionen

31900 Praktische Schulung **57** 5,95

Obligater Leistungsinhalt
- Schulung im Gebrauch von Kunstgliedern, Fremdkraftprothesen oder großen orthopädischen Hilfsmitteln,

Fakultativer Leistungsinhalt
- Unterweisung der Betreuungsperson,

Abrechnungsbestimmung je Sitzung

Aufwand in Min. **Kalkulationszeit:** KA **Prüfzeit:** 3 **Eignung d. Prüfzeit:** Tages- und Quartalsprofil

GOÄ entsprechend oder ähnlich: Leistungskomplex nicht eindeutig übertragbar. Abrechnung der erbrachten Leistungen.

31910 Einrichtung von Frakturen und/oder Luxationen distal der Hand- oder Fußwurzel **57** 5,95

Aufwand in Min. **Kalkulationszeit:** KA **Prüfzeit:** 3 **Eignung d. Prüfzeit:** Tages- und Quartalsprofil

GOÄ entsprechend oder ähnlich: Leistungskomplex nicht eindeutig übertragbar. Abrechnung der erbrachten Leistungen.

31912 Einrichtung von Frakturen und/oder Luxationen des Ellenbogen- oder Kniegelenkes oder distal davon mit Ausnahme der Leistungsinhalte der Gebührenordnungsposition 31910 **111** 11,58

Aufwand in Min. **Kalkulationszeit:** KA **Prüfzeit:** 6 **Eignung d. Prüfzeit:** Tages- und Quartalsprofil

GOÄ entsprechend oder ähnlich: Leistungskomplex nicht eindeutig übertragbar. Abrechnung der erbrachten Leistungen.

31914 Einrichtung von Frakturen und/oder Luxationen proximal von Knie- oder Ellenbogengelenk **278** 29,01

Aufwand in Min. **Kalkulationszeit:** KA **Prüfzeit:** 12 **Eignung d. Prüfzeit:** Tages- und Quartalsprofil

GOÄ entsprechend oder ähnlich: Leistungskomplex nicht eindeutig übertragbar. Abrechnung der erbrachten Leistungen.

31920* Kontraktionsmobilisierung **166** 17,32

Obligater Leistungsinhalt

Mobilisierung eines kontrakten
- Kiefergelenks

und/oder
- Schultergelenks

und/oder
- Ellenbogengelenks

und/oder
- Hüftgelenks

und/oder
- Kniegelenks

Anmerkung Die Gebührenordnungsposition ist nur berechnungsfähig, wenn die Kontraktionsmobilisierung in Narkose oder Regionalanästhesie als selbstständige Leistung vorgenommen wurde.

Der zur Berechnung der Gebührenordnungsposition 31920 geforderte Leistungsinhalt (Regionalanästhesie) wird nicht erfüllt durch Infiltrations-, Leitungs- oder Oberflächenanästhesien.

Wird im Zusammenhang mit der Gebührenordnungsposition 31920 die Leistung entsprechend der Gebührenordnungsposition 31800 erbracht, ist diese ebenfalls berechnungsfähig.

Aufwand in Min. **Kalkulationszeit:** KA **Prüfzeit:** 9 **Eignung d. Prüfzeit:** Tages- und Quartalsprofil

GOÄ entsprechend oder ähnlich: Leistungskomplex nicht eindeutig übertragbar. Abrechnung der erbrachten Leistungen.

31930* Behandlung mit einer orofazialen Stütz-, Halte- oder Hilfsvorrichtung **278** 29,01

Obligater Leistungsinhalt
- Anlegen einer Verbandsplatte, Pelotte, Kopf-Kinn-Kappe und/oder orofazialen Drahtaufhängung einfacher Art am Ober- oder Unterkiefer

und/oder
- Wiederanbringung einer gelösten Apparatur am Ober- oder Unterkiefer

und/oder
- Änderungen und/oder teilweise Erneuerung einer Verbandsplatte, Pelotte, Kopf-Kinn-Kappe und/oder orofazialen Drahtaufhängung einfacher Art am Ober- oder Unterkiefer,

und/oder
- Entfernung einer Verbandsplatte, Pelotte, Kopf-Kinn-Kappe und/oder orofazialen Drahtaufhängung einfacher Art am Ober- oder Unterkiefer

Fakultativer Leistungsinhalt
- Schienen oder Apparaturen,
- Modellierende Stellungskorrektur,
- Stellungsänderung im Verlauf der Behandlung

Anmerkung In der Gebührenordnungsposition nach der Nr. 31930 sind die Kosten für die Herstellung der Schienen und Apparaturen nicht enthalten.

Aufwand in Min. **Kalkulationszeit:** KA **Prüfzeit:** 12 **Eignung d. Prüfzeit:** Tages- und Quartalsprofil

GOÄ entsprechend oder ähnlich: Leistungskomplex nicht eindeutig übertragbar. Abrechnung der erbrachten Leistungen.

31932* Behandlung mit einer orthopädischen Stütz-, Halte- und/oder Hilfsvorrichtung **278** 29,01

Obligater Leistungsinhalt
- Modellierende Stellungskorrektur einer schweren Hand- und/oder Fußfehlbildung

und/oder
- Stellungskorrektur der angeborenen Luxation eines Hüftgelenkes

Fakultativer Leistungsinhalt
- Schienen und/oder Apparaturen,
- Stellungsänderung im Verlauf der Behandlung

Anmerkung In der Gebührenordnungsposition 31932 sind die Kosten für die Herstellung der Schienen und Apparaturen nicht enthalten.

Aufwand in Min. **Kalkulationszeit:** KA **Prüfzeit:** 12 **Eignung d. Prüfzeit:** Tages- und Quartalsprofil

GOÄ entsprechend oder ähnlich: Leistungskomplex nicht eindeutig übertragbar. Abrechnung der erbrachten Leistungen.

31941 Abdrücke und Modelle I **57** 5,95

Obligater Leistungsinhalt
- Abdrücke oder Modellherstellung durch Gips oder andere Werkstoffe für eine Hand oder für einen Fuß, mit oder ohne Positiv – nicht für Kopieabdrücke -

Fakultativer Leistungsinhalt
- Gespräch mit dem Orthopädiemechaniker und dem Patienten zur Erstellung des Konstruktionsplanes für ein großes orthopädisches Hilfsmittel (z.B. Kunstglied)

Aufwand in Min. **Kalkulationszeit:** KA **Prüfzeit:** 3 **Eignung d. Prüfzeit:** Tages- und Quartalsprofil

GOÄ entsprechend oder ähnlich: Leistungskomplex nicht eindeutig übertragbar. Abrechnung der erbrachten Leistungen.

31942 Abdrücke und Modelle II **92** 9,6

Obligater Leistungsinhalt
- Abdrücke oder Modellherstellung durch Gips oder andere Werkstoffe
  - für einen Unterarm mit Hand
- und/oder
  - für einen Unterschenkel mit Fuß
- und/oder
  - für einen Ober- oder Unterarm

- und/oder
  – für einen Unterschenkel- oder Oberschenkelstumpf (mit Tubersitzausarbeitung)

Fakultativer Leistungsinhalt
- Gespräch mit dem Orthopädiemechaniker und dem Patienten zur Erstellung des Konstruktionsplanes für ein großes orthopädisches Hilfsmittel (z.B. Kunstglied)

Aufwand in Min. **Kalkulationszeit:** KA **Prüfzeit:** 5 **Eignung d. Prüfzeit:** Tages- und Quartalsprofil

GOÄ entsprechend oder ähnlich: Leistungskomplex nicht eindeutig übertragbar. Abrechnung der erbrachten Leistungen.

31943 Abdrücke und Modelle III — 111 / 11,58

Obligater Leistungsinhalt
- Abdrücke oder Modellherstellung durch Gips oder andere Werkstoffe für den ganzen Arm oder das ganze Bein

Fakultativer Leistungsinhalt
- Abdrücke oder Modellherstellung durch Gips oder andere Werkstoffe für den Arm mit Schulter,
- Gespräch mit dem Orthopädiemechaniker und dem Patienten zur Erstellung des Konstruktionsplanes für ein großes orthopädisches Hilfsmittel (z.B. Kunstglied)

Aufwand in Min. **Kalkulationszeit:** KA **Prüfzeit:** 6 **Eignung d. Prüfzeit:** Tages- und Quartalsprofil

GOÄ entsprechend oder ähnlich: Leistungskomplex nicht eindeutig übertragbar. Abrechnung der erbrachten Leistungen.

31944* Abdrücke und Modelle IV — 173 / 18,05

Obligater Leistungsinhalt
- Abdrücke oder Modellherstellung durch Gips oder andere Werkstoffe für das Bein mit Becken

Fakultativer Leistungsinhalt
- Gespräch mit dem Orthopädiemechaniker und dem Patienten zur Erstellung des Konstruktionsplanes für ein großes orthopädisches Hilfsmittel (z.B. Kunstglied)

Aufwand in Min. **Kalkulationszeit:** KA **Prüfzeit:** 9 **Eignung d. Prüfzeit:** Tages- und Quartalsprofil

GOÄ entsprechend oder ähnlich: Leistungskomplex nicht eindeutig übertragbar. Abrechnung der erbrachten Leistungen.

31945* Abdrücke und Modelle V — 278 / 29,01

Obligater Leistungsinhalt
- Abdrücke oder Modellherstellung durch Gips oder andere Werkstoffe für den Rumpf

Fakultativer Leistungsinhalt
- Gespräch mit dem Orthopädiemechaniker und dem Patienten zur Erstellung des Konstruktionsplanes für ein großes orthopädisches Hilfsmittel (z.B. Kunstglied)

Aufwand in Min. **Kalkulationszeit:** KA **Prüfzeit:** 12 **Eignung d. Prüfzeit:** Tages- und Quartalsprofil

GOÄ entsprechend oder ähnlich: Leistungskomplex nicht eindeutig übertragbar. Abrechnung der erbrachten Leistungen.

31946* Abdrücke und Modelle VI — 295 / 30,79

Obligater Leistungsinhalt
- Abdrücke oder Modellherstellung durch Gips oder andere Werkstoffe für
  – Rumpf und Kopf oder
  – Rumpf und Arm oder
  – Rumpf, Kopf und Arm

Fakultativer Leistungsinhalt
- Gespräch mit dem Orthopädiemechaniker und dem Patienten zur Erstellung des Konstruktionsplanes für ein großes orthopädisches Hilfsmittel (z.B. Kunstglied)

Aufwand in Min. **Kalkulationszeit:** KA **Prüfzeit:** 13 **Eignung d. Prüfzeit:** Tages- und Quartalsprofil

GOÄ entsprechend oder ähnlich: Abrechnung der erbrachten Leistungen.

32 Laboratoriumsmedizin, Molekulargenetik und Molekularpathologie

Aufgenommen wurden auch die Hinweise aus dem Laborkompendium der KBV, Stand 1. April 2014.

1. Quantitative Laborleistungen sind nur dann berechnungsfähig, wenn ihre Durchführung nach Maßgabe der Richtlinie der Bundesärztekammer zur Qualitätssicherung quantitativer laboratoriumsmedizinischer Untersuchungen erfolgt. Näheres bestimmen die Richtlinien der Kassenärztlichen Bundesvereinigung für Verfahren zur Qualitätssicherung gemäß § 75 Abs. 7 SGB V. Alle Maßnahmen zur Qualitätssicherung sind Bestandteil der einzelnen Untersuchungen.

Kommentar

Voraussetzung für die Abrechnung aller quantitativen Laborleistungen ist die Beachtung der Richtlinien der Kassenärztlichen Bundesvereinigung für die Durchführung von Laboratoriumsuntersuchungen in der kassenärztlichen/vertragsärztlichen Versorgung. Alle Qualitätssicherungsmaßnahmen sind obligater Bestandteil der Untersuchungen.

2. Werden Untersuchungsergebnisse im Rahmen eines programmierten Profils oder einer nicht änderbaren Parameterkombination gewonnen, so können nur die Parameter berechnet werden, die indiziert sind.

Kommentar

Auch bei programmierten und/oder automatisierten Untersuchungsprofilen können entsprechend dem Wirtschaftlichkeitsgrundsatz nur die medizinisch indizierten (d.h. notwendigen) Parameter abgerechnet werden.

3. Auch wenn zur Erbringung einer Laborleistung aus demselben menschlichen Körpermaterial mehrfache Untersuchungen, Messungen oder Probenansätze erforderlich sind, kann die entsprechende Gebührenordnungsposition nur einmal berechnet werden. Werden aus mehr als einem Körpermaterial dieselben Leistungen erbracht, sind die Gebührenordnungspositionen entsprechend mehrfach berechnungsfähig.

Kommentar

Werden Untersuchungen, Messungen oder Probenansätze, aus welchen Gründen auch immer, mehrfach erforderlich, können sie nur dann auch mehrfach berechnet werden, wenn sie aus mehr als einem Körpermaterial erbracht werden. Ist das nicht der Fall, ist eine mehrfache Berechnung nicht zulässig.

4. Die Bestimmung einer Bezugsgröße für die Konzentration eines anderen berechnungsfähigen Parameters (z.B. Kreatinin für die Harnkonzentration) ist Bestandteil dieser Gebührenordnungsposition und nicht gesondert berechnungsfähig.

5. Werden alle Bestandteile eines Leistungskomplexes bestimmt, so kann nur die für den Leistungskomplex angegebene Gebührenordnungsposition abgerechnet werden. Die Summe der Kostenbeträge für einzeln abgerechnete Gebührenordnungspositionen, die Bestandteil eines Komplexes sind, darf den für die Komplexleistung festgelegten Kostenbetrag nicht überschreiten.

Kommentar

Bei der Erbringung einzelner Leistungen, die Bestandteil eines Komplexes sind, gilt:

- werden alle Leistungen des Komplexes erbracht, kann nur die Komplexleistung abgerechnet werden,
- werden nur einzelne Leistungen des Komplexes erbracht, sind diese isoliert abrechnungsfähig, jedoch nur bis zur Erreichung des für den Komplex festgelegten Kostenbetrages. Dieser gilt damit als Höchstbetrag.

6. „Ähnliche Untersuchungen" können nur dann berechnet werden, wenn dies die entsprechende Leistungsbeschreibung vorsieht und für den betreffenden Parameter (Messgröße) keine eigenständige Gebührenordnungsposition vorhanden ist. Die Art der Untersuchung ist anzugeben.

Kommentar

Auch hier gilt grundsätzlich das in der vertragsärztlichen Abrechnung bestehende Verbot einer analogen Bewertung, wie sie aus der GOÄ bekannt ist. Allerdings gibt es im Bereich der Laborleistungen hiervon Ausnahmen, die aber ausdrücklich in der Leistungsbeschreibung genannt sein müssen (z.B. bei den mikroskopischen Untersuchungen eines Körpermaterials auf Krankheitserreger nach differenzierender Färbung die Nr. 32182).

7. Die rechnerische Ermittlung von Ergebnissen aus anderen Messwerten ist nicht berechnungsfähig.

8. Die im Kapitel 32 enthaltenen Höchstwerte für die entsprechenden Kataloge oder Einzelleistungen umfassen alle Untersuchungen aus demselben Körpermaterial, auch wenn dieses an einem oder an zwei aufeinanderfolgenden Tagen entnommen und an mehreren Tagen untersucht wurde. Das gilt sinngemäß auch, wenn die Nebeneinanderberechnung von Gebührenordnungspositionen aus demselben Untersuchungsmaterial durch Begrenzungsregelungen eingeschränkt ist.

Kommentar

Die Höchstwertregelungen im Laborkapitel gelten für alle Untersuchungen aus demselben Körpermaterial unabhängig davon, ob die Entnahme oder die Untersuchung an einem Tag durchgeführt wird oder sich auf mehrere Tage verteilt. Gleiches gilt sinngemäß, wenn aufgrund anderer Begrenzungsregelungen die Nebeneinanderberechnung von Leistungen aus demselben Körpermaterial eingeschränkt wird.

9. Vorbereitende Maßnahmen (Aufbereitungen, Vorbehandlungen) am Untersuchungsmaterial oder an Proben davon, z.B. Serumgewinnung, Antikoagulation, Extraktion, Anreicherung, sind Bestandteil der jeweiligen Gebührenordnungsposition, soweit nichts anderes bestimmt ist.

10. Die Kosten für die Beschaffung und ggf. die Aufbereitung von Reagenzien, Substanzen und Materialien für in-vitro- und in-vivo-Untersuchungen, die mit ihrer Anwendung verbraucht sind, sowie die Kosten dieser Substanzen selbst sind in den Gebührenordnungspositionen enthalten, soweit nichts anderes bestimmt ist.

11. Die Kosten für zu applizierende Substanzen bei Funktionsprüfungen sind in den Gebührenordnungspositionen nicht enthalten.

12. Die Kosten für eine sachgemäße Beseitigung bzw. Entsorgung aller Materialien sind in den Gebührenordnungspositionen enthalten.

13. In den Gebührenordnungspositionen der Abschnitte 32.2 und 32.3 sind die Gebührenordnungspositionen 01600 und 01601 enthalten.

Kommentar

Berichte und Arztbriefe nach den Nrn. 01600 und 01601 sind neben den Laborleistungen der Abschnitte 32.2 und 32.3 nicht abrechnungsfähig.

14. Bei Aufträgen zur Durchführung von Untersuchungen des Kapitels 32 hat der überweisende Vertragsarzt grundsätzlich Diagnose, Verdachtsdiagnose oder Befunde mitzuteilen und Art und Umfang der Leistungen durch Angabe der Gebührenordnungsposition bzw. der Legende der Gebührenordnungsposition zu definieren (Definitionsauftrag) oder durch Angabe des konkreten Untersuchungsziels einzugrenzen (Indikationsauftrag). Der ausführende Vertragsarzt darf nur diese Gebührenordnungspositionen berechnen. Eine Erweiterung des Auftrages bedarf der Zustimmung des Vertragsarztes, der den Auftrag erteilt hat. (gemäß § 24 Abs. 7 und 8 Bundesmantelvertrag-Ärzte (BMV-Ä))

Kommentar

Bei Auftragsüberweisungen zu Laborleistungen sind – wie bisher auch – Diagnosen, Verdachtsdiagnosen und Befunde mitzuteilen sowie

- bei Definitionsaufträgen die Gebührenordnungsposition bzw. die Legende der Gebührenordnungsposition,
- bei Indikationsaufträgen das konkrete Untersuchungsziel.

15. Die Arztpraxis, die auf Überweisung kurativ-ambulante Auftragsleistungen des Kapitels 32 durchführt, teilt der überweisenden Arztpraxis zum Zeitpunkt der abgeschlossenen Untersuchung die Gebührenordnungspositionen dieser Leistungen und die Höhe der Kosten in Euro gemäß der regionalen Euro-GO getrennt nach Leistungen der Abschnitte 32.2 und 32.3 EBM mit. Dies gilt sinngemäß für die Mitteilung der Kosten über die in einer Laborgemeinschaft veranlassten Leistungen an den Veranlasser. Im Falle der Weiterüberweisung eines Auftrages oder eines Teilauftrages hat jede weiter überweisende Arztpraxis dem vorhergehenden Überweiser d9ie Angaben nach Satz 1 sowohl über die selbst erbrachten Leistungen als auch über die Leistungen mitzuteilen, die ihr von der Arztpraxis gemeldet wurden, an die sie weiterüberwiesen hatte.

Kommentar

Im Zuge der Neufassung des Bundesmantelvertrages-Ärzte (BMV-Ä) wurde die in der alten Fassung des § 26 Abs. 6 BMV-Ä vorgenommene Regelung zum 1.10.2013 in den EBM übernommen.

16. In Anhang 4 zum EBM sind Laborleistungen aufgeführt, die nicht bzw. nicht mehr berechnungsfähig sind. Diese Leistungen sind auch nicht als „Ähnliche Untersuchungen" berechnungsfähig.

Kommentar

Die im Anhang 4 aufgelisteten Laborleistungen fanden sich im Wesentlichen noch im EBM 2000plus, wurden jedoch durch den Bewertungsausschuss noch vor Inkrafttreten des EBM zum 1.1.2008 aus dem EBM als abrechnungsfähige Leistungen gestrichen. Der Zeitpunkt, ab dem die Leistungen nicht mehr abrechnungsfähig waren, findet sich in der ein wenig missverständlich übertitelten Spalte „Aufnahme zum Quartal".

32.1 Grundleistungen

32001 **Wirtschaftliche Erbringung und/oder Veranlassung von Leistungen des Kapitels IV-32 (in Punkten und Eurobeträgen – Stand 1.10.2013) für**

Arztgruppe	Pkte.
Allgemeinärzte, Praktische Ärzte, Hausärztliche Internisten	17
Anästhesisten	5
Chirurgen	4
Frauenärzte	11
Hautärzte	2
HNO-Ärzte	2
Fachärzte für Kinder- und Jugendmedizin	6
Nervenärzte, Neurologen, Ärzte für Psychiatrie und Psychotherapie, Ärzte für Kinder- und Jugendpsychiatrie und -psychotherapie	2
Notfallärzte	2
Orthopäden, Ärzte für Physikalische und Rehabilitative Medizin	2
Nuklearmediziner	16
Radiologen	2
Strahlentherapeuten	7
Urologen	25
Fachärztliche Internisten ohne Schwerpunkt (Teilgebiet)	18
Fachärztliche Internisten mit Schwerpunkt (Teilgebiet)	
Angiologie	9
Endokrinologie	28
Gastroenterologie	12
Hämatologie und Internistische Onkologie	85
Kardiologie	7
Nephrologie	58
Pneumologie	7
Rheumatologie	46

Abrechnungsbestimmung je kurativ-ambulanten Behandlungsfall mit Ausnahme von Überweisungsfällen mit Auftragsleistungen

Anmerkung Bei einer Ermächtigung nach § 95 Abs. 4 SGB V oder nach 119b Satz 4 SGB V ist der Ermächtigte entsprechend seiner Zugehörigkeit zu den aufgeführten Arztgruppen zu berücksichtigen, sofern der Ermächtigungsumfang dem eines zugelassenen Vertragsarztes entspricht. Andernfalls kann in der Ermächtigung nach Satz 1 die Berechnungsfähigkeit des Wirtschaftlichkeitsbonus bestimmt werden.
Ausgenommen von der – für die Gebührenordnungsposition 32001 relevanten – Zählung der kurativ-ambulanten Behandlungsfälle sind Überweisungsfälle zur Befundung von dokumentierten Untersuchungsergebnissen und Fälle, in denen ausschließlich Kosten

der vertraglich vereinbarten Pauschalerstattungen abgerechnet werden. Zusätzlich bleibt die Zahl der kurativ-ambulanten Behandlungsfälle mit einer Kennnummer nach Nr. 6 der Präambel zum Abschnitt 32.2 unberücksichtigt.
Die tatsächliche Inanspruchnahme eines an einem Selektivvertrag teilnehmenden Arztes der Arztpraxis von in den Selektivvertrag eingeschriebenen Versicherten ohne Abrechnung von Leistungen über die Kassenärztliche Vereinigung ist bei der Fallzählung nach Nachweis durch den Vertragsarzt zusätzlich zu berücksichtigen, sofern die wirtschaftliche Erbringung und/oder Veranlassung von Leistungen des Kapitels 32 nicht Gegenstand des selektivvertraglichen Ziffernkranzes sind.
Für (Teil-)Berufsausübungsgemeinschaften, Medizinische Versorgungszentren und Praxen mit angestellten Ärzten wird die Höhe der Leistungsbewertung der Gebührenordnungsposition 32001 als Summe der Produkte des relativen Anteils der Fälle eines Arztes in der Arztpraxis und der arztgruppenbezogenen Leistungsbewertung der Gebührenordnungsposition 32001 der beteiligten Ärzte errechnet. Beteiligte Ärzte, die nicht zur Abrechnung der Gebührenordnungsposition 32001 berechtigt sind, werden mit 0 Punkten in der arztgruppenbezogenen Leistungsbewertung berücksichtigt.
Für einen Vertragsarzt, der seine Tätigkeit unter mehreren Gebiets- oder Schwerpunktbezeichnungen ausübt, richtet sich die Höhe der Gebührenordnungsposition 32001 nach dem Versorgungsauftrag, mit dem er zur vertragsärztlichen Versorgung zugelassen ist.

Abrechnungsausschluss
im Behandlungsfall 12220, 12225
am Behandlungstag 31010, 31011, 31012, 31013
im Zyklusfall 08550, 08551, 08552, 08560, 08561

GOÄ entsprechend oder ähnlich: Leistung in der GOÄ nicht vorhanden.

Kommentar: Der Wirtschaftlichkeitsbonus besteht aus einer arztgruppenspezifischen fallzahlabhängigen Punktzahl, die vergütet wird. Dieser Bonus mindert sich aber, wenn die arztgruppenspezifischen und fallzahlabhängigen Budgets für **32.2 die Allgemeinen Laboratoriumsuntersuchungen** (erbrachte Leistungen) und **32.3. Spezielle Laboratoriumsuntersuchungen, molekulargenetische und molekularpathologische Untersuchungen** (veranlasste Leistungen) überschritten werden.

Der Überschreitungsbetrag wird vom Gesamtbonus-Betrag abgezogen. Mehr als der Bonusbetrag aber wird auch bei unwirtschaftlichster Erbringung und/oder Veranlassung nicht abgezogen, d.h. die Kosten werden immer vergütet! Für Vertragsärzte, die ihre Tätigkeit unter mehreren Gebietsbezeichnungen ausüben, wird die Höhe der Leistungsbewertung der Nr. 32001 als arithmetischer Mittelwert der Leistungsbewertung für die entsprechenden in Nr. 32001 aufgeführten Ärzte Fallpunktzahlen errechnet.

Bei Gemeinschaftspraxen wird die Höhe der Leistungsbewertung der Nr. 32001 als arithmetischer Mittelwert der Leistungsbewertung für die beteiligten und in Nr. 3452 aufgeführten Ärzte errechnet, z.B.

Allgemeinarzt + Kinderarzt	=	40 + 15 : 2 = 27,5 Pkte.
Allgemeinarzt + Hausärztl. Internist	=	40 + 40 : 2 = 40 Pkte.
Allgemeinarzt + Rheumatologe	=	40 + 130 : 2 = 85 Pkte.
Gastrologe + Kardiologe	=	35 + 20 : 2 = 27,5 Pkte.

32.2 Allgemeine Laboratoriumsuntersuchungen

1. Bei den im Abschnitt 32.2 aufgeführten Bewertungen handelt es sich um vertraglich vereinbarte Euro-Beträge für die Kosten der laboratoriumsmedizinischen Analysen. Der tatsächliche Vergütungsanspruch errechnet sich aus den vertraglich vereinbarten Eurobeträgen nach Satz 1 multipliziert mit der für das entsprechende Quartal gültigen Abstaffelungsquote gemäß den Vorgaben der Kassenärztlichen Bundesvereinigung gemäß § 87b Abs. 4 SGB V (Artikel 1, Nr. 24 GKV-VStG) zur Honorarverteilung durch die Kassenärztlichen Vereinigungen Teil E. Dieser gilt als Höchstpreis.

2. Bei Erbringung von laboratoriumsmedizinischen Leistungen des Abschnitts 32.2 durch Laborgemeinschaften haben diese Anspruch auf die Erstattung der tatsächlich entstandenen Kosten höchstens bis zum Höchstpreis. Das Nähere zur Abrechnung von laboratoriumsmedizinischen Leistungen des Abschnitts 32.2 durch Laborgemeinschaften ist in § 25 Abs. 3 Bundesmantelvertrag-Ärzte Bundesmantelvertrag-Ärzte (BMVÄ) und in den Richtlinien

nach § 106 a SGB V geregelt. Die Abrechnung auf Basis der nachzuweisenden Kosten nach den Sätzen 3 und 4 ist bis zum 31. Dezember 2017 ausgesetzt.

3. Für die Kosten eigenerbrachter, von Laborgemeinschaften bezogener Leistungen oder als Auftragsleistung überwiesener kurativ-ambulanter Laboratoriumsuntersuchungen nach dem Abschnitt 32.2 wird je Arztpraxis und Quartal eine begrenzte Gesamtpunktzahl gebildet, deren Höhe sich aus dem Produkt aus nach Versichertengruppe differenzierter arztgruppenbezogener Fallpunktzahl und der jeweiligen Zahl kurativ-ambulanter Behandlungsfälle der Arztpraxis ergibt. In die Berechnung der begrenzten Gesamtpunktzahl gehen nicht ein alle Überweisungsfälle zur ausschließlichen Erbringung von Leistungen der Kapitel 11, 19 und 32, kurativ-ambulante Behandlungsfälle zur Befundung von dokumentierten Untersuchungsergebnissen und Fälle, in denen ausschließlich Kosten der vertraglich vereinbarten Pauschalerstattungen abgerechnet werden.

4. Dieser Gesamtpunktzahl steht ein Punktzahlvolumen gegenüber, das sich aus der Umrechnung der vertraglich vereinbarten Euro-Beträge der eigenerbrachten, bezogenen oder überwiesenen kurativ-ambulanten Laboratoriumsuntersuchungen nach dem Abschnitt 32.2 ergibt. In dieses Punktzahlvolumen werden von der Arztpraxis durchgeführte Auftragsleistungen nicht einbezogen.

5. Die Umrechnung in Punkte erfolgt durch Multiplikation mit dem Faktor 9,4, wobei auf ganze Zahlen auf- oder abgerundet wird.

6. Überschreitet die Summe dieser Punkte die begrenzte Gesamtpunktzahl der Arztpraxis, werden die überschreitenden Punkte von dem dieser Arztpraxis zustehenden Punktzahlvolumen, das sich aus der Gebührenordnungsposition 32001 ergibt, abgezogen.

7. Bei der Berechnung der begrenzten Gesamtpunktzahl bleibt die Zahl der Behandlungsfälle mit den nachfolgend aufgeführten Untersuchungsindikationen und bei der Berechnung des Punktzahlvolumens nach Nr. 3 bleiben die Gebührenordnungspositionen nach dem Abschnitt 32.2 unberücksichtigt, die in diesen Behandlungsfällen erbracht werden. Die entsprechenden Abrechnungsscheine sind vom abrechnenden Arzt und im Falle einer Überweisung auch von dem veranlassenden Arzt mit den angegebenen Kennnummern zu versehen.

Die folgenden Kennziffern gelten für alle Untersuchungen bei einem Patienten **im gesamten Quartal –** nachfolgend dann die Tabelle der Ausnahmekennziffern zur Laborbudgetbefreiung differenziert aufgelistet:

32005 Antivirale Therapie der chronischen Hepatitis B oder C mit Interferon und/oder Nukleosidanaloga

32006 Erkrankungen oder Verdacht auf Erkrankungen, bei denen eine gesetzliche Meldepflicht besteht, sofern in diesen Krankheitsfällen mikrobiologische, virologische oder infektionsimmunologische Untersuchungen durchgeführt werden, oder Krankheitsfälle mit meldepflichtigem Nachweis eines Krankheitserregers

32007 Vorsorgeuntersuchungen gemäß den Mutterschafts-Richtlinien des Bundesausschusses der Ärzte und Krankenkassen, soweit die Leistungen nach Kapitel 32 abzurechnen sind, oder **prä- bzw. perinatale Infektionen**

32008 Anfallsleiden unter antiepileptischer Therapie oder Psychosen unter Clozapintherapie

32009 Allergische Erkrankungen bei Kindern bis zum vollendeten 6. Lebensjahr

32010 Genetisch bedingte Erkrankungen oder Verdacht auf diese Erkrankungen, sofern molekulargenetische oder molekularpathologische Untersuchungen nach den Nr. 11310 bis 11312, 11320 bis 11322 sowie der Gebührenordnungsposition 11.4 durchgeführt werden

32011 Therapiepflichtige **hämolytische Anämie**, Diagnostik und Therapie der **hereditären Thrombophilie**, des **Antiphospholipidsyndroms** oder der **Hämophilie**

32012 Tumorerkrankung unter parenteraler tumorspezifischer Behandlung oder progrediente Malignome unter Palliativbehandlung

32013 Diagnostik und Therapie von **Fertilitätsstörungen,** soweit die Laborleistungen nicht Bestandteil der Leistungen nach den Nrn. 08530 bis 08561 sind

32014 Substitutionsgestützte **Behandlung Opiatabhängiger** gemäß den Richtlinien des Bundesausschusses

32015 Orale **Antikoagulantientherapie**

32016 Präoperative Labordiagnostik vor ambulanten oder belegärztlichen Eingriffen in **Narkose** oder in rückenmarksnaher **Regionalanästhesie**

32017 Manifeste **angeborene Stoffwechsel- und/oder endokrinologische Erkrankung(en)** bei Kindern und Jugendlichen bis zum vollendeten 18.Lebensjahr oder **Mukoviszidose**

32018 Chronische Niereninsuffizienz mit einer endogenen Kreatinin-Clearence < 25 ml/min

32019 Erkrankungen unter **systemischer Zytostatika-Therapie und/oder Strahlentherapie**

32020 HLA-Diagnostik vor und/oder Nachsorge unter immunsuppressiver Therapie nach allogener **Transplantation eines Organs oder hämatopoetischer Stammzellen**

32021 Therapiebedürftige **HIV-Infektion**

32022 Manifester **Diabetes mellitus**

32023 Rheumatoide Arthritis (PCP) einschließlich Sonderformen und **Kollagenosen** unter immunsupressiver oder immunmodulierender Langzeit-Basistherapie

---

Differenzierte Ausnahmekennziffern zur Laborbudgetbefreiung
(http://medlab-bochum.de/uploads/download/ausnahmekennziffern-zur-laborbudgetbefreiung.pdf) – Stand: 03/2013
Mit freundlicher Genehmigung der Praxis für Labor&Mikrobiologie, Bochum (http://medlab-bochum.de/index.php) übernommen. – Diese Leistungen könnn auch bei einer Verdachtsdiagnose angesetzt und abgerechnet werden.

EBM NR. Diagnose/Test

A

32012 AFP Tumorbehandlung
32009 Allergie (Kinder < 6 Jahre)
32011 Anämie, hämolytische
32013 Androstendion bei Fertilitätsstörungen
32008 Anfallsleiden
32008 Antiepileptika-Therapie
32015 Antikoagulantientherapie (oral)
32011 AK gegen Cardiolipin
32011 AK gegen Phospholipide
32010 APC-Resistenz

B

32011 Bluter
32006 Botulismus
32006 Brucellen

C

32012 CA 125 (Tumorbehandlung)
32012 CA15-3 (Tumorbehandlung)
32012 CA19-9 (Tumorbehandlung)
32012 CA72-4 (Tumorbehandlung)
32006 Campylobacter
32008 Carbamazepin-Spiegel
32011 Cardiolipin-AK
32012 CEA (Tumorbehandlung)
32006 Chlamydia psittaci
32008 Clobazam
32008 Clonazepam
32006 Clostridium botulinum
32008 Clozapin-Spiegel
32006 Corynebacterium diphteriae

8. Arztgruppenbezogene Fallpunktzahlen für die Kosten der Leistungen des Abschnitts 32.2

Arztgruppe	Versichertengruppe Pkt.	
	Allgemein-versicherte	Rentner
Allgemeinärzte, Praktische Ärzte, Hausärztliche Internisten	9	14
Anästhesisten	5	5
Frauenärzte	5	5
Hautärzte	4	4
Fachärzte für Kinder- und Jugendmedizin	5	5
Nuklearmediziner	9	7
Strahlentherapeuten	12	11
Urologen	12	16
Fachärztliche Internisten ohne Schwerpunkt (Teilgebiet)	9	14
Fachärztliche Internisten mit Schwerpunkt (Teilgebiet)		
Angiologie	9	14
Endokrinologie	14	19
Gastroenterologie	5	7
Hämatologie und Onkologie	50	58
Kardiologie	4	4
Nephrologie	34	46
Pneumologie	9	11
Rheumatologie	21	28
Nicht aufgeführte Arztgruppen	2	4

Bei einer Ermächtigung nach § 95 Abs. 4 SGB V oder nach 119b Satz 4 SGB V ist der Ermächtigte entsprechend seiner Zugehörigkeit zu den aufgeführten Arztgruppen zu berücksichtigen, sofern der Ermächtigungsumfang dem eines zugelassenen Vertragsarztes entspricht. Andernfalls kann in der Ermächtigung nach Satz 1 die Fallpunktzahl bestimmt werden.

9. Für einen Arzt, der seine vertragsärztliche Tätigkeit unter mehreren Gebiets- oder Schwerpunktbezeichnungen ausübt, richtet sich die Höhe der arztgruppenbezogenen Fallpunktzahl je Allgemeinversicherten und je Rentner nach dem Versorgungsauftrag, mit dem er zur vertragsärztlichen Versorgung zugelassen ist.

10. Für (Teil-)Berufsausübungsgemeinschaften, Medizinische Versorgungszentren und Praxen mit angestellten Ärzten wird die Höhe der Fallpunktzahl je Versichertengruppe als Summe der Produkte des relativen Anteils der jeweiligen Fälle eines Arztes in der Arztpraxis und der arztgruppenbezogenen Fallpunktzahl der beteiligten Ärzte errechnet.

11. Die Gebührenordnungspositionen des Abschnitts 32.2 sind im Zyklusfall nicht neben den Gebührenordnungspositionen 08550, 08551, 08552, 08560 und 08561 berechnungsfähig.

12. Die Gebührenordnungspositionen des Abschnitts 32.2 sind am Behandlungstag nicht neben den Gebührenordnungspositionen des Abschnitts 31.1.2 und nicht neben der Gebührenordnungsposition 34291 berechnungsfähig.

13. Im Zusammenhang mit einer Screening-Untersuchung dürfen Tumormarker nicht verwendet werden.

Kommentar:

zu 1. bis 3.
Die seit Oktober 2008 in Kraft getretene Direktabrechnung von Laborleistungen durch Laborgemeinschaften hat zu neuen Höchstpreisbestimmungen geführt.

zu 4., 5., 6., 7.
Hier gibt es keine Änderungen zum bisher gültigen EBM

zu 8.
Hier wurde die frühere Mittelwert-Regelung zugunsten der Orientierung am Versorgungsauftrag aufgegeben.

zu 10.
Im Rahmen der Reproduktionsmedizin sind Laborleistungen des Abschnitts 32.2 im Zyklusfall nicht neben den hier genannten IVF-Leistungen abrechnungsfähig.

zu 11.
Laborleistungen des Abschnitts 32.2 dürfen am Behandlungstag nicht neben einer Koronarangiographie (Nr. 34291) und nicht neben präoperativen Gebührenordnungspositionen des Abschnitts 31.1.2 abgerechnet werden.

32.2.1 Basisuntersuchungen

1. Der Nachweis von Eiweiß und/oder Glukose im Harn (ggf. einschl. Kontrolle auf Ascorbinsäure) sowie die Bestimmung des spezifischen Gewichts und/oder des pH-Wertes im Harn ist nicht berechnungsfähig.

Quantitative Bestimmung gilt für die Gebührenordnungspositionen 32025 bis 32027

Anmerkung Die Gebührenordnungspositionen 32025 bis 32027 sind nur berechnungsfähig bei Erbringung in der Arztpraxis des Vertragsarztes, der die Untersuchung veranlasst hat. Diese Erbringung ist anzunehmen, wenn das Untersuchungsergebnis innerhalb einer Stunde nach Materialentnahme vorliegt.
Die Gebührenordnungspositionen 32025 bis 32027 sind bei Erbringung in Laborgemeinschaften nicht berechnungsfähig.

32025 Glucose **1,60**

Abrechnungsausschluss
in derselben Sitzung 01732, 32057, 32880, 32881, 32882
im Behandlungsfall 01812

GOÄ entsprechend oder ähnlich: Nrn. 3516*, 3560*

Kompendium KBV: Die GOP 32025 kann nach derzeitigem Kenntnisstand bei Durchführung der Analyse mittels folgender Verfahren berechnet werden:

Glukose-Oxidase-, Glukose-Hexokinase-, Glukose-6-Phosphat-Dehydrogenase-, Glukose-Hydrogenase-Methode, Glukose-Elektrode.[1]Die Erbringung der GOP 32025 ist auch mittels Teststreifen/ Unit-use-Reagenzien möglich.Die GOP 32025 ist nicht neben GOP 01732, 32057 und 32880 bis 32882 berechnungsfähig, sowie am Behandlungstag neben der GOP 01812.

[1] nach Kölner Kommentar zum EBM, Stand 01.01.2012

Kommentar: GOP 32025 bis 32027 sind bei Erbringung in der Laborgemeinschaft nicht berechnungsfähig.

GOP 32025 bis 32027 sind nur berechnungsfähig bei Erbringung in der Arztpraxis des Vertragsarztes, der die Untersuchung veranlasst hat. Diese Erbringung ist anzunehmen, wenn das Untersuchungsergebnis innerhalb einer Stunde nach Materialentnahme vorliegt.

32026 TPZ (Thromboplastinzeit) **4,70**

Abrechnungsausschluss in derselben Sitzung 32113, 32114

GOÄ entsprechend oder ähnlich: Nrn. 3530*, 3607*

Kompendium KBV: Die GOP 32026 kann nach derzeitigem Kenntnisstand bei Durchführung der Analyse mittels folgender Verfahren berechnet werden:

koagulometrische Methode nach Quick, chromogene Methode.[1]Die Erbringung der GOP 32026 ist auch mittels Teststreifen/ Unit-use-Reagenzien möglich.Die GOP 32026 ist nicht neben GOP 32113 und 32114 berechnungsfähig.

[1] nach Kölner Kommentar zum EBM, Stand 01.01.2012

Kommentar: GOP 32025 bis 32027 sind bei Erbringung in der Laborgemeinschaft nicht berechnungsfähig.

GOP 32025 bis 32027 sind nur berechnungsfähig bei Erbringung in der Arztpraxis des Vertragsarztes, der die Untersuchung veranlasst hat. Diese Erbringung ist anzunehmen, wenn das Untersuchungsergebnis innerhalb einer Stunde nach Materialentnahme vorliegt.

32027 D-Dimer (nicht mittels trägergebundener Reagenzien) 15,30

Anmerkung Die Gebührenordnungspositionen 32025 bis 32027 sind nur berechnungsfähig bei Erbringung in der Arztpraxis des Vertragsarztes, der die Untersuchung veranlasst hat. Diese Erbringung ist anzunehmen, wenn das Untersuchungsergebnis innerhalb einer Stunde nach Materialentnahme vorliegt.
Die Gebührenordnungspositionen 32025 bis 32027 sind bei Erbringung in Laborgemeinschaften nicht berechnungsfähig. Die Gebührenordnungsposition 32025 ist nicht neben den Gebührenordnungspositionen 01732, 32057 und 32880 bis 32882 berechnungsfähig.
Die Gebührenordnungsposition 32026 ist nicht neben den Gebührenordnungspositionen 32113 und 32114 berechnungsfähig.
Die Gebührenordnungsposition 32027 ist nicht neben der Gebührenordnungsposition 32117 berechnungsfähig. Die Gebührenordnungsposition 32025 ist am Behandlungstag nichtneben der Gebührenordnungsposition 01812 berechnungsfähig.

Abrechnungsausschluss in derselben Sitzung 32117

GOÄ entsprechend oder ähnlich: Nrn. 3935*, 3937*

Kompendium KBV: Die GOP 32027 kann nach derzeitigem Kenntnisstand bei Durchführung der Analyse mittels folgender Verfahren berechnet werden:

Latexagglutinintest, proteinchemischer, turbidimetrischer oder nephelometrischer Nachweis, Nachweis mittels Enzymimmunoassay (EIA).[1]Die Erbringung der GOP 32027 ist nicht mittels Teststreifen möglich. Semiquantitative oder qualitative D-Dimer-Bestimmungen sind nicht mit der GOP 32027 berechnungsfähig.Die GOP 32027 ist nicht neben der GOP 32117 berechnungsfähig.

[1] nach Kölner Kommentar zum EBM, Stand 01.01.2012

32030 Orientierende Untersuchung 0,50

Obligater Leistungsinhalt
- Orientierende Untersuchung mit visueller Auswertung mittels vorgefertigter
  - Reagenzträger

oder
  - Reagenzzubereitungen

Fakultativer Leistungsinhalt
- Apparative Auswertung,
- Verwendung von Mehrfachreagenzträgern

Anmerkung Können mehrere Bestandteile eines Körpermaterials sowohl durch Verwendung eines Mehrfachreagenzträgers als auch durch Verwendung mehrerer Einfachreagenzträger erfasst werden, so ist in jedem Fall nur einmal die Gebührenordnungsposition 32030 berechnungsfähig.
Bei mehrfacher Berechnung der Gebührenordnungsposition 32030 ist die Art der Untersuchungen anzugeben.

Abrechnungsausschluss in derselben Sitzung 01732, 32880, 32881, 32882

GOÄ entsprechend oder ähnlich: Nrn. 3511*, 3652* (Streifentest)

Kompendium KBV: Der Nachweis von Eiweiß und/oder Glukose im Harn, ggf. einschl. Kontrolle auf Ascorbinsäure, sowie die Bestimmung des spezifischen Gewichts und/oder des pH-Wertes im Harn sind nicht berechnungsfähig. Die für diese Analysen benötigten Teststreifen können über den Sprechstundenbedarf bezogen werden. Sie sind nicht gesondert mit der GOP 32030 berechnungsfähig.[1]

Teststreifen, die neben der qualitativen Harnuntersuchung auf Eiweiß und/oder Glukose (ggf. einschl. Kontrolle auf Ascorbinsäure) sowie des pH-Wertes weitere Untersuchungsmöglichkeiten enthalten, können nicht über den Sprechstundenbedarf bezogen werden. Die Leistungserbringung ist dann mit der GOP 32030 berechnungsfähig.

Die GOP 32030 ist nicht neben GOP 01732 und 32880 bis 32882 berechnungsfähig.

[1] nach Kölner Kommentar zum EBM, Stand 01.01.2012

Kommentar: Unter diese Leistung fallen die qualitativen und semiquantitativen Untersuchungen mit sogenannten Teststäbchen/Testdtreifen. Weiterhin gehören zu dieser Nr. die LH--Ovulationsteste mit Teststreifen, die Nitritprobe außerhalb der Mutterschaftsvorsorge, der Onkoscreen-PSA-Test, Bestimmung der Osmolalität, der Flagyltest, der KOH--Test und die Untersuchungen auf Ketokörper und Katecholamine im Urin.

32031 Mikroskopische Untersuchung des Harns auf morphologische Bestandteile 0,25

GOÄ entsprechend oder ähnlich: Nrn. 3531*, 3653*

Kompendium KBV: Nach dieser GOP sind Untersuchungen des Harnsediments auch bei Verwendung von konfektionierten Testmaterialien, berechnungsfähig.[1]

[1] nach Kölner Kommentar zum EBM, Stand 01.01.2012

Kommentar: Nach Nr. 32031 ist die Untersuchung des Harnsediments abrechenbar.

32032 Bestimmung des pH-Wertes durch apparative Messung (außer im Harn) 0,25

GOÄ entsprechend oder ähnlich: Analoger Ansatz der Nr. 3714*

Kompendium KBV: Die pH-Wert-Bestimmung im Urin ist nicht berechnungsfähig.

Bestimmungen in anderen Körpermaterialien, z. B. im Scheidensekret zur Risikoabschätzung einer Frühgeburt, sind nur dann mit der GOP 32032 berechnungsfähig, wenn sie mittels apparativer Messung durchgeführt werden.[1]

Bestimmungen des pH-Wertes mit Indikator-Papier bzw. Teststreifen sind mit der GOP 32030 zu berechnen.[1]

Die Bestimmung des pH-Wertes im Blut im Rahmen der Blutgasanalyse kann nicht separat mit der GOP 32032 berechnet werden.

[1] nach Kölner Kommentar zum EBM, Stand 01.01.2012

Quantitative Bestimmung mit physikalischer oder chemischer Messung oder Zellzählung, gilt für die Gebührenordnungspositionen 32035 bis 32039

Abrechnungsbestimmung je Untersuchung

Anmerkung Werden in Akut- bzw. Notfällen Leistungen entsprechend der Gebührenordnungspositionen 32035 bis 32039 als Einzelbestimmungen im Eigenlabor erbracht, sind die Gebührenordnungspositionen 32035 bis 32039 einzeln berechnungsfähig.

32035 Erythrozytenzählung 0,25

Abrechnungsausschluss in derselben Sitzung 32120, 32122, 32125

GOÄ entsprechend oder ähnlich: Nr. 3504*

Kommentar: Nur in Akut- bzw. Notfällen können die Leistungen nach den Nrn. 32035 bis 35039 als Einzelbestimmungen im Eigenlabor nebeneinander berechnet werden. Werden von den Leistungen nach den EBM-Nrn. 32035 bis 32039 zwei oder mehr Parameter bestimmt, so ist die Nr. 32120 abzurechnen.

EBM-Nr. | Euro

32036 Leukozytenzählung **0,25**

Abrechnungsausschluss in derselben Sitzung 32120, 32122, 32125

GOÄ entsprechend oder ähnlich: Nr. 3505*

Kommentar: Nur in Akut- bzw. Notfällen können die Leistungen nach den Nrn. 32035 bis 35039 als Einzelbestimmungen im Eigenlabor nebeneinander berechnet werden.

32037 Thrombozytenzählung **0,25**

Abrechnungsausschluss in derselben Sitzung 32120, 32122, 32125

GOÄ entsprechend oder ähnlich: Nr. 3506*

32038 Hämoglobin **0,25**

Abrechnungsausschluss in derselben Sitzung 32120, 32122, 32125

GOÄ entsprechend oder ähnlich: Nr. 3517*

32039 Hämatokrit **0,25**

Anmerkung Werden in Akut- bzw. Notfällen Leistungen entsprechend der Gebührenordnungspositionen 32035 bis 32039 als Einzelbestimmungen im Eigenlabor erbracht, sind die Gebührenordnungspositionen 32035 bis 32039 einzeln berechnungsfähig.
Die Gebührenordnungspositionen 32035 bis 32039 sind nicht neben den Gebührenordnungspositionen 32120, 32122 und 32125 berechnungsfähig.

Abrechnungsausschluss in derselben Sitzung 32120, 32122, 32125

GOÄ entsprechend oder ähnlich: Nr. 3503*

32040 Untersuchung auf Blut im Stuhl in 3 Proben **1,45**

Abrechnungsausschluss im Behandlungsfall 01734, 40150, 40152

GOÄ entsprechend oder ähnlich: Nrn. 3500*, 3650*

Kommentar: Die Legende beschreibt die Untersuchung Blut auf Stuhl im kurativen Bereich. Die Kosten für die Testbriefe sind Bestandteil der Leistung.

Tipp: Ggf. Kostenpauschale Nr. 40150 für 3 ausgegebene Testbriefchen, wenn die Leistungen nicht erbracht werden konnte (z.B. Testbriefe nicht an die Praxis zurück gebracht oder in einem Zustand, der eine Bestimmung nicht zulässt).

32041 Qualitativer immunologischer Nachweis von Albumin im Stuhl **1,65**

Abrechnungsausschluss im Behandlungsfall 40152

GOÄ entsprechend oder ähnlich: Nr. A 3734*

Kompendium KBV: Mit der GOP 32041 ist der immunologische Nachweis von Albumin im Stuhl berechnungsfähig.

Während für den Guajak-Test stets drei Testbriefchen auf einmal dem Patienten für die Probensammlung ausgehändigt und nach Rückgabe vom Arzt ausgewertet werden, genügt es im Allgemeinen, den Albumin-Test einzeln und höchstens zweimal durchzuführen, weil die Sensitivität des Tests bei Untersuchung von drei Stuhlproben nicht höher ist als bei zwei Proben.

Eine zweite Untersuchung ist bei positiver erster Probe überflüssig.[1]

Die Kosten für das überlassene Testmaterial sind in der Bewertung der GOP 32041 bereits enthalten. Kann eine Auswertung nicht erfolgen, weil z. B. der Patient das Testbriefchen nicht zurückgegeben hat, kann anstelle der GOP 32041 die Pauschale nach GOP 40152 berechnet werden.

[1] nach Kölner Kommentar zum EBM, Stand 01.01.2012

Tipp: Ggf. Kostenpauschale Nr. 40152 für ausgegebene Testbriefchen zum Nachweis Albumin im Stuhl, wenn die Leistungen nach nicht erbracht werden konnte (z.B. Testbriefe nicht an die Praxis zurück gebracht oder in einem Zustand, der eine Bestimmung nicht zulässt).

32042 Bestimmung der Blutkörperchensenkungsgeschwindigkeit **0,25**

GOÄ entsprechend oder ähnlich: Nrn. 3501*, 3711*

32.2.2 Mikroskopische Untersuchungen

32045 Mikroskopische Untersuchung eines Körpermaterials **0,25**

Obligater Leistungsinhalt
- Nativpräparat (z.B. Kalilauge-Präparat auf Pilze, Untersuchung auf Trichomonaden und Treponemen)

und/oder
- Nach einfacher Färbung (z.B. mit Methylenblau, Fuchsin, Laktophenolblau, Lugolscher Lösung)

Fakultativer Leistungsinhalt
- Phasenkontrastdarstellung,
- Dunkelfeld

Abrechnungsausschluss in derselben Sitzung 01827

GOÄ entsprechend oder ähnlich: Nrn. 3508*, 3509*

Kompendium KBV: Die GOP 32045 ist je Körpermaterial nur einmal berechnungsfähig, auch wenn z. B. ein einfach gefärbtes Präparat neben einem Nativpräparat untersucht wird.

Als Nativpräparat sind u. a. Untersuchungen auf Pilze im ungefärbten Präparat, Trichomonaden und der Postkoitaltest (Sims-Huhner-Test) oder andere Penetrationstests berechnungsfähig. [1]

Auch die Suche nach Wurmeiern oder Skabiesmilben in einem Nativpräparat ohne Anreicherung oder in einem einfach gefärbten Präparat ist mit der GOP 32045 zu berechnen.

Die GOP 32171 wurde zum 01.07.2007 aus dem EBM gestrichen. Die Untersuchung auf Treponemen ist folglich nur noch nach GOP 32045 berechnungsfähig.

Die Untersuchung eines Körpermaterials mittels industriell vorgefärbter Objektträger kann mit der GOP 32045 berechnet werden, soweit die Untersuchung nicht durch eine andere GOP bereits erfasst ist (z. B. GOP 32047, 32051). Die mikroskopische Untersuchung von aus Körpermaterial angezüchteten Bakterien ist mit GOP 32720 bis 32727 und 32740 bis 32748 bereits abgegolten.

[1] nach Kölner Kommentar zum EBM, Stand 01.01.2012

Kommentar: Die Leistung ist je Körpermaterial nur einmal berechnungsfähig, auch wenn sowohl ein Nativpräparat als auch ein eingefärbtes Material untersucht werden. Diese Leistung kann auch zur Mikroskopie nach Dünndarmsaugbiopsie verwendet werden, bei der Suche nach Wurmeiern und auch bei einfachen Nativpräparaten.

Wird die Leistung im Rahmen der Empfängnisregelung durchgeführt, ist die EBM-Nr. 01827 abzurechnen.

Mikroskopische Untersuchung eines Körpermaterials nach differenzierender Färbung, ggf. einschl. Zellzählung, gilt für dieGebührenordnungspositionen 32046, 32047, 32050

Abrechnungsbestimmung je Untersuchung

32046 Fetal-Hämoglobin in Erythrozyten **0,40**

GOÄ entsprechend oder ähnlich: Nr. 3689*

32047 Retikulozytenzählung **0,40**

Abrechnungsausschluss in derselben Sitzung 32120, 32122, 32125

GOÄ entsprechend oder ähnlich: Nr. 3552*

Kommentar: Die Abrechnung der Nr. 32047 neben der Nr. 32051 ist nicht ausgeschlossen.

32050 Mikroskopische Untersuchung eines Körpermaterials nach Gram-Färbung **0,40**

GOÄ entsprechend oder ähnlich: Nr. 3510*

Kompendium KBV: Die regelhafte Durchführung eines Grampräparates bei kombinierten Eintauchnährböden (z. B. Uricult), Stuhlkultur und Stuhluntersuchung auf Pilze ist nach derzeitigem Kenntnisstand fachlich nicht begründbar.

Die GOP 32050 ist lt. Leistungslegende für die mikroskopische Untersuchung eines Körpermaterials nach Gram-Färbung berechnungsfähig.(*)

Auch bei Durchführung mehrerer Gram-Präparate aus demselben Untersuchungsmaterial ist die GOP 32050 nur einmal berechnungsfähig.

(*)nach Kölner Kommentar zum EBM, Stand 01.01.2012

32051 Mikroskopische Differenzierung und Beurteilung aller korpuskulären Bestandteile des gefärbten Blutausstriches **0,40**

Abrechnungsausschluss in derselben Sitzung 32121, 32122

GOÄ entsprechend oder ähnlich: Nr. 3502*

Kommentar: Die Abrechnung Nr. 32047 neben der Nr. 32051 ist nicht ausgeschlossen.

32052 Quantitative Bestimmung(en) der morphologischen Bestandteile durch Kammerzählung der Zellen im Sammelharn, auch in mehreren Fraktionen innerhalb von 24 Stunden (Addis-Count) **0,25**

GOÄ entsprechend oder ähnlich: Nr. 3654*

Kompendium KBV: Nach der GOP 32052 sind nur quantitative Zellzählungen im Sammelharn mittels Zählkammer (z. B. sog. Addis-Count) berechnungsfähig.(*)Neben der GOP 32052 sind die Leistungen nach GOP 32035 und 32036 für die Erythrozyten- und Leukozytenzählung im Harn nicht berechnungsfähig.

Für die Kammerzählung im Spontanurin und die standardisierte quantitative Untersuchung des Urinsediments mit vorgefertigten Systemen ist die GOP 32031 anzusetzen.

(*) nach Kölner Kommentar zum EBM, Stand 01.01.2012

32.2.3 Physikalische oder chemische Untersuchungen

32055 Quantitative Bestimmung eines Arzneimittels (z.B. Theophyllin, Antikonvulsiva, Herzglykoside) in einem Körpermaterial mittels trägergebundener (vorportionierter) Reagenzien und apparativer Messung (z.B. Reflexionsmessung), **2,05**

Abrechnungsbestimmung je Untersuchung

GOÄ entsprechend oder ähnlich: Analoger Ansatz z.B. der Nr. A 3733* (Theophyllin)

Kommentar: Werden die Arzneimittel nicht trockenchemisch untersucht, sind z.B. bei chromatographischer Bestimmung die Nrn. 32305 ff. oder bei Immunassay die Nrn. 32330–32332, 32340 bis 32346 zu berechnen.

Quantitative Bestimmung von Substraten, Enzymaktivitäten oder Elektrolyten, auch mittels trägergebundener (vorportionierter) Reagenzien, gilt für die Gebührenordnungspositionen 32056 bis 32079 und 32081 bis 32087.

Abrechnungsbestimmung je Untersuchung

32056 Gesamteiweiß **0,25**

GOÄ entsprechend oder ähnlich: Nr. 3573.H1*

Kommentar: Bei Bestimmung mittels trägergebundener Reagenzien im Labor der eigenen Praxis als Einzelbestimmung kann der Zuschlag nach Nr. 32089 berechnet werden.

32057 Glukose **0,25**

Abrechnungsausschluss
am Behandlungstag 01812
in derselben Sitzung 01732, 32025, 32125, 32880, 32881, 32882

GOÄ entsprechend oder ähnlich: Nrn. 3514*, 3560*

Kompendium KBV: Blutzuckertagesprofile und Blutzuckerbelastungstests, z. B. oraler Glukosetoleranz-Test, sind entsprechend der Anzahl durchgeführter Glukosebestimmungen mit Mehrfachansatz der GOP 32057 zu berechnen.

Kommentar: Die Leistung nach Nr. 32057 kann 3x beim Oral-Glukosetoleranztest abgerechnet werden.

Eine Abrechnung der Glukosebestimmung im Harn beim Oral-Glukosetoleranztest oder in sonstigen Fällen ist nach der EBM-Nr. 32057 zusätzlich abrechenbar.

Wird die Leistung mit trägergebundenen Reagenzien innerhalb der Praxis als Einzelbestimmung durchgeführt, kann der Zuschlag nach Nr. 32089 berechnet werden.

32058 **Bilirubin gesamt** **0,25**

GOÄ entsprechend oder ähnlich: Nr. 3581.H1*

Kommentar: Eine Bestimmung des Bilirubin direkt kann zusätzlich mit Nr. 32059 berechnet werden.

32059 **Bilirubin direkt** **0,40**

GOÄ entsprechend oder ähnlich: Nr. 3582*

Kommentar: Eine Bestimmung des Bilirubin gesamt kann zusätzlich mit Nr. 32058 berechnet werden.

32060 **Cholesterin gesamt** **0,25**

Abrechnungsausschluss in derselben Sitzung 01732, 32880, 32881, 32882

GOÄ entsprechend oder ähnlich: Nr. 3562.H1*

32061 **HDL-Cholesterin** **0,25**

GOÄ entsprechend oder ähnlich: Nr. 3563.H1*

32062 **LDL-Cholesterin** **0,25**

GOÄ entsprechend oder ähnlich: Nr. 3564.H1*

Kompendium KBV: Die GOP 32062 ist nur berechnungsfähig, wenn LDLCholesterin auf analytischem Wege bestimmt worden ist. Bei Ableitung des LDL-Cholesterins aus anderen Messgrößen, z. B. durch die Friedewald-Formel, ist die GOP 32062 nicht berechnungsfähig.

Kommentar: Wird die LDL-Cholesterin-Konzentration rechnerisch bestimmt, so ist dies nicht berechnungsfähig.

32063 **Triglyceride** **0,25**

GOÄ entsprechend oder ähnlich: Nr. 3565.H1*

32064 **Harnsäure** **0,25**

GOÄ entsprechend oder ähnlich: Nrn. 3518*, 3583.H1*

Kommentar: Wird die Leistung mit trägergebundenen Reagenzien innerhalb der Praxis als Einzelbestimmung durchgeführt, kann der Zuschlag nach Nr. 32089 berechnet werden.

32065 **Harnstoff** **0,25**

GOÄ entsprechend oder ähnlich: Nr. 3584.H1*

Kommentar: Siehe Kommentar Nr. 32064.

32066 **Kreatinin (Jaffé-Methode)** **0,25**

Abrechnungsausschluss in derselben Sitzung 32125

GOÄ entsprechend oder ähnlich: Nrn. 3520*, 3585.H1*

Kommentar: Siehe Kommentar Nr. 32064.

32067 **Kreatinin, enzymatisch** **0,40**

Abrechnungsausschluss in derselben Sitzung 32125

GOÄ entsprechend oder ähnlich: Nrn. 3520*, 3585.H1*

Kommentar: Siehe Kommentar Nr. 32064.

32068 **Alkalische Phosphatase** **0,25**

GOÄ entsprechend oder ähnlich: Nr. 3587.H1*

EBM-Nr. Euro

32069 GOT **0,25**

GOÄ entsprechend oder ähnlich: Nrn. 3515*, 3594.H1*

Kommentar: Siehe Kommentar Nr. 32064.

32070 GPT **0,25**

GOÄ entsprechend oder ähnlich: Nrn. 3516*, 3595.H1*

Kommentar: Siehe Kommentar Nr. 32064.

32071 Gamma-GT **0,25**

Abrechnungsausschluss in derselben Sitzung 32125

GOÄ entsprechend oder ähnlich: Nrn. 3513*, 3592.H1*

32072 Alpha-Amylase **0,40**

GOÄ entsprechend oder ähnlich: Nrn. 3512*, 3588.H1*

Kommentar: Werden zusätzlich organspezifische Isoenzyme bestimmt, ist ein mehrfacher Ansatz der EBM-Nr. 32072 möglich.

Wird die Amylase im Serum und im Sammelurin bestimmt, kann die Nr. 32072 entsprechend 2x berechnet werden. Die qualitative Bestimmung der Diastase im Urin ist nur nach Nr. 32030 abrechnungsfähig.

Siehe auch Kommentar Nr. 32064.

32073 Lipase **0,40**

GOÄ entsprechend oder ähnlich: Nrn. 3521*, 3598.H1*

Kommentar: Siehe Kommentar Nr. 32064.

32074 Creatinkinase (CK) **0,25**

Abrechnungsausschluss in derselben Sitzung 32150

GOÄ entsprechend oder ähnlich: Nr. 3590.H1*

Kommentar: Für die Creatin-Kinase ist auch der Begriff CPK gebräuchlich.

Unter dieser Nr. sind auch Bestimmungen der CK-NAC abrechenbar. Wird die Leistung mit trägergebundenen Reagenzien innerhalb der Praxis als Einzelbestimmung durchgeführt, kann der Zuschlag nach Nr. 32089 berechnet werden. Die Abrechnung der CK-MB erfolgt nach Nr. 32092. Siehe Kommentar Nr. 32064.

32075 LDH **0,25**

GOÄ entsprechend oder ähnlich: Nr. 3597.H1*

32076 GLDH **0,40**

GOÄ entsprechend oder ähnlich: Nrn. 3593.H1*, 3778*

32077 HBDH **0,40**

GOÄ entsprechend oder ähnlich: Nr. 3596.H1*

32078 Cholinesterase **0,40**

GOÄ entsprechend oder ähnlich: Nr. 3589.H1*

32079 Saure Phosphatase **0,25**

GOÄ entsprechend oder ähnlich: Nr. 3599*

32081 Kalium **0,25**

Abrechnungsausschluss in derselben Sitzung 32125

GOÄ entsprechend oder ähnlich: Nr. 3519*, 3557*

EBM-Nr. Euro

Kommentar: Wird die Leistung mit trägergebundenen Reagenzien innerhalb der Praxis als Einzelbestimmung durchgeführt, kann der Zuschlag nach Nr. 32089 berechnet werden.

32082 Calcium **0,25**

GOÄ entsprechend oder ähnlich: Nr. 3555*

Kommentar: Wird die Leistung mit trägergebundenen Reagenzien innerhalb der Praxis als Einzelbestimmung durchgeführt, kann der Zuschlag nach Nr. 32089 berechnet werden.

32083 Natrium **0,25**

GOÄ entsprechend oder ähnlich: Nr. 3558*

Kommentar: Wird die Leistung mit trägergebundenen Reagenzien innerhalb der Praxis als Einzelbestimmung durchgeführt, kann der Zuschlag nach Nr. 32089 berechnet werden.

32084 Chlorid **0,25**

GOÄ entsprechend oder ähnlich: Nr. 3556*

32085 Eisen **0,25**

GOÄ entsprechend oder ähnlich: Nr. 3620*

Kommentar: Im Rahmen des Eisenbelastungstestes kann die Leistung nach Nr. 32085 insgesamt 3x abgerechnet werden.

32086 Phosphor anorganisch **0,40**

GOÄ entsprechend oder ähnlich: Nr. 3580.H1*

32087 Lithium **0,60**

Anmerkung Die Gebührenordnungsposition 32057 ist nicht neben den Gebührenordnungspositionen 01732, 32025, 32125 und 32880 bis 32882 berechnungsfähig.
Die Gebührenordnungsposition 32060 ist nicht neben den Gebührenordnungspositionen 01732 und 32880 bis 32882 berechnungsfähig.
Die Gebührenordnungsposition 32074 ist nicht neben der Gebührenordnungsposition 32150 berechnungsfähig. Die Gebührenordnungspositionen 32066, 32067, 32071 und 32081 sind nicht neben der Gebührenordnungsposition 32125 berechnungsfähig. Die Gebührenordnungsposition 32057 ist am Behandlungstag nicht neben der Gebührenordnungsposition 01812 berechnungsfähig.

GOÄ entsprechend oder ähnlich: Nr. 4214*

32089 **Zuschlag zu den Gebührenordnungspositionen 32057, 32064, 32065 oder 32066 oder 32067, 32069, 32070, 32072 oder 32073, 32074, 32081, 32082 und 32083 bei Erbringung mittels trägergebundener (vorportionierter) Reagenzien im Labor innerhalb der eigenen Arztpraxis als Einzelbestimmung(en),** **0,80**

Abrechnungsbestimmung je Leistung

Anmerkung Die Gebührenordnungsposition 32089 ist nicht berechnungsfähig bei Bezug der Analyse aus Laborgemeinschaften oder bei Erbringung mit Analysensystemen, die für Serien mit hoher Probenzahl bestimmt sind, z.B. Systeme mit mechanisierter Probenverteilung und/oder programmierten Analysen mehrerer Messgrößen in einem Untersuchungsablauf.

GOÄ entsprechend oder ähnlich: Leistungskomplex so nicht in der GOÄ vorhanden, ggf. Nr. 3511* Trockenchemie

Kommentar: Da in der Leistungslegende von einer Bestimmung innerhalb der eigenen Praxis gesprochen wird, sind Leistungen, die in Laborgemeinschaften durchgeführt werden, nicht abrechenbar.

Quantitative Bestimmung

32092 CK-MB **1,15**

Abrechnungsausschluss in derselben Sitzung 32150

GOÄ entsprechend oder ähnlich: Nrn. 3591.H1*, 3788*

EBM-Nr. Euro

Kommentar: Unter diese Leistung fällt auch die Bestimmung von
- CK-MB-NAC,
- CK-BB,
- CK-MM.

Die Bestimmung von Creatinkinase wird nach 32074 berechnet.

32094 **Glykierte Hämoglobine (z.B. HbA1 und/oder HbA1c)** **4,00**

GOÄ entsprechend oder ähnlich: Nr. 3561*

Kompendium KBV: Glykierte Hämoglobine liegen in mehreren Fraktionen vor, die chromatographisch, photometrisch, elektrophoretisch oder immunologisch bestimmt werden können. Unabhängig von der angewandten Methode und der Art der Fraktion ist die Leistung nach GOP 32094 nur einmal berechnungsfähig, auch wenn mehrere Fraktionen gleichzeitig untersucht werden.Glykierte Hämoglobine sind unabhängig von der verwendeten Methode ausschließlich mit der GOP 32094 zu berechnen.

Kommentar: Werden Unterfraktionen des HbA bestimmt, so kann die Leistung nach Nr. 32094 trotzdem nur einmal abgerechnet werden.

Quantitative Bestimmung mittels Immunoassay,

Abrechnungsbestimmung je Untersuchung

Anmerkung Die Gebührenordnungsposition 32097 ist nur berechnungsfähig bei Erbringung und Qualitätssicherung in eigener Praxis oder bei Überweisung.
Die Gebührenordnungsposition 32097 ist nicht berechnungsfähig bei Bezug der Analyse aus Laborgemeinschaften.

32097 **BNP und/oder NT-Pro-BNP (BNP natriuretrisches Peptid)** **25,00**

GOÄ entsprechend oder ähnlich: Nr. 4033*

Kompendium KBV: Die GOP 32097 ist nur berechnungsfähig bei Erbringung und Qualitätssicherung in eigener Praxis oder bei Überweisung. Die GOP 32097 ist nicht berechnungsfähig bei Bezug der Analyse aus Laborgemeinschaften.

Die Bestimmung kann mittels Enzymimmuno- (EIA), Fluoreszenzimmuno- (FIA), Lumineszenzimmuno- (LIA) oder Radioimmunoassay (RIA) erfolgen.(*)

(*) nach Kölner Kommentar zum EBM, Stand 01.01.2012

32101 **Thyrotropin (TSH)** **3,00**

Anmerkung Die Gebührenordnungsposition 32097 ist nur berechnungsfähig bei Erbringung und Qualitätssicherung in eigener Praxis oder bei Überweisung. Die Gebührenordnungsposition 32097 ist nicht berechnungsfähig bei Bezug der Analyse aus Laborgemeinschaften.

GOÄ entsprechend oder ähnlich: Nr. 4030.H4*

Kompendium KBV: TSH gilt als der wichtigste Laborwert bei der Diagnostik von Schilddrüsenerkrankungen und bei der Beurteilung der Schilddrüsenhormon-Stoffwechsellage unter Therapie sowie vor diagnostischen Eingriffen mit jodhaltigen Kontrastmitteln. Im Regelfall wird bei Patienten ohne schwere Allgemeinerkrankung bei Verdacht auf Schilddrüsenerkrankung primär das TSH bestimmt und abhängig vom Resultat der ggf. weitere diagnostische Ablauf bestimmt.

Die Bestimmung der Gesamthormone T3 und T4 wurde zum Quartal 3/2007 in den Anhang IV der nicht oder nicht mehr berechnungsfähigen Leistungen des EBM übernommen.

Kommentar: Die Leistung nach Nr. 32101 kann für den TSH-Stimulationstest 2x in Ansatz gebracht werden.

Quantitative immunochemische Bestimmung im Serum, gilt für die Gebührenordnungspositionen 32103 bis 32106

Abrechnungsbestimmung je Untersuchung

32103 **Immunglobulin A (Gesamt-IgA)** **0,60**

GOÄ entsprechend oder ähnlich: Nr. 3571*

EBM-Nr. Euro

Kompendium KBV: Als immunochemische Methoden gelten z. B. die radiale Immundiffusion (Mancini-Technik), die Immunnephelometrie oder die Immunturbidimetrie.(*)Die Bestimmung der Immunglobuline (IgA, IgG, IgM) im Serum ist nur nach GOP 32103, 32104 und 32105 berechnungsfähig und kann nicht der GOP 32455 „Ähnliche Untersuchung" zugeordnet werden.Die Bestimmung der Immunglobuline in anderen Körpermaterialien, z. B. im Liquor oder Harn, ist nach den dafür vorgesehenen GOP des Kapitels 32.3 berechnungsfähig (GOP 32448, 32449).(*)

(*) nach Kölner Kommentar zum EBM, Stand 01.01.2012

32104 **Immunglobulin G (Gesamt-IgG)** **0,60**

GOÄ entsprechend oder ähnlich: Nr. 3571*

Kompendium KBV: Siehe Nr. 32103.

32105 **Immunglobulin M (Gesamt-IgM)** **0,60**

GOÄ entsprechend oder ähnlich: Nr. 3571*

Kompendium KBV: Siehe Nr. 32103.

32106 **Transferrin** **0,60**

GOÄ Nrn. 3575*

Kompendium KBV: Als immunochemische Methoden gelten z. B. die radiale Immundiffusion (Mancini-Technik), die Immunnephelometrie oder die Immunturbidimetrie.(*)
Die Bestimmung der Immunglobuline (IgA, IgG, IgM) im Serum ist nur nach GOP 32103, 32104 und 32105 berechnungsfähig und kann nicht der GOP 32455 „Ähnliche Untersuchung" zugeordnet werden.
Die Bestimmung der Immunglobuline in anderen Körpermaterialien, z. B. im Liquor oder Harn, ist nach den dafür vorgesehenen GOP des Kapitels 32.3 berechnungsfähig (GOP 32448, 32449).(*)
Die Bestimmung von Transferrin ist nicht nach GOP 32455 „Ähnliche Untersuchungen" berechnungsfähig, sondern nur nach GOP 32106.

(*) nach Kölner Kommentar zum EBM, Stand 01.01.2012

32107 **Elektrophoretische Trennung von Proteinen oder Lipoproteinen im Serum mit quantitativer Auswertung der Fraktionen und graphischer Darstellung** **0,75**

GOÄ entsprechend oder ähnlich: Nr. 3574.H1*

Kommentar: Für spezielle elektrophoretische Trennungen von humanen Proteinen ergeben sich folgende EBM-Nummern, z.B.

- 32465 Oligoklonale Banden im Liquor und im Serum
- 32466 Harnproteine
- 32467 Lipoproteine einschl. Polyanionenpräzititation
- 32468 Hämoglobine
- 32469 Isoenzyme der alkalischen Phosphatase
- 32470 Isoenzyme der Creatin-Kinase
- 32471 Isoenzyme der Laktatdehydrogenase
- 32472 Alpha-1-Antrypsin
- 32473 Acetylcholinesterase
- 32474 Proteine im Punktat
- 32476 Polyacrylamidgel-Elektrophorese oder ähnliche Verfahren
- 32477 Immunfixationselektrophorese
- 32478 Immunfixationselektrophorese

32.2.4 Gerinnungsuntersuchungen

Untersuchungen zur Abklärung einer plasmatischen Gerinnungsstörung oder zur Verlaufskontrolle bei Antikoagulantientherapie, gilt für die Gebührenordnungspositionen 32110 bis 32117

Abrechnungsbestimmung je Untersuchung

Anmerkung Der Höchstwert für die Untersuchungen entsprechend der Gebührenordnungspositionen 32110 bis 32116 beträgt 1,55 Euro.

EBM-Nr. Euro

32110 Blutungszeit (standardisiert) **0,75**

Abrechnungsausschluss am Behandlungstag 01741

GOÄ entsprechend oder ähnlich: Nr. 3932*

32111 Rekalzifizierungszeit **0,75**

Abrechnungsausschluss am Behandlungstag 01741

GOÄ entsprechend oder ähnlich: Analoger Ansatz Nr. 3946*

32112 Partielle Thromboplastinzeit (PTT) **0,60**

Abrechnungsausschluss am Behandlungstag 01741

GOÄ entsprechend oder ähnlich: Nrn. 3605*, 3946*

32113 Thromboplastinzeit (TPZ) aus Plasma **0,60**

Abrechnungsausschluss
am Behandlungstag 01741; in derselben Sitzung 32026

GOÄ entsprechend oder ähnlich: Nrn. 3530*, 3607*

Kommentar: Die Untersuchung beschreibt den Quick-Wert. Wird die Bestimmung im Kapillarblut, durchgeführt ist die höherbewertete Nr. 32114 zu berechnen. Der Höchstwert der Nrn. 32110 bis 32116 beträgt 1,55 Euro.

32114 Thromboplastinzeit (TPZ) aus Kapillarblut **0,75**

Abrechnungsausschluss
am Behandlungstag 01741
in derselben Sitzung 32026

GOÄ entsprechend oder ähnlich: Nrn. 3530*, 3607*

32115 Thrombingerinnungszeit (TZ) **0,75**

Abrechnungsausschluss am Behandlungstag 01741

GOÄ entsprechend oder ähnlich: Nr. 3606*

32116 Fibrinogenbestimmung **0,75**

Abrechnungsausschluss am Behandlungstag 01741

GOÄ entsprechend oder ähnlich: Nrn. 3933*, 3934*

32117 Qualitativer Nachweis von Fibrinmonomeren, Fibrin- und/oder Fibrinogen-Spaltprodukten (z.B. D-Dimere) **4,60**

Abrechnungsausschluss
am Behandlungstag 01741
in derselben Sitzung 32027

GOÄ entsprechend oder ähnlich: Nrn. 3935*, 3937*

Kompendium KBV: Leistungsinhalt der GOP 32117 sind qualitative oder semiquantitative Schnelltests zum Nachweis von Spaltprodukten, die bei der plasmatischen Gerinnung der Fibrinolyse auftreten (z. B. D-Dimer-Bestimmung zum Ausschluss einer Lungenembolie oder einer Beinvenenthrombose). Die quantitative Bestimmung, z. B. zur Verlaufskontrolle, ist entsprechend der GOP 32212 berechnungsfähig.(*)Die GOP 32117 ist nicht neben der GOP 32027 berechnungsfähig sowie am Behandlungstag nicht neben der GOP 01741.

(*) nach Kölner Kommentar zum EBM, Stand 01.01.2012

Kommentar: Eine quantitative Bestimmung ist nach Nr. 32212 abrechenbar.

32.2.5 Funktions- und Komplexuntersuchungen

32120 Bestimmung von mindestens zwei der folgenden Parameter: Erythrozytenzahl, Leukozytenzahl (ggf. einschl. orientierender Differenzierung), Thrombozytenzahl, Hämoglobin, Hämatokrit, mechanisierte Retikulozytenzählung, insgesamt **0,50**

Abrechnungsausschluss am Behandlungstag 01741
in derselben Sitzung 32035, 32036, 32037, 32038, 32039, 32047, 32122, 32125

GOÄ entsprechend oder ähnlich: Nr. 3550*

Kommentar: Diese Leistung wird allgemein als „Kleines Blutbild" bezeichnet. Neben dieser Leistung können die vollständigen mikroskopischen oder mechanisierten Differenzierungen nach den Nrn. 32051 und 32121 abgerechnet werden.

32121 **Mechanisierte Zählung der Neutrophilen, Eosinophilen, Basophilen, Lymphozyten und Monozyten, insgesamt** **0,60**

Abrechnungsausschluss in derselben Sitzung 32051, 32122

GOÄ entsprechend oder ähnlich: Nr. 3551*

Kommentar: Ggf. Zuschlag nach Nr. 32123 (für nachfolgende mikroskopische Differenzierung und Beurteilung aller korpuskulären Bestandteile des gefärbten Blutausstriches) abrechnen.

32122 **Vollständiger Blutstatus mittels automatisierter Verfahren** **1,10**

Obligater Leistungsinhalt
- Hämoglobin,
- Hämatokrit,
- Erythrozytenzählung,
- Leukozytenzählung,
- Thrombozytenzählung,
- Mechanisierte Zählung der Neutrophilen, Eosinophilen, Basophilen, Lymphozyten und Monozyten

Fakultativer Leistungsinhalt
- Mechanisierte Zählung der Retikulozyten,
- Bestimmung weiterer hämatologischer Kenngrössen

Abrechnungsausschluss in derselben Sitzung 32035, 32036, 32037, 32038, 32039, 32047, 32051, 32120, 32121, 32125

GOÄ entsprechend oder ähnlich: Nrn. 3550* + 3551*

Kommentar: In der Praxis wird diese Leistung allgemein als „Großes Blutbild" bezeichnet. Ggf. Zuschlag nach Nr. 32123 (für nachfolgende mikroskopische Differenzierung und Beurteilung aller korpuskulären Bestandteile des gefärbten Blutausstriches) abrechnen.

32123 **Zuschlag zu den Gebührenordnungspositionen 32121 oder 32122 bei nachfolgender mikroskopischer Differenzierung und Beurteilung aller korpuskulären Bestandteile des gefärbten Blutausstriches** **0,40**

GOÄ entsprechend oder ähnlich: Nrn. 3502*, 3680*

32124 **Bestimmung der endogenen Kreatininclearance** **0,80**

Abrechnungsausschluss in derselben Sitzung 32197

GOÄ entsprechend oder ähnlich: Nr. 3615*

Kompendium KBV: Die GOP 32124 ist nicht neben der GOP 32197 berechnungsfähig, da die Bestimmung der Kreatininclearance fakultativer Leistungsinhalt der GOP 32197 ist.

32125 **Bestimmung von mindestens sechs der folgenden Parameter: Erythrozyten, Leukozyten, Thrombozyten, Hämoglobin, Hämatokrit, Kalium, Glukose im Blut, Kreatinin, Gamma-GT vor Eingriffen in Narkose oder in rückenmarksnaher Regionalanästhesie (spinal, peridural)** **1,45**

Abrechnungsausschluss in derselben Sitzung 32035, 32036, 32037, 32038, 32039, 32047, 32057, 32066, 32067, 32071, 32081, 32120, 32122

GOÄ entsprechend oder ähnlich: Einzelne Labor-Parameter abrechnen.

32.2.6 Immunologische Untersuchungen und Untersuchungen auf Drogen

Immunologischer oder gleichwertiger chemischer Nachweis, ggf. einschl. mehrerer Probenverdünnungen, gilt für die Gebührenordnungspositionen 32128 und 32130 bis 32136

Abrechnungsbestimmung je Untersuchung

EBM-Nr. Euro

32128 **C-reaktives Protein** **1,15**

GOÄ entsprechend oder ähnlich: Nr. 3524*

Kompendium KBV: Immunologische Nachweismethoden basieren auf einer spezifischen Antigen-Antikörper-Reaktion und sind in der Regel empfindlicher als quantitative chemische Nachweismethoden, die nur dann als gleichwertig in Bezug auf die Berechnungsfähigkeit dieser GOP angesehen werden können, wenn sie die gleiche untere Nachweisgrenze erreichen wie die korrespondierenden immunologischen Verfahren.(*)

GOP 32128 bis 32136 dürfen je GOP pro Körpermaterial nur einmal berechnet werden, auch wenn mehrere Probenverdünnungen durchgeführt werden müssen.

Mit der GOP 32128 ist die qualitative und semiquantitative Bestimmung von CRP berechnungsfähig (z. B. CRP-Bestimmung mittels Testkartensystemen).

Die Berechnungsfähigkeit der GOP 32460 setzt die quantitative Bestimmung von CRP mittels Immunnephelometrie, Immunturbidimetrie, Immunpräzipitation, Immunoassay oder anderer gleichwertiger Verfahren voraus.

(*) nach Kölner Kommentar zum EBM, Stand 01.01.2012

Kommentar: Semi-quantitative Tests sind nach Nr. 32128 zu berechnen. Für die quantitative Bestimmung des CRPs ist die Nr. 32460 abzurechnen.

32130 **Streptolysin O-Antikörper (Antistreptolysin)** **1,15**

GOÄ entsprechend oder ähnlich: Nr. 3523*

Kommentar: Die quantitative Untersuchung von Antikörpern fällt unter Nr. 32560

32131 **Gesamt-IgM beim Neugeborenen** **2,15**

GOÄ entsprechend oder ähnlich: Analoger Ansatz der Nr. 3884*

32132 **Schwangerschaftsnachweis** **1,30**

GOÄ entsprechend oder ähnlich: Nrn. 3528*, 3529*

Kompendium KBV: Siehe auch Nr. 32128.

Kommentar: Die Nr. 32132 kann nur im Rahmen kurativer Behandlung berechnet werden. Im Rahmen eines Schwangerschaftsabruchs ist der Test fakultativer Bestandteil der Leistung nach Nr. 01900.

32133 **Mononucleose-Test** **2,05**

GOÄ entsprechend oder ähnlich: Nr. 3525*

Kommentar: Unter diese Leistung fallen auch die sogenannten Schnelltests.

32134 **Myoglobin** **3,00**

Abrechnungsausschluss in derselben Sitzung 32150

GOÄ entsprechend oder ähnlich: Nr. 3755*

Kommentar: Nach dieser Leistung kann der Schnelltest auf Latexbasis berechnet werden.

32135 **Mikroalbuminurie-Nachweis** **1,55**

GOÄ entsprechend oder ähnlich: Nr. 3736*

Kompendium KBV: Der Nachweis einer geringgradigen erhöhten Albuminausscheidung im Urin erfordert Methoden, die eine Nachweisgrenze von Albumin im Konzentrationsbereich zwischen 20 bis 30 mg/l aufweisen. Übliche Teststreifen zum Nachweis von Eiweiß im Urin können aufgrund ihrer zu geringen Empfindlichkeit für diese Untersuchung nicht herangezogen werden.

Die Bestimmung an drei aufeinanderfolgenden Tagen kann aus Gründen von Schwankungen in der Proteinausscheidung als sachgerecht angesehen werden. Auf eine eindeutige Kennzeichnung der Proben durch den Einsender ist hierbei zu achten.

Die quantitative nephelometrische Bestimmung von Albumin im Urin ist mit der GOP 32435 berechnungsfähig.

Kommentar: Die quantitative Bestimmung ist nach Nr. 32435 zu berechnen.

EBM-Nr. Euro

32136 Alpha-1-Mikroglobulinurie-Nachweis **1,85**

GOÄ entsprechend oder ähnlich: Analoger Ansatz der Nr. 3754*

Drogensuchtest unter Verwendung eines vorgefertigten Reagenzträgers, gilt für die Gebührenordnungspositionen 32137 und 32140 bis 32147

Abrechnungsbestimmung je Substanz und/oder Substanzgruppe

Abrechnungsausschluss in derselben Sitzung 32292

32137 Buprenorphinhydrochlorid **3,05**

Abrechnungsbestimmung je Substanz und/oder Substanzgruppe

Kompendium KBV: Unter einem „Suchtest" wird in diesem Zusammenhang nach derzeitigem Kenntnisstand eine qualitative Untersuchung verstanden. Mit den verfügbaren Testreagenzien können entweder Einzelsubstanzen oder die jeweilige Substanzgruppe nachgewiesen werden, der die Droge angehört (*). Der Höchstwert im Behandlungsfall für die Untersuchungen nach GOP 32137 und 32140 bis 32148 beträgt im ersten und zweiten Quartal der substitutionsgestützten Behandlung Opiatabhängiger gemäß den Richtlinien des Gemeinsamen Bundesausschusses 125,00 €.

Der Höchstwert im Behandlungsfall für die Untersuchungen nach GOP 32137 und 32140 bis 32148 beträgt ab dem dritten Quartal oder außerhalb der substitutionsgestützten Behandlung Opiatabhängiger gemäß den Richtlinien des Gemeinsamen Bundesausschusses 64,00 €.

(*) nach Kölner Kommentar zum EBM, Stand 01.01.2012

32140 Amphetamin/Metamphetamin **3,05**

Kompendium KBV: Siehe Nr. 32137.

32141 Barbiturate **3,05**

Kompendium KBV: Siehe Nr. 32137.

32142 Benzodiazepine **3,05**

Kompendium KBV: Siehe Nr. 32137.

32143 Cannabinoide (THC) **3,05**

Kompendium KBV: Siehe Nr. 32137.

32144 Kokain **3,05**

32145 Methadon **3,05**

32146 Opiate (Morphin) **3,05**

32147 Phencyclidin (PCP) **3,05**

Abrechnungsbestimmung 32137–32147 je Substanz und/oder Substanzgruppe

Abrechnungsausschluss 32137–32147 in derselben Sitzung 32292

GOÄ entsprechend oder ähnlich: Leistung so nicht in der GOÄ vorhanden, ggf. Nr. 3511*

32148 Quantitative Alkohol-Bestimmung in der Atemluft mit apparativer Messung, z.B. elektrochemisch, im Rahmen der substitutionsgestützten Behandlung Opiatabhängiger gemäß den Richtlinien des Gemeinsamen Bundesausschusses **1,00**

Anmerkung Der Höchstwert im Behandlungsfall für die Untersuchungen entsprechend der Gebührenordnungspositionen 32137 und 32140 bis 32148 beträgt im ersten und zweiten Quartal der substitutionsgestützten Behandlung Opiatabhängiger gemäß den Richtlinien des Gemeinsamen Bundesausschusses 125,00 Euro.
Der Höchstwert im Behandlungsfall für die Untersuchungen entsprechend der Gebührenordnungspositionen 32137 und 32140 bis 32148 beträgt ab dem dritten Quartal oder außerhalb der substitutionsgestützten Behandlung Opiatabhängiger gemäß den Richtlinien des Gemeinsamen Bundesausschusses 64,00 Euro.

Abrechnungsausschluss am Behandlungstag 01955

GOÄ entsprechend oder ähnlich: Leistung in der GOÄ nicht vorhanden.

32150 **Immunologischer Nachweis von Troponin I und/oder Troponin T auf einem vorgefertigten Reagenzträger bei akutem koronaren Syndrom (ACS), ggf. einschl. apparativer quantitativer Auswertung** **11,25**

Anmerkung Die Untersuchung entsprechend der Gebührenordnungsposition 32150 sollte bei Verdacht einer Myokardschädigung nur dann durchgeführt werden, wenn der Beginn der klinischen Symptomatik länger als 3 Stunden zurückliegt und die Entscheidung über das Vorgehen bei dem Patienten aufgrund der typischen Symptomatik und eines typischen EKG-Befundes nicht getroffen werden kann.

Abrechnungsausschluss in derselben Sitzung 32074, 32092, 32134, 32450

GOÄ entsprechend oder ähnlich: Nr. A 3732*

Kompendium KBV: Die Untersuchung nach GOP 32150 sollte bei Verdacht einer Myokardschädigung nur dann durchgeführt werden, wenn der Beginn der klinischen Symptomatik länger als drei Stunden zurückliegt und die Entscheidung über das Vorgehen bei dem Patienten aufgrund der typischen Symptomatik und eines typischen EKG-Befundes nicht getroffen werden kann.

Unter einem akuten koronaren Syndrom werden instabile Angina pectoris und Myokardinfarkt zusammengefasst. Die Bestimmung der herzmuskelspezifischen Proteine Troponin I und/oder Troponin T kann nur bei diesen Indikationen oder bei einem entsprechenden Verdacht berechnet werden. (*)

Die potenzielle Auswertung mit einem Ablesegerät gehört zum Leistungsinhalt der GOP 32150.

(*) nach Kölner Kommentar zum EBM, Stand 01.01.2012

32.2.7 Mikrobiologische Untersuchungen

32151 **Kulturelle bakteriologische und/oder mykologische Untersuchung** **1,15**

Obligater Leistungsinhalt

- Kulturelle bakteriologische Untersuchung

und/oder

- Kulturelle mykologische Untersuchung,
- Verwendung eines
  - Standardnährbodens

und/oder

  - Trägers mit einem oder mehreren vorgefertigten Nährböden (z.B. Eintauchnährböden)

Fakultativer Leistungsinhalt

- Nachweis antimikrobieller Wirkstoffe mittels Hemmstofftest,
- Nachfolgende Keimzahlschätzung(en),
- Nachfolgende mikroskopische Prüfung(en),
- Einfache Differenzierung(en) (z.B. Chlamydosporen-Nachweis, Nachweis von Pseudomycel)

GOÄ entsprechend oder ähnlich: Nr. 4605*

Kompendium KBV: Nach der GOP 32151 sind einfache mykologische und bakteriologisch kulturelle Untersuchungen berechnungsfähig, die nicht den Umfang der kulturellen Leistungen nach GOP 32687 (mykologische Untersuchungen) bzw. 32720 bis 32747 (bakteriologische Untersuchungen) erreichen. (*)

So gehören Untersuchungen mit nur einem festen oder flüssigen Nährboden oder mit einem Nährbodenträger zum Leistungsinhalt der GOP 32151. Aufgrund der jeweiligen „und/oder"-Verknüpfungen ist die Leistung nach GOP 32151 auch dann nur einmal berechnungsfähig, wenn auf einem Eintauchnährboden mehrere Nährböden aufgebracht sind oder wenn neben einer einfachen bakteriologischen auch eine einfache mykologische Untersuchung durchgeführt wird.

Ein typisches Beispiel für die Leistung nach GOP 32151 ist die bakteriologische Urinuntersuchung mittels Eintauchnährboden sowie die Untersuchung eines Haut-, Schleimhaut-,

Vaginalabstriches einschließlich von Vaginalsekret, einer Stuhl- oder Urinprobe auf (Hefe-) Pilze. Bei dieser Pilzinfektion ist die Verwendung eines einzigen Pilznährbodens in der Regel diagnostisch ausreichend und Anreicherungen oder Langzeitkultivierungen sind nicht erforderlich.(*)

Fakultativer Leistungsinhalt dieser GOP ist auch die nachfolgende mykologische groborientierende Differenzierung. (Nachweis von Pseudomycel und/oder Chlamydosporen auf Reisagar).(*)

Die Aufwendungen für Materialien sind mit der GOP 32151 abgegolten, können nicht gesondert in Rechnung gestellt und nicht als Sprechstundenbedarf bezogen werden.

Pilzuntersuchungen im Stuhl im Rahmen von z. B. Dysbakterieuntersuchung, Dysbiose, Kyberstatus oder intestinalem Ökogramm stellen nach derzeitigem Stand keine GKV-Leistungen dar. Auch in den „Qualitätsstandards in der mikrobiologisch-infektiologischen Diagnostik" der Deutschen Gesellschaft für Hygiene und Mikrobiologie, Nr. 9 „Infektionen des Darms", 2000, werden sog. „Dysbiose- oder Dysbakterie-Untersuchungen" als nicht ausreichend gesicherte und nicht indizierte Methoden bewertet.

(*) nach Kölner Kommentar zum EBM, Stand 01.01.2012

Kommentar: Die Leistung ist auch dann nur einmal abrechnungsfähig, wenn neben einer einfachen bakteriologischen auch eine einfache mykologische Untersuchung durchgeführt wird.

32152 **Orientierender Schnelltest auf A-Streptokokken-Gruppenantigen bei Patienten bis zum vollendeten 16. Lebensjahr** **2,55**

GOÄ entsprechend oder ähnlich: Analoger Ansatz der Nr. 4500*

Kompendium KBV: Ein positives Ergebnis in dem Schnelltest kann den Verdacht auf eine A-Streptokokken-Infektion schnell klären. Bei bestehendem Infektionsverdacht kann ein negativer Schnelltest durch nachfolgende kulturelle Untersuchung abgesichert werden. Diese kulturelle Untersuchung ist dann nach GOP 32151 oder 32740 ggf. zusätzlich zu GOP 32152 berechnungsfähig.(*)

Wird der Schnelltest auf A-Streptokokken Gruppenantigene bei Patienten nach Vollendung des 16. Lebensjahres erbracht, so kann diese Leistung nur nach der GOP 32030 berechnet werden.

(*) nach Kölner Kommentar zum EBM, Stand 01.01.2012

32.2.8 Laborpauschalen im Zusammenhang mit präventiven Leistungen

32880 **Laborpauschale für Untersuchungen im Zusammenhang mit der Erbringung der Gebührenordnungsposition 01732 (Gesundheitsuntersuchung) unter Nutzung eines Teststreifens. Erfolgt die Untersuchung nicht unmittelbar nach Gewinnung des Urins ist durch geeignete Lagerungs- und ggf. Transportbedingungen sicherzustellen, dass keine Verfälschungen des Analyseergebnisses auftreten können.** **0,50**

Obligater Leistungsinhalt

- Orientierende Untersuchung auf Eiweiß, Glukose, Erythrozyten, Leukozyten und Nitrit im Urin (Nr. 32030)

Abrechnungsausschluss in derselben Sitzung 32025, 32030, 32057, 32060

32881 **Laborpauschale für Untersuchungen im Zusammenhang mit der Erbringung der Gebührenordnungsposition 01732 (Gesundheitsuntersuchung)** **0,25**

Fakultativer Leistungsinhalt

- Quantitative Bestimmung von Glukose (Nr. 32057)

Abrechnungsausschluss in derselben Sitzung 32025, 32030, 32057, 32060

32882 **Laborpauschale für Untersuchungen im Zusammenhang mit der Erbringung der Gebührenordnungsposition 01732 (Gesundheitsuntersuchung** **0,25**

Obligater Leistungsinhalt

- Quantitative Bestimmung von Cholesterin gesamt (Nr. 32060)

Abrechnungsausschluss in derselben Sitzung 32025, 32030, 32057, 32060

32.3 Spezielle Laboratoriumsuntersuchungen, molekulargenetische und molekularpathologische Untersuchungen

1. Bei den im Abschnitt 32.3 aufgeführten Bewertungen handelt es sich um vertraglich vereinbarte Euro-Beträge für die Kosten der laboratoriumsmedizinischen Analysen. Der tatsächliche Vergütungsanspruch errechnet sich aus den vertraglich vereinbarten Eurobeträgen nach Satz 1 multipliziert mit der für das entsprechende Quartal gültigen Abstaffelungsquote gemäß den Vorgaben der Kassenärztlichen Bundesvereinigung gemäß § 87b Abs. 4 SGB V (Artikel 1, Nr. 24 GKV-VStG) zur Honorarverteilung durch die Kassenärztlichen Vereinigungen Tel E.

2. Die Berechnung der Gebührenordnungspositionen des Abschnitts 32.3 setzt eine Genehmigung der Kassenärztlichen Vereinigung nach der Vereinbarung zu den Laboratoriumsuntersuchungen gemäß § 135 Abs. 2 SGB V voraus.

3. Für die Kosten eigenerbrachter oder als Auftragsleistung überwiesener kurativ-ambulanter Laboratoriumsuntersuchungen nach dem Abschnitt 32.3 wird je Arztpraxis und Quartal eine begrenzte Gesamtpunktzahl gebildet, deren Höhe sich aus dem Produkt aus nach Versichertengruppe differenzierter arztgruppenbezogener Fallpunktzahl und der jeweiligen Zahl kurativ-ambulanter Behandlungsfälle der Arztpraxis ergibt. Die tatsächliche Inanspruchnahme eines an einem Selektivvertrag teilnehmenden Arztes der Arztpraxis von in Selektivverträgen eingeschriebenen Versicherten ohne Abrechnung von Leistungen über die Kassenärztliche Vereinigung ist bei der Fallzählung nach Nachweis durch den Vertragsarzt zusätzlich zu berücksichtigen. In die Berechnung der begrenzten Gesamtpunktzahl gehen nicht ein alle Überweisungsfälle zur ausschließlichen Erbringung von Leistungen entsprechend den Gebührenordnungspositionen der Kapitel 11, 19 und 32, kurativ-ambulante Behandlungsfälle zur Befundung von dokumentierten Untersuchungsergebnissen und Fälle, in denen ausschließlich Kosten der vertraglich vereinbarten Pauschalerstattungen abgerechnet werden.

4. Dieser Gesamtpunktzahl steht ein Punktzahlvolumen gegenüber, das sich aus der Umrechnung der vertraglich vereinbarten und nicht gestaffelten Euro-Beträge der eigenerbrachten, bezogenen oder überwiesenen kurativ-ambulanten Laboratoriumsuntersuchungen nach dem Abschnitt 32.3 ergibt. In dieses Punktzahlvolumen werden von der Arztpraxis durchgeführte Auftragsleistungen nicht einbezogen. Im Falle der Abstaffelung von Leistungen nach der Präambel Nr. 11 sind die Euro-Beträge in voller nicht gestaffelter und vertraglich vereinbarter Höhe umzurechnen.

5. Die Umrechnung in Punkte erfolgt durch Multiplikation mit dem Faktor 10,1, wobei auf ganze Zahlen auf- oder abgerundet wird.

6. Überschreitet die Summe dieser Punkte die begrenzte Gesamtpunktzahl der Arztpraxis, werden die überschreitenden Punkte von dem dieser Arztpraxis zustehenden Punktzahlvolumen, das sich aus der Gebührenordnungsposition 32001 ergibt, abgezogen.

7. Die tatsächliche Inanspruchnahme eines an einem Selektivvertrag teilnehmenden Arztes der Arztpraxis von in Selektivverträgen eingeschriebenen Versicherten ohne Abrechnung von Leistungen über die Kassenärztliche Vereinigung ist bei der Ermittlung des dieser Arztpraxis zustehenden Punktzahlvolumens mit dem Produkt aus der Anzahl der Fälle im Selektivvertrag und der arztgruppenbezogenen Punktzahl der Gebührenordnungsposition 32001 nach Nachweis durch den Vertragsarzt zu berücksichtigen.

8. Bei der Berechnung der begrenzten Gesamtpunktzahl bleibt die Zahl der Behandlungsfälle mit den Untersuchungsindikationen, die in Nr. 6 der Präambel zum Abschnitt 32.2 aufgeführt sind, und bei der Berechnung des Punktzahlvolumens nach Nr. 4 bleiben die Leistungen entsprechend der Gebührenordnungspositionen nach dem Abschnitt 32.3 unberücksichtigt, die in diesen Behandlungsfällen erbracht werden. Satz 2 der Nr. 6 der Präambel zum Abschnitt 32.2 gilt entsprechend.

9. Arztgruppenbezogene Fallpunktzahlen für die Kosten der Leistungen des Abschnitts 32.3

Arztgruppe	**Versichertengruppe**	
	Allgemeinversicherte	**Rentner**
Allgemeinärzte, Praktische Ärzte, Hausärztliche Internisten	14	11
Frauenärzte	21	18
Hautärzte	11	11
Fachärzte für Kinder- und Jugendmedizin	16	16
Nervenärzte, Neurologen, Ärzte für Psychiatrie und Psychotherapie, Ärzte für Kinder- und Jugendpsychiatrie und -psychotherapie	5	5
Nuklearmediziner	74	57
Strahlentherapeuten	14	25
Urologen	25	27

Fachärztliche Internisten ohne Schwerpunkt (Teilgebiet)	25	18
Fachärztliche Internisten mit Schwerpunkt (Teilgebiet)		
Angiologie	25	18
Endokrinologie	301	286
Gastroenterologie	25	18
Hämatologie und Onkologie	71	78
Kardiologie	7	4
Nephrologie	88	106
Pneumologie	23	16
Rheumatologie	110	106
Nicht aufgeführte Arztgruppen	4	4

Bei einer Ermächtigung nach § 95 Abs. 4 SGB V oder nach 119b Satz 4 SGB V ist der Ermächtigte entsprechend seiner Zugehörigkeit zu den aufgeführten Arztgruppen zu berücksichtigen, sofern der Ermächtigungsumfang dem eines zugelassenen Vertragsarztes entspricht. Andernfalls kann in der Ermächtigung nach Satz 1 die Fallpunktzahl bestimmt werden.

10. Für einen Arzt, der seine vertragsärztliche Tätigkeit unter mehreren Gebiets- oder Schwerpunktbezeichnungen ausübt, ergibt sich die Höhe der arztgruppenbezogenen Fallpunktzahl je Allgemeinversicherten und je Rentner nach dem Versorgungsauftrag mit dem er zur vertragsärztlichen Versorgung zugelassen ist.

11. Für (Teil-)Berufsausübungsgemeinschaften, Medizinische Versorgungszentren und Praxen mit angestellten Ärzten wird die Höhe der Fallpunktzahl je Versichertengruppe als Summe der Produkte des relativen Anteils der jeweiligen Fälle eines Arztes in der Arztpraxis und der arztgruppenbezogenen Fallpunktzahl der beteiligten Ärzte errechnet.

12. Die Gebührenordnungspositionen des Abschnitts 32.3 unterliegen einer Staffelung je Arztpraxis in Abhängigkeit von der im Quartal erbrachten Anzahl der Gebührenordnungspositionen nach dem Abschnitt 32.3. Rechnet die Arztpraxis mehr als 450.000 Gebührenordnungspositionen nach dem Abschnitt 32.3 im Quartal ab, wird die Vergütung in Euro der darüber hinaus abgerechneten Kosten nach dem Abschnitt 32.3 um 20 % vermindert. Sofern ein Höchstwert zu berechnen ist, zählen die dem Höchstwert zugrunde liegenden Gebührenordnungspositionen hinsichtlich der Abstaffelung insgesamt als eine Gebührenordnungsposition.

13. Die Gebührenordnungspositionen des Abschnitts 32.3 sind im Zyklusfall nicht neben den Gebührenordnungspositionen 08550, 08551, 08552, 08560 und 08561 berechnungsfähig.

14. Die Gebührenordnungspositionen des Abschnitts 32.3 sind am Behandlungstag nicht neben den Gebührenordnungspositionen des Abschnitts 31.1.2 und nicht neben der Gebührenordnungsposition 34291 berechnungsfähig.

Kommentar:

zu 1. und 2.
Die Erbringung und Abrechnung von Leistungen des Speziallabors (Abschnitt 32.3) ist nur mit einer vorherigen Genehmigung der Kassenärztlichen Vereinigung nach den Richtlinien der Kassenärztlichen Bundesvereinigung für die Durchführung von Laboratoriumsuntersuchungen in der kassenärztlichen/vertragsärztlichen Versorgung möglich.

zu 8.
Hier gibt es keine Änderungen zum bisher gültigen EBM

zu 10.
Hier wurde die frühere Mittelwert-Regelung zugunsten der Orientierung am Versorgungsauftrag aufgegeben.

zu 11.
Die Abstaffelungsregelung entspricht der des bisherigen EBM.

zu 12.
Im Rahmen der Reproduktionsmedizin sind Laborleistungen des Abschnitts 32.3 im Zyklusfall nicht neben den hier genannten IVF-Leistungen abrechnungsfähig.

zu 13.
Laborleistungen des Abschnitts 32.3 dürfen am Behandlungstag nicht neben einer Koronarangiographie (Nr. 34291) und nicht neben präoperativen Gebührenordnungspositionen des Abschnitts 31.1.2 abgerechnet werden.

32.3.1 Mikroskopische Untersuchungen

Mikroskopische Untersuchung von Blut- oder Knochenmarkzellen nach zytochemischer Färbung, gilt für die Gebührenordnungspositionen 32155 bis 32158 und 32159 bis 32161

Abrechnungsbestimmung je Untersuchung

32155 Alkalische Leukozyten(Neutrophilen)phosphatase **14,30**
GOÄ entsprechend oder ähnlich: Nr. 3683*

32156 Esterasereaktion **5,60**
GOÄ entsprechend oder ähnlich: Nr. 3683*

32157 Peroxydasereaktion **5,60**
GOÄ entsprechend oder ähnlich: Nr. 3683*

Kompendium KBV: Der Katalog 32155 ff. enthält abschließend die wesentlichen zytochemischen Reaktionen, die in der Knochenmarkdiagnostik bei hämatologischen Erkrankungen, z. B. Leukämien, durchgeführt werden. Untersuchungsmaterial kann neben Knochenmark auch anderes Material sein, in dem die diagnostisch interessierenden Zellen vorkommen, z. B. Blutausstriche.(*)

Gemäß Leistungslegende ist mit der GOP 32157 die Peroxidasereaktion für Blut- oder Knochenmarkzellen berechnungsfähig.

(*) nach Kölner Kommentar zum EBM, Stand 01.01.2012

32158 PAS-Reaktion **5,60**
GOÄ entsprechend oder ähnlich: Nr. 3683*

32159 Eisenfärbung **8,40**
Abrechnungsausschluss in derselben Sitzung 32168
GOÄ entsprechend oder ähnlich: Nr. 3682*

32160 Saure Phosphatase **5,60**
GOÄ entsprechend oder ähnlich: Nr. 3599*

32161 Terminale Desoxynukleotidyl-Transferase (TdT) **5,60**
GOÄ entsprechend oder ähnlich: Leistung in der GOÄ nicht vorhanden.

Mikroskopische Differenzierung eines Materials als gefärbte(r) Ausstrich(e) oder als Tupfpräparat(e) eines Organpunktates, gilt für die Gebührenordnungspositionen 32163 bis 32167

Abrechnungsbestimmung je Untersuchung

32163 Knochenmark **7,90**
GOÄ entsprechend oder ähnlich: Nr. 3683*

32164 Lymphknoten **9,20**
GOÄ entsprechend oder ähnlich: Analog Nr. 3683*

32165 Milz **12,00**
GOÄ entsprechend oder ähnlich: Analoger Ansatz der Nr. 3683*

32166 Synovia **5,80**
GOÄ entsprechend oder ähnlich: Analoger Ansatz der Nr. 3683*

EBM-Nr.		Euro
32167	**Morphologische Differenzierung des Liquorzellausstrichs**	**6,40**
GOÄ	entsprechend oder ähnlich: Nr. 3671*	
32168	**Mikroskopische Differenzierung eines Materials als gefärbte(r) Ausstrich(e) oder als Tupfpräparat(e) des Knochenmarks einschl. der Beurteilung des Eisenstatus auf Sideroblasten, Makrophageneisen und Therapieeisengranula**	**15,30**
	Abrechnungsausschluss in derselben Sitzung 32159	
GOÄ	entsprechend oder ähnlich: Analoger Ansatz der Nr. 3681*	
32169	**Vergleichende hämatologische Begutachtung von mikroskopisch differenzierten Ausstrichen des Knochenmarks und des Blutes, einschl. Dokumentation**	**15,30**
GOÄ	entsprechend oder ähnlich: Nrn. 3683* + 3680*	
32170	**Mikroskopische Differenzierung von Haaren (Trichogramm)**	**5,60**
	Obligater Leistungsinhalt • Mikroskopische Differenzierung von Haaren einschl. deren Wurzeln (Trichogramm) **Fakultativer Leistungsinhalt** • Färbung, auch mehrere Präparate, • Epilation	
GOÄ	entsprechend oder ähnlich: Nr. 4860*	
32172	**Mikroskopische Untersuchung des Blutes auf Parasiten, z.B. Plasmodien, Mikrofilarien, im gefärbten Blutausstrich und/oder Dicken Tropfen**	**8,40**
GOÄ	entsprechend oder ähnlich: Nr. 4753*	
	Mikroskopische Untersuchung eines Körpermaterials auf Krankheitserreger nach differenzierender Färbung, gilt für die Gebührenordnungspositionen 32175 bis 32182 **Abrechnungsbestimmung** je Untersuchung	
32175	**Corynebakterienfärbung nach Neisser**	**6,20**
GOÄ	entsprechend oder ähnlich: Nr. 4513*	
Kompendium KBV:	GOP 32175 bis 32182 und 32185 bis 32187 sind nur berechnungsfähig, wenn Körpermaterial, d. h. von einer untersuchten Person unmittelbar stammendes Originalmaterial, mikroskopisch untersucht wird. Mikroskopische Prüfungen von Kulturmaterial nach Anzüchtung eines Krankheitserregers sind Bestandteil der jeweiligen kulturellen Untersuchung und daher nicht gesondert berechnungsfähig.[1] [1] nach Kölner Kommentar zum EBM, Stand 01.01.2012	
32176	**Ziehl-Neelsen-Färbung auf Mykobakterien**	**5,20**
GOÄ	entsprechend oder ähnlich: Nr. 4512*	
Kompendium KBV:	Siehe Nr. 32175.	
32177	**Färbung mit Fluorochromen (z.B. Auramin) auf Mykobakterien**	**5,00**
GOÄ	entsprechend oder ähnlich: Nr. 4515*	
Kompendium KBV:	Siehe Nr. 32175.	
32178	**Giemsa-Färbung auf Protozoen**	**6,30**
GOÄ	entsprechend oder ähnlich: Nr. 4510*	
Kompendium KBV:	Siehe Nr. 32175.	
Kommentar:	Die Trichomonadenuntersuchung im Nativpräparat kann nicht mit Nr. 32178 abgerechnet werden, sie entspricht der Nr. 32045 Mikroskopische Untersuchung eines Körpermaterials	
32179	**Karbolfuchsinfärbung auf Kryptosporidien**	**1,40**
GOÄ	entsprechend oder ähnlich: Analoger Ansatz der Nr. 4513*	
Kompendium KBV:	Siehe Nr. 32175.	

EBM-Nr. Euro

32180 Tuschepräparat auf Kryptokokken **5,60**

GOÄ entsprechend oder ähnlich: Nr. 4513*

Kompendium KBV: Siehe Nr. 32175.

32181 Färbung mit Fluorochromen (z.B. Acridinorange, Calcofluor weiß) auf Pilze **3,30**

GOÄ entsprechend oder ähnlich: Nr. 4516*

Kompendium KBV: Siehe auch Nr. 32175.

Die mit dieser GOP zu berechnenden nicht-immunologischen Färbemethoden mit Fluorochromen (z. B. auch Fungiqual A), bei der fluoreszierende Farbstoffe chemische Reaktionen mit Zellbestandteilen eingehen, sind zu unterscheiden von der auf Antigen-Antikörper-Reaktionen beruhenden Immunfluoreszenz, die nach eigenständigen GOP berechnungsfähig sind.(*)

(*) nach Kölner Kommentar zum EBM, Stand 01.01.2012

32182 Ähnliche Untersuchungen unter Angabe der Erregerart und Art der Färbung **6,30**

GOÄ entsprechend oder ähnlich: Nr. 4513*

Kompendium KBV: Siehe auch Nr. 32175.

Die Angabe von Erregerart und Art der Färbung bei der Abrechnung ist obligat.

Die „Sporenfärbung auf Anaerobier" hat als eigenständige Leistung keine diagnostische Bedeutung mehr (als obsolete Leistung eingestuft). In der Regel genügt die Durchführung eines Grampräparates entsprechend der GOP 32050. Die Sporenfärbung auf Anaerobier ist nicht als „Ähnliche Untersuchung" nach GOP 32182 berechnungsfähig.

Mikroskopische Untersuchung eines Körpermaterials auf Krankheitserreger nach differenzierender Färbung, gilt für die Gebührenordnungspositionen Nrn. 32185 bis 32187

Abrechnungsbestimmung je Untersuchung

32185 Heidenhain-Färbung auf Protozoen **9,80**

GOÄ entsprechend oder ähnlich: Nr. 4516*

Kompendium KBV: Siehe auch Nr. 32175.

32186 Trichrom-Färbung auf Protozoen **7,90**

GOÄ entsprechend oder ähnlich: Nr. 4516*

Kompendium KBV: Siehe auch Nr. 32175.

32187 Silberfärbung auf Pneumozysten **3,50**

GOÄ entsprechend oder ähnlich: Nr. 4516*

Kompendium KBV: GOP 32185 bis 32187 sind nur berechnungsfähig, wenn Körpermaterial, d. h. von einer untersuchten Person unmittelbar stammendes Originalmaterial, mikroskopisch untersucht wird. Mikroskopische Prüfungen von Kulturmaterial nach Anzüchtung eines Krankheitserregers sind Bestandteil der jeweiligen kulturellen Untersuchung und daher nicht gesondert berechnungsfähig.[1]

[1] nach Kölner Kommentar zum EBM, Stand 01.01.2012

32.3.2 Funktionsuntersuchungen

32190 Physikalisch-morphologische Untersuchung des Spermas [Menge, Viskosität, pH-Wert, Nativpräparat(e), Differenzierung der Beweglichkeit, Bestimmung der Spermienzahl, Vitalitätsprüfung, morphologische Differenzierung nach Ausstrichfärbung (z.B. Papanicolaou)] **23,70**

Abrechnungsausschluss im Behandlungsfall 08540

GOÄ entsprechend oder ähnlich: Nr. 3668*

EBM-Nr. Euro

Kompendium KBV: Die Leistung nach GOP 32190 ist nur berechnungsfähig, wenn sämtliche aufgeführten Einzelkomponenten untersucht worden sind.(*)

Die Leistung nach GOP 32190 ist eine Komplexuntersuchung, deshalb können im Rahmen des Spermiogramms nicht noch zusätzliche Färbungen mit dem gleichen Ziel, wie z. B. die Schiff'sche Färbung mit GOP 32045 abgerechnet werden. Bei Notwendigkeit weiterer chemischer Analysen, z. B. Fruktose-Bestimmung, können diese zusätzlich berechnet werden, z. B. nach GOP 32231.

Die Spermauntersuchung im Zusammenhang mit Maßnahmen zur künstlichen Befruchtung ist nach GOP 08540 berechnungsfähig.(*)

Bei der Kontrolle nach Vasektomie wird der Leistungsinhalt der GOP 32190 in der Regel nicht vollständig erbracht, sodass hierfür die GOP 32045 berechnungsfähig ist.

(*) nach Kölner Kommentar zum EBM, Stand 01.01.2012

Kommentar: Die Leistung ist nur berechnungsfähig, wenn alle in der Leistungslegende aufgeführten Einzelkomponenten untersucht wurden.

Diese Leistung ist nur dann eine Kassenleistung, wenn begründet vermutet werden kann, dass Sterilität besteht – s. SGB V § 27/ § 27a.

Die Spermauntersuchung im Zusammenhang mit Maßnahmen zur künstlichen Befruchtung (seit 2004 werden nur noch 50 % der Kosten von den Kassen übernommen) ist nach Nr. 08540 (Gewinnung und Untersuchung des Spermas) berechnungsfähig.

Funktionsprüfung mit Belastung, einschl. der erforderlichen quantitativen Bestimmungen im Harn oder Blut, gilt für die Gebührenordnungspositionen 32192 bis 32195

Abrechnungsbestimmung je Funktionsprüfung

32192 **Laktosetoleranz-Test** **4,10**

GOÄ entsprechend oder ähnlich: Nr. 4108*

32193 **D-Xylose-Test** **5,00**

GOÄ entsprechend oder ähnlich: Nr. 4095*

32194 **Pancreolauryl-Test** **9,00**

GOÄ entsprechend oder ähnlich: Analog 4100*

32195 **Ähnliche Untersuchungen (mit Ausnahme von Glukose-Toleranztests), unter Angabe der Art der Untersuchung** **5,00**

Anmerkung Die Berechnung der Gebührenordnungsposition 32195 setzt die Begründung der medizinischen Notwendigkeit der jeweiligen Untersuchung im Einzelfall voraus. Abweichend davon kann die Begründung der medizinischen Notwendigkeit der jeweiligen Untersuchung im Einzelfall entfallen bei: Fructose-Toleranz-Test und säuresekretorische Kapazität des Magens.

Kompendium KBV: Die Angabe der Art der Untersuchung (Feldkennung 5002) ist obligat.

Die Berechnung der GOP 32195 setzt die Begründung der medizinischen Notwendigkeit der jeweiligen Untersuchung im Einzelfall voraus. Abweichend davon kann die Begründung der medizinischen Notwendigkeit der jeweiligen Untersuchung im Einzelfall entfallen bei: Fructose-Toleranz-Test und säuresekretorische Kapazität des Magens.

Auf die gesonderte Begründung zur betreffenden GOP in Feldkennung 5009 kann verzichtet werden, wenn ein von der Begründungspflicht ausgenommenes Untersuchungsverfahren angewandt wurde oder sich bereits aus der in der Abrechnung angegebenen Diagnose die Notwendigkeit der Untersuchung im Einzelfall ergibt. Der TRH-Test ist nicht mit der GOP 32195 berechnungsfähig. Beim TRH-Test handelt es sich um zwei TSH-Bestimmungen, die jeweils nach GOP 32101 berechnungsfähig sind.

Blutzuckertagesprofile und Blutzuckerbelastungstests, z. B. oraler Glukosetoleranz-Test, sind entsprechend der Anzahl durchgeführter Glukosebestimmungen mit Mehrfachansatz der GOP 32057 zu berechnen.

EBM-Nr. Euro

Funktionsprüfung der Nieren durch Bestimmung der Clearance mit mindestens drei quantitativ-chemischen Blut- oder Harnanalysen, gilt für die Gebührenordnungspositionen 32196 bis 32198

Abrechnungsbestimmung je Funktionsprüfung

32196 Inulin-Clearance **11,20**

32197 Harnstoff-, Phosphat- und/oder Calcium-Clearance, ggf. inkl. Kreatinin-Clearance **10,00**

Abrechnungsausschluss in derselben Sitzung 32124

Kompendium KBV: Die GOP 32197 ist jetzt über die Bestimmung der Phosphat-Clearance hinaus auch für die Bestimmung der Harnstoff- und/oder Calcium-Clearance, ggf. einschl. der Kreatinin-Clearance, berechnungsfähig.(*)

Eine zusätzliche Berechnungsfähigkeit der GOP 32124, Bestimmung der endogenen Kreatinin-Clearance, ist nicht gegeben.

(*) nach Kölner Kommentar zum EBM, Stand 01.01.2012

32198 Ähnliche Untersuchungen, unter Angabe der Art der Untersuchung **11,30**

Anmerkung Die Berechnung der Gebührenordnungsposition 32198 setzt die Begründung der medizinischen Notwendigkeit der jeweiligen Untersuchung im Einzelfall voraus.

Kompendium KBV: Die Angabe der Art der Untersuchung (Feldkennung 5002) ist obligat.

Die Bestimmung der endogenen Kreatinin-Clearance ist mit GOP 32124 berechnungsfähig.

Die Bestimmungen der Konzentrationen der Testsubstanzen im Blut oder Harn, wie z. B. der Para-Amino-Hippursäure (PAH), ist nicht gesondert berechnungsfähig.

Die Berechnung der GOP 32198 setzt die Begründung der medizinischen Notwendigkeit der jeweiligen Untersuchung im Einzelfall voraus.

32.3.3 Gerinnungsuntersuchungen

32203 Thrombelastogramm **16,60**

GOÄ entsprechend oder ähnlich: Nr. 3957*

Untersuchung der Gerinnungsfunktion durch Globaltests, ggf. einschl. mehrfacher Bestimmung der Gerinnungszeit, gilt für die Gebührenordnungspositionen 32205 bis 32208

Abrechnungsbestimmung je Untersuchung

32205 Batroxobin-(Reptilase-)zeit **16,80**

GOÄ entsprechend oder ähnlich: Nr. 3955*

32206 Aktiviertes Protein C-Resistenz (APC-Resistenz, APC-Ratio) **15,60**

32207 Lupus Antikoagulans (Lupusinhibitoren) **13,90**

32208 Ähnliche Untersuchungen unter Angabe der Art der Untersuchung **19,20**

Anmerkung Die Berechnung der Gebührenordnungsposition 32208 setzt die Begründung der medizinischen Notwendigkeit der jeweiligen Untersuchung im Einzelfall voraus. Abweichend davon kann die Begründung der medizinischen Notwendigkeit der jeweiligen Untersuchung im Einzelfall entfallen bei: Ecarin-Clotting-Time, anti-Xa Aktivität.

Kompendium KBV: Die Angabe der Art der Untersuchung (Feldkennung 5002) ist obligat.

Die Berechnung der GOP 32208 setzt die Begründung der medizinischen Notwendigkeit der jeweiligen Untersuchung im Einzelfall voraus. Abweichend davon kann die Begründung der medizinischen Notwendigkeit der jeweiligen Untersuchung im Einzelfall entfallen bei: Ecarin-Clotting-Time, Anti-Faktor-Xa Aktivität.

Auf die gesonderte Begründung zur betreffenden GOP in Feldkennung 5009 kann verzichtet werden, wenn ein von der Begründungspflicht ausgenommenes Untersuchungsverfahren angewandt wurde oder sich bereits aus der in der Abrechnung angegebenen Diagnose die Notwendigkeit der Untersuchung im Einzelfall ergibt.

Bei der Durchführung eines Globaltests können mehrere Bestimmungen der Gerinnungszeit erforderlich sein, die insgesamt nur einmal mit der GOP 32208 berechnungsfähig sind. Als „je Untersuchung" gemäß der Legendierung gilt der jeweilige Globaltest.(*)

Eine mehrfache Berechnungsfähigkeit der GOP 32208 ist bei Durchführung mehrerer Globaltests gegeben.

(*) nach Kölner Kommentar zum EBM, Stand 01.01.2012

Quantitative Bestimmung von Einzelfaktoren des Gerinnungssystems, gilt für die Gebührenordnungspositionen 32210 bis 32227

Abrechnungsbestimmung je Faktor

32210 **Antithrombin III** **11,40**

Abrechnungsbestimmung je Faktor

GOÄ entsprechend oder ähnlich: Nrn. 3930*, 3931*

32211 **Plasminogen** **18,30**

Abrechnungsbestimmung je Faktor

GOÄ entsprechend oder ähnlich: Nr. 3948*

32212 **Fibrinmonomere, Fibrin- und/oder Fibrinogenspaltprodukte, z.B. D-Dimere** **17,80**

Abrechnungsbestimmung je Faktor

GOÄ entsprechend oder ähnlich: Nrn. 3935* bis 3938

Kompendium KBV: Leistungsinhalt der GOP 32212 ist die quantitative Bestimmung von Fibrin(ogen)-Spaltprodukten, z. B. zur Verlaufskontrolle. Qualitative oder semiquantitative Schnelltests zum Nachweis von Spaltprodukten, z. B. D-Dimer, sind nur nach GOP 32117 berechnungsfähig. (*)

(*) nach Kölner Kommentar zum EBM, Stand 01.01.2012

32213 **Faktor II** **18,80**

GOÄ entsprechend oder ähnlich: Nr. 3939*

32214 **Faktor V** **18,40**

GOÄ entsprechend oder ähnlich: Nr. 3939*

32215 **Faktor VII** **34,60**

GOÄ entsprechend oder ähnlich: Nr. 3940*

32216 **Faktor VIII** **24,30**

GOÄ entsprechend oder ähnlich: Nr. 3939*

32217 **Faktor VIII-assoziiertes Protein** **30,20**

GOÄ entsprechend oder ähnlich: Nr. 3941*

32218 **Faktor IX** **24,10**

GOÄ entsprechend oder ähnlich: Nr. 3939*

32219 **Faktor X** **29,10**

GOÄ entsprechend oder ähnlich: Nr. 3939*

EBM-Nr. Euro

32220 **Faktor XI** **27,60**
GOÄ entsprechend oder ähnlich: Nr. 3940*

32221 **Faktor XII** **27,60**
GOÄ entsprechend oder ähnlich: Nr. 3940*

32222 **Faktor XIII** **25,90**
GOÄ entsprechend oder ähnlich: Nr. 3942*

32223 **Protein C** **31,30**
GOÄ entsprechend oder ähnlich: Nr. 3952*

32224 **Protein S** **31,30**
GOÄ entsprechend oder ähnlich: Nr. 3953*

32225 **Plättchenfaktor 4** **32,40**
GOÄ entsprechend oder ähnlich: Nr. 3950*

32226 **C1-Esterase-Inhibitor (C1-INH)** **27,20**
GOÄ entsprechend oder ähnlich: Nrn. 3964*, 3965*

32227 **Ähnliche Untersuchungen unter Angabe des Faktors** **20,70**

Anmerkung Die Berechnung der Gebührenordnungsposition 32227 setzt die Begründung der medizinischen Notwendigkeit der jeweiligen Untersuchung im Einzelfall voraus. Abweichend davon kann die Begründung der medizinischen Notwendigkeit der jeweiligen Untersuchung im Einzelfall entfallen bei: Hemmkörperbestimmung (Bethesda-Assay), von Willebrand-Faktor/ Ristocetin-Cofaktor-Aktivität.

Kompendium KBV: Die Angabe des Faktors (Feldkennung 5002) ist obligat.

Die Berechnung der GOP 32227 setzt die Begründung der medizinischen Notwendigkeit der jeweiligen Untersuchung im Einzelfall voraus. Abweichend davon kann die Begründung der medizinischen Notwendigkeit der jeweiligen Untersuchung im Einzelfall entfallen bei: Hemmkörperbestimmung (Bethesda-Assay), von Willebrand- Faktor/Ristocetin-Cofaktor-Aktivität.

Auf die gesonderte Begründung zur betreffenden GOP in Feldkennung 5009 kann verzichtet werden, wenn ein von der Begründungspflicht ausgenommenes Untersuchungsverfahren angewandt wurde oder sich bereits aus der in der Abrechnung angegebenen Diagnose die Notwendigkeit der Untersuchung im Einzelfall ergibt.

Mit der GOP 32227 ist z. B. die Faktor VIII-Hemmkörperbestimmung berechnungsfähig. Hierzu ist anzumerken, dass dabei aus einem Material eine Verdünnungsreihe angelegt werden kann und schließlich ein End-Titer in sog. Bethesda-Einheiten bestimmt wird. Nur dieser ist diagnostisch bzw. therapeutisch relevant und somit ist diese Leistung nach derzeitigem Kenntnisstand auch nur einmal berechnungsfähig.

32228 **Untersuchungen der Thrombozytenfunktion mit mehreren Methoden, z.B. Thrombozytenausbreitung, -adhäsion, -aggregation, insgesamt** **33,20**
GOÄ entsprechend oder ähnlich: Nr. 3957*

32229 **Untersuchung der von -Willebrand-Faktor-Multimere** **75,00**

Obligater Leistungsinhalt
- Darstellung der nieder-, mittel- und hochmolekularen Formen des von-Willebrand-Faktors einschließlich der Triplettstrukturen,
- Dokumentation (fotografisch und/oder densitometrisch),
- Klassifikation pathologischer Befunde gemäß VWD-Klassifikation

Anmerkung Die Gebührenordnungsposition 32229 ist bei Patienten mit bekanntem oder mit Verdacht auf ein familiäres von-Willebrand-Syndrom sowie bei unklarer angeborener oder erworbener (z.B. lymphoproliferative, myeloproliferative Erkrankungen, Herzfehler, Herzleistungssysteme) Blutungsneigung berechnungsfähig und setzt den vorherigen Ausschluss eines Faktorenmangels, einer Thrombopenie oder einer Thrombozytenfunktionsstörung durch Aggregationshemmer als Ursache der Blutungsneigung voraus.

GOÄ entsprechend oder ähnlich: Nr. 3963*

32.3.4 Klinisch-chemische Untersuchungen

Quantitative chemische oder physikalische Bestimmung, gilt für die Gebührenordnungspositionen 32230 bis 32236, 32240 und 32242 bis 32246 und 32248

Abrechnungsbestimmung je Untersuchung

Anmerkung Die Berechnung der Gebührenordnungsposition 32246 setzt die Begründung der medizinischen Notwendigkeit der jeweiligen Untersuchung im Einzelfall voraus. Abweichend davon kann die Begründung der medizinischen Notwendigkeit der jeweiligen Untersuchung im Einzelfall entfallen bei: Äthanol im Serum, beta-Hydroxybuttersäure, Fettsäuren (frei im Serum, unverestert), Kohlenmonoxid-Hämoglobin und Zinkprotoporphyrin.

Kommentar: Der Höchstwert für die Untersuchungen der Nrn. 32330 bis 32337 beträgt 26,50 Euro.

32230 Methämoglobin **8,90**
GOÄ entsprechend oder ähnlich: Nr. 3692*

32231 Fruktose **11,10**
GOÄ entsprechend oder ähnlich: Nr. 3723*

32232 Lactat **6,90**
GOÄ entsprechend oder ähnlich: Nr. 3781*

32233 Ammoniak **10,80**
GOÄ entsprechend oder ähnlich: Nr. 3774*

32234 Fluorid **13,80**
GOÄ entsprechend oder ähnlich: Leistung in der GOÄ nicht vorhanden

32235 Phenylalanin **9,20**
GOÄ entsprechend oder ähnlich: Analoger Ansatz der Nr. 3796*, Nr. 3758* Guthrie-Test

32236 Kreatin **15,80**
GOÄ entsprechend oder ähnlich: Nr. 3780*

32237 Gesamteiweiß im Liquor oder Harn **6,30**
GOÄ entsprechend oder ähnlich: Nr. A 3757* für Liquor als analoger Ansatz für Nr. 3760*, für Urin Nr. 3760*

32238 Plasmaviskosität **6,20**
GOÄ entsprechend oder ähnlich: Nr. 3712*

32240 Angiotensin-I-Converting Enzyme (ACE) **15,30**
GOÄ entsprechend oder ähnlich: Nr. 3786*

32242 Knochen-AP (Isoenzym der Alkalischen Phosphatase) nach Lektinfällung **18,50**
GOÄ entsprechend oder ähnlich: Nrn. 3784*, 3785*

EBM-Nr. Euro

32243 Osmotische Erythrozyten-Resistenzbestimmung **11,80**

GOÄ entsprechend oder ähnlich: Nr. 3688*

32244 Osmolalität (apparative Bestimmung) **8,10**

GOÄ entsprechend oder ähnlich: Nr. 3716*

Kompendium KBV: Nach GOP 32244 kann nur die apparative Bestimmung (Osmometer) berechnet werden. Osmolalitätsuntersuchungen mit Teststreifen sind nach der GOP 32030 berechnungsfähig.

Kommentar: Nach dieser EBM Nr. kann nur die apparative Bestimmung (Osmometer) berechnet werden. Osmolalitätsuntersuchungen mit Teststreifen sind nach Nr. 32030 (Orientierende Untersuchung) berechnungsfähig.

32245 Gallensäuren **16,10**

GOÄ entsprechend oder ähnlich: Nr. 3777*

32246 Ähnliche Untersuchungen unter Angabe der Art der Untersuchung **10,20**

Anmerkung Die Berechnung der Gebührenordnungsposition 32246 setzt die Begründung der medizinischen Notwendigkeit der jeweiligen Untersuchung im Einzelfall voraus. Abweichend davon kann die Begründung der medizinischen Notwendigkeit der jeweiligen Untersuchung im Einzelfall entfallen bei: Äthanol im Serum, Beta-Hydroxybuttersäure, Fettsäuren (frei im Serum, unverestert), Kohlenmonoxid-Hämoglobin und Zinkprotoporphyrin.

GOÄ entsprechend oder ähnlich: Berechnung der untersuchten Labor-Parameter.

Kompendium KBV: Die Angabe der Art der Untersuchung (Feldkennung 5002) ist obligat.

Die Berechnung der GOP 32246 setzt die Begründung der medizinischen Notwendigkeit der jeweiligen Untersuchung im Einzelfall voraus. Abweichend davon kann die Begründung der medizinischen Notwendigkeit der jeweiligen Untersuchung im Einzelfall entfallen bei: Äthanol im Serum, Beta-Hydroxybuttersäure, Fettsäuren (frei im Serum, unverestert) und Zinkprotoporphyrin.

Auf die gesonderte Begründung zur betreffenden GOP in Feldkennung 5009 kann verzichtet werden, wenn ein von der Begründungspflicht ausgenommenes Untersuchungsverfahren angewandt wurde oder sich bereits aus der in der Abrechnung angegebenen Diagnose die Notwendigkeit der Untersuchung im Einzelfall ergibt

Kommentar: Magensaftanalyse und Phenylbrenztraubensäure-Bestimmung können nach Nr. 32246 abgerechnet werden.

Für die Diagnostik von Störungen des Kupferstoffwechsels können die Nrn. 32277 Kupfer im Harn oder Gewebe und 32440 Coeruloplasmin berechnet werden.

32247 Bestimmung der Blutgase und des Säure-Basen-Status **13,80**

Obligater Leistungsinhalt
- Bestimmung der Wasserstoffionenkonzentration (pH) im Blut,
- Bestimmung des Kohlendioxidpartialdrucks (pCO2),
- Bestimmung des Sauerstoffpartialdrucks (pO2)

Fakultativer Leistungsinhalt
- Messung der prozentualen Sauerstoffsättigung (SpO2),
- Messung oder Berechnung weiterer Kenngrößen in demselben Untersuchungsgang (z.B. Hämoglobin, Bicarbonat, Basenabweichung)

Abrechnungsausschluss
im Behandlungsfall 04560, 04561, 04562, 04564, 04565, 04566, 04572, 04573, 13600, 13601, 13602, 13610, 13611, 13612, 13620, 13621, 13622
in derselben Sitzung 01510, 01511, 01512, 01520, 01521, 01530, 01531, 01857, 04536, 05350, 05372, 13250, 13256, 13661, 36884

GOÄ entsprechend oder ähnlich: Nr. 3710*

32248 Magnesium **1,40**

GOÄ entsprechend oder ähnlich: Nr. 3621*

Kompendium KBV: Die GOP 32248 für quantitative chemische oder physikalische Magnesiumbestimmungen wurde zum 01.07.2007 neu in den EBM aufgenommen. Die Magnesium-Bestimmung mittels Atomabsorption wurde aus dem EBM gestrichen.

Quantitative chemische oder physikalische Bestimmung, gilt für die Gebührenordnungspositionen 32250 bis 32262

Abrechnungsbestimmung je Untersuchung

32250 **Spektralphotometrische Bilirubin-Bestimmung im Fruchtwasser oder im Blut des Neugeborenen** **11,10**

GOÄ entsprechend oder ähnlich: Nr. 3775*

32251 **Carboxyhämoglobin** **27,60**

GOÄ entsprechend oder ähnlich: Nr. 3692*

32252 **Carnitin** **26,90**

GOÄ entsprechend oder ähnlich: Leistung in der GOÄ nicht vorhanden

32253 **Stuhlfett-Ausscheidung pro 24 Stunden** **14,20**

GOÄ entsprechend oder ähnlich: Nr. 3787*

32254 **Fetales (HbF) oder freies Hämoglobin** **7,30**

GOÄ entsprechend oder ähnlich: Nrn. 3689*, 3690*

32257 **Citronensäure/Citrat** **17,20**

GOÄ entsprechend oder ähnlich: Nr. 3776*

32258 **Oxalsäure/Oxalat** **23,90**

GOÄ entsprechend oder ähnlich: Analoger Ansatz der Nr. 3776*

32259 **Phosphohexose-Isomerase (PHI)** **14,60**

GOÄ entsprechend oder ähnlich: Leistung in der GOÄ nicht vorhanden, analoger Ansatz der Nr. 3786

32260 **Glucose-6-Phosphat-Dehydrogenase (G6P-DH)** **17,00**

GOÄ entsprechend oder ähnlich: Nr. 3790*

32261 **Pyruvatkinase** **14,60**

GOÄ entsprechend oder ähnlich: Nr. 3790*

32262 **Ähnliche Untersuchungen unter Angabe der Art der Untersuchung** **15,40**

Anmerkung Die Berechnung der Gebührenordnungsposition 32262 setzt die Begründung der medizinischen Notwendigkeit der jeweiligen Untersuchung im Einzelfall voraus. Abweichend davon kann die Begründung der medizinischen Notwendigkeit der jeweiligen Untersuchung im Einzelfall entfallen bei: Galaktose-1-Phosphat-Uridyltransferase, Alpha-Glucosidase, alpha-Galaktosidase, Beta-Galaktosidase, Phosphofruktokinase i. E., UDP-Galaktose-Epimerase, Biotinidase, Carnitin-Palmityl-Transferase-II Aktivität, Phosphoisomerase, Phosphomannomutase, Kryoglobuline.

GOÄ entsprechend oder ähnlich: Abrechnung der erbrachten Untersuchungen.

Kompendium KBV: Die Angabe der Art der Untersuchung (Feldkennung 5002) ist obligat.

Die Berechnung der GOP 32262 setzt die Begründung der medizinischen Notwendigkeit der jeweiligen Untersuchung im Einzelfall voraus. Abweichend davon kann die Begründung der medizinischen Notwendigkeit der jeweiligen Untersuchung im Einzelfall entfallen bei:

EBM-Nr. | Euro

Galak tose-1-Phosphat-Uridyltransferase, Alpha-Glucosidase, alpha-Galaktosidase, Beta-Galaktosidase, Phosphofruktokinase i. E., UDP-Galaktose-Epimerase, Biotinidase, Carnitin-Palmityl-Transferase-II Aktivität, Phosphoisomerase, Phosphomannomutase, Kryoglobuline.

Auf die gesonderte Begründung zur betreffenden GOP in Feldkennung 5009 kann verzichtet werden, wenn ein von der Begründungspflicht ausgenommenes Untersuchungsverfahren angewandt wurde oder sich bereits aus der in der Abrechnung angegebenen Diagnose die Notwendigkeit der Untersuchung im Einzelfall ergibt.

Kommentar: **Wezel/Liebold** führt in seiner Kommentierung Untersuchungen an, die nach dieser Nr. abgerechnet werden können: Adenosin Desaminase, Alkohol im Blut (ADH-Methode), Caroten, Jod im Urin, Oxytocinase.

Quantitative physikalische Bestimmung von Elementen mittels Atomabsorption, gilt für die Gebührenordnungspositionen 32265, 32267 bis 32274, 32277 bis 32281 und 32283.

Abrechnungsbestimmung je Untersuchung

Anmerkung Der Höchstwert für die Untersuchungen nach den Nrn. 32265, 32267 bis 32274, 32277 bis 32281 und 32283 beträgt 24,50 Euro.

32265 Calcium im Harn **3,10**
GOÄ entsprechend oder ähnlich: Analoger Ansatz der Nr. 4130*

32267 Zink **12,30**
GOÄ entsprechend oder ähnlich: Nr. 4135*

32268 Nickel **16,10**
GOÄ entsprechend oder ähnlich: Nr. 4198*

32269 Arsen **16,10**
GOÄ entsprechend oder ähnlich: Nr. 4191*

32270 Aluminium **12,30**
GOÄ entsprechend oder ähnlich: Nr. 4190*

32271 Blei **13,80**
GOÄ entsprechend oder ähnlich: Nr. 4192*

32272 Cadmium **9,90**
GOÄ entsprechend oder ähnlich: Nr. 4193*

32273 Chrom **15,30**
GOÄ entsprechend oder ähnlich: Nr. 4194*

32274 Eisen im Harn **19,20**
GOÄ entsprechend oder ähnlich: Nr. 4130*

32277 Kupfer im Harn oder Gewebe **8,10**
GOÄ entsprechend oder ähnlich: Nr. 4132*

32278 Mangan **12,30**
GOÄ entsprechend oder ähnlich: Nr. 4133*

32279 Quecksilber **12,30**

EBM-Nr. Euro

GOÄ entsprechend oder ähnlich: Nr. 4196*

32280 **Selen** **14,60**

GOÄ entsprechend oder ähnlich: Nr. 4134*

32281 **Thallium** **13,70**

GOÄ entsprechend oder ähnlich: Nr. 4197*

32283 **Spurenelemente unter Angabe der Art der Untersuchung** **9,70**

GOÄ entsprechend oder ähnlich: Analog Nr. 4131*

Kompendium KBV: Die Angabe der Art der Untersuchung (Feldkennung 5002) ist obligat.

Voraussetzung für die Berechnung der GOP 32283 ist, dass die entsprechende Untersuchung nicht im Anhang 4 des EBM aufgeführt ist.

Qualitativer chromatographischer Nachweis einer oder mehrerer Substanz(en), gilt für die Leistungen nach den Nrn. 32290 bis 32294

Abrechnungsbestimmung je Untersuchungsgang

32290 **Aminosäuren** **17,90**

GOÄ entsprechend oder ähnlich: Nrn. 3737*, 3738*

32291 **Porphyrine** **29,60**

GOÄ entsprechend oder ähnlich: Nr. 4122*

32292 **Drogen** **20,30**

Unter Angabe der Substanz(en) oder Substanzgruppe(n)

Abrechnungsbestimmung je Untersuchungsgang

Abrechnungsausschluss in derselben Sitzung 32137, 32140, 32141, 32142, 32143, 32144, 32145, 32146, 32147

GOÄ entsprechend oder ähnlich: Nr. 4150* ff.

32293 **Arzneimittel** **10,40**

Unter Angabe der Substanz(en) oder Substanzgruppe(n)

Abrechnungsbestimmung je Untersuchungsgang

GOÄ entsprechend oder ähnlich: Nrn. 4199* ff., 4202*, 4203*, 4204*, 4214*

Kompendium KBV: Die GOP 32293 umfasst den qualitativen chromatographischen Nachweis einer oder mehrerer Substanz(en).

Bei Abrechnung der GOP 32293 ist die Angabe der Substanz(en) oder Substanzgruppe(n) (Feldkennung 5002) obligat.

32294 **Ähnliche Untersuchungen unter Angabe der Substanz(en) oder Substanzgruppe** **19,70**

Abrechnungsbestimmung je Untersuchungsgang

Anmerkung Die Berechnung der Gebührenordnungsposition 32294 setzt die Begründung der medizinischen Notwendigkeit der jeweiligen Untersuchung im Einzelfall voraus.

GOÄ entsprechend oder ähnlich: Nr. 4202*

Kompendium KBV: ie Angabe der Substanz(en) oder Substanzgruppe (Feldkennung 5002) ist obligat.

Die Berechnung der GOP 32294 setzt die Begründung der medizinischen Notwendigkeit der jeweiligen Untersuchung im Einzelfall voraus.

Siehe auch Nr. 32300.

Ein Untersuchungsgang beginnt mit der Probenvorbereitung (z. B. Extraktion oder Säulenvortrennung) und endet mit der Detektion und ggf. der quantitativen Auswertung der aufgetrennten Substanzen. Werden allerdings mehrere, voneinander unterscheidbare

Untersuchungsgänge durchgeführt, z. B. Trennung auf unterschiedlichen Trägerplatten oder Säulen, um chemisch different reagierende Substanzen zu untersuchen, ist jeder Untersuchungsgang für sich berechnungsfähig.(*)

(*) nach Kölner Kommentar zum EBM, Stand 01.01.2012

Kommentar: **Wezel/Liebold** führt in seiner Kommentierung aus, dass nach den EBM Nrn. 32294 (qualitativer Nachweis) bzw. 32313 (quantitativer Nachweis, ggf. einschl. qualitativer Nachweis) die chromatographischen Nachweise und Bestimmungen der nachfolgenden Substanzen berechnungsfähig sind:

- Ätiocholanolon
- Androsterin
- Dehydroepiandrosteron
- Desoxycortisteron
- Histamin
- Hippursäure
- 17-Ketosteroid-Fraktionierung
- Lipide
- LS-Ratio-(Quotient)Test (Lecithin: Sphinomyelin)
- Mucoproteine
- Propylvaleriansäure
- auch Blutalkohol, sofern ein Nachweis im Rahmen der Behandlung einer Krankheit erforderlich wird.

Die Bestimmung des Blutalkohols für die Polizei ist nicht nach dieser Leistung, sondern nach Nrn. 32262 (ADH Methode) oder 32148 (in der Atemluft) abrechenbar.

Die Angabe der Substanz(en) oder Substanzgruppe ist zwingend.

Quantitative chromatographische Bestimmung(en) einer oder mehrerer Substanz(en), ggf. einschl. qualitativem chromatographischem Nachweis, gilt für die Gebührenoerdnungspositionen 32300 bis 32313

Abrechnungsbestimmung je Untersuchungsgang

32300 Katecholamine und/oder Metabolite 27,00

GOÄ entsprechend oder ähnlich: Nr. 4072*

Kompendium KBV: Chromatographische Techniken ermöglichen die simultane Untersuchung von mehreren Substanzen in einer Probe. GOP 32300 bis 32313 beinhalten Leistungen zum Nachweis oder zur Bestimmung aller in einem Untersuchungsgang erfassbaren Substanzen. Eine mehrfache Abrechnung der zutreffenden GOP für die einzelnen Substanzen ist demnach nicht zulässig.[1]

Werden allerdings mehrere, voneinander unterscheidbare Untersuchungsgänge durchgeführt, ist jeder Untersuchungsgang für sich berechnungsfähig.[1]

Zu den Katecholaminen zählen Adrenalin, Noradrenalin und Dopamin, deren Ausscheidung im Urin in einem Untersuchungsgang gleichzeitig bestimmt werden kann. Daher ist die GOP 32300 für alle drei Parameter nur einmalig berechnungsfähig.

Werden die Katecholamine und Metabolite in getrennten Untersuchungsgängen bestimmt, kann jeder Untersuchungsgang einzeln berechnet werden.

[1] nach Kölner Kommentar zum EBM, Stand 01.01.2012

Kommentar: Unter dieser Leistungsziffer sind nach Wezel/Liebold auch die Bestimmungen von z. B. Adrenalin, Dopamin, Homovanillinsäure (HVS), M und Vanillinmandelsäure (VMS) abrechenbar.

32301 Serotonin und/oder Metabolite 13,30

GOÄ entsprechend oder ähnlich: Nr. 4075*

Kompendium KBV: Siehe auch Nr. 32300.

Werden allerdings mehrere, voneinander unterscheidbare Untersuchungsgänge durchgeführt, ist jeder Untersuchungsgang für sich berechnungsfähig.[1]

Werden Serotonin und Metabolite, wie z. B. der Serotoninmetabolit 5-Hydroxy-Indolessigsäure (5-HIES), in getrennten Untersuchungsgängen bestimmt, können die einzelnen Untersuchungsgänge getrennt berechnet werden.

[1] nach Kölner Kommentar zum EBM, Stand 01.01.2012

Kommentar: Mit dieser Nr. kann auch die 5-Hydroxy-Indolessigsäure abgerechnet werden.

32302 **Porphyrine** **15,40**

GOÄ entsprechend oder ähnlich: Nr. 4121*

Kompendium KBV: Siehe Nr. 32301.

32303 **Porphobilinogen** **23,40**

GOÄ entsprechend oder ähnlich: Nrn. 4123, 4124*

Kompendium KBV: Siehe Nr. 32301.

32304 **Delta-Amino-Lävulinsäure** **24,50**

GOÄ entsprechend oder ähnlich: Nr. 3789*

Kompendium KBV: Siehe Nr. 32301.

32305 **Arzneimittel (chromatographisch oder mit sonstigen Verfahren)** **17,30**

Unter Angabe der Substanz(en) oder Substanzgruppe(n)

Abrechnungsbestimmung je Untersuchungsgang

GOÄ entsprechend oder ähnlich: Nrn. 4153* ff., 4199* ff.

Kompendium KBV: Siehe Nr. 32301.

Kommentar: Werden quantitative Arzneimittel-Bestimmungen mittels Immunoassay durchgeführt, stehen hierzu die Nrn. 32340 – 32346 zur Verfügung.

32306 **Vitamine** **22,30**

Unter Angabe der Substanz(en) oder Substanzgruppe(n)

Abrechnungsbestimmung je Untersuchungsgang

GOÄ entsprechend oder ähnlich: Nrn. 4138* ff., 4141* – 4147*

Kompendium KBV: Siehe auch Nr. 32301.

Bei Abrechnung der GOP 32306 ist die Angabe der Substanz(en) oder Substanzgruppe(n) (Feldkennung 5002) obligat.

Vitaminbestimmungen im Rahmen von Untersuchungen auf oxidativen Stress bzw. Schadstoffbelastung sind nach derzeitigem Kenntnisstand keine GKV-Leistungen.

[1] nach Kölner Kommentar zum EBM, Stand 01.01.2012

32307 **Drogen** **17,70**

Unter Angabe der Substanz(en) oder Substanzgruppe(n)

Abrechnungsbestimmung je Untersuchungsgang

GOÄ entsprechend oder ähnlich: Nr. 4200* ff.

Kompendium KBV: Siehe auch Nr. 32301.

Bei Abrechnung der GOP 32307 ist die Angabe der Substanz(en) oder Substanzgruppe(n) (Feldkennung 5002) obligat.

[1] nach Kölner Kommentar zum EBM, Stand 01.01.2012

Kommentar: Werden quantitative Drogen-Bestimmungen mittels Immunoassay durchgeführt, stehen die Nrn. 32330 – 32337 zur Verfügung.

32308 **Pyridinolin und/oder Desoxypyridinolin** **28,40**

GOÄ entsprechend oder ähnlich: Nr. 4202*

Kompendium KBV: Siehe auch Nr. 32301.

EBM-Nr. | Euro

32309 Phenylalanin **18,70**
GOÄ entsprechend oder ähnlich: Nrn. 3737*, 3738*
Kompendium KBV: Siehe auch Nr. 32301.

32310 Aminosäuren **22,00**
GOÄ entsprechend oder ähnlich: Nrn. 3737*, 3738*
Kompendium KBV: Siehe auch Nr. 32301.

32311 Exogene Gifte **28,70**
Unter Angabe der Substanz(en) oder Substanzgruppe(n)
Abrechnungsbestimmung je Untersuchungsgang
GOÄ entsprechend oder ähnlich: Nrn. 4209* bis 4213*
Kompendium KBV: Siehe auch Nr. 32301.

Bei Abrechnung der GOP 32311 ist die Angabe der Substanz(en) oder Substanzgruppe(n) (Feldkennung 5002) obligat.

Umweltmedizinische Diagnostik ist nach derzeitiger Einschätzung nur dann zulasten der GKV berechnungsfähig, wenn ein dringender Verdacht auf eine Intoxikation vorliegt und eine Quelle für die Belastung bekannt ist, oder zumindest konkret in Verdacht steht, bzw. wenn bei exponierten Patienten Krankheitssymptome vorliegen. Ein ungezieltes „Screening" bei Befindlichkeitsstörungen gehört nicht zum Leistungsspektrum der GKV.

[1] nach Kölner Kommentar zum EBM, Stand 01.01.2012

32312 Hämoglobine (außer glykierte Hämoglobine nach Nr. 32094) **11,80**
Abrechnungsausschluss in derselben Sitzung 32468
GOÄ entsprechend oder ähnlich: Nrn. 3689*, 3690*, 3691, 3692*
Kompendium KBV: Siehe auch Nr. 32301.

Die GOP 32312 steht für die Abrechnung der chromatographischen Methode. Die Wahl der Methode, chromatographisch oder die aufwendigere elektrophoretische Auftrennung nach GOP 32468 ist freigestellt. Es ist aber nur eine der beiden Leistungen berechnungsfähig.

Glykierte Hämoglobine (HbA1, HbA1c) sind unabhängig von der Methode ausschließlich mit der GOP 32094 berechnungsfähig.(*)

(*) nach Kölner Kommentar zum EBM, Stand 01.01.2012

32313 Ähnliche Untersuchungen unter Angabe der Substanz(en) oder Substanzgruppe **20,90**
Anmerkung Die Berechnung der Gebührenordnungsposition 32313 setzt die Begründung der medizinischen Notwendigkeit der jeweiligen Untersuchung im Einzelfall voraus. Abweichend davon kann die Begründung der medizinischen Notwendigkeit der jeweiligen Untersuchung im Einzelfall entfallen bei: organische Säuren, Methanol.
GOÄ entsprechend oder ähnlich: Nrn. 4202*, 4208*
Kompendium KBV: Siehe auch Nr. 32301.

Die Angabe der Substanz(en) oder Substanzgruppe (Feldkennung 5002) ist obligat. Die Berechnung der GOP 32313 setzt die Begründung der medizinischen Notwendigkeit der jeweiligen Untersuchung im Einzelfall voraus. Abweichend davon kann die Begründung der medizinischen Notwendigkeit der jeweiligen Untersuchung im Einzelfall entfallen bei: organische Säuren, Methanol.

Auf die gesonderte Begründung zur betreffenden GOP in Feldkennung 5009 kann verzichtet werden, wenn ein von der Begründungspflicht ausgenommenes Untersuchungsverfahren angewandt wurde oder sich bereits aus der in der Abrechnung angegebenen Diagnose die Notwendigkeit der Untersuchung im Einzelfall ergibt.

Kommentar: **Wezel/Liebold** führt in seiner Kommentierung aus, dass nach den EBM Nrn. 32294 (qualitativer Nachweis) bzw. 32313 (quantitativer Nachweis, ggf. einschl. qualitativer Nachweis) die chromatographischen Nachweise und Bestimmungen der nachfolgenden Substanzen berechnungsfähig sind:

- Ätiocholanolon
- Androsterin
- Dehydroepiandrosteron
- Desoxycortisteron
- Histamin
- Hippursäure
- 17-Ketosteroid-Fraktionierung
- Lipide
- LS-Ratio-(Quotient)Test (Lecithin: Sphinomyelin)
- Mucoproteine
- Propylvaleriansäure
- auch Blutalkohol, sofern ein Nachweis im Rahmen der Behandlung einer Krankheit erforderlich wird.

Die Bestimmung des Blutalkohols für die Polizei ist nicht nach dieser Leistung sondern nach Nrn. 32262 (ADH Methode) oder 32148 (in der Atemluft) abrechenbar.

Die Angabe der Substanz(en) oder Substanzgruppe ist zwingend.

32314 **Bestimmung von Substanzen mittels DC, GC und/oder HPLC und anschließender Massenspektrometrie und EDV-Auswertung,** **51,90**

Abrechnungsbestimmung je Körpermaterial unter Angabe der Art der Untersuchung

GOÄ entsprechend oder ähnlich: Nrn. 4078* + Zuschlag Nr. 4079*, 4210*

Kompendium KBV: Die Verknüpfung „und/oder“ bedeutet, dass die GOP 32314 nur einmal je Körpermaterial berechnungsfähig ist, unabhängig davon, wie viele der genannten chromatographischen Verfahren bei der betreffenden Untersuchung notwendig sind.(*)

Die Angabe der Art der Untersuchung ist obligat.

Diese Untersuchung ist nur berechnungsfähig, wenn eine Massenspektrometrie durchgeführt wird.

(*) nach Kölner Kommentar zum EBM, Stand 01.01.2012

Kommentar: Unabhängig davon, wie viele der genannten Verfahren bei der betreffenden Untersuchung notwendig sind, kann die Leistung nach Nr. 32314 je Körpermaterial nur einmal abgerechnet werden.

32315 **Analytische Auswertung einer oder mehrerer Atemproben eines 13C-Harnstoff-Atemtests nach der Nr. 02400, ggf. einschl. Probenvorbereitung (z.B. chromatographisch), insgesamt** **12,00**

Abrechnungsausschluss in derselben Sitzung 32706

GOÄ entsprechend oder ähnlich: Analoger Ansatz der Nr. 3783* analog

32316 **Vollständige chemische Analyse zur Differenzierung eines Steins** **10,30**

Abrechnungsausschluss in derselben Sitzung 32317

GOÄ entsprechend oder ähnlich: Nr. 3672*

Kompendium KBV: Neben dieser Leistung ist die Untersuchung nach GOP 32317 nicht berechnungsfähig.

32317 **Analyse zur Differenzierung eines Steins in seinen verschiedenen Schichtungen mittels Infrarot-Spektrographie** **20,30**

Abrechnungsausschluss in derselben Sitzung 32316

GOÄ entsprechend oder ähnlich: Nr. 3672*

Kompendium KBV: Neben dieser Leistung ist die Untersuchung nach GOP 32316 nicht berechnungsfähig.

32318 **Quantitative Bestimmung von Homocystein** **15,00**

GOÄ entsprechend oder ähnlich: Nr. 3737*

Kompendium KBV: Die Homocysteinbestimmung war in der Vergangenheit nur berechnungsfähig, wenn sie mittels Hochleistungsflüssigkeitschromatographie (HPLC) durchgeführt wurde. Dieser

Methodenbezug wurde aufgehoben, sodass mit dieser GOP auch die Bestimmung von Homocystein mittels Immunoassay berechnungsfähig ist.

Quantitative Bestimmung der freien Schilddrüsenhormone, gilt für die Gebührenordnungspositionen 32320 bis 32321

Abrechnungsbestimmung je Untersuchung

32320 **Freies Thyroxin (fT4)** **3,70**

GOÄ entsprechend oder ähnlich: Nr. 4023.H4*

Kompendium KBV: Die Bestimmung der Gesamthormone T3 und T4 wurde zum Quartal 3/2007 in den Anhang IV der nicht oder nicht mehr berechnungsfähigen Leistungen des EBM übernommen.

TSH gilt als der wichtigste Laborwert bei der Diagnostik von Schilddrüsenerkrankungen und bei der Beurteilung der Schilddrüsenhormon-Stoffwechsellage unter Therapie sowie vor diagnostischen Eingriffen mit jodhaltigen Kontrastmitteln. Im Regelfall wird bei Patienten ohne schwere Allgemeinerkrankung bei Verdacht auf Schilddrüsenerkrankung primär das TSH bestimmt und abhängig vom Resultat der ggf. weitere diagnostische Ablauf bestimmt.

32321 **Freies Trijodthyronin (fT3)** **3,70**

GOÄ entsprechend oder ähnlich: Nr. 4022.H4*

Kompendium KBV: Siehe Nr. 32320.

Quantitative Bestimmung, gilt für die Gebührenordnungspositionen 32323 bis 32325

Abrechnungsbestimmung je Untersuchung

Anmerkung Die Gebührenordnungspositionen 32324, 32350, 32351, 32352, 32390 bis 32398, 32400, 32405 und 32420 sind nebeneinander insgesamt bis zu zweimal berechnungsfähig.

32323 **Digoxin** **6,30**

GOÄ entsprechend oder ähnlich: Nr. 4162*

32324 **Carcinoembryonales Antigen (CEA)** **3,80**

GOÄ entsprechend oder ähnlich: Nr. 3905.H3*

32325 **Ferritin** **4,20**

GOÄ entsprechend oder ähnlich: Nr. 3742*

Quantitative Bestimmung von Drogen mittels Immunoassay, gilt für die Gebührenordnungspositionen 32330 bis 32337

Abrechnungsbestimmung je Untersuchung

Anmerkung Der Höchstwert für die Untersuchungen der Gebührenordnungspositionen 32330 bis 32337 beträgt 24,10 Euro.

Kommentar: Die Angabe der Art der Untersuchung ist zwingend. Nach den Nrn. 32330 bis 32337 sind die quantitativen immunologischen Drogenbestimmungen abzurechnen. Das qualitative Drogenscreening ist methodenabhängig nach den Nrn. 32140 bis 32147 oder 32292 und die quantitative chromatographische Bestimmung nach Nr. 32307 berechnungsfähig.

Der Höchstwert der Nrn. 32330 bis 32337 beträgt 24,10 Euro.

32330 **Amphetamine** **7,70**

GOÄ entsprechend oder ähnlich: Nr. 4151*

32331 **Barbiturate** **8,80**

GOÄ entsprechend oder ähnlich: Nr. 4153*

32332 **Benzodiazepine** **7,10**

GOÄ entsprechend oder ähnlich: Nr. 4154*

EBM-Nr. | Euro

32333 Cannabinoide **7,50**
GOÄ entsprechend oder ähnlich: Nr. 4155*

32334 Kokain **7,70**
GOÄ entsprechend oder ähnlich: Nr. 4158*

32335 Methadon **8,90**
GOÄ entsprechend oder ähnlich: Nr. 4168*

32336 Opiate **7,50**
GOÄ entsprechend oder ähnlich: Nr. 4172*

32337 Ähnliche Untersuchungen unter Angabe der Art der Untersuchung **9,50**

Anmerkung Der Höchstwert für die Untersuchungen der Gebührenordnungspositionen 32330 bis 32337 beträgt 24,10 Euro.
Die Berechnung der Gebührenordnungsposition 32337 setzt die Begründung der medizinischen Notwendigkeit der jeweiligen Untersuchung im Einzelfall voraus.

GOÄ entsprechend oder ähnlich: Leistung in der GOÄ nicht vorhanden

Kompendium KBV: Die Angabe der Art der Untersuchung (Feldkennung 5002) ist obligat.

Die Berechnung der GOP 32337 setzt die Begründung der medizinischen Notwendigkeit der jeweiligen Untersuchung im Einzelfall voraus.

Nach GOP 32330 bis 32337 sind die quantitativen immunologischen Drogenbestimmungen, ggf. begrenzt durch den Höchstwert, abzurechnen.

Die qualitative Bestimmung von Drogen ist methodenabhängig mit GOP 32140 bis 32147 oder 32292 und die quantitative chromatographische Bestimmung mit der GOP 32307 berechnungsfähig.(*)

(*) nach Kölner Kommentar zum EBM, Stand 01.01.2012

Kommentar: Die Angabe der Art der Untersuchung ist zwingend. Nach den Nrn. 32330 bis 32337 sind die quantitativen immunologischen Drogenbestimmungen abzurechnen. Der Höchstwert der Nrn. 32330 bis 32337 beträgt 24,10 Euro.

Quantitative Bestimmung von Arzneimitteln mittels Immunoassay, gilt für die Leistungen nach den Nrn. 32340 bis 32346

Abrechnungsbestimmung je Untersuchung

32340 Antiarrhythmika **14,90**
GOÄ entsprechend oder ähnlich: Nr. 4182*

32341 Antibiotika **17,70**
GOÄ entsprechend oder ähnlich: Nrn. 4150*, 4166*, 4180*, 4203*

32342 Antiepileptika **8,60**
GOÄ entsprechend oder ähnlich: Nrn. 4156*, 4164*, 4173*, 4175*, 4200*, 4206*

32343 Digitoxin **7,20**
GOÄ entsprechend oder ähnlich: Nr. 4161*

32344 Zytostatika, z.B. Methotrexat **23,90**
GOÄ entsprechend oder ähnlich: Nr. 4169*

32345 Theophyllin **10,70**
GOÄ entsprechend oder ähnlich: Nr. 4179*

EBM-Nr. Euro

32346 **Ähnliche Untersuchungen unter Angabe der Art der Untersuchung** **14,60**

Anmerkung Die Berechnung der Gebührenordnungsposition 32346 setzt die Begründung der medizinischen Notwendigkeit der jeweiligen Untersuchung im Einzelfall voraus.

GOÄ entsprechend oder ähnlich: Nr. 4182*

Kompendium KBV: Die Angabe der Art der Untersuchung (Feldkennung 5002) ist obligat.

Die Berechnung der GOP 32346 setzt die Begründung der medizinischen Notwendigkeit der jeweiligen Untersuchung im Einzelfall voraus.

Bei quantitativer Bestimmung von Arzneimitteln mittels trägergebundener Reagenzien und apparativer Auswertung (z. B. Reflexionsmessung) sind nicht die GOP 32340 bis 32346 berechnungsfähig. In diesem Fall ist die GOP 32055 anzusetzen.(*)

(*) nach Kölner Kommentar zum EBM, Stand 01.01.2012

Kommentar: Die Angabe der Art der Untersuchung ist zwingend. Die quantitative Bestimmung von Arzneimitteln, z. B. Theophyllin, Antiepileptika oder Herzglykosiden mittels trägergebundener Reagenzien und apparativer Auswertung (Reflexionsmessung) ist nach Nr. 32140 ff. abzurechnen.

Quantitative Bestimmung mittels Immunoassay, gilt für die Gebührenordnungspositionen 32350 bis 32361

Abrechnungsbestimmung je Untersuchung

Anmerkung Die Gebührenordnungspositionen 32324, 32350, 32351, 32352, 32390 bis 32398, 32400, 32405 und 32420 sind nebeneinander insgesamt bis zu zweimal berechnungsfähig.
Die Gebührenordnungspositionen 32350 bis 32361 sind im Rahmen eines Stimulations- oder Suppressionstestes bis zu zweimal, im Rahmen eines Tagesprofils bis zu dreimal berechnungsfähig.

32350 **Alpha-Fetoprotein (AFP)** **6,40**

Abrechnungsausschluss in derselben Sitzung 01783

GOÄ entsprechend oder ähnlich: Nr. 3743*

Kompendium KBV: Die Berechnungsfähigkeit der Leistungen nach den GOP 32350 ff. ist nur dann gegeben, wenn Immunoassays (RIA, EIA, FIA oder LIA) mit kontinuierlicher quantitativer Skala (Gradual-Verfahren) angewendet werden. Latex-Tests, Agglutinations-, Hämagglutinations- und Hämagglutinationshemmungs-Methoden oder ähnliche Verfahren erfüllen diese Anforderungen nicht und sind nicht nach diesen GOP berechnungsfähig.[1]

Diese Methoden gelten als semiquantitativ und gehören damit zu den qualitativen Bestimmungen.

Die Bestimmung von Alpha 1-Feto-Protein im Fruchtwasser oder im Serum im Rahmen der Mutterschaftsvorsorge ist nach der GOP 01783 berechnungsfähig.

[1] nach Kölner Kommentar zum EBM, Stand 01.01.2012

32351 **Prostataspezifisches Antigen (PSA) oder freies PSA** **4,80**

GOÄ entsprechend oder ähnlich: Nr. 3908.H3*

Kompendium KBV: Siehe auch Nr 32350.

Die Bestimmung des freien PSA neben dem Gesamt-PSA ist nur bei leicht erhöhten Werten des Gesamt-PSA indiziert (Graubereich zwischen 4 und 10 ng/ml).(*)

Die Bestimmung der prostataspezifischen Phosphatase (PAP) ist durch die Einführung der PSA-Bestimmung obsolet geworden und keine abrechnungsfähige Leistung mehr. Sie ist weder nach GOP 32361 noch nach einer anderen GOP für „Ähnliche Untersuchungen" berechnungsfähig.(*)

Im Rahmen der Früherkennung von Krebserkrankungen beim Mann nach GOP 01731 ist die PSA-Bestimmung nicht möglich, da sie nicht Bestandteil der Krebsfrüherkennungs-Richtlinien gemäß Abschnitt C § 25 ist.

(*) nach Kölner Kommentar zum EBM, Stand 01.01.2012

EBM-Nr. Euro

32352 **Choriongonadotropin (HCG und/oder ß-HCG)** **6,10**

GOÄ entsprechend oder ähnlich: Nr. 4053*

Kompendium KBV: Siehe auch Nr. 32353.

Mit dieser GOP kann nur die quantitative Bestimmung von HCG oder von β-HCG berechnet werden. Hierunter fällt nicht der qualitative Nachweis oder die semiquantitative Bestimmung von HCG oder von β-HCG im Urin (Schwangerschaftsnachweis nach GOP 32132).

(*) nach Kölner Kommentar zum EBM, Stand 01.01.2012

32353 **Follitropin (FSH)** **4,50**

GOÄ entsprechend oder ähnlich: Nr. 4021*

Kompendium KBV: Die Berechnungsfähigkeit der Leistungen nach den GOP 32350 ff. ist nur dann gegeben, wenn Immunoassays (RIA, EIA, FIA oder LIA) mit kontinuierlicher quantitativer Skala (Gradual-Verfahren) angewendet werden. Latex-Tests, Agglutinations-, Hämagglutinations- und Hämagglutinationshemmungs-Methoden oder ähnliche Verfahren erfüllen diese Anforderungen nicht und sind nicht nach diesen GOP berechnungsfähig.[1]

Diese Methoden gelten als semiquantitativ und gehören damit zu den qualitativen Bestimmungen.

(*) nach Kölner Kommentar zum EBM, Stand 01.01.2012

32354 **Lutropin (LH)** **4,90**

GOÄ entsprechend oder ähnlich: Nr. 4026*

Kompendium KBV: Siehe auch Nr. 32353.

32355 **Prolaktin** **4,60**

GOÄ entsprechend oder ähnlich: Nr. 4041*

Kompendium KBV: Siehe auch Nr. 32353.

32356 **Östradiol** **4,60**

GOÄ entsprechend oder ähnlich: Nr. 4040*

Kompendium KBV: Siehe auch Nr. 32353.

32357 **Progesteron** **3,80**

GOÄ entsprechend oder ähnlich: Nr. 4040*

Kompendium KBV: Siehe auch Nr. 32353.

32358 **Testosteron und/oder freies Testosteron** **5,00**

GOÄ entsprechend oder ähnlich: Nr. 4042*

Kompendium KBV: Siehe auch Nr. 32353.

Die „und/oder"-Verknüpfung schreibt zwingend vor, dass gesamtes und freies Testosteron nur einmal berechnungsfähig ist.

32359 **Insulin** **6,40**

GOÄ entsprechend oder ähnlich: Nr. 4025*

Kompendium KBV: Siehe auch Nr. 32353.

32360 **Sexualhormonbindendes Globulin (SHBG)** **11,90**

GOÄ entsprechend oder ähnlich: Nr. 3765*

Kompendium KBV: Siehe auch Nr. 32353.

32361 **Ähnliche Untersuchungen unter Angabe der Art der Untersuchung** **8,10**

Anmerkung Die Berechnung der Gebührenordnungsposition 32361 setzt die Begründung der medizinischen Notwendigkeit der jeweiligen Untersuchung im Einzelfall voraus.

Abweichend davon kann die Begründung der medizinischen Notwendigkeit der jeweiligen Untersuchung im Einzelfall entfallen bei: Anti-Müller-Hormon.

GOÄ entsprechend oder ähnlich: Nrn. 4033* (ggf. einschl. Doppelbestimmung u. aktuelle Bezugskurve), 4044* (einschl. Doppelbestimmung u. aktuelle Bezugskurve)

Kompendium KBV: Siehe auch Nr. 32353.

Die Angabe der Art der Untersuchung (Feldkennung 5002) ist obligat.Die Berechnung der GOP 32361 setzt die Begründung der medizinischen Notwendigkeit der jeweiligen Untersuchung im Einzelfall voraus. Abweichend davon kann die Begründung der medizinischen Notwendigkeit der jeweiligen Untersuchung im Einzelfall entfallen bei: Anti-Müller-Hormon.(*)

Auf die gesonderte Begründung zur betreffenden GOP in Feldkennung 5009 kann verzichtet werden, wenn ein von der Begründungspflicht ausgenommenes Untersuchungsverfahren angewandt wurde oder sich bereits aus der in der Abrechnung angegebenen Diagnose die Notwendigkeit der Untersuchung im Einzelfall ergibt.

(*) nach Kölner Kommentar zum EBM, Stand 01.01.2012

Quantitative Bestimmung mittels Immunoassay, gilt für die Gebührenordnungspositionen 32365 bis 32381

Abrechnungsbestimmung je Untersuchung

Anmerkung Die Gebührenordnungspositionen 32365 bis 32380, 32385 bis 32398, 32400 bis 32404 und 32410 bis 32415 sind im Rahmen eines Stimulations- oder Suppressionstestes bis zu fünfmal, im Rahmen eines Tagesprofils bis zu dreimal berechnungsfähig.

32365 **C-Peptid** **14,70**

GOÄ entsprechend oder ähnlich: Nr. 4046*

32366 **Gastrin** **11,70**

GOÄ entsprechend oder ähnlich: Nr. 4051*

32367 **Cortisol** **6,20**

GOÄ entsprechend oder ähnlich: Nr. 4020*

32368 **17-Hydroxy-Progesteron** **9,40**

GOÄ entsprechend oder ähnlich: Nr. 4035*

32369 **Dehydroepiandrosteron (DHEA) und/oder -sulfat (DHEA-S)** **6,90**

GOÄ entsprechend oder ähnlich: Nr. 4038*

Kompendium KBV: Die „und/oder"-Verknüpfung schreibt vor, dass DHEA und DHEA-S nur einmal berechnungsfähig sind.

32370 **Wachstumshormon (HGH), Somatotropin (STH)** **10,20**

GOÄ entsprechend oder ähnlich: Nr. 4043*

32371 **Insulin-like growth factor I (IGF-I) bzw. Somatomedin C (SM-C) und/oder IGF-I bindendes Protein 3 (IGFBP-3)** **33,70**

GOÄ entsprechend oder ähnlich: Nr. 4060*

Kompendium KBV: Die „und/oder"-Verknüpfung schreibt vor, dass IGF I und IGFBP 3 nur einmal berechnungsfähig sind.

Qualitative oder semiquantitative Einschritt-Immunoassay- Testverfahren, welche mit Hilfe von monoklonalen Antikörpern IGFBP-1 Proteine aus gynäkologischen Abstrichen oder aus Vaginalflüssigkeit mittels visuell abzulesender Farbreaktion nachweisen, sind nicht mit GOP 32371 berechnungsfähig.

EBM-Nr. Euro

32372 **Folsäure** **5,40**
GOÄ entsprechend oder ähnlich: Nr. 4140*

32373 **Vitamin B 12** **4,20**
GOÄ entsprechend oder ähnlich: Nr. 4140*

32374 **Cyclosporin** **29,60**
GOÄ entsprechend oder ähnlich: Nr. 4185*

32375 **Trypsin** **24,60**
GOÄ entsprechend oder ähnlich: Nr. 3796*

32376 **ß2-Mikroglobulin** **10,90**
Abrechnungsausschluss im Behandlungsfall 32824
GOÄ entsprechend oder ähnlich: Nr. 3754*

32377 **Pankreas-Elastase** **22,50**
GOÄ entsprechend oder ähnlich: Nr. 4062*
Kompendium KBV: Nach GOP 32377 ist nur die Pankreas-Elastase, nicht aber die Granulozyten-(PMN-) Elastase (GOP 32453) berechnungsfähig.(*)
(*) nach Kölner Kommentar zum EBM, Stand 01.01.2012

32378 **Neopterin** **18,50**
Abrechnungsausschluss im Behandlungsfall 32824
GOÄ entsprechend oder ähnlich: Leistung in der GOÄ nicht vorhanden, ggf. analoger Ansatz der Nr. 3900

32379 **Tacrolimus (FK 506)** **31,90**
GOÄ entsprechend oder ähnlich: Leistung in der GOÄ nicht vorhanden, ggf. analoger Ansatz der Nr. 4185*

32380 **Eosinophiles kationisches Protein (ECP)** **21,60**
GOÄ entsprechend oder ähnlich: Analoger Ansatz der Nr. 3743*

32381 **Ähnliche Untersuchungen unter Angabe der Art der Untersuchung** **15,90**
Abrechnungsbestimmung je Untersuchung
Anmerkung Die Berechnung der Gebührenordnungsposition 32381 setzt die Begründung der medizinischen Notwendigkeit der jeweiligen Untersuchung im Einzelfall voraus. Abweichend davon kann die Begründung der medizinischen Notwendigkeit der jeweiligen Untersuchung im Einzelfall entfallen bei: Interleukin 2 Rezeptor, Calprotectin und/oder Lactoferrin im Stuhl, Everolimus, Sirolimus und Mycophenolat.
GOÄ entsprechend oder ähnlich: Leistung in der GOÄ nicht vorhanden
Kompendium KBV: Die Angabe der Art der Untersuchung (Feldkennung 5002) ist obligat.
Die Berechnung der GOP 32381 setzt die Begründung der medizinischen Notwendigkeit der jeweiligen Untersuchung im Einzelfall voraus. Abweichend davon kann die Begründung der medizinischen Notwendigkeit der jeweiligen Untersuchung im Einzelfall entfallen bei: Interleukin 2 Rezeptor, Calprotectin und/oder Lactoferrin im Stuhl, Everolimus, Sirolimus und Mycophenolat.
Die „und/oder"-Verknüpfung bei „Calprotectin und/oder Lactoferrin im Stuhl" bedeutet, dass die Leistung nur einmal berechnungsfähig ist, unabhängig davon ob beide durch „und/oder" verbundenen Leistungen erbracht wurden oder nur eine davon.

Quantitative Bestimmung mittels Immunoassay, gilt für die Leistungen nach den Nrn. 32385 bis 32405

Abrechnungsbestimmung je Untersuchung

Anmerkung Die Gebührenordnungspositionen 32324, 32350, 32351, 32352, 32390 bis 32398, 32400 und 32420 sind nebeneinander insgesamt bis zu zweimal berechnungsfähig. Davon abweichend sind die Gebührenordnungspositionen 32391 und 32398 nicht nebeneinander berechnungsfähig.
Die Gebührenordnungspositionen 32365 bis 32380, 32385 bis 32398, 32400 bis 32405 und 32410 bis 32415 sind im Rahmen eines Stimulations- oder Suppressionstestes bis zu fünfmal, im Rahmen eines Tagesprofils bis zu dreimal berechnungsfähig.

32385 Aldosteron **11,70**
GOÄ entsprechend oder ähnlich: Nr. 4045*

32386 Renin **31,30**
GOÄ entsprechend oder ähnlich: Nr. 4058*

32387 Androstendion **12,80**
GOÄ entsprechend oder ähnlich: Nr. 4036*

32388 Corticosteron **53,70**
GOÄ entsprechend oder ähnlich: Nrn. 4033*, 4044*

32389 11-Desoxycortisol **22,10**
GOÄ entsprechend oder ähnlich: Nr. 4062*

32390 CA 125 **10,60**
GOÄ entsprechend oder ähnlich: Nr. 3900.H3*

32391 CA 15–3 **8,70**
GOÄ entsprechend oder ähnlich: Nr. 3901.H3*

32392 CA 19–9 **9,20**
GOÄ entsprechend oder ähnlich: Nr. 3902.H3*

32393 CA 50 **29,20**
GOÄ entsprechend oder ähnlich: Nr. 3903.H3*

32394 CA 72-4 (TAG 72) **22,70**
GOÄ entsprechend oder ähnlich: Nr. 3904.H3*

32395 Neuronenspezifische Enolase (NSE) **15,50**
GOÄ entsprechend oder ähnlich: Nr. 3907.H3*

32396 Squamous cell carcinoma Antigen (SCC) **15,90**
GOÄ entsprechend oder ähnlich: Nr. 3909.H3*

32397 Tissue Polypeptide Antigen (TPA, TPS) **24,40**
GOÄ entsprechend oder ähnlich: Nr. 3911.H3*

32398 Mucin-like cancer associated antigen (MCA) **33,20**
GOÄ entsprechend oder ähnlich: Analog Nr. 3909.H3*

EBM-Nr. Euro

32400 **Cytokeratin-19-Fragmente (CYFRA 21-1)** **24,20**
GOÄ entsprechend oder ähnlich: Nr. 3906.H3*

32401 **Dihydrotestosteron** **16,10**
GOÄ entsprechend oder ähnlich: Nr. 4062*

32402 **Erythropoetin** **25,10**
GOÄ entsprechend oder ähnlich: Nr. 4050*

32403 **Pyridinolin, Desoxypyridinolin und/oder Typ I-Kollagen-Telopeptide** **18,90**
GOÄ entsprechend oder ähnlich: Nr. 4044*

32404 **Knochen-AP (Isoenzym der Alkalischen Phosphatase) und/oder Typ I-Prokollagen-Propeptide** **20,50**
GOÄ entsprechend oder ähnlich: Nr. 3785*

32405 **Ähnliche Untersuchungen unter Angabe der Art der Untersuchung** **22,80**

Anmerkung Die Berechnung der Gebührenordnungsposition 32405 setzt die Begründung der medizinischen Notwendigkeit der jeweiligen Untersuchung im Einzelfall voraus.

Kompendium KBV: Die Angabe der Art der Untersuchung (Feldkennung 5002) ist obligat.

Die Berechnung der GOP 32405 setzt die Begründung der medizinischen Notwendigkeit der jeweiligen Untersuchung im Einzelfall voraus. Abweichend davon kann die Begründung der medizinischen Notwendigkeit der jeweiligen Untersuchung im Einzelfall entfallen bei: Chromogranin A, Tryptase, Thymidinkinase, S-100, 11-Desoxycorticosteron und Parathormon-related Peptide.

Bei der Anmerkung „nebeneinander bis zu zweimal" für die aufgeführten Tumormarker ist wegen der unterschiedlichen Euro-Bewertungen der einzelnen Parameter nicht die Höhe der Vergütung, sondern die berechnungsfähige Anzahl der Parameter begrenzt.(*)

Im Zusammenhang mit einer Screeninguntersuchung dürfen Tumormarker nicht verwendet werden, da gemäß Absatz 12 der Allgemeinen Bestimmungen des EBM-Abschnittes 32.2 die Bestimmung von Tumormarkern im Zusammenhang mit Früherkennungsuntersuchungen (Screening-Untersuchungen) im Rahmen der Sekundärprävention nicht Bestandteil des GKV-Leistungskataloges sind und aus diesem Grunde als vertragsärztliche Leistung gemäß GOP aus Kapitel 32 nicht berechnungsfähig. Sollte eine entsprechende Anforderung an ein Labor durch einen Vertragsarzt vorliegen, so ist unbedingt durch den Laborarzt Rücksprache mit dem anfordernden Vertragsarzt zu halten.

Funktionsprüfungen werden vor allem als Stimulations- und Suppressionstests durchgeführt. Sie dienen insbesondere zur Prüfung der Funktion hormonbildender Organe. Die im Rahmen von Funktionsprüfungen erfolgenden mehrfachen Blutentnahmen und i. v.-Applikationen von Testsubstanzen sind in den Ordinations- und Konsultationsgebühren enthalten und nicht gesondert berechnungsfähig.(*)

(*) nach Kölner Kommentar zum EBM, Stand 01.01.2012

Quantitative Bestimmung mittels Immunoassay, gilt für die Gebührenordnungspositionen 32410 bis 32416

Abrechnungsbestimmung je Untersuchung

Anmerkung Die Gebührenordnungspositionen 32365 bis 32380, 32385 bis 32398, 32400 bis 32404 und 32410 bis 32416 sind im Rahmen eines Stimulations- oder Suppressionstestes bis zu fünfmal, im Rahmen eines Tagesprofils bis zu dreimal berechnungsfähig.

32410 **Calcitonin** **14,90**
GOÄ entsprechend oder ähnlich: Nr. 4047*

32411 **Intaktes Parathormon** **14,80**

EBM-Nr. Euro

GOÄ entsprechend oder ähnlich: Nr. 4056*

32412 **Corticotropin (ACTH)** **14,50**

GOÄ entsprechend oder ähnlich: Nr. 4049*

32413 **25-Hydroxy-Cholecalciferol (Vitamin D)** **18,40**

GOÄ entsprechend oder ähnlich: Nr. 4138*

32414 **Osteocalcin** **23,90**

GOÄ entsprechend oder ähnlich: Nr. 4054*

32415 **Antidiuretisches Hormon (ADH, Vasopressin)** **24,00**

GOÄ entsprechend oder ähnlich: Nr. 4061*

32416 **Ähnliche Untersuchungen unter Angabe der Art der Untersuchung** **24,90**

Anmerkung Die Berechnung der Gebührenordnungsposition 32416 setzt die Begründung der medizinischen Notwendigkeit der jeweiligen Untersuchung im Einzelfall voraus. Abweichend davon kann die Begründung der medizinischen Notwendigkeit der jeweiligen Untersuchung im Einzelfall entfallen bei: Androstandiol-Glucuronid.

GOÄ entsprechend oder ähnlich: Nr. 4062*

Kompendium KBV: Die Angabe der Art der Untersuchung (Feldkennung 5002) ist obligat.

Die Berechnung der GOP 32416 setzt die Begründung der medizinischen Notwendigkeit der jeweiligen Untersuchung im Einzelfall voraus. Abweichend davon kann die Begründung der medizinischen Notwendigkeit der jeweiligen Untersuchung im Einzelfall entfallen bei: Androstandiol-Glucuronid.

Auf die gesonderte Begründung zur betreffenden GOP in Feldkennung 5009 kann verzichtet werden, wenn ein von der Begründungspflicht ausgenommenes Untersuchungsverfahren angewandt wurde oder sich bereits aus der in der Abrechnung angegebenen Diagnose die Notwendigkeit der Untersuchung im Einzelfall ergibt. Mit dieser GOP kann auch die quantitative Bestimmung von Troponin I oder Troponin T berechnet werden.

Kommentar: Ähnliche Untersuchungen, die nach Nr. 32416 Berechnung finden:

- cAMP
- Desoxycorticosteron (DOC)
- Glukagon
- Toponin quantitativ – für den Schnelltest Troponin I oder Troponin II EBM Nr. 32150 berechnen.

Die Angabe der Art der Untersuchung ist zwingend.

Quantitative Bestimmung mittels Immunoassay, gilt für die Gebührenordnungspositionen 32420 bis 32421

Abrechnungsbestimmung je Untersuchung

32420 **Thyreoglobulin, einschl. Bestätigungstest** **17,40**

GOÄ entsprechend oder ähnlich: Nrn. 3825.H2*, 3852*, 3885*

Kompendium KBV: Im Patientenserum vorkommende Thyreoglobulin-Autoantikörper können das Messergebnis verfälschen. Erforderliche zusätzliche Testschritte (Wiederfindungstests) sind aber obligatorischer Bestandteil der Untersuchung nach GOP 32420 und sind nicht gesondert berechnungsfähig.(*)

(*) nach Kölner Kommentar zum EBM, Stand 01.01.2012

Kommentar: Die Nrn. 32324, 32350, 32351, 32352, 32390 bis 32398, 32400, 32405 und 32420 sind nebeneinander insgesamt bis zu 2x berechnungsfähig. Da die Bewertung unterschiedlich ist, sollten, wenn mehr als 2 Parameter bestimmt werden, die mit der höheren Bewertung abgerechnet werden.

EBM-Nr. Euro

32421 1,25 Dihydroxy-Cholecalciferol (Vitamin D3) **33,80**

GOÄ entsprechend oder ähnlich: Nr. 4139*

32.3.5 Immunologische Untersuchungen

32426 Quantitative Bestimmung von Gesamt-IgE **4,60**

Anmerkung Der Höchstwert für die Untersuchungen der Gebührenordnungspositionen 32426 und 32427 beträgt im Behandlungsfall 65,00 Euro.
Der Höchstwert für die Untersuchungen der Gebührenordnungspositionen 32426 und 32427 beträgt in begründeten Einzelfällen bei Säuglingen, Kleinkindern und Kindern bis zum vollendeten 6. Lebensjahr im Behandlungsfall 111,00 Euro.

Abrechnungsausschluss in derselben Sitzung 32429

GOÄ entsprechend oder ähnlich: Nr. 3572*

Kompendium KBV: Bei Säuglingen, Kleinkindern und Kindern bis zum vollendeten 6. Lebensjahr sind die immunologischen Untersuchungen nach GOP 32426 und 32427 in begründeten Einzelfällen im Behandlungsfall bis zu einem Höchstwert von 111,00 € berechnungsfähig.

Der Höchstwert von 65,00 € bleibt für die sonstigen Fälle.

Beide Höchstwerte für die Untersuchungen nach den GOP 32426 und 32427 gelten im Behandlungsfall.

Nach den Beschlüssen in der 88. Sitzung der Partner des Bundesmantelvertrages sowie in der 228. Sitzung der Arbeitsgemeinschaft Ärzte/Ersatzkassen (schriftliche Beschlussfassung) am 10. September 2007 setzt die Erbringung und/oder Auftragserteilung zur Durchführung von Laborleistungen nach GOP 32426 und 32427 grundsätzlich das Vorliegen der Ergebnisse voran gegangener Haut- und/oder Provokationstests voraus, ausgenommen bei Kindern bis zum vollendeten 6. Lebensjahr.

32427 Untersuchung auf allergenspezifische Immunglobuline in Einzelansätzen (Allergene oder Allergengemische), **7,10**

Abrechnungsbestimmung je Ansatz

Anmerkung Der Höchstwert für die Untersuchungen der Gebührenordnungspositionen 32426 und 32427 beträgt im Behandlungsfall 65,00 Euro.
Der Höchstwert für die Untersuchungen der Gebührenordnungspositionen 32426 und 32427 beträgt in begründeten Einzelfällen bei Säuglingen, Kleinkindern und Kindern bis zum vollendeten 6. Lebensjahr im Behandlungsfall 111,00 Euro.

Abrechnungsausschluss in derselben Sitzung 32429

GOÄ entsprechend oder ähnlich: Nr. 3891*

Kompendium KBV: Nach GOP 32427 können nur Verfahren berechnet werden, bei denen jedes Allergen oder Allergengemisch für sich in einem separaten Untersuchungsgang zusammen mit dem Patientenserum getestet wird.

Bei Säuglingen, Kleinkindern und Kindern bis zum vollendeten 6. Lebensjahr sind die immunologischen Untersuchungen nach GOP 32426 und 32427 in begründeten Einzelfällen im Behandlungsfall bis zu einem Höchstwert von 111,00 € berechnungsfähig.

Der Höchstwert von 65,00 € bleibt für die sonstigen Fälle.

Beide Höchstwerte für die Untersuchungen nach den GOP 32426 und 32427 gelten im Behandlungsfall.

Nach den Beschlüssen in der 88. Sitzung der Partner des Bundesmantelvertrages sowie in der 228. Sitzung der Arbeitsgemeinschaft Ärzte/Ersatzkassen (schriftliche Beschlussfassung) am 10. September 2007 setzt die Erbringung und/oder Auftragserteilung zur Durchführung von Laborleistungen nach den GOP 32426 und 32427 grundsätzlich das Vorliegen der Ergebnisse voran gegangener Haut- und/oder Provokationstests voraus, ausgenommen bei Kindern bis zum vollendeten 6. Lebensjahr.

32430 Qualitativer Nachweis von humanen Proteinen mittels Immunpräzipitation, **6,40**

EBM-Nr.		Euro
	Abrechnungsbestimmung je Nachweis unter Angabe der Art des Proteins	
	Anmerkung Der Höchstwert für Untersuchungen nach der Nr. 32430 beträgt 16,80 Euro.	
GOÄ	entsprechend oder ähnlich: Analoger Ansatz der Nr. 3759*	
Kompendium KBV:	Die Angabe der Art des Proteins (Feldkennung 5002) ist obligat.	
	Quantitative Best. von humanen Proteinen oder anderen Substanzen mittels Immunnephelometrie, Immunturbidimetrie, Immunpräzipitation, Fluorometrie, Immunoassay oder anderer gleichwert. Verfahren, gilt für die Gebührenordnungspositionen 32435 bis 32455	
	Abrechnungsbestimmung je Untersuchung	
32435	**Albumin**	**3,40**
GOÄ	entsprechend oder ähnlich: Nr. 3735*	
Kompendium KBV:	Mit GOP 32435 ist die quantitative Albumin-Bestimmung mittels Immunnephelometrie, Immunturbidimetrie, Immunpräzipitation, Fluorometrie, Immunoassay oder anderer gleichwertiger Verfahren berechnungsfähig. Der Mikroalbuminurie-Nachweis mit Teststreifen auf der Basis einer immunologischen oder gleichwertigen chemischen Reaktion ist mit GOP 32135 berechnungsfähig.	
32437	**Alpha-1-Mikroglobulin**	**8,40**
GOÄ	entsprechend oder ähnlich: Nr. 3754*	
32438	**Alpha-1-Antitrypsin (Alpha-1-Proteinase-Inhibitor, Alpha-1-Pi)**	**10,70**
GOÄ	entsprechend oder ähnlich: Nr. 3739*	
32439	**Alpha-2-Makroglobulin**	**10,20**
GOÄ	entsprechend oder ähnlich: Nr. 3753*	
32440	**Coeruloplasmin**	**11,20**
GOÄ	entsprechend oder ähnlich: Nr. 3740*	
32441	**Haptoglobin**	**7,30**
GOÄ	entsprechend oder ähnlich: Nr. 3747*	
32442	**Hämopexin**	**11,50**
GOÄ	entsprechend oder ähnlich: Nr. 3746*	
32443	**Komplementfaktor C 3**	**7,80**
GOÄ	entsprechend oder ähnlich: Nrn. 3968* oder 3969*	
32444	**Komplementfaktor C 4**	**7,50**
GOÄ	entsprechend oder ähnlich: Nrn. 3970* oder 3971*	
32445	**Immunglobulin D (IgD)**	**11,60**
GOÄ	entsprechend oder ähnlich: Analoger Ansatz der Nr. 3571*	
32446	**Freie Kappa-Ketten**	**12,60**
GOÄ	entsprechend oder ähnlich: Analoger Ansatz der Nr. 3571*	
32447	**Freie Lambda-Ketten**	**12,50**
GOÄ	entsprechend oder ähnlich: Analoger Ansatz der Nr. 3571*	
32448	**Immunglobulin A, G oder M im Liquor**	**8,50**
GOÄ	entsprechend oder ähnlich: Analoger Ansatz der Nr. 3571*	

EBM-Nr. Euro

32449 **Immunglobulin G im Harn** **5,50**

GOÄ entsprechend oder ähnlich: Analoger Ansatz der Nr. 3571*

32450 **Myoglobin** **10,80**

Abrechnungsausschluss in derselben Sitzung 32150

GOÄ entsprechend oder ähnlich: Nrn. 3755*, 3756*

Kompendium KBV: Semiquantitative immunologische oder chemische Nachweise von Myoglobin sind mit der GOP 32134 berechnungsfähig.

Die GOP 32450 ist nicht neben der GOP 32150 berechnungsfähig

32451 **Apolipoprotein A-I** **9,50**

GOÄ entsprechend oder ähnlich: Nr. 3725*

32452 **Apolipoprotein B** **9,60**

GOÄ entsprechend oder ähnlich: Nr. 3725*

32453 **Granulozyten-(PMN-)Elastase** **14,40**

GOÄ entsprechend oder ähnlich: Nrn. 3791*, 3792*

32454 **Lysozym** **10,60**

GOÄ entsprechend oder ähnlich: Nr. 3793*

32455 **Ähnliche Untersuchungen unter Angabe der Art der Untersuchung** **8,90**

Anmerkung Die Berechnung der Gebührenordnungsposition 32455 setzt die Begründung der medizinischen Notwendigkeit der jeweiligen Untersuchung im Einzelfall voraus. Abweichend davon kann die Begründung der medizinischen Notwendigkeit der jeweiligen Untersuchung im Einzelfall entfallen bei: zirkulierende Immunkomplexe, Fibronectin im Punktat, Lösl. Transferrin-Rezeptor und Gesamthämolytische Aktivität.

GOÄ entsprechend oder ähnlich: Leistung in der GOÄ nicht vorhanden

Kompendium KBV: Die Angabe der Art der Untersuchung (Feldkennung 5002) ist obligat.

Die Berechnung der GOP 32455 setzt die Begründung der medizinischen Notwendigkeit der jeweiligen Untersuchung im Einzelfall voraus. Abweichend davon kann die Begründung der medizinischen Notwendigkeit der jeweiligen Untersuchung im Einzelfall entfallen bei: zirkulierende Immunkomplexe, Fibronectin im Punktat, löslicher Transferrin-Rezeptor und gesamt-hämolytische Aktivität.

Auf die gesonderte Begründung zur betreffenden GOP in Feldkennung 5009 kann verzichtet werden, wenn ein von der Begründungspflicht ausgenommenes Untersuchungsverfahren angewandt wurde oder sich bereits aus der in der Abrechnung angegebenen Diagnose die Notwendigkeit der Untersuchung im Einzelfall ergibt. Für die Bestimmung von Transferrin ist die GOP 32106 anzusetzen.

32456 **Quantitative Bestimmung des Lipoproteins(a)** **11,90**

Anmerkung Der Höchstwert für die Untersuchungen der Gebührenordnungspositionen 32435 und 32437 bis 32456 beträgt 33,40 Euro.

GOÄ entsprechend oder ähnlich: Nr. 3730*

Quantitative Best. mittels Immunnephelometrie, Immunturbidimetrie, Immunpräzipitation, Immunoassay oder anderer gleichwertiger Verfahren, gilt für die Leistungen nach den Nrn. 32460 und 32461

Abrechnungsbestimmung je Untersuchung

32460 **C-reaktives Protein (CRP)** **4,90**

GOÄ entsprechend oder ähnlich: Nrn. 3524*, 3741*

Kompendium KBV: Qualitative oder semiquantitative Testverfahren, die nicht der Leistungslegende nach GOP 32460 entsprechen, sind mit der GOP 32128 berechnungsfähig.

32461 Rheumafaktor (RF) **4,20**

GOÄ entsprechend oder ähnlich: Nrn. 3526*, 3886*

Kompendium KBV: Beim Auftrag „Rheumafaktor quantitativ" ist eine in der Legende zur GOP 32461 aufgeführte Methode anzuwenden und nur diese ist berechnungsfähig.

Der Waaler-Rose-Test ist nicht mit der GOP 32461 berechnungsfähig. Beim Waaler-Rose-Test handelt es sich um ein kaum noch gebräuchliches Verfahren zum quantitativen Nachweis des Rheumafaktors vom IgMTyp durch indirekte Hämagglutination (Inkubation von mit Anti-Schaf-Hämagglutininen beladenen Schaferythrozyten mit Patientenserum in Verdünnungsreihen), das durch quantitative Rheumafaktor Bestimmungen mittels Immunnephelometrie oder ELISA mit klassenspezifischen IgM-, IgA-, IgG-Nachweisreagenzien ersetzt wurde.

32462 Quantitative Bestimmung einer Immunglobulinsubklasse **23,40**

GOÄ entsprechend oder ähnlich: Analoger Ansatz der Nr. 3572*

32463 Quantitative Bestimmung von Cystatin C bei einer GFR von 40 bis 80 ml/(Minute/1,73 m²) (berechnet nach der MDRD-Formel), sowie in begründeten Einzelfällen bei Sammelschwierigkeiten **9,70**

Kompendium KBV: Die im EBM aufgeführte Leistungsbeschreibung lautet: „Quantitative Bestimmung von Cystatin C bei einer GFR von 40 bis 80 ml/(Minute/1,73 m2) (berechnet nach der MDRD-Formel), sowie in begründeten Einzelfällen bei Sammelschwierigkeiten". Dies bedeutet, dass die GOP 32463 in Fällen berechnungsfähig ist, in denen mindestens einer der mit „sowie" verbundenen Gründe vorliegt.

Elektrophoretische Trennung von humanen Proteinen, gilt für die Gebührenordnungspositionen 32465 bis 32475

Obligater Leistungsinhalt

- Elektrophoretische Trennung von humanen Proteinen, z.B. Agarosegel-, Polyacrylamidgel-, Disk-Elektrophorese, isoelektrische Fokussierung,

Fakultativer Leistungsinhalt

- Färbereaktion,
- Quantitative Auswertung,

Abrechnungsbestimmung je Untersuchungsgang

32465 Oligoklonale Banden im Liquor und im Serum **24,90**

GOÄ entsprechend oder ähnlich: Analoger Ansatz der Nr. 3574.H1*

Kompendium KBV: Die „und"-Verknüpfung schreibt obligat vor, dass die Untersuchung in beiden Körpermaterialien durchgeführt werden muss. Die GOP 32465 ist dann nur einmal berechnungsfähig.

32466 Harnproteine **18,00**

GOÄ entsprechend oder ähnlich: Nr. 3761*

32467 Lipoproteine, einschl. Polyanionenpräzipitation **21,20**

GOÄ entsprechend oder ähnlich: Nrn. 3727*, 3728*, 3729

Kompendium KBV: Die Polyanionenpräzipitation ist obligater Bestandteil der GOP 32467. Eine elektrophoretische Trennung ohne diesen Teilschritt ist nur nach GOP 32107 berechnungsfähig.(*)

(*) nach Kölner Kommentar zum EBM, Stand 01.01.2012

32468 Hämoglobine (außer glykierte Hämoglobine nach der Nr. 32094) **21,90**

Abrechnungsausschluss in derselben Sitzung 32312

GOÄ entsprechend oder ähnlich: Analoger Ansatz der Nr. 3748*

EBM-Nr. Euro

Kompendium KBV: Die Bestimmung der glykierten Hämoglobine HbA1 und/oder HbA1c ist nach der GOP 32094 abzurechnen, auch wenn eine elektrophoretische Trennung erfolgte.(*)

Die GOP 32468 ist nicht neben der GOP 32312 berechnungsfähig.

(*) nach Kölner Kommentar zum EBM, Stand 01.01.2012

32469 **Isoenzyme der Alkalischen Phosphatase (AP)** **21,40**

GOÄ entsprechend oder ähnlich: Nrn. 3784*, 3785*

Kompendium KBV: Die Bestimmung der Knochen-AP ist mit der GOP 32404 berechnungsfähig.

32470 **Isoenzyme der Creatinkinase (CK)** **21,60**

GOÄ entsprechend oder ähnlich: Nr. 3785*

32471 **Isoenzyme der Lactatdehydrogenase (LDH)** **20,90**

GOÄ entsprechend oder ähnlich: Nr. 3785*

32472 **Alpha-1-Antitrypsin, Phänotypisierung** **33,00**

GOÄ entsprechend oder ähnlich: Nr. 3739*

32473 **Acetylcholinesterase (AChE) im Fruchtwasser** **14,00**

GOÄ entsprechend oder ähnlich: Analoger Ansatz der Nr. 3785*

Kompendium KBV: Untersucht wird die hirnspezifische Acetylcholinesterase als Marker für Neuralrohrdefekte. Eingeschlossen in einem Untersuchungsgang sind ggf. Elektrophoreseabläufe mit Inhibitoren der Pseudocholinesteraseaktivität, die der Befundabsicherung dienen.(*)

Auch in diesen Fällen ist die Leistung nur einmal berechnungsfähig.(*)

Im Rahmen von Zwillingsschwangerschaften und Punktion beider Fruchtblasen erscheint die zweifache Abrechnung der GOP 32473 gerechtfertigt.

(*) nach Kölner Kommentar zum EBM, Stand 01.01.2012

32474 **Proteine in Punktaten** **8,10**

GOÄ entsprechend oder ähnlich: Analoger Ansatz der Nr. 3761*

32475 **Ähnliche Untersuchungen (mit Ausnahme der Gebührenordnungsposition 32107) unter Angabe der Art der Untersuchung** **7,20**

Anmerkung Die Berechnung der Gebührenordnungsposition 32475 setzt die Begründung der medizinischen Notwendigkeit der jeweiligen Untersuchung im Einzelfall voraus.

GOÄ entsprechend oder ähnlich: Leistung in der GOÄ nicht vorhanden

Kompendium KBV: Die Angabe der Art der Untersuchung (Feldkennung 5002) ist obligat.

Die Berechnung der GOP 32475 setzt die Begründung der medizinischen Notwendigkeit der jeweiligen Untersuchung im Einzelfall voraus.

32476 **Elektrophoretische Trennung von humanen Proteinen durch Polyacrylamidgel-Elektrophorese oder ähnliche Verfahren mit Antigentransfer und anschließender Immunreaktion (Immunoblot),** **25,00**

Abrechnungsbestimmung je Untersuchungsgang unter Angabe der Art der Untersuchung

Anmerkung Untersuchungen zum Nachweis von Antikörpern gegen körpereigene Antigene (Autoantikörper) sind nicht nach der Gebührenordnungsposition 32476 berechnungsfähig.

GOÄ entsprechend oder ähnlich: Nr. 3748*

Kompendium KBV: Die Angabe der Art der Untersuchung (Feldkennung 5002) ist obligat.

Untersuchungen zum Nachweis von Antikörpern gegen körpereigene Antigene (Autoantikörper) sind nicht nach GOP 32476 berechnungsfähig.

EBM-Nr. Euro

32478 Immunfixationselektrophorese oder Immunelektrophorese bei Dys- und Paraproteinämie **20,00**

Obligater Leistungsinhalt
- Immunfixationselektrophorese mit mindestens vier Antiseren

und/oder
- Immunelektrophorese mit mindestens vier Antiseren,
- Bei Dys- und Paraproteinämie

Fakultativer Leistungsinhalt
- Isoelektrische Fokussierung oder ähnliche Verfahren,
- Serumeiweiß-Elektrophorese nach der Gebührenordnungsposition 32107

Abrechnungsausschluss bei demselben Material 32477

GOÄ entsprechend oder ähnlich: Nr. 4455*

Kompendium KBV: Die Leistungslegende der GOP 32478 setzt die Untersuchung mit mindestens vier Antiseren voraus. Die Untersuchung mit nur bis zu drei Antiseren wurde in den Anhang IV der nicht mehr abrechnungsfähigen Leistungen verlagert.

Eine Immunfixation mit elektrophoretischer Auftrennung der Serumproteine unter Verwendung eines polyvalenten Antiserums erfüllt nicht die Leistungslegende der GOP 32478 (vier Antiseren erforderlich).

Die Serumeiweiß-Elektrophorese nach GOP 32107 ist nicht zusätzlich berechnungsfähig.

32479 Qualitativer Nachweis und/oder quantitative Bestimmung von Gliadin-Antikörpern mittels indirekter Immunfluoreszenz oder Immunoassay, **14,70**

Abrechnungsbestimmung je IgG und IgA

GOÄ entsprechend oder ähnlich: Nr. 3897*

Qualitativer Nachweis und/oder quantitative Bestimmung von Antikörpern gegen körpereigene Antigene (Autoantikörper) mittels indirekter Immunfluoreszenz, Immunoassay oder Immunoblot, gilt für die Gebührenordnungspositionen 32489 bis 32505

Anmerkung Der Höchstwert für die Untersuchungen der Gebührenordnungspositionen 32489 bis 32505 beträgt 42,60 Euro.

32489 Antikörper gegen zyklisch citrulliniertes Peptid (Anti-CCP-AK), **11,20**

Abrechnungsbestimmung einmal im Krankheitsfall

GOÄ entsprechend oder ähnlich: Nr. 3827

Kompendium KBV: Qualitative und quantitative Untersuchungen (Katalog GOP 32489 ff.) sind hier zu einem Leistungskomplex zusammengefasst, um ein wirtschaftliches Vorgehen sicherzustellen. Ergibt ein qualitativer Suchtest ein negatives Ergebnis, sind kostenaufwendige Testansätze zur Bestimmung von Titern nicht erforderlich.[1]

[1] nach Kölner Kommentar zum EBM, Stand 01.01.2012

32490 Antinukleäre Antikörper (ANA) als Suchtest **7,30**

GOÄ entsprechend oder ähnlich: Nrn. 3813.H2*, 3840*

Kompendium KBV: Siehe auch Nr. 32489.

Die dreimalige Berechnung der GOP 32490 als klassenspezifischer Suchtest für IgG, IgA und IgM ist nach derzeitigem Kenntnisstand nicht zulässig.

[1] nach Kölner Kommentar zum EBM, Stand 01.01.2012

32491 Antikörper gegen native Doppelstrang-DNS (anti-ds-DNS) **10,40**

GOÄ entsprechend oder ähnlich: Nrn. 3819.H2*, 3846*

Kompendium KBV: Siehe auch Nr. 32489.

32492 Antikörper gegen Zellkern- oder zytoplasmatische Antigene, z.B. Sm-, U1-RNP-, SS-A-, SS-B-, Scl-70-, Jo-1-, Histon-Antikörper **9,50**

GOÄ entsprechend oder ähnlich: Nrn. 3808.H2*, 3835*
Kompendium KBV: Siehe auch Nr. 32489.

32493 Antikörper gegen Zentromerantigene, z.B. CENP-B-Antikörper **9,00**
GOÄ entsprechend oder ähnlich: Nrn. 3806.H2*, 3833*
Kompendium KBV: Siehe auch Nr. 32489.

32494 Antimitochondriale Antikörper (AMA), auch Subtypen, z.B. AMA-M2 **6,00**
GOÄ entsprechend oder ähnlich: Nrn. 3818.H2*, 3845*
Kompendium KBV: Siehe auch Nr. 32489.

32495 Leberspezifische Antikörper, z.B. gegen Leber-/Nieren-Mikrosomen (LKM-Antikörper), lösliches Leberantigen (SLA-Antikörper), Asialoglykoprotein Rezeptor (ASGPR-Antikörper) **12,30**
GOÄ entsprechend oder ähnlich: Nrn. 3817.H2*, 3844*
Kompendium KBV: Siehe auch Nr. 32489.

32496 Antikörper gegen zytoplasmatische Antigene neutrophiler Granulozyten (ANCA), z.B. c-ANCA (Proteinase 3-Antikörper), p-ANCA (Myeloperoxidase-Antikörper) **10,10**
GOÄ entsprechend oder ähnlich: Nrn. 3826.H2*, 3853*
Kompendium KBV: Siehe auch Nr. 32489.

32497 Antikörper gegen glatte Muskulatur **14,90**
GOÄ entsprechend oder ähnlich: Nrn. 3809.H2*, 3836*
Kompendium KBV: Siehe auch Nr. 32489.

32498 Herzmuskel-Antikörper **14,80**
GOÄ entsprechend oder ähnlich: Nrn. 3812.H2*, 3839*
Kompendium KBV: Siehe auch Nr. 32489.

32499 Antikörper gegen Skelettmuskulatur **9,10**
GOÄ entsprechend oder ähnlich: Nrn. 3822.H2*, 3848*
Kompendium KBV: Siehe auch Nr. 32489.

32500 Antikörper gegen Inselzellen, z.B. ICA, Glutaminsäuredecarboxylase-Antikörper (GADA) **12,50**
GOÄ entsprechend oder ähnlich: Nrn. 3815.H2*, 3842*
Kompendium KBV: Siehe auch Nr. 32489.

32501 Insulin-Antikörper **12,40**
GOÄ entsprechend oder ähnlich: Nr. 3898*
Kompendium KBV: Siehe auch Nr. 32489.

32502 Antikörper gegen Schilddrüsenperoxidase (-mikrosomen) und/oder Thyreoglobulin, **7,50**
Abrechnungsbestimmung einmal im Behandlungsfall
GOÄ entsprechend oder ähnlich: Nrn. 3816.H2*, 3843*, 3871
Kompendium KBV: Siehe auch Nr. 32489.
Die gleichzeitige Bestimmung von Anti-TPO und Anti- TG ist nur in Ausnahmefällen erforderlich. In der Regel genügt die Untersuchung auf TG-Antikörper. Die Leistung nach GOP 32502 ist insgesamt nur einmal und auch nur einmal im Behandlungsquartal berechnungsfähig, weil Verlaufskontrollen medizinisch nicht notwendig sind.(*)

EBM-Nr. | Euro

(*) nach Kölner Kommentar zum EBM, Stand 01.01.2012

32503 **Phospholipid-Antikörper, z.B. Cardiolipin-Antikörper** **7,30**

GOÄ entsprechend oder ähnlich: Nr. 3869*

Kompendium KBV: Siehe auch Nr. 32489.

32504 **Thrombozyten-Antikörper** **28,70**

GOÄ entsprechend oder ähnlich: Nrn. 3827.H2* oder 3854*

Kompendium KBV: Siehe auch Nr. 32489.

32505 **Ähnliche Untersuchungen unter Angabe des Antikörpers** **9,50**

Anmerkung Die Berechnung der Gebührenordnungsposition 32505 setzt die Begründung der medizinischen Notwendigkeit der jeweiligen Untersuchung im Einzelfall voraus. Abweichend davon kann die Begründung der medizinischen Notwendigkeit der jeweiligen Untersuchung im Einzelfall entfallen bei: anti-Heparin/PF4 Autoantikörper.

GOÄ entsprechend oder ähnlich: Nrn. 3854* oder 3864* oder 3877*

Kompendium KBV: Qualitative und quantitative Untersuchungen (Katalog GOP 32489 ff.) sind hier zu einem Leistungskomplex zusammengefasst, um ein wirtschaftliches Vorgehen sicherzustellen. Ergibt ein qualitativer Suchtest ein negatives Ergebnis, sind kostenaufwendige Testansätze zur Bestimmung von Titern nicht erforderlich. (*)

Die Angabe des Antikörpers (Feldkennung 5002) ist obligat.

Die Berechnung der GOP 32505 setzt die Begründung der medizinischen Notwendigkeit der jeweiligen Untersuchung im Einzelfall voraus. Abweichend davon kann die Begründung der medizinischen Notwendigkeit der jeweiligen Untersuchung im Einzelfall entfallen bei: Anti-Heparin/PF4 Autoantikörper.

Auf die gesonderte Begründung zur betreffenden GOP in Feldkennung 5009 kann verzichtet werden, wenn ein von der Begründungspflicht ausgenommenes Untersuchungsverfahren angewandt wurde oder sich bereits aus der in der Abrechnung angegebenen Diagnose die Notwendigkeit der Untersuchung im Einzelfall.

Nach der GOP 32505 nicht berechnungsfähig sind Autoantikörper deren diagnostischer Stellenwert gering oder nicht ausreichend belegt ist. IgM- und/ oder IgAAutoantikörper sind nur dann berechnungsfähig, wenn sie eine wesentlich ergänzende diagnostische Aussage ermöglichen.

Bei Anwendung von Blottingtechniken (Westernblot, Dotblot) ist die gleichzeitige Untersuchung auf mehrere Antikörperspezifitäten möglich, indem das Untersuchungsmaterial, meist Serum, auf eine Filtermembran aufgebracht wird, die eine Reihe von Testantigenen enthält. Eine Blotuntersuchung ist unabhängig von der Anzahl der Antigene nur einmal berechnungsfähig. Enthält der Blot Antigene unterschiedlich hoch bewerteter Katalogleistungen 32490 bis 32505, kann die jeweils höher bewertete Leistung abgerechnet werden.(*)

(*) nach Kölner Kommentar zum EBM, Stand 01.01.2012

32506 **Mixed antiglobulin reaction (MAR-Test) zum Nachweis von spermien-gebundenen Antikörpern** **7,40**

Abrechnungsausschluss in derselben Sitzung 32507

GOÄ entsprechend oder ähnlich: Nr. 3889*

Kompendium KBV: Nicht neben GOP 32507 berechnungsfähig.

32507 **Nachweis von Antikörpern gegen Spermien, ggf. mit mehreren Methoden, insgesamt** **17,10**

Abrechnungsausschluss in derselben Sitzung 32506

GOÄ entsprechend oder ähnlich: Nr. 3889*

Kompendium KBV: Die Leistungslegende der GOP 32507 beinhaltet ggf. die Anwendung mehrerer Methoden und ist nicht neben der GOP 32506 berechnungsfähig.

EBM-Nr. Euro

32508 **Quantitative Bestimmung von TSH-Rezeptor-Antikörpern,** **10,30**

Abrechnungsbestimmung einmal im Behandlungsfall

GOÄ entsprechend oder ähnlich: Nr. 3879*

Kompendium KBV: Die Leistung nach GOP 32508 ist im Behandlungsfall nur einmal berechnungsfähig.

32509 **Quantitative Bestimmung von Acetylcholin-Rezeptor-Antikörpern** **41,80**

GOÄ entsprechend oder ähnlich: Nr. 3868*

32510 **Dichtegradienten- oder immunomagnetische Isolierung von Zellen als vorbereitende Untersuchung** **10,40**

GOÄ entsprechend oder ähnlich: Nr. 4003*

Kompendium KBV: Die GOP 32510 gehört zu den wenigen Leistungen des Kapitels 32, mit der eine Vorbehandlung des Untersuchungsmaterials als eigenständige Leistung abgerechnet werden kann. Die Dichtegradientenisolierung von Immunzellen, z. B. Lymphozyten, geht in der Regel GOP 32528, 32529 und 32532 voraus, bei weiteren Untersuchungen, z. B. bei GOP 32520 bis 32527, kann sie in Abhängigkeit von der durchgeführten Methode erforderlich sein. Die Isolierung ist nur einmal je Untersuchungsmaterial berechnungsfähig, auch wenn die nachfolgende Hauptleistung ggf. mehrfach berechnet werden kann.(*)

Eine differentielle Zentrifugation ohne Einsatz von Trennmedien erfüllt nicht die Bedingungen der GOP 32510.

(*) nach Kölner Kommentar zum EBM, Stand 01.01.2012

Differenzierung und Quantifizierung von Zellen (Immunphänotypisierung) mittels Durchflußzytometrie und/oder mikroskopisch und mittels markierter monoklonaler Antikörper, gilt für die Gebührenordnungspositionen 32520 bis 32527

Abrechnungsbestimmung je Untersuchung

32520 **B-Lymphozyten** **8,90**

GOÄ entsprechend oder ähnlich: Je nach Bestimmungsart Nrn. 3696* – 3699

32521 **T-Lymphozyten** **7,40**

GOÄ entsprechend oder ähnlich: Je nach Bestimmungsart Nrn. 3696* bis 3699

32522 **CD4-T-Zellen** **8,90**

GOÄ entsprechend oder ähnlich: Je nach Bestimmungsart Nrn. 3696* bis 3699

32523 **CD8-T-Zellen** **8,90**

GOÄ entsprechend oder ähnlich: Je nach Bestimmungsart Nrn. 3696* bis 3699

32524 **Natürliche Killerzellen** **8,90**

GOÄ entsprechend oder ähnlich: Je nach Bestimmungsart Nrn. 3696* bis 3699

32525 **Aktivierte T-Zellen** **8,90**

GOÄ entsprechend oder ähnlich: Je nach Bestimmungsart Nrn. 3696* bis 3699

32526 **Zytotoxische T-Zellen** **8,90**

GOÄ entsprechend oder ähnlich: Je nach Bestimmungsart Nrn. 3696* bis 3699

32527 **Ähnliche Untersuchungen unter Angabe der Art der Untersuchung** **11,50**

Abrechnungsbestimmung je Untersuchung

Anmerkung Die Berechnung der Gebührenordnungsposition 32527 setzt die Begründung der medizinischen Notwendigkeit der jeweiligen Untersuchung im Einzelfall voraus.

GOÄ entsprechend oder ähnlich: Je nach Bestimmungsart Nrn. 3696* bis 3699

Kompendium KBV: Die Angabe der Art der Untersuchung (Feldkennung 5002) ist obligat.

Die Berechnung der GOP 32527 setzt die Begründung der medizinischen Notwendigkeit der jeweiligen Untersuchung im Einzelfall voraus.

Die Berechnung des Verhältnisses zweier Zellarten zueinander („Ratio") ist nicht berechnungsfähig.

32528 Nachweis eines HLA-Merkmals **15,60**

Obligater Leistungsinhalt
- Nachweis eines HLA-Merkmals, z.B. HLA-B27

Fakultativer Leistungsinhalt
- Spezifitätskontrolle, z.B. auf kreuzreagierende HLA-Merkmale

Anmerkung Der Höchstwert für Untersuchung nach der Gebührenordnungsposition 32528 beträgt 62,40 Euro.

Abrechnungsausschluss in derselben Sitzung 32862

GOÄ entsprechend oder ähnlich: Nr. 4004*

Kompendium KBV: Untersuchungen auf weitere, möglicherweise kreuzreagierende HLA sind neben dem diagnostisch interessierenden HLA nicht gesondert berechnungsfähig (z. B. bei Nachweis von HLA-B27 kann HLA-B7-Antigen nicht eigens berechnet werden).

Die GOP 32528 ist nicht neben der GOP 32862 berechnungsfähig.

32529 Gewebegruppentypisierung (HLA-A-, -B-, -C-, -DR-Antigene), **76,70**

Abrechnungsbestimmung je untersuchte Person

Abrechnungsausschluss in derselben Sitzung 32862

GOÄ entsprechend oder ähnlich: Nr. 4008*

32530 Nachweis von zytotoxischen Alloantikörpern, ggf. einschl. HLA-Spezifizierung **47,30**

GOÄ entsprechend oder ähnlich: Nrn. 4010*, 4011*

32531 Serologische Verträglichkeitsprobe (Kreuzprobe) im Gewebe-System, **42,90**

Abrechnungsbestimmung je Spender

GOÄ entsprechend oder ähnlich: Nr. 4012*

32532 Lymphozyten-Transformations-Test(s), einschl. Kontrollkultur(en) ggf. mit mehreren Mitogenen und/oder Antigenen (nicht zur Erregerdiagnostik), **52,40**

Abrechnungsbestimmung insgesamt

GOÄ entsprechend oder ähnlich: Nr. 3694*

Kompendium KBV: Die Durchführung des Lymphozyten-Transformations- Tests (LTT) ist laut Leistungslegende im Rahmen der

Erregerdiagnostik nicht abrechenbar.

32533 Untersuchung der Leukozytenfunktion, auch unter Anwendung mehrerer Methoden, z.B. Chemotaxis, Phagozytose, insgesamt **25,60**

GOÄ entsprechend oder ähnlich: Nr. 3695*

32.3.6 Blutgruppenserologische Untersuchungen

32540 Nachweis der Blutgruppenmerkmale A, B, 0 und Rh-Faktor D **9,60**

Obligater Leistungsinhalt
- Nachweis der Blutgruppenmerkmale A, B, 0 und Rh-Faktor D

Fakultativer Leistungsinhalt
- A-Untergruppe,

EBM-Nr. | Euro

- Serumeigenschaften

Abrechnungsausschluss in derselben Sitzung 01804

GOÄ entsprechend oder ähnlich: Nr. 3982*

Kommentar: Wird die Untersuchung im Rahmen der Mutterschaftsvorsorge ausgeführt, ist die Nr. 01804 zu berechnen.

32541 **Nachweis eines Blutgruppenmerkmals (Antigens) mit agglutinierenden oder konglutinierenden Testseren, z.B. Rh-Merkmale, Lewis, M, N, P1,** **6,90**

Abrechnungsbestimmung je Untersuchung unter Angabe der Art des Antigens

Abrechnungsausschluss in derselben Sitzung 01806

GOÄ entsprechend oder ähnlich: Nr. 3984*

Kompendium KBV: Die Angabe der Art des Antigens (Feldkennung 5002) ist obligat.

32542 **Nachweis eines Blutgruppenmerkmals (Antigens) mittels Antiglobulintest (Coombs-Test), z.B. Dweak, Duffy, Kell, Kidd,** **8,70**

Abrechnungsbestimmung je Untersuchung unter Angabe der Art des Antigens

Abrechnungsausschluss in derselben Sitzung 01805

GOÄ entsprechend oder ähnlich: Nrn. 3985*, 3986*

Kompendium KBV: Die Angabe der Art des Antigens (Feldkennung 5002) ist obligat.

32543 **Nachweis von Erythrozytenantikörpern im direkten Antiglobulintest mit zwei verschiedenen polyspezifischen Antiglobulinseren** **8,70**

GOÄ entsprechend oder ähnlich: Nr. 3997*

32544 **Nachweis von Erythrozytenantikörpern ohne Antiglobulinphase, z.B. Kälteagglutinine** **6,40**

GOÄ entsprechend oder ähnlich: Nrn. 3990*, 3994*

32545 **Antikörpersuchtest in mehreren Techniken einschl. indirekter Antiglobulintests mit mindestens zwei Testerythrozyten-Präparationen** **7,30**

Abrechnungsausschluss in derselben Sitzung 01807

GOÄ entsprechend oder ähnlich: Nrn. 3987* bis 3991*

32546 **Antikörperdifferenzierung in mehreren Techniken einschl. indirekter Antiglobulintests gegen mindestens acht Testerythrozyten-Präparationen** **20,60**

Abrechnungsausschluss in derselben Sitzung 01808

GOÄ entsprechend oder ähnlich: Nrn. 3989*, 3992*

Nachweis oder quantitative Bestimmung von Blutgruppenantigenen oder -antikörpern mit aufwendigen Verfahren, gilt für die Gebührenordnungspositionen 32550 bis 32555

Abrechnungsbestimmung je Antigen oder Antikörper

Kompendium KBV: Nrn. 32550 bis 32555 – entsprechend der Pluralbildung je Antigen oder Antikörper nur einmal berechnungsfähig.

32550 **Antiglobulintest mit monospezifischem Antihumanglobulin** **14,40**

GOÄ entsprechend oder ähnlich: Nr. 3998*

32551 **Chemische oder thermische Elution von Erythrozytenantikörpern** **19,20**

GOÄ entsprechend oder ähnlich: Nr. 3999*

32552 **Absorption von Erythrozytenantikörpern an vorbehandelte Zellen** **10,70**

GOÄ entsprechend oder ähnlich: Nr. 3999*

32553 Nachweis von Hämolysin(en) mit Komplementzusatz **13,80**
GOÄ entsprechend oder ähnlich: Nr. 3994*

32554 Quantitative Bestimmung eines Erythrozytenantikörpers **8,00**
Abrechnungsausschluss in derselben Sitzung 01809
GOÄ entsprechend oder ähnlich: Nrn. 3993*, 3994*

32555 Ähnliche Untersuchungen unter Angabe der Art der Untersuchung **8,70**
Anmerkung Die Berechnung der Gebührenordnungsposition 32555 setzt die Begründung der medizinischen Notwendigkeit der jeweiligen Untersuchung im Einzelfall voraus.
GOÄ entsprechend oder ähnlich: Auswahl aus Nrn. 3993* – 3999*
Kompendium KBV: Die Angabe der Art der Untersuchung (Feldkennung 5002) ist zwingend.Die Berechnung der GOP 32555 setzt die Begründung der medizinischen Notwendigkeit der jeweiligen Untersuchung im Einzelfall voraus.

32556 Serologische Verträglichkeitsprobe (Kreuzprobe) mit indirektem Antiglobulintest, **12,70**
Abrechnungsbestimmung je Konserve
GOÄ entsprechend oder ähnlich: Nrn. 4000*, 4001*, 4002*
Kompendium KBV: Ein ABO-Identitätstest (Bedside-Test) ist fakultativer Leistungsinhalt der GOP 02110 bzw. 02111 und nicht als Serologische Verträglichkeitsprobe mit der GOP 32556 berechnungsfähig.

32.3.7 Infektionsimmunologische Untersuchungen

Quantitative Bestimmung von Streptokokken-Antikörpern, gilt für die Gebührenordnungspositionen 32560 bis 32563
Abrechnungsbestimmung je Untersuchung
Kompendium KBV: **GOP 32560 bis 32670 sind nur bei infektionsimmunologischen Untersuchungen im Rahmen der kurativen Medizin berechnungsfähig. Bei Prävention o. Ä. sind die GOP des Abschnitts 1.7 EBM zu berechnen.(*)Qualitative oder semiquantitative Testverfahren, die nicht der Leistungslegende nach GOP 32560 entsprechen, sind mit der GOP 32130 berechnungsfähig.(*) nach Kölner Kommentar zum EBM, Stand 01.01.2012**

32560 Antistreptolysin O-Reaktion **5,00**
GOÄ entsprechend oder ähnlich: Nrn. 4293*, 4294*

32561 Anti-DNase-B-Reaktion (Antistreptodornase) **11,70**
GOÄ entsprechend oder ähnlich: Nrn. 4295*, 4296*

32562 Antistreptokokken – Hyaluronidase **12,10**
GOÄ entsprechend oder ähnlich: Nr. 4297*

32563 Antistreptokinase **11,60**
GOÄ entsprechend oder ähnlich: Nr. 4295*

32564 Antistaphylolysinbestimmung **8,40**
Obligater Leistungsinhalt
- Quantitative Antistaphylolysinbestimmung

Fakultativer Leistungsinhalt
- Qualitativer Suchtest

GOÄ entsprechend oder ähnlich: Nr. 4246*

Kompendium KBV: GOP 32560 bis 32670 sind nur bei infektionsimmunologischen Untersuchungen im Rahmen der kurativen Medizin berechnungsfähig. Bei Prävention o. Ä. sind die GOP des Abschnitts 1.7 EBM zu berechnen.(*)

(*) nach Kölner Kommentar zum EBM, Stand 01.01.2012

32565 **Cardiolipin-Flockungstest, quantitativ nur bei nachgewiesener Infektion** **4,70**

GOÄ entsprechend oder ähnlich: Nrn. 4232*, 4283*

Kompendium KBV: Der Cardiolipin-Flockungstest ist nur als quantitativer Test und nur bei nachgewiesener Infektion berechnungsfähig.

(*) nach Kölner Kommentar zum EBM, Stand 01.01.2012

32566 **Treponemenantikörper-Nachweis im TPHA/TPPA-Test (Lues-Suchreaktion) oder mittels Immunoassay** **4,60**

Abrechnungsausschluss in derselben Sitzung 01800

GOÄ entsprechend oder ähnlich: Nrn. 4232*, 4258*, 4260*

Kompendium KBV: GOP 32560 bis 32670 sind nur bei infektionsimmunologischen Untersuchungen im Rahmen der kurativen Medizin berechnungsfähig. Bei Prävention o. Ä. sind die GOP des Abschnitts 1.7 EBM zu berechnen.(*) Die GOP 32566 ist jetzt auch für den Treponemenantikörper- Nachweis mittels TPPA (Lues-Suchreaktion) berechnungsfähig.Als Lues-Suchtest gilt der TPHA/TPPA-Test als ausreichend.

(*) nach Kölner Kommentar zum EBM, Stand 01.01.2012

Kommentar: Lues-Suchtest (TPHA-Test) im Rahmen der Mutterschaftsvorsorge nach Nr. 01800 berechnen.

32567 **Treponemenantikörper-Bestimmung (nur bei positivem Suchtest), quantitativ je Immunglobulin IgG oder IgM** **14,10**

GOÄ entsprechend oder ähnlich: Qualitativ Nrn. 4259, 4260*, quantitativ: Nrn. 4270*, 4271*, 4273*

Kompendium KBV: Die GOP 32567 ist nur für die quantitative Bestimmung von treponemenspezifischen IgG oder IgM-Antikörpern und nur bei Vorliegen eines positiven Suchtests berechnungsfähig.

32568 **Treponema pallidum Bestätigungsteste (Immunoblot oder FTA-ABS)** **21,90**

Abrechnungsbestimmung einmal im Krankheitsfall

GOÄ entsprechend oder ähnlich: Nrn. 4270*, 4271*

Kompendium KBV: Die GOP 32568 ist jetzt auch für den Immunoblot als Bestätigungstest für eine Infektion mit Treponema pallidum berechnungsfähig. Die Leistung ist nur einmal im Krankheitsfall berechnungsfähig. Aufgrund der Pluralbildung ist die GOP 32568 auch bei Verwendung von zwei immunoglobulinspezifischen Immunoblots nur einmal berechnungsfähig.

32569 **Toxoplasmaantikörper-Nachweis (qualitativer Suchtest)** **6,90**

GOÄ entsprechend oder ähnlich: Nr. 4261*

Kompendium KBV: Quantitative Toxoplasma-IgG-Tests, die der weiterführenden Untersuchung nach der GOP 32571 entsprechen, können methodisch auch primär als Suchtest eingesetzt werden, weil das quantitative Ergebnis eine qualitative Aussage über das Vorhandensein oder Fehlen von Toxoplasma-Antikörpern einschließt. Abgerechnet werden kann jedoch nur das Untersuchungsziel „Suchtest“ entsprechend der GOP 32569. Sind der Suchtest und die IgM Bestimmung als nächster Test der Stufendiagnostik positiv, besteht die Indikation für die Untersuchung nach der GOP 32571. Das Ergebnis der quantitativen Untersuchung liegt unter den genannten Umständen bereits vor (weil als Suchtest durchgeführt). Da die Abrechnungsvoraussetzungen erfüllt sind, kann jetzt die GOP 32571 anstelle der GOP 32569 abgerechnet werden. Für das Labor besteht der Vorteil dieses Vorgehens darin, dass bei positiven Befunden, die vor Beginn einer Erstuntersuchung aber nicht vorhersehbar sind, eine Untersuchung eingespart werden kann.(*)

Die Bestimmung von IgM-AK nach GOP 32570 ist nur berechnungsfähig, wenn der Suchtest positiv ausgefallen ist.

Eine Verlaufskontrolle bei positivem Ergebnis ist nach GOP 32570 und/oder GOP 32571 ohne erneuten Suchtest berechnungsfähig.

(*) nach Kölner Kommentar zum EBM, Stand 01.01.2012

Kommentar: Als Eingangsuntersuchung ist ein Suchtest durchzuführen. Bei negativem Ergebnis in Fällen mit Krankheitsverdacht oder bei positivem Ergebnis einer präventiven Untersuchung vor Eintritt der Schwangerschaft ist die Untersuchung beendet. Die Bestimmung von IgM-AK nach Nr. 32570 ist nur berechnungsfähig, wenn der Suchtest positiv ausgefallen ist.

Eine Verlaufskontrolle bei positivem Ergebnis kann nach Nr. 32570 und/oder Nr. 32571 ohne erneuten Suchtest abgerechnet werden.

Der Höchstbetrag für die Nrn. 32569 bis 32571, 32585 bis 32641, 32642 und 32660 bis 32664 beträgt 72,90 Euro.

32570 Quantitative Bestimmung von Toxoplasma-IgM-Antikörpern nach positivem Suchtest — 10,60

GOÄ entsprechend oder ähnlich: Nr. 4261*

Kompendium KBV: GOP 32560 bis 32670 sind nur bei infektionsimmunologischen Untersuchungen im Rahmen der kurativen Medizin berechnungsfähig. Bei Prävention o. Ä. sind die GOP des Abschnitts 1.7 EBM zu berechnen.(*)

Siehe GOP 32569

Kommentar: Die Bestimmung von IgM-AK nach Nr. 32570 ist nur berechnungsfähig, wenn der Suchtest positiv ausgefallen ist.

Eine Verlaufskontrolle bei positivem Ergebnis kann nach Nr. 32570 und/oder Nr. 32571 ohne erneuten Suchtest abgerechnet werden.

Der Höchstbetrag für die Nrn. 32569 bis 32571, 32585 bis 32641, 32642 und 32660 bis 32664 beträgt 72,90 Euro.

32571 Quantitative Bestimmung von Toxoplasmaantikörpern nach positivem Suchtest, ggf. einschl. qualitativem Suchtest, unter Angabe der Art der Untersuchung — 8,30

Anmerkung Die Bestimmung von Toxoplasma-IgA-Antikörpern nach der Gebührenordnungsposition 32571 ist nicht neben der Gebührenordnungsposition 32640 berechnungsfähig.

GOÄ entsprechend oder ähnlich: Nr. 4261*

Kompendium KBV: Siehe GOP 32569

Wird ein quantitativer Antikörpernachweis als Suchtest durchgeführt, sind die GOP 32569 und die GOP 32571 nicht nebeneinander berechnungsfähig. Bei negativem Ergebnis kann nur die GOP 32569 und bei positivem Ergebnis nur die GOP 32571 berechnet werden.

Die Bestimmung von Toxoplasma-IgA-Antikörpern nach GOP 32571 ist nicht neben der GOP 32640 (Avidität) berechnungsfähig.

Kommentar: Der Höchstbetrag für die Nrn. 32569 bis 32571, 32585 bis 32641, 32642 und 32660 bis 32664 beträgt 72,90 Euro.

32574 Rötelnantikörper-Nachweis mittels Immunoassay — 9,60

Obligater Leistungsinhalt
- Untersuchung auf Antikörper der Klasse IgG,

oder
- Untersuchung auf Antikörper der Klasse IgM,

Abrechnungsbestimmung je Klasse

Abrechnungsausschluss in derselben Sitzung 01802, 01803

GOÄ entsprechend oder ähnlich: Nrn. 4387*, 4398*

Kompendium KBV: Der Röteln-HAH-Test nach GOP 32572 und der Röteln-Nachweis mittels HIG nach GOP 32573 wurden aus dem EBM gestrichen.

Die Untersuchung nach GOP 32574 ist durch die „oder“-Verknüpfung bis zu zweimal berechnungsfähig.

Die Leistung nach der GOP 32574 ist nicht neben den Leistungen nach GOP 01802 und 01803 berechnungsfähig, die für den Nachweis von Rötelnantikörpern mittels Immunoassay im Rahmen der Mutterschaftsvorsorge berechnet werden können.

(*) nach Kölner Kommentar zum EBM, Stand 01.01.2012

Kommentar: Wird die Untersuchung im Rahmen der Mutterschaftsvorsorge ausgeführt, ist die Nr. 01803 zu berechnen.

32575 **HIV (Humanes Immunschwäche-Virus)-1- und/oder HIV-1/2-Antikörper-Nachweis mittels Immunoassay, ggf. einschl. HIV-Antigen-Nachweis mittels HIV-Antigen-Antikörper-Kombinationstest** **4,10**

Anmerkung Die Gebührenordnungspositionen 32575 und 32576 sind nicht nebeneinander berechnungsfähig, wenn die Antikörper-Untersuchungen in einem Ansatz (Antikörper-Kombinationstest) erfolgen.

Abrechnungsausschluss in derselben Sitzung 01811

GOÄ entsprechend oder ähnlich: Nr. 4395*

Kompendium KBV: Mit dem Antikörper-Kombinationstest werden in einem Ansatz Antikörper gegen HIV1 und HIV-2 nachgewiesen. Mit dem HIV-Antigen-Antikörper-Kombinations- Test wird neben den genannten HIV-Antikörpern zusätzlich auch HIV-Antigen in einem Ansatz nachgewiesen. (*)

GOP 32575 und 32576 sind nicht nebeneinander berechnungsfähig, auch wenn die Untersuchungen auf Antikörper gegen HIV-1 und HIV-2 in einem Ansatz (Antikörper-Kombinations-Test) erfolgen.

(*) nach Kölner Kommentar zum EBM, Stand 01.01.2012

Kommentar: Wird die Untersuchung im Rahmen der Mutterschaftsvorsorge ausgeführt, ist die Nr. 01811 zu berechnen.

32576 **HIV (Humanes Immunschwäche-Virus)-2-Antikörper-Nachweis mittels Immunoassay, ggf. einschl. HIV-Antigen-Nachweis mittels HIV-Antigen-Antikörper-Kombinationstest** **4,50**

Anmerkung Die Gebührenordnungspositionen 32575 und 32576 sind nicht nebeneinander berechnungsfähig, wenn die Antikörper-Untersuchungen in einem Ansatz (Antikörper-Kombinationstest) erfolgen.

GOÄ entsprechend oder ähnlich: Nr. 4395*

Kommentar: Wird die Untersuchung im Rahmen der Mutterschaftsvorsorge ausgeführt, ist die Nr. 01811 zu berechnen.

Qualitativer Nachweis und/oder quantitative Bestimmung von Antikörpern gegen Krankheitserreger mittels Immunoassay, indirekter Immunfluoreszenz, Komplementbindungsreaktion, Immunpräzipitation (z.B. Ouchterlony-Test), indirekter Hämagglutination, Hämagglutinationshemmung oder Bakterienagglutination (Widal-Reaktion), einschl. der Beurteilung des Infektions- oder Immunstatus, gilt für die Gebührenordnungspositionen 32585 bis 32641,

Abrechnungsbestimmung je Krankheitserreger oder klinisch relevanter Immunglobulinklasse, z.B. IgG-, IgM-Antikörper

Anmerkung Neben der Gebührenordnungsposition 32640 ist die Bestimmung von Toxoplasma-IgA-Antikörpern nach Nr. 32571 nicht berechnungsfähig.
Antikörperuntersuchungen auf vorgefertigten Reagenzträgern (z.B. immunchromatographische Schnellteste) oder Schnellteste mit vorgefertigten Reagenzzubereitungen (z.B. Latexteste) sind nicht nach den Gebührenordnungspositionen 32585 bis 32641 berechnungsfähig.

Der Höchstwert für die Untersuchungen nach den Gebührenordnungspositionen 32569 bis 32571, 32585 bis 32641, 32642 und 32660 bis 32664 beträgt 66,30 Euro.

32585 **Bordetella pertussis-Antikörper** **10,60**

GOÄ entsprechend oder ähnlich: Nrn. 4251*, 4263*, Qualit. Antikörper mittels Ligandenassay A Nr. 4463

Kompendium KBV: GOP 32560 bis 32670 sind nur bei infektionsimmunologischen Untersuchungen im Rahmen der kurativen Medizin berechnungsfähig. Bei Prävention o. Ä. sind die GOP des Abschnitts 1.7 EBM zu berechnen.(*)Zur Sicherstellung eines wirtschaftlichen Vorgehens sind qualitative und quantitative Untersuchungen eines Parameters zu einem Leistungskomplex zusammengefasst.Ergibt ein qualitativer Suchtest ein negatives Ergebnis, sind Testansätze zur Bestimmung von Antikörperkonzentrationen oder -titern nicht mehr erforderlich.Wird der Nachweis des gleichen Antikörpers sowohl qualitativ als auch quantitativ durchgeführt, ist gemäß der Legendierung die entsprechende GOP dennoch nur einmal berechnungsfähig.(*)Antikörperuntersuchungen auf vorgefertigten Testträgern (z. B. immunchromatographische Schnellteste) mit vorgefertigten Reagenzzubereitungen (z. B. Latexteste) sind nicht nach GOP 32585 bis 32641 berechnungs fähig.

(*) nach Kölner Kommentar zum EBM, Stand 01.01.2012

32586 **Borrelia burgdorferi-Antikörper** **7,10**

GOÄ entsprechend oder ähnlich: Nrn. 4220*, 4236*, 4252*, 4264*

Kompendium KBV: GOP 32560 bis 32670 sind nur bei infektionsimmunologischen Untersuchungen im Rahmen der kurativen Medizin berechnungsfähig. Bei Prävention o. Ä. sind die GOP des Abschnitts 1.7 EBM zu berechnen.(*)

Zur Sicherstellung eines wirtschaftlichen Vorgehens sind qualitative und quantitative Untersuchungen eines Parameters zu einem Leistungskomplex zusammengefasst.Ergibt ein qualitativer Suchtest ein negatives Ergebnis, sind Testansätze zur Bestimmung von Antikörperkonzentrationen oder -titern nicht mehr erforderlich.Wird der Nachweis des gleichen Antikörpers sowohl qualitativ als auch quantitativ durchgeführt, ist gemäß der Legendierung die entsprechende GOP dennoch nur einmal berechnungsfähig.(*)Antikörperuntersuchungen auf vorgefertigten Testträgern (z. B. immunchromatographische Schnellteste) mit vorgefertigten Reagenzzubereitungen (z. B. Latexteste) sind nicht nach GOP 32585 bis 32641 berechnungsfähig.

Als Basisdiagnostik sollten Borrelien-Antikörper nach GOP 32586 als Eingangstest bestimmt werden.

Immunoblots entsprechend GOP 32662 können nicht als Eingangsuntersuchung durchgeführt werden, sondern nur als Bestätigungs- oder Abklärungstests bei positiven oder fraglich positiven Antikörperbefunden.

Nur die im Eingangstest positive oder fraglich positive Immunglobulinklasse ist als Bestätigungstest zulasten der GKV berechnungsfähig.

(*) nach Kölner Kommentar zum EBM, Stand 01.01.2012

32587 **Brucella-Antikörper** **7,80**

GOÄ entsprechend oder ähnlich: Nrn. 4221*, 4237*

Kompendium KBV: Siehe auch Nr. 32586.

32588 **Campylobacter-Antikörper** **7,70**

GOÄ entsprechend oder ähnlich: Nrn. 4222*, 4238*, 4275*, 4287*

Kompendium KBV: Siehe auch Nr. 32586.

Da sich die Bakteriengattungen Helicobacter und Campylobacter unterscheiden, ist die frühere Gleichsetzung seit Jahren überholt. Die Helicobacter pylori-Antikörper Untersuchung ist deshalb unter „ähnliche Untersuchungen“ mit GOP 32641 berechnungsfähig.

Latexverfahren zum Nachweis von Antikörpern gegen Helicobacter pylori sind weder mit GOP 32588 noch mit GOP 32641 berechnungsfähig.

(*) nach Kölner Kommentar zum EBM, Stand 01.01.2012

32589 **Chlamydien-Antikörper** **10,10**
GOÄ entsprechend oder ähnlich: Nrn. 4253*, 4265*, 4276*, 4277*
Kompendium KBV: Siehe auch Nr. 32586.

32590 **Coxiella burnetii-Antikörper** **13,80**
GOÄ entsprechend oder ähnlich: Nrn. 4254*, 4266*, 4278*, 4288*
Kompendium KBV: Siehe auch Nr. 32586.

32591 **Gonokokken-Antikörper** **8,00**
GOÄ entsprechend oder ähnlich: Nr. 4279*
Kompendium KBV: Siehe auch Nr. 32586.
Mit der GOP 32591 sind die Antikörperbestimmungen berechnungsfähig.
Der Nachweis von Bakterienantigenen ist mit der GOP 32703 und die kulturelle Untersuchung ist mit der GOP 32741 berechnungsfähig.
(*) nach Kölner Kommentar zum EBM, Stand 01.01.2012

32592 **Legionellen-Antikörper** **9,70**
GOÄ entsprechend oder ähnlich: Nrn. 4224*, 4240*, 4255*, 4267*
Kompendium KBV: Siehe auch Nr. 32586.

32593 **Leptospiren-Antikörper** **11,60**
GOÄ entsprechend oder ähnlich: Nrn. 4225*, 4241*, 4256*, 4280*
Kompendium KBV: Siehe auch Nr. 32586.

32594 **Listerien-Antikörper** **4,90**
GOÄ entsprechend oder ähnlich: Nrn. 4226*, 4242*, 4281*
Kompendium KBV: Siehe auch Nr. 32586.

32595 **Mycoplasma pneumoniae-Antikörper** **7,00**
GOÄ entsprechend oder ähnlich: Nrn. 4257*, 4268*, 4290*
Kompendium KBV: Siehe auch Nr. 32586.

32596 **S. typhi- oder S. paratyphi-Antikörper** **5,40**
GOÄ entsprechend oder ähnlich: Nrn. 4228*, 4229*, 4244*, 4245*
Kompendium KBV: Siehe auch Nr. 32586.

32597 **Tetanus-Antitoxin** **9,10**
GOÄ entsprechend oder ähnlich: Nrn. 4234*, 4250*, 4261*, 4272*, 4285*, 4291*
Kompendium KBV: Siehe auch Nr. 32586.

32598 **Yersinien-Antikörper** **6,10**
GOÄ entsprechend oder ähnlich: Nrn. 4233*, 4284*
Kompendium KBV: Siehe auch Nr. 32586.

32599 **Leptospiren-Antikörper mittels Mikroagglutinationsreaktion mit Lebendkulturen** **31,70**
GOÄ entsprechend oder ähnlich: Nrn. 4241*, 4256*, 4280*
Kompendium KBV: Siehe auch Nr. 32586.

EBM-Nr. Euro

32600 Chlamydien-Antikörper (speziesspezifisch) mittels Mikroimmunfluoreszenztest (MIF) **15,70**
GOÄ entsprechend oder ähnlich: Nrn. 4253*, 4265*
Kompendium KBV: Siehe auch Nr. 32586.

32601 Adenoviren-Antikörper **10,40**
GOÄ entsprechend oder ähnlich: Nrn. 4310*, 4337*, 4365*
Kompendium KBV: Siehe auch Nr. 32586.

32602 Cytomegalievirus-Antikörper **9,80**
Abrechnungsausschluss in derselben Sitzung 32831
GOÄ entsprechend oder ähnlich: Nr. 4378*
Kompendium KBV: Siehe auch Nr. 32586.

32603 Cytomegalievirus-IgM-Antikörper **9,70**
Abrechnungsausschluss in derselben Sitzung 32831
GOÄ entsprechend oder ähnlich: Nr. 4378*
Kompendium KBV: Siehe auch Nr. 32586.

32604 Coxsackieviren-Antikörper **7,90**
GOÄ entsprechend oder ähnlich: Nrn. 4307*, 4335*, 4363*, 4376*, 4389*
Kompendium KBV: Siehe auch Nr. 32586.

32605 EBV-EA-Antikörper **8,50**
GOÄ entsprechend oder ähnlich: Nrn. 4314*, 4315*, 4341*, 4342*
Kompendium KBV: Siehe auch Nr. 32586.

32606 EBV-EBNA-Antikörper **8,40**
GOÄ entsprechend oder ähnlich: Nrn. 4316*, 4343*
Kompendium KBV: Siehe auch Nr. 32586.

32607 EBV-VCA-Antikörper **9,10**
GOÄ entsprechend oder ähnlich: Nrn. 4311*, 4312*, 4338*, 4339*
Kompendium KBV: Siehe auch Nr. 32586.

32608 EBV-VCA-IgM-Antikörper **9,80**
GOÄ entsprechend oder ähnlich: Nrn. 4313*, 4340*
Kompendium KBV: Siehe auch Nr. 32586.

32609 Echoviren-Antikörper **8,20**
GOÄ entsprechend oder ähnlich: Nr. 4374*
Kompendium KBV: Siehe auch Nr. 32586.

32610 Enteroviren-Antikörper **7,40**
GOÄ entsprechend oder ähnlich: Je nach Aufwand Auswahl aus Nrn. 4335*, 4363*, 4376*, 4400*, 4404*
Kompendium KBV: Siehe auch Nr. 32586.

32611 FSME-Virus-Antikörper **11,10**
GOÄ entsprechend oder ähnlich: Nrn. 4317*, 4344*
Kompendium KBV: Siehe auch Nr. 32586.

EBM-Nr. | | Euro

32612 **HAV-Antikörper** **5,80**
GOÄ entsprechend oder ähnlich: Nr. 4382*
Kompendium KBV: Siehe auch Nr. 32586.

32613 **HAV-IgM-Antikörper** **6,70**
GOÄ entsprechend oder ähnlich: Nr. 4383*
Kompendium KBV: Siehe auch Nr. 32586.
Kommentar: Die Bestimmung der HAV-IgM-AK ist nur sinnvoll bei positiven HAVAK nach Nr. 32612. Der Höchstbetrag für die Nrn. 32569 bis 32571, 32585 bis 32641, 32642 und 32660 bis 32664 beträgt 66,30 Euro.

32614 **HBc-Antikörper** **5,90**
GOÄ entsprechend oder ähnlich: Nr. 4393*
Kompendium KBV: Siehe auch Nr. 32586.

32615 **HBc-IgM-Antikörper** **8,50**
GOÄ entsprechend oder ähnlich: Nr. 4402*
Kompendium KBV: Siehe auch Nr. 32586.

32616 **HBe-Antikörper** **9,40**
GOÄ entsprechend oder ähnlich: Nrn. 4380*, 4403*
Kompendium KBV: Siehe auch Nr. 32586.

32617 **HBs-Antikörper** **5,50**
GOÄ entsprechend oder ähnlich: Nr. 4381*
Kompendium KBV: Siehe auch Nr. 32586.

32618 **HCV-Antikörper** **9,80**
GOÄ entsprechend oder ähnlich: Nr. 4406*
Kompendium KBV: Siehe auch Nr. 32586.

32619 **HDV-Antikörper bei nachgewiesener HBV-Infektion** **26,70**
GOÄ entsprechend oder ähnlich: Nr. 4405*
Kompendium KBV: Siehe auch Nr. 32586.

32620 **HDV-IgM-Antikörper bei nachgewiesener HBV-Infektion** **28,90**
GOÄ entsprechend oder ähnlich: Nr. 4405*
Kompendium KBV: Siehe auch Nr. 32586.

32621 **HSV-Antikörper** **11,10**
GOÄ entsprechend oder ähnlich: Nrn. 4318* bis 4321*, 4345* bis 4348*
Kompendium KBV: Siehe auch Nr. 32586.

32622 **Influenzaviren-Antikörper** **7,60**
GOÄ entsprechend oder ähnlich: Nrn. 4324*, 4325*, 4351*, 4352*
Kompendium KBV: Siehe auch Nr. 32586.

32623 **Masernvirus-Antikörper** **11,10**
GOÄ entsprechend oder ähnlich: Nr. 4385*
Kompendium KBV: Siehe auch Nr. 32586.

32624 **Mumpsvirus-Antikörper** **12,00**

GOÄ entsprechend oder ähnlich: Nrn. 4328*, 4386*
Kompendium KBV: Siehe auch Nr. 32586.

32625 **Parainfluenzaviren-Antikörper** **10,30**
GOÄ entsprechend oder ähnlich: Nrn. 4329* bis 4331*, 4356* bis 4358*, 4371*, 4372*
Kompendium KBV: Siehe auch Nr. 32586.

32626 **Parvoviren-Antikörper** **17,30**
GOÄ entsprechend oder ähnlich: Nrn. 4307*, 4335*, 4363*, 4376*, 4389*, 4400*
Kompendium KBV: Siehe auch Nr. 32586.

32627 **Polioviren-Antikörper** **9,80**
GOÄ entsprechend oder ähnlich: Nrn. 4307*, 4335*, 4363*, 4376*, 4389*, 4400*
Kompendium KBV: Siehe auch Nr. 32586.

32628 **RSV-Antikörper** **8,00**
GOÄ entsprechend oder ähnlich: Nrn. 4359*, 4375*
Kompendium KBV: Siehe auch Nr. 32586.

32629 **Varicella-Zoster-Virus-Antikörper** **11,30**
Abrechnungsausschluss in derselben Sitzung 01833
GOÄ entsprechend oder ähnlich: Nrn. 4334*, 4362*, 4388*
Kompendium KBV: Siehe auch Nr. 32586.
Zur Überprüfung der Immunitätslage bei Anforderung auf Varizellen gilt die Bestimmung des IgG-Antikörpers als ausreichend. VZV-IgA, VZV-IgM und VZV-IgG als zusätzliche Untersuchung ist beim Zielauftrag „Verdacht auf VZV-Reaktivierung“ oder „Verdacht auf Zoster“ zu akzeptieren.
Die GOP 32629 ist nicht neben der GOP 01833 berechnungsfähig.
(*) nach Kölner Kommentar zum EBM, Stand 01.01.2012

32630 **Varicella-Zoster-Virus-IgM-Antikörper** **13,20**
GOÄ entsprechend oder ähnlich: Nr. 4399*
Kompendium KBV: Siehe auch Nr. 32586.
Zur Überprüfung der Immunitätslage bei Anforderung auf Varizellen gilt die Bestimmung des IgG-Antikörpers als ausreichend. VZV-IgA, VZV-IgM und VZV-IgG als zusätzliche Untersuchung ist beim Zielauftrag „Verdacht auf VZV-Reaktivierung“ oder „Verdacht auf Zoster“ zu akzeptieren.
Die GOP 32629 ist nicht neben der GOP 01833 berechnungsfähig.
(*) nach Kölner Kommentar zum EBM, Stand 01.01.2012

32631 **Aspergillus-Antikörper** **9,80**
GOÄ entsprechend oder ähnlich: Nrn. 4421*, 4425*
Kompendium KBV: Siehe auch Nr. 32586.

32632 **Candida-Antikörper** **9,80**
GOÄ entsprechend oder ähnlich: Nrn. 4415*, 4418*, 4422*, 4426*
Kompendium KBV: Siehe auch Nr. 32586.

32633 **Coccidioides-Antikörper** **24,40**
GOÄ entsprechend oder ähnlich: Nrn. 4416*, 4419*, 4455*, 4460*, 4462*, 4469*
Kompendium KBV: Siehe auch Nr. 32586.

EBM-Nr. | Euro

32634 **Histoplasma-Antikörper** **18,40**
GOÄ entsprechend oder ähnlich: Nrn. 4416*, 4419*, 4455*, 4460*, 4462*, 4469*
Kompendium KBV: Siehe auch Nr. 32586.

32635 **Cysticercus-Antikörper** **18,40**
GOÄ entsprechend oder ähnlich: Auswahl aus Nrn. 4432*, 4447*, 4455*, 4460*, 4462*, 4469*
Kompendium KBV: Siehe auch Nr. 32586.

32636 **Echinococcus-Antikörper** **14,20**
GOÄ entsprechend oder ähnlich: Nrn. 4430*, 4435*, 4456*
Kompendium KBV: Siehe auch Nr. 32586.

32637 **Entamoeba histolytica-Antikörper** **14,70**
GOÄ entsprechend oder ähnlich: Nrn. 4440*, 4448*, 4457*, 4465*
Kompendium KBV: Siehe auch Nr. 32586.

32638 **Leishmania-Antikörper** **18,90**
GOÄ entsprechend oder ähnlich: Nrn. 4441*, 4449*, 4458*, 4466*
Kompendium KBV: Siehe auch Nr. 32586.

32639 **Plasmodien-Antikörper** **15,40**
GOÄ entsprechend oder ähnlich: Nrn. 4442*, 4451*
Kompendium KBV: Siehe auch Nr. 32586.

32640 **Bestimmung der Avidität von Toxoplasma-IgG-Antikörpern als Abklärungstest nach positiver IgM-Antikörperbestimmung, in mehreren Ansätzen, insgesamt** **25,90**
GOÄ entsprechend oder ähnlich: Nr. 4469*
Kompendium KBV: Siehe auch Nr. 32586.

Wenn der Aviditätsgrad von Toxoplasma-IgG-Antikörpern bekannt ist, liefern IgA-Antikörper keine zusätzliche diagnostische Information, deshalb ist die Bestimmung von Toxoplasma-IgA-Antikörpern nach GOP 32571 nicht neben der Leistung nach GOP 32640 berechnungsfähig.

(*) nach Kölner Kommentar zum EBM, Stand 01.01.2012

32641 **Ähnliche Untersuchungen unter Angabe der Antikörperspezifität** **11,10**
Qualitativer Nachweis und/oder quantitative Bestimmung von **Antikörpern gegen Krankheitserreger** mittels Immunoassay, indirekter Immunfluoreszenz, Komplementbindungsreaktion, Immunpräzipitation (z. B. Ouchterlony-Test), indirekter Hämagglutination, Hämagglutinationshemmung oder Bakterienagglutination (Widal-Reaktion), einschl. der **Beurteilung des Infektions- oder Immunstatus**, gilt für die Gebührenordnungspositionen 32585 bis 32641
Ähnliche Untersuchungen unter Angabe der Antikörperspezifität

Abrechnungsbestimmung je Krankheitserreger oder klinisch relevanter Immunglobulinklasse, z. B. IgG-, IgM-Antikörper

Anmerkung Neben der Gebührenordnungsposition 32640 ist die Bestimmung von Toxoplasma-IgA-Antikörpern nach Nr. 32571 nicht berechnungsfähig.
Antikörperuntersuchungen auf vorgefertigten Reagenzträgern (z. B. immunchromatographische Schnellteste) oder Schnellteste mit vorgefertigten Reagenzzubereitungen (z. B. Latexteste) sind nicht nach den Gebührenordnungspositionen 32585 bis 32641 berechnungsfähig.
Der Höchstwert für die Untersuchungen nach den Gebührenordnungspositionen 32569 bis 32571, 32585 bis 32641, 32642 und 32660 bis 32664 beträgt 66,30 EURO.
Die Berechnung der Gebührenordnungsposition 32641 setzt die Begründung der medizinischen Notwendigkeit der jeweiligen Untersuchung im Einzelfall voraus.

GOÄ entsprechend oder ähnlich: Nrn. 4234*, 4250*, 4261*, 4285*, 4291*, 4302*, 4307*, 4335*, 4363*, 4376*, 4389*, 4400*, 4404*, abhängig von Methode

Kompendium KBV: Siehe auch Nr. 32586.

Die Angabe der Antikörperspezifität (Feldkennung 5002) ist zwingend.

Die Berechnung der GOP 32641 setzt die Begründung der medizinischen Notwendigkeit der jeweiligen Untersuchung im Einzelfall voraus.

Die Untersuchung auf Mykobakterien-Antikörper ist keine nach der GOP 32641 berechnungsfähige Leistung, weil sie wegen nicht ausreichender Sensitivität und Spezifität als diagnostisch wertlos und damit unwirtschaftlich gilt.(*)

(*) nach Kölner Kommentar zum EBM, Stand 01.01.2012

32642 Nachweis neutralisierender Antikörper mittels Zellkultur(en), in vivo oder im Brutei, **14,20**

Abrechnungsbestimmung je Untersuchung unter Angabe des Antikörpers

GOÄ entsprechend oder ähnlich: Nr. 4261*

Kompendium KBV: GOP 32560 bis 32670 sind nur bei infektionsimmunologischen Untersuchungen im Rahmen der kurativen Medizin berechnungsfähig. Bei Prävention o. Ä. sind die GOP des Abschnitts 1.7 EBM zu berechnen.(*)(*) nach Kölner Kommentar zum EBM, Stand 01.01.2012

Kommentar: Der Höchstbetrag für die Nrn. 32569 bis 32571, 32585 bis 32641, 32642 und 32660 bis 32664 beträgt 66,30 Euro.

Untersuchungen auf **Antikörper gegen Krankheitserreger** mittels Immunreaktion mit elektrophoretisch aufgetrennten und/oder diagnostisch gleichwertigen rekombinanten mikrobiellen/viralen Antigenen **(Immunoblot)** als **Bestätigungs- oder Abklärungstest** nach positivem oder fraglich positivem Antikörpernachweis, gilt für die Gebührenordnungspositionen 32660 bis 32664

Anmerkung Die Gebührenordnungspositionen 32660 bis 32664 sind je Krankheitserreger bis zu zweimal berechnungsfähig.

Kommentar: Der Höchstbetrag für die Nrn. 32569 bis 32571, 32585 bis 32641, 32642 und 32660 bis 32664 beträgt 66,30 Euro.

32660 HIV-1- und/oder HIV-2-Antikörper (Westernblot) **53,60**

GOÄ entsprechend oder ähnlich: Nr. 4409*

Kompendium KBV: GOP 32560 bis 32670 sind nur bei infektionsimmunologischen Untersuchungen im Rahmen der kurativen Medizin berechnungsfähig. Bei Prävention o. Ä. sind die GOP des Abschnitts 1.7 EBM zu berechnen.(*)

Die Leistungen nach GOP 32660 bis 32664 sind je Krankheitserreger bis zu zweimal berechnungsfähig.Der Höchstwert für GOP 32660 bis 32664 beträgt 66,30 €.Immunoblots können nicht als Eingangsuntersuchung durchgeführt werden, sondern nur als Bestätigungs- oder Abklärungstests bei positiven oder fraglich positiven Ergebnissen.Lediglich bei den Yersinien-Antikörpern ist der Immunoblot als Eingangsuntersuchung mit der GOP 32663 berechnungsfähig.Aufgrund der „und/oder"-Verknüpfung ist die GOP 32660 auch bei Untersuchung auf HIV-1- und HIV-2-Antikörper in zwei Immunoblots nur einmal berechnungsfähig.(*) nach Kölner Kommentar zum EBM, Stand 01.01.2012

32661 HCV-Antikörper **44,10**

GOÄ entsprechend oder ähnlich: Nr. 4408*

Kompendium KBV: Siehe unter Nr. 32660.

32662 Borrelia-Antikörper **20,30**

GOÄ entsprechend oder ähnlich: Analoger Ansatz der Nr. 4408*

Kompendium KBV: Siehe auch Nr. 32661.

Der Immunoblot ist eine sehr spezifische und sensitive Methode des Antikörpernachweises, aber auch arbeitsaufwendiger und teurer als andere Methoden. Aus Wirtschaftlichkeitsgründen ist deshalb die Eingangsdiagnostik mit geeigneten Standardmethoden, wie z. B. Immunoassay oder Immunfluoreszenz, durchzuführen.(*) Nur wenn aus medizinischen Gründen die Notwendigkeit besteht, die Spezifität eines positiven (reaktiven) Ergebnisses der Erstuntersuchung zu bestätigen oder nicht eindeutige Testergebnisse abzuklären, können Immunoblots nach GOP 32660 bis 32663 und Abschnitt 32.3 berechnet werden.(*)

(*) nach Kölner Kommentar zum EBM, Stand 01.01.2012

32663 **Yersinien-Antikörper, auch als Eingangstest** **20,10**

GOÄ entsprechend oder ähnlich: Analoger Ansatz der Nr. 4408*

Kompendium KBV: Siehe auch Nr. 32661.

Als Sonderfall kann die Untersuchung auf Yersinien- Antikörper mittels Immunoblot auch als Eingangsuntersuchung berechnet werden.(*) nach Kölner Kommentar zum EBM, Stand 01.01.2012

32664 **Ähnliche Untersuchungen unter Angabe des Krankheitserregers** **19,20**

Anmerkung Die Gebührenordnungspositionen 32660 bis 32664 sind je Krankheitserreger bis zu zweimal berechnungsfähig.
Die Berechnung der Gebührenordnungsposition 32664 setzt die Begründung der medizinischen Notwendigkeit der jeweiligen Untersuchung im Einzelfall voraus.

GOÄ entsprechend oder ähnlich: Analoger Ansatz der Nr. 4408*

Kompendium KBV: Siehe auch Nr. 32661.

Die Angabe des Krankheitserregers (Feldkennung 5002) ist obligat.

Auf die gesonderte Begründung zur betreffenden GOP in Feldkennung 5009 kann verzichtet werden, wenn ein von der Begründungspflicht ausgenommenes Untersuchungsverfahren angewandt wurde oder sich bereits aus der in der Abrechnung angegebenen Diagnose die Notwendigkeit der Untersuchung im Einzelfall ergibt.(*) nach Kölner Kommentar zum EBM, Stand 01.01.2012

32670 **Quantitative Bestimmung einer in-vitro Interferon-gamma Freisetzung nach ex-vivo Stimulation mit Antigenen (mindestens ESAT-6 und CFP-10) spezifisch für Mycobacterium tuberculosis-complex (außer BCG) bei Patienten** **58,00**

- vor Einleitung einer Behandlung mit einem Arzneimittel, für das der Ausschluss einer latenten oder aktiven Tuberkulose in der Fachinformation (Zusammenfassung der Merkmale des Arzneimittels / Summary of Product Characteristics) des Herstellers gefordert wird Infektion mit Mycobacterium-tuberculosis-complex (außer BCG)
- vor Einleitung einer Dialysebehandlung bei chronischer Niereninsuffizienz
- vor Durchführung einer Organtransplantation (Niere, Herz, Lunge, Leber, Pankreas *mit einer HI-Virus Infektion nur vor einer Therapieentscheidung einer behandlungsbedürftigen*

Anmerkung Die Gebührenordnungsposition 32670 ist auf die genannten Indikationen beschränkt und dient weder als Screeninguntersuchung noch zur Umgebungsuntersuchung von Kontaktpersonen. Die Berechnung als „Ähnliche Untersuchung" für die genannten und andere Indikationen ist unzulässig.

GOÄ entsprechend oder ähnlich: Leistung so nicht in der GOÄ vorhanden, daher analoger Ansatz der Nr. 4273*.

Kompendium KBV: GOP 32560 bis 32670 sind nur bei infektionsimmunologischen Untersuchungen im Rahmen der kurativen Medizin berechnungsfähig. Bei Prävention o. Ä. sind die GOP des Abschnitts 1.7 EBM zu berechnen.(*)

Die GOP 32670 ist auf die genannten Indikationen beschränkt und dient weder als Screeninguntersuchung noch zur Umgebungsuntersuchung von Kontaktpersonen. Die Berechnung als „Ähnliche Untersuchung" für die genannten und andere Indikationen ist unzulässig.(*) nach Kölner Kommentar zum EBM, Stand 01.01.2012

32.3.8 Parasitologische Untersuchungen

32680 **Nachweis von Parasiten-Antigenen aus einem Körpermaterial (Direktnachweis) mittels Immunfluoreszenz und/oder Immunoassay mit photometrischer oder gleichwertiger Messung,** **9,00**

Abrechnungsbestimmung je Untersuchung unter Angabe des Antigens

GOÄ entsprechend oder ähnlich: Nrn. 4759*, 4768*

Kompendium KBV: Die Angabe des Antigens (Feldkennung 5002) ist obligat.

Die GOP 32680 umfasst den Direktnachweis von Antigenen aus Körpermaterial. Mikrobiologische Antigennachweise nach Kultivierung oder als Differenzierung nach Anzüchtung sind nicht mit dieser GOP berechnungsfähig.

Die Berechnungsfähigkeit von Immunoassays für den Antigennachweis (Direktnachweis) ist auf eine standardisierte und qualitätskontrollierte Methodik beschränkt, die in der Leistungslegende durch das Kriterium der photometrischen Messung beschrieben und z. B. nach DIN 58 967 Teil 30 genormt ist. Gleichwertige Verfahren sind Chemilumineszenz- oder Radioaktivitätsmessungen. Durch diese höhere Methodenanforderung werden Schnelltests auf der Basis vorgefertigter Testträger mit vereinfachter Handhabung und visueller Ablesung abgegrenzt, die hinsichtlich Aufwand und Befundqualität insgesamt nicht den Standardmethoden gleichgesetzt werden können.(*)

(*) nach Kölner Kommentar zum EBM, Stand 01.01.2012

32681 **Kulturelle Untersuchung auf Protozoen** **5,70**

Obligater Leistungsinhalt
- Kulturelle Untersuchung auf Protozoen, z.B. auf Trichomonaden, Lamblien

Fakultativer Leistungsinhalt
- Nachfolgende mikroskopische Prüfung(en),

Abrechnungsbestimmung je Untersuchung unter Angabe der Art der Untersuchung

GOÄ entsprechend oder ähnlich: Nrn. 4760* bis 4763*

Kompendium KBV: Die Angabe der Art der Untersuchung (Feldkennung 5002) ist zwingend.

32682 **Systematische parasitologische Untersuchung auf einheimische und/oder tropische Helminthen und/oder Helmintheneier nach Anreicherung, z.B. SAF-, Zink-Sulfat-Anreicherung, einschl. aller mikroskopischen Untersuchungen** **6,90**

GOÄ entsprechend oder ähnlich: Nrn. 4744*, 4750*

Kompendium KBV: Die mikroskopische Suche nach Wurmeiern ohne Anreicherung oder in einem einfach gefärbten Präparat, auch in sog. Analabdruckpräparaten ist nur nach GOP 32045 berechnungsfähig. Die Routineuntersuchung auf Würmer bei der sogenannten Fokussuche gilt als nicht ausreichend gesicherte und nicht indizierte Methode.

Die GOP 32682 kann nur berechnet werden, wenn Untersuchungsmethoden gemäß GOP 32681 zur Diagnosesicherung nicht ausreichen, sondern gezielt spezielle parasitologische Aufbereitungsmethoden eingesetzt werden müssen und wenn besondere differentialdiagnostische Fachkenntnisse über alle ätiologisch zu berücksichtigenden Parasiten vorhanden sind.

Kommentar: Die Anreicherung ist bei der Suche nach Wurmeiern obligater Leistungsinhalt.

Die mikroskopische Suche nach Wurmeiern, z. B. in sogenannten Analabdruckpräpraten, kann nur nach Nr. 32045 berechnet werden.

32.3.9 Mykologische Untersuchungen

32685 **Nachweis von Pilz-Antigenen aus einem Körpermaterial (Direktnachweis) mittels Agglutination und/oder Immunpräzipitation,** **10,40**

Abrechnungsbestimmung je Untersuchung unter Angabe des Antigens

GOÄ entsprechend oder ähnlich: Nrn. 4705* bis 4708*

Kompendium KBV: Die Angabe des Antigens (Feldkennung 5002) ist zwingend.

32686 Nachweis von Pilz-Antigenen aus einem Körpermaterial (Direktnachweis) mittels Immunfluoreszenz und/oder Immunoassay mit photometrischer oder gleichwertiger Messung, **11,70**

Abrechnungsbestimmung je Untersuchung unter Angabe des Antigens

GOÄ entsprechend oder ähnlich: Nr. 4712*

Kompendium KBV: Die Angabe des Antigens (Feldkennung 5002) ist zwingend.

32687 Kulturelle mykologische Untersuchung **4,60**

Obligater Leistungsinhalt

- Kulturelle mykologische Untersuchung
  - nach Aufbereitung (z.B. Zentrifugation, Auswaschung)

und/oder
  - unter Verwendung von mindestens 2 Nährmedien

und/oder
  - als Langzeitkultivierung,

Fakultativer Leistungsinhalt

- Keimzahlbestimmung,
- nachfolgende mikroskopische Prüfung(en) und Kultur(en),

Abrechnungsbestimmung unter Angabe der Art des Untersuchungsmaterials

Anmerkung Die mykologische Untersuchung von Haut-, Schleimhaut- oder Vaginalabstrichen einschl. von Vaginalsekret ist nicht nach der Gebührenordnungsposition 32687, sondern nach der Gebührenordnungsposition 32151 berechnungsfähig.

GOÄ entsprechend oder ähnlich: Nrn. 4715* bis 4717*

Kompendium KBV: Die Angabe der Art des Untersuchungsmaterials (Feldkennung 5002) ist zwingend.

Voraussetzung für die Abrechnung der GOP 32687 ist die Durchführung mindestens einer der drei in der Leistungslegende genannten Maßnahmen (Aufbereitung, Langzeitkultivierung über mehrere Wochen, zwei verschiedene Pilznährmedien).

Die Notwendigkeit für eine oder mehrere dieser Maßnahmen muss sich aus der Art des Untersuchungsmaterials und der diagnostischen Fragestellung ergeben.

Die Notwendigkeit der Verwendung mehrerer Nährmedien richtet sich nach dem anerkannten Stand mykologischer Diagnostik. Wenn der Pilznachweis in der Regel auf einem einzelnen üblichen Pilznährboden gelingt, wie beispielsweise bei einer Soorkolpitis oder anderen Haut- und Schleimhautabstrichen mit im Krankheitsfall hohen Keimzahlen, sind mehrere Nährmedien nicht notwendig, und deshalb ist in diesen Fällen nicht die GOP 32687, sondern nur die GOP 32151 berechnungsfähig.(*)

Die Untersuchung von Pilzen im Stuhl bei Immungesunden gilt als nicht ausreichend gesicherte und nicht indizierte Methode.

Pilzuntersuchungen im Stuhl im Rahmen von, z. B. Dysbakterieuntersuchung, Dysbiose, Kyberstatus oder intestinalem Ökogramm stellen nach derzeitigem Kenntnisstand keine GKV-Leistungen dar. Auch in den „Qualitätsstandards in der mikrobiologisch-infektiologischen Diagnostik“ der Deutschen Gesellschaft für Hygiene und Mikrobiologie, Nr. 9 „Infektionen des Darms“, 2000, werden sog. „Dysbiose- oder Dysbakterie-Untersuchungen“ als nicht ausreichend gesicherte und nicht indizierte Methoden bewertet.

(*) nach Kölner Kommentar zum EBM, Stand 01.01.2012

32688 Morphologische Differenzierung gezüchteter Pilze außer Hefen **2,70**

Obligater Leistungsinhalt

- Morphologische Differenzierung gezüchteter Pilze außer Hefen mittels kultureller Verfahren und mikroskopischer Prüfung,

Fakultativer Leistungsinhalt

- Biochemische Differenzierung,

Abrechnungsbestimmung je Pilzart

GOÄ entsprechend oder ähnlich: Nrn. 4722*, 4723*

Kompendium KBV: Die Differenzierung von Hefen ist nicht mit GOP 32688 berechnungsfähig.

32689 Biochemische Differenzierung von Hefen **10,10**

Obligater Leistungsinhalt

- Biochemische Differenzierung von Hefen in Reinkultur mit mindestens 8 Reaktionen,

Fakultativer Leistungsinhalt

- Kulturelle Verfahren,

Abrechnungsbestimmung je Hefeart

GOÄ entsprechend oder ähnlich: Nr. 4721*

Kompendium KBV: Kulturelle Verfahren sind Bestandteil des fakultativen Leistungsinhaltes und daher nicht gesondert berechnungsfähig.

32690 Differenzierung gezüchteter Pilze mittels mono- oder polyvalenter Seren, **2,30**

Abrechnungsbestimmung je Antiserum

Anmerkung Der Höchstwert für die Untersuchung nach der Nr. 32690 beträgt 11,50 Euro.

GOÄ entsprechend oder ähnlich: Nr. 4723*

32691 Orientierende Empfindlichkeitsprüfung(en) von Hefen in Reinkultur, **5,60**

Abrechnungsbestimmung insgesamt je Körpermaterial

GOÄ entsprechend oder ähnlich: Nrn. 4727*, 4728*

Kompendium KBV: Unabhängig von der Anzahl und Art der durchgeführten Empfindlichkeitsprüfungen kann die GOP 32691 nur einmal je Körpermaterial berechnet werden.

32.3.10 Bakteriologische Untersuchungen

32700 Nachweis von Bakterien-Antigenen aus einem Körpermaterial (Direktnachweis) mittels Agglutination und/oder Immunpräzipitation, **9,50**

Abrechnungsbestimmung je Untersuchung unter Angabe des Antigens

GOÄ entsprechend oder ähnlich: Nrn. 4500* – 4504*

Kompendium KBV: Die Angabe des Antigens (Feldkennung 5002) ist obligat.

Die Leistungslegende nach GOP 32700 beinhaltet einen mikrobiologischen Antigennachweis aus einem Körpermaterial als Direktnachweis, also ohne zeitaufwendige kulturelle Untersuchung. Antigennachweise im Rahmen von Kulturbestätigungstesten oder als Differenzierungsmethode nach Anzüchtung sind nicht nach diesen GOP berechnungsfähig.(*)

(*) nach Kölner Kommentar zum EBM, Stand 01.01.2012

Nachweis von **Bakterien-Antigenen** aus einem Körpermaterial **(Direktnachweis)** mittels **Immunfluoreszenz** und/oder **Immunoassay** mit photometrischer oder gleichwertiger Messung, gilt für die Gebührenordnungspositionen 32703 bis 32707,

Abrechnungsbestimmung je Untersuchung

Anmerkung Die Gebührenordnungsposition 32706 ist grundsätzlich nur berechnungsfähig zur Erfolgskontrolle nach Eradikationstherapie einer Helicobacter pylori-Infektion (frühestens 4 Wochen nach Ende der Therapie) oder zum Ausschluss einer Reinfektion bei einer gastroduodenoskopisch gesicherten Ulcus-duodeni-Erkrankung oder bei Kindern mit begründetem Verdacht auf eine Ulkus-Erkrankung.

32703 Neisseria gonorrhoeae **7,20**

GOÄ entsprechend oder ähnlich: Nr. 4524*

Kompendium KBV: Mit GOP 32703 ist der Nachweis der Bakterien-Antigene berechnungsfähig.

Der Nachweis der Antikörper ist mit GOP 32591 und die kulturelle Untersuchung mit GOP 32741 berechnungsfähig

32704 **Mycoplasma pneumoniae** **9,70**

GOÄ entsprechend oder ähnlich: Nr. 4525*

32705 **Shigatoxin (Verotoxin), ggf. einschl. kultureller Anreicherung** **9,30**

GOÄ entsprechend oder ähnlich: Nr. 4594*

Kompendium KBV: Eine Toxinanreicherung durch kulturelle Verfahren nimmt der Untersuchung nicht die Eigenschaft des Direktnachweises. Das Untersuchungsziel besteht nicht primär in der Isolierung kulturell angezüchteter Bakterien, sondern im Schnellnachweis des pathogenetisch relevanten Toxins. Hinsichtlich der Nebeneinanderabrechnung von Antigennachweis und kultureller Untersuchung sind folgende diagnostische Abläufe zu unterscheiden:

• Nur Toxinnachweis mit kultureller Anreicherung: GOP 32705, die Anreicherungskultur ist in der Leistung eingeschlossen und nicht gesondert berechnungsfähig.

• Toxinnachweis mit kultureller Anreicherung, die gleichzeitig für die Erregerisolierung verwendet wird, z. B. ein EHEC-Spezialmedium: gleicher Aufwand wie vorher, deshalb nur die GOP 32705.

• Toxinnachweis und kulturelle Stuhluntersuchung auf weitere darmpathogene Bakterien: abhängig vom notwendigerweise erbrachten Untersuchungsaufwand GOP 32705 neben GOP 32722 oder 32723,

(die unterschiedlichen Abrechnungsvoraussetzungen gemäß der Leistungslegenden sind zu beachten).(*)

(*) nach Kölner Kommentar zum EBM, Stand 01.01.2012

32706 **Helicobacter pylori-Antigen im Stuhl** **23,50**

Abrechnungsausschluss in derselben Sitzung 02400, 32315

GOÄ entsprechend oder ähnlich: Nr. 4525*

Kompendium KBV: Die GOP 32706 ist nur berechnungsfähig zur Erfolgskontrolle nach Eradikationstherapie einer Helicobacter pylori-Infektion (frühestens 4 Wochen nach Ende der Therapie) oder zum Ausschluss einer Reinfektion bei einer gastroduodenoskopisch gesicherten Ulcus duodeni-Erkrankung oder bei Kindern mit begründetem Verdacht auf eine Ulkus-Erkrankung.

Vereinfachte Schnelltests mit visueller Auswertung sind ebenfalls nicht nach GOP 32706 berechnungsfähig.(*)

Die Leistungen nach GOP 02400 und 32315 sind nicht neben GOP 32706 berechnungsfähig.

(*) nach Kölner Kommentar zum EBM, Stand 01.01.2012

32707 **Ähnliche Untersuchungen unter Angabe des Antigens** **11,90**

Anmerkung Die Berechnung der Gebührenordnungsposition 32707 setzt die Begründung der medizinischen Notwendigkeit der jeweiligen Untersuchung im Einzelfall voraus.

GOÄ entsprechend oder ähnlich: Nr. 4525*

Kompendium KBV: Die Angabe des Antigens (Feldkennung 5002) ist obligat.

Die Berechnung der GOP 32707 setzt die Begründung der medizinischen Notwendigkeit der jeweiligen Untersuchung im Einzelfall voraus.

Schnelltests auf der Basis vorgefertigter Testträger können nicht mit GOP 32707 abgerechnet werden (z. B. Antigen-Schnelltests auf B-Streptokokken, können wie weitere Erregernachweise mangels eigenständiger Leistungsposition nur der GOP 32030 zugeordnet werden).(*)

(*) nach Kölner Kommentar zum EBM, Stand 01.01.2012

32708 **Mikrobiologischer Nachweis angeborener Enzymdefekte, z.B. Phenylketonurie, Galaktosämie, im Hemmtest nach Guthrie,** **5,60**

Abrechnungsbestimmung je Nachweis

GOÄ entsprechend oder ähnlich: Nr. 3758*

EBM-Nr. Euro

Kulturelle Untersuchung auf ätiologisch relevante Bakterien, gilt für 32720 bis 32727

Obligater Leistungsinhalt
- Kulturelle Untersuchung auf ätiologisch relevante Bakterien,

Fakultativer Leistungsinhalt
- Keimzahlbestimmung,
- Nachweis antimikrobieller Wirkstoffe mittels Hemmstofftest,
- Nachfolgende mikroskopische Prüfung(en) und Kultur(en),

Abrechnungsbestimmung je Untersuchung

Anmerkung Anstelle der Gebührenordnungspositionen 32720 bis 32724 sind die Gebührenordnungspositionen 32725 bis 32727 bei demselben Körpermaterial nicht berechnungsfähig.

32720 **Urinuntersuchung mit mindestens zwei Nährböden (ausgenommen Eintauchnährböden) und/oder mit apparativer Wachstumsmessung** **5,50**

Abrechnungsausschluss bei demselben Material 32725, 32726, 32727

GOÄ entsprechend oder ähnlich: Nr. 4530* ff.

Kompendium KBV: Gemäß der Legendierung sind bei bakteriologischen Untersuchungen diverse Ausschlüsse in der Berechnungsfähigkeit dieser GOP gegenüber weiteren GOP zu beachten.Anstelle der Leistungen nach GOP 32720 bis 32724 sind die Leistungen nach GOP 32725 bis 32727 bei demselben Körpermaterial nicht berechnungsfähig.Die Leistung nach GOP 32721 ist bei demselben Material nicht neben den Leistungen nach GOP 32725 bis 32727 und 32740 berechnungsfähig.Die Leistung nach GOP 32724 ist bei demselben Material nicht neben den Leistungen nach GOP 32725 bis 32727 und 32741 bis 32746 berechnungsfähig.Die Leistung nach GOP 32725 ist bei demselben Material nicht neben den Leistungen nach GOP 32720 bis 32724, 32726 und 32741 bis 32746 berechnungsfähig. Die Leistung nach GOP 32726 ist bei demselben Material nicht neben den Leistungen nach GOP 32720 bis 32725 und 32740 berechnungsfähig.Die Leistung nach GOP 32727 ist bei demselben Material nicht neben den Leistungen nach GOP 32720 bis 32724 und 32740 bis 32746 berechnungsfähig.Die Leistungen nach GOP 32720, 32722 und 32723 sind bei demselben Material nicht neben den Leistungen nach GOP 32725 bis 32727 berechnungsfähig.

Die Leistungslegende der GOP 32720 erfordert die Anzüchtung und Isolierung der Bakterien auf geeigneten Nährböden (Primärkulturen). Dies muss auf mindestens zwei verschiedenen Nährmedien erfolgen.

Eintauchnährböden sind nicht mit GOP 32720, sondern nur mit der GOP 32151 berechnungsfähig.

Falls der beimpfte Nährbodenträger Keimwachstum aufweist und damit mindestens zwei neue Nährböden angelegt werden, kann die GOP 32720 berechnet werden.

Bakteriologische Urinuntersuchungen sind nicht mit GOP 32726 oder 32727 berechnungsfähig.

32721 **Untersuchung von Sekreten des Respirationstrakts, z.B. Sputum, Bronchialsekret, mit mindestens drei Nährböden** **7,20**

Abrechnungsausschluss bei demselben Material 32725, 32726, 32727, 32740

GOÄ entsprechend oder ähnlich: Nr. 4530* ff.

Kompendium KBV: Die Anzüchtung auf mindestens drei verschiedenen Nährböden ist erforderlich. Siehe auch unter Nr. 32720.

32722 **Stuhluntersuchung mit mindestens fünf Nährböden, ggf. einschl. anaerober Untersuchung, z.B. auf Clostridien** **8,00**

Abrechnungsausschluss bei demselben Material 32725, 32726, 32727

GOÄ entsprechend oder ähnlich: Nr. 4539*

Kompendium KBV: Siehe auch unter EBM Nummer 32721.

Die kulturelle Stuhluntersuchung gemäß der GOP 32722 beinhaltet die Standarduntersuchung auf darmpathogene Bakterien, z. B. auf Salmonellen und Shigellen.

Die kulturelle Stuhluntersuchung nach der GOP 32722 beinhaltet die Standarduntersuchung auf darmpathogene Bakterien, z. B. auf Salmonellen und Shigellen. Wird die Untersuchung durch zusätzliche Spezialverfahren zum Nachweis von Yersinien und Campylo-bacter erweitert, ist die GOP 32723 mit der GOP 32722 als eingeschlossener Teilleistung berechnungsfähig.(*)

(*) nach Kölner Kommentar zum EBM, Stand 01.01.2012

32723 **Stuhluntersuchung mit mindestens fünf Nährböden, einschl. Untersuchung auf Yersinien, Campylobacter und ggf. weitere darmpathogene Bakterien, ggf. einschl. anaerober Untersuchung, z.B. auf Clostridien** **10,70**

Abrechnungsausschluss bei demselben Material 32725, 32726, 32727

GOÄ entsprechend oder ähnlich: Nr. 4539*

Kompendium KBV: Siehe Erläuterungen zu EBM Nr. 32722.

32724 **Aerobe oder anaerobe Untersuchung von Blut** **11,70**

Abrechnungsausschluss bei demselben Material 32725, 32726, 32727, 32741, 32742, 32743, 32744, 32745, 32746

GOÄ entsprechend oder ähnlich: Nr. 4531* ff.

Kompendium KBV: Siehe Erläuterungen zu EBM Nr. 32722.

32725 **Untersuchung von Liquor, Punktat, Biopsie-, Bronchiallavage- oder Operationsmaterial, ggf. einschl. anaerober Untersuchung, unter Angabe der Materialart** **9,40**

Abrechnungsausschluss bei demselben Material 32720, 32721, 32722, 32723, 32724, 32726, 32741, 32742, 32743, 32744, 32745, 32746

GOÄ entsprechend oder ähnlich: Nr. 4530* ff.

Kompendium KBV: Siehe Erläuterungen zu EBM Nr. 32722

Kommentar: Nach Nr. 32720 ist Urin-Untersuchung nach Blasenpunktion zu berechnen.

32726 **Untersuchung eines Abstrichs, Exsudats, Sekrets oder anderen Körpermaterials mit mindestens drei Nährböden unter Angabe der Materialart** **6,40**

Abrechnungsausschluss bei demselben Material 32720, 32721, 32722, 32723, 32724, 32725, 32740

GOÄ entsprechend oder ähnlich: Nr. 4530* ff.

Kompendium KBV: Die Angabe der Materialart (Feldkennung 5002) ist zwingend.

Siehe Erläuterungen zu EBM Nr. 32722.

32727 **Untersuchung eines Abstrichs, Exsudats, Sekrets oder anderen Körpermaterials mit mindestens fünf Nährböden, ggf. einschl. anaerober Untersuchung unter Angabe der Materialart** **8,50**

Abrechnungsausschluss bei demselben Material 32720, 32721, 32722, 32723, 32724, 32740, 32741, 32742, 32743, 32744, 32745, 32746

GOÄ entsprechend oder ähnlich: Nrn. 4538* oder 4539*

Kompendium KBV: Die Angabe der Materialart (Feldkennung 5002) ist zwingend.

Es müssen für die bakteriologische Untersuchung mindestens fünf verschiedene bakteriologische Nährböden (keine Pilznährböden) verwendet werden.

Als ein „anderes Körpermaterial" gelten Materialien, die nicht in einer der Leistungslegenden der GOP 32720 bis 32727 namentlich aufgeführt sind. Urin kann folglich nicht als „anderes Körpermaterial" der Leistung nach GOP 32726 zugeordnet werden.

Die Untersuchung nach der GOP 32727 ist auf bestimmte Indikationen und Materialien beschränkt. Gemäß der Legendierung sind bei bakteriologischen Untersuchungen diverse Ausschlüsse in der Berechnungsfähigkeit dieser GOP gegenüber weiteren GOP zu beachten. Anstelle der Leistungen nach GOP 32720 bis 32724 sind die Leistungen nach GOP 32725 bis 32727 bei demselben Körpermaterial nicht berechnungsfähig. Die Leistung nach GOP 32721 ist bei demselben Material nicht neben den Leistungen nach GOP 32725 bis 32727 und 32740 berechnungsfähig. Die Leistung nach GOP 32724 ist bei demselben Material nicht neben den Leistungen nach GOP 32725 bis 32727 und 32741 bis 32746 berechnungsfähig. Die Leistung nach GOP 32725 ist bei demselben Material nicht neben den Leistungen nach GOP 32720 bis 32724, 32726 und 32741 bis 32746 berechnungsfähig. Die Leistung nach GOP 32726 ist bei demselben Material nicht neben den Leistungen nach GOP 32720 bis 32725 und 32740 berechnungsfähig. Die Leistung nach GOP 32727 ist bei demselben Material nicht neben den Leistungen nach GOP 32720 bis 32724 und 32740 bis 32746 berechnungsfähig. Die Leistungen nach GOP 32720, 32722 und 32723 sind bei demselben Material nicht neben den Leistungen nach GOP 32725 bis 32727 berechnungsfähig.

Gezielte kulturelle Untersuchung auf bestimmte Krankheitserreger, gilt für 32740 bis 32747

Obligater Leistungsinhalt
- Gezielte kulturelle Untersuchung auf bestimmte Krankheitserreger unter Verwendung spezieller Nährböden und/oder Kulturverfahren,

Fakultativer Leistungsinhalt
- Keimzahlbestimmung,
- Nachweis antimikrobieller Wirkstoffe mittels Hemmstofftest,
- Nachfolgende mikroskopische Prüfung(en) und Kultur(en),

Abrechnungsbestimmung je Untersuchung

Abrechnungsausschluss bei demselben Material 32721, 32726, 32727

32740 **Untersuchung auf betahämolysierende Streptokokken, z.B. aus dem Rachen, mit mindestens zwei Nährböden** **5,40**

GOÄ entsprechend oder ähnlich: Nr. 4530*

Kompendium KBV: Die Leistung nach GOP 32740 ist bei demselben Material nicht neben den Leistungen nach GOP 32721, 32726 und 32727 berechnungsfähig. Die Leistungen nach den GOP 32741 bis 32746 sind bei demselben Material nicht neben den Leistungen nach GOP 32724, 32725 und 32727 berechnungsfähig. Für den Nachweis von beta-hämolysierenden Streptokokken aus dem Rachen (Scharlachdiagnostik) sind ein Universal- und ein Selektivnährboden erforderlich.(*) Die Untersuchungen mit nur einem Nährboden erfüllen nicht die Leistungslegende der GOP 32740 und sind nur mit der GOP 32151 berechnungsfähig.

Andere kulturelle Untersuchungen aus Sekreten der Luftwege werden der GOP 32721 zugeordnet.

(*) nach Kölner Kommentar zum EBM, Stand 01.01.2012

32741 **Untersuchung auf Neisseria gonorrhoeae unter vermehrter CO2 -Spannung, ggf. einschl. Oxidase- und/oder ß-Lactamaseprüfung** **5,20**

GOÄ entsprechend oder ähnlich: Nr. 4532*

Kompendium KBV: Die Leistung nach GOP 32740 ist bei demselben Material nicht neben den Leistungen nach GOP 32721, 32726 und 32727 berechnungsfähig. Die Leistungen nach den GOP 32741 bis 32746 sind bei demselben Material nicht neben den Leistungen nach GOP 32724, 32725 und 32727 berechnungsfähig.

Mit der GOP 32741 ist die kulturelle Untersuchung auf Gonokokken berechnungsfähig.

Der Nachweis von Bakterienantigenen ist mit der GOP 32703 und die Antikörperbestimmung ist mit der GOP 32591 berechnungsfähig.

(*) nach Kölner Kommentar zum EBM, Stand 01.01.2012

32742 **Untersuchung auf Aktinomyzeten** **6,20**

GOÄ entsprechend oder ähnlich: Nr. 4538*

Kompendium KBV: Siehe auch Nr. 32741.

EBM-Nr. Euro

32743 **Untersuchung auf Borrelien** **6,60**

GOÄ entsprechend oder ähnlich: Nr. 4538*

Kompendium KBV: Siehe auch Nr. 32741.

32744 **Untersuchung auf Mykoplasmen, ggf. auch mehrere Gattungen (z.B. Mycoplasma, Ureaplasma)** **9,50**

GOÄ entsprechend oder ähnlich: Nr. 4539*

Kompendium KBV: Siehe auch Nr. 32741. Die Anzüchtung beider Gattungen (Mycoplasma hominis, Ureaplasma urealyticum) ist nur einmal berechnungsfähig.

32745 **Untersuchung auf Legionellen** **6,60**

GOÄ entsprechend oder ähnlich: Nr. 4539*

Kompendium KBV: Siehe auch Nr. 32741.

32746 **Untersuchung auf Leptospiren** **6,60**

GOÄ entsprechend oder ähnlich: Nr. 4538*

Kompendium KBV: Siehe auch Nr. 32741.

32747 **Untersuchung auf Mykobakterien mit mindestens einem flüssigen und zwei festen Kulturmedien** **34,90**

GOÄ entsprechend oder ähnlich: Nr. 4540*

Kompendium KBV: Siehe auch Nr. 32741. Gemäß der Leistungslegende sind mindestens drei verschiedene Kulturmedien erforderlich. Die GOP 32747 ist nur einmal berechnungsfähig, auch wenn mehr als drei Kulturen angesetzt werden (Ausnahme: Unterschiedliche Materialien, z. B. zu verschiedenen Zeitpunkten entnommene Sputumproben).

32748 **Bakteriologische Untersuchung in vivo** **13,80**

Obligater Leistungsinhalt

- Bakteriologische Untersuchung in vivo, z.B. Toxinnachweis,

Fakultativer Leistungsinhalt

- Nachfolgende kulturelle und mikroskopische Untersuchungen,

Abrechnungsbestimmung je Untersuchungsmaterial unter Angabe des Krankheitserregers

Anmerkung Die Gebührenordnungsposition 32748 ist nicht für die Untersuchung auf Mykobakterien berechnungsfähig.

GOÄ entsprechend oder ähnlich: Nr. 4601*

Kompendium KBV: Die Angabe des Krankheitserregers (Feldkennung 5002) ist zwingend.

Die Leistungslegende der GOP 32748 umfasst als obligaten Leistungsinhalt den in vivo-Nachweis (Tierversuch etc.) von Bakterien. Rein kulturelle Nachweisverfahren sind nicht mit der GOP 32748 berechnungsfähig.

Die Kosten für das im Zusammenhang mit den Untersuchungen gemäß GOP 32748 verwendete tierische Material sind mit der Vergütung abgegolten und nicht gesondert berechnungsfähig.(*)

Die Leistung nach GOP 32748 ist nicht für die Untersuchung auf Mykobakterien berechnungsfähig. Der Tuberkulose-Nachweis durch Tierversuche stellt keine vertragsärztliche Leistung mehr dar.

(*) nach Kölner Kommentar zum EBM, Stand 01.01.2012

32749 **Nachweis bakterieller Toxine, z.B. Verotoxine, mittels Zellkultur(en),** **12,80**

Abrechnungsbestimmung je Untersuchungsmaterial unter Angabe des Toxins

GOÄ entsprechend oder ähnlich: Nrn. 4542* oder 4543*

EBM-Nr. Euro

32750 Differenzierung gezüchteter Bakterien mittels mono- oder polyvalenter Seren, **3,90**

Abrechnungsbestimmung je Antiserum

Anmerkung Der Höchstwert für die Untersuchung nach der Nr. 32750 beträgt 39,00 Euro.

GOÄ entsprechend oder ähnlich: Auswahl aus Nrn. 4572* – 4576*

Kompendium KBV: Mit dieser GOP sind z. B. Identifizierung bzw. Typisierung von Bacillus anthracis bzw. Salmonellen und Shigellen unter Verwendung von Antiseren berechnungsfähig.

Kommentar: Unter die Leistung fallen auch Identifizierungen bzw. Typisierungen von Salmonellen, Shigellen und Colibakterien.

Differenzierung von in Reinkultur gezüchteten Bakterien, gilt für 32760 bis 32765

Obligater Leistungsinhalt

- Differenzierung von in Reinkultur gezüchteten Bakterien mittels
  - biochemischer und/oder kultureller Verfahren

oder
  - Nukleinsäuresonden,

Fakultativer Leistungsinhalt

- Subkultur(en),

Abrechnungsbestimmung je Bakterienart und/oder -typ

32760 Verfahren mit bis zu drei Reaktionen **3,60**

Abrechnungsausschluss bei derselben Bakterienart 32761, 32762, 32763, 32764, 32765

GOÄ entsprechend oder ähnlich: Nr. 4546*

Kompendium KBV: GOP 32760 bis 32762 entsprechen einer Stufendiagnostik mit zunehmendem Untersuchungsaufwand, sie sind deshalb bei derselben Bakterienart nicht nebeneinander berechnungsfähig. Als Reaktion im Sinne der Leistungsbeschreibungen gilt jeweils eine kulturelle (z. B. Wachstumshemmung durch bestimmte Substanzen) oder biochemische (z. B. Koagulasenachweis) Differenzierungsmethode, die einzeln oder in bestimmten Kombinationen (sog. Bunte Reihe) durchgeführt wird. Die besonders aufwendige Differenzierung von strikten Anaerobiern oder Mykobakterien kann nach den erregerbezogenen Leistungskomplexen nach GOP 32763 bis 32765 abgerechnet werden. Die zuletzt genannten GOP schließen auch Nukleinsäuresonden (Gensonden) als Differenzierungsmethode ein (s. GOP 32820).1.(*)

(*) nach Kölner Kommentar zum EBM, Stand 01.01.2012

32761 Verfahren mit mindestens vier Reaktionen **5,30**

Abrechnungsausschluss bei derselben Bakterienart 32760, 32762, 32763, 32764, 32765

GOÄ entsprechend oder ähnlich: Nrn. 4545* oder 4546*

Kompendium KBV: Siehe Hinweise zu Nr. 32760.

32762 Verfahren mit mindestens zehn Reaktionen **8,80**

Abrechnungsausschluss bei derselben Bakterienart 32760, 32761, 32763, 32764, 32765

GOÄ entsprechend oder ähnlich: Nr. 4547*

Kompendium KBV: Siehe Hinweise zu Nr. 32760.

32763 Differenzierung von strikten Anaerobiern **13,30**

Abrechnungsausschluss bei derselben Bakterienart 32760, 32761, 32762, 32764, 32765

GOÄ entsprechend oder ähnlich: Nr. 4550*

Kompendium KBV: Siehe Hinweise zu Nr. 32760.

32764 Differenzierung von Tuberkulosebakterien (M. tuberculosis, M. bovis, M. africanum, BCG-Stamm) **28,40**

Abrechnungsausschluss bei derselben Bakterienart 32760, 32761, 32762, 32763, 32765

GOÄ entsprechend oder ähnlich: Nrn. 4551*, 4585*

Kompendium KBV: Siehe Hinweise zu Nr. 32760.

32765 **Differenzierung von Mykobakterien, die nicht Tuberkulosebakterien sind (sog. ubiquitäre Mykobakterien), mit Verfahren mit mindestens zehn Reaktionen oder mittels Nukleinsäuresonden** **34,50**

Abrechnungsausschluss bei derselben Bakterienart 32760, 32761, 32762, 32763, 32764

GOÄ entsprechend oder ähnlich: Nr. 4585*

Kompendium KBV: Siehe Hinweise zu Nr. 32760.

32766 **Empfindlichkeitsprüfungen von ätiologisch relevanten Bakterien aus dem Urin oder anderen Materialien gegen drei bis sieben Chemotherapeutika,** **5,40**

Obligater Leistungsinhalt

- Empfindlichkeitsprüfungen von in Reinkultur gezüchteten, ätiologisch relevanten Bakterien aus dem Urin oder anderen Materialien gegen drei bis sieben Chemotherapeutika
  - im standardisierten Agar-Diffusionstest

und/oder

  - mittels Breakpoint-Methode,

Fakultativer Leistungsinhalt

- Bestimmung der minimalen Hemmkonzentration (MHK) mittels Gradienten-Diffusion,

Abrechnungsbestimmung je Bakterienart, höchstens zwei Bakterienarten je Untersuchungsprobe

Abrechnungsausschluss bei demselben Material 32767

GOÄ entsprechend oder ähnlich: Nrn. 4610* oder 4611*

Kompendium KBV: Empfindlichkeitsprüfungen (Resistenztestung, Antibiogramm) von aus Urin isolierten Erregern sind ausschließlich nach GOP 32766 abzurechnen, auch wenn mehr als sieben Chemotherapeutika getestet werden.(*)

Agar-Diffusionstests unter nicht standardisierten Bedingungen oder ohne (semi-)quantitative Auswertung (Hemmhofmessung) sind nicht berechnungsfähig, ebenso wenig die Prüfung von weniger als drei Chemotherapeutika, die als Teil der vorausgegangenen kulturellen Untersuchung anzusehen sind.

Für Keime aus anderen Materialien als Urin ist die Zahl der geprüften Chemotherapeutika maßgeblich für die Zuordnung der Berechnungsfähigkeit nach GOP 32766 oder GOP 32767.

Es sind höchstens zwei Bakterienarten je Untersuchungsprobe berechnungsfähig. Diese Begrenzung unterstreicht die Verpflichtung zu wirtschaftlichem Vorgehen, so dass nur Empfindlichkeitsprüfungen von ätiologisch relevanten Bakterien abgerechnet werden können.(*)

Die Leistung nach GOP 32766 ist nicht neben GOP 32767 bei demselben Körpermaterial berechnungsfähig

(*) nach Kölner Kommentar zum EBM, Stand 01.01.2012

32767 **Empfindlichkeitsprüfungen von ätiologisch relevanten Bakterien außer aus Urin gegen mindestens acht Chemotherapeutika,** **8,90**

Obligater Leistungsinhalt

- Empfindlichkeitsprüfungen von in Reinkultur gezüchteten, ätiologisch relevanten Bakterien außer aus Urin gegen mindestens acht Chemotherapeutika
  - im standardisierten Agar-Diffusionstest

und/oder

  - mittels Breakpoint-Methode,

Fakultativer Leistungsinhalt

- Bestimmung der minimalen Hemmkonzentration (MHK) mittels Gradienten-Diffusion,

Abrechnungsbestimmung je Bakterienart, höchstens zwei Bakterienarten je Untersuchungsprobe

Abrechnungsausschluss bei demselben Material 32766

GOÄ entsprechend oder ähnlich: Nrn. 4610* oder 4611*

Kompendium KBV: Die GOP 32767 erfordert mindestens acht Chemotherapeutika und kann nicht für die Empfindlichkeitsprüfung von Bakterien aus Urin abgerechnet werden.

Empfindlichkeitsprüfungen (Resistenztestung, Antibiogramm) von aus Urin isolierten Erregern sind ausschließlich nach GOP 32766 abzurechnen, auch wenn mehr als sieben Chemotherapeutika getestet werden.(*)

Es sind höchstens zwei Bakterienarten je Untersuchungsprobe berechnungsfähig. Diese Begrenzung unterstreicht die Verpflichtung zu wirtschaftlichem Vorgehen, sodass nur Empfindlichkeitsprüfungen von ätiologisch relevanten Bakterien abgerechnet werden können.(*)

Die Leistung nach GOP 32766 ist nicht neben GOP 32767 bei demselben Körpermaterial berechnungsfähig.

(*) nach Kölner Kommentar zum EBM, Stand 01.01.2012

32768 **Bestimmung der minimalen Hemmkonzentration (MHK) von in Reinkultur gezüchteten, ätiologisch relevanten Bakterien, außer aus Sputum, Urin, Stuhl und von Oberflächenabstrichen von Haut und Schleimhäuten, in mindestens acht Verdünnungsstufen,** **18,70**

Abrechnungsbestimmung je Untersuchungsprobe, insgesamt

GOÄ entsprechend oder ähnlich: Nr. 4612*

Kompendium KBV: MHK-Bestimmungen können bei Patienten mit systemischen Infektionen erforderlich sein.

Die Leistungslegende schließt die Anwendung der GOP 32768 bei Bestimmung der minimalen Hemmkonzentration aus Sputum, Urin, Stuhl und von Oberflächenabstrichen von Haut und Schleimhäuten isolierten Bakterien aus. In den genannten Materialien können therapeutische Konsequenzen in der Regel aus den Ergebnissen der Empfindlichkeitsprüfungen nach GOP 32766 und 32767 gezogen werden.(*)

(*) nach Kölner Kommentar zum EBM, Stand 01.01.2012

32769 **Zuschlag zur Gebührenordnungsposition 32768 bei Bestimmung der minimalen bakteriziden Konzentration (MBK) durch Subkulturen,** **9,20**

Abrechnungsbestimmung je Untersuchungsprobe

GOÄ entsprechend oder ähnlich: Nr. 4613*

32770 **Empfindlichkeitsprüfungen von Mykobakterien in Reinkultur,** **7,90**

Abrechnungsbestimmung je Bakterienstamm und je Chemotherapeutikum in mindestens jeweils zwei Abstufungen

Anmerkung Der Höchstwert für Untersuchungen nach der Nr. 32770 beträgt 39,50 Euro je Mykobakterienart.

GOÄ entsprechend oder ähnlich: Nrn. 4610* – 4614*

32.3.11 Virologische Untersuchungen

Nachweis von Virus-Antigenen aus einem Körpermaterial (Direktnachweis) mittels Immunfluoreszenz und/oder mittels Immunoassay mit photometrischer oder gleichwertiger Messung, gilt für 32780 bis 32791

Abrechnungsbestimmung je Untersuchung

Anmerkung Die Berechnung der Gebührenordnungsposition 32791 setzt die Begründung der medizinischen Notwendigkeit der jeweiligen Untersuchung im Einzelfall voraus

32780 **Hepatitis A-Virus (HAV)** **7,70**

GOÄ entsprechend oder ähnlich: Nr. 4641*

Kompendium KBV: Die Leistungslegende nach GOP 32780 bis 32791 beinhaltet einen virologischen Antigennachweis aus einem Körpermaterial als Direktnachweis, also ohne zeitaufwendige kulturelle Untersuchung.Die Berechnungsfähigkeit von Immunoassays für den Antigennachweis (Direktnachweis) ist auf eine standardisierte und qualitätskontrollierte Methodik beschränkt, die in der Leistungslegende durch das Kriterium der hotometrischen Messung beschrieben und z. B. nach DIN 58 967 Teil 30 genormt ist. Gleichwertige Verfahren sind Chemilumineszenz- oder Radioaktivitätsmessungen. Durch diese höhere Methodenanforderung werden Schnelltests auf der Basis vorgefertigter Testträger mit vereinfachter Handhabung und visueller Ablesung abgegrenzt, die hinsichtlich Aufwand und Befundqualität insgesamt nicht den Standardmethoden gleichgesetzt werden können. Beispiele für nicht mit GOP 32702 bis 32707 berechnungsfähige Antigennachweise sind Schnelltests auf Chlamydien (GOP 01812, 32153), A-Streptokokken (GOP 32152) oder B-Streptokokken, die wie weitere Erregernachweise mangels eigenständiger Leistungspositionen lediglich als orientierende Untersuchungen der GOP 32030 zugeordnet werden können.(*)

(*) nach Kölner Kommentar zum EBM, Stand 01.01.2012

32781 Hepatitis B-Oberflächenantigen (HBsAg) **5,50**

Abrechnungsausschluss in derselben Sitzung 01810

GOÄ entsprechend oder ähnlich: Nr. 4643*

Kompendium KBV: Siehe Hinweise bei Nr. 32780.

32782 Hepatitis B-e-Antigen (HBeAg) **10,90**

GOÄ entsprechend oder ähnlich: Nr. 4642*

Kompendium KBV: Siehe Hinweise bei Nr. 32780.

32783 Humanes Immunschwäche-Virus (HIV) **27,50**

Abrechnungsausschluss im Behandlungsfall 32824

GOÄ entsprechend oder ähnlich: Nrn. 4648*, 4680*

Kompendium KBV: Siehe Hinweise bei Nr. 32780.

32784 Cytomegalievirus (CMV) **18,50**

GOÄ entsprechend oder ähnlich: Nrn. 4648*, 4680*

Kompendium KBV: Siehe Hinweise bei Nr. 32780.

32785 Herpes simplex-Viren **17,30**

GOÄ entsprechend oder ähnlich: Nrn. 4648*, 4680*

Kompendium KBV: Siehe Hinweise bei Nr. 32780.

32786 Influenzaviren **9,20**

GOÄ entsprechend oder ähnlich: Nrn. 4644*, 4676*

Kompendium KBV: Siehe Hinweise bei Nr. 32780.

32787 Parainfluenzaviren **6,10**

GOÄ entsprechend oder ähnlich: Nrn. 4645*, 4677*

Kompendium KBV: Siehe Hinweise bei Nr. 32780.

32788 Respiratory-Syncytial-Virus (RSV) **18,50**

GOÄ entsprechend oder ähnlich: Nrn. 4647*, 4679*

Kompendium KBV: Siehe Hinweise bei Nr. 32780.

32789 Adenoviren **8,70**

GOÄ entsprechend oder ähnlich: Nrn. 4640*, 4675*

Kompendium KBV: Siehe Hinweise bei Nr. 32780.

32790 **Rotaviren** **7,40**

GOÄ entsprechend oder ähnlich: Nrn. 4646*, 4678*

Kompendium KBV: Siehe Hinweise bei Nr. 32780.

32791 **Ähnliche Untersuchungen unter Angabe des Antigens** **13,20**

Anmerkung Die Berechnung der Gebührenordnungsposition 32791 setzt die Begründung der medizinischen Notwendigkeit der jeweiligen Untersuchung im Einzelfall voraus.

GOÄ entsprechend oder ähnlich: Nr. 4648* (Nativmaterial), Nr. 4680* (angezüchtete Viren)

Kompendium KBV: Siehe Hinweise bei Nr. 32780.

Die Angabe des Antigens (Feldkennung 5002) ist zwingend.

Die Berechnung der GOP 32791 setzt die Begründung der medizinischen Notwendigkeit der jeweiligen Untersuchung im Einzelfall voraus.

32792 **Elektronenmikroskopischer Nachweis von Viren** **46,00**

Obligater Leistungsinhalt
- Elektronenmikroskopischer Nachweis von Viren

Fakultativer Leistungsinhalt
- Verwendung spezifischer Antiseren (Immunelektronenmikroskopie)

GOÄ entsprechend oder ähnlich: Nr. 4671*

32793 **Anzüchtung von Viren, Rickettsien in Zellkulturen oder in vivo** **10,30**

Obligater Leistungsinhalt
- Anzüchtung von Viren, Rickettsien in Zellkulturen oder in vivo

Fakultativer Leistungsinhalt
- Folgekulturen (Passagen)

GOÄ entsprechend oder ähnlich: Nr. 4655*

Kompendium KBV: Die GOP 32793 ist nicht für die Anzüchtung von Chlamydien berechnungsfähig.

GOP 32792 bis 32794 unterliegen einem Höchstwert (46,00 €), der sich auf die Gesamtheit der Untersuchungen gemäß GOP 32792 bis 32794 für ein Material bezieht. Wird mehr als ein Material untersucht, so ist in den Abrechnungsunterlagen darauf hinzuweisen.

32794 **Anzüchtung von Viren oder Rickettsien in einem Brutei** **10,20**

Anmerkung Der Höchstwert für die Untersuchungen nach den Nrn. 32792 bis 32794 beträgt 46,00 Euro je Körpermaterial.

GOÄ entsprechend oder ähnlich: Analog Nr. 4655*

32795 **Typisierung von Viren in Zellkulturen, in vivo oder im Brutei,** **9,20**

Abrechnungsbestimmung je Antiserum

GOÄ entsprechend oder ähnlich: Analog Nr. 4655*

32.3.12 Molekularbiologische Untersuchungen

32819 **DNA -Nachweis ausschließlich von High – Risk - HPV-Typen aus einem Körpermaterial (Direktnachweis) mittels Hybridisierung ggf. einschließlich Aufbereitung und/oder Amplifikation (z.B. Nukleinsäureiso-lierung, -denaturierung, -transfer) bei Zustand nach operativem (operativen) Eingriff(en) an der Cervix uteri wegen CIN I bis CIN III,** **28,00**

Abrechnungsbestimmung einmal im Behandlungsfall

Anmerkung Neben der Gebührenordnungsposition 32819 sind kulturelle Untersuchungen und/oder Antigennachweise zum Nachweis desselben Erregers nicht berechnungsfähig.

Die Gebührenordnungsposition 32819 ist im Behandlungsfall nicht neben der Gebührenordnungsposition 32820 berechnungsfähig.

32820 **DNA- und/oder mRNA-Nachweis ausschließlich von High-Risk-HPV-Typen aus einem Zervix-/Vaginalmaterial mittels sequenzspezifischen Nachweises ggf. einschl. Aufbereitung und/oder Amplifikation nur bei einem Zervixzytologiebefund ab Gruppe III nach Münchner Nomenklatur III** **28,00**

Abrechnungsbestimmung einmal im Behandlungsfall

Anmerkung Neben der Gebührenordnungsposition 32820 sind kulturelle Untersuchungen und/oder Antigennachweise zum Nachweis desselben Erregers nicht berechnungsfähig. Die Gebührenposition 32820 ist im Behandlungsfall nicht neben der GOP 32819 berechnungsfähig.

GOÄ entsprechend oder ähnlich: Nr. 4785*

Kompendium KBV: Die GOP 32820 ist ausschließlich bei HPV-DNA-Nachweis einmal im Behandlungsfall berechnungsfähig.

Bei Nachweis mittels Nukleinsäureamplifikationstechniken (NAT) ist zusätzlich die GOP 32859 berechnungsfähig.

Neben der Leistung nach GOP 32820 sind kulturelle Untersuchungen und/oder Antigennachweise zum Nachweis desselben Erregers nicht berechnungsfähig.

32821 **Genotypische Untersuchung auf pharmakologisch relevante genetische Eigenschaften des HI-Virus vor Gabe CCR5-Korezeptor-Antagonisten oder bei Verdacht auf Therapieversagen unter Gabe eines CCR5-Korezeptor-Antagonisten gemäß Zusammenfassung der Merkmale eines Arzneimittels (Fachinformation)** **260**

Obligater Leistungsinhalt
- Vollständige Untersuchung auf pharmakologisch relevante Eigenschaften des HI-Virus im Bereich des HIV-env-gp120 Gens,
- Isolierung und Amplifikation von HI-Virusnukleinsäuren, ggf. auch mehrfach,
- Sequenzierung,

Fakultativer Leistungsinhalt
- Reverse Transkription,
- Amplifikationskontrolle (z.B. mittels Gelelektrophorese),

Abrechnungsbestimmung höchstens zweimal im Krankheitsfall

Anmerkung Darüber hinausgehende Untersuchungen sind nur mit ausführlicher medizinischer Begründung berechnungsfähig.
Für die Beurteilung eines Therapieversagens sind die aktuellen Leitlinien des AWMF-Registers zugrunde zu legen.

Kompendium KBV: Die Untersuchung nach GOP 32821 ist höchstens zweimal im Krankheitsfall berechnungsfähig.

Darüber hinausgehende Untersuchungen sind nur mit ausführlicher medizinischer Begründung berechnungsfähig.

Für die Beurteilung eines Therapieversagens sind die aktuellen Leitlinien des AWMF-Registers zugrunde zu legen.

32822 **Genotypische Untersuchung auf pharmakologisch relevante genetische Eigenschaften des HI-Virus unter Gabe eines Fusions-Inhibitors oder Integrase-Inhibitors bei Verdacht auf Therapieversagen gemäß Zusammenfassung der Merkmale eines Arzneimittels (Fachinformation)** **260**

Obligater Leistungsinhalt
- Vollständige Untersuchung auf pharmakologisch relevante Eigenschaften des HI-Virus im Bereich des HIV-env-gp41 Gens oder des HIV-Integrase Gens,
- Isolierung und Amplifikation von HI-Virusnukleinsäuren, ggf. auch mehrfach,
- Sequenzierung

Fakultativer Leistungsinhalt
- Reverse Transkription,

- Amplifikationskontrolle (z.B. mittels Gelelektrophorese)

Abrechnungsbestimmung höchstens zweimal im Krankheitsfall

Anmerkung Die Berechnung der Gebührenordnungsposition 32822 setzt die Angabe des Gens als Art der Untersuchung voraus.
Darüber hinausgehende Untersuchungen sind nur mit ausführlicher medizinischer Begründung berechnungsfähig.
Für die Beurteilung eines Therapieversagens sind die aktuellen Leitlinien des AWMF-Registers zugrunde zu legen.

Kompendium KBV: Die Untersuchung nach GOP 32822 ist höchstens zweimal im Krankheitsfall berechnungsfähig.

Die Berechnung der GOP 32822 setzt die Angabe des Gens als Art der Untersuchung voraus.

Darüber hinausgehende Untersuchungen sind nur mit ausführlicher medizinischer Begründung berechnungsfähig.

Für die Beurteilung eines Therapieversagens sind die aktuellen Leitlinien des AWMF-Registers zugrunde zu legen.

Nachweis mikrobieller/viraler Nukleinsäure aus einem Körpermaterial (Direktnachweis) mittels einer Amplifikationsmethode (z.B. Polymerase-Kettenreaktion), einschl. Aufbereitung (z.B. Zellisolierung, Nukleinsäureisolierung, -denaturierung) und Spezifitätskontrolle des Amplifikats (z.B. mittels Elektrophorese und markierter Sonden), ggf. einschl. reverser Transkription und mehreren aufeinanderfolgenden Amplifikationen, je Erregerart und/oder -typ, gilt für die Gebührenordnungspositionen 32823 bis 32827,

Abrechnungsbestimmung einmal im Behandlungsfall

Anmerkung Die Gebührenordnungsposition 32823 ist im Behandlungsfall höchstens dreimal berechnungsfähig.
Die Gebührenordnungsposition 32824 ist im Behandlungsfall nur einmal berechnungsfähig.
Davon abweichend sind Bestimmungen der Virusmenge zu Beginn oder bei einer Umstellung der medikamentösen antiretroviralen Therapie bis zu dreimal im Behandlungsfall berechnungsfähig.
Neben der Gebührenordnungsposition 32826 sind kulturelle Untersuchungen und/oder Antigennachweise zum Nachweis von C. trachomatis nicht berechnungsfähig.
Bei der quantitativen Bestimmung von HCV-RNA ist die Gebührenordnungsposition 32823 bis zu dreimal im Behandlungsfall berechnungsfähig.

32823 **Quantitative Bestimmung der Hepatitis B-Virus-DNA oder Hepatitis C-Virus-RNA vor oder während der antiviralen Therapie mit Interferon und/oder Nukleosidanaloga** **89,50**

GOÄ entsprechend oder ähnlich: Nrn. 4783* – 4787*

Kompendium KBV: Die Berechnungsfähigkeit der quantitativen Bestimmung der HBV-DNA oder HCV-RNA nach GOP 32823 vor oder während der antiviralen Therapie mit Interferon und/oder Nukleosidanaloga ist entsprechend der aktuellen Erkenntnisse zur medizinischen Notwendigkeit auf maximal dreimal im Behandlungsfall eingeschränkt worden.

Die Quantifizierung ist obligater Bestandteil der GOP 32823. Die qualitative Bestimmung der HBV-DANN ist nicht berechnungsfähig, die qualitative Bestimmung von HCV RNA ist mit der GOP 32835 berechnungsfähig.

32824 **HIV (Humanes Immunschwäche-Virus)-RNA zur Bestimmung der Virusmenge für die Entscheidung über den Beginn einer medikamentösen antiretroviralen Therapie bei HIV-Infizierten nach positivem Antikörpernachweis und zur Überwachung und ggf. Umstellung der antiretroviralen Therapie oder zum Nachweis einer HIV-Infektion des Neugeborenen einer HIV-antikörperpositiven Mutter** **112,50**

Abrechnungsausschluss im Behandlungsfall 32376, 32378, 32783

GOÄ entsprechend oder ähnlich: Nrn. 4783* – 4787*

Kompendium KBV: Die Leistung nach GOP 32824 ist im Behandlungsfall nur einmal berechnungsfähig.

Davon abweichend sind Bestimmungen der Virusmenge zu Beginn oder bei einer Umstellung der medikamentösen antiretroviralen Therapie bis zu dreimal im Behandlungsfall berechnungsfähig.

Neben der Leistung nach GOP 32824 sind die Leistungen nach GOP 32376, 32378 und 32783 in demselben Behandlungsfall nicht berechnungsfähig.

32825 **DNA und/oder RNA des Mycobacterium tuberculosis Complex (MTC) aus respiratorischen Sekreten von Patienten mit begründetem Verdacht auf eine Lungentuberkulose, wenn mikroskopisch keine säurefesten Stäbchen nachweisbar sind, aus respiratorischen Sekreten von AIDS-Patienten auch bei mikroskopisch positivem Befund, oder aus Liquor cerebrospinalis bei Verdacht auf Meningitis tuberculosa** **61,40**

Abrechnungsausschluss im Behandlungsfall 32830

GOÄ entsprechend oder ähnlich: Nrn. 4780* – 4787*

Kompendium KBV: Die GOP 32825 ist einmal im Behandlungsfall berechnungsfähig.

Der Nukleinsäurenachweis von Mycobacterium tuberculosis nach GOP 32830 und der Direktnachweis von DNA und/oder RNA des Mycobacterium tuberculosis Complex (MTC) mittels einer Amplifikationsmethode nach GOP 32825 sind im Behandlungsfall nicht nebeneinander berechnungsfähig.

32826 **Chlamydia trachomatis-DNA und/oder -RNA** **20,50**

GOÄ entsprechend oder ähnlich: Nrn. 4780* – 4787*

Kompendium KBV: Die GOP 32826 ist einmal im Behandlungsfall berechnungsfähig.

Neben der Leistung nach GOP 32826 sind kulturelle Untersuchungen und/oder Antigennachweise zum Nachweis von C. trachomatis nicht berechnungsfähig.

32827 **Bestimmung des Hepatitis C-Virus-Genotyps vor antiviraler Therapie mit Interferon und/oder Nukleosidanaloga** **85,00**

GOÄ entsprechend oder ähnlich: Nrn. 4780* – 4787*

Kompendium KBV: Die GOP 32827 ist einmal im Behandlungsfall berechnungsfähig.

32828 **Genotypische HIV-Resistenztestung bei HIV-Infizierten gemäß Anlage A der BUB-Richtlinien des Gemeinsamen Bundesausschusses** **260,00**

GOÄ entsprechend oder ähnlich: Analoger Ansatz der Nr. 4873*

Kompendium KBV: Änderung der Legende der Leistung nach der GOP 32828 zum 01.01.2013.

Nukleinsäurenachweis von (gilt für Gebührenordnungspositionen 32829 bis 32839, 32841 bis 32844)

Anmerkung Die Gebührenordnungsposition 32835 ist im Behandlungsfall nur einmal berechnungsfähig.
Die Gebührenordnungspositionen 32831 und 32836 sind nur in begründeten Einzelfällen neben kulturellen Untersuchungen und/oder Antigennachweisen zum Nachweis von CMV oder Neisseria gonorrhoeae berechnungsfähig.
Neben der Gebührenordnungsposition 32842 sind kulturelle Untersuchungen und/oder Antigennachweise zum Nachweis von Mykoplasmen nicht berechnungsfähig.

32829 **Bordetella pertussis und B. parapertussis aus nasal-/bronchial-Material (Befundmitteilung am Tag der Materialeinsendung)** **16,50**

GOÄ entsprechend oder ähnlich: Nr. 4785*

Kompendium KBV: Der Nukleinsäurenachweis von Bordetella-pertussisund Bordetella parapertussis aus nasal/bronchial-Material ist gemäß der Legendierung der GOP 32829 nur berechnungsfähig, wenn die Befundmitteilung am Tag der Materialeinsendung erfolgt.

Die Verbindung „und“ bedeutet, dass beide Leistungsteile erbracht werden müssen und dass die GOP bei Erbringung beider Leistungsteile nur einmal berechnungsfähig ist.

Bei Nachweis mittels Nukleinsäureamplifikationstechniken (NAT) ist die GOP 32859 zusätzlich berechnungsfähig.

32830 **Mycobacterium tuberculosis** **16,50**

Abrechnungsausschluss im Behandlungsfall 32825

GOÄ entsprechend oder ähnlich: Nr. 4785*

Kompendium KBV: Der Nukleinsäurenachweis von Mycobacterium tuberculosis nach GOP 32830 und der Direktnachweis von DNA und/oder RNA des Mycobacterium tuberculosis Complex (MTC) mittels einer Amplifikationsmethode nach GOP 32825 sind im Behandlungsfall nicht nebeneinander berechnungsfähig.

Die GOP 32830 für den Nukleinsäurenachweis von Myco bacterium tuberculosis ist einmal im Behandlungsfall berechnungsfähig.

Bei Nachweis mittels Nukleinsäureamplifikationstechniken (NAT) ist die GOP 32859 zusätzlich berechnungsfähig.

32831 **CMV bei organtransplantierten Patienten sowie nur bei konkreter therapeutischer Konsequenz in begründeten Einzelfällen bei immunsupprimierten Patienten** **16,50**

Anmerkung Die Gebührenordnungspositionen 32831 und 32836 sind nur in begründeten Einzelfällen neben kulturellen Untersuchungen und/oder Antigennachweisen zum Nachweis von CMV oder Neisseria gonorrhoeae berechnungsfähig.
Neben der Gebührenordnungsposition 32842 sind kulturelle Untersuchungen und/oder Antigennachweise zum Nachweis von Mykoplasmen nicht berechnungsfähig.

Abrechnungsausschluss in derselben Sitzung 32602, 32603

GOÄ entsprechend oder ähnlich: Nr. 4785*

Kompendium KBV: Die GOP 32831 ist nur bei organtransplantierten Patienten sowie bei konkreter therapeutischer Konsequenz in begründeten Einzelfällen bei immunsupprimierten Patienten zum Nachweis von CMV berechnungsfähig.

Bei Nachweis mittels Nukleinsäureamplifikationstechniken (NAT) ist die GOP 32859 zusätzlich berechnungsfähig.

32832 **Parvovirus aus Fruchtwasser und/oder Fetalblut zum Nachweis einer vorgeburtlichen fetalen Infektion oder in besonders zu begründenden Einzelfällen** **16,50**

GOÄ entsprechend oder ähnlich: Nr. 4785*

Kompendium KBV: Bei Nachweis mittels Nukleinsäureamplifikationstechniken (NAT) ist die GOP 32859 zusätzlich berechnungsfähig.

32833 **Toxoplasma aus Fruchtwasser und/oder Fetalblut** **16,50**

GOÄ entsprechend oder ähnlich: Nr. 4785*

Kompendium KBV: Bei Nachweis mittels Nukleinsäureamplifikationstechniken (NAT) ist die GOP 32859 zusätzlich berechnungsfähig.

32834 **Erreger aus Liquor** **16,50**

GOÄ entsprechend oder ähnlich: Nr. 4785*

Kompendium KBV: Bei Nachweis mittels Nukleinsäureamplifikationstechniken (NAT) ist die GOP 32859 zusätzlich berechnungsfähig.

32835 **HCV** **40,00**

GOÄ entsprechend oder ähnlich: Nr. 4785*

Kompendium KBV: Die GOP 32835 ist im Behandlungsfall nur einmal berechnungsfähig.

Bei Nachweis mittels Nukleinsäureamplifikationstechniken (NAT) ist die GOP 32859 zusätzlich berechnungsfähig.

32836 **Neisseria gonorrhoeae** **16,50**

EBM-Nr. Euro

Anmerkung Die Gebührenordnungspositionen 32831 und 32836 sind nur in begründeten Einzelfällen neben kulturellen Untersuchungen und/oder Antigennachweisen zum Nachweis von CMV oder Neisseria gonorrhoeae berechnungsfähig.
Neben der Gebührenordnungsposition 32842 sind kulturelle Untersuchungen und/oder Antigennachweise zum Nachweis von Mykoplasmen nicht berechnungsfähig.

GOÄ entsprechend oder ähnlich Nr. 4785*

Kompendium KBV: Die GOP 32836 ist nur in begründeten Einzelfällen neben kulturellen Untersuchungen und/oder Antigennachweisen zum Nachweis von Neisseria gonorrhoeae berechnungsfähig.

Bei Nachweis mittels Nukleinsäureamplifikationstechniken (NAT) ist die GOP 32859 zusätzlich berechnungsfähig

32837* **MRSA (nicht für das Sanierungsmonitoring)** **16,50**

GOÄ entsprechend oder ähnlich: Nr. 4785*

Kompendium KBV: Mit dem Zusatz „nicht für das Sanierungsmonitoring“ wird klargestellt, dass der Nukleinsäurenachweis von MRSA für das Sanierungsmonitoring nicht berechnet werden kann. Der Nachweis ist nur zur Untersuchung von unbehandelten Patienten geeignet. Für ein Sanierungsmonitoring muss weiterhin die kulturelle Anzüchtung erfolgen.Bei Nachweis mittels Nukleinsäureamplifikationstechniken (NAT) ist die GOP 32859 zusätzlich berechnungsfähig.Die Kassenärztlichen Vereinigungen und die Kassenärztliche Bundesvereinigung sowie die Krankenkassen unterstützen den Kampf gegen MRSA durch ein strukturiertes Behandlungskonzept mit einer gesonderten Vergütung für die Behandlung von Patienten mit MRSA im ambulanten Bereich.Hierfür finden Sie unterhttp://www.kbv.de/html/mrsa.php Merkblätter zum Umgang mit MRSA sowie Details der neuen Vergütungsregelung für Vertragsärzte mit der Möglichkeit zur Online-Zertifizierung.

32838 **Norovirus im Stuhl bei Endemieverdacht oder in besonders begründeten Dringlichkeitsfällen** **16,50**

GOÄ entsprechend oder ähnlich: Nr. 4785*

Kompendium KBV: Bei Nachweis mittels Nukleinsäureamplifikationstechniken (NAT) ist die GOP 32859 zusätzlich berechnungsfähig.

Der Zusatz „bei sonst negativem Nachweis“ wurde fallen gelassen, damit der Test auch in besonderen Dringlichkeitsfällen ohne vorheriges alternatives Ausschlussverfahren unter Angabe der Begründung berechnet werden kann.

32839 **Chlamydien** **16,50**
Durchführung ausschließlich mittels Nukleinsäureamplifikationsverfahren (NAT)

GOÄ entsprechend oder ähnlich: Nr. 4785*

Kompendium KBV: Die Untersuchung nach GOP 32839 muss ausschließlich mittels Nukleinsäureamplifikationsverfahren (NAT) durchgeführt werden. Die GOP 32859 ist zusätzlich dazu berechnungsfähig.

Kommentar: Bestimmung der Clamydien speziell abrechenbar:
- im Rahmen der Mutterschaftsvorsorge nach Nr. 01816
- im Rahmen der Empfängnisregelung nach Nr. 01840
- im Rahmen eines Schwangerschaftsabbruchs nach Nr. href=“ebm/01915

32841 **Influenza A und B (nicht bei Verdacht auf Vogelgrippe)** **16,50**

GOÄ entsprechend oder ähnlich: Nr. 4785*

Kompendium KBV: Die Verbindung „und“ bedeutet, dass beide Leistungsteile erbracht werden müssen und dass die GOP bei Erbringung beider Leistungsteile nur einmal berechnungsfähig ist. Abrechnung für die isolierte Bestimmung des SubtypsInfluenza A/H1N1 („Schweinegrippe“) ist nicht möglich.Bei Nachweis mittels Nukleinsäureamplifikationstechniken (NAT) ist die GOP 32859 zusätzlich berechnungsfähig.Für eine therapeutische Entscheidung gilt eine Diagnostik mit der Influenza-PCR nur dann als relevant, wenn das Ergebnis innerhalb kurzer Zeit zur Verfügung steht. Ziel einer raschen Diagnosestellung ist die Einleitung einer antiviralen Therapie durch Neuraminidase-Inhibitoren, die innerhalb von 48 Stunden nach Erkrankungsbeginn begonnen werden sollte.

32842 **Mycoplasmen** **16,50**

GOÄ entsprechend oder ähnlich: Nr. 4785*

Kompendium KBV: Neben der GOP 32842 sind kulturelle Untersuchungen und/oder Antigennachweise zum Nachweis von Mykoplasmen nicht berechnungsfähig.

Bei Nachweis mittels Nukleinsäureamplifikationstechniken (NAT) ist die GOP 32859 zusätzlich berechnungsfähig.

Kommentar: Neben der Gebührenordnungsposition 32842 sind kulturelle Untersuchungen und/oder Antigennachweise zum Nachweis von Mykoplasmen nicht berechnungsfähig.

32843 **Polyoma-Virus bei organtransplantierten Patienten** **16,50**

GOÄ entsprechend oder ähnlich: Nr. 4785*

Kompendium KBV: Bei Nachweis mittels Nukleinsäureamplifikationstechniken (NAT) ist die GOP 32859 zusätzlich berechnungsfähig.

32844 **EBV bei organtransplantierten Patienten** **16,50**

Anmerkung Die Gebührenordnungspositionen 32831 und 32836 sind nur in begründeten Einzelfällen neben kulturellen Untersuchungen und/oder Antigennachweisen zum Nachweis von CMV oder Neisseria gonorrhoeae berechnungsfähig.

Kommentar: Neben der Gebührenordnungsposition 32842 sind kulturelle Untersuchungen und/oder Antigennachweise zum Nachweis von Mykoplasmen nicht berechnungsfähig.

GOÄ entsprechend oder ähnlich: Nr. 4785*

Kompendium KBV: Bei Nachweis mittels Nukleinsäureamplifikationstechniken (NAT) ist die GOP 32859 zusätzlich berechnungsfähig.

32859 **Zuschlag zu den Gebührenordnungspositionen 32820, 32829 bis 32839 und 32841 bis 32844 bei Nachweis mittels Nucleinsäureamplifikationstechniken (NAT)** **4,00**

GOÄ entsprechend oder ähnlich: Nr. 4783*

Kompendium KBV: Zuschlag bei Nachweis mittels Nukleinsäureamplifikationsverfahren (NAT) zu 32829 bis 32839 und 32841 bis 32844. Der Zuschlag nach GOP 32589 ist ausschließlich für den Nachweis mittels Nukleinsäureamplifikationstechniken (NAT) berechnungsfähig.

32.3.14 Molekulargenetische Untersuchungen

32860 **Faktor-V-Leiden-Mutation** **30,00**

Abrechnungsbestimmung insgesamt

GOÄ entsprechend oder ähnlich: Nr. 4872*

32861 **Prothrombin G20210A-Mutation** **30,00**

Abrechnungsbestimmung insgesamt

GOÄ entsprechend oder ähnlich: Nr. 4872*

32862 **HLA-B27** **30,00**

Abrechnungsbestimmung insgesamt

Abrechnungsausschluss in derselben Sitzung 32528, 32529

Kompendium KBV: Die GOP 32862 ist nicht neben GOP 32528 und 32529 berechnungsfähig.

32863 **Nachweis einer MTHFR-Mutation (Homocystein Konzentration im Plasma > 50 µmol pro Liter)** **30,00**

GOÄ entsprechend oder ähnlich: Nr. 4872*

33 Ultraschalldiagnostik

1. Die Berechnung der Gebührenordnungspositionen dieses Kapitels setzt eine Genehmigung der Kassenärztlichen Vereinigung nach der Ultraschall-Vereinbarung gemäß § 135 Abs. 2 SGB V voraus.

2. Die Dokumentation der untersuchten Organe mittels bildgebenden Verfahrens, ggf. als Darstellung mehrerer Organe oder Organregionen in einem Bild, ist – mit Ausnahme nicht gestauter Gallenwege und der leeren Harnblase bei Restharnbestimmung – obligater Bestandteil der Leistungen.

3. Die Aufnahme und/oder der Eindruck einer eindeutigen Patientenidentifikation in die Bilddokumentation ist obligater Bestandteil der Leistungen.

4. Optische Führungshilfen mittels Ultraschall sind ausschließlich nach den Gebührenordnungspositionen 33091 und 33092 zu berechnen.

5. Kontrastmitteleinbringungen sind Bestandteil der Gebührenordnungsposition.

Kommentar:

Die Erbringung und Abrechnung von Leistungen der Ultraschalldiagnostik (Abschnitt 33) ist nur mit einer vorherigen Genehmigung der Kassenärztlichen Vereinigung nach der Vereinbarung von Qualifikationsvoraussetzungen gemäß § 135 Abs. 2 SGB V zur Durchführung von Untersuchungen in der Ultraschalldiagnostik (Anlagen 3 zum Bundesmantelvertrag Ärzte) möglich.

Bestandteil der Leistungen sind

- die Bild-Dokumentation der untersuchten Organe, mit Ausnahme nicht gestauter Gallenwege und leerer Harnblase bei Restharnbestimmung, mit obligater Patientenidentifikation und
- die Kontrastmitteleinbringung.

Für die Versendung von Bildern des Ultraschalls kann eine Versandpauschale nach EBM Nrn. 40120 bis 40126 angesetzt werden, wenn mit den Bildern auch der schriftliche Befund geschickt wird.

Eine Berichtspflicht – als Grundlage der Abrechenbarkeit einer EBM Leistung aus Kapitel 33- nach den Allgemeinen Bestimmungen **I 2.1.4 Berichtspflicht** besteht für alle Leistungen im Kapitel 33.

33000 Ultraschalluntersuchung des Auges — 108 / 11,27

Obligater Leistungsinhalt
- Ultraschalluntersuchung des Auges,
- Ultraschalluntersuchung der Augenhöhle,

Fakultativer Leistungsinhalt
- Ultraschalluntersuchung der umgebenden Strukturen,
- Ultraschalluntersuchung des zweiten Auges,
- Ultraschalluntersuchung der Augenhöhle des zweiten Auges,

Abrechnungsbestimmung je Sitzung

Abrechnungsausschluss
am Behandlungstag 31630, 31631, 31632, 31633, 31634, 31635, 31636, 31637, 31682, 31683, 31684, 31685, 31686, 31687, 31688, 31689, 31695, 31696, 31697, 31698, 31699, 31700, 31701, 31702
im Behandlungsfall 26330

Bericht: mind. Befundkopie (Nr. 01602) an Hausarzt

Aufwand in Min. **Kalkulationszeit:** 9 **Prüfzeit:** 7 **Eignung d. Prüfzeit:** Tages- und Quartalsprofil

GOÄ entsprechend oder ähnlich: Analoger Ansatz der Nrn. A 409 oder Nr. 410

Kommentar: Werden Untersuchungen im A- und B-Bildverfahren in einer Sitzung durchgeführt, ist die Leistung trotzdem nur 1x berechnungsfähig. Die Leistung kann auch bei Untersuchungen beider Augen nur 1x abgerechnet werden.

33001 Ultraschall-Biometrie des Auges — 53 / 5,53

Obligater Leistungsinhalt
- Ultraschall-Biometrie der Achsenlänge eines Auges,
- Berechnung einer intraokularen Linse eines Auges,
- Graphische Dokumentation,

Fakultativer Leistungsinhalt
- Ultraschalluntersuchung des zweiten Auges,
- Messung von Teilabschnitten der Achsenlänge,

Abrechnungsbestimmung je Sitzung

Abrechnungsausschluss
im Behandlungsfall 26330
am Behandlungstag 31630, 31631, 31632, 31633, 31634, 31635, 31636, 31637, 31682, 31683, 31684, 31685, 31686, 31687, 31688, 31689, 31695, 31696, 31697, 31698, 31699, 31700, 31701, 31702

Bericht: mind. Befundkopie (Nr. 01602) an Hausarzt

Aufwand in Min. **Kalkulationszeit:** 4 **Prüfzeit:** 3 **Eignung d. Prüfzeit:** Tages- und Quartalsprofil

GOÄ entsprechend oder ähnlich: Nrn. A 7014, A 7015, A 7016

Kommentar: Die biometrische Untersuchung kann nur dann für jedes Auge getrennt abgerechnet werden, wenn es sich bei der zweiten Untersuchung nicht um eine Vergleichsuntersuchung sondern um eine Untersuchung handelt mit entsprechender Indikation.

33002 **Messung der Hornhautdicke des Auges mittels Ultraschall-Pachymetrie** **60** **6,26**

Obligater Leistungsinhalt
- Messung der Hornhautdicke des Auges mittels Ultraschall-Pachymetrie,

Fakultativer Leistungsinhalt
- Messung der Hornhautdicke des zweiten Auges mittels Ultraschall-Pachymetrie,

Abrechnungsbestimmung je Sitzung

Abrechnungsausschluss
am Behandlungstag 31630, 31631, 31632, 31633, 31634, 31635, 31636, 31637, 31682, 31683, 31684, 31685, 31686, 31687, 31688, 31689, 31695, 31696, 31697, 31698, 31699, 31700, 31701, 31702
im Behandlungsfall 26330

Bericht: mind. Befundkopie (Nr. 01602) an Hausarzt

Aufwand in Min. **Kalkulationszeit:** 5 **Prüfzeit:** 4 **Eignung d. Prüfzeit:** Tages- und Quartalsprofil

GOÄ entsprechend oder ähnlich: Nr. A 7015

Kommentar: Auch bei Untersuchung beider Augen, kann die Leistung je Sitzung nur 1x abgerechnet werden.

33010 **Sonographische Untersuchung der Nasennebenhöhlen mittels A-Mode- und/oder B-Mode-Verfahrens,** **60** **6,26**

Abrechnungsbestimmung je Sitzung

Abrechnungsausschluss
am Behandlungstag 31630, 31631, 31632, 31633, 31634, 31635, 31636, 31637, 31682, 31683, 31684, 31685, 31686, 31687, 31688, 31689, 31695, 31696, 31697, 31698, 31699, 31700, 31701, 31702
im Behandlungsfall 26330

Bericht: mind. Befundkopie (Nr. 01602) an Hausarzt

Aufwand in Min. **Kalkulationszeit:** 5 **Prüfzeit:** 4 **Eignung d. Prüfzeit:** Tages- und Quartalsprofil

GOÄ entsprechend oder ähnlich: Nr. 410

33011 **Sonographie der Gesichtsweichteile und/oder Halsweichteile und/oder Speicheldrüsen (mit Ausnahme der Schilddrüse)** **87** **9,08**

Obligater Leistungsinhalt
- Sonographische Untersuchung der Gesichtsweichteile und/oder Weichteile des Halses und/oder der Speicheldrüse(n) (mit Ausnahme der Schilddrüse) mittels B-Mode-Verfahrens,

Abrechnungsbestimmung je Sitzung

Abrechnungsausschluss
im Behandlungsfall 26330
in derselben Sitzung 33081
am Behandlungstag 31630, 31631, 31632, 31633, 31634, 31635, 31636, 31637, 31682, 31683, 31684, 31685, 31686, 31687, 31688, 31689, 31695, 31696, 31697, 31698, 31699, 31700, 31701, 31702

Bericht: mind. Befundkopie (Nr. 01602) an Hausarzt

Aufwand in Min. **Kalkulationszeit:** 7 **Prüfzeit:** 5 **Eignung d. Prüfzeit:** Tages- und Quartalsprofil

GOÄ entsprechend oder ähnlich: Nr. 410

Kommentar: Die Darstellung/Untersuchung von subclavicuären oder axillären Lymphknoten ist nach Nr. 33081 zu berechnen.

33012 Sonographische Untersuchung der Schilddrüse mittels B-Mode-Verfahren, **85** 8,87

Abrechnungsbestimmung je Sitzung

Abrechnungsausschluss
am Behandlungstag 31630, 31631, 31632, 31633, 31634, 31635, 31636, 31637, 31682, 31683, 31684, 31685, 31686, 31687, 31688, 31689, 31695, 31696, 31697, 31698, 31699, 31700, 31701, 31702
im Behandlungsfall 26330

Bericht: mind. Befundkopie (Nr. 01602) an Hausarzt

Aufwand in Min. **Kalkulationszeit:** 7 **Prüfzeit:** 5 **Eignung d. Prüfzeit:** Tages- und Quartalsprofil

GOÄ entsprechend oder ähnlich: Nr. 417

Kommentar: Für eine optische Führungshilfe kann der Zuschlag nach Nr. 33092 berechnet werden.

33020* Echokardiographische Untersuchung mittels M-Mode- und B-Mode-Verfahren, **269** 28,07

Abrechnungsbestimmung je Sitzung

Abrechnungsausschluss
in derselben Sitzung 33021, 33022, 33030, 33031
am Behandlungstag 31630, 31631, 31632, 31633, 31634, 31635, 31636, 31637, 31682, 31683, 31684, 31685, 31686, 31687, 31688, 31689, 31695, 31696, 31697, 31698, 31699, 31700, 31701, 31702
im Behandlungsfall 04410, 13545, 13550, 26330

Bericht: mind. Befundkopie (Nr. 01602) an Hausarzt

Aufwand in Min. **Kalkulationszeit:** 14 **Prüfzeit:** 12 **Eignung d. Prüfzeit:** Tages- und Quartalsprofil

GOÄ entsprechend oder ähnlich: Nr. 423

Kommentar: Ein mitlaufendes EKG kann nicht extra berechnet werden.

33021* Doppler-Echokardiographie mittels PW- und/oder CW-Doppler, **281** 29,33

Abrechnungsbestimmung je Sitzung

Abrechnungsausschluss
am Behandlungstag 31630, 31631, 31632, 31633, 31634, 31635, 31636, 31637, 31682, 31683, 31684, 31685, 31686, 31687, 31688, 31689, 31695, 31696, 31697, 31698, 31699, 31700, 31701, 31702
im Behandlungsfall 01774, 01775, 04410, 13545, 13550, 26330
in derselben Sitzung 33020, 33022, 33030, 33031

Bericht: mind. Befundkopie (Nr. 01602) an Hausarzt

Aufwand in Min. **Kalkulationszeit:** 17 **Prüfzeit:** 15 **Eignung d. Prüfzeit:** Tages- und Quartalsprofil

GOÄ entsprechend oder ähnlich: Nrn. 422, 423 + Zuschlag Nr. 405 (cw-Doppler)

33022* Doppler-Echokardiographie mittels Duplex-Verfahren mit Farbcodierung, **336** 35,07

Abrechnungsbestimmung je Sitzung

Abrechnungsausschluss
am Behandlungstag 31630, 31631, 31632, 31633, 31634, 31635, 31636, 31637, 31682, 31683, 31684, 31685, 31686, 31687, 31688, 31689, 31695, 31696, 31697, 31698, 31699, 31700, 31701, 31702
im Behandlungsfall 01774, 01775, 04410, 13545, 13550, 26330
in derselben Sitzung 33020, 33021, 33030, 33031

Bericht: mind. Befundkopie (Nr. 01602) an Hausarzt

Aufwand in Min. **Kalkulationszeit:** 20 **Prüfzeit:** 16 **Eignung d. Prüfzeit:** Tages- und Quartalsprofil

GOÄ entsprechend oder ähnlich: Nr. 424 + Zuschlag Nr. 406 (Farbcodierung)

33023* **Zuschlag zu den Gebührenordnungspositionen 04410, 13545, 13550 sowie 33020 bis 33022 bei transösophagealer Durchführung** **377** **39,34**

Abrechnungsausschluss
am Behandlungstag 31630, 31631, 31632, 31633, 31634, 31635, 31636, 31637, 31682, 31683, 31684, 31685, 31686, 31687, 31688, 31689, 31695, 31696, 31697, 31698, 31699, 31700, 31701, 31702
im Behandlungsfall 26330

Bericht: mind. Befundkopie (Nr. 01602) an Hausarzt

Aufwand in Min. **Kalkulationszeit:** 20 **Prüfzeit:** 18 **Eignung d. Prüfzeit:** Tages- und Quartalsprofil

GOÄ entsprechend oder ähnlich: Nr. 402*

33030* **Zweidimensionale echokardiographische Untersuchung in Ruhe und unter physikalisch definierter und reproduzierbarer Stufenbelastung,** **739** **77,12**

Abrechnungsbestimmung je Sitzung

Anmerkung Die Gebührenordnungsposition 33030 kann nur berechnet werden, wenn die Arztpraxis über die Möglichkeit zur Erbringung der Stressechokardiographie bei physikalischer Stufenbelastung (Vorhalten eines Kippliege-Ergometers) verfügt.

Abrechnungsausschluss
am Behandlungstag 31630, 31631, 31632, 31633, 31634, 31635, 31636, 31637, 31682, 31683, 31684, 31685, 31686, 31687, 31688, 31689, 31695, 31696, 31697, 31698, 31699, 31700, 31701, 31702
im Behandlungsfall 13545, 13550, 26330
in derselben Sitzung 33020, 33021, 33022, 33031

Bericht: mind. Befundkopie (Nr. 01602) an Hausarzt

Aufwand in Min. **Kalkulationszeit:** 40 **Prüfzeit:** 35 **Eignung d. Prüfzeit:** Tages- und Quartalsprofil

GOÄ entsprechend oder ähnlich: Nr. 423 (2x; in Ruhe und unter Stufenbelastung) + analoger Ansatz der Nr. 652 (EKG)

33031* **Zweidimensionale echokardiographische Untersuchung in Ruhe und unter standardisierter pharmakodynamischer Stufenbelastung,** **835** **87,14**

Abrechnungsbestimmung je Sitzung

Abrechnungsausschluss
am Behandlungstag 31630, 31631, 31632, 31633, 31634, 31635, 31636, 31637, 31682, 31683, 31684, 31685, 31686, 31687, 31688, 31689, 31695, 31696, 31697, 31698, 31699, 31700, 31701, 31702
im Behandlungsfall 13545, 13550, 26330
in derselben Sitzung 33020, 33021, 33022, 33030

Bericht: mind. Befundkopie (Nr. 01602) an Hausarzt

Aufwand in Min. **Kalkulationszeit:** 45 **Prüfzeit:** 40 **Eignung d. Prüfzeit:** Tages- und Quartalsprofil

GOÄ entsprechend oder ähnlich: Nr. 423 (2x; in Ruhe und unter pharmakodynamischer Stufenbelastung) + Nr. 652 (EKG)

33040 **Sonographische Untersuchung der Thoraxorgane mittels B-Mode-Verfahren,** **127** **13,25**

Abrechnungsbestimmung je Sitzung

Abrechnungsausschluss
am Behandlungstag 31630, 31631, 31632, 31633, 31634, 31635, 31636, 31637, 31682, 31683, 31684, 31685, 31686, 31687, 31688, 31689, 31695, 31696, 31697, 31698, 31699, 31700, 31701, 31702
im Behandlungsfall 01772, 01773, 26330
in derselben Sitzung 33081

Bericht: mind. Befundkopie (Nr. 01602) an Hausarzt

Aufwand in Min. **Kalkulationszeit:** 10 **Prüfzeit:** 9 **Eignung d. Prüfzeit:** Tages- und Quartalsprofil

GOÄ entsprechend oder ähnlich: Nrn. 410 + ggf. 420

Kommentar: Für eine optische Führungshilfe kann der Zuschlag nach Nr. 33092 berechnet werden.

33041 **Sonographische Untersuchung einer oder beider Brustdrüsen mittels B-Mode-Verfahren, ggf. einschl. der regionalen Lymphknoten,** **164** **17,12**

Abrechnungsbestimmung je Sitzung

Abrechnungsausschluss
in derselben Sitzung 08320
im Behandlungsfall 26330
am Behandlungstag 31630, 31631, 31632, 31633, 31634, 31635, 31636, 31637, 31682, 31683, 31684, 31685, 31686, 31687, 31688, 31689, 31695, 31696, 31697, 31698, 31699, 31700, 31701, 31702

Bericht: mind. Befundkopie (Nr. 01602) an Hausarzt

Aufwand in Min. **Kalkulationszeit:** 10 **Prüfzeit:** 9 **Eignung d. Prüfzeit:** Tages- und Quartalsprofil

GOÄ entsprechend oder ähnlich: Nrn. 418, beide Brustdrüsen: 418 + 420

Kommentar: Für eine optische Führungshilfe kann der Zuschlag nach Nr. 33092 berechnet werden.

Für die Stanzbiopsie unter Ultraschallschallkontrolle im Rahmen der Früherkennung von Brustkrebs sind die Nrn. 01753 oder 01754 zu berechnen.

33042 **Sonographische Untersuchung des Abdomens oder dessen Organe und/oder des Retroperitoneums oder dessen Organe einschl. der Nieren mittels B-Mode-Verfahren,** **157** **16,38**

Abrechnungsbestimmung je Sitzung

Anmerkung Die Gebührenordnungsposition 33042 ist im Behandlungsfall höchstens zweimal berechnungsfähig.

Abrechnungsausschluss
im Behandlungsfall 01772, 01773, 01780, 26330
am Behandlungstag 31630, 31631, 31632, 31633, 31634, 31635, 31636, 31637, 31682, 31683, 31684, 31685, 31686, 31687, 31688, 31689, 31695, 31696, 31697, 31698, 31699, 31700, 31701, 31702
im Zyklusfall 08541, 08550, 08551, 08552, 08560, 08561
in derselben Sitzung 01773, 01781, 01782, 01787, 01831, 01902, 01904, 01906, 08341, 33043, 33081

Bericht: mind. Befundkopie (Nr. 01602) an Hausarzt

Aufwand in Min. **Kalkulationszeit:** 12 **Prüfzeit:** 9 **Eignung d. Prüfzeit:** Tages- und Quartalsprofil

GOÄ entsprechend oder ähnlich: Nrn. 410 + 420 bis zu 3x

Kommentar: Auch die Darstellung nur eines Organs kann nach dieser Nr. abgerechnet werden.

Werden nur die Nieren untersucht, ist nur die Abrechnung der EBM-Nr. 33043 möglich.

Wird eine transkavitäre Untersuchung durchgeführt, kann der Zuschlag nach Nr. 33090 zusätzlich abgerechnet werden. Für eine optische Führungshilfe kann der Zuschlag nach Nr. 33092 berechnet werden.

33043 **Sonographische Untersuchung eines oder mehrerer Uro-Genital-Organe mittels B-Mode-Verfahren** **87** **9,08**

Abrechnungsbestimmung je Sitzung

Abrechnungsausschluss
am Behandlungstag 31630, 31631, 31632, 31633, 31634, 31635, 31636, 31637, 31682, 31683, 31684, 31685, 31686, 31687, 31688, 31689, 31695, 31696, 31697, 31698, 31699, 31700, 31701, 31702
im Behandlungsfall 01770, 01772, 01773, 01774, 01775, 01780, 26330
im Zeitraum von 21 Tagen nach Erbringung einer Leistung des Abschnitts 31.2 31695, 31696, 31697, 31698, 31699, 31700, 31701, 31702
im Zyklusfall 08541, 08550, 08551, 08552, 08560, 08561
in derselben Sitzung 01781, 01782, 01787, 01902, 01904, 01906, 08341, 33042, 33044, 33081

Bericht: mind. Befundkopie (Nr. 01602) an Hausarzt

Aufwand in Min. **Kalkulationszeit:** 7 **Prüfzeit:** 5 **Eignung d. Prüfzeit:** Tages- und Quartalsprofil

GOÄ entsprechend oder ähnlich: Nrn. 410 + ggf. 420 bis zu 3x

Kommentar: Wird eine transkavitäre Untersuchung durchgeführt, kann der Zuschlag nach Nr. 33090 zusätzlich abgerechnet werden. Für eine optische Führungshilfe kann der Zuschlag nach Nr. 33092 berechnet werden.

33044 Sonographische Untersuchung eines oder mehrerer weiblicher Genitalorgane, ggf. einschließlich Harnblase, mittels B-Mode-Verfahren — 141 / 14,71

Obligater Leistungsinhalt
- Sonographische Untersuchung eines oder mehrerer weiblicher Genitalorgane, ggf. einschließlich Harnblase, mittels B-Mode-Verfahren,

Fakultativer Leistungsinhalt
- Transkavitäre Untersuchung

Abrechnungsausschluss
im Behandlungsfall 01770, 01772, 01773, 01780, 26330
im Zeitraum von 21 Tagen nach Erbringung einer Leistung des Abschnitts 31.2 31695, 31696, 31697, 31698, 31699, 31700, 31701, 31702
im Zyklusfall 08541, 08550, 08551, 08552, 08560, 08561
am Behandlungstag 31630, 31631, 31632, 31633, 31634, 31635, 31636, 31637, 31682, 31683, 31684, 31685, 31686, 31687, 31688, 31689, 31695, 31696, 31697, 31698, 31699, 31700, 31701, 31702
in derselben Sitzung 01781, 01782, 01787, 01830, 01831, 01902, 01904, 01905, 01906, 01912, 08341, 33043, 33081, 33090

Bericht: mind. Befundkopie (Nr. 01602) an Hausarzt

Aufwand in Min. **Kalkulationszeit:** KA **Prüfzeit:** 7 **Eignung d. Prüfzeit:** Tages- und Quartalsprofil

GOÄ entsprechend oder ähnlich: Nrn. 410 + ggf. 420 bis zu 3x

Kommentar: Die Leistung kann nur abgerechnet werden wenn aber apparativ in der Praxis oder Apparategemeinschaft die Möglichkeit zu einer transkavitären Untersuchung besteht, da sie ein fakultiver Leistungsbestandteil ist.

Für eine optische Führungshilfe kann der Zuschlag nach Nr. 33092 berechnet werden.

33050 Sonographische Untersuchung von Gelenken und/oder umschriebenen Strukturen des Bewegungsapparates (Sehne, Muskel, Bursa) mittels B-Mode-Verfahren, — 80 / 8,35

Abrechnungsbestimmung je Sitzung

Anmerkung Sonographische Untersuchungen der Säuglingshüften können nicht mit der Gebührenordnungsposition 33050 abgerechnet werden.

Abrechnungsausschluss
am Behandlungstag 31630, 31631, 31632, 31633, 31634, 31635, 31636, 31637, 31682, 31683, 31684, 31685, 31686, 31687, 31688, 31689, 31695, 31696, 31697, 31698, 31699, 31700, 31701, 31702
im Behandlungsfall 01772, 01773, 26330
in derselben Sitzung 01722, 33051, 33081

Bericht: mind. Befundkopie (Nr. 01602) an Hausarzt

Aufwand in Min. **Kalkulationszeit:** 6 **Prüfzeit:** 6 **Eignung d. Prüfzeit:** Tages- und Quartalsprofil

GOÄ entsprechend oder ähnlich: Nrn. 410, ggf. 410 + 420 bis zu 3x

Kommentar: Die Untersuchung auf Bakerzyste des Kniegelenks, Untersuchungen von intramuskulären Tumoren des Bewegungsapparates und von Hämatomen sind nach Nr. 33050 abzurechnen.

33051 Sonographische Untersuchung der Säuglingshüften mittels B-Mode-Verfahren, 115 / 12

Abrechnungsbestimmung je Sitzung

Abrechnungsausschluss
im Behandlungsfall 26330
in derselben Sitzung 01722, 33050
am Behandlungstag 31630, 31631, 31632, 31633, 31634, 31635, 31636, 31637, 31682, 31683, 31684, 31685, 31686, 31687, 31688, 31689, 31695, 31696, 31697, 31698, 31699, 31700, 31701, 31702

Bericht: mind. Befundkopie (Nr. 01602) an Hausarzt

Aufwand in Min. **Kalkulationszeit:** 10 **Prüfzeit:** 9 **Eignung d. Prüfzeit:** Tages- und Quartalsprofil

GOÄ entsprechend oder ähnlich: Nr. 413

Kommentar: Wird die Säuglingshüfte innerhalb einer Früherkennungsuntersuchung nach den Kinder-Richtlinien durchgeführt, so ist dafür die EBM-Nr. 01722 zu berechnen.

33052 Sonographische Untersuchung des Schädels durch die offene Fontanelle beim Neugeborenen, Säugling oder Kleinkind, 122 / 12,73

Abrechnungsbestimmung je Sitzung

Abrechnungsausschluss
am Behandlungstag 31630, 31631, 31632, 31633, 31634, 31635, 31636, 31637, 31682, 31683, 31684, 31685, 31686, 31687, 31688, 31689, 31695, 31696, 31697, 31698, 31699, 31700, 31701, 31702
im Behandlungsfall 26330

Bericht: mind. Befundkopie (Nr. 01602) an Hausarzt

Aufwand in Min. **Kalkulationszeit:** 8 **Prüfzeit:** 7 **Eignung d. Prüfzeit:** Tages- und Quartalsprofil

GOÄ entsprechend oder ähnlich: Nr. 412

33060* Sonographische Untersuchung extrakranieller hirnversorgender Gefäße, der Periorbitalarterien, Aa. subclaviae und Aa. vertebrales mittels CW-Doppler-Verfahren an mindestens 14 Ableitungsstellen 286 / 29,85

Obligater Leistungsinhalt
- Sonographische Untersuchung extrakranieller hirnversorgender Gefäße, der Periorbitalarterien, Aa. subclaviae und Aa. vertebrales,
- Mittels CW-Doppler-Verfahren,
- An mindestens 14 Ableitungsstellen,

Fakultativer Leistungsinhalt
- Frequenzspektrumanalyse,

Abrechnungsbestimmung je Sitzung

Anmerkung Die Gebührenordnungsposition 33060 ist im Behandlungsfall höchstens zweimal berechnungsfähig.
Entgegen Nr. I-4.3.2 der Allgemeinen Bestimmungen kann die Gebührenordnungsposition 33060 auch dann berechnet werden, wenn die Arztpraxis nicht über die Möglichkeit zur Durchführung einer Frequenzspektrumanalyse verfügt.

Abrechnungsausschluss
im Behandlungsfall 01774, 01775, 13300, 26330, 33070
am Behandlungstag 31630, 31631, 31632, 31633, 31634, 31635, 31636, 31637, 31682, 31683, 31684, 31685, 31686, 31687, 31688, 31689, 31695, 31696, 31697, 31698, 31699, 31700, 31701, 31702

Bericht: mind. Befundkopie (Nr. 01602) an Hausarzt

Aufwand in Min. **Kalkulationszeit:** 17 **Prüfzeit:** 15 **Eignung d. Prüfzeit:** Tages- und Quartalsprofil

GOÄ entsprechend oder ähnlich: Nr. 645*

Kommentar: Im Kölner Kommentar werden Lokalisationen für die mind. 14 Ableitungsstellen genannt:

- Art. supraorbitalis beidseits mit Bestimmung der Strömungsrichtung vor und nach Art. s. externa Kompressionsversuch
- Art. carotis communis beidseits
- Art. carotis interna beidseits
- Art. carotis externa beidseits
- Carotisbulbus beidseits
- Art. temporalis superficialis beidseits
- Art. vertebralis (Truncus brachiocephalicus) beidseits

33061* Sonographische Untersuchung der extremitätenver- und/oder entsorgenden Gefäße mittels CW-Doppler-Verfahren an mindestens 3 Ableitungsstellen je Extremität, **108** 11,27

Abrechnungsbestimmung je Sitzung

Bericht: mind. Befundkopie (Nr. 01602) an Hausarzt

Aufwand in Min. **Kalkulationszeit:** 9 **Prüfzeit:** 7 **Eignung d. Prüfzeit:** Tages- und Quartalsprofil

GOÄ entsprechend oder ähnlich: Nr. 644*

Kommentar: Es sind mind. 3 Ableitungsstellen gefordert. Wird die Untersuchung an beiden Armen oder beiden Beinen durchgeführt, so kann die Leistung trotzdem nur einmal abgerechnet werden.

33062* Sonographische Untersuchung der Gefäße des männlichen Genitalsystems mittels CW-Doppler-Verfahren, einschließlich Tumeszenzmessung, **80** 8,35

Abrechnungsbestimmung je Sitzung

Abrechnungsausschluss
im Behandlungsfall 01774, 01775, 26330
in derselben Sitzung 33064
am Behandlungstag 31630, 31631, 31632, 31633, 31634, 31635, 31636, 31637, 31682, 31683, 31684, 31685, 31686, 31687, 31688, 31689, 31695, 31696, 31697, 31698, 31699, 31700, 31701, 31702

Bericht: mind. Befundkopie (Nr. 01602) an Hausarzt

Aufwand in Min. **Kalkulationszeit:** 6 **Prüfzeit:** 6 **Eignung d. Prüfzeit:** Tages- und Quartalsprofil

GOÄ entsprechend oder ähnlich: Nr. 1754

33063* Sonographische Untersuchung der intrakraniellen Gefäße mittels PW-Doppler-Verfahren an mindestens 7 Ableitungsstellen **251** 26,19

Obligater Leistungsinhalt
- Sonographische Untersuchung der intrakraniellen Gefäße mittels PW-Doppler-Verfahren an mindestens 7 Ableitungsstellen,

Fakultativer Leistungsinhalt
- Frequenzspektrumanalyse,

Abrechnungsbestimmung je Sitzung

Anmerkung Entgegen Nr. I-4.3.2 der Allgemeinen Bestimmungen kann die Gebührenordnungsposition 33063 auch dann berechnet werden, wenn die Arztpraxis nicht über die Möglichkeit zur Durchführung einer Frequenzspektrumanalyse verfügt.

Abrechnungsausschluss
im Behandlungsfall 01774, 01775, 13300, 26330
am Behandlungstag 31630, 31631, 31632, 31633, 31634, 31635, 31636, 31637, 31682, 31683, 31684, 31685, 31686, 31687, 31688, 31689, 31695, 31696, 31697, 31698, 31699, 31700, 31701, 31702

Bericht: mind. Befundkopie (Nr. 01602) an Hausarzt

Aufwand in Min. **Kalkulationszeit:** 15 **Prüfzeit:** 13 **Eignung d. Prüfzeit:** Tages- und Quartalsprofil

GOÄ entsprechend oder ähnlich: Leistung so in der GOÄ nicht vorhanden. Berechnung der erbrachten Leistungen

33064* Sonographische Untersuchung der Gefäße des männlichen Genitalsystems mittels PW-Doppler-Verfahren, einschließlich Tumeszenzmessung, **111** 11,58

Abrechnungsbestimmung je Sitzung

Abrechnungsausschluss
am Behandlungstag 31630, 31631, 31632, 31633, 31634, 31635, 31636, 31637, 31682, 31683, 31684, 31685, 31686, 31687, 31688, 31689, 31695, 31696, 31697, 31698, 31699, 31700, 31701, 31702
im Behandlungsfall 26330
in derselben Sitzung 33062

Bericht: mind. Befundkopie (Nr. 01602) an Hausarzt

Aufwand in Min. **Kalkulationszeit:** KA **Prüfzeit:** 6 **Eignung d. Prüfzeit:** Tages- und Quartalsprofil

GOÄ entsprechend oder ähnlich: Leistung so in der GOÄ nicht vorhanden. Berechnung der erbrachten Leistungen.

33070* Sonographische Untersuchung der extrakraniellen hirnversorgenden Gefäße mittels Duplex-Verfahren von mindestens 6 Gefäßabschnitten **410** 42,79

Obligater Leistungsinhalt
- Sonographische Untersuchung der extrakraniellen hirnversorgenden Gefäße mittels Duplex-Verfahren von mindestens 6 Gefäßabschnitten,

Fakultativer Leistungsinhalt
- CW-Doppler-Sonographie (Nr. 33060),

Abrechnungsbestimmung je Sitzung

Abrechnungsausschluss
am Behandlungstag 31630, 31631, 31632, 31633, 31634, 31635, 31636, 31637, 31682, 31683, 31684, 31685, 31686, 31687, 31688, 31689, 31695, 31696, 31697, 31698, 31699, 31700, 31701, 31702
im Behandlungsfall 01774, 01775, 13300, 26330, 33060

Bericht: mind. Befundkopie (Nr. 01602) an Hausarzt

Aufwand in Min. **Kalkulationszeit:** 24 **Prüfzeit:** 21 **Eignung d. Prüfzeit:** Tages- und Quartalsprofil

GOÄ entsprechend oder ähnlich: Nrn. 410 + 420 (bis zu 3x) ggf. höherer Steigerungsfaktor + 401

Kommentar: Wird die Untersuchung als farbcodierte Untersuchung durchgeführt, so kann der Zuschlag nach Nr. 33075 zusätzlich abgerechnet werden.

33071* Sonographische Untersuchung der intrakraniellen hirnversorgenden Gefäße mittels Duplex-Verfahren, **249** 25,99

Abrechnungsbestimmung je Sitzung

Abrechnungsausschluss
am Behandlungstag 31630, 31631, 31632, 31633, 31634, 31635, 31636, 31637, 31682, 31683, 31684, 31685, 31686, 31687, 31688, 31689, 31695, 31696, 31697, 31698, 31699, 31700, 31701, 31702
im Behandlungsfall 01774, 01775, 13300, 26330

Bericht: mind. Befundkopie (Nr. 01602) an Hausarzt

Aufwand in Min. **Kalkulationszeit:** 18 **Prüfzeit:** 16 **Eignung d. Prüfzeit:** Tages- und Quartalsprofil

GOÄ entsprechend oder ähnlich: Nrn. 410 + 420 (bis zu 3x) ggf. höherer Steigerungsfaktor + 401

Kommentar: Wird die Untersuchung als farbcodierte Untersuchung durchgeführt, so kann der Zuschlag nach Nr. 33075 zusätzlich abgerechnet werden.

33072* Sonographische Untersuchung der extremitätenver- und/oder entsorgenden Gefäße mittels Duplex-Verfahren, **260** 27,13

Abrechnungsbestimmung je Sitzung

Anmerkung Die Gebührenordnungsposition 33072 ist im Behandlungsfall höchstens zweimal berechnungsfähig.

Abrechnungsausschluss
am Behandlungstag 31630, 31631, 31632, 31633, 31634, 31635, 31636, 31637, 31682, 31683, 31684, 31685, 31686, 31687, 31688, 31689, 31695, 31696, 31697, 31698, 31699, 31700, 31701, 31702
im Behandlungsfall 01774, 01775, 13300, 26330
im Zeitraum von 21 Tagen nach Erbringung einer Leistung des Abschnitts 31.2 31630, 31631, 31632, 31633, 31634, 31635, 31636, 31637

Bericht: mind. Befundkopie (Nr. 01602) an Hausarzt

Aufwand in Min. **Kalkulationszeit:** 17 **Prüfzeit:** 14 **Eignung d. Prüfzeit:** Tages- und Quartalsprofil

GOÄ entsprechend oder ähnlich: Nrn. 410 + 420 (bis zu 3x) + 401

Kommentar: Wird die Untersuchung als farbcodierte Untersuchung durchgeführt, so kann der Zuschlag nach Nr. 33075 zusätzlich abgerechnet werden. Werden Untersuchungen an mehreren Extremitäten sowohl an den Arterien als auch an den Venen durchgeführt, so kann je Sitzung die Leistung nur 1x abgerechnet werden.

33073* Sonographische Untersuchung der abdominellen und/oder retroperitonealen Gefäße oder des Mediastinums mittels Duplex-Verfahren, — 260 / 27,13

Abrechnungsbestimmung je Sitzung

Anmerkung Die Gebührenordnungsposition 33073 ist im Behandlungsfall höchstens zweimal berechnungsfähig.

Abrechnungsausschluss
im Behandlungsfall 01774, 01775, 13300, 26330
am Behandlungstag 31630, 31631, 31632, 31633, 31634, 31635, 31636, 31637, 31682, 31683, 31684, 31685, 31686, 31687, 31688, 31689, 31695, 31696, 31697, 31698, 31699, 31700, 31701, 31702

Bericht: mind. Befundkopie (Nr. 01602) an Hausarzt

Aufwand in Min. **Kalkulationszeit:** 17 **Prüfzeit:** 15 **Eignung d. Prüfzeit:** Tages- und Quartalsprofil

GOÄ entsprechend oder ähnlich: Nrn. 410 + 420 (bis zu 3x) + 401

Kommentar: Wird die Untersuchung als farbcodierte Untersuchung durchgeführt, so kann der Zuschlag nach Nr. 33075 zusätzlich abgerechnet werden.

33074* Sonographische Untersuchung der Gefäße des weiblichen Genitalsystems mittels Duplex-Verfahren, — 205 / 21,39

Abrechnungsbestimmung je Sitzung

Abrechnungsausschluss
im Behandlungsfall 01774, 01775, 26330
am Behandlungstag 31630, 31631, 31632, 31633, 31634, 31635, 31636, 31637, 31682, 31683, 31684, 31685, 31686, 31687, 31688, 31689, 31695, 31696, 31697, 31698, 31699, 31700, 31701, 31702

Bericht: mind. Befundkopie (Nr. 01602) an Hausarzt

Aufwand in Min. **Kalkulationszeit:** 15 **Prüfzeit:** 13 **Eignung d. Prüfzeit:** Tages- und Quartalsprofil

GOÄ entsprechend oder ähnlich: Nrn. 410 + 420 (bis zu 3x) + 401

Kommentar: Wird die Untersuchung als farbcodierte Untersuchung durchgeführt, so kann der Zuschlag nach Nr. 33075 zusätzlich abgerechnet werden.

33075* Zuschlag zu den Gebührenordnungspositionen 33070 bis 33074 für die Durchführung der Untersuchung als farbcodierte Untersuchung — 62 / 6,47

Abrechnungsausschluss
am Behandlungstag 31630, 31631, 31632, 31633, 31634, 31635, 31636, 31637, 31682, 31683, 31684, 31685, 31686, 31687, 31688, 31689, 31695, 31696, 31697, 31698, 31699, 31700, 31701, 31702
im Behandlungsfall 01774, 01775, 13300, 26330

Bericht: mind. Befundkopie (Nr. 01602) an Hausarzt

Aufwand in Min. **Kalkulationszeit:** 0 **Prüfzeit:** ./. **Eignung d. Prüfzeit:** Keine Eignung

GOÄ entsprechend oder ähnlich: Zuschlag Nr. 401 zu entsprechenden GOÄ-Ultraschall-Leistungen

Kommentar: Werden mehrere Untersuchungen nach den EBM Nrn. 33070 bis 33074 erbracht, ist der Zuschlag auch mehrfach abrechenbar.

33076 Sonographische Untersuchung der Venen einer Extremität mittels B-Mode-Verfahren von mindestens 8 Beschallungsstellen, — 87 / 9,08

Abrechnungsbestimmung je Sitzung

Abrechnungsausschluss
im Behandlungsfall 13300, 26330
am Behandlungstag 31630, 31631, 31632, 31633, 31634, 31635, 31636, 31637, 31682, 31683, 31684, 31685, 31686, 31687, 31688, 31689, 31695, 31696, 31697, 31698, 31699, 31700, 31701, 31702
im Zeitraum von 21 Tagen nach Erbringung einer Leistung des Abschnitts 31.2 31630, 31631, 31632, 31633, 31634, 31635, 31636, 31637

Bericht: mind. Befundkopie (Nr. 01602) an Hausarzt

Aufwand in Min. **Kalkulationszeit:** 7 **Prüfzeit:** 6 **Eignung d. Prüfzeit:** Tages- und Quartalsprofil

GOÄ entsprechend oder ähnlich: Nr. 410 ggf. mit höherem Steigerungsfaktor

Kommentar: Wenn zwei Extremitäten zu untersuchen sind, kann die Leistung 2x berechnet werden.

33080 Sonographische Untersuchung der Haut und Subkutis mittels B-Mode-Verfahren — 74 / 7,72

Obligater Leistungsinhalt
- Sonographische Untersuchung der Haut und Subkutis mittels B-Mode-Verfahren,

Fakultativer Leistungsinhalt
- Sonographische Untersuchung der subkutanen Lymphknoten,

Abrechnungsbestimmung je Sitzung

Anmerkung Alleinige Messungen der Hautdicke mittels Ultraschall, z.B. zur Osteoporose-Diagnostik, sind nicht Gegenstand der vertragsärztlichen Versorgung und daher nicht berechnungsfähig.

Abrechnungsausschluss
im Behandlungsfall 26330
am Behandlungstag 31630, 31631, 31632, 31633, 31634, 31635, 31636, 31637, 31682, 31683, 31684, 31685, 31686, 31687, 31688, 31689, 31695, 31696, 31697, 31698, 31699, 31700, 31701, 31702

Bericht: mind. Befundkopie (Nr. 01602) an Hausarzt

Aufwand in Min. **Kalkulationszeit:** 6 **Prüfzeit:** 6 **Eignung d. Prüfzeit:** Tages- und Quartalsprofil

GOÄ entsprechend oder ähnlich: Nr. 410

33081 Sonographische Untersuchung von Organen oder Organteilen bzw. Organstrukturen, die nicht Bestandteil der Gebührenordnungspositionen 33000 bis 33002, 33010 bis 33012, 33020 bis 33023, 33030, 33031, 33040 bis 33044, 33050 bis 33052, 33060 bis 33064, 33070 bis 33076 und 33080 sind, mittels B-Mode-Verfahren, — 67 / 6,99

Abrechnungsbestimmung je Sitzung

Abrechnungsausschluss
am Behandlungstag 31630, 31631, 31632, 31633, 31634, 31635, 31636, 31637, 31682, 31683, 31684, 31685, 31686, 31687, 31688, 31689, 31695, 31696, 31697, 31698, 31699, 31700, 31701, 31702
im Behandlungsfall 01772, 01773, 26330
im Zyklusfall 08541, 08550, 08551, 08552, 08560, 08561
in derselben Sitzung 01902, 01904, 01906, 33011, 33040, 33042, 33043, 33044, 33050

EBM-Nr. EBM-Punkte/Euro

Bericht: mind. Befundkopie (Nr. 01602) an Hausarzt

Aufwand in Min. **Kalkulationszeit:** 6 **Prüfzeit:** 6 **Eignung d. Prüfzeit:** Tages- und Quartalsprofil

GOÄ entsprechend oder ähnlich: Nrn. 410 und 420 bis zu 3x

Kommentar: Wird eine transkavitäre Untersuchung durchgeführt, kann der Zuschlag nach Nr. 33090 zusätzlich abgerechnet werden. Für eine optische Führungshilfe kann der Zuschlag nach Nr. 33091 berechnet werden.

33090 Zuschlag zu den Gebührenordnungspositionen 33040, 33042, 33043 und 33081 bei transkavitärer Untersuchung — 57 / 5,95

Abrechnungsausschluss
am Behandlungstag 31630, 31631, 31632, 31633, 31634, 31635, 31636, 31637, 31682, 31683, 31684, 31685, 31686, 31687, 31688, 31689, 31695, 31696, 31697, 31698, 31699, 31700, 31701, 31702
im Behandlungsfall 26330
im Zeitraum von 21 Tagen nach Erbringung einer Leistung des Abschnitts 31.2 31695, 31696, 31697, 31698, 31699, 31700, 31701, 31702
im Zyklusfall 08541, 08550, 08551, 08552, 08560, 08561
in derselben Sitzung 01781, 01782, 01787, 01830, 01831, 08341, 33044

Bericht: mind. Befundkopie (Nr. 01602) an Hausarzt

Aufwand in Min. **Kalkulationszeit:** KA **Prüfzeit:** 2 **Eignung d. Prüfzeit:** Tages- und Quartalsprofil

GOÄ entsprechend oder ähnlich: Zuschlag Nr. 403*

33091 Zuschlag zu den Gebührenordnungspositionen 33042, 33043 und 33044 für optische Führungshilfe — 97 / 10,12

Abrechnungsausschluss
im Behandlungsfall 26330
im Zyklusfall 08341, 08541, 08550, 08551, 08552, 08560, 08561
in derselben Sitzung 01781, 01782, 01787, 01831, 08320
am Behandlungstag 31630, 31631, 31632, 31633, 31634, 31635, 31636, 31637, 31682, 31683, 31684, 31685, 31686, 31687, 31688, 31689, 31695, 31696, 31697, 31698, 31699, 31700, 31701, 31702

Bericht: mind. Befundkopie (Nr. 01602) an Hausarzt

Aufwand in Min. **Kalkulationszeit:** 8 **Prüfzeit:** 6 **Eignung d. Prüfzeit:** Tages- und Quartalsprofil

GOÄ entsprechend oder ähnlich: Leistung in der GOÄ nicht vorhanden. Ggf. höherer Steigerungsfaktor zu Nrn. 410 + 420 bis zu 3x

33092 Zuschlag zu den Gebührenordnungspositionen 33042, 33043 und 33044 für optische Führungshilfe — 122 / 12,73

Abrechnungsausschluss
am Behandlungstag 31630, 31631, 31632, 31633, 31634, 31635, 31636, 31637, 31682, 31683, 31684, 31685, 31686, 31687, 31688, 31689, 31695, 31696, 31697, 31698, 31699, 31700, 31701, 31702
im Behandlungsfall 26330
im Zyklusfall 08341, 08541, 08550, 08551, 08552, 08560, 08561
in derselben Sitzung 01781, 01782, 01787, 01831, 08320

Bericht: mind. Befundkopie (Nr. 01602) an Hausarzt

Aufwand in Min. **Kalkulationszeit:** 10 **Prüfzeit:** 8 **Eignung d. Prüfzeit:** Tages- und Quartalsprofil

GOÄ entsprechend oder ähnlich: Leistung in der GOÄ nicht vorhanden. Ggf. höherer Steigerungsfaktor zu Nrn. 410 + 420 bis zu 3x

34 Diagnostische und interventionelle Radiologie, Computertomographie und Magnetfeld-Resonanz-Tomographie

34.1 Präambel

1. Die Gebührenordnungspositionen dieses Kapitels sind nur dann berechnungsfähig, wenn ihre Durchführung nach Maßgabe der Strahlenschutzverordnung, Röntgenverordnung und des Medizinproduktegesetzes sowie der jeweiligen Qualitätsbeurteilungsrichtlinien für die Kernspintomographie bzw. für die radiologische Diagnostik gemäß § 136 SGB V i. V. m. § 92 Abs. 1 SGB V erfolgt.

Kommentar:

Voraussetzung für die Abrechnung aller Leistungen des Kapitels 34 – also die Leistungen nach den Nrn. 34210 bis 34600 – ist die Beachtung

- der Strahlenschutzverordnung,
- der Röntgenverordnung,
- des Medizinproduktegesetzes sowie
- der Richtlinien des Gemeinsamen Bundesausschusses über Kriterien zur Qualitätsbeurteilung in der Kernspintomographie gemäß § 136 SGB V i.V.m. § 92 Abs. 1 SGB V (Qualitätsbeurteilungs-Richtlinien für die Kernspintomographie) bzw.
- der Richtlinien des Gemeinsamen Bundesausschusses über Kriterien zur Qualitätsbeurteilung in der radiologischen Diagnostik gemäß § 136 SGB.

2. Die Berechnung der Gebührenordnungspositionen dieses Kapitels setzt jeweils eine Genehmigung der Kassenärztlichen Vereinigung entweder nach der Vereinbarung zur Strahlendiagnostik und -therapie oder zur Kernspintomographie-Vereinbarung oder zur Vereinbarung zur invasiven Kardiologie oder zur Vereinbarung zur interventionellen Radiologie oder zur Mammographie-Vereinbarung gemäß § 135 Abs. 2 SGB V voraus. Die Berechnung der Gebührenordnungsposition 34274 setzt eine Genehmigung der Kassenärztlichen Vereinigung nach der Qualitätssicherungsvereinbarung zur Vakuumbiopsie der Brust gemäß § 135 Abs. 2 SGB V voraus.

Kommentar:

Die Erbringung und Abrechnung von Leistungen des Kapitels 34 ist nur möglich mit einer vorherigen Genehmigung der Kassenärztlichen Vereinigung entweder nach

- der Vereinbarung von Qualifikationsvoraussetzungen gemäß § 135 Abs. 2 SGB V zur Durchführung von Untersuchungen in der diagnostischen Radiologie und Nuklearmedizin und von Strahlentherapie (Vereinbarung zur Strahlendiagnostik und -therapie) (Anlage 3 zum Bundesmantelvertrag – Ärzte),),
- der Vereinbarung von Qualifikationsvoraussetzungen gemäß § 135 Abs. 2 SGB V zur Durchführung von Untersuchungen in der Kernspintomographie (Kernspintomographie-Vereinbarung) (Anlage 3 zum Bundesmantelvertrag – Ärzte),
- den Voraussetzungen gemäß § 135 Abs. 2 SGB V zur Ausführung und Abrechnung invasiver kardiologischer Leistungen (Vereinbarung zur invasiven Kardiologie) oder
- der Vereinbarung zur interventionellen Radiologie oder
- der Mammographie-Vereinbarung oder
- der Qualitätssicherungsvereinbarung zur Vakuumbiopsie der Brust gemäß § 135 Abs. 2 SGB V.

3. Bei Aufträgen zur Durchführung von radiologischen, kernspintomographischen und nuklearmedizinischen Leistungen hat der überweisende Vertragsarzt Diagnose, Verdachtsdiagnose oder Befunde mitzuteilen und Art und Umfang der Leistungen durch Angabe der Gebührenordnungsposition(en) bzw. der Legende der Gebührenordnungsposition(en) zu definieren (Definitionsauftrag) oder durch Angabe des konkreten Untersuchungsziels einzugrenzen. Der ausführende Arzt darf nur diese Gebührenordnungspositionen unter Berücksichtigung der rechtfertigenden Indikation berechnen. Eine Erweiterung des Auftrages – auch im Sinne einer Beratung des Patienten, die eine Auftragserweiterung zur Folge haben könnte – bedarf der Zustimmung des Vertragsarztes, der den Auftrag erteilt hat.

Kommentar:

Bei Auftragsüberweisungen zu radiologischen, kernspintomographischen und nuklearmedizinischen Leistungen sind Diagnosen, Verdachtsdiagnosen und Befunde mitzuteilen sowie

- bei Definitionsaufträgen die Gebührenordnungsposition(en) bzw. die Legende der Gebührenordnungsposition(en),
- bei Indikationsaufträgen das konkrete Untersuchungsziel.

Bei Durchführung der Leistung ist die rechtfertigende Indikation zu beachten. Eine Auftragserweiterung – und schon bereits eine Beratung des Patienten, die in einer Auftragserweiterung münden könnte – ist nur mit Zustimmung des auftraggebenden Arztes zulässig.

4. In den Gebührenordnungspositionen dieses Kapitels sind die Beurteilung, obligatorische schriftliche Befunddokumentation, Befunde nach der Gebührenordnungsposition 01600 sowie Briefe nach der Gebührenordnungsposition 01601 an den auftraggebenden Arzt sowie ggf. Eintragung in ein Röntgennachweisheft enthalten.

Kommentar:

Berichte und Arztbriefe nach den Nrn. 01600 und 01601, Beurteilungen, obligatorische Befunddokumentationen und ggf. Eintragungen in ein Röntgennachweisheft sind neben den Leistungen des Kapitels 34 nicht abrechnungsfähig.

5. Einstellungsdurchleuchtungen und ggf. notwendige Durchleuchtungen zur Kontrolle z.B. der Lage eines Katheters oder einer Punktionsnadel sind Bestandteil der entsprechenden Gebührenordnungspositionen dieses Kapitels.

6. In den Gebührenordnungspositionen dieses Kapitels sind, soweit erforderlich, die Kosten für Zusatzmittel für die Doppelkontrastuntersuchungen enthalten.

34.2 Diagnostische Radiologie

34.2.1 Schädel, Halsweichteile

34210 Röntgenübersichtsaufnahmen des Schädels **106** **11,06**

Obligater Leistungsinhalt
- Aufnahmen in mindestens 2 Ebenen

Abrechnungsausschluss in derselben Sitzung 02100, 02101, 34503

Bericht: mind. Befundkopie (Nr. 01602) an Hausarzt

Aufwand in Min. **Kalkulationszeit:** 3 **Prüfzeit:** 2 **Eignung d. Prüfzeit:** Tages- und Quartalsprofil

GOÄ entsprechend oder ähnlich: Nr. 5090*

Kommentar: Werden nur Teile des Kopfes geröntgt, so ist dafür die EBM-Nr. 34230 anzusetzen.

34211 Panoramaschichtaufnahme(n) des Ober- und/oder Unterkiefers **74** **7,72**

Obligater Leistungsinhalt
- Panoramaschichtaufnahme(n) des Ober- und/oder Unterkiefers

Abrechnungsausschluss in derselben Sitzung 02100, 02101, 34282, 34503

Bericht: mind. Befundkopie (Nr. 01602) an Hausarzt

Aufwand in Min. **Kalkulationszeit:** 3 **Prüfzeit:** 2 **Eignung d. Prüfzeit:** Tages- und Quartalsprofil

GOÄ entsprechend oder ähnlich: Nrn. 5002* (ein Kiefer), 5004* (Ober- + Unterkiefer)

34212 Röntgenaufnahme(n) der Halsorgane und/oder des Mundbodens **106** **11,06**

Obligater Leistungsinhalt
- Aufnahme(n)
  - der Halsorgane
- und/oder
  - des Mundbodens

Fakultativer Leistungsinhalt
- Breischluck

Abrechnungsausschluss in derselben Sitzung 02100, 02101, 34503

Bericht: mind. Befundkopie (Nr. 01602) an Hausarzt

Aufwand in Min. **Kalkulationszeit:** 3 **Prüfzeit:** 2 **Eignung d. Prüfzeit:** Tages- und Quartalsprofil

GOÄ entsprechend oder ähnlich: Nr. 5130*

Kommentar: Ist eine zusätzliche Durchleuchtung erforderlich, so kann diese nach Nr. 34280 auch zusätzlich abgerechnet werden.

Untersuchungen der Speiseröhre mit Kontrastmittel sind nach Nr. 34246 abzurechnen.

34.2.2 Thorax, Wirbelsäule, Myelographie

34220 Röntgenaufnahmen des knöchernen Thorax und/oder seiner Teile — 95 / 9,91

Obligater Leistungsinhalt

- Aufnahmen des knöchernen Thorax in mindestens 2 Ebenen

und/oder

- Aufnahmen seiner Teile in mindestens zwei Ebenen,

Abrechnungsbestimmung je Körperseite

Abrechnungsausschluss in derselben Sitzung 02100, 02101, 34503

Bericht: mind. Befundkopie (Nr. 01602) an Hausarzt

Aufwand in Min. **Kalkulationszeit:** 3 **Prüfzeit:** 2 **Eignung d. Prüfzeit:** Tages- und Quartalsprofil

GOÄ entsprechend oder ähnlich: Nrn. 5120*, 5121*

Kommentar: Auch wenn getrennte Aufnahmen von rechter und linker Thoraxhälfte gemacht werden, können diese einzeln und damit zusätzlich abgerechnet werden. Ist eine Durchleuchtung erforderlich, so ist der zusätzliche Ansatz der Nr. 34280 oder 34281 zur weiteren diagn. Abklärung) möglich.

34221 Röntgenaufnahmen von Teilen der Wirbelsäule — 152 / 15,86

Obligater Leistungsinhalt

- Aufnahmen in mindestens 2 Ebenen,
- Vollständige Darstellung mindestens eines Wirbelsäulenabschnittes,

Abrechnungsbestimmung je Wirbelsäulenabschnitt

Abrechnungsausschluss in derselben Sitzung 02100, 02101, 34222, 34503

Bericht: mind. Befundkopie (Nr. 01602) an Hausarzt

Aufwand in Min. **Kalkulationszeit:** 6 **Prüfzeit:** 4 **Eignung d. Prüfzeit:** Tages- und Quartalsprofil

GOÄ entsprechend oder ähnlich: Nrn. 5100* ggf. + 5101*, 5105* ggf. + 5106*

Kommentar: Zu den Wirbelsäulen-Abschnitten werden gezählt: Hals-, Brust- und Lendenwirbelsäule sowie Kreuzbein und Steißbein.

Müssen mehrere Abschnitte dargestellt werden, z. B. Lendenwirbelsäule und Kreuzbein, und ist dies mit einer Aufnahme nicht möglich, so ist in diesem Falle die Leistung 2x abrechenbar. Sind allerdings auf einer Aufnahme mehrere unterschiedliche Abschnitte vollständig dargestellt, so kann die Leistung nur 1x abgerechnet werden und nicht für jeden Abschnitt getrennt. Die Diskographie wird auch nach Nr. 34221 abgerechnet.

34222 Röntgenaufnahme(n) der gesamten Wirbelsäule — 187 / 19,52

Obligater Leistungsinhalt

- Aufnahme(n) im Stehen,
- Anterior-posteriorer Strahlengang

und/oder

- Seitlicher Strahlengang

Abrechnungsausschluss in derselben Sitzung 02100, 02101, 34221, 34503

Bericht: mind. Befundkopie (Nr. 01602) an Hausarzt

Aufwand in Min. **Kalkulationszeit:** 10 **Prüfzeit:** 7 **Eignung d. Prüfzeit:** Tages- und Quartalsprofil

GOÄ entsprechend oder ähnlich: Nrn. 5110* ggf. + 5111*

Kommentar: Auch, wenn mehrere Aufnahmen zur Darstellung der gesamten Wirbelsäule erforderlich sind, ist die Leistung nur einmal abrechenbar.

Ausschnittsaufnahmen von Wirbelsäulenanteilen können nicht neben der Ganzaufnahme nach Nr. 34222 abgerechnet werden.

34223* Myelographie(n) **753** **78,58**

Obligater Leistungsinhalt

- Aufnahmen in mindestens 2 Ebenen,
- Einbringung des Kontrastmittels,
- Vollständige Darstellung mindestens eines Wirbelkanal-Abschnittes,
- Mindestens zweistündige Nachbetreuung mit ärztlicher Abschlussuntersuchung

Fakultativer Leistungsinhalt

- Lumbalpunktion(en)

Abrechnungsausschluss in derselben Sitzung 02100, 02101, 02342, 34503

Bericht: mind. Befundkopie (Nr. 01602) an Hausarzt

Aufwand in Min. **Kalkulationszeit:** 28 **Prüfzeit:** 25 **Eignung d. Prüfzeit:** Tages- und Quartalsprofil

GOÄ entsprechend oder ähnlich: Nr. 5280*

34.2.3 Röntgenaufnahmen von Teilen von Skelett, Kopf, Schultergürtel, Extremitäten, Becken, Weichteile; Arthrographien

34230 Röntgenaufnahme von Teilen des Skeletts oder des Kopfes **78** **8,14**

Obligater Leistungsinhalt

- Aufnahme eines Skelettteiles oder Kopfteiles,
- Aufnahme(n) in einer Ebene,

Abrechnungsbestimmung je Teil

Abrechnungsausschluss in derselben Sitzung 02100, 02101, 34503

Bericht: mind. Befundkopie (Nr. 01602) an Hausarzt

Aufwand in Min. **Kalkulationszeit:** 2 **Prüfzeit:** 2 **Eignung d. Prüfzeit:** Tages- und Quartalsprofil

GOÄ entsprechend oder ähnlich: Leistungskomplex in der GOÄ nicht vorhanden. Einzelleistungen von Schädel- oder Skelett-Röntgen berechnen.

Kommentar: Zu den typischen Aufnahmen von Schädelteilen zählen

- Zähne
- Unterkiefer und Oberkiefer getrennt nach der Lokalisation rechts oder links
- Oberkiefer und Unterkiefer-Panoramaaufnahmen

und

- Nasennebenhöhlen
- Spezialaufnahmen des Felsenbeines nach Stenvers, wobei die Darstellung beider Seiten zweimal abrechenbar ist
- Spezialaufnahmen des Warzenfortsatzes nach Stüller, wobei die Darstellung beider Seiten zweimal abrechenbar ist
- Nasenbein seitlich
- Hinterhauptschuppe
- Spezialaufnahmen der Schädelbasis

Werden Aufnahmen in mehreren Ebenen durchgeführt, so kann die Leistung nach Nr. 34230 entsprechend der Aufnahmen mehrmals abgerechnet werden.

Meßaufnahmen der Beine zur Darstellung von Verkürzungen oder zur Operationsplanung sind auch nach Nr. 34230 zu berechnen.

Zur Darstellung von Veränderungen im femoropatellaren Gleitlager durchgeführte Patella-Defilee-Aufnahmen können unabhängig von der Anzahl der Aufnahmen nur einmal nach Nr. 34230 berechnet werden.

Weichteilaufnahmen sind nicht Nr. 34230 abrechenbar.

Gehaltene Aufnahmen nach EBM Nr. 34238 berechnen.

34231 **Röntgenaufnahmen und/oder Teilaufnahmen der Schulter und/oder des Schultergürtels** **141** **14,71**

Obligater Leistungsinhalt
- Aufnahmen in mindestens 2 Ebenen,
- Aufnahmen und/oder Teilaufnahmen
  - der Schulter

  und/oder
  - des Schultergürtels,

Abrechnungsbestimmung je Teil

Abrechnungsausschluss in derselben Sitzung 02100, 02101, 34503

Bericht: mind. Befundkopie (Nr. 01602) an Hausarzt

Aufwand in Min. **Kalkulationszeit:** 4 **Prüfzeit:** 3 **Eignung d. Prüfzeit:** Tages- und Quartalsprofil

GOÄ entsprechend oder ähnlich: Nrn. 5030*, 5031*

Kommentar: Der Ausschluss der Leistung nach Nr. 34231 neben der Leistung nach Nr. 34320 bezieht sich nur auf dasselbe Körperteil.

Sind Aufnahmen mit Kontrastmittelgabe erforderlich ist Nr. 35235 zu berechnen.

Gehaltene Aufnahmen nach EBM Nr. 34238 berechnen.

34232 **Röntgenaufnahmen der Hand, des Fußes oder deren Teile** **106** **11,06**

Obligater Leistungsinhalt
- Aufnahmen in mindestens 2 Ebenen,
- Aufnahmen
  - der Hand

  oder
  - des Fußes

  und/oder
  - deren Teile,

Abrechnungsbestimmung je Teil

Abrechnungsausschluss in derselben Sitzung 02100, 02101, 34503

Bericht: mind. Befundkopie (Nr. 01602) an Hausarzt

Aufwand in Min. **Kalkulationszeit:** 3 **Prüfzeit:** 2 **Eignung d. Prüfzeit:** Tages- und Quartalsprofil

GOÄ entsprechend oder ähnlich: Nrn. 5010* ggf. + 5011* oder 5020* ggf. + 5021* oder 5030* ggf. + 5031*

Kommentar: Als Teile der Hand gelten Finger, Mittelhand, Darstellung der ganzen Hand, Handgelenk. Als Teile des Fusses gelten Zehen, Mittelfuß, ganzer Fuß und Sprunggelenk. Die Darstellung einer zweiten Ebene ist obligater Bestandteil der Leistung. Spezialaufnahmen z. B. des Os naviculare können entsprechend als a.p.-Aufnahme (Nr. 34230) oder in zwei Ebenen nach Nr. 34232 berechnet werden.

Gehaltene Aufnahmen nach EBM Nr. 34238 berechnen.

34233 **Röntgenaufnahmen der Extremitäten oder deren Teile mit Ausnahme der in der Gebühenordnungsposition 34232 genannten Extremitätenteile** **106** **11,06**

Obligater Leistungsinhalt
- Aufnahmen in mindestens 2 Ebenen,
- Aufnahmen
  - der Extremitäten
- und/oder
  - deren Teile,

Fakultativer Leistungsinhalt
- Aufnahmen des distalen Unterarms,
- Aufnahmen des distalen Unterschenkels,

Abrechnungsbestimmung je Teil

Abrechnungsausschluss in derselben Sitzung 02100, 02101, 34503

Bericht: mind. Befundkopie (Nr. 01602) an Hausarzt

Aufwand in Min. **Kalkulationszeit:** 3 **Prüfzeit:** 2 **Eignung d. Prüfzeit:** Tages- und Quartalsprofil

GOÄ entsprechend oder ähnlich: Nrn. 5020* bis 5037*

Kommentar: Erforderliche Spezialaufnahmen z.B. von der Patella oder des Kahnbeins können nach Nr.34230 zusätzlich berechnet werden.

34234 Röntgenaufnahme(n) des Beckens und/oder dessen Weichteile — 74 / 7,72

Obligater Leistungsinhalt
- Aufnahme(n)
  - des Beckens
- und/oder
  - dessen Weichteile,
- Aufnahme(n) in einer Ebene

Abrechnungsausschluss in derselben Sitzung 02100, 02101, 34260, 34503

Bericht: mind. Befundkopie (Nr. 01602) an Hausarzt

Aufwand in Min. **Kalkulationszeit:** 3 **Prüfzeit:** 2 **Eignung d. Prüfzeit:** Tages- und Quartalsprofil

GOÄ entsprechend oder ähnlich: Nrn. 5040*, 5041* (Kind bis vollendetes 14. Lebensjahr)

Kommentar: Erforderliche Durchleuchtungen sind nach Nr. 34280 zusätzlich abzurechnen. Ebenfalls zusätzlich können Spezialaufnahmen des oder der Hüftgelenke nach Nr. 34230 berechnet werden.

Nach **Wezel/Liebold** ist eine Spezialaufnahme z. B. nach Lauenstein oder Rippstein, die nach einer Übersichtsaufnahme noch erforderlich wurde, zusätzlich nach Nr. 34234 abrechnungsfähig.

34235* Röntgenkontrastuntersuchung eines Schulter-, Ellbogen-, Hüft- oder Kniegelenks — 658 / 68,67

Obligater Leistungsinhalt
- Aufnahmen in mindestens 2 Ebenen,
- Kontrastmitteleinbringung(en),
- Röntgenkontrastuntersuchung
  - der Schulter
- oder
  - des Ellbogens
- oder
  - des Hüftgelenks
- oder
  - des Kniegelenks,

Fakultativer Leistungsinhalt
- Gelenkpunktion(en),

Abrechnungsbestimmung je Gelenk

Abrechnungsausschluss in derselben Sitzung 02100, 02101, 02340, 02341, 17371, 17373, 34260, 34503

Bericht: mind. Befundkopie (Nr. 01602) an Hausarzt

Aufwand in Min. **Kalkulationszeit:** 20 **Prüfzeit:** 14 **Eignung d. Prüfzeit:** Tages- und Quartalsprofil

GOÄ entsprechend oder ähnlich: Nrn. 5050*, 5070*

34236* Röntgenkontrastuntersuchung eines Gelenkes mit Ausnahme der in der Gebührenordnungsposition 34235 genannten Gelenke — 546 / 56,98

Obligater Leistungsinhalt
- Aufnahmen in mindestens 2 Ebenen,
- Kontrastmitteleinbringung(en),

Fakultativer Leistungsinhalt
- Gelenkpunktion(en),

Abrechnungsbestimmung je Seite, höchstens fünfmal am Behandlungstag

Abrechnungsausschluss in derselben Sitzung 02100, 02101, 02340, 02341, 17371, 17373, 34260, 34503

Bericht: mind. Befundkopie (Nr. 01602) an Hausarzt

Aufwand in Min. **Kalkulationszeit:** 20 **Prüfzeit:** 14 **Eignung d. Prüfzeit:** Tages- und Quartalsprofil

GOÄ entsprechend oder ähnlich: Nrn. 5060*, 5070*

34237 Röntgenteilaufnahmen des Beckens in mindestens zwei Ebenen **141** **14,71**

Obligater Leistungsinhalt
- Röntgenteilaufnahmen des Beckens,
- Aufnahmen in mindestens zwei Ebenen

Abrechnungsausschluss in derselben Sitzung 02100, 02101, 34503

Aufwand in Min. **Kalkulationszeit:** 4 **Prüfzeit:** 3 **Eignung d. Prüfzeit:** Tages- und Quartalsprofil

GOÄ entsprechend oder ähnlich: Nr. 5030*

34238 Zuschlag zu den Gebührenordnungspositionen 34230 bis 34233 bei Durchführung gehaltener Aufnahmen bzw. (standardisierter) gehaltener Stressaufnahmen zur Stabilitätsprüfung von Gelenk- und Bandapparatstrukturen, **106** **11,06**

Obligater Leistungsinhalt
- Aufnahme(n) in einer Ebene,

Fakultativer Leistungsinhalt
- Lokalanästhesien,
- Leitungsanästhesien,

Abrechnungsbestimmung je Teil

Abrechnungsausschluss in derselben Sitzung 02100, 02101, 34503

Aufwand in Min. **Kalkulationszeit:** 3 **Prüfzeit:** 2 **Eignung d. Prüfzeit:** Tages- und Quartalsprofil

GOÄ entsprechend oder ähnlich: Nr. 5031*

34.2.4 Röntgenuntersuchung des Thorax und Abdomens

34240 Röntgenübersichtsaufnahme(n) der Brustorgane **85** **8,87**

Obligater Leistungsinhalt
- Aufnahme(n) der Brustorgane in einer Ebene

Fakultativer Leistungsinhalt
- Breischluck

Anmerkung Die Gebührenordnungsposition 34240 ist bei Erwachsenen in Hartstrahltechnik durchzuführen.

Abrechnungsausschluss in derselben Sitzung 02100, 02101, 09316, 13663, 34241, 34242, 34503

Bericht: mind. Befundkopie (Nr. 01602) an Hausarzt

Aufwand in Min. **Kalkulationszeit:** 3 **Prüfzeit:** 2 **Eignung d. Prüfzeit:** Tages- und Quartalsprofil

GOÄ entsprechend oder ähnlich: Nrn. 5135*, 5140*, ggf. 5137*

Kommentar: Als Erwachsene gelten Personen nach dem 18. Geburtstag – also mit Anfang des 19. Lebensjahres. Siehe auch Allgemeine Bestimmungen I 4.4.5.

Erforderliche Durchleuchtungen können mit Nr. 34240 zusätzlich berechnet werden.

34241 Röntgenübersichtsaufnahmen der Brustorgane **152** **15,86**

Obligater Leistungsinhalt
- Aufnahmen der Brustorgane in mindestens 2 Ebenen

Fakultativer Leistungsinhalt
- Breischluck

Anmerkung Die Gebührenordnungsposition 34241 ist bei Erwachsenen in Hartstrahltechnik durchzuführen.

Abrechnungsausschluss in derselben Sitzung 02100, 02101, 09316, 13663, 34240, 34242, 34280, 34503

Bericht: mind. Befundkopie (Nr. 01602) an Hausarzt

Aufwand in Min. **Kalkulationszeit:** 5 **Prüfzeit:** 4 **Eignung d. Prüfzeit:** Tages- und Quartalsprofil

GOÄ entsprechend oder ähnlich: Nr. 5137*

Kommentar: Ist zusätzlich eine Durchleuchtung erforderlich, kann nur EBM-Nr. 34242 berechnet werden.

34242* Röntgenübersichtsaufnahme(n) der Brustorgane einschließlich Durchleuchtung — 295 / 30,79

Obligater Leistungsinhalt
- Aufnahmen der Brustorgane in mindestens 2 Ebenen,
- Durchleuchtung(en) (BV/TV)

Fakultativer Leistungsinhalt
- Breischluck

Anmerkung Die Gebührenordnungsposition 34242 ist bei Erwachsenen in Hartstrahltechnik durchzuführen.

Abrechnungsausschluss in derselben Sitzung 02100, 02101, 34240, 34241, 34246, 34280, 34281, 34503

Bericht: mind. Befundkopie (Nr. 01602) an Hausarzt

Aufwand in Min. **Kalkulationszeit:** 7 **Prüfzeit:** 5 **Eignung d. Prüfzeit:** Tages- und Quartalsprofil

GOÄ entsprechend oder ähnlich: Nr. 5137*

34243 Röntgenübersichtsaufnahme(n) des Abdomens — 95 / 9,91

Obligater Leistungsinhalt
- Aufnahme(n) des Abdomens in einer Ebene

Abrechnungsausschluss
im Behandlungsfall 26330
in derselben Sitzung 02100, 02101, 34244, 34247, 34248, 34250, 34251, 34252, 34255, 34256, 34257, 34260, 34503

Bericht: mind. Befundkopie (Nr. 01602) an Hausarzt

Aufwand in Min. **Kalkulationszeit:** 3 **Prüfzeit:** 2 **Eignung d. Prüfzeit:** Tages- und Quartalsprofil

GOÄ entsprechend oder ähnlich: Nr. 5190*

Kommentar: Abdomen-leer-Aufnahmen sind vor Röntgenuntersuchungen mit Kontrastmittel nicht abrechenbar.

Erforderliche native Teilaufnahmen sind nach Nr. 34245 zusätzlich berechnungsfähig; eine Durchleuchtung zusätzlich nach Nr. 34280.

34244 Röntgenübersichtsaufnahmen des Abdomens — 141 / 14,71

Obligater Leistungsinhalt
- Aufnahmen des Abdomens in mindestens zwei Ebenen

Abrechnungsausschluss
im Behandlungsfall 26330
in derselben Sitzung 02100, 02101, 34243, 34247, 34248, 34250, 34251, 34252, 34255, 34256, 34257, 34260, 34503

Bericht: mind. Befundkopie (Nr. 01602) an Hausarzt

Aufwand in Min. **Kalkulationszeit:** 4 **Prüfzeit:** 3 **Eignung d. Prüfzeit:** Tages- und Quartalsprofil

GOÄ entsprechend oder ähnlich: Nr. 5191*

34245 Röntgenaufnahme(n) von Teilen des Abdomens — 106 / 11,06

Obligater Leistungsinhalt
- Aufnahme(n) von Teilen des Abdomens in einer Ebene

Abrechnungsausschluss
im Behandlungsfall 26330
in derselben Sitzung 02100, 02101, 34247, 34248, 34250, 34251, 34252, 34255, 34256, 34257, 34260, 34503

Bericht: mind. Befundkopie (Nr. 01602) an Hausarzt

Aufwand in Min. **Kalkulationszeit:** 2 **Prüfzeit:** 2 **Eignung d. Prüfzeit:** Tages- und Quartalsprofil

GOÄ entsprechend oder ähnlich: Nr. 5192*

Kommentar: Aufnahmen z.B. nur der Appendix werden nach 34245 berechnet. Teilaufnahmen mit Kontrastmittel sind nach Nr. 34250 berechenbar.

Die Dokumentation von Fremdkörpern im Abdomen kann nach Nr. 34245 abgerechnet werden.

34246* Röntgenuntersuchung der Speiseröhre — 302 / 31,52

Obligater Leistungsinhalt
- Kontrastmitteleinbringung(en),
- Durchleuchtung(en) (BV/TV)

Abrechnungsausschluss in derselben Sitzung 02100, 02101, 34242, 34247, 34260, 34280, 34281, 34503

Bericht: mind. Befundkopie (Nr. 01602) an Hausarzt

Aufwand in Min. **Kalkulationszeit:** 9 **Prüfzeit:** 7 **Eignung d. Prüfzeit:** Tages- und Quartalsprofil

GOÄ entsprechend oder ähnlich: Nr. 5150*

34247* Röntgenuntersuchung des Magens und/oder des Zwölffingerdarms — 474 / 49,47

Obligater Leistungsinhalt
- Kontrastmitteleinbringung(en),
- Durchleuchtung(en) (BV/TV),
- Doppelkontrasttechnik,
- Darstellung
  - des Magens
- und/oder
  - des Zwölffingerdarms

Fakultativer Leistungsinhalt
- Darstellung der Speiseröhre

Abrechnungsausschluss in derselben Sitzung 02100, 02101, 34243, 34244, 34245, 34246, 34280, 34281, 34503

Bericht: mind. Befundkopie (Nr. 01602) an Hausarzt

Aufwand in Min. **Kalkulationszeit:** 17 **Prüfzeit:** 12 **Eignung d. Prüfzeit:** Tages- und Quartalsprofil

GOÄ entsprechend oder ähnlich: Nr. 5158*

Kommentar: Röntgenuntersuchungen des Gastrointestinaltraktes sind nur als Doppelkontrastuntersuchungen abrechenbar.

34248* Röntgenuntersuchung des Dünndarms — 1056 / 110,21

Obligater Leistungsinhalt
- Darstellung des ganzen Dünndarms in Doppelkontrasttechnik,
- Einbringung des Kontrastmittels mittels einer Sonde (Sellink-Technik)

Abrechnungsausschluss in derselben Sitzung 02100, 02101, 34243, 34244, 34245, 34503

Bericht: mind. Befundkopie (Nr. 01602) an Hausarzt

Aufwand in Min. **Kalkulationszeit:** 33 **Prüfzeit:** 23 **Eignung d. Prüfzeit:** Tages- und Quartalsprofil

GOÄ entsprechend oder ähnlich: Nr. 5163*

34250* Röntgenuntersuchung der Gallenblase und/oder Gallengänge — 419 / 43,73

Obligater Leistungsinhalt
- Kontrastmitteleinbringung(en),
- Darstellung der
  - Gallenblase
- und/oder
  - Gallengänge

Abrechnungsausschluss in derselben Sitzung 02100, 02101, 13430, 13431, 34243, 34244, 34245, 34260, 34503

Bericht: mind. Befundkopie (Nr. 01602) an Hausarzt

Aufwand in Min. **Kalkulationszeit:** 10 **Prüfzeit:** 7 **Eignung d. Prüfzeit:** Tages- und Quartalsprofil

GOÄ entsprechend oder ähnlich: Nr. 5170*

Kommentar: Unter diese Leistungsziffer fällt die ERCP. Der diagnostische (EBM Nr. 13430) und therapeutische (EBM-Nr. 13431) bilio-pankretische Komplex können nicht neben 34250 berechnet werden.

34251* Röntgenkontrastuntersuchung des Dickdarms **889** **92,78**

Obligater Leistungsinhalt
- Darstellung des Dickdarmes retrograd bis zur Ileocoecalklappe in Doppelkontrasttechnik

und/ oder
- Stopplokalisation bei Tumor und/oder Ileus

und/ oder
- Darstellung des Restcolons über Stoma,
- Kontrastmitteleinbringung(en),
- Durchleuchtung (BV/TV)

Abrechnungsausschluss in derselben Sitzung 02100, 02101, 34243, 34244, 34245, 34280, 34281, 34503

Bericht: mind. Befundkopie (Nr. 01602) an Hausarzt

Aufwand in Min. **Kalkulationszeit:** 33 **Prüfzeit:** 23 **Eignung d. Prüfzeit:** Tages- und Quartalsprofil

GOÄ entsprechend oder ähnlich: Nr. 5166*

34252* Röntgenkontrastuntersuchung des Dickdarms beim Neugeborenen, Säugling, Kleinkind oder Kind bis zum vollendeten 12. Lebensjahr **764** **79,73**

Obligater Leistungsinhalt
- Darstellung des Dickdarms bei einem Neugeborenen, Säugling, Kleinkind oder Kind bis zum vollendeten 12. Lebensjahr,
- Kontrastmitteleinbringung(en),
- Durchleuchtung (BV/TV)

Fakultativer Leistungsinhalt
- Reposition bei Invagination

Abrechnungsausschluss in derselben Sitzung 02100, 02101, 34243, 34244, 34245, 34280, 34281, 34503

Bericht: mind. Befundkopie (Nr. 01602) an Hausarzt

Aufwand in Min. **Kalkulationszeit:** 28 **Prüfzeit:** 20 **Eignung d. Prüfzeit:** Tages- und Quartalsprofil

GOÄ entsprechend oder ähnlich: Nr. 5166* ggf. mit erhöhtem Steigerungsfaktor

34.2.5 Urogenitalorgane

34255 Ausscheidungsurographie **424** **44,25**

Obligater Leistungsinhalt
- Leeraufnahme(n) vor Kontrastmitteleinbringung,
- Kontrastmitteleinbringung(en),
- Röntgenaufnahme(n) nach Kontrastmittelgabe

Fakultativer Leistungsinhalt
- Spätaufnahme(n)

Abrechnungsausschluss
im Behandlungsfall 26330
in derselben Sitzung 02100, 02101, 34243, 34244, 34245, 34257, 34260, 34503

Bericht: mind. Befundkopie (Nr. 01602) an Hausarzt

Aufwand in Min. **Kalkulationszeit:** 10 **Prüfzeit:** 7 **Eignung d. Prüfzeit:** Tages- und Quartalsprofil

GOÄ entsprechend oder ähnlich: Nrn. 5200*, 5201*

Kommentar: Die Leistung nach 34255 umfasst auch Blasenaufnahmen und auch Spätaufnahmen; eine gesonderte Abrechnung für solche Aufnahmen nach den Nrn. 34243, 34245 ist nicht möglich.

Eine kontrastmittellose Harntrakt-Übersichtsaufnahme wird nach 34243 berechnet.

34256* Urethrozystographie oder Refluxzystogramm — 578 / 60,32

Obligater Leistungsinhalt
- Aufnahme(n) nach Kontrastmittelapplikation,
- Kontrastmitteleinbringung(en)

Fakultativer Leistungsinhalt
- Miktionsaufnahme(n),
- Leeraufnahme(n) vor Kontrastmitteleinbringung

Abrechnungsausschluss
im Behandlungsfall 26330
in derselben Sitzung 02100, 02101, 34243, 34244, 34245, 34257, 34260, 34503

Bericht: mind. Befundkopie (Nr. 01602) an Hausarzt

Aufwand in Min. **Kalkulationszeit:** 20 **Prüfzeit:** 14 **Eignung d. Prüfzeit:** Tages- und Quartalsprofil

GOÄ entsprechend oder ähnlich: Nrn. 5230*, 5235*

34257* Retrograde Pyelographie einer Seite — 884 / 92,26

Obligater Leistungsinhalt
- Leeraufnahme(n),
- Kontrastmitteleinbringung(en),
- Aufnahme(n) nach Kontrastmittelapplikation,
- Zystoskopie

Abrechnungsausschluss
im Behandlungsfall 26330
in derselben Sitzung 02100, 02101, 08311, 26310, 26311, 34243, 34244, 34245, 34255, 34256, 34260, 34503

Bericht: mind. Befundkopie (Nr. 01602) an Hausarzt

Aufwand in Min. **Kalkulationszeit:** 30 **Prüfzeit:** 21 **Eignung d. Prüfzeit:** Tages- und Quartalsprofil

GOÄ entsprechend oder ähnlich: Nr. 5220*

34.2.6 Gangsysteme

34260* Röntgenuntersuchung natürlicher oder krankhaft entstandener Gangsysteme, Höhlen oder Fisteln — 377 / 39,34

Obligater Leistungsinhalt
- Kontrastmitteleinbringung(en),
- Darstellung von
  - natürlichen Gangsystemen
- und/ oder
  - krankhaft entstandenen Gangsystemen
- und/ oder
  - Höhlen

- und/ oder
  - Fisteln

Fakultativer Leistungsinhalt
- Leeraufnahme(n) vor Kontrastmitteleinbringung

Abrechnungsausschluss
im Zyklusfall 08560
in derselben Sitzung 02100, 02101, 34234, 34235, 34236, 34243, 34244, 34245, 34246, 34250, 34255, 34256, 34257, 34503

Bericht: mind. Befundkopie (Nr. 01602) an Hausarzt

Aufwand in Min. **Kalkulationszeit:** 12 **Prüfzeit:** 9 **Eignung d. Prüfzeit:** Tages- und Quartalsprofil

GOÄ entsprechend oder ähnlich: Nr. 5260*

Kommentar: Eine Zystographie/Galaktographie der Mamma ist nach Nr. 34260 zu berechnen – auch zusätzlich zu den Nrn. 34270 oder 34272. Wird die Untersuchung an beiden Mammae erforderlich, kann die Leistung nach Nr. 34260 auch 2x berechnet werden.

34.2.7 Mammographie

34270 Mammographie **265** **27,66**

Obligater Leistungsinhalt
- Aufnahmen der Mamma mit axillärem Fortsatz,
- Aufnahmen in mindestens 2 Ebenen,

Abrechnungsbestimmung je Seite

Abrechnungsausschluss
im Zyklusfall 08560
in derselben Sitzung 01750, 01752, 01753, 01754, 01755, 01759, 02100, 02101, 34503

Bericht: mind. Befundkopie (Nr. 01602) an Hausarzt

Aufwand in Min. **Kalkulationszeit:** 7 **Prüfzeit:** 5 **Eignung d. Prüfzeit:** Tages- und Quartalsprofil

GOÄ entsprechend oder ähnlich: Nr. 5266*

Kommentar: Eine Zystographie der Mamma nach Nr. 34260 kann neben den Nrn. der Mammographie (Nr. 33270 und Teilaufn. der Mamma 34272) berechnet werden.

Auf den Seiten der KBV (http://www.kbv.de/html/themen_2843.php) findet sich die die

Vereinbarung von Qualitätssicherungsmaßnahmen nach § 135 Abs. 2 SGB V zur kurativen Mammographie (Mammographie-Vereinbarung)

Diese Vereinbarung ist eine Maßnahme zur Qualitätssicherung, mit welcher die Qualität bei der Erbringung von Leistungen der kurativen Mammographie gesichert werden soll. Die Vereinbarung regelt die Anforderungen an die fachliche Befähigung, die apparative Ausstattung und die Dokumentation als Voraussetzung für die Ausführung und Abrechnung der Leistungen nach den Nummern 34270 und 34272 des Einheitlichen Bewertungsmaßstabes (EBM). Daneben sind die einschlägigen gesetzlichen Bestimmungen, insbesondere die Anforderungen des Medizinproduktegesetzes sowie der Röntgenverordnung (RöV) zu beachten. Voraussetzungen für die Ausführung und Abrechnung von Leistungen der Mammographie im Rahmen des Programms zur Früherkennung von Brustkrebs durch Mammographie-Screening sind in den Krebsfrüherkennungs-Richtlinien und Anlage 9.2 BMV-Ä/EKV geregelt.

34271 Zuschlag zu der Gebührenordnungsposition 34270 für die präoperative Markierung unter radiologischer Kontrolle bei nicht tastbarem Befund und/oder Mammastanzbiopsie unter radiologischer Kontrolle bei nicht tastbarem Befund **833** **86,93**

Obligater Leistungsinhalt
- Biopsie(n) bei nicht tastbarem Befund

und/oder
- Präoperative Markierung unter radiologischer Kontrolle bei nicht tastbarem Befund

und/oder

- Mammastanzbiopsie(n) unter radiologischer Kontrolle bei nicht tastbarem Befund,
- Mittels definierter Zielgeräte,

Abrechnungsbestimmung je Seite

Abrechnungsausschluss in derselben Sitzung 01750, 01752, 01753, 01754, 01755, 01759, 02100, 02101, 34503

Bericht: mind. Befundkopie (Nr. 01602) an Hausarzt

Aufwand in Min. **Kalkulationszeit:** 18 **Prüfzeit:** 16 **Eignung d. Prüfzeit:** Tages- und Quartalsprofil

GOÄ entsprechend oder ähnlich: Leistungskomplex so in der GOÄ nicht vorhanden. Dafür z.B. Nr. 5266* mit erhöhtem Steigerungsfaktor

34272 Mammateilaufnahme(n) — 244 / 25,46

Obligater Leistungsinhalt
- Aufnahme(n) in mindestens einer Ebene,
- Vergrößerungstechnik,

Abrechnungsbestimmung je Seite

Abrechnungsausschluss in derselben Sitzung 01750, 01752, 01753, 01754, 01755, 02100, 02101, 34503

Bericht: mind. Befundkopie (Nr. 01602) an Hausarzt

Aufwand in Min. **Kalkulationszeit:** 5 **Prüfzeit:** 5 **Eignung d. Prüfzeit:** Tages- und Quartalsprofil

GOÄ entsprechend oder ähnlich: Nrn. 5266* + 5267*

34273 Röntgenuntersuchung eines Mammapräparates — 83 / 8,66

Obligater Leistungsinhalt
- Aufnahme(n) in einer Ebene

Fakultativer Leistungsinhalt
- Vergrößerungstechnik

Abrechnungsausschluss in derselben Sitzung 01750, 01752, 01753, 01754, 01755, 01759, 02100, 02101, 34503

Bericht: mind. Befundkopie (Nr. 01602) an Hausarzt

Aufwand in Min. **Kalkulationszeit:** 4 **Prüfzeit:** 4 **Eignung d. Prüfzeit:** Tages- und Quartalsprofil

GOÄ entsprechend oder ähnlich: Leistung in der GOÄ nicht vorhanden; dafür z.B. Nrn. 5266* + 5267*

34274* Vakuumbiopsie(n) der Mamma im Zusammenhang mit der Erbringung der Gebührenordnungsposition 34270 nach der Qualitätssicherungsvereinbarung zur Vakuumbiopsie der Brust gemäß § 135 Abs. 2 SGB V — 272 / 28,39

Obligater Leistungsinhalt
- Vakuumbiopsie(n) unter Röntgenkontrolle mittels geeignetem Zielgerät,

Abrechnungsbestimmung je Seite

Abrechnungsausschluss in derselben Sitzung 01750, 01752, 01753, 01754, 01755, 02100, 02101, 34503

Aufwand in Min. **Kalkulationszeit:** KA **Prüfzeit:** 4 **Eignung d. Prüfzeit:** Tages- und Quartalsprofil

GOÄ entsprechend oder ähnlich: Leistung in der GOÄ nicht vorhanden, ggf. zusätzlich zur Mammographie die Nr. 314 mit erhöhtem Steigerungsfaktor.

Tipp: Kostenpauschale Nr. 40454 für sämtliche Sachkosten im Zusammenhang mit der Erbringung der Nr. 34274 mit Ausnahme der im Zuschlag nach der Nr. 40455 enthaltenen Markierungsclips, je Seite. Ggf. zusätzlich Zuschlag zu der Kostenpauschale nach der Nr. 40454 für die Verwendung von Markierungsclips,

34275 Durchführung einer Mammographie in einer Ebene gemäß der Qualitätssicherungsvereinbarung nach § 135 Abs. 2 SGB V zur Vakuumbiopsie der Brust im Zusammenhang mit der Gebührenordnungsposition 34274 — 198 / 20,66

Obligater Leistungsinhalt
- Aufnahme der Mamma medio-lateral oder latero-medial,

Abrechnungsbestimmung je Seite

Abrechnungsausschluss in derselben Sitzung 01750, 01752, 01753, 01754, 01755, 01759, 02100, 02101, 34270, 34272, 34503

Aufwand in Min. **Kalkulationszeit:** 5 **Prüfzeit:** 4 **Eignung d. Prüfzeit:** Tages- und Quartalsprofil

34.2.8 Durchleuchtungen/Schichtaufnahmen

34280 Durchleuchtung(en) — 95 / 9,91

Obligater Leistungsinhalt
- Durchleuchtung(en) unter Anwendung von BV/TV

Anmerkung Die Gebührenordnungsposition 34280 kann nur berechnet werden, wenn weiter keine Gebührenordnungspositionen abgerechnet werden, die bereits Durchleuchtungs- und/oder Schichtaufnahmen beinhalten.

Abrechnungsausschluss
im Behandlungsfall 26330
in derselben Sitzung 02100, 02101, 34241, 34242, 34246, 34247, 34251, 34252, 34281, 34283, 34284, 34286, 34287, 34290, 34292, 34293, 34294, 34296, 34500, 34503

Bericht: mind. Befundkopie (Nr. 01602) an Hausarzt

Aufwand in Min. **Kalkulationszeit:** 3 **Prüfzeit:** 3 **Eignung d. Prüfzeit:** Tages- und Quartalsprofil

GOÄ entsprechend oder ähnlich: Nr. 5295*

Kommentar: Auch Kontrollen unter Bildwandler können nach dieser Nr. berechnet werden.

Werden in einer Sitzung an verschiedenen Stellen Durchleuchtungen durchgeführt, so kann die Nr. 34280 trotzdem nur 1x berechnet werden.

34281 Durchleuchtungen zur weiteren diagnostischen Abklärung — 60 / 6,26

Obligater Leistungsinhalt
- Durchleuchtung(en) bei Fraktur(en), Luxation(en) oder eingedrungenden Fremdkörpern zur weiteren diagnostischen Abklärung nach Durchführung von konventionell radiologischen Aufnahme(n),
- Vorlage von Aufnahmen in mindestens 2 Ebenen

Anmerkung Die Gebührenordnungsposition 34281 kann nur berechnet werden, wenn die zuvor angefertigten Aufnahmen keine ausreichende diagnostische Abklärung ermöglichen. Die Begründung ist auf dem Behandlungsausweis zu dokumentieren.
Die Gebührenordnungsposition 34281 kann nur berechnet werden, wenn weiter keine Gebührenordnungspositionen abgerechnet werden, die bereits Durchleuchtungen beinhalten.

Abrechnungsausschluss
im Behandlungsfall 26330
in derselben Sitzung 02100, 02101, 34242, 34246, 34247, 34251, 34252, 34280, 34283, 34284, 34286, 34287, 34290, 34292, 34293, 34294, 34296, 34500, 34503

Bericht: mind. Befundkopie (Nr. 01602) an Hausarzt

Aufwand in Min. **Kalkulationszeit:** 3 **Prüfzeit:** 3 **Eignung d. Prüfzeit:** Tages- und Quartalsprofil

GOÄ entsprechend oder ähnlich: Nr. 5295*

Kommentar: Die Dokumentation von Fremdkörpern im Abdomen kann nach Nr. 34245 abgerechnet werden. Ein 2x Ansatz der Leistung nach Nr. 34245 (Abdomen mit Fremdkörper und Abdomen nach Fremdkörperentfernung) ist schon aus forensischen Gründen zu raten.

34282 Schichtaufnahmen, — 400 / 41,74

Abrechnungsbestimmung je Strahlengang und Projektionsrichtung

Abrechnungsausschluss
im Behandlungsfall 26330

in derselben Sitzung 02100, 02101, 34211, 34503

Bericht: mind. Befundkopie (Nr. 01602) an Hausarzt

Aufwand in Min. **Kalkulationszeit:** 10 **Prüfzeit:** 7 **Eignung d. Prüfzeit:** Tages- und Quartalsprofil

GOÄ entsprechend oder ähnlich: Nr. 5290*

34.2.9 Gefäße

1. Die Gebührenordnungspositionen 34290 bis 34292 sind nur einmal im Behandlungsfall (kurativ-ambulant und/ oder belegärztlich) berechnungsfähig.

Kommentar:

Die Beschränkung der Abrechnung der genannten Leistungen 34290 (Angiokardiographie bei Patienten bis zum vollendeten 18. Lebensjahr), 34291 (Herzkatheteruntersuchung mit Koronarangiographie) und 34292(Zuschlag zu der Leistung nach der Nr. 34291 bei Durchführung einer interventionellen Maßnahme (PTCA, Stent)) auf die einmalige Abrechnung im Behandlungsfall gilt auch, wenn sowohl kurativ-ambulant als auch belegärztlich behandelt wird.

2. Ambulant ausgeführte vertragsärztliche Leistungen werden gemäß § 41 Abs. 1 Bundesmantelvertrag-Ärzte (BMV-Ä) nach den Grundsätzen der Vergütung für stationäre (belegärztliche) Behandlung honoriert, wenn der Kranke an demselben Tag in die stationäre Behandlung dieses Vertragsarztes (Belegarztes) genommen wird.

Kommentar:

Die Grundsätze der Abrechnung belegärztlicher Behandlung gelten, wenn der Patient noch am Tage der Behandlung in die stationäre belegärztliche Behandlung aufgenommen wird.

3. Die Berechnung der Gebührenordnungspositionen 34283 und 34286 setzt eine Genehmigung nach der Vereinbarung zur interventionellen Radiologie gemäß § 135 Abs. 2 SGB V voraus.

Kommentar:

Die Erbringung und Abrechnung von Leistungen nach Nrn. 3428 (Serienangiographie) und 34286 (Zuschlag zu der Leistung nach der Nr. 34283 bei Durchführung einer interventionellen Maßnahme (PTA, Stent, Embolisation, Atherektomie, Rotationsablatio, Lyse)) ist nur mit einer vorherigen Genehmigung der Kassenärztlichen Vereinigung nach der Vereinbarung zur interventionellen Radiologie möglich.

4. Die Berechnung der Gebührenordnungsposition 34291 und 34292 setzt eine Genehmigung der Kassenärztlichen Vereinigung nach der Vereinbarung zur invasiven Kardiologie gemäß § 135 Abs. 2 SGB V voraus.
Die Erbringung und Abrechnung einer Leistung nach Nr. 3429 (Herzkatheteruntersuchung mit Koronarangiographie) ist nur mit einer vorherigen Genehmigung der Kassenärztlichen Vereinigung nach den Voraussetzungen gemäß § 135 Abs. 2 SGB V zur Ausführung und Abrechnung invasiver kardiologischer Leistungen (Vereinbarung zur invasiven Kardiologie) möglich.

34283* Serienangiographie — 1552 / 161,97

Obligater Leistungsinhalt

- Serienangiographie der arteriellen Strombahn,
- Kontrastmitteleinbringung(en),
- Dokumentation,

Abrechnungsbestimmung je Sitzung

Anmerkung Die Gebührenordnungsposition 34283 ist im Behandlungsfall höchstens zweimal berechnungsfähig.
Neben der Gebührenordnungsposition 34283 sind in demselben Behandlungsfall nur die Gebührenordnungspositionen 01100, 01101, 01220 bis 01222, 01530, 01620 bis 01622, 34489, die Gebührenordnungspositionen der Kapitel III.b-13, III.b-24 und IV-32 sowie der Abschnitte IV-34.2, IV-34.3 berechnungsfähig.

Abrechnungsausschluss
am Behandlungstag 34290, 34292
im Behandlungsfall 04410, 34291
in derselben Sitzung 02100, 02101, 02330, 02331, 34280, 34281, 34470, 34475, 34480, 34485, 34486, 34489, 34490, 34492, 34503

Bericht: mind. Befundkopie (Nr. 01602) an Hausarzt

Aufwand in Min. **Kalkulationszeit:** 33 **Prüfzeit:** 29 **Eignung d. Prüfzeit:** Tages- und Quartalsprofil

GOÄ entsprechend oder ähnlich: Auswahl aus Leistungen nach Nrn. 5300* bis 5339* ff.

Kommentar: Die Darstellung eines Dialyse-Shunt ist nach Nr. 34283 zu berechnen.

34284* Zuschlag zu der Gebührenordnungsposition 34283 bei selektiver Darstellung hirnversorgender Gefäße — 978 / 102,07

Obligater Leistungsinhalt

- Selektive Darstellung hirnversorgender Gefäße,
- Kontrastmitteleinbringung(en)

Anmerkung Neben der Gebührenordnungsposition 34284 ist in demselben Behandlungsfall zusätzlich zu den neben der Gebührenordnungsposition 34283 berechnungsfähigen Gebührenordnungspositionen die Gebührenordnungsposition 01531 berechnungsfähig.

Abrechnungsausschluss
am Behandlungstag 34290, 34292
im Behandlungsfall 34291
in derselben Sitzung 02100, 02101, 02330, 02331, 34280, 34281, 34285, 34503

Bericht: mind. Befundkopie (Nr. 01602) an Hausarzt

Aufwand in Min. **Kalkulationszeit:** 24 **Prüfzeit:** 21 **Eignung d. Prüfzeit:** Tages- und Quartalsprofil

GOÄ entsprechend oder ähnlich: Auswahl aus Leistungen nach Nrn. 5300* bis 5339* ff.

34285* Zuschlag zu der Gebührenordnungsposition 34283 bei selektiver Darstellung anderer als in der Gebührenordnungsposition 34284 genannter Gefäße — 479 / 49,99

Obligater Leistungsinhalt

- Selektive Darstellung anderer als in der Gebührenordnungsposition 34284 genannter Gefäße,
- Kontrastmitteleinbringung(en)

Anmerkung Neben der Gebührenordnungsposition 34285 ist in demselben Behandlungsfall zusätzlich zu den neben der Gebührenordnungsposition 34283 berechnungsfähigen Gebührenordnungspositionen die Gebührenordnungsposition 01531 berechnungsfähig.

Abrechnungsausschluss
am Behandlungstag 34290, 34292
im Behandlungsfall 34291
in derselben Sitzung 02100, 02101, 02330, 02331, 34284, 34503

Bericht: mind. Befundkopie (Nr. 01602) an Hausarzt

Aufwand in Min. **Kalkulationszeit:** 13 **Prüfzeit:** 12 **Eignung d. Prüfzeit:** Tages- und Quartalsprofil

GOÄ entsprechend oder ähnlich: Auswahl aus Leistungen nach Nrn. 5300* bis 5339* ff.

34286* Zuschlag zu der Gebührenordnungsposition 34283 bei Durchführung einer interventionellen Maßnahme (PTA, Stent, Embolisation, Atherektomie, Rotationsablatio, Lyse) — 2217 / 231,37

Obligater Leistungsinhalt

- Durchführung einer interventionellen Maßnahme (PTA, Stent, Embolisation, Atherektomie, Rotationsablatio, Lyse),
- Kontrastmitteleinbringung(en)

Anmerkung Neben der Gebührenordnungsposition 34286 ist in demselben Behandlungsfall zusätzlich zu den neben der Gebührenordnungsposition 34283 berechnungsfähigen Gebührenordnungspositionen die Gebührenordnungsposition 01531 berechnungsfähig.

Abrechnungsausschluss
am Behandlungstag 34292
im Behandlungsfall 34291
in derselben Sitzung 02100, 02101, 02330, 02331, 34280, 34281, 34503

Bericht: mind. Befundkopie (Nr. 01602) an Hausarzt

Aufwand in Min. **Kalkulationszeit:** 53 **Prüfzeit:** 47 **Eignung d. Prüfzeit:** Tages- und Quartalsprofil

GOÄ entsprechend oder ähnlich: Auswahl aus Leistungen nach Nrn. 5300* bis 5339* ff.

Kommentar: Sind interventionelle Massnahmen an mehreren verschiedenen Gefässen erforderlich, kann die Leistung entsprechend oft abgerechnet werden.

34287* Zuschlag zu der Gebührenordnungsposition 34283 bei Verwendung eines C-Bogens **126** 13,15

Obligater Leistungsinhalt
- Verwendung eines C-Bogens,
- Anwendung eines mindestens 36 cm-Bildverstärkers

Anmerkung Neben der Gebührenordnungsposition 34287 ist in demselben Behandlungsfall zusätzlich zu den neben der Gebührenordnungsposition 34283 berechnungsfähigen Gebührenordnungsposition die Gebührenordnungsposition 01531 berechnungsfähig.

Abrechnungsausschluss
am Behandlungstag 34292
im Behandlungsfall 34291
in derselben Sitzung 02100, 02101, 02330, 02331, 34280, 34281, 34503

Bericht: mind. Befundkopie (Nr. 01602) an Hausarzt

Aufwand in Min. **Kalkulationszeit:** 5 **Prüfzeit:** 3 **Eignung d. Prüfzeit:** Tages- und Quartalsprofil

GOÄ entsprechend oder ähnlich: Auswahl aus Leistungen nach Nrn. 5300* bis 5354* ff.

34290* Angiokardiographie bei Patienten bis zum vollendeten 18. Lebensjahr **1206** 125,86

Obligater Leistungsinhalt
- Angiokardiographie bei Patienten bis zum vollendeten 18. Lebensjahr,
- Kontrastmitteleinbringung(en),
- Dokumentation

Abrechnungsbestimmung einmal im Behandlungsfall

Abrechnungsausschluss
am Behandlungstag 34283, 34284, 34285, 34292
im Behandlungsfall 34291
in derselben Sitzung 02100, 02101, 02330, 02331, 34280, 34281, 34503

Bericht: mind. Befundkopie (Nr. 01602) an Hausarzt

Aufwand in Min. **Kalkulationszeit:** 5 **Prüfzeit:** 5 **Eignung d. Prüfzeit:** Tages- und Quartalsprofil

GOÄ entsprechend oder ähnlich: Auswahl aus Leistungen nach Nrn. 5300* bis 5354* ff.

34291* Herzkatheteruntersuchung mit Koronarangiographie **3135** 327,17

Obligater Leistungsinhalt
- Herzkatheteruntersuchung mit Koronarangiographie,
- Begleitleistungen, die im unmittelbaren Zusammenhang mit der Leistungserbringung stehen,
- Kontrastmitteleinbringung(en),

Fakultativer Leistungsinhalt
- Selektive Darstellung auch bei Patienten mit einem oder mehreren Bypässen und/oder bei Patienten mit Herzvitium,
- Angiokardiographie (Nr. 34290),
- Gerinnungsuntersuchung(en) (z.B. aktivierte Gerinnungszeit),

Abrechnungsbestimmung einmal im Behandlungsfall

Abrechnungsausschluss
in derselben Sitzung 02100, 02101, 02330, 02331, 34503 und Kapitel 32
im Behandlungsfall 01530, 01531, 02300, 02301, 02302, 02310, 02320, 02321, 02322, 02323, 02330, 02331, 02340, 02341, 02342, 02343, 02350, 02360, 34283, 34284, 34285, 34286, 34287, 34290 und Kapitel 2.1, 34.3, 34.4

Bericht: mind. Befundkopie (Nr. 01602) an Hausarzt

Aufwand in Min. **Kalkulationszeit:** 48 **Prüfzeit:** 42 **Eignung d. Prüfzeit:** Nur Quartalsprofil

GOÄ entsprechend oder ähnlich: Auswahl aus Leistungen 5315* ff.

Tipp: Kostenpauschale Nr. 40300 für die Durchführung der Leistung entsprechend der Nr. 34291. Während die Leistung nach Nr. 34291 nur 1x im Quartal berechnet werden kann, sind die Sachkostenpauschalen nach Nrn. 40300 bis 40304 für jede einzelne (zu unterschiedlichen Zeiten durchgeführte) Untersuchung berechenbar.

34292* **Zuschlag zu der Gebührenordnungsposition 34291 bei Durchführung einer interventionellen Maßnahme (z.B. PTCA, Stent)** **3819** **398,55**

Abrechnungsbestimmung einmal im Behandlungsfall

Abrechnungsausschluss
in derselben Sitzung 02100, 02101, 02330, 02331, 34280, 34281, 34503
am Behandlungstag 34283, 34284, 34285, 34286, 34287, 34290

Bericht: mind. Befundkopie (Nr. 01602) an Hausarzt

Aufwand in Min. **Kalkulationszeit:** 70 **Prüfzeit:** 62 **Eignung d. Prüfzeit:** Nur Quartalsprofil

GOÄ entsprechend oder ähnlich: Leistungen in der GOÄ völlig anders strukturiert, Auswahl aus 5315* – 5328*

Tipp: Kostenpauschale Nr. 40302 für die Durchführung einer PTCA an einem Gefäß, ggf. einschl. Stent entsprechend der Gebührenordnungsposition 34292 und ggf.. Kostenpauschale Nr. 40304 für die Durchführung einer PTCA an mehreren Gefäßen, ggf. einschl. Stents entsprechend der Gebührenordnungsposition Nr. 34292, zusätzlich zur Pauschale nach Nr. 40302. Während der Zuschlag Nr. 34292 zur Nr. 34291 nur 1x im Quartal berechnet werden kann, sind die Sachkostenpauschalen nach Nrn. 40300 bis 40304 für jede einzelne (zu unterschiedlichen Zeiten durchgeführte) Untersuchung berechenbar.

34293* **Lymphographie** **778** **81,19**

Obligater Leistungsinhalt
- Kontrastmitteleinbringung(en),
- Darstellung regionaler Abflussgebiete nach Kontrastmittelapplikation,

Abrechnungsbestimmung je Sitzung

Abrechnungsausschluss in derselben Sitzung 02100, 02101, 34280, 34281, 34297, 34503

Bericht: mind. Befundkopie (Nr. 01602) an Hausarzt

Aufwand in Min. **Kalkulationszeit:** 33 **Prüfzeit:** 29 **Eignung d. Prüfzeit:** Tages- und Quartalsprofil

GOÄ entsprechend oder ähnlich: Nrn. 5338*, 5339*

34294* **Phlebographie** **403** **42,06**

Obligater Leistungsinhalt
- Kontrastmitteleinbringung(en),
- Darstellung regionaler Abflussgebiete nach Kontrastmittelapplikation,

Abrechnungsbestimmung je Extremität

Abrechnungsausschluss in derselben Sitzung 02100, 02101, 34280, 34281, 34296, 34297, 34503

Bericht: mind. Befundkopie (Nr. 01602) an Hausarzt

Aufwand in Min. **Kalkulationszeit:** 18 **Prüfzeit:** 16 **Eignung d. Prüfzeit:** Tages- und Quartalsprofil

GOÄ entsprechend oder ähnlich: Nrn. 5330*, 5331*

Kommentar: Unabhängig davon, wie viele Kontrastmitteleinbringungen in einer Untersuchung erforderlich sind, kann die Leistung nach 34294 nur 1x je Sitzung berechnet werden.

34295* **Zuschlag zu der Gebührenordnungsposition 34294 für die computergestützte Analyse** **81** **8,45**

Abrechnungsausschluss in derselben Sitzung 02100, 02101, 34503

Bericht: mind. Befundkopie (Nr. 01602) an Hausarzt

Aufwand in Min. **Kalkulationszeit:** 3 **Prüfzeit:** 1 **Eignung d. Prüfzeit:** Tages- und Quartalsprofil

GOÄ entsprechend oder ähnlich: Nrn. 5335* ggf. mit höherem Steigerungsfaktor.

Kommentar: Bei mehrfacher Berechnung der Nr. 34294 kann auch der Zuschlag nach 34295 mehrfach berechnet werden.

34296* Phlebographie des Brust- und/ oder Bauchraumes **813** **84,85**

Obligater Leistungsinhalt
- Phlebographie(n) des Brust- und/oder Bauchraumes,
- Kontrastmitteleinbringung(en),
- Computergestützte Analyse,

Abrechnungsbestimmung je Sitzung

Abrechnungsausschluss in derselben Sitzung 02100, 02101, 34280, 34281, 34294, 34297, 34503

Bericht: mind. Befundkopie (Nr. 01602) an Hausarzt

Aufwand in Min. **Kalkulationszeit:** 28 **Prüfzeit:** 25 **Eignung d. Prüfzeit:** Tages- und Quartalsprofil

GOÄ entsprechend oder ähnlich: Nr. 5329*

34297* Embolisations- und/oder Sklerosierungsbehandlung von Varikozelen **960** **100,19**

Obligater Leistungsinhalt
- Embolisations- und/oder Sklerosierungsbehandlung(en) von Varikozelen,
- Kontrastmitteldarstellung(en)

Abrechnungsausschluss in derselben Sitzung 02100, 02101, 34293, 34294, 34296, 34503

Bericht: mind. Befundkopie (Nr. 01602) an Hausarzt

Aufwand in Min. **Kalkulationszeit:** 25 **Prüfzeit:** 22 **Eignung d. Prüfzeit:** Tages- und Quartalsprofil

GOÄ entsprechend oder ähnlich: Nr. 5359*

Kommentar: Die vor einer Verödung durchgeführte Darstellung mit Kontrastmittel ist nicht gesondert abrechenbar. Ist aus diagnostischen Gründen vor der Verödung nach Nr. 34297 allerdings eine Serienangiographie notwendig, ist diese nach EBM Nr. 34283 f. berechenbar.

34.3 Computertomographie

1. Digitale Radiogramme zur Einstellung sind Bestandteil der computertomographischen Leistungen.
2. Bei Benennung von Begrenzungen anatomischer Strukturen und/oder der Anfertigung von Dünnschichten müssen die Schichten aneinandergrenzen.

34.3.1 Neurocranium und Wirbelsäule

34310* CT-Untersuchung des Neurocraniums **614** **64,08**

Obligater Leistungsinhalt
- Darstellung des Neurocraniums,
- Anfertigung von Dünnschichten (<= 5mm) der hinteren Schädelgrube

Fakultativer Leistungsinhalt
- Anfertigung weiterer Dünnschichten

Abrechnungsausschluss
in derselben Sitzung 02100, 02101, 34360, 34502
im Behandlungsfall 34291

Bericht: mind. Befundkopie (Nr. 01602) an Hausarzt

Aufwand in Min. **Kalkulationszeit:** 13 **Prüfzeit:** 9 **Eignung d. Prüfzeit:** Tages- und Quartalsprofil

GOÄ entsprechend oder ähnlich: Nr. 5370*

Kommentar: Bei Kontrastmitteluntersuchung kann der Zuschlag nach Nr. 34345 berechnet werden.

EBM-Nr. | EBM-Punkte/Euro

34311* CT-Untersuchung von Teilen der Wirbelsäule **743** 77,54

Obligater Leistungsinhalt
- Darstellung von mindestens 2 Segmenten,

Fakultativer Leistungsinhalt
- Darstellung weiterer Segmente,

Abrechnungsbestimmung je Wirbelsäulenabschnitt

Abrechnungsausschluss
im Behandlungsfall 34291
in derselben Sitzung 02100, 02101, 34360, 34502

Bericht: mind. Befundkopie (Nr. 01602) an Hausarzt

Aufwand in Min. **Kalkulationszeit:** 13 **Prüfzeit:** 9 **Eignung d. Prüfzeit:** Tages- und Quartalsprofil

GOÄ entsprechend oder ähnlich: Nr. 5373*

Kommentar: Bei Kontrastmitteluntersuchung kann der Zuschlag nach Nr. 34345 berechnet werden.

34312* Zuschlag zu den Gebührenordnungsposition 34310 und 34311 für die Durchführung von Serien nach intrathekaler Kontrastmittelgabe **426** 44,46

Obligater Leistungsinhalt
- Kontrastmitteleinbringung(en)

Abrechnungsausschluss
im Behandlungsfall 34291
in derselben Sitzung 02100, 02101, 34360, 34502

Bericht: mind. Befundkopie (Nr. 01602) an Hausarzt

Aufwand in Min. **Kalkulationszeit:** 14 **Prüfzeit:** 9 **Eignung d. Prüfzeit:** Tages- und Quartalsprofil

GOÄ entsprechend oder ähnlich: Nr. 5376*

Kommentar: Der Zuschlag nach 34312 kann nur einmal zur Leistung nach Nr. 34310 oder Nr. 34311 berechnet werden.

34.3.2 Gesichtsschädel, Schädelbasis, Halsweichteile

34320* CT-Untersuchung des Gesichtsschädels **744** 77,64

Obligater Leistungsinhalt
- Anfertigung von Dünnschichten (<= 4mm)

Abrechnungsausschluss
im Behandlungsfall 34291
in derselben Sitzung 02100, 02101, 34360, 34502

Bericht: mind. Befundkopie (Nr. 01602) an Hausarzt

Aufwand in Min. **Kalkulationszeit:** 16 **Prüfzeit:** 11 **Eignung d. Prüfzeit:** Tages- und Quartalsprofil

GOÄ entsprechend oder ähnlich: Nr. 5370*

Kommentar: Bei Kontrastmitteluntersuchung kann der Zuschlag nach Nr. 34345 berechnet werden.

34321* CT-Untersuchung der Schädelbasis **631** 65,85

Obligater Leistungsinhalt
- Anfertigung von Dünnschichten (<= 2mm)

Abrechnungsausschluss
im Behandlungsfall 34291
in derselben Sitzung 02100, 02101, 34360, 34502

Bericht: mind. Befundkopie (Nr. 01602) an Hausarzt

Aufwand in Min. **Kalkulationszeit:** 15 **Prüfzeit:** 10 **Eignung d. Prüfzeit:** Tages- und Quartalsprofil

GOÄ entsprechend oder ähnlich: Nr. 5370*

Kommentar: Bei Kontrastmitteluntersuchung kann der Zuschlag nach Nr. 34345 berechnet werden.

EBM-Nr. EBM-Punkte/Euro

34322* CT-Untersuchung der Halsweichteile **769** **80,25**

Obligater Leistungsinhalt
- Darstellung von HWK 1 bis HWK 7,
- Anfertigung von Dünnschichten (<= 5 mm)

Abrechnungsausschluss
in derselben Sitzung 02100, 02101, 34360, 34422, 34502
im Behandlungsfall 34291

Bericht: mind. Befundkopie (Nr. 01602) an Hausarzt
Aufwand in Min. **Kalkulationszeit:** 18 **Prüfzeit:** 12 **Eignung d. Prüfzeit:** Tages- und Quartalsprofil
GOÄ entsprechend oder ähnlich: Nr. 5371*
Kommentar: Bei Kontrastmitteluntersuchung kann der Zuschlag nach Nr. 34345 berechnet werden.

34.3.3 Thorax

34330* CT-Untersuchung des Thorax **660** **68,88**

Obligater Leistungsinhalt
- Darstellung des Mediastinums,
- Darstellung der Lungen,
- Darstellung der Pleura

Fakultativer Leistungsinhalt
- Darstellung knöcherner Strukturen des Thorax

Abrechnungsausschluss
im Behandlungsfall 34291
in derselben Sitzung 02100, 02101, 34360, 34502

Bericht: mind. Befundkopie (Nr. 01602) an Hausarzt
Aufwand in Min. **Kalkulationszeit:** 18 **Prüfzeit:** 12 **Eignung d. Prüfzeit:** Tages- und Quartalsprofil
GOÄ entsprechend oder ähnlich: Nr. 5371*
Kommentar: Bei Kontrastmitteluntersuchung kann der Zuschlag nach Nr. 34345 berechnet werden.

34.3.4 Abdomen, Retroperitoneum, Becken

34340* CT-Untersuchung des Oberbauches **663** **69,19**

Obligater Leistungsinhalt
- Darstellung vom Zwerchfell bis einschließlich Nieren

Abrechnungsausschluss
in derselben Sitzung 02100, 02101, 34341, 34342, 34360, 34502
im Behandlungsfall 34291

Bericht: mind. Befundkopie (Nr. 01602) an Hausarzt
Aufwand in Min. **Kalkulationszeit:** 20 **Prüfzeit:** 13 **Eignung d. Prüfzeit:** Tages- und Quartalsprofil
GOÄ entsprechend oder ähnlich: Nr. 5372*
Kommentar: Bei Kontrastmitteluntersuchung kann der Zuschlag nach Nr. 34345 berechnet werden.

34341* CT-Untersuchung des gesamten Abdomens **819** **85,47**

Obligater Leistungsinhalt
- Darstellung vom Zwerchfell bis zum Beckenboden

Abrechnungsausschluss
im Behandlungsfall 34291
in derselben Sitzung 02100, 02101, 34340, 34342, 34360, 34502

Bericht: mind. Befundkopie (Nr. 01602) an Hausarzt
Aufwand in Min. **Kalkulationszeit:** 25 **Prüfzeit:** 18 **Eignung d. Prüfzeit:** Tages- und Quartalsprofil

GOÄ entsprechend oder ähnlich: Nr. 5372*

Kommentar: Bei Kontrastmitteluntersuchung kann der Zuschlag nach Nr. 34345 berechnet werden.

34342* CT-Untersuchung des Beckens — 663 / 69,19

Obligater Leistungsinhalt

- Darstellung vom Beckenkamm bis zum Beckenboden

Abrechnungsausschluss

in derselben Sitzung 02100, 02101, 34340, 34341, 34360, 34502
im Behandlungsfall 34291

Bericht: mind. Befundkopie (Nr. 01602) an Hausarzt

Aufwand in Min. **Kalkulationszeit:** 20 **Prüfzeit:** 14 **Eignung d. Prüfzeit:** Tages- und Quartalsprofil

GOÄ entsprechend oder ähnlich: Nr. 5372*

Kommentar: Der Zuschlag nach Nr. 34345 kann bei Untersuchung mit Kontrastmittel zusätzlich berechnet werden. Wird eine Serie ohne Kontrastmittel und eine zweite Serie mit Kontrastmitte durchgeführt, können einmal die Nr. 34342 und zusätzlich die Nr. 34343 (Zuschlag) abgerechnet werden.

34343* Zuschlag zu den Gebührenordnungspositionen 34310, 34311, 34320 bis 34322, 34330, 34340 bis 34342, 34350 und 34351 für ergänzende zweite Serie mit Kontrastmitteln — 492 / 51,35

Obligater Leistungsinhalt

- Kontrastmitteleinbringung(en),

Abrechnungsbestimmung je Sitzung

Abrechnungsausschluss

im Behandlungsfall 34291
in derselben Sitzung 02100, 02101, 34344, 34345, 34360, 34502

Bericht: mind. Befundkopie (Nr. 01602) an Hausarzt

Aufwand in Min. **Kalkulationszeit:** 13 **Prüfzeit:** 9 **Eignung d. Prüfzeit:** Tages- und Quartalsprofil

GOÄ entsprechend oder ähnlich: Nr. 5376*

Kommentar: Die EBM Nr. 34343 ist für jede in der Legende aufgeführte Leistung – auch mehrfach pro Sitzung – ansetzbar.

34344* Zuschlag zu den Gebührenordnungspositionen 34310, 34311, 34320 bis 34322, 34330, 34340 bis 34342, 34350 und 34351 für die Anfertigung von dynamischen Serien — 509 / 53,12

Obligater Leistungsinhalt

- Kontrastmitteleinbringung(en),
- Anfertigung von mindestens 2 vollständigen Kontrastmittel-Phasen

Abrechnungsausschluss

im Behandlungsfall 34291
in derselben Sitzung 02100, 02101, 34343, 34345, 34360, 34502

Bericht: mind. Befundkopie (Nr. 01602) an Hausarzt

Aufwand in Min. **Kalkulationszeit:** 15 **Prüfzeit:** 10 **Eignung d. Prüfzeit:** Tages- und Quartalsprofil

GOÄ entsprechend oder ähnlich: Nr. 5376*

Kommentar: Die EBM Nr. 34344 ist für jede in der Legende aufgeführte Leistung – auch mehrfach pro Sitzung – ansetzbar.

34345* Zuschlag zu den Gebührenordnungspositionen 34310 und 34311, 34320 bis 34322, 34330 und 34340 bis 34342, 34350 und 34351 bei primärer Untersuchung mit Kontrastmittel — 228 / 23,79

Obligater Leistungsinhalt

- Kontrastmitteleinbringung(en)

Abrechnungsausschluss
in derselben Sitzung 02100, 02101, 34343, 34344, 34502
im Behandlungsfall 34291

Bericht: mind. Befundkopie (Nr. 01602) an Hausarzt

Aufwand in Min. **Kalkulationszeit:** 8 **Prüfzeit:** 5 **Eignung d. Prüfzeit:** Tages- und Quartalsprofil

GOÄ entsprechend oder ähnlich: Nr. 5376*

Kommentar: Die EBM Nr. 34345 ist für jede in der Legende aufgeführte Leistung – auch mehrfach pro Sitzung – ansetzbar.

34.3.5 Extremitäten, angrenzende Gelenke

34350* CT-Untersuchung der Extremitäten und/oder deren Teile, mit Ausnahme der in der Gebührenordnungsposition 34351 genannten Extremitätenteile **569** **59,38**

Obligater Leistungsinhalt
- Darstellung
  - der Extremitäten
- und/oder
  - der Teile der Extremitäten mit Ausnahme der in der Gebührenordnungsposition 34351 genannten
- und/oder
  - von Teilen des Schultergürtels
- und/oder
  - des Beckens

Fakultativer Leistungsinhalt
- Anfertigung von Dünnschichten

Abrechnungsausschluss
im Behandlungsfall 34291
in derselben Sitzung 02100, 02101, 34360, 34502

Bericht: mind. Befundkopie (Nr. 01602) an Hausarzt

Aufwand in Min. **Kalkulationszeit:** 13 **Prüfzeit:** 9 **Eignung d. Prüfzeit:** Tages- und Quartalsprofil

GOÄ entsprechend oder ähnlich: Nr. 5373*

34351* CT-Untersuchung der Hand, des Fußes und/oder deren Teile **569** **59,38**

Obligater Leistungsinhalt
- Darstellung der Hand oder des Fußes

und/ oder
- Darstellung der Teile der Hand oder des Fußes

Fakultativer Leistungsinhalt
- Darstellung des distalen Unterarms,
- Darstellung des distalen Unterschenkels,
- Darstellung angrenzender Gelenke,
- Beidseitige Untersuchung

Abrechnungsausschluss
im Behandlungsfall 34291
in derselben Sitzung 02100, 02101, 34360, 34502

Bericht: mind. Befundkopie (Nr. 01602) an Hausarzt

Aufwand in Min. **Kalkulationszeit:** 13 **Prüfzeit:** 9 **Eignung d. Prüfzeit:** Tages- und Quartalsprofil

GOÄ entsprechend oder ähnlich: Nr. 5373*

Kommentar: Werden eine Hand und ein Fuß untersucht, kann die Nr. 34351 entsprechend 2x abgerechnet werden. Bei einer Untersuchung von Oberarm, Unterarm einschl. Hand können die Nrn. 34350 und 34351 berechnet werden.

34.3.6 Bestrahlungsplanung CT

34360* CT-gesteuerte Untersuchung von Organabschnitten für die Bestrahlungsplanung bei Tele- oder Brachytherapie **387** **40,39**

Obligater Leistungsinhalt

- Durchführung als Bestrahlungsplanung

Anmerkung Die Gebührenordnungsposition 34360 darf nur in unmittelbarem Zusammenhang mit und für den Zweck der Bestrahlungsplanung berechnet werden.

Abrechnungsausschluss

in derselben Sitzung 02100, 02101, 34310, 34311, 34312, 34320, 34321, 34322, 34330, 34340, 34341, 34342, 34343, 34344, 34350, 34351, 34460
im Behandlungsfall 34291

Bericht: mind. Befundkopie (Nr. 01602) an Hausarzt

Aufwand in Min. **Kalkulationszeit:** 5 **Prüfzeit:** 5 **Eignung d. Prüfzeit:** Tages- und Quartalsprofil

GOÄ entsprechend oder ähnlich: Nr. 5378*

34.4 Magnet-Resonanz-Tomographie

1. Die MRT-Untersuchung beinhaltet die Durchführung von mindestens 4 Sequenzen. Dies gilt nicht für MRT-Angiographien des Abschnitts 34.4.7.

2. Topogramm und/oder mehrere Echos stellen keine gesonderten Sequenzen dar.

3. Die Berechnung der Gebührenordnungspositionen dieses Abschnitts setzt eine Genehmigung der Kassenärztlichen Vereinigung nach der Kernspintomographie-Vereinbarung gemäß § 135 Abs. 2 SGB V voraus.

Kommentar

Die Erbringung und Abrechnung von Leistungen des Kapitels 34.4 – also die Leistungen nach den Nrn. 34410 bis 34492 – ist nur mit einer vorherigen Genehmigung der Kassenärztlichen Vereinigung nach der Vereinbarung von Qualifikationsvoraussetzungen gemäß § 135 Abs. 2 SGB V zur Durchführung von Untersuchungen in der Kernspintomographie (Kernspintomographie-Vereinbarung) (Anlage 3 zum Bundesmantelvertrag – Ärzte) möglich.

4. MRT-Untersuchungen der Mamma außerhalb der Indikation nach der Nr. 34431, MRT-Untersuchungen der Herzkranzgefäße sowie MR-Spektoskopien sind kein Leistungsbestandteil der Gebührenordnungspositionen 34410, 34411, 34420 bis 34422, 34430, 34431, 34440 bis 34442, 34450 bis 34452 und 34460.

Kommentar

Kernspintomographien der Mamma außerhalb der Indikation der Nr. 34431 (MRT-Untersuchung(en) der weiblichen Brustdrüse gemäß der Kernspintomographie- Vereinbarung nach § 135 Abs. 2 SGB V), sowie Kernspintomographien der Herzkranzgefäße und MR-Spektoskopien dürfen zu Lasten der gesetzlichen Krankenkassen nicht erbracht werden. Auch eine Erbringung außerhalb des GKV-Systems mit einer privaten Vergütung der Leistung begegnet massiven rechtlichen Bedenken. Hier ist auf jeden Fall vorherig eine Stellungnahme der Ärztekammer zu empfehlen.

5. Einstellungs- und Lokalisationssequenzen sind in den Gebührenordnungspositionen enthalten.

6. MRT-Untersuchungen und MRT-Angiographien der Herzkranzgefäße können nicht mit den Gebührenordnungspositionen des Abschnitts 34.4 berechnet werden.

Werden bei Herzkranzgefäßen MRT-Untersuchungen bzw. MRT-Angiographien durchgeführt, sind die Leistungen nicht nach dem Abschnitt 34.4 abrechnungsfähig.

7. Gebührenordnungspositionen des Abschnitts 34.4.7 sind neben Gebührenordnungspositionen der Abschnitte 34.4.1 bis 34.4.6 nur mit besonderer Begründung berechnungsfähig.

Kommentar

Neben MRT-Untersuchungen des Neurocraniums und der Wirbelsäule, des Gesichtsschädels, der Schädelbasis und der Halsweichteile, des Thorax, des Abdomens, des Retroperitoneums und des Beckens, der Extremitäten und angrenzender Gelenke sowie dem Bestrahlungs-MRT können MRT-Angiographien nicht abgerechnet werden.

8. Voraussetzung für die Berechnung der Gebührenordnungspositionen des Abschnitts 34.4.7 ist eine Genehmigung der zuständigen Kassenärztlichen Vereinigung gemäß § 135 Abs. 2 SGB V.

Kommentar

Auch die Erbringung und Abrechnung von MRT-Angiographien ist nur mit einer vorherigen Genehmigung der Kassenärztlichen Vereinigung nach der Vereinbarung gemäß § 135 Abs. 2 SGB V (Qualitätssicherungsvereinbarung zur MR-Angiographie) möglich.

9. Gebührenordnungspositionen des Abschnitts 34.4.7 können nur bei Nachweis einer klinischen Fragestellung gemäß § 7 Abs. 5 und 6 der Qualitätssicherungsvereinbarung zur MR-Angiographie gemäß § 135 Abs. 2 SGB V erbracht werden.

Kommentar

Die Bestimmungen haben folgenden Wortlaut:

§ 7 Abs. 5 und 6 der Qualitätssicherungsvereinbarung zur MR-Angiographie: (5) Klinische Fragestellungen, die eine Indikation zur MR-Angiografie begründen, sind in Anlage 2, gegliedert nach Gefäßart und -region, aufgeführt. Weitere Indikationsstellungen zur MR-Angiografie sind besonders zu begründen.(6) Der Entscheidungsgang zur Indikationsstellung ist für jeden Patienten individuell nachzuvollziehen. Unter Berücksichtigung der Indikationen nach Absatz 5 müssen für die sachgerechte Indikationsstellung folgende allgemeine Anforderungen an eine MR-Angiografie erfüllt sein:

- Die individuelle medizinische Fragestellung ist aus den Beschwerden des Patienten und den klinischen Befunden zutreffend abgeleitet und für die Lösung des Patientenproblems relevant.
- Eine weiterführende Aussage kann zur Diagnose und/oder Therapie-entscheidung durch die MR-Angiografie erwartet werden.
- Die Durchführung konkurrierender Methoden, mit welchen die medizinische Fragestellung gleichwertig beantwortet werden kann, würde zu höheren Kosten führen und/oder wäre für die Patienten mit einem höheren Risiko verbunden.

34.4.1 Neurocranium und Wirbelsäule

34410* MRT-Untersuchung des Neurocraniums **1213** **126,59**

Obligater Leistungsinhalt
- Darstellung des Neurocraniums

Fakultativer Leistungsinhalt
- Kontrastmitteleinbringung(en)

Abrechnungsausschluss
im Behandlungsfall 34291
in derselben Sitzung 02100, 02101, 34460

Bericht: mind. Befundkopie (Nr. 01602) an Hausarzt

Aufwand in Min. **Kalkulationszeit:** 21 **Prüfzeit:** 14 **Eignung d. Prüfzeit:** Tages- und Quartalsprofil

GOÄ entsprechend oder ähnlich: Nr. 5700*

34411* MRT-Untersuchung von Teilen der Wirbelsäule **1213** **126,59**

Obligater Leistungsinhalt
- Darstellung mindestens des gesamten Wirbelsäulenabschnittes der HWS (HWK1 bis HWK7/BWK1)

oder
- Darstellung des gesamten Wirbelsäulenabschnittes der BWS (BWK1 bis LWK1)

oder
- Darstellung des gesamten Wirbelsäulenabschnittes der LWS (LWK1 bis SWK1)

und/oder
- Darstellung in 2 Ebenen,

Fakultativer Leistungsinhalt
- Darstellung des Kreuzbeines,

- Kontrastmitteleinbringung(en),

Abrechnungsbestimmung je Wirbelsäulenabschnitt

Abrechnungsausschluss
in derselben Sitzung 02100, 02101, 34460
im Behandlungsfall 34291

Bericht: mind. Befundkopie (Nr. 01602) an Hausarzt

Aufwand in Min. **Kalkulationszeit:** 21 **Prüfzeit:** 14 **Eignung d. Prüfzeit:** Tages- und Quartalsprofil

GOÄ entsprechend oder ähnlich: Nr. 5705*

Kommentar: Wenn die gesamte Wirbelsäule dargestellt werden muss, kann die Nr. höchstens 3x berechnet werden .

34.4.2 Gesichtsschädel, Schädelbasis, Halsweichteile

34420* MRT-Untersuchung des Gesichtsschädels — 1213 / 126,59

Obligater Leistungsinhalt
- Darstellung in 2 Ebenen

Fakultativer Leistungsinhalt
- Kontrastmitteleinbringung(en)

Abrechnungsausschluss
im Behandlungsfall 34291
in derselben Sitzung 02100, 02101, 34460

Bericht: mind. Befundkopie (Nr. 01602) an Hausarzt

Aufwand in Min. **Kalkulationszeit:** 21 **Prüfzeit:** 14 **Eignung d. Prüfzeit:** Tages- und Quartalsprofil

GOÄ entsprechend oder ähnlich: Nr. 5700*

Kommentar: Sowohl ein MRT des Auges als auch der Dentalregion sind nach dieser Nr. berechnungsfähig.

34421* MRT-Untersuchung der Schädelbasis — 1213 / 126,59

Obligater Leistungsinhalt
- Darstellung in 2 Ebenen

Fakultativer Leistungsinhalt
- Kontrastmitteleinbringung(en)

Abrechnungsausschluss
im Behandlungsfall 34291
in derselben Sitzung 02100, 02101, 34460

Bericht: mind. Befundkopie (Nr. 01602) an Hausarzt

Aufwand in Min. **Kalkulationszeit:** 21 **Prüfzeit:** 14 **Eignung d. Prüfzeit:** Tages- und Quartalsprofil

GOÄ entsprechend oder ähnlich: Nr. 5700*

34422* MRT-Untersuchung der Halsweichteile, HWK 1 bis HWK 7 — 1213 / 126,59

Obligater Leistungsinhalt
- Darstellung in 2 Ebenen

Fakultativer Leistungsinhalt
- Kontrastmitteleinbringung(en)

Abrechnungsausschluss
im Behandlungsfall 34291
in derselben Sitzung 02100, 02101, 34322, 34460

Bericht: mind. Befundkopie (Nr. 01602) an Hausarzt

Aufwand in Min. **Kalkulationszeit:** 21 **Prüfzeit:** 14 **Eignung d. Prüfzeit:** Tages- und Quartalsprofil

GOÄ entsprechend oder ähnlich: Nr. 5715*

34.4.3 Thorax

34430* MRT-Untersuchung des Thorax **1213** **126,59**

Obligater Leistungsinhalt
- Darstellung in 2 Ebenen,
- Darstellung
  - des Mediastinums
- und/oder
  - der Lunge

Fakultativer Leistungsinhalt
- Kontrastmitteleinbringung(en)

Abrechnungsausschluss
im Behandlungsfall 34291
in derselben Sitzung 02100, 02101, 34460

Bericht: mind. Befundkopie (Nr. 01602) an Hausarzt

Aufwand in Min. **Kalkulationszeit:** 21 **Prüfzeit:** 14 **Eignung d. Prüfzeit:** Tages- und Quartalsprofil

GOÄ entsprechend oder ähnlich: Nr. 5715*

34431* MRT-Untersuchung(en) der weiblichen Brustdrüse gemäß der Kernspintomographie-Vereinbarung nach § 135 Abs. 2 SGB V **2193** **228,86**

Obligater Leistungsinhalt
- MRT-Untersuchung(en) der weiblichen Brustdrüse zum Rezidivausschluss (frühestens 6 Monate nach der Operation oder 12 Monate nach Beendigung der Bestrahlungstherapie) eines histologisch gesicherten Mamma-Karzinoms nach brusterhaltender Therapie, auch nach Wiederaufbauplastik, für den Fall, dass eine vorausgegangene mammographische und sonographische Untersuchung die Dignität des Rezidivverdachtes nicht klären konnte

oder
- MRT-Untersuchung(en) der weiblichen Brustdrüse zur Primärtumorsuche bei axillärer(n) Lymphknotenmetastase(n), deren histologische Morphologie ein Mamma-Karzinom nicht ausschließt, wenn ein Primärtumor weder klinisch noch mittels mammographischer und sonographischer Untersuchung dargestellt werden konnte,
- Native Darstellung,
- Gabe eines paramagnetischen Kontrastmittels,
- Mindestens 4 Untersuchungssequenzen,
- Dynamische Messungen,
- Kontrastmitteleinbringung(en)

Abrechnungsausschluss
im Behandlungsfall 34291
in derselben Sitzung 02100, 02101, 34452, 34460

Bericht: mind. Befundkopie (Nr. 01602) an Hausarzt

Aufwand in Min. **Kalkulationszeit:** KA **Prüfzeit:** 14 **Eignung d. Prüfzeit:** Tages- und Quartalsprofil

GOÄ entsprechend oder ähnlich: Nr. 5721*

Kommentar: **Voraussetzung für die Durchführung eines Mamma-MRT zu Lasten der Gesetzlichen Krankenversicherung ist –** so informiert dasBDT-MVZ-Träger GmbH Institut für bildgebende Diagnostik und Therapie: http://www.bdt-erlangen.de/index.php?id=213 –, **dass u.a. alle folgenden Bedingungen erfüllt sein müssen:**
- Das ein histologisch gesichertes Mamma-Karzinom eine brusterhaltende Therapie mit oder ohne Wiederaufbauplastik erforderlich werden ließ.
- Das seit der Operation mindestens 6 Monate oder seit Abschluss der Strahlentherapie mindestens 12 Monate vergangen sind.
- Mit einer zunächst durchgeführten Mammographie und Mammasonographie ein möglicher erneuter Verdacht nicht sicher ausgeschlossen werden konnte.

Weitere Informationen finden Sie unter:

Magnetresonanz-Tomographie der weiblichen Brust (MRM) – Zusammenfassender Bericht des Arbeitsausschusses „Ärztliche Behandlung“ des Bundesausschusses der Ärzte und Krankenkassen über die Beratungen gemäß § 135 Abs.1 SGB V
(https://www.g-ba.de/downloads/40-268-257/HTA-MRM.pdf)

34.4.4 Abdomen, Retroperitoneum, Becken

34440* MRT-Untersuchung des Oberbauches **1213** **126,59**

Obligater Leistungsinhalt
- Darstellung des Zwerchfells bis einschließlich Nieren,

Fakultativer Leistungsinhalt
- Kontrastmitteleinbringung(en)

Abrechnungsausschluss
im Behandlungsfall 34291
in derselben Sitzung 02100, 02101, 34441, 34442, 34460

Bericht: mind. Befundkopie (Nr. 01602) an Hausarzt
Aufwand in Min. **Kalkulationszeit:** 21 **Prüfzeit:** 14 **Eignung d. Prüfzeit:** Tages- und Quartalsprofil
GOÄ entsprechend oder ähnlich: Nr. 5720*

34441* MRT-Untersuchung des Abdomens **1213** **126,59**

Obligater Leistungsinhalt
- Darstellung des Zwerchfells bis zum Beckenboden

Fakultativer Leistungsinhalt
- Kontrastmitteleinbringung(en)

Abrechnungsausschluss
in derselben Sitzung 02100, 02101, 34440, 34442, 34460
im Behandlungsfall 34291

Bericht: mind. Befundkopie (Nr. 01602) an Hausarzt
Aufwand in Min. **Kalkulationszeit:** 21 **Prüfzeit:** 14 **Eignung d. Prüfzeit:** Tages- und Quartalsprofil
GOÄ entsprechend oder ähnlich: Nr. 5720*

34442* MRT-Untersuchung des Beckens **1213** **126,59**

Obligater Leistungsinhalt
- Darstellung des gesamten Beckens

Fakultativer Leistungsinhalt
- Kontrastmitteleinbringung(en)

Abrechnungsausschluss
im Behandlungsfall 34291
in derselben Sitzung 02100, 02101, 34440, 34441, 34460

Bericht: mind. Befundkopie (Nr. 01602) an Hausarzt
Aufwand in Min. **Kalkulationszeit:** 21 **Prüfzeit:** 14 **Eignung d. Prüfzeit:** Tages- und Quartalsprofil
GOÄ entsprechend oder ähnlich: Nr. 5720*

34.4.5 Extremitäten, angrenzende Gelenke

34450* MRT-Untersuchung der Extremitäten und/oder deren Teile, mit Ausnahme der nach der Gebührenordnungsposition 34451 abzurechnenden Extremitätenteile **1213** **126,59**

Obligater Leistungsinhalt
- Darstellung
  - der Extremitäten
- und/oder

- der Teile der Extremitäten mit Ausnahme der nach Gebührenordnungsposition 34451 genannten
- und/oder
  - von Teilen des Schultergürtels
- und/oder
  - des Beckens

Fakultativer Leistungsinhalt
- Kontrastmitteleinbringung(en)

Abrechnungsausschluss
im Behandlungsfall 34291
in derselben Sitzung 02100, 02101, 34460

Bericht: mind. Befundkopie (Nr. 01602) an Hausarzt

Aufwand in Min. **Kalkulationszeit:** 21 **Prüfzeit:** 14 **Eignung d. Prüfzeit:** Tages- und Quartalsprofil

GOÄ entsprechend oder ähnlich: Nrn. 5729*, 5730*

Kommentar: Auch wenn die Untersuchung mehrerer Extremitäten med. erforderlich ist, kann die Nr. 34450 nur 1x abgerechnet werden. Nach Nr. 34450 kann auch die Untersuchung der Axilla abgerechnet werden.

34451* MRT-Untersuchung der Hand, des Fußes und/oder deren Teile — 1213 / 126,59

Obligater Leistungsinhalt
- Darstellung der Hand oder des Fußes

und/ oder
- Darstellung der Teile der Hand oder des Fußes

Fakultativer Leistungsinhalt
- Darstellung des distalen Unterarms,
- Darstellung des distalen Unterschenkels,
- Darstellung angrenzende Gelenke,
- Kontrastmitteleinbringung(en)

Abrechnungsausschluss
im Behandlungsfall 34291
in derselben Sitzung 02100, 02101, 34460

Bericht: mind. Befundkopie (Nr. 01602) an Hausarzt

Aufwand in Min. **Kalkulationszeit:** 21 **Prüfzeit:** 14 **Eignung d. Prüfzeit:** Tages- und Quartalsprofil

GOÄ entsprechend oder ähnlich: Nr. 5729*

Kommentar: Werden beide Hände/Füße untersucht oder ein Fuß und eine Hand kann die Leistung 2x berechnet werden. Bei Darstellung von Oberarm und Unterarm einschl. Hand sind die EBM Nrn. 34450 und 34451 abrechenbar.

34452* Zuschlag zu den Gebührenordnungspositionen 34410, 34411, 34420 bis 34422, 34430, 34440 bis 34442, 34450 und 34451 für mindestens 2 weitere Sequenzen nach Kontrastmitteleinbringung(en) — 446 / 46,55

Obligater Leistungsinhalt
- Durchführung der jeweils zuschlagsberechtigten Leistung erfolgte mit Kontrastmitteleinbringung(en)

Abrechnungsausschluss
im Behandlungsfall 34291
in derselben Sitzung 02100, 02101, 34431, 34460

Bericht: mind. Befundkopie (Nr. 01602) an Hausarzt

Aufwand in Min. **Kalkulationszeit:** 13 **Prüfzeit:** 9 **Eignung d. Prüfzeit:** Tages- und Quartalsprofil

GOÄ entsprechend oder ähnlich: Nr. 5731*

34.4.6 Bestrahlungsplanung MRT

34460* MRT-gesteuerte Untersuchung von Organabschnitten für die Bestrahlungsplanung bei Tele- oder Brachytherapie **835** **87,14**

Obligater Leistungsinhalt
- Durchführung als Bestrahlungsplanung

Fakultativer Leistungsinhalt
- Kontrastmitteleinbringung(en)

Anmerkung Die Gebührenordnungsposition 34460 darf nur in unmittelbarem Zusammenhang mit und für den Zweck der Bestrahlungsplanung berechnet werden.

Abrechnungsausschluss
im Behandlungsfall 34291
in derselben Sitzung 02100, 02101, 34360 und Kapitel 34.4.1, 34.4.2, 34.4.3, 34.4.4, 34.4.5

Bericht: mind. Befundkopie (Nr. 01602) an Hausarzt

Aufwand in Min. **Kalkulationszeit:** 5 **Prüfzeit:** 5 **Eignung d. Prüfzeit:** Tages- und Quartalsprofil

GOÄ entsprechend oder ähnlich: Leistungskomplex in der GOÄ nicht vorhanden; dafür z.B. die untersuchten Organe abrechnen.

34.4.7 MRT-Angiographien

34470* MRT-Angiographie der Hirngefäße gemäß den Qualitätssicherungsvereinbarungen nach § 135 Abs. 2 SGB V **797** **83,18**

Obligater Leistungsinhalt
- Darstellung der Hirngefäße

Fakultativer Leistungsinhalt
- Kontrastmitteleinbringung(en)
- Darstellung der venösen Phase

Anmerkung Eine Nebeneinanderberechnung von zwei oder mehr Gebührenordnungspositionen 34470, 34475, 34480, 34485, 34486, 34489 und 34490 in derselben Sitzung ist nur mit Begründung möglich.
Neben der Gebührenordnungsposition 34470 können die Gebührenordnungspositionen 34410, 34411, 34420 bis 34422, 34430, 34431, 34440 bis 34442, 34450 bis 34452 und 34460 und 34492 nur mit Begründung berechnet werden.

Abrechnungsausschluss
im Behandlungsfall 34291
in derselben Sitzung 02100, 02101, 34283

Bericht: mind. Befundkopie (Nr. 01602) an Hausarzt

Aufwand in Min. **Kalkulationszeit:** KA **Prüfzeit:** ./. **Eignung d. Prüfzeit:** Keine Eignung

GOÄ entsprechend oder ähnlich: Nrn. 5700*, ggf. 5731*

34475* MRT-Angiographie der Halsgefäße gemäß den Qualitätssicherungsvereinbarungen nach § 135 Abs. 2 SGB V **1059** **110,52**

Obligater Leistungsinhalt
- Darstellung der Halsgefäße

Fakultativer Leistungsinhalt
- Kontrastmitteleinbringung(en)
- Darstellung der venösen Phase

Anmerkung Eine Nebeneinanderberechnung von zwei oder mehr Gebührenordnungspositionen 34470, 34475, 34480, 34485, 34486, 34489 und 34490 in derselben Sitzung ist nur mit Begründung möglich.
Neben der Gebührenordnungsposition nach der Nr. 34475 können die Gebührenordnungspositionen 34410, 34411, 34420 bis 34422, 34430, 34431, 34440 bis 34442, 34450 bis 34452 und 34460 nur mit Begründung berechnet werden.

Abrechnungsausschluss
in derselben Sitzung 02100, 02101, 34283
im Behandlungsfall 34291

Bericht: mind. Befundkopie (Nr. 01602) an Hausarzt

Aufwand in Min. **Kalkulationszeit:** KA **Prüfzeit:** ./. **Eignung d. Prüfzeit:** Keine Eignung

GOÄ entsprechend oder ähnlich: Nrn. 5700*, ggf. 5731*

34480* MRT-Angiographie der thorakalen Aorta und ihrer Abgänge und/oder ihrer Äste (Truncus brachiocephalicus, A. subclavia, A. carotis communis, A. vertebralis) gemäß den Qualitätssicherungsvereinbarungen nach § 135 Abs. 2 SGB V — 1059 / 110,52

Obligater Leistungsinhalt
- Darstellung der thorakalen Aorta

Fakultativer Leistungsinhalt
- Kontrastmitteleinbringung(en)

Anmerkung Eine Nebeneinanderberechnung von zwei oder mehr Gebührenordnungspositionen 34470, 34475, 34480, 34485, 34486, 34489 und 34490 in derselben Sitzung ist nur mit Begründung möglich.
Neben der Gebührenordnungsposition 34480 können die Gebührenordnungspositionen 34410, 34411, 34420 bis 34422, 34430, 34431, 34440 bis 34442, 34450 bis 34452 und 34460 nur mit Begründung berechnet werden.

Abrechnungsausschluss
im Behandlungsfall 34291
in derselben Sitzung 02100, 02101, 34283

Bericht: mind. Befundkopie (Nr. 01602) an Hausarzt

Aufwand in Min. **Kalkulationszeit:** KA **Prüfzeit:** ./. **Eignung d. Prüfzeit:** Keine Eignung

GOÄ entsprechend oder ähnlich: Nrn. 5715*, ggf. 5731*

34485* MRT-Angiographie der abdominalen Aorta und ihrer Äste 1. Ordnung gemäß den Qualitätssicherungsvereinbarungen nach § 135 Abs. 2 SGB V — 1059 / 110,52

Obligater Leistungsinhalt
- Darstellung der abdominalen Aorta

Fakultativer Leistungsinhalt
- Kontrastmitteleinbringung(en)

Anmerkung Eine Nebeneinanderberechnung von zwei oder mehr Gebührenordnungspositionen 34470, 34475, 34480, 34485, 34486, 34489 und 34490 in derselben Sitzung ist nur mit Begründung möglich.
Neben der Gebührenordnungsposition 34485 können die Gebührenordnungspositionen 34410, 34411, 34420 bis 34422, 34430, 34431, 34440 bis 34442, 34450 bis 34452 und 34460 nur mit Begründung berechnet werden.

Abrechnungsausschluss
in derselben Sitzung 02100, 02101, 34283
im Behandlungsfall 34291

Bericht: mind. Befundkopie (Nr. 01602) an Hausarzt

Aufwand in Min. **Kalkulationszeit:** KA **Prüfzeit:** ./. **Eignung d. Prüfzeit:** Keine Eignung

GOÄ entsprechend oder ähnlich: Nrn. 5720*, ggf. 5731*

34486* MRT-Angiographie von Venen gemäß den Qualitätssicherungsvereinbarungen nach § 135 Abs. 2 SGB V — 1059 / 110,52

Obligater Leistungsinhalt
- Darstellung der Venen von:
  - Kopf/Hals

und/oder
  - des Thorax einschließlich der venae subclaviae

und/oder

– des Abdomens
und/oder
– des Beckens

Fakultativer Leistungsinhalt
- Kontrastmitteleinbringung(en)

Anmerkung Eine Nebeneinanderberechnung von zwei oder mehr Gebührenordnungspositionen 34470, 34475, 34480, 34485, 34486, 34489 und 34490 in derselben Sitzung ist nur mit Begründung möglich.
Neben der Gebührenordnungsposition 34486 können die Gebührenordnungspositionen 34410, 34411, 34420 bis 34422, 34430, 34431, 34440 bis 34442, 34450 bis 34452 und 34460 nur mit Begründung berechnet werden.

Abrechnungsausschluss
im Behandlungsfall 34291
in derselben Sitzung 02100, 02101, 34283

Bericht: mind. Befundkopie (Nr. 01602) an Hausarzt

Aufwand in Min. **Kalkulationszeit:** KA **Prüfzeit:** ./. **Eignung d. Prüfzeit:** Keine Eignung

GOÄ entsprechend oder ähnlich: Nrn. 5715* (Thorax) oder 5720* (Abdomen) ggf. 5731*

34489* MRT-Angiographie der Becken- und Beinarterien (ohne Fußgefäße) gemäß den Qualitätssicherungsvereinbarungen nach § 135 Abs. 2 SGB V — 2122 / 221,45

Obligater Leistungsinhalt
- Darstellung der Becken- und Beinarterien (ohne Fußgefäße)

Fakultativer Leistungsinhalt
- Kontrastmitteleinbringung(en)

Anmerkung Eine Nebeneinanderberechnung von zwei oder mehr Gebührenordnungspositionen 34470, 34475, 34480, 34485, 34486, 34489 und 34490 in derselben Sitzung ist nur mit Begründung möglich.
Neben der Gebührenordnungsposition 34489 können die Gebührenordnungspositionen 34410, 34411, 34420 bis 34422, 34430, 34431, 34440 bis 34442, 34450 bis 34452 und 34460 nur mit Begründung berechnet werden.

Abrechnungsausschluss
im Behandlungsfall 34291
in derselben Sitzung 02100, 02101, 34283

Bericht: mind. Befundkopie (Nr. 01602) an Hausarzt

Aufwand in Min. **Kalkulationszeit:** KA **Prüfzeit:** ./. **Eignung d. Prüfzeit:** Keine Eignung

GOÄ entsprechend oder ähnlich: Nrn. 5730*, ggf. 5731*

34490* MRT-Angiographie der Armarterien und armversorgenden Arterien und einschließlich/oder Cimino-Shunt (ohne Handgefäße) gemäß den Qualitätssicherungsvereinbarungen nach § 135 Abs. 2 SGB V — 1059 / 110,52

Obligater Leistungsinhalt
- Darstellung der Arterien einer oberen Extremität und/oder Cimino-Shunt

Fakultativer Leistungsinhalt
- Kontrastmitteleinbringung(en)

Anmerkung Eine Nebeneinanderberechnung von zwei oder mehr Gebührenordnungspositionen 34470, 34475, 34480, 34485, 34486, 34489 und 34490 in derselben Sitzung ist nur mit Begründung möglich.
Neben der Gebührenordnungsposition 34490 können die Gebührenordnungspositionen 34410, 34411, 34420 bis 34422, 34430, 34431, 34440 bis 34442, 34450 bis 34452 und 34460 und 34492 nur mit Begründung berechnet werden.

Abrechnungsausschluss
in derselben Sitzung 02100, 02101, 34283
im Behandlungsfall 34291

Bericht: mind. Befundkopie (Nr. 01602) an Hausarzt

Aufwand in Min. **Kalkulationszeit:** KA **Prüfzeit:** ./. **Eignung d. Prüfzeit:** Keine Eignung
GOÄ entsprechend oder ähnlich: Nrn. 5730*, ggf. 5731*

34492* **Zuschlag zu der Gebührenordnungsposition 34470 für weitere Sequenzen nach Kontrastmitteleinbringung(en)** **488** **50,93**

Anmerkung Die Gebührenordnungsposition 34492 kannIV-34.4.7 nur mit Begründung berechnet werden.

Bericht: mind. Befundkopie (Nr. 01602) an Hausarzt
Aufwand in Min. **Kalkulationszeit:** KA **Prüfzeit:** ./. **Eignung d. Prüfzeit:** Keine Eignung
GOÄ entsprechend oder ähnlich: Nr. 5731*

34.5 Nicht vaskuläre interventionelle Maßnahmen

1. Die Leistung nach der Gebührenordnungsposition 34504 ist nur berechnungsfähig, wenn sie von Ärzten erbracht wird, welche die Voraussetzungen gemäß Qualitätssicherungsvereinbarung zur schmerztherapeutischen Versorgung chronisch schmerzkranker Patienten nach § 135 Abs. 2 SGB V erfüllen, oder die Behandlung auf Überweisung eines Arztes erfolgt, der die Voraussetzungen gemäß Qualitätssicherungsvereinbarung zur schmerztherapeutischen Versorgung chronisch schmerzkranker Patienten nach § 135 Abs. 2 SGB V erfüllt oder die Zusatzweiterbildung Schmerztherapie gemäß der Weiterbildungsordnung besitzt.

2. Eine Überweisung nach Satz 1 kann nur für Patienten mit einer gesicherten Diagnose (Zusatzkennzeichen „G" nach ICD-10-GM) erfolgen.

3. Die Leistung nach der Gebührenordnungsposition 34504 darf nicht solitär erbracht werden, sondern ausschließlich im Rahmen eines multimodalen Schmerztherapiekonzeptes. Bei funktionellen Störungen und chronischen Schmerzsyndromen mit überwiegend funktionellem Störungsanteil ist die Leistung nach der Gebührenordnungsposition 34504 nicht berechnungsfähig.

4. Die Gebührenordnungspositionen dieses Abschnitts sind nicht für Interventionen in bzw. an (einer) Bandscheibe(n) (z.B. Volumenreduktion durch Chemonukleolyse und/oder Coblation) berechnungsfähig. Diese Eingriffe sind über die Gebührenordnungspositionen der Abschnitte IV-31.2 bzw. IV-36.2 zu berechnen.

Kommentar:

Diese ab dem 1.4.2013 geltende Neuregelung ist auf die Änderung der Richtlinie über die ambulante Behandlung im Krankenhaus nach § 116b SGB V zum Thema „CT/MRT-gestützte interventionelle schmerztherapeutische Leistungen" des Gemeinsamen Bundesausschusses zurückzuführen.Die gebührenrechtlichen Regelungen wurden sowohl inhaltlich als auch in Bezug auf die von den Ärzten dort geforderten Qualifikationen angepasst.

34500* **Durchleuchtungsgestützte Intervention bei PTC** **672** **70,13**

Obligater Leistungsinhalt

- Durchleuchtungsgestützte Intervention gemäß der Vereinbarung zur Strahlendiagnostik und -therapie gemäß § 135 Abs. 2 SGB V,

Abrechnungsbestimmung einmal im Behandlungsfall

Abrechnungsausschluss in derselben Sitzung 02100, 02101, 02300, 02301, 02302, 02340, 02341, 34280, 34281

Bericht: mind. Befundkopie (Nr. 01602) an Hausarzt
Aufwand in Min. **Kalkulationszeit:** KA **Prüfzeit:** 23 **Eignung d. Prüfzeit:** Nur Quartalsprofil
GOÄ entsprechend oder ähnlich: Leistung in der GOÄ nicht vorhanden, analoger Ansatz der Nr. 5358*.

34501* **Durchleuchtungsgestützte Intervention bei Anlage eines Ösophagus-Stent** **895** **93,4**

Obligater Leistungsinhalt

- Durchleuchtungsgestützte Intervention gemäß der Vereinbarung zur Strahlendiagnostik und -therapie gemäß § 135 Abs. 2 SGB V,

Abrechnungsbestimmung einmal im Behandlungsfall

Abrechnungsausschluss in derselben Sitzung 02100, 02101, 02300, 02301, 02302, 02340, 02341

Bericht: mind. Befundkopie (Nr. 01602) an Hausarzt

Aufwand in Min. **Kalkulationszeit:** KA **Prüfzeit:** 30 **Eignung d. Prüfzeit:** Nur Quartalsprofil

GOÄ entsprechend oder ähnlich: Leistung in der GOÄ nicht vorhanden, analoger Ansatz der Nr. 5358*.

34503* Bildwandlergestützte Intervention(en) an der Wirbelsäule — 688 / 71,8

Obligater Leistungsinhalt

- Bildwandlergestützte Intervention in bzw. an Nerven, Ganglien, Gelenkkörper(n) und/oder Gelenkfacette(n) der Wirbelsäule,
- Überwachung über mindestens 30 Minuten,
- Dokumentation,

Fakultativer Leistungsinhalt

- Kontrolle mittels Bildwandler,
- Infusion(en) (Nr. 02100),
- Punktion(en) I (Nr. 02340),
- Punktion(en) II (Nr. 02341),

Abrechnungsbestimmung einmal am Behandlungstag

Abrechnungsausschluss in derselben Sitzung 01510, 01512, 01520, 01521, 01530, 01531, 02100, 02101, 02300, 02302, 02340, 02343, 02360, 30710, 30712, 30720, 30724, 30730, 30731, 30740, 30751, 30760, 34504, 34505 und Kapitel 34.2

Aufwand in Min. **Kalkulationszeit:** 27 **Prüfzeit:** 25 **Eignung d. Prüfzeit:** Tages- und Quartalsprofil

GOÄ entsprechend oder ähnlich: Leistungskomplex so in der GOÄ nicht vorhanden. Dafür z.B. CT der untersuchten Organe abrechnen + Interventionsmaßnahmen.

34504* CT-gesteuerte schmerztherapeutische Intervention(en) bei akutem und/oder chronischem Schmerz nach vorausgegangener interdisziplinärer Diagnostik — 987 / 103

Obligater Leistungsinhalt

- CT-gesteuerte Intervention bei Punktionen und/oder pharmakotherapeutischen Applikationen,
- Intervention in bzw. an Nerven, Ganglien, Malignomen, Gelenkkörper(n) und/oder Gelenkfacette(n),
- Überwachung über mindestens 30 Minuten,
- Dokumentation,

Fakultativer Leistungsinhalt

- Kontrolle mittels CT-Untersuchung,
- Infusion(en) (Nr. 02100),
- Intraarterielle Injektion(en) (Nr. 02331),
- Punktion(en) I (Nr. 02340),
- Punktion(en) II (Nr. 02341)

Abrechnungsbestimmung einmal am Behandlungstag

Abrechnungsausschluss in derselben Sitzung 01510, 01512, 01520, 01521, 01530, 01531, 02100, 02101, 02300, 02302, 02331, 02340, 02343, 30710, 30712, 30720, 30724, 30730, 30731, 30740, 30751, 30760, 34503, 34505 und Kapitel 34.3.1, 34.3.2, 34.3.3, 34.3.4, 34.3.5

Aufwand in Min. **Kalkulationszeit:** 25 **Prüfzeit:** 25 **Eignung d. Prüfzeit:** Tages- und Quartalsprofil

34505* CT-gesteuerte Intervention(en) — 987 / 103

Obligater Leistungsinhalt

- CT-gesteuerte Intervention bei Punktionen und/oder pharmakotherapeutischen Applikationen,
- Intervention in bzw. an Nerven, Ganglien, Malignomen, Gelenkkörper(n) und /oder Gelenkfacette(n),
- Überwachung über mindestens 30 Minuten,

- Dokumentation,

Fakultativer Leistungsinhalt
- Kontrolle mittel CT-Untersuchung,
- Infusion(en) (Nr. 02100),
- Intraarterielle Injektion(en) (Nr. 02331),
- Punktion(en) I (Nr. 02340),
- Punktion(en) II (Nr. 02341),

Abrechnungsbestimmung einmal am Behandlungstag

Anmerkung Die Gebührenordnungsposition 34505 ist nur berechnungsfähig bei Diagnostik/Behandlung einer im Folgenden genannten Erkrankung nach den ICD-10-GM Kodes: Neubildungen C00-D48 sowie Krankheiten des Blutes und der blutbildenden Organe sowie bestimmte Störungen mit Beteiligung des Immunsystems D50-D90.
Die Berechnung der Gebührenordnungsposition 34505 bei anderen als den genannten Erkrankungen setzt eine ausführliche Begründung der medizinischen Notwendigkeit im Einzelfall voraus. Die Begründung ist einschließlich des ICD-10-GM Kodes für die betreffende Erkrankung bei der Abrechnung anzugeben.

Abrechnungsausschluss in derselben Sitzung 01510, 01512, 01520, 01521, 01530, 01531, 02100, 02101, 02300, 02302, 02340, 02343, 02360, 30710, 30712, 30720, 30724, 30730, 30731, 30740, 30751, 30760, 34503, 34504 und Kapitel 34.3.1, 34.3.2, 34.3.3, 34.3.4, 34.3.5

Aufwand in Min. **Kalkulationszeit:** 25 **Prüfzeit:** 25 **Eignung d. Prüfzeit:** Tages- und Quartalsprofil

34.6 Osteodensitometrie

34600 Osteodensitometrische Untersuchung I — 161 / 16,8

Obligater Leistungsinhalt
- Osteodensitometrische Untersuchung(en) nach den Richtlinien des Gemeinsamen Bundesausschusses (Nr. 7 in der Anlage I „Anerkannte Untersuchungs- und Behandlungsmethoden“ der Richtlinie Methoden vertragsärztliche Versorgung, (Photonenabsorptions-Technik) mittels einer zentralen DXA; [Dual-Energy X-ray Absorptiometrie]) bei Patienten, die eine Fraktur ohne nachweisbares adäquates Trauma erlitten haben und bei denen gleichzeitig aufgrund anderer anamnestischer und klinischer Befunde ein begründeter Verdacht auf Osteoporose besteht
  - am Schenkelhals an einem oder mehreren Teil(en) des Skeletts
  - und/oder
  - an der LWS am Achsenskelett

Abrechnungsausschluss in derselben Sitzung 02100, 02101, 34601

Bericht: mind. Befundkopie (Nr. 01602) an Hausarzt

Aufwand in Min. **Kalkulationszeit:** 7 **Prüfzeit:** 7 **Eignung d. Prüfzeit:** Tages- und Quartalsprofil

GOÄ entsprechend oder ähnlich: Ansatz abhängig von der Art der Untersuchung; Nrn. 5380* oder 5475*

34601 Osteodensitometrische Untersuchung II — 161 / 16,8

Obligater Leistungsinhalt
- Osteodensitometrische Untersuchung(en) nach den Richtlinien des Gemeinsamen Bundesausschusses (Nr. 7 in der Anlage I „Anerkannte Untersuchungs- und Behandlungsmethoden“ der Richtlinie Methoden vertragsärztliche Versorgung, mittels einer zentralen DXA [Dual-Energy X-ray Absorptiometrie]) zum Zweck der Optimierung der Therapieentscheidung, wenn aufgrund konkreter anamnestischer und klinischer Befunde eine Absicht für eine spezifische medikamentöse Therapie einer Osteoporose besteht
  - am Schenkelhals
  - und/oder
  - an der LWS

Abrechnungsbestimmung Die Gebührenordnungsposition 34601 ist nicht neben den Gebührenordnungspositionen 02100, 02101 und 34600 berechnungsfähig.

Abrechnungsausschluss in derselben Sitzung 02100, 02101, 34600

Aufwand in Min. **Kalkulationszeit:** KA **Prüfzeit:** 7 **Eignung d. Prüfzeit:** Tages- und Quartalsprofil

GOÄ entsprechend oder ähnlich: **GOÄ Nr. 5380***

Kommentar: Nach dieser Leistungsposition sind nach Kommentar von **Wezel/Liebold** ... „Untersuchungen abzurechnen, welche zum Zweck der Optimierung der Therapieentscheidung über eine spezifische medikamentöse Therapie auch ohne Fraktur notwendig sein können..."

Ferner sind nach Wezel/Liebold auch gemeint, die osteodensitometrischen Untersuchungen,... „zum Zwecke der Optimierung der Weiterführung oder erstmaligen Therapieentscheidungen frühestens nach 5 Jahren..."

Die Leistung mittels CT durchzuführen ist wegen der eindeutigen Beschränkung auf die in der Legende der Leistungsposition genannten DXA-Technik nicht gestattet.

35 Leistungen gemäß den Richtlinien des Gemeinsamen Bundesausschusses über die Durchführung der Psychotherapie (Psychotherapie-Richtlinien)

35.1 Nicht antragspflichtige Leistungen

1. Die Gebührenordnungspositionen 35130 bis 35142 und 35150 können ausschließlich von Vertragsärzten bzw. -therapeuten, die über eine Genehmigung zur Ausführung und Abrechnung psychotherapeutischer Leistungen gemäß den Psychotherapie-Vereinbarungen verfügen, berechnet werden.

Kommentar:

Die Erbringung und Abrechnung von Leistungen der Nrn. 35130 bis 35142 und 35150 ist nur mit einer vorherigen Genehmigung der Kassenärztlichen Vereinigung nach der Vereinbarung über die Anwendung von Psychotherapie in der vertragsärztlichen Versorgung (Psychotherapie-Vereinbarung) (Anlage 1 zum Bundesmantelvertrag – Ärzte) möglich.

Unter http://www.kbv.de/media/sp/01_Psychotherapie_Aerzte.pdf findet sich die **Vereinbarungen über die Anwendung von Psychotherapie in der vertragsärztlichen Versorgung (Anlagen 1 BMV-Ä/EKV)**

35100 Differentialdiagnostische Klärung psychosomatischer Krankheitszustände **152** **15,86**

Obligater Leistungsinhalt

- Differentialdiagnostische Klärung psychosomatischer Krankheitszustände,
- Schriftlicher Vermerk über ätiologische Zusammenhänge,
- Dauer mindestens 15 Minuten

Fakultativer Leistungsinhalt

- Beratung bei Säuglingen und Kleinkindern auch unter Einschaltung der Bezugsperson(en)

Anmerkung Die Gebührenordnungsposition 35100 ist nur von Vertragsärzten berechnungsfähig, die über die Qualifikation zur Erbringung psychosomatischer Leistungen gemäß § 5 Abs. 6 der Psychotherapie-Vereinbarungen verfügen.

Bei der Nebeneinanderberechnung diagnostischer bzw. therapeutischer Gebührenordnungspositionen und der Gebührenordnungsposition 35100 ist eine mindestens 15 Minuten längere Arzt-Patienten-Kontaktzeit als in den entsprechenden Gebührenordnungspositionen angegeben Voraussetzung für die Berechnung der Gebührenordnungsposition 35100.

Abrechnungsausschluss

im Behandlungsfall 08521

in derselben Sitzung 01210, 01214, 01216, 01218, 03230, 04230, 04355, 14220, 14221, 14222, 14310, 14311, 16220, 21220, 21221, 22220, 22221, 22222, 23220, 30702, 35110, 35111, 35112, 35113, 35120, 35130, 35131, 35140, 35141, 35142, 35150 und Kapitel 35.2

Aufwand in Min. **Kalkulationszeit:** 17 **Prüfzeit:** 16 **Eignung d. Prüfzeit:** Tages- und Quartalsprofil

GOÄ entsprechend oder ähnlich: Analoger Ansatz der Nr. 806.

Kommentar: Die Leistung ist nicht antragspflichtig.

Es folgt ein Auszug aus der **Psychotherapie-Richtlinie** (https://www.g-ba.de/downloads/62-492-958/PT-RL_2014-10-16_iK-2015-01-03.pdf)

C. Psychosomatische Grundversorgung

§ 21 Allgemeines

(1) Die psychosomatische Grundversorgung kann nur im Rahmen einer übergeordneten somatopsychischen Behandlungsstrategie Anwendung finden. Voraussetzung ist, dass die Ärztin oder der Arzt die ursächliche Beteiligung psychischer Faktoren an einem komplexen Krankheitsgeschehen festgestellt hat oder aufgrund ihrer oder seiner ärztlichen Erfahrung diese als wahrscheinlich annehmen muss. Ziel der psychosomatischen Grundversorgung ist eine möglichst frühzeitige differentialdiagnostische Klärung komplexer Krankheitsbilder, eine verbale oder übende Basistherapie psychischer, funktioneller und psychosomatischer Erkrankungen durch die primär somatisch orientierte Ärztin oder den primär somatisch orientierten Arzt und ggf. die Indikationsstellung zur Einleitung einer ätiologisch orientierten Psychotherapie.

(2) Die begrenzte Zielsetzung der psychosomatischen Grundversorgung strebt eine an der aktuellen Krankheitssituation orientierte seelische Krankenbehandlung an; sie kann während der Behandlung von somatischen, funktionellen und psychischen Störungen von Krankheitswert als verbale Intervention oder als Anwendung übender und suggestiver Interventionen von der behandelnden Ärztin oder dem behandelnden Arzt durchgeführt werden.

§ 21aVerbale Interventionen

(1) Die verbalen Interventionen orientieren sich in der psychosomatischen Grundversorgung an der jeweils aktuellen Krankheitssituation; sie fußen auf einer systematischen, die Introspektion fördernden Gesprächsführung und suchen Einsichten in psychosomatische Zusammenhänge des Krankheitsgeschehens und in die Bedeutung pathogener Beziehungen zu vermitteln. Die Ärztin oder der Arzt berücksichtigt und nutzt dabei die krankheitsspezifischen Interaktionen zwischen der Patientin oder dem Patienten und der Therapeutin oder dem Therapeuten, in denen die seelische Krankheit sich darstellt.

Darüber hinaus wird angestrebt, Bewältigungsfähigkeiten der oder des Kranken, evtl. unter Einschaltung der Beziehungspersonen aus dem engeren Umfeld, aufzubauen.

(2) Die verbalen Interventionen können nur in Einzelbehandlungen durchgeführt und nicht mit übenden oder suggestiven Interventionen in derselben Sitzung kombiniert werden; sie können in begrenztem Umfang sowohl über einen kürzeren Zeitraum als auch im Verlauf chronischer Erkrankungen über einen längeren Zeitraum niederfrequent Anwendung finden, wenn eine ätiologisch orientierte Psychotherapie nach § 13 nicht indiziert ist. Die Durchführung von Maßnahmen nach § 21a ist neben der Anwendung psychotherapeutischer Verfahren nach § 13 ausgeschlossen.

§ 21b Übende und suggestive Interventionen

(1) Psychosomatische Grundversorgung durch übende und suggestive Interventionen unter Einschluss von Instruktionen und von Bearbeitung therapeutisch bedeutsamer Phänomene. Dabei können folgende Interventionen zur Anwendung kommen:

1. Autogenes Training als Einzel- oder Gruppenbehandlung (Unterstufe)
2. Jacobsonsche Relaxationstherapie als Einzel- oder Gruppenbehandlung
3. Hypnose in Einzelbehandlung

Diese Interventionen dürfen während einer tiefenpsychologisch fundierten oder analytischen Psychotherapie grundsätzlich nicht angewendet werden.

(2) Die Maßnahmen der psychosomatischen Grundversorgung gemäß Absatz 1 Nummer 1 und 2 sind auch als Gruppenbehandlung durchführbar.

Eine Kombination von Einzel- und Gruppenbehandlung ist möglich

35110 Verbale Intervention bei psychosomatischen Krankheitszuständen **152** **15,86**

Obligater Leistungsinhalt

- Verbale Intervention bei psychosomatischen Krankheitszuständen,
- Systematische Nutzung der Arzt-Patienten-Interaktion,
- Dauer mindestens 15 Minuten

Fakultativer Leistungsinhalt

- Systematische Nutzung der Arzt-Patienten-Interaktion, bei Säuglingen und Kleinkindern auch unter Einschaltung der Bezugsperson(en)

Anmerkung Die Gebührenordnungsposition 35110 ist nur von Vertragsärzten berechnungsfähig, die über die Qualifikation zur Erbringung psychosomatischer Leistungen gemäß § 5 Abs. 6 der Psychotherapie-Vereinbarungen verfügen.
Die Gebührenordnungsposition 35110 ist bis zu dreimal am Tag berechnungsfähig.
Bei der Nebeneinanderberechnung diagnostischer bzw. therapeutischer Gebührenordnungspositionen und der Gebührenordnungsposition 35110 ist eine mindestens 15 Minuten längere Arzt-Patienten-Kontaktzeit als in den entsprechenden Gebührenordnungspositionen angegeben Voraussetzung für die Berechnung der Gebührenordnungsposition 35110.

Abrechnungsausschluss
im Behandlungsfall 08521

in derselben Sitzung 01210, 01214, 01216, 01218, 03230, 04230, 04355, 14220, 14221, 14222, 14310, 14311, 16220, 21220, 21221, 22220, 22221, 22222, 23220, 30702, 35100, 35111, 35112, 35113, 35120, 35130, 35131, 35140, 35141, 35142, 35150 und Kapitel 35.2

Aufwand in Min. **Kalkulationszeit:** 17 **Prüfzeit:** 16 **Eignung d. Prüfzeit:** Tages- und Quartalsprofil

GOÄ entsprechend oder ähnlich: Nr. 849

Kommentar: Siehe Kommentar zu Nr. 35100.

Die Leistung ist nicht antragspflichtig.

35111* **Übende Verfahren (Autogenes Training, Relaxationsbehandlung nach Jacobson) als Einzelbehandlung** **232** **24,21**

Obligater Leistungsinhalt
- Übende Verfahren,
- Verbale Intervention,
- Einführung des Patienten in das Verfahren,
- Standardisierte Dokumentation,
- Dauer mindestens 25 Minuten,
- Einzelbehandlung

Anmerkung Die Gebührenordnungsposition 35111 ist nur von Vertragsärzten bzw. -therapeuten berechnungsfähig, die über die Qualifikation zur Erbringung Übender Verfahren gemäß § 5 Abs. 7 bzw. § 6 Abs. 6 oder § 7 Abs. 5 der Psychotherapie-Vereinbarungen verfügen.

Abrechnungsausschluss
im Behandlungsfall 03040, 03220, 03221, 04040, 04220, 04221
in derselben Sitzung 01210, 01214, 01216, 01218, 04355, 14220, 14221, 14222, 14310, 14311, 16220, 21220, 21221, 22220, 22221, 22222, 23220, 30702, 35100, 35110, 35112, 35113, 35120, 35130, 35131, 35140, 35141, 35142, 35150, 35200, 35201, 35202, 35203, 35210, 35211

Aufwand in Min. **Kalkulationszeit:** 26 **Prüfzeit:** 26 **Eignung d. Prüfzeit:** Tages- und Quartalsprofil

GOÄ entsprechend oder ähnlich: Nrn. 846, 849

Kommentar: Nur für die in der Leistungslegende genannten übenden Verfahren besteht eine Abrechnungsmöglichkeit. Während einer tiefenpsychologisch fundierten oder analytischen Psychotherapie sind die Leistungen nach den Nrn. 35111, 35112, 35113 und 35120 nicht berechnungsfähig. Eine Kombination von Einzel- (Nr. 35111) und Gruppentherapie (Nr. 35112) ist nach **Wezel/Liebold** statthaft.

Yoga ist keine Leistung die von der GKV erstattet wird.

Die Leistung ist nicht antragspflichtig.

35112* **Übende Verfahren (Autogenes Training, Relaxationsbehandlung nach Jacobson) als Gruppenbehandlung bei Erwachsenen** **62** **6,47**

Obligater Leistungsinhalt
- Übende Verfahren,
- Verbale Intervention,
- Einführung des Patienten in das Verfahren,
- Standardisierte Dokumentation,
- Dauer mindestens 50 Minuten,
- Gruppenbehandlung bei Erwachsenen,
- Mindestens 2, höchstens 10 Teilnehmer,

Abrechnungsbestimmung je Teilnehmer

Anmerkung Die Gebührenordnungsposition 35112 ist nur von Vertragsärzten bzw. -therapeuten berechnungsfähig, die über die Qualifikation zur Erbringung Übender Verfahren gemäß § 5 Abs. 7 bzw. § 6 Abs. 6 oder § 7 Abs. 5 der Psychotherapie-Vereinbarungen verfügen.

Abrechnungsausschluss
in derselben Sitzung 01210, 01214, 01216, 01218, 04355, 14220, 14221, 14222, 14310, 14311, 16220, 21220, 21221, 22220, 22221, 22222, 23220, 30702, 35100, 35110, 35111,

35113, 35120, 35130, 35131, 35140, 35141, 35142, 35150, 35200, 35201, 35202, 35203, 35210, 35211
im Behandlungsfall 03040, 03220, 03221, 04040, 04220, 04221

Aufwand in Min. **Kalkulationszeit:** 7 **Prüfzeit:** 5 **Eignung d. Prüfzeit:** Tages- und Quartalsprofil

GOÄ entsprechend oder ähnlich: Nrn. 846, 847

Kommentar: Während einer tiefenpsychologisch fundierten oder analytischen Psychotherapie sind die Leistungen nach den Nrn. 35111, 35112, 35113 und 35120 nicht berechnungsfähig.

Yoga ist keine Leistung die von der GKV erstattet wird.

Die Leistung ist nicht antragspflichtig.

35113* **Übende Verfahren (Autogenes Training, Relaxationsbehandlung nach Jacobson) als Gruppenbehandlung bei Kindern und Jugendlichen** **90** **9,39**

Obligater Leistungsinhalt
- Übende Verfahren,
- Verbale Intervention,
- Einführung des Patienten in das Verfahren,
- Standardisierte Dokumentation,
- Dauer mindestens 30 Minuten,
- Gruppenbehandlung bei Kindern und Jugendlichen,
- Mindestens 2, höchstens 6 Teilnehmer,

Abrechnungsbestimmung je Teilnehmer

Anmerkung Die Gebührenordnungsposition 35113 ist nur von Vertragsärzten bzw. -therapeuten berechnungsfähig, die über die Qualifikation zur Erbringung Übender Verfahren gemäß § 5 Abs. 7 bzw. § 6 Abs. 6 oder § 7 Abs. 5 der Psychotherapie-Vereinbarungen verfügen.

Abrechnungsausschluss
im Behandlungsfall 03040, 03220, 03221, 04040, 04220, 04221
in derselben Sitzung 01210, 01214, 01216, 01218, 04355, 14220, 14221, 14222, 14310, 14311, 16220, 21220, 21221, 22220, 22221, 22222, 23220, 30702, 35100, 35110, 35111, 35113, 35120, 35130, 35131, 35140, 35141, 35142, 35150, 35200, 35201, 35202, 35203, 35210, 35211

Aufwand in Min. **Kalkulationszeit:** 10 **Prüfzeit:** 5 **Eignung d. Prüfzeit:** Tages- und Quartalsprofil

GOÄ entsprechend oder ähnlich: Nr. 847

Kommentar: Nur für die in der Leistungslegende genannten übenden Verfahren besteht eine Abrechnungsmöglichkeit. Während einer tiefenpsychologisch fundierten oder analytischen Psychotherapie sind die Leistungen nach den Nrn. 35111, 35112, 35113 und 35120 nicht berechnungsfähig. Eine Kombination von Einzel- (Nr. 35111) und Gruppentherapie (Nr. 35112) ist nach **Wezel/Liebold** statthaft. Die Leistung ist nicht antragspflichtig.

35120* **Hypnose** **145** **15,13**

Obligater Leistungsinhalt
- Behandlung einer Einzelperson durch Hypnose,
- Verbale Intervention,
- Standardisierte Dokumentation,
- Dauer mindestens 15 Minuten

Anmerkung Die Gebührenordnungsposition 35120 ist nur von Vertragsärzten bzw. -therapeuten berechnungsfähig, die über die Qualifikation zur Erbringung Suggestiver Verfahren gemäß § 5 Abs. 7 bzw. § 6 Abs. 6 oder § 7 Abs. 5 der Psychotherapie-Vereinbarungen verfügen.

Abrechnungsausschluss
im Behandlungsfall 03040, 03220, 03221, 04040, 04220, 04221
in derselben Sitzung 01210, 01214, 01216, 01218, 04355, 04356, 14220, 14221, 14222, 14310, 14311, 16220, 21220, 21221, 22220, 22221, 22222, 23220, 30702, 35100, 35110, 35111, 35112, 35113, 35130, 35131, 35140, 35141, 35142, 35150, 35200, 35201, 35202, 35203, 35205, 35208, 35210, 35211, 35212

Aufwand in Min. **Kalkulationszeit:** 16 **Prüfzeit:** 16 **Eignung d. Prüfzeit:** Tages- und Quartalsprofil

GOÄ entsprechend oder ähnlich: Nr. 845

Kommentar: Während einer tiefenpsychologisch fundierten oder analytischen Psychotherapie sind die Leistungen nach den Nrn. 35111, 35112, 35113 und 35120 nicht berechnungsfähig. Die Leistung ist nicht antragspflichtig.

35130* Bericht an den Gutachter oder Obergutachter zum Antrag des Versicherten auf Feststellung der Leistungspflicht zur Einleitung der tiefenpsychologisch fundierten Psychotherapie oder der Verhaltenstherapie, als Kurzzeittherapie **269** **28,07**

Abrechnungsausschluss
in derselben Sitzung 01210, 01214, 01216, 01218, 04355, 04356, 14220, 14221, 14222, 14310, 14311, 16220, 21220, 21221, 22220, 22221, 22222, 23220, 30702, 35100, 35110, 35111, 35112, 35113, 35120, 35131
im Behandlungsfall 03040, 03220, 03221, 04040, 04220, 04221

Aufwand in Min. **Kalkulationszeit:** 30 **Prüfzeit:** 30 **Eignung d. Prüfzeit:** Tages- und Quartalsprofil

GOÄ entsprechend oder ähnlich: Analoger Ansatz der Nrn. 80 oder 85

Kommentar: Die Leistung ist nicht antragspflichtig.

35131* Bericht an den Gutachter oder Obergutachter zum Antrag des Versicherten auf Feststellung der Leistungspflicht zur Einleitung oder Verlängerung der tiefenpsychologisch fundierten Psychotherapie, der analytischen Psychotherapie oder der Verhaltenstherapie, als Langzeittherapie **539** **56,25**

Abrechnungsausschluss
in derselben Sitzung 01210, 01214, 01216, 01218, 04355, 04356, 14220, 14221, 14222, 14310, 14311, 16220, 21220, 21221, 22220, 22221, 22222, 23220, 30702, 35100, 35110, 35111, 35112, 35113, 35120, 35130
im Behandlungsfall 03040, 03220, 03221, 04040, 04220, 04221

Aufwand in Min. **Kalkulationszeit:** 60 **Prüfzeit:** 60 **Eignung d. Prüfzeit:** Tages- und Quartalsprofil

GOÄ entsprechend oder ähnlich: Analoger Ansatz der Nrn. 80 oder 85

Kommentar: Die Leistung ist nicht antragspflichtig.

35140 Biographische Anamnese **493** **51,45**

Obligater Leistungsinhalt
- Erstellen der biographischen Anamnese,
- Bestimmung des psychodynamischen bzw. verhaltensanalytischen Status,
- Dauer mindestens 50 Minuten

Anmerkung Die Gebührenordnungsposition 35140 ist nur einmal im Krankheitsfall berechnungsfähig.

Abrechnungsausschluss
in derselben Sitzung 01210, 01214, 01216, 01218, 04355, 04356, 14220, 14221, 14222, 14310, 14311, 16220, 21220, 21221, 22220, 22221, 22222, 23220, 30702, 35100, 35110, 35111, 35112, 35113, 35120, 35150
im Behandlungsfall 03040, 03220, 03221, 04040, 04220, 04221

Aufwand in Min. **Kalkulationszeit:** 55 **Prüfzeit:** 70 **Eignung d. Prüfzeit:** Tages- und Quartalsprofil

GOÄ entsprechend oder ähnlich: Nr. 860

Kommentar: Die biographische Anamnese ist für die sogenannte „Große Psychotherapie“ nach den Nrn. 35200 ff. eine **vorher** durchzuführende Leistung und dient der Feststellung, ob Leistungen der „Kleinen oder Großen Psychotherapie“ oder gar keine Leistungen erfolgen sollen. Diese Leistung und auch die Zuschlagsleistung nach Nr. 35142 sind vor und nicht während einer Psychotherapie zu erbringen. Die Leistung ist nicht antragspflichtig.

35141* Zuschlag zu der Gebührenordnungsposition 35140 für die vertiefte Exploration **180** **18,78**

Obligater Leistungsinhalt
- Differentialdiagnostische Einordnung des Krankheitsbildes unter Einbeziehung der dokumentierten Ergebnisse der selbsterbrachten Leistungen entsprechend der Gebührenordnungsposition 35140 im Zusammenhang mit einem Antragsverfahren oder bei Beendigung der Therapie,
- Dauer mindestens 20 Minuten,

Abrechnungsbestimmung je Sitzung

Anmerkung Die Gebührenordnungsposition 35141 ist im Krankheitsfall höchstens zweimal berechnungsfähig.

Abrechnungsausschluss
im Behandlungsfall 03040, 03220, 03221, 04040, 04220, 04221
in derselben Sitzung 01210, 01214, 01216, 01218, 04355, 04356, 14220, 14221, 14222, 14310, 14311, 16220, 21220, 21221, 22220, 22221, 22222, 23220, 30702, 35100, 35110, 35111, 35112, 35113, 35120, 35150

Aufwand in Min. **Kalkulationszeit:** 20 **Prüfzeit:** 21 **Eignung d. Prüfzeit:** Tages- und Quartalsprofil

GOÄ entsprechend oder ähnlich: Nr. 860 ggf. mit höherem Steigerungsfaktor

Kommentar: Die Leistung ist nicht antragspflichtig.

35142* Zuschlag zu der Gebührenordnungsposition 35140 für die Erhebung ergänzender neurologischer und psychiatrischer Befunde **65** 6,78

Anmerkung Die Gebührenordnungsposition 35142 ist nicht von Psychologischen Psychotherapeuten und/oder Kinder- und Jugendlichenpsychotherapeuten berechnungsfähig.

Abrechnungsausschluss
in derselben Sitzung 01210, 01214, 01216, 01218, 03350, 04351, 04355, 04356, 14220, 14221, 14222, 14310, 14311, 16220, 21220, 21221, 22220, 22221, 22222, 22230, 23220, 30702, 35100, 35110, 35111, 35112, 35113, 35120, 35150
im Behandlungsfall 03040, 03220, 03221, 04040, 04220, 04221

Aufwand in Min. **Kalkulationszeit:** 7 **Prüfzeit:** 5 **Eignung d. Prüfzeit:** Tages- und Quartalsprofil

GOÄ entsprechend oder ähnlich: Nrn. 800, 801

Kommentar: Diese Leistung nach Nr.35140 und auch nach Nr. 35142 sind vor und nicht während einer Psychotherapie zu erbringen. Die Leistung ist nicht antragspflichtig.

35150 Probatorische Sitzung **621** 64,81

Obligater Leistungsinhalt
- Probatorische Sitzung,
- Dauer mindestens 50 Minuten

Fakultativer Leistungsinhalt
- Überprüfung auf Einleitung einer genehmigungspflichtigen Psychotherapie,
- Unterteilung in zwei Einheiten von jeweils mindestens 25 Minuten Dauer

Anmerkung Die Gebührenordnungsposition 35150 ist nicht neben Gesprächs-, Beratungs- und Betreuungsleistungen berechnungsfähig.

Abrechnungsausschluss
in derselben Sitzung 01210, 01214, 01216, 01218, 04355, 04356, 14220, 14221, 14222, 14310, 14311, 16220, 21220, 21221, 22220, 22221, 22222, 23220, 30702, 35100, 35110, 35111, 35112, 35113, 35120, 35140, 35141, 35142, 35200, 35201, 35202, 35203, 35205, 35208, 35210, 35211, 35212, 35220, 35221, 35222, 35223, 35224, 35225, 35210, 35211, 35220, 35221, 35222, 35223, 35224, 35225
im Behandlungsfall 03040, 03220, 03221, 04040, 04220, 04221

Aufwand in Min. **Kalkulationszeit:** 60 **Prüfzeit:** 70 **Eignung d. Prüfzeit:** Tages- und Quartalsprofil

GOÄ entsprechend oder ähnlich: Leistungskomplex so in der GOÄ nicht vorhanden, ggf. Nrn. 861 oder 863 oder 870

Kommentar: Entsprechend den Psychotherapie-Richtlinen können vor einer Antragstellung zur Psychotherapie bis 5 und vor einer analytischer Psychotherapie bis zu 8 probatorische Sitzungen erfolgen. Die Leistung ist nicht antragspflichtig.

35.2 Antragspflichtige Leistungen

1. Die in dem Abschnitt IV-35.2 aufgeführten Gebührenordnungspositionen können ausschließlich von Vertragsärzten, bzw. -therapeuten, die über eine Genehmigung zur Ausführung und Abrechnung psychotherapeutischer Leistungen gemäß den Psychotherapie-Vereinbarungen verfügen, berechnet werden.

Kommentar:

Die Erbringung und Abrechnung von Leistungen des Abschnitts 35.2 – also die Leistungen nach den Nrn. 35200 bis 35225 – ist nur mit einer vorherigen Genehmigung der Kassenärztlichen Vereinigung nach der Vereinbarung über die Anwendung von Psychotherapie in der vertragsärztlichen Versorgung (Psychotherapie-Vereinbarung) (Anlage 1 zum Bundesmantelvertrag – Ärzte) möglich.

2. Voraussetzung für die Berechnung der Gebührenordnungspositionen 35251 und 35252 [ab dem 01.01.2015: 35251, 35252 und 35253] ist eine in Quartalszeitraum abgerechnete Gesamtpunktzahl der Gebührenordnungspositionen 35200 bis 35225 von mindestens 459.563 Punkten [ab dem 01.01.2015:162.734 Punkten] je Vertragsarzt bzw. –therapeut (Mindestpunktzahl) nach Nr. 1 der Präambel. Sofern bei einem Vertragsarzt bzw. –therapeuten kein voller Tätigkeitsumfang vorliegt, ist die Mindestpunktzahl mit dem Tätigkeitsumfang laut Zulassungs- bzw. Genehmigungsbescheid anteilig zu reduzieren.

3. Die Gebührenordnungspositionen 35251 und 35252 [ab dem 01.01.2015: 35251, 35252 und 35253] sind berechnungsfähig, sobald im Abrechnungsquartal die abgerechnete Gesamtpunktzahl der Gebührenordnungspositionen 35200 bis 35225 das Punktzahlvolumen gemäß Nummer 2 überschreitet.

4. Die Regelung gemäß Nummer 3 wird wie folgt umgesetzt: Die Kassenärztliche Vereinigung setzt die Gebührenordnungspositionen 35251 und 35252 [ab dem 01.01.2015: 35251, 35252 und 35253] im Quartal als Zuschläge zu allen abgerechneten Leistungen nach den Gebührenordnungspositionen 35200 bis 35225 zu. Doe Bewertung der zugesetzten Gebührenordnungspositionen ist jeweils mit einer Quote zu multiplizieren, die sich aus der Differenz der abgerechneten Gesamtpunktzahl der Gebührenordnungspositionen 35200 bis 35225 des Vertragsarztes bzw. –therapeuten zur Mindestpunktzahl gemäß Nummer 2 im Verhältnis zur abgerechneten Gesamtpunktzahl der Gebührenordnungspositionen 35200 bis 35225 des Vertragsarztes bzw. –therapeuten ergibt und mindestens den Wert 0 annimmt.

5. Bei der Ermittlung der abgerechneten Gesamtpunktzahl gemäß den Nummern 2 und 3 sowie der Quote gemäß Nummer 4 sind die in einem Selektivvertrag abgerechneten Leistungen inhaltlich entsprechend Kapitel 35.2 auf Nachweis des Vertragsarztes bzw. -therapeuten zu berücksichtigen.

Kommentar:

Der Erweiterte Bewertungsausschuss hatte im Dezember 2013 beschlossen, die Bewertung der antragspflichtigen psychotherapeutischen Leistungen dahingehend zu prüfen, ob die seit dem 1.1.2009 geltende Bewertung dieser Leistungen eine angemessene Höhe der Vergütung sicherstellt. Die vorliegenden Nummern 2 bis 5 sind das Ergebnis dieser Überprüfung. Dabei hat sich der Bewertungsausschuss an den bisherigen Verfahren zur Bewertung psychotherapeutischer Leistungen, wie sie vom Bundessozialgericht bestätigt wurden, orientiert. Die wesentlichen Inhalte sind:

a) Ein vollausgelasteter Arzt bzw. Therapeut erbringt im Jahr in 43 Wochen jeweils 36 Therapiestunden, d.h. 1.548 Therapiestunden pro Jahr bzw. 387 Therapiestunden pro Quartal. Die Therapiestunden beziehen sich auf die antrags- und genehmigungspflichtigen Leistungen des Abschnitts 35.2 EB:.

b) Ein vollausgelasteter Arzt bzw. Therapeut soll mit der Berechnung von antrags- und genehmigungspflichtigen Leistungen einen Ertrag (Vergleichsertrag) erzielen können, der dem von Fachärzten einer Vergleichsgruppe im unteren Einkommensbereich entspricht. Der Vergleichsbetrag wird ermittelt aus dem gewichteten Mittel der Erträge der einbezogenen Fachgruppen, wobei nicht prägende Leistungen unberücksichtigt bleiben.

c) Der für die Bestimmung der angemessenen Höhe der Vergütung notwendige Honorarumsatz ergibt sich aus der Addition des Vergleichsertrages und der Betriebsausgaben einer vollausgelasteten psychotherapeutischen Praxis einschließlich einer Halbtagskraft für die Praxisorganisation.

d) Zur Berechnung des Vergleichsertrages bzw. die Ermittlung der Betriebsausgaben einer vollausgelasteten psychotherapeutischen Praxis werden ndie zum Prüfungszeitraum vorliegenden aktuellen Kostenstrukturanalysen verwendet.

35200* **Tiefenpsychologisch fundierte Psychotherapie (Kurzzeittherapie, Einzelbehandlung)** **819** 85,47

Obligater Leistungsinhalt
- Tiefenpsychologisch fundierte Psychotherapie,
- Kurzzeittherapie,
- Einzelbehandlung,
- Höchstens 25 Sitzungen,

Fakultativer Leistungsinhalt
- Unterteilung in 2 Einheiten von jeweils mindestens 25 Minuten Dauer,
- Als Doppelsitzung bei zweimaligem Ansatz der Gebührenordnungsposition 35200 gemäß § 23b Abs. 1 Nr. 2 der Psychotherapie-Richtlinien und § 11 Abs. 14 der Psychotherapie-Vereinbarungen,

Abrechnungsbestimmung je vollendete 50 Minuten

Abrechnungsausschluss
in derselben Sitzung 01210, 01214, 01216, 01218, 04355, 04356, 14220, 14221, 14222, 14310, 14311, 16220, 21220, 21221, 22220, 22221, 22222, 23220, 30702, 35100, 35110, 35111, 35112, 35113, 35120, 35150
im Behandlungsfall 03040, 03220, 03221, 04040, 04220, 04221

Bericht: Bericht an Hausarzt mind. 1x im Krankheitsfall (Krankheitsfall umfasst: aktuelles Quartal sowie die 3 folgenden Quartale) bei Therapien, die länger als 1 Jahr dauern

Aufwand in Min. **Kalkulationszeit:** 60 **Prüfzeit:** 70 **Eignung d. Prüfzeit:** Tages- und Quartalsprofil

GOÄ entsprechend oder ähnlich: Nr. 861

Kommentar: Die Langzeitherapie-Leistungen nach 35200 ff. werden als „Große Psychotherapie“ bezeichnet. Ein Gutachterverfahren ist nicht erforderlich.

Die Leistung ist antragspflichtig.

35201* **Tiefenpsychologisch fundierte Psychotherapie (Langzeittherapie, Einzelbehandlung)** **819** 85,47

Obligater Leistungsinhalt
- Tiefenpsychologisch fundierte Psychotherapie,
- Langzeittherapie,
- Einzelbehandlung,

Fakultativer Leistungsinhalt
- Als Doppelsitzung bei zweimaligem Ansatz der Gebührenordnungsposition 35201 gemäß § 23b Abs. 1 Nr. 2 der Psychotherapie-Richtlinien und § 11 Abs. 14 der Psychotherapie-Vereinbarungen,

Abrechnungsbestimmung je vollendete 50 Minuten

Abrechnungsausschluss
in derselben Sitzung 01210, 01214, 01216, 01218, 04355, 04356, 14220, 14221, 14222, 14310, 14311, 16220, 21220, 21221, 22220, 22221, 22222, 23220, 30702, 35100, 35110, 35111, 35112, 35113, 35120, 35150
im Behandlungsfall 03040, 03220, 03221, 04040, 04220, 04221

Bericht: Bericht an Hausarzt mind. 1x im Krankheitsfall (Krankheitsfall umfasst: aktuelles Quartal sowie die 3 folgenden Quartale) bei Therapien, die länger als 1 Jahr dauern

Aufwand in Min. **Kalkulationszeit:** 60 **Prüfzeit:** 70 **Eignung d. Prüfzeit:** Tages- und Quartalsprofil

GOÄ entsprechend oder ähnlich: Nr. 861

Kommentar: Die Langzeittherapie-Leistungen nach 35200 ff. werden als „Große Psychotherapie“ bezeichnet. Ein Gutachterverfahren ist erforderlich.

Die Leistung ist antragspflichtig.

35202* **Tiefenpsychologisch fundierte Psychotherapie (Kurzzeittherapie, große Gruppe)** **407** 42,47

Obligater Leistungsinhalt
- Tiefenpsychologisch fundierte Psychotherapie,
- Kurzzeittherapie,
- Gruppenbehandlung,
- Höchstens 25 Sitzungen,

- Dauer mindestens 100 Minuten,
- Höchstens 2 Sitzungen am Behandlungstag,
- Mindestens 6, höchstens 9 Teilnehmer,

oder

- Bei Kindern und Jugendlichen mindestens 5, höchstens 9 Teilnehmer

Abrechnungsbestimmung je Teilnehmer

Abrechnungsausschluss
in derselben Sitzung 01210, 01214, 01216, 01218, 04355, 04356, 14220, 14221, 14222, 14310, 14311, 16220, 21220, 21221, 22220, 22221, 22222, 23220, 30702, 35100, 35110, 35111, 35112, 35113, 35120, 35150
im Behandlungsfall 03040, 03220, 03221, 04040, 04220, 04221

Bericht: Bericht an Hausarzt mind. 1x im Krankheitsfall (Krankheitsfall umfasst: aktuelles Quartal sowie die 3 folgenden Quartale) bei Therapien, die länger als 1 Jahr dauern

GOÄ entsprechend oder ähnlich: Nr. 862

Kommentar: Die Leistungen nach 35200 ff. werden als „Große Psychotherapie" bezeichnet.
Die Leistung ist antragspflichtig.

35203* **Tiefenpsychologisch fundierte Psychotherapie (Langzeittherapie, große Gruppe)** **407** **42,47**

Obligater Leistungsinhalt

- Tiefenpsychologisch fundierte Psychotherapie,
- Langzeittherapie,
- Gruppenbehandlung,
- Dauer mindestens 100 Minuten,
- Höchstens 2 Sitzungen am Behandlungstag,
- Mindestens 6, höchstens 9 Teilnehmer,

oder

- Bei Kindern und Jugendlichen mindestens 5, höchstens 9 Teilnehmer

Abrechnungsbestimmung je Teilnehmer

Abrechnungsausschluss
im Behandlungsfall 03040, 03220, 03221, 04040, 04220, 04221
in derselben Sitzung 01210, 01214, 01216, 01218, 04355, 04356, 14220, 14221, 14222, 14310, 14311, 16220, 21220, 21221, 22220, 22221, 22222, 23220, 30702, 35100, 35110, 35111, 35112, 35113, 35120, 35150

Bericht: Bericht an Hausarzt mind. 1x im Krankheitsfall (Krankheitsfall umfasst: aktuelles Quartal sowie die 3 folgenden Quartale) bei Therapien, die länger als 1 Jahr dauern

Aufwand in Min. **Kalkulationszeit:** 25 **Prüfzeit:** 11 **Eignung d. Prüfzeit:** Tages- und Quartalsprofil

GOÄ entsprechend oder ähnlich: Nr. 862

Kommentar: Die Leistungen nach 35200 ff. werden als „Große Psychotherapie" bezeichnet.
Die Leistung ist antragspflichtig.

35205* **Tiefenpsychologisch fundierte Psychotherapie bei Kindern und Jugendlichen (Kurzzeittherapie, kleine Gruppe)** **814** **84,95**

Obligater Leistungsinhalt
Tiefenpsychologisch fundierte Psychotherapie,

- Kurzzeittherapie,
- Gruppenbehandlung,
- Höchstens 25 Sitzungen,
- Dauer mindestens 100 Minuten,
- Höchstens 2 Sitzungen am Behandlungstag,
- Mindestens 3, höchstens 4 Teilnehmer,

Abrechnungsbestimmung je Teilnehmer

Abrechnungsausschluss
in derselben Sitzung 01210, 01214, 01216, 01218, 04355, 04356, 14220, 14221, 14222, 14310, 14311, 16220, 21220, 21221, 22220, 22221, 22222, 23220, 30702, 35100, 35110, 35111, 35112, 35113, 35120, 35150
im Behandlungsfall 03040, 03220, 03221, 04040, 04220, 04221, 35202

Aufwand in Min. **Kalkulationszeit:** 50 **Prüfzeit:** 22 **Eignung d. Prüfzeit:** Tages- und Quartalsprofil

35208* Tiefenpsychologisch fundierte Psychotherapie bei Kindern und Jugendlichen (Langzeittherapie, kleine Gruppe) **814** **84,95**

Obligater Leistungsinhalt
Tiefenpsychologisch fundierte Psychotherapie,
- Langzeittherapie,
- Gruppenbehandlung,
- Dauer mindestens 100 Minuten,
- Höchstens 2 Sitzungen am Behandlungstag,
- Mindestens 3, höchstens 4 Teilnehmer,

Abrechnungsbestimmung je Teilnehmer

Abrechnungsausschluss
in derselben Sitzung 01210, 01214, 01216, 01218, 04355, 04356, 14220, 14221, 14222, 14310, 14311, 16220, 21220, 21221, 22220, 22221, 22222, 23220, 30702, 35100, 35110, 35111, 35112, 35113, 35120, 35150
im Behandlungsfall 03040, 03220, 03221, 04040, 04220, 04221, 35203

Aufwand in Min. **Kalkulationszeit:** 50 **Prüfzeit:** 22 **Eignung d. Prüfzeit:** Tages- und Quartalsprofil

35210* Analytische Psychotherapie (Einzelbehandlung) **819** **85,47**

Obligater Leistungsinhalt
- Analytische Psychotherapie,
- Einzelbehandlung,

Fakultativer Leistungsinhalt
- Als Doppelsitzung bei zweimaligem Ansatz der Gebührenordnungsposition 35210 gemäß § 11 Abs. 14 der Psychotherapie-Vereinbarungen,

Abrechnungsbestimmung je vollendete 50 Minuten

Abrechnungsausschluss
im Behandlungsfall 03040, 03220, 03221, 04040, 04220, 04221
in derselben Sitzung 01210, 01214, 01216, 01218, 04355, 04356, 14220, 14221, 14222, 14310, 14311, 16220, 21220, 21221, 22220, 22221, 22222, 23220, 30702, 35100, 35110, 35111, 35112, 35113, 35120, 35150

Bericht: Bericht an Hausarzt mind. 1x im Krankheitsfall (Krankheitsfall umfasst: aktuelles Quartal sowie die 3 folgenden Quartale) bei Therapien, die länger als 1 Jahr dauern

Aufwand in Min. **Kalkulationszeit:** 60 **Prüfzeit:** 70 **Eignung d. Prüfzeit:** Tages- und Quartalsprofil

GOÄ entsprechend oder ähnlich: Nr. 863

Kommentar: Es folgt ein Auszug aus **Richtlinie Psychotherapie -Richtlinie – Stand: 3. Januar 2015** des Gemeinsamen Bundesauschusses über die Durchführung der Psychotherapie (Psychotherapie- Richtlinie)

https://www.g-ba.de/downloads/62-492-958/PT-RL_2014-10-16_iK-2015-01-03.pdf

§ 14b Analytische Psychotherapie

Die analytische Psychotherapie umfasst jene Therapieformen, die zusammen mit der neurotischen Symptomatik den neurotischen Konfliktstoff und die zugrunde liegende neurotische Struktur der Patientin oder des Patienten behandeln und dabei das therapeutische Geschehen mit Hilfe der Übertragungs-, Gegenübertragungs- und Widerstandsanalyse unter Nutzung regressiver Prozesse in Gang setzen und fördern.

35211* Analytische Psychotherapie (große Gruppe) **407** **42,47**

Obligater Leistungsinhalt
- Analytische Psychotherapie,
- Gruppenbehandlung,
- Dauer mindestens 100 Minuten,
- Höchstens 2 Sitzungen am Behandlungstag,
- Mindestens 6, höchstens 9 Teilnehmer,

Abrechnungsbestimmung je Teilnehmer

Abrechnungsausschluss
in derselben Sitzung 01210, 01214, 01216, 01218, 04355, 04356, 14220, 14221, 14222, 14310, 14311, 16220, 21220, 21221, 22220, 22221, 22222, 23220, 30702, 35100, 35110, 35111, 35112, 35113, 35120, 35150
im Behandlungsfall 03040, 03220, 03221, 04040, 04220, 04221, 35212

Bericht: Bericht an Hausarzt mind. 1x im Krankheitsfall (Krankheitsfall umfasst: aktuelles Quartal sowie die 3 folgenden Quartale) bei Therapien, die länger als 1 Jahr dauern

Aufwand in Min. **Kalkulationszeit:** 25 **Prüfzeit:** 11 **Eignung d. Prüfzeit:** Tages- und Quartalsprofil

GOÄ entsprechend oder ähnlich: Nr. 864

Kommentar: Siehe unter EBM Nr. 35210*.

35212 Analytische Psychotherapie bei Kindern und Jugendlichen (kleine Gruppe) 814 84,95

Obligater Leistungsinhalt
- Analytische Psychotherapie,
- Gruppenbehandlung,
- Dauer mindestens 100 Minuten,
- Höchstens 2 Sitzungen am Behandlungstag,
- Mindestens 3, höchstens 4 Teilnehmer,

Abrechnungsbestimmung je Teilnehmer

Abrechnungsausschluss
in derselben Sitzung 01210, 01214, 01216, 01218, 04355, 04356, 14220, 14221, 14222, 14310, 14311, 16220, 21220, 21221, 22220, 22221, 22222, 23220, 30702, 35100, 35110, 35111, 35112, 35113, 35120, 35150
im Behandlungsfall 03040, 03220, 03221, 04040, 04220, 04221, 35211

Aufwand in Min. **Kalkulationszeit:** 50 **Prüfzeit:** 22 **Eignung d. Prüfzeit:** Tages- und Quartalsprofil

35220* Verhaltenstherapie (Kurzzeittherapie, Einzelbehandlung) 819 85,47

Obligater Leistungsinhalt
- Verhaltenstherapie,
- Kurzzeittherapie,
- Einzelbehandlung,
- Höchstens 25 Sitzungen,

Fakultativer Leistungsinhalt
- Unterteilung in 2 Einheiten von jeweils mindestens 25 Minuten Dauer,
- Auch in mehrstündigen Sitzungen bei entsprechendem zweifachen, dreifachen oder vierfachen Ansatz der Gebührenordnungsposition 35220 gemäß § 23b Abs. 1 Nr. 3 der Psychotherapie-Richtlinien und § 11 Abs. 14 Psychotherapie-Vereinbarungen,

Abrechnungsbestimmung je vollendete 50 Minuten

Abrechnungsausschluss
im Behandlungsfall 03040, 03220, 03221, 04040, 04220, 04221
in derselben Sitzung 01210, 01214, 01216, 01218, 04355, 14220, 14221, 14222, 14310, 14311, 16220, 21220, 21221, 22220, 22221, 22222, 23220, 30702, 35100, 35110, 35150

Bericht: Bericht an Hausarzt mind. 1x im Krankheitsfall (Krankheitsfall umfasst: aktuelles Quartal sowie die 3 folgenden Quartale) bei Therapien, die länger als 1 Jahr dauern

Aufwand in Min. **Kalkulationszeit:** 60 **Prüfzeit:** 70 **Eignung d. Prüfzeit:** Tages- und Quartalsprofil

GOÄ entsprechend oder ähnlich: Nr. 870

Kommentar: Die Leistung ist antragspflichtig.

EBM-Nr. EBM-Punkte/Euro

35221* **Verhaltenstherapie (Langzeittherapie, Einzelbehandlung)** **819** **85,47**

Obligater Leistungsinhalt
- Verhaltenstherapie,
- Langzeittherapie,
- Einzelbehandlung,

Fakultativer Leistungsinhalt
- Unterteilung in 2 Einheiten von jeweils mindestens 25 Minuten Dauer,
- Auch in mehrstündigen Sitzungen bei entsprechendem zweifachen, dreifachen oder vierfachen Ansatz der Gebührenordnungsposition 35221 gemäß § 23b Abs. 1 Nr. 3 der Psychotherapie-Richtlinien und § 11 Abs. 14 Psychotherapie-Vereinbarungen,

Abrechnungsbestimmung je vollendete 50 Minuten

Abrechnungsausschluss
im Behandlungsfall 03040, 03220, 03221, 04040, 04220, 04221
in derselben Sitzung 01210, 01214, 01216, 01218, 04355, 14220, 14221, 14222, 14310, 14311, 16220, 21220, 21221, 22220, 22221, 22222, 23220, 30702, 35100, 35110, 35150

Bericht: Bericht an Hausarzt mind. 1x im Krankheitsfall (Krankheitsfall umfasst: aktuelles Quartal sowie die 3 folgenden Quartale) bei Therapien, die länger als 1 Jahr dauern

Aufwand in Min. **Kalkulationszeit:** 60 **Prüfzeit:** 70 **Eignung d. Prüfzeit:** Tages- und Quartalsprofil

GOÄ entsprechend oder ähnlich: Nr. 870

Kommentar: Die Leistung kann bei Unterteilung in zwei Einheiten von je 25 Minuten erst abgerechnet werden, wenn die geforderte Gesamtzeit von mind. 50 Minuten erreicht ist.

Die Leistung ist antragspflichtig.

35222* **Verhaltenstherapie (Kurzzeittherapie, kleine Gruppe)** **407** **42,47**

Obligater Leistungsinhalt
- Verhaltenstherapie,
- Kurzzeittherapie,
- Gruppenbehandlung,
- Höchstens 25 Sitzungen,
- Mindestens 2, höchstens 4 Teilnehmer,

Fakultativer Leistungsinhalt
- Auch in mehrstündigen Sitzungen bei entsprechendem zweifachen, dreifachen oder vierfachen Ansatz der Gebührenordnungsposition 35222 gemäß § 23b Abs. 1 Nr. 3 der Psychotherapie-Richtlinien und § 11 Abs. 14 Psychotherapie-Vereinbarungen,

Abrechnungsbestimmung je Teilnehmer, je vollendete 50 Minuten

Abrechnungsausschluss
im Behandlungsfall 03040, 03220, 03221, 04040, 04220, 04221
in derselben Sitzung 01210, 01214, 01216, 01218, 04355, 14220, 14221, 14222, 14310, 14311, 16220, 21220, 21221, 22220, 22221, 22222, 23220, 30702, 35100, 35110, 35150, 35214

Bericht: Bericht an Hausarzt mind. 1x im Krankheitsfall (Krankheitsfall umfasst: aktuelles Quartal sowie die 3 folgenden Quartale) bei Therapien, die länger als 1 Jahr dauern

Aufwand in Min. **Kalkulationszeit:** 25 **Prüfzeit:** 12 **Eignung d. Prüfzeit:** Tages- und Quartalsprofil

GOÄ entsprechend oder ähnlich: Nr. 871

Kommentar: Die Behandlung innerhalb einer Gruppe ist in der Verhaltenstherapie nur in Verbindung mit einer Einzeltherapie zulässig. Im Antrag ist eine Begründung für die Kombination von Einzel- und Gruppentherapie zu geben.

Der fakultative Leistungsinhalt wurde 2006 erst eingefügt. Die Leistung ist antragspflichtig.

35223* **Verhaltenstherapie (Langzeittherapie, kleine Gruppe)** **407** **42,47**

Obligater Leistungsinhalt
- Verhaltenstherapie,
- Langzeittherapie,
- Gruppenbehandlung,
- Mindestens 2, höchstens 4 Teilnehmer,

Fakultativer Leistungsinhalt
- Auch in mehrstündigen Sitzungen bei entsprechendem zweifachen, dreifachen oder vierfachen Ansatz der Gebührenordnungsposition 35223 gemäß § 23b Abs. 1 Nr. 3 der Psychotherapie-Richtlinien und § 11 Abs. 14 Psychotherapie-Vereinbarungen,

Abrechnungsbestimmung je Teilnehmer, je vollendete 50 Minuten

Abrechnungsausschluss
im Behandlungsfall 03040, 03220, 03221, 04040, 04220, 04221
in derselben Sitzung 01210, 01214, 01216, 01218, 04355, 04356, 14220, 14221, 14222, 14310, 14311, 16220, 21220, 21221, 22220, 22221, 22222, 23220, 30702, 35100, 35110, 35150, 35225

Bericht: Bericht an Hausarzt mind. 1x im Krankheitsfall (Krankheitsfall umfasst: aktuelles Quartal sowie die 3 folgenden Quartale) bei Therapien, die länger als 1 Jahr dauern

Aufwand in Min. **Kalkulationszeit:** 25 **Prüfzeit:** 12 **Eignung d. Prüfzeit:** Tages- und Quartalsprofil

GOÄ entsprechend oder ähnlich: Nr. 871

Kommentar: Die Leistung ist antragspflichtig.

35224* Verhaltenstherapie (Kurzzeittherapie, große Gruppe) — 205 / 21,39

Obligater Leistungsinhalt
- Verhaltenstherapie,
- Kurzzeittherapie,
- Gruppenbehandlung,
- Höchstens 25 Sitzungen,
- Mindestens 5, höchstens 9 Teilnehmer,

Fakultativer Leistungsinhalt
- Auch in mehrstündigen Sitzungen bei entsprechendem zweifachen, dreifachen oder vierfachen Ansatz der Gebührenordnungsposition 35224 gemäß § 23b Abs. 1 Nr. 3 der Psychotherapie-Richtlinien und § 11 Abs. 14 Psychotherapie-Vereinbarungen,

Abrechnungsbestimmung je Teilnehmer, je vollendete 50 Minuten

Abrechnungsausschluss
im Behandlungsfall 03040, 03220, 03221, 04040, 04220, 04221, 35222
in derselben Sitzung 01210, 01214, 01216, 01218, 04355, 04356, 14220, 14221, 14222, 14310, 14311, 16220, 21220, 21221, 22220, 22221, 22222, 23220, 30702, 35100, 35110, 35150

Bericht: Bericht an Hausarzt mind. 1x im Krankheitsfall (Krankheitsfall umfasst: aktuelles Quartal sowie die 3 folgenden Quartale) bei Therapien, die länger als 1 Jahr dauern

Aufwand in Min. **Kalkulationszeit:** 13 **Prüfzeit:** 5 **Eignung d. Prüfzeit:** Tages- und Quartalsprofil

GOÄ entsprechend oder ähnlich: Nr. 871

Kommentar: Die Leistung ist antragspflichtig.

35225* Verhaltenstherapie (Langzeittherapie, große Gruppe) — 205 / 21,39

Obligater Leistungsinhalt
- Verhaltenstherapie,
- Langzeittherapie,
- Gruppenbehandlung,
- Mindestens 5, höchstens 9 Teilnehmer,

Fakultativer Leistungsinhalt
- Auch in mehrstündigen Sitzungen bei entsprechendem zweifachen, dreifachen oder vierfachen Ansatz der Gebührenordnungsposition 35225 gemäß § 23b Abs. 1 Nr. 3 der Psychotherapie-Richtlinien und § 11 Abs. 14 Psychotherapie-Vereinbarungen,

Abrechnungsbestimmung je Teilnehmer, je vollendete 50 Minuten

Abrechnungsausschluss
im Behandlungsfall 03040, 03220, 03221, 04040, 04220, 04221, 35223
in derselben Sitzung 01210, 01214, 01216, 01218, 04355, 04356, 14220, 14221, 14222, 14310, 14311, 16220, 21220, 21221, 22220, 22221, 22222, 23220, 30702, 35100, 35110, 35150

Bericht: Bericht an Hausarzt mind. 1x im Krankheitsfall (Krankheitsfall umfasst: aktuelles Quartal sowie die 3 folgenden Quartale) bei Therapien, die länger als 1 Jahr dauern

Aufwand in Min. **Kalkulationszeit:** 13 **Prüfzeit:** 5 **Eignung d. Prüfzeit:** Tages- und Quartalsprofil
GOÄ entsprechend oder ähnlich: Nr. 871
Kommentar: Die Leistung ist antragspflichtig.

35.3 Psychodiagnostische Testverfahren

1. Die in diesem Abschnitt genannten Leistungen sind je Behandlungsfall
   - für Kinder und Jugendliche bis zum vollendeten 18. Lebensjahr nur bis zu einer Gesamtpunktzahl von 1280 Punkten,
   - für Versicherte ab Beginn des 19. Lebensjahres nur bis zu einer Gesamtpunktzahl von 854 Punkten

berechnungsfähig.

Kommentar:

Hinweis der Autoren

Zu beachten ist generell, dass die diagnostische Anwendung von Testverfahren nur bei Vorliegen qualifizierter testpsychologischer Fachkenntnisse sinnvoll und verantwortbar ist. Aus diesem Grund werden beispielsweise von den deutschen und schweizerischen Testzentralen des Hogrefe Verlags (http://www.hogrefe.de), Göttingen, zahlreiche standardisierte Testverfahren grundsätzlich nur an in ihrem Fachgebiet qualifizierte Psychologinnen und Psychologen ausgeliefert.

Damit soll sichergestellt werden, dass die Anwendung und Auswertung solcher Testverfahren nur von diesen Fachkräften selbst oder unter ihrer Supervision durchgeführt wird. Das Lieferangebot der Testzentrale des Hogrefe Verlags umfasst zur Zeit mehr als 750 Testverfahren, die Testzentrale besorgt und liefert darüber hinaus auch die Testprogramme vieler in- und ausländischen Verlage und ist Mitglied der **etpg – the european test publishers group**. Es wird empfohlen, wegen der Bezugsberechtigung bestimmter Testverfahren direkt beim betreffenden Verlag nachzufragen oder sich an die Testzentrale zu wenden: www.testzentrale.de .

35300 Anwendung und Auswertung standardisierter Testverfahren **28** **2,92**

Obligater Leistungsinhalt

- Anwendung standardisierter Testverfahren
  - Fragebogentest
  - und/oder
  - Orientierender Test,
- Auswertung eines Testverfahrens,
- Schriftliche Aufzeichnung,
- Dauer mindestens 5 Minuten,

Abrechnungsbestimmung je vollendete 5 Minuten

Anmerkung Die Gebührenordnungsposition 35300 ist nur für Ärzte mit den Gebietsbezeichnungen Nervenheilkunde, Neurologie, Psychiatrie, Kinder- und Jugendpsychiatrie, Psychosomatische Medizin und Psychotherapie und Kinder- und Jugendmedizin sowie für Vertragsärzte und -therapeuten, die über eine Abrechnungsgenehmigung für Psychotherapie nach den Psychotherapie-Vereinbarungen verfügen, berechnungsfähig.
Die Gebührenordnungsposition 35300 ist für Ärzte mit der Gebietsbezeichnung Phoniatrie und Pädaudiologie auch dann berechnungsfähig, wenn diese nicht über eine Abrechnungsgenehmigung für Psychotherapie nach den Psychotherapie-Vereinbarungen verfügen.
Die Gebührenordnungsposition 35300 ist – mit Ausnahme der Indikationsstellung, Bewertung bzw. Interpretation, schriftlichen Aufzeichnung – grundsätzlich delegierbar.

Abrechnungsausschluss
in derselben Sitzung 01210, 01214, 01216, 01218
im Behandlungsfall 16371, 20371

Aufwand in Min. **Kalkulationszeit:** 2 **Prüfzeit:** 2 **Eignung d. Prüfzeit:** Tages- und Quartalsprofil
GOÄ entsprechend oder ähnlich: Nrn. 856*, 857*
Kommentar: Da die Legenden keine Test nennen und damit vorschreiben, bleibt dem Arzt/Psychotherapeuten die freie Wahl.

EBM-Nr. EBM-Punkte/Euro

35301 Anwendung und Auswertung von psychometrischen Testverfahren **28** **2,92**

Obligater Leistungsinhalt

- Anwendung psychometrischer Testverfahren
  - Funktionstest
  - und/oder
  - Entwicklungstest
  - und/oder
  - Intelligenztest,
- Auswertung eines Testverfahrens,
- Schriftliche Aufzeichnung,
- Dauer mindestens 5 Minuten,

Abrechnungsbestimmung je vollendete 5 Minuten

Anmerkung Die Gebührenordnungsposition 35301 ist nur für Ärzte mit den Gebietsbezeichnungen Nervenheilkunde, Neurologie, Psychiatrie, Kinder- und Jugendpsychiatrie, Psychosomatische Medizin und Psychotherapie und Kinder- und Jugendmedizin sowie für Vertragsärzte und -therapeuten, die über eine Abrechnungsgenehmigung für Psychotherapie nach den Psychotherapie-Vereinbarungen verfügen, berechnungsfähig.
Die Gebührenordnungsposition 35301 ist für Ärzte mit der Gebietsbezeichnung Phoniatrie und Pädaudiologie auch dann berechnungsfähig, wenn diese nicht über eine Abrechnungsgenehmigung für Psychotherapie nach den Psychotherapie-Vereinbarungen verfügen.
Die Gebührenordnungsposition 35301 ist – mit Ausnahme der Indikationsstellung, Bewertung bzw. Interpretation, schriftlichen Aufzeichnung – grundsätzlich delegierbar.

Abrechnungsausschluss
im Behandlungsfall 16371, 20371
in derselben Sitzung 01210, 01214, 01216, 01218

Aufwand in Min. **Kalkulationszeit:** 2 **Prüfzeit:** 2 **Eignung d. Prüfzeit:** Tages- und Quartalsprofil

GOÄ entsprechend oder ähnlich: Nrn. 856*, 857*

Kommentar: Da die Legenden keine Test nennen und damit vorschreiben, bleibt dem Arzt/Psychotherapeuten die freie Wahl.

35302 Anwendung und Auswertung von projektiven Verfahren **46** **4,8**

Obligater Leistungsinhalt

- Anwendung projektiver Verfahren,
- Auswertung eines Verfahrens,
- Schriftliche Aufzeichnung,
- Dauer mindestens 5 Minuten,

Abrechnungsbestimmung je vollendete 5 Minuten

Anmerkung Die Gebührenordnungsposition 35302 ist nur für Ärzte mit den Gebietsbezeichnungen Nervenheilkunde, Psychiatrie, Kinder- und Jugendpsychiatrie und Psychosomatische Medizin und Psychotherapie sowie für Vertragsärzte und -therapeuten, die über eine Abrechnungsgenehmigung für Psychotherapie nach den Psychotherapie-Vereinbarungen verfügen, berechnungsfähig.
Die Gebührenordnungsposition 35302 ist – mit Ausnahme der Indikationsstellung, Bewertung bzw. Interpretation, schriftlichen Aufzeichnung – grundsätzlich delegierbar.

Abrechnungsausschluss
im Behandlungsfall 16371, 20371
in derselben Sitzung 01210, 01214, 01216, 01218

Aufwand in Min. **Kalkulationszeit:** 5 **Prüfzeit:** 5 **Eignung d. Prüfzeit:** Tages- und Quartalsprofil

GOÄ entsprechend oder ähnlich: Nr. 855*

36 Belegärztliche Operationen, Anästhesien und postoperative Überwachung. Konservativ belegärztlicher Bereich

Informationen der Herausgeber:

Aufgenommen wurde nachfolgend nur die Präambel zum Kapitel 36. Die nicht aufgeführten EBM Nrn. und alle zu den operativen Leistungen gehörenden OP-Kategorien, die Überwachungskomplexe, die postoperativen Behandlungskomplexe und die zugeordneten Narkoseleistungen, sowie sämtliche OPS Codierungen finden Sie im Internet im unkommentierten EBM:

http://medical-text.net/mto/ebm.php

Aufgenommen sind auch unter „Bitte wählen" GOÄ und UV-GOÄ. Siehe auch Hinweise bei Kapitel 31!

36.1 Präambel

1. Belegärztliche Operationen sind in fünf Abschnitte unterteilt:
   - Der präoperative Abschnitt, in dem Hausarzt, ggf. zuweisender Vertragsarzt, ggf. andere auf Überweisung tätige Vertragsärzte, ggf. Anästhesist und Operateur zusammenwirken, um den Patienten für die belegärztliche Operation vorzubereiten. Diese Leistungen sind außerhalb des Kapitels IV-36 abgebildet.
   - Der operative Abschnitt, in dem der Operateur ggf. mit dem Anästhesisten die Operation einschließlich Anästhesie durchführt (Abschnitt IV-36.2 bzw. IV-36.5)
   - Der Abschnitt der postoperativen Überwachung, der in unmittelbarem Anschluss an die Operation entweder vom Anästhesisten oder vom Operateur durchgeführt wird (Abschnitt IV-36.3).
   - Der Abschnitt der stationären Behandlung durch Belegärzte und Konsiliarärzte. Hier erfolgt die Vergütung durch Einzel- bzw. Komplexleistungen und/oder Pauschalen des EBM.
   - Der Abschnitt der ambulanten postoperativen Behandlung. Diese Leistungen sind außerhalb des Kapitels IV-36 abgebildet. Die Gebührenordnungspositionen des Abschnitts IV-31.4 sind im Zusammenhang mit einem kurativ-stationären Behandlungsfall nicht berechnungsfähig.
2. Belegärztlich-konservativer Bereich
   - Die Gebührenordnungspositionen des Abschnitts IV-36.6 sind Vertragsärzten vorbehalten, die von der zuständigen Kassenärztlichen Vereinigung im Einvernehmen mit den Landesverbänden der Regionalkassen und den Verbänden der Ersatzkassen eine Anerkennung als Belegarzt erhalten haben.
   - Die Gebührenordnungspositionen 36861 und 36867 sind in den Behandlungsfällen berechnungsfähig, in denen während des stationären Aufenthaltes keine Gebührenordnungspositionen der Abschnitte IV-31.2 bis IV-31.5, IV-36.2, IV-36.3 und IV-36.5 berechnet werden.

Kommentar:

Der gesamte Komplex der belegärztlichen Operationen wurde völlig neu gestaltet und von dem Bereich der ambulanten Operationen (Kapitel 31) getrennt. Auch wenn es inhaltlich zum Kapitel 31 viele Parallelen gibt, führt die Besonderheit der Belagarztsituation doch zu einigen Unterschieden. die die Aufteilung beider Operationsgebiete in zwei getrennte Kapitel sinnvoll macht.

Die belegärztlichen Operationen sind in fünf Abschnitte unterteilt. Diese beinhalten:

- den präoperativen Abschnitt – hier wirken Hausärzte, ggf. weitere überweisende Vertragsärzte, Anästhesist und Operateur zusammen mit dem Ziel der Vorbereitung des Patienten für die Operation (dieser Bereich ist nicht im Kapitel 36 enthalten),
- den operativen Abschnitt – hier wird die Operation einschließlich der Anästhesie vom Operateur, ggf. in Kooperation mit dem Anästhesisten durchgeführt (Abschnitte 36.2 bzw. 36.5)
- die postoperative Überwachung – diese erfolgt unmittelbar im Anschluss an die Operation durch den Anästhesisten oder den Operateur (Abschnitt 36.3),
- die stationäre Behandlung durch Beleg- und Konsiliarärzte (Gebührenordnungspositionen des EBM),
- die ambulante postoperative Behandlung (dieser Bereich ist ebenfalls nicht im Kapitel 36 enthalten), wobei die Gebührenordnungspositionen des Abschnitts 31.4 im Zusammenhang mit einem kurativ-stationären Behandlungsfall nicht abrechnungsfähig sind.

Der belegärztlich konservative Bereich (Abschnitt 36.6) ist ausschließlich anerkannten Belegärzten vorbehalten. Die dort genannten Strukturpauschalen (Nrn. 36861 und 36867) können nur abgerechnet werden, wenn während des stationären Aufenthalts keine Gebührenordnungspositionen der Abschnitte 31.2 bis 31.5 aus dem Bereich der ambulanten Operationen und 36.2, 36.3 und 36.5 der belegärztlichen Leistungen abgerechnet werden.

36.2 Belegärztliche Operationen

36.2.1 Präambel

1. Als belegärztliche Operation gelten ärztliche Leistungen mit chirurgisch-instrumenteller Eröffnung der Haut und/oder Schleimhaut oder der Wundverschluss von eröffneten Strukturen der Haut und/oder Schleimhaut mindestens in Oberflächenanästhesie sowie Leistungen entsprechend den OPS-Prozeduren des Anhangs 2 ggf. einschl. eingriffsbezogener Verbandleistungen. Punktionen mit Nadeln, Kanülen und Biopsienadeln, sowie Kürettagen der Haut und Shave-Biopsien der Haut fallen nicht unter die Definition eines operativen Eingriffs, sofern die OPS-Codes des Anhangs 2 nichts anderes vorsehen.

2. Voraussetzung für die Berechnung der Gebührenordnungspositionen des Abschnittes 36.2 ist, dass die notwendigen sachlichen und personellen Bedingungen erfüllt sind und der Vertragsarzt von der zuständigen Kassenärztlichen Vereinigung im Einvernehmen mit den Landesverbänden der Regionalkassen und den Verbänden der Ersatzkassen eine Anerkennung als Belegarzt erhalten hat. Insbesondere sind die Qualitätssicherungsmaßnahmen entsprechend des Vertrages nach § 115b SGB V, die Maßnahmen nach § 135 Abs. 2 SGB V sowie § 137 SGB V zu beachten.

3. Die Zuordnung der Eingriffe entsprechend des Operationenschlüssels nach § 295 SGB V (OPS) zu den Gebührenordnungspositionen ist im Anhang 2 aufgelistet. Es gelten zusätzlich die in der Präambel zu Anhang 2 sowie zu den einzelnen Unterabschnitten aufgelisteten Rahmenbedingungen. Die Zuordnung der definierten Gebührenordnungspositionen zu Unterabschnitten des Abschnitts 36.2 ist nicht gebietsspezifisch. Nur die im Anhang 2 aufgeführten belegärztlichen Operationen sind berechnungsfähig. Eingriffe der Kleinchirurgie (Gebührenordnungspositionen 02300 bis 02302, 06350, 06351 und 06352, 09351, 09360 bis 09362, 10340 bis 10342, 15321 bis 15324, 26350 bis 26352) in Narkose bei Neugeborenen, Säuglingen, Kleinkindern und Kindern werden gebietsspezifisch in der Kategorie 1 berechnet.

4. In einem Zeitraum von drei Tagen, beginnend mit dem Operationstag, können vom Operateur neben der belegärztlichen Operation nur die Gebührenordnungspositionen 01220 bis 01222, 01320 und 01321, 01412, 01414, 01602, 01610 bis 01612, 01620 bis 01623, 01700, 01701, 01705 bis 01707, 01708, 01711 bis 01723, 01730 bis 01735, 01740 bis 01743, 01750, 01752 bis 01758 und 01770 bis 01775, 01780 bis 01787, 01790 bis 01793, 01800, 01802 bis 01811, 01815, 01816, 01820 bis 01822, 01825 bis 01828, 01830 bis 01833, 01835 bis 01839, 01840, 01850, 01915, 01950 bis 01952, 01955, 01956, 02100, 02101, 02110 bis 02112 und 02120, 04434, 16310, 19310, 19312, 19315, 19320, 26310, 26311 und 26320 bis 26325, die arztgruppenspezifischen Versicherten- und Grundpauschalen, Gebührenordnungspositionen der Kapitel 32, 33, 34 und 35 bzw. Abschnitte 30.3 und 30.7 (mit Ausnahme der Gebührenordnungspositionen 30702 und 30704), 36.3, 36.5.2 sowie die Gebührenordnungspositionen 01100 oder 01101 jeweils in Verbindung mit der Gebührenordnungsposition 01414 berechnet werden.

5. Die Gebührenordnungspositionen 26310, 26311 und 26320 bis 26325 sind nicht neben den Gebührenordnungspositionen des Abschnitts 36.2 in derselben Sitzung berechnungsfähig.

6. Die Leistungserbringung ist gemäß 2.1 der Allgemeinen Bestimmungen nur dann vollständig gegeben, wenn bei der Berechnung die Angabe der OPS-Prozedur(en) in der gültigen Fassung erfolgt. Die Diagnosen sind nach dem ICD-10-Diagnoseschlüssel (ICD-10-GM) in der gültigen Fassung anzugeben.

7. Während eines stationären Aufenthaltes können keine Gebührenordnungspositionen der Abschnitte 31.2 bis 31.5 berechnet werden.

8. Die Gebührenordnungspositionen des Abschnitts 36.2 umfassen sämtliche durch den Operateur am Operationstag erbrachten ärztlichen Leistungen: Untersuchungen, Verbände, ärztliche Abschlussuntersuchung(en), Dokumentation(en) und Beratung. Zusätzlich umfassen die Leistungen den Abschlussbericht an den weiterbehandelnden Vertragsarzt und den Hausarzt. Gibt der Versicherte keinen Hausarzt an, bzw. ist eine Genehmigung zur Information des Hausarztes gemäß § 73 Abs. 1b SGB V nicht erteilt, sind die Gebührenordnungspositionen des Abschnitts 36.2 auch ohne schriftliche Mitteilung an den Hausarzt berechnungsfähig.

Kommentar:

zu Pkt. 1

Ambulante Operationen werden zunächst einmal wie folgt definiert:

- ärztliche Leistungen mit chirurgisch-instrumenteller Eröffnung der Haut und/ oder Schleimhaut oder der Wundverschluss von eröffneten Strukturen der Haut und/oder Schleimhaut mindestens in Oberflächenanästhesie

- Leistungen entsprechend den OPS-301-Prozeduren des Anhangs 2, ggf. einschließlich eingriffsbezogener Verbandleistungen.

Keine operativen Eingriffe im Sinne dieses Abschnitts sind Punktionen mit Nadeln, Kanülen und Biopsienadeln sowie Kürettagen oder Shave-Biopsien der Haut, sofern die OPS-Codes des Anhangs 2 nichts anderes vorsehen. Im EBM werden die Operationenschlüssel (OPS) = Prozeduren zu alphabetisch aufgeführten Eingriffsgruppen zusammengefasst.

A	Dermatochirurgischer Eingriff
B	Eingriff an der Brustdrüse
C	Eingriff an den Extremitäten
D	Eingriff an Knochen und Gelenken
E	Endoskopischer Gelenkeingriff (Arthroskopie)
F	Visceralchirurgischer Eingriff
G	Endoskopischer Visceralchirurgischer Eingriff
H	Proktologischer Eingriff
J	Thoraxchirurgischer Eingriff
K	Eingriff am Gefäßsystem
L	Schrittmacher
M	Eingriff der MKG-Chirurgie
N	Eingriff der HNO-Chirurgie
O	Peripherer neurochirurgischer Eingriff
P	Zentraler neurochirurgischer Eingriff
PP	Stereotaktischer neurochirurgischer Eingriff
Q	Urologischer Eingriff
R	Endoskopischer urologischer Eingriff
RR	Urologischer Eingriff mit Bildwandler
S	Gynäkologischer Eingriff
T	Endoskopischer gynäkologischer Eingriff
U	Extraocularer Eingriff
V	Intraocularer Eingriff
W	Laserchirurgischer Eingriff
X	Intraocularer Eingriff (Phakoemulsifikation)

Innerhalb dieser Eingriffsgruppen werden nach Schwierigkeitsgraden (und damit auch nach Bewertungen) Kategorien von 1 – 7 gebildet. Diese Unterteilung erfolgt nach sogenannten Schnitt-Naht-Zeit Gruppen (SNZ): **Schnitt-Naht-Zeit Kategorie/Gruppe (SNZ)/**

bis 15 Min.	Kategorie 1
15 – 30 Minuten,	Kategorie 2
30 – 45 Minuten	Kategorie 3
45 – 60 Minuten	Kategorie 4
60 – 90 Minuten	Kategorie 5
90 – 120 Minuten	Kategorie 6
über 120 Minuten	Kategorie 7

zu Pkt. 2

Um Leistungen nach diesem Abschnitt abrechnen zu können, muss der Vertragsarzt

- die notwendigen sachlichen und personellen Voraussetzungen erfüllen (diese finden sich in der Vereinbarung zwischen den GKV-Spitzenverbänden, der Deutschen Krankenhausgesellschaft und der Kassenärztlichen Bundesvereinigung von Qualitätssicherungsmaßnahmen bei ambulanten

Operationen und bei sonstigen stationsersetzenden Leistungen gemäß § 15 des Vertrags nach § 115b Abs. 1 SGB V),
- eine Belegarztanerkennung der zuständigen Kassenärztlichen Vereinigung haben und
- die einschlägigen Qualitätssicherungsmaßnahmen beachten.

zu Pkt. 3

Die im Anhang 2 durchgeführte Zuordnung der Leistungen dieses Abschnitts entsprechend des Operationsschlüssels nach § 301 SGB V erfolgt nach den OPS-Nummern. Ein Auffinden einer EBM-Leistung des Kapitels 31.2 im Anhang 2 bereitet entsprechende Mühen. **Wichtig** ist, dass auch die in der Präambel zu Anhang 2 sowie zu den einzelnen Unterabschnitten angeführten Rahmenbedingungen zu beachten sind. Deshalb ist es auch bei der Durchführung ambulanter Operationen nicht nur zweckmäßig, sondern nahezu unvermeidlich, praxisindividuell einen Katalog der Operationen mit allen dafür zu beachtenden Regelungen zu erstellen.

zu Pkt. 4

Zusätzlich zu den Leistungen dieses Kapitels sind für den Operateur in einem Zeitraum von drei Tagen, beginnend mit dem Operationstag, abrechnungsfähig, sofern die übrigen Abrechnungsvoraussetzungen des EBM gegeben sind:

- die nachfolgenden Gebührenordnungspositionen des Abschnitts II (arztgruppenübergreifende allgemeine Leistungen):
  - Nrn. 01100, 01101 Unvorhergesehene Inanspruchnahme (jeweils in Verbindung mit der Gebührenordnungsposition 01414)
  - 01220 bis 01222 Reanimationskomplex
  - Nrn. 01320, 01321 Grundpauschale für ermächtigte Ärzte, Krankenhäuser bzw. Institute,
  - Nrn. 01410, 01414 Besuche, Visite
  - Nr. 01436 Konsultationspauschale,
  - Nrn. 01602 Mehrausfertigung eines Berichtes/Briefes
  - Nrn. 01610 bis 01612 Bescheinigung, Reha-Verordnung, Konsiliarbericht vor Aufnahme in die Psychiatrie
  - Nrn. 01620 bis 01623 Bescheinigung, Krankheitsbericht, Kurplan, Kurvorschlag
  - Nr. 01700 Grundpauschale für Prävention, Empfängnisregelung, Schwangerschaftsabbruch
  - Nr. 01701 Grundpauschale für Prävention, Empfängnisregelung, Schwangerschaftsabbruch
  - Nrn. 01705, 01706 Neugeborenen-Hörscreening,
  - Nr. 01707 Erweitertes Neugeborenen-Screening
  - Nr. 01708 Labor Neugeborenen-Screening
  - Nrn. 01711 bis 01723 Neugeborenen-Untersuchungen Jugendgesundheitsuntersuchung, Besuch zur Früherkennung, Sonographie Säuglingshüfte,
  - Nr. 01730 Krebsfrüherkennung Frauen
  - Nrn. 01730 bis 01735 Beratung zur Früherkennung
  - Nrn. 01740 bis 01742 Beratung zur Früherkennung des kolorektalen Karzinoms, Koloskopischer Komplex
  - Nr. 01743 Histologie bei Früherkennungskoloskopie
  - Nr. 01750 Röntgen Mammae
  - Nrn. 01752 bis 01755 Brustkrebsfrüherkennung
  - Nrn. 01756 bis 01758 Histologische Untersuchung, Teilnahme an multidiziplinärer Fallkonferenz
  - Nr. 01770, 01771 Betreuung einer Schwangeren
  - Nrn. 01772 bis 01775 Schwangerschaftssonographie
  - Nrn. 01780 bis 01787 Geburtsleitung
  - Nrn. 01790 bis 01792 Humangenetische Beurteilung
  - Nr. 01793 Pränatale zytogenetische Untersuchung
  - Nrn. 01800 bis 01811 Röteln, Blutgruppenbestimmung, Antikörpernachweis
  - Nr. 01815 Untersuchung und Beratung der Wöchnerin
  - Nr. 01816 bis 01818 Clamydienscreening

- Nrn. 01820 bis 01822 Empfängnisregelung,
- Nrn. 01825 bis 01832 Empfängnisregelung
- Nr. 01833 Varicella-Zoster-Virus-Antikörper-Nachweis
- Nr. 01835 bis 01837 Humangenetische Beratung
- Nrn. 01838, 01839 Postnatale zytogenetische Untersuchung
- Nrn. 01840, 01842, 01843 Clamydienscreening
- Nr. 01850 Sterilisation
- Nrn. 01915, 01917, 01918 Clamydienscreening
- Nrn. 01950 bis 01952 Substitutionsbehandlung,
- Nrn. 01955, 01956 Diamorphingestützte Behandlung Opiatabhängiger,
- Nr. 02100 Infusion
- Nr. 02101 Infusionstherapie
- Nr. 02110 bis 02112 Transfusion, Reinfusion
- Nr. 02120 Erstprogrammierung Medikamentenpumpe

• die nachfolgenden Gebührenordnungspositionen des Abschnitts III (fachärztliche arztgruppenspezifische Leistungen):
  - Nr. 16310 Elektroenzephalographische Untersuchung
  - Nrn. 19310, 19312, 19320 Histo-/Zytologie
  - Nrn. 26310, 26311, 26320 bis 26325 (Urethro(-zysto)skopie)
• Versicherten-, Grundpauschalen und Gebührenordnungspositionen der Abschnitte
  - 30.3 Neurophysiologische Übungsbehandlung
  - 30.7 Schmerztherapie (ohne Nrn. 30702 und 30704)
  - 36.3 Postoperativer Überwachungskomplex nach belegärztlichen Operationen
  - 36.5.2 Regionalanästhesien im Zusammenhang mit belegärztlichen Operationen
• Versicherten-, Grundpauschalen und Gebührenordnungspositionen der Kapitel
  - 32 Labor
  - 33 Ultraschalldiagnostik
  - 34 Radiologie, CT, NMR
  - 35 Psychotherapie

Wichtig ist, dass auch für die nach der obigen Regelung zusätzlich abrechnungsfähigen Leistungen immer auch die Abrechnungsvoraussetzungen und -ausschlüsse beachtet werden müssen, die im EBM für die Abrechnung der jeweiligen Leistung genannt sind.

zu Pkt. 5
Die Leistungen im Zusammenhang mit Urethro(-Zysto)skopien (Nrn. 26310, 26311, 26320 bis 26325) können nicht in der gleichen Sitzung neben belegärztlichen Operationen des Abschnitts 36.2 abgerechnet werden.

zu Pkt. 6
Zur Vollständigkeit der Leistungserbringung gehört schließlich die Angabe der OPS-Nummern in der gültigen Fassung – auf die Schwierigkeit, diese in der Anlage 2 zu finden, wurde bereits hingewiesen – sowie die Diagnoseangabe nach dem ICD-10-Schlüssel in der jeweils gültigen Fassung.

zu Pkt. 7
Ambulante Operationen nach den Abschnitten 31.2 bis 31.5 sind während eines stationären Aufenthaltes nicht abrechnungsfähig.

zu Pkt. 8
Die Leistungen des Abschnitts 36.2 umfassen alle durch den Operateur erbrachten ärztlichen Leistungen:

• die Untersuchungen am Operationstag,
• alle Verbände,
• die ärztliche(n) Abschlussuntersuchung(en),
• Dokumentation und Beratungen einschließlich des Abschlussberichts an den weiterbehandelnden Vertragsarzt und den Hausarzt – letzteres aber nur fakultativ.

V Kostenpauschalen

40 Kostenpauschalen

40.1 Präambel

1. Psychologische Psychotherapeuten bzw. Kinder- und Jugendlichenpsychotherapeuten können im Zusammenhang mit ihren Leistungen folgende Kostenpauschalen dieses Kapitels abrechnen: Nrn. 40120, 40122, 40124 und 40126, 40142 und 40144.

2. Neben den Gebührenordnungspositionen des Abschnitts II-1.7.3 zur Früherkennung von Brustkrebs durch Mammographie-Screening sind nur die Kostenpauschalen nach den Nrn. 40100, 40850, 40852, 40854 und 40855 berechnungsfähig.

3. Im kurativ-stationären (belegärztlichen) Behandlungsfall können die vom Krankenhaus zu tragenden Kostenpauschalen der Abschnitte V-40.6, V-40.8, V-40.10, V-40.11, V-40.13 bis V-40.16 von Belegärzten nicht berechnet werden.

Kommentar:

Die Abrechnungsmöglichkeit von Kosten neben dem Mammographie-Screening wurden gegenüber dem früheren EBM um die Nrn. 40100, 40854 und 40855 erweitert.

40.3 Kostenpauschalen für Versandmaterial, Versandgefäße usw. sowie für die Versendung bzw. den Transport von Untersuchungsmaterial, Röntgenaufnahmen und Filmfolien

1. Die Kostenpauschale nach der Nr. 40100 ist nur einmal im Behandlungsfall und nur von dem Arzt, dem der Überweisungsauftrag zur Probenuntersuchung erteilt wurde, berechnungsfähig. Wird die Auftragsleistung von dem annehmenden Arzt ganz oder teilweise zur Durchführung an einen anderen Arzt weiterüberwiesen, ist die Nr. 40100 in demselben Behandlungsfall für die Weitergabe weder vom weitergebenden noch vom annehmenden Arzt berechnungsfähig.

2. Kosten für Versandmaterial, für die Versendung bzw. den Transport des Untersuchungsmaterials und die Übermittlung des Untersuchungsergebnisses innerhalb einer Berufsausübungsgemeinschaft, eines Medizinischen Versorgungszentrums, einer Apparate- bzw. Laborgemeinschaft oder eines Krankenhausgeländes sind nicht berechnungsfähig.

Kommentar:

Hier gibt es gegenüber dem früheren EBM keine Veränderungen.

Auf einen Blick: Versandpauschalen (Stand der EBM-Daten 01.01.2015)

EBM Nr.	Legende der Pauschale	Kosten in Euro	Zusätzlich nicht abrechenbar
40100	Versandmaterial, Transport, Ergebnisübermittlung (Labor, Zytologie, Zyto- und Molekulargenetik)	**2,60**	
40104	Versandmaterial, Transport von Röntgenaufnahmen und Filmfolien	**5,10**	40120 – 40126
40106	Versandmaterial, Transport von Langzeit-EKG-Datenträgern	**1,50**	

EBM Nr.	Legende der Pauschale	Kosten in Euro	Zusätzlich nicht abrechenbar
40120	Transport von Briefen bis 20 g oder Telefax	**0,55**	
40122	Transport von Briefen bis 50 g (Kompaktbrief)	**0,90**	40100, 40104, 40106
40124	Transport von Briefen bis 500 g (Großbrief)	**1,45**	
40126	Transport von Briefen 1000 g (Maxibrief)	**2,20**	

Hinweis: Wegen der Erhöhung einzelner Postgebühren wird sicher noch eine rückwirkende Anpassung der EBM-Versandpauschalen zum 1.1.2015 erfolgt – dies sicher in den nächsten Wochen.

EBM-Nr. | EBM-Punkte / Euro

40100 **Kostenpauschale für Versandmaterial, Versandgefäße usw. sowie für die Versendung bzw. den Transport von Untersuchungsmaterial, ggf. auch von infektiösem Untersuchungsmaterial, einschl. der Kosten für die Übermittlung von Untersuchungsergebnissen der** **2,60**

- Laboratoriumsdiagnostik, ggf. einschl. der Kosten für die Übermittlung der Gebührenordnungspositionen und der Höhe der Kosten überwiesener kurativ-ambulanter Auftragsleitungen des Kapitels IV-32,
- Histologie,
- Zytologie,
- Zytogenetik und Molekulargenetik,

Abrechnungsbestimmung einmal im Behandlungsfall

Anmerkung Die Kostenpauschale 40100 ist in demselben Behandlungsfall nicht neben Gebührenpositionen der Abschnitte 32.2.1 bis 32.2.7 berechnungsfähig.

GOÄ entsprechend oder ähnlich: Berechnung der entstandenen Kosten nach § 10 Abs.1 GOÄ

Kommentar: Die Leistung umfasst die Kosten für das Versandmaterial, für den Transport des Materials zum untersuchenden/auswertenden Arzt sowie die Kosten für die Befundmitteilung durch den auswertenden Arzt zurück zum einsendenden Arzt.

Abgerechnet werden kann diese Leistung von den auswertenden Ärzten nur, wenn sie ihren Einsendern das Versandmaterial frankiert zur Verfügung stellen oder die Kosten ersetzen.. Der Einsender kann keine Portokosten nach den Nrn. 40120 ff. abrechnen.

Die Versandkosten für die Versendung infektiösen Untersuchungsmaterials muss – nach Kommentar von **Wezel/Liebold** – der Laborarzt, der untersucht, dem Arzt, der einsendet, erstatten.

40104 **Kostenpauschale für Versandmaterial sowie für die Versendung bzw. den Transport von Röntgenaufnahmen und/oder Filmfolien mit dokumentierten Untersuchungsergebnissen bildgebender Verfahren,** **5,10**

Abrechnungsbestimmung je Versand

Anmerkung Bei Mitgabe von Röntgenaufnahmen, Filmfolien und Szintigrammen ist die Kostenpauschale nach der Nr. 40104 nicht berechnungsfähig.

GOÄ entsprechend oder ähnlich: Berechnung der entstandenen Kosten nach § 10 Abs.1 GOÄ

Kommentar: Die Kostenpauschale gilt je Versand. Wird das Versandmaterial für die Rücksendung an den Radiologen benutzt, kann der rücksendende Arzt nur das Porto nach Nrn. 40120 ff. berechnen, nicht aber die Leistung nach Nrn. 40104 oder 40106.

40106 **Kostenpauschale für Versandmaterial sowie für die Versendung bzw. den Transport von Langzeit-EKG-Datenträgern,** **1,50**

Abrechnungsbestimmung je Versand

Anmerkung Bei Mitgabe von Langzeit-EKG-Datenträgern ist die Kostenpauschale nach der Nr. 40106 nicht berechnungsfähig.

GOÄ entsprechend oder ähnlich: Berechnung der entstandenen Kosten nach § 10 Abs.1 GOÄ

Kommentar: Die Kostenpauschale gilt je Versand. Wird das Versandmaterial für die Rücksendung an den Radiologen benutzt, kann der rücksendende Arzt nur das Porto nach Nrn. 40120 ff. berechnen, nicht aber die Leistung nach Nrn. 40104 oder 40106.

40.4 Kostenpauschale für die Versendung bzw. den Transport von Briefen, Szintigrammen und/oder schriftlichen Unterlagen, Kostenpauschale für Telefax

40120 **Kostenpauschale für die Versendung bzw. den Transport von Briefen und/oder schriftlichen Unterlagen bis 20 g (z.B. im Postdienst Standardbrief) oder für die Übermittlung eines Telefax** **0,55**

Anmerkung Kosten für die Versendung, den Transport bzw. die Übermittlung laboratoriumsdiagnostischer, histologischer, zytologischer, zytogenetischer oder molekulargene-

EBM-Nr. Euro

tischer Untersuchungsergebnisse können für die Fälle nicht berechnet werden, in denen die Kostenpauschale nach der Nr. 40100 abgerechnet worden ist.

GOÄ entsprechend oder ähnlich: Berechnung der entstandenen Kosten nach § 10 Abs.1 GOÄ

Kommentar: Für die Versendung ärztlicher Berichte nach Nr. 01600 über das Ergebnis der Patientenuntersuchung kann keine Portopauschale angesetzt werden.

Bei erforderlichem Päckchen oder Paketversand sind die wirklich entstandenen Kosten abzurechnen.

40122 **Kostenpauschale für die Versendung bzw. den Transport von Briefen und/oder schriftlichen Unterlagen bis 50 g und/oder digitalen Befunddatenträgern (z.B. im Postdienst Kompaktbrief)** **0,90**

Anmerkung Kosten für die Versendung, den Transport bzw. die Übermittlung laboratoriumsdiagnostischer, histologischer, zytologischer, zytogenetischer oder molekulargenetischer Untersuchungsergebnisse können für die Fälle nicht berechnet werden, in denen die Kostenpauschale nach der Nr. 40100 abgerechnet worden ist.

GOÄ entsprechend oder ähnlich: Berechnung der entstandenen Kosten nach § 10 Abs.1 GOÄ

Kommentar: Für die Versendung ärztlicher Berichte nach Nr. 01600 über das Ergebnis der Patientenuntersuchung kann keine Portopauschale angesetzt werden.

Bei erforderlichem Päckchen oder Paketversand sind die wirklich entstandenen Kosten abzurechnen.

40124 **Kostenpauschale für die Versendung bzw. den Transport von Briefen und/oder schriftlichen Unterlagen bis 500 g (z.B. im Postdienst Großbrief)** **1,45**

Anmerkung Kosten für die Versendung, den Transport bzw. die Übermittlung laboratoriumsdiagnostischer, histologischer, zytologischer, zytogenetischer oder molekulargenetischer Untersuchungsergebnisse können für die Fälle nicht berechnet werden, in denen die Kostenpauschale nach der Nr. 40100 abgerechnet worden ist.

GOÄ entsprechend oder ähnlich: Berechnung der entstandenen Kosten nach § 10 Abs.1 GOÄ

Kommentar: Für die Versendung ärztlicher Berichte nach Nr. 01600 über das Ergebnis der Patientenuntersuchung kann keine Portopauschale angesetzt werden.

Bei erforderlichem Päckchen oder Paketversand sind die wirklich entstandenen Kosten abzurechnen.

40126 **Kostenpauschale für die Versendung bzw. den Transport von Briefen und/oder schriftlichen Unterlagen bis 1000 g (z.B. im Postdienst Maxibrief)** **2,20**

Anmerkung Kosten für die Versendung, den Transport bzw. die Übermittlung laboratoriumsdiagnostischer, histologischer, zytologischer, zytogenetischer oder molekulargenetischer Untersuchungsergebnisse können für die Fälle nicht berechnet werden, in denen die Kostenpauschale nach der Nr. 40100 abgerechnet worden ist.

GOÄ entsprechend oder ähnlich: Berechnung der entstandenen Kosten nach § 10 Abs.1 GOÄ

Kommentar: Für die Versendung ärztlicher Berichte nach Nr. 01600 über das Ergebnis der Patientenuntersuchung kann keine Portopauschale angesetzt werden.

Bei erforderlichem Päckchen oder Paketversand sind die wirklich entstandenen Kosten abzurechnen.

40.5 Kostenpauschalen für Krankheitsbericht, Kurplan, Fotokopien, Testbriefchen, Bezug von Harnstoff oder Mifepriston, Einmalsklerosierungsnadeln, für Besuche durch Mitarbeiter

40142 **Kostenpauschale für Leistungen entsprechend der Gebührenordnungspositionen 01620, 01621 oder 01622, bei Abfassung in freier Form, wenn vereinbarte Vordrucke nicht verwendet werden können,** **1,50**

EBM-Nr. Euro

Abrechnungsbestimmung je Seite

GOÄ entsprechend oder ähnlich: 95 (Schreibgebühren), 96 (Schreibgebühren je Kopie)

Kommentar: Schreibgebühren können nur angesetzt werden, wenn auf Verlangen der Kasse oder eines Kostenträgers, der nach EBM abrechnet, eine Auskunft gemäß EBM-Nrn. 01620, 01621 oder 01622 gefordert ist und kein Vordruck verwendet wird.

40144 **Kostenpauschale für fotokopierte oder EDV-technisch reproduzierte Befundmitteilungen, Berichte, Arztbriefe und andere patientenbezogene Unterlagen ausschließlich für den mit- oder weiterbehandelnden oder konsiliarisch tätigen Arzt oder den Arzt des Krankenhauses,** **0,13**

Abrechnungsbestimmung je Seite

GOÄ entsprechend oder ähnlich: Berechnung der entstandenen Kosten nach § 10 Abs.1 GOÄ, für E-Mail, Fax- oder Telefonkosten einsetzen.

Kommentar: Diese Leistung kann nicht für Kopien von Patientenbefunden für Unfall- oder Rentenversicherungsträger, Gesundheitsämter, Sozialbehörden oder den Medizinischen Dienst der Krankenkassen angesetzt werden.

Die Leistung gilt nur für Kopien eigener oder Fremdbefunde.

40150 **Kostenpauschale für drei ausgegebene Testbriefchen, wenn die Leistungen entsprechend der Gebührenordnungspositionen 01734 oder 32040 nicht erbracht werden konnten** **1,30**

Anmerkung Die Kostenpauschale nach der Nr. 40150 ist im Behandlungsfall nicht neben den Gebührenordnungspositionen 01734 und 32040 berechnungsfähig.

GOÄ entsprechend oder ähnlich: Berechnung der entstandenen Kosten nach § 10 Abs.1 GOÄ

Kommentar: Müssen ein zweites Mal Testbriefe ausgegeben werden, kann die Nr. 40150 zusätzlich zu den Nrn. 01734 oder 32040 abgerechnet werden.

40152 **Kostenpauschale für ein ausgegebenes Testbriefchen für den Nachweis von Albumin im Stuhl, wenn die Leistung entsprechend der Gebührenordnungsposition 32041 nicht erbracht werden konnte** **1,50**

Anmerkung Die Kostenpauschale nach der Nr. 40152 ist im Behandlungsfall nicht neben den Gebührenordnungspositionen 32040 und 32041 berechnungsfähig.

GOÄ entsprechend oder ähnlich: Berechnung der entstandenen Kosten nach § 10 Abs.1 GOÄ

Kommentar: Müssen ein zweites Mal Testbriefe ausgegeben werden, kann die Nr. 40152 zusätzlich zur Nr. 32041 abgerechnet werden.

40154 **Kostenpauschale bei Durchführung der Leistung entsprechend der Gebührenordnungsposition 02400 für den Bezug des 13C-Harnstoffs gemäß Nr. I-7 der Allgemeinen Bestimmungen** **25,60**

GOÄ entsprechend oder ähnlich: Berechnung der entstandenen Kosten nach § 10 Abs.1 GOÄ

Kommentar: Nicht abrechenbar ist diese Leistung in einigen KV-Bezirken, die den Materialbezug in die Sprechstundenbedarfs-Vereinbarung aufgenommen haben. Informieren Sie sich bei Ihrer KV.

40156 **Kostenpauschale bei Durchführung eines medikamentös ausgelösten Schwangerschaftsabbruchs entsprechend der Leistung nach der Gebührenordnungsposition 01906 für den Bezug von Mifepriston** **89,25**

Anmerkung Der Bezug von Mifepriston ist nur auf dem gesetzlich zulässigen Weg möglich.

GOÄ entsprechend oder ähnlich: Berechnung der entstandenen Kosten nach § 10 Abs.1 GOÄ

40160 **Kostenpauschale bei Durchführung einer interventionellen endoskopischen Untersuchung des Gastrointestinaltraktes entsprechend der Gebührenordnungs-** **15,00**

EBM-Nr. | Euro

positionen 01741, 13401, 13421 oder 13422 für die beim Eingriff eingesetze(n) Einmalsklerosierungsnadel(n)

GOÄ entsprechend oder ähnlich: Berechnung der entstandenen Kosten nach § 10 Abs.1 GOÄ

40240 **Kostenpauschale einschl. Wegekosten – entfernungsunabhängig – für das Aufsuchen eines Kranken durch einen vom behandelnden Arzt beauftragten angestellten Mitarbeiter der Arztpraxis mit abgeschlossener Ausbildung in einem nichtärztlichen Heilberuf zur Verrichtung medizinisch notwendiger delegierbarer Leistungen** **5,10**

Anmerkung Die Pauschale nach der Nr. 40240 kann nur berechnet werden, wenn der Kranke aus medizinischen Gründen die Arztpraxis nicht aufsuchen kann.
Der mit dem gesonderten Aufsuchen beauftragte Mitarbeiter darf nur die Leistungen erbringen, die an ihn vom Arzt im Einzelfall delegiert worden sind. Die Gebührenordnungspositionen dieser Leistungen sind neben der Pauschale nach der Nr. 40240 berechnungsfähig.

GOÄ entsprechend oder ähnlich: Nr. 52 nur mit einfachem Gebührensatz

Kommentar: Die Pauschalen nach Nrn. 40240 oder 40260 sind berechenbar, wenn der Vertragsarzt z.B. seine Helferin zu einem Besuch schickt, damit diese Tätigkeiten ausführt. Besuchen Arzt und Helferin gemeinsam den Patienten kann die Kostenpauschale nach Nrn. 40240 oder 40260 nicht berechnet werden.

40260 **Pauschalerstattung einschl. Wegekosten – entfernungsunabhängig – für das Aufsuchen eines weiteren Kranken derselben sozialen Gemeinschaft (auch z.B. Altersheim) in unmittelbarem zeitlichen Zusammenhang mit dem Aufsuchen eines Kranken nach Nr. 40240** **2,60**

Anmerkung Die Kostenpauschale nach der Nr. 40260 kann nur berechnet werden, wenn der Kranke aus medizinischen Gründen die Arztpraxis nicht aufsuchen kann.
Der mit dem gesonderten Aufsuchen beauftragte Mitarbeiter darf nur die Leistungen erbringen, die an ihn vom Arzt im Einzelfall delegiert worden sind. Die Gebührenordnungspositionen dieser Leistungen sind neben der Pauschale nach der Nr. 40260 berechnungsfähig.

Abrechnungsausschluss am Behandlungstag 03062, 03063.

GOÄ entsprechend oder ähnlich: Nr. 52 nur mit einfachem Gebührensatz für jeden Patienten

Kommentar: Die Pauschalen nach Nrn. 40240 oder 40260 sind berechenbar, wenn der Vertragsarzt z.B. seine Helferin zu einem Besuch schickt, damit diese Tätigkeiten ausführtl. Besuchen Arzt und Helferin gemeinsam den Patienten kann die Kostenpauschale nach Nrn. 40240 oder 40260 nicht berechnet werden.

40.6 Leistungsbezogene Kostenpauschalen bei Herzkatheteruntersuchungen und koronaren Rekanalisationsbehandlungen

1. Die einzeitige Mehrgefäßdilatation am Herzen beinhaltet die Dilatation mehrerer verschiedener Gefäße (A. coronaria dextra, A. coronaria sinistra, Ramus interventricularis anterior und/oder Bypass) in einer Sitzung.

2. Die im Zusammenhang mit interventionellen kardiologischen Maßnahmen wie z.B. der Rotablation, der Laseratherektomie oder der Atherektomie entstehenden Sachkosten, sind nicht Bestandteil der Kostenpauschalen nach den Nrn. I-7.3 der Allgemeinen Bestimmungen gesondert berechnungsfähig. In diesem Fall sind die Nrn. 40300, 40302 und 40304 nicht berechnungsfähig.

Kommentar:

Die Regelung in Nr. 1 war bereits früher gültig. Hinzugekommen die Nr. 2, in der klargestellt wird, dass die im Zusammenhang mit interventionellen kardiologischen Maßnahmen entstehenden Sachkosten nach Nr. 7.3 der Allgemeinen Bestimmungen gesondert berechnet werden können. Die Nrn. 40300, 40302 und 40304 können dafür nicht abgerechnet werden.

EBM-Nr. Euro

40300 **Kostenpauschale für die Durchführung der Leistung entsprechend der Gebührenordnungsposition 34291** **181,50**

Anmerkung Die Kostenpauschale nach der Nr. 40300 enthält alle Sachkosten, einschl. der Kosten für Kontrastmittel und Sprechstundenbedarf. Die Allgemeinen Bestimmungen nach Nr. I-7 finden keine Anwendung.

GOÄ entsprechend oder ähnlich: Berechnung der entstandenen Kosten nach § 10 Abs.1 GOÄ

40302 **Kostenpauschale für die Durchführung einer PTCA an einem Gefäß, ggf. einschl. Stent entsprechend der Gebührenordnungsposition 34292** **1058,40**

Anmerkung Die Kostenpauschale nach der Nr. 40302 enthält alle Sachkosten, einschl. der Kosten für Kontrastmittel und Sprechstundenbedarf. Die Allgemeinen Bestimmungen nach Nr. I-7 finden keine Anwendung.

GOÄ entsprechend oder ähnlich: Berechnung der entstandenen Kosten nach § 10 Abs.1 GOÄ

40304 **Kostenpauschale für die Durchführung einer PTCA an mehreren Gefäßen, ggf. einschl. Stents entsprechend der Gebührenordnungsposition 34292, zusätzlich zur Sachkostenpauschale Nr. 40302** **690,20**

Anmerkung Die Kostenpauschale nach der Nr. 40304 enthält alle Sachkosten, einschl. der Kosten für Kontrastmittel und Sprechstundenbedarf. Die Allgemeinen Bestimmungen nach Nr. I-7 finden keine Anwendung.

GOÄ entsprechend oder ähnlich: Berechnung der entstandenen Kosten nach § 10 Abs.1 GOÄ

Kommentar: Die Kostenpauschale 40304 deckt **alle Kosten der PTCA in einer Sitzung an einem Gefäß** ab. Nach Wezel/Liebold gelten als ein Gefäß:

- art. coronaria dextra
- art. coronaria sinistra
- Ramus interventricularis anterior
- Bypass

40.8 Leistungsbezogene Kostenpauschalen für interventionelle Eingriffe

40454 **Kostenpauschale für sämtliche Sachkosten im Zusammenhang mit der Erbringung der Gebührenordnungsposition 34274 mit Ausnahme der im Zuschlag nach der Nr. 40455 enthaltenen Markierungsclips,** **320,00**

Abrechnungsbestimmung je Seite

GOÄ entsprechend oder ähnlich: Berechnung der entstandenen Kosten nach § 10 Abs.1 GOÄ

40455 **Zuschlag zu der Kostenpauschale nach der Nr. 40454 für die Verwendung von Markierungsclips,** **100,00**

Abrechnungsbestimmung je Seite

GOÄ entsprechend oder ähnlich: Berechnung der entstandenen Kosten nach § 10 Abs.1 GOÄ

40.10 Leistungsbezogene Kostenpauschalen für Radionuklide

1. Die in diesem Abschnitt aufgeführten Kostenpauschalen können ausschließlich von
   - Fachärzten für Nuklearmedizin,
   - Fachärzten für Strahlentherapie (ausschließlich die Kostenpauschalen nach den Nrn. 40542, 40544, 40546, 40562, 40580 und 40582)

   und
   - Vertragsärzten, die über eine Genehmigung zur Ausführung und Abrechnung nuklearmedizinischer Leistungen gemäß der Vereinbarungen zur Strahlendiagnostik und -therapie gemäß § 135 Abs. 2 SGB V verfügen, berechnet werden
2. Zu jeder Grundleistung im Abschnitt III.b-17.3 ist nur ein Radiopharmakon dieses Abschnitts berechnungsfähig.
3. In den Kostenpauschalen – mit Ausnahme der Kostenpauschale 40582 – sind nicht nur die Kosten der jeweiligen Produkte sondern auch die Kosten, die im Rahmen der Beschaffung und Lagerung der Produkte

EBM-Nr. Euro

sowie der Materialverwaltung, der Abfallbeseitigung und Entsorgung gemäß Strahlenschutzverordnung (StrlSchV) sowie dem Gesetz über den Verkehr mit Arzneimitteln (AMG) entstehen, berücksichtigt.

Kommentar:

Wichtig ist, dass auch die Kosten für Abfallbeseitigung und Entsorgung in den Pauschalen des Abschnitts 40.10 enthalten sind.

GOÄ entsprechend oder ähnlich: Für alle Radionuklide gilt: Berechnung der entstandenen Kosten nach § 10 Abs.1 GOÄ

40500 Kostenpauschale für die Sachkosten im Zusammenhang mit der Erbringung von Leistungen entsprechend der Gebührenordnungspositionen 17310 oder 17320 bei Verwendung von 99mTc-Pertechnetat (Schilddrüse) **1,50**

40502 Kostenpauschale für die Sachkosten im Zusammenhang mit der Erbringung der Leistungen entsprechend der Gebührenordnungspositionen 17310 oder 17311 bei Verwendung von 99mTc-Phosphonaten(Knochen/Skelett) **19,00**

40504 Kostenpauschale für die Sachkosten im Zusammenhang mit der Erbringung der Leistung entsprechend der Gebührenordnungsposition 17310 bei Verwendung von 99mTc-Makroaggregaten(Lunge) **29,00**

40506 Kostenpauschale für die Sachkosten im Zusammenhang mit der Erbringung der Leistung entsprechend der Gebührenordnungsposition 17310 bei Verwendung von 99mTc-Aerosol(Lunge) **133,00**

40508 Kostenpauschale für die Sachkosten im Zusammenhang mit der Erbringung der Leistung entsprechend der Gebührenordnungsposition 17310 bei Verwendung von 99mTc-HMPAO, 99mTc-ECD(Hirn) **205,00**

40510 Kostenpauschale für die Sachkosten im Zusammenhang mit der Erbringung der Leistungen entsprechend der Gebührenordnungspositionen 17310 oder 17340 bei Verwendung von 99mTc-DMSA, 99mTc-DTPA(Niere) **40,00**

40512 Kostenpauschale für die Sachkosten im Zusammenhang mit der Erbringung der Leistung entsprechend der Gebührenordnungsposition 17310 bei Verwendung von 99mTc-DTPA (Hirn) **40,00**

40514 Kostenpauschale für die Sachkosten im Zusammenhang mit der Erbringung der Leistung entsprechend der Gebührenordnungsposition 17340 bei Verwendung von 99mTc-MAG3(Niere) **92,00**

40516 Kostenpauschale für die Sachkosten im Zusammenhang mit der Erbringung der Leistungen nach den Gebührenordnungspositionen 17310 oder 17351 bei Verwendung von 99mTc-Kolloid(Leber) **42,00**

40518 Kostenpauschale für die Sachkosten im Zusammenhang mit der Erbringung der Leistung entsprechend der Gebührenordnungsposition 17351 bei Verwendung von 99mTc-IDA-Verbindungen(Galle) **42,00**

40520 Kostenpauschale für die Sachkosten im Zusammenhang mit der Erbringung der Leistungen entsprechend der Gebührenordnungspositionen 17330, 17331 und 17310 bei Verwendung von 99mTc-markierten Perfusionsmarkern (Herz, Schilddrüse) **76,00**

40522 Kostenpauschale für die Sachkosten im Zusammenhang mit der Erbringung der Leistungen entsprechend der Gebührenordnungspositionen 17332, 17333 und 17350 bei Verwendung von 99mTc-markierten Eigenerythrozyten(Herz, Leber, abdominale Blutungssuche) **60,00**

40524 Kostenpauschale für die Sachkosten im Zusammenhang mit der Erbringung der Leistungen entsprechend der Gebührenordnungspositionen 17310 oder 17311 bei Verwendung von 99mTc-markierten Liganden(Tumorlokalisation) **375,00**

EBM-Nr.		Euro
40526	Kostenpauschale für die Sachkosten im Zusammenhang mit der Erbringung der Leistungen entsprechend der Gebührenordnungspositionen 17310, 17311 oder 17350 bei Verwendung von 99mTc-markierten Antikörpern(Knochenmark, Entzündungslokalisation)	**382,00**
40528	Kostenpauschale für die Sachkosten im Zusammenhang mit der Erbringung der Leistungen entsprechend der Gebührenordnungspositionen 17310 oder 17311 bei Verwendung von 99mTc-markierten Mikro-/Nanokolloiden(Lymphknotendiagno stik)	**70,00**
40530	Kostenpauschale für die Sachkosten im Zusammenhang mit der Erbringung der Leistung entsprechend der Gebührenordnungsposition 17351 bei Verwendung einer 99mTc-markierten Testmahlzeit (gastrointestinale Motilität)	**40,00**
40532	Kostenpauschale für die Sachkosten im Zusammenhang mit der Erbringung der Leistungen entsprechend der Gebührenordnungspositionen 17310, 17330 oder 17331 bei Verwendung von 201-TL-Cl(Myokard)	**70,00**
40534	Kostenpauschale für die Sachkosten im Zusammenhang mit der Erbringung der Leistung entsprechend der Gebührenordnungsposition 17310 bei Verwendung von 123-J(Schilddrüse)	**95,00**
40536	Kostenpauschale für die Sachkosten im Zusammenhang mit der Erbringung der Leistung entsprechend der Gebührenordnungsposition 17310 bei Verwendung von 123-J MIBG(chromaffineTumoren/Nebennierenmark)	**350,00**
40538	Kostenpauschale für die Sachkosten im Zusammenhang mit der Erbringung der Leistung entsprechend der Gebührenordnungsposition 17310 bei Verwendung von 123-J-FP-CIT(M. Parkinson)	**830,00**
40540	Kostenpauschale für die Sachkosten im Zusammenhang mit der Erbringung der Leistung entsprechend der Gebührenordnungsposition 17321 bei Verwendung von 131-J(Schilddrüse)	**10,00**
40542	Kostenpauschale für die Sachkosten im Zusammenhang mit der Erbringung der Leistung entsprechend der Gebührenordnungsposition 17370 bei Verwendung von 131-J (Therapie, benigne)	**45,00**
40544	Kostenpauschale für die Sachkosten im Zusammenhang mit der Erbringung der Leistung entsprechend der Gebührenordnungsposition 17370 bei Verwendung von 131-J (Therapie, maligne)	**230,00**
40546	Kostenpauschale für die Sachkosten im Zusammenhang mit der Erbringung der Leistung entsprechend der Gebührenordnungsposition 17372 bei Verwendung von 131-J MIBG	**1784,00**
40548	Kostenpauschale für die Sachkosten im Zusammenhang mit der Erbringung der Leistung entsprechend der Gebührenordnungsposition 17350 bei Verwendung von 111-In Oxinat (Zellmarkierung)	**140,00**
40550	Kostenpauschale für die Sachkosten im Zusammenhang mit der Erbringung der Leistungen entsprechend der Gebührenordnungspositionen 17310 oder 17311 bei Verwendung von 111-In-Okteotid (Somatostatinrezeptor-Diagnostik)	**766,00**
40552	Kostenpauschale für die Sachkosten im Zusammenhang mit der Erbringung der Leistung entsprechend der Gebührenordnungspositionen 17310 oder 17311 bei Verwendung von 111-In DTPA	**304,70**
40554	Kostenpauschale für die Sachkosten im Zusammenhang mit der Erbringung der Leistung entsprechend der Gebührenordnungsposition 17351 bei Verwendung von 75-Se-SeHCAT(Gallensäuren)	**174,40**
40556	Kostenpauschale für die Sachkosten im Zusammenhang mit der Erbringung der Leistung entsprechend der Gebührenordnungspositionen 17371 oder 17373 bei Verwendung von 90-Yttrium-Colloid (Radiosynoviorthese)	**100,00**

EBM-Nr.		Euro
40558	Kostenpauschale für die Sachkosten im Zusammenhang mit der Erbringung der Leistung entsprechend der Gebührenordnungspositionen 17371 oder 17373 bei Verwendung von 186-Rhenium-Colloid (Radiosynoviorthese)	**125,00**
40560	Kostenpauschale für die Sachkosten im Zusammenhang mit der Erbringung der Leistung entsprechend der Gebührenordnungsposition 17371 bei Verwendung von 169-Erbium-Colloid(Radiosynoviorthese)	**95,00**
40562	Kostenpauschale für die Sachkosten im Zusammenhang mit der Erbringung der Leistung entsprechend der Gebührenordnungsposition 17372 zur Therapie von Knochenmetastasen mit Radioisotopen	**1355,00**
40564	Kostenpauschale für die Sachkosten im Zusammenhang mit der Erbringung der Leistung entsprechend der Gebührenordnungsposition 17340 bei Verwendung von 51-Cr-EDTA(Niere)	**145,00**
40566	Kostenpauschale für die Sachkosten im Zusammenhang mit der Erbringung der Leistungen entsprechend der Gebührenordnungspositionen 17310 und 17311 bei Verwendung von 67-Ga-Citrat(Entzündungsszintigraphie)	**276,00**
40568	Kostenpauschale für die Sachkosten im Zusammenhang mit der Erbringung der Leistung entsprechend der Gebührenordnungsposition 17340 bei Verwendung von 123-J-Hippuran(Niere)	**143,00**
40570	Kostenpauschale für die Sachkosten im Zusammenhang mit der Erbringung der Leistung entsprechend der Gebührenordnungsposition 17350 bei Verwendung von 111-In Chlorid(Zell-/Protein-/Antikörpermarkierung)	**350,00**
40574	Kostenpauschale für die Sachkosten im Zusammenhang mit der Erbringung der Leistung entsprechend der Gebührenordnungsposition 17350 bei Verwendung von 57-Co-Cyancobolamin (Vitamin B 12 Resorption)	**50,00**
40576	Kostenpauschale für die Sachkosten im Zusammenhang mit der Erbringung der Leistung entsprechend der Gebührenordnungsposition 17310 bei Verwendung von radioaktiven Gasen(Lunge)	**350,00**
40578	Kostenpauschale für die Sachkosten im Zusammenhang mit der Erbringung der Leistung entsprechend der Gebührenordnungsposition 17350 bei Verwendung von Fe-59-Citrat / 51-Chromat(hämatologische Untersuchung)	**425,00**
40580	Kostenpauschale für die Sachkosten im Zusammenhang mit der Erbringung der Leistung entsprechend der Gebührenordnungspositionen 25331, 25332 oder 25333 bei Verwendung von 192-Iridium	**320,00**
40582	Kostenpauschale für die Sachkosten, die im Rahmen des Umgangs, der Beschaffung und Lagerung sowie der Materialverwaltung,der Abfallbeseitigung und Entsorgung gemäß Strahlenschutzverordnung (StrlSchV) sowie dem Gesetz über den Verkehr mit Arzneimitteln (AMG)im Zusammenhang mit der Erbringung der Leistung entsprechend der Gebührenordnungsposition 17372 bei Verwendung von Radium-223-dichlorid entstehen	**65,00**

Abrechnungsbestimmung je Injektion

Anmerkung In der Kostenpauschale 40582 sind die Kosten für Radium-223-dichlorid nicht enthalten.
Die Verordnung und Abrechnung von Radium-223-dichlorid erfolgt über das Arzneiverordnungsblatt (Muster 16).

40.11 Leistungsbezogene Kostenpauschalen für ophtalmologische Eingriffe

40680	Kostenpauschale für die Sachkosten im Zusammenhang mit der Erbringung einer Leistung entsprechend der Gebührenordnungsposition 31362	**513,00**
GOÄ	entsprechend oder ähnlich: Berechnung der entstandenen Kosten nach § 10 Abs.1 GOÄ	

EBM-Nr. Euro

40.13 Leistungsbezogene Kostenpauschalen für endoskopische Gelenkeingriffe inklusive Arthroskopielösungen

40750 Kostenpauschale für die Sachkosten in Zusammenhang mit der Durchführung von endoskopischen Gelenkeingriffen (Arthroskopien) entsprechend der Gebührenordnungspositionen 31141 und 31142 **122,00**

GOÄ entsprechend oder ähnlich: Berechnung der entstandenen Kosten nach § 10 Abs.1 GOÄ

40752 Kostenpauschale für die Sachkosten in Zusammenhang mit der Durchführung von endoskopischen Gelenkeingriffen (Arthroskopien) entsprechend der Gebührenordnungspositionen 31143 und 31144 **200,00**

GOÄ entsprechend oder ähnlich: Berechnung der entstandenen Kosten nach § 10 Abs.1 GOÄ

40754 Kostenpauschale für die Sachkosten in Zusammenhang mit der Durchführung von endoskopischen Gelenkeingriffen (Arthroskopien) entsprechend der Gebührenordnungspositionen 31145 bis 31147 **333,00**

GOÄ entsprechend oder ähnlich: Berechnung der entstandenen Kosten nach § 10 Abs.1 GOÄ

40.14 Leistungsbezogene Kostenpauschalen für Sach- und Dienstleistungen bei Behandlung mit renalen Ersatzverfahren und extrakorporalen Blutreinigungsverfahren

1. Eine Behandlungswoche ist jede Kalenderwoche, in der die wöchentlichen Dialysen (d. h. mindestens 3 Hämodialysentage bzw. IPD-Dialysentage oder mindestens 4 von 7 Peritonealdialysentagen als CAPD bzw. CCPD) durchgeführt werden.

2. Eine Dialysewoche ist definiert als eine abgerechnete Kostenpauschale nach der Gebührenordnungsposition 40823 oder als drei abgerechnete Kostenpauschalen nach der Gebührenordnungsposition 40824.

3. Die Preise für die Kostenpauschalen nach den Gebührenordnungspositionen 40823 und 40824 werden nach der Anzahl der Dialysewochen der Betriebsstätte/Nebenbetriebsstätte im abgerechneten Quartal in vier Preisstufen differenziert.

   1. Bis zur 650. Dialysewoche im abgerechneten Quartal werden die Kostenpauschalen nach den Gebührenordnungspositionen 40823 und 40824 mit den Preisen der Preisstufe 1 vergütet. Von der 651. bis zur 1300. Dialysewoche im abgerechneten Quartal erfolgt die Vergütung dieser Gebührenordnungspositionen mit den Preisen der Preisstufe 2. Von der 1301. bis zur 1950. Dialysewoche im abgerechneten Quartal erfolgt die Vergütung mit den Preisen der Preisstufe 3. Ab der 1951. Dialysewoche im abgerechneten Quartal werden diese Gebührenordnungspositionen mit den Preisen der Preisstufe 4 vergütet
   2. Ein Beispiel: Eine Betriebsstätte/Nebenbetriebsstätte rechnet 1400 Kostenpauschalen nach der Gebührenordnungsposition 40823 und 600 Kostenpauschalen nach der Gebührenordnungsposition 40824 ab. Für die Betriebsstätte/Nebenbetriebsstätte ergeben sich somit 1600 Dialysewochen. Im Ergebnis werden der Betriebsstätte/Nebenbetriebsstätte von den 1600 Dialysewochen 650 mit dem Preis der Preisstufe 1, weitere 650 Dialysewochen mit dem Preis der Preisstufe 2 und 300 Dialysewochen mit dem Preis der Preisstufe 3 vergütet
   3. Die Unterscheidung der erbrachten Dialysewochen im abgerechneten Quartal nach dem Ort der Erbringung (Betriebsstätte/Nebenbetriebsstätte) setzt voraus, dass Betriebsstätte und Nebenbetriebsstätte(n) sich nicht in derselben Örtlichkeit (zum Beispiel im gleichen Gebäude oder Gebäudekomplex) befinden. Andernfalls werden die in Betriebs- und Nebenbetriebsstätte(n) einer Praxis erbrachten Dialysewochen so zusammengefasst, als wenn sie in einer Betriebsstätte/einem Ort erbracht worden wären. Erbringen Praxen, Praxen mit angestellten Ärzten, Berufsausübungsgemeinschaften, Medizinische Versorgungszentren, ermächtigte Einrichtungen oder rechtlich voneinander unabhängige Dialyseeinrichtungen Leistungen des Abschnitts 40.14 EBM in derselben Örtlichkeit und nutzen dabei gemeinsam apparative Ausstattungen (Anlage zur Dialysewasseraufbereitung in Verbindung mit Dialysewasser-Ringleitung), so werden die von diesen Dialyseeinrichtungen abgerechneten Kostenpauschalen 40823 und 40824 mit einem Abschlag in Höhe von 5 Prozent versehen.
   4. Ein Abschlag auf die Kostenpauschalen 40823 und 40824 erfolgt nicht, wenn die betreffenden Dialyseeinrichtungen der Kassenärztlichen Vereinigung nachweisen, dass die zur Erbringung der Leistungen des

EBM-Nr. Euro

Abschnitts 40.14 EBM erforderliche apparative Ausstattung (Anlage zur Dialysewasseraufbereitung in Verbindung mit Dialysewasser-Ringleitung) ausschließlich von dieser Dialysepraxis genutzt wird.

4. Die Kostenpauschalen nach den Nrn. 40815 bis 40819 und 40823 bis 40828 enthalten alle Sachkosten, einschließlich Dialysegerät, Dialysator, Schlauchsysteme, Infusionslösungen, am Dialysetag verabreichte Heparine, Aufbereitungs- und Entsorgungsmaßnahmen, Sprechstundenbedarf sowie die Kosten der Beköstigung des Patienten in Abhängigkeit von der jeweiligen Dialyseart für die Zeit der Dialysebehandlung. Weiterhin ist im Falle der Hämodialyse als Heimdialyse von dem Vertragsarzt, dem ermächtigten Arzt oder der ärztlich geleiteten Einrichtung die Erstattung der dialysebedingten Strom-, Wasser- und Entsorgungskosten an den Heimdialysepatienten sicherzustellen. Zur Erstattung kann mit dem Dialysepatienten eine Pauschale vereinbart werden. Die Kostenpauschalen nach den Nrn. 40815 bis 40819 und 40823 bis 40828 enthalten nicht die Kosten für Arzneimittel, insbesondere Erythropoetin, Vitamin- oder Mineralstoffpräparate. Die Allgemeinen Bestimmungen Nr. 7 finden keine Anwendung.

5. Die Berechnung der Kostenpauschalen nach den Nrn. 40815 bis 40819 und 40823 bis 40828 setzt eine Genehmigung der Kassenärztlichen Vereinigung nach der Vereinbarung zu den Blutreinigungsverfahren gemäß § 135 Abs. 2 SGB V voraus.

6. Soweit die Partner der Gesamtverträge eine im wirtschaftlichen Ergebnis mit dieser Regelung vergleichbare niedrigere Erstattungshöhe der Kosten für nichtärztliche Dialyseleistungen vereinbart haben, können diese Vereinbarungen fortgeführt werden

Kommentar:

zu 1.

Hier gab es gegenüber dem früheren EBM eine Veränderung dahingehend, dass die Kalenderwoche für Hämodialyse bzw. IPD-Dialyse so definiert wird, dass sie mindestens 3 Dialysetage umfassen muss. Bisher waren es „2 von 3“ Tagen.

zu 6.

Diese sehr differenzierten Bestimmungen hinsichtlich der Berechnung der Dialysesachkosten sind dem Umstand geschuldet, Dass der größte Anteil der Ausgaben der Gesetzlichen Krankenversicherung für Dialysebehandlungen auf die Kosten entfällt.

40815 Kostenpauschale für Sachkosten bei Durchführung von Hämodialysen einschl. Sonderverfahren (z.B. Hämofiltration, Hämodiafiltration) bei Patienten bis zum vollendeten 18. Lebensjahr mit einer dialysepflichtigen Nierenerkrankung bei Dialysen am Wohnort, **627,00**

Abrechnungsbestimmung je durchgeführter Dialyse

40816 Kostenpauschale für Sachkosten bei Durchführung von Peritonealdialysen bei Patienten bis zum vollendeten 18. Lebensjahr mit einer dialysepflichtigen Nierenerkrankung, **830,00**

Abrechnungsbestimmung je Behandlungswoche

Abrechnungsausschluss je Behandlungswoche 40817, 40819

40817 Kostenpauschale für Sachkosten bei Durchführung von Peritonealdialysen bei Patienten bis zum vollendeten 18. Lebensjahr mit einer dialysepflichtigen Nierenerkrankung bei Dialysen am Wohnort, die nicht mindestens 4 von 7 Peritonealdialysetage in der Behandlungswoche umfassen, **118,60**

Abrechnungsbestimmung je durchgeführter Dialyse, höchstens dreimal in der Kalenderwoche

Abrechnungsausschluss je Behandlungswoche 40816

40818 Kostenpauschale für Sachkosten bei Durchführung von Hämodialysen einschl. Sonderverfahren (z.B. Hämofiltration, Hämodiafiltration) bei Patienten bis zum vollendeten 18. Lebensjahr mit einer dialysepflichtigen Nierenerkrankung bei einer Feriendialyse während des Ferienaufenthalts am Ferienort, bei Dialyse wegen beruflich bedingter oder sonstiger Abwesenheit vom Wohnort, **658,40**

Abrechnungsbestimmung je durchgeführter Dialyse

EBM-Nr. Euro

40819 Kostenpauschale für Sachkosten bei Durchführung von Peritonealdialysen bei Patienten bis zum vollendeten 18. Lebensjahr mit einer dialysepflichtigen Nierenerkrankung bei einer Feriendialyse während des Ferienaufenthalts am Ferienort, bei Dialyse wegen beruflich bedingter oder sonstiger Abwesenheit vom Wohnort, **124,50**

Abrechnungsbestimmung je durchgeführter Dialyse, höchstens zweimal in der Kalenderwoche

Abrechnungsausschluss je Behandlungswoche 40816

GOÄ entsprechend oder ähnlich: Berechnung der entstandenen Kosten nach § 10 Abs.1 GOÄ

40823 Kostenpauschale für Sachkosten bei Durchführung von Hämodialysen als Zentrums- bzw. Praxisdialyse oder zentralisierte Heimdialyse, einschl. Sonderverfahren (z.B. Hämofiltration, Hämodiafiltration) bei Versicherten ab dem vollendeten 18. Lebensjahr mit einer dialysepflichtigen Nierenerkrankung,

Abrechnungsbestimmung je Behandlungswoche

Anmerkung Die Kostenpauschale nach der Gebührenordnungsposition 40823 wird in Abhängigkeit von der Anzahl der Dialysewochen der Betriebsstätte/Nebenbetriebsstätte im abgerechneten Quartal bewertet. Hierbei sind Nr. 2 und Nr. 3 der Bestimmungen des Abschnitts 40.14 zu beachten.

Bewertung der Kostenpauschale (Preisstufe 1) 485,80 Euro
Bewertung der Kostenpauschale (Preisstufe 2) 466,30 Euro
Bewertung der Kostenpauschale (Preisstufe 3) 417,50 Euro
Bewertung der Kostenpauschale (Preisstufe 4) 398,00 Euro

Abrechnungsausschluss je Behandlungswoche 40824, 40825, 40826, 40827, 40828

40824 Kostenpauschale für Sachkosten bei Durchführung von Hämodialysen als Zentrums- bzw. Praxisdialyse oder zentralisierte Heimdialyse, einschl. Sonderverfahren (z.B. Hämofiltration, Hämodiafiltration) bei Versicherten ab dem vollendeten 18. Lebensjahr mit einer dialysepflichtigen Nierenerkrankung bei Dialysen am Wohnort, die nicht mindestens dreimal in der Behandlungswoche durchgeführt werden können,

Abrechnungsbestimmung je durchgeführter Dialyse, höchstens zweimal in der Kalenderwoche

Anmerkung Die Kostenpauschale nach der Gebührenordnungsposition 40824 wird in Abhängigkeit von der Anzahl der Dialysewochen der Betriebsstätte/Nebenbetriebsstätte im abgerechneten Quartal bewertet. Hierbei sind Nr. 2 und Nr. 3 der Bestimmungen des Abschnitts 40.14 zu beachten.

Bewertung der Kostenpauschale (Preisstufe 1) 161,90 Euro
Bewertung der Kostenpauschale (Preisstufe 2) 155,40 Euro
Bewertung der Kostenpauschale (Preisstufe 3) 139,20 Euro
Bewertung der Kostenpauschale (Preisstufe 4) 132,70 Euro

Abrechnungsausschluss je Behandlungswoche 40823, 40825

40825 Kostenpauschale für Sachkosten bei Durchführung von Peritonealdialysen (z.B. CAPD, CCPD, IPD) oder Heimhämodialysen, bei Versicherten ab dem vollendeten 18. Lebensjahr mit einer dialysepflichtigen Nierenerkrankung, **505,40**

Abrechnungsbestimmung je Behandlungswoche

Abrechnungsausschluss je Behandlungswoche 40823, 40824, 40826, 40827, 40828

40826 Kostenpauschale für Sachkosten bei Durchführung von Peritonealdialysen als CAPD bzw. CCPD, bei Versicherten ab dem vollendeten 18. Lebensjahr mit einer dialysepflichtigen Nierenerkrankung bei Dialysen am Wohnort, die nicht mindestens 4 von 7 Peritonealdialysetage in der Behandlungswoche umfassen **72,20**

Abrechnungsbestimmung je durchgeführter Dialyse, höchstens dreimal in der Kalenderwoche

Abrechnungsausschluss je Behandlungswoche 40823, 40825

EBM-Nr.		Euro
40827	Kostenpauschale für Sachkosten bei Durchführung von intermittierenden Peritonealdialysen (IPD) oder Heimhämodialysen, bei Versicherten ab dem vollendeten 18. Lebensjahr mit einer dialysepflichtigen Nierenerkrankung bei Dialysen am Wohnort, die nicht mindestens dreimal in der Behandlungswoche durchgeführt werden können, **Abrechnungsbestimmung** je durchgeführter Dialyse, höchstens zweimal in der Kalenderwoche **Abrechnungsausschluss** je Behandlungswoche 40823, 40825	**168,50**
40828	Kostenpauschale für Sachkosten bei Durchführung von Hämo- oder Peritonealdialysen, als Zentrums- bzw. Praxisdialyse, Heimdialyse oder zentralisierte Heimdialyse, einschl. Sonderverfahren (z.B. Hämofiltration, Hämodiafiltration), bei Versicherten ab dem vollendeten 18. Lebensjahr mit einer dialysepflichtigen Nierenerkrankung, bei einer Feriendialyse während des Ferienaufenthalts am Ferienort, bei Dialyse wegen beruflich oder sonstiger Abwesenheit vom Wohnort, **Abrechnungsbestimmung** je durchgeführter Dialyse, höchstens zweimal in der Kalenderwoche **Abrechnungsausschluss** je Behandlungswoche 40823, 40825	**174,70**
40829	Zuschlag zu der Kostenpauschale nach den Nrn. 40823 oder 40825 bei Versicherten ab dem vollendeten 59. Lebensjahr bis zum vollendeten 69. Lebensjahr	**10,00**
40830	Zuschlag zu der Kostenpauschale nach den Nrn. 40824, 40826 und 40827 bei Versicherten ab dem vollendeten 59. Lebensjahr bis zum vollendeten 69. Lebensjahr	**3,30**
40831	Zuschlag zu der Kostenpauschale nach den Nrn. 40823 oder 40825 bei Versicherten ab dem vollendeten 69. Lebensjahr bis zum vollendeten 79. Lebensjahr	**20,00**
40832	Zuschlag zu der Kostenpauschale nach den Nrn. 40824, 40826 und 40827 bei Versicherten ab dem vollendeten 69. Lebensjahr bis zum vollendeten 79. Lebensjahr	**6,70**
40833	Zuschlag zu der Kostenpauschale nach den Nrn. 40823 oder 40825 bei Versicherten ab dem vollendeten 79. Lebensjahr	**30,00**
40834	Zuschlag zu der Kostenpauschale nach den Nrn. 40824, 40826 und 40827 bei Versicherten ab dem vollendeten 79. Lebensjahr	**10,00**
40835	Zuschlag zu der Kostenpauschale nach den Nrn. 40816, 40823 oder 40825 für die Infektionsdialyse (bei Patienten mit Infektionserkrankungen mit Problemkeimen gemäß der mit der Kommission für Krankenhaushygiene und Infektionsprävention beim Robert Koch-Institut (KRINKO) abgestimmten Hygieneleitlinie als Ergänzung zum Dialysestandard)	**30,00**
40836	Zuschlag zu der Kostenpauschale nach den Nrn. 40815, 40817, 40818, 40819, 40824, 40826 bis 40828 für die Infektionsdialyse (bei Patienten mit Infektionserkrankungen mit Problemkeimen gemäß der mit der Kommission für Krankenhaushygiene und Infektionsprävention beim Robert Koch-Institut (KRINKO) abgestimmten Hygieneleitlinie als Ergänzung zum Dialysestandard), **Abrechnungsbestimmung** je durchgeführter Dialyse, höchstens zweimal in der Kalenderwoche	**10,00**
40837	Zuschlag zu der Kostenpauschale nach der Nr. 40816 oder 40825 für die intermittierende Peritonealdialyse (IPD)	**300,00**
40838	Zuschlag zu der Kostenpauschale nach der Nr. 40817, 40818, 40819, 40827 oder 40828 für die intermittierende Peritonealdialyse (IPD)	**100,00**

EBM-Nr. Euro

Abrechnungsbestimmung je durchgeführter Dialyse, höchstens zweimal in der Kalenderwoche

40.15 Leistungsbezogene Kostenpauschalen für Sachkosten der Strahlentherapie

40840 Kostenpauschale für individuell angepasste Ausblendungen, ggf. mittels Multi-Leaf-Kollimator-Technik, Kompensatoren und/oder individuell gefertigte Lagerungs- bzw. Fixationshilfen ggf. einschl. Sachkosten für Verifikations- und Dokumentationsleistungen im Rahmen der Bestrahlungsfelddokumentation im Zusammenhang mit der Erbringung der Leistung entsprechend der Gebührenordnungspositionen 25320 oder 25321 **140,00**

Abrechnungsbestimmung je Bestrahlungsfeld, je Zielvolumen

Anmerkung Die Kostenpauschale nach der Nr. 40840 ist bei Bestrahlung von gutartigen Erkrankungen je Zielvolumen höchstens zweimal, insgesamt je Behandlungsfall unter Angabe einer Begründung höchstens sechsmal berechnungsfähig.

Die Kostenpauschale nach der Nr. 40840 ist bei Bestrahlung unter Verwendung von 2-D-Technik je Zielvolumen höchstens viermal, bei Bestrahlung unter Verwendung von 3-D-Technik je Zielvolumen höchstens achtmal, insgesamt je Behandlungsfall unter Angabe einer Begründung höchstens fünfzehnmal berechnungsfähig.

40841 Kostenpauschale für individuell angepasste Ausblendungen, Kompensatoren und/oder individuell gefertigte Lagerungs- bzw. Fixationshilfen ggf. einschl. Sachkosten für Verifikations- und Dokumentationsleistungen im Rahmen der Bestrahlungsfelddokumentation im Zusammenhang mit der Erbringung der Leistung entsprechend der Gebührenordnungsposition 25310 **30,00**

Abrechnungsbestimmung je Bestrahlungsfeld, je Zielvolumen

40.16 Leistungsbezogene Kostenpauschalen im Rahmen der Früherkennung von Brustkrebs durch Mammographie-Screening gemäß den Richtlinien des Gemeinsamen Bundesausschusses (Mammographie-Screening-Programm)

40850 Kostenpauschale für Sachkosten bei Durchführung der Leistung entsprechend der Gebührenordnungsposition 01750 **0,51**

GOÄ entsprechend oder ähnlich: Berechnung der ggf. entstandenen Kosten nach § 10 Abs.1 GOÄ

40852 Kostenpauschale für die ggf. erforderliche Teilnahme an Fallkonferenzen im Zusammenhang mit der Durchführung der Leistungen entsprechend der Gebührenordnungspositionen 01752, 01756 und 01758 oder Kostenpauschale für die Versendung bzw. den Transport von Röntgenaufnahmen und/oder Filmfolien **5,85**

Anmerkung Bei Mitgabe von Röntgenaufnahmen oder Filmfolien ist die Kostenpauschale nach der Nr. 40852 nicht berechnungsfähig.

GOÄ Berechnung der ggf. entstandenen Kosten nach §10 Abs.1 GOÄ

40854 Kostenpauschale für sämtliche Sachkosten im Zusammenhang mit der Erbringung der Leistung entsprechend der Gebührenordnungsposition 01759 mit Ausnahme der im Zuschlag nach der Nr. 40855 enthaltenen Markierungsclips **320,00**

Abrechnungsbestimmung je Seite

GOÄ entsprechend oder ähnlich: Berechnung der entstandenen Kosten nach § 10 Abs.1 GOÄ

40855 Zuschlag zu der Kostenpauschale nach der Nr. 40854 für die Verwendung von Markierungsclips **100,00**

Abrechnungsbestimmung je Seite

VI Anhänge

1 Verzeichnis der nicht gesondert berechnungsfähigen Leistungen

1. Die im Anhang 1 aufgeführten Leistungen sind – sofern sie nicht als Gebührenordnungspositionen im EBM verzeichnet sind – Teilleistungen von Gebührenordnungspositionen des EBM und als solche nicht eigenständig berechnungsfähig.

2. In den Gebührenordnungspositionen wird ggf. auf die Bezeichnung der Spalten VP = Versichertenpauschale, GP = Grund- / Konsiliarpauschale, bzw. SG = sonstige Gebührenordnungspositionen verwiesen.

EBM-Nr.	Legende	VP	GP	SG
	Abnahme eines mindestens unter Einschluß eines großen Gelenkes oder des Rumpfes angelegten zirkulären, individuell modellierten Verbandes aus unelastischen, nicht weiter verwendbaren erstarrten Materialien (z.B. Gips)	x	x	x
	Absaugung körpereigener Flüssigkeiten	x	x	x
	Abschabung der Hornhaut des Auges		x	
	Abtragung ausgedehnter Nekrosen im Hand- oder Fußbereich	x	x	
	Aderlass	x	x	
	Anamnese(n), sofern nicht gesondert ausgewiesen	x	x	x
	Anästhesie eines peripheren Nerven	x	x	x
	Änderung (z.B. Fensterung, Spaltung, Schieneneinsetzung, Anlegen eines Gehbügels oder einer Abrollsohle) eines nicht an demselben Tag angelegten zirkulären Gipsverbandes	x	x	x
	Anlegen einer Blutleere oder Blutsperre an einer Extremität im Zusammenhang mit einem operativen Eingriff			x
	Anlegen einer Finger- oder Zehennagelspange	x	x	
	Anlegen einer Hilfsschiene am unverletzten Kiefer bei Kieferfrakturen oder Anlegen einer Schiene bei Erkrankungen der Kiefergelenke		x	
	Anlegen eines Portioadapters		x	x
	Anlegen von Drahtligaturen, Drahthäkchen, Drahtbügeln oder dergleichen			x
	Ansteigendes Teilbad	x	x	
	Ansteigendes Vollbad, einschl. Herz-Kreislauf- und Körpertemperaturüberwachung	x	x	
	Anus praeter-Bougierung	x	x	
	Anwendung und Auswertung projektiver Testverfahren (z.B. Rorschach-Test, TAT, Sceno) mit schriftlicher Aufzeichnung			x
	Anwendung und Auswertung orientierender Testverfahren (z.B. Benton, d 2)			x
	Anwendung und Auswertung standardisierter Intelligenz- und Entwicklungs-Tests (z.B. HAWIE(K)-R, IST, CFT) mit schriftlicher Aufzeichnung			x
	Anwendung und Auswertung von Fragebogentests (z.B. MMPI, SCL, FPI, Gießen-Test)			x
	Anwendung und Auswertung von Funktionstests (z.B. GFT, Frostig, KTK, DRT) mit schriftlicher Aufzeichnung			x
	Applikation von bronchokonstriktorisch wirksamen Substanzen (mit Ausnahme von Allergenen)			x
	Assistenz durch einen Arzt, der selbst nicht an der vertragsärztlichen Versorgung teilnimmt, bei ambulanten operativen Eingriffen eines Vertragsarztes oder Assistenz eines genehmigten Assistenten bei operativen belegärztlichen Leistungen		x	x
	Ätzung im Enddarmbereich	x	x	
	Ätzung im Kehlkopf		x	
	Auffüllung eines subkutanen Medikamentenreservoirs oder eines Haut-Expanders oder Spülung eines Ports	x	x	
	Aufrichtung gebrochener Wirbel im Durchhang		x	
	Ausfräsen eines Rostringes der Hornhaut am Auge		x	
	Ausräumung einer Blasenmole oder einer „missed abortion“			x
	Ausspülung des Magens mittels Magenschlauch	x	x	x

1 Verzeichnis der nicht gesondert berechnungsfähigen Leistungen

EBM-Nr.	Legende	VP	GP	SG
	Ausspülung einer Kiefer- oder Stirnhöhle von der natürlichen oder künstlichen Öffnung aus, ggf. einschl. Einbringung von Medikamenten		x	x
	Ausspülung und/oder Absaugen des Kuppelraumes			x
	Ausstellung einer Arbeitsunfähigkeitsbescheinigung gemäß § 3 des Lohnfortzahlungsgesetzes	x	x	
	Ausstellung von Wiederholungsrezepten und/oder Überweisungsscheinen oder Übermittlung von Befunden oder ärztlichen Anordnungen an den Patienten im Auftrag des Arztes durch das Praxispersonal, auch mittels Fernsprecher	x	x	x
	Beistand eines Vertragsarztes bei der ärztlichen Leistung eines anderen Vertragsarztes			x
	Beratung der Bezugsperson(en)	x	x	x
	Beratung, auch mittels Fernsprecher	x	x	x
	Beratung, einschl. symptombezogener klinischer Untersuchung	x	x	x
	Bestimmung der Tränensekretionsmenge und/oder Messung der „Break-up-time“		x	
	Bestimmung der Transitzeit durch Herz und Lunge mittels radioaktiv markierter Substanzen			x
	Bestimmung des Reflexdecay			x
	Bestimmung(en) der prozentualen Sauerstoffsättigung im Blut (Oxymetrie)			x
	Betreuung eines moribunden Kranken unter Einbeziehung der Gespräche mit den versorgenden und unmittelbar betroffenen Personen zu einem dem Zustand u. Verlauf angemessenen Umgehen mit dem Sterbenden u. zu seiner abgestimmten humanen, sozialen, pflegerischen u. ärztlichen Versorgung			x
	Binokularmikroskopische Untersuchung des Trommelfells und/oder der Paukenhöhle		x	
	Biomathematische Auswertung der Haplotyp-Befunde bei indirekter Genotyp-Diagnostik mit ausführlicher schriftlicher Befundmitteilung und -erläuterung			x
	Blutentnahme beim Feten und/oder Bestimmung des Säurebasenhaushalts und/oder des Gasdrucks im Blut des Feten, ggf. einschließlich pH-Messung			x
	Blutentnahme durch Venenpunktion	x	x	
	Blutige Venendruckmessung(en) an einer Extremität, in Ruhe und nach Belastung, einschließlich graphischer Registrierung			x
	Chemische Ätzung der Hornhaut		x	
	Chemo-chirurgische Behandlung eines Basalioms	x	x	
	Chemo-chirurgische Behandlung spitzer Kondylome oder chemo-chirurgische Behandlung von Präkanzerosen	x	x	
	Definierte Kreislauffunktionsprüfung nach standardisierten Methoden einschl. Dokumentation	x	x	
	Dehnung der weiblichen Harnröhre, ggf. einschließlich Spülung, Instillation von Medikamenten und/oder Katheterisierung der Harnblase			x
	Dehnung, Durchspülung, Sondierung, Salbenfüllung und/oder Kaustik der Tränenwege		x	x
	Diagnostische Peritonealspülung (Peritoneal-Lavage)			x
	Diasklerale Durchleuchtung und/oder Prüfung entoptischer Wahrnehmung zur Beurteilung der Netzhautfunktion bei trüben Medien		x	
	Differenzierende Analyse und graphische Darstellung des Bewegungsablaufes beider Augen (mindestens 9 Blickrichtungen je Auge)		x	
	Differenzierende Analyse und graphische Darstellung des Bewegungsablaufes beider Augen (mindestens 9 bzw. 36 Blickrichtungen je Auge)		x	
	Differenzierende Farbsinnprüfung (z.B. Farbfleck-Legetest, Spektral-Kompensationsmethode)		x	
	Differenzierende qualitative Bestimmung des Geruchsvermögens mit mindestens 3 aromatischen Geruchsstoffen, 3 Mischgeruchsstoffen und einem Trigeminusreizstoff, ggf. einschl. Geschmacksprüfung, einschl. Substanzkosten	x	x	
	Digitale Ausräumung des Mastdarms, Reposition eines Mastdarmvorfalles und/oder Entfernung von Fremdkörpern aus dem Mastdarm	x	x	x
	Digitaluntersuchung des Mastdarms, ggf. einschließlich der Prostata	x	x	x
	Doppler-sonographische Druckmessung(en) an den Arterien einer Extremität, in Ruhe und nach Belastung	x	x	

EBM-Nr.	Legende	VP	GP	SG
	Doppler-sonographische Untersuchung der Skrotalfächer oder der Penisgefäße		x	
	Doppler-sonographische Untersuchung der Venen oder der Arterien einer Extremität, in Ruhe	x	x	
	Druckkontrollierte Insufflation der Eustachischen Röhre unter Verwendung eines Druckkompressors		x	
	Druckmessung an der Lunge mittels Compliance bzw. P I und P max, einschl. graphischer Registrierung			x
	Druckmessung(en) oder Flußmessung(en) am freigelegten Blutgefäß			x
	Durchführung der Ösophagoskopie/Gastroskopie als Videoösophago- bzw. gastroskopie			x
	Durchführung einer standardisierten thermischen Labyrinthprüfung		x	x
	Durchtrennung oder Sprengung eines stenosierenden Narbenstranges der Scheide oder Abtragung eines Scheidenseptums			x
	Durchtrennung oder Sprengung von Narbensträngen ohne Eröffnung einer Körperhöhle	x	x	x
	Einbringen einer oder mehrerer Saugdrainagen in eine Wunde über einen gesonderten Zugang			x
	Einbringen einer oder mehrerer Spüldrainagen in Gelenke, Weichteile oder Knochen über einen gesonderten Zugang, ggf. einschließlich Spülung			x
	Einbringung (Instillationen) von Medikamenten in Körperöffnungen	x	x	x
	Einbringung des Kontrastmittels in einen Zwischenwirbelraum			x
	Sialographie oder Hysterosalpingographie oder Galaktographie			x
	Einbringung von Drainagefäden in eine Analfistel			x
	Einbringung von Medikamenten durch Injektion in einen parenteralen Katheter	x	x	
	Einbringung von Medikamenten in den Kehlkopf		x	
	Einführung von Verweilsonden (z.B. Punctum Plugs) in die Tränenwege eines Auges, ggf. einschließlich Nahtfixation			x
	Eingehende makroskopische Untersuchung, Präparation und Beschreibung von großen Operationspräparaten (z.B. Gastrektomie, Hemikolektomie)			x
	Einrenkung der Luxationen von Wirbelgelenken im Durchhang			x
	Einrichtung des gebrochenen Brustbeins			x
	Einrichtung eines gebrochenen Handwurzel-, Mittelhand-, Fußwurzel- oder Mittelfußknochens			x
	Einrichtung eines gebrochenen Oberarm- oder Oberschenkelknochens oder des gebrochenen Beckens			x
	Einrichtung gebrochener Fingerendglied- oder Zehenknochen oder Einrichtung eines gebrochenen Fingergrundglied-, Fingermittelglied- oder Großzehenknochens			x
	Einrichtung gebrochener Unterarm- oder Unterschenkelknochen, je Seite			x
	Einrichtung und Fixation eines gebrochenen Kiefers außerhalb der Zahnreihen durch intraorale Schiene oder Stützapparat			x
	Entfernen eines Verweilröhrchens am Trommelfell		x	
	Einsetzen o. Auswechseln einer Trommelfellprothese		x	
	EKG-Monitoring	x	x	x
	Elektrokardiographische Untersuchung	x	x	
	Elektrokardiographische Untersuchung mittels Ösophagusableitung, einschließlich Elektrodeneinführung		x	
	Elektrolytische Epilation von Wimpernhaaren	x	x	
	Endobronchiale Behandlung mit weichem Rohr		x	
	Endoskopische Untersuchung der Nasenhaupthöhlen und/oder des Nasenrachenraumes		x	
	Endoskopische Untersuchung einer oder mehrerer Nasennebenhöhlen		x	
	Entfernung einer Zervix-Cerclage		x	x
	Entfernung einer Geschwulst, von Fremdkörpern oder von Silikon- oder Silastikplomben aus der Augenhöhle			x
	Entfernung eines nicht festsitzenden Fremdkörpers aus dem Gehörgang oder der Paukenhöhle	x	x	

1 Verzeichnis der nicht gesondert berechnungsfähigen Leistungen

EBM-Nr.	Legende	VP	GP	SG
	Entfernung eines oder mehrerer Polypen aus dem Gehörgang			x
	Entfernung nicht haftender Fremdkörper von der Bindehaut oder mechanische Epilation von Wimpernhaaren	x	x	
	Entfernung sichtbarer Kirschnerdrähte ohne Eröffnung der Haut			x
	Entfernung und/oder Nachbehandlung von bis zu fünf plantaren, palmaren, sub- oder paraungualen Warzen oder vergleichbaren Hautveränderungen	x	x	x
	Entfernung und/oder Nachbehandlung von bis zu fünf vulgären Warzen bzw. Mollusken oder vergleichbaren Hautveränderungen, z.B. mittels scharfen Löffels, Kauterisation oder chemisch-kaustischer Verfahren oder Entfernung von bis zu fünfzehn pendelnden Fibromen	x	x	x
	Entfernung von Fäden o. Klammern aus einer Wunde	x	x	
	Entfernung von Fremdkörpern aus der Nase als selbständige Leistung	x	X	
	Entfernung von Korneoskleralfäden oder einer Hornhautnaht		X	X
	Entfernung von Ohrenschmalzpfröpfen	x	X	
	Entnahme und Aufbereitung von Abstrichmaterial zur zytologischen Untersuchung	x	x	x
	Entnahme und ggf. Aufbereitung von Abstrichmaterial zur mikrobiologischen Untersuchung	x	x	x
	Ergänzung der psychiatrischen Behandlung eines Kindes oder Jugendlichen durch syndrombezogene therapeutische Intervention bei behandlungsbedürftiger(n) Bezugsperson(en).			x
	Erhebung des Ganzkörperstatus	x	x	x
	Erhebung des vollständigen neurologischen Status (Hirnnerven, Reflexe, Motorik, Sensibilität, Koordination, extrapyramidales System, Vegetativum, hirnversorgende Gefäße), ggf. einschließlich Beratung und Erhebung ergänzender psychopathologischer Befunde		x	x
	Erhebung des vollständigen psychiatrischen Status (Bewußtsein, Orientierung, Affekt, Antrieb, Wahrnehmung, Denkablauf, mnestische Funktionen) unter Einbeziehung der lebensgeschichtlichen und sozialen Daten, ggf. einschließlich Beratung und Erhebung ergänzender neurologischer Befunde, einschließlich schriftlicher ärztlicher Aufzeichnungen		x	x
	Erhebung des vollständigen psychiatrischen Status bei einem Kind oder Jugendlichen, ggf. auch unter mehrfacher Einschaltung der Bezugs- und/oder Kontaktperson(en) und Berücksichtigung der entwicklungspsychologischen Gesichtspunkte, einschließlich schriftlicher ärztlicher Aufzeichnungen, ggf. einschließlich Beratung und Erhebung ergänzender neurologischer Befunde.		x	x
	Erhebung ergänzender neurologischer und psychiatrischer Befunde		x	x
	Eröffnung eines Abszesses der Nasenscheidewand			x
	Eröffnung eines Gerstenkorns (Hordeolum)	x	x	
	Erörterung, Planung und Koordination gezielter therapeutischer Maßnahmen zur Beeinflussung systemischer Erkrankungen oder chronischer Erkrankungen mehrerer Organsysteme, insbesondere mit dem Ziel sparsamer Arzneitherapie durch den Arzt, der die kontinuierliche hausärztliche Betreuung durchführt, ggf. unter Einbeziehung von Bezugspersonen, ggf. einschließlich schriftlicher ärztlicher Empfehlungen	x	x	x
	Erstversorgung einer großen Wunde			x
	Erstversorgung einer Wunde			x
	Exophthalmometrie		x	
	Extensionsbehandlung mit Gerät(en), ggf. mit gleichzeitiger Wärmeanwendung und ggf. mit Massage mittels Gerät	x	x	
	Extraktion eines Finger- oder Zehennagels			x
	Farbsinnprüfung mit Anomaloskop		x	
	Fremdanamnese(n)	x	x	x
	Funktionsprüfung von Mehrstärken- oder Prismenbrillen mit Bestimmung der Fern- und Nahpunkte bei subjektiver Brillenunverträglichkeit		x	
	Gebärmutter- und/oder Eileiter-Kontrastuntersuchung (Hysterosalpingographie), einschließlich Durchleuchtung (BV/TV)			x
	Gefäßendoskopie, intraoperativ			x

EBM-Nr.	Legende	VP	GP	SG
	Gezielte Applikation von ätzenden oder abschwellenden Substanzen unter Spiegelbeleuchtung im hinteren Nasenraum und/oder an den Seitensträngen		x	
	Gezielte Einbringung von Medikamenten in den Gehörgang unter Spiegelbeleuchtung		x	
	Gezielte Einbringung von Medikamenten in die Paukenhöhle unter Spiegelbeleuchtung		x	
	Gezielte medikamentöse Behandlung der Portio und/oder der Vagina		x	x
	Gonioskopie		x	
	Hautfunktionsproben, z.B. Alkali-Resistenzbestimmung (Tropfmethode) oder Schweißversuch		x	x
	Hörgerätekupplermessungen zur Anpassung oder Kontrolle einer Hörhilfe		x	x
	Hörprüfung mit Einschluß des Tongehörs (Umgangs- und Flüstersprache, Luft- und Knochenleitung) und/oder mittels einfacher audiologischer Testverfahren (mindestens fünf Frequenzen)	x	x	
	Hydrogalvanisches Teilbad	x		x
	Immunszintigraphie mit radioaktiv markierten monoklonalen Antikörpern oder Rezeptorszintigraphie			x
	Infiltration gewebehärtender Mittel oder Implantation von Hormonpreßlingen o. ä.			x
	Infiltrations- oder Leitungsanästhesie(n)			x
	Infrarotkoagulation im anorektalen Bereich			x
	Infusion, subkutan	x	x	
	Injektion, intraartikulär	x	x	x
	Injektion, intrakutan, subkutan, submukös, subkonjunktival oder intramuskulär	x	x	
	Injektions- und/oder Infiltrationsbehandlung d. Prostata		x	
	Instrumentelle Entfernung von Fremdkörpern von der Hornhautoberfläche, von Kalkinfarkten aus der Bindehaut oder von Milien aus den Lidern		x	
	Intrakutane Reiztherapie (Quaddelbehandlung)	x	x	
	Intraluminale Messung(en) des Arteriendrucks oder des zentralen Venendrucks, ggf. einschließlich Punktion und/oder Kathetereinführung		x	
	Intravenöse Einbringung des Kontrastmittels mittels Hochdruckinjektion oder durch apparativ gesteuerte Kontrastmittelverabfolgung mit kontinuierlicher Flußrate, peripher			x
	Intravenöse Einbringung des Kontrastmittels			x
	Intravenöse Einbringung des Kontrastmittels mittels Injektion oder Infusion oder intraarterielle Einbringung des Kontrastmittels			x
	Intravenöse Injektion	x	x	
	Kapillarmikroskopische Untersuchung		x	x
	Katheterisierung der Harnblase mit Spülung, Instillation von Medikamenten und/oder Ausspülung von Blutkoagula	x	x	x
	EinmalKatheterisierung der Harnblase	x	x	x
	Katheterismus der Ohrtrompete, ggf. mit Bougierung und/oder Einbringung von Medikamenten, ggf. einschließlich Luftdusche		x	
	Kleiner Schienenverband, auch als Notverband bei Frakturen	x	x	x
	Kleiner Schienenverband, bei Wiederanlegung derselben, nicht neu hergerichteten Schiene	x	x	x
	Klinisch-neurologische Basisdiagnostik	x	x	x
	Kolposkopie, einschließlich Essigsäure- und/oder Jodprobe		x	
	Konservative Behandlung der Gaumenmandeln	x	x	
	Konsiliarische Erörterung zwischen zwei oder mehr Ärzten/psychologischen Psychotherapeuten bzw. Kinder- und Jugendlichenpsychotherapeuten einer Praxisgemeinschaft oder Gemeinschaftspraxis über die bei demselben Kranken erhobenen Befunde	x	x	
	Konsiliarische Erörterung zwischen zwei oder mehr behandelnden Ärzten oder zwischen behandelnden Ärzten und psychologischen Psychotherapeuten bzw. Kinder- und Jugendlichenpsychotherapeuten über die bei demselben Patienten erhobenen Befunde	x	x	

1 Verzeichnis der nicht gesondert berechnungsfähigen Leistungen

EBM-Nr.	Legende	VP	GP	SG
	Kontrolle einer Hörhilfeanpassung in einem schallisolierten Raum mit in-situ-Messungen oder Hörfeldaudiometrie		x	x
	Kryochirurgischer Eingriff im Enddarmbereich			x
	Kryotherapie mittels Eiskompressen, Eisteilbädern, Kältepackungen, Gasen, Peloiden	x	x	
	Kryotherapie oder Schleifen und/oder Fräsen der Haut und/oder der Nägel oder Behandlung von Akneknoten, ggf. einschließlich Kompressen und dermatologischen Externa	x	x	x
	Legen einer „Miller-Abbott-Sonde“		x	
	Legen eines zentralen Venenkatheters durch Punktion der Vena jugularis oder Vena subclavia	x	x	x
	Leitungsanästhesie an einem Finger oder einer Zehe	x	x	
	Lokalanästhesie eines oder mehrerer kleiner Wirbelgelenke		x	x
	Lokalanästhesie(n) zur Schmerzbehandlung	x		x
	Lokalisierung von Netzhautveränderungen für einen gezielten operativen Eingriff		x	
	Lösung einer Vorhautverklebung	x	x	
	Manuelle kinetische Perimetrie mit Marken verschiedener Reizwerte und/oder manuelle statische Perimetrie, einschließlich Dokumentation, je Sitzung		x	x
	Manuelle Reposition eines zahntragenden Bruchstücks des Alveolarfortsatzes			x
	Medikamentöse Infiltrationsbehandlung	x	x	x
	Messung der Akkommodationsbreite		x	
	Messung der Hornhautkrümmungsradien		x	
	Messung(en) von Herzzeitvolumen und/oder Kreislaufzeiten mittels Indikatorverdünnungsmethode, einschließlich Applikation der Testsubstanz, mittels Thermodilutionsmethode oder mittels Rückatmung von CO2 oder anderer Atemgase			x
	Mikro-Herzkatheterismus mittels Einschwemmkatheters in Ruhe sowie während und nach physikalisch definierter und reproduzierbarer Belastung, mit Druckmessungen, oxymetrischen Untersuchungen, fortlaufender EKG-Kontrolle und ggf. Röntgenkontrolle, einschließlich Kosten für den Einschwemmkatheter mit Ausnahme des Swan-Ganz- Katheters			x
	Milzszintigramm, einschließlich Funktions- und/oder Kapazitätsbestimmung mit radioaktiv markierten, ggf. alterierten Erythrozyten			x
	Mobilisierende Behandlung an der Wirbelsäule oder eines oder mehrerer Extremitätengelenke mittels Weichteiltechniken	x	x	x
	Nachweis von Mikroorganismen bei histologischer Untersuchung			x
	Oberflächenanästhesie der tieferen Nasenabschnitte, von Trommelfell und/oder Paukenhöhle oder von Harnröhre und/oder Harnblase	x	x	x
	Oberflächenanästhesie des Larynx und/oder des Bronchialgebietes		x	x
	Objektive Refraktionsbestimmung		x	
	Operation im äußeren Gehörgang (z.B. Entfernung gutartiger Hautneubildungen)			x
	Operativer Eingriff in der Nase (z.B. Entfernung von bis zu zwei Nasenpolypen, anderen Neubildungen einer Nasenseite, Muschelkappung, Muschelfrakturierung, Muschelquetschung, Muschelkaustik, Synechielösung und/oder Probeexzision)			x
	Operativer Eingriff zur Entfernung festsitzender Fremdkörper aus der Nase und/oder teilweise oder vollständige Abtragung einer Nasenmuschel und/oder submuköse Resektion an der Nasenscheidewand und/oder operative Entfernung von mehr als zwei Nasenpolypen und/oder anderen Neubildungen			x
	Operatives Anlegen einer Schiene am gebrochenen Ober- oder Unterkiefer			x
	Operatives Anlegen einer Schiene bei Erkrankungen oder Verletzungen des Ober- oder Unterkiefers oder Anlegen eines extraoralen Extensions- oder Retentionsverbandes			x
	Orientierende Farbsinnprüfung mit Farbtafeln	x	x	
	Orientierende psychopathologische Befunderhebung	x	x	x
	Orthograde Darmspülung, einschließlich Sondeneinführung in das Duodenum			x
	Plastische Operation am Nagelwall eines Fingers oder einer Zehe, ggf. einschließlich Entfernung von Granulationsgewebe und/oder Ausrottung eines Finger- oder Zehennagels mit Exzision der Nagelwurzel			x

EBM-Nr.	Legende	VP	GP	SG
	Plexus-, Spinal- oder Periduralanalgesie mittels Katheter zur postoperativen Analgesie nach operativen Eingriffen in Kombinationsnarkose			x
	Prostatamassage	x	x	
	Prüfung der Labyrinthe auf Spontan-, Provokations-, Lage-, Lageänderungs- und Blickrichtungsnystagmus, ggf. einschließlich weiterer Provokationen (z.B. rotatorisch), ggf. einschließlich Prüfung der Koordination	x	x	
	Pulsoxymetrische Untersuchungen	x	x	x
	Pulsschreibung oder Druckmessung an den Digitalarterien	x	x	
	Pulsschreibung und/oder Druckmessung an den Digitalarterien vor und nach definierter Kälteexposition	x	x	
	Punktion(en) zu therapeutischen Zwecken	x		x
	Quantitative Untersuchung der Augenmotorik auf Heterophorie und Strabismus, ggf. einschl. qualitativer Prüfung auf Heterophorie, Pseudostrabismus und Strabismus		x	
	Quantitative Auswertung mit Messung und Dokumentation von Impulsraten pro Flächenelement und/oder pro Volumenelement und/oder von Zeit-Aktivitätskurven			x
	Quantitative Untersuchung des binokularen Sehaktes auf Simultansehen, Fusion, Fusionsbreite und Stereopsis		x	
	Quengelverband, zusätzlich zum jeweiligen Gipsverband	x	x	x
	Radionephrographie mittels radioaktiver Substanzen in weiteren Positionen, ggf. einschließlich Restharnbestimmung, ggf. einschließlich Gabe von Pharmaka			x
	Redressierender Klebeverband des Brustkorbs oder dachziegelförmiger Klebeverband	x	x	x
	Rekto- und/oder Sigmoidoskopie, ggf. einschließlich Probeexzision(en)			x
	Rhinomanometrische Untersuchung mittels Flußmessungen		x	
	Röntgenaufnahmen der Nasennebenhöhlen, ggf. in mehreren Ebenen			x
	Röntgenaufnahmen eines Schädelteils			x
	Röntgenaufnahmen von Kieferteilen in Spezialprojektionen			x
	Röntgenaufnahmen von Zähnen			x
	Schlitzung des Parotis- oder Submandibularis-Ausführungsganges			x
	Schriftlicher Diätplan bei schweren Ernährungs- oder Stoffwechselstörungen, speziell für den einzelnen Patienten aufgestellt	x	x	
	Selektive in-vitro-Markierung von Blutzellen mit radioaktivem Indium			x
	Sensibilitätsprüfung an mindestens drei Zähnen, einschließlich Vergleichstests		x	
	Sichtung, Wertung und Erörterung von Fremdbefunden, situationsentsprechende Untersuchung, Aufklärung des Patienten über das therapeutische Vorgehen, über Risiken und Maßnahmen zur Behandlung von Nebenwirkungen, ggf. einschließlich konsiliarische Erörterung mit anderen behandelnden Ärzten, im unmittelbaren Zusammenhang mit Bestrahlungen		x	
	Sondierung und/oder Bougierung des Parotis- oder Submandibularis-Ausführungsganges		x	
	Spaltlampenmikroskopie der vorderen und/oder mittleren Augenabschnitte, ggf. einschließlich der binokularen Untersuchung des hinteren Poles		x	
	Spaltung thrombosierter oberflächlicher Beinvenen, einschl. Thrombus-Expression, ggf. einschließlich Naht			x
	Spaltung von Furunkeln im äußeren Gehörgang oder Kaustik im Gehörgang und/oder in der Paukenhöhle			x
	Spirometrie		x	x
	Sprachaudiometrische Untersuchung zur Kontrolle angepaßter Hörgeräte im freien Schallfeld		x	x
	Spülung der Harnblase und/oder Instillation bei liegendem Verweilkatheter	x	x	
	Spülung der männlichen Harnröhre und/oder Instillation von Medikamenten	x	x	
	Spülung des Pleuraraumes bei liegender Drainage, ggf. einschließlich Einbringung von Medikamenten	x	x	
	Spülungen jeglicher Art	x	x	x

1 Verzeichnis der nicht gesondert berechnungsfähigen Leistungen

EBM-Nr.	Legende	VP	GP	SG
	Standardisierte Sprachentwicklungstests (z.B. HSET, PPVT, PET, Wurst) oder gezielte Prüfungen der auditiven, visuellen, taktil-kinaesthetischen Wahrnehmungsfunktionen (z.B. Frostig, MVPT, Schilling-Schäfer, Mottier, von Deuster, BLDT) oder gezielte Prüfung der Grob- und Feinmotorik (z.B. MOT, LOS), ggf. einschließlich Prüfung der Grobmotorik, oder sensomotorische Diagnostik im Oral- und Facialbereich			x
	Stärke- oder Gipsfixation zu einem Verband, zusätzlich	x	x	x
	Stichkanalanästhesie vor einer Injektion, Infusion oder Punktion	x	x	
	Stillung einer Nachblutung im Mund-Kieferbereich, als selbständige Leistung	x	x	x
	Stillung von Blutungen, sofern nicht gesondert ausgewiesen	x	x	x
	Stillung von Nachblutungen, sofern nicht gesondert ausgewiesen	x	x	x
	Stillung von Nasenbluten durch Ätzung und/oder Tamponade und/oder Kauterisation	x	x	x
	Streckverband	x	x	x
	Streckverband mit Nagel- oder Drahtextension			x
	Subjektive Refraktionsbestimmung	x	x	
	Symptombezogene klinische Untersuchung bei einem Hausbesuch oder bei einer Visite	x	x	
	Symptombezogene klinische Untersuchungen zusätzlich bei Beratung und Erörterung	x	x	
	Szintigraphische Untersuchung der Lungenperfusion mittels 99m-Tc-markierten Partikeln			x
	Szintigraphische Untersuchung der Lungenventilation oder -inhalation mit radioaktiv markierten Gasen			x
	Szintigraphische Untersuchung der Lungenventilation oder -inhalation mit radioaktiven Aerosolen			x
	Szintigraphische Untersuchung der Nebennieren und ggf. Metastasen mit radioaktiv markierten funktionsspezifischen Substanzen			x
	Szintigraphische Untersuchung der Nebenschilddrüsen			x
	Szintigraphische Untersuchung des Gehirns, der Liquorräume, der Augenhöhlen oder der Tränenwege bei Verwendung von 99m-Tc-markierten Substanzen oder bei Verwendung von radioaktiv markierten biogenen Aminen oder ähnlichen Substanzen oder bei Verwendung von radioaktiv markierten Komplexbildnern			x
	Szintigraphische Untersuchung des Gesamtskeletts mittels radioaktiv markierter osteotroper Substanzen			x
	Szintigraphische Untersuchung des Knochenmarks mit 99m-Tc-markierten Substanzen			x
	Szintigraphische Untersuchung von Speicheldrüsen, Intestinaltrakt, Leber (einschl. Milz), Gallenwegen oder Pankreas mit radioaktiv markierten Substanzen			x
	Szintigraphische Untersuchungen eines Skeletteils, ggf. einschl. der kontralateralen Seite, mittels radioaktiv markierter osteotroper Substanzen			x
	Szintigraphische Untersuchungen mehrerer Skelettteile mittels radioaktiv markierter osteotroper Substanzen			x
	Szintigraphischer Nachweis von Radioaktivitätsverteilungen im Körper (soweit nicht von anderen Leistungsansätzen erfaßt), z.B. Ganzkörpermessungen, Suche nach Tumoren, Metastasen und/oder Infektionen			x
	Tamponade der Nase von vorn als selbständige Leistung	x	x	
	Tape-Verband eines kleinen Gelenkes	x	x	x
	Temperaturgesteuerte Thermokoagulation oder Kryokoagulation der Portio und/oder kryochirurgischer Eingriff im Bereich der Vagina und/oder der Vulva			x
	Thermokoagulation bzw. Kauterisation krankhafter Haut- und/oder Schleimhautveränderungen, z.B. mittels Infrarot-, Elektro-, Lasertechnik			x
	Tonometrische Untersuchung		x	
	Transkranielle gepulste Doppler-sonographische Untersuchung, einschließlich graphischer Registrierung			x
	Transkutane Messung(en) des Sauerstoffpartialdrucks, ggf. einschließlich Provokation	x	x	
	Transurethrale Koagulation von Blutungsherden und/oder Entfernung von Fremdkörpern in/aus der Harnblase			x
	Trepanation eines Finger- oder Zehennagels	x	x	

EBM-Nr.	Legende	VP	GP	SG
	Trichromfärbung bei histologischer Untersuchung			x
	Tympanometrie mittels Impedanzmessung zur Bestimmung der Bewegungsfähigkeit des Trommelfell-Gehörknöchelchen-Apparates mit graphischer Darstellung des Kurvenverlaufs, auch beidseitig			x
	Tympanoskopie		x	
	Unblutige Beseitigung einer Paraphimose	x	x	
	Unblutige Erweiterung des Mastdarmschließmuskels in Anästhesie/Narkose oder Reposition eines Analschleimhautprolapses	x	x	x
	Untersuchung der oberen Trachea		x	x
	Untersuchung der Sehschärfe im Fern- und Nahbereich mittels Landolt-Ringen, E-Haken oder gleichwertigen Optotypen bei einem Kind bis zum vollendeten 6. Lebensjahr		x	
	Untersuchung des Dämmerungssehens ohne, während und ggf. nach Blendung		x	
	Untersuchung(en) mittels CERA		x	
	Uroflowmetrie einschließlich Registrierung		x	
	Vektorkardiographie	x	x	x
	Verband (einschließlich Schnell- und Sprühverbände, Augenklappen, Ohrenklappen, Dreiecktücher, vorgefertigte Wundklebepflaster) oder Halskrawattenfertigverband	x	x	x
	Verschlußplethysmographische Untersuchung der Venen einer Extremität, einschließlich graphischer Registrierung			x
	Versilberung bei histologischer Untersuchung			x
	Vertiefte Exploration mit differentialdiagnostischer Einordnung eines psychiatrischen Krankheitsbildes unter Einbeziehung der dokumentierten Ergebnisse der selbsterbrachten Leistungen „Erhebung des vollständigen psychiatrischen Status bei einem Erwachsenen oder bei einem Kind/Jugendlichen" zur Entscheidung der Behandlungserfordernisse		x	x
	Verwendung von selektiv in-vitro-markierten Zellen (Indium) oder Verwendung von Gallium			x
	Vollständige Untersuchung eines oder mehrerer Organsysteme	x	x	x
	Wiederanbringung einer gelösten Apparatur oder Änderungen an derselben oder teilweise Erneuerung von Schienen oder Stützapparaten oder Entfernung einer Schiene	x		x
	Wiederanlegen und ggf. Änderung von fixierenden Verbänden (mindestens zwei Gelenke, Extremität mit einem Gelenk, Extremität mit mindestens zwei Gelenken, Rumpf)	x	x	x
	Wurzelkanalaufbereitung und Wurzelfüllung bei Wurzelspitzenresektion, je Wurzelkanal			x
	Extraktion eines Milchzahnes	x	x	
	Zervixrevision bei Blutung nach der Geburt			x
	Zirkulärer Verband des Kopfes, des Rumpfes, stabilisierender Verband des Halses, des Schulter- oder Hüftgelenks oder einer Extremität über mindestens zwei große Gelenke, als Wundverband oder zur Ruhigstellung, oder Kompressionsverband	x	x	x
	Zurückbringen oder Versuch des Zurückbringens eines eingeklemmten Bruches	x	x	x
	Zusätzliche Aufnahme(n) zur Funktionsprüfung des Bandapparates eines Daumengrund-, Schultereck-, Knie- oder Sprunggelenks			x
	Konsultationskomplex	x	x	
	Beratung, Erörterung, Abklärung sofern nicht als eigenständige Position enthalten	x	x	
01420	Prüfung/Verordnung der häuslichen Krankenpflege	x		
01422	Erstverordnung von Behandlungsmaßnahmen zur psychiatrischen häuslichen Krankenpflege	x		
01424	Folgeverordnung von Behandlungsmaßnahmen zur psychiatrischen häuslichen Krankenpflege	x		
01440	Verweilen außerhalb der Praxis	x		
01510	Beobachtung und Betreuung – Praxisklinische Betreuung 2h	x		
01511	Beobachtung und Betreuung – Praxisklinische Betreuung 4h	x		
01512	Beobachtung und Betreuung – Praxisklinische Betreuung 6h	x		
01520	Beobachtung nach diagnostischer Koronarangiografie	x		
01521	Beobachtung nach therapeutischer Koronarangiografie	x		

1 Verzeichnis der nicht gesondert berechnungsfähigen Leistungen

EBM-Nr.	Legende	VP	GP	SG
01530	Beobachtung nach diagnostischer Angiografie	x		
01531	Beobachtung nach therapeutischer Angiografie	x		
01600	Ärztlicher Bericht nach Untersuchung	x	x	
01601	Individueller Arztbrief	x	x	
01602	Kopie eines Briefes	x		
01610	Bescheinigung zur Belastungsgrenze	x		
01612	Konsiliarbericht vor Psychotherapie	x		
02100	Infusion	x		
02101	Infusionstherapie	x		
02110	Erst-Transfusion	x		
02111	Folge-Transfusion	x		
02112	Eigenblut-Reinfusion	x		
02120	Erstprogrammierung einer Zytostatikapumpe	x		
02200	Tuberkulintestung	x		
02320	Magenverweilsonde	x		
02321	Legen eines suprapubischen Harnblasenkatheter	x		
02322	Wechsel/Entfernung suprapubischer Harnblasenkatheter	x		
02323	Legen/Wechsel transurethraler Dauerkatheter	x		
02330	Blutentnahme durch Arterienpunktion	x		
02331	Intraarterielle Injektion	x		
02340, 02341	Punktion(en) (Lymphknoten, Schleimbeutel, Ganglien, Serome, Hygrome, Hämatome, Wasserbrüche (Hydrocelen), Ascites, Harnblase, Pleura-/Lunge, Schilddrüse, Prostata, Speicheldrüse, Mammae, Knochenmarks, Leber, Nieren, Pankreas, Gelenke, Adnextumoren, ggf. einschl. Douglasraum, Hodens, Ascites, Milz)	x		
02342	Lumbalpunktion	x		
02343	Entlastungspunktion des Pleuraraums und/oder Pleuradrainage	x		
02350	Fixierender Verband	x		
02360	Anwendung von Lokalanästhetika	x		
02400	13C-Harnstoff-Atemtest	x		
02401	H2-Atemtest	x		
03000	Hausärztliche Grundvergütung	x		
Aus 03000/ 04000	Betreuung, Behandlung, Gespräch	x		
03001	Koordination der hausärztlichen Betreuung	x		
03002	Koordination der hausärztlichen Betreuung eines Kranken entspr. der Leistung nach der Nr. 03001 bei Versorgung in beschützenden Wohnheimen / Pflege- und Altenheimen	x		
03005	Versorgungsbereichsspezifische Bereitschaft	x		
03110	Ordinationskomplex – Ordinationskomplex bis 5. Lebensjahr	x		
03111	Ordinationskomplex – Ordinationskomplex 6.- 59. Lebensjahr	x		
03112	Ordinationskomplex – Ordinationskomplex ab 60. Lebensjahr	x		
03115	Konsultationskomplex	x		
03120	Beratung, Erörterung, Abklärung	x		
03210	Behandlung und Betreuung eines Patienten mit chronisch-internistischer Grunderkrankung(en)	x		
03211	Behandlung und Betreuung eines Patienten mit chronisch-degenerativer und/oder entzündlicher Erkrankung(en) des Bewegungsapparates	x		
03311	Ganzkörperstatus	x		
03312	Klinisch-neurologische Basisdiagnostik	x		
03313	Orientierende Erhebung des psychopathologischen Status	x		
03320	EKG	x		
03340	Allergologische Basisdiagnostik (einschl. Kosten)	x		
04000	Kinder- und jugendmedizinische Grundvergütung	x		
04001	Koordination der kinder- und jugendmedizinischen Betreuung	x		

EBM-Nr.	Legende	VP	GP	SG
04002	Koordination der kinder- und jugendmedizinischen Betreuung eines Kranken entspr. der Leistung nach der Nr. 04001 bei Versorgung in beschützenden Wohnheimen/Einrichtungen	x		
04005	Versorgungsbereichsspezifische Bereitschaft	x		
04110	Ordinationskomplex – Ordinationskomplex bis 5. Lebensjahr	x		
04111	Ordinationskomplex – Ordinationskomplex ab Beginn des 6. bis zum vollendeten 59. Lebensjahr	x		
04112	Ordinationskomplex – Ordinationskomplex für Versicherte ab Beginn des 60. Lebensjahres	x		
04115	Konsultationskomplex	x		
04120	Beratung, Erörterung, Abklärung	x		
04210	Behandlung und Betreuung eines Patienten mit chronisch-internistischer Grunderkrankung(en)	x		
04211	Behandlung und Betreuung eines Patienten mit chronisch-degenerativer und/oder entzündlicher Erkrankung des Bewegungsapparates	x		
04311	Ganzkörperstatus	x		
04312	Klinisch-neurologische Basisdiagnostik	x		
04313	Orientierende Erhebung des psychopathologischen Status	x		
04320	EKG	x		
04333	Blutgasanalyse, Säure-Basen-Status	x		
04340	Allergologische Basisdiagnostik (einschl. Kosten)	x		
32000	Laborgrundgebühr	x	x	

Kommentar:

Nach der Präambel zum Anhang 1 des EBM sind die dort aufgeführten Leistungen Teilleistungen von Gebührenordnungspositionen des EBM und als solche nicht eigenständig berechnungsfähig, **sofern sie nicht als Gebührenordnungspositionen im EBM verzeichnet sind.**

Wird also in einem Kapitel des EBM eine Leistung als berechnungsfähig aufgeführt, obwohl sie im Anhang 1 steht, kann sie von den Ärzten, die berechtigt sich, die Leistungen dieses Kapitels abzurechnen, zusätzlich abgerechnet werden, da sie dann – da eigenständig aufgeführt – nicht Bestandteil der dem Kapitel zugeordneten Pauschale ist. Dabei ist selbstverständlich auf gegebenenfalls in diesem Kapitel oder zu dieser Leistung beschriebene Abrechnungsausschlüsse zu achten.

Zur Prüfung, ob die mit EBM Nrn. versehen Leistungen dieses Anhangs 1 von Ihrer Fachgruppe gesondert abgerechnet werden können, müssen Sie die Präambel zu Ihrer Fachgruppe lesen. Finden Sie die jeweilige Leistung nicht in einem der Präambel-Absätze als abrechenbar aufgeführt, ist sie **nicht** berechnungsfähig.

Die Leistung ist in der Regel dann bei Ihrer Fachgruppe Bestandteil der Versicherten- oder Grundpauschale und damit nicht gesondert berechnungsfähig.

2 Zuordnung der operativen Prozeduren nach § 295 SGB V (OPS) zu den Leistungen der Kapitel 31 und 36

Informationen der Herausgeber:

Die OPS-Codierungen hätten ca. 800 Seiten umfasst und wurden nicht aufgenommen. Die EBM Nummern der ambulanten und belegärztlichen Operationen nach den Kapiteln 31 und 36 finden Sie mit allen OPS-Codierungen im Internet unter http://medical-text.net/mto/ebm.php im unkommentierten EBM. Ferner finden Sie hier auf einen Blick alle dazu gehörigen weiteren EBM Nrn. z.B. der Anästhesien, der Überwachungskomplexe und der postoperative Behandlungskomplexe neben den OPS-Nrn.

Hinweis: Unter dem neuen Portal der Herausgeber dieser Abrechnungskommentare www.arztundabrechnung.de finden Sie alle Gebührenordnungen EBM, GOÄ, UV-GOÄ und IGeL und Alternative Medizin kommentiert und mit Abrechnungstipps. Das Abonnement dieses Portals kostet 15,– Euro monatlich.

3 Angaben für den zur Leistungserbringung erforderlichen Zeitaufwand des Vertragsarztes gemäß § 87 Abs. 2 S. 1 SGB V in Verbindung mit § 106a Abs. 2 SGB V

KA Für diese Leistung hat der Bewertungsausschuss keine Kalkulationszeit vorgegeben

./. Keine Angabe einer Prüfzeit

* Bei Nachweis der Anstellung eines/einer Orthoptisten/Orthoptistin gegenüber der KV entfällt Prüfzeit

** Bei Nachweis der Anstellung eines/einer qualifizierten Mitarbeiters/Mitarbeiterin gegenüber der KV entfällt Prüfzeit

GOP[1]	Kurzlegende	Kalkulations-zeit in Minuten[2]	Prüfzeit in Minuten	Eignung der Prüfzeit
01100	Unvorhergesehene Inanspruchnahme I	KA	./.	Keine Eignung
01101	Unvorhergesehene Inanspruchnahme II	KA	./.	Keine Eignung
01320	Grundpauschale I für ermächtigte Ärzte, Institute und Krankenhäuser	KA	8	Nur Quartalsprofil
01321	Grundpauschale II für ermächtigte Ärzte, Institute und Krankenhäuser	KA	14	Nur Quartalsprofil
01410	Besuch	KA	20	Tages- und Quartalsprofil
01411	Dringender Besuch I	KA	./.	Keine Eignung
01412	Dringender Besuch II	KA	./.	Keine Eignung
01413	Besuch eines weiteren Kranken	KA	7	Tages- und Quartalsprofil
01414	Visite auf der Belegstation, je Patient	KA	./.	Keine Eignung

Anmerkungen:

1) Laboratoriumsmedizinische Leistungen und vertraglich vereinbarte Kostenerstattungen sind nicht aufgeführt

2) Der im Standardbewertungssystem verwendete Zeitbedarf für die ärztliche Leistung

3) Gemäß der Allgemeinen Bestimmung I-4.3.8 sowie den Anmerkungen unter den Gebührenordnungspositionen der Pauschalen für die fachärztliche Grundversorgung entsprechen **die in Spalte 1 mit * gekennzeichneten Gebührenordnungspositionen nicht der fachärztlichen Grundversorgung.**
Zusätzlich zu den im Anhang VI-3 gekennzeichneten Gebührenordnungspositionen werden die Kostenpauschalen des Abschnitts IV-32.3 ebenfalls nicht der fachärztlichen Grundversorgung zugerechnet und führen zum Ausschluss der Berechnungsfähigkeit der Pauschale für die fachärztliche Grundversorgung.

Kommentar:

Mit Wirkung vom 1.10.2013 sind die Leistungen, die gemäß Abschnitt 4.3.8 der Allgemeinen Bestimmungen sowie den Anmerkungen unter den Gebührenordnungspositionen der Pauschalen für die fachärztliche Grundversorgung in der Spalte 1 mit „*" gekennzeichnet. Daneben werden die Kostenpauschalen des Abschnitts 32.3 nicht der fachärztlichen Grundversorgung zugerechnet. Ihre Abrechnung führt ebenfalls zum Ausschluss der Berechnungsfähigkeit der Pauschalen der fachärztlichen Grundversorgung

Im Buch finden Sie zu den EBM Nrn. unter der Zeile **Aufwand in Minuten** die entsprechenden Zeiten dieser Tabelle.

4 Verzeichnis nicht oder nicht mehr berechnungsfähiger Leistungen

Diese Liste wurde von der KBV aktualisiert.

GOP	Leistungsbeschreibung	Aufnahme zum Quartal
32048	Mikroskopische Untersuchung eines Körpermaterials nach differenzierender Färbung, ggf. einschl. Zellzählung, Zählung der basophil getüpfelten Erythrozyten	III / 2007
32049	Mikroskopische Untersuchung eines Körpermaterials nach differenzierender Färbung, ggf. einschl. Zellzählung, Eosinophilenzählung	III / 2007
32080	Quantitative Bestimmung von Substraten, Enzymaktivitäten oder Elektrolyten, auch mittels trägergebundener (vorportionierter) Reagenzien, Prostataphosphatase	III / 2007
32088	Quantitative Bestimmung von Substraten, Enzymaktivitäten oder Elektrolyten, auch mittels trägergebundener (vorportionierter) Reagenzien, Glykierte Blut und/oder Gewebeproteine, z. B. Fructosamin	III / 2007
32093	Quantitative Bestimmung von Substraten, Enzymaktivitäten oder Elektrolyten, auch mittels trägergebundener (vorportionierter) Reagenzien, Quantitative Bestimmung Chymotrypsin	III / 2007
32098	Quantitative Bestimmung mittels Immunoassay, Gesamt-Trijodthyronin (T 3)	III / 2007
32099	Quantitative Bestimmung mittels Immunoassay, Gesamt-Thyroxin (T 4)	III / 2007
32100	Quantitative Bestimmung mittels Immunoassay, Indirekte Schilddrüsenhormon-Bindungstests, z. B. thyroxinbindendes Globulin (TBG), T3-uptake, oder Thyroxinbindungskapazität	III / 2007
32129	Immunologischer oder gleichwertiger chemischer Nachweis, ggf. einschl. mehrerer Probenverdünnungen, Rheumafaktor	III / 2007
32171	Mikroskopische Untersuchung eines Körpermaterials auf Treponemen im Dunkelfeld und/oder mit Phasenkontrast	III / 2007
32239	Quantitative chemische oder physikalische Bestimmung, Aldolase	III / 2007
32241	Quantitative chemische oder physikalische Bestimmung, Leucin-Arylamidase (LAP)	III / 2007
32255	Quantitative chemische oder physikalische Bestimmung, Hydroxyprolin	III / 2007
32256	Quantitative chemische oder physikalische Bestimmung, Lezithin	III / 2007
32266	Quantitative physikalische Bestimmung von Elementen mittels Atomabsorption, Magnesium	III / 2007
32275	Quantitative physikalische Bestimmung von Elementen mittels Atomabsorption, Gold im Serum	III / 2007
32276	Quantitative physikalische Bestimmung von Elementen mittels Atomabsorption, Kobalt	III / 2007
32282	Quantitative physikalische Bestimmung von Elementen mittels Atomabsorption, Zinn	III / 2007
32399	Quantitative Bestimmung mittels Immunoassay, CA 549	III / 2007
32423	Hormonrezeptor-Aufbereitung aus dem Operationsmaterial	III / 2007
32424	Hormonrezeptor-Differenzierung aus dem Gewebe (z. B. für Östrogene, Gestagene u. a.), je Untersuchung unter Angabe der Art des Rezeptors	III / 2007
32429	Untersuchung auf allergenspezifische Immunglobuline	IV / 2009
32436	Quantitative Bestimmung von humanen Proteinen oder anderen Substanzen mittels Immunnephelometrie, Immunturbidimetrie, Immunpräzipitation, Fluorometrie, Immunoassay oder anderer gleichwertiger Verfahren, Alpha-1-Glykoprotein	III / 2007

32477	Immun(fixations)elektrophorese	IV / 2009
32534	Prüfung der Zytostatikasensitivität maligner Tumoren, z. B. Tumorstammzellenassay, mit einer oder mehreren Substanzen	III / 2007
32577	HIV (Humanes Immunschwäche-Virus)-Antikörper-Nachweis mittels Immunfluoreszenz	III / 2007
	Bestimmung von Biotin	II / 2008
	Bestimmung von Gamma-Interferon	II / 2008
	Bestimmung von Heat Shock Protein	II / 2008
	Bestimmung von Hyaluronsäure im Serum	II / 2008
	Bestimmung von Kryptophyrrol	II / 2008
	Bestimmung von Melanin im Urin	II / 2008
	Bestimmung von Melatonin	II / 2008
	Bestimmung von Molybdän	II / 2008
	Bestimmung von N-Acetyl-Glucoseaminidase (NAG)	II / 2008
	Bestimmung von NK-Zell-Modulatorteste (oder NK-Zell-Funktionsanalyse, oder NK-Zell-Zytotoxizitätstest)	II / 2008
	Bestimmung von Orosomucoid-Typisierung	II / 2008
	Bestimmung von Oxidativer Stress (alle Untersuchungen im Rahmen des „oxidativen Stresses"), z. B. Glutathion, GPX, GSH oxidiert, Gluthation Reduktase, TAS/Total AntOX Schutz, Ubichinon Q 10, SOD/Superoxiddismutase, 8-OH-Deoxy-Guanosin, Malondialdehyd total 4-Hydrxynonenal, SAM/Adeonosyl-methionin, GST-alpha, GST-Theta, GST-pi, GSH intraz., AFMU/AF-3-Methyluracil, 1-Methylharnsäure	II / 2008
	Bestimmung von Taurin	II / 2008
34491	MRT-Angiographie einer Hand oder eines Fußes	IV / 2007
./.	MRT-Angiographie von Venen der oberen Extremität	IV / 2007
./.	Abdrücke oder Modellherstellung durch Gips oder andere Werkstoffe für eine Hand oder für einen Fuß als Kopieabdruck	I / 2008
./.	Biofeedback-Behandlung	IV/2015
5-281.5	Tonsillektomie (ohne Adenotomie): Partiell, transoral	II / 2008
88741	Influenza Schnelltest bei Verdacht auf Vorliegen von Influenza A/H1N1	IV/2010

Quelle: Kassenärztliche Bundesvereinigung Berlin, Stand 2015/4, erstellt am 16.10.2015

5 Anhang zum Abschnitt 30.12 „Spezielle Diagnostik und Eradikationstherapie im Rahmen von MRSA" des Einheitlichen Bewertungsmaßstabes

PRÄAMBEL

Der Bewertungsausschuss hat durch Beschluss in seiner 323. Sitzung mit Wirkung zum 1. April 2014 die Leistungen der MRSA-Vergütungsvereinbarung nach den Gebührenordnungspositionen 86770, 86772, 86774, 86776, 86778, 86780, 86781, 86782 und 86784 als Gebührenordnungspositionen 30940, 30942, 30944, 30946, 30948, 30950, 30952, 30954 und 30956 in den Abschnitt IV-30.12 des Einheitlichen Bewertungsmaßstabes (EBM) überführt. Bis zum Inkrafttreten der Qualitätssicherungsvereinbarung MRSA gemäß § 135 Abs. 2 SGB V gelten die Anforderungen gemäß dem Anhang zum Abschnitt IV-30.12 „Spezielle Diagnostik und Eradikationstherapie im Rahmen von MRSA" des Einheitlichen Bewertungsmaßstabes (bisher: Anhang zur Vergütungsvereinbarung für ärztliche Leistungen zur Diagnostik und ambulanten Eradikationstherapie von Trägern mit dem Methicillin-resistenten Staphylococcus aureus (MRSA) in der vertragsärztlichen Versorgung gemäß § 87 Abs. 2a SGB V).

Der Anhang zum Abschnitt 30.12 EBM ist zusätzlich auf der Homepage www.mrsa-ebm.de veröffentlicht (hier nur Ausschnitte):

§ 1 FACHLICHE BEFÄHIGUNG

1. Die Leistungen nach den Gebührenordnungspositionen 30940, 30942, 30944, 30946, 30948, 30950 und 30952 können nur von Vertragsärzten mit
einer Zusatzweiterbildung „Infektiologie"
und/oder
einer „MRSA"-Zertifizierung durch die Kassenärztliche Vereinigung
berechnet werden.
2. Die Leistungen nach den Gebührenordnungspositionen 30954 und 30956 können nur von Vertragsärzten mit einer Genehmigung der zuständigen Kassenärztlichen Vereinigung zur Abrechnung des Abschnitts IV-32.3.10 berechnet werden.

§ 2 ZERTIFIZIERUNG

1. Durch die Teilnahme an der „MRSA"-Zertifizierung soll bundeseinheitlich der gleiche aktuelle medizinische Wissensstand zur Diagnostik und Behandlung von MRSA-Patienten bzw. deren Kontaktpersonen erlangt werden. Folgende Kenntnisse sollen erlangt werden:
MRSA-Spezifikationen, Epidemiologie, regionale Verbreitung sowie Übertragungswege, Risikopatienten für MRSA-Kolonisation, Eradikationstherapie, weitere Sanierungsbehandlung, Sanierungshemmnisse, Umgang mit MRSA-Patienten in der ambulanten Versorgung, Rationale Antibiotikatherapie.
2. Zur Erlangung der „MRSA"-Zertifizierung sollen von den Kassenärztlichen Vereinigungen zwei Schulungsvarianten angeboten werden:
Fortbildungsseminar „Ambulante MRSA-Versorgung" (Dauer mindestens 3 Stunden)
Online-Training mit anschließendem Fragebogen-Test.

§ 3 ANFORDERUNGEN AN DIE DURCHFÜHRUNG

1. Die Diagnostik und ggf. ambulante Eradikationstherapie von Risikopatienten, MRSA-besiedelten und MRSA-infizierten Patienten soll entsprechend der Inhalte der Fortbildungsseminare/des Online-Trainings und der Vorgaben des Robert Koch-Instituts (u. a. RKI-Ratgeber für Ärzte) erfolgen. Unterstützend sind die Kenntnisse des Projektes EurSafety Health net / EUREGIO MRSA-net einzubeziehen.
2. Die Leistungen nach den Gebührenordnungspositionen 30940, 30942, 30944, 30946, 30950 und 30952 sollen nur von Vertragsärzten berechnet werden, die in einem sektorübergreifenden MRSA-Netzwerk unter Einbeziehung des öffentlichen Gesundheitsdienstes organisiert sind. Sofern in der Region, in der der Vertragsarzt tätig ist, kein MRSA-Netzwerk existiert, ist eine entsprechende Beratung bei anderen geeigneten Stellen einzuholen.
3. Die Teilnahme an einer MRSA-Fallkonferenz und/oder regionalen Netzwerkkonferenz ist entsprechend der Gebührenordnungsposition 30948 nur berechnungsfähig, wenn diese von der Kassenärztlichen Vereinigung gemäß der nachfolgenden Kriterien genehmigt ist:
Der für die Fallkonferenzen und/oder regionalen Netzwerkkonferenzen bestellte Teilnehmerkreis umfasst regelmäßig mindestens folgende Teilnehmer (Anzahl): Vertreter des öffentlichen Gesundheitswesens (1), FA für Labormedizin und/oder Mikrobiologie (1), Hygienebeauftragter regionales Krankenhaus (1), Vertreter eines regionalen Pflegeheimes (1). Zusätzlich soll ein Vertreter der zuständigen Kassenärztlichen Vereinigung teilnehmen.
In den Fallkonferenzen und/oder regionalen Netzwerkkonferenzen sollen zumindest folgende Themen regelmäßig erörtert werden:
a) aktuelle Resistenzlage in der Region,
b) zahlenmäßige Entwicklung der MRSA-Infektionen,
c) regionale Besonderheiten.
4. Ärzte, die aus dem Abschnitt IV-30.12 nur Leistungen gemäß den Gebührenordnungspositionen 30954 und 30956 berechnen, haben neben der Zertifizierung gemäß § 2 als Voraussetzung zur Abrechnung der Gebührenordnungsposition 30948 folgende Informationen für die Netzwerkkonferenz zu erheben und im Rahmen der Konferenz zu präsentieren:
a) Beschreibung der aktuellen Infektions- bzw. Resistenzentwicklung zu Staphylococcus aureus bzw. Methicillin-resistentem Staphylococcus aureus anhand der im eigenen Labor erbrachten mikrobiologischen Laborleistungen entsprechend der Abschnitte IV-32.3.10 und IV-30.12.2.
b) Übersicht der aktuellen bundesweiten sowie soweit vorhanden aktuellen regionalen Resistenzübersichten gemäß etablierter Antibiotikaresistenz- Surveillance-Systeme (z.B. KISS, ARS, ARMIN).
c) Sofern mehrere Ärzte, die aus dem Abschnitt IV-30.12 nur Leistungen gemäß den Gebührenordnungspositionen 30954 und 30956 berechnen, an einer Fall- oder Netzwerkkonferenz teilnehmen, sind

die Informationen nach a) der teilnehmenden Ärzte im Sinne einer Gesamtschau zusammenzuführen und zu präsentieren und es braucht b) nur von einem Arzt erläutert werden.
5. Informationsbroschüren zu therapeutischen Vorgehen, zum Umgang mit MRSA-Patienten in der Praxis sowie zur Aushändigung für den Patienten bzw. die Kontaktperson können bei den Kassenärztlichen Vereinigungen angefordert werden und stehen neben weiteren Informationen auf der Homepage www.mrsa-ebm.de der Kassenärztlichen Bundesvereinigung elektronisch zur Verfügung.

§ 4 DOKUMENTATION UND BERICHTERSTATTUNG

1. Gemäß § 87 Abs. 2a S. 3 SGB V sind ärztliche Leistungen im Zusammenhang mit der Einführung der Vergütungsvereinbarung zu MRSA elektronisch zu dokumentieren. Die Dokumentation erfolgt auf Basis von patientenbezogenen pseudonymisierten Abrechnungsdaten bei der Kassenärztlichen Bundesvereinigung. Mit der Einführung der vorgesehenen Qualitätssicherungsvereinbarung kann die Evaluation auf einer anderen Basis erfolgen.
2. Die Kassenärztliche Bundesvereinigung berichtet dem Bundesministerium für Gesundheit über die Einführungsphase quartalsbezogen die Auswertungsergebnisse. Gleichzeitig werden die Berichte dem Bewertungsausschuss übermittelt. Die Daten werden für die Auswertung patientenbezogen zusammengeführt. Die Auswertung und Übermittlung erfolgt bis zum Ende des zweiten, auf das Bezugsquartal folgenden, Quartals. Der Behandlungsstand für einen Patienten wird zum Zeitpunkt der Datenlieferung bestmöglich ausgewertet. Für unvollständige Sanierungsbehandlungen bzw. unvollständige Nachverfolgungen eines Patienten wird der aktuell verfügbare Stand der Behandlung bzw. Nachverfolgung ausgewertet.
3. Der Bericht umfasst mindestens folgende Angaben:
a. Anzahl der Risikopatienten,
b. Anzahl von positiv und negativ getesteten Risikopatienten,
c. Anzahl der positiv getesteten Patienten, bei denen eine Sanierungsbehandlung durchgeführt wurde,
d. Anzahl der Patienten mit Sanierungsbehandlung mit einem erfolgreichen bzw. erfolglosen Sanierungsergebnis,
e. Anzahl der untersuchten Kontaktpersonen,
f. Anzahl von positiv und negativ getesteten Kontaktpersonen,
g. Erbringung der Gebührenordnungspositionen des Abschnitts 87.8 (außer Labor) bzw. des Abschnitts IV-30.12 im Zusammenhang mit mindestens einer der nachfolgenden Gebührenordnungspositionen: 01410 bis 01413, 01415,
h. Erbringung der Gebührenordnungspositionen des Abschnitts 87.8 (außer Labor) bzw. des Abschnitts IV-30.12 im Zusammenhang mit mindestens einer der Gebührenordnungspositionen: 40240, 40260,
i. Erbringung der Gebührenordnungspositionen des Abschnitts 87.8 (außer Labor) bzw. des Abschnitts IV-30.12 im Zusammenhang mit mindestens einer der Gebührenordnungspositionen: 40870, 40872 (bzw. deren Überleitungen),
j. Anzahl der Ärzte, die die neuen MRSA-Gebührenordnungspositionen abgerechnet haben,
k. Fachrichtung der behandelnden Ärzte,
l. Regionale Differenzierung der Auswertung nach Kassenärztlichen Vereinigungen,
m. Anzahl der abgerechneten Gebührenordnungspositionen 86778 bzw. 30948 je Arzt und Quartal in Bezug zu den von diesem Arzt abgerechneten Gebührenordnungspositionen 86772 bzw. 30942.

VII Ausschließlich im Rahmen der ambulanten spezialfachärztlichen Versorgung (ASV) berechnungsfähige Gebührenordnungspositionen

Ausschließlich im Rahmen der ambulanten spezialfachärztlichen Versorgung (ASV) berechnungsfähige Gebührenordnungspositionen

Kommentar:

Die Kassenärztliche Bundesvereinigung, die Deutsche Krankenhausgesellschaft und der GKV-Spitzenverband haben im ergänzten Bewertungsausschuss mit Wirkung zum 1.7.2014 einen neuen Bereich VII in den Einheitlichen Bewertungsausschuss aufgenommen, der die ausschließlich im Rahmen der ambulanten spezialfachärztlichen Versorgung (ASV) berechnungsfähigen Gebührenordnungspositionen enthalten wird.

1. Die in diesem Bereich genannten Gebührenordnungspositionen sind ausschließlich im Rahmen der Leistungserbringung der Ambulanten spezialfachärztlichen Versorgung nach § 116b SGB V in Verbindung mit § 5 (Behandlungsumfang) der Richtlinie des Gemeinsamen Bundesausschusses (G-BA) über die ambulante spezialfachärztliche Versorgung (ASV-RL) nach § 116b SGB V von ASV-Berechtigten gemäß § 2 der ASV-RL berechnungsfähig.
2. Für die an der vertragsärztlichen Versorgung teilnehmenden Ärzte gilt in der ambulanten spezialfachärztlichen Versorgung (ASV) gemäß § 116 b SGB V Folgendes:
Für die Gebührenordnungspositionen im Einheitlichen Bewertungsmaßstab, die sich auf den Behandlungsfall beziehen, gilt in der ASV anstelle des Behandlungsfalls gemäß 3.1 der Allgemeinen Bestimmungen des Einheitlichen Bewertungsmaßstabes der Arztfall gemäß nachstehender Definition: Der Arztfall umfasst die ambulante spezialfachärztliche Behandlung desselben Versicherten durch denselben an der ambulanten spezialfachärztlichen Versorgung teilnehmenden Arzt in einem Kalendervierteljahr zu Lasten derselben Krankenkasse.
3. Für teilnehmende Krankenhäuser gilt für Gebührenordnungspositionen im Einheitlichen Bewertungsmaßstab, die sich auf den Behandlungsfall beziehen, anstelle des Behandlungsfalls gemäß 3.1 der Allgemeinen Bestimmungen des Einheitlichen Bewertungsmaßstabes, der Fachgruppenfall. Der Fachgruppenfall umfasst die ambulante spezialfachärztliche Behandlung desselben Versicherten in einem Kalendervierteljahr durch dieselbe Fachgruppe eines Krankenhauses unabhängig vom behandelnden Arzt zu Lasten derselben Krankenkasse. Als Fachgruppe gelten entsprechend § 3 Abs. 3 Satz 2 der ASV-RL die Facharzt-, Schwerpunkt- und Zusatzbezeichnungen gemäß (Muster-)Weiterbildungsordnung der Bundesärztekammer laut Appendizes der ASV-RL.
4. Abweichend von Nr. 2 gilt für an der ASV teilnehmende Ärzte innerhalb einer Berufsausübungsgemeinschaft oder für an der ASV teilnehmende Ärzte innerhalb eines Medizinischen Versorgungszentrums der Fachgruppenfall nach Nr. 3.

Kommentar:

Da in der ambulanten spezialfachärztlichen Versorgung nicht nur Vertragsärzte, sondern auch Krankenhausärzte tätig sein können, hat der Bewertungsausschuss abweichend von den Allgemeinen Bestimmungen des EBM spezielle Regelungen getroffen, die im Falle der Ärzte in einem Krankenhaus, aber auch in einer Berufsausübungsgemeinschaft und einem MVZ die Neuschaffung eines „Fachgruppenfalles“ vorsehen.

5. Eine Gebührenordnungsposition im Einheitlichen Bewertungsmaßstab, die sich auf die einmalige Berechnung im Behandlungsfall bezieht, ist bei einer Behandlung im Rahmen der ambulanten spezialfachärztlichen Versorgung in demselben Quartal in einem ASV-Kernteam einmal je Arztfall nach Nr. 2 und einmal je Fachgruppenfall nach Nr. 4 berechnungsfähig. Bei Mehrfachberechnung einer Gebührenordnungsposition durch dieselbe Fachgruppe im ASV-Kernteam erfolgt für alle Abrechnungen dieser Gebührenordnungsposition von der Punktzahl ein Abschlag in Höhe von 15 %.
Für eine Gebührenordnungsposition im einheitlichen Bewertungsmaßstab, die sich auf die mehrmalige Berechnung im Behandlungsfall bezieht, gilt diese Abrechnungsbestimmung bzw. Anmerkung je Arztfall nach Nr. 2 und je Fachgruppenfall nach Nr. 3 und je Fachgruppenfall nach Nr. 4. Bei Überschreitung der maximalen Berechnungsfähigkeit dieser Gebührenordnungsposition innerhalb derselben Fachgruppe im ASV-Kernteam erfolgt für alle Abrechnungen dieser Gebührenordnungsposition von der Punktzahl ein Abschlag in Höhe von 10 %.

Kommentar:

Ferner wurde, da bei der ASV-Behandlung die Behandlung in einem interdisziplinären Team im Vordergrund steht, eine Abschlagsregelung bei Gebührenordnungspositionen geschaffen, für die der EBM eine einmalige oder mehrmalige Berechnung im Behandlungsfall vorsieht.

Hinweis der Autoren:
Die Richtlinien des G-BA über die ambulante spezialärztliche Versorgung nach § 116b SGB V finden Sie unter:
https://www.g-ba.de/downloads/62-492-1061/ASV-RL_2015-06-18_iK-2015-09-03.pdf (18.06.2015)

Nachfolgend finden Sie einen Ausschnitt aus dem § 116 b SGB V, d.h. den Abs. 1 mit einer Liste der im Rahmen ASV zu behandelnden Erkrankungen.
Den vollständigen § 116 b finden Sie im Internet unter: http://www.sozialgesetzbuch-sgb.de/sgbv/116b.html

§ 4 DOKUMENTATION UND BERICHTERSTATTUNG

1. Gemäß § 87 Abs. 2a S. 3 SGB V sind ärztliche Leistungen im Zusammenhang mit der Einführung der Vergütungsvereinbarung zu MRSA elektronisch zu dokumentieren. Die Dokumentation erfolgt auf Basis von patientenbezogenen pseudonymisierten Abrechnungsdaten bei der Kassenärztlichen Bundesvereinigung. Mit der Einführung der vorgesehenen Qualitätssicherungsvereinbarung kann die Evaluation auf einer anderen Basis erfolgen.
2. Die Kassenärztliche Bundesvereinigung berichtet dem Bundesministerium für Gesundheit über die Einführungsphase quartalsbezogen die Auswertungsergebnisse. Gleichzeitig werden die Berichte dem Bewertungsausschuss übermittelt. Die Daten werden für die Auswertung patientenbezogen zusammengeführt. Die Auswertung und Übermittlung erfolgt bis zum Ende des zweiten, auf das Bezugsquartal folgenden, Quartals. Der Behandlungsstand für einen Patienten wird zum Zeitpunkt der Datenlieferung bestmöglich ausgewertet. Für unvollständige Sanierungsbehandlungen bzw. unvollständige Nachverfolgungen eines Patienten wird der aktuell verfügbare Stand der Behandlung bzw. Nachverfolgung ausgewertet.
3. Der Bericht umfasst mindestens folgende Angaben:
a. Anzahl der Risikopatienten,
b. Anzahl von positiv und negativ getesteten Risikopatienten,
c. Anzahl der positiv getesteten Patienten, bei denen eine Sanierungsbehandlung durchgeführt wurde,
d. Anzahl der Patienten mit Sanierungsbehandlung mit einem erfolgreichen bzw. erfolglosen Sanierungsergebnis,
e. Anzahl der untersuchten Kontaktpersonen,
f. Anzahl von positiv und negativ getesteten Kontaktpersonen,
g. Erbringung der Gebührenordnungspositionen des Abschnitts 87.8 (außer Labor) bzw. des Abschnitts IV-30.12 im Zusammenhang mit mindestens einer der nachfolgenden Gebührenordnungspositionen: 01410 bis 01413, 01415,
h. Erbringung der Gebührenordnungspositionen des Abschnitts 87.8 (außer Labor) bzw. des Abschnitts IV-30.12 im Zusammenhang mit mindestens einer der Gebührenordnungspositionen: 40240, 40260,
i. Erbringung der Gebührenordnungspositionen des Abschnitts 87.8 (außer Labor) bzw. des Abschnitts IV-30.12 im Zusammenhang mit mindestens einer der Gebührenordnungspositionen: 40870, 40872 (bzw. deren Überleitungen),
j. Anzahl der Ärzte, die die neuen MRSA-Gebührenordnungspositionen abgerechnet haben,
k. Fachrichtung der behandelnden Ärzte,
l. Regionale Differenzierung der Auswertung nach Kassenärztlichen Vereinigungen,
m. Anzahl der abgerechneten Gebührenordnungspositionen 86778 bzw. 30948 je Arzt und Quartal in Bezug zu den von diesem Arzt abgerechneten Gebührenordnungspositionen 86772 bzw. 30942.

§ 116b SGB V Ambulante spezialfachärztliche Versorgung

... „(1) Die ambulante spezialfachärztliche Versorgung umfasst die Diagnostik und Behandlung komplexer, schwer therapierbarer Krankheiten, die je nach Krankheit eine spezielle Qualifikation, eine interdisziplinäre Zusammenarbeit und besondere Ausstattungen erfordern.
Hierzu gehören nach Maßgabe der Absätze 4 und 5 insbesondere folgende schwere Verlaufsformen von Erkrankungen mit besonderen Krankheitsverläufen, seltene Erkrankungen und Erkrankungszustände mit entsprechend geringen Fallzahlen sowie hochspezialisierte Leistungen:
1. schwere Verlaufsformen von Erkrankungen mit besonderen Krankheitsverläufen bei
a) onkologischen Erkrankungen,

b) HIV/AIDS,
c) rheumatologischen Erkrankungen,
d) Herzinsuffizienz (NYHA Stadium 3–4),
e) Multipler Sklerose,
f) zerebralen Anfallsleiden (Epilepsie),
g) komplexen Erkrankungen im Rahmen der pädiatrischen Kardiologie,
h) der Versorgung von Frühgeborenen mit Folgeschäden oder
i) Querschnittslähmung bei Komplikationen, die eine interdisziplinäre Versorgung erforderlich machen;
2. seltene Erkrankungen und Erkrankungszustände mit entsprechend geringen Fallzahlen wie
a) Tuberkulose,
b) Mukoviszidose,
c) Hämophilie,
d) Fehlbildungen, angeborene Skelettsystemfehlbildungen und neuromuskuläre Erkrankungen,
e) schwerwiegende immunologische Erkrankungen,
f) biliäre Zirrhose,
g) primär sklerosierende Cholangitis,
h) Morbus Wilson,
i) Transsexualismus,
j) Versorgung von Kindern mit angeborenen Stoffwechselstörungen,
k) Marfan-Syndrom,
l) pulmonale Hypertonie,
m) Kurzdarmsyndrom oder
n) Versorgung von Patienten vor oder nach Organtransplantation und von lebenden Spendern sowie
3. hochspezialisierte Leistungen wie
a) CT/MRT-gestützte interventionelle schmerztherapeutische Leistungen oder
b) Brachytherapie.

Untersuchungs- und Behandlungsmethoden können Gegenstand des Leistungsumfangs in der ambulanten spezialfachärztlichen Versorgung sein, soweit der Gemeinsame Bundesausschuss im Rahmen der Beschlüsse nach § 137c für die Krankenhausbehandlung keine ablehnende Entscheidung getroffen hat…."

50 Gebührenordnungspositionen der ambulanten spezialfachärztlichen Versorgung (ASV)

Präambel:

1. Onkologische Leistungen im Rahmen der ambulanten spezialfachärztlichen Versorgung nach § 116 b SGB V, die im Abschnitt 2 des Appendix der jeweiligen Konkretisierung aufgeführt und noch nicht im Einheitlichen Bewertungsmaßstab abgebildet und der Vereinbarung über die qualifizierte Versorgung krebskranker Patienten „Onkologie-Vereinbarung" (Anlage 7 zum Bundesmantelvertrag-Ärzte) entnommen sind (einschließlich der palliativmedizinischen Versorgung gemäß der Kostenpauschale 86518), sind bis zur Aufnahme in den Einheitlichen Bewertungsmaßstab nach den Kostenpauschalen des Anhangs 2 der Vereinbarung über die qualifizierte Versorgung krebskranker Patienten „Onkologie-Vereinbarung" (Anlage 7 zum Bundesmantelvertrag-Ärzte) berechnungsfähig. Es gelten die Zulassungsvoraussetzungen des entsprechenden Beschlusses des Gemeinsamen Bundesausschusses (G-BA). Die Kostenpauschalen sind im Laufe eines Kalendervierteljahres jeweils nur von einem Arzt des Kernteams, der die Anforderungen der Richtlinie des Gemeinsamen Bundesausschusses über die ambulante spezialfachärztliche Versorgung nach § 116 b SGB V (ASV-RL) und der Anlage 1 a) onkologische Erkrankungen zur ASV-RL erfüllt, berechnungsfähig. Dies gilt auch wenn mehrere Ärzte des Kernteams in die Behandlung eingebunden sind (z.B. bei Vertretung, im Notfall oder bei Mit- bzw. Weiterbehandlung).Abweichend von Satz 3 sind die Kostenpauschalen (mit Ausnahme der palliativmedizinischen Versorgung gemäß der Kostenpauschale 86518) bei Vorliegen voneinander unabhängiger Tumorerkrankungen und bei gleichzeitiger Behandlung im Rahmen der Anlage 1 a) onkologische Erkrankungen zur ASV-RL durch ein ASV-Team bzw. durch denselben Arzt in unterschiedlichen ASV-Teams erkrankungsspezifisch berechnungsfähig.

2. Sofern die Kostenpauschalen gemäß Anhang 2 der „Onkologie-Vereinbarung" (Anlage 7 zum Bundesmantelvertrag-Ärzte) im Rahmen der Behandlung der ambulanten spezialfachärztlichen Versorgung nach § 116 b SGB V nach Nr. 1 dieser Präambel berechnet werden, sind die Kostenpauschalen der „Onkologie-Vereinbarung" (Anlage 7 zum Bundesmantelvertrag-Ärzte) bei demselben Patienten in demselben Kalendervierteljahr bei Behandlung nach Maßgabe der „Onkologie-Vereinbarung" (Anlage 7 zum Bundesmantelvertrag-Ärzte) nicht berechnungsfähig. Sofern die Kostenpauschalen gemäß Anhang 2 der „Onkologie-Vereinbarung" (Anlage 7 zum Bundesmantelvertrag-Ärzte) im Rahmen der Behandlung der ambulanten spezialfachärztlichen Versorgung nach § 116 b SGB V nach Nr. 1 dieser Präambel berechnet werden, sind die Kostenpauschalen regionaler Onkologie-Vereinbarungen bei demselben Patienten in demselben Kalendervierteljahr bei Behandlung nach Maßgabe der regionalen Onkologie-Vereinbarungen nicht berechnungsfähig.

3. Sofern die Kostenpauschale 86512 gemäß Anhang 2 der „Onkologie-Vereinbarung" (Anlage 7 zum Bundesmantelvertrag-Ärzte) im Rahmen der Behandlung der ambulanten spezialfachärztlichen Versorgung nach § 116 b SGB V nach Nr. 1 dieser Präambel berechnet wird, sind die Gebührenordnungspositionen 07345, 09345, 13435 und 50200 bei demselben Patienten in demselben Kalendervierteljahr nicht berechnungsfähig. Im Laufe eines Kalendervierteljahres ist von dem für die Koordination der Behandlung verantwortlichen Arzt des Kernteams nur die Zusatzpauschale Onkologie (Gebührenordnungsposition 07345, 09345 oder 13435), die Gebührenordnungsposition 50200 oder die Kostenpauschale 86512 gemäß Anhang 2 der „Onkologie-Vereinbarung" (Anlage 7 zum Bundesmantelvertrag-Ärzte) berechnungsfähig.

Kommentar:

In der Präambel werden abschnittsübergreifende Regelungen zur Abrechnung in den Fällen getroffen, in denen Leistungen noch nicht im EBM abgebildet sind und der „Onkologie-Vereinbarung" entsprechen.

Im Einzelnen werden Die Abrechnungsvoraussetzungen und die Abrechnungsausschlüsse in diesen Fällen detailliert definiert.

50.1 Diagnostische und therapeutische Gebührenordnungspositionen gemäß der Richtlinie des Gemeinsamen Bundesausschusses über die ambulante spezialfachärztliche Versorgung nach § 116b SGB V: Anlage 2 a) Tuberkulose und atypische Mykobakteriose

Kommentar:

Als erster Bereich wurde im Abschnitt 50.1 die Leistungen gemäß der Anlage 2 a) Tuberkulose und atypische Mykobakteriose der Richtlinie des Gemeinsamen Bundesausschusses über die ambulante spezialfachärztliche Versorgung (ASV-RL) mit Wirkung zum 1.7.2014 aufgenommen.

50.1.1 Präambel

1. Die in diesem Abschnitt genannten Gebührenordnungspositionen sind ausschließlich im Rahmen der Leistungserbringung gemäß Anlage 2 a) Tuberkulose und atypische Mykobakteriose der Richtlinie des Gemeinsamen Bundesausschusses über die ambulante spezialfachärztliche Versorgung nach § 116b SGB V berechnungsfähig.

Kommentar:

Alle Leistungen dieses Abschnitts sind ausschließlich im Rahmen der Tätigkeit nach Anlage 2 a) der ASV-RL berechnungsfähig. Es sind somit keine Leistungen, die im Zuge der ambulanten vertragsärztlichen Versorgung – wenn auch unter bestimmten personellen oder apparativen Voraussetzungen – generell berechnet werden können.

2. Die Gebührenordnungsposition 50100 ist von den Fachgruppen gemäß laufender Nummer 1 des Appendix „Tuberkulose und atypische Mykobakteriose" – Abschnitt 2 berechnungsfähig. Die Gebührenordnungsposition 50110 und 50111 sind von den Fachgruppen gemäß laufender Nummer 2 Appendix „Tuberkulose und atypische Nykobakteriose" – Abschnitt 2 berechnungsfähig.

Kommentar:

Diese neuen, im EBM bisher noch nicht enthaltenen Leistungen wurden zum 1.7.2014 eingeführt. Hinsichtlich der Beschränkung der Erbringung auf bestimmte Fachgruppen ist dringend ein Blick in die ASV-RL angezeigt. Der Appendix enthält eine mehrseitige differenzierte Tabelle hinsichtlich der abrechnungsberechtigten Fachgruppen.

EBM-Nr. EBM-Punkte / Euro

50100 Prüfung des Farbsinns — 54 / 5,64

Obligater Leistungsinhalt
- Persönlicher Arzt-Patienten-Kontakt,
- Farbsinnprüfung mit Anomaloskop

und/oder
- Farbsinnprüfung mit Pigmentproben (z.B. Farbtafeln),
- Beidseitig

Anmerkung Die Gebührenordnungsposition 50100 ist auch berechnungsfähig, wenn die Leistung aus medizinischer Indikation nur an einem Auge erbracht werden kann.

50110 Molekularbiologische Schnellresistenztestung des Mycobacterium tuberculosis-Complex — 779 / 81,3

Fakultativer Leistungsinhalt
- Evaluation dieser Ergebnisse durch Vergleich mit dem Ausfall des konventionellen phänotypischen TB-Resistenztest entsprechend der Gebührenordnungsposition 32770.

50111 Weiterführende molekularbiologische Schnellresistenztestung des Mycobacterium tuberculosis-Complex — 944 / 98,52

Obligater Leistungsinhalt
- Molekularbiologische Schnelltestung des MTC auf Resistenzen gegen Rifampicin und Isoniacid,
- Dokumentation der in der Legende genannten Vorbedingungen

Fakultativer Leistungsinhalt
- Evaluation dieser Ergebnisse durch Vergleich mit dem Ausfall des konventionellen phänotypischen TB-Resistenztest entsprechend der Gebührenordnungsposition 32770

50.2 Gebührenordnungspositionen gemäß der Richtlinie des Gemeinsamen Bundesausschusses über die ambulante spezialfachärztliche Versorgung nach § 116 b SGB V: Anlage 1 a) onkologische Erkrankungen – Tumorgruppe 1: gastrointestinale Tumoren und Tumoren der Bauchhöhle

1. Die in diesem Abschnitt genannten Gebührenordnungspositionen sind ausschließlich im Rahmen der Behandlung und bei einer der Erkrankungen gemäß Anlage 1 a) onkologische Erkrankungen – Tumorgruppe 1: gastrointestinale Tumoren und Tumoren der Bauchhöhle der Richtlinie des Gemeinsamen Bundesausschusses über die ambulante spezialfachärztliche Versorgung nach § 116 b SGB V berechnungsfähig.

2. Die Gebührenordnungsposition 50200 ist von den Fachgruppen gemäß laufender Nummer 3 des Appendix „Gastrointestinale Tumoren und Tumoren der Bauchhöhle" – Abschnitt 2 berechnungsfähig. Die Gebührenordnungsposition 50210 ist von den Fachgruppen gemäß laufender Nummer 5 des Appendix „Gastrointestinale Tumoren und Tumoren der Bauchhöhle" – Abschnitt 2 berechnungsfähig.

50200 Zusatzpauschale für die Behandlung und/oder Betreuung eines Patienten mit einer gesicherten onkologischen Erkrankung bei laufender onkologischer Therapie **191** **19,93**

Fakultativer Leistungsinhalt
- Anleitung und Führung der Bezugs- und Betreuungsperson(en),
- Fortlaufende Überprüfung des häuslichen, familiären und sozialen Umfelds im Hinblick auf die Grunderkrankung,
- Konsiliarische Erörterung/Fachliche Beratung und regelmäßiger Informationsaustausch mit dem onkologisch verantwortlichen Arzt sowie mit weiteren mitbehandelnden Ärzten,
- Überprüfung und Koordination supportiver Maßnahmen,
- Einleitung und/oder Koordination der psychosozialen Betreuung des Patienten und seiner Familie und/oder Bezugs- und Betreuungsperson(en),
- Ggf. Hinzuziehung komplementärer Dienste bzw. häuslicher Krankenpflege,

Abrechnungsbestimmung einmal im Kalendervierteljahr

Anmerkung: Die Gebührenordnungsposition 50200 ist bei laufender medikamentöser, im Sinne einer systemischen Chemotherapie mit z. B. zytostatischen Substanzen, operativer und/oder strahlentherapeutischer Behandlung und/oder bei Betreuung eines Patienten mit gesicherter onkologischer Erkrankung berechnungsfähig.

50210 Vorstellung eines Patienten in einer interdisziplinären Tumorkonferenz durch ein Mitglied des Kernteams **201**

Obligater Leistungsinhalt
- Teilnahme an einer Tumorkonferenz,
- Vorstellung eines Patienten in einer interdisziplinären Tumorkonferenz durch ein Mitglied des Kernteams gemäß Nr. 3.2 d) der Anlage 1 a) onkologische Erkrankungen – Tumorgruppe 1: gastrointestinale Tumoren und Tumoren der Bauchhöhle der Richtlinie des Gemeinsamen Bundesausschusses über die ambulante spezialfachärztlichze Versorgung nach § 116 b SGB V,

Anmerkung: Die Gebührenordnungsposition 50210 ist nur von dem den Patienten vorstellenden Arzt des Kernteams berechnungsfähig. Dies gilt auch, wenn mehrere Ärzte des Kernteams an einer Tumorkonferenz teilnehmen. Die Gebührenordnungsposition 50210 ist nur einmal im Kalendervierteljahr berechnungsfähig. Die zweimalige Berechnung der Gebührenordnungsposition 50210 im Kalendervierteljahr ist im Einzelfall möglich und setzt die Begründung der medizinischen Notwendigkeit voraus.
Sofern die Gebührenordnungsposition 50210 im Kalendervierteljahr aufgrund der Regelung gemäß Nr. 1 der Präambel zum Kapitel 50 neben der Kostenpauschale 86512 gemäß Anhang 2 der „Onkologie-Vereinbarung" (Anlage 7 Bundesmantelvertrag-Ärzte) berechnet wird, ist ein Abschlag in Höhe von 64 Punkten auf die Gebührenordnungsposition 50210 vorzunehmen.

Informationen der KBV
Vergütung in der ASV: Beschluss zur Definition des Behandlungsfalls

Die KBV informiert die einzelnen Kassenärztlichen Vereinigungen am 23.92015

… „nach schwierigen Verhandlungen hat der ergänzte erweiterte Bewertungsausschuss unter Vorsitz von Prof. Jürgen Wasem am 15. September weitere Regelungen zur ambulanten spezialfachärztlichen Versorgung (ASV) beschlossen.

Der Beschluss regelt, wie der Behandlungsfall in der ASV definiert ist. Die KBV konnte hierbei für Vertragsärzte durchsetzen, dass für sie bei der Abrechnung von ASV-Leistungen der Arztfall gilt. Damit kann eine Leistung auch von mehreren Teammitgliedern im Behandlungsfall abgerechnet werden. Nicht verhindern konnte die KBV, dass es bei solchen Mehrfachabrechnungen Abschläge geben kann. Wir möchten Ihnen den Beschluss vorstellen und Sie über einzelne Regelungsinhalte informieren.

Definition des Behandlungsfalls
Da nicht nur Vertragsärzte in der ASV tätig sind, sondern auch Krankenhausärzte (vgl. § 116b Abs. 2 Satz 1 in Verbindung mit § 2 Abs. 1 Satz 1 ASV-RL), kann für die Leistungen der ASV nicht die Definition des Behandlungsfalles gemäß 3.1 der Allgemeinen Bestimmungen des EBM gelten. Nachdem sich KBV, DKG und GKV-Spitzenverband im ergänzten Bewertungsausschuss nicht auf eine Definition des Behandlungsfalles in der ASV einigen konnten, hat der ergänzte erweiterte Bewertungsausschuss folgende Regelungen getroffen:

- Behandlungsfall für Vertragsärzte in Einzelpraxen: Für Gebührenordnungspositionen im EBM, die sich auf den Behandlungsfall beziehen, gilt der Arztfall.
- Behandlungsfall für ASV-berechtigte Vertragsärzte innerhalb einer Berufsausübungsgemeinschaft (BAG) oder für Ärzte innerhalb eines Medizinischen Versorgungszentrums (MVZ): Für sie gilt nicht der Arztfall, sondern der Fachgruppenfall.
- Behandlungsfall für teilnehmende Krankenhäuser: Für Gebührenordnungspositionen im EBM, die sich auf den Behandlungsfall beziehen, gilt der Fachgruppenfall.

Erläuterungen
Der Arztfall umfasst die Behandlung desselben Versicherten durch denselben an der vertragsärztlichen Versorgung teilnehmenden Arzt in einem Kalendervierteljahr zu Lasten derselben Krankenkasse unabhängig von der Betriebs- oder Nebenbetriebsstätte.

Der Fachgruppenfall umfasst die ambulante spezialfachärztliche Behandlung desselben Versicherten in einem Kalendervierteljahr durch dieselbe Fachgruppe eines Krankenhauses oder einer BAG oder eines MVZ unabhängig vom behandelnden Arzt zu Lasten derselben Krankenkasse. Als Fachgruppe gelten entsprechend § 3 Abs. 3 Satz 2 ASV-RL die Facharzt-, Schwerpunkt- und Zusatzbezeichnungen gemäß (Muster-)Weiterbildungsordnung der Bundesärztekammer laut Appendizes der ASV-RL.

Abschlagsregelungen beschlossen
In der ASV steht die Behandlung in einem interdisziplinären Team im Vordergrund. Damit soll sichergestellt werden, dass Patienten mit seltenen Erkrankungen beziehungsweise schwerstkranke Patienten multidisziplinär von Ärzten gemeinsam behandelt werden. Zugleich können so Doppeluntersuchungen und -behandlungen vermieden werden.

Bereits in der Richtlinie des Gemeinsamen Bundesausschusses werden deshalb unter anderem zwingend die Tätigkeit der Kernteammitglieder am Ort der Teamleitung und regelmäßige Fallkonferenzen gefordert. Vor diesem Hintergrund war eine Abschlagsregelung nicht zu verhindern.

Allerdings hat dabei der ergänzte erweiterte Bewertungsausschuss festgelegt, dass sich die Abschlagsregelungen nur auf das Kernteam beziehen und nicht auch auf Ärzte, die hinzugezogen werden können. Die Abschlagszahlungen fallen zudem wesentlich geringer aus als vom GKV-Spitzenverband gefordert.

Die Abschlagsregelungen im Detail
Die Abschlagsregelungen kommen bei Mehrfachberechnung derselben behandlungsfall-definierten Gebührenordnungsposition durch dieselbe Fachgruppe in einem ASV-Kernteam zur Anwendung. Das heißt:

- EBM-Leistungen, die pro Patient nur einmal im Behandlungsfall abgerechnet werden dürfen (z. B. die Grundpauschale), sind nur von einem Arzt des ASV-Kernteams einmal zu 100 Prozent berechnungsfähig. Dabei ist es egal, ob dieser Arzt in einer Einzelpraxis, in einer BAG oder in einem MVZ oder am Krankenhaus tätig ist.
  - Bei Mehrfachberechnung einer solchen Gebührenordnungsposition durch Ärzte derselben Fachgruppe im ASV-Kernteam erfolgt für alle Abrechnungen ein Abschlag auf die Punktzahl in Höhe von 15 Prozent. Abgerechnet werden dürfen (z. B. bestimmte diagnostische Leistungen) – so oft in voller Höhe vergütet – wie im EBM vorgegeben, zum Beispiel höchstens dreimal im Behandlungsfall. Wird diese maximale Abrechnungshäufigkeit überschritten, so werden alle weiteren Leistungen zwar vergütet, allerdings mit einem Abschlag von der Punktzahl in Höhe von 10 Prozent. Dies gilt immer dann, wenn diese Leistungen von Ärzten derselben Fachgruppe im ASV-Kernteam durchgeführt werden.

Hinweis: Die Ärzte rechnen ihre Leistungen wie gewohnt ab. Erst die Prüfung der Abrechnungen durch die Krankenkassen ergibt, ob gegebenenfalls ein Abschlag erfolgt. Die Krankenkassen haben die Aufgabe, dies zu prüfen, da nur ihnen alle Abrechnungsdaten eines Kernteams vorliegen.

Einführung einheitlicher Abrechnungs- und Zahlungsfristen
In einer Protokollnotiz zum Beschluss wurde festgehalten, dass die Vertragspartner bis zum 31. März 2016 eine einheitliche Abrechnungsfrist für ASV-berechtigte Ärzte sowie eine Zahlungsfrist für Krankenkassen vereinbaren (nach § 116b Absatz 6 Satz 2 SGB V). Die KBV befürwortet solche Fristen, damit insbesondere Zahlungen nicht in Verzug geraten.

Auswirkungen des Beschlusses sollen überprüft werden
Das Institut des Bewertungsausschusses soll mit der Evaluation des Abrechnungsver-haltens, insbesondere der Mehrfachabrechnung der behandlungsfalldefinierten Gebührenordnungspositionen, beauftragt werden. Dies wurde ebenfalls in Form einer Protokollnotiz festgehalten. Auf der Datengrundlage aus 2016 sollen bis spätestens Ende des Jahres 2018 Ergebnisse vorgelegt werden. Ziel ist es, auf Basis dieser Untersuchung den Beschluss zu überprüfen und gegebenenfalls anzupassen.

Hinweise zum Inkrafttreten und zur Veröffentlichung
Die Änderungen treten zum 1. Oktober 2015 in Kraft. Der Beschluss und die entscheidungserheblichen Gründe befinden sich derzeit noch in der redaktionellen Endabstimmung. Sie erhalten diese daher in der Entwurfsform. Sobald die Dokumente finalisiert sind, werden wir Ihnen diese zur Verfügung stellen. Beide Dokumente werden dann auch auf der Internetseite des Institutes des Bewertungsausschusses sowie im Deutschen Ärzteblatt veröffentlicht. ..“

Rechtsprechung: Urteile zu GKV-Abrechnungen und Behandlungen

1. Grundsätze bei GKV-Abrechnung
2. Behandlungen – Einzelfälle
3. Urteile zum IGeL und zu Methoden der Alternativen Medizin im GKV-Bereich
4. Praxisführung

1. Grundsätze bei GKV-Abrechnung

▶ Unzulässige Forderung von Zuzahlungen bei ambulanten OPs bei gesetzlich Versicherten
Ein zur vertragsärztlichen Versorgung zugelassener Chirurg hatte seinen Patienten vor den OPs per Formular erklärt, dass zusätzliche Sach- und Personalkosten anfielen, die von der GKV nicht übernommen werden. Der Chirurg verlangte daher, dass der Patient vor der OP die Kostenübernahme der GKV vorlegt oder erklärt, er trage die Kosten selbst. Die zuständige KÄV forderte den Arzt auf, bei GKV-Versicherten auf eine Zuzahlung zu verzichten, was vom Arzt abgelehnt wurde. Daraufhin wurde eine Disziplinarverfahren gegen den Chirurgen eingeleitet mit der Folge, dass eine Verwarnung gemäß § 81 Abs.5 S.2 u.3 SGB V ausgesprochen wurde. Von den Gerichten wurde die Auffassung der KÄV bestätigt, denn der Arzt hat durch die Forderung von Zuzahlungen schuldhaft gegen die aus seiner Zulassung zur vertragsärztlichen Versorgung folgenden Verpflichtungen verstoßen. Nach der gesetzlichen Vorstellung soll den Versicherten der GKV die gesamte Krankenbehandlung als Sach- und Dienstleistung zur Verfügung gestellt werden. Die Ärzte erhalten die Vergütung für ihre Tätigkeit von den Krankenkassen als Leistungsträgern der GKV. Die Vertragsärzte unterliegen der Pflicht zur Behandlung der GKV-Versicherten. Zuzahlungen der Versicherten an die Leistungserbringer (Ärzte) widersprechen dem gesetzlich vorgegebenen Naturalleistungssystem, abgesehen von den im SGB V geregelten Ausnahmen. Den Versicherten sollen finanzielle Kosten grundsätzlich nur bei den Beiträgen entstehen. Machen daher Ärzte Behandlungen von Zuzahlungen der Versicherten abhängig, so verstoßen sie gegen ein zentrales Prinzip der GKV und handeln gegen ihre Pflicht, ärztliche Leistungen nur nach den Bestimmungen über die vertragsärztliche Versorgung zu erbringen. Auch die vermeintlich unzureichende Honorierung einer Einzelleistung gibt dem Arzt nicht das Recht, eine Zuzahlung zu verlangen. Entscheidend ist nämlich, dass der Vertragsarzt insgesamt Anspruch auf eine leistungsgerechte Teilhabe an der Gesamtvergütung hat.
Aktenzeichen: BSG, 14.03.2001, AZ: B 6 KA 36/00 R
Entscheidungsjahr: 2001

▶ Fristüberschreitung bei Honorarabrechnung
Einer Ärztin wurde nach einer Quartalsabrechnung von der KV ein erheblicher Teil des Honorars abgezogen. Die Ärztin wehrte sich gegen den Abzug mit der Begründung, sie hätte zwar die richtige Zahl der Behandlungsfälle, nicht ab die richtige Menge an erbrachten Leistungen eingereicht. Die Ärztin konnte einen EDV-Fehler bei der Abrechnung nachweisen; sie reichte bei der KV eine neue Abrechnung ein. Die KV machte nunmehr eine Fristüberschreitung geltend. Um eine zügige und zeitgerechte Verteilung der Gesamtvergütung zu garantieren, dürfen die KVen in den Honorarverteilungsverträgen Ausschlussfristen vereinbaren, wonach eine Fristüberschreitung mit Honorarabzügen sanktioniert wird. Diese Regelung ist durch § 85 Abs. 4 SGB V gedeckt (dazu auch BSG, 22.06.2005, AZ: B 6 KA 19/04 R). In dem oben angeführten Fall war aber für die KV ersichtlich, dass die Abrechnung der Ärztin von vornherein objektiv unzutreffend war. Die Abrechnungssumme betrug nur ca. ein Viertel der Summen aus vorherigen Quartalen. Die Fehlerhaftigkeit drängte sich geradezu auf; es lag daher eine sog. Nicht-Abrechnung vor. Zum anderen lag ein nicht vermeidbarer EDV-Fehler vor. Das Überschreiten der Abrechnungsfrist war daher als unschädlich anzusehen. Dir Ärztin hatte somit das Recht zur Nachbesserung, bzw. zur Einreichung einer ordnungsgemäßen Abrechnung.
Aktenzeichen: BSG, 29.08.2007, AZ: B 6 KA 29/06 R
Entscheidungsjahr: 2007

▶ Anspruch auf Behandlungskosten/Honorar, wenn GKV nicht besteht
Eine Mutter hatte ihre minderjährige Tochter zur Behandlung in eine Klinik eingeliefert. Irrtümlich ging sie davon aus, dass die Tochter über ihren Ehemann bei der AOK mitversichert sei. Erst nach der Behandlung stellte sich dieser Irrtum heraus. Da die Klinik und sowie die Mutter von einer Mitversicherung der Tochter ausgingen, fehlt dem Behandlungsvertrag, der zwischen dem Krankenhaus und der Mutter abgeschlossen wurde, die Geschäftsgrundlage. Die notwendige Anpassung des Vertrages führt

dazu, dass die Klinik die Vergütung nach den §§ 10 ff. BPflV von Mutter einfordern kann. Der BGH weist darauf hin, dass es grundsätzlich nicht die Aufgabe der Klinik ist, sich um den Versicherungsschutz von Patienten zu kümmern. Dieses Risiko trug allein die Mutter.
Aktenzeichen: BGH, 28.04.2005, AZ: III ZR 351/04
Entscheidungsjahr: 2005

▶ Keine Berechtigung, bei GKV-Versicherten einzelne Leistungen aus finanziellen Gründen nur als Privatbehandlung anzubieten
Ein zur vertragsärztlichen Versorgung zugelassener Praktischer Arzt hatte seiner KV mitgeteilt, dass er seine für physikalisch-medizinische Leistungen vorhandenen Geräte nicht mehr für GKV-Versicherte einsetzen werde; mangels Kostendeckung werde er diese Leistungen nur noch privatärztlich erbringen. Die KV wies den Arzt auf die rechtliche Unzulässigkeit des Vorgehens hin. Der Arzt blieb bei seiner Auffassung. Die KV leitete ein Disziplinarverfahren ein und sprach in der Folge einen Verweis nach § 81 Abs.5 SGB V aus. Die Gerichte bestätigten die rechtliche Sicht der KV. Mit seinem Vorgehen hat der Arzt gegen seine Verpflichtung verstoßen, seine vertragsärztlichen Leistungen nach den allg. Bestimmungen zu erbringen. Ein Vertragsarzt darf zudem von einem GKV-Versicherten eine Vergütung nur fordern, wenn der Versicherte vor Beginn der Behandlung ausdrücklich verlangt hat, auf eigene Kosten behandelt zu werden. Dies muss dann vom Versicherten schriftlich bestätigt werden. Nach der gesetzlichen Vorstellung soll den Versicherten der GKV die gesamte Krankenbehandlung als Sach- und Dienstleistung zur Verfügung gestellt werden. Die Ärzte erhalten die Vergütung für ihre Tätigkeit von den Krankenkassen als Leistungsträgern der GKV. Die Vertragsärzte unterliegen der Pflicht zur Behandlung der GKV-Versicherten. Zuzahlungen der Versicherten an die Leistungserbringer (Ärzte) widersprechen dem gesetzlich vorgegebenen Naturalleistungssystem, abgesehen von den im SGB V geregelten Ausnahmen. Den Versicherten sollen finanzielle Kosten grundsätzlich nur bei den Beiträgen entstehen. Machen daher Ärzte Behandlungen von Zuzahlungen der Versicherten abhängig, so verstoßen sie gegen ein zentrales Prinzip der GKV und handeln gegen ihre Pflicht, ärztliche Leistungen nur nach den Bestimmungen über die vertragsärztliche Versorgung zu erbringen.
Aktenzeichen: BSG, 14.03.2001, AZ: B 6 KA 67/00 R
Entscheidungsjahr: 2001

▶ Abrechnung von Einmalartikeln als Sachkosten gegenüber der KV
Einmalartikel können auch dann als Sachkosten gegenüber der KV abgerechnet werden, wenn sie als Ersatz für Artikel zur Anwendung kommen, die von der Abrechnung ausgeschlossen sind. Dies gilt dann nicht, wenn die Verwendung ausdrücklich durch die EBM – Ziffer abgegolten ist oder nach dem EBM die gesonderte Abrechnung ausgeschlossen ist. Nach Auffassung des Gerichts konnte daher ein Chirurg Einmal-Abdeckungen bei ambulanten Operationen als Sachkosten gegenüber der KV abrechnen.
Aktenzeichen: LSG Nordrhein-Westfalen, 16.01.2008, AZ: L 11 KA 44/06
Entscheidungsjahr: 2008

▶ Angabe von Diagnosen
Zwingendes Abrechnungserfordernis ist die Angabe von Diagnosen auf den Behandlungs- und Abrechnungsausweisen. Nach § 295 Abs. 1 Satz 1 Nr. 2 SGB V sind die an der vertragsärztlichen Versorgung teilnehmenden Ärzte und Einrichtungen verpflichtet, in den Abrechnungsunterlagen für die vertragsärztlichen Leistungen die von ihnen erbrachten Leistungen einschließlich des Tages der Behandlung, bei ärztlicher Behandlung mit Diagnosen aufzuzeichnen und zu übermitteln. Eine Ausnahme für Ärzte für Labormedizin ist nicht ersichtlich. Auch für Ärzte für Labormedizin macht die Angabe der Diagnose Sinn. Die Diagnose ist Bestandteil einer ordnungsgemäßen Leistungsbeschreibung des Arztes und daher in den Abrechnungsnachweisen des Vertragsarztes anzugeben. Die Kenntnis der Diagnose ist für die Kassenärztlichen Vereinigungen und Krankenkassen für die Erfüllung ihrer gesetzlichen Aufgaben erforderlich. Eine hinreichende Prüfung der Rechtmäßigkeit der Abrechnung des Vertragsarztes setzt die vollständige, die Diagnose einschließende Leistungsbeschreibung des Vertragsarztes voraus. Weiterhin ermöglicht die Angabe der Diagnose der Krankenkasse die Prüfung ihrer Leistungspflicht. Schließlich ist die Angabe der Diagnose für die Durchführung von Wirtschaftlichkeitsprüfungen erforderlich. Die Angabe allein der Gebührenpositionen oder der Leistungsbeschreibungen der Gebührenordnungen reicht dazu nicht aus. Mit solchen Angaben wird nur aufgezeigt, dass eine Behandlung der bezeichneten Art überhaupt erfolgt ist, nicht zugleich aber, ob die ergriffenen Maßnahmen auch den gesetzlichen Vorgaben für eine vorschriftsmäßige ärztliche Versorgung genügt haben (vgl. BSG, Urt. v. 04.05.1994 – 6 RKa 37/92).
Aktenzeichen: SG Marburg, 20.03.2013, AZ: S 12 KA 83/12
Entscheidungsjahr: 2013

▶ Indikationsfremde Anwendung von Arzneimitteln

Ist ein Medikament nach dem Arzneimittelrecht zugelassen, ist damit zugleich der Mindeststandard einer wirtschaftlichen und zweckmäßigen Arzneimittelversorgung erfüllt.Grundsätzlich beschränkt sich die Leistungspflicht der KV auf die zugelassenen Anwendungsgebiete eines Arzneimittels.

Aber: die indikationsfremde Anwendung von zugelassenen Arzneimitteln zählt dann zur Leistungspflicht einer KV, wenn eine lebensbedrohliche Krankheit des Patienten anders nicht wirksam behandelt werden kann.

Aktenzeichen: SG Düsseldorf, 22.11.2002, AZ: S 4 KR 332/01

Entscheidungsjahr: 2002

▶ Kassenarzt – kein Anspruch auf Vergütung jeder einzelnen Leistung

Nach der ständigen Rechtsprechung des BSG hat der einzelne Kassenarzt keinen subjektiven Rechtsanspruch auf Vergütung jeder einzelnen Leistung in einer bestimmten Höhe.

Aus den Vorschriften der § 72 Abs 2, § 85 Abs 3 SGB 5 lässt sich ein Anspruch dieser Art nicht ableiten. Des Weiteren muss das vertragsärztliche Honorar nicht notwendig für jede Einzelleistung kostendeckend sein.

Aktenzeichen: BSG, 11.03.2009, AZ: 6 KA 31/08

Entscheidungsjahr: 2009

▶ Persönliche Leistungserbringung des Vertragsarztes

Gemäß § 32 Abs.1 S.1 Ärzte-ZV hat ein Vertragsarzt seine ärztliche Tätigkeit grundsätzlich persönlich auszuüben; vgl. auch § 15 Abs.1 S.1 BMV-Ä.

Aber auch ärztliche Leistungen von genehmigten Assistenten gelten als persönliche Leistungen des Vertragsarztes, wenn sie dem Praxisinhaber als Eigenleistung zugerechnet werden können.

Bei der Tätigkeit von Weiterbildungsassistenten ist diese Zurechnung nicht ohne weiteres möglich, da die Ausbildung des Assistenten noch nicht abgeschlossen ist. Erforderlich ist daher eine Überwachung und Anleitung der Tätigkeit durch den Vertragsarzt.

Aktenzeichen: BSG, 17.03.2010, AZ: B 6 KA 13/09

Entscheidungsjahr: 2010

2. Behandlungen – Einzelfälle

▶ Leitlinien

Bei einer ärztlichen Behandlung kann dann ein Behandlungsfehler angenommen werden, wenn der zum Zeitpunkt der Behandlung bestehende medizinische Standard nicht eingehalten wurde. Der medizinische Standard wird geprägt durch den Stand der naturwissenschaftlichen Erkenntnisse und der ärztlichen Erfahrung zur Erreichung des Behandlungsziels.

Der BGH hat nochmals klargestellt: Handlungsanweisungen in Leitlinien ärztlicher Fachgremien / Verbände können nicht unbesehen mit dem medizinischen Standard gleichgesetzt werden. Leitlinien ersetzen kein Sachverständigengutachten; sie können allenfalls Hinweise geben.

Aktenzeichen: BGH, 15.04.2014, AZ: VI ZR 382/12

Entscheidungsjahr: 2014

Hauptbereich: Medizinischer Standard / Leitlinien / Richtlinien

Unterbereich: Leitlinien

▶ Kostenerstattung eines GKV-Patienten für eine PET-Untersuchung

1. Versicherte haben nach § 27 Abs.1 S.1 SGB V gegenüber dem Krankenversicherer einen Anspruch auf Krankenbehandlung, wenn diese medizinisch notwendig ist. Dieser Anspruch besteht in der GKV nicht im unbegrenzten Maße. Nach § 135 Abs.2 S.1 SGB dürfen neue Untersuchungs- und Behandlungsmethoden nur erbracht werden, wenn der Gemeinsame Bundesausschuss nach einem bestimmten Verfahren Empfehlungen abgegeben hat. Für eine Diagnostik mit Hilfe der Positronen-Emissions-Tomographie (PET) liegt eine positive Empfehlung des Ausschusses nicht vor;die PET zählt damit nicht zum Leistungsinhalt der GKV. Verfassungsrechtliche Grundsätze, insbesondere das Sozialstaatsprinzip, führen aber dazu, dass eine GKV auch Leistungen zu übernehmen hat, die nicht im Katalog aufgeführt sind. GKV-Versicherte haben einen Anspruch auf Diagnostik mit Hilfe der PET, wenn die herkömmlichen Untersuchungsverfahren keine Ergebnisse zeigen. Vorraussetzung ist nach der Rechtsprechung des BVerfG, dass eine lebensbedrohliche oder regelmäßig tödlich verlaufende Krankheit vorliegt.

2. Das Bundesverfassungsgericht hat mit Beschluss vom 06.12.2005 Leitlinien aufgestellt, wann Leistungserweiterungen des Leistungskatalogs der GKV vorzunehmen sind. Folgende Voraussetzungen müssen kumulativ erfüllt sein: – es liegt eine lebensbedrohliche oder regelmäßig tödlich verlaufende Erkrankung vor – bezüglich dieser Krankheit steht eine allgemein anerkannte, medizinischem Standard

entsprechende Behandlung nicht zur Verfügung – bezüglich der beim Versicherten angewandte neue Behandlungsmethode besteht eine nicht ganz fern liegende Aussicht auf Heilung oder wenigstens auf eine spürbar positive Einwirkung auf den Krankheitsverlauf.
Aktenzeichen: 1. LSG Schleswig-Holstein, 21.05.2008, AZ: L 5 KR 81/06 2. BVerfG, 06.12.2005, AZ: 1 BvR 347/98
Entscheidungsjahr: 2008

▶ Augenlidstraffung
Der Patient hatte keinen Anspruch auf Krankenbehandlung zur Lasten der gesetzlichen Krankenversicherung in Form der (beidseitigen) Augenlidstraffungsoperation, weil diese nicht „notwendig" im Sinne der genannten Vorschriften war.
Eine Korrektur der Augenlider (Blepharoplastik) ist in der Regel eine kosmetische Operation, die nicht in die Leistungspflicht der gesetzlichen Krankenversicherung fällt. Denn hängende Augenlider (Schlupflider) oder Augenbrauen (Brauenptosis) sind eine natürliche Folge des Alterns der Haut. Nur wenn – ausnahmsweise – die hängenden Oberlider/Brauen zu einer Beeinträchtigung beim Sehen führen, kann eine „Erkrankung" vorliegen, die eine Leistungspflicht der Krankenkasse auslöst.
Es handelte sich nur um eine kosmetische Operation, deren Kosten eine GKV nicht zu übernehmen hat. Versicherte haben keinen Leistungsanspruch auf Heilbehandlung in Form körperlicher Eingriffe, wenn diese Maßnahme nicht durch Fehlfunktionen oder durch Entstellung, also nicht durch einen regelwidrigen Körperzustand veranlasst werden (vgl. BSG, Urteil 19.10.2004, AZ: B 1 KR 3/03 R ; LSG Bayern, Urteil vom 29.01.2008, AZ: L 5 KR 381/07).
Aktenzeichen: SG Aachen, 10.09.2013, AZ: S 13 KR 42/13
Entscheidungsjahr: 2013

▶ Off-Label-Use: Keine Kostenerstattung von Immunglobuline bei atypischen Gesichtsschmerz
Arzneimittel sind mangels Zweckmäßigkeit und Wirtschaftlichkeit dann nicht von der Leistungspflicht der gesetzlichen Krankenversicherung nach §§ 27 Abs 1 Satz 2 Nr. 1 und 3, 31 Abs. 1 Satz 1 SGB V umfasst, wenn ihnen die erforderliche arzneimittelrechtliche Zulassung fehlt. Dies ist hier der Fall: Die Immunglobulinpräparate Sandoglobulin® und Flebogamma® sind zwar u.a. als Substitutionstherapie bei primären Immunmangelkrankheiten, zur Behandlung von AIDS bei Kindern und rezidivierenden Infektionen als Arzneimittel zugelassen. Die Arzneimittelzulassung erstreckt sich jedoch nicht auf die Behandlung der diagnostizierten funktionellen Störung im Immunsystem im Sinne eines chronischen idiopathischen Schmerzsyndroms.
Fraglich ist aber, ob eine Kostenübernahme/-erstattung bzw. Versorgung mit diesen Immunglobulinpräparaten nach den Grundsätzen des sogenannten Off-Label-Use zu erfolgen hat.
Ein Off-Label-Use kommt nach der Rechtsprechung des BSG nur in Betracht, wenn es 1. um die Behandlung einer schwerwiegenden (lebensbedrohlichen oder die Lebensqualität auf Dauer nachhaltig beeinträchtigenden) Erkrankung geht, wenn 2. keine andere Therapie verfügbar ist und wenn 3. aufgrund der Datenlage die begründete Aussicht besteht, dass mit dem betreffenden Präparat ein Behandlungserfolg erzielt werden kann. Abzustellen ist dabei auf die bereits im Zeitpunkt bzw. Zeitraum der Behandlung vorliegenden Erkenntnisse.

Wie der Medizinische Dienst der Krankenversicherung (MDK) wiederholt ausgeführt hat, hätte bei der Patientin auch eine Schmerztherapie mit zugelassenen Arzneimitteln durchgeführt werden können; es sind bislang nicht sämtliche zur Verfügung stehenden zugelassenen Arzneimittel bei der Patientin angewendet worden. Damit liegt insoweit eine andere Behandlungsmöglichkeit im Sinne der Linderung von Beschwerden (§ 27 Abs. 1 Satz 1 SGB V) vor.
Das LSG geht weiter davon aus, dass nach dem Stand der wissenschaftlichen Erkenntnisse weder im Jahr 2001 noch heute die begründete Aussicht bestanden hat bzw. besteht, dass mit Immunglobulinen ein Behandlungserfolg der Schmerzsymptomatik erzielt werden kann. Von hinreichenden Erfolgsaussichten ist nach der Rechtsprechung des BSG zum Off-Label-Use nur dann auszugehen, wenn Forschungsergebnisse vorliegen, die erwarten lassen, dass das (konkrete) Arzneimittel für die betreffende Indikation zugelassen werden kann.
Aktenzeichen: LSG Thüringen; 21.04.2009, AZ: L 6 KR 253/04
Entscheidungsjahr: 2009

▶ Keine Kostenübernahme von GKV für Liposuktion (Fettabsaugung)
Die gesetzlichen Krankenkassen müssen die Kosten für eine Liposuktion ihrer an einem Lipödem erkrankten Versicherten nicht übernehmen. Die Patientin leidet seit Jugendjahren an sog. Lipödemen (einer schmerzhaften Häufung von Fettgewebe) an den Beinen. Die durchgeführte Ernährungsumstellung in Kombination mit manuellen Lymphdrainagen und Sport hatte zu keiner Linderung der

Beschwerden geführt, so dass die Patientin schließlich eine ambulante Liposuktion durchführen ließ. Die Krankenkasse weigerte sich, die Kosten hiefür zu erstatten
Das Sozialgericht Mainz bestätigte nun im Anschluss an ein Urteil des Landessozialgerichts Rheinland-Pfalz und des Bundessozialgerichts die Entscheidung der Krankenkasse. Bei der Liposuktion handelt es sich um eine sog. neue Untersuchungs- und Behandlungsmethode, die im ambulanten Bereich nur erbracht werden darf, wenn der Gemeinsame Bundesausschuss eine positive Empfehlung abgeben hat. Dies ist bei der Liposuktion nicht der Fall. Die Patientin konnte sich auch nicht auf einen besonderen Ausnahmefall berufen, in welchem trotz fehlender positiver Empfehlung die Behandlung zu Lasten der gesetzlichen Krankenkassen in Anspruch genommen werden darf. Ein solcher Ausnahmefall setzt u.a. voraus, dass es sich um eine lebendbedrohliche oder regelmäßig tödlich verlaufende Erkrankung handelt. Einen solchen Schweregrad erreichen die Lipödeme jedoch nicht.
Aktenzeichen: LSG Baden-Württemberg, 27.04.2012, AZ: L 4 KR 595/11
Entscheidungsjahr: 2012

3. Urteile zu Methoden der Alternativen Medizin im GKV-Bereich

▶ Kein Anspruch auf ambulante Hyperthermie bei sekundärem Mammakarzinom im finalen Stadium

Das Gericht führt dazu aus (Auszüge): Ein Anspruch scheitert daran, dass für die Hyperthermie als neuer Behandlungsmethode für die Krebserkrankung der Klägerin im konkreten Stadium gem. § 135 Abs. 1 Satz 1 SGB V ein negatives Votum des Gemeinsamen Bundesausschusses bestanden hatte. Etwas anderes ergibt sich im Ergebnis auch nicht aus einem verfassungsrechtlich begründeten grundrechtsorientierten Leistungsanspruch. Nach dem „Nikolausbeschluss“ des Bundesverfassungsgerichts vom 6.12.2005 (1 BvR 347/98) ist es mit den Grundrechten aus Artikel 2 Abs. 1 GG in Verbindung mit dem Sozialstaatsprinzip und aus Artikel 2 Abs. 2 Satz 1 GG nicht vereinbar, einen gesetzlich Krankenversicherten, für dessen lebensbedrohliche oder regelmäßig tödliche Erkrankungeine allgemein anerkannte, medizinischem Standard entsprechende Behandlung nicht zur Verfügung steht, von der Leistung einer von ihm gewählten, ärztlich angewandten Behandlungsmethode auszuschließen,wenn nach medizinsicher Einschätzung eine nicht ganz entfernt liegende Aussicht auf Heilung oder auf eine spürbare positive Einwirkung auf den Krankheitsverlauf besteht (vgl zur mittlerweile erfolgten gesetzgeberischen Umsetzung dieser Grundsätze in § 2 Abs. 1a SGB V).
Insoweit folgt der Senat den zutreffenden Einschätzungen des MDK und insbesondere den Feststellungen und Ausführungen des gerichtlich bestellten Sachverständigen. Danach stand für die Behandlung der Tumorerkrankung der Versicherten in dem seit Oktober 2010 bestehenden fortgeschrittenen Stadium zwar keine anerkannte Methode der Heilung zur Verfügung; zur medizinisch anerkannten palliativen Behandlung des Sekundärtumors mit Metastasen stand die Chemotherapie mit begleitender, lindernder und unterstützender Medikation und Therapie sowie die psycho-onkologische Begleitung zur Gebote. Dem gegenüber bestanden und stehen für die strittige Hyperthermie keine medizinisch ausreichend gesicherten Erkenntnisse zur Verfügung, dass diese bei dem bereits im Skelettsystem mehrfach metastasierenden bösartigen sekundären Mammakarzinom der Versicherten eine Aussicht auf Heilung oder auf palliative, den Krankheitsverlauf entschleunigende Wirkung sowie auf die Lebensqualität positive Beeinflussung hätte bieten können. Es handelt sich vielmehr um eine experimentelle Behandlung. Dem schließt sich der Senat an.
Aktenzeichen: Bayerisches LSG, 10.03.2015, AZ: L 5 KR52/15
Entscheidungsjahr: 2015

▶ Kostenerstattung für Ganzkörper-Hyperthermiebehandlung bei CUP-Syndrom

Eine Versicherte mit CUP-Syndrom, einer Krebserkrankung bei unbekanntem Primärtumor, bei dem es innerhalb kürzester Zeit trotz Chemotherapie und experimenteller Antikörpertherapie zu einer fortschreitenden Metastasierung in Leber, Lunge, Milz, Bauchspeicheldrüse, Magen, Magenwand und Lymphknoten gekommen war, hat einen Primärleistungsanspruch gegen die gesetzliche Krankenversicherung auf Kostenerstattung für eine Ganzkörper-Hyperthermiebehandlung nach der Rechtsprechung des BVerfG zur Leistungspflicht der gesetzlichen Krankenversicherung für neue Behandlungsmethoden in Fällen einer lebensbedrohlichen oder regelmäßig tödlichen Erkrankung (vgl BVerfG vom 6.12.2005 – 1 BvR 347/98
Aktenzeichen: LSG Niedersachsen-Bremen, 18.12.2014, AZ: L 1 KR 21/13
Entscheidungsjahr: 2014

▶ Kein Anspruch auf Kostenübernahme wegen stationärer Behandlung einer Liposuktion

Die Liposuktion bei Lipödem entspricht derzeit nicht dem auch für stationäre Krankenhausbehandlungen maßgeblichen allgemein anerkannten Stand der medizinischen Erkenntnisse.

Fehlt mithin ein wissenschaftlicher Beleg der Wirksamkeit der Liposuktion zur Behandlung eines Lipödems, so kommt auch im Rahmen einer vollstationären Krankenhausbehandlung jedenfalls derzeit die Erbringung einer Liposuktion zur Behandlung eines Lipödems zu Lasten der gesetzlichen Krankenversicherung nicht in Betracht (ebenso LSG Nordrhein-Westfalen 16.01.2014 – L 16 KR 558/13, a.A. Hessisches LSG 05.02.2013 – L 1 KR 391/12).
Aktenzeichen: LSG Rheinland-Pfalz, 05.02.2015, AZ: L 5 KR 228/13
Entscheidungsjahr: 2015

▶ Keine Ermächtigung eines Vertragsarztes zur Behandlung der chronischen Migräne mit Botulinum-Toxin.
Einem Vertragsarzt kann die Ermächtigung für die Behandlung der chronischen Migräne mit Botulinum-Toxin durch den Zulassungsausschuss der Kassenärztlichen Vereinigung nicht erteilt werden, da der Gemeinsame Bundesausschuss den Wirkstoff Botox zur Behandlung von Migräne nicht zugelassen hat und die Voraussetzungen für eine zulassungsüberschreitende Anwendung von Arzneimitteln im Sinne der gesetzlichen Krankenversicherung nach § 35c SGB 5 nicht vorliegen. (zitiert nach juris)
Aktenzeichen: SG Karlsruhe, 21.10.2014, AZ: S 4 KA 1446/13
Entscheidungsjahr: 2014

▶ Kopforthesenbehandlung (Helmtherapie)
Die Kopforthesenbehandlung (Helmtherapie) ist als neue Behandlungsmethode nicht Gegenstand der vertragsärztlichen Versorgung. Es liegt keine positive Empfehlung des G-BA vor. Die Voraussetzungen eines sog. Systemversagens sind nicht erfüllt. Eine GKV hat die Kosten einer Behandlung dieser Art nicht zu übernehmen.
Aktenzeichen: LSG Nordrhein-Westfalen, 09.05.2012, AZ: L 11 KR 14/12 B
Entscheidungsjahr: 2012

▶ Anthroposophische Therapie
Behandlung GKV-Patient – keine Kostenübernahme durch GKV für rhythmische Massage der anthroposophischen Alternativmedizin
Die Rhythmische Massage der Anthroposophischen Medizin stellt ein „neues" Heilmittel i. S. des § 138 SGB V dar, auf das erst dann ein Behandlungsanspruch des Versicherten besteht, wenn es von dem Gemeinsamen Bundesausschuss in Form einer Richtlinie nach § 92 Abs 1 S 2 Nr 6 SGB V positiv bewertet worden ist. Dafür genügt eine reine Binnenanerkennung des Heilmittels innerhalb der Besonderen Therapierichtung nicht.
Aktenzeichen: LSG Hessen, 24.11.2011, AZ: L 8 KR 93/10
Entscheidungsjahr: 2011

▶ Ambulante Kunsttherapie
Nach § 27 Abs.1 SGB V hat der gesetzlich Versicherte einen Anspruch auf Krankenbehandlung, wenn diese medizinisch notwendig ist. Die Behandlung bzw. Therapie muss rechtlich von den Leistungspflichten der gesetzlichen KV umfasst sein.
Bei der ambulanten Kunsttherapie handelt es sich um eine neue Behandlungsmethode. Zu dieser Therapie hat der Gemeinsame Bundesausschuss bisher keine Empfehlung abgegeben, weder in positiver noch in negativer Hinsicht. Eine Leistungspflicht der KV besteht auch nicht unter dem Gesichtspunkt, dass der Bundesausschuss keine Entscheidung getroffen hat, obwohl alle Voraussetzungen seit längerer Zeit gegeben sind; sog. Systemversagen. Dies ist in diesem Fall nicht gegeben.
Eine gesetzliche KV hat daher die Kosten für eine ambulante Kunsttherapie nicht zu übernehmen. Im konkreten Fall lag auch keine notstandsähnliche Krankheitssituation vor, da die Patientin nicht lebensbedrohlich erkrankt war.
Aktenzeichen: SG Aachen, 11.08.2011, AZ: S 2 KR 103/11
Entscheidungsjahr: 2011

▶ Elektroakupunktur nach Voll
Keine Kostenerstattung für Elektroakupunktur nach Voll durch GKV
Behandlung und Diagnostik nach der EAV sind keine Leistungen der GKV. § 135Abs.1 SGB V schließt die Leistungspflicht einer GKV für neue Untersuchungs- und Behandlungsmethoden solange aus, bis diese vom GBA als zweckmäßig anerkannt ist. Die EAV ist aber vielmehr vom GBA in den Katalog der Leistungen aufgeführt, die nicht von den Vertragsärzten verordnet werden dürfen.
Aktenzeichen: BSG, 09.11.2006, AZ: B 10 KR 3/06
Entscheidungsjahr: 2006

▶ Thermotherapie
Laserinduzierte Interstitielle Thermotherapie (LITT)
In einer weiteren Entscheidung vom Nov. 2006 ging es um die Erstattung von Kosten für eine Laserinduzierte Interstitielle Thermotherapie (LITT), einem Verfahren zur Zerstörung von Tumoren bzw. Metastasen. Da der Sachverhalt nicht ausreichend aufgeklärt war, wurde das Verfahren an die untere Instanz (Landessozialgericht) zurück verwiesen.
Wichtig ist aber der Hinweis des Bundessozialgerichtes: der Nachweis der hinreichenden Erfolgsaussicht einer Außenseitermethode ist in der Regel dann nicht mehr möglich, wenn der Gemeinsame Bundesausschuss zu dem Ergebnis gelangt ist, dass nach dem Stand der wissenschaftlichen Erkenntnisse ein diagnostischer oder therapeutischer Nutzen nicht gesichert ist, und der Ausschuss eine negative Beurteilung abgegeben hat.
Aktenzeichen: Bundessozialgericht, Urteil vom 07.11.2006, AZ: B 1 KR 24/06 R)
Entscheidungsjahr: 2006

▶ Kostenerstattungsansprüche verneint
Verneint wurden vom BSG aber die Kostenerstattungsansprüche von Versicherten gegenüber der GKV in folgenden Fällen:

1. Für die ambulant vorgenommene interstitielle **Brachytherapie mit Permanent-Seeds bei einem Prostata-Karzinom im Anfangsstadium.**
Aktenzeichen: BSG, Urteil 04.04.2006, AZ: B 1 KR 12/05 R

2. Für eine besondere Zuckerform **(D-Ribose) bei Myoadenylat-Deaminase-Mangel.**
Aktenzeichen: BSG, Urteil 04.04.2006, AZ: B 1 KR 12/04 R

3. Für die **zulassungsüberschreitende Anwendung eines Arzneimittels (Ilomedin R) zur Behandlung einer schweren pulmonalen Hypertonie.**
Aktenzeichen: BSG, Urteil 26.09.2006 AZ:B 1 KR 1/06 R

4. Für die **neuropsychologische Therapie bei kognitiven Defiziten nach einer Subarachnoidalblutung.**
Aktenzeichen: BSG, Urteil 26.08.2006, AZ: B 1 KR 3/06 R

5. Für die **zulassungsüberschreitende Anwendung von Cabaseril R bei schwer ausgeprägtem Restless-Legs-Syndrom mit Suizidgefahr.**
Aktenzeichen: BSG, Urteil 26.09.2006, AZ: B 1 KR 14/06 R

6. Für die **Versorgung mit einem nicht in Deutschland und europaweit zugelassenen Arzneimittel (Mnesis R) zur Behandlung einer Kardiomyopathie bei Friedreich'scher Ataxie.**
Aktenzeichen: BSG, Urteil 14.12.2006, AZ: B 1 KR 12/06 R
Für alle Urteile Entscheidungsjahr: 2006

▶Thymuspeptid-Behandlung
Anwendung von Thymuspeptiden, Zytoplasma und homöopathischen Mitteln sowie einer Bioresonanztherapie
Das Bundesverfassungsgericht (BVerfG) hat mit einer Entscheidung am 06.12.2005 eine neue Dimension bei den Leistungen der GKV eröffnet.
Bei dem zu entscheidenden Fall ging es um eine neue Behandlungsmethode (sog. Außenseitermethode), die nach den Richtlinien des Gemeinsamen Bundesausschusses noch nicht als abrechnungsfähige Leistung im EBM enthalten ist.
Bei der Entscheidung ging es um einen Patienten, der an der Duchenne'schen Muskeldystrophie litt; die Lebenserwartung ist bei dieser Erkrankung stark eingeschränkt. Der Patient war bereits längere Zeit in Behandlung; bei ihm wurde eine Therapie angewandt, die in der Anwendung von Thymuspeptiden, Zytoplasma und homöopathischen Mitteln sowie einer Bioresonanztherapie bestand. Die Behandlung wurde von mehreren Ärzten positiv beurteilt. Die gesetzliche Krankenkasse lehnte aber eine Übernahme der Kosten ab; vor allem mit der Begründung, dass der Therapieerfolg der angewandten Methoden wissenschaftlich nicht nachgewiesen sei.
Das BVerfG führte in seiner Entscheidung dazu aus: Ein Anspruch auf bestimmte Leistungen der Krankenbehandlung lassen sich verfassungsrechtlich nicht herleiten, jedoch sind Leistungsbegrenzungen der Kassen darauf zu prüfen, ob sie im Rahmen des Art, 2 Abs. 1 Grundgesetz in Verbindung mit dem Sozialstaatsprinzip gerechtfertigt sind. Zu beachten ist in solchen Fällen auch Art. 2 Abs. 2 S. 1 Grundgesetz, der das Leben und die körperliche Unversehrtheit schützt. Es ist daher mit Art 2 Abs. 1 Grundgesetz in Verbindung mit dem Sozialstaatsprinzip nicht vereinbar, wenn ein Patient, der an einer lebensbedrohlichen oder sogar tödlichen Erkrankung leidet, für die es eine schulmedizinische

Behandlung nicht gibt, von der Leistung einer bestimmten Behandlungsmethode durch die Kasse ausgeschlossen werde und daher die Kosten privat bezahlen müsse.
Eine Kostentragungspflicht der GKV besteht aber nur dann, wenn die strittige Behandlung eine nicht ganz fern liegende Aussicht auf Heilung oder eine spürbar positive Einwirkung auf den Krankheitsverlauf verspricht. Dabei müssen zumindest Indizien vorhanden sein, die diese Aussicht stützen.
Hinweise auf einen solchen Zusammenhang können sich aus dem Gesundheitszustand des Patienten im Vergleich mit dem Zustand anderer Patienten ergeben, die in gleicher Weise erkrankt sind. Von Bedeutung ist auch die fachliche Einschätzung der Wirksamkeit der Methode durch die behandelnden Ärzte.
Das BVerfG hat mit seiner Entscheidung nicht die Regelungen des SGB V in Frage gestellt, es mahnt nur die verfassungskonforme Auslegung durch die Gerichte an.
Aktenzeichen: Bundesverfassunsgericht, Beschluss vom 06.12.2005, AZ: 1 BvR 347/98)
Entscheidungsjahr: 2005

▶ Bioresonanztherapie
GKV – Keine Kostenübernahme für Bioresonanztherapie
Neue Untersuchungs- und Behandlungsmethoden, zu denen die Bioresonanztherapie gehört, dürfen in der vertragsärztlichen Versorgung zu Lasten der Krankenkassen nur abgerechnet werden, wenn der GBA in Richtlinien nach § 92 Abs 1 Satz 2 Nr 5 SGB V Empfehlungen über die Anerkennung des diagnostischen und therapeutischen Nutzens der neuen Methode abgegeben hat.
Dabei hat der Bundesausschuss entgegen einem häufig anzutreffenden Missverständnis nicht selbst über den medizinischen Nutzen der Methode zu urteilen. Seine Aufgabe ist es vielmehr, sich einen Überblick über die veröffentlichte Literatur und die Meinung der einschlägigen Fachkreise zu verschaffen und danach festzustellen, ob ein durch wissenschaftliche Studien hinreichend untermauerter Konsens über die Qualität und Wirksamkeit der in Rede stehenden Behandlungsweise besteht.
Die Bioresonanztherapie hat der GBA mangels überzeugender wissenschaftlicher Nachweise eines diagnostischen oder therapeutischen Nutzens durch Beschluss von der Anwendung in der vertragsärztlichen Versorgung ausgeschlossen.
Aktenzeichen: BSG, 19.02.2003, AZ: 1 KR 18/01
Entscheidungsjahr: 2003

4. Praxisführung

▶ Nachvertragliches Wettbewerbsverbot in Gemeinschaftspraxisvertrag
Hinsichtlich der Wirksamkeit eines vereinbarten Wettbewerbsverbotes kommt es häufig zu Streitigkeiten. In einem neueren Urteil des OLG Düsseldorf sind die Voraussetzungen für ein Wettbewerbsverbot in einem Gemeinschaftspraxisvertrag nochmals zusammengefasst worden.
Mit einem nachvertraglichem Wettbewerbsverbot soll einem ausscheidenden Arzt im Falle der Fortführung der Praxis die erneute Niederlassung in einem geschütztem Bereich untersagt werden. Für ein solches Verbot ist eine sachliche Rechtfertigung erforderlich; zudem muss es in zeitlicher, örtlicher und inhaltlicher Hinsicht auf das notwendige Maß beschränkt werden. Ein Wettbewerbsverbot, dass diese Bedingungen nicht erfüllt, ist sittenwidrig und daher nichtig.
Die sachliche Rechtfertigung liegt in der Regel in einer Abfindung für en ausscheidenden Arzt; Beispiel: 12,5% des Durchschnitts der Jahresumsätze der Gemeinschaftspraxis in den letzen beiden Jahren vor dem Ausscheiden. Als zeitliche Höchstgrenze werden von der Rechtsprechung zwei Jahre angesehen; nur in Ausnahmefällen ist ein längerer Zeitraum zulässig.
In inhaltlicher Hinsicht muss auf den Gesellschaftszweck der Gemeinschaftspraxis abgestellt werden. Entscheidend sind dabei die fachärztliche Ausrichtung der Praxis und eventuell auch die möglichen Schwerpunkte der Praxis.
Wettbewerbsverbote dürfen nicht dazu führen, dass ein ausscheidender Arzt als Wettbewerber gänzlich ausgeschaltet wird.
Ein Verbot ist daher unzulässig, das sich auf den gesamten vertragsärztlichen Planungsbereich bezieht; eine solche Regelung bedeutet nämlich für einen Vertragsarzt praktisch ein Berufsverbot, da bei gesperrten Fachbereichen ein Wechsel des Planungsbereiches nicht ohne Schwierigkeiten erfolgen kann.
In dem zu entscheidenden Fall ging es um eine Klausel, die dem ausscheidenden Arzt untersagte, sich in dem Bezirk der KV als Arzt in freier Praxis zur Ausübung privat- und/ oder kassenärztlicher Tätigkeit niederzulassen. Diese Klausel hat das Oberlandesgericht als zu weitgehend angesehen, da neben einer privatärztlichen Tätigkeit auch jede andere freiberufliche Tätigkeit, sogar als Allgemeinarzt, erfasst ist.
Aktenzeichen: OLG Düsseldorf, Urteil 19.03.2007, AZ: I – 9 U 46/07
Entscheidungsjahr: 2007

Literatur

Einheitlicher Bewertungsmaßstab (EBM) – Band 1 und Band 2
Dienstausgabe der Kassenärztlichen Bundesvereinigung
(unkommentiert, ohne Stichwortverzeichnis),
Deutscher Arzte-Verlag, Köln, Stand 2015

Der Kommentar zu EBM und GOÄ
Begründet von Wezel, H. – Liebold, R.
8. Auflage (Loseblattwerk), Stand Januar 2016
Asgard-Verlag Dr. Werner Hippe GmbH, Sankt Augustin

Köhler, A. – Hess, R.
Kölner Kommentar zum EBM
Kommentierung des Einheitlichen Bewertungsmaßstabes
Deutscher Arzte-Verlag, Köln, (Loseblattwerk), 2016

Internet

EBM im Internet
KBV – Informationen zum neuen Einheitlichen Bewertungsmaßstab und mehr
http://www.kbv.de/html/ebm.php

Laborkompendium der KBV – dazu informiert die KBV:... „Das Laborkompendium enthält diesbezüglich eine Fülle von Informationen. Dazu gehören ergänzende Hinweise zu Legendierungen im Kapitel 32 des Einheitlichen Bewertungsmaßstabs (EBM) ebenso wie Erläuterungen und Interpretationshilfen zu einzelnen Gebührenordnungspositionen (GOP) sowie zu medizinisch sinnvoller und wirtschaftlicher Stufendiagnostik im Laborbereich. Das Kompendium gilt für die Beauftragung und Abrechnung aller Laborleistungen und hat Richtliniencharakter.
http://www.kbv.de/media/sp/Laborkompendium_final_web.pdf

Arztgruppen EBM
http://www.kbv.de/html/arztgruppen_ebm.php

KBV – Download des EBM als pdf- Datei
http://www.kbv.de/media/sp/EBM_Gesamt___Stand_1._Quartal_2015.pdf

Kassenärztliche Vereinigungen in den Bundesländern
Neben der Kassenärztlichen Bundesvereinigung bieten auch alle regionalen KVen Informationen zum EBM an. Ferner finden Sie über diesen Seiten alle Richtlinien (z.B. Früherkennung, Gesundheitsuntersuchung, Mutterschaftsvorsorge), die Grundlage einzelner Leistungspositionen im EBM sind.
Arbeitsgem. der Kassenärztl. Vereinigungen der neuen Bundesländer www.kv-ost.de

Kassenärztliche Bundesvereinigung	www.kbv.de
KV Baden-Württemberg	www.kvbawue.de
KV Bayern	www.kvb.de
KV Berlin	www.kvberlin.de
KV Brandenburg	www.kvbb.de
KV Bremen	www.kvhb.de
KV Hamburg	www.kvhh.de
KV Hessen	www.kvhessen.de
KV Mecklenburg-Vorpommern	www.kvmv.de
KV Niedersachsen	www.kvn.de
KV Nordrhein	www.kvno.de
KV Rheinland-Pfalz	www.kv-rlp.de
KV Saarland	www.kv-saar.de
KV Sachsen	www.kvs-sachsen.de
KV Sachsen-Anhalt	www.kvsa.de
KV Schleswig-Holstein	www.kvsh.de
KV Thüringen	www.kv-thueringen.de
KV Westfalen-Lippe	www.kvwl.de

G-BA – Gemeinsamer Bundesausschuss: oberstes Beschlussgremium der gemeinsamen Selbstverwaltung der Ärzte, Zahnärzte, Psychotherapeuten, Krankenhäuser und Krankenkassen in Deutschland. Richtlinien des Gemeinsamen Bundesausschusses. Auf diesen Seiten sind die Richtlinien veröffentlicht, die der Gemeinsame Bundesausschuss laut gesetzlichem Auftrag „über die Gewähr für eine ausreichende, zweckmäßige und wirtschaftliche Versorgung der Versicherten" beschließt (§ 92 SGB V).
https://www.g-ba.de/

medical text online – (von den Autoren der ratiopharm Taschenbuchserie „rationell abrechnen" und der Kommentarwerke zur Abrechnung aus dem Springer Verlag, Heidelberg): bietet **Kurzkommentare zu den einzelnen EBM-Leistungen mit Hinweisen auf entsprechende oder ähnliche GOÄ-Leistungen u.v.m.**
Im geschlossenen Bereich ist der Eintritt frei für medizinische Fachkreise. Eine erforderliche kostenlose Codierung erhalten Sie über eine DocCheck. - Anmeldung sehr einfach und gilt für zahlreiche geschlossene Ärzteseite bei Pharmafirmen
www.medical-text.de

Stichwortverzeichnis

Teilweise sind durch die neuen diagnostischen oder therapeutischen Pauschalen- und Komplexbildungen auch Krankheiten als Begriffe aufgenommen, z. B. 27331: periphere neuromuskuläre Erkrankung, Abklärung. Die Zahlen im Verzeichnis beziehen sich auf die Nummern des EBM 2016. Bei Leistungen, die in mehreren Bereichen oder Fachgebieten genannt und daher mit unterschiedlichen EBM-Nummern versehen sind, erkennt der Leser an der EBM-Nr., zu welchem Kapitel die jeweilige Nr. gehört, und kann so bei verschiedenen EBM-Nrn. die für sein Fachgebiet zutreffende wählen.

Die Leistungen des Abschnitts 32 Laboratoriumsmedizin, Molekulargenetik und Molekularpathologie finden Sie im 2. Stichwortverzeichnis.

1. Stichwortverzeichnis

1. Stichwortverzeichnis

F

G

1. Stichwortverzeichnis

1. Stichwortverzeichnis

1. Stichwortverzeichnis

O

P

1. Stichwortverzeichnis

T

U

V

2. Stichwortverzeichnis

Hier finden Sie Leistungen des Abschnitts 32 Laboratoriumsmedizin, Molekulargenetik und Molekularpathologie und weiterer Laboruntersuchungen der Kapitel II und III .Die Zahlen im Verzeichnis beziehen sich auf die Nummern des EBM 2015.

A

G

H